Praxis der Intensivmedizin

Wolfram Wilhelm (Hrsg.)

Praxis der Intensivmedizin

konkret, kompakt, interdisziplinär

2., aktualisierte und erweiterte Auflage

Mit 290 Abbildungen

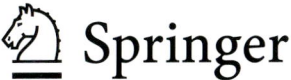
Springer

Herausgeber
Prof. Dr. med. Wolfram Wilhelm, DEAA
Klinik für Anästhesiologie und Intensivmedizin
RTH Christoph 8
Klinikum Lünen - St.-Marien-Hospital GmbH
Lünen

ISBN-13 978-3-642-34432-9   ISBN 978-3-642-34433-6 (eBook)
DOI 10.1007/978-3-642-34433-6

Die Deutsche Nationalbibliothek verzeichnet diese Publikation in der Deutschen Nationalbibliografie;
detaillierte bibliografische Daten sind im Internet über http://dnb.d-nb.de abrufbar.

Springer Medizin
© Springer-Verlag Berlin Heidelberg 2011, 2013

Planung: Dr. Anna Krätz, Heidelberg
Projektmanagement: Gisela Schmitt, Heidelberg
Lektorat: Sirka Nitschmann, Werl
Projektkoordination: Eva Schoeler, Heidelberg
Umschlaggestaltung: deblik Berlin
Cover-Foto: Timm Steuber
Zeichnungen: Christine Goerigk, Ludwigshafen
Satz und digitale Bildbearbeitung: Fotosatz-Service Köhler GmbH – Reinhold Schöberl, Würzburg

Gedruckt auf säurefreiem und chlorfrei gebleichtem Papier

Springer Medizin ist Teil der Fachverlagsgruppe Springer Science+Business Media
www.springer.com

Vorwort zur 2. Auflage

Nur zwei Jahre nach der 1. Auflage erscheint nun schon die 2. Auflage unseres Buchs »Praxis der Intensivmedizin«. Natürlich hatten Autoren, Verlag und Herausgeber gehofft, dass unser Intensivbuch zufriedene Leser findet, aber das Leserecho war so positiv, dass die 1. Auflage und auch schon ein Nachdruck rasch vergriffen waren. Beflügelt von so viel Akzeptanz und vielen positiven persönlichen Rückmeldungen haben wir die Gelegenheit genutzt, unser Intensivbuch noch einmal komplett zu überarbeiten. Alle Kapitel wurden aktualisiert und noch zwei neue Kapitel hinzugefügt, »Invasive Maßnahmen« und »Ultraschall beim Intensivpatienten«. Andere Kapitel wurden deutlich erweitert, so z. B. das Kapitel »Radiologie« um Thorax- und Abdomen-CT-Bilderserien, das Kapitel »Präeklampsie und HELLP-Syndrom« um alle anderen Aspekte der geburtshilflichen Intensivmedizin, das Hygiene-Kapitel um EHEC, MRGN und einen Abschnitt zum Ausbruchmanagement u.v.a.m.

Was aber bleibt, ist die Grundidee zu diesem Buch: Erwachsenenintensivmedizin gut lesbar und topaktuell zu erklären, bei Bedarf mit einem kurzen Rückgriff auf Anatomie, Physiologie oder Pathophysiologie, dann aber auch mit konkreten Handlungsvorschlägen – also gleichermaßen ein Buch zum Lernen und zum Behandeln.

Mein ausdrücklicher Dank gilt wieder zuerst den Autoren, allesamt erfahrene Kliniker mit großem intensivmedizinischen Know-how, für ihre fortwährende Unterstützung bei diesem Buchprojekt, aber auch unserer Lektorin Frau Sirka Nitschmann sowie Frau Gisela Schmidt, Frau Eva Schoeler und Frau Ulrike Hartmann vom Springer-Verlag für die engagierte Realisierung dieser 2. Auflage. Weiterhin danke ich Frau Kathrin Bauer, Herrn Fabian Grundmann, Herrn Dr. Simon Kalender, Herrn Robert Klasen, Frau Dr. Sandra Löser, DESA, und Herrn Dr. Rafael Pulina, alle am Klinikum Lünen tätige Anästhesisten und Intensivmediziner, für ihre Unterstützung bei der Enddurchsicht der Kapitel unmittelbar vor Druckfreigabe.

Mein besonderer Dank aber gilt diesmal Frau Dr. Anna Krätz, Senior Editorin beim Springer-Verlag, die ab dem ersten Tag an dieses Buch geglaubt, mich immer bestens beraten und ermuntert und zudem hervorragende Ideen zur Buchgestaltung beigesteuert hat.

Wolfram Wilhelm
Lünen, im April 2013

Vorwort zur 1. Auflage

Allein in Deutschland werden täglich mehrere tausend Intensivpatienten behandelt – Tag für Tag und Nacht für Nacht – rund um die Uhr an 365 Tagen im Jahr. Große Operationen und Interventionen wären sonst gar nicht möglich, und viele Patienten verdanken der Intensivmedizin ihr Leben. Während die Öffentlichkeit »Intensivmedizin« häufig als »Apparatemedizin« wahrnimmt, wird meist vergessen, dass Intensivmedizin ohne die vielen engagierten Ärztinnen und Ärzte, Schwestern und Pfleger gar nicht möglich wäre. Sie tragen große Verantwortung: Arbeiten unter Zeitdruck, ständig erforderliche Fortbildung zu neuen Empfehlungen, Leitlinien und Richtlinien, zu neuen Medikamenten und Methoden, und sie müssen – eben auch nachts und in aller Schnelle – die richtigen Entscheidungen treffen.

Ausgehend von inzwischen zahlreichen Intensivmedizin-Symposien und -Workshops an unserem Klinikum – sowohl für »Einsteiger« als auch für erfahrene Ärztinnen, Ärzte und Intensivpflegekräfte – entstand die Idee zu diesem Buch: der Wunsch, den Kolleginnen und Kollegen der verschiedenen Fachdisziplinen auf der Intensivstation ein sehr gut lesbares und verständlich geschriebenes Intensivbuch an die Hand zu geben, in dem die klinischen Zusammenhänge der Intensivmedizin gut erklärt sind, in dem aber auch ganz konkrete Empfehlungen zum praktischen Vorgehen gegeben werden. Dies waren unsere Ziele:

Kompakt Die gesamte Erwachsenenintensivmedizin sehr gut lesbar und verständlich dargestellt, mit interessanten Fallbeispielen zur typischen klinischen Vorgehensweise, geeignet für Einsteiger und für Erfahrene.

Konkret Klare Empfehlungen zum praktischen Vorgehen mit genauen Medikamentendosierungen etc., orientiert an den aktuellen Leitlinien der verschiedenen Fachgesellschaften.

Interdisziplinär Geschrieben von und geschrieben für (in alphabetischer Reihenfolge): Anästhesisten, Chirurgen, Internisten, Neurochirurgen, Neurologen, (Neuro-)Radiologen u. a.

Interprofessionell Sehr gut geeignet für die Fachweiterbildung »Intensivpflege« und den Bachelor-Studiengang »Critical Care«.

Prüfungsrelevant Hervorragend geeignet für die Facharztprüfung (Teil Intensivmedizin), für die Zusatzbezeichnung »Intensivmedizin« sowie für die Abschlussprüfungen in der Intensivpflege.

Dieses Buch wäre ohne die Unterstützung vieler gar nicht möglich gewesen. Danken möchte ich zuerst den Autoren, alle auf einer Intensivstation tätig oder in den verschiedenen Fachdisziplinen tagtäglich mit intensivmedizinischen Fragestellungen beschäftigt, die mit unermüdlichem Fleiß und großem didaktischen Geschick die verschiedenen Kapitel erstellt haben – hier ist ganz viel praktisches und interdisziplinäres Wissen zusammen gekommen. Danken möchte ich aber auch besonders Frau Dr. Anna Krätz, Frau Natalie Brecht, Frau Gisela Schmitt und Frau Ulrike Hartmann vom Springer Medizin Verlag sowie »meiner« exzellenten Lektorin, Frau Sirka Nitschmann, die dieses Buch vom ersten Tag an mit großem Engagement begleitet, gefördert und schließlich in den Druck gebracht haben. Mein größter Dank gilt den Familien und Kindern aller Autoren, die so viele Abende und manches Wochenende auf uns verzichten mussten, während wir entweder auf der Intensivstation oder mit dem Laptop beschäftigt waren.

Wolfram Wilhelm
Lünen, im April 2011

Wichtiger Hinweis für die Leser

Dieses Buch heißt nicht zufällig »Praxis der Intensivmedizin«. Herausgeber und Autoren haben dieses Intensivbuch geschrieben mit der Absicht, dem Leser möglichst klare und eindeutige Handlungsempfehlungen für die intensivmedizinische Praxis zu geben, auch bei selten angewandten Medikamenten oder Methoden. Zum besseren Verständnis wurde daher vielfach neben dem generischen Namen auch beispielhaft ein Handelsname angegeben. Dadurch soll dem Leser ein mühseliges und zeitraubendes Suchen in diversen Fachinformationen oder in stationseigenen »Kochrezepten« möglichst erspart bleiben, um in der Akutsituation rasch und konkret handeln zu können.

Konkrete Angaben bergen aber auch Risiken, auch durch den möglichen Wandel des medizinischen Wissens. Alle Angaben in diesem Buch beziehen sich auf normalgewichtige Erwachsene. Es wurde darauf geachtet, alle Angaben, insbesondere zu Medikamenten und Methoden, Dosierungen, Applikationsformen, Indikationen, Nebenwirkungen und Kontraindikationen, korrekt zu publizieren. Dennoch können Herausgeber, Autoren und Verlag dafür keine Gewähr übernehmen! Der Anwender muss diese Angaben individuell auf ihre Richtigkeit und Anwendbarkeit überprüfen und ggf. einen Spezialisten konsultieren – der Anwender ist hierfür allein verantwortlich. Die jeweils gültigen Fachinformationen sind zu berücksichtigen.

Im Text werden zum besseren Verständnis neben den generischen Medikamentennamen auch »typische« Handelsnamen genannt. Handelsnamen sind nicht gekennzeichnet. Aus der Nennung eines Handelsnamens kann nicht geschlossen werden, dass es nicht auch noch Präparate desselben Wirkstoffs mit anderen Handelsnamen gibt, die gleichermaßen eingesetzt werden könnten. Die Bevorzugung eines bestimmten von mehreren Handelspräparaten desselben Wirkstoffs ist nicht beabsichtigt. Die Wiedergabe von Gebrauchsnamen, Warenbezeichnungen usw. in diesem Werk berechtigt auch ohne besondere Kennzeichnung nicht zu der Annahme, dass solche Namen im Sinne der Warenzeichen- und Markenschutzgesetzgebung als frei zu betrachten wären und daher von jedermann benutzt werden dürften.

Herausgeber, Autoren und Verlag bitten jeden Leser und Anwender, ihnen etwaige Ungenauigkeiten mitzuteilen.

Inhaltsverzeichnis

V   Organversagen

VI   Störungen des Herz-Kreislauf-Systems

VII **Störungen von Atmung und Lunge**

XI   Operative Intensivmedizin

Autorenverzeichnis

Ackermann, Thomas, Dr.
Nierenzentrum Mechernich-Euskirchen
Zum Markt 12
53894 Mechernich

Adelt, Iris, Dr.
Klinik für Neurologie – Stroke Unit
Klinikum Lünen – St.-Marien-Hospital
Altstadtstr. 23
44534 Lünen

Bach, Friedhelm, Dr.
Klinik für Anästhesiologie, Intensivmedizin,
Notfallmedizin und Schmerztherapie
Evangelisches Krankenhaus Bielefeld
Burgsteig 13
33617 Bielefeld

Bauer, Michael, Prof. Dr.
Integriertes Forschungs- und Behandlungs-
zentrum »Sepsis und Sepsisfolgen«
Klinik für Anästhesiologie und Intensivtherapie
Universitätsklinikum Jena, Friedrich-Schiller-
Universität
Erlanger Allee 101
07740 Jena

Becker, Andreas, Prof. Dr.
CLINOTEL Krankenhausverbund
gemeinnützige GmbH
Riehler Str. 36
50668 Köln

Beiderlinden, Martin, Priv.-Doz. Dr.
Niels-Stensen-Kliniken
Klinik für Anästhesiologie
Marienhospital Osnabrück
Bischofsstr. 1
49074 Osnabrück

Bernhardt, Thomas, Dr.
Klinik für Anästhesiologie, operative Intensiv-
medizin und Schmerztherapie
St.-Christophorus-Krankenhaus GmbH
Am See 1
59368 Werne

Bingold, Tobias M., Dr.
Klinik für Anästhesiologie, Intensivmedizin
und Schmerztherapie
Klinikum der J. W. Goethe-Universität
Theodor-Stern-Kai 7
60590 Frankfurt

Bremerich, Dorothee, Prof. Dr.
Abteilung für Anästhesie und operative
Intensivmedizin
St. Vincenz Krankenhaus
Auf dem Schafsberg
65549 Limburg

Byhahn, Christian, Prof. Dr.
Klinik für Anästhesiologie, Intensivmedizin
und Schmerztherapie
Klinikum der J. W. Goethe-Universität
Theodor-Stern-Kai 7
60590 Frankfurt

Deller, Daniela, Dr.
Klinik für Anästhesiologie, Intensiv- und
Notfallmedizin
Klinikum Mutterhaus der Borromäerinnen
Feldstr. 16
54290 Trier

Devrient, Uwe, Dr.
Medizinische Klinik I
Evangelisches Krankenhaus Unna
Holbeinstr. 10
59423 Unna

Ellger, Björn, Prof. Dr.
Klinik für Anästhesiologie, operative Intensiv-
medizin und Schmerztherapie
Universitätsklinikum Münster
Albert-Schweitzer-Campus 1
48149 Münster

Engelhard, Kristin, Prof. Dr.
Klinik für Anästhesiologie
Universitätsmedizin der Johannes Gutenberg-
Universität
Langenbeckstr. 1
55131 Mainz

Esselmann, Albert, Dr.
Überörtliche Gemeinschaftspraxis für Innere
Medizin, Pneumologie, Allergologie,
Schlafmedizin
Schaumburgstr. 1
48145 Münster

Forsting, Michael, Prof. Dr.
Institut für Diagnostische und Interventionelle
Radiologie und Neuroradiologie
Universitätsklinikum Essen
Hufelandstr. 55
45147 Essen

Franz, Rüdiger
Klinik für Anästhesiologie und Intensivmedizin
RTH Christoph 8
Klinikum Lünen – St.-Marien-Hospital
Altstadtstr. 23
44534 Lünen

Gottschalk, André, Priv.-Doz. Dr., MBA
Klinik für Anästhesiologie, Intensiv- und
Schmerzmedizin
Diakoniekrankenhaus Friederikenstift gGmbH
Humboldtstraße 5
30169 Hannover

Grabein, Béatrice, Dr.
Stabsstelle Klinische Mikrobiologie und
Krankenhaushygiene
Klinikum der Universität München
Marchioninistr. 15
81377 München

Grundmann, Ulrich, Prof. Dr.
Klinik für Anästhesiologie, Intensivmedizin
und Schmerztherapie
Universitätsklinikum des Saarlandes
Gebäude 57
66421 Homburg/Saar

Hering, Rudolf, Priv.-Doz. Dr.
Klinik für Anästhesiologie, Operative Intensiv-
medizin, Notfallmedizin und Schmerztherapie
Kreiskrankenhaus Mechernich GmbH
St.-Elisabeth-Str. 2–6
53894 Mechernich

Hohn, Andreas, DESA, EDIC
Klinik für Anästhesiologie, Intensiv-, Palliativ-
und Schmerzmedizin
Berufsgenossenschaftliches Universitätsklinikum
Bergmannsheil GmbH, Universitätsklinikum der
Ruhr-Universität Bochum
Bürkle-de-la-Camp-Platz 1
44789 Bochum

Jaschinski, Ulrich, Dr.
Klinik für Anästhesiologie und operative
Intensivmedizin
Klinikum Augsburg
Stenglinstraße 2
86156 Augsburg

Käb, Armin
Medizinische Klinik 2
Caritas-Krankenhaus Bad Mergentheim
Uhlandstr. 7
97980 Bad Mergentheim

Kalender, Simon, Dr.
Klinik für Anästhesiologie und Intensivmedizin
RTH Christoph 8
Klinikum Lünen – St.-Marien-Hospital
Altstadtstraße 23
44534 Lünen

Ketter, Ralf, Priv.-Doz. Dr.
Klinik für Neurochirurgie
Universitätsklinikum des Saarlandes
Kirrberger Straße
66421 Homburg/Saar

Kleinschmidt, Stefan, Prof. Dr.
Abteilung für Anästhesie, Intensivmedizin
und Schmerztherapie
Berufsgenossenschaftliche Unfallklinik
Ludwigshafen
Ludwig-Guttmann-Str. 13
67071 Ludwigshafen

König, Matthias, Priv.-Doz. Dr.
Institut für Diagnostische und Interventionelle
Radiologie und Neuroradiologie
Klinikum Lünen – St.-Marien-Hospital
Altstadtstr. 23
44534 Lünen

Kortgen, Andreas, Priv.-Doz. Dr.
Integriertes Forschungs- und Behandlungs-
zentrum »Sepsis und Sepsisfolgen«
Klinik für Anästhesiologie und Intensivtherapie
Universitätsklinikum Jena, Friedrich-Schiller-
Universität
Erlanger Allee 101
07740 Jena

Kreienmeyer, Jürgen, Dr.
Klinik und Poliklinik für Anästhesiologie
und Intensivtherapie
Universitätsmedizin Rostock
Schillingallee 35
18057 Rostock

Kreß, Josef, Dr.
Klinik für Kardiologie, Elektrophysiologie,
Pneumologie und Intensivmedizin
Klinikum Lünen – St.-Marien-Hospital
Altstadtstr. 23
44534 Lünen

Krüger, Arne, Dr.
Klinik für Anästhesiologie und Intensivmedizin
RTH Christoph 8
Klinikum Lünen – St.-Marien-Hospital
Altstadtstr. 23
44534 Lünen

Kunitz, Oliver, Dr.
Klinik für Anästhesiologie, Intensiv- und
Notfallmedizin
Klinikum Mutterhaus der Borromäerinnen
Feldstr. 16
54290 Trier

Kurdow, Roland, Priv.-Doz. Dr.
Klinik für Allgemein-, Viszeral- und
Thoraxchirurgie
Klinikum Lünen – St.-Marien-Hospital
Altstadtstr. 23
44534 Lünen

Leicht, Fred
Pflegedienstleitung
Klinikum Lünen – St.-Marien-Hospital
Altstadtstr. 23
44534 Lünen

Lenfers, Berthold, Dr.
Klinik für Gastroenterologie, Hämatologie/
Onkologie, Infektiologie, Stoffwechsel-
erkrankungen
Klinikum Lünen – St.-Marien-Hospital
Altstadtstr. 23
44534 Lünen

Lichtwarck-Aschoff, Michael, Prof. Dr.
Klinik für Anästhesiologie und operative
Intensivmedizin
Klinikum Augsburg
Stenglinstr. 2
86156 Augsburg

Meindl, Renate, Dr.
Abt. für Rückenmarkverletzte
Berufsgenossenschaftliches Universitäts-
klinikum Bergmannsheil GmbH,
Universitätsklinikum der Ruhr-Universität
Bochum
Bürkle-de-la-Camp-Platz 1
44789 Bochum

Meyer, Sabine, Dr.
Klinik für Anästhesiologie und Intensivmedizin
RTH Christoph 8
Klinikum Lünen – St.-Marien-Hospital
Altstadtstr. 23
44534 Lünen

Moormann, Tobias, Dr.
Klinik für Anästhesie, Schwerpunkt operative
Intensivmedizin
Campus Charité Mitte, Universitätsmedizin
Berlin
Charitéplatz 1
10117 Berlin

Müllges, Wolfgang, Prof. Dr.
Neurologische Klinik und Poliklinik
Universitätsklinikum Würzburg
Josef-Schneider-Str. 11
97080 Würzburg

Muth, Claus-Martin, Priv.-Doz. Dr.
Klinik für Anästhesiologie
Sektion Notfallmedizin
Universitätsklinikum Ulm
Prittwitzstr. 43
89075 Ulm

Pappert, Dirk, Priv.-Doz. Dr.
Zentrum für Anaesthesie, Intensivtherapie
und OP-Management
Klinikum Ernst von Bergmann
Charlottenstr. 72
14467 Potsdam

Perings, Christian, Prof. Dr.
Klinik für Kardiologie, Elektrophysiologie,
Pneumologie und Intensivmedizin
Klinikum Lünen – St.-Marien-Hospital
Altstadtstr. 23
44534 Lünen

Rasche, Kurt, Prof. Dr.
Klinik für Pneumologie, Allergologie, Schlaf-
und Beatmungsmedizin
HELIOS Klinikum Wuppertal
Klinikum der Universität Witten/Herdecke
Bergisches Lungenzentrum
Heusnerstr. 40
42283 Wuppertal

Rensing, Hauke, Prof. Dr.
Klinik für Anästhesiologie und operative
Intensivmedizin
Leopoldina-Krankenhaus
Gustav-Adolf-Str. 6–8
97422 Schweinfurt

Rixen, Dieter, Prof. Dr.
Klinik für Orthopädie und Unfallchirurgie
Berufsgenossenschaftliche Unfallklinik Duisburg
Großenbaumer Allee 250
47249 Duisburg

Röhrig, Stefan, Dr., M. Sc.
Abt. für Anästhesiologie und operative
Intensivmedizin
Maria-Josef-Hospital Greven GmbH
Lindenstr. 29
48268 Greven
und
Abt. für Anästhesiologie und Intensivmedizin
Marienhospital Emsdetten GmbH
Marienstr. 45
48282 Emsdetten

Rünzi, Michael, Prof. Dr.
Klinik für Gastroenterologie und
Stoffwechselerkrankungen
Kliniken Essen Süd
Propsteistr. 2
45239 Essen

Sakka, Samir, Prof. Dr., DEAA, EDIC
Klinik für Anästhesiologie und operative
Intensivmedizin
Universität Witten/Herdecke
Kliniken der Stadt Köln gGmbH
Krankenhaus Merheim
Ostmerheimer Str. 200
51109 Köln

Schindler, Dagmar, Dr.
Abt. für Anästhesie, Intensivmedizin und
Schmerztherapie
Berufsgenossenschaftliche Unfallklinik
Ludwigshafen
Ludwig-Guttmann-Str. 13
67071 Ludwigshafen

Schreiber, Torsten, Priv.-Doz. Dr.
Klinik für Anästhesie, Intensivmedizin
und Notfallmedizin
Zentralklinik Bad Berka GmbH
Robert-Koch-Allee 9
99437 Bad Berka

Schröder, Stefan, Prof. Dr.
Klinik für Anästhesiologie, operative
Intensivmedizin und Schmerztherapie
Krankenhaus Düren gem. GmbH
Roonstraße 30
52351 Düren

Schwerdtfeger, Karsten, Prof. Dr.
Klinik für Neurochirurgie
Universitätsklinikum des Saarlandes
Kirrberger Straße
66421 Homburg/Saar

Silomon, Malte, Prof. Dr.
Klinik für Anästhesie, Intensivmedizin,
Notfallmedizin und Schmerztherapie
Katholisches Klinikum Koblenz-Montabaur
Kardinal-Krementz-Str. 1–5
56073 Koblenz

Sitzer, Matthias, Prof. Dr.
Klinik für Neurologie
Klinikum Herford
Schwarzenmoorstr. 70
32049 Herford

Smit, Heiner
Julius-Leber-Str. 15
47441 Moers

Steigerwald, Frank, Dr.
Neurologische Klinik und Poliklinik
Universitätsklinikum Würzburg
Josef-Schneider-Str. 11
97080 Würzburg

Steuernagel, Claus, Dr.
Klinik für Anästhesiologie, Intensivmedizin
und Schmerztherapie
Elisabeth-Krankenhaus Essen GmbH
Klara-Kopp-Weg 1
45138 Essen

Trupkovic, Tomislav, Dr.
Abt. für Anästhesie, Intensivmedizin und
Schmerztherapie
Berufsgenossenschaftliche Unfallklinik
Ludwigshafen
Ludwig-Guttmann-Str. 13
67071 Ludwigshafen

Turinsky, Sebastian, Dr.
Klinik für Anästhesiologie, operative Intensiv-
medizin und Schmerztherapie
HELIOS-Klinikum Duisburg
An der Abtei 7–11
47166 Duisburg

von Wahl, Stefanie, Dr.
Klinik für Anästhesiologie und Intensivmedizin
RTH Christoph 8
Klinikum Lünen – St.-Marien-Hospital
Altstadtstr. 23
44534 Lünen

Wanke, Isabel, Prof. Dr.
Abteilung für Neuroradiologie
NeuroZentrum Zürich
Klinik Hirslanden
Wittelikerstrasse 40
CH-8032 Zürich
und
Institut für Diagnostische und Interventionelle
Radiologie und Neuroradiologie
Universitätsklinikum Essen
Hufelandstr. 55
45122 Essen

Wappler, Frank, Prof. Dr.
Klinik für Anästhesiologie und operative
Intensivmedizin
Universität Witten/Herdecke
Kliniken der Stadt Köln gGmbH
Krankenhaus Merheim
Ostmerheimer Str. 200
51109 Köln

Wenzel, Volker, Prof. Dr.
Universitätsklinik für Anästhesie und
Intensivmedizin
Medizinische Universität Innsbruck
Anichstr. 35
A-6020 Innsbruck

Wickenbrock, Ingo, Dr.
Klinik für Kardiologie, Elektrophysiologie,
Pneumologie und Intensivmedizin
Klinikum Lünen – St.-Marien-Hospital
Altstadtstr. 23
44534 Lünen

Wiegratz, André, Dr.
Klinik für Anästhesiologie und Intensivmedizin
RTH Christoph 8
Klinikum Lünen – St.-Marien-Hospital
Altstadtstraße 23
44534 Lünen

Wietasch, Götz, Associate Prof. Dr.
Department of Anesthesiology
University Medical Center Groningen
Hanzeplein 1, Postbox 30.001
NL9700 RB, Groningen

Wilhelm, Wolfram, Prof. Dr., DEAA
Klinik für Anästhesiologie und Intensivmedizin
RTH Christoph 8
Klinikum Lünen – St.-Marien-Hospital
Altstadtstr. 23
44534 Lünen

Wirges, Ulrike, Dr.
Deutsche Stiftung Organtransplantation DSO
Lindenallee 29–41
45127 Essen

Wittenberg, Vera, Dr.
Klinik für Anästhesiologie und Intensivmedizin
RTH Christoph 8
Klinikum Lünen – St.-Marien-Hospital
Altstadtstr. 23
44534 Lünen

Wrobel, Marc, Dr.
Notfalltrainings- und Simulationszentrum
der Universität des Saarlandes
Universitätsklinikum des Saarlandes
Kirrberger Straße
66421 Homburg/Saar

Ziegenfuß, Thomas, Dr.
Abt. für Anästhesiologie und Intensivmedizin
St. Josef Krankenhaus GmbH Moers
Asberger Str. 4
47441 Moers

Zühlke, Christian, Dr.
Kardiologie im Gundlach-Carré
Ravensberger Straße 10 H
33602 Bielefeld

Abkürzungen

Deutsche Bedeutung (engl. Wortstamm sofern vorhanden)

A.	Arteria
AAA	abdominelles Aortenaneurysma
A/C	assist/control mode
ACC	American College of Cardiology
ACC	N-Acetylcystein (▶ NAC)
Ach	Acetylcholin
AChR	Acetylcholinrezeptor
ACLS	advanced cardiac life support
ACS	akutes Koronarsyndrom (acute coronary syndrome)
ACT	activated clotting time
ACTH	adrenokortikotropes Hormon
ADP	Adenosindiphosphat
ADH	antidiuretisches Hormon; syn. Adiuretin, Vasopressin, Arginin-Vasopressin (AVP)
ADL	Aktivitäten des täglichen Lebens (activities of daily living)
AECC	Amerikanisch-Europäische Konsensus-Konferenz (American European Consensus Conference on ARDS)
AECOPD	akute Exazerbation bei COPD
AED	automatischer externer Defibrillator
AEP	akustisch evozierte Potenziale
AF	Atemfrequenz
AFP	α_1-Fetoprotein
AGE	arterielle Gasembolie
AHA	American Heart Association
AIS	abbreviated injury scale
AKI	akutes Nierenversagen (acute kidney injury)
ALAT	Alanin-Aminotransferase (syn. Glutamat-Pyruvat-Transaminase, GPT)
ALI	akutes Lungenversagen (acute lung injury)
ALL	akute lymphatische Leukämie
ALP	anterolateraler Papillarmuskel
AMV	Atemminutenvolumen
AND	allow natural death
ANP	atriales natriuretisches Peptid
ANV	akutes Nierenversagen
Ao	Aorta
a.p.	anterior-posterior (Strahlengang, meist bei einer Thoraxröntgenaufnahme)
APACHE	acute physiology and chronic health evaluation
APC	adaptive pressure control
APC	argon plasma coagulation
APRV	airway pressure release ventilation
APS	Antiphospholipidsyndrom

aPTT	aktivierte partielle Thromboplastinzeit (syn. PTT, partielle Thromboplastinzeit)
Aqua ad inj.	Aqua ad injectabilia
ARAS	aufsteigendes retikuläres Aktivierungssystem
ARDS	akutes Lungenversagen (acute respiratory distress syndrome)
ARI	akute Nierenschädigung (acute renal injury)
ASA	American Society of Anesthesiologists
ASAT	Aspartat-Aminotransferase (syn. Glutamat-Oxalacetat-Transaminase, GOT)
ASB	assistierte Spontanatmung (assisted spontaneous breathing)
ASS	Acetylsalicylsäure
ASV	adaptive support ventilation
ATC	automatische Tubuskompensation (automatic tube compensation)
ATLS	advanced trauma life support
ATP	Adenosintriphosphat
ATS	American Thoracic Society
AUC	Fläche unter der Kurve (area under the curve)
AV-Block	Atrioventrikularblock
AVK	arterielle Verschlusskrankheit
AV-Knoten	Atrioventrikularknoten
AVNRT	AV-Knoten-Reentry-Tachykardien (AV node reentry tachycardia)
AWMF	Arbeitsgemeinschaft wissenschaftlicher medizinischer Fachgesellschaften
BAA	Bauchaortenaneurysma
BAL	bronchoalveoläre Lavage
BE	base excess
BGA	Blutgasanalyse
β-HCG	humanes Choriongonadotropin (β-Untereinheit)
BIPAP	biphasic positive airway pressure
BiVAD	biventricular assist device
BLS	basic life support
BMI	body mass index
BMS	bare metal stent
BNP	natriuretisches Peptid vom B-Typ (brain natriuretic peptide)
BPEG	British Pacing and Electrophysiology Group
BPS	behavioral pain scale
bspw.	beispielsweise
BSG	Blutkörperchensenkungsgeschwindigkeit
BVAD	biventricular assist device
BZ	Blutzucker
bzgl.	bezüglich
C	Celsius

CA	carbohydrate antigen	CRP	C-reaktives Protein
CAM-ICU	confusion assessment method for the intensive care unit	CRT	kardiale Resynchronisationstherapie (cardiac resynchronization therapy)
cAMP	zyklisches Adenosinmonophosphat (cyclic adenosine monophosphate)	CSV	kontinuierliche Spontanatmung (continuous spontaneous ventilation)
CAP	ambulant erworbene Pneumonie (community acquired pneumonia)	CT	Computertomographie, Computertomogramm
CAPD	kontinuierliche ambulante Peritonealdialyse (continuous ambulatory peritoneal dialysis)	CTA	CT-Angiographie
		CTG	Kardiotokographie
		cTnI	kardiales Troponin I
CARS	compensatory anti-inflammatory response syndrome	cTnT	kardiales Troponin T
CBF	zerebraler Blutfluss (cerebral blood flow)	CVVH	kontinuierliche venovenöse Hämofiltration (syn. CVVHF)
CBV	zerebrales Blutvolumen (cerebral blood volume)	CVVHD	kontinuierliche venovenöse Hämodialyse
CCT	kranielle Computertomographie, kranielles Computertomogramm	CVVHDF	kontinuierliche venovenöse Hämodiafiltration
CDAD	Clostridium-difficile-assoziierte Erkrankungen (Clostridium difficile associated diseases)	CVVHF	kontinuierliche venovenöse Hämofiltration (syn. CVVH)
		CYFRA	Zytokeratinfragment
		CYP	Cytochrom P_{450}
CDC	Centers for Disease Control and Prevention	DAD	delayed after depolarisations
		DAP	diastolischer Blutdruck (diastolic arterial pressure)
CEA	karzinoembryonales Antigen		
CGRP	calcitonin gene-related peptide	D-Arzt	Durchgangsarzt
CHE	Cholinesterase	dB	Dezibel
CIDP	chronisch inflammatorische demyelinisierende Polyneuritis	DCI	Dekompressionsunfall, Tauchunfall (decompression injury)
CIM	Critical-illness-Myopathie	DCS	Dekompressionskrankheit (decompression sickness)
CIP	Critical-illness-Polyneuropathie		
CK-MB	Kreatinkinase-Isoenzym vom Myokardtyp (MB, muscle brain)	DDAVP	1-Desamino-8-D-Arginin-Vasopressin, Desmopressin
CLL	chronische lymphatische Leukämie	DDS	delirium detection score
CMACE	Centre for Maternal and Child Enquiries	DES	drug eluting stent
		DGAI	Deutsche Gesellschaft für Anästhesiologie und Intensivmedizin
CML	chronische myeloische Leukämie		
CMV	Zytomegalievirus	DGEM	Deutsche Gesellschaft für Ernährungsmedizin
CMV	kontinuierliche mandatorische Beatmung (continuous mandatory ventilation)		
		DGK	Deutsche Gesellschaft für Kardiologie
		DGN	Deutsche Gesellschaft für Neurologie
COHb	Carboxyhämoglobin (mit Kohlenmonoxid beladenes Hämoglobin)	DGP	Deutsche Gesellschaft für Pneumologie
COLD	chronisch obstruktive Lungenerkrankung (chronic obstructive lung disease)	DGU	Deutsche Gesellschaft für Unfallchirurgie
		DIC	disseminierte intravasale Koagulopathie (disseminated intravascular coagulation)
COPD	chronisch obstruktive Lungenerkrankung (chronic obstructive pulmonary disease)		
		DIVI	Deutsche interdisziplinäre Vereinigung für Intensiv- und Notfallmedizin
COX	Zyklooxygenase		
CPAP	continuous positive airway pressure	DMAP	Dimethylaminophenol
CPIS	clinical pulmonary infection score	DMGP	Deutschsprachige Medizinische Gesellschaft für Paraplegie
CPP	zerebraler Perfusionsdruck (cerebral perfusion pressure)		
		DNA	Desoxyribonukleinsäure
CPPV	continuous positive pressure ventilation	DNR	do not resuscitate
		DO_2	Sauerstoffangebot (oxygen delivery)
CRB65	confusion, respiratory rate, blood pressure, age >65 years	D-Rezeptor	Dopaminrezeptor
		DRG	diagnosis related groups
CRH	corticotropin releasing hormone	DSA	digitale Subtraktionsangiographie

DSG	Deutsche Sepsisgesellschaft
DSO	Deutsche Stiftung Organtransplantation
dt	Deutsch
DWI	diffusionsgewichtete MRT-Bildgebung (diffusion weighted imaging)
E	Steifheit (elastance)
EAD	early after depolarisations
EAT	ektope atriale Tachykardie
EBV	Epstein-Barr-Virus
ECMO	extrakorporale Membranoxygenierung (extracorporal membrane oxygenation)
ECT	Ecarin clotting time
EDAI	enddiastolischer Flächenindex (enddiastolic area index)
EDTA	Ethylendiamintetraessigsäure (Ethylendiamintetraacetat)
EEA	Eversionsendarteriektomie
EEG	Elektroenzephalographie
EF	Ejektionsfraktion
EHEC	enterohämorrhagische Eschericha coli
EK	Erythrozytenkonzentrat
ELISA	enzyme linked immunosorbent assay
ELSO	Extracorporeal Life Support Organization
EMA	European Medicines Agency
EMB	Ethambutol
ERC	European Resuscitation Council
ERCP	endoskopische retrograde Cholangiopankreatikographie
ESA	European Society of Anaesthesiology
ESBL	extended spectrum β-lactamase
ESC	European Society of Cardiology
ESICM	European Society of Intensive Care Medicine
EVLW	extravaskuläres Lungenwasser
EZR	Extrazellulärraum
FAST	focused assessment with sonography for trauma
FdO_2	gelieferte Sauerstoffkonzentration (fraction of delivered oxygen)
FEIBA	factor eight inhibitor bypassing activity
FEV_1	forciertes exspiratorisches Volumen in einer Sekunde (Einsekundenkapazität)
FFP	fresh frozen plasma (► GFP)
FFP	filtrierende Halbmaske (filtering face piece)
f_{IMV}	IMV-Frequenz: vorgegebene Beatmungsfrequenz bei intermittierender mandatorischer Beatmung
FiO_2	inspiratorische Sauerstoffkonzentration (fraction of inspired oxygen)
FLAIR	MRT-Technik zur Differenzierung zwischen freier und gewebegebundener Flüssigkeit (fluid attenuated inversion recovery)
$Flow_{Ox}$	Sauerstofffluss
Fr	French (1 Fr = 1/3 mm)
FRC	funktionelle Residualkapazität
FSME	Frühsommermeningoenzephalitis
FSP	Fibrinspaltprodukte
G5%	Glukose-5%-Lösung
GABA	γ-Aminobuttersäure
GCS	Glasgow-Koma-Skala (glasgow coma scale)
GDC	Guglielmi detachable coil (zum endovaskulären Coiling von Aneurysmen)
GEDV	globales enddiastolisches Blutvolumen
GEDVI	globaler enddiastolischer Blutvolumenindex
GFP	gefrorenes Frischplasma (► FFP)
GFR	glomeruläre Filtrationsrate
ggf.	gegebenenfalls
γ-GT	γ-Glutamyl-Transferase
GHb	Glykohämoglobin (syn. glykosyliertes Hämoglobin, HbA_{1c})
GHB	γ-Hydroxybuttersäure
GIT	Gastrointestinaltrakt
Gl.	Glandula (Drüse)
GLDH	Glutamatdehydrogenase
GOLD	Global Initiative for Chronic Obstructive Lung Disease
GOT	Glutamat-Oxalacetat-Transaminase (syn. Aspartat-Aminotransferase, ASAT)
GP	Glykoprotein
GPT	Glutamat-Pyruvat-Transaminase (syn. Alanin-Aminotransferase, ALAT)
H	Stunde
HAES	Hydroxyäthylstärke (► HES)
HAP	nosokomiale Pneumonie (hospital acquired pneumonia)
HBO	hyperbare Oxygenation, hyperbare Sauerstofftherapie
HBV	Hepatitis-B-Virus
HCV	Hepatitis-C-Virus
HE	hepatische Enzephalopathie
HELLP	schwangerschaftsassoziiertes Syndrom aus Hämolyse, erhöhten Leberwerten und Thrombozytopenie (haemolysis, elevated liver enzymes, low platelet count)
HES	Hydroxyäthylstärke (► HAES)
HF	Herzfrequenz
HHV	humanes Herpesvirus
HIPAA	heparininduzierter Plättchenaktivationstest
HIT	heparininduzierte Thrombozytopenie
HIV	humanes Immundefizienzvirus
HLM	Herz-Lungen-Maschine
HME	Beatmungsfilter (heat and moisture exchanger)

HNO	Hals-Nasen-Ohrenheilkunde	i.S.	im Sinne
HR-CT	high resolution CT	ISS	injury severity score
HRS	hepatorenales Syndrom	i.v.	intravenös
hsTnT	hochsensitives Troponin T	IZR	Intrazellulärraum
HSV	Herpes-simplex-Virus	KBE	koloniebildende Einheiten
HT	Hydroxytryptamin (*syn.* 5-HT, 5-Hydro-xytryptamin, Serotonin)	kD	Kilo-Dalton (1.000 Dalton), Angabe des Molekulargewichts
HTG	humanes Thyreoglobulin	KG	Körpergewicht
HUS	hämolytisch-urämisches Syndrom	KHK	koronare Herzkrankheit
HWZ	Halbwertszeit	KIM	kidney injury molecule
HZV	Herzzeitvolumen	KIN	kontrastmittelinduzierte Nephropathie
IABP	intraaortale Ballonpumpe	KM-CT	kontrastverstärkte dynamische Com-putertomographie
IAP	intraabdomineller Druck (intraabdo-minal pressure)	KOF	Körperoberfläche
ICC	interstitial cells of Cajal	LA	linker Vorhof
ICD	implantierbarer Kardioverter-Defibril-lator (implantable cardioverter-defi-brillator)	LAD	Ramus interventricularis anterior (RIVA, *syn.* left anterior descending branch) der linken Herzkranzarterie
ICD	International Statistical Classification of Diseases and Related Health Pro-blems	LAP	linksatrialer Druck (left atrial pressure)
		LCA	linke Herzkranzarterie (left coronary artery)
ICDSC	intensive care delirium screening checklist	LCMV	lymphozytärer Choriomeningitisvirus
		LCT	langkettige Triglyzeride (long chain triglycerides)
ICG	Indocyaningrün		
ICP	intrakranieller Druck (intracranial pressure)	LCx	Ramus circumflexus (left circumflex branch) der linken Herzkranzarterie
ICR	Interkostalraum	LDH	Laktatdehydrogenase
ID	Innendurchmesser	Lig.	Ligamentum
IE	internationale Einheiten	LMWH	niedermolekulares Heparin (low mo-lecular weight heparin)
I:E	Inspirations-Exspirations-Verhältnis		
IfSG	Infektionsschutzgesetz	ln	Logarithmus naturalis = natürlicher Logarithmus
IHD	intermittierende Hämodialyse		
IL	Interleukin	LODS	logistic organ dysfunction score
ILCOR	International Liaison Committee on Resuscitation	LP	Lumbalpunktion
		LPS	Lipopolysaccharid
IMA	A. thoracica interna (*syn.* A. mammaria interna, internal mammary artery)	LV	linker Ventrikel
		LVAD	left ventricular assist device
IMC	Intermediate-Care-Station (»Wach-station«)	LVEDP	linksventrikulärer enddiastolischer Druck (left ventricular enddiastolic pressure)
IMV	intermittierende mandatorische Beatmung (intermittent mandatory ventilation)		
		LVEDV	linksventrikuläres enddiastolisches Volumen (left ventricular enddiastolic volume)
INH	Isoniazid		
INR	international normalized ratio	LWK	Lendenwirbelkörper
IPF	Anteil unreifer Thrombozyten (immature platelet fraction)	M.	Musculus
		MAP	mittlerer arterieller Blutdruck (mean arterial pressure)
IPPV	intermittent positive pressure ventilation		
		MARS	mixed antagonistic response syndrome
IPS	inspiratorische Druckunterstützung (inspiratory pressure support)	MARS	molecular adsorbent recirculating system (Leberersatzverfahren)
IRV	Beatmung mit umgekehrtem Atemzeitverhältnis (inverse ratio ventilation)	MAT	maschinelle Autotransfusion
		MCH	mittleres korpuskuläres Hämoglobin (mean corpuscular hemoglobin, mean cellular hemoglobin)
IS	incentive Spirometrie		
ITBV	intrathorakales Blutvolumen	MCHC	mittlere korpuskuläre Hämoglobin-konzentration (mean corpuscular hemoglobin concentration, mean cellular hemoglobin concentration)
ITBVI	intrathorakaler Blutvolumenindex		
ITTV	intrathorakales thermoakzessibles Volumen		

MCP	Metoclopramid	NOMI	nichtokklusive mesenteriale Ischämie
MCT	mittelkettige Triglyzeride (medium chain triglycerides)	NRS	numeric rating scale (meist von 0–10)
MCV	mittleres Erythrozyteneinzelvolumen (mean corpuscular volume, mean cell volume)	NSAID	nichtsteroidales Antirheumatikum (non steroidal anti inflammatory drug)
MDR	multidrug-resistant	NSE	neuronenspezifische Enolase
MEGX	Monoethylglycinxylidid	NT-proBNP	natriuretisches Peptid vom N-terminalen Pro-B-Typ
MELD-Score	model for end-stage liver disease score	NUB	neue Untersuchungs- und Behandlungsverfahren
MEN	multiple endokrine Neoplasien	NU-DESC	nursing delirium screening scale
MetHb	Methämoglobin	o.g.	oben genannte(r)
MG	Molekulargewicht	OGI	obere gastrointestinale
MIC	miminalinvasive Chirurgie	OPCAB	off pump coronary artery bypass
MIDCAB	minimally invasive direct coronary artery bypass	OPS	Operationen- und Prozedurenschlüssel im Gesundheitswesen
min	Minute	OPSI	overwhelming post splenectomy infection syndrome
MKG	Mund-Kiefer-Gesichtschirurgie	p	Druck (pressure) oder Partialdruck oder »partiell«
MMV	mandatory minute ventilation		
MODS	Multiorgandysfunktionssyndrom	p_{aw}	Atemwegsdruck
MOD-Score	multiple organ dysfunction score	p_{drive}	effektiver Beatmungsdruck (driving pressure)
MOF	multiple organ failure		
MOV	Multiorganversagen	$p_{intrathor}$	intrathorakaler Druck bzw. Druck im Pleuraraum
mPAP	mittlerer pulmonalarterieller Druck		
MPV	mittleres Thrombozytenvolumen (mean platelet volume)	$p_{transpulmo}$	transpulmonaler Druckgradient
		p.a.	posterior-anterior (Strahlengang, meist bei einer Thoraxröntgenaufnahme)
MRA	Magnetresonanztomographie-Angiographie		
		$paCO_2$	arterieller CO_2-Partialdruck
MRCP	Magnetresonanzcholangiopankreatikographie	PAK	Pulmonalarterienkatheter
		paO_2	arterieller O_2-Partialdruck
MRGN	multiresistente gramnegative (Stäbchen)	PAOP	pulmonalarterieller Verschlussdruck (pulmonary artery occlusion pressure)
MRI	Magnetresonanztomographie (magnetic resonance imaging, ▶ MRT)	PAP	pulmonalarterieller Druck (pulmonary artery pressure)
MRSA	methicillinresistenter (oder multiresistenter) Staphylococcus aureus	PAR	Protease-aktivierter Rezeptor
		PAV	proportional assist ventilation
MRT	Magnetresonanztomographie, syn. Kernspintomographie (▶ MRI)	pAVK	periphere arterielle Verschlusskrankheit
		PCA	patientenkontrollierte Analgesie (patient-controlled analgesia)
mtt_{IND}	mittlere Transitzeit des Indikators		
N.	Nervus	PC-CMV	druckkontrollierte kontinuierliche mandatorische Beatmung (pressure controlled continuous mandatory ventilation)
NAC	N-Acetylcystein (▶ ACC)		
NAPQI	N-Acetyl-p-Benzochinonimin		
NAS	nursing activities score		
NASPE	North American Society of Pacing and Electrophysiology	PCEA	patientenkontrollierte epidurale Analgesie (patient-controlled epidural analgesia)
NAVA	neurally adjusted ventilatory assist		
NAW	Notarztwagen	PC-HZV	Pulskonturherzzeitvolumen
NGAL	Neutrophilengelatinase-assoziiertes Lipocalin (NGAL)	PCI	percutaneous coronary intervention (perkutane Koronarintervention)
NIBP	nichtinvasive Blutdruckmessung (non invasive blood pressure)	PCIA	patientenkontrollierte intravenöse Analgesie (patient-controlled intravenous analgesia)
NIHSS	National Institute of Health Stroke Scale		
NIV	nichtinvasive Beatmung (non invasive ventilation)	PC-IMV	druckkontrollierte intermittierende mandatorische Beatmung (pressure controlled intermittent mandatory ventilation)
NMDA	N-Methyl-D-Aspartat		
NNR	Nebennierenrinde		
NO	Stickstoffmonoxid	PCR	Polymerasekettenreaktion (polymerase chain reaction)
NOAK	neue orale Antikoagulanzien		

PCT	Procalcitonin	PTV	pulmonales thermoakzessibles Volumen
PCV	druckkontrollierte Beatmung (pressure controlled ventilation)	PTT	partielle Thromboplastinzeit (syn. aPTT, aktivierte partielle Thrombo-plastinzeit)
PCWP	pulmonalkapillärer Verschlussdruck (pulmonary capillary wedge pressure)		
PDE	Phosphodiesterase	PTZ	Prothrombinzeit (syn. Quickwert)
PDR	plasma disappearance rate (Plasma-verschwinderate)	PVR	pulmonaler Gefäßwiderstand (pulmonary vascular resistance)
PDR_{ICG}	Plasmaverschwinderate von Indocya-ningrün	PZA	Pyrazinamid
PEA	pulslose elektrische Aktivität	$pzvCO_2$	zentralvenöser CO_2-Partialdruck
pECLA	pumpless extracorporeal lung assist	$pzvO_2$	zentralvenöser O_2-Partialdruck
PEEP	positiver endexspiratorischer Druck (positive endexpiratory pressure)	P2Y12	thrombozytärer ADP-Rezeptor-Subtyp P2Y12
$PEEP_e$	externer PEEP	Q	Perfusion
$PEEP_i$	intrinsischer PEEP	QRC	quick response code
PEF	exspiratorischer Spitzenfluss (peak expiratory flow)	R	Widerstand (resistance), z .B. Atem-wegswiderstand
PEG	Paul-Ehrlich-Gesellschaft	RA	rechter Vorhof
PEG	perkutane endoskopische Gastrostomie	RAP	rechtsatrialer Druck (right atrial pressure)
$petCO_2$	endtidaler CO_2-Partialdruck	RAAS	Renin-Angiotensin-Aldosteron-System
PFO	persistierendes Foramen ovale		
$pgCO_2$	gastraler CO_2-Partialdruck	RASS	Richmond agitation and sedation scale
PGE_2	Prostazyklin		
pH_i	intramukosaler pH-Wert	RBF	renaler Blutfluss
PiCCO	pulse contour cardiac output	RCA	rechte Herzkranzarterie (right coronary artery)
PLED	periodic lateralized epileptic discharge		
PL-VCV	pressure limited volume controlled ventilation	rhAPC	rekombinantes aktiviertes Protein C (Drotrecogin-α)
PML	progressive multifokale Leukenzepha-lopathie	RIFLE	Stadieneinteilung der akuten Nieren-schädigung: risk, injury, failure, loss, endstage renal disease
PMP	posteromedialer Papillarmuskel	RIVA	Ramus intraventricularis anterior
p.o.	per os	RISC	revised injury severity classification
PPI	Protonenpumpeninhibitor	RKI	Robert-Koch-Institut
PPPD	pyloruserhaltende Pankreatikoduo-denektomie (pylorus preserving pancreaticoduodenectomy)	RMP	Rifampicin
		RNA	Ribonukleinsäure
		RSBI	rapid shallow breathing index
PPS	proportional pressure support ventila-tion	RSV	respiratorisches Synzytialvirus
		RV	rechter Ventrikel
PPV	pulse pressure variation	RVAD	right ventricular assist device
PRIS	Propofolinfusionssyndrom	RVP	rechtventrikulärer Druck (right ventricular pressure)
PSA	prostataspezifisches Antigen		
PSB	geschützte Bürste (protected specimen brush)	s	Sekunde
		SAB	Subarachnoidalblutung
PS-IMV	pressure support intermittent manda-tory ventilation	SA-Block	sinuatrialer Block
		saO_2	arterielle Sauerstoffsättigung
psO_2	partielle oder pulsoxymetrisch gemessene Sauerstoffsättigung	SAP	systolischer Blutdruck (systolic arterial pressure)
PSV	pressure support ventilation	SAPS	simplified acute physiology score
PsychKG	Psychisch-Kranken-Gesetz	SARS	schweres akutes respiratorisches Syndrom
PTA	perkutane transluminale Angio-plastie		
		SBH	Säure-Basen-Haushalt
PTC	perkutane transhepatische Cholangiographie	SBT	Spontanatemversuch (spontaneous breathing trial)
PTCA	perkutane transluminale Koronar-angioplastie	s.c.	subkutan
		SCC	squamous cell carcinoma
PTFE	Polytetrafluorethylen	SDD	selektive Darmedekontamination

SEP	somatosensorisch evozierte Potenziale (*syn.* SSEP)	**TIA**	transitorische ischämische Attacke
SHT	Schädel-Hirn-Trauma	**TIPS(S)**	transjugulärer intrahepatischer portosystemischer (Stent-)Shunt
SIADH	Syndrom der inadäquaten ADH-Sekretion (*syn.* Schwartz-Bartter-Syndrom)	**TISS**	therapeutic intervention scoring system
		TK	Thrombozytenkonzentrat
SIMV	synchronisierte intermittierende mandatorische Beatmung (synchronized intermittent mandatory ventilation)	**TME**	totale mesorektale Exzision
		Tn	Troponin
		TNF-α	Tumornekrosefaktor-α
SIRS	systemic inflammatory response syndrome	**TPG**	Transplantationsgesetz
		TRALI	transfusionsassoziierte akute Lungenschädigung (transfusion related acute lung injury)
SLEDD	sustained low-efficiency daily dialysis oder slow extended daily dialysis		
SM	Streptomycin	**TRBA**	technische Regel für biologische Arbeitsstoffe im Gesundheitswesen
sO$_2$	Sauerstoffsättigung		
SOD	selektive orale Dekontamination	**TRC**	automatische Tubuskompensation (tube resistance compensation)
SOFA-Score	sequential (früher: sepsis-related) organ failure assessment score		
		TRH	thyreotropin releasing hormone
SPAD	Single-pass-Albumindialyse (Leberersatzverfahren)	**tSAB**	traumatische Subarachnoidalblutung
		TSH	Thyreoidea-stimulierendes Hormon
SPECT	Einzelphotonen-Emissions-CT (single photon emission computed tomography)	**TTE**	transthorakale Echokardiographie
		TXA$_2$	Thromboxan A$_2$
		TZ	Thrombinzeit
SRMD	stress related mucosal disease	**U**	Unit (Einheit)
SSEP	somatosensorisch evozierte Potenziale	**u. a.**	und andere
SSRI	selektiver Serotoninwiederaufnahmehemmer (selective serotonin reuptake inhibitor)	**u. ä.**	und ähnliches
		UFH	unfraktioniertes Heparin
		UGI	untere gastrointestinale
StGB	Strafgesetzbuch	**V**	Volumen
Stx	Shigatoxin	**V**	Ventilation
SV	Schlagvolumen	**V.**	Vena
SVI	Schlagvolumenindex	**VAH**	Verbund für angewandte Hygiene
svO$_2$	gemischtvenöse Sauerstoffsättigung	**VALI**	ventilator induced lung injury
SVR	systemischer Gefäßwiderstand (systemic vascular resistance)	**VAP**	ventilator associated pneumonie
		VAS	visuelle Analogskala (meist auf einem Schmerzlineal)
SVV	Schlagvolumenvariation		
SWI	susceptibility-weighted imaging	**VA-Shunt**	ventrikuloatrialer Shunt
syn.	synonym	**VaW**	Verzicht auf Wiederbelebung
szvO$_2$	zentralvenöse Sauerstoffsättigung	**VC-CMV**	volumenkontrollierte kontinuierliche mandatorische Beatmung (volume controlled continuous mandatory ventilation)
T$_3$	Trijodthyronin		
T$_4$	Thyroxin (Tetrajodthyronin)		
TAA	Tachyarrhythmia absoluta		
TAA	thorakales Aortenaneurysma	**VC-IMV**	volumenkontrollierte intermittierende mandatorische Beatmung (volumen controlled intermittent mandatory ventilation)
TAPSE	Trikuspidalanulusbewegung von Enddiastole bis Endsystole (tricuspid annular plane systolic excursion)		
TAT	Thrombin-Antithrombin(-Komplex)	**VCV**	volumenkontrollierte Beatmung (volume controlled ventilation)
TAVI	kathetergestützte Aortenklappenimplantation (transcatheter aortic-valve implantation)		
		VHF	Vorhofflimmern
		VILI	ventilator induced lung injury
TBB	transbronchiale Biopsie	**VIP**	vasoaktives intestinales Peptid
Tbc	Tuberkulose	**vKOF**	verbrannte Körperoberfläche (Angabe in Prozent)
TCD	transkranielle Dopplersonographie		
t$_e$	Exspirationszeit	**VO$_2$**	Sauerstoffverbrauch
TEA	Thrombendarteriektomie	**VP-Shunt**	ventrikuloperitonealer Shunt
TEE	transösophageale Echokardiographie	**VRE**	vancomycinresistente Enterokokken
TEP	Totalendoprothese	**V-Rezeptor**	Vasopressin-Rezeptor
t$_i$	Inspirationszeit	**V$_T$**	Atemzugvolumen (*syn.* Tidalvolumen)

vWF	von-Willebrand-Faktor
VZV	Varizella-zoster-Virus
W	Atemarbeit (work of breathing)
WFNS	World Federation of Neurological Surgeons
WHO	Weltgesundheitsorganisation (World Health Organisation)
WOB	Atemarbeit (work of breathing)
WPW	Wolff-Parkinson-White(-Syndrom)
XDR	extensively drug-resistant
Z_{ao}	Impedanz der Aorta
ZAS	zentrales anticholinerges Syndrom
z. B.	zum Beispiel
ZE	Zusatzentgelt
ZEEP	endexspiratorische Druck von 0 mbar (zero endexpiratory pressure)
Z. n.	Zustand nach
ZNS	zentrales Nervensystem
ZVD	zentraler Venendruck
ZVK	zentralvenöser Katheter

Erstmaßnahmen bei Aufnahme auf der Intensivstation

Atemwegsmanagement, Narkose und Notfallbeatmung

Wolfram Wilhelm, Marc Wrobel

Fallbeispiel Teil 1

Ein 36-jähriger, muskulöser Mann (195 cm, geschätzt 120 kg) wird von der Notaufnahme auf die Intensivstation gebracht. Er war zuhause krampfend aufgefunden worden und hatte daraufhin vom Notarzt insgesamt 30 mg Diazepam erhalten. In der Notaufnahme hat der Patient einen erneuten Grand-mal-Anfall gezeigt, sodass nun von einem Status epilepticus ausgegangen werden muss. Trotz erweiterter Therapie mit Phenytoin 250 mg über 5 min kann der Krampfanfall nicht beendet werden, der Patient ist tief bewusstlos und zyanotisch, sodass sich der Intensivarzt zu Intubation und Beatmung entschließt.

1.1   Untersuchung der Atemwege

Die Oxygenierung eines zyanotischen Patienten ist vorrangig vor allen weiteren intensivmedizinischen Maßnahmen und erfolgt beim bewusstlosen kritisch kranken Patienten am besten per endotrachealer Intubation. In den meisten Fällen gelingt diese problemlos. In der klinischen Anästhesie wird die Häufigkeit der schwierigen Intubation mit 0,1–1% angegeben, unter Notfallbedingungen ist sie aber um ein Vielfaches größer und liegt bei 1–10% oder – je nach Erfahrung – auch noch höher. Da Intensivpatienten häufiger einen schwierigen Atemweg bieten als in der klinischen Anästhesie, sollte jede Intubation auf der Intensivstation möglichst gut vorbereitet sein.

Die Atemwege müssen vor jeder Intubation untersucht werden! Es gibt verschiedene äußere Zeichen, die auf eine schwierige Intubation hindeuten; liegen mehrere dieser Zeichen vor, muss auch in hohem Maße mit einem schwierigen Atemweg gerechnet werden. Allerdings existieren keine 100%ig sicheren Vorhersage-

möglichkeiten, d. h. selten kann auch ein Patient ohne äußere Hinweise für einen schwierigen Atemweg schwer zu intubieren sein, z. B. bei einer hyperplastischen Zungengrundtonsille.

1.1.1   Wie untersuche ich den Atemweg?

Der Patient soll den Mund maximal öffnen und gleichzeitig den Kopf möglichst weit nach hinten beugen. Durch dieses einfache Manöver können folgende Untersuchungsbefunde erhoben werden:
- **Mundöffnung:** Bei einer kleinen Mundöffnung muss immer mit einer schwierigen Intubation gerechnet werden. Gleichzeitig kann so auch die Beweglichkeit im Kiefergelenk überprüft werden.
- **Zahnstatus:** Vorstehende obere Schneidezähne (»Hasenzähne«) können die Laryngoskopie erschweren.
- **Inspektion des Mundraums:** Hierbei wird der Mallampati-Score erhoben, d. h. es wird die Sichtbarkeit von Uvula und weichem Gaumen beurteilt (◨ Abb. 1.1). Je höher der Mallampati-Scorewert, um so wahrscheinlicher ist eine schwierige Intubation. Selten kann auch die Zunge pathologisch vergrößert sein, z. B. bei einem angioneurotischen Ödem nach ACE-Hemmereinnahme.
- **Kinn-Kehlkopf-Abstand:** Hierbei wird der Abstand zwischen Kinnspitze und Schildknorpel gemessen. Ist diese Strecke kürzer als 6,5 cm, muss ebenfalls mit einer schwierigen Intubation gerechnet werden.
- **Halsbeweglichkeit:** Kann der Hals nicht nach hinten gebeugt werden, z. B. bei M. Bechterew, ist ebenfalls eine schwierige Intubation zu erwarten.

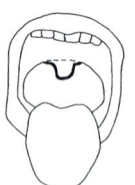

Mallampati I

Uvula und Rachenhinterwand sichtbar

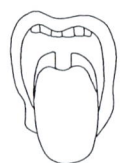

Mallampati II

Uvula teilweise sichtbar

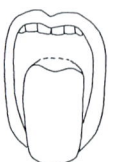

Mallampati III

weicher Gaumen sichtbar

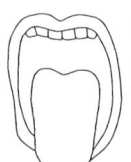

Mallampati IV

nur harter Gaumen sichtbar

◨ **Abb. 1.1 Mallampati-Score zur präoperativen Einschätzung des Atemwegs**

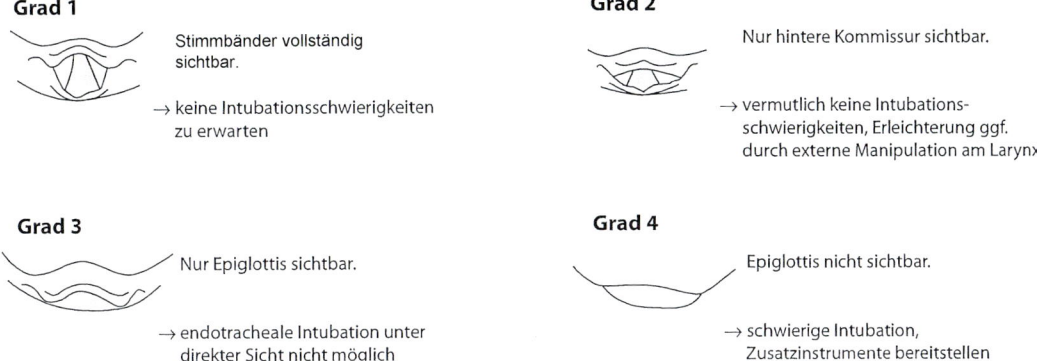

Grad 1
Stimmbänder vollständig sichtbar.

→ keine Intubationsschwierigkeiten zu erwarten

Grad 2
Nur hintere Kommissur sichtbar.

→ vermutlich keine Intubationsschwierigkeiten, Erleichterung ggf. durch externe Manipulation am Larynx

Grad 3
Nur Epiglottis sichtbar.

→ endotracheale Intubation unter direkter Sicht nicht möglich

Grad 4
Epiglottis nicht sichtbar.

→ schwierige Intubation, Zusatzinstrumente bereitstellen

◘ **Abb. 1.2 Intubationsscore nach Cormack und Lehane.** Dieser beschreibt die Sicht auf den Larynxeingang bei der Laryngoskopie

---

❯ **Adipositas per se ist kein Risikofaktor für eine schwierige Intubation, wohl aber ein durch Nackenfett erheblich bewegungseingeschränkter (kurzer) Hals.**

Zusätzlich gibt es auch Warnhinweise für eine schwierige Maskenbeatmung:
- Bart,
- »body mass index« >26 kg/m^2
- keine Zähne,
- Alter >55 Jahre,
- anamnestisch Schnarchen oder ein Schlaf-Apnoe-Syndrom.

1.1.2 Klassifikation nach Cormack und Lehane

Nach jeder endotrachealen Intubation sollte der Befund nach Cormack und Lehane (◘ Abb. 1.2) dokumentiert werden. Dieser beschreibt die Sicht auf die Stimmbänder während der Laryngoskopie mit einem herkömmlichen Macintosh-Spatel.
- **Cormack und Lehane Grad I:** Kehlkopfeingang komplett einsehbar; der Patient ist nahezu immer laryngoskopisch einfach zu intubieren.
- **Cormack und Lehane Grad II:** Kehlkopfeingang teilweise einsehbar; diese Patienten sind in der Regel ebenfalls laryngoskopisch einfach zu intubieren.
- **Cormack und Lehane Grad III:** Nur Epiglottis sichtbar, Kehlkopfeingang also ganz verdeckt, sodass eine Intubation »unter Sicht« erst einmal nicht möglich ist. Die Intubation kann aber ggf. durch eine externe Kranialverschiebung des

Larynx (»BURP«) oder mit einem »gum elastic bougie« gelingen (s. u.).
- **Cormack und Lehane Grad IV:** Hierbei ist noch nicht einmal die Epiglottis sichtbar, sondern nur der Zungengrund; eine konventionelle Intubation ist quasi unmöglich.

Bei Intensivpatienten, die zuvor in Allgemeinanästhesie operiert wurden oder die aus anderen Gründen schon einmal intubiert wurden, sollte daher der Vorbefund aus dem Anästhesieprotokoll oder der Patientenakte erhoben werden.

1.2 Praktische Durchführung von Maskenbeatmung und Intubation

Wenn der Patient noch eine Eigenatmung besitzt, kann der Intensivarzt den Patienten besser für die Intubation vorbereiten. Zuerst wird der Atemweg kurz auf Hinweise für eine schwierige Intubation und Maskenbeatmung untersucht; auch sollte – sofern vorhanden – immer im Narkoseprotokoll nachgeschaut werden, ob es im Vorfeld Intubationsschwierigkeiten gab. Ist dies der Fall, sollte möglichst rasch ein erfahrener Kollege hinzugezogen werden, z. B. ein Oberarzt für Anästhesiologie.

Präoxygenierung Sobald die Entscheidung zur Intubation gefallen ist, muss der Patient optimal präoxygeniert werden. Dies kann mit einer dicht sitzenden O$_2$-Maske mit Reservoirbeutel erfolgen oder mit einem Handbeatmungsbeutel mit Reservoir; der O$_2$-Fluss sollte so hoch wie möglich eingestellt werden, z. B. 15 l/

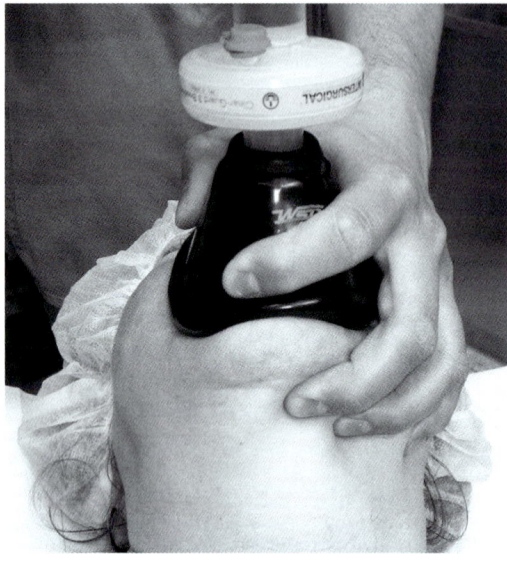

Abb. 1.3 Maskenbeatmung mit dem C-Griff. Der Arzt hält mit der linken Hand die Maske, mit der rechten Hand erfolgt die Beutelbeatmung. Beim C-Griff werden Daumen und Zeigefinger um den Maskenansatz gelegt; so wird die Maske dicht auf das Gesicht gepresst. Gleichzeitig wird mit den Fingern 3–5 der Unterkiefer angehoben und so für freie Atemwege gesorgt. Sollte dies nicht funktionieren, wird ein Guedel-Tubus eingelegt. Wichtig: Für die Einlage des Guedel-Tubus muss der Patient tief bewusstlos oder ausreichend tief anästhesiert sein, sonst drohen Würgen und Erbrechen!

min. Gleichzeitig wird – sofern es die Kreislaufsituation zulässt – der Oberkörper des Patienten etwa 30° erhöht gelagert: Dies verbessert die Effektivität der Präoxygenierung und ist insbesondere bei nicht nüchternen Patienten vorteilhaft.

> **Keine geplante Intubation ohne Präoxygenierung! Die Maske muss dicht aufgesetzt und 100% Sauerstoff zugeführt werden. Der Stickstoff wird möglichst vollständig ausgewaschen und die funktionelle Residualkapazität (FRC) der Lunge stattdessen mit reinem Sauerstoff gefüllt.**

Bei einer durchschnittlichen FRC von 2,5 l und einem durchschnittlichen O_2-Verbrauch von etwa 250 ml/min ergibt sich bei optimaler Präoxygenierung und einem sonst gesunden Patienten eine mehrminütige Sicherheitsphase, in der der Patient intubiert werden kann. Selbst beim schwerstkranken Intensivpatienten kann durch eine sehr gute Präoxygenierung eine Sicherheitsphase von 1–2 min erreich werden!

Maskenbeatmung Der Intensivarzt steht am Kopfende des Patienten und umfasst meist mit der linken Hand die Gesichtsmaske, wobei Daumen und Zeigefinger die Maske gleichmäßig auf das Gesicht des Patienten pressen – dies wird als »C-Griff« bezeichnet. Gleichzeitig wird das Kinn des Patienten hochgezogen, damit die Zunge die Atemwege nicht verlegt. Bei den meisten Patienten kann so nun die Maskenbeatmung durchgeführt werden (Abb. 1.3). Gelingt dies nicht, dann kann – sofern der Würgereflex des Patienten erloschen ist – ein Guedel-Tubus eingeführt werden, dessen Länge dem Abstand von Mundwinkel bis Ohrläppchen entspricht. Bei zahnlosen Patienten kann es zusätzlich erforderlich sein, dass die Maske mit beiden Händen umgriffen wird; in diesem Fall muss eine andere Person die Beutelbeatmung durchführen.

Endotracheale Intubation Für die Erwachsenenintubation wird in der Regel ein gebogener Laryngoskopiespatel (»Macintosh-Spatel«) der Größe 4 bei Männern und der Größe 3 bei Frauen verwendet. Der Spatel wird von rechts hinten in den Mund eingeführt, damit die Epiglottis sich aufrichtet und der Larynxeingang sichtbar wird. Dabei können die Bedingungen für Maskenbeatmung und Intubation meist durch ein etwa 8–10 cm hohes Kissen verbessert werden, das unter den Hinterkopf gelegt wird. Diese Lagerung des Kopfes wird als die sog. Schnüffelposition oder auch verbesserte Jackson-Position bezeichnet (Abb. 1.4). Zur Intubation wird ein Endotrachealtubus mit einem Innendurchmesser (ID) von 8,0 mm für Männer und 7,0 mm für Frauen verwendet. Der Tubus sollte so platziert werden, dass der Tubuscuff etwa 1–2 cm hinter den Stimmbändern geblockt wird – zur Orientierung befindet sich am Tubus meistens ein schwarzer Strich, der zwischen oder unmittelbar hinter den Stimmbändern liegen sollte. Die Tubuseindringtiefe in Höhe der Zahnreihe beträgt dann in etwa 22–24 cm bei Männern und 20–22 cm bei Frauen. Nun wird der Tubus sicher fixiert; bei Bartträgern kann dies bedeuten, dass der Bart etwas abrasiert werden muss!

Orotracheale Intubation bei erwachsenen Patienten

- Männer:
    - Macintosh-Spatel Größe 4
    - Endotrachealtubus 8,0 mm ID
    - Eindringtiefe bei Zahnreihe 22–24 cm
▼

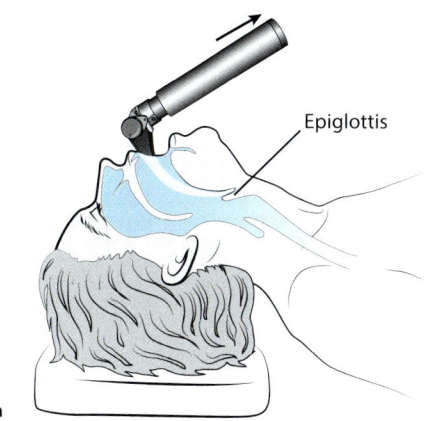

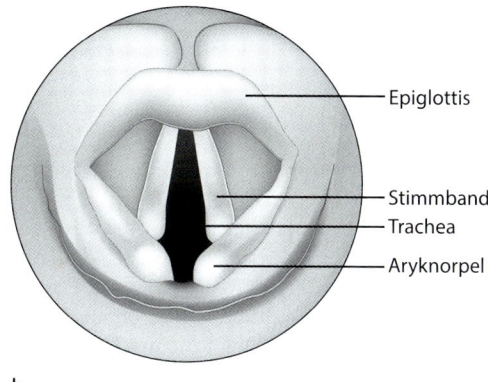

□ Abb. 1.4 Laryngoskopie mit dem gebogenen Macintosh-Spatel. Maskenbeatmung und endotracheale Intubation beim Erwachsenen werden einfacher, wenn der Kopf auf einem etwa 8–10 cm hohen Kissen in der sog. »Schnüffelposition« (**a**) gelagert wird. Dies wird auch als verbesserte Jackson-Position bezeichnet. Dadurch wird die Sicht auf die Stimmbänder (**b**) verbessert

---

- Frauen:
  - Macintosh-Spatel Größe 3
  - Endotrachealtubus 7,0 mm ID
  - Eindringtiefe bei Zahnreihe 20–22 cm

Individuelle Abweichungen sind möglich!

1.3 Anästhesiemedikamente auf der Intensivstation

Laryngoskopie und endotracheale Intubation sind schmerzhafte Stimuli, daher können Tachykardie, arterielle Hypertonie, Herzrhythmusstörungen, Bronchospasmus und Husten Folge einer Intubation ohne Hypnotika, Analgetika und Muskelrelaxanzien sein. Gerade bei kardial oder pulmonal vorerkrankten Intensivpatienten kann dies zu weiteren Komplikationen führen, nicht zuletzt auch zu einer kritischen Hirndrucksteigerung. Eine endotracheale Intubation ohne vorherige Gabe von Medikamenten zur Narkoseeinleitung sollte daher vermieden werden. Ein weiterer Vorteil der Narkoseeinleitung ist, dass die endotracheale Intubation durch eine gute Anästhesie deutlich erleichtert wird.

> ❯ Zur erfolgreichen endotrachealen Intubation gehört auch immer eine situativ angepasste ▼

Anästhesie. Lediglich reanimationspflichtige Patienten und tief bewusstlose Patienten ohne Schutzreflexe benötigen keine Anästhesie.

Das entscheidende Risiko der Anästhesieeinleitung zur Intubation besteht in der Aufhebung der Spontanatemaktivität des Patienten für mehrere bis viele Minuten. Daher muss der Intensivarzt, der die Anästhesieeinleitung durchführt, auch in der Lage sein, den Patienten zu intubieren bzw. bei Intubationsschwierigkeiten eine suffiziente Beatmung des Patienten sicherzustellen. Darüber hinaus können die Anästhetika zu einem teilweise erheblichen Blutdruckabfall führen.

1.3.1 Opioide

Opioide haben hauptsächlich analgetische und gering sedierende Eigenschaften. Sie führen zu zentraler Atemdepression und einer Unterdrückung des Hustenzentrums im Gehirn. Typisch nach intravenöser Opioidgabe ist eine Miosis mit stecknadelkopfgroßen Pupillen. Opioide können die hypertone Reaktion auf eine Intubation deutlich reduzieren. Werden sie in hoher Dosis schnell injiziert, kann dies zu erheblicher Thoraxrigidität und somit zu einer schwierigen Maskenbeatmung führen. Dieses insgesamt seltene Problem kann bei Opioiden mit raschem Wirkeintritt wie Alfentanil oder Remifentanil besonders ausgeprägt auftreten – in Einzelfall muss der Patient in dieser

Situation relaxiert werden. Weitere Nebenwirkungen sind insbesondere Übelkeit, Erbrechen und im Falle von Morphin eine Histaminfreisetzung. In der Intensivmedizin werden v. a. die synthetischen Opioide der Fentanylfamilie mit hoher Affinität zum μ-Opioidrezeptor eingesetzt.

Fentanyl Im Gegensatz zu Morphin wirkt Fentanyl sehr rasch zentral, die Wirkung setzt nach 2–3 min ein und erreicht ihr Maximum nach 5 min; die Wirkdauer nach Bolusgabe beträgt etwa 20–30 min. Zur Narkoseeinleitung werden in der Regel 1–3 μg/kg Fentanyl i.v. injiziert, das entspricht bei einem durchschnittlichen Erwachsenen 0,1–0,2 mg Fentanyl. Die Elimination erfolgt zu über 90% hepatisch.

Sufentanil Dies ist das Opioid mit der stärksten analgetischen Potenz (z. B. Sufenta = »super« Fentanyl). Es ist ca. 7–10-mal stärker wirksam als Fentanyl – daher wird etwa ein Zehntel der Fentanyldosis benötigt. Da Sufentanil deutlich lipophiler als Fentanyl ist, wirkt es schneller und die Wirkung hält weniger lang. Eine maximale Wirkung wird schon 2–4 min nach Bolusgabe erreicht, die Wirkdauer beträgt etwa 20 min. Auch Sufentanil wird zu über 90% hepatisch eliminiert. Zur Narkoseeinleitung werden als Bolus 0,1–0,3 μg/kg Sufentanil i.v. injiziert, dies entspricht beim durchschnittlichen erwachsenen Patienten 10–20 μg Sufentanil.

Alfentanil Alfentanil (z. B. Rapifen = »rapid« Fentanyl) ist das Opioid mit der kürzesten Anschlagzeit: Die maximale Wirkung tritt bereits nach 1–2 min ein, die Wirkdauer beträgt etwa 10–12 min. Auch Alfentanil wird überwiegend hepatisch eliminiert. Zur Narkoseeinleitung werden als Bolus 5–10 μg/kg Alfentanil i.v. injiziert, das entspricht beim durchschnittlichen Erwachsenen 0,5 mg Alfentanil.

Remifentanil Remifentanil (z. B. Ultiva) wird organunabhängig durch unspezifische Blut- und Gewebeesterasen metabolisiert. Somit ist sein Abbau völlig unabhängig von Leber- und Nierenfunktion. Es wird in aller Regel über eine Spritzenpumpe infundiert; die Dosierung beträgt etwa 0,1–0,15 μg/kg/min für Intensivpatienten bzw. etwa 0,25 μg/kg/min in der klinischen Anästhesie. Selbst bei langandauernder Infusion ist die kontextsensitive Halbwertszeit mit 3–4 min sehr kurz, sodass die Patienten nach Abstellen der Remifentanilinfusion häufig nach 5–15 min extubiert werden können – in der klinischen Anästhesie ist dies nahezu vorhersagbar, auf der Intensivstation kann es natürlich aufgrund weiterer Medikamente und des

klinischen Zustands des Patienten zu Verzögerungen kommen. Soll Remifentanil beim Intensivpatienten als Opioidbestandteil einer Anästhesieeinleitung verwendet werden, dann am besten als Infusion in der Höhe von 0,1–0,2 μg/kg/min. Bolusgaben zur Narkoseeinleitung >0,3 μg/kg (beim normalgewichtigen Erwachsenen >25 μg) werden nicht empfohlen, da Thoraxrigidität oder Bradykardien auftreten können. Durch die starke Opioidwirkung können erhebliche Blutdruckabfälle auftreten, sodass eine Anästhesieeinleitung mit Remifentanil auf der Intensivstation dem sehr erfahrenen Anwender vorbehalten bleiben sollte.

> ❯ Zur Narkoseeinleitung beim erwachsenen Intensivpatienten werden 0,1–0,2 mg Fentanyl gegeben, alternativ können auch 10–20 μg Sufentanil verwendet werden.

Durch diese Opioidvorgabe wird eine Stressabschirmung und Reflexdämpfung erreicht, dadurch kann die erforderliche Dosis des Hypnotikums reduziert werden. Nachteilig ist der atemdepressive Effekt der Opioide.

> ❯ Sobald Fentanyl oder Sufentanil injiziert wurde, muss mit einem raschen Atemstillstand gerechnet werden. Daher muss die Präoxygenierung des Patienten vor der Opioidgabe beginnen!

1.3.2 Intravenöse Anästhetika

Zur Einleitung einer Narkose sind Opioide allein nicht geeignet, denn für den Bewusstseinsverlust des Patienten sind zusätzlich Hypnotika erforderlich. In der Intensivmedizin gebräuchlich sind Propofol, Etomidat, Thiopental, Ketamin und Midazolam. Diese Substanzen unterscheiden sich in Wirkungen und Nebenwirkungen sehr stark voneinander, sodass vor jeder Narkoseeinleitung das geeignete Anästhetikum ausgewählt werden muss.

Propofol Heutzutage ist Propofol sicherlich das meist verwendete Hypnotikum in der klinischen Anästhesie. Es induziert eine tiefe Hypnose und führt zu einer guten pharyngealen und laryngealen Reflexdämpfung. Beide Effekte erleichtern die Laryngoskopie, sodass eine endotracheale Intubation bei einigen Patienten sogar ohne Muskelrelaxans gelingt. Propofol besitzt keine analgetischen Eigenschaften. Es führt schon nach kurzer Zeit (10–45 s) zu einem Bewusstseinsverlust und hat – je nach Dosis – eine Wirkdauer von

3–10 min. Zusätzlich hat es antikonvulsive und antiemetische Eigenschaften. Es führt durch Senkung des zerebralen O_2-Verbrauchs und des zerebralen Blutflusses zu einem Hirndruckabfall. Daher eignet es sich auch sehr gut zur Narkoseeinleitung bei Patienten mit erhöhtem intrazerebralen Druck.

Die **Hauptnebenwirkung** von Propofol ist der teilweise sehr ausgeprägte Blutdruckabfall durch periphere Vasodilatation und negative Inotropie; der MAP fällt um ca. 20–25%, bei Herzinsuffizienz oder Hypovolämie noch deutlich stärker.

Propofol wird zur **Narkoseeinleitung** bei ansonsten gesunden Erwachsenen im mittleren Alter in einer Dosierung von 2–2,5 mg/kg intravenös injiziert. Bei jüngeren Patienten ist oft eine höhere Dosis von 3 (bis zu 6) mg/kg notwendig.

> Bei alten und geschwächten Intensivpatienten sollte man vorsichtig z. B. mit 0,5 mg/kg beginnen und dann – je nach Wirkung – solange Boli à 10–20 mg Propofol nachinjizieren, bis der Bewusstseinsverlust eintritt.

Etomidat Wie Propofol besitzt auch Etomidat keine analgetische Wirkung. Im Gegensatz zu Propofol und Thiopental hat es nahezu keinen Einfluss auf Herzfrequenz oder Blutdruck und kann damit auch bei kreislaufinstabilen Patienten zur Narkoseeinleitung verwendet werden. Ein schneller Wirkeintritt von 30–60 s und eine kurze Wirkdauer von 3–5 min machen es beim kreislaufinstabilen oder kardial schwer vorerkrankten Patienten zu einem geeigneten Hypnotikum. Auch Etomidat führt über eine Verminderung des zerebralen O_2-Verbrauchs und zerebralen Blutflusses zu einer Hirndrucksenkung.

An unerwünschten **Nebenwirkungen** treten nach intravenöser Injektion häufig Myoklonien auf. Diese können zwar durch Vorgabe von Benzodiazepinen und Opioiden verringert, aber in der Regel nicht ganz verhindert werden. Weiterhin hemmt Etomidat die Kortisolproduktion in der Nebennierenrinde, was zu einer relevanten Immunsuppression führen kann. Daher wird der Einsatz von Etomidat zunehmend kritisch gesehen; zur Perfusoranalgosedierung auf der Intensivstation ist es ungeeignet.

> Wir verwenden Etomidat auf der Intensivstation ausschließlich zur Anästhesieeinleitung beim hämodynamisch extrem kritischen Patienten. Allerdings sollten Intensivpatienten Etomidat nicht an mehreren Tagen wiederholt erhalten.

Zur **Narkoseeinleitung** werden in der Regel 0,2–0,3 mg/kg Etomidat intravenös injiziert. In den allermeisten Fällen ist die Vorgabe von 0,1–0,2 mg Fentanyl erforderlich, um Myokloni zu verhindern und eine ausreichende Stressabschirmung zu gewährleisten.

Thiopental Thiopental gehört zu den Barbituraten und dient ebenfalls zur Narkoseeinleitung. Wie bei Propofol kommt es auch bei Thiopental zu einem teilweise ausgeprägten Blutdruckabfall durch periphere Vasodilatation und negative Inotropie; der MAP fällt auch hier um ca. 20–25%, bei Herzinsuffizienz oder Hypovolämie kann dieser Blutdruckabfall noch viel stärker ausgeprägt sein. Weitere mögliche **Nebenwirkungen** sind Histaminfreisetzung, Laryngospasmus und Bronchospasmus. Seine Wirkung hält bis zu 30 min an.

> ❗ Cave
> Bei Porphyrie sind Barbiturate generell kontraindiziert.

Positiv ist anzumerken, dass Thiopental die Krampfschwelle anhebt und damit zur Durchbrechung eines Krampfanfalls geeignet ist; unklar ist, ob dieser Effekt evtl. etwas ausgeprägter ist als bei Propofol und Etomidat. Darüber hinaus vermindert Thiopental den zerebralen O_2-Verbrauch sowie den Blutfluss im Gehirn und wirkt so hirndrucksenkend.

> Zur Narkoseeinleitung von Intensivpatienten werden 3–5 mg/kg Thiopental injiziert. Bei alten und geschwächten Patienten sollte man vorsichtig z. B. mit 2 mg/kg Thiopental beginnen und dann – wirkungsabhängig – solange Boli à 25 mg Thiopental nachinjizieren, bis der Bewusstseinsverlust eintritt.

Midazolam Midazolam gehört zur Gruppe der Benzodiazepine und wird in der Anästhesie hauptsächlich zur Sedierung verwendet. Es wirkt sedierend, anxiolytisch, antikonvulsiv und hypnotisch. Eine analgetische Wirkung fehlt. Die atemdepressive Wirkung ist nach hoher Dosierung und in Kombination mit anderen Anästhetika, z. B. Opioiden, sehr ausgeprägt. Daher wird Midazolam in der klinischen Anästhesie nicht zur Einleitung einer Narkose verwendet. Die Wirkungen auf das Herz-Kreislauf-System sind in der Regel eher gering, bei Patienten mit Herzinsuffizienz oder Hypovolämie kann allerdings ein ausgeprägter Blutdruckabfall auftreten.

Soll Midazolam zur Narkoseeinleitung beim Intensivpatienten verwendet werden, empfiehlt sich ein vorsichtiges Vorgehen: Je nach Gewicht und Krankheitszustand werden beim Erwachsenen 2–5 mg Midazolam injiziert, anschließend können Midazolamboli à 1–2 mg bis zum Bewusstseinsverlust nachinjiziert werden.

Die erforderliche Midazolamdosis ist umso geringer, je mehr Opioid oder Ketamin gleichzeitig gegeben werden.

Ketamin Ketamin besitzt analgetische, hypnotische und sympathikomimetische Wirkungen. Chemisch steht es den Halluzinogenen nahe und kann zu albtraumartigen Empfindungen führen, sodass es meist in Kombination mit Propofol, Etomidat oder Midazolam verwendet wird. Im Gegensatz zu den anderen Anästhetika führt Ketamin erst in hohen Dosen zu einer Atemdepression. Der Muskeltonus der Pharynxmuskulatur bleibt erhalten, meist auch die Schutzreflexe. Ein sicherer Schutz vor Aspiration besteht jedoch nicht. Ketamin führt zu einer Stimulation des Herz-Kreislauf-Systems und daher – im Gegensatz zu den anderen Hypnotika – nicht zu einem Blutdruckabfall, sodass es gerade bei hämodynamisch instabilen Patienten gut als Komponente einer Anästhesieeinleitung geeignet ist. Ketaminrazemat wirkt zudem bronchospasmolytisch. Dieser Effekt kann beim Status asthmaticus genutzt werden, wobei allerdings hohe Dosierungen bis 5 mg/kg nötig sein können. Bei erhöhtem Hirndruck kann Ketamin angewandt werden; Voraussetzung ist allerdings, dass der Patient kontrolliert beatmet wird. Zur Narkoseeinleitung werden entweder 1–2 mg/kg Ketaminrazemat oder 0,5–1 mg/kg Esketamin intravenös injiziert.

1.3.3 Muskelrelaxanzien

Muskelrelaxanzien werden verwendet, um Laryngoskopie und endotracheale Intubation zu erleichtern. Es existieren 2 Gruppen:
- Nichtdepolarisierende Muskelrelaxanzien wie Rocuronium (z. B. Esmeron) oder Cisatracurium (z. B. Nimbex): Hier wird die motorische Endplatte blockiert und nicht aktiviert.
- Depolarisierende Muskelrelaxanzien: Hier wird die motorische Endplatte aktiviert, es entsteht der kürzer wirksame Depolarisationsblock. Einziger klinisch gebräuchlicher Vertreter dieser Klasse ist Succinylcholin.

Depolarisierenden Muskelrelaxanzien

Succinylcholin Dies ist das Muskelrelaxans mit dem schnellsten Wirkeintritt und der kürzesten Wirkdauer. Schon 30–60 s nach i.v.-Gabe ist die Relaxierung optimal; die Wirkung hält nach einmaliger Gabe etwa 8–12 min an. Aufgrund seiner Nebenwirkungen müssen bei Succinylcholin jedoch wesentliche Kontraindikationen beachtet werden: So ist seine Anwendung u. a. bei Patienten mit Muskelerkrankungen, Lähmungen oder Bettlägrigkeit >48 h, nach Polytrauma oder schweren Verbrennungen kontraindiziert. Vereinfacht erklärt kommt es bei diesen Patienten durch die Inaktivität der Muskulatur zur Ausbildung zusätzlicher motorischer Endplatten an der Skelettmuskelzellmembran. Wird nun Succinylcholin injiziert, kann der Depolarisationsblock zu einem massiven Kaliumausstoß mit Serumkaliumkonzentrationen von über 12 mmol/l und damit zum Herzstillstand führen. Durch repetitive Gabe und hohe Dosierungen >5 mg/kg kann es außerdem zu einem lang anhaltenden Dualblock über mehrere Stunden kommen. Zur Narkoseeinleitung werden 1–1,5 mg/kg Succinylcholin intravenös injiziert.

> **Cave**
> Die Anwendung von Succinylcholin ist bei Patienten mit Muskelerkrankungen, Lähmungen, Hyperkaliämie, Bettlägrigkeit >48 h, z. B. nach Polytrauma oder schweren Verbrennungen, bekannter Allergie oder maligner Hyperthermie kontraindiziert.

Nichtdepolarisierende Muskelrelaxanzien

Zu dieser Gruppe gehören u. a. Atracurium (z. B. Tracrium), Cisatracurium (z. B. Nimbex), Rocuronium (z. B. Esmeron), Vecuronium (z. B. Norcuron) und Pancuronium. Die verschiedenen Substanzen unterscheiden sich hauptsächlich durch unterschiedliche Anschlagzeiten, Wirkdauern und die Art der Metabolisierung.

Rocuronium Die Routineintubationsdosis beträgt 0,6 mg/kg, die Anschlagzeit beträgt dann etwa 90 s, und die Wirkdauer dieser Dosis liegt bei etwa 45 min. Schnellere Intubationsbedingungen können durch eine höhere Dosis (0,9–1 mg/kg) erreicht werden, allerdings ist der Patient dann auch entsprechend länger relaxiert. Durch Sugammadex (z. B. Bridion) kann die Wirkung auch hoher Rocuroniumdosen innerhalb von 1–3 min vollständig aufgehoben werden, dies geschieht durch eine sog. Enkapsulierung des Rocuroniummoleküls. Hierzu ist eine Sugammadexdosis von 4–16 mg/kg erforderlich.

Cisatracurium Die Routineintubationsdosis beträgt 0,1 mg/kg, die Anschlagzeit beträgt dann etwa 3–4 min und die Wirkdauer dieser Dosis liegt bei etwa 45 min. Schnellere Intubationsbedingungen können durch eine höhere Dosis als 0,15 mg/kg erreicht werden, auch hier ist der Patient entsprechend länger relaxiert. Cisatracurium hat den Vorteil, dass keine Histaminfreisetzung und keinerlei hämodynamische Nebenwirkungen auftreten. Allerdings kann seine Wirkung nicht sofort aufgehoben werden.

> Nichtdepolarisierende Muskelrelaxanzien wie Rocuronium und Cisatracurium können zur Intubation des Intensivpatienten genutzt werden. Für die rasche Intubation ist eine Dosis von etwa 0,6–1 mg/kg Rocuronium gebräuchlich.

Aber Vorsicht: Gelingt die Intubation nicht, so muss der Patienten suffizient beatmet werden – eine Rückkehr der Spontanatmung in der nächsten Stunde ist nicht zu erwarten! Bei Relaxierung mit Rocuronium können 16 mg/kg Sugammadex gegeben werden, dadurch wird die Wirkung in 1–3 min aufgehoben. Aufgrund der genannten Risiken sollten Muskelrelaxanzien nur von damit erfahrenen Intensivärzten angewandt werden; im Zweifelsfall ist ein Oberarzt der Anästhesiologie hinzuzuziehen.

1.4   Narkose beim Intensivpatienten

Der Patient wird im Bett kopfwärts gezogen, und am Kopfteil des Betts werden alle störenden Hindernisse entfernt. Es muss für einen sicheren Venenzugang gesorgt sein. Nun werden 500 ml Vollelektrolytlösung rasch infundiert.

Bei Ileus wird eine Magensonde gelegt, der Mageninhalt abgesaugt und die Sonde unter Sog wieder entfernt. Der Kopf des Patienten wird in Schnüffelposition auf einem ca. 8–10 cm hohen Intubationskissen gelagert (im Notfall tut es eine Handschuhbox). Das Kopfende des Betts sollte etwas hochgestellt sein (möglichst 30°, sofern es die Kreislaufverhältnisse zulassen), dies verbessert die Präoxygenierung und vermindert die Aspirationsgefahr.

> Patienten auf der Intensivstation sind häufig nicht nüchtern. Daher muss der Intensivarzt, der die Narkoseeinleitung durchführt, immer damit rechnen, dass der Patient während der Einleitung aspiriert, und besondere Vorbereitungen zum Schutz vor Aspiration treffen.

Der Intensivarzt präoxygeniert den Patienten 3–5 min lang mit der dicht gehaltenen Maske eines Handbeatmungsbeutels, in dessen Reservoirbeutel 15 l/min Sauerstoff strömen. Eine vorsichtige Maskenbeatmung zur Unterstützung der Eigenatmung des Patienten ist in dieser Phase meist möglich, darf aber keinesfalls zur Luftinsufflation in den Magen führen. Bei Ileus wird von einer unterstützenden Maskenbeatmung abgeraten. Ein funktionierender dicker Sauger wird bereitgestellt. Sämtliche Instrumente für die Intubation (Laryngoskop, Endotrachealtubus, Führungsstab, »gum elastic bougie«) werden vorbereitet. Es werden ausreichend Medikamente und Reservemedikamente fertig aufgezogen bereit gelegt, die Auswahl der Medikamente ist abhängig vom Kreislaufzustand des Patienten und den Kenntnissen des Intensivarztes.

Die Injektion des Hypnotikums erfolgt zügig. Sobald der Patient sicher Bewusstsein und Schutzreflexe verloren hat, erfolgt eine vorsichtige Maskenbeatmung, evtl. ist zusätzlich die Einlage eines Guedel-Tubus erforderlich. Bei sicher nichtnüchternen Patienten (insbesondere beim Ileus) erfolgt keine Zwischenbeatmung, die Maske bleibt aber aufgesetzt und dient zur sog. apnoischen Oxygenierung. Nun wird ggf. relaxiert, z. B. mit Rocuronium oder – falls keine Kontraindikationen bestehen – mit Succinylcholin. Bei ausreichender Anästhesietiefe erfolgt die rasche Intubation, der Tubus wird sofort geblockt und eine Kapnometrie angeschlossen.

> Gerade unter Notfallbedingungen ist die Auskultation manchmal schwierig und gilt daher als unsicher! Verlässliche Zeichen der korrekten endotrachealen Intubation sind in dieser Phase lediglich die Kapnometrie und – für den Erfahrenen – die Tubusplatzierung unter vollständiger Sicht!

Nun wird der Patient mit dem Handbeatmungsbeutel beatmet, dabei werden Thorax und Kapnometriesignal beobachtet: Der Thorax hebt und senkt sich seitengleich, das Kapnometriesignal zeigt die typische Rechteckform (◘ Abb. 1.5). Gleichzeitig wird die Lunge auskultiert, wobei besonderes Augenmerk darauf gelegt wird, ob der Tubus nicht zu tief in die Trachea eingeführt wurde und der Patient nur einseitig beatmet ist. Als Anhaltspunkt für die korrekte Tubuslage gilt: Männer 22–24 cm und Frauen 20–22 cm ab Zahnreihe. Nach der Intubation wird eine Magensonde gelegt und der Magen abgesaugt.

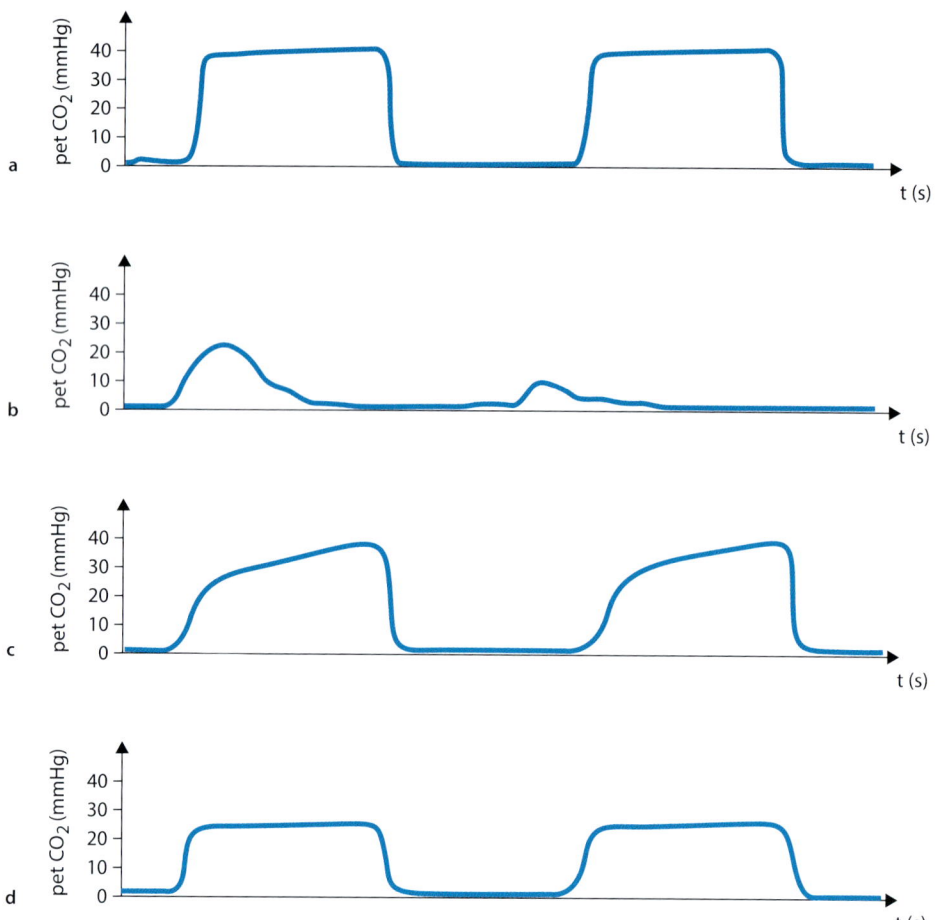

◘ **Abb. 1.5 Typische Befunde des Kapnometriesignals nach endotrachealer Intubation. a** Typische Rechteckform bei Intubation von Trachea oder Hauptbronchus. *Cave:* Dieses Signal schließt eine versehentlich zu tiefe Intubation in einen Hauptbronchus nicht aus, gleichermaßen könnte der Tubuscuff zwischen den Stimmbändern geblockt sein. Daher immer auskultieren und im Zweifelsfall auch nochmal laryngoskopieren. **b** Typisches Kapnometriesignal bei ösophagealer Fehlintubation. Falls sich etwas CO_2 im Magen befindet (z. B. nach einem CO_2-haltigen Getränk), kann am Anfang der Beatmung ein kleines »flüchtiges« CO_2-Signal beobachtet werden. **c** Typisches Kapnometriesignal bei Patienten mit COPD oder Asthma: Das CO_2 entweicht verzögert aus den kleinen Atemwegen, entsprechend steigt die CO_2-Kurve im Verlauf der Exspirationsphase an. **d** Typisches Kapnometriesignal im Schock: Da hier CO_2-haltiges Blut in reduziertem Umfang zur Lunge transportiert wird, ist das CO_2-Signal entsprechend vermindert. *Cave:* In Notfallsituationen ist die Kapnometrie daher auch nicht oder nur sehr eingeschränkt zur Einstellung des Beatmungsgeräts geeignet! Unter Herzdruckmassage kann aus der Höhe des CO_2-Signals auf die Qualität zurückgeschlossen werden: Je höher das CO_2-Signal, umso effektiver ist die Herzdruckmassage. Unter der Reanimation sieht man Schwankungen der CO_2-Kurve durch die Herzdruckmassage (hier nicht dargestellt). $petCO_2$ = endtidaler CO_2-Partialdruck in mmHg

❶ Cave

Ist sich der Intensivmediziner unsicher, ob er korrekt endotracheal intubiert hat, sollte zuerst über dem Epigastrium auskultiert werden! Nur die ersten Beatmungshübe in den Magen hören sich häufig wie »Rülpsgeräusche« an, später ist der Magen ein luftgefüllter Hohlraum – der Auskultationsbefund kann der Lunge täuschend ähnlich sein.

▼

1.4.1 Narkoseeinleitung beim hämodynamisch instabilen Patienten

Die Anästhesieeinleitung auf der Intensivstation bedarf besonderer Vorsicht, da gerade intubationspflichtige Intensivpatienten hämodynamisch extrem instabil sein können, z. B. durch eine eingeschränkte linksventrikuläre Funktion, ausgeprägte und schwer kalkulierbare Volumendefizite (bei Ileus oder akuten Blutungen, etc.). Wie oben ausgeführt besitzen nahezu alle Anästhetika ein ähnliches hämodynamisches Nebenwirkungsprofil: Sie führen zu einer Vasodilatation und zu einer gewissen negativen Inotropie, was schon beim Gesunden zu einem MAP-Abfall von etwa 20–25% vom Ausgangswert führt – bei Intensivpatienten können unbedachte Dosierungen zu dramatischen Blutdruckabfällen bis zum funktionellen Herz-Kreislauf-Stillstand führen! Darüber hinaus ist zu beachten, dass Anästhetika bei niedrigem Herz-Zeit-Volumen oder im Schock länger brauchen, bis sie im Gehirn einen Effekt auslösen können, sodass mit einem verzögerten Wirkeintritt gerechnet werden muss. In der folgenden Merkbox ist das praktische Vorgehen bei einem normalgewichtigen Intensivpatienten exemplarisch dargestellt.

> **Narkoseeinleitung beim hämodynamisch instabilen Erwachsenen mittleren Gewichts**
> - Kreislaufüberwachung durch invasive Blutdruckmessung, alternativ 1-minütliche NIBP-Messung.
> - Für einen sicheren Venenzugang sorgen, dann rasch 500 ml Vollelektrolytlösung infundieren.
> - Atropin, Akrinor und Noradrenalin (z. B. Arterenol) bereithalten: 1 Ampulle = 1 mg Noradrenalin in 100 ml NaCl-0,9%-Lösung verdünnen; nun entspricht 1 ml = 10 µg Noradrenalin.
> - In vielen Fällen ist es sinnvoll, 0,5 ml Akrinor-Lösung oder 0,5 ml (= 5 µg) Noradrenalinlösung »prophylaktisch« zu injizieren, um nach Blutdruckverlauf weitere Akrinor- oder Noradrenalinlösung fraktioniert nachzugeben. Alternativ Noradrenalinperfusor starten und nach Effekt dosieren.
> - Keinesfalls darf mit der Narkoseeinleitung begonnen werden, ohne vorher Maßnahmen zur hämodynamischen Stabilisierung vorzubereiten!
> ▼

> - Mit dicht sitzender Maske und möglichst hohem O_2-Fluss gut präoxygenieren.
> - Nun Anästhesieeinleitung unter laufender Infusion:
>   - 100 mg Ketaminrazemat (oder 50 mg Esketamin) i.v.
>   - 20 mg Etomidat i.v.
>   - Muskelrelaxans nach Kenntnis des Intensivarztes und unter Beachtung der Kontraindikationen, z. B. 50 mg Rocuronium (z. B. Esmeron) oder 100 mg Succinylcholin i.v.
> - Succinylcholin ist kontraindiziert bei Patienten mit Muskelerkrankungen, Lähmungen, Hyperkaliämie, Bettlägrigkeit >48 h (z. B. nach Polytrauma oder schweren Verbrennungen), bekannter Allergie oder maligner Hyperthermie.

Soll ohne Muskelrelaxans intubiert werden, muss die Anästhesie meist deutlich vertieft werden. Hier wird anstelle von Etomidat und Muskelrelaxans entweder Propofol oder Midazolam verwendet. Die Narkoseeinleitung erfolgt dann folgendermaßen:
- 100 mg Ketaminrazemat (oder 50 mg Esketamin) i.v.
- Propofol 1–2 mg/kg, dann nachinjizieren nach Wirkung; Propofol kann zu erheblichen Blutdruckabfällen führen – alternativ:
- Midazolam beginnend 2–5 mg, dann weiter nach Wirkung; Midazolam führt zu einer deutlich längeren Atemdepression als Propofol.

Narkoseeinleitung beim hämodynamisch stabilen Patienten

Eine Narkoseeinleitung beim hämodynamisch stabilen Erwachsenen mittleren Gewichts kann folgendermaßen durchgeführt werden:
- Fentanyl 0,1–0,3 mg und
- Propofol 1–2 mg/kg, danach wirkungsabhängig nachinjizieren, bis ein Bewusstseinsverlust aufgetreten ist,
- Muskelrelaxans nach Kenntnis des Intensivarztes und unter Beachtung der Kontraindikationen, z. B. 50 mg Rocuronium (z. B. Esmeron) oder 100 mg Succinylcholin i.v.

■ **Weitere Narkoseführung in der Akutphase**

Unabhängig davon, wie die Anästhesie begonnen wurde, kann die Narkose initial mit folgenden Medikamenten aufrecht erhalten werden:

- Fentanylboli à 0,1 mg, alternativ Remifentanil 0,1–0,2 µg/kg/min kontinuierlich, kombiniert mit
- Midazolamboli à 2–5 mg, alternativ Propofol 2–4 mg/kg/h kontinuierlich.
- Relaxierung mit Rocuronium 0,3–0,6 mg/kg oder einem anderen nichtdepolarisierenden Muskelrelaxans.

1.5 Was tun bei Intubationsschwierigkeiten?

Wichtigste Regel ist es, bei Intubationsschwierigkeiten nicht in Panik zu verfallen. Blindes Herumstochern mit dem Tubus im Rachen des Patienten wird die Intubationsbedingungen weiter verschlechtern, da es hierdurch zu Blutungen und Schleimhautödem kommt. Daher unbedingt sofort Hilfe anfordern und in der Wartezeit den Patienten mit der Gesichtsmaske beatmen. Bei schwieriger Maskenbeatmung sollte folgendermaßen vorgegangen werden:

- passenden Guedel-Tubus einführen,
- C-Griff optimieren und
- Maskenbeatmung fortsetzen.

Bei Versagen dieser Maßnahmen wird die Maske mit beiden Händen gefasst und der Esmarch-Handgriff optimiert: Der Kopf wird überstreckt und der Unterkiefer nach vorn gezogen. Eine Hilfsperson drückt nun auf den Beatmungsbeutel.

> **Ein Patient verstirbt nicht an einer erfolglosen Intubation, sondern am fehlenden Sauerstoff! Maskenbeatmung daher unbedingt fortführen!**

Vorgehen bei schwieriger Intubation
- Kopfposition optimieren.
- Kehlkopfdruck einsetzen: BURP = »backward, upward, rightward pressure«. Hierbei wird unter laryngoskopischer Sicht von außen Druck auf den Kehlkopf ausgeübt und der Kehlkopfeingang dadurch in eine bessere Position gebracht.
- Ist nur die Epiglottis sichtbar, kann ein »gum elastic bougie« helfen. Dieser an der Spitze gebogene Bougie kann die Epiglottis anheben und dann in die Trachea eingeführt werden. Der Tubus wird anschließend über den Bougie eingefädelt.

▼

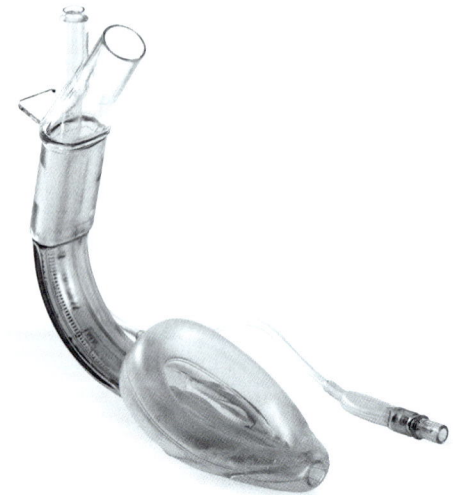

☐ **Abb. 1.6 Einmallarynxmaske »Supreme« als Vertreter der Larynxmasken der 2. Generation.** Diese bieten einen etwas besseren Aspirationsschutz; zusätzlich kann über einen weiteren Kanal eine Magensonde vorgeschoben und darüber der Magen abgesaugt werden. (Mit freundl. Genehmigung der LMA Deutschland GmbH)

- Wenn auch diese Maßnahmen versagen, sollte ein alternatives Atemwegshilfsmittel (z. B. Larynxmaske oder Larynxtubus) oder ein optisches Verfahren verwendet werden. Im Notfall muss eine Koniotomie durchgeführt werden.
- In seltenen Fällen kann es zielführend sein, den Patienten wieder aufwachen zu lassen und dann in Eigenatmung fiberoptisch zu intubieren.

Larynxmaske Die Larynxmaske wird in der klinischen Anästhesie häufig bei kleineren Operationen eingesetzt, sodass zumindest viele anästhesiologische Intensivmediziner in deren Anwendung geübt sind. Üblicherweise wird bei Männern die Größe 5 und bei Frauen die Größe 4 verwendet. Allerdings bietet die Larynxmaske keinen sicheren Aspirationsschutz. Auf der Intensivstation sollten diejenigen Larynxmasken verfügbar sein, die auch in der klinischen Anästhesiologie eingesetzt werden, vorzugsweise Larynxmasken der 2. Generation wie die Einmallarynxmaske »Supreme«, die zumindest einen etwas besseren Aspirationsschutz besitzen und über die eine Magensonde zum Absaugen des Magens vorgeschoben werden kann

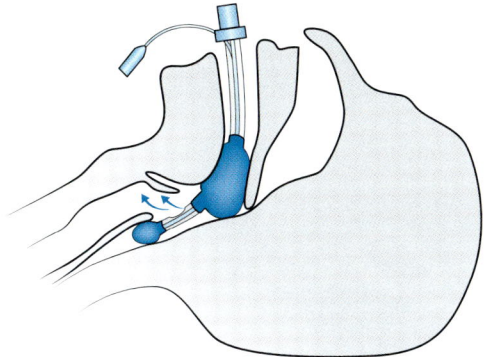

◘ **Abb. 1.8 Platzierung des Larynxtubus.** Der distale Cuff verschießt den Ösophagus, während der proximale Cuff den Hypopharynx abdichtet. Die Beatmung erfolgt über die ventral gelegene Öffnung zwischen den beiden Cuffs (*Pfeile*)

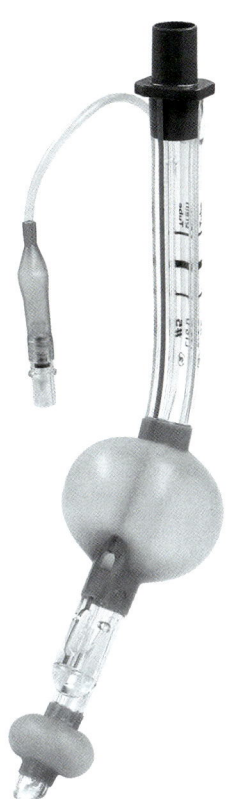

◘ **Abb. 1.7 Larynxtubus Suction.** (Aus: Scheller et al. 2010)

(◘ Abb. 1.6). Zusätzlich kann eine Intubationslarynxmaske (z. B. »Fast-trach«) vorgehalten werden. Sie ist relativ einfach einzuführen, danach kann in vielen Fällen durch diese Larynxmaske endotracheal intubiert werden, ohne dass ein Laryngoskop verwendet werden muss.

Larynxtubus Der Larynxtubus (◘ Abb. 1.7) kann ohne weitere Hilfsmittel in den Mund des Patienten eingeführt und bis zu einem federnden Widerstand vorgeschoben werden. Ein großer proximaler Cuff verschließt den Nasen-Rachen-Raum, ein kleinerer distaler Cuff dichtet den Ösophaguseingang ab. Die Beatmung erfolgt über ventral gelegene Öffnungen zwischen den beiden Cuffs (◘ Abb. 1.8). Neuere Modelle erlauben auch beim Larynxtubus die Einlage einer Magensonde (»Larynxtubus Suction«). Üblicherweise wird bei Männern (ab 180 cm) die Größe 5 und bei Frauen (155–180 cm) die Größe 4 verwendet. Die Anwendung ist auch für den ungeübten Anwender relativ einfach, sodass sich der Larynxtubus zum Standardatemwegshilfsmittel entwickelt hat und alternativ zur Larynxmaske vorgehalten werden sollte.

Spezielle indirekte Laryngoskopie und Videolaryngoskope Hierzu zählen Videolaryngoskope wie z. B. Airtraq, Glidescope, McGrath oder Airwayscope. Allen gemeinsam ist die Konfiguration der Spatelspitze, die in einem speziellen Winkel gebogen ist, wodurch die Sicht auf die Glottis oft deutlich verbessert wird. Mit Hilfe dieser Speziallaryngoskope können viele konventionell schwierige Intubationen erfolgreich durchgeführt werden, daher sollte eines dieser Modellle auf der Intensivstation verfügbar sein sollte. Allerdings muss ihr Einsatz regelmäßig geübt werden. Am Klinikum Lünen verwenden wir das Airtraq (◘ Abb. 1.9): Es kommt in der klinischen Anästhesiologie bei schwierigen Intubationen regelmäßig zum Einsatz und ist als (wenn auch recht teurer) Einmalartikel für die Intensivstation gut geeignet.

■ **Fiberoptische Intubation**
Die Fiberbronchoskopie ermöglicht in nahezu allen Fällen eine sichere und schonende Intubation »unter Sicht«. Dabei sind prinzipiell 2 Situationen zu unterscheiden:
━ Der **erwartet** schwierige Atemweg: Hier wird die fiberoptische Intubation in der Regel beim wachen Patienten durchgeführt, meist wach-nasal, aber auch wach-oral ist möglich.
━ Der **unerwartet** schwierige Atemweg: Hier ist der Patient schon anästhesiert, meist auch relaxiert, und die fiberoptische Intubation erfolgt in der Regel oral in Apnoe.

1

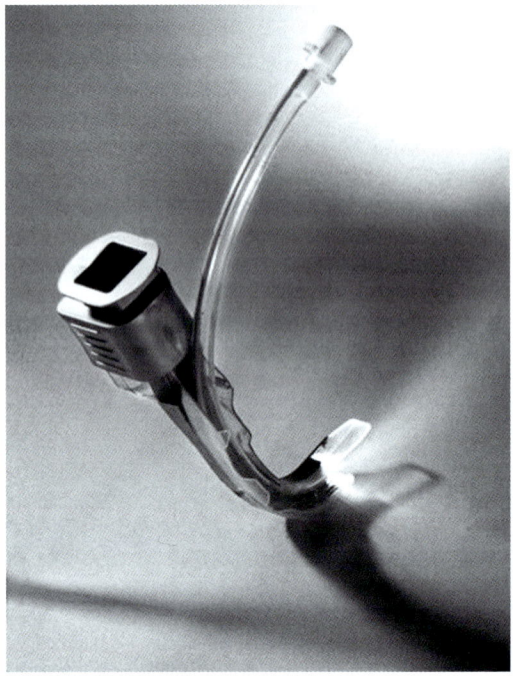

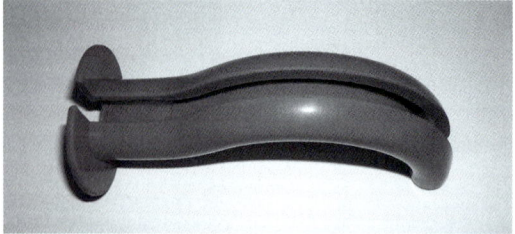

Abb. 1.10 Schlitz-Guedel-Tubus der Fa. Teleflex. (Mit freundl. Genehmigung der Fa. Teleflex)

Abb. 1.9 Das Airtraq gehört zu den Videolaryngosko-pen und ermöglicht auch bei sonst schwierigen Laryngo-skopiebedingungen meist eine Intubation unter Sicht.
Dabei wird der Tubus über eine seitlich angebrachte Schiene »dirigiert«. In der Praxis ist es manchmal erforderlich, zusätz-lich einen »gum elastic bougie« durch den Tubus vorzuschie-ben und zuerst den »gum elastic bougie« unter Airtraq-Sicht durch die Stimmbänder »vorzulegen«, um anschließend den Tubus darüber vorzuschieben. Bei der seitlichen Schiene am Airtraq ist zu beachten, dass die Tubuspassage natürlich besser funktioniert, wenn der Tubus (auch bei erwachsenen Männern) etwas kleiner als maximal möglich gewählt wird, also z. B. Größe 7,0 oder 7,5 mm ID. Allerdings ist für den Ein-satz des Airtraq immer eine gewisse Mundöffnung erforder-lich. (Mit freundl. Genehmigung von Medisize Deutschland GmbH)

> **Praxistipp**
>
> Ein Bronchoskop sollte auf der Intensivstation immer sofort einsetzbar sein. Bei schwieriger Intubation verwenden wir für alle Erwachsenen einen Spiraltubus der Größe ID 6,5 mm.

Ein Spiraltubus der Größe ID 6,5 mm passt gut und »eng« auf das Bronchoskop und lässt sich daher gut dirigieren; gleichzeitig ist der Tubus groß genug um eine problemlose Beatmung zu gewährleisten. Das Vorgehen wird in der folgenden Merkbox dargestellt:

Fiberoptische Intubation in Narkose

- Rasche Vorbereitung des Fiberbronchoskops, Spiraltubus ID 6,5 mm auf das Bronchoskop auffädeln
- Bei Salivation Atropin 0,5 mg i.v., Absaugung nicht an das Bronchoskop anschließen, sondern mit Absaugkatheter den Mundraum absaugen
- Schlitz-Guedel-Tubus (Abb. 1.10) einlegen, dann Esmarch-Handgriff durch eine Hilfs-person, dabei den Unterkiefer hoch und nach vorne ziehen ohne den Mund zu verschließen. Dadurch wird der Larynx auf-gerichtet und von der Rachenhinterwand abgehoben; dies ist entscheidend für den Erfolg der fiberoptischen Intubation in Nar-kose!
- Bronchoskop am Schlitz-Guedel-Tubus ent-lang durch die Stimmbänder bis knapp ober-halb der Karina einführen, Schlitz-Guedel-Tubus herausnehmen und Tubus unter schraubender Bewegung vorschieben
- Mögliches Hindernis: Tubus hängt an Ary-Knorpeln oder Stimmbändern fest. In diesem Fall den Tubus 1–2 cm zurückziehen, zwi-schen Daumen und Zeigefinger hin- und herdrehen und dabei wieder langsam vor-schieben
- Abschließend erfolgt eine Lagekontrolle mit dem Bronchoskop: Die Tubusspitze sollte 3–4 cm oberhalb der Karina liegen. Nun Bron-choskop entfernen, CO_2-Messung anschlie-ßen und manuell beatmen
- Bei einer wirklich schwierigen Intubation: Be-scheinigung ausstellen, hier und in der Inten-sivkurve Situation und Lösung des Problems beschreiben

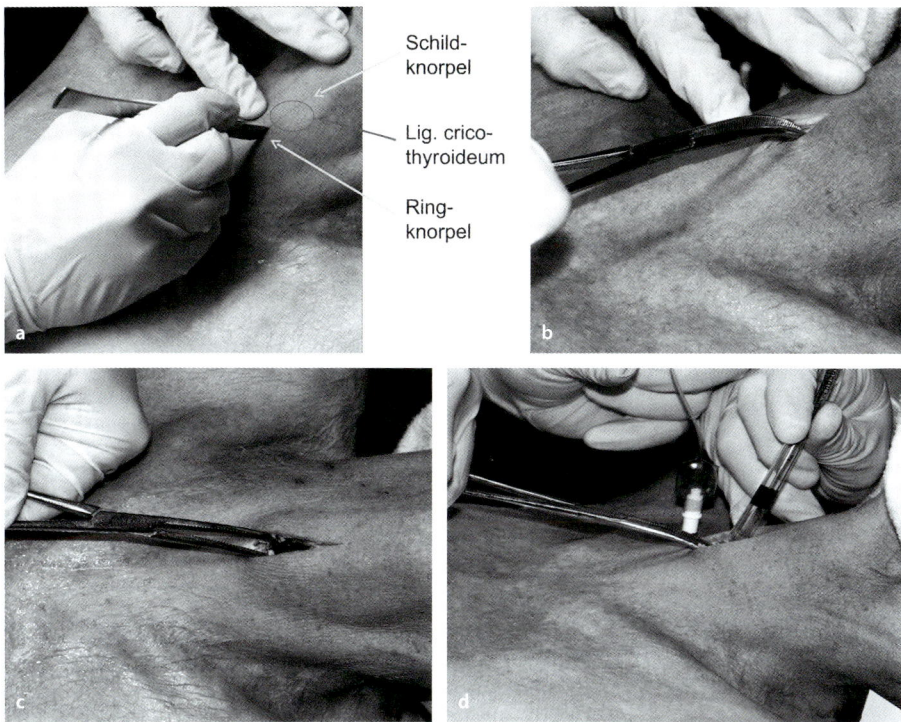

◻ Abb. 1.11 Koniotomie, dargestellt an einem erwachsenen Leichnam. a Der Hals des Patienten wird überstreckt, Schild- und Ringknorpel werden ertastet. Dazwischen liegt eine kleine Grube, dort befindet sich das Lig. conicum (cricothyroideum). Haut und Unterhautgewebe werden mit einem Skalpell durch einen senkrechten, ca. 2 cm langen Schnitt eröffnet. Anschließend wird das Lig. conicum mit einem Skalpellstich quer eingeschnitten. **b, c** Nun wird die Öffnung mit einer gebogenen Klemme gespreizt und erweitert. **d** Anschließend kann ein altersentsprechender oder etwas kleinerer Endotrachealtubus eingeführt werden

Notfallkoniotomie Sind Intubation oder alternative Beatmungsformen unmöglich und ist der Patient unmittelbar durch Hypoxie bedroht, muss umgehend eine Notfallkoniotomie durchgeführt werden (◻ Abb. 1.11):

- Hierzu wird ein Kissen oder eine Tuchrolle unter die Schultern gelegt und der Hals überstreckt.
- Anschließend werden Schild- und Ringknorpel ertastet. Dazwischen ist eine kleine Grube tastbar, dort befindet sich das Lig. conicum (cricothyroideum).
- Haut und Unterhautgewebe werden mit einem Skalpell durch einen senkrechten, ca. 2 cm langen Schnitt eröffnet. Anschließend wird das Lig. conicum mit einem Skalpellstich quer eingeschnitten.
- Die Öffnung kann dann mit einer gebogenen Klemme gespreizt und erweitert werden.
- Nun wird ein altersentsprechender oder etwas kleinerer Endotrachealtubus eingeführt; dies kann mit Hilfe eines dünnen Führungsstabs, der

zuerst in die Trachea eingeführt wird, erleichtert werden.

Da der Abstand vom Lig. conicum bis zur Trachealbifurkation nur gering ist, darf der Endotrachealtubus nicht zu weit vorgeschoben werden, um eine einseitige, endobronchiale Intubation zu verhindern.

Alternativ kann das Lig. conicum auch mit einer speziellen Punktionskoniotomiekanüle oder mit einer großlumigeren Venenverweilkanüle (z. B. ∅ 2,2 mm) punktiert werden. Hierzu wird der Patient wie zur Koniotomie gelagert und auf die Kanüle eine bis zur Hälfte mit NaCl-Lösung gefüllte 10-ml-Spritze aufgesetzt. Die Punktion erfolgt wie bei der Koniotomie zwischen Schildknorpel und Krikoid; sobald die Kanüle in die Trachea eingedrungen ist, kann Luft aspiriert werden. Anschließend wird die Plastikkanüle vorgeschoben und die Nadel entfernt, auf die Venenverweilkanüle muss noch ein Tubusadapter eines 3,0- bis 3,5-mm-Trachealtubus aufgesetzt werden. Das Punktionsverfahren hat gegenüber der Koniotomie den Nachteil, dass die Plastikkanüle leicht abknicken kann. Darüber hinaus besteht bei der Punktion die Gefahr, dass Tracheahinterwand und Ösophagus perforiert werden und es dadurch zu einer Fehllage der Kanüle, evtl. mit Mediastinalemphysem, kommt.

1.6   Notfallbeatmung

Nach Narkoseeinleitung und erfolgreicher Intubation muss rasch das Beatmungsgerät eingestellt werden. Hierzu kann im Notfall die im folgenden Praxistipp dargestellte universelle Initialeinstellung gewählt werden.

> **Praxistipp**
>
> **Universalschema zur Notfallbeatmung**
> - Volumen-kontrollierte Beatmung, z. B. »intermittent positive pressure ventilation« (IPPV)
> - $FiO_2 = 100\%$
> - Atemzugvolumen beim Erwachsenen mittleren Gewichts 500 ml (7 ml/kg Idealgewicht)
> - Beatmungsfrequenz altersabhängig, für Erwachsene 12–14/min
> - Atemzeitverhältnis (Inspiration:Exspiration) = 1:1
> - PEEP = 5 mbar

Die weitere Feineinstellung erfolgt nach der Blutgasanalyse. Die Kapnometrie ist in der Notfallsituation zur Identifikation der korrekten endotrachealen Intubation geeignet, aber nicht zur Einstellung des Beatmungsgeräts, da bei Notfallpatienten häufig ein Ventilations-Perfusions-Missverhältnis besteht! Die differenzierte Beatmung wird in ▶ Kap. 14 dargestellt.

1.7   Extubation

Die Extubation des Intensivpatienten sollte gut geplant durchgeführt werden. Grundsätzlich gilt, dass der Patient wach oder zumindest erweckbar sein sollte, die Schutzreflexe vorhanden sind und eine suffiziente Spontanatmung erwartet wird. Wenn der Atemweg schon bei der Intubation schwierig war, ist damit zu rechnen, dass dies bei der Extubation eher noch schwieriger wird. Generell gilt, dass eine sofortige Reintubation eines längere Zeit beatmeten Patienten schwieriger ist als die initiale Intubation. Hauptgrund hierfür ist ein Schleimhautödem, das Stimmbänder, Aryknorpel, Epiglottis, Zunge sowie Pharynx- und Larynxschleimhaut betreffen kann. Ist sich der Intensiv-

arzt nicht sicher, ob ein schweres Schleimhautödem vorliegt, kann das folgende Vorgehen hilfreich sein:
- Der Mundraum wird sorgfältig abgesaugt.
- Der Cuff des Endotrachealtubus wird entblockt.
- Bei Überdruckbeatmung kann am Hals des Patienten eine Beatmungsleckage auskultiert werden.
- Alternativ wird beim spontan atmenden Patienten das Tubuslumen mit einem Finger kurz verschlossen; der Patient sollte darüber vorher informiert werden.
- Zeigt sich bei Überdruckbeatmung eine deutliche Leckage oder kann der spontan atmende Patient am Tubus »vorbei« atmen, dann liegt mit hoher Wahrscheinlichkeit kein schweres Schleimhautödem vor.

Falls weiterhin Unsicherheit besteht oder initial bereits eine schwierige Intubation vorlag, kann ein »Tubusexchange-Katheter« verwendet werden. Dies ist ein etwa 5 mm dünner, innen hohler Bougie, der durch den Tubus eingeführt und 2–3 cm oberhalb der Hauptkarina platziert wird. Nun kann der Tubus entfernt werden; der Exchangekatheter liegt weiterhin in der Trachea. Über den Exchangekatheter kann Sauerstoff insuffliert werden, alternativ wäre sogar eine Art Jet-Ventilation möglich. Wenn der Patient – je nach Verlauf 30 min bis etwa 3 h – problemlos selbst geatmet hat, kann der Katheter entfernt werden. Anderenfalls wäre eine Reintubation jederzeit möglich, wobei der Exchangekatheter dem neuen Endotrachealtubus als Führungshilfe dient. Dabei muss der Endotrachealtubus im Glottisbereich manchmal etwas gedreht werden, um Stimmbänder und Aryknorpel sanft passieren zu können. In der klinischen Praxis werden Exchangekatheter vom Patienten gut toleriert, selbst wache Patienten sind dadurch wenig beeinträchtigt. Trotzdem darf ein Exchangekatheter nicht zu lange oder zu tief liegen, da es sonst zu Verletzungen im Tracheobronchialsystem kommen kann.

 Die Extubation eines Patienten mit schwierigem Atemweg sollte nur in Anwesenheit eines erfahrenen Kollegen und nach Bereitstellung des vollständigen Equipments für eine mögliche Reintubation erfolgen.

Fallbeispiel Teil 2

Das Kopfende des Bettes wird etwa 30° hochgestellt. Danach präoxygeniert der Intensivarzt den Patienten mit der dicht gehaltenen Maske eines Handbeatmungsbeutels, in dessen Reservoirbeutel 15 l/min Sauerstoff strö-

▼

men. Parallel dazu holt eine Pflegekraft den Notfallwagen und bereitet die Intubation vor, die zweite Pflegekraft schließt das Monitoring an: Pulsoxymetrie (psO$_2$ = 82%, unter der Präoxygenierung ansteigend), EKG (Herzfrequenz = 115/min) und nichtinvasive Blutdruckmessung im 1-min-Messintervall (176/102 mmHg). Äußerlich bietet der Patient keine Hinweise auf eine schwierige Intubation, eine exakte Untersuchung des Mundraums ist aber aufgrund des Krampfgeschehens nicht möglich. Zur Erinnerung: Der Mann ist groß (195 cm), muskulös und wiegt geschätzt 120 kg.

Zur Sicherheit, auch aufgrund des ungeklärten Nüchternheitsstatus, wählt der Intensivarzt Succinylcholin als Muskelrelaxans; Kontraindikationen gegen Succinylcholin liegen offensichtlich nicht vor. Nun erfolgt die Anästhesieeinleitung: Aufgrund von Gewicht, Tachykardie und Hypertension werden 0,2 mg Fentanyl gegeben, anschließend 200 mg Propofol (der Patient hatte ja bereits 30 mg Diazepam erhalten), dann sofort 150 mg Succinylcholin über etwa 10 s. Der Patient zeigt am ganzen Körper leichte Muskelfaszikulationen, danach lässt sich der Mund gut öffnen, die direkte Laryngoskopie ergibt einen freien Blick auf die Stimmbänder (Grad 1 nach Cormack und Lehane), der Magill-Tubus mit 8,0 mm ID kann problemlos eingeführt werden, dabei liegt die 24-cm-Markierung in Höhe der Zahnreihe. Nun wird der Patient mit dem Handbeatmungsbeutel unter 15 l/min O$_2$-Zufluss beatmet; die bereitgestellte Kapnometrie zeigt das typische rechteckige CO$_2$-Signal, die Auskultation ergibt ein seitengleiches Atemgeräusch. Es wird noch eine doppelläufige 18-Ch-Magensonde gelegt, um den Magen abzusaugen. Tubus und Magensonde werden gut fixiert. Die Beatmung wird initial folgendermaßen eingestellt: IPPV, Atemzugvolumen 600 ml (etwa 7 ml/kg Idealgewicht), Beatmungsfrequenz 14/min, I:E = 1:1, PEEP = 5 mbar, FiO$_2$ = 1,0. Die erste Blutgasanalyse ergibt eine gute Oxygenierung und korrekte Beatmung, sodass nun – bei sistierendem Krampfanfall – die weitere neurologische Diagnostik und Therapie erfolgen kann.

Literatur

American Society of Anesthesiologists (2013) Practice guidelines for management of the difficult airway: An updated report by the American Society of Anesthesiologists task force on management of the difficult airway. Anesthesiology 118: 251–270

Cook TM, Woodall N, Harper J, Benger J on behalf of the Fourth National Audit Project (2011) Major complications of airway management in the UK: Results of the Fourth National Audit Project of the Royal College of Anaesthetists and the Difficult Airway Society. Part 2: Intensive care and emergency departments. Br J Anaesth 106: 617–631

Humpich M, Byhahn C (2011) Invasives Atemwegsmanagement – Update 2011. Anästhesiol Intensivmed Notfallmed Schmerzther 46: 608–615

Jaber S, Jung B, Corne P et al (2010) An intervention to decrease complications related to endotracheal intubation in the intensive care unit: a prospective, multiple-center study. Intensive Care Med 36: 248–255

Noppens RR, Werner C, Piepho T (2010) Indirekte Laryngoskopie: Alternativen zur Atemwegssicherung. Anaesthesist 59: 149–161

Scheller B, Walcher F, Byhahn C et al (2010) Larynxtubus Suction: Temporäres Hilfsmittel bei Notfallpatienten mit schwierigem Atemweg. Anaesthesist 59: 210–216

Timmermann A, Brokmann JC, Fitzka R, Nickel EA (2012) Kohlenstoffdioxidmessung in der Notfallmedizin. Anaesthesist 61: 148–155

Wong DT, Yang JJ, Jagannathan N (2012) The LMA Supreme supraglottic airway. Can J Anesth 59: 483–493

Internetlinks

www.das.uk.com: Internetseiten der Difficult Airway Society mit vielen praktischen Tipps und Leitlinien zum Thema »schwieriger Atemweg«.

www.rcoa.ac.uk/nap4: Internetseiten des Royal College of Anaesthetists. Hier findet man den gesamten Bericht des sog. 4th National Audit Project (NAP4) zum Thema »Major complications of airway management in the United Kingdom. Report and findings, March 2011«. NAP 4 gibt sehr gute Empfehlungen zum Atemwegsmanagement für die Anästhesiologie, aber auch für die Intensiv- und Notfallmedizin inkl. mehrerer Checklisten im Anhang.

Basismonitoring und Gefäßzugänge

Wolfram Wilhelm

Fallbeispiel Teil 1

Ein 77-jähriger Patient mit einem 6 cm großen Bauch-aortenaneurysma liegt zur Operationsvorbereitung auf der chirurgischen Normalstation. Als Begleiterkrankungen sind ein insulinpflichtiger Diabetes mellitus, eine koronare Herzkrankheit (KHK) sowie eine chronisch obstruktive Lungenerkrankung (COPD) bekannt. Am Abend vor der geplanten Operation wird der Patient kaltschweißig und verwirrt im Bett gefunden und sofort auf die Intensivstation gebracht. Die Intensivärztin muss nun gleichzeitig den Patienten stabilisieren und zügig die richtige Diagnose stellen.

Auf der Intensivstation müssen – gerade im Notfall – Überwachungsmaßnahmen und eine erste lebensrettende Therapie parallel ablaufen. Grundsätzlich sollte jeder Patient auf der Intensivstation einen sicheren venösen Zugang erhalten. Zu dem Basismonitoring beim Intensivpatienten gehören:

- Elektrokardiogramm (EKG),
- arterielle Blutdruckmessung,
- Pulsoxymetrie,
- Temperaturmessung,
- zusätzlich wird bei Patienten mit einem zentralen Venenkatheter (ZVK) auch der zentralvenöse Druck (ZVD) gemessen.

2.1   Periphere Venenkanülen

Medikamentengabe und Volumenersatztherapie erfolgen am einfachsten und am schnellsten über periphere Venenkanülen. In der Akutsituation ist aber weniger die Größe der Venenkanüle entscheidend als die schnelle und sichere Anlage, möglichst so, dass die Venenkanüle bei Armbewegungen nicht abknickt. In der Praxis wird unter Zeitdruck folgendermaßen vorgegangen:

Anlage einer Venenverweilkanüle unter Zeitdruck

- Haut desinfizieren, bei dichtem Haarbewuchs vorher rasieren
- Möglichst Punktion einer geradlinig verlaufenden Vene am Unterarm oder am Handrücken
- **Wichtig:** Die Spitze der Venenkanüle soll möglichst nicht über Handgelenk oder Ellbogengelenk enden! Anderenfalls kann eine Handbewegung oder Armbeugung zum

▼

Abknicken, Verrutschen oder zu einer sekundären Perforation der Vene führen
- Bei den meisten Notfällen kann eine »grüne« Venenkanüle (18 G) verwendet werden: Sie »passt« in fast jede Vene und erlaubt gleichzeitig eine recht rasche Volumensubstitution
- Venenkanüle mit Pflaster gut fixieren, bei schweißiger Haut sofort zusätzlich Wickelverband!
- **Wichtig:** Die Infusion »läuft« umso besser, je großlumiger die Venenkanüle ist und je höher die Infusion über dem Patienten hängt. Behindert wird eine rasche Volumensubstitution durch Dreiwegehähne und überlange Infusionsschläuche

Bei Volumenmangel oder schwierigen Venenverhältnissen können alternativ auch die V. saphena magna oder die V. jugularis externa punktiert werden. Die V. saphena magna liegt vor dem medialen Fußknöchel und tritt besser hervor, wenn man das Bein etwas über die Bettkante herunterhängen lässt. Die Punktion der V. jugularis externa erfolgt am besten in Kopftieflage und leichter Kopfdrehung zur Gegenseite. Bei der anschließenden Infusion muss der Kopf häufig etwas zur Gegenseite gedreht bleiben, um ein Anliegen der Kanülenspitze an der Venenwand zu verhindern.

 Cave

Wegen des gebogenen Verlaufs der V. jugularis externa sieht man gelegentlich eine sekundäre Perforation der Kanülenspitze mit subkutaner Infusion, besonders bei Druckinfusion. Daher sollten Druckinfusionen über die V. jugularis externa, wie über alle periphervenösen Zugänge, möglichst nur unter direkter Sichtkontrolle erfolgen.

▪ Medikamentengabe

Im Notfall können alle i.v.-Medikamente über eine periphere Venenkanüle gegeben werden, auch wenn unter Routinebedingungen die Infusion über einen ZVK erforderlich wäre. Typische Beispiele sind 40%ige Glukoselösung beim hypoglykämen Koma oder 8,4%iges Natriumbikarbonat bei kritischer Hyperkaliämie oder sofort korrekturbedürftiger metabolischer Azidose. Auch Katecholamine können im Notfall über Spritzenpumpen (»Perfusoren«) periphervenös infundiert werden. Hierbei sollten aber Adrenalin und Noradrenalin möglichst gut verdünnt sein, z. B. 1 mg auf 50 ml NaCl 0,9%-Lösung. Zudem sollte der Katecholaminperfusor über einen Dreiwegehahn an eine gut laufende Infusion angeschlossen werden, da insbesondere Noradrenalin zu einer erheblichen Vasokonstriktion kleiner peripherer Venen führen kann und dann die Infusion fast gar nicht mehr läuft.

- ■ **Komplikationen**

Die häufigsten Komplikationen peripherer Katheter sind subkutane Infusionen nach sekundärer Perforation der Kanülenspitze sowie lokale Reizungen und Phlebitiden.

2.2 Arterielle Blutdruckmessung

Die arterielle Blutdruckmessung ist essenzieller Bestandteil der Überwachung eines Intensivpatienten. Der arterielle Blutdruck gilt als Indikator des allgemeinen hämodynamischen Status, weist aber nur eine geringe diagnostische Spezifität auf, da eine komplexe Beziehung zwischen Blutdruck, Blutfluss und Blutvolumen besteht.

> ❯ **Mittlerer arterieller Blutdruck = Herzzeitvolumen × peripherer Gefäßwiderstand**

Als normal gelten beim Jüngeren Blutdruckwerte von 120/80 mmHg, im Alter zeigt sich eine ansteigende Tendenz. Nach der Definition der Deutsche Hochdruckliga gelten systolische Werte von ≥140 mmHg und/oder diastolische Werte von ≥90 mmHg als Hypertonie.

2.2.1 Art der Messung

Der arterielle Blutdruck kann indirekt oder direkt gemessen werden:
- ▬ Die **indirekte Blutdruckmessung** kann bei allen hämodynamisch stabilen Patienten eingesetzt werden.
- ▬ Hingegen wird bei instabiler Herz-Kreislauf-Funktion die direkte »blutige« **Messung** wegen ihrer größeren Genauigkeit und der kontinuierlichen Erfassung der Blutdruckwerte bevorzugt.

In der Akutsituation wird man an einem Arm im 1-Minuten-Intervall mit einer nichtinvasiven Blutdruckmessung beginnen und dann parallel auf der Gegenseite eine Arterie kanülieren.

Nichtinvasive Blutdruckmessung

Die nichtinvasive Blutdruckmessung (»non invasive blood pressure«, NIBP) erfolgt meist automatisiert mit der sog. Oszillationsmethode. Zunächst wird die Man-

schette über den systolischen Druck hinaus aufgeblasen, danach langsam abgelassen. Der systolische Blutdruck (»systolic arterial pressure«, SAP) entspricht hierbei dem erstmaligen Auftreten von Oszillationen der Manometernadel, der mittlere arterielle Druck (»mean arterial pressure«, MAP) den maximalen Ausschlägen, der diastolische Druck (»diastolic arterial pressure«, DAP) wird berechnet (DAP = 1,5 MAP– 0,5 SAP). Die Genauigkeit der indirekten Blutdruckmessung kann durch die falsche Größe und Platzierung der Manschette sowie durch Hypotension, periphere Vasokonstriktion, Schock und Herzrhythmusstörungen beeinträchtigt werden. Darüber hinaus kann eine längere Dauermessung mit kontinuierlichem Aufblasen und Ablassen der Manschette zu Nervenschäden führen.

> **Praxistipp**
>
> Werden nur systolischer und diastolischer Blutdruck gemessen, so kann der mittlere arterielle Druck am Arm nach folgender Formel berechnet werden:
>
> $$MAP = \frac{SAP + 2 \times DAP}{3} = DAP + \frac{1}{3} \times (SAP - DAP)$$
>
> Beispiel: 120/60 mmHg
>
> $$MAP = \frac{120 + 2 \times 60}{3} = 80 \text{ mmHg}$$

Direkte (invasive) arterielle Druckmessung

Folgende Vorteile bestehen gegenüber der nichtinvasiven Blutdruckmessung:
- ▬ exakter Blutdruck auch bei kritisch kranken Patienten, z. B. bei hämodynamischer Instabilität oder bei Einsatz vasoaktiver Substanzen,
- ▬ Analyse der Druckkurvenform möglich,
- ▬ kurzfristige Veränderungen des arteriellen Drucks werden sofort erkannt, z. B. im Schock oder bei Herzrhythmusstörungen,
- ▬ wiederholte arterielle Blutgasanalysen sind möglich.

Position des Druckwandlers Der arterielle Katheter ist über ein flüssigkeitsgefülltes, starres Schlauchsystem mit einem Druckwandler verbunden, wobei der Druckwandler im Routinefall in Höhe des Herzens angebracht wird.

> ❯ **Wird der Patient mit erhöhtem Oberkörper gelagert und soll dabei der arterielle Druck »auf Gehirnniveau« bestimmt werden, z. B. zur Berechnung des zerebralen Perfusionsdrucks, dann muss der Druckwandler auch auf Gehirnhöhe (in Höhe des äußeren Gehörgangs) positioniert werden.**

Die geänderte Position des Druckwandlers muss auf der Intensivkurve vermerkt werden; der nun gemessene »Blutdruck auf Gehirnhöhe« ist ja etwas niedriger als der eigentliche »Blutdruck auf Herzhöhe«.

Interpretation der Kurvenform Die arterielle Kurve kann bei zu geringer Dämpfung durch das Schlauchsystem »verschleudert« sein, hier sieht man eine sehr hohe und spitze systolische Kurve, die nach dem »Peak« mehr oder weniger stark und steil abfällt. Eine zu starke Dämpfung bewirkt eine sehr flache Kurve, hier ist – wenn überhaupt – nur der mittlere arterielle Druck verwertbar; mögliche Ursachen sind ein abgeknicktes Schlauchsystem oder eine abgeknickte Kanüle, ein kleiner Thrombus an der Katheterspitze oder z. B. etwas Luft im Schlauchsystem. Darüber hinaus lässt die arterielle Kurvenform gewisse Rückschlüsse auf das Herz-Kreislauf-System zu:
- eine hohe Amplitude bei niedrigem diastolischen Druck kann ein Hinweis auf eine Aortenklappeninsuffizienz sein,
- hingegen deuten starke Schwankungen der Druckkurve in Abhängigkeit von Atmung oder Beatmung auf einen Volumenmangel hin.

2.3   Arterielle Katheter

Bei der Anlage arterieller Katheter gibt es prinzipiell 2 verschiedene technische Möglichkeiten.

»Über-die-Nadel-Punktionstechnik« Hierbei wird die Arterie (ähnlich wie bei einer Venenkanüle) direkt punktiert und dann die arterielle Kanüle in das Gefäß vorgeschoben. Die verwendete arterielle Kanüle sollte keine Zuspritzpforte besitzen, um eine versehentliche arterielle Injektion zu vermeiden.

Seldinger-Technik Hierbei wird das arterielle Gefäß mit einer Nadel punktiert, anschließend wird ein gerader weicher Seldinger-Draht durch die Punktionsnadel in das Gefäß eingeführt. Die Punktionsnadel wird entfernt, danach wird der Katheter über den Draht in die Arterie vorgeschoben.

Die »Über-die-Nadel-Punktionstechnik« ist zwar kostengünstig, häufig aber technisch schwierig, insbesondere bei dünnen oder sklerotischen Gefäßen sowie bei Kreislaufzentralisation. Daher erfolgt die arterielle Kanülierung auf der Intensivstation in der Regel mittels Seldinger-Technik: Die Seldinger-Technik ist schnell und einfach zu erlernen und besitzt eine hohe Erfolgsrate.

2.3.1   A. radialis

Die Punktion der A. radialis wird am häufigsten durchgeführt und sollte beim Erwachsenen mit einer 20-G-Kanüle erfolgen. Die A. radialis und die A. ulnaris münden jeweils in den arteriellen Hohlhandbogen, sodass – wenn die A. radialis kanüliert ist – die Versorgung der Hand über die A. ulnaris erfolgt. Allerdings ist immer Vorsicht geboten bei Patienten, die in der Anamnese eine schwere Verletzung des Unterarms berichten oder bei denen im Rahmen einer koronaren Bypassoperation eine Arterie (meist die A. radialis links) entnommen wurde. Dann sollte die Kanülierung besser an anderer Stelle erfolgen, z. B. am anderen Arm. Zur Punktion sollte das Handgelenk leicht hyperextendiert und gut auf der Unterlage befestigt werden (◘ Abb. 2.1).

2.3.2   A. femoralis

Die A. femoralis wird in der Regel dann punktiert, wenn die Punktion der A. radialis technisch schwierig ist (z. B. unter Notfallbedingungen), die Arme schlecht zugänglich sind oder die A. radialis selbst für die Intervention genutzt werden soll (z. B. bei einer zerebralen oder Koronarangiographie) oder wenn ein PiCCO-Katheter eingeführt werden soll. Die Punktion der A. femoralis erfolgt unterhalb des Leistenbands. Dabei gilt folgende Regel (**IVAN**):

I   Innen liegt die
V   V. femoralis,
A   1–2 cm weiter lateral (und damit in der Mitte des Gefäßnervenbündels) liegt die A. femoralis,
N   wieder 1–2 cm lateral und damit ganz außen liegt der N. femoralis.

Nach Rasur und ausgiebiger Desinfektion wird auch hier die Arterie in einem Winkel von 30–45° punktiert und anschließend in Seldinger-Technik katheterisiert. Beim Erwachsenen wird meist ein 10-15 cm langer 17- oder 18-G-Katheter verwendet, bei sehr schlanken Personen ist auch ein 20-G-Katheter möglich. Die

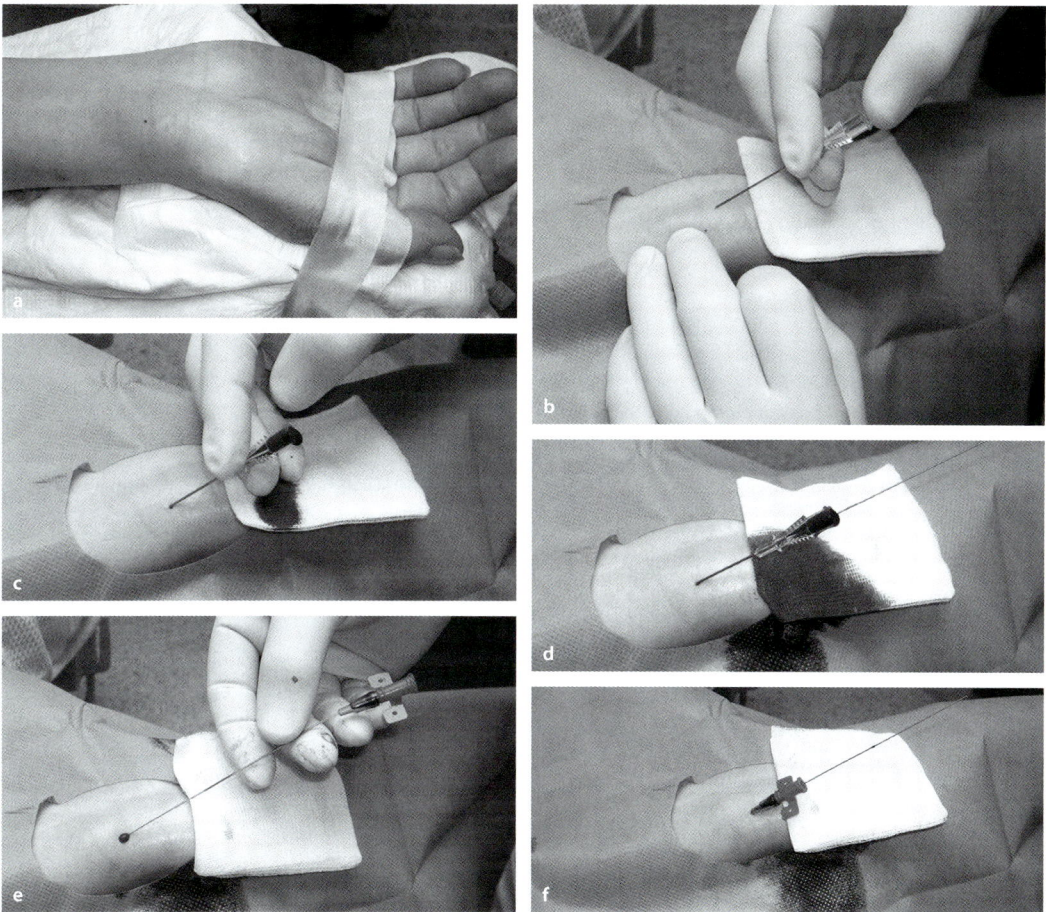

◘ Abb. 2.1 Arterielle Punktion der A. radialis. a Das Handgelenk wird etwas überstreckt gelagert, z. B. auf einer Tuchrolle, und dann fixiert. Wichtig: Nicht zu stark überstrecken! Die Punktion der A. radialis ist schmerzhaft, sodass bei wachen Patienten immer eine Lokalanästhesie durchgeführt wird, z. B. mit 1 ml Mepivacain 1% (z. B. Scandicain 1%). Das Lokalanästhetikum wird in die Haut einmassiert, anschließend wird steril abgedeckt. **b** Nun wird die A. radialis getastet und in einem Winkel von ca. 30–45° zur Haut punktiert. Nadel immer langsam (!) vorschieben oder zurückziehen. Manchmal ist das Gefäß dünn und wird beim Nadelvorschub auch noch komprimiert, sodass nur ganz kurz ein Blutfluss erscheint und dann wieder sistiert. In diesen Fällen wurde das Gefäß bereits durchstoßen. Nun die Nadel noch 1–2 mm vorführen (!), dann ganz langsam zurückziehen, bis ein freier Blutfluss auftritt. **c** Freier Blutfluss bestätigt die korrekte Lage. **d** Jetzt wird ein gerader weicher Seldinger-Draht durch die Punktionsnadel in das Gefäß eingebracht. **e** Die Punktionsnadel wird entfernt; danach wird der Katheter über den Draht in die Arterie vorgeschoben. **f** Wenn der arterielle Katheter vollständig vorgeschoben wurde, wird der Seldinger-Draht entfernt, dann wird das arterielle Messsystem angeschlossen. Nach Abschluss aller Maßnahmen wird die arterielle Kanüle steril und sicher fixiert und verbunden und dann gut gekennzeichnet

Punktion kann durch die Verwendung von Ultraschall vereinfacht werden: Die Vene liegt innen oder teilweise auch etwas unter der Arterie und kann durch Druck mit dem Schallkopf leicht komprimiert werden. Die Arterie liegt außen, pulsiert und ändert auch bei leichtem Druck mit dem Schallkopf kaum die Größe. Zusätzliche Informationen kann der Farbdoppler liefern (► Kap. 19).

2.3.3 Andere Arterien

Gelegentlich ist es erforderlich, bei der arteriellen Kanülierung an andere Orte auszuweichen, v. a. an die A. brachialis, selten an die A. dorsalis pedis oder nur im Ausnahmefall an die A. axillaris. Da es sich bei der A. brachialis und der A. axillaris um funktionelle Endarterien handelt, ist hier eine sorgfältige Indikationsstellung, schonende und möglichst kurzzeitige Kanülierung und gewissenhafte Überwachung der Handdurchblutung notwendig. Eine Punktion der A. axillaris hat weiterhin den Nachteil, dass im Falle einer Gefäßverletzung oder eines Gefäßverschlusses der operative Zugang für die chirurgische Rekonstruktion schwierig ist. Daher sollte eine Punktion der A. axillaris nur im absoluten Ausnahmefall durchgeführt werden.

> **Praxistipp**
>
> Die Kanülierung von A. radialis, A. brachialis, A. dorsalis pedis und A. axillaris erfolgt beim Erwachsenen am besten mit einem 20-G-Katheter in Seldinger-Technik.

◾ **Komplikationen**

Die Häufigkeit von Komplikationen hängt vom Ort der Punktion, vom Durchmesser des Katheters sowie von der Liegedauer ab. Relevante Komplikationen sind glücklicherweise selten. Folgende Komplikationen sind möglich:

- Thrombose des arteriellen Gefäßes,
- Luftembolie beim Spülen und nicht sauber entlüfteter Druckleitung. Bei Kindern kann es sogar zu zerebralen Luftembolien kommen!
- Hämatom, Pseudoaneurysma oder arteriovenöse Fistel,
- Neuropathien,
- sehr selten kritische Durchblutungsstörungen mit Hand- oder Fuß(teil)nekrose, insbesondere im Schock bei erheblicher Zentralisation. Dies ist in der Regel kein Problem einer fehlerhaften Kanülierung, sondern die Folge des schweren Krankheitsbilds. Hier muss das weitere Vorgehen individuell entschieden werden.

Akzidentelle intraarterielle Injektion Die versehentliche intraarterielle Injektion verschiedener Medikamente kann zu einem ausgeprägten Gefäßspasmus mit anschließender Schädigung der abhängigen Extremität führen. Dies gilt insbesondere für Barbiturate und in öliger Lösung vorliegende Benzodiazepine, aber auch für viele andere Substanzen. Daher müssen arterielle Kanülen und die angeschlossenen Messleitungen gut sichtbar gekennzeichnet sein. Aus Fallberichten ist bekannt, dass wache Patienten häufig über distal der Injektionsstelle ausstrahlende Brennschmerzen berichten; bei analgosedierten Intensivpatienten wird dieses Warnzeichen meist fehlen.

> **Vorgehen bei akzidenteller intraarterieller Injektion**
>
> - Sofort nach Fehlinjektion aspirieren und Medikamentenreste vollständig aus Kanüle und Messleitung entfernen – Kanüle keinesfalls sofort ziehen!
> - Dann langsam und wiederholt mit 10–20 ml isotoner Kochsalzlösung durchspülen
> - Bei Vasospasmus (»weiße« Hand) langsame und evtl. wiederholte Injektion von 10 ml Lidocain 0,25%
> - Evtl. lokale oder systemische Antikoagulation mit Heparin
> - Evtl. Sympathikusblockade, z. B. durch Plexus-axillaris-Anästhesie
> - Evtl. lokale Vasodilatationsbehandlung mit Prostaglandininfusion
> - Evtl. operative Revision mit Thrombektomie
> - Bei Schwellung der Extremität Kompartmentsyndrom ausschließen und Faszienspaltung erwägen

Bei versehentlicher intraarterieller Injektion darf die arterielle Kanüle nicht »vor Schreck« gezogen werden, sondern sollte vorerst im Gefäß belassen und für die lokale Therapie genutzt werden.

2.4   Zentrale Venenkatheter

In der Intensivmedizin gibt es folgende **Indikationen** für die Anlage eines zentralen Venenkatheters (ZVK):

- Infusion von vasoaktiven Substanzen,
- Infusion von gewebereizenden Substanzen (z. B. parenterale Ernährung, Kaliumchlorid, Zytostatika etc.),
- Überwachung des zentralvenösen Drucks,
- Infusion großer Flüssigkeitsmengen über zentrale Hämodialysekatheter oder Schleusen, wenn periphere Venenkanülen unzureichend wären,
- transvenöse Schrittmachertherapie,
- Hämodialyse oder Hämofiltration.

Vorbereitung Da Intensivpatienten, die einen zentralen Venenkatheter benötigen, meist eine Thromboseprophylaxe erhalten und gleichzeitig mit einer mehr oder minder ausgeprägten Beeinträchtigung der Nieren- und Leberfunktion gerechnet werden muss, sollte vor Punktion die aktuelle Gerinnungsanalyse (Thrombozytenzahl, PTT, Quick-Wert) berücksichtigt werden. Evtl. kann die Heparininfusion 2–4 h vor der ZVK-Anlage gestoppt werden.

> **Je weniger dringlich die ZVK-Anlage, umso mehr muss auf möglichst »normale« Gerinnungswerte geachtet werden – und umgekehrt! Bei eingeschränkter Gerinnung und klarer Indikation zur ZVK-Anlage sollte die Punktion unter Ultraschallführung erfolgen.**

Überwachung und Hygieneregeln Während der ZVK-Anlage werden EKG, Blutdruck und die O_2-Sättigung überwacht. Der extubierte Patient erhält bei Bedarf Sauerstoff; ein Defibrillator steht auf der Intensivstation immer bereit. Bei der ZVK-Anlage gelten strenge Hygieneregeln:
- OP-Haube und Mundschutz,
- Händedesinfektion, sterile Handschuhe,
- steriler Kittel,
- großes steriles Abdecktuch,
- die Haut wird im Bereich der Einstichstelle großflächig desinfiziert, am besten mit einem eingefärbten Hautdesinfektionsmittel, z. B. Isopropanol mit Polyvidonjodzusatz. Die Einwirkzeit soll 10 min betragen.

Punktionstechnik und Material Auch bei der zentralvenösen Punktion ist die Seldinger-Technik heute die Standardmethode. Ist der Katheter deutlich dicker als der Draht, muss das Gewebe vor Einlage des Katheters zunächst aufgedehnt werden. Hierzu dient ein mitgelieferter Dilatator aus stabilem Kunststoff. Sobald der Seldinger-Draht im Gefäß liegt, wird die Haut mit einem spitzen Skalpell an der Eintrittsstelle des Drahts eingeschnitten, anschließend der Dilatator auf dem Draht vorsichtig zum Aufdehnen des Gewebes vorgeschoben, dann wird der Dilatator wieder entfernt und jetzt der ZVK über den Draht eingeführt.

Beim Umgang mit starren Dilatatoren ist Vorsicht geboten: Nicht gewaltsam oder zu tief einführen, um eine Gefäßperforation zu vermeiden. Dilatator nur langsam vorschieben, um ein Abknicken oder Abscheren des Seldinger-Drahts oder eine Via falsa zu vermeiden.

Anzahl der Lumina Auf der Intensivstation werden meist mehrlumige zentrale Venenkatheter eingesetzt. Meist wird das an der Spitze mündende Lumen zur ZVD-Messung verwendet, die anderen Lumina münden seitlich ca. 1–3 cm davor. Vermutlich führen Mehrlumenkatheter öfter zu katheterassoziierten Infektionen als Einlumenkatheter, sodass Mehrlumen-

katheter – auch aus Kostengründen – nur dann gelegt werden sollten, wenn dies wirklich indiziert ist. Im Zweifelsfall wird auf der Intensivstation ein 3-Lumen-ZVK gelegt.

Nach Anlage eines Mehrlumenkatheters muss über alle Schenkel Blut aspiriert werden können, ansonsten ist von einer Fehllage auszugehen. Ist der Katheter nicht tief genug eingeführt, ist eine paravenöse Infusion über die Seitenschenkel möglich.

Kathetermaterial Es werden immer wieder verschiedene ZVK-Beschichtungen erprobt, um Thrombogenität und Infekthäufigkeit zu vermindern, z. B. Silbersulfadiazin, Chlorhexidin, Antibiotika oder Heparin. Mit Antiseptika beschichtete ZVK werden derzeit nur empfohlen, wenn eine Intensivstation trotz aller Anstrengungen hohe katheterassoziierte Infektionsraten hat; der Einfluss auf die Resistenzentwicklung ist allerdings unklar.

Lagekontrolle Nach jeder zentralvenösen Punktion muss die Katheterlage kontrolliert werden, entweder mittels Thoraxröntgenaufnahme oder intraatrialer EKG-Ableitung. Bei Punktion am Hals soll die Spitze des ZVK in der V. cava superior vor Eintritt in den rechten Vorhof liegen. Die Thoraxröntgenaufnahme erfolgt in der Regel als a.-p.-Aufnahme beim liegenden Patienten. Hierbei sollte die ZVK-Spitze in Höhe der Karina enden. Die Thoraxröntgenaufnahme dient außerdem zum Ausschluss eines Pneumothorax, z. B. nach V.-subclavia-Punktion. Bei der intraatrialen EKG-Ableitung (z. B. mit dem α-card-System) wird stattdessen die ZVK-Spitze elektrisch mit dem EKG-Kabel des Patienten verbunden und so das intraatrial abgeleitete EKG zur Lagefindung herangezogen.

ZVK-Lagekontrolle mittels intraatrialer EKG-Ableitung (z. B. α-card-System)

- Übliche Monitor-EKG-Ableitung mit folgenden Elektrodenpositionen anschließen: rechte Schulter (rot), linke Schulter (gelb), linke Thoraxseite (grün)
- ZVK-Anlage unter sterilen Bedingungen, dann intraatriale EKG-Ableitung vorbereiten: Je nach System ZVK mit elektrisch leitender Infusionslösung befüllen oder sterilen Seldinger-Metalldraht verwenden
- ZVK über Spezialkabel mit dem roten EKG-Kabel (anstelle der rechten Schulterelektrode) verbinden

▼

- EKG-Ableitung Einthoven I oder II wählen: Nun wird ein EKG zwischen ZVK-Spitze und linker Schulter (Ableitung I) bzw. zwischen ZVK-Spitze und linker Thoraxseite (Ableitung II) abgeleitet
- Ableitung III ist zur intraatrialen EKG-Ableitung ungeeignet, denn hierfür wird das EKG-Signal zwischen gelber und grüner Elektrode abgeleitet
- ZVK langsam vorschieben und EKG beobachten: Erreicht die ZVK-Spitze den Vorhofbereich, wird die P-Welle immer größer und kann genauso groß wie die R-Zacke werden
- ZVK wieder zurückziehen, bis die P-Welle normal groß ist. Der ZVK liegt nun in der oberen Hohlvene unmittelbar vor dem Vorhofbereich
- Kriterium für die ZVK-Positionierung ist die Größe der P-Welle. Bei absoluter Arrhythmie mit Vorhofflimmern kann die ZVK-Position so nicht überprüft werden!
- Ist eine Lageidentifikation nicht möglich: System und Ableitung überprüfen, ansonsten muss von einer Katheterfehllage ausgegangen werden. Falls möglich, Katheterlage korrigieren
- In Zweifelsfällen immer Thoraxröntgenbild veranlassen

> **❶ Cave**
> **Die spitze P-Welle wird nach heutigem Kenntnisstand durch eine Reflexion des EKG-Signals an der Perikardumschlagfalte verursacht und kann daher sowohl nach korrekter zentralvenöser Punktion als auch nach fehlerhafter arterieller Punktion beobachtet werden. Die spitze P-Welle schließt eine arterielle Fehlpunktion somit keinesfalls aus!**

2.4.1   V. jugularis interna

Dies ist heute der zentralvenöse Standardzugang. Die V. jugularis interna entspringt an der Schädelbasis zwischen Kieferwinkel und Mastoid und verläuft dann unter dem M. sternocleidomastoideus in Richtung der medialen Klavikula. Die A. carotis liegt meist medial der V. jugularis interna. Die Vene verläuft rechts nahezu gradlinig zum Herzen, sodass Fehllagen selten sind (❒ Abb. 2.2). Die folgende Technik kann empfohlen werden (❒ Abb. 2.3):

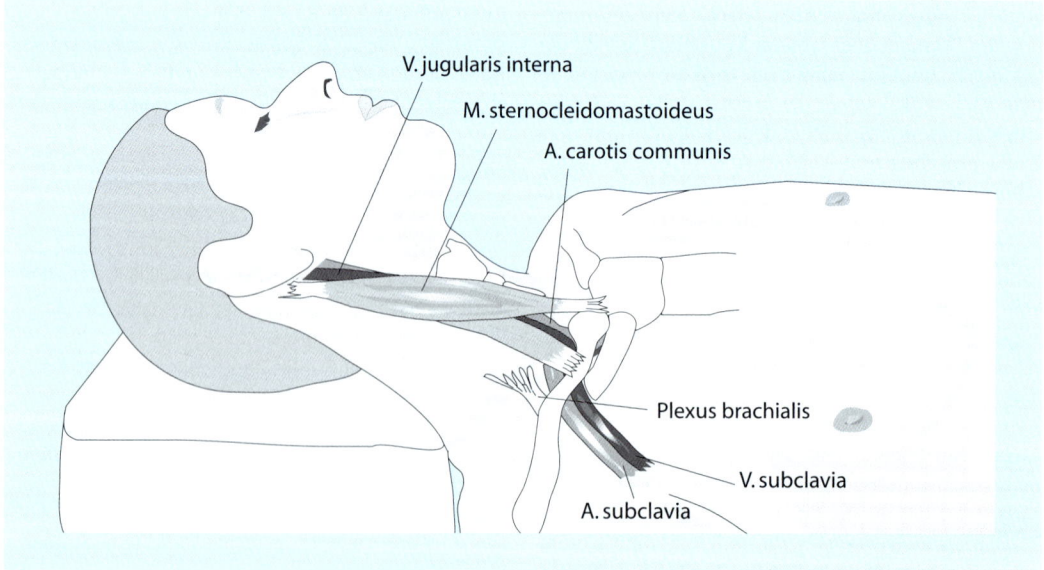

❒ Abb. 2.2 Halsregion. Lagebeziehung von V. jugularis interna, A. carotis sowie von V. und A. subclavia und den umliegenden anatomischen Strukturen

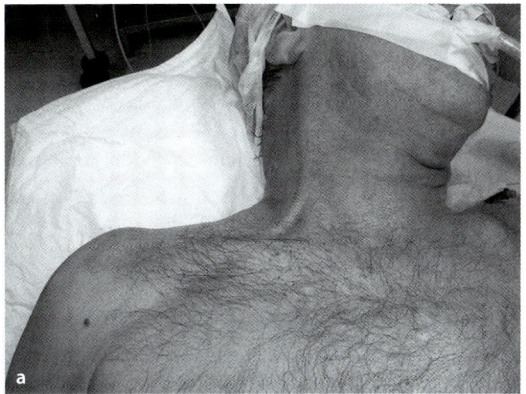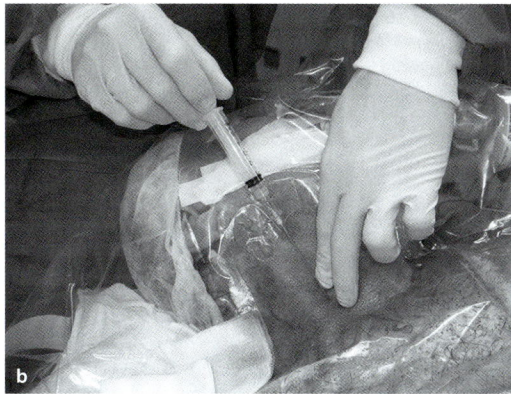

▣ Abb. 2.3 Punktion der V. jugularis interna rechts. a Der Kopf des Patienten wird etwas zur Gegenseite gedreht und der rechte Arm an den Körper angelagert. So ist eine optimale Darstellung des Halses möglich. Nun erfolgt über 10 min die großflächige Desinfektion mit einer gefärbten Alkohollösung. **b** Die A. carotis wird unter den Fingern locker palpiert, dann erfolgt die Punktion unmittelbar lateral im Winkel von ca. 30–45° zur Hautoberfläche und leicht (ca. 10°) nach lateral. Wichtig: Mit den Fingern nicht stark drücken, sonst wird die Vene zusammengedrückt! Die Vene liegt in 1–2 cm Tiefe unter der Haut, nicht tiefer!

Punktion und Katheterisierung der V. jugularis interna rechts

- Patient kopftief lagern, der Arzt steht am Kopfende
- Kopf etwas (nicht mehr als 20–30°) zur linken Seite drehen, bei bewusstseinsgetrübten oder beatmeten Patienten Stabilisierung im Kopfring
- Der rechte Arm wird an den Körper angelagert, evtl. zieht eine Hilfsperson am Arm und evtl. auch an der rechten Mamma. **Wichtig:** Es muss eine optimale Darstellung des Halses erreicht werden!
- Großflächige Desinfektion, beim wachen Patienten Lokalanästhesie
- Vorsichtige Palpation der A. carotis in Höhe des Schildknorpels (bei Rechtshändern am besten mit Zeige-, Mittel- und Ringfinger der linken Hand): Palpation medial beginnen, dann in 0,5-cm-Schritten langsam nach lateral vortasten, bis die Arterie direkt unter den Fingern liegt. Nicht fest drücken, da bei Atherosklerose Emboliegefahr besteht. Außerdem wird dadurch die Vene komprimiert und die Punktion erschwert
- A. carotis unter den Fingern locker palpieren, dann Punktion unmittelbar lateral der A. carotis, Nadel im Winkel von ca. 30–45° zur Hautoberfläche einführen, Punktionsrichtung
▼

nach kaudal-dorsal und leicht (ca. 10°) nach lateral
- **Wichtig:** Die Vene liegt in 1–2 cm Tiefe unter der Haut, nicht tiefer!
- Bei der Punktion am besten Kanüle mit aufgesetzter 5-ml-Spritze verwenden, Kanüle unter ständigem Sog vorführen, bis dunkel-venöses Blut in die Spritze angesaugt wird
- Punktionskanüle nun mit der linken Hand fixieren, Spritze abnehmen, Seldinger-Draht einführen, Nadel entfernen, bei dickerem Katheter dilatieren, Katheter bei Erwachsenen je nach Körpergröße ca. 14–15 cm einführen, dann Lagekontrolle

---

Im Routinefall sollte die rechtsseitige Punktion bevorzugt werden, da hier der Weg zum Herzen weitestgehend geradlinig verläuft und so die Gefahr einer Katheterfehllage oder intraluminalen Gefäßverletzung am geringsten ist. Die Pleurakuppel steht rechts etwas tiefer, der Ductus thoracicus verläuft linksthorakal.

Ultraschall zur ZVK-Anlage Der Einsatz von Ultraschall ist auch für den erfahrenen Intensivarzt eine hervorragende Möglichkeit, die Punktion der V. jugularis interna zu erleichtern, Risiken zu minimieren und Komplikationen zu vermeiden. Folgendes Vorgehen hat sich in der Praxis bewährt (▣ Abb. 2.4).
- Lagerung des Patienten und Vorbereitung wie oben dargestellt.

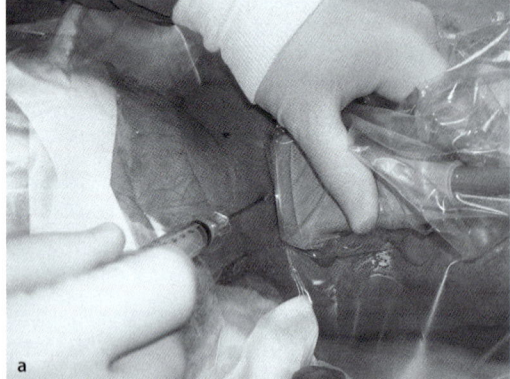

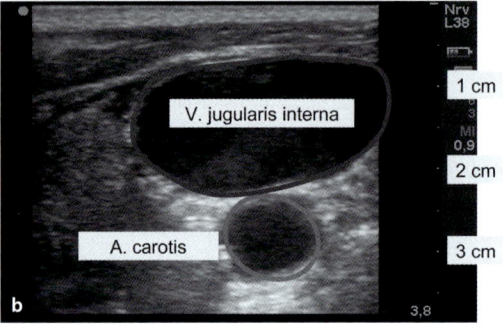

☐ **Abb. 2.4 Punktion der V. jugularis interna rechts unter Ultraschallkontrolle. a** Darstellung der A. carotis und der V. jugularis interna rechts mit einem steril verpackten Linearschallkopf in Querachsentechnik. Mit dem Schallkopf werden die Gefäße identifiziert, etwa 1 cm oberhalb des Schallkopfs wird punktiert. **b** Die V. jugularis interna liegt meist lateral oder oberhalb der A. carotis. Im Ultraschallbild sieht man deutlich, dass die Vene nur etwa 1 cm unter der Haut liegt. Bei der Ultraschalluntersuchung pulsiert die Arterie pulssynchron, während die Vene durch sanften Druck zusammengepresst werden kann. Drückt man bei der Palpation der A. carotis stark auf den Hals und punktiert recht tief, dann ist eine akzidentelle Punktion der A. carotis schnell passiert

— Schallkopf so aufsetzen, dass das linke Schallkopfende auch der linken Ultraschallbildseite entspricht.
— Die V. jugularis interna liegt meist lateral oder oberhalb der A. carotis: Die Arterie pulsiert pulssynchron, während die Vene durch sanften Druck zusammengepresst werden kann; dann Punktion in üblicher Technik.
— Nach Einführen des Seldinger-Drahts nochmalige Ultraschallkontrolle: Liegt der Draht korrekt in der Vene? Dann erst dilatieren und ZVK vorschieben.
— Ein seltener, aber möglicher Ultraschallbefund ist eine hypoplastische V. jugularis interna. Dann

evtl. direkt auf die Gegenseite ausweichen oder einen anderen zentralen Venenzugang wählen.

Ist sich der Arzt ganz unsicher, so ist die Vorpunktion mit einer »Suchnadel« (dünne 22-G-Kanüle mit 2-ml-Spritze) sinnvoll. Wurde die Vene gefunden, kann man die Suchnadel belassen und mit der eigentlichen Punktionskanüle direkt daneben eingehen.

> **Praxistipp**
>
> Wir empfehlen den Routineeinsatz von Ultraschall zur Punktion der V. jugularis interna: Gerade beim instabilen Intensivpatienten soll die Punktion **risikoarm in Minimalzeit** gelingen. Bei vielen Patienten gibt es Variationen des Gefäßverlaufs, außerdem ist die Venenfüllung je nach Krankheitsbild deutlich vermindert.

Punktionstiefe Die V. jugularis interna liegt meist viel oberflächlicher als vermutet, häufig nur 1 cm unter der Haut. Daher sollte man bei scheinbar erfolgloser Punktion die Nadel nicht zu tief vorschieben, sondern langsam unter kontinuierlichem Sog zurückziehen. In vielen Fällen hat die Nadel das Venenlumen selbst zugedrückt, und die korrekte Punktion wird erst beim Zurückziehen der Nadel erkennbar.

Vene oder Arterie In seltenen Fällen kann die klinische Beurteilung, ob die V. jugularis interna oder versehentlich die A. carotis punktiert wurde, sehr schwierig sein, insbesondere bei Patienten mit Oxygenierungsstörungen (»dunkles« arterielles Blut) oder bei deutlich erhöhtem zentralen Venendruck, z. B. bei Perikardtamponade, Lungenembolie oder Pericarditis constrictiva. In diesen Fällen ist eine Blutgasanalyse zur Unterscheidung zwischen venösem und arteriellem Blut meist nur wenig hilfreich, stattdessen kann zur Differenzierung folgendermaßen vorgegangen werden:
— Seldinger-Draht durch die Punktionsnadel einführen.
— Möglichst kleinlumige Plastikkanüle (z. B. eine »grüne« periphere Verweilkanüle, 18 G) über den Seldinger-Draht in das Gefäßlumen einlegen.
— Seldinger-Draht entfernen und direkte Druckmessung an der Plastikkanüle anschließen. Wurde versehentlich die Arterie punktiert, kann die kleinlumige Plastikkanüle entfernt werden, ohne dass ein wesentlicher Gefäßschaden entstanden ist. Liegt die Kanüle korrekt in der Vene, wird nun erneut der Seldinger-Draht eingeführt, die Plastikkanüle entfernt und der ZVK eingelegt.

> ⚠ **Cave**
> Keinesfalls darf im Zweifelsfall erst dilatiert und ein (dicklumiger) Katheter eingelegt werden, bevor die Entscheidung »korrekte venöse Punktion oder versehentlich arterielle Fehlpunktion« getroffen wurde!

2.4.2 V. jugularis externa

Die Punktion der V. jugularis externa ist eine Alternative zur Kanülierung der V. jugularis interna, z. B. für Patienten mit Gerinnungsstörungen. Die V. jugularis externa verläuft quer über den M. sternocleidomastoideus. Die Venenfüllung kann häufig durch Kopftieflage, manchmal auch durch ein zusätzliches Valsalva-Manöver oder durch Fingerdruck oberhalb der Klavikula verbessert werden. Der Kopf wird leicht zur Gegenseite gedreht und der Hals nach hinten überstreckt. Dann wird zuerst die Haut und anschließend vorsichtig die Vorderwand der Vene punktiert. Über die Nadel können entweder eine kurze Plastikkanüle oder ein Seldinger-Draht eingeführt werden.

Folgendes Problem ist immer wieder zu beobachten
Der Draht liegt sicher im Gefäß, lässt sich dann aber »hinter der Klavikula« nicht vorschieben. Häufig hilft folgendes Manöver: Draht soweit zurückziehen, dass das J-Ende sicher in der Vene, aber oberhalb der Klavikula liegt. Dies kann man auch ertasten. Nun wird der am Körper angelegte Patientenarm von einer Hilfsperson langsam kranialwärts hochgestaucht, sodass auch die Schulter nach oben geschoben wird. Dadurch wird der Einmündungswinkel der V. jugularis externa steiler. Häufig lässt sich der Draht nun problemlos vorschieben. Alternativ kann der Patientenarm von einer Hilfsperson bis auf 90° und mehr abduziert und dadurch die Schulter angehoben werden.

Erfolgsquote Die ZVK-Erfolgsquote bei Punktion der V. jugularis externa liegt bei etwa 80%; dank der oberflächlichen Lage der V. jugularis externa sind schwerwiegende Komplikationen selten. Bei Gerinnungsstörungen bietet die Punktion der V. jugularis externa gewisse Vorteile, weil hier eine lokale Kompression möglich ist. Bei Fehllage des Katheters besteht aber die Gefahr, große Mengen von Flüssigkeit in das Halsgewebe zu infundieren; daher muss sicher Blut aus dem Katheter aspirierbar sein. Da an unserem Klinikum die V. jugularis interna routinemäßig unter direkter Ultraschallkontrolle punktiert wird, ist die ZVK-Anlage über die V. jugularis externa zur absoluten Ausnahme geworden.

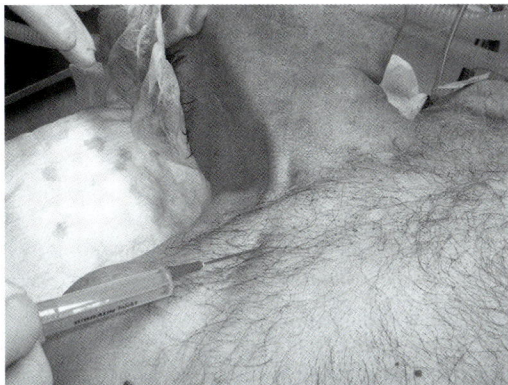

🔲 **Abb. 2.5 Punktion der V. subclavia rechts.** Dargestellt ist die Punktionsrichtung beim infraklavikulären Zugangsweg: Die Nadel durchsticht die Haut etwa in der Medioklavikularlinie und etwa 2 cm kaudal der Klavikula. Die Nadel wird dann zwischen Klavikula und erster Rippe in Richtung des Jugulums vorgeschoben, bis venöses Blut aspiriert werden kann. Häufig ist beim Eindringen der Nadel in die Vene ein leichter »Plopp« spürbar. Für das Foto wurde zur besseren Übersicht kein Abdecktuch verwendet

2.4.3 V. subclavia

Die V. subclavia besitzt den Vorteil, dass sie im Bindegewebe zwischen Klavikula und 1. Rippe aufgespannt ist und bei Volumenmangel nicht kollabiert, sodass sie früher insbesondere bei der ZVK-Anlage im Volumenmangelschock bevorzugt wurde. Heute ist auch die Punktion der V. jugularis interna im Blutungsschock problemlos möglich, wenn Ultraschall angewandt wird. Hauptrisiko der V.-subclavia-Punktion ist der Pneumothorax. Möglicherweise besteht bei Punktion der V. subclavia ein geringeres Infektionsrisiko im Vergleich zur V. jugularis interna oder V. femoralis.

Vorgehen in der Praxis
Der Patient wird kopftief gelagert. Eine Tuchrolle entlang der thorakalen Wirbelsäule lässt die Schultern nach dorsal gleiten und kann die Punktion erheblich erleichtern, insbesondere beim wachen Patienten. In der Regel wird der **infraklavikuläre Zugangsweg** gewählt. Der Patient schaut zur Gegenseite. Nun durchsticht die Nadel die Haut etwa in der Medioklavikularlinie und etwa 2 cm kaudal der Klavikula (🔲 Abb. 2.5). Die Nadel »taucht« dann unter die Klavikula und wird – bei ständiger Aspiration – zwischen Klavikula und erster Rippe in Richtung auf das Jugulum vorgeschoben, bis venöses Blut angesaugt werden kann. Häufig ist beim Eindringen der Nadel in die Vene ein leichter »Plopp« spürbar. Sobald der Seldinger-Draht in der

V. subclavia liegt, sollte der Kopf des Patienten vorsichtig zur Punktionsseite gedreht werden, damit der Seldinger-Draht nicht versehentlich in die gleichseitige V. jugularis vorgeschoben wird. Auch die Punktion der V. subclavia kann durch den Einsatz von Ultraschall erleichtert werden.

Bei **thoraxchirurgischen Patienten** wird gerne die V. subclavia zur ZVK-Anlage gewählt: Bei Punktion und Operation auf derselben Seite ist das Pneumothoraxrisiko bedeutungslos. Bei schon vorhandenem Pneumothorax oder beim Thoraxtrauma sollte auf der betroffenen Seite punktiert werden. In allen anderen Fällen sollte die rechtsseitige V.-subclavia-Punktion bevorzugt werden, da die Pleuraspitze hier etwas tiefer liegt und der Ductus thoracicus linksthorakal verläuft.

- **Komplikation**

 Cave
Der Pneumothorax ist die häufigste relevante Komplikation einer V.-subclavia-Punktion, daher sollte anschließend immer ein Thoraxröntgenbild angefertigt werden.

Etwa 50% der Pneumothoraxfälle können konservativ behandelt werden, jedoch ist eine entsprechende Überwachung – insbesondere der Patienten ohne Thoraxdrainage – anzuraten.

 Cave
In seltenen Fällen kann ein Pneumothorax auch erst nach mehreren Stunden auftreten!

Zu den seltenen Komplikationen gehören Spannungspneumothorax, Hämato- und Infusionsthorax. Wegen der Gefahr eines beidseitigen Pneumothorax sollte eine V.-subclavia-Punktion der Gegenseite nach missglückter Punktion auf der anderen Seite nur im Ausnahmefall durchgeführt werden. Die Punktion der A. subclavia kommt mit einer Inzidenz von etwa 1% vor. In der Regel kann sie durch Kompression ober- und unterhalb der Klavikula behandelt werden. Bei Gerinnungsstörungen besteht die Gefahr einer massiven Blutung, sodass eine V.-subclavia-Punktion dann nur im begründeten Ausnahmefall durchgeführt werden sollte.

Die im Vergleich zur Punktion der V. jugularis interna insgesamt höhere Komplikationsrate, die etwas geringere Erfolgsrate und die häufigere Fehllage der Katheterspitze verlangen ein Abwägen im Einzelfall.

2.4.4 V. femoralis

Der Zugang über die V. femoralis kann für alle Notfallsituationen oder auch als Ausweich- oder Überbrü-

ckungsmaßnahme eingesetzt werden. Die V. femoralis tritt unter dem Leistenband in das Bein ein und liegt medial von A. und N. femoralis (IVAN: Innen Vene, Arterie, Nerv; ▶ Abschn. 2.3.2).

Praktisches Vorgehen Bei der Punktion zeichnet man eine Verbindungslinie von der Spina iliaca anterior superior zum Oberrand der Symphyse – dies entspricht dem Verlauf des Leistenbands. Nun erfolgt die Punktion 2–5 cm unterhalb des Leistenbands, um so eine intraabdominelle Verletzung zu vermeiden. Erfahrungsgemäß verläuft die V. femoralis bei distaler Punktion eher unter der A. femoralis als medial davon, sodass wir auch hier den Einsatz von Ultraschall empfehlen.

> **Praxistipp**
>
> Durch Ultraschall kann die V. femoralis sehr gut dargestellt und die Punktion vereinfacht werden.

2.4.5 V. basilica und V. cephalica

Zentrale Venenkatheter mit Zugang über die V. basilica oder die V. cephalica stellen auf einer Intensivstation inzwischen die Ausnahme dar. Geeignet ist dieser Zugang insbesondere für Patienten, die am Hals oder in Halsnähe operiert werden, z. B. als Alternative zur V.-femoralis-Punktion. Auch können die anatomischen Verhältnisse am Hals des Patienten so ungünstig sein, dass eine einfache Punktion am Arm vorteilhaft erscheint, insbesondere wenn eine erhebliche Störung der Blutgerinnung vorliegt.

Die **V. basilica** verläuft in der medialen Armbeuge und geht geradstreckig in die V. axillaris und dann in die V. subclavia über, sodass diese Vene bevorzugt werden sollte.

Die lateral in der Ellenbeuge gelegene **V. cephalica** verläuft ungünstiger, weil sie in einem stumpfen Winkel in die V. axillaris einmündet und der Katheter hier häufig nicht vorgeschoben werden kann. Prinzipiell ist jeder Kathetertyp (inkl. Pulmonalarterienkatheter) über diesen Zugang platzierbar. Allerdings können Bewegungen des punktierten Arms die Katheterspitze um mehrere Zentimeter (z. B. 8 cm!) wandern lassen, sodass Herzrhythmusstörungen oder Gefäßverletzungen auftreten können, sogar Perforationen wurden beschrieben.

> **Punktion und Katheterisierung der V. basilica**
> - Arm im Schultergelenk 45° abduzieren, Desinfektion, Lokalanästhesie
> - Venenpunktion, dann Katheter ca. 5 cm einführen
> - Kopf des Patienten auf die Punktionsseite drehen (lassen), dann Katheter weiter vorschieben. Dies soll ein versehentliches Vorschieben in die V. jugularis interna verhindern
> - Katheter nicht gegen Widerstand vorschieben, stattdessen evtl. Arm mehr abduzieren oder adduzieren oder im Schultergelenk rotieren
> - Katheter beim Erwachsenen insgesamt ca. 45–55 cm vorschieben, anschließend Lagekontrolle

»Half-way«-Technik Für viele Anwendungen genügt es, wenn der Katheter von der V. basilica lediglich bis in die ipsilaterale V. subclavia vorgeschoben wird. Der zentralvenöse Druck kann dort reproduzierbar überwacht werden. Die optimale Katheterposition ist dann erreicht, wenn die Katheterlänge ab Ellenbeuge genau 1/5 der Körperlänge beträgt, also z. B. 35 cm bei einer Körpergröße von 175 cm. Für eine längerfristige Anwendung ist die »Half-way«-Technik nicht geeignet.

2.4.6 Typische Komplikationen bei ZVK-Anlage

Im Folgenden werden Probleme dargestellt, die für mehrere ZVK-Punktionsstellen gelten.

Pneumothorax Bei allen pleuranahen Punktionen besteht generell die Gefahr der Pleuraverletzung mit Pneumothorax, auch bei Punktion der V. jugularis interna oder externa!

> **Vorgehen bei Pneumothoraxverdacht**
> - **Warnzeichen:** Luftaspiration bei der Punktion, beim wachen Patienten plötzlich einsetzender Husten, Dyspnoe und (atemabhängige) Schmerzen
> - Bei Verdacht immer Thoraxröntgenaufnahme durchführen
> - **Cave:** Ein Pneumothorax kann unmittelbar nach der Punktion noch nicht gut erkennbar sein, evtl. ist eine weitere Kontrolle nach 4 h erforderlich
> ▼

- Intraoperativ bei plötzlich auftretenden und progredienten Beatmungsproblemen immer an einen Pneumothorax denken
- Patienten mit Pneumothoraxverdacht engmaschig überwachen

Perforation Perforationen der großen Gefäße nach Kathetereinlage sind insgesamt selten und können durch den Seldinger-Draht, durch den Dilatator oder durch den Katheter selbst hervorgerufen werden. Üblicherweise tritt eine Perforation wenige Stunden bis 7 Tage nach Einlage auf. Symptome unmittelbar während der Punktion sind eher selten. Der Patient kann über Dyspnoe klagen. Abhängig von der Perforationsstelle kann ein Pleura- oder Perikarderguss auftreten. Die Situation kann sich allerdings auch sehr dramatisch als lebensbedrohliche Thoraxblutung oder Perikardtamponade darstellen.

> ❯ **Bei Patienten mit plötzlich auftretenden Zeichen von Hypotonie, Volumenmangel, Beatmungsschwierigkeiten oder einer Perikardtamponade immer an eine (sekundäre) Katheterperforation denken!**

Offenbar kommen diese Perforationen bei linksseitiger V.-jugularis-Punktion häufiger vor, möglicherweise weil die Katheterspitze bei diesem Zugang öfter der lateralen Wand der V. cava superior anliegt.

Versehentliche arterielle Punktion Hierbei ist die Punktion der A. carotis interna die häufigste Komplikation und kann vom Hämatom bis zur Obstruktion der oberen Luftwege führen, besonders bei Blutgerinnungsstörungen oder wenn sehr dicklumige Katheter in das Gefäß vorgeschoben und wieder entfernt werden. Glücklicherweise ist die arterielle Punktion allein in der Regel ohne Folgen für den Patienten.

> **Vorgehen bei versehentlicher arterieller Punktion**
> - A. carotis mindestens 5 min lang komprimieren (nicht abdrücken!), bei Gerinnungsstörungen auch länger
> - Bei erheblicher Einblutung mit Gefahr der Atemwegsobstruktion Patienten zügig intubieren (lassen)
> - Bei Blutgerinnungsstörung Gerinnungssubstitution erwägen
> - Evtl. Gefäßchirurgen hinzuziehen

Infektion Katheterassoziierte Infektionen sind für über 10% aller nosokomialen Infektionen verantwortlich und stellen damit eine häufige Komplikation der ZVK-Anlage dar. Man muss damit rechnen, dass jeder vierte Katheter kolonisiert ist und dass jeder zehnte Katheter zu einer klinisch relevanten Infektion führt. Intravasale Katheter sind zudem ein wichtiger Risikofaktor für die Entstehung einer schweren Sepsis.

Daher muss die ZVK-Anlage immer unter Vollschutz erfolgen mit Haube, Mundschutz, Handschuhen, Kittel, großem Abdecktuch und sorgfältiger Desinfektion mit 10-minütiger Einwirkzeit! Der derzeitige Kenntnisstand zu katheterassoziierten Infektionen kann folgendermaßen zusammengefasst werden:
- Zentralvenöse Punktionen in der Nähe stark bakteriell besiedelter Haut- oder Wundareale sollten vermieden werden. *Beispiel:* Eine Punktion der V. jugularis interna nach Dilatationstracheotomie ist möglich, sollte aber bei operativ angelegtem Tracheostoma möglichst vermieden werden.
- Ob die Kanülierung der V. femoralis mit einer höheren Infektionsrate einher geht als andere Punktionsorte, ist unklar.
- Möglicherweise ist der V. subclavia aus infektiologischer Sicht der Vorzug gegenüber der V. jugularis interna oder der V. femoralis zu geben. Allerdings hat der V.-subclavia-ZVK andere Risiken und bleibt daher dem erfahrenen Intensivarzt vorbehalten!
- Risikofaktor »Patient«: Lebensalter (Säuglinge, Greise), Immunalteration (z. B. durch Trauma oder Operation), Immunsuppression (z. B. durch Kortikosteroide, Immunsuppressiva), Besiedlung mit MRSA.
- Risikofaktor »Katheter«: Material (PVC), Kathetertyp (Pulmonalarterienkatheter), Verweildauer über 7 Tage.

> Es gibt keinen Grund, einen »unauffälligen« ZVK routinemäßig nach 7 Tagen zu wechseln. Ein Katheter soll immer so rasch entfernt werden, wie es der klinische Zustand des Patienten ermöglicht – feste Wechselintervalle gibt es aber nicht!

Luft- und Katheterembolien Diese potenziell tödlichen Komplikationen sind selten. Katheterembolien sind v. a. dann möglich, wenn der Katheter bei älteren Systemen durch die Punktionsnadel zurückgezogen und dort abgeschert wird. Luftembolien kommen z. B. bei Einlage des Katheters vor, wenn die Kopftieflage aufgehoben wird und der Katheter nicht verschlossen ist. Außerdem können Luftembolien jederzeit durch akzidentelle Öffnung eines zentralen Infusionssystems entstehen.

Thrombosen Bei 10–30% aller Katheter können lokale Thrombusbildungen beobachtet werden. Klinische Symptome treten bei bis zu 3% der Patienten auf. Die Thrombose kann sich als Einflussstauung oder als Schwellung von Arm oder Bein bemerkbar machen; in einer Kasuistik wurde sogar über eine Phlegmasia coerulea dolens mit Kompartmentsyndrom berichtet. Ob die Kanülierung der V. femoralis mit einer höheren Thromboserate einhergeht, kann derzeit nicht sicher entschieden werden.

Die Diagnosesicherung erfolgt mittels Ultraschallduplexuntersuchung. Wie oft katheterassoziierte Thrombosen zu Lungenembolien führen, ist unklar, wobei die Katheterentfernung selbst ein Risiko darstellt.

Falls keine schwerwiegenden Kontraindikationen vorliegen, sollte bei relevanter Thrombose erst eine therapeutische Heparinisierung und dann die Entfernung des Katheters erfolgen. Im ungünstigsten Fall kann sich der Thrombus bei liegendem Katheter infizieren und zum Sepsisherd entwickeln.

Fallbeispiel Teil 2

Die Intensivärztin hat schnell gehandelt: Der Patient erhält 10 l/min Sauerstoff über eine Gesichtsmaske mit Reservoir, dann 2 »rote« (14 G) Venenverweilkanülen, unmittelbar danach kanüliert die Intensivärztin die A. radialis mit einem 20-G-Katheter in Seldinger-Technik. Das parallel veranlasste 12-Kanal-EKG zeigt keinen Hinweis auf eine myokardiale Ischämie, während aufgrund des abdominellen Sonographiebefunds der dringende Verdacht auf eine gedeckte Perforation des Bauchaortenaneurysmas geäußert wird. Der Patient wird sofort in den OP gebracht.

Literatur

Beutlhauser T (2012) Der zentrale Venenkatheter. Intensiv Up-2date 8: 93–104

Lamperti M, Bodenham AR, Pittiruti M et al. (2012) International evidence-based recommendations on ultrasound-guided vascular access. Intensive Care Med 38: 1105–1117

Ortega R, Song M, Hansen CJ, Barash P (2010) Videos in clinical medicine. Ultrasound-guided internal jugular vein cannulation. N Engl J Med 362: e57

Rupp SM, Apfelbaum JL, Blitt C et al. (2012) Practice guidelines for central venous access. A report by the American Society of Anesthesiologists task force on central venous access. Anesthesiology 116: 539–573

Scheiermann P, Seeger FH, Breitkreutz R (2010) Ultraschallge-
    stützte zentrale Venenpunktion bei Erwachsenen und
    Kindern: Verfahren und pathologische Befunde. Anaes-
    thesist 59: 53–61
Shiloh AL, Eisen LA (2010) Ultrasound-guided arterial cathe-
    terization: a narrative review. Intensive Care Med 36:
    214–221
Urban T, Wappler F, Sakka SG (2011) Fehlerhafte Lage eines
    zentralen Venenkatheters trotz korrekter intravasaler
    EKG-Ableitung: Positives P-Wellenpotenzial bei intraarte-
    rieller Katheterfehllage. Anästhesiol Intensivmed Notfall-
    med Schmerzther 46: 94–97
Wu S, Ling Q, Cao L, Wang J, Xu M, Zeng W (2013) Real-time
    two-dimensional ultrasound guidance for central venous
    cannulation – a meta-analysis. Anesthesiology 118: 361–
    375

Kreislaufwirksame Medikamente und Kreislauftherapie

Ulrich Grundmann

3

Fallbeispiel 1

Wenige Stunden nach einer laparoskopisch durchgeführten Cholezystektomie wird eine 62-jährige Patientin
auf der Normalstation kreidebleich mit einem schnellen,
kaum tastbaren Puls vorgefunden. Der sofort hinzu gerufene Stationsarzt misst einen systolischen Blutdruck
von 60 mmHg bei einer Pulsfrequenz von 145/min. Er
muss nun zunächst durch symptomatische Maßnahmen
die Kreislaufsituation stabilisieren, bis nach Klärung der
Ursache kausale Therapiemaßnahmen greifen. Dazu wird
die Patientin im Bett flach gelagert, die Beine werden zur
Autotransfusion angehoben. Über die noch liegende
intravenöse Verweilkanüle werden 500 ml einer Hydroxyäthylstärkelösung rasch infundiert und zweimal 0,5 ml
Akrinor injiziert. Unter dieser Therapie steigt der Blutdruck auf 80/60 mmHg und die Herzfrequenz fällt auf
120/min. Bei dem V. a. eine intraabdominelle Nachblutung wird eine Sonographie des Abdomens durchgeführt; hier findet sich reichlich freie Flüssigkeit, sodass
die Patientin unter Fortsetzung der Infusionstherapie
und weiterer Akrinorgaben zur Relaparotomie in den OP
gebracht wird.

3.1   Akute Kreislaufdepression

Akute Kreislaufdekompensationen führen nicht selten
zur Aufnahme von Patienten auf die Intensivstation,
können aber auch bei Patienten auftreten, die dort aus
anderen Gründen behandelt werden. Die Ursachen
einer akuten Kreislaufdepression sind vielfältig und
reichen vom akuten Myokardinfarkt über eine fulmi-
nante Lungenembolie bis hin zu den verschiedenen
Schockformen. Bis nach Klärung der Ursache eine
kausale Therapie möglich ist, muss überbrückend unverzüglich mit einer zielorientierten symptomatischen
Therapie begonnen werden, um einem drohenden
Herz-Kreislauf-Versagen entgegenzuwirken. Zu den
notwendigen Sofortmaßnahmen zählen die O_2-Gabe,
ggf. auch Intubation und kontrollierte Beatmung sowie
die Gabe von Volumen und/oder kreislaufwirksamen
Medikamenten zur Wiederherstellung bzw. Aufrechterhaltung annähernd normaler Herzfrequenz- und
Blutdruckwerte. Dabei können eine Optimierung der
Rahmenbedingungen einschließlich der Volumensitu-
ation und des Säure-Basen- und Elektrolythaushalts
sowie die Sorge um einen suffizienten Gasaustausch
und eine ausreichende Oxygenierung den Bedarf an
kreislaufwirksamen Medikamenten reduzieren oder
überflüssig machen. Ein Universalalgorithmus zum
Vorgehen bei Hypotonie unklarer Ursache ist nachfolgend dargestellt.

Vorgehen bei Hypotonie unklarer Ursache

- Flachlagerung, Beine anheben außer bei Halsvenenstauung oder klinisch erkennbarem
  Lungenödem.
- Falls nicht vorhanden, Anlage einer möglichst
  großlumigen Venenkanüle und rasche Infusion (Druckbeutel) einer kolloidalen Infusionslösung, z. B. Hydroxyäthylstärkelösung (z. B.
  Volulyte). **Cave:** Keine Volumenzufuhr bei Zeichen der dekompensierten Herzinsuffizienz.
- ZVK-Anlage zunächst nur, falls eine periphere
  Venenkanülierung unmöglich ist und dann
  möglichst groß- und mehrlumige (Shaldon-)
  Katheter zur getrennten Applikation von Volumen und kreislaufwirksamen Medikamenten.
- Parallel zur Volumensubstitution Injektion
  von 0,5 ml einer unverdünnten Akrinorlösung, ggf. wiederholt.
- Bei fehlendem Ansprechen auf Akrinor repetitive Bolusgaben von 10–20 µg Noradrenalin
  (z. B. Arterenol): 1 Ampulle à 1 mg auf 100 ml
  NaCl 0,9%, dann entspricht 1 ml = 10 µg Noradrenalin.
- Bei begleitender Bradykardie Injektion von
  0,5 mg Atropin.
- O_2-Gabe über Sonde; bei persistierender Hypoxie oder ausgeprägtem Schock Intubation
  und Beatmung; **Cave:** Bei Hypovolämie ist
  durch die Überdruckbeatmung eine weitere
  Kreislaufdepression möglich.

Eine arterielle Kanülierung zur invasiven Blutdruckmessung ist sinnvoll, sollte während der Primärversorgung aber erst dann erfolgen, wenn es zu keiner Beeinträchtigung oder Verzögerung lebensrettender Maßnahmen kommt.

Das weitere Procedere umfasst:
- Differenzialdiagnostische Überlegung:
  - Handelt es sich um ein akutes Herzversagen
    (kardiogener Schock), bei dem das Herz trotz
    ausreichendem intravasalem Volumen nicht in
    der Lage ist, ein ausreichendes Herzzeitvolu-
    men aufzubauen (thorakales Schmerzereignis?
    Jugularvenenstauung?),
  - oder kommen andere Schockursachen wie
    Blutung, Sepsis oder Anaphylaxie in Frage?
    (Ist der Patient blass? Redondrainagen vollge-
    laufen? Halsvenen kollabiert?).
- Einleitung entsprechender diagnostischer Maßnahmen: transthorakale Echokardiographie, Abdomensonographie, EKG, Labor.

- Fortführen der symptomatischen Maßnahmen bis zur Wirkung der kausalen Therapie, z. B. leitliniengerechte Therapie der akuten Herzinsuffizienz und der verschiedenen Schockformen, operative Revision bei starker Blutung, Lyse bei Lungenembolie, Koronarintervention bei Myokardinfarkt usw.

■■ Repetitorium Pathophysiologie

Das Herzzeitvolumen wird durch die folgenden 5 wesentlichen Determinanten beeinflusst:

- Vorlast,
- Kontraktilität,
- Nachlast,
- Rhythmus und
- Herzfrequenz.

Die **Vorlast** entspricht der enddiastolischen Wandspannung, die wiederum von der enddiastolischen Ventrikelfüllung abhängig ist. Nach dem **Frank-Starling-Mechanismus** stehen die enddiastolische Ventrikelfüllung und das Schlagvolumen in direktem Zusammenhang. Mit zunehmender enddiastolischer Ventrikelfüllung nimmt das Schlagvolumen bis zum Erreichen eines Optimums zu und fällt danach wieder ab (◘ Abb. 3.1). Da die Vorlast nicht direkt messbar ist, werden zumeist die sog. Füllungsdrücke wie zentraler Venendruck (ZVD) oder pulmonalkapillärer Verschlussdruck (PCWP) zur Beurteilung herangezogen.

Die **Kontraktilität** des Myokards definiert sich durch die Kraft und Geschwindigkeit der myokardialen Faserverkürzung. Ein Maß für die Myokardkontraktilität ist die maximale Druckanstiegsgeschwindigkeit des linken Ventrikels (dp/dt_{max}).

Unter der **Nachlast** wird die mittlere systolische Wandspannung der Ventrikel verstanden, die zur Überwindung des Aorten- bzw. Pulmonalarteriendrucks notwendig ist. Klinisch kann sie für den linken Ventrikel anhand des aortalen Mitteldrucks abgeschätzt werden.

Die geordnete diastolische Füllung und anschließend die effiziente systolische Entleerung beider Ventrikel sind abhängig von einer gleichmäßigen, koordinierten Bewegung der Vorhof- und dann der Ventrikelmuskulatur (**Herzrhythmus**) und einer adäquaten **Herzfrequenz**.

> ❯ Bei Vorhofflimmern fehlt die optimale Ventrikelfüllung, das Schlagvolumen ist um etwa 15% vermindert. Bei einer Tachyarrhythmia absoluta kann es rasch zu einer kritischen Einschränkung des Herzzeitvolumens kommen, gleichzeitig ist aber der O_2-Bedarf des Herzens erhöht.

Eine häufige Ursache eines niedrigen Herzzeitvolumens und eines daraus resultierenden niedrigen Blutdrucks ist eine inadäquate Vorlast des Herzens. Bevor ein invasives Monitoring etabliert ist, kann durch ein Anheben der Beine rasch und v. a. reversibel die Vorlast des Herzens erhöht werden, um so den Therapieerfolg einer Volumenzufuhr abzuschätzen. Steigt dabei der Blutdruck an und kommt es nicht zu einer Verschlimmerung der Symptome einer Herzinsuffizienz (Halsvenenstauung, Lungenödem), dann ist eine weitere intravenöse Volumensubstitution sinnvoll. Wenn es durch die Volumensubstitution nicht gelingt, den Blutdruck hinreichend schnell zu stabilisieren oder die Volumengabe zu einer Verschlechterung führt (kardiogener Schock), ist die Gabe von kreislaufwirksamen Medikamenten erforderlich.

3.2 Hypertensiver Notfall

In Analogie zur schweren Kreislaufdepression kann auch ein plötzlicher bedrohlicher Blutdruckanstieg über 210/120 mmHg zu einer vitalen Gefährdung führen. Dabei wird heute zwischen dem hypertensiven Notfall (»hypertensive emergency«) mit lebensbedrohlichen Folge- und Begleiterkrankungen und der hypertensiven Gefahrensituation (»hypertensive urgency«) ohne begleitende Endorganbeteiligung unterschieden. Beispiele für lebensbedrohliche Organkomplikationen sind u. a.

- intrazerebrale Blutung,
- instabile Angina pectoris und Myokardinfarkt,
- Linksherzversagen mit Lungenödem,
- Aortendissektion oder
- eklamptischer Anfall.

Häufige Warnsymptome beim hypertensiven Notfall sind Kopfschmerzen, Schwindel, Nasenbluten, Krampfanfälle, Übelkeit, Erbrechen, Brustschmerzen,

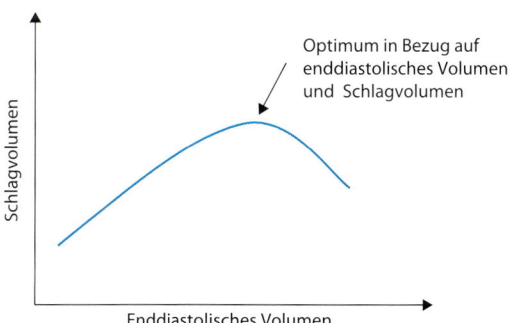

Optimum in Bezug auf enddiastolisches Volumen und Schlagvolumen

Schlagvolumen

Enddiastolisches Volumen

◘ **Abb. 3.1 Frank-Starling-Mechanismus**

Dyspnoe und Sehstörungen, wobei die Symptomatik durch die betroffenen Endorgane bestimmt wird.

> **Vorgehen beim hypertensiven Notfall**
> - Oberkörperhochlagerung
> - O$_2$-Gabe: 2–6 l/min per Nasensonde
> - Nitroglycerin s.l. (2 Hübe à 0,4 mg oder 1 Kapsel à 0,8 mg)
> - Bei unzureichender Wirkung oder auch schon primär, falls ein i.v.-Zugang vorhanden ist:
> - Urapidil (z. B. Ebrantil) 10–50 mg fraktioniert i.v.
> - Clonidin (z. B. Catapresan) 0,075 mg langsam i.v.
> - Patienten beruhigen, ggf. Gabe von Sedativa (Midazolam 1–5 mg fraktioniert i.v.)
> - Bei Schmerzen: Analgetika i.v., z. B. Piritramid (z. B. Dipidolor) Boli à 3 mg i.v.
> - Bei Tachykardie: vorsichtige β-Blockade: Metoprolol (z. B. Beloc) 1–5 mg fraktioniert i.v.
> - Bei Überwässerung: Furosemid (z. B. Lasix) 20–40 mg i.v. **Cave:** Nicht bei Exsikkose wegen einer weiteren Stimulation des Renin-Angiotensin-Systems
> - Bei anhaltend hohen Blutdruckwerten kontinuierliche Infusion von Nitroglycerin, Urapidil, Clonidin oder Nitroprussidnatrium (z. B. Nipruss) unter invasiver Kreislaufüberwachung (Perfusoren ▶ Kap. 62)

Zur Abwendung und Begrenzung von Organschäden sollte die Blutdrucksenkung unverzüglich, aber kontrolliert und nicht zu tief erfolgen. Bei der Medikamentenapplikation weisen die parenteralen gegenüber den oralen oder sublingualen Darreichungsformen einen rascheren Wirkungseintritt und eine bessere Steuerbarkeit auf.

Als Richtwert gilt eine Absenkung des mittleren arteriellen Blutdrucks um nicht mehr als 25% innerhalb der ersten Minuten bis zu einer Stunde, gefolgt von einer weiteren Blutdrucksenkung auf einen Zielwert von etwa 160/100 mmHg während der folgenden 2–6 h. Bei einer zu ausgeprägten initialen Blutdrucksenkung drohen ischämische Organkomplikationen. Treten nach Beginn der antihypertensiven Therapie Symptome einer zerebralen oder myokardialen Ischämie neu auf, sollte eine weitere Blutdrucksenkung vermieden und diastolische Werte von über 110 mmHg toleriert werden. Ausnahmen sind die akute Aortendissektion und zerebrovaskuläre Notfälle.

■ **Aortendissektion**

Bei Verdacht auf eine Aortendissektion sollte der systolische Blutdruck innerhalb von 5–10 min auf systolische Zielwerte unter 120 mmHg bei einem mittleren arteriellen Blutdruck unter 80 mmHg und die Herzfrequenz auf Zielwerte zwischen 60 und 80/min eingestellt werden. Mittel der ersten Wahl zur Blutdrucksenkung ist die intravenöse Gabe von β-Blockern, die die ventrikuläre Druckanstiegsgeschwindigkeit und damit die mechanische Belastung der Aortenwand reduzieren. Bei unzureichender Wirkung empfiehlt sich die Kombination mit Vasodilatatoren wie Urapidil oder Nitroprussidnatrium, durch deren kontinuierliche Zufuhr der Blutdruck auf die angegebenen Zielbereiche titriert werden kann.

■ **Ischämischer Hirninfarkt**

Beim ischämischen Hirninfarkt präsentieren sich die Patienten zumeist mit deutlich erhöhten Blutdruckwerten, die im weiteren Zeitverlauf spontan abnehmen. Der erhöhte Blutdruck ist dabei in der Regel nicht Ausdruck eines hypertensiven Notfalls, sondern eine physiologische Reaktion zur Aufrechterhaltung eines ausreichenden Perfusionsdrucks zu den geschädigten Hirnarealen. Um weitere ischämische Schäden durch eine inadäquate Blutdrucksenkung zu vermeiden, sollte bei diesen Patienten nur bei exorbitant hohen Werten (systolischer Blutdruck >220 mmHg, diastolischer Blutdruck >120 mmHg) oder vor einer geplanten Lysetherapie sowie bei Vorliegen von extrazerebralen Organschädigungen eine antihypertensive Therapie erfolgen.

Handelt es sich nicht um einen hypertensiven Notfall, sondern um eine hypertensive Gefahrensituation ohne lebensbedrohliche Begleiterkrankungen (»hypertensive urgency«), so ist eine rasche Blutdrucksenkung in der Regel nicht erforderlich und der Blutdruck kann mit oraler Medikation über 24–48 h eingestellt werden.

3.3 Medikamente bei Kreislaufdepression

Die zur Akuttherapie einer plötzlichen schweren Kreislaufdepression notwendigen Medikamente stammen aus unterschiedlichen Substanzgruppen und werden im Folgenden in alphabetischer Reihenfolge mit Wirkungsmechanismus, Nebenwirkungen und Dosierungen vorgestellt (◘ Tab. 3.1; zu weiteren Einzelheiten ▶ Kap. 62 »Dosierungstabellen wichtiger Medikamente in der Intensivmedizin«).

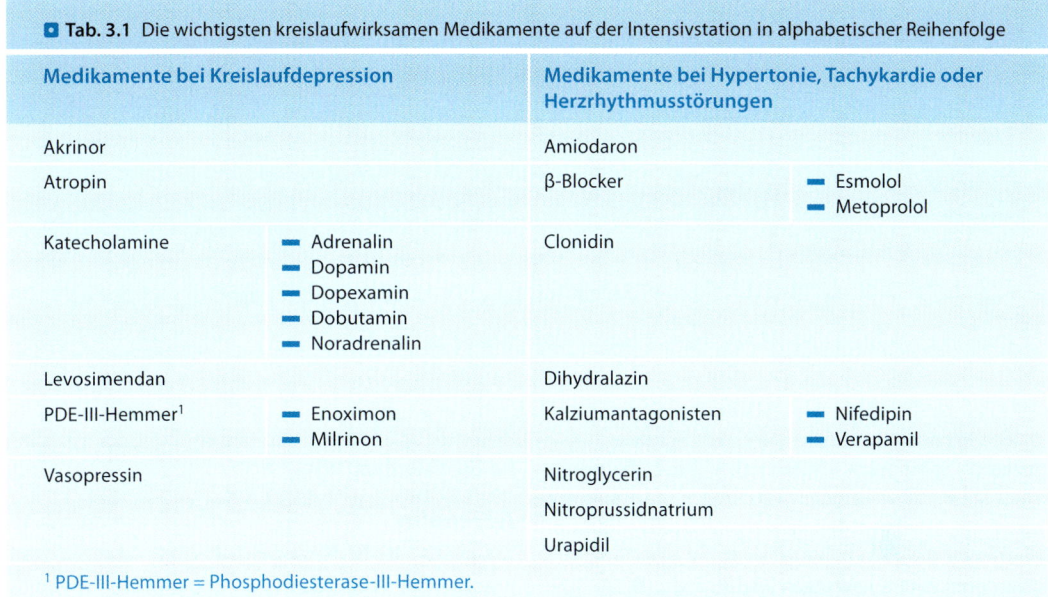

◘ Tab. 3.1 Die wichtigsten kreislaufwirksamen Medikamente auf der Intensivstation in alphabetischer Reihenfolge

Medikamente bei Kreislaufdepression		Medikamente bei Hypertonie, Tachykardie oder Herzrhythmusstörungen	
Akrinor		Amiodaron	
Atropin		β-Blocker	− Esmolol − Metoprolol
Katecholamine	− Adrenalin − Dopamin − Dopexamin − Dobutamin − Noradrenalin	Clonidin	
Levosimendan		Dihydralazin	
PDE-III-Hemmer[1]	− Enoximon − Milrinon	Kalziumantagonisten	− Nifedipin − Verapamil
Vasopressin		Nitroglycerin	
		Nitroprussidnatrium	
		Urapidil	

[1] PDE-III-Hemmer = Phosphodiesterase-III-Hemmer.

3.3.1 Akrinor

Akrinor ist ein Mischpräparat bestehend aus einer Kombination von Cafedrinhydrochlorid und Theodrenalinhydrochlorid im Verhältnis 20:1. Der Wirkmechanismus der Substanzkombination beruht im Wesentlichen auf einer Stimulation der β-Rezeptoren, sodass es durch die Zunahme des Schlag- und Minutenvolumens zu einer Blutdrucksteigerung kommt; unterstützt wird dies durch eine Erhöhung des venösen Rückstroms. Darüber hinaus wirkt Akrinor durch eine geringe Zunahme des peripheren Widerstandes. Bereits innerhalb einer Minute nach Injektion kann ein Wirkeffekt festgestellt werden, der über 20 min anhält. Die im Vergleich zu Katecholaminen längere Wirkdauer erlaubt die intermittierende Bolusapplikation.

- **Anwendungsgebiete**

Hypotonie, orthostatische Kreislaufregulationsstörung.

- **Dosierung**

0,2–0,5 ml i.v. als Bolusinjektion.

- **Nebenwirkungen**

Herzklopfen, pektanginöse Beschwerden, Herzrhythmusstörungen.

3.3.2 Atropin

Atropin ist der wichtigste Vertreter der Parasympatholytika und wirkt als kompetitiver Antagonist zu Acetyl-

cholin an den Muskarinrezeptoren der postganglionären cholinergen Neurone.

- **Anwendungsgebiete**

Bradykarde Herzrhythmusstörungen.

- **Dosierung**

0,25–0,5 mg i.v., ggf. repetitive Gaben bis zu einer Gesamtdosis von 3 mg. Im Unterschied zu früheren Empfehlungen wird Atropin in den aktuellen Leitlinien 2010 des European Resuscitation Council (ERC) nicht mehr zur Therapie bei Asystolie oder pulsloser elektrischer Aktivität empfohlen. Bei der Behandlung supraventrikulärer bradykarder Rhythmusstörungen kann nach der i.v.-Injektion die Herzfrequenz paradoxerweise initial noch weiter abfallen, bis dann die Frequenzsteigerung eintritt.

- **Nebenwirkungen**

Mundtrockenheit, Hemmung der Schweißsekretion, Tachykardie, supraventrikuläre und ventrikuläre Arrhythmien.

3.3.3 Katecholamine

Zur differenzierten Kreislauftherapie werden vielfach Katecholamine eingesetzt. Dabei zählen Dopamin, Noradrenalin und Adrenalin zu den körpereigenen Katecholaminen, die im Gehirn, den sympathischen Nervenendigungen und im Nebennierenmark synthetisiert werden – im Unterschied zu ihren synthetisch hergestellten Verwandten Dobutamin und Dopexamin.

Tab. 3.2 Rezeptoraffinität verschiedener Katecholamine						
Katecholamin	α_1	α_2	β_1	β_2	D_1	D_2
Dopamin	++	++	++	+	+++	++
Noradrenalin	+++	+++	++	+	Ø	Ø
Adrenalin	++	++	+++	+++	Ø	Ø
Dobutamin	+	Ø	+++	++	Ø	Ø
Dopexamin	Ø	Ø	+	+++	+++	++
+ schwach wirksam; ++ mäßig wirksam; +++ stark wirksam; Ø keine Wirkung						

Die spezifischen kardiovaskulären Wirkungen der einzelnen Substanzen erklären sich durch die unterschiedliche Affinität zu den verschiedenen adrenergen (α_1-, α_2-, β_1-, β_2-) und dopaminergen (D_1-, D_2-) Rezeptoren sowie durch die unterschiedliche Verteilung der Rezeptoren in den jeweiligen Zielorganen (**Tab. 3.2). Die extrazelluläre Erregung der Adrenozeptoren durch Katecholamine bewirkt eine intrazelluläre Interaktion mit sog. G-Proteinen, wodurch die Synthese eines »second messengers« verstärkt oder vermindert wird, was dann über weitere Zwischenreaktionen zur physiologischen Antwort führt.

Die Stimulation postsynaptischer kardialer β_1-Rezeptoren führt zu positiv inotropen, chronotropen und dromotropen Wirkungen. An den Gefäßen bewirkt die Stimulation postsynaptischer α_1- und α_2-Rezeptoren eine Vasokonstriktion, während die Stimulation postsynaptischer β_2-Rezeptoren zu einer Vasodilatation führt. Eine Stimulation präsynaptischer α_2-Rezeptoren hemmt die Noradrenalinfreisetzung. Hingegen führt die Stimulation präsynaptischer β_2-Rezeptoren zu einer vermehrten Noradrenalinfreisetzung. Die postsynaptisch gelegenen D_1-Rezeptoren finden sich insbesondere im renalen und mesenterialen Stromgebiet, wo deren Stimulation eine Vasodilatation und konsekutive Zunahme der Nieren- und Splanchnikusdurchblutung bewirkt. Eine Aktivierung der präsynaptischen D_2-Rezeptoren hemmt die Noradrenalinfreisetzung und führt dadurch zu einer passiven Vasodilatation.

Eine längerfristige Katecholamintherapie kann durch die chronische Rezeptorstimulation zu einer Down-Regulation der Rezeptoren führen, sodass zur Aufrechterhaltung des gewünschten Wirkeffekts stetig steigende Katecholamindosierungen erforderlich werden. Da sich alle Katecholamine durch kurze Halbwertszeiten auszeichnen, sind sie einerseits gut steuerbar, müssen aber andererseits, um an-dauernde Wirkungen zu erzielen, kontinuierlich infundiert werden.

Adrenalin

Adrenalin (z. B. Suprarenin) wirkt auf α- und β-adrenerge, nicht jedoch auf dopaminerge Rezeptoren. Welche Wirkung im Vordergrund steht, ist von der applizierten Dosis abhängig. Im niedrigen Dosisbereich (<0,05 µg/kg/min) werden überwiegend β-Rezeptoren aktiviert, während mit zunehmender Dosierung (>0,2 µg/kg/min) die α-adrenergen Effekte in den Vordergrund rücken. Die Stimulation der β_1-Rezeptoren erklärt die folgenden Effekte:
- positive Inotropie: die Kontraktilität steigt,
- positive Chronotropie: die Herzfrequenz steigt,
- positive Dromotropie: die Erregungsleitung wird beschleunigt,
- positive Bathmotropie: die Erregbarkeit des Herzens steigt, die Reizschwelle sinkt,
- positive Lusitropie: die Relaxation der Herzmuskulatur wird verbessert.

Die Aktivierung der β_2-Rezeptoren führt zur peripheren Vasodilatation, bis im höheren Dosisbereich durch die α-Rezeptorwirkung vasokonstriktorische Effekte überwiegen. Durch die vorbeschriebenen Rezeptorwirkungen kommt es zur Steigerung der Herzfrequenz und des Herzminutenvolumens sowie zu einer Anhebung des diastolischen und systolischen Blutdrucks.

▪ Anwendungsgebiete

Je nach Indikation kann die erforderliche Adrenalindosis erheblich variieren! Im niedrigen Dosierungsbereich wird Adrenalin zur Behandlung einer ansonsten therapierefraktären Hypotonie mit Bradykardie angewandt. Bei der Behandlung des Low-output-Syndroms liegt die erforderliche Dosierung höher, u. U. sogar deutlich höher. Weiterhin ist Adrenalin das Medikament der ersten Wahl bei der kardiopulmonalen Reanimation und der Behandlung des anaphylaktischen Schocks.

- **Dosierung**

Niedrige Dosis: 0,01–0,05 µg/kg/min i.v.
Mittlere Dosis: 0,05–0,2 µg/kg/min i.v.
Hohe Dosis: >0,2 µg/kg/min i.v.
Im Rahmen der Reanimation Bolusgaben à 1 mg i.v.

- **Nebenwirkungen**

Auslösung von Tachykardien und Arrhythmien, Steigerung des myokardialen O_2-Verbrauchs, periphere Vasokonstriktion mit Abnahme der Organdurchblutung.

Adrenalin

Je nach Indikation kann die erforderliche Adrenalindosis erheblich variieren! Bei ansonsten therapierefraktärer Hypotonie und/oder Bradykardie kann folgendermaßen vorgegangen werden:
- 1 Ampulle Adrenalin (= 1 mg) in einer 100 ml NaCl 0,9%-Flasche verdünnen. 1 ml der Lösung entspricht dann 10 µg Adrenalin. Nun 0,5–1 ml der Lösung injizieren und Effekt beobachten.
- 1 Ampulle Adrenalin (= 1 mg) mit 49 ml NaCl 0,9% auf eine 50-ml-Perfusorspritze aufziehen, 1 ml der Lösung entspricht dann 20 µg Adrenalin. Nun Perfusor auf 5 ml/h starten und Effekt beobachten. Diese stark verdünnte Adrenalinlösung (1 mg auf 50 ml) ist sehr gut steuerbar.
- Die weitere Dosierung erfolgt nach Wirkung.
- Sind sehr hohe Perfusorlaufgeschwindigkeiten (z. B. über 20 ml/h) erforderlich, kann die nächste Perfusormischung mit 5 mg Adrenalin auf 50 ml erfolgen.

Noradrenalin

Noradrenalin (z. B. Arterenol) hat von allen Katecholaminen die stärksten Effekte auf α-adrenerge Rezeptoren, sodass die periphere Vasokonstriktion mit Anstieg des arteriellen Mitteldrucks im Vordergrund steht. Die durch Stimulation der β-Rezeptoren vermittelte chronotrope Wirkung wird durch eine über Barorezeptoren vermittelte Reflexbradykardie abgeschwächt, sodass die Herzfrequenz nach Noradrenalingabe deutlich geringer ansteigt als nach Gabe von Adrenalin.

- **Anwendungsgebiete**

Aufgrund des Wirkungsmechanismus ist Noradrenalin insbesondere bei Krankheitsbildern indiziert, die durch einen sehr stark erniedrigten peripheren Gefäßwiderstand und ein erhöhtes Herzzeitvolumen charakterisiert sind und bei denen durch Volumensubstitution alleine keine ausreichende Blutdruckstabilisierung erreichbar ist, z. B. im septischen Schock.

- **Dosierung**

Fraktionierte Bolusgabe von 10–20 µg i.v. zur kurzfristigen Blutdrucksteigerung.
   Perfusordosierung: 0,01–1 µg/kg/min i.v.

- **Nebenwirkungen**

Pektanginöse Beschwerden, überschießender Blutdruckanstieg mit Reflexbradykardie, Herzrhythmusstörungen. Insbesondere bei hoher Dosierung ausgeprägte Vasokonstriktion, die zu einer Minderdurchblutung der Haut, Schleimhäute und des Splanchnikusgebiets führen kann.

Noradrenalin

Je nach Indikation und gerade beim septischen Schock kann die erforderliche Noradrenalindosis erheblich variieren! Bei ansonsten therapierefraktärer Hypotonie, z. B. auch bei der Anästhesieeinleitung auf der Intensivstation, kann folgendermaßen vorgegangen werden:
- 1 Ampulle Noradrenalin (= 1 mg) in einer 100 ml NaCl 0,9%-Flasche verdünnen. 1 ml der Lösung entspricht dann 10 µg Noradrenalin. Nun 0,5–1 ml der Lösung injizieren und Effekt beobachten.
- 1 Ampulle Noradrenalin (= 1 mg) mit 49 ml NaCl 0,9% auf eine 50-ml-Perfusorspritze aufziehen, 1 ml der Lösung entspricht dann 20 µg Noradrenalin. Nun Perfusor auf 5 ml/h starten und Effekt beobachten. Diese stark verdünnte Noradrenalinlösung (1 mg auf 50 ml) ist sehr gut steuerbar.
- Die weitere Dosierung erfolgt nach Wirkung.
- Sind sehr hohe Perfusorlaufgeschwindigkeiten (z. B. über 20 ml/h) erforderlich, kann die nächste Perfusormischung mit 5 mg Noradrenalin auf 50 ml erfolgen.

Dopamin

Dopamin aktiviert dosisabhängig neben dopaminergen D_1- und D_2-Rezeptoren auch β- und α-adrenerge Rezeptoren und ist zusätzlich in der Lage, Noradrenalin aus sympathischen Nervenendigungen freizusetzen. Im niedrigen Dosisbereich von 0,5–2 µg/kg/min werden überwiegend die dopaminergen Rezeptoren stimuliert, was eine Zunahme des renalen, mesenterialen, koronaren und zerebralen Blutflusses zur Folge hat. Bei einer Dopamindosierung von 2–10 µg/kg/min kommt es durch die Stimulation kardialer und vaskulärer β-adrenerger Rezeptoren zu einer Steigerung der Herzfrequenz und Zunahme des Herzzeitvolumens, wobei arterieller und pulmonalarterieller Druck mit ansteigen. In höheren Dosierungen (>10 µg/kg/min) findet sich eine zunehmende Aktivierung der α-adrenergen Rezeptoren mit Erhöhung des peripheren Gefäßwiderstands.

> Die in früheren Jahren vielfach postulierte nephroprotektive Wirkung konnte nie bewiesen werden, sodass die Gabe von Dopamin zur Prophylaxe eines Nierenversagens angesichts der Nebenwirkungen heute als obsolet gilt.

- ▪ **Anwendungsgebiete**

Dopamin wurde in der Vergangenheit zur Behandlung von drohenden oder manifesten Schockzuständen eingesetzt, oftmals auch in Kombination mit Dobutamin oder Adrenalin. Nach einer aktuellen Metaanalyse ist Dopamin bei der Behandlung des septischen Schocks jedoch häufiger mit kardialen Arrhythmien und einer erhöhten Letalität assoziiert als Noradrenalin. Aufgrund dieser Ergebnisse und des nachweislich fehlenden nephroprotektiven Effekts wird heute auf der Intensivstation ganz auf Dopamin verzichtet.

- ▪ **Dosierung**

Niedrige Dosis: 0,5–2 µg/kg/min i.v.
Mittlere Dosis: 2–10 µg/kg/min i.v.
Hohe Dosis: >10 µg/kg/min i.v.

- ▪ **Nebenwirkungen**

Tachykardie, Herzrhythmusstörungen, pektanginöse Beschwerden, Hautnekrosen.

Dobutamin

Das synthetische Katecholamin Dobutamin (z. B. Dobutrex) aktiviert β_1-, β_2- und α_1-adrenerge Rezeptoren, wobei die Stimulation β_1-adrenerger Rezeptoren im Vordergrund steht. Bei längerer Therapiedauer kann eine Down-Regulation der β_1-Rezeptoren zu einer To-

leranzentwicklung führen. Die Beeinflussung des peripheren Gefäßwiderstands resultiert aus den relativen Effekten an β_2- und α_1-adrenergen Rezeptoren. Im niedrigen Dosisbereich überwiegt die β_2-Wirkung mit einer konsekutiven Vasodilatation, während sich bei hoher Dosierung durch die zunehmende Aktivierung von α_1-Rezeptoren eine zunehmende periphere Vasokonstriktion bemerkbar macht. Im niedrigen bis mittleren Dosisbereich führt die Abnahme der Nachlast in Kombination mit der β_1-vermittelten inotropen Wirkung zu einer Steigerung des Herzzeitvolumens.

- ▪ **Anwendungsgebiete**

Dobutamin wird hauptsächlich bei Patienten mit akuter Linksherzinsuffizienz mit niedrigem Herzzeitvolumen und hohem Pulmonalkapillarverschlussdruck eingesetzt. Ein weiteres Indikationsgebiet ist der septische Schock mit einem Low-output-Syndrom, wobei bei persistierend niedrigen Blutdruckwerten infolge einer peripheren Vasodilatation die Kombination mit Noradrenalin sinnvoll ist.

- ▪ **Dosierung**

2,5–5–10 µg/kg/min i.v.
Im Einzelfall sind höhere Dosierungen möglich.

- ▪ **Nebenwirkungen**

Tachykardie, ventrikuläre Rhythmusstörungen, pektanginöse Beschwerden, bei mehrtägiger Therapie passagere Hemmung der Thrombozytenfunktion.

Dopexamin

Bei Dopexamin (z. B. Dopacard) handelt es sich um ein synthetisches Strukturanalogon von Dopamin mit überwiegender Wirkung an β_2-adrenergen und dopaminergen (D_1>D_2) Rezeptoren. Weiterhin zeichnet sich die Substanz durch eine schwache β_1-Wirkung bei fehlender α-adrenerger Wirkung aus. In der Folge kommt es zu einem Abfall des peripheren Gefäßwiderstands und zu einer Zunahme des Herzzeitvolumens mit Steigerung der renalen und mesenterialen Durchblutung.

- ▪ **Anwendungsgebiete**

Akutbehandlung der schweren Herzinsuffizienz, die mit konventioneller Therapie (u. a. positiv inotropen Substanzen, Diuretika, Vasodilatatoren) nicht befriedigend behandelbar ist. Insgesamt spielt Dopexamin derzeit jedoch keine große Rolle im Rahmen der differenzierten Katecholamintherapie bei Intensivpatienten.

- ▪ **Dosierung**

0,5–2–4 µg/kg/min i.v.

- **Nebenwirkungen**

Tachykardien, insbesondere im oberen Dosisbereich, Steigerung des myokardialen O_2-Verbrauchs, Blutdruckabfall bei Hypovolämie.

3.3.4 Levosimendan

Im Unterschied zu Katecholaminen und PDE-III-Inhibitoren wirkt der Kalziumsensitizer Levosimendan (z. B. Simdax) nicht über eine Erhöhung der intrazellulären Kalziumkonzentration, sondern sensibilisiert die kardialen Myofilamente gegen die sie umgebende Kalziumkonzentration und führt dadurch zu einer Zunahme der Kontraktilität. Die zusätzlichen vasodilatativen und kardioprotektiven Effekte werden auf die Öffnung ATP-sensitiver Kaliumkanäle in der glatten Gefäßmuskulatur und den Kardiomyozyten zurückgeführt. Von klinisch untergeordneter Bedeutung ist wahrscheinlich eine erst in höherer Dosierung nachweisbare Phosphodiesterase (PDE)-III-Hemmung.

Während die Plasmahalbwertszeit von Levosimendan etwa 60 min beträgt, liegt die seines aktiven Metaboliten OR-1896 bei 80–96 h und erklärt die mehrere Tage über das Ende einer Levosimendaninfusion anhaltenden hämodynamischen Wirkungen. Levosimendan ist derzeit in Deutschland noch nicht zugelassen und kann bei Bedarf über die internationale Apotheke bezogen werden.

- **Anwendungsgebiete**

Akute Herzinsuffizienz, hier bewirkt Levosimendan eine Steigerung des Herzzeitvolumens und eine Senkung der kardialen Vor- und Nachlast.

- **Dosierung**

Die Therapie beginnt üblicherweise mit der Infusion einer Initialdosis von 12–24 µg/kg über 10 min und wird mit einer Erhaltungsdosis von 0,05–0,2–0,4 µg/kg/min i.v. für 6–24 h fortgesetzt. Bei niedrigen Blutdruckwerten kann auf die Gabe des initialen Bolus verzichtet werden.

- **Nebenwirkungen**

Tachykardie, Blutdruckabfall, Schwindel, Übelkeit und Kopfschmerzen.

3.3.5 Phosphodiesterase-III-Hemmer (Milrinon, Enoximon)

Durch die Hemmung der cAMP-spezifischen Phosphodiesterase III, die den Abbau von cAMP kataly-

siert, führen die Vertreter dieser Substanzklasse zu einer Steigerung der intrazellulären cAMP-Konzentration. Dies wiederum führt in der Herzmuskelzelle zu einer Zunahme und in der Gefäßmuskelzelle zu einer Abnahme der Kalziumkonzentration. Dadurch erklären sich die positiv inotropen, positiv lusitropen und vasodilatierenden Wirkungen der PDE-III-Hemmer. Die Vasodilatation betrifft dabei gleichzeitig den arteriellen und den venösen Gefäßschenkel und führt so zu einer Verminderung der kardialen Vor- und Nachlast. Da die Wirkung der PDE-III-Hemmer rezeptorunabhängig erfolgt, sind sie noch effektiv, wenn Katecholamine aufgrund einer Down-Regulation kardialer β-Rezeptoren in ihrer Wirkung eingeschränkt sind. Aufgrund einer im Stundenbereich liegenden Halbwertszeit sind die Phosphodiesterase-III-Hemmer allerdings schlechter steuerbar als Katecholamine.

Da sich **Milrinon** (z. B. Corotrop) gegenüber **Enoximon** (z. B. Perfan) durch eine kürzere Halbwertszeit und damit bessere Steuerbarkeit auszeichnet und seltener zu einer Thrombozytopenie führt, wird derzeit bei einer Indikation zur Behandlung mit Phosphodiesterase-III-Hemmern bevorzugt Milrinon eingesetzt.

- **Anwendungsgebiete**

Kurzzeitbehandlung der schweren Herzinsuffizienz, die mit den üblichen Therapieschemata nicht befriedigend behandelbar ist. Bei dieser Indikationsstellung führt die intravenöse Gabe zu einer Abnahme des pulmonalkapillären Verschlussdrucks, einer Zunahme des Herzzeitvolumens und zu einer peripheren Vasodilatation. Aufgrund des unterschiedlichen Wirkmechanismus kann eine Kombination mit Katecholaminen sinnvoll sein.

- **Dosierung von Milrinon**

Kurzinfusion eines Bolus von 50 µg/kg über 10 min, gefolgt von einer kontinuierlichen Gabe von 0,375–0,75 µg/kg/min i.v.

- **Dosierung von Enoximon**

Kurzinfusion eines Bolus von 0,5–1 mg/kg, gefolgt von einer kontinuierlichen Gabe von 2,5–5–20 µg/kg/min i.v.

> ❗ **Cave**
> Die zu Behandlungsbeginn zur schnellen Erreichung ausreichender Plasmaspiegel gedachte Bolusgabe kann bei vorbestehender Hypovolämie zu einem abrupten und ausgeprägten Blutdruckabfall führen. Bei niedrigen Blutdruckwerten kann auf die Gabe des initialen Bolus verzichtet werden.

■ **Nebenwirkungen**

Vorwiegend reflektorisch bedingte Herzfrequenzsteigerung, ventrikuläre und supraventrikuläre Rhythmusstörungen, Thrombozytopenie.

3.3.6 Vasopressin

Das im Hypothalamus gebildete Nonapeptid Vasopresssin (Arginin-Vasopressin, antidiuretisches Hormon) wird in Granula der Neurohypophyse gespeichert und hauptsächlich bei Hypovolämie, arterieller Hypotension und Anstieg der Plasmaosmolarität vermehrt in die Blutbahn sezerniert. Durch Stimulation der v. a. auf Gefäßmuskelzellen lokalisierten V_1-Rezeptoren kommt es letztlich durch Erhöhung der intrazellulären Kalziumkonzentration zur Vasokonstriktion. Die Stimulation von V_2-Rezeptoren im Bereich der Nierentubuluszellen führt außerdem zu einer vermehrten Resorption von freiem Wasser. Vasopressin ist momentan in Deutschland nicht zugelassen und kann über die internationale Apotheke bezogen werden.

■ **Anwendungsgebiete**

Vasopressin kann bei Krankheitsbildern mit einer katecholaminrefraktären Vasoplegie zur Kreislaufstabilisierung eingesetzt werden.

■ **Dosierung**

0,01–0,04 E/min i.v.

■ **Nebenwirkungen**

Insbesondere bei höheren Dosierungen und einer inadäquaten Volumentherapie kann es zu einer Beeinträchtigung der Mikrozirkulation mit Verringerung des O_2-Angebots speziell im Bereich des Splanchnikusstromgebiets kommen. Aufgrund der möglicherweise deletären Folgen sollte Vasopressin eher als Ultima ratio eingesetzt werden.

3.4 Medikamente bei Hypertonie, Tachykardie oder Herzrhythmusstörungen

Nachfolgend werden die wichtigsten Medikamente zur Behandlung von Hypertonie, Tachykardie oder kreislaufwirksamen Herzrhythmusstörungen mit Wirkungsmechanismus, Nebenwirkungen und Dosierungen vorgestellt (□ Tab. 3.1; zu weiteren Einzelheiten ► Kap. 62 »Dosierungstabellen wichtiger Medikamente in der Intensivmedizin«).

3.4.1 Amiodaron

Amiodaron (z. B. Cordarex) zählt zur Gruppe der Klasse-III-Antiarrhythmika, die vorrangig durch Blockade von Kaliumkanälen die Repolarisation verlängern. Ferner weist die Substanz in geringem Umfang noch blockierende Effekte an Natrium- und Kalziumkanälen sowie an β-Rezeptoren auf. Im Vergleich zu allen anderen Antiarrhythmika zeichnet sich Amiodaron durch die geringste negativ inotrope Wirkung aus.

■ **Anwendungsgebiete**

Therapierefraktäres Vorhofflimmern, ventrikuläre Tachykardien.

■ **Dosierung**

5 mg/kg i.v. über mindestens 3 min. Keine erneute Injektion vor Ablauf von 15 min nach der Erstgabe. Dauerinfusion mit 0,4–1 mg/kg/h. In der Praxis meist 300 mg als Kurzinfusion, dann 900 mg über 24 h.

■ **Nebenwirkungen**

Selten bradykarde Rhythmusstörungen oder Torsades-de-pointes-Tachykardien. Nach der intravenösen Injektion kann aufgrund des vasodilatierenden Effekts ein deutlicher Blutdruckabfall auftreten.

3.4.2 β-Blocker

β-Sympatholytika reagieren sowohl mit β_1-Rezeptoren am Herzen als auch mit β_2-Rezeptoren an der glatten Muskulatur. Kardioselektivität bedeutet in diesem Zusammenhang ein Überwiegen der β_1-Rezeptor-Blockade. Nach Applikation der β-Blocker wird der positiv chronotrope, dromotrope, bathmotrope und inotrope Effekt des sympathischen Nervensystems am Herz abgeschwächt und der myokardiale O_2-Verbrauch gesenkt. β-Blocker sind Klasse-II-Antiarrhythmika: Wegen der antiadrenergen Wirkung kommt es zu einer antiarrhythmischen Wirkung mit Verzögerung der AV-Überleitung und Abnahme der Herzfrequenz.

Esmolol

Aufgrund seiner sehr kurzen Halbwertszeit und der dadurch bedingten guten Steuerbarkeit wird in der Akutsituation oftmals der kurzwirksame β-Blocker Esmolol (z. B. Brevibloc) bevorzugt. Der Wirkungseintritt nach i.v.-Gabe erfolgt innerhalb von 60 s bei einer Wirkdauer von 10–20 min. Die Metabolisierung erfolgt unabhängig von Leber- und Nierenfunktion durch Esterhydrolyse. Zumeist wird die Behandlung mit einem initialen Bolus begonnen und dann mit einer Dauerinfusion aufrechterhalten.

- ▪ **Anwendungsgebiete**

Supraventrikuläre Tachykardie, Hypertonie.

- ▪ **Dosierung**

5–10 mg Boli i.v. aus der 100 mg Stechampulle, gefolgt von einer bedarfsadaptierten Dauerinfusion von 50–150 µg/kg/min Esmolol.

- ▪ **Nebenwirkungen**

Bradykardie, Hypotonie, Bronchospasmus.

> ⊗ **Cave**
> Der in der Literatur häufig genannte Esmolol-initialbolus von 0,5 mg/kg kann im Einzelfall viel zu hoch sein und dann zu schwersten Blutdruckabfällen führen! Wenn eine Esmololbolusanwendung sinnvoll erscheint, dann mit einem 5-mg-Bolus beginnen und weiter nach Wirkung titrieren. Bei niedrigen Blutdruckwerten und evtl. Hypovolämie kann auf die Gabe des initialen Bolus ganz verzichtet werden.

Metoprolol

Metoprolol (z. B. Beloc) zählt zu den β_1-selektiven Betarezeptorenblockern ohne intrinsische sympathomimetische Aktivität. Die Elimination erfolgt überwiegend durch hepatische Metabolisierung. Im Vergleich zu Esmolol ist der Wirkungseintritt verzögert und die Wirkdauer verlängert.

- ▪ **Anwendungsgebiete**

Tachykarde Herzrhythmusstörungen, Akutbehandlung des Herzinfarkts.

- ▪ **Dosierung**

5 mg i.v. fraktioniert über 5 min.

- ▪ **Nebenwirkungen**

Bradykardie, Hypotonie, Bronchospasmus.

3.4.3 Clonidin

Das Imidazolinderivat Clonidin (z. B. Catapresan) zählt zu der Gruppe der zentralen α_2-Adrenozeptor-Agonisten. Die Stimulation zentraler präsynaptischer α_2-Rezeptoren und Imidazolinrezeptoren führt zu einer zentralen Abnahme der Sympathikusaktivität, die Erregung peripherer präsynaptischer α_2-Rezeptoren zu einer verminderten Noradrenalinfreisetzung. Daraus resultiert eine Abnahme des Herzzeitvolumens, der Herzfrequenz sowie des peripheren Gefäßwiderstands mit konsekutiver Blutdrucksenkung. Dabei wird die üblicherweise bei einer peripheren Vasodilatation zu beobachtende reflektorische Zunahme der Herzfrequenz durch den zentralen Angriffspunkt der Substanz unterdrückt. Die nach einer raschen intravenösen Applikation initial möglicherweise auftretende weitere Blutdrucksteigerung ist auf eine Stimulation peripherer postsynaptischer α_1-Rezeptoren zurückzuführen, die zeitlich vor der Erregung zentraler Rezeptoren erfolgt, da Clonidin erst die Blut-Hirn-Schranke passieren muss, um an den zentralen Rezeptoren angreifen zu können. Weiterhin weist die Substanz durch die Stimulation zentraler postsynaptischer α_2-Rezeptoren sedierende und analgetische Eigenschaften auf und kann durch die Reduktion der zentralen Noradrenalinfreisetzung zu einer Verringerung der vegetativen Entzugssymptomatik im Rahmen von Entzugssyndromen genutzt werden.

- ▪ **Anwendungsgebiete**

Hypertonie, Opioid- und Alkoholentzugssyndrom, sympathische Hyperaktivität beim Delir.

- ▪ **Dosierung**

Hypertonie: initial 75 µg langsam i.v.
Delir: 0,5–2 µg/kg/h i.v.

- ▪ **Nebenwirkungen**

Bradykardie, Sedierung, Mundtrockenheit, Obstipation.

3.4.4 Kalziumantagonisten

Kalziumantagonisten hemmen den transmembranären Kalziumeinstrom durch Blockade der langsamen spannungsabhängigen L-Typ-Kalziumkanäle. Aufgrund chemischer und funktioneller Unterschiede bilden die Kalziumantagonisten jedoch keine einheitliche Substanzgruppe.

Verapamil

Verapamil (z. B. Isoptin) hemmt v. a. am Herzen und an der glatten Gefäßmuskulatur den langsamen Kalziumeinstrom. Dadurch erklären sich die Abnahme der Myokardkontraktilität und die arterielle Vasodilatation. Weitere Effekte sind eine Hemmung der AV-Überleitung und eine Verlangsamung der Herzfrequenz. Die myokardiale O_2-Bilanz wird verbessert.

▪ **Anwendungsgebiete**

Koronare Herzerkrankung, wenn Nitrate oder β-Blocker nicht angezeigt sind, Hypertonie, supraventrikuläre paroxysmale Tachykardie, Vorhofflattern/Vorhofflimmern.

▪ **Dosierung**

Langsame i.v.-Injektion von bis zu 5 mg.

▪ **Nebenwirkungen**

Bradykardie, Hypotonie, AV-Blockierung, Übelkeit, Erbrechen, Obstipation.

> ❗ **Cave**
> Die gleichzeitige Anwendung von Verapamil mit einem β-Blocker ist extrem gefährlich und sollte unterlassen werden!

Nifedipin

Nifedipin (z. B. Adalat) zählt wie Verapamil zu den Kalziumantagonisten, wobei die Vasodilatation und der dadurch bedingte Blutdruckabfall im Vordergrund des Wirkprofils stehen. Im Unterschied zu Verapamil wird die Sinusaktivität nicht gedämpft, sodass reflektorisch die Herzfrequenz zunehmen kann.

▪ **Anwendungsgebiete**

Hypertensiver Notfall.

▪ **Dosierung**

Bei hypertensiver Krise Kapsel (5–10 mg) zerbeißen, evtl. Wiederholung nach 20 min. Perfusordosierung: 0,63–1,25 mg/h.

> ❗ **Cave**
> Kontraindiziert beim akuten Koronarsyndrom, ferner eher zurückhaltende Anwendung beim hypertensiven Notfall aufgrund einer möglicherweise überschießenden raschen Blutdrucksenkung und nicht auszuschließender Reflextachykardie.

▪ **Nebenwirkungen**

Tachykardie, ausgeprägter Blutdruckabfall, Auslösung einer Angina pectoris.

3.4.5 Dihydralazin

Dihydralazin (z. B. Nepresol) bewirkt überwiegend eine arterioläre Dilatation und dadurch eine Nachlastsenkung, wobei der eigentliche Wirkmechanismus unbekannt ist. Mit einem Wirkungseintritt ist nach 5–20 min zu rechnen. Da keine gute Korrelation zwischen der Höhe des Blutspiegels und dem Wirkeffekt besteht, ist die Substanz relativ schlecht steuerbar.

▪ **Anwendungsgebiete**

Mittelschwere bis schwere Hypertension, hypertensive Notfälle.

▪ **Dosierung**

6,25–12,5–25 mg i.v.
Beginn mit 2 mg/h, dann weiter nach Wirkung.

▪ **Nebenwirkungen**

Tachykardie, Flush, Kopfschmerzen, pektanginöse Beschwerden.

3.4.6 Nitroglycerin

Die Wirkung von Nitroglycerin (z. B. Trinitrosan) beruht auf der Abspaltung von Stickstoffmonoxid, wodurch es schon in niedriger Dosierung vornehmlich an den venösen Kapazitätsgefäßen zu einer Vasodilatation kommt, während erst bei höherer Dosierung auch die arteriellen Widerstandsgefäße betroffen sind. Demzufolge kommt es hauptsächlich durch ein venöses Pooling zu einer Abnahme des venösen Rückstroms und damit zu einer Vorlastsenkung. Erst bei höherer Dosierung führt die Abnahme des peripheren Gefäßwiderstands zu einer Nachlastsenkung. Beide Effekte bewirken eine Abnahme des arteriellen Blutdrucks mit unter Umständen reflektorischer Zunahme der Herzfrequenz. An den Koronarien kann Nitroglycerin Gefäßspasmen beseitigen, ohne dass ein koronares Steal-Phänomen auftritt. Bei einer länger dauernden kontinuierlichen Anwendung muss mit einer raschen Wirkungsabschwächung (Toleranz) gerechnet werden, die allerdings nach Absetzen der Substanz schnell reversibel ist.

▪ **Anwendungsgebiete**

Angina pectoris, Myokardinfarkt, akute Linksherzinsuffizienz, hypertensive Krise mit kardialer Dekompensation.

▪ **Dosierung**

0,2–10 µg/kg/min i.v.

▪ **Nebenwirkungen**

Kopfschmerzen, Blutdruckabfall, Reflextachykardie.

■ **Interaktionen**

Besonders vorsichtige Dosistitration bei Patienten, die zuvor PDE-5-Hemmer wie z. B. Sildenafil (z. B. Viagra) eingenommen haben.

3.4.7 Nitroprussidnatrium (NPN)

Ähnlich wie bei Nitroglycerin kommt es bei Nitroprussidnatrium (z. B. Nipruss) durch eine NO-Abspaltung zu einer Vasodilatation, die jedoch im Unterschied zu Nitroglycerin gleichermaßen sowohl den arteriellen als auch den venösen Gefäßschenkel betrifft. Die Blutdrucksenkung tritt unmittelbar mit Beginn der intravenösen Zufuhr ein und kann bei hypovolämischen Patienten zu ausgeprägtem Blutdruckabfall und Tachykardie führen.

■ **Anwendungsgebiete**

Akuttherapie von hypertensiven Notfällen.

■ **Dosierung**

Einschleichender Therapiebeginn mit 0,2 µg/kg/min i.v. bis zur Erhaltungsdosis von 0,2–5 µg/kg/min i.v.

■ **Nebenwirkungen**

Eine wesentliche Nebenwirkung ist die insbesondere bei höherer Dosierung und/oder begleitender Leberoder Niereninsuffizienz mögliche Zyanidintoxikation. Im Körper zerfällt Nitroprussidnatrium schnell, wobei Zyanid gebildet wird, das in der Leber durch Rhodanasen unter Verbrauch von Schwefelatomen in das weniger toxische Thiocyanat umgewandelt wird. Bei einer Überschreitung der Enzymkapazitäten kommt es zu einer Akkumulation der freien Zyanidionen. Diese hemmen die Cytochromoxidase in den Mitochondrien und blockieren somit die intrazelluläre Atmungskette, sodass trotz eines ausreichenden O_2-Angebots eine Gewebehypoxie resultieren kann. Auffallend sind die hohe zentralvenöse Sättigung und die zunehmende metabolische Azidose. Die Therapie besteht in der sofortigen intravenösen Gabe von 4-Dimethylaminophenol (4-DMAP) als Methämoglobinbildner und Natriumthiosulfat als Schwefeldonator. Eine weitere Therapieoption ist die Gabe von Hydroxycobalamin als Zyanidkomplexbildner.

Weitere mögliche Nebenwirkungen sind eine Reboundhypertension bei abruptem Absetzen der Substanz sowie eine Verschlechterung der Oxygenierung durch Zunahme des intrapulmonalen Rechts-Links-Shunts (► Kap. 62).

■ **Interaktionen**

Besonders vorsichtige Dosistitration bei Patienten, die zuvor PDE-5-Hemmer eingenommen haben wie z. B. Sildenafil (z. B. Viagra).

3.4.8 Urapidil

Der α_1-Adrenozeptor-Antagonist Urapidil (z. B. Ebrantil) ist ein Vasodilatator mit zwei unterschiedlichen Angriffspunkten. Die postsynaptische Blockade peripherer α_1-Rezeptoren führt zu einer Reduktion des peripheren Gefäßwiderstands und damit zur Vasodilatation. Die zusätzliche Stimulation zentraler 5-Hydroxytryptamin $(5\text{-HT})_{1A}$-Rezeptoren (5-Hydroxytryptamin = Serotonin) mit Abnahme des Sympathikotonus verhindert dabei das Auftreten einer Reflextachykardie. Von Vorteil ist, dass Urapidil im Unterschied zu Nitroglycerin und Nitroprussidnatrium die zerebrale Autoregulation nicht beeinträchtigt und damit nicht zu einer Zunahme des intrakraniellen Drucks führt.

■ **Anwendungsgebiete**

Hypertension, hypertensive Notfälle.

■ **Dosierung**

Bolus: Initial langsam 10 mg i.v., bei Bedarf wiederholt. Beginn mit 10–20 mg/h, dann weiter nach Wirkung.

■ **Nebenwirkungen**

Übelkeit, Schwindel, Kopfschmerzen.

Fallbeispiel 2

Der Stationsarzt wird zu einem Patienten gerufen, der plötzlich über starke Kopfschmerzen, Übelkeit und Sehstörungen (»es ist alles so verschwommen«) klagt. Die Krankenschwester hat einen Blutdruck von 240/130 mmHg gemessen. Der Arzt muss nun, um weitere Organschädigungen zu vermeiden, zügig, aber keinesfalls überschießend den Blutdruck senken. Dazu verabreicht er zunächst 2 Hübe Nitroglycerin, woraufhin der Blutdruck auf 190/110 mmHg absinkt. Über die zwischenzeitlich angelegte intravenöse Verweilkanüle werden anschließend zweimal 10 mg Urapidil appliziert. In der Folge pendelt sich der Blutdruck langsam bei Werten um 160/100 mmHg ein und die eingangs geschilderte Beschwerdesymptomatik ist rückläufig.

Literatur

Bangash MN, Kong ML, Pearse RM (2012) Use of inotropes and vasopressor agents in critically ill patients. Br J Pharmacol 165: 2015–2033

De Backer D, Aldecoa C, Njimi H, Vincent JL (2012) Dopamine versus norepinephrine in the treatment of septic shock: a meta-analysis. Crit Care Med 40: 725–730

Landoni G, Biondi-Zoccai G, Greco M et al (2012) Effects of levosimendan on mortality and hospitalization. A meta-analysis of randomized controlled studies. Crit Care Med 40: 634–646

Polito A, Parisini E, Ricci Z, Picardo S, Annane D (2012) Vasopressin for treatment of vasodilatory shock: an ESICM systematic review and meta-analysis. Intensive Care Med 38: 9–19

Rodriguez MA, Kumar SK, De Caro M (2010) Hypertensive Crisis. Cardiol Rev 18: 102–107

Tacon CL, McCaffrey J, Delaney A (2012) Dobutamine for patients with severe heart failure: a systematic review and meta-analysis of randomised controlled trials. Intensive Care Med 38: 359–367

Internetlinks

www.hochdruckliga.de: Ausführliche Darstellung der Hypertoniebehandlung aus Sicht der Deutschen Hochdruckliga e.v.

Bluttransfusion

Sebastian Turinsky, Claus Steuernagel

Fallbeispiel Teil 1

Bei einem 58-jährigen Patienten mit einem Hb-Wert von 6,5 g/dl, der nach operativer Ausschaltung eines Bauchaortenaneurysmas auf der Intensivstation unerwartet nachblutet, soll eine Bluttransfusion durchgeführt werden. Wenige Minuten nach der Anforderung aus der Blutbank treffen die bestellten Erythrozytenkonzentrate ein – es sind Erythrozytenkonzentrate der Blutgruppe A. Sie sind eindeutig auf den Namen des Patienten ausgezeichnet, die Identität des Patienten wird erneut überprüft. Der durchgeführte Bedside-Test zeigt aber die Blutgruppe B! Was muss der Intensivarzt nun tun?

Die Gabe von Blut wurde erstmals erfolgreich im 17. Jahrhundert durchgeführt und zählt damit zu den ältesten medizinischen Therapiemaßnahmen. Bedingt durch ihren häufig lebensrettenden Effekt wurden Bluttransfusionen über einen langen Zeitraum sehr großzügig gehandhabt. Erst durch das Auftreten verschiedener unerwünschter Reaktionen und Nebenwirkungen rückte die Transfusion zunehmend in den Fokus wissenschaftlicher Studien und wurde in den letzten Jahren wie kaum ein anderes Thema der Intensivmedizin kritisch diskutiert. Hervorzuheben ist v. a. die Untersuchung von Hebert et al. zur Anämie bei Intensivpatienten, in der gezeigt werden konnte, dass Patienten durch eine restriktive Transfusionstherapie (Transfusion ab einem Hämoglobinwert <7 g/dl, Zielwert 9 g/dl) gegenüber Patienten, bei denen eine großzügigere Transfusionsstrategie angewendet wurde (Transfusion ab einem Hämoglobinwert <10 g/dl, Zielwert 12 g/dl), keinen Nachteil haben.

Auch die zunehmende Verknappung an Blutprodukten wegen eines Mangels an potenziellen Spendern und einer Stagnation der Spendebereitschaft sowie steigende Herstellungspreise spielen eine weitere wesentliche Rolle bei der Indikationsstellung zur Bluttransfusion. Vor diesem Hintergrund stellen die 2008 erschienenen Querschnittsleitlinien sowie die 2010 erschienenen Richtlinien zur Gewinnung von Blut und Blutbestandteilen und zur Anwendung von Blutprodukten (Hämotherapie) der Bundesärztekammer eine wesentliche Unterstützung für den transfundierenden Intensivmediziner dar.

4.1   Erythrozytenkonzentrate

Erythrozytenkonzentrate (EK) werden aus frischem Vollblut einer Einzelspende gewonnen. Durch Zentrifugation und Filtration des Vollbluts werden die Erythrozyten abgetrennt. Es bleiben Leukozyten und Thrombozyten (sog. »buffy coat«) sowie zellfreies Plasma übrig.

> ❯ **Allogene EK (»Fremdblut«) sind in Deutschland nur nach Entfernung der Leukozyten als sog. leukozytendepletierte EK zugelassen, um eine Übertragung zellständiger Viren und eine Immunisierung gegen Leukozytenantigene zu verhindern.**

500 ml Vollblut ergeben ca. 220–330 ml EK mit einem Hämatokrit zwischen 50 und 75%, entsprechend einem Hämoglobingehalt zwischen 17 und 25 g/dl, und 250 ml Frischplasma. Durch Zugabe von Stabilisatoren und additiver Lösung werden der Energiehaushalt und die Stabilität der EK verbessert, sodass sie unter optimalen Umständen (erschütterungsfreier Kühlschrank mit kontinuierlicher Temperaturüberwachung +4°C ± 2°C) bis zu 49 Tage gelagert werden können. Ein »einfaches« leukozytendepletiertes EK kostet ca. 85 €, bei bestimmten Blutgruppe wie 0 Rh-negativ kommt noch ein Zuschlag von 10–20 € hinzu. Neben den am meisten verwendeten leukozytendepletierten EK stehen folgende besondere Zubereitungen zur Verfügung:

Gewaschene Erythrozytenkonzentrate Diese können dann transfundiert werden, wenn trotz Leukozytendepletion eine Unverträglichkeitsreaktion beim Empfänger aufgetreten ist. Ein leukozytendepletiertes EK wird unmittelbar vor der Transfusion gewaschen und muss dann innerhalb von 6 h ohne weitere Lagerung transfundiert werden. Seit der generellen Einführung von leukozytendepletierten EK gibt es nur noch wenige Indikationen für gewaschene EK.

Bestrahlte Erythrozytenkonzentrate In bestimmten Situationen (z. B. bei immunsupprimierten Patienten) wird eine zusätzliche Bestrahlung des EK vorgenommen, um alle lebenden DNA-haltigen Zellen, insbesondere die restlichen Leukozyten, abzutöten. Durch die Bestrahlung wird die Übertragung immunkompetenter Zellen des Spenders auf den Empfänger verhindert und damit das Risiko einer Graft-vs.-Host-Reaktion gesenkt.

Kryokonservierte Erythrozytenkonzentrate Sie werden bei unter –80°C gelagert und erst kurz vor der Transfusion aufgetaut, gewaschen und resuspendiert. Indikationen für kryokonservierte EK sind sehr seltene Blutgruppen und komplexe Antikörpermuster.

> ❯ **Als ganz grobe Regel gilt: Durch Transfusion von 1 EK wird die Hämoglobinkonzentration um etwa 1 g/dl (entspricht ca. 3% Hämatokrit) angehoben.**

4.1.1 Leitlinienempfehlungen zur Gabe von Erythrozytenkonzentraten

Die Indikationsstellung zur Transfusion von EK ist nicht nur von der aktuellen Hämoglobinkonzentration abhängig. Auch die Fähigkeit des Patienten, den durch die Anämie verminderten O_2-Gehalt zu kompensieren, das Vorhandensein kardiovaskulärer Risikofaktoren, welche die Kompensationsfähigkeit bei akuter Anämie limitieren, und das Vorliegen klinischer Hinweise auf eine manifeste anämisch bedingte Störung der O_2-Versorgung sind in die Transfusionsentscheidung mit einzubeziehen. Zudem gilt es, vor der Gabe von Blutprodukten die Ursache für die Anämie zu klären und ggf. eine kausale Therapie, z. B. eine operative Blutstillung, einzuleiten. Weiterhin sind die Dauer der Anämie (akut oder chronisch) und der intravasale Volumenstatus (Maskierung eines Erythrozytenmangels bei Hypovolämie) zu erheben.

▪▪ Repetitorium Physiologie

Die O_2-Versorgung der Zellen wird – außer durch den Hämoglobinwert – im Wesentlichen durch Herzzeitvolumen und O_2-Sättigung bestimmt. Durch eine Zunahme der O_2-Extraktion aus dem Blut und/oder einen Anstieg des Herzzeitvolumens kann bei Normovolämie ein Blutverlust bis zu einer Hämoglobinkonzentration von etwa 6 g/dl toleriert werden. Liegen allerdings Risikofaktoren wie Herzinsuffizienz, koronare Herzerkrankung oder zerebrale Durchblutungsstörungen vor, können diese Kompensationsmöglichkeiten eingeschränkt sein.

Als weiterer physiologischer Kompensationsmechanismus hat der Organismus die Möglichkeit, über eine regionale Stimulation von α_1-Rezeptoren die lokale Durchblutung durch Vasokonstriktion in den »Schockorganen« Leber, Niere und Darm zugunsten einer Durchblutung von Herz und ZNS umzuverteilen.

4.1.2 Physiologische Transfusionstrigger

Klinische Symptome, die bei Normovolämie und laborchemisch gesicherter Anämie auf eine anämische Hypoxie hinweisen können, werden als physiologische Transfusionstrigger bezeichnet. Hierzu gehören :
- kardiopulmonale Symptome wie Tachykardie, Hypotension und Dyspnoe,
- ischämietypische Veränderungen im EKG, z. B. neu aufgetretene ST-Streckensenkungen oder -hebungen oder neu aufgetretene Herzrhythmusstörungen,

- neu aufgetretene, echokardiographisch darstellbare regionale myokardiale Kontraktionsstörungen,
- gemischtvenöse (pulmonalarterielle) sO_2 <50%,
- zentralvenöse sO_2 <60%,
- Laktatazidose mit pH <7,35 und Laktat >2 mmol/l.

Unter Berücksichtigung dieser Parameter wird die Transfusion von EK bei **akuter Anämie** wie folgt empfohlen (◘ Tab. 4.1):

Im Falle einer **massiven, nicht zu stillenden Blutung** ist eine Hämoglobinkonzentration im Bereich von 10 g/dl (Hämatokrit 30%) anzustreben, da Erythrozyten den Thrombozytenaktivator ADP freisetzen, die Thrombozyten in die Nähe der Gefäßwand abdrängen und dadurch einen günstigen Effekt auf die primäre Hämostase haben.

Bei Vorliegen einer **chronischen Anämie**, z. B. im Rahmen eines Tumorleidens oder einer Nierenerkrankung, kommt es langfristig zu Adaptationsvorgängen, die zu einer Sicherung der O_2-Versorgung führen. Dennoch kann die Anämie den Verlauf einer Erkrankung negativ beeinflussen und führt zu keiner besseren Toleranz bei weiteren Hämoglobinabfällen. Patienten mit einer chronischen Anämie sollten daher bei einer Hämoglobinkonzentration unter 7–8 g/dl (Hämatokrit <21–24%) transfundiert werden (Evidenzgrad 1 C), sofern andere Maßnahmen wie Eisensubstitution oder Gabe von Erythropoetin versagen.

4.1.3 Alternativen zur allogenen Erythrozytentransfusion

Sowohl der zunehmende Mangel an Blutprodukten als auch diverse andere Umstände wie die Ablehnung durch den Patienten oder eine verzögerte Verfügbarkeit von Blutprodukten im Notfall machen es erforderlich, Alternativen zur Transfusion von Fremdblut zu kennen.

So kann in akut lebensbedrohlichen Situationen, z. B. bei schwerer Blutungsanämie, durch Beatmung mit einer FiO_2 = 1,0 eine Zunahme des physikalisch im Blut gelösten Sauerstoffs erreicht werden, die etwa dem Effekt der Transfusion von 1–2 EK entspricht.

Bei der Anwendung von intravenösen Eisenpräparaten wie Eisencarboxymaltose (z. B. Ferinject) oder Eisensucrose (z. B. Venofer) handelt es sich um Therapieoptionen, die schnell wirken, mit geringem Risiko verbunden sind und nicht nur bei Patienten mit nachgewiesenem Eisenmangel zu einer Anhebung des Hämoglobinwerts und somit einer Reduktion von Transfusionen führen.

◨ Tab. 4.1 Transfusionsempfehlung bei akuter Anämie

Hb-Bereich	Kompensationsfähigkeit bzw. Risikofaktoren	Transfusion	Evidenzgrad[c]
≤6 g/dl (≤3,7 mmol/l)	–	ja[a]	1 C+ [c]
> 6–8 g/dl (>3,7–5,0 mmol/l)	Kompensation adäquat, keine Risikofaktoren	nein	1 C+[c]
	Kompensation eingeschränkt, Risikofaktoren vorhanden, z. B. KHK, Herzinsuffizienz, zerebrovaskuläre Insuffizienz	ja	1 C+[c]
	Hinweise auf anämische Hypoxie (physiologische Transfusionstrigger), z. B. Tachykardie, Hypotension, EKG-Ischämie, Laktatazidose	ja	1 C+[c]
8–10 g/dl (5,0–6,2 mmol/l)	Hinweis auf anämische Hypoxie (physiologische Transfusionstrigger), z. B. Tachykardie, Hypotension, EKG-Ischämie, Laktatazidose	ja	2 C[c]
>10 g/dl (≥6,2 mmol/l)	–	nein[b]	1 A[c]

[a] Im Einzelfall können bei adäquater Kompensation und ohne Risikofaktoren niedrigere Hb-Werte ohne Transfusion toleriert werden.
[b] Im Einzelfall kann eine Transfusion auf Hb-Werte > 10 g/dl indiziert sein.
[c] Evidenzgrad: 1 A starke Empfehlung, die für die meisten Patienten gilt; 1 C+ starke Empfehlung, die für die meisten Patienten gilt; 2 C sehr schwache Empfehlung, abhängig vom individuellen Patienten kann ein anderes Vorgehen angezeigt sein.

Bei operativen Eingriffen mit erwartet größeren Blutverlusten (Richtwert >1 l) kann kurzfristig eine maschinelle Autotransfusion (MAT, engl. »cell salvage«) durchgeführt werden. Zahlreiche Untersuchungen konnten zeigen, dass die MAT insbesondere im Bereich der Herz-, Gefäß- und orthopädischen Chirurgie eine sichere und wirksame Alternative zur allogenen Transfusion darstellt. Möglicherweise ist es zukünftig möglich, durch Anwendung spezieller Filter die MAT auch bei onkologischen oder septischen Eingriffen einzusetzen.

4.2   Thrombozytenkonzentrate

Thrombozytenkonzentrate (TK) werden entweder aus frischem Vollblut oder durch Thrombozytenapherese hergestellt. Als Apherese (genauer Hämapherese) wird ein Verfahren bezeichnet, bei dem den Spendern nur einzelne Blutkomponenten entnommen werden und die nicht benötigten Blutbestandteile sofort wieder retransfundiert werden. Man unterscheidet daher zwischen zwei verschiedenen TK-Arten:

- Das **gepoolte Thrombozytenkonzentrat** (Pool-TK) wird aus dem Vollblut von 4–6 Spendern gleicher Blutgruppe gewonnen. Es enthält in 250–330 ml Plasma etwa 240 bis 360×10^9 Thrombozyten und kostet etwa 300 €.
- Das **Apheresethrombozytenkonzentrat** wird durch Thrombozytenapherese eines Einzelspenders gewonnen und enthält ca. 200 bis 400×10^9 Thrombozyten in 200–300 ml Plasma; die Kosten liegen bei ca. 550 €.

Beide Präparate weisen zudem eine geringe Anzahl an Leukozyten und Erythrozyten auf. Die Lagerung von TK erfolgt in speziellen, gasdurchlässigen Kunststoffbeuteln bei +22°C ± 2°C. Das Entscheidende bei der Lagerung ist eine kontinuierliche, gleichförmige Bewegung, die bis zur endgültigen Transfusion, also auch auf jedem Transport, weiterzuführen ist. TK können unter diesen Bedingungen bis zu 5 Tage gelagert werden, sollten aber möglichst schnell nach Eintreffen aus der Blutbank transfundiert werden.

> ❯ Thrombozytenkonzentrate müssen bei Raumtemperatur gelagert und möglichst kontinuierlich hin und her bewegt werden. Keinesfalls dürfen TK im Kühlschrank gelagert werden!

▣ **Tab. 4.2** Blutungssymptomatik nach WHO-Klassifikation	
WHO-Grad	**Symptomatik**
Grad 1	kleinere Hämatome, Petechien, Zahnfleischbluten
Grad 2	kleinere Blutungen, die keine Transfusion von EKs erfordern
Grad 3	transfusionsbedürftige Blutungen
Grad 4	organ- oder lebensbedrohliche Blutungen

4.2.1 Leitlinienempfehlungen zur Gabe von Thrombozytenkonzentraten

Eine Transfusion von Thrombozyten kann sowohl **therapeutisch** bei aktiver Blutung als auch **prophylaktisch** bei deutlich erhöhtem Blutungsrisiko infolge einer Thrombozytopenie oder Thrombozytopathie erfolgen. Die Indikationsstellung zur TK-Gabe ist nicht nur von der aktuellen Thrombozytenzahl und der Thrombozytenfunktion abhängig, sondern auch von der klinischen Symptomatik (▣ Tab. 4.2), der Ursache der Thrombozytopenie sowie dem voraussichtlichen Verlauf, also dem individuellen Blutungsrisiko.

Bei einer akuten Gefährdung des Patienten durch einen massiven Blutverlust oder eine ungünstige Lokalisation der Blutung, z. B. intrakraniell, wird die Transfusion von TK bei einem Unterschreiten von 100.000 Thrombozyten/µl empfohlen. Liegt eine Blutung nach WHO-Grad 3 vor, sollte unabhängig von der Genese der Blutung ein Thrombozytenwert von 100.000/µl angestrebt werden (▣ Tab. 4.3), während bei nichttransfusionspflichtigen Blutungen keine Indikation zur Gabe von Thrombozyten besteht.

Im Falle eines invasiven diagnostischen Verfahrens oder eines operativen Eingriffs ist die Indikation

zur prophylaktischen Thrombozytentransfusion in Zusammenschau mit dem individuellen Blutungsrisiko des Patienten und dem Ausmaß der Traumatisierung, also kleiner oder großer Eingriff, zu entscheiden. Gemäß den Leitlinien der Bundesärztekammer ergeben sich folgende Empfehlungen zur prophylaktischen Gabe von TK (▣ Tab. 4.4).

Neben der Entscheidung für oder gegen eine TK-Transfusion sollte auch immer eine gezielte Blutungsanamnese erhoben und die Ursache für die Thrombozytopenie oder Thrombozytenfunktionsstörung ermittelt werden.

Als Auslöser einer **Thrombozytopenie** kommen folgende Ursachen in Betracht:
- schwere Erkrankungen, z. B. Sepsis, disseminierte intravasale Gerinnung, thrombotisch-thrombozytopenische Purpura, HELLP-Syndrom,
- Medikamente, z. B. Paracetamol, Heparin, Chinidin, Rifampicin, Trimethoprim-Sulfamethoxazol u. a.

Eine **Thrombozytopathie** wird meist durch eine medikamentöse Ursache hervorgerufen. Zu den auslösenden Medikamenten zählen im Wesentlichen:
- Thrombozytenaggregationshemmer: Acetylsalicylsäure (z. B. Aspirin), Clopidogrel (z. B. Plavix, Iscover), Prasugrel (z. B. Efient), Ticlopidin (z. B. Tiklyd), Dipyridamol (z. B. Aggrenox),
- einige nichtsteroidale Antirheumatika,
- Antibiotika: Penicillin, Cephalosporine,
- Antithrombotika: Heparin, Alteplase,
- trizyklische Antidepressiva, Phenothiazine, Valproinsäure, Serotonin-Aufnahme-Hemmer,
- Herz-Kreislauf-Medikamente: Kalziumantagonisten, Nitroglycerin, Nitroprussid und auch
- kolloidale Infusionslösungen können bei hoher Dosierung zu einer gewissen Thrombozytopathie führen, wobei dieser Effekt bei den neueren HES-Präparaten (6%, Molekulargewicht 130.000, Substitutionsgrad 0,4, z. B. Volulyte, Venofundin) nur noch gering ausgeprägt sein soll.

4.3 Gefrorenes Frischplasma

Gefrorenes Frischplasma (GFP) wird auch als »fresh frozen plasma« (FFP) bezeichnet. GFP wird wie ein Erythrozytenkonzentrat aus einer Einzelspende gewonnen – entweder aus Vollblut nach Zentrifugation und Entfernung der zellulären Bestandteile (ergibt ca. 270 ml Vollblut-GFP) oder mittels Apherese, dann können etwa 600–900 ml Apherese-GFP gewonnen werden. Je nach Herstellungsmethode enthält GFP ge-

▣ **Tab. 4.3** Gabe von TK bei akuten Blutungen	
Transfusionsbedürftige Blutung	**Evidenzgrad**
Bei massiven und bedrohlichen Blutungen zur Prophylaxe einer Verlustkoagulopathie bei <100.000 Thrombozyten/µl	2 C
Bei transfusionspflichtigen Blutungen bei <100.000 Thrombozyten/µl	2 C

◾ **Tab. 4.4** Prophylaktische Gabe von TK bei diagnostischen bzw. therapeutischen Maßnahmen	
Maßnahmen	**Evidenzgrad**
Diagnostische Maßnahmen	
Vor gastrointestinaler Endoskopie mit geplanter Biopsieentnahme bei Thrombozytenzahlen <20.000/µl	1 C
Vor Bronchoskopie und Thrombozytenzahlen <20.000/µl	1 C
Vor Angiographie, einschließlich Koronarangiographie (Ausnahme: akutes thrombotisches Ereignis) bei einer Thrombozytenzahl ≤20.000/µl	2 C
Vor Anlage eines zentralvenösen Katheters bei Blutungsneigung und Thrombozytenzahlen <20.000/µl	2 C
Prophylaktisch vor Durchführung einer Epiduralanästhesie bei einer Thrombozytengrenzwert <80.000/µl	1 C
Prophylaktisch vor Durchführung einer Spinalanästhesie bei einer Thrombozytengrenzwert <50.000/µl	1 C
Chirurgische Eingriffe	
Ohne zusätzliche Blutungsrisiken vor größeren Eingriffen ab einer Thrombozytenzahl <50.000/µl	1 C
Vor kleineren operativen Eingriffen bei vorbestehender thrombozytärer Blutungssymptomatik oder bei Thrombozytenzahlen ≤20.000/µl	2 C
Vor größeren operativen Eingriffen und Eingriffen mit hohem Blutungsrisiko unmittelbar präoperativ bei Thrombozytenzahlen <50.000/µl	2 C
Vor operativen Eingriffen mit sehr hohem Blutungsrisiko unmittelbar präoperativ bei Thrombozytenzahlen von <70.000/µl bis 100.000/µl	1 C
In der Kardiochirurgie bei verstärkten postoperativen Blutungen oder bei Unterschreiten einer Thrombozytenzahl <20.000/µl	2 C

ringe Mengen an Leukozyten und Thrombozyten. Durch die anschließende Schockgefrierung innerhalb von 6 h auf mindestens –30°C bleibt die Aktivität der labilen Gerinnungsfaktoren erhalten, und das GFP wird – je nach Lagerungstemperatur – für 1–2 Jahre haltbar gemacht.

Die Plasmaspiegel der Gerinnungsfaktoren und Inhibitoren der Hämostase variieren sehr stark, besonders für Faktor VIII und Fibrinogen. Die Aktivität der Gerinnungsfaktoren V, VIII, IX und XI ist beim Apherese-GFP deutlich höher als beim Vollblut-GFP, die durchschnittliche Aktivität liegt bei 100 IE pro 100 ml, also 1 IE pro 1 ml GFP. Nach viermonatiger Lagerung muss eine serologische Untersuchung des GFP-Spenders auf spezifische Virusmarker (HIV, HBV, HCV) erfolgen, in dieser Zeit befindet sich das GFP in »Quarantänelagerung«. Erst wenn die serologischen Untersuchungen negativ verlaufen sind, kann das GFP verwendet werden. Einmal aufgetaute GFP müssen innerhalb von 6 h transfundiert werden. 250 ml GFP kosten etwa 50 €.

Gefriergetrocknetes Plasma (z. B. LyoPlas N – w) Plasma aus einer Einzelspende kann auch zu Pulver gefriergetrocknet und dann gekühlt oder bei Raumtemperatur (Temperaturbereich +2°C bis +25°C) gelagert werden. Es gelten die gleichen Anwendungsgebiete wie für konventionelles GFP. Bei Bedarf wird das Plasmapulver mit Wasser für Injektionszwecke innerhalb weniger Minuten aufgelöst und steht dann rasch zur Verfügung. Vorteilhaft ist die einfache Lagerung. Allerdings ist das Verfahren etwas aufwändiger, sodass 1 Flasche gefriergetrocknetes Plasma etwa 30 € mehr kostet als 1 konventionelles GFP. Ansonsten unterscheidet sich die Anwendung von gefriergetrocknetem Plasma nicht von der »normalen« GFP-Gabe.

❯ **Da das gefriergetrocknete Plasma in Glasflaschen geliefert und aufgelöst wird, benötigt man zur Transfusion ein belüftbares Transfusionsbesteck mit einem 170–230 µm Standardfilter.**

4.3.1 Leitlinienempfehlungen zur Gabe von gefrorenem Frischplasma

Die Indikation für eine Therapie mit GFP ist sehr beschränkt. Eine Transfusion von Plasma sollte gemäß den aktuellen Leitlinienempfehlungen nur dann erfolgen, wenn aufgrund einer Verlust- und Verdünnungskoagulopathie bei drohenden oder manifesten schweren Blutungen die Aktivität der Gerinnungsfaktoren und Inhibitoren angehoben werden muss. Liegt eine akute Blutung mit Quickwert <50% oder aPTT >45 s und/oder Fibrinogenspiegel <1 g/l vor, sollte Plasma in einer Dosierung von 15–20 ml/kg Körpergewicht rasch transfundiert werden, möglichst 30–50 ml/min (Evidenzgrad 1 C). Dieses Vorgehen ist der schematischen Gabe von einer Einheit GFP auf 1–3 EK vorzuziehen.

Eine geringere Dosis unter 600 ml (2–3 Einheiten) ist bei Erwachsenen unzureichend. Zur Behandlung angeborener Koagulopathien und zur Aufhebung des Effekts oraler Antikoagulanzien oder eines schweren Vitamin-K-Mangels sind andere Plasmaderivate deutlich besser geeignet, z. B. Gerinnungsfaktor- und/oder Prothrombinkomplexkonzentrate.

Keine Indikationen für die Therapie mit Plasma sind
- primärer Volumenersatz beim sonst gesunden Patienten
- parenterale Ernährung
- Substitution von Immunglobulinen
- Mangelzuständen von Gerinnungsfaktoren und Inhibitoren, die mit Konzentraten wirksamer und verträglicher behandelt werden können, z. B. Hämophilie A und B, schwere kumarininduzierte Blutung mit Ausnahme von Notfällen bei fehlender rechtzeitiger Ver-

▼

fügbarkeit von Konzentraten oder bei Kontraindikationen gegen bestimmte Konzentrate
- Hämostasestörungen, die mit Plasma grundsätzlich nicht wirksam behandelt werden können, wie Thrombozytopenie, Thrombozytopathie oder Hyperfibrinolyse

4.4 Plasmapräparate

Neben den bereits genannten Blutprodukten stehen uns eine Reihe von Plasmapräparaten zur Therapie von Blutgerinnungsstörungen und Immundefekterkrankungen zur Verfügung, die nachfolgend im »SMS-Format« vorgestellt werden.

4.4.1 Faktor-VIII-/von-Willebrand-Faktor-Konzentrate

Was? Faktorenkonzentrate, die entweder aus großen Plasmapools oder gentechnisch hergestellt werden, z. B. Haemate P, Haemoctin SDH.

Wann? Die Indikation für Faktor-VIII-/von-Willebrand-Faktor-Konzentrate besteht zur Prophylaxe und Therapie von Blutungen bei Patienten mit von-Willebrand-Syndrom (Typ 2b), bei denen eine Behandlung mit Desmopressin entweder nicht wirksam oder kontraindiziert ist, sowie bei Patienten, die an einer Hämophilie A erkrankt sind. Darüber hinaus kommen Faktor-VIII-/von-Willebrand-Faktor-Konzentrate im Rahmen der Therapie eines erworbenen Faktor-VIII-Mangels und bei Patienten mit Antikörpern gegen Faktor VIII zur Anwendung.

Wie? Die Dosierung der Faktorenkonzentrate ist abhängig vom Blutungstyp und von der Ausprägung des Faktorenmangels. Während bei kleineren Hautblutungen die mittlere Dosierung zwischen 15–30 IE/kg Körpergewicht liegt, sind bei lebensbedrohlichen Blutungen etwa 50–80 IE/kg erforderlich.

 1 IE/kg Körpergewicht erhöht die Plasmaaktivität des Faktors um etwa 1–2%.

4.4.2 Fibrinogen

Was? Neben seiner Funktion als Substrat für die Fibrinbildung ist Fibrinogen das Verbindungsmolekül für die Thrombozytenaggregation. Fibrinogen ist z. B. unter der Bezeichnung Haemocomplettan oder Beriplast im Handel.

Wann? Die Gabe von Fibrinogen erfolgt zur Behandlung oder Verhütung hämorrhagischer Diathesen bei angeborenem Fibrinogenmangel, aber auch im Falle eines erworbenen Mangels infolge einer Synthesestörung bei Leberschäden, z. B. Leberzirrhose, bei gesteigertem Verbrauch und erhöhtem Verlust. Krankheiten, die häufiger mit einem erworbenen Fibrinogenmangel einhergehen, sind z. B. geburtshilfliche Komplikationen, akute Leukämien, Verbrennungen und Verletzungen mit Schockzuständen und massivem Blutverlust. Darüber hinaus kann eine Hypofibrinogenämie auch als isolierte Gerinnungsstörung bei operativen Eingriffen an Prostata, Herz, Lunge, Pankreas oder Uterus auftreten. Eine spontane Blutungsneigung besteht ab einer Fibrinogenkonzentration von <100 mg/dl (entspricht <1 g/l), bei akuten Blutungen sogar bei <150 mg/dl (entspricht <1,5 g/l).

Wie? Die mittlere Dosierung im Falle eines erworbenen Mangels liegt bei erwachsenen Patienten bei 3–5 g.

> ❯ **Erforderliche Fibrinogendosis (g) = erwünschter Anstieg (g/l) × Plasmavolumen (l), wobei das Plasmavolumen mit etwa 40 ml/kg Körpergewicht berechnet werden kann.**

4.4.3   PPSB

Was? Bei PPSB handelt es sich um Faktorenkonzentrat, das v. a. die Proenzyme der Faktoren des Prothrombinkomplexes (Gerinnungsfaktoren II, VII, IX und X) enthält. PPSB ist z. B. unter der Bezeichnung Beriplex oder Cofact im Handel. Geläufige Packungsgrößen enthalten 200, 250, 300, 500 oder 600 IE, jeweils bezogen auf den Faktor-IX-Gehalt.

Wann? Außer bei angeborenen Mangelzuständen wird PPSB v. a. bei Überdosierung mit oralen Vitamin-K-Antagonisten, bei schweren Lebererkrankungen sowie Vitamin-K-Mangelzuständen mit lebensbedrohlicher Blutung angewandt.

Wie? Die Dosierung erfolgt durch die Berechnung der Differenz Quickwert vor Behandlungsbeginn und Ziel-Quickwert (in %) multipliziert mit dem Körpergewicht in kg.

> **Praxistipp**
>
> PPSB-Dosierungsbeispiel: Ausgangsquickwert 25%, Zielquickwert 70%, Körpergewicht 75 kg. In diesem Fall müssen (70–25) × 75 IE PPSB gegeben werden, also 45 × 75 = 3375 IE PPSB.

Die maximale Dosis von 5.000 IE sollte nicht überschritten werden.

Besonderheit Die meisten PPSB-Präparate enthalten Heparin. Daher sind diese Präparate bei heparininduzierter Thrombozytopenie Typ II kontraindiziert. Das PPSB-Präparat Cofact gilt als heparinfrei.

4.4.4   **Faktor-XIII-Konzentrat**

Was? Faktor XIII führt nach Aktivierung durch Thrombin zu einer Stabilisierung des Fibrins und zur Gerinnselbildung und wird daher auch als fibrinstabilisierender Faktor bezeichnet. Faktor XIII ist z. B. unter der Bezeichnung Fibrogammin oder Beriplast erhältlich.

Wann? Eine Therapie mit Faktor-XIII-Konzentrat erfolgt bei einer durch einen kongenitalen oder erworbenen Faktor-XIII-Mangel hervorgerufenen hämorrhagischen Diathese oder Blutung.

Wie? Die Dosierung von Faktor-XIII-Konzentrat erfolgt mit 10 Einheiten pro kg Körpergewicht ca. einmal im Monat zur Prophylaxe und mit bis zu 20 Einheiten pro kg Körpergewicht täglich zu Therapie hämorrhagischer Diathesen bei Faktor-XIII-Mangel.

4.4.5   **Antithrombin**

Was? Neben seiner Funktion als wichtigster Inhibitor des Thrombins und des Faktors Xa hemmt Antithrombin (früheres Synonym: Antithrombin III, Heparinkofaktor) auch die Faktoren IX, XI, XII und VIIa. Außerdem besitzt Antithrombin auch entzündungshemmende Eigenschaften. Antithrombin ist z. B. unter der Bezeichnung AT III oder Kybernin im Handel. Eine geläufige Packungsgröße enthält 500 IE.

Wann? Die Anwendung erfolgt bei angeborenem oder erworbenem Antithrombinmangel mit relevant erhöhtem Thromboserisiko. Insgesamt wird die Indikation zur Antithrombingabe in der Intensivmedizin heute sehr zurückhaltend gestellt, am ehesten noch bei einer sicher nachgewiesenen DIC mit Antithrombinmangel. Schwere Sepsis oder erniedrigte Laborwerte sind per se keine Indikation zur Antithrombingabe!

Wie? Eine Einheit Antithrombin pro kg Körpergewicht erhöht die Antithrombinaktivität um 1–2%. Wird die Indikation zur Substitution gestellt, sollte eine Plasmaaktivität von >70% erzielt werden.

> ❯ **Durch Gabe von Antithrombin kann die Wirkung von Heparin so verstärkt werden, dass ein erhöhtes Blutungsrisiko besteht.**

4.5 Ablauf einer Bluttransfusion

Die Hälfte aller schweren Transfusionszwischenfälle beruht auf der Verwechslung der Blutkonserve oder des Patienten. Der Transfusionsvorgang ist daher von der Kreuzblutbestimmung über die Aufklärung des Patienten und den Bedside-Test bis zum Anhängen der Blutkonserve eine dem Arzt vorbehaltene Tätigkeit, die unter Anwendung größter Sorgfalt durchgeführt werden muss (§ 15 Transfusionsgesetz vom 01.07. 1998).

Das empfohlene Vorgehen bei der Transfusion von Blutprodukten ist in der folgenden Aufzählung dargestellt.

- **Vorgehen bei der Transfusion von Blutprodukten**

1. Prüfung des vorliegenden Blutprodukts und des zu transfundierenden Patienten
    - Stimmen Name, Vorname und Geburtsdatum mit den Personalien des Patienten überein?
    - Ist die Nummer des Blutprodukts mit der Nummer auf dem Begleitschein identisch?
    - Ist die Blutgruppe des Präparats mit der des Patienten kompatibel? Hierzu Blutgruppenschein und Konservenbegleitschein vergleichen.
    - Ist das Verfallsdatum des Präparats noch nicht überschritten und die Verträglichkeitsprobe gültig?
    - Dann optische Prüfung des Blutbehältnisses auf Beschädigungen, Koagelbildung oder Verfärbungen.
2. Durchführung einer AB0-Kurzbestimmung des Empfängers (Bedside-Test)
    - Unmittelbar vor der Transfusion muss immer ein Bedside-Test durchgeführt werden. Die

Durchführung muss unmittelbar am Intensivbett erfolgen und keinesfalls im Stationszimmer oder auf dem Flur – schließlich heißt der Test »Bedside-Test«!
- Die Blutgruppe des Patienten auf der AB0-Karte und die auf der Blutkonserve angegebene Blutgruppe müssen übereinstimmen!
- Ergebnis des Bedside-Tests schriftlich dokumentieren.
- Bei Unstimmigkeiten umgehend Labor bzw. Blutbank benachrichtigen.
- Hat ein Arzt einen Bedside-Test des Patienten durchgeführt, dann kann er diesen Test zur Kontrolle mehrerer unmittelbar aufeinanderfolgender Transfusionen nutzen.
- Übernimmt nun ein anderer Arzt die weitere Transfusionstherapie, z. B. bei Schichtwechsel, dann muss dieser Arzt erneut einen Bedside-Test durchführen, um sich selbst von der Übereinstimmung Patient – Blutprodukt zu überzeugen. Die Verwendung eines »alten« Bedside-Tests vom Kollegen ist nicht statthaft.
- Wird eine erneute Transfusion am nächsten Tag erforderlich, dann muss wieder ein neuer Bedside-Test durchgeführt werden.

> **Bedside-Test bei autologer Transfusion**
>
> Der Bedside-Test wird vom Arzt durchgeführt, für die Blutgruppe auf der Blutkonserve haftet der Hersteller. Hiervon gibt es eine wichtige Ausnahme: Bei autologer Transfusion von Eigenblut wird auch ein Bedside-Test vom Blutpräparat durchgeführt. Das gilt auch dann, wenn auf einer Intensivstation Blut nach einem Eingriff gesammelt und dann gefiltert oder nach maschineller Autotransfusion (MAT; »Cell saver«) gewaschen wieder retransfundiert werden soll. Hier besteht immer die Gefahr, dass bei mehreren Patienten im Zimmer eine Verwechselung stattfinden kann.

3. Aufklärung und Einwilligung des zu transfundierenden Patienten.
4. Transfusion des Blutproduktes unter unmittelbarer Aufsicht des Arztes beginnen.
    - Transfusion am besten über einen eigenen (periphervenösen) Zugang mittels Transfusionsgerät mit Filtertropfkammer.
    - Transfusionsgerät darf maximal 6 h gebraucht werden.
    - Angestochene Blutkomponente muss innerhalb von 6 h transfundiert werden.

■ Tab. 4.5 Immunhämatologische Tests in Abhängigkeit von der Transfusionsdringlichkeit

Indikation	Zeitbedarf	EK-Blutgruppe	Immunhämatologische Tests
Vital	Sofort	0 Rh-negativ	Immer Bedside-Test
	10 min	AB0- und Rh-gleich	zusätzlich Blutgruppe
	30 min	AB0- und Rh-gleich	zusätzlich Schnellkreuzung
	60 min	AB0-verträglich	zusätzlich normale Kreuzprobe
Nicht dringlich	>120 min	AB0-verträglich	Zusätzlich Antikörper-Suchtest

— Kein Beifügen von Medikamenten bzw. Infusionslösungen zum Blutprodukt.
— Erwärmung von EKs nur bei speziellen Indikationen: Massivtransfusion mit Zufuhr von mehr als 50 ml/min, Transfusion bei Neonaten und unterkühlten Patienten, Transfusion bei Patienten mit bekannten Kälteantikörpern.
— Transfusionsgeschwindigkeit nach klinischem Zustand des Patienten zur Vermeidung einer Hypervolämie oder kardialen Dekompensation durch zu rasche Transfusion.
— Während der Transfusion Überwachung des Patienten. Unwohlsein, Übelkeit, Tachykardie und Blutdruckabfall sind erste Anzeichen einer Transfusionsreaktion.
— Nach Beendigung der Transfusion Aufbewahrung des steril abgeklemmten oder verschlossenen Behältnisses und Transfusionsbestecks (zur Vermeidung einer bakteriellen Kontamination) für 24 h bei +1°C bis +10°C.
5. Dokumentation des Transfusionszeitpunkts und der Nummer des Blutprodukts auf dem Konservenbegleitschein und in der Patientenakte.
6. Unerwünschte Ereignisse, Reaktionen und Nebenwirkungen sind mit Datum und Uhrzeit in der Patientenakte zu dokumentieren und nach den geltenden Vorschriften unverzüglich zu melden (▶ Abschn. 4.7).

■ Tab. 4.5 gibt eine Übersicht über die je nach Dringlichkeit der Transfusion erforderlichen immunhämatologischen Tests und die zu transfundierenden EK.

4.6   Prinzipien der Blutgruppen-kompatibilität

Erythrozytenkonzentrate werden in der Regel AB0-gleich transfundiert. In Ausnahmefällen können auch AB0-ungleiche Präparate transfundiert werden, dann müssen aber sog. »majorkompatible« Präparate verwendet werden. Im Idealfall sollte ebenfalls eine Rhesusfaktor-identische Transfusion erfolgen.

❯ In lebensbedrohlichen Situationen und wenn keine Rhesus-Unverträglichkeit beim Empfänger bekannt ist, kann einem Rhesus-positiven Empfänger auch Rhesus-negatives Blut transfundiert werden.

■ Tab. 4.6 Kompatibilität von Blutprodukten

Blutgruppe des Patienten	Patient hat daher folgende Antikörper	Folgende Blutprodukte sind kompatibel		
		EK	TK	GFP
A	anti-B	A oder 0	A oder 0	A oder AB
B	anti-A	B oder 0	B oder 0	B oder AB
AB	–	A, B, AB oder 0	A, B, AB oder 0	AB
0	anti-A und anti-B	0	0	0, A, B oder AB

Im umgekehrten Fall, bei der Übertragung von Rhesus-positivem Blut auf einen Rhesus-negativen Patienten, muss 2–4 Monate nach der Transfusion eine serologische Untersuchung zur Feststellung von Antikörpern gegen den Rhesusfaktor erfolgen, da es bei der erneuten Gabe von Rhesus-positivem Blut zu einer Unverträglichkeitsreaktion kommen könnte. Bei Rhesus-negativen Mädchen und Frauen im gebärfähigen Alter sollte die Transfusion von Rhesus-positiven Erythrozytenkonzentraten unbedingt vermieden werden, da es durch die Antikörperbildung bei einer Schwangerschaft mit einem Rhesus-positiven Kind ebenfalls zu einer Rhesusunverträglichkeitsreaktion kommen kann. Ist im Rahmen einer lebensbedrohlichen Situation eine Transfusion mit Rhesus-positivem Blut unvermeidlich, so kann die Bildung von Antikörpern durch eine Immunisierung gegen das Rhesusantigen verhindert werden (Gabe von Anti-D-Immunglobulin, z. B. Rhophylac).

Auch **Thrombozytenkonzentrate** sollen AB0-kompatibel, bevorzugt AB0-gleich, transfundieren werden, da in Einzelfällen akute hämolytische Transfusionsreaktionen auftreten können. Ferner sollte auch bei Thrombozyten der Rhesus-Faktor-D berücksichtigt werden, da TK geringe Mengen an Erythrozyten enthalten.

Die Transfusion von **gefrorenem Frischplasma** soll AB0-gleich oder AB0-kompatibel erfolgen (◨ Tab. 4.6). Als universell verträgliches Plasmapräparat gilt Plasma der Blutgruppe AB. Aufgrund der begrenzten Verfügbarkeit von AB-Plasma in Mitteleuropa ist der generelle Einsatz dieser Blutgruppe jedoch nicht praktikabel.

> **Besonderheiten bei vitaler Gefährdung des Patienten**
>
> Bei einem lebensbedrohlich stark blutenden Patienten kann im Notfall mit der Transfusion folgender Blutkonserven sofort begonnen werden:
> - Erythrozytenkonzentrate der Blutgruppe 0 Rhesus negativ,
> - Frischplasma der Blutgruppe AB.
>
> Parallel dazu muss immer sofort eine Blutgruppenbestimmung des Patienten erfolgen. Sobald die Blutgruppe des Patienten bekannt ist, sollte dann blutgruppengleich transfundiert werden. Auch hier ist dann zuerst immer ein Bedside-Test erforderlich! Schließlich könnte die Blutgruppenzuordnung im Labor verwechselt worden sein!

4.7 Unerwünschte Ereignisse, unerwünschte Reaktionen und Nebenwirkungen

Unerwünschte Ereignisse, unerwünschte Reaktionen und Nebenwirkungen bei der Bluttransfusion sind bei korrekter Durchführung sehr selten, können aber vorkommen und dann auch die Übernahme eines Patienten auf die Intensivstation erforderlich machen. Bei Patienten, bei denen der Verdacht auf eine Transfusionsreaktion besteht, muss die Bluttransfusion unmittelbar gestoppt werden, anschließend werden die Vitalparameter engmaschig überwacht und ggf. eine Kreislaufstabilisation durchgeführt. Darüber hinaus sollte ein erneuter Bedside-Test des Empfängers und diesmal auch des Spenderbluts durchgeführt werden. Zusätzlich sollte eine Laboruntersuchung des Empfängerbluts und -urins auf freies Hämoglobin erfolgen. Eine Blutprobe des Empfängers und die Blutkonserve werden gesichert. Liegt der Verdacht auf eine unerwünschte Reaktion oder Nebenwirkung vor, müssen sofort der transfusionsbeauftragte Arzt der eigenen Abteilung sowie der transfusionsverantwortliche Arzt des Krankenhauses informiert werden. Weiterhin sind zu informieren: der Blutspendedienst bzw. das pharmazeutische Unternehmen und die Arzneimittelkommission der Deutschen Ärzteschaft. Über schwerwiegende unerwünschte Reaktionen oder Nebenwirkungen muss ebenfalls das Paul-Ehrlich-Institut unterrichtet werden.

4.7.1 Hämolytische Transfusionsreaktion vom Soforttyp

Hämolytische Transfusionsreaktionen werden durch Antikörper des Empfängers ausgelöst, die mit den AB-Antigenen der Spendererythrozyten reagieren. Ursache ist daher in der Regel eine Transfusion von AB0-inkompatiblem EK (major-inkompatible Transfusion). Allerdings können auch nach der Gabe von AB0-inkompatiblen plasmahaltigen Blutkomponenten (TK, GFP) hämolytische Reaktionen auftreten, z. B. bei der Transfusion großer Volumina oder beim Vorliegen hochtitriger, hämolytisch wirksamer Antikörper beim Empfänger (minor-inkompatible Transfusion).

Eine akute Hämolyse durch AB0-Verwechslung kommt in 1/20.000–40.000 Fällen vor und ist mit einer Letalität <10% verbunden. Die Symptome können bereits nach Transfusion einer geringen Menge des Spenderbluts auftreten und sind sehr variabel. Sie reichen von Fieber, Dyspnoe, Schmerzen im Bereich des

Rückens und der Brust, Übelkeit und Erbrechen bis zu Hypotonie, starken Blutungen und Multiorganversagen.

4.7.2 Nichthämolytische, febrile Transfusionsreaktion

Febrile Transfusionsreaktionen, die nicht mit einer Immunhämolyse einhergehen, werden meist durch antileukozytäre Antikörper des Empfängers verursacht. Seit der Einführung der generellen Leukozytendepletion von EK werden nichthämolytische febrile Reaktionen nur noch sehr selten beobachtet (<0,1%). Die klinische Symptomatik kann neben einem Temperaturanstieg auch Schüttelfrost, Hypotonie und eine Hautrötung umfassen.

Eine spezielle laborchemische Diagnostik gibt es nicht, differenzialdiagnostisch ist jedoch immer eine akute hämolytische oder allergische Reaktion sowie eine bakterielle Kontamination des Blutprodukts auszuschließen. Therapeutisch ist die Gabe von fiebersenkenden Medikamenten möglich.

4.7.3 Anaphylaktische Reaktion

Allergische Transfusionsreaktionen sind Folge von Antikörpern des Empfängers gegen Plasmaproteine des Spenders und treten mit einer Wahrscheinlichkeit von etwa 0,5% auf. Die klinische Symptomatik ist mit Urtikaria oder Hautrötung meist milde und nimmt nur selten schwere Formen wie Bronchospasmus oder anaphylaktischen Schock an. Eine akute intravasale Hämolyse und eine bakterielle Kontamination sollten ausgeschlossen und eine symptomatische Therapie wie bei anderen allergischen Reaktionen durchgeführt werden. Bei schweren anaphylaktischen Transfusionsreaktionen, wie sie häufiger bei Patienten mit IgA-Mangel und der Ausbildung von Anti-IgA-Antikörpern auftreten können, besteht die Indikation zur Transfusion gewaschener Blutprodukte.

4.7.4 Bakterielle Infektion

Eine bakterielle Kontamination von Blutprodukten ist sehr selten, und ein Großteil der kontaminierten Präparate führt nicht zu einer symptomatischen Infektion. Die klinische Manifestation gleicht denen der nichthämolytischen, fieberhaften und der hämolytischen Transfusionsreaktion, die daher im Rahmen der Diagnostik ausgeschlossen werden müssen. Es sollte eine mikrobiologische Diagnostik inkl. Blutkulturen sowohl des Empfängers als auch des Blutprodukts durchgeführt werden. Zudem sollte eine antibiotische Therapie eingeleitet werden.

4.7.5 Virale Infektion

Eine transfusionsassoziierte virale Infektion, bedingt durch eine mit den gängigen Testverfahren nicht nachweisbare Virämie des Spenders, ist ebenfalls sehr selten (Hepatitis-B-Virus 1:500.000 bis 1:1.000.000, HIV-/Hepatitis-C-Virus <1:1.000.000, CMV Einzelfälle). Eine virologische Abklärung sollte angestrebt und ggf. eine antivirale Therapie eingeleitet werden.

4.7.6 Transfusionsassoziierte akute Lungenschädigung

Die Ursache eines »transfusion-related acute lung injury« (TRALI) sind leukozytenreaktive Antikörper meist im Spenderplasma, die über eine Aktivierung der Empfängerleukozyten zu einer Störung der pulmonalen Mikrozirkulation führen, die sich zunächst als Lungenödem und im Verlauf als ARDS darstellt. Seltener kann diese Reaktion auch durch leukozytenreaktive Antikörper im Empfängerplasma hervorgerufen werden oder ist gänzlich nichtimmunogen bedingt. Aufgrund der klinischen Symptomatik von rasch progredienter Dyspnoe mit Hypoxämie, die während oder bis zu 6 h nach der Transfusion auftreten kann, werden bis zu 70% der Patienten beatmungspflichtig. Therapeutisch stehen die Sicherung einer adäquaten Oxygenierung sowie eine Stabilisierung der Kreislauffunktion im Vordergrund. Über die Letalität des TRALI gibt es in der Literatur abweichende Aussagen – sie schwankt zwischen 10 und 25%. Dennoch ist sie die häufigste Todesursache nach der Transfusion von Blutprodukten.

Fallbeispiel Teil 2

Offenbar kam es bei der initialen Blutabnahme zu einer Verwechslung des Patienten bzw. des Patientenbluts. Auch ein zweiter Bedside-Test zur Kontrolle zeigt erneut die Blutgruppe B. Da die Blutung klinisch fortschreitet und der Patient in den OP muss, entschließt sich der Intensivarzt zur Transfusion von Erythrozytenkonzentraten der Blutgruppe 0 Rhesus-negativ und GFP der Blutgruppe AB. Vor der Transfusion wird nochmals Blut zur Bestimmung der Blutgruppe und zum Kreuzen von Erythrozytenkonzentraten abgenommen.

Literatur

Bundesärztekammer (2008) Querschnitts-Leitlinien (BÄK) zur Therapie mit Blutkomponenten und Plasmaderivaten. 4. Aufl. Dtsch Ärztebl 105: A 2121

Bundesärztekammer (2010) Richtlinien zur Gewinnung von Blut und Blutbestandteilen und zur Anwendung von Blutprodukten (Hämotherapie) Dtsch Ärztebl 107: A 1541

Hebert PC, Wells G, Blajchman MA et al. (1999) A multicenter, randomized, controlled clinical trial of transfusion requirements in critical care. N Engl J Med 340: 409–417

Knowles S, Cohen H on behalf of the Serious Hazards of Transfusion (SHOT) Steering Group (2011) The 2010 Annual SHOT Report. www.shotuk.org

Shander A, Javidroozi M (2012) Strategies to reduce the use of blood products: a US perspective. Curr Opin Anesthesiol 25: 50–58

Villanueva C, Colomo A, Bosch A et al. (2013) Transfusion strategies for acute upper gastrointestinal bleeding. N Engl J Med 368: 11–21

Welte M (2009) Erythrozytentransfusion. Anaesthesist 58: 1150–1158

Wittmann G, Spannagl M (2011) Hämotherapie der Blutgerinnung. Anästh Intensivmed 52: 124–129

Internetlinks

www.baek.de/haemotherapie: Internetseite der Bundesärztekammer mit allen Richtlinien und Leitlinien zur Transfusionsmedizin, die auch als PDF-Download zur Verfügung stehen

www.blutspendedienst-west.de: Interessante Internetseite mit vielfältigen Informationen rund um Blutspende, Transfusion und die einzelnen Transfusionsprodukte

www.gesetze-im-internet.de/tfg/: Hier findet man das Transfusionsgesetz online

www.shotuk.org: SHOT bedeutet »serious hazards of transfusion« und beinhaltet ein Meldesystem für Transfusionszwischenfälle in Großbritannien. Auf Basis dieser Daten findet man hier ständig aktualisierte Empfehlungen zur Bluttransfusion und zur Vermeidung der damit verbundenen Risiken.

Gerinnungstherapie

Claus Steuernagel, Sebastian Turinsky

Fallbeispiel 1

Ein schwer verletzter 22-jähriger Motorradfahrer wird mit dem Notarztwagen intubiert und beatmet in die Klinik eingeliefert. Die klinische Untersuchung zeigt eine ausgeprägte Zentralisation mit einem Blutdruck von 78/52 mmHg und einer Herzfrequenz von 142/min. Die Auskultation der Lunge ist unauffällig. Das Abdomen ist aufgetrieben und prall. Blutgasanalyse (FiO$_2$ 1,0): pH 7,2, pCO$_2$ 35 mmHg, paO$_2$ 450 mmHg. BE -12. Blutbild: Hb-Wert 5,4 g/dl, Hämatokrit 16%, Thrombozytenzahl 64.000/µl. Blutgerinnung: aPTT 64 s, Quick-Wert 38%, Thrombinzeit 32 s, Fibrinogenkonzentration 150 mg/dl. Die Körperkerntemperatur beträgt 33,6°C.

Der Patient wird sofort in den OP gebracht. Hier zeigen sich eine Milzruptur und Einrisse des Leberparenchyms, die zu einem Blutverlust von ca. 3.000 ml in die Bauchhöhle geführt haben. Es wird eine Splenektomie sowie eine Blutstillung an der Leber durchgeführt. Der Patient erhält intraoperativ 8 Erythrozytenkonzentrate, 4 Einheiten gefrorenes Frischplasma, 2 g Fibrinogen sowie 2 g Tranexamsäure.

Bei der postoperativen Übernahme auf die Intensivstation ist der Patient bei leichter Zentralisation hämodynamisch stabil, es zeigt sich jedoch eine leichte persistierende Blutung in die Redondrainagen. Die aktuellen Laborparameter sind: Hb 9,2 g/dl, aPTT 62 s, Thrombinzeit 18 s, Quick-Wert 28%, Thrombozytenzahl 31.000/µl. Die Körpertemperatur beträgt nun 35,8°C. Der Intensivarzt überlegt, wie er weiter vorgehen soll.

5.1 Physiologie der Hämostase in vivo

Seit etwa einer Dekade ist anerkannt, dass das bekannte Gerinnungsmodell mit intrinsischem und extrinsischem Weg heute nur für die Interpretation von Laborwerten wie Quickwert und aPTT herangezogen werden sollte, aber nicht geeignet ist, die In-vivo-Situation der Hämostase korrekt wiederzugeben. Man hat sich hierfür auf das sog. zellbasierte Modell geeinigt (◘ Abb. 5.1), das nur einen einzigen Aktivierungsweg kennt.

Im Folgenden werden die in vivo parallel ablaufenden Prozesse der Thrombozytenaggregation (»primäre Hämostase«) und die Fibrinbildung aus didaktischen Gründen teilweise nacheinander dargestellt.

Bei einer Gewebs- und Gefäßverletzung kommen Thrombozyten in die Nähe des freiliegenden subendothelialen Kollagens des Blutgefäßes. Vermittelt über den von-Willebrand-Faktor kommt es hier zur **Adhäsion** der Thrombozyten an das subendotheliale Kollagen (◘ Abb. 5.1, Ziffer 1). Hierdurch werden die Thrombozyten aktiviert und setzen prokoagulatorische Fak-

toren aus ihren Granula frei, u. a. Thromboxan A2, von-Willebrand-Faktor und Fibrinogen. Dies führt zu einer verstärkten **Aktivierung** (◘ Abb. 5.1, Ziffer 2) dieser Thrombozyten, wodurch nun auf ihrer Oberfläche aktive Rezeptoren für die Bindung von Fibrinogen exprimiert werden, die sog. Glykoprotein (GP)-IIb-IIIa-Rezeptoren. Fibrinogen bindet an benachbarte Thrombozyten und vermittelt so deren **Aggregation** (◘ Abb. 5.1, Ziffer 3). Die Aktivierung der Thrombozyten führt darüber hinaus zur Expression von Phospholipiden auf ihrer Oberfläche. Hier können Gerinnungsfaktoren binden.

Die sog. plasmatische Gerinnung läuft in vivo nach der **Initialisierungsreaktion** (◘ Abb. 5.1, Ziffer 4) weitgehend auf der Thrombozytenoberfläche ab. Im Bereich einer vaskulären Verletzungsstelle wird »tissue factor« (Gewebethromboplastin) exprimiert. Dieser führt gemeinsam mit aktiviertem Faktor VIIa zur Bildung von Faktor Xa und Faktor IXa. An diesen Aktivierungsprozessen sind die als Akzeleratoren fungierenden Faktoren Va und VIIIa beteiligt. Diese Initialisierung wird meist nach weniger als 1 min durch die Aktivität von »tissue factor pathway inhibitor« beendet, wodurch die Gerinnungsprozesse auf die Oberfläche der Thrombozyten verlagert werden. Die hierbei gebildete Menge an Thrombin reicht gerade aus, um den Quickwert normal ausfallen zu lassen.

Für eine ausreichende Fibrinbildung und Aktivierung der Thrombozyten müssen weitere Prozesse ablaufen, die zur Bildung einer größeren Menge an Thrombin führen: Bei der Amplifikation (◘ Abb. 5.1, Ziffer 5) führt die Aktivität der Faktoren XIa, VIIIa und Faktor IXa über die Aktivierung des Faktor X zur Bildung einer großen Menge Thrombin (Propagation, ◘ Abb. 5.1, Ziffer 6). Die Aktivität des Enzyms Thrombin reicht nun aus, eine ausreichende Fibrinbildung (◘ Abb. 5.1, Ziffer 7) und relevante Aktivierung (◘ Abb. 5.1, Ziffer 2) von Thrombozyten zu ermöglichen.

5.1.1 Umgebungsbedingungen

Der effektive Ablauf der Hämostase mit ausreichender Fibrinbildung und Aktivität von Thrombozyten setzt eine physiologische Homöostase voraus. Insbesondere die Körpertemperatur und der pH-Wert müssen in bestimmten Grenzen gehalten werden.

> ❯ Hierbei gelten ein Unterschreiten der Körpertemperatur von 34°C und ein pH-Wert <7,2 als sehr kritisch.

Neben diesen beiden Parametern spielt auch die Kalziumkonzentration eine wichtige Rolle. Die Anwesen-

Physiologie der Hämostase

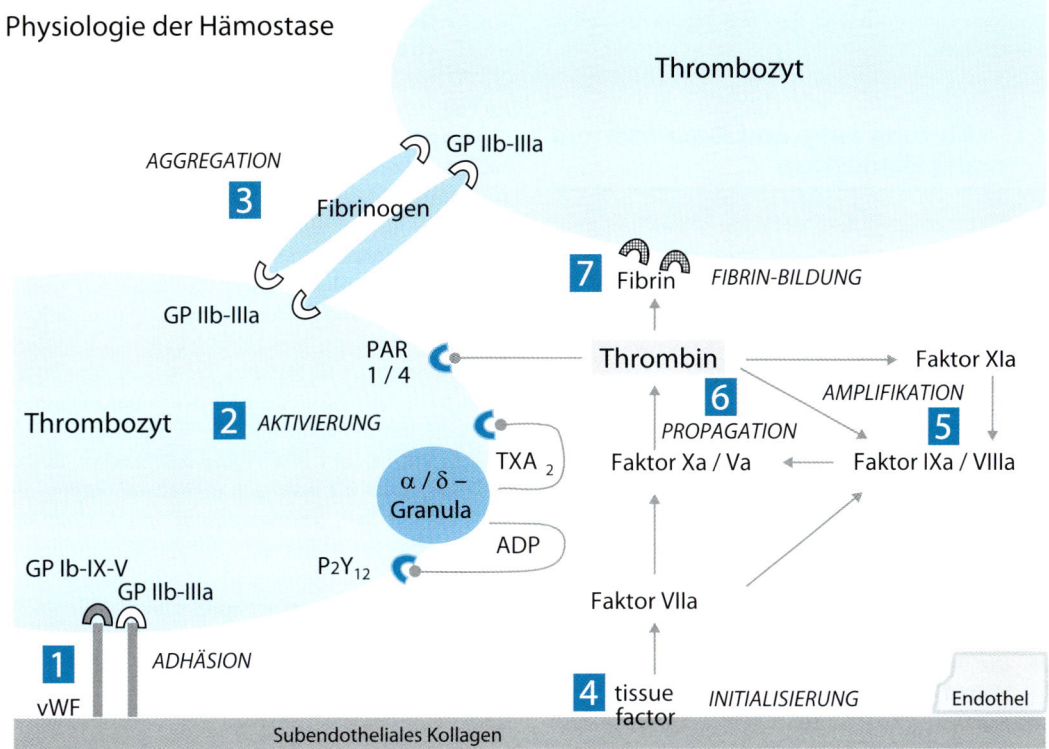

◻ **Abb. 5.1 Das aktuelle Gerinnungsmodell ist zellbasiert.** Initial kommt es bei einer Gewebs- und Gefäßverletzung zur Adhäsion von Thrombozyten an das subendotheliale Kollagen (»primäre Hämostase«) und anschließend zur Fibrinbildung. PAR 1/4 = Protease Activated Receptor, an den Thrombin auf der Thromozytenoberfläche bindet, P2Y12 = thrombozytärer ADP-Rezeptor-Subtyp P2Y12 (P2Y12 ist der Name eines Glykoproteins), TXA2 = Thromboxan A2, vWF = von-Willebrand-Faktor. Details siehe Text

heit von Kalzium ist für die meisten Reaktionen, an denen Gerinnungsfaktoren beteiligt sind, unabdingbare Voraussetzung. Es sollte deshalb eine Konzentration an ionisiertem Kalzium von mindestens 1,0 mmol/l angestrebt werden. Auch Erythrozyten spielen in mehrfacher Hinsicht eine Rolle für den geordneten Ablauf der Gerinnselbildung. So ist eine ausreichende Anzahl von Erythrozyten im Blutstrom notwendig, um die Thrombozyten im Bereich einer vaskulären Verletzungsstelle in Gefäßwandnähe zu bringen. Darüber hinaus können Erythrozyten den Thrombozytenaktivator ADP freisetzen. Bei einer schweren Blutung wird deshalb ein Hämatokrit von 30% (Hb 10 g/dl) empfohlen.

5.1.2 Stellenwert der Labordiagnostik

Die Laborparameter Quickwert und aPTT können nur einen Teil der zur Gerinnselbildung führenden Prozes-

se abbilden. Diese beiden Parameter geben Auskunft über die Phase bis zum Beginn der Bildung eines Blutgerinnsels, jedoch können sie keine Auskunft geben über den Ablauf der primären Hämostase, d. h. über das Zusammenspiel der Thrombozyten. Durch die Einnahme neuer oraler Antikoagulanzien wie z. B. Xarelto, Eliquis oder Pradaxa können Quickwert und aPTT pathologisch ausfallen. Dies wird laut Herstellern auf eine Störung der Messung zurückgeführt und korreliert nicht unbedingt mit dem Ausmaß der antikoagulatorischen Wirkung bzw. dem wirklichen Blutungsrisiko. Für die Prüfung der thrombozytären Funktion können Laboruntersuchungen wie Multiplate und PFA-100 durchgeführt werden. Auch die Medikamentenanamnese spielt hier eine wichtige Rolle, insbesondere zu Thrombozytenfunktionshemmern wie ASS und Clopidogrel. Soll die Stabilität eines Blutgerinnsels bzgl. Gerinnselfestigkeit und Fibrinolyse überprüft werden, eignet sich hierfür Rotem als Weiterentwicklung der Thrombelastographie. Die Überprüfung der Hämostase auf eine akut ablaufende Fibrinolyse kann auch über die Messung der Thrombinzeit erfolgen.

5.2 Blutung aufgrund einer Störung der Hämostase

Dieses Buchkapitel beschreibt die Behandlungsmöglichkeiten von Blutungen, die durch eine Störung der Hämostase verursacht sind (Anwendung von Inhibitoren der Blutgerinnung ▶ Kap. 4 »Bluttransfusion«). Die Empfehlungen zur Therapie von hämostaseologisch verursachten Blutungen haben derzeit höchstens den Evidenzgrad C und beruhen auf Fallbeobachtungen und nichtrandomisierten Studien. Die Dosierungsangaben basieren im Wesentlichen auf den offiziellen Fachinformationen und den Querschnittsleitlinien der Bundesärztekammer (BÄK) zur Therapie mit Blutkomponenten und Plasmaderivaten aus dem Jahr 2008.

Bei einer starken Blutung können 3 verschiedene Situationen auftreten:
- Die Ursache der Blutung ist bekannt. Eine gezielte Therapie ist möglich (▶ Abschn. 5.4).
- Die Ursache der Blutung ist unbekannt und es besteht kein Zeitdruck (▶ Abschn. 5.5).
- Die Ursache der Blutung ist unbekannt, aber es besteht Zeitdruck (▶ Abschn. 5.6).

Grundsätzliches zur Therapiekonzeption

Zur Wiederherstellung einer effektiven Hämostase bei relevanter Blutung müssen mehrere Ziele gleichzeitig erreicht werden:
- Es muss ein ausreichendes prokoagulatorisches Gerinnungspotenzial aufgebaut werden: Hierzu werden Gerinnungsfaktoren, funktionstüchtige Thrombozyten und spezielle Medikamente wie z. B. Desmopressin (z. B. Minirin) gegeben
- Die enzymatischen und zellulären Vorgänge der Hämostase müssen optimal ablaufen können. Dazu gehören eine Optimierung von pH-Wert (Ziel: 7,40), Kalziumkonzentration (Ziel: Normalwert), Körpertemperatur (Ziel: 37,0°C) und Hämatokrit (Ziel: 30%)
- Es muss verhindert werden, dass gebildete Thromben durch eine endogene Fibrinolyse wieder zerstört werden, ggf. muss also das Antifibrinolytikum Tranexamsäure (z. B. Cyklokapron) eingesetzt werden

---

5.3 Therapiekomponenten bei Blutung und deren Effekt auf die Hämostase

Im Folgenden werden die prokoagulatorischen Therapiekomponenten in alphabetischer Reihenfolge dargestellt. Die angegebenen Indikationen stellen eine relevante Auswahl dar, die Dosierungsangaben sind der aktuellen Literatur und den Leitlinien der Bundesärztekammer entnommen. Jede Therapie muss individuell angepasst werden. Weitere Informationen zu den einzelnen Blutkomponenten ▶ Kap. 4 »Bluttransfusion«.

Desmopressin (z. B. Minirin) Desmopressin (DDAVP) wirkt über verschiedene Mechanismen prokoagulatorisch; hierzu gehört v. a. die Freisetzung des von-Willebrand-Faktors (vWF) aus dem Endothel. Der vWF vermittelt die Adhäsion von Thrombozyten am Subendothel der Verletzungsstelle. Auch kann der vWF neben Fibrinogen zur Aggregation von Thrombozyten beitragen. Darüber hinaus stimuliert Desmopressin Thrombozyten auf unspezifische Weise. So wird dieses Präparat bei verschiedenen Typen des von-Willebrand-Syndroms eingesetzt (nicht bei Typ 2b) und kann eine ASS-bedingte Blutungsneigung abschwächen. Die Dosierung beträt 0,3 µg/kg als Kurzinfusion, die Wirkung tritt ca. 30 min später ein. In seltenen Fällen kann klinisch von Bedeutung sein, dass Desmopressin auch einen schwachen antikoagulatorischen Effekt entfalten kann: Das Präparat kann durch Freisetzung von Plasminogenaktivator fibrinolytisch wirken und damit die Auflösung eines gerade entstandenen Gerinnungsthrombus begünstigen. Diesem fibrinolytischen Effekt kann durch die Gabe des Antifibrinolytikums Tranexamsäure entgegengewirkt werden.

Erythrozytenkonzentrate

Erythrozyten unterstützen die Adhäsion von Thrombozyten am Subendothel des verletzten Blutgefäßes, indem sie diese Zellen in den Randbereich des Blutstroms abdrängen. Erythrozyten stimulieren Thrombozyten durch ADP-Freisetzung und begünstigen die Bildung von Fibrin durch Bindung aktivierter Gerinnungsfaktoren auf ihrer Oberfläche. Bei massiven, hämostaseologisch verursachten Blutungen wird deshalb ein Hämatokrit von mindestens 30% bzw. ein Hb-Wert von 10 g/dl empfohlen.

Faktor-VII-Konzentrat (z. B. Immuseven) In vivo startet die plasmatische Gerinnung mit der Aktivierung des Faktor VII am exprimierten »tissue factor« (Gewebethromboplastin).

- **Dosierung:** erforderliche I.E. = Körpergewicht (kg) × gewünschter Faktor-VII-Anstieg (%) × 0,6.
- **Faustregel:** 1 Einheit Faktor VII pro kg Körpergewicht erhöht die Aktivität im Plasma um ca. 1,7%.

Faktor VIII (z. B. Beriate) und Faktor-IX-Präparate (z. B. Berinin) Die Aktivität beider Faktoren ist Voraussetzung für den nachhaltigen Ablauf der plasmatischen Gerinnung. Die Präparate werden zur Therapie oder Prophylaxe von Blutungen bei Hämophilie A (Faktor VIII) und Hämophilie B (Faktor IX) eingesetzt. Für die klinische Praxis ist von Bedeutung, dass sich insbesondere gegen Faktor VIII Antikörper bilden können, was zum Wirkungsverlust dieses Faktors führt. Das resultierende Krankheitsbild mit Blutungsneigung und Verlängerung der aPTT wird als Hemmkörperhämophilie bezeichnet und kann auch bei zuvor hämostaseologisch Gesunden auftreten. Auch exogen zugeführter Faktor VIII als Konzentrat kann unter diesen Umständen keine Wirkung entfalten. Therapeutisch wird dann rFVIIa (z. B. Novoseven) eingesetzt.

Faktor XIII (z. B. Fibrogammin P) Faktor XIII unterstützt als fibrinstabilisierender Faktor die mechanische Thrombusstabilisierung durch Quervernetzung der Fibrinmoleküle. Bei einer Blutung aufgrund eines Faktor-XIII-Mangels wird eine Mindestaktivität von 60% angestrebt. Zur Behandlung eines Mangels wird eine Dosis von 15–20 E/kg bzw. 1.250–2.500 Einheiten empfohlen. Die Halbwertszeit des Faktor XIII beträgt 7 Tage.

FEIBA (aktiviertes Prothrombinkomplexkonzentrat) FEIBA ist die Abkürzung für »factor eight inhibitor bypassing activity«. Es handelt sich um ein Konzentrat aus den Faktoren des PPSB-Komplexes (II, VII, IX, X) in aktivierter Form. Die Indikation ist eine Blutung(sneigung) bei Hemmkörperhämophilie, d. h. Unwirksamkeit des Faktor VIII aufgrund zirkulierender Antikörper. FEIBA-Dosierung bei akuter Blutung: initial 100 E/kg, anschließend bis zu 100 E/kg 2-mal täglich.

Fibrinogenkonzentrat (z. B. Haemocomplettan P) Fibrinogen hat im Rahmen der Hämostase zwei wichtige Funktionen. Es ist Substrat für die Fibrinbildung und »Verbindungsmolekül« für die Aggregation von Thrombozyten. Bei Blutung aufgrund eines Fibrinogenmangels wird eine Dosierung von ca. 3–5 g empfohlen. Die kritische Grenze, ab der substituiert werden sollte, liegt bei einem Plasmafibrinogenspiegel von <100 mg/dl. Bei blutenden Polytraumatisierten liegt diese Grenze bereits bei <150 mg/dl, bei peripartaler Blutung sogar bei <200 mg/dl.

Gefrorenes Frischplasma (GFP) bzw. »fresh frozen plasma« (FFP) GFP enthält praktisch alle prokoagulatorischen und antikoagulatorischen Gerinnungsfaktoren in nahezu physiologischer Konzentration. Ausnahmen hiervon betreffen die Akutphaseproteine Fibrinogen und Faktor VIII sowie den Inhibitor Antiplasmin, der im GFP in deutlich verminderter Konzentration vorliegt. Mit 1 Einheit GFP (ca. 250 ml) kann der Quick-Wert um ca. 3% angehoben werden (▶ Kap. 4 »Bluttransfusion«).

Frischplasma: Indikationen und Dosierungen

- Verlust- bzw. Verdünnungskoagulopathie oder Verbrauchskoagulopathie (DIC) mit Blutungsneigung und Abfall des prokoagulatorischen Potenzials: Quick <50%, aPTT >45 s und Fibrinogenkonzentration <100 mg/dl
- Präoperativer Plasmaaustausch bei Faktor-V- oder Faktor-XI-Mangel (für diese Faktoren stehen in Deutschland keine Konzentrate zur Verfügung)
- GFP-Dosierung bei schwerem Blutverlust mit den genannten Laborveränderungen: ca. 15–20 ml/kg, das entspricht beim 70-kg-Patienten etwa 4–6 GFP

Haemate P (von-Willebrand-Faktor-haltiges Faktor-VIII-Präparat) Für den Typ 2b des von-Willebrand-Syndroms gilt Desmopressin als uneffektiv oder sogar kontraindiziert. Benötigen betroffene Patienten eine Anhebung des Plasmaspiegels an von-Willebrand-Faktor, so kann ein Faktor-VIII-Präparat eingesetzt werden, das den von-Willebrand-Faktor in definierter Menge enthält.

Kalziumchlorid bzw. Kalziumglukonat Eine normale Kalziumkonzentration ist für den effektiven Ablauf der plasmatischen Gerinnung notwendig. Die Konzentration an ionisiertem Kalzium sollte mindestens 1 mmol/l betragen.

> Besteht Substitutionsbedarf, so ist die Gabe von Kalziumchlorid gegenüber Kalziumglukonat von Vorteil, da Kalziumchlorid unabhängig von der Leberfunktion ionisiertes Kalzium freisetzt.

Bei Zufuhr von Kalziumglukonat muss Kalzium in der Leber zuerst aus der Chelatbindung befreit werden.

Dosierung bei Hypokalzämie: Bis zu 10 ml Kalziumchlorid 5,5% langsam i.v. oder bis zu 10 ml Kalziumglukonat 10% langsam i.v.

pH-Wert-Optimierung Der effektive Ablauf der Hämostase hängt von einem normalen pH-Wert ab! Die in Notfallsituationen oftmals vorliegende Azidose kann zu einem Funktionsverlust von Thrombozyten und Gerinnungsfaktoren führen. So geht die Aktivität der Gerinnungsfaktoren bei einem pH-Wert von <7,15 auf ca. 50% ihrer Aktivität zurück. Daher kann in Blutungssituationen – neben allen anderen Maßnahmen – eine Natriumbikarbonatgabe erwogen werden, um den pH-Wert auf mindestens 7,2 anzuheben.

PPSB bzw. Prothrombinkomplex PPSB-Konzentrat enthält die Faktoren II (Prothrombin), VII (Prokonvertin), IX (antihämophiler Faktor B) und X (Stuart-Prower-Faktor). Indikation: Notwendigkeit der Aufhebung des Effekts von Vitamin-K-Antagonisten (z. B. Phenprocoumon, z. B. Marcumar) bei Blutung oder vor geplanter, dringlicher Operation. Die **Dosierung** erfolgt auf Basis von Körpergewicht und gewünschtem Quick-Wert:

> **Praxistipp**
>
> Dosis PPSB in I.E. = Differenz zwischen bestehendem und angestrebtem Quick-Wert × Körpergewicht in kg.

Weitere Indikationen sind lebensbedrohliche Blutungen aufgrund von Mangel an Gerinnungsfaktoren (Verlust- oder Verdünnungskoagulopathie). Werden PPSB-Konzentrate im Rahmen einer echten disseminierten intravasalen Gerinnung (DIC, Verbrauchskoagulopathie) eingesetzt, so gilt die gleichzeitige Verabreichung von Antithrombin zum Schutz vor zusätzlicher Aktivierung des Gerinnungssystems als indiziert. Bei dieser Indikation sollten gleiche Mengen PPSB-Konzentrat und Antithrombin verabreicht werden.

Protaminsulfat Protaminsulfat antagonisiert die Wirkung von unfraktioniertem Heparin und muss langsam injiziert werden, da es sonst zu einem erheblichen Blutdruckabfall kommen kann. Darüber hinaus kann eine anaphylaktische Reaktion auftreten. Die Halbwertszeit von Protaminsulfat beträgt 5 min. **Dosierung:** 1 Einheit Protamin bindet 1 IE unfraktioniertes Heparin. Gegenüber niedermolekularem Heparin oder Danaparoid (z. B. Orgaran) entfaltet Protaminsulfat nur einen geringeren antagonisierenden Effekt.

Bei stark überhöhter Dosierung kann Protamin selbst antikoagulatorisch wirken, u. a. durch Beeinträchtigung der Thrombozytenfunktion.

rF VIIa bzw. rekombinanter Faktor VIIa (z. B. Novoseven) Eine hohe Faktor-VII-Aktivität führt zu einer so ausgeprägten Initialisierung der plasmatischen Gerinnung, dass auch ohne die Verstärkerschleifen über F VIII, F IX oder F XI eine hohe Thrombinaktivität resultiert. Dies reicht dann zu einer effektiven Thrombozytenaktivierung und Fibrinbildung aus. Voraussetzung hierfür ist, dass das Plasma genügend Fibrinogen enthält. Die Hauptindikation für rF VIIa ist die Blutung(sgefahr) aufgrund einer Hemmkörperhämophilie (Antikörper gegen Faktor VIII). Hier beträgt die Initialdosis 90 µg/kg. Bei drohender Verblutung aufgrund eines Gerinnungsfaktorenmangels kann Novoseven zusammen mit Fibrinogenkonzentraten (z. B. Haemocomplettan P) und ggf. PPSB-Komplex eingesetzt werden; allerdings ist das Präparat hierfür nicht zugelassen.

Thrombozytenkonzentrate Funktionstüchtige Thrombozyten aggregieren an einer Verletzungsstelle und bieten so den aktivierten Gerinnungsfaktoren eine Bindungsoberfläche. Die sog. plasmatische Gerinnung läuft in vivo auf der Oberfläche der Thrombozyten ab. Bei starken hämostaseologisch verursachten Blutungen wird eine Thrombozytenzahl zwischen 50.000 und 80.000/µl angestrebt. Bei lebensbedrohlichen Blutungen wird eine Transfusion von Thrombozyten bereits bei einer Thrombozytenzahl <100.000/µl empfohlen (▶ Kap. 4).

Tranexamsäure (z. B. Cyklokapron) Tranexamsäure verhindert die fibrinolytische Wirkung von Plasmin, indem es Plasminogen vom Thrombus verdrängt (kompetitive Hemmung). Auf diese Weise wird der Gerinnungsthrombus vor Lyse geschützt. Die Dosierung beträgt beim Erwachsenen 10–30 mg/kg, eine anschließende kontinuierliche Gabe ist möglich (1 mg/kg/h). Im Crash-II-Trial wurde bei Unfallverletzten folgende Dosierung gewählt: 1 g über 10 min, dann Infusion von 1 g über 8 h. Allerdings sollte die Gabe von Tranexamsäure möglichst frühzeitig und innerhalb der ersten 3 h nach dem Trauma erfolgen, danach wird davon abgeraten (▶ Kap. 49 »Polytrauma«)! Eine systemisch ablaufende Fibrinolyse kann über die Thrombinzeit (TZ) oder durch eine ROTEM-Untersuchung festgestellt werden. Tranexamsäure wirkt auch dem fibrinolytischen Effekt von Desmopressin (z. B. Minirin) entgegen.

Wärmemanagement Die Gerinnungsvorgänge sind enzymatische Reaktionen, die bei 37°C Körpertemperatur am besten ablaufen. Dementsprechend führt Hypothermie per se zu einer Gerinnungsstörung. Darüber hinaus sequestrieren Thrombozyten unter Hypothermie in die Leber, wodurch eine Thrombozytopenie entstehen kann. Die Normalisierung der Körpertemperatur über ein Wärmemanagement trägt zum optimalen Ablauf der Hämostase bei. Hierzu soll möglichst eine Körpertemperatur von 37°C angestrebt werden.

 Cave
Die Blutproben eines ausgekühlten Schwerverletzten werden im Labor standardisiert auf 37°C aufgewärmt. Die gemessenen Laborwerte täuschen so eine bessere Gerinnungssituation vor als in Wirklichkeit besteht.

5.4 Blutung bekannter Ursache

5.4.1 Ursachen für hämostaseologisch verursachte Blutungen und deren Therapieoptionen

Die Therapie muss stets individuell auf den Patienten abgestimmt werden. Die hier in alphabetischer Reihenfolge aufgeführten Therapieoptionen haben lediglich orientierenden Charakter. Im Einzelfall wird empfohlen, einen in der Hämostaseologie erfahrenen Arzt zu konsultieren.

Apixaban (z. B. Eliquis) Apixaban gehört als direkter Inhibitor von Faktor Xa zur Gruppe der neuen oralen Antikoagulanzien (NOAK, ▶ dort). Wenige Stunden nach Einnahme fällt der Quickwert relevant ab, und die INR steigt entsprechend an. Dies wird laut Hersteller durch eine Störung des Tests verursacht und ist nicht Ausdruck einer ausgeprägten Antikoagulation mit Blutungsneigung. Soll die Apixabanwirkung – bspw. bei einer Blutung wegen Überdosierung – beendet werden, so kann die Gabe von PPSB in einer Dosierung von 20–25 IE/kg empfohlen werden. Ein echtes Antidot existiert aber nicht.

ASS (Acetylsalicylsäure) Acetylsalicylsäure hemmt die Thrombozytenfunktion durch eine Synthesehemmung des Thrombozytenaktivators Thromboxan A2. Therapieoption bei Blutung(sgefahr) ist Desmopressin, das als Antidot die ASS-Wirkung auf die Thrombozyten abschwächen bzw. aufheben kann.

Azidose Der effektive Ablauf der Hämostase hängt von einem normalen pH-Wert ab! So geht die Aktivität der Gerinnungsfaktoren bei einem pH-Wert von <7,15 auf ca. 50% ihrer Aktivität zurück. Daher kann in Blutungssituationen – neben allen anderen Maßnahmen – eine Natriumbikarbonatgabe erwogen werden, um den pH-Wert auf mindestens 7,2 anzuheben.

Bernard-Soulier-Syndrom Hierbei ist die Expression des Glykoprotein-Rezeptors GPIb-V-IX auf Thrombozyten quantitativ eingeschränkt. Hierdurch wird die Adhäsion der Thrombozyten an der Verletzungsstelle massiv gestört und bedrohliche perioperative Blutungen können die Folge sein. Anamnestisch werden Schleimhaut- und Zahnfleischbluten angegeben. **Therapie** bei Blutung(sgefahr): Thrombozytenkonzentrate.

Dabigatran (z. B. Pradaxa)
Dabigatran ist in der Gruppe der neuen oralen Antikoagulanzien (NOAK, ▶ dort) derzeit der einzige Thrombin-(Faktor-IIa-)Inhibitor. Auch hier können falsch niedrige Quick- bzw. falsch hohe INR-Werte beobachtet werden. Hingegen können die Thrombinzeit (TZ) und die aPTT zumindest grob zur Einschätzung der Dabigatranwirkung herangezogen werden: Normale TZ- oder aPTT-Werte können vermutlich als Hinweis bewertet werden, dass zu diesem Zeitpunkt keine gerinnungshemmende Wirkung von Dabigatran vorliegt. Soll die Dabigatranwirkung – bspw. bei einer Blutung wegen Überdosierung – beendet werden, so wird PPSB in einer Dosierung von 20–25 IE/kg empfohlen; weiterhin wird auch rekombinanter aktivierter Faktor VII (z. B. Novoseven) als Möglichkeit genannt. Ein echtes Antidot existiert aber auch hier nicht.

Danaparoid (z. B. Orgaran) Danaparoid ist ein Heparinoid und entfaltet seine antikoagulatorische Wirkung über Antithrombin. **Therapie** bei Blutung(sgefahr): »fresh frozen plasma«, Plasmapherese. Ein spezifisches Antidot gegen Danaparoid existiert nicht. Protaminsulfat besitzt nur einen geringen antagonisierenden Effekt.

DIC (Verbrauchskoagulopathie) Bestimmte Krankheitsbilder können mit einer Überaktivierung der Hämostase im Sinne einer disseminierten intravasalen Gerinnung (DIC) einhergehen; hierzu gehört u. a. die Fruchtwasserembolie. Es kann der Verbrauch von Gerinnungsfaktoren und Thrombozyten resultieren und so eine gravierende Blutung entstehen. **Therapie** bei Blutung(sgefahr):
– Substitution von Gerinnungsfaktoren: GFP, ggf. Fibrinogen und PPSB,

- Gabe von Thrombozytenkonzentraten bei einer Thrombozytenzahl <50.000/µl und
- Behandlung der DIC-Ursache.

Falls eine systemisch ablaufende Fibrinolyse ursächlich an der Blutung beteiligt ist, kann Tranexamsäure eingesetzt werden. Antithrombin zur Verlangsamung der Abläufe der plasmatischen Gerinnung sollte erst verabreicht werden, wenn die Blutung sicher steht und ein ausreichendes Gerinnungspotenzial aufgebaut ist. Dann kann auch ggf. Heparin in sehr niedriger Dosierung (ca. 2.500 IE/24 h) angewandt werden.

> Insgesamt ist eine DIC sehr selten! Die Diagnose »DIC« sollte erst gestellt werden, wenn andere Ursachen ausgeschlossen wurden, insbesondere eine Verlust- oder Verdünnungskoagulopathie.

Faktor-V-Mangel Faktor V wirkt im Prothrombinasekomplex beschleunigend auf die Thrombinbildung. Bei einem Faktor-V-Mangel läuft die plasmatische Gerinnung verlangsamt ab, wodurch die Hämostase beeinträchtigt wird. Die erworbene Form tritt u. a. bei Synthesestörungen der Leber auf, z. B. bei fortgeschrittener Leberzirrhose oder Leberversagen, aber auch im Rahmen einer Massivtransfusion. Das Basislabor zeigt einen erniedrigten Quick-Wert und eine verlängerte aPTT. Therapie bei Blutung(sgefahr): »fresh frozen plasma«, dies enthält Faktor V in physiologischer Konzentration. In Deutschland steht kein Faktor-V-Konzentrat zur Verfügung.

Faktor-VII-Mangel
Bei einem Mangel an Faktor VII kann die Initialisierungsreaktion der plasmatischen Gerinnung nicht korrekt ablaufen. Anders als im Labor gibt es in vivo nur den Weg über Faktor VII, um die plasmatische Gerinnung zu starten. Therapie bei Blutung(sgefahr): rF VIIa (z. B. Novoseven) oder Faktor-VII-Konzentrat (z. B. Immuseven).

Faktor-XI-Mangel
Hierbei fehlt eine Verstärkerschleife zur Thrombinbildung und es kann zu einer relevanten Blutung kommen. Darüber hinaus wird die Zerstörung eines frisch entstandenen Thrombus durch Fibrinolyse begünstigt, da Faktor XI physiologischerweise das fibrinolytische Potenzial herunterreguliert. Therapie bei Blutung(sgefahr): »fresh frozen plasma«, dies enthält Faktor XI in physiologischer Konzentration. Ein Faktorenkonzentrat für diesen Faktor gibt es in Deutschland nicht.

Faktor-XIII-Mangel Ein Mangel an Faktor XIII resultiert in fehlender mechanischer Stabilisierung des entstandenen Gerinnungsthrombus und unzureichender Abwehr des Thrombus gegenüber Fibrinolyse. Therapie bei Blutung(sgefahr): Faktor-XIII-Konzentrat (z. B. Fibrogammin P).

Fibrinogen Eine ausreichende Fibrinogenkonzentration ist notwendig für Fibrinbildung und Thrombozytenaggregation. Ein relevanter Fibrinogenmangel (plasmatische Fibrinogenkonzentration <100 mg/dl) kann zur Blutung führen. Therapie bei Blutung(sgefahr): Fibrinogen (z. B. Haemocomplettan P).

Fibrinolyse Eine Blutung aufgrund einer Fibrinolyse bzw. Hyperfibrinolyse kann durch Verabreichung von Fibrinolytika entstehen. Endogen kann eine fibrinolysebedingte Blutung im Rahmen einer DIC oder bei Polytraumatisierung auftreten. Laborchemische Anzeichen einer relevanten Fibrinolyse sind eine verlängerte Thrombinzeit und ein charakteristisches Bild in der ROTEM-Diagnostik. Therapie bei Blutung: Tranexamsäure (z. B. Cyklokapron) ist das derzeit einzige auf dem deutschen Markt zugelassene Antifibrinolytikum. Die Zulassung des Antifibrinolytikums Aprotinin (z. B. Trasylol) ruht derzeit.

Fibrinolytika (rt-PA, Streptokinase, Urokinase) Fibrinolytika werden klinisch zum Auflösen von venösen oder arteriellen Thromben eingesetzt und sind Aktivatoren des Plasminogens, das wiederum in Plasmin umgewandelt wird. Plasmin kann Fibrin in Bruchstücke spalten. Therapie bei Blutung: Tranexamsäure (z. B. Cyklokapron) wirkt hier als Antidot. Ergänzend können GFP eingesetzt werden.

Fondaparinux (z. B. Arixtra) Fondaparinux ist ein selektiver Faktor-Xa-Inhibitor und bindet mit hoher Affinität an den Pentasaccharidbindungsort am Antithrombinmolekül. Es wird über die Niere ausgeschieden und besitzt eine Halbwertszeit von 14–16 h. Eine Überdosierung mit Fondaparinux entspricht der einer mit Heparin. Therapie bei Blutung(sgefahr): »fresh frozen plasma«, rekombinanter Faktor VIIa (z. B. Novoseven), Plasmapherese. Ein Antidot gegen Fondaparinux existiert nicht.

Glanzmann-Thrombasthenie Hierbei ist die Expression des Fibrinogenbindungsrezeptors GP IIb/IIIa auf den Thrombozyten quantitativ eingeschränkt. Hierdurch wird die Thrombozytenaggregation massiv gestört, und bedrohliche Blutungen können die Folge sein. Anamnestisch werden Schleimhaut- und Zahnfleischbluten angegeben. **Therapie** bei Blutung(sgefahr): rF VIIa (z. B. Novoseven) und/oder Thrombozytenkonzentrate.

GP-IIb/IIIa-Rezeptorantagonisten (z. B. ReoPro, Integrilin, Aggrastat) Diese Substanzen blockieren den Glykoprotein-IIb/IIIa-Rezeptor auf den Thrombozyten, an dem normalerweise Fibrinogen andockt. Hierdurch wird die Thrombozytenaggregation verhindert.

Bei einer Blutung wird die therapeutische Vorgehensweise maßgeblich durch die Wirkdauer der verschiedenen Präparate bestimmt:

- Abciximab (z. B. ReoPro): Wirkdauer ca. 24–48 h. **Therapie** bei Blutung(sgefahr): Thrombozytenkonzentrate.
- Eptifibatid (z. B. Integrilin): Wirkdauer ca. 4 h. **Therapie** bei Blutung(sgefahr): Tranexamsäure, PPSB-Komplex, Desmopressin, rVIIa, Hämodialyse.
- Tirofiban (z. B. Aggrastat): Wirkdauer ca. 4–8 h. **Therapie** bei Blutung(sgefahr): Tranexamsäure, PPSB-Komplex, Desmopressin, rVIIa, Hämodialyse.

Die Transfusion von Thrombozytenkonzentraten ist aufgrund der HWZ von Eptifibatid oder Tirofiban erst 4 h nach Infusionsende sinnvoll. Ein Antidot gegen GP-IIb-IIIa-Rezeptorantagonisten gibt es nicht.

Grey-platelet-Syndrom (syn.: »storage pool disease«) Physiologischerweise sind Thrombozyten in der Lage, Adhäsion, Aktivierung und Aggregation auch ohne Unterstützung durch die plasmatische Gerinnung effektiv ablaufen zu lassen. Die Thrombozyten setzen hierzu prokoagulatorische Aktivatoren aus den Granula ihrer Membran frei.

- Bei der α-Storage-Pool-Disease sind die α-Granula betroffen mit einem Mangel an Fibrinogen, von-Willebrand-Faktor, Faktor V, Plättchenfaktor 4, Thrombospondin und Fibronectin.
- Bei der δ-Storage-Pool-Disease sind die Inhalte der »dense bodies« betroffen mit einem Mangel an Thromboxan A2, Kalziumionen, ADP und ATP.

Klinisch können diese Syndrome durch eine Blutungsneigung auffallen. **Therapie** bei Blutung(sgefahr): Thrombozytenkonzentrate, Desmopressin.

Hämophilie A bzw. Hämophilie B Hierbei handelt es sich um eine X-chromosomal rezessiv vererbte Blutungsneigung mit Mangel an Faktor VIII (Hämophi-

lie A) oder Faktor IX (Hämophilie B). Beide Faktoren werden benötigt, um über die Aktivierung von Faktor X eine ausreichende Thrombinbildung zu ermöglichen. Besteht ein Mangel an einem der beiden Faktoren, so resultieren schwere Blutungen. **Therapie** bei Blutung(sgefahr): Faktor-VIII-Konzentrate bzw. Faktor IX-Konzentrate. Aufgrund der hämostaseologischen Komplexizität wird dringend empfohlen, bei der Behandlung ein Hämophilie-Zentrum zu kontaktieren (▶ Internetlinks).

Hemmköperhämophilie Durch die Bildung von Antikörpern gegen Faktor VIII kann die Verstärkerschleife F VIII/F IX nicht zur effektiven Thrombinbildung beitragen. Es entstehen Blutungen in das Weichteilgewebe und die Muskulatur sowie ausgeprägte perioperative Hämorrhagien. Das Labor zeigt eine deutliche aPTT-Verlängerung bei normalem Quick-Wert. **Therapie** bei Blutung(sgefahr): rF VIIa (z. B. Novoseven), FEIBA. Wegen der hämostaseologischen Komplexizität wird dringend empfohlen, bei der Behandlung ein Hämophilie-Zentrum zu kontaktieren (▶ Internetlinks).

Heparinüberdosierung Heparin entfaltet seinen antikoagulatorischen Effekt v. a. durch Potenzierung der Antithrombinwirkung, das wiederum die meisten Gerinnungsfaktoren inaktivieren kann. Die Gabe von niedermolekularen Heparinen bei Patienten mit Niereninsuffizienz kann durch Kumulation zur Überdosierung führen.

- **Therapie** bei Überdosierung von unfraktioniertem Heparin: Protaminsulfat.
- **Therapie** bei Überdosierung von niedermolekularem Heparin: Mit Protaminsulfat ist eine partielle Aufhebung des Effekts möglich. Im Falle einer gravierenden Blutung muss das prokoagulatorische Potenzial erhöht werden: Optionen sind FFP, Fibrinogen, PPSB oder rF VIIa (z. B. Novoseven).

Hirudinüberdosierung Hirudin (bspw. Desirudin, z. B. Revasc) ist ein direkter Inhibitor von Thrombin. Die physiologische Elimination ist auf eine ausreichende Nierenfunktion angewiesen. **Therapie** bei Überdosierung: High-Flux-Anwendungen von Hämodialyse und Hämofiltration. Ein Antidot gegen Hirudin existiert nicht.

Hypokalzämie Ionisiertes Kalzium ist Faktor IV der Blutgerinnung und absolut notwendig für verschiedene Schritte der plasmatischen Gerinnung. Eine Konzentration des ionisierten Kalziums <1 mmol/l sollte mit Kalziumglukonat oder Kalziumchlorid substituiert werden.

Leberdysfunktion In der Leber werden nahezu alle Gerinnungsfaktoren der plasmatischen Gerinnung gebildet. Mit einer relevanten Leberdysfunktion tritt eine zunehmende Störung der Hämostase auf, mit Abfall der Faktorenaktivitäten entsprechend ihrer Halbwertszeiten. So kommt es zunächst zu einem Abfall des Quick-Werts, wenn der kurzlebige Faktor VII (HWZ 5 h) nicht mehr nachgebildet wird. Darüber hinaus geht eine Leberinsuffizienz oftmals mit einer Thrombozytopenie einher. **Therapie** bei Blutung(sgefahr): »fresh frozen plasma«, PPSB, Thrombozytenkonzentrate (▶ Thrombozytopenie).

Neue orale Antikoagulanzien (NOAK) Hierbei handelt es sich um eine heterogene Gruppe von Antikoagulanzien, die oral verabreicht und sowohl zur klassischen Thromboseprophylaxe (anstelle von NMH) als auch therapeutisch bei Vorhofflimmern (anstelle von Phenprocoumon u. a.) eingesetzt werden können. Anhand des Wirkmechanismus ist folgende Unterscheidung möglich:
- Thrombin-(Faktor-IIa-)Inhibitoren: Hierzu gehört allein Dabigatran (z. B. Pradaxa),
- Faktor-Xa-Inhibitoren: Dies sind Apixaban (z. B. Eliquis), Rivaroxaban (z. B. Xarelto) und Edoxaban (noch nicht marktzugelassen).

P2Y12-Inhibitoren ADP ist ein starker Aktivator der Thrombozytenaggregation; dies erfolgt durch Stimulation des thrombozytären ADP-Rezeptor-Subtyps P2Y12. Entsprechende Hemmstoffe dieses Rezeptors sind die P2Y12-Inhibitoren, das sind:
- die irreversibel wirkenden Thienopyridine Clopidogrel (z. B. Iscover, Plavix) und Prasugrel (z. B. Efient) sowie
- die reversibel wirksamen ATP-Analoga Ticagrelor (z. B. Brilique) und Cangrelor (nicht marktzugelassen).

Alle diese Substanzen hemmen die Thrombozytenfunktion und gehen daher mit einer erhöhten Blutungsgefahr einher. **Therapie** bei Blutung(sgefahr): Ein Antidot gibt es nicht. Bei starker Blutung können Thrombozytenkonzentrate, Desmopressin sowie das Antifibrinolytikum Tranexamsäure gegeben werden. Da Ticagrelor und Cangrelor den P2Y12-ADP-Rezeptor lediglich reversibel inhibieren, ist abhängig von der Halbwertszeit bei Ticagrelor nach 2–3 Tagen und nach Cangrelor bereits nach 1 h kaum noch eine thrombozytenfunktionshemmende Wirkung festzustellen.

Rivaroxaban (z. B. Xarelto) Rivaroxaban gehört als direkter Inhibitor von Faktor Xa zur Gruppe der neuen oralen Antikoagulanzien. Wenige Stunden nach Einnahme fällt der Quickwert relevant ab und die INR steigt entsprechend an. Dies wird laut Hersteller durch Störung des Tests verursacht und ist nicht Ausdruck der ausgeprägten Antikoagulation mit Blutungsneigung. Im Falle einer echten Überdosierung von Rivaroxaban mit Blutung wird von einer Schweizer Expertengruppe die Gabe von PPSB in einer Dosierung von 20–25 IE/kg empfohlen. Ein echtes Antidot existiert nicht.

»storage pool disease« ▶ Grey-platelet-Syndrom.

Thrombozytopenie Bei Thrombozytopenie ist die primäre Hämostase gestört. Darüber hinaus läuft das Zusammenspiel der Gerinnungsfaktoren mit Fibrinbildung in vivo vornehmlich auf der Oberfläche von Thrombozyten ab, sodass es auch an »Oberfläche« für die Bindung aktivierter Gerinnungsfaktoren fehlt. **Therapie** bei Blutung(sgefahr): Thrombozytentransfusion, Desmopressin (z. B. Minirin), rF VIIa (z. B. Novoseven). Die untere Grenze der Thrombozytenzahl, bei der eine Transfusion von Thrombozytenkonzentraten indiziert ist, richtet sich nicht nur nach der Anzahl der Thrombozyten, sondern auch nach der auslösenden Ursache. So wird bei verschiedenen Krankheitsbildern eine unterschiedliche Ausprägung der Thrombozytopenie toleriert. Transfusionstrigger für eine Thrombozytentransfusion sind:
- chronische Formen der Thrombozytopenie, akute Leukämie: <10.000/μl,
- Patienten mit Leberinsuffizienz: <20.000/μl,
- Malignompatienten mit zusätzlichen Blutungsrisiken: < 20.000/μl,
- prophylaktisch vor operativen Eingriffen mit niedrigem Blutungsrisiko <20.000/μl,
- prophylaktisch vor größeren operativen Eingriffen und Eingriffen mit mittlerem und hohem Blutungsrisiko <50.000/μl,
- operative Eingriffe mit sehr hohem Blutungsrisiko, z. B. neurochirurgische Eingriffe und Operationen am hinteren Augenabschnitt <70.000–100.000/μl,
- lebensbedrohliche und transfusionspflichtige Blutungen: <100.000/μl.

 Cave
Die Transfusion von Thrombozyten bei Thrombozytopenie durch eine HIT II (heparininduzierte Thrombozytopenie) ist kontraindiziert.

Verdünnungskoagulopathie Bei der Behandlung eines Patienten mit akutem und massivem Blutverlust, z. B. bei Polytrauma, kann es durch große Mengen kristalloider und kolloidaler Infusionslösungen sowie Erythrozytenkonzentraten zu einem relativen Mangel an Gerinnungsfaktoren und Thrombozyten kommen, was als »Verdünnungskoagulopathie« bezeichnet wird. Solange noch keine Erythrozytenkonzentrate gegeben wurden, kann der Verlust an Gerinnungsfaktoren anhand des Hämatokritabfalls abgeschätzt werden: Fällt der Hämatokrit unter Infusionstherapie von 40% auf 20% ab, dann muss auch von einer Halbierung der Gerinnungsfaktorenaktivität ausgegangen werden. Bei der Verdünnungskoagulopathie ist sowohl die primäre Hämostase durch Thrombozytopenie als auch die plasmatische Gerinnung durch einen Faktoren-Mangel beeinträchtigt. **Therapie**option sind »fresh frozen plasma«, Fibrinogen, PPSB-Komplex und Thrombozytenkonzentrate.

Vitamin-K-Mangel Vitamin K wird für die Synthese der Gerinnungsfaktoren II (Prothrombin), VII, IX und X benötigt. Verschiedene Krankheitsbilder können mit einem Mangel an Vitamin K einhergehen, z. B. Dünndarmerkrankungen mit anhaltender Diarrhö oder Anorexie. Hierdurch kann eine Blutung entstehen bzw. begünstigt werden. Laborchemisch zeigt sich ein pathologisch erniedrigter Quick-Wert. **Therapie** bei Blutung(sgefahr): Vitamin K, PPSB-Komplex.

Vitamin-K-Antagonisten Vitamin-K-Antagonisten sind z. B. Phenprocoumon (z. B. Marcumar, Falithrom), Acenocoumarol (z. B. Sintrom) oder Warfarin. Diese Substanzen hemmen die Synthese der Gerinnungsfaktoren II, VII, IX und X und werden zur Prophylaxe von Thrombosen und Thromboembolien eingesetzt. Gesteuert wird die Therapie über die INR (International Normalized Ratio) oder über den Quick-Wert. Akute Blutungsgefahr besteht, wenn die INR auf >5 ansteigt bzw. der Quickwert auf <10% abfällt. **Therapie** bei Blutung(sgefahr): PPSB-Komplex.

von-Willebrand-Syndrom Der von-Willebrand-Faktor vermittelt die Adhäsion von Thrombozyten am Subendothel der vaskulären Verletzungsstelle. Beim von-Willebrand-Syndrom liegt ein qualitativer oder quantitativer Mangel an diesem Faktor vor. Effekt auf die Hämostase: Störung der Adhäsion der Thrombozyten am Subendothel. **Therapie** bei Blutung(sgefahr): Desmopressin außer beim Typ 2b: Hier wird z. B. Haemate P eingesetzt.

5.5 Blutung unbekannter Ursache ohne Zeitdruck

In solchen Fällen kann durch Anamnese und Laboruntersuchungen (Quick-Wert, aPTT, Thrombinzeit, Fibrinogen-Konzentration, PFA-100, Multiplate, ROTEM) die Diagnose gestellt bzw. eingegrenzt werden. ◘ Abb. 5.2 zeigt eine Seite der »Bleeding Card«, auf der relevante Diagnosen bei Vorliegen einer Blutung und entsprechenden Veränderungen des Basislabors der Blutgerinnung dargestellt sind. Diese Karte im Kitteltaschenformat kann auf der Website ▶ »www.haemostase.info« gratis bestellt werden und steht dort auch als pdf-Download zur Verfügung.

5.6 Blutung unbekannter Ursache unter Zeitdruck

Bei einer lebensbedrohlichen Blutung, die durch eine Hämostasestörung bedingt ist, kann kalkuliert und systematisch vorgegangen werden.

Ursachen für eine hämostaseologisch (mit)verursachte Blutung:

- Mangel an funktionstüchtigen Gerinnungsfaktoren?
- Mangel an funktionstüchtigen Thrombozyten?
- Vorherrschen einer Fibrinolyse?

Hieran orientiert sich ein Notfallkonzept, das die kombinierte Substitution von zellulären und plasmatischen Komponenten sowie speziellen Pharmaka bei drohender Verblutung vorsieht. Die Reihenfolge der Anwendung der Präparate ist beispielhaft, die Dosierungen sind nur orientierend und deshalb individuell für den Einzelfall festzulegen. Dabei kann schematisch bzw. anhand der Vorderseite der »Bleeding Card« vorgegangen werden (◘ Abb. 5.2). In bestimmten Situationen kann es ratsam sein, einen in der Hämostaseologie erfahrenen Arzt zu konsultieren.

Analyse-Schema bei Blutung unbekannter Ursache				
Quick	**aPTT**	**Thrombozyten-anzahl**	**Differenzialdiagnose** (relevante Auswahl)	**TZ** Thrombin-Zeit
1. ✓	✓	✓	☐ Thrombozytenfunktionsstörung: ASS, Clopidogrel, Ticlopidin, ☐ GP IIb-IIIa-Rez.-Antagonisten, Bernard-Soulier-Syndrom, ☐ Glanzmann-Thrombasthenie, delta-Storage-Pool-Disease ☐ ☐ von-Willebrand-Syndrom (leichte Form) ☐ ☐ Hypothermie ☐ Azidose ☐ Hypokalzämie ☐ ☐ Faktor-XIII-Mangel ☐ ☐ Überdosierung mit niedermolekularem Heparin ☐	✓
2. ↓	✓	✓	☐ Marcumar® (Phenprocoumon) ☐ ☐ Leberzellschaden ☐ ☐ Vitamin-K-Mangel ☐ ☐ Faktor-VII-Mangel (angeboren/erworben) ☐	✓
3. ✓	↑	✓	☐ Heparin-Therapie ☐ ☐ Hirudin-Therapie ☐ ☐ Überdosierung mit niedermolekularem Heparin ☐ } ↑ ☐ Fibrinogen-Mangel ☐ ☐ Hämophilie A oder B ☐ ☐ Hemmkörper-Hämophilie ☐ } ✓ ☐ von-Willebrand-Syndrom ☐	
4. ↓	↑	✓	☐ Heparin-Therapie (hochdosiert) ☐ ☐ Fibrinogen-Mangel ☐ } ↑ ☐ Hyperfibrinolyse ☐ Fibrinolytische Therapie ☐ ☐ Leberfunktionsstörung ☐	
5. ✓	✓	↓	☐ HIT-II Heparin-Induzierte Thrombozytopenie Typ II ☐ ☐ HELLP-Syndrom ☐ Grey-Platelet-Syndrome ☐ ☐ von-Willebrand-Syndrom Typ 2b ☐ ☐ beginnende DIC (Verbrauchskoagulopathie) ☐ ☐ ITP Idiopathisch-Thrombozytopenische Purpura ☐ ☐ TTP Thrombotisch-Thrombozytopenische Purpura ☐ ☐ HUS Hämolytisch-Urämisches Syndrom ☐ ☐ Bernard-Soulier-Syndrom ☐	✓
6. ✓	↑	↓	☐ von-Willebrand-Syndrom Typ 2b ☐ ☐ DIC (Verbrauchskoagulopathie) ☐ } ✓ ☐ Verdünnungskoagulopathie ☐ ☐ HIT-II unter Heparin-Therapie ☐ ↑	
7. ↓	↑	↓	☐ Verbrauchskoagulopathie ohne sekundäre Fibrinolyse ☐ ☐ Verdünnungskoagulopathie ☐ } ✓ ☐ Schwere Leberfunktionsstörung ☐ ☐ Verbrauchskoagulopathie mit sekundärer Fibrinolyse ☐ ☐ HIT-II unter Heparin-Therapie ☐ } ↑	

Legende: ✓ = Normalwert   ↑ = Zeit verlängert   ↓ = Wert erniedrigt

Den kombinierten pathologischen Labor-Konstellationen (4./6./7.) kann auch eine Kombination der Einzelstörungen aus 2.,3. und / oder 5. zugrunde liegen. Die Differenzialdiagnose von 1. kann sich zusätzlich hinter allen Störungen verbergen. Literaturhinweise auf der genannten Website.

Abb. 5.2 »Bleeding Card« Teil 1. Checkliste zur Differenzialdiagnose einer Blutungsursache anhand der Bleeding Card

☑ Checkliste

☐ Behandlung von **Hypothermie, Azidose und Hypokalzämie**
Körpertemperatur < 34 °C, pH < 7,2 und $[Ca^{++}]_{ion}$ < 1 mmol/l haben einen hemmenden
Einfluss auf die Hämostase. Basis-Labortests werden bei 37 °C durchgeführt.

☐ Erythrozyten-Konzentrate **EK**
Erythrozyten setzen den Thrombozytenaktivator ADP frei und bringen Thrombozyten in
Gefäßwandnähe. Ein Hämatokrit unter 20% allein gilt hämostaseologisch als kritisch.

☐ Tranexamsäure **(z.B. Cyklokapron)**
Schützt als Anti-Fibrinolytikum einen Gerinnungsthrombus vor Lyse. Verbessert über
Plasmin-Hemmung die Adhäsion, Aktivierung und Aggregation der Thrombozyten.
Dosis: 1. Bolus 10-30 mg/kg (bei Bedarf anschließend Perfusor 1-2 mg/kg KG/h).

☐ DDAVP = Desmopressin **(z.B. Minirin)**
Aktiviert Thrombozyten (unspezifisch) und setzt von-Willebrandfaktor aus Endothel frei.
Indikation: Thrombozytenaggregationsstörung (z.B. durch ASS), von-Willebrand-Syndrom.
Dosis: 0,3 µg/kg über 30 Minuten (ggf. nach 12 h bzw. postop. wiederholen).
N.b.: DDAVP besitzt fibrinolytische Eigenschaft (ggf. mit Tranexamsäure kombinieren).

☐ Protamin
Antidot für unfraktioniertes Heparin. Dosierung abhängig von applizierter Heparin-Dosis.

☐ Fibrinogen **(z.B. Haemocomplettan P)**
Vermittelt die Thrombozytenaggregation & ist Substrat für die Fibrinbildung. Dosis: 3-6 g.

☐ Fresh Frozen Plasma FFP
Fresh Frozen Plasma liefert (fast) alle pro- und antikoagulatorisch wirkenden Faktoren.
Dosierung: 15-20 ml/kg KG.

☐ Thrombozyten-Konzentrate
Indikation: 1. Thrombozytopenie < 100.000 /µl bei lebensbedrohlicher Blutung
2. Schwere Thrombozytenfunktionsstörung.

☐ PPSB **(z.B. Beriplex P/N)**
Faktoren-Konzentrat (FII, FVII, FIX und FX). Indikation: z.B Marcumar®-Antagonisierung.
Dosis (IE): 20-25 I.E./kg bzw. Differenz zum Wunsch-Quickwert x Körpergewicht in kg.

☐ rFVIIa **(z.B. Novoseven)**
Aktiviert durch eine überschießende Initialisierungsreaktion die plasmatische Gerinnung
und konsekutiv die Thrombozyten. Dosis: 90 µg/kg KG-Bolus, ggf. nach 3h wiederholen.

☐ Faktor XIII **(z.B. Fibrogammin P)**
Faktor XIII vernetzt Fibrinmoleküle zu einem stabilen Thrombus. Anmerkung: Ein
FXIII-Mangel ist in den Routine-Gerinnungstests nicht erkennbar. Dosis: 1.250-2.500 E.

☐ von-Willebrand-Faktor in Faktor-VIII-Präparat **(z.B. Haemate P)**
Faktor-VIII-Präparat, das auch von-Willebrand-Faktor-Aktivität enthält. Indikation:
von-Willebrand-Syndrom Typ 2b. Dosis an von-Willebrand-Faktor: ca. 40-80 IE/kg KG.

Die genannten Blutprodukte sollten nur von in der Anwendung erfahrenen Medizinern eingesetzt werden.
Die Dosierungen sind orientierend und müssen individuell angepasst werden. Es wird auch auf die
Fachinformationen der Produkte verwiesen (zugelassene Indikationen und Kontraindikationen).
Hämophilie-Patienten sind unberücksichtigt. Weitere Information und Literatur finden Sie auf der Website.

◨ **Abb. 5.3** »Bleeding Card« Teil 2. Therapieschema bei schwerster hämostaseologisch verursachter Blutung

Notfallkonzept bei hämostaseologisch (mit)verursachten Blutungen

- Normalisierung der Homöostase mit pH-Zielwert 7,40 und Körpertemperaturzielwert 37°C
- Hämatokritzielwert von mindestens 30% bzw. Hb-Zielwert von mindestens 10 g/dl anstreben
- Antifibrinolytikum Tranexamsäure (z. B. Cyklokapron): 10–30 mg/kg. Der gebildete Thrombus wird vor Zerstörung durch Lyse geschützt. Vorgehen nach Crash-II-Trial: 1 g als Kurzinfusion über 10 min, dann Infusion von 1 g über 8 h
- Substitution von Gerinnungsfaktoren: »fresh frozen plasma« 6–8 Einheiten
- Aktivierung der Thrombozyten mit Desmopressin (z. B. Minirin) 0,3 µg/kg
- Kalziumsubstitution: Die Konzentration an ionisiertem Kalzium soll >1 mmol/l betragen
- Substitution von Thrombozyten: Transfusion von 1–2 Thrombozytenhochkonzentraten bzw. Anstreben einer Thrombozytenzahl von >50.000/µl bei starker bzw. >100.000/µl bei bedrohlicher Blutung
- Weitere Substitution von Gerinnungsfaktoren, z. B. Fibrinogen (z. B. Haemocomplettan P) 3–6 g und PPSB 20–25 IE/kg. Selten ist auch die Gabe von Faktor XIII (z. B. Fibrogammin) 1.250–2.500 IE erforderlich
- Wenn alle obigen Bedingungen erfüllt sind und die Gerinnung nicht startet: Aktivierung der plasmatischen Gerinnung durch rF VIIa (z. B. Novoseven): 90 µg/kg; Anwendung evtl. nach 2–3 h (ggf. mehrfach) wiederholen

Eine Checkliste zur Behandlung einer schweren hämostaseologisch verursachten Blutung ◘ Abb. 5.3.

Fallbeispiel Teil 2

Der Patient wird weiter aktiv mittels Warmluftdecke gewärmt. Der hinzugezogene Operateur schließt eine chirurgische Blutung aus. Es erfolgt daraufhin die Gabe von 6 FFP, 1 g Fibrinogen sowie 2 Thrombozytenkonzentrate. Danach sistiert die Blutung und es zeigen sich folgende Laborparameter: aPTT 34 s, Quick-Wert 46%, Thrombozytenzahl 86.000/µl. Hämostaseologisch kann dieser Fall wie folgt bewertet werden: Zum Zeitpunkt der Aufnahme besteht eine intraabdominelle Blutung durch Gewebs- und Gefäßverletzungen. Darüber hinaus weisen pathologischer Quick-Wert, verlängerte aPTT sowie die
▼

Thrombozytopenie auf eine Verdünnungskoagulopathie hin, wobei die Hypothermie zur Blutung beiträgt. Die Behandlung der Verdünnungskoagulopathie erfolgt mit FFP und Fibrinogenkonzentraten. Die möglicherweise vorliegende Fibrinolyse wird mit Tranexamsäure gestoppt und der Patient wird gewärmt, um den hemmenden Einfluss der Hypothermie auf die Hämostase aufzuheben. Postoperativ werden eine Thrombozytopenie und eine Verdünnungskoagulopathie behandelt, wodurch dann die Blutung komplett zum Stillstand kommt.

Literatur

Braun D, Schulz C, Sibbing D, Massberg S (2012) Periinterventionelle antithrombozytäre Therapie. Herz 37: 128–135

Bundesärztekammer (2009) Querschnitts-Leitlinien zur Therapie mit Blutkomponenten und Plasmaderivaten. Deutscher Ärzte, Köln

Bundesärztekammer (2010) Richtlinien zur Gewinnung von Blut und Blutbestandteilen und zur Anwendung von Blutprodukten (Hämotherapie) Dtsch Ärztebl 107: A 1541

Engelmann L (2011) Thrombophile Zustände in der Intensivmedizin. Med Klin Intensivmed 106: 189–197

Grottke O, Frietsch T, Maas M, Lier H, Rossaint R (2013) Umgang mit Massivblutungen und assoziierten perioperativen Gerinnungsstörungen (DGAI-Handlungsempfehlung). Anästh Intensivmed 54: 147–157

Lancé M, Stessel B, Hamulyák K, Marcus MA (2010) Alte und neue Gerinnungshemmer. Antidota und Maßnahmen bei akuter Blutung sowie dringenden Eingriffen. Anaesthesist 59: 62–68

Lier H, Böttiger BW, Hinkelbein J, Krep H, Bernhard M (2011) Coagulation management in multiple trauma: a systematic review. Intensive Care Med 37: 572–582

Petros S (2011) Management von Blutungsdiathesen in der Intensivmedizin. Med Klin Intensivmed 106: 177–182

Roberts I, Shakur H, Afolabi A et al. (2011) The importance of early treatment with tranexamic acid in bleeding trauma patients: an exploratory analysis of the CRASH-2 randomised controlled trial. Lancet 377: 1096–1101

Schellong SM, Haas S (2012) Perioperative Thromboseprophylaxe – Neue orale Antikoagulanzien und ihre Anwendung im Umfeld operativer Eingriffe. Anästhesiol Intensivmed Notfallmed Schmerzther 47: 266–272

Shakur H, Roberts I, Bautista R et al. (2010) Effects of tranexamic acid on death, vascular occlusive events, and blood transfusion in trauma patients with significant haemorrhage (CRASH-2): a randomised, placebo-controlled trial. Lancet 376: 23–32

Weber CF, Jámbor C, Spannagl M et al. (2011) Perioperative Diagnostik und Therapie von Thrombozytenfunktionsstörungen. Anästh Intensivmed 52: 136–144

Internetlinks

www.baek.de: Leitlinie zur Therapie mit Blutkomponenten und Plasmaderivaten (download als pdf-Datei möglich)

www.bleedingcard.de: Webseite für Smartphones, auf der die »bleeding card« dynamisch verwendet werden kann. Der Seitenaufruf kann über den beigefügten quick response code (QRC;  Abb. 5.4) erfolgen

www.deutsche-haemophiliegesellschaft.de: Unter dem Stichwort »Behandler« findet man die Kontaktdaten der lokalen Hämophilie-Zentren (CCC-Zentren sind 24 h telefonisch erreichbar)

www.haemostase.info: Website des Autors mit Online-Informationen zur Gerinnung: »Gerinnung mit der Maus« (CD-ROM zur Blutgerinnung gratis erhältlich), »bleeding card« und »bridging card« (Karten im Kitteltaschen-Format gratis erhältlich)

◘ Abb. 5.4 QRC

Innerklinische Reanimation

Volker Wenzel, Rüdiger Franz

Fallbeispiel Teil 1

Kurz vor Dienstende wird das Notfallteam der Intensiv-station zu einer Reanimation auf die Normalstation geru-fen. Ein ca. 75-jähriger, männlicher Patient liegt – offen-sichtlich leblos – auf dem Krankenbett, zwei Pflegekräfte von der Normalstation führen eine Masken-Beutel-Beat-mung und eine Herzdruckmassage durch. Der Intensiv-arzt übernimmt nun die Leitung der Reanimation, und alle Helfer warten auf weitere Anweisungen.

Die Inzidenz von innerklinischen Kreislaufstillständen wird mit etwa 1/1.000 behandelten Patienten angege-ben, wobei dies je nach Art von Klinik und Fachdiszi-plinen variieren kann. Die Institutionalisierung eines festen »Alarmplans« für das Notfallteam mit klaren Indikationen, bekannten Meldewegen, festgelegte Mit-gliedern und standardisierter Ausrüstung gehört zu den Organisationsaufgaben jedes Krankenhauses. Das Personal des Notfallteams sollte aus mindestens einem Arzt und einer Pflegekraft mit weitergehenden Kennt-nissen in der Intensivmedizin bestehen. Die Absolvie-rung eines speziellen Reanimationskurses für alle Teammitglieder ist wünschenswert. Die Ausrüstung muss transportabel sein und ein vollständig autarkes Arbeiten ermöglichen. Grundsätzlich gehören alle in-nerklinischen Notfälle zum Aufgabengebiet des Not-fallteams.

Die Therapie des Herz-Kreislauf-Stillstands be-steht aus den Basismaßnahmen (»basic life support«, BLS) mit Herzdruckmassage und Beatmung über Mund/Nase oder mit Hilfsmitteln und den erweiterten Maßnahmen (»advanced cardiac life support«, ACLS) mit der Elektrotherapie von defibrillationspflichtigen Herzrhythmusstörungen, definitiver Atemwegssiche-rung und Pharmakotherapie.

Die hier aufgeführten Empfehlungen entsprechen den aktuell gültigen Leitlinien des European Resusci-tation Councils aus dem Jahr 2010.

6.1   »Basic life support«; BLS

Bevor ein Kreislaufstillstand behandelt werden kann, muss er erst mal erkannt werden. Dies ist oft nicht so trivial wie es scheint. Die Symptome sind
- fehlendes Bewusstsein,
- fehlende Atmung und
- fehlender Kreislauf.

Die Überprüfung des Bewusstseins erfolgt durch lautes Ansprechen und taktile Stimulation, z. B. durch Schüt-teln am Oberkörper oder einen Schmerzreiz. Zeigt der Patient keine Reaktion, erfolgt das Freimachen der

Atemwege und die Kontrolle der Atmung. Hierzu wird in Rückenlage das Kinn angehoben und der Hals vor-sichtig überstreckt. Dann wird durch Hören und Füh-len eines Atemstroms und Beobachten von Thoraxex-kursionen das Vorhandensein einer Spontanatmung überprüft. Fehlen Bewusstsein und ist die Atmung nicht regelhaft – Schnappatmung ist wie ein Atemstill-stand zu bewerten – muss von einem Kreislaufstill-stand ausgegangen werden. Eine Kreislaufüberprü-fung durch Pulstasten ist auch für professionelle Helfer schwierig und kann daher unterbleiben.

6.1.1   Herzdruckmassage

Bei fehlendem Bewusstsein und abnormer oder feh-lender Atmung wird umgehend mit der Herzdruck-massage begonnen. Die Thoraxkompression erfolgt auf einem harten Untergrund, bei nicht vorhandenem Reanimationsbrett ist das Kopf- oder Fußbrett eines Krankenbetts in Längsrichtung unter den Patienten gelegt eine brauchbare Alternative. Die Kompression erfolgt in der Mitte des Brustbeins mit beiden überei-nanderliegenden Händen und gestreckten Armen. Eine Eindrücktiefe von ca. 5 cm bei einer Frequenz von 100/min ist erforderlich, da so der höchste Blutfluss generiert werden kann.

Eine korrekt durchgeführte Herzdruckmassage ist eine hohe körperliche Belastung für den Helfer, sodass die Qualität nach 2 min deutlich zu sinken beginnt. Daher sollte bei ausreichend hoher Helferzahl nach ca. 2 min verzögerungsfrei gewechselt werden.

- **Wirkungsweise der Herzdruckmassage**

Die rhythmische Thoraxkompression führt zu in-trathorakalen Druckschwankungen und Kompression kardialer Strukturen, wodurch ein vorwärtsgerichteter Blutfluss generiert wird. Unter optimaler Herzdruck-massage können maximal 30% des normalen Ruhe-herzminutenvolumens erzeugt werden, die Hirn-durchblutung ist sogar noch geringer. Entscheidend für die kardiale Reanimation ist die Koronardurchblu-tung, also die Erzeugung eines ausreichenden diastoli-schen Perfusionsdrucks. Dies wiederum setzt eine möglichst unterbrechungsfreie Herzdruckmassage voraus, da insbesondere der diastolische Druck nach jeder Unterbrechung wieder neu aufgebaut werden muss. Ein besseres primäres und sekundäres Outcome bei »minimal interrupted cardiac resuscitation« konn-te gezeigt werden. Die Injektion von Vasopressoren während der Reanimation zielt ausschließlich auf die Nachlasterhöhung, um den diastolischen Blutdruck in der Aorta für die Koronarperfusion sowie den mittleren arteriellen Drucks für die zerebrale Perfusion zu erhöhen.

6.1.2 Beatmung

Die Reanimation wird mit 30 Kompressionen begonnen, anschließend werden 2 Beatmungen mittels Maske und Beatmungsbeutel durchgeführt. Um das Risiko einer Mageninsufflation zu minimieren, ist auf niedrige Beatmungsdrücke zu achten: Das Tidalvolumen soll etwa 500 ml und die Inspirationszeit ca. 1 s betragen. Das Kriterium für eine effektive Beatmung ist das Heben und Senken des Brustkorbs. Um eine bestmögliche Oxygenierung zu erreichen, wird der Beatmungsbeutel mit einem Reservoir versehen und der maximal mögliche O_2-Fluss gewählt, z. B. 15 l/min. Nur so kann eine FiO_2 von über 0,8 erreicht werden.

> Bei einem ungeschützten Luftweg werden Herzdruckmassage und Beatmung im Wechsel von 30 Kompressionen zu 2 Beatmungen durchgeführt. Ist der Atemweg durch die endotracheale Intubation gesichert, wird die Herzdruckmassage kontinuierlich durchgeführt. Die Beatmung erfolgt dann asynchron mit einer Frequenz von ca. 10/min.

Eine Hyperventilation ist unbedingt zu vermeiden, da dies u. a. den venösen Rückstrom vermindert.

6.1.3 Effektivitätskontrolle

Die Effektivität der Reanimationsmaßnahmen zu quantifizieren ist schwierig. Der **Pupillenstatus** ist mitunter irreführend. Zum einen werden die Pupillen beim Kreislaufstillstand weit, bevor ein irreversibler Hirnschaden eintritt und sind somit nicht als Parameter für oder gegen einen Beginn einer Reanimation geeignet, zum anderen ist Adrenalin ein potentes Mydriatikum, sodass weite Pupillen unter Adrenalinwirkung ebenso keine Aussage über Qualität und Prognose der Bemühungen erlauben.

Die **Kapnometrie** hingegen erlaubt semiquantitativ eine Aussage über die Gewebeperfusion und damit auch über die Qualität der Herzdruckmassage. Unabhängig davon zeigen erfolgreich reanimierte Patienten deutlich höhere endexspiratorische CO_2-Werte unter Reanimation als nicht erfolgreich reanimierte Patienten.

6.2 »Advanced cardiac life support«; ACLS

Nach Beginn der Basismaßnahmen hat die EKG-Diagnostik von allen erweiterten Maßnahmen die erste Priorität. Ziel ist die Entscheidung, ob dem Kreislaufstillstand eine defibrillationspflichtige Herzrhythmusstörung vorliegt:

- defibrillationspflichtige Herzrhythmusstörungen sind Kammerflimmern, Kammerflattern oder pulslose Kammertachykardie;
- nichtdefibrillationspflichtige Formen des Kreislaufstillstands sind Asystolie oder pulslose elektrische Aktivität (PEA).

> Die einzige Möglichkeit, ein Kammerflimmern zu terminieren, ist die Defibrillation. Die Überlebenschance bei unbehandeltem Kammerflimmern sinkt pro Minute um ca. 10%.

6.2.1 Defibrillation

Das Ziel der elektrischen Defibrillation ist die gleichzeitige Depolarisation einer möglichst großen Herzmuskelmasse, die anschließend wieder von einem physiologischen Schrittmacher geordnet erregt werden kann. Ist ein moderner biphasischer Defibrillator vorhanden, wird als Energie für den ersten Schock 200 Joule (J) verwendet. Ausnahme ist, wenn der Gerätehersteller andere Energiestufen als äquipotent angibt. Eine Steigerung der Energie über 200 J biphasisch hinaus ist möglich, sofern das Gerät diese Energiemenge liefert. Wird ein Gerät mit monophasischer Entladekinetik verwendet, werden von dem ersten Schock an 360 J (Maximalleistung) verwendet.

> Eine biphasische Entladekinetik führt bei niedrigeren Energien zu der gleichen Konversionsrate wie etwa die doppelte Energiemenge bei monophasischen Geräten.

Zeigt sich bei der initialen EKG-Analyse ein defibrillationspflichtiger Rhythmus, erfolgt eine einmalige Defibrillation, unmittelbar gefolgt von ca. 2 min Herzdruckmassage. Erst danach erfolgt die Neuinterpretation des EKG-Rhythmus. Erklärung dafür ist die direkt nach einer erfolgreichen Defibrillation noch gestörte elektromechanische Kopplung. Das bedeutet, dass selbst bei elektrokardiographisch physiologischem Herzrhythmus noch kein adäquater Auswurf resultiert und somit auch keine Koronarperfusion. Folge ist ein weiterhin ischämischer Herzmuskel, der schnell wieder elektrisch instabil und erneut flimmern würde, wenn die Herzdruckmassage nicht fortgesetzt wird. Die Durchführung einer einmaligen Defibrillation erfolgt alle 2 min mit möglichst minimaler Unterbrechung der Herzdruckmassage bis zur Terminierung des Kammerflimmerns. Zu beachten sind die bei der Defibrillation erforderlichen Sicherheitsmaßnahmen:

- laute, klare Kommandos,
- kraniokaudaler Check auf Nichtvorhandensein jeglichen Körper- oder Metallkontakts,
- ausreichend Kontaktgel und
- festes Anpressen der Defibrillationselektroden.

Ausgeprägte Körperbehaarung sollte zuvor entfernt werden, da der elektrische Widerstand sonst erheblich steigt und kein effektiver Stromfluss generiert wird. Sind Klebeelektroden vorhanden, können diese ebenso gut verwendet werden.

Automatische externe Defibrillatoren (AED) Der Einsatz von automatischen externen Defibrillatoren kann gerade für Klinikbereiche, die nicht innerhalb von maximal 3 min von dem Notfallteam erreicht werden können, unter der Maßgabe einer entsprechenden Schulung der Ersthelfer ausdrücklich empfohlen werden. Werden diese Geräte nach Eintreffen des Notfallteams weiter verwendet, sind die tendenziell etwas längeren Zeiten während Analyse und Laden des Gerätes zu beachten.

6.3   Zugang zum Gefäßsystem

Der periphervenöse Zugang ist der Gefäßzugang der ersten Wahl (▶ Kap. 2). Hierbei sollte eine möglichst stammnahe und großkalibrige Vene wie die Kubitalvene oder die V. jugularis externa gewählt werden. Wichtig für ein rasches Anfluten der injizierten Medikamente ist ein großzügiges Nachspülen mit kristalloider Infusionslösung.

Intraossärer Zugang Gelingt die Anlage eines periphervenösen Zugangs nicht innerhalb von 90 s oder sind 3 konventionelle Punktionsversuche erfolglos, so wird auch bei Erwachsenen ein intraossärer Zugang empfohlen. Hierzu stehen kommerzielle Sets zur Verfügung, die relativ einfach und risikoarm angewandt werden können, mit der Spezialnadeln für Kinder oder Erwachsene direkt in den Knochen eingebohrt werden können. Die gängigen Medikamente und Infusionslösungen zur Reanimation können in gleicher Dosierung wie intravenös verabreicht werden.

Zentralvenöser Zugang Liegt bei einem zu reanimierenden Patienten bereits ein ZVK, wird dieser auch bevorzugt verwendet, da die injizierten Medikamente schneller wirken. Allerdings sollte über den ZVK vor der ersten Injektion einmal Blut aspiriert und so die intravasale Lage bestätigt werden. Eine Neuanlage unter Herzdruckmassage wird ausdrücklich nicht empfohlen. Die Differenzierung zwischen arteriellen und venösen Gefäßen ist im Kreislaufstillstand kaum möglich. Nach Wiedereinsetzten eines Spontankreislaufs sollte ein ZVK dann rasch auf der Intensivstation angelegt werden, am besten unter sonographischer Kontrolle.

Endotracheale Medikamentengabe Die endotracheale Injektion von Reanimationsmedikamenten – insbesondere von Adrenalin – führt bei sehr variabler Aufnahme und Wirkdauer zu unkalkulierbaren Plasmaspiegeln und wird daher in den Leitlinien 2010 nicht mehr empfohlen.

6.4   Medikamente

Adrenalin Adrenalin gilt als Medikament der Wahl bei der Reanimation; eine positive Korrelation mit der Überlebensrate konnte aber bisher nicht gezeigt werden. Die gewünscht Wirkung ist die α-adrenerg vermittelte Vasokonstriktion, die über eine Steigerung des systemischen Gefäßwiderstands die koronare und zerebrale Perfusion verbessert. Die β-adrenerge Wirkung von Adrenalin ist eher unerwünscht, da hierdurch der myokardiale O_2-Verbrauch erhöht wird. Besonders in der Postreanimationsphase am ischämischen Myokard wirkt Adrenalin proarrhythmogen.

> **Praxistipp**
>
> Die Dosierung für Adrenalin beim Herz-Kreislauf-Stillstand jeglicher Ätiologie beträgt 1 mg alle 3–5 min. Für höhere Adrenalindosen gibt es keine Evidenz.

Vasopressin Trotz überzeugender tierexperimenteller Daten und einzelnen klinischen Studien konnte im Rahmen großer Multicenterstudien für Vasopressin kein Überlebensvorteil gegenüber Adrenalin gefunden werden. Daher wird in den CPR-Leitlinien auch keine Empfehlung für oder gegen Vasopressin gegeben. Die Injektion von 40 IE Vasopressin kann bei Erfolglosigkeit der Standardtherapie erwogen werden.

Amiodaron Bei defibrillationsrefraktärem Kammerflimmern werden einmalig 300 mg Amiodaron (z. B. Cordarex) nach der 3. Defibrillation empfohlen. Grundlage ist eine höhere Rate an Krankenhausaufnahmen, wenn Amiodaron anstatt des früher favorisierten Lidocains gegeben wird. Eine Repetition von weiteren 150 mg Amiodaron kann – insbesondere bei adipösen Patienten – erwogen werden.

»Rescue Lyse« Die thrombolytische Therapie bei der Reanimation stellt insbesondere bei der Pulmonalarterienembolie aber auch beim thrombotischen Koronarverschluss eine kausale Therapie dar. Eine Überlegenheit der Thrombolyse gegenüber der Standardtherapie unter Reanimation konnte aber in der großen außerklinischen TROICA-Studie nicht belegt werden. Die Thrombolyse bleibt daher eine Einzelfallentscheidung, sollte aber immer in Betracht gezogen werden, wenn eine Lungenembolie oder ein akutes Koronarsyndrom als Genese des Kreislaufstillstands vermutet werden. Besteht eine Indikation, sollte bei Versagen der Standardtherapie nicht zu lange gewartet werden. Eine additive Gabe von Heparin wird empfohlen. Nach Applikation eines Thrombolytikums wird die Reanimation über 60–90 min fortgesetzt.

Mögliches Vorgehen bei der »Rescue Lyse«

- Tenecteplase (z. B. Metalyse) 100 U/kg i.v., also bei einem 80-kg-Patienten 8.000 U (= 40 mg)
- 4.000 IE Heparin i.v.
- Fortsetzung der Reanimation über mindestens 60–90 min

Magnesium Magnesium ist eine potente Therapieoption bei allen ventrikulären Tachyarrhythmien und Torsades de pointes. Darüber hinaus gibt es Hinweise auf eine Wirksamkeit bei therapierefraktärem Kammerflimmern. Die routinemäßige Gabe während eines Kreislaufstillstands ist nur bei vermuteter oder bewiesener Hypomagnesiämie indiziert.

Praxistipp

Bei ventrikulären und »Torsades de pointes«-Arrhythmien Injektion von 2 g Magnesium i.v.; eine Wiederholung ist nach 10 min möglich.

Kalzium Es gibt keine Evidenz für den routinemäßigen Einsatz von Kalzium. Eine Indikation ergibt sich nur bei Hyperkaliämie (physiologischer Antagonismus), Hypokalzämie, Hypermagnesiämie oder bei einer Überdosierung von Kalziumantagonisten.

Atropin Gemäß den Leitlinien 2010 wird Atropin bei Asystolie und langsamer pulsloser elektrischer Aktivität (PEA) nicht mehr empfohlen.

Lidocain Lidocain wird nur noch bei Nichtverfügbarkeit von Amiodaron nach der dritten erfolglosen Defibrillation empfohlen. Im direkten Vergleich ist es dem Amiodaron unterlegen.

Natriumbikarbonat Die routinemäßige Gabe von Natriumbikarbonat wird nicht mehr empfohlen! Ohne Informationen über den aktuellen Säure-Basen-Status kann ein »Überpuffern« deutlich negative Effekte haben. Die Verschiebung der O_2-Bindungskurve bei einer milden Azidose erleichtert die O_2-Abgabe an die Zelle. Darüber hinaus kann Natriumbikarbonat die intrazelluläre Azidose über diffundierendes Kohlendioxid verstärken. Eindeutige **Indikationen** für die Gabe von Natriumbikarbonat sind:
- eine nachgewiesene oder vermutete Hyperkaliämie und die Intoxikation mit trizyklischen Antidepressiva: Hier werden beim normalgewichtigen Erwachsenen »blind« 50–100 ml Natriumbikarbonat 8,4% infundiert, und
- eine gemessene schwere metabolische Azidose mit einem pH <7,1; hier wird Natriumbikarbonat 8,4% titriert.

6.5 Atemwegssicherung

Endotracheale Intubation Die endotracheale Intubation ist der Goldstandard der Atemwegssicherung bei der Reanimation und gewährleistet einen sicheren Aspirationsschutz und eine unterbrechungsfreie Herzdruckmassage. Die Leitlinien 2010 betonen, dass die Intubation von einer darin erfahrenen Person durchgeführt werden sollte. Die Unterbrechung der Herzdruckmassage muss möglichst kurz gehalten werden. Ist die Intubation nicht oder nicht zeitgerecht möglich, muss ein Alternativverfahren gewählt werden. Keinesfalls darf sie die Basismaßnahmen nennenswert behindern.

Alternativverfahren zur Atemwegssicherung Hierzu gehören Larynxmaske, Larynxtubus und Combitubus. Bisher konnte keine Überlegenheit eines bestimmten Hilfsmittels gezeigt werden, sodass diejenige Methode bevorzugt werden sollte, mit der das Notfallteam Erfahrung hat.

6.6   Der Universalalgorithmus

Nach Beginn der Basismaßnahmen mit Herzdruck-massage und Beatmung erfolgt als erste erweiterte lebensrettende Maßnahmen die Analyse des Herz-rhythmus (Abb. 6.1). Falls indiziert wird eine Defibrillation durchgeführt und soweit erforderlich alle 2 min wiederholt. Die Reanimation im Verhältnis »30 Kompressionen zu 2 Beatmungen« wird kontinu-ierlich fortgesetzt. Während dieser Maßnahmen er-folgt die Anlage eines intravenösen (oder intraossä-ren) Zugangs, die Applikation von 1 mg Adrenalin alle 3–5 min, das Atemwegsmanagement und das aktive Suchen und Beheben von potenziell reversiblen Ursa-chen eines Herz-Kreislauf-Stillstands. Diese werden als Merkhilfe mit ihren Anfangsbuchstaben abge-kürzt:

- 4 H:
  - Hypoxie,
  - Hypovolämie,
  - Hypothermie und
  - Hyperkaliämie (und andere Elektrolytstörun-gen) und die
- HITS:
  - Herzbeuteltamponade,
  - Intoxikation,
  - Thromboembolie und
  - Spannungspneumothorax.

6.6.1   Ergänzende Maßnahmen bei der Reanimation

Die fokussierte Echokardiographie unter Reanimation über den subkostalen Anschallwinkel erlaubt bei mini-maler Unterbrechung der Herzdruckmassage einen Ausschluss der Herzbeuteltamponade als Genese des Kreislaufstillstands. Darüber hinaus kann eine echte PEA (elektrische Aktivität ohne sichtbare Myokard-kontraktionen) von der prognostisch günstigeren »Pseudo-PEA« (mit sichtbaren Myokardkontraktio-nen, z. B. bei extremer Hypovolämie) unterschieden werden. Soweit technisch und organisatorisch möglich und eine entsprechende Erfahrung des Untersuchers vorausgesetzt, sollte diese Möglichkeit genutzt werden. Die Echokardiographie bei der Reanimation einzuset-zen, wird in den Leitlinien 2010 explizit empfohlen. Eine unter Reanimation entnommene Blutgasanalyse, z. B. aus einem Leistengefäß, gibt Hilfestellung bei der Suche nach Elektrolytstörungen und der Indikations-stellung für Natriumbikarbonat. Sie kann mitunter wiederholt erfolgen.

> ❗ **Cave**
> Wurde ein Leistengefäß unter Reanimations-bedingungen punktiert, dann ist erst einmal unsicher, ob es sich um die Arterie oder die Vene handelt, da ein Farb- und Blutdruckun-terschied wie bei normalem Kreislauf nicht gegeben ist.

Dies ist bei der Interpretation vermeintlich arterieller Druckkurven oder der Nutzung als vermeintlich venö-ser Zugang kritisch zu bedenken!

6.7   Intensivtherapie nach Reanimation

Die Therapie des Kreislaufstillstands endet nicht mit dem Wiedereinsetzen eines Spontankreislaufs; grund-sätzlich erfolgt die Therapie des reanimierten Patien-ten nach den Grundsätzen der Intensivmedizin mit invasivem Monitoring, differenzierter Kreislaufthera-pie und lungenprotektiver Beatmung. Folgende Punk-te verdienen besondere Beachtung:

EKG Die Ableitung eines kompletten 12-Kanal-EKGs erlaubt die rasche Detektion interventionspflichtiger myokardialer Ischämien und beeinflusst damit entschei-dend das therapeutische Procedere. Bei Vorliegen eines ST-Hebungsinfarkts wird die frühe Rekanalisation mit-tels perkutaner Koronarintervention (PCI) angestrebt.

Echokardiographie und Abdomensonographie Die Echokardiographie hilft entscheidend bei der Beurtei-lung von rechtsventrikulärer und linksventrikulärer Pumpfunktion, regionalen Wandbewegungsstörungen (Interventionsbedarf?), akuter Rechtherzbelastung (Lungenembolie?), differenziertem Katecholamin- und Volumeneinsatz. Daher sollte sie in der Frühphase nach erfolgreicher Reanimation von einem erfahrenen Un-tersucher durchgeführt werden. Die Sonographie nach dem FAST-Konzept (»focused assessment with sono-graphy for trauma«) dient der Erkennung reanimations-bedingter Verletzungen, die – autoptisch gesichert – häufiger sind als bisher angenommen und in bis zu 20% aller Reanimationen auftreten. Relevante Leber- und Milzverletzungen sowie Hämatothoraces sind beschrie-ben und müssen zügig erkannt und therapiert werden.

Thoraxröntgenaufnahme Bei der Interpretation des Röntgenbilds ist auf Folgendes zu achten:
- Herzgröße und Stauungszeichen,
- Ausschluss von Rippenfrakturen oder anderen reanimationsbedingten Verletzungen,

Advanced Cardiac Life Support

Keine Reaktion?
Atemstillstand oder nur Schnappatmung

Reanimationsteam
rufen

Kardiopulmonale Reanimation (CPR)
30 : 2 Kompression : Beatmung
Defibrillator/EKG-Monitor anschließen
Unterbrechungen minimieren

EKG-Rhythmus
beurteilen

Defibrillierbar
(VF/pulslose VT)

Nicht defibrillierbar
(PEA/Asystolie)

1 Schock

Wiedereinsetzender
Spontankreislauf

Sofort weiterführen:
CPR für 2 min
Unterbrechungen minimieren

Sofortige Behandlung
• ABCDE-Methode anwenden
• Sauerstoffgabe + Beatmung
• 12-Kanal-EKG
• Auslösende Faktoren behandeln
• Temperaturkontrolle/therapeutische
  Hypothermie

Sofort weiterführen:
CPR für 2 min
Unterbrechungen minimieren

Während CPR
• Hochqualifizierte CPR sicherstellen: Frequenz, Tiefe, Entlastung
• Handlungen planen vor CPR-Unterbrechung
• Sauerstoff geben
• Atemwegsmanagement und Kapnographie in Erwägung ziehen
• Herzdruckmassage ohne Unterbrechung, wenn Atemweg gesichert
• Gefäßzugang: intravenös, intraossär
• Adrenalin alle 3–5 min injizieren
• Reversible Ursachen behandeln

Reversible Ursachen
• Hypoxie
• Hypovolämie
• Hypo-/Hyperkalämie/metabolisch
• Hypothermie

• Herzbeuteltamponade
• Intoxikation
• Thrombose (AMI, LAE)
• Spannungspneumothorax

◻ **Abb. 6.1 Algorithmus für erweiterte Reanimationsmaßnahmen bei Erwachsenen.** Mit freundl. Genehmigung des European Resuscitation Council

▬ Bestätigung der korrekten Lage von Endotrachealtubus und ZVK.

Kühlung Nur für präklinisch reanimierte, erwachsene
Patienten mit Zustand nach Kammerflimmern, die
nicht sofort das Bewusstsein wiedererlangen, konnte
mit einer Hypothermiebehandlung ein deutlich besseres neurologisches Outcome belegt werden. Es ist zu
vermuten, dass dies auch für innerklinisch reanimierte
Patienten gilt und wahrscheinlich unabhängig vom
primären EKG-Rhythmus ist. Entscheidende Wirkung
der Hypothermie ist die Kumulativwirkung aus Verlangsamung des Stoffwechsels mit dadurch reduziertem O_2-Verbrauch, einer verminderten Bildung freier
Radikale und die Inhibierung Aoptose-induzierender
Enzyme. Empfohlen wird nach Wiedereinsetzen des
Spontankreislaufs ein Absenken der Körperkerntemperatur auf 32–34°C für 12–24 h. Es stehen mehrere
kommerzielle invasive und externe Kühlungssysteme
zur Verfügung. Daneben besteht auch die Möglichkeit,
die Körpertemperatur mit 30 ml/kg 4°C kalter Vollelektrolytlösung innerhalb von 60 min um über 3°C
abzusenken. Welche Methode zur Erlangung der Hypothermie optimal ist, bedarf noch weiterer Untersuchungen.

Zu beachten sind folgende potenzielle **Nebenwir-
kungen der Hypothermiebehandlung:**
▬ Immunsuppression mit erhöhter Infektanfällig-
keit,
▬ Gerinnungsstörungen,
▬ Elektrolytstörungen,
▬ Hypovolämie durch verstärkte Diurese sowie
▬ verstärkte Insulinresistenz.

Kältezittern ist unbedingt zu vermeiden. Neben einer
adäquaten Analgosedierung ist mitunter die Anwendung von Muskelrelaxanzien erforderlich. Die Wiedererwärmung sollte langsam mit maximal 0,5°C/h
erfolgen. Bei Kindern oder Neugeborenen wird eine
Hypothermiebehandlung nach Reanimation nach derzeitiger Datenlage nicht empfohlen.

Blutglukose In den Leitlinien 2010 wird die vorsichtige Kontrolle der Blutzuckerspiegel mit dem Ziel der
Vermeidung einer exzessiven Hyperglykämie empfohlen (Ziel <180 mg/dl). In jedem Fall muss jedoch eine
Hypoglykämie vermieden werden.

6.8 Beendigung von Reanimationsmaßnahmen

Die Vorhersage eines guten Outcomes nach Reanimation ist aufgrund der Komplexität des Krankheitsbilds
unmöglich. Determinanten für ein potenziell gutes
Outcome sind der beobachtete Kreislaufstillstand, der
sofortiger Beginn der Reanimationsmaßnahmen, ein
initial defibrillierbarer Rhythmus, eine kurze Reani-
mationsdauer und eine fehlende Komorbidität. Andererseits sind die Überlebenschancen von Patienten, die
unter laufender Reanimation vom Rettungsdienst in
das Krankenhaus gebracht werden, sehr gering. Sehr
schwer abzuschätzen ist der Reanimationserfolg bei
Patienten mit Hypothermie oder Intoxikationen.

Letztlich ist die Frage, wann Reanimationsmaßnahmen eingestellt werden sollen, schwierig zu beantworten, sodass keine allgemein gültige Empfehlung
gegeben werden kann. Es bleibt immer eine individuelle Entscheidung des gesamten Teams, in die der
Reanimationsverlauf und – sofern auf die Schnelle eru-
ierbar – die bisherige Lebensqualität des Patienten,
dessen individuelle Vorerkrankungen und deren Pro-
gress einfließen sollte.

Fallbeispiel Teil 2

Da der »basic life support« bereits erfolgt, wird nun sofort ein EKG abgeleitet, das grobes Kammerflimmern
zeigt. Das Notfallteam hat einen biphasischen Defibrillator mitgebracht, und der Patient wird sofort einmalig mit 200 J defibrilliert. Anschließend werden die
Basismaßnahmen ohne weitere Unterbrechung fortgeführt, gleichzeitig wird der Patient vom Intensivarzt intubiert, dann werden ein venöser Zugang in die Ellenbeuge
gelegt und 1 mg Adrenalin injiziert. Zwei Minuten nach
der ersten Defibrillation ergibt die nächste EKG-Analyse
weiterhin Kammerflimmern, sodass die nächste Defibrillation mit 200 J stattfindet und anschließend wieder
2 min Herzdruckmassage und Beatmung erfolgen. Nun
zeigt das EKG einen regelmäßigen Knotenersatzrhyth-
mus mit einer Frequenz von 55/min, dabei sind die Pulse
an der A. carotis und der A. femoralis gut tastbar. Die
Herzdruckmassage wird beendet, eine Blutdruckmessung ergibt systolisch etwa 80 mmHg, sodass nun ein
Noradrenalinperfusor (1 mg auf 50 ml) angeschlossen
und soweit titriert wird, dass der systolische Blutdruck
bei etwa 100–120 mmHg liegt – dies soll eine ausreichende Koronarperfusion gewährleisten. Der Patient beginnt leichte Abwehrbewegungen zu zeigen und atmet
vereinzelt gegen das Beatmungsgerät, daher werden
fraktioniert 0,3 mg Fentanyl und 2 mg Midazolam gegeben; anschließend erfolgt der Transport auf die Intensivstation.

Literatur

Böttiger BW, Arntz HR, Chamberlain DA et al. (2008) Thrombolysis during resuscitation for out-of-hospital cardiac arrest (TROICA). N Engl J Med 359: 2651–2662

Deakin CD, Nolan JP, Soar J (2010) Erweiterte Reanimationmaßnahmen für Erwachsene. Notfall & Rettungsmed 13: 598–620

Nolan JP, Soar J, Wenzel V, Paal P (2012) Cardiopulmonary resuscitation and management of cardiac arrest. Nat Rev Cardiol: 9: 499–511

Nolan JP, Soar J, Zideman DA et al. on behalf of the ERC Guidelines Writing Group. (2010) European Resuscitation Council Guidelines for Resuscitation 2010: Section 1. Executive Summary. Resuscitation 81: e1–25

Nunnally ME, Jaeschke R, Bellingan GJ et al. (2011) Targeted temperature management in critical care: A report and recommendations from five professional societies. Crit Care Med 39: 1113–1125

Wang HE, Szydlo D, Stouffer J et al. (2012) Endotracheal intubation versus supraglottic airway insertion in out-of-hospital cardiac arrest. Resuscitation: 83: 1061–1066

Wenzel V, Russo SG, Arntz HR et al. (2010) Kommentar zu den Leitlinien 2010 zur kardiopulmonalen Reanimation des European Resuscitation Council. Anästhesist 59: 1105–1123

Internetlinks

www.erc.edu: Homepage des European Resuscitation Council. Hier findet man alle aktuellen Empfehlungen sowie Bilder und Unterrichtspräsentationen zur Reanimation. Der Download ist unentgeltlich

www.grc-org.de: Homepage des Deutschen Rats für Wiederbelebung – German Resuscitation Council. Hier findet man alle aktuellen Empfehlungen sowie Bilder und Unterrichtspräsentationen zur Reanimation auf Deutsch. Der Download ist unentgeltlich

www.reanimationsregister.de: Homepage des Deutschen Reanimationsregisters

Verordnungsplan auf der Intensivstation

Wasser-, Elektrolyt- und Säure-Basen-Haushalt

Rudolf Hering, Thomas Ackermann

Fallbeispiel Teil 1

Ein 70-jähriger Mann wird wegen einer Hyperkaliämie von der chirurgischen Normalstation auf die Intensivstation aufgenommen. Der Patient war bis vor 6 Wochen wegen einer nekrotisierenden Pankreatitis auf der Intensivstation behandelt worden. Dabei wurde u. a. eine offene Bauchbehandlung mit Etappenlavage, eine subtotale Kolektomie sowie die Anlage eines Ileostomas durchgeführt. Der Patient ist bei Aufnahme auf der Intensivstation neurologisch unauffällig, er gibt mäßigen Durst an. Auffallend ist eine deutliche Hyperventilation, die Körpertemperatur ist normal, der Hautturgor reduziert, die Schleimhäute sind trocken und an den Lippen ulzerös mazeriert. Über eine vom Pankreas ausgehende persistierende Hautfistel im linken Oberbauch entleert sich graues Sekret. Der Dünndarmstuhl aus dem Ileostoma wird in einem Drainagebeutel gesammelt. Hierin befindet sich ca. 1 l wässriger Stuhl mit darüber befindlicher deutlicher Fettschicht. Der Blutdruck beträgt 90/50 mmHg, es besteht eine Sinustachykardie von ca. 110 Schlägen/min.

Der Patient berichtet, er könne nach wie vor nur kleine Mahlzeiten zu sich nehmen und er habe in den letzten Tagen nur noch kleine und dunkel gefärbte Urinmengen bemerkt. Unter den Arbeitsdiagnosen Dehydratation, prärenales Nierenversagen mit Elektrolytentgleisung werden ein ZVK und ein Urinkatheter gelegt sowie eine Blutabnahme und eine Elektrolytanalyse im Urin durchgeführt.

Tab. 7.1 Elektrolytgehalt der Flüssigkeitskompartimente des Körpers in mmol/l

	Plasma	Interstitium	Intra-zellulär
Natrium	140	145	10
Kalium	4	4	160
Kalzium	2,5	2,5	1
Magnesium	1,25	2	13
Chlorid	103	114	3
Bikarbonat	27	31	10
Phosphat	1	1	50
Sulfat	1,5	0,5	10
Proteine	16	2	65

Der Mensch besteht zu etwa 60% aus Wasser, wovon sich zwei Drittel im Intrazellulärraum (IZR) und ein Drittel im Extrazellulärraum (EZR) befinden. Etwa 75% des EZR werden dem interstitiellen und 25% dem intravasalen Raum zugerechnet. Die Flüssigkeitskompartimente des Körpers sind durch semipermeable Membranen voneinander getrennt, sodass sich deren osmotischer Druck, der physiologisch bei etwa 285–295 mosmol/l liegt, fortwährend einander angleicht. Unmittelbar durch Infusionen beeinflussbar ist lediglich der Intravasalraum, der nur etwa 5% des Körperwassers enthält, die restlichen Flüssigkeitskompartimente können erst sekundär und zeitversetzt beeinflusst werden.

Die Flüssigkeitskompartimente unterscheiden sich sowohl in ihrer Elektrolytzusammensetzung wie auch im Gehalt kolloidosmotisch wirksamer Proteine, was bei der Interpretation der verschiedenen Flüssigkeits- und Elektrolytstörungen und deren Therapie beachtet werden muss (Tab. 7.1).

Zur Festlegung der Infusionsstrategie sind Genese und Zeitverlauf der Erkrankung wichtig:

So benötigt ein Patient nach tagelangen wässrigen Durchfällen, Erbrechen und Fieber eine Infusionsthe-rapie mit kristalloiden Infusionslösungen, die möglichst die im gesamten EZR physiologisch vorhandenen Elektrolyte enthält und darauf ausgerichtet ist, den Flüssigkeitsverlust im gesamten EZR in einigen Stunden bis Tagen auszugleichen.

Demgegenüber liegt bei einem Patient mit akuter Blutung zunächst eine vorwiegend intravasale Hypovolämie ohne Flüssigkeitsdepletion des EZR vor, sodass hier zur raschen Stabilisierung kolloidale und kristalloide Lösungen indiziert sind.

7.1 Bilanzierung des Flüssigkeits- und Elektrolytbedarfs

Die Flüssigkeitsbilanz orientiert sich beim Gesunden an den in Tab. 7.2 aufgeführten Werten, die für Intensivpatienten jedoch nur eine vorläufige Orientierung bieten.

Während die Einfuhr von Flüssigkeiten beim Intensivpatienten genau gemessen werden kann, ist die Ausfuhr nur für Urin- und Drainagesekrete exakt zu bestimmen. Flüssigkeitsverluste durch Diarrhö, Perspiratio und Blutungen können nur abgeschätzt werden. Auch das Wiegen des kritisch kranken Patienten ist schwierig und wenig hilfreich. Elektrolytverluste über gastrointestinale und Wundsekrete sowie Exsudate in Körperhöhlen und die Perspiratio (v. a. bei Fieber) können in der Praxis ebenfalls nicht bestimmt werden. Leider haben sich auch Formeln zur Abschätzung des Elektrolytbedarfs nicht bewährt, sodass letztlich die Bilanzierung der Elektrolyte durch tägliche

◘ Tab. 7.2 Tägliche Flüssigkeitsbilanz eines gesunden Erwachsenen mit einem Körpergewicht von 70 kg			
Einfuhr		**Ausfuhr**	
Getränke	1.200 ml	Urin	1.500 ml
Feste Speisen	1.000 ml	Stuhl	100 ml
Metabolische Oxidation	300 ml	Perspiratio	900 ml
Gesamt	2.500 ml (30–40 ml/kg)		2.500 ml

Konzentrationsbestimmungen im Serum und Urin erfolgen muss. Klinisch kann der Flüssigkeits- und Elektrolythaushalt folgendermaßen beurteilt werden:
— Durst? Mundschleimhaut bzw. Zunge: feucht oder trocken?
— Hautturgor: stehende Hautfalten oder Ödeme?
— Füllung der Halsvenen?
— Schwitzen und Fieber? Pro 1°C Temperaturerhöhung muss mit einem täglichen Flüssigkeitsmehrbedarf von ca. 10 ml/kg gerechnet werden.
— Urinmenge und -konzentration?
— Kreislaufzentralisation mit Tachykardie und/oder Hypotonie sowie kühlen Extremitäten?
— Atemsynchrone Schwankungen der Pulsoxymetrie- sowie arteriellen und zentralvenösen Druckkurve?

7.2 Monitoring des intravasalen Volumenstatus

Leider ist die klinische Einschätzung des Volumenstatus gerade bei instabilen Patienten schwierig. So fehlt das Durstgefühl unter Analgosedierung und der Hautturgor ist bei ausgeprägter kapillarer Schrankenstörung und Ödembildung bei septischen Krankheitsbildern nicht verwertbar.

■ ■ Repetitorium Physiologie

Das intravasale Volumen verteilt sich zu 15% auf das Hochdruck- und zu 85% auf das Niederdrucksystem. Zum **Hochdrucksystem** gehören linker Ventrikel, Aorta und das arterielle Stromgebiet bis zu den Arteriolen. Das Hochdrucksystem dient vorwiegend dem Bluttransport und der Regulation der Organdurchblutung. Zum **Niederdrucksystem** gehören alle anderen Gefäßabschnitte, es ist mit seiner großen Compliance sowohl Blutleiter als auch Volumenspeicher.

Aufgrund der großen Compliance des venösen Kapazitätssystems sind die Schwankungen des zentralen Venendrucks (ZVD) und pulmonalkapillären Verschlussdrucks (engl. »pulmonary capillary wedge pressure«, PCWP) auch bei relativ großen Volumenänderungen geringer als die des arteriellen Blutdrucks. ZVD und PCWP korrelieren schlecht mit dem intravasalen Füllungszustand des arteriellen Hochdrucksystems und der kardialen Vorlast.

> Ein normaler ZVD von 8–12 mmHg gilt nur als Anhaltswert für spontan atmende Patienten. Bei eingeschränkter ventrikulärer Compliance, diastolischer Dysfunktion, erhöhtem pulmonalarteriellem Druck, Überdruckbeatmung oder erhöhtem intraabdominellem Druck ist eine Hypovolämie auch bei wesentlich höheren ZVD-Werten nicht auszuschließen. Nur die Verlaufsbeurteilung von ZVD bzw. PCWP kann in diesen Fällen Hinweise auf den intravasalen Volumenstatus und die myokardiale Vorlast liefern.

Ist der intravasale Volumenstatus trotz ZVD-Messung weiterhin unklar, sollten bei Kreislaufinsuffizienz andere Monitoringmethoden eingesetzt werden, z. B. die Bestimmung des intrathorakalen oder enddiastolischen Blutvolumens oder die Schlagvolumenvariation mittels kontinuierlicher Pulskonturanalyse (► Kap. 16).

7.3 Infusionslösungen

7.3.1 Kristalloide Infusionslösungen

Isotone Kristalloidlösungen stellen die Basis der Infusionstherapie zum Ausgleich des täglichen Flüssigkeitsbedarfs dar (◘ Tab. 7.3).

Die Osmolalitäten der unterschiedlichen Infusionslösungen können sich in vitro und in vivo erheblich unterscheiden. So hat eine 5%ige Glukoselösung in vitro eine Osmolalität von 290 mosmol/l, nach Abbau der Glukose in vivo wird diese Lösung jedoch hypoton. In ähnlicher Weise verhalten sich mit metabolisierbaren Anionen gepufferte Infusionslösungen,

	Na⁺ (mmol/l)	K⁺ (mmol/l)	Ca⁺⁺ (mmol/l)	Mg⁺⁺ (mmol/l)	Cl⁻ (mmol/l)	Azetat (mmol/l)	Laktat (mmol/l)	Glukose (g/l)	Osmo-lalität
NaCl 0,9%	154				154				isoton
Ringer	147	4	2,25		156				isoton
Ringer-Laktat	130	5,4	1,85		112		27		hypoton
Jonosteril	137	4	1,65	1,25	110	36,8			isoton
Glukose 5%								50	hypoton

◘ **Tab. 7.3** Beispiele kristalloider Infusionslösungen

deren Anionen im Organismus rasch verstoffwechselt werden, z. B. die klassische Ringer-Laktat-Lösung.

⊗ **Cave**
Problematisch sind hypotone Lösungen, wenn es aufgrund des osmotischen Gradienten zum Flüssigkeitseinstrom in die Zellen und zum Ödem wichtiger Organe kommt.

Daher sind potenziell hypotone Infusionslösungen bei intrakraniellen Läsionen, z. B. Schädel-Hirn-Trauma, Schlaganfall oder Meningoenzephalitis, aufgrund der Gefahr eines Hirnödems in der Regel nicht indiziert.

Balancierte Infusionslösungen Diese zeichnen sich durch eine annähernd physiologische Elektrolytzusammensetzung aus. Die sog. physiologische Kochsalzlösung und die klassische Ringer-Lösung haben dagegen aufgrund ihrer hohen Chloridkonzentration (◘ Tab. 7.3) negative Auswirkungen auf die Homöostase.

■■ **Repetitorium Pathophysiologie**
Aus Stabilitätsgründen enthalten Kristalloide kein Bikarbonat. Kristalloide, die zur Wahrung der Isoionie unphysiologisch hohe Chloridkonzentrationen enthalten, führen daher zu einer Dilutionsazidose. Daneben kann die Hyperchlorämie eine renale Vasokonstriktion, Abnahme der glomerulären Filtrationsrate, Reduktion der Plasma-Renin-Aktivität und Blutdrucksenkung verursachen. Durch den Zusatz der metabolisierbaren Anionen Laktat, Azetat oder Malat als Bikarbonatersatz kann die hyperchlorämische Azidose vermieden werden. Laktat hat dabei den Nachteil, dass es im Gegensatz zu Azetat und Malat vorwiegend hepatisch abgebaut wird und durch verstärkte Glukoneogenese den Blutzucker erhöht und Kalzium gebunden wird. Darüber hinaus ist bei exogener Laktatzufuhr die Laktatkonzentration nur noch eingeschränkt als Hypoxiemarker verwertbar.

❯ Der tägliche Flüssigkeitsbedarf kann in der Regel durch isotone balancierte kristalloide Infusionslösungen mit Azetat oder Malat als metabolisierbare Anionen gedeckt werden. Chloridbasierte Infusionslösungen sind bei einer metabolischen Alkalose sinnvoll, z. B. bei ausgeprägtem Verlust sauren Magensafts.

7.3.2 Kolloidale Infusionslösungen

Grundsätzlich muss zwischen iso- und hyperonkotischen Kolloiden unterschieden werden: **Isoonkotische** Kolloide erhöhen das Plasmavolumen etwa um das infundierte Infusionsvolumen, während **hyperonkotische** Kolloide zumindest passager zu einem zusätzlichen Flüssigkeitseinstrom vom Interstitium nach intravasal führen (»Plasmaexpander«).

Die dadurch ausgelösten Hyperviskositätsphänomene, insbesondere bei gleichzeitiger Dehydratation, werden insbesondere für Nierenfunktionseinschränkungen verantwortlich gemacht, sodass hyperonkotische Volumenersatzlösungen unabhängig von der verwendeten Substanz bei Intensivpatienten mit potenziell eingeschränkter Nierenfunktion nicht verwendet werden sollten.

Etwa seit 2010 wird die Anwendung kolloidaler Infusionslösungen beim Intensivpatienten zunehmend kritisch betrachtet, auch weil einige Untersuchungen, v. a. zu Hydroxyäthylstärke, wegen schwerwiegender wissenschaftlicher Mängel zurückgezogen werden mussten. Daher wurden 2012 Konsensusempfehlungen der European Society of Intensive Care Medicine (ESICM) veröffentlicht, die im Folgenden als »ESICM-Empfehlung« gekennzeichnet sind.

- **Humanalbumin**

Albumin bestimmt wesentlich den kolloidosmotischen Druck des Plasmas und dient als Transportprotein für körpereigene Stoffe und Medikamente. Zur Infusion steht Humanalbumin als virusinaktivierte 5%ige oder 20%ige Lösung zur Verfügung. Albumin wird aktuell nur bei schweren Leberfunktionsstörungen mit ausgeprägter intravasaler Hypovolämie und drohendem hepatorenalem Syndrom, im Zusammenhang mit Aszitespunktionen, spontan bakterieller Peritonitis bei Leberzirrhose, in der spezifischen Prophylaxe und Therapie der Ödeme bei der Verbrennungskrankheit und bei Kindern mit schwerer Malaria empfohlen.

- **Hydroxyäthylstärke**

Die am häufigsten verwendeten künstlichen Kolloide basieren auf Hydroxyäthylstärke (HES) oder Gelatine. Die HES-Wirkung hängt von der Konzentration in der Trägerlösung und von verschiedenen Eigenschaften des HES-Moleküls ab, die sich aus der Kennzeichnung der Lösung ergeben. So bedeutet die Bezeichnung HES 10% 200/0,5, dass HES in einer 10%igen Lösung (100 g HES pro 1.000 ml) vorliegt, das mittlere Molekulargewicht bei 200.000 Dalton liegt und der Substitutionsgrad 0,5 beträgt. Letzterer bezeichnet den Anteil (im Beispiel 50%) der hydroxylierten Glukoseeinheiten des HES-Moleküls.

> Vereinfacht ist die Volumenwirksamkeit und die Verweildauer umso höher, je höher die Konzentration in der Trägerlösung, das Molekulargewicht und der Substitutionsgrad der HES-Lösung sind.

Verschiedene HES-Präparate können somit iso- oder hyperonkotische Wirkungen und unterschiedliche Wirkdauern besitzen, wobei hyperonkotische HES-Lösungen (z. B. HES 10% 200/0,5) einen stärkeren Volumeneffekt haben. Die sog. »modernen« HES-Lösungen haben ein niedrigeres Molekulargewicht von 130.000 Dalton und einen etwas niedrigeren Substitutionsgrad von 0,4 (z. B. Voluven oder Venofundin) und sind mittlerweile auch in einer balancierten Infusionslösung verfügbar (z. B. als Volulyte), sodass die Gefahr einer hyperchlorämischen Dilutionsazidose durch die Volumentherapie minimiert wird. Da HES von körpereigener Amylase gespalten wird, steigt die Serumamylasekonzentration an. Nicht abgebaute Moleküle werden im Gewebe und in den Zellen des retikuloendothelialen Systems abgelagert. Insbesondere in der Haut können diese Ablagerungen zu Juckreiz führen und müssen von allergischen Reaktionen, die bei Anwendung von HES eher selten vorkommen, abgegrenzt werden. Darüber hinaus kann HES in hohen Dosen durch eine unspezifische Dilution der Blutgerinnungsfaktoren und möglicherweise auch durch ein »coating« der Thrombozyten zu einer Beeinträchtigung der Blutgerinnung führen.

Nach den aktuellen Empfehlungen einer Expertenkommission der ESICM aus dem Jahre 2012 wird vom Einsatz von HES-Lösungen mit einem Molekulargewicht ≥200.000 Dalton oder einem Substitutionsgrad >0,4 bei Intensivpatienten mit schwerer Sepsis oder erhöhtem Risiko für ein Nierenversagen generell abgeraten, da aufgrund der o. g. Hyperviskositätsphänomene negative Auswirkungen auf die Nierenperfusion und -funktion nicht auszuschließen sind. Ähnlich kritisch äußern sich die ESICM-2012-Empfehlungen auch für die HES 6%-130/0,4-Lösungen, also z. B. Voluven, Volulyte oder Venofundin. Hier lagen die Maximaldosis-Empfehlungen der meisten Experten mit 10–15 ml/kg deutlich unter der bisherigen Empfehlung von 50 ml/kg. Ende 2012 empfahl die Deutsche Gesellschaft für Internistische Intensivmedizin, bei internistischen Intensivpatienten ganz auf die Anwendung von HES zu verzichten.

- **Gelatinelösungen**

Diese liegen in 3–4%iger Lösung vor und haben mit 70–100% einen etwas geringeren initialen Volumeneffekt als die vergleichbare isoonkotische HES. Wie bei HES-Lösungen muss auch bei Infusion großer Mengen von Gelatinelösung mit einer Dilutionskoagulopathie und bei Verwendung nicht balancierter Lösungen mit einer hyperchlorämischen Dilutionsazidose gerechnet werden. Da Gelatine aus bovinen Geweben hergestellt wird, kann eine Übertragung von BSE-Prionen nicht mit letzter Sicherheit ausgeschlossen werden. Die ESICM schlägt vor, bei Intensivpatienten auf Gelatinelösungen zu verzichten, wenn ein erhöhtes Risiko für Nierenversagen oder Blutung besteht. Darüber hinaus rät die ESICM, bei Schädel-Hirn-Trauma, intrakranieller Blutung oder bei hirntoten Patienten während der organerhaltenden Therapie generell auf die Anwendung aller HES- und Gelatinepräparate zu verzichten.

Kolloide: Empfehlungen für die klinische Praxis

- Generell gilt: Bei Intensivpatienten äußerste Zurückhaltung mit Kolloiden, insbesondere bei schwerer Sepsis, drohendem Nierenversagen oder Blutgerinnungsstörungen.
- Kolloide sollten beim Intensivpatienten nur dann als kurzfristiger Volumenersatz bei aku-

▼

tem intravasalen Volumendefizit eingesetzt werden, wenn die Kreislaufinstabilität so ausgeprägt ist, dass die Volumenwirkung kristalloider Infusionslösungen unzureichend erscheint.
- Bei Patienten mit Schädel-Hirn-Trauma, intrakranieller Blutung oder bei hirntoten Patienten während der organerhaltenden Therapie möglichst ganz auf die Anwendung aller HES- und Gelatine-Präparate verzichten.
- Wenn Kolloide eingesetzt werden, dann möglichst in einer balancierten Infusionslösung mit HES 6% 130/0,4 oder Gelatine.
- An Höchstdosis von 10-15 ml/kg orientieren, also meist maximal 1.000 ml beim Erwachsenen.
- Der Einsatz geringer Mengen (500–1.000 ml) von HES 6% 130/0,4 oder Gelatine in der Anästhesiologie erscheint unter Beachtung der o. g. Risikosituationen weiterhin möglich, z. B. zur Kohydration bei der Sectio caesarea in Spinalanästhesie oder im Rahmen der Fast-track-Chirurgie.

7.3.3 Gefahren der Infusionstherapie

Große Infusionsvolumina führen zur Dilution intravasaler kolloidosmotisch wirksamer Bestandteile, vorwiegend des Albumins, und einer gleichzeitigen Zunahme des hydrostatischen Drucks in den Kapillaren. Sobald die Drainagekapazität der Lymphgefäße in den betroffenen Organen und Geweben ausgeschöpft ist, treten klinische **Zeichen der Hyperhydratation** auf:
- Anasarka, subkutane Ödeme, Gewichtszunahme,
- Lungenödem, Pleuraergüsse,
- Darmwandödem, Aszites, sekundäres abdominelles Kompartmentsyndrom.

7.4 Spezielle Infusionstherapie

Hämorrhagischer Schock Das Blutvolumen des gesunden Erwachsenen beträgt etwa 70–80 ml/kg ideales Körpergewicht. Bis zu 15% des Blutvolumens können unter der Voraussetzung, dass sonst keine wesentlichen Vorerkrankungen vorliegen, durch Flüssigkeitsverschiebungen kompensiert werden, sodass bei Blutungen und stabiler Hämodynamik die Infusion einer balancierten Infusionslösung genügt. Darüber hinaus sind kolloidale Lösungen zum Ausgleich des akuten

intravasalen Volumendefizits sinnvoll. Dies gilt natürlich auch, wenn es bereits bei geringerem Blutverlust infolge von Begleiterkrankungen zu einer hämodynamischen Beeinträchtigung mit Zentralisation, niedrigem arteriellen Blutdruck, Tachykardie und eingeschränkter Organperfusion kommt. In Kombination mit Kolloiden sollten immer balancierte Kristalloide infundiert werden, um das parallel auftretende interstitielle und intrazelluläre Defizit auszugleichen.

Akutes Nierenversagen Bei drohendem oder manifestem akuten Nierenversagen ist die rasche Optimierung des intravasalen Volumens von herausragender Bedeutung, um über eine Stabilisierung der Hämodynamik ein Fortschreiten des Organversagens zu verhindern; gleichzeitig muss jedoch eine anhaltende Überwässerung vermieden werden. Nach den Empfehlungen der Expertenkommission der ESICM 2012 sollen bei (drohendem) Nierenversagen möglichst keine künstlichen kolloidalen HES- und Gelatinepräparate, sondern kristalloide Lösungen verwendet werden. Dabei sollten zur Verhinderung einer hyperchlorämischen Azidose balancierte Lösungen bevorzugt werden, um negative Effekte auf die Nierenperfusion zu vermeiden.

Akutes Lungenversagen Kommt es infolge einer notwendigen Volumentherapie zu einer interstitiellen pulmonalen und pleuralen Wasseranreicherung mit Verschlechterung des pulmonalen Gasaustauschs, muss die Beatmungstherapie adjustiert und ggf. eine Pleuradrainage eingelegt werden. Sobald der intravasale Volumenmangel ausgeglichen ist, sollte bei akutem Lungenversagen eine unkritische, d. h. nicht an Zielwerten orientierte Volumenzufuhr vermieden werden.

Akute Leberdysfunktion und hepatorenales Syndrom Bei schwerer Leberdysfunktion spielt die Volumentherapie zur Aufrechterhaltung bzw. Wiederherstellung der Normovolämie eine wichtige Rolle. Bei der schweren Leberfunktionsstörung besteht häufig eine relative Hypovolämie auf dem Boden einer Vasodilatation, sowohl systemisch als auch im Splanchnikusbereich, wodurch auch die renale Perfusion beeinträchtigt wird. Die renale Funktion ist daher eng an die hepatische Funktion gekoppelt. Entwickelt sich im Verlauf der Leberdysfunktion ein hepatorenales Syndrom mit akutem Nierenversagen, ist die Letalität sehr hoch. Daher muss die zusätzliche Funktionseinschränkung der Nieren unter allen Umständen verhindert werden. Anders als bei anderen Situationen mit Hypovolämie ist hier der Einsatz von Albumin aufgrund der insuffizienten Lebersyntheseleistung bei entsprechender Hypalbuminämie (Albumin im Plasma <15 g/l) indiziert.

Tab. 7.4 Ursachen und typische Laborbefunde bei Hypo- und Hypernatriämie

Hyponatriämie			Hypernatriämie		
Ursachen	Urin-Na (mmol/l)	Urin-Osm (mosmol/l)	Ursachen	Urin-Na (mmol/l)	Urin-Osm (mosmol/l)
Hypotone Infusionen, TUR-Syndrom	>20	100–300	Fehlendes Durstempfinden	<20	>800
Herzinsuffizienz	<20	>300	Osmotische Diurese (z. B. entgleister Diabetes mellitus, Mannitol)		200–800
Leberzirrhose	<20	>300	Polyurisches Nieren-versagen	>20	
Nephrotisches Syndrom	<20		Diabetes insipidus		<100
			– zentral		Anstieg um 50% nach Desmopressin (z. B. Minirin)
			– nephrogen		kein Anstieg nach Des-mopressin
Nierenversagen (Tubulusdysfunktion)	>20		Hyperkalzämie		
Renaler Salzverlust (Mine-ralokortikoidmangel)	>20		Hyperaldosteronismus, Kortikoidtherapie	<20	
SIADH (Syndrom der in-adäquaten ADH-Sekretion)	>20	>200			

7.5 Störungen des Elektrolyt-haushalts

Störungen des Elektrolythaushalts sind bei Intensivpatienten oft an Störungen des Volumenhaushalts gekoppelt.

7.5.1 Natrium

Der Normalwert im Serum beträgt 140±5 mmol/l, der tägliche Bedarf 70–200 mmol. Natrium bestimmt wesentlich den osmotischen Druck im EZR und damit das interstitielle und intravasale Volumen sowie Flüssigkeitsverschiebungen in und aus dem Intrazellularraum. Hyper- wie auch Hyponatriämie sind mit einer erhöhten Letalität verbunden, die Aufrechterhaltung einer Normonatriämie ist daher ein Qualitätsmerkmal der intensivmedizinischen Versorgung. Dysnatriä-

mien können mit einer Eu-, Hypo- oder Hypervolämie des EZR einhergehen, die Abschätzung des Volumenstatus ist daher wesentlicher Bestandteil der Diagnostik. Daneben sind die engmaschige Bestimmung der Natriumkonzentrationen und der Osmolalität im Serum und Urin und eine möglichst exakte Flüssigkeits- und Elektrolytbilanz wichtig, um die extrarenalen oder renalen Ursachen einer Dysnatriämie richtig diagnostizieren und therapieren zu können. Mögliche Ursachen einer Hyper- oder Hyponatriämie und häufige Urinbefunde sind in **Tab. 7.4 zusammengefasst.**

Dysnatriämie
- **Ursachen und Symptome**

Die **Hyponatriämie (Serumnatrium <135 mmol/l)** ist die häufigste Elektrolytstörung bei Intensivpatienten.

Schwere Hyponatriämien mit einem Serumnatriumwert <120 mmol/l oder die rasche Erniedrigung des Serumnatriums können zu Vigilanzminderung,

Koma und Krampfanfällen führen und akut lebensbedrohlich sein. Sie können iatrogen durch inadäquate Infusions- und Ernährungstherapie oder unerwünschte Medikamentenwirkungen verursacht sein. So kann es bei transurethralen Elektroresektionen zu einem massiven Einstrom von Spülflüssigkeit und damit zu einer akuten hyponatriämischen Hyperhydratation kommen, dem sog. TUR-Syndrom.

Dagegen sind leichte bis **mäßige Hyponatriämien** meist Ausdruck schwerer Begleiterkrankungen mit einer Störung des Wasserhaushalts, wie z. B. Herzinsuffizienz oder Leberzirrhose, oder sie sind medikamentös bedingt (z. B. Hydrochlorothiazid). Abgesehen von den iatrogenen Ursachen ist die Hyponatriämie häufig mit einer Stimulation von antidiuretischem Hormon (ADH, auch Adiuretin, Vasopressin oder Arginin-Vasopressin) verbunden.

▪ ▪ Repetitorium Pathophysiologie

ADH wird durch Veränderungen der Plasmaosmolalität sowie nichtosmotisch durch arterielle Barorezeptoren reguliert und bewirkt eine renale Rückresorption von Wasser ins Gefäßsystem. Die nichtosmotische Stimulation der ADH-Sekretion ist potenter als die osmotische Regulation und kann trotz bestehender Hyponatriämie und Hypoosmolalität zur weiteren Wasserretention führen. Typische Ursache für eine solche andauernde Wasserretention trotz Hyponatriämie und globaler Überwässerung ist die relative arterielle Hypovolämie und Hypotonie bei Herzinsuffizienz, Leberzirrhose und Sepsis mit der Folge einer Ödemneigung. Das Syndrom der inadäquaten ADH-Sekretion (SIADH) tritt im Zusammenhang mit zahlreichen Tumoren, intrakraniellen Prozessen, Pneumonien sowie z. B. postoperativ als Reaktion auf psychischen Stress auf. Dagegen wird beim Diabetes insipidus entweder kein ADH sezerniert (zentraler Diabetes insipidus) oder ADH wirkt nicht am Sammelrohr (nephrogener Diabetes insipidus, häufig medikamentös bedingt). Bei letzterem hat die Gabe von Desmopressin (z. B. Minirin) keinen therapeutischen Effekt. In diesen Fällen wird hypotoner Urin in großen Mengen ausgeschieden und es resultieren Dehydratation und Hypernatriämie.

Eine **Hypernatriämie (Serumnatrium >145 mmol/l)** kann sowohl durch den Verlust freien Wassers als auch eine inadäquat hohe Natriumzufuhr verursacht werden. Durch nahezu alle Körpersekrete wird freies Wasser verloren, da deren Natriumkonzentration in der Regel geringer ist als der Natriumwert im Blut. Während Urin- und Magensaftmengen relativ leicht messbar sind, ist die Bilanzierung anderer Körpersekrete sehr ungenau. Dies gilt insbesondere für Diarrhö oder

hohes Fieber, wobei der Flüssigkeitsverlust leicht mehrere Liter pro Tag betragen kann. Häufig kommen Störungen der renalen Wasserrückresorption bei Nierenversagen, (unkritischer) Anwendung von Diuretika und zentralem oder nephrogenen Diabetes insipidus hinzu. Bei ausgeprägter Hypernatriämie führt die extrazelluläre Hypertonizität zu einer intrazellulären Dehydratation, die neurologische Symptome ähnlich wie bei der Hyponatriämie verursachen kann, also Vigilanzminderung bis zum Koma und auch Krampfanfälle.

▪ Diagnostik

Hierzu wird die Serumnatriumkonzentration mit der renalen Natriumexkretion in Beziehung gesetzt. Bei intakter Nierenfunktion deutet eine niedrige Natriumkonzentration im Urin (<10–20 mmol/l) darauf hin, dass Natrium und Wasser retiniert werden, z. B. wegen Volumenmangels. Zur Wahrung der Isoionie im Serum wird bei renaler Natriumretention stattdessen Kalium vermehrt im Urin ausgeschieden, wodurch die bei Intensivpatienten häufig zu beobachtende Hypokaliämie begünstigt wird. Eine sinnvolle Interpretation dieser Zusammenhänge ist jedoch nur möglich, wenn die renale Regulationskapazität nicht iatrogen z. B. durch Diuretika, Kortikoide usw. gestört wurde.

Berechnung der fraktionellen Natriumexkretion (FE$_{Na}$) Die FE$_{Na}$ kann bei der Differenzierung zwischen prärenaler und renaler Genese der Oligurie hilfreich sein:

$$FE_{Na} = \frac{(\text{Urinnatrium} \times \text{Serumkreatinin})}{(\text{Serumnatrium} \times \text{Urinkreatinin})} \times 100$$

Bei einer FE$_{Na}$<1 liegt häufig eine prärenale Ursache der Oligurie vor, die renale Konzentrationsfähigkeit ist intakt. Hingegen ist die Oligurie bei einer FE$_{Na}$ >1–2% oft renal bedingt, die renale Konzentrationsfähigkeit ist gestört.

▪ Therapie

Die Hauptgefahr der Dysnatriämie liegt in der Entstehung eines Dysäquilibriums zwischen intra- und extrazellulärem Raum. Entsteht eine Dysnatriämie langsam, stellen die Hirnzellen durch Ein- bzw. Ausschleusung osmotisch aktiver Substanzen ein neues osmotisches Gleichgewicht her und wirken so zellulären Schwellungs- bzw. Schrumpfungszuständen entgegen. Bei der Therapie der Dysnatriämie benötigen die Hirnzellen wiederum mehrere Stunden bis Tage, um ein neues osmotisches Gleichgewicht aufzubauen und das intrazelluläre Volumen zu kontrollieren.

> Bei der Therapie der Dysnatriämie sollte das Serumnatrium um initial maximal 1–2 mmol/h bzw. 12 mmol/l pro 24 h bzw. 18 mmol/l pro 48 h verändert werden, um eine Demyelinisierung von Hirnstammaxonen mit irreversiblen neurologischen Defiziten zu verhindern.

Bei **leicht- bis mittelgradigen Dysnatriämien** wird die Grunderkrankung behandelt, ggf. mitverursachende Medikamente abgesetzt und die häufig begleitende Hypo- oder Hypervolämie ausgeglichen. Eine sofortige und forcierte Therapie ist dagegen nur bei ausgeprägten und kurzfristig entstandenen Dysnatriämien (Serumnatrium <120 mmol/l bzw. >160 mmol/l, Entstehung <48 h) und schwerwiegenden klinischen Symptomen erforderlich und muss initial durch 2- bis 3-stündliche Messungen des Serumnatriums kontrolliert werden.

Therapie der Hyponatriämie beim SIADH Zur Therapie der Hyponatriämie beim SIADH steht mittlerweile der ADH-Rezeptorantagonist Tolvaptan (z. B. Samsca) zur oralen Therapie zur Verfügung. Zuvor muss jedoch eine Hypovolämie sicher ausgeschlossen werden, zudem ist diese Therapie noch sehr teuer.

Therapie der schweren Hyponatriämie Bei Krampfanfällen wird 3%ige Kochsalzlösung als 50-ml-Bolus (max. 3 Boli im Abstand von je 10 min) gegeben, dann erfolgt eine kontinuierliche Infusion (100 ml/h), bis die klinischen Symptome sistieren und das Serumnatrium ≥120 mmol/l beträgt. Liegt gleichzeitig eine Hypervolämie vor, so erfolgen Volumenrestriktion und evtl. Stimulation der Wasserdiurese mit Furosemid, z. B. 5–10 mg/h über einen Perfusor i.v.

Therapie der schweren Hypernatriämie Hierzu wird eine ⅔- oder ½-Elektrolytlösung infundiert; nach Ausgleich einer ggf. vorliegenden Hypovolämie wird die Natriumausscheidung durch ein Thiaziddiuretikum und Furosemid stimuliert. Bei zentralem Diabetes insipidus erfolgt eine spezifische Therapie mit Desmopressin (z. B. Minirin) mit 2–4 µg i.v. oder 10 µg intranasal. Ein Anstieg der Urinosmolarität von 50% spricht für die Diagnose.

7.5.2 Chlorid

Der Normwert im Plasma liegt bei 103 mmol/l. Neben Natrium ist es das quantitativ wichtigste Elektrolyt im EZR und sowohl zur Aufrechterhaltung der Isoionie als auch als osmotisch wichtige Komponente von Bedeutung. Chlorid hat daneben als sog. starkes Anion und Ersatz für Bikarbonat bei Erkrankungen mit Bikarbonatverlust eine wichtige Bedeutung für den Säure-Basen-Haushalt und geht als wesentlicher Faktor in die Berechnung der Anionenlücke ein (▶ Abschn. 7.6.5).

7.5.3 Kalium

Der Normalwertbereich im Serum liegt zwischen 3,5 und 5,0 mmol/l. Das Serumkalium sagt jedoch nichts über den Gesamtkaliumbestand des Körpers aus, da sich der wesentliche Kaliumanteil zur Aufrechterhaltung des Membranpotenzials intrazellulär befindet.

■■ Repetitorium Pathophysiologie
Kalium ist für Funktion und Membranpotenzial aller elektrisch aktiven Zellen von entscheidender Bedeutung. Im Rahmen der Aufrechterhaltung der Isoionie und Isohydrie erfolgt ein extra-intrazellulärer Kaliumaustausch, wobei zunächst der Gesamtbestand unverändert bleibt. Dies muss bei der Beurteilung des Serumkaliums im Zusammenhang mit Veränderungen des Säure-Basen-Status berücksichtigt werden. So erfolgt bei Azidose ein intrazellulärer Einstrom von H^+-Ionen und ein kompensatorischer K^+-Ausstrom. Gleichzeitig muss bei Natriumbikarbonatinfusion mit einem Absinken des Serumkaliumwerts gerechnet werden: H^+-Ionen im Blut werden durch Bikarbonat gebunden. Dadurch strömen weitere H^+-Ionen aus der Zelle ins Blut, gleichzeitig werden gegenläufig K^+-Ionen in die Zelle aufgenommen, sodass der Serumkaliumwert sinkt. Medikamente wie Insulin, Aldosteron, β-Mimetika, Theophyllin u. a. bewirken ein Absinken des Serumkaliums durch intrazelluläre Kaliumaufnahme und erhöhte renale Ausscheidung.

Hypokaliämie (Serumkalium <3,5 mmol/l)
Häufige Ursachen einer Hypokaliämie sind:
- Extrarenale Verluste, z. B. durch Diarrhö oder enterale Fisteln,
- Renale Verluste, z. B. durch
  - Diuretika, osmotische Diurese,
  - Hyperaldosteronismus (primär und sekundär),
  - Kompensation von Magensaftverlusten,
  - renal-tubuläre Azidose,
  - Hypomagnesiämie,
  - Hypothermie.

EKG-Veränderungen (PQ-Verkürzung, U-Welle) und kardiale Arrhythmieneigung sind unspezifische Zeichen der Hypokaliämie. Diese sind häufig kombiniert mit Hypovolämie und perioperativem Absetzen von Antiarrhythmika. Darmatonien, häufig durch lang anhaltenden Laxanzienabusus aggraviert, sind ebenfalls mit Hypokaliämien assoziiert.

▪ **Therapie der Hypokaliämie**

Der tägliche Basisbedarf beträgt etwa 1 mmol/kg, bei Intensivpatienten mit intakter Nierenfunktion ist er jedoch häufig erhöht. Bei einem Abfall des Serumkaliums unter 3,5 mmol/l muss bereits von einer signifikanten Erniedrigung des Gesamtkaliumbestands um mindestens 200 mmol ausgegangen werden.

❯❯ **Eine begleitende Hypomagnesiämie muss in jedem Fall mit therapiert werden.**

Indikationen und Dosierungen von Medikamenten, die eine Hypokaliämie fördern – Diuretika, Steroide, Insulin, Katecholamine, Theophyllin – sollten überprüft und eine Alkalose therapiert werden, um dem intraextrazellulären Austausch und einer weiteren renalen Kaliumelimination im Austausch für H^+ zu begegnen.

> **Praxistipp**
>
> Auf der Intensivstation erfolgt die Kaliumsubstitution vorzugsweise zentralvenös über einen Perfusor. Bei normalgewichtigen Erwachsenen werden 10–20 mmol KCl/h infundiert, bei schwerer Hypokaliämie (<3,0 mmol/l) und klinischen Symptomen kann die Infusionsrate auf bis zu 30 mmol KCl/h gesteigert werden. Bei diesen Dosierungen muss der Serumkaliumwert mindestens stündlich kontrolliert werden!

Hyperkaliämie (Serumkalium >5 mmol/l)

Die wichtigsten Ursachen für eine Hyperkaliämie sind:
- Extrarenale Ursachen:
  - Bilanzierungsfehler,
  - transzelluläre Verschiebung, z. B. durch Azidose oder Insulinmangel,
  - Zellzerfall, Rhabdomyolyse, Hämolyse,
  - Succinylcholin bei prädisponierenden neurologischen Erkrankungen.
- Renale Ursachen:
  - (prä)terminale Niereninsuffizienz,
  - Medikamente, z. B. kaliumsparende Diuretika, ACE-Hemmer, β-Blocker und NSAID,
  - Hypoaldosteronismus.

Muskelschwäche als Hyperkaliämiesymptom ist sehr unspezifisch. Therapeutisch relevant sind u. U. lebens-

bedrohliche Herzrhythmusstörungen. In einigen Fällen finden sich auch typische EKG-Veränderungen bei Hyperkaliämie (◘ Abb. 7.1):
- hohe, spitze und schmale T-Welle,
- Verlust der P-Welle, Zunahme des PR-Intervalls, AV-Block,
- QRS-Verbreiterung,
- Bradykardie, Asystolie.

▪ **Therapie der Hyperkaliämie**

Je nach klinischem Zustand des Patienten ist eine abgestufte Therapie indiziert (▶ Übersicht).

> **Therapie der Hyperkaliämie**
>
> Wichtig ist eine möglichst kausale Therapie der zugrundeliegenden Störung. Die symptomatische Therapie beruht auf folgenden Mechanismen:
> - Antagonistische Wirkung:
>   - Kalzium 10% 10–20 ml, Wirkdauer ca. 30 min.
> - Verschiebung nach intrazellulär:
>   - Natriumbikarbonat 8,4% 50 ml über 5 min, Wirkeintritt nach ca.10 min, nach Blutgasanalyse ggf. wiederholen,
>   - Insulin-Glukose-Methode: 500 ml 10%ige Glukoselösung über 5 h infundieren, gleichzeitig Insulin-Perfusor (50 IE auf 50 ml) mit 2 ml/h starten und mittels engmaschiger Laborkontrollen so anpassen, dass der Blutzucker möglichst zwischen 100 und 150 mg/dl liegt. Je nach Dringlichkeit ggf. Glukose- und Insulinzufuhr steigern.
> - Kaliumelimination aus dem Körper:
>   - Hämodialyse: effektivstes Verfahren der K^+-Elimination,
>   - Furosemid 20 mg als Bolus und dann 5–10 mg/h,
>   - Resonium-A-Austauscherharz 30 g oral in 200 ml Wasser oder Laktuloselösung bzw. 50 g rektal in 400 ml Wasser oder Laktuloselösung suspendiert (Effektivität umstritten).
>
> Bei Reanimation ggf. passageren Schrittmacher verwenden.

7.5.4 Magnesium

Der Normalwert im Serum liegt bei 1,25 mmol/l und beinhaltet das ionisierte, proteingebundene und in Anionenkomplexen gebundene Magnesium. Der normale tägliche Magnesiumbedarf beträgt etwa 0,05–0,3 mmol/kg.

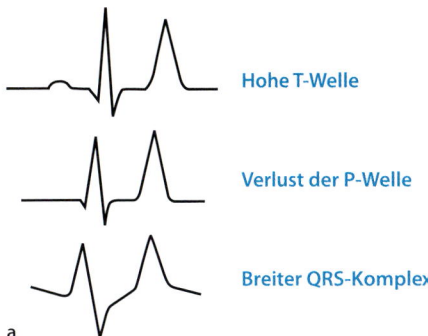

Hohe T-Welle

Verlust der P-Welle

Breiter QRS-Komplex

a

◘ **Abb. 7.1 EKG bei Hyperkaliämie. a** Typische EKG-Veränderungen bei Hyperkaliämie: Zuerst tritt eine hohe, spitze T-Welle auf, danach kommt es zum Verlust der P-Welle, anschließend zu einer Verbreiterung des QRS-Komplexes und schließlich zu bedrohlichen Bradykardien oder einer Asystolie. Eine Hyperkaliämie ist immer potenziell lebensbedrohlich und muss sofort behandelt werden! Keinesfalls darf man sich darauf verlassen, dass man noch viel Zeit habe, wenn die T-Wellen »nur spitz« sind. **b** Original-EKG-Ableitung bei einer Patientin, bei der über 12 h ein kompletter distaler Aortenverschluss bestand. Mit Wiedereröffnung der aortalen Strombahn kam es zu einer massiven Kaliumeinschwemmung. Die EKG-Aufzeichnung erfolgte bei einem Serumkaliumspiegel von 6,6 mmol/l. Hier sieht man eine hohe, spitze T-Welle, die P-Welle ist nur noch schwach zu erkennen

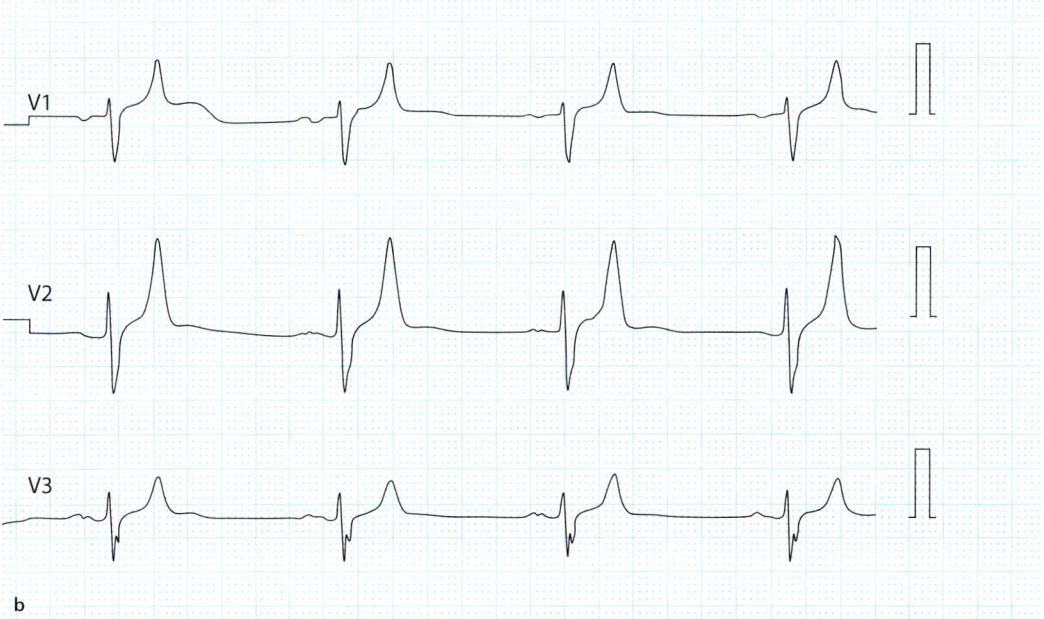

V1

V2

V3

b

■■ **Repetitorium Pathophysiologie**
Magnesium ist Kofaktor zahlloser Enzymreaktionen und für die Synthese von Proteinen und anderen Substraten sowie für membrangebundene Transportvorgänge bedeutsam. So blockiert Magnesium den Kaliumausstrom aus kardialen und neuronalen Zellen. Magnesiummangel kann Herzrhythmusstörungen bzw. eine neuromuskuläre Hyperexzitabilität verursachen. Daneben interagiert Magnesium mit Kalziumkanälen, wirkt der intrazellulären Erhöhung der Kalziumkonzentration entgegen und beeinflusst so den Gefäßmuskeltonus, sodass bei Magnesiummangel arterielle Hypertonie, Bronchokonstriktion und Koronarspasmen auftreten können. Daneben soll Magnesium neuroprotektiv sowie nach Subarachnoidalblutung vasospasmolytisch wirken.

Nur ca. 0,3% des Gesamtbestandes an Magnesium erscheinen im Serum. Der Serumspiegel korreliert daher schlecht mit der intrazellulären Konzentration. Da Magnesium vorwiegend renal eliminiert wird, liefert die Magnesiumkonzentration im Urin Hinweise auf den Magnesiumvorrat des Körpers, sofern keine Diuretika gegeben wurden.

> Ein Magnesiummangel kann auch bei normalen Serumwerten vorliegen. Die Diagnose stützt sich in erster Linie auf klinische Symptome und die Ausscheidung von Magnesium im Urin. Werden bei normaler Nierenfunktion weniger als 50% des parenteral applizierten Magnesiums im Urin ausgeschieden, kann dies auf einen Magnesiummangel hindeuten.

◻ Tab. 7.5 Ursachen der Hypo- und Hyperkalzämie

Hypokalzämie (<1,1 mmol/l ionisiert)	Hyperkalzämie (>1,3 mmol/l ionisiert)
Alkalose	Vitamin-D-Überdosierung bzw. -Intoxikation
Schleifendiuretika	Osteoklastische Neoplasien, z. B. beim Bronchial-, Prostata-, Mammakarzinom oder beim multiplen Myelom
Hypomagnesiämie	Primärer und tertiärer Hyperparathyreoidismus
Nebenschilddrüsenerkrankungen (sekundärer Hyperparathyreoidismus, Hypoparathyreoidismus)	Morbus Paget
Malabsorption	Morbus Addison
Nekrotisierende Pankreatitis	Thiaziddiuretika
Hyperphosphatämie	Thyreotoxikose
Zitratbindung (Massivtransfusion, Dialyse gegen Zitrat)	
Biphosphonattherapie	
Vitamin-D-Mangel	

Hypomagnesiämie

Magnesiummangel zählt zu den häufigsten Elektrolytstörungen bei Intensivpatienten, u. a. durch Diuretika, polyurisches Nierenversagen, Diarrhö, Alkoholismus und mangelnde Magnesiumzufuhr. Balancierte Infusionslösungen enthalten Magnesium in einer Größenordnung von 1,0–1,25 mmol/l, sodass bei Zufuhr von ca. 3 l eine ausreichende Basiszufuhr gewährleistet ist.

- **Therapie**

Bei symptomatischen Hypomagnesiämien müssen Magnesiumkonzentrate (z. B. Magnesiumsulfat) infundiert werden. Bei einfachen Mangelzuständen genügt eine Dosierung von ca. 0,5–1 mmol/kg/Tag, bei kardialen Arrhythmien werden zunächst 2 g (4 ml einer 50%igen Lösung entsprechend 8 mmol) appliziert, die weitere Zufuhr orientiert sich dann am Magnesiumspiegel im Serum und an der täglich gemessenen Magnesiumausscheidung im Urin. Bei vermutetem Magnesiummangel sollte der Serumspiegel im hochnormalen Bereich gehalten werden, da von einem weiteren intrazellulären Magnesiummangel ausgegangen werden muss.

Hypermagnesiämie

Hypermagnesiämien sind seltener und meist Folge einer zu hohen Magnesiumzufuhr, häufig in Kombination mit Niereninsuffizienz, z. B. bei Überdosierung magnesiumhaltiger Antazida und Laxanzien oder bei parenteraler Magnesiumgabe bei (Prä)eklampsie, als

Tokolytikum oder als Antiarrhythmikum. Symptome bei ausgeprägten Hypermagnesiämien mit Serumspiegeln ab 2–2,5 mmol/l sind Hypotension, kardiale Blockierungen sowie bei Serumkonzentrationen ab 3,5–5 mmol/l Atemlähmung und Koma.

- **Therapie**

Als Notfallmaßnahme wird Kalzium (z. B. 10 ml Kalziumglukonat 10%) i.v. appliziert, außerdem kann Magnesium per Hämodialyse oder forcierter Diurese mit Schleifendiuretika eliminiert werden.

7.5.5 Kalzium

Die normale Konzentration des Gesamtkalziums beträgt ca. 2,5 mmol/l, welches zur Hälfte als freies ionisiertes Kalzium und zur anderen Hälfte vorwiegend an Albumin gebunden vorliegt. Der Tagesbedarf bei parenteraler Ernährung beträgt ca. 0,2–0,5 mmol/kg. Ursachen der Hypo- und Hyperkalzämie sind in ◻ Tab. 7.5 zusammengefasst.

> ❯ Nur das freie Kalzium ist für die physiologischen Wirkungen verantwortlich. Die Bestimmung des ionisierten Kalziums, das in den meisten klinischen Labors und auf vielen Intensivstationen sogar mit der Blutgasanalyse möglich ist, liefert daher die relevanten Informationen.

Hypokalzämie (<1,1 mmol/l ionisiert)

Eine ionisierte Serumkalziumkonzentration <0,9 mmol/l ist in der Regel therapiebedürftig, insbesondere wenn Herzrhythmusstörungen (QT-Verlängerung, Torsade de pointes) oder Blutgerinnungsstörungen auftreten. Bei Massivtransfusion kann eine relevante Hypokalzämie durch Bindung von Kalzium an das in Erythrozytenkonzentraten verwendete Zitrat auftreten.

> Bei Massivtransfusionen sollten nach mindestens jedem vierten Erythrozytenkonzentrat 10 ml 10%iges Kalzium substituiert werden.

Hyperkalzämie (>1,3 mmol/l ionisiert)

Die Hyperkalzämie kann vital bedrohlich werden und zu Ileus, gastrointestinalen Ulzera und Pankreatitis, zu Polyurie mit Hypovolämie, akutem Nierenversagen und schließlich zu Bewusstseinseintrübung und Koma führen. Eine hyperkalzämische Krise wird folgendermaßen behandelt:

- Hämodialyse bei akut lebensbedrohlichen Symptomen (Arrhythmien),
- Infusion balancierter kristalloider Infusionslösungen zur Therapie der Hypovolämie,
- Dexamethason 40 mg i.v.,
- Kalzitonin (200–400 U/Tag) als Kurzinfusion über 2 h (**Cave:** Übelkeit),
- Bisphosphonate zur Osteoklastenhemmung: 90 mg Pamidronat (z. B. Aredia) oder 6 mg Ibandronat (z. B. Bondronat) als Kurzinfusion (verzögerter Wirkeintritt).

7.5.6 Phosphat

Phospat ist ein vorwiegend intrazelluläres Ion. Der Serumspiegel gibt daher keine sichere Auskunft über den Gesamtbestand, zumal dieser großen tageszeitlichen Schwankungen mit Spitzenwerten in der Nacht und einem Tief am Morgen unterliegt. Der Tagesbedarf bei Intensivpatienten mit normaler Nierenfunktion beträgt ca. 0,2–0,5 mmol/kg.

Hypophosphatämie (<0,8 mmol/l)

Phosphat ist bei vielen Prozessen der Energiegewinnung und -speicherung beteiligt, wie z. B. der Glykolyse und der ATP-Synthese. Ein zu rascher Aufbau der klinischen Ernährung mit Kohlenhydraten kann bei zuvor mangelernährten Menschen aufgrund der insulinvermittelten zellulären Phosphataufnahme eine ausgeprägte Hypophosphatämie hervorrufen. Symptome dieses als »nutritional recovery syndrome« bezeichneten Krankheitsbildes sind ein ausgeprägtes Schwäche-gefühl, Vigilanzminderung, schwere Diarrhöen und Elektrolytstörungen. Daneben ist Phosphat im 2,3-Diphosphoglyzerat an der Regulation der O_2-Bindung an Hämoglobin beteiligt. Eine ausgeprägte Hypophosphatämie verursacht eine Linksverschiebung der O_2-Bindungskurve des Hämoglobins und erschwert so die O_2-Abgabe an die Gewebe.

> **Praxistipp**
>
> Eine Hypophosphatämie sollte in folgenden Situationen ausgeschlossen werden:
> - bei gescheitertem Weaningversuch als Ursache der Atemmuskelschwäche und einer unzureichenden O_2-Versorgung der Gewebe,
> - wiederholt während eines kontinuierlichen Nierenersatzverfahrens (z. B. CVVHD).

▪ **Therapie**

Bei leichter Hypophosphatämie (Serumphosphat 0,4–0,8 mmol/l) werden 40–60 mmol Natriumphosphat, bei schwerer Hypophosphatämie (Serumphosphat <0,4 mmol/l) bis zu 80 mmol Natriumphosphat als Infusionszusatz pro Tag gegeben.

Hyperphosphatämie (>1,5 mmol/l)

Phosphat bindet Kalzium, sodass bei einer Hyperphosphatämie eine Hypokalzämie resultieren kann. Ursachen einer Hyperphosphatämie können Niereninsuffizienz, Zellzerfall (z. B. durch Rhabdomyolyse oder Tumorerkrankung) oder Hypoparathyreoidismus sein.

▪ **Therapie**

Die Therapie erfolgt als Behandlung der Grunderkrankung, symptomatisch können Nierenersatzverfahren, phosphatarme Ernährung und phosphatbindende Medikamente (z. B. Antiphosphat, Kalziumacetat, Fosrenol) eingesetzt werden. Eine Akuttherapie ist bei Hyperphosphatämie in der Regel jedoch nicht notwendig.

7.6 Säure-Basen-Haushalt

Die Blutgasanalyse ist die grundlegende Untersuchung zur Beurteilung des Säure-Basen-Haushalts (SBH). Es können arterielle, zentral- oder gemischtvenöse und kapilläre Blutproben verwendet werden. Im Folgenden werden immer arterielle Referenzwerte herangezogen.

Praxistipp

Blutgasanalyse
- Verwendung von standardisierten Spritzen, die bereits mit einem Antikoagulans präpariert sind, da koaguliertes Blut das Analysegerät verstopfen kann.
- Rasche Messung nach Blutabnahme.
- Luftbläschen bei der Abnahme vermeiden, sonst sofort aus der Spritze entfernen.
- Temperatur der Blutprobe vor Messung am Gerät eingeben.

Zur Beurteilung des SBH reicht in der Regel die Kenntnis von pH-, pCO_2- und Bikarbonatwert aus, ergänzend kann die Anionenlücke Hinweise geben. Die Diagnose muss dabei stets mit Anamnese und klinischem Befund des Patienten korreliert werden. Die Balance des SBH wird initial durch eine Pufferung mit Proteinen, Bikarbonat und Phospat und später durch Abatmung von CO_2 und renaler Regulation der Ausscheidung erreicht. Da alle Puffersysteme miteinander in Beziehung stehen, können sie bei der Interpretation nicht getrennt beurteilt werden.

▪▪ Repetitorium Physiologie
Die traditionelle Interpretation des SBH ist »bikarbonatbasiert«[1]. Hierbei wird die Balance des SBH anhand des Bikarbonatpuffers folgendermaßen dargestellt:

$$CO_2 + H_2O \leftrightarrow H_2CO_3 \leftrightarrow HCO_3^- + H^+$$

Der Einfluss des Verhältnisses von dissoziierter zu nichtdissoziierter Kohlensäure auf den pH-Wert wird durch die Henderson-Hasselbalch-Gleichung ersichtlich:

$$pH = 6,1 + \log \frac{HCO_3^-}{0,03 \times pCO_2}$$

Standardbikarbonat Dies ist die Bikarbonatkonzentration des arteriellen Blutplasmas, die sich unter stan-

---

1 Alternativ wird das neuere Stewart-Modell zur Beurteilung des SBH verwendet. Hierdurch können weitere Säure-Basen-Störungen diagnostiziert werden, z. B. die hypoalbuminämische Alkalose. Allerdings konnte bisher nicht nachgewiesen werden, dass die Anwendung des Stewart-Modells zu einem besseren Management der SBH-Störungen beiträgt, sodass derzeit weiterhin das klassische bikarbonatbasierte Interpretationsmodell bevorzugt wird.

---

dardisierten Bedingungen (37°C, pCO_2 = 40 mmHg, vollständige Sättigung des Hämoglobinwerts durch Sauerstoff) aus der Henderson-Hasselbach-Gleichung errechnet. Der Normalwert liegt bei 24 ± 2,4 mmol/l.

Basenabweichung (base excess, BE) Neben Bikarbonat gibt es weitere basische Puffer im Blut. Die Gesamtheit der basischen Puffer wird als »Gesamtpufferbasen« bezeichnet. Der Referenzwert beträgt 48 mmol/l für 100% Sauerstoff-gesättigtes Blut. In der klinischen Routine wird aber nur das Ausmaß der Abweichung von diesem Referenzwert verwendet und als »base excess« oder »BE« angegeben, wobei der Normalwert ± 2 beträgt. Ein positiver Wert über +2 spricht für einen Basenüberschuss, z. B. bei der metabolischen Alkalose, ein Wert unter -2 weist auf ein Überwiegen saurer Valenzen hin, z. B. bei einer metabolischen Azidose. Anhand des BE kann bei einer metabolischen Azidose der Bedarf in ml an 8,4%iger Natriumbikarbonatlösung ($NaHCO_3$) mit Hilfe folgender Formel orientierend abgeschätzt werden:

Erforderliche ml $NaHCO_3$ 8,4% =

$$= \frac{-BE \times \text{Körpergewicht (in kg)}}{3}$$

Jedoch ist die Indikation zur Bikarbonatsubstitution immer von der Ursache der Störung und dem klinischen Zustand des Patienten abhängig zu machen und nicht ausschließlich vom pH und BE. Bei Verwendung der Formel ist der errechnete Bedarf langsam und fraktioniert zunächst zur Hälfte auszugleichen. Dabei sind engmaschige BGA-Kontrollen sinnvoll.

7.6.1 Wie interpretiere ich eine Blutgasanalyse?

- Zuerst wird der pH-Wert beurteilt, der normalerweise im Bereich von 7,36–7,44 liegt; bei einem pH <7,36 liegt eine Azidose, bei einem pH >7,44 eine Alkalose vor.
- Nun stellt sich die Frage, ob die festgestellte Störung respiratorisch oder metabolisch bedingt ist. Hierzu werden $paCO_2$-Wert (»respiratorisch«) und BE (»metabolisch«) betrachtet.
- Zuerst wird der $paCO_2$-Wert betrachtet, er liegt normalerweise bei 36–44 mmHg.
  - Liegt der $paCO_2$-Wert >44 mmHg und ist der pH <7,36, spricht man von einer respiratorischen Azidose.

- Liegt der paCO$_2$-Wert <36 mmHg und ist der pH >7,44, spricht man von einer respiratorischen Alkalose.
- Nun wird der BE-Wert betrachtet, er liegt normalerweise bei –2 bis +2.
  - Liegt der BE unter -2, dann besteht ein Basenmangel, der aus einem relativen Überschuss an »sauren« Valenzen im Blut resultiert, z. B. durch einen regionalen O$_2$-Mangel mit vermehrter H$^+$- und Laktatentstehung. Liegt gleichzeitig der pH-Wert <7,36, dann spricht man von einer metabolischen Azidose.
  - Liegt der BE über +2, dann besteht ein Basenüberschuss im Blut, es sind also relativ mehr »basische« Valenzen vorhanden als normalerweise, z. B. durch eine vermehrte renale Bikarbonatrückresorption. Liegt gleichzeitig der pH-Wert >7,44, dann spricht man von einer metabolischen Alkalose.
- In der Praxis gibt es Mischformen, sodass eine Azidose (pH-Wert <7,36) gleichzeitig respiratorisch (paCO$_2$-Wert >44 mmHg) und auch metabolisch (BE unter –2) bedingt sein kann. Man spricht von einer kombinierten respiratorisch-metabolischen Azidose.
- Andererseits kann es auch zu gegenläufigen Kompensationsvorgängen kommen, da der Körper immer das Ziel verfolgt, den pH-Wert bei 7,40 zu halten. So kann ein Patient mit schwerer COPD bei einem pH-Wert von 7,38 z. B. einen paCO$_2$-Wert von 60 mmHg aufweisen, gleichzeitig hat der Körper renal vermehrt Bikarbonat rückresorbiert, sodass der BE bei +7 liegt. Dann spricht man von einer metabolisch kompensierten respiratorischen Azidose.

7.6.2 Respiratorische Azidose (pH ↓, pCO$_2$ ↑)

Respiratorische Azidosen entstehen im Zusammenhang mit Erkrankungen der Lunge (z. B. Lungenödem, Pneumonie), obstruktiven Atemwegserkrankungen (COPD, Asthma), Stenosen der Atemwege (z. B. Tumore, Fremdkörper, Blutungen) sowie Intoxikationen und neurologischen Erkrankungen des Atemzentrums und der Atemmuskulatur, z. B. durch Opioide oder die amyotrophe Lateralsklerose. Wird bei der Beatmung ein niedriges Atemminutenvolumen gewählt, kann ebenfalls eine respiratorische Azidose entstehen. Dies ist bei Anwendung der lungenprotektiven Beatmung mit niedrigen Atemhubvolumina häufig und wird dann in der Regel bis zu einem gewissen Ausmaß (pH >7,25) toleriert und als permissive Hyperkapnie bezeichnet.

7.6.3 Respiratorische Alkalose (pH ↑, pCO$_2$ ↓)

Hyperventilation führt zur respiratorischen Alkalose. Ursachen können eine Beatmungseinstellung mit zu hohem Atemminutenvolumen oder zentralnervöse Erkrankungen wie Meningitis oder starke psychische Agitation sein. Eine Hyperventilation mit respiratorischer Alkalose kann außerdem kompensatorisch als Reaktion auf Oxygenierungsstörungen auftreten, z. B. im Rahmen einer Pneumonie. Dabei ist eine arterielle Hypoxämie mit einer Hyperventilation (paCO$_2$ <36 mmHg) kombiniert – man spricht von respiratorischer Partialinsuffizienz.

7.6.4 Metabolische Azidose (pH ↓, BE ↓)

Eine metabolische Azidose tritt bei Zufuhr oder endogenem Überangebot von H$^+$-Ionen auf, auch der übermäßige Basenverlust führt zu dieser Störung. Häufige metabolische Azidosen sind die Laktat- und Ketoazidose. Klinisch findet sich meist eine respiratorische Gegenregulation, also eine Hyperventilation (Kussmaul-Atmung), durch die jedoch meist nur eine partielle Kompensation erreicht wird.

Laktatazidose Diese entsteht zumeist durch eine rasche Bildung von Laktat im Rahmen eines hypoxämischen Schocks. Ist hingegen der Laktatabbau in der Leber verlangsamt, z. B. bei Leberinsuffizienz oder Vitamin-B$_1$-Mangel, dann entsteht die Azidose eher langsam. Es findet nahezu keine Laktatausscheidung über die Niere statt. Therapeutisch steht nicht die Pufferung mit Bikarbonat, sondern die Therapie der Grunderkrankung im Vordergrund.

Ketoazidose Hierfür verantwortlich ist der vermehrte Anfall von Ketonkörpern beim hyperglykämisch entgleisten Diabetes mellitus. Bei der Korrektur ist besondere Vorsicht angebracht: Neben Insulingaben sollte primär der zumeist vorliegende Volumenmangel ausgeglichen werden. Trotz initial hoher Serumkaliumwerte liegt meist ein Defizit des Gesamtkaliumbestands vor, da Kalium im Rahmen des intra-extrazellulären Kationenshifts zur Kompensation der Azidose gegen H$^+$ ausgetauscht wird, sodass die Kaliumkonzentration engmaschig kontrolliert werden muss.

Azidose bei chronischer Niereninsuffizienz Bei fortschreitendem Nierenfunktionsverlust entwickelt sich meist eine chronische metabolische Azidose durch eingeschränkte tubuläre Ammoniumbildung und dadurch verringerte H⁺-Ionen-Elimination. Moderne Dialyseverfahren verwenden bikarbonatgepufferte Lösungen, die zumindest bei chronischen Nierenersatzverfahren azetatgepufferten Lösungen vorzuziehen sind.

7.6.5 Metabolische Alkalose (pH ↑, BE ↑)

Die metabolische Alkalose kann mehrere Ursachen haben:
- vermehrter Verlust von Säuren, z. B. durch Diuretikagabe oder Verlust von Magensaft durch Erbrechen oder über eine Magensonde,
- vermehrte Zufuhr von Basen, z. B. Bikarbonat,
- übermäßige Bildung von Bikarbonat, z. B. bei Cushing-Syndrom.

Da überschüssiges Bikarbonat üblicherweise rasch renal eliminiert wird, persistieren die Veränderungen in der Regel nur bei Vorliegen einer Niereninsuffizienz oder einer fortgesetzten Basenzufuhr. Die klinischen Symptome sind erst unspezifisch. Bei Alkalose sinkt die Konzentration des ionisierten Kalziums, es kann zu Parästhesien und Muskelkrämpfen kommen. Bei pH-Werten >7,50–7,55 können neurologische Symptome wie Verwirrtheit und Koma auftreten. Therapeutisch kann z. B. bei H⁺- und Cl⁻-Verlust durch Infusion von physiologischer Kochsalzlösung der Chloridmangel ausgeglichen werden, ansonsten richtet sich die Therapie nach der zugrundeliegenden Ursache.

7.6.6 Kompensationsmaßnahmen

Wie oben dargelegt, verfolgt der Körper immer das Ziel, den pH-Wert bei 7,40 einzuregeln, sodass eine Störung des SBH mit einer kompensatorischen renalen oder respiratorischen Reaktion beantwortet wird. Bei einer metabolischen Azidose mit einem Bikarbonatabfall von 1 mmol/l beträgt der zu erwartende Abfall des pCO_2-Werts 1,2 mmHg. Dieser Kompensationsvorgang kann relativ zügig ablaufen: der Patient steigert das Atemminutenvolumen. Im Rahmen einer metabolischen Alkalose führt ein Bikarbonatanstieg um 1 mmol/l zu einer respiratorischen Kompensation mit einem Anstieg des pCO_2 um etwa 0,7 mmHg.

Eine respiratorische Azidose kann minutenschnell, je nach Ausmaß manchmal aber nur eingeschränkt

über Puffersysteme kompensiert werden. Die renale Kompensation stellt sich dagegen nur langsam über einen Zeitraum von etwa 3–5 Tagen ein. Anhand des Anstiegs des Bikarbonats kann somit eine akute von einer chronischen respiratorischen Dekompensation unterschieden werden.

Der Bikarbonatanstieg als Antwort auf einen $paCO_2$-Anstieg um 10 mmHg beträgt 1 mmol/l bei akuten bzw. 3,5 mmol/l bei chronischen Erkrankungen. Auch bei der respiratorischen Alkalose sind die Kompensationsvorgänge ausgeprägter, wenn eine chronische Erkrankung vorliegt: Bei akutem Verlauf fällt der Bikarbonatwert um 2 mmol/l, bei chronischem Verlauf jedoch um bis zu 4 mmol/l je Abfall des pCO_2 um 10 mmHg.

> **Die Beurteilung des Ausmaßes der Bikarbonatkompensation ist bei der Differenzierung einer akuten oder chronischen respiratorischen Insuffizienz hilfreich.**

7.6.7 Anionenlücke

Die Blutgase werden im Extrazellulärraum gemessen, dort herrscht Elektroneutralität. Stark vereinfacht setzen sich die Ionen folgendermaßen zusammen:
- Kationen = Natrium (Na⁺)
- Anionen = Chlorid (Cl⁻), HCO_3^-, Phosphat, Azetat, Ketonkörper u. a.

Da in der Routine von den Anionen nur Cl⁻ und HCO_3^- bestimmt werden, entsteht eine rechnerische Lücke von 8–12 mmol/l, die als Anionenlücke bezeichnet und folgendermaßen berechnet wird:

$$\text{Anionenlücke: } Na^+ - (Cl^- + HCO_3^-)$$

Wird eine verminderte Bikarbonatkonzentration durch Chlorid ersetzt, entsteht eine hyperchlorämische metabolische Azidose. Dies findet sich z. B. bei enteralen Alkaliverlusten bei Diarrhö. Ersetzen andere, nicht gemessene Substanzen ein erniedrigtes Bikarbonat, entsteht entsprechend eine metabolische Azidose mit einer erhöhten Anionenlücke.

In der Praxis kann eine erhöhte Anionenlücke bei metabolischer Azidose auf folgende Ursachen hindeuten: Ketoazidose, Urämie, Salicylsäure, Methanol, Äthylenglykol, (nochmal) Urämie, Laktat (merke: »KUSSMAUL«).

Fallbeispiel Teil 2

Der Intensivarzt erhebt folgende Befunde: Der ZVD ist mit 1 mmHg niedrig, aus der Harnblase entleeren sich ca. 50 ml bierbrauner Urin. Die Laborwerte sind: Natrium 148 mmol/l, Chlorid 131 mmol/l, Kalium 6,4 mmol/l, ionisiertes Kalzium 0,55 mmol/l, Kreatinin 3,78 mg/dl, Harnstoff 137 mg/dl. Die zentralvenöse Blutgasanalyse ergibt: pH 7,22, $p_{zv}CO_2$ 26,4 mmHg, Bikarbonat 11,7 mmol/l, Basendefizit −14,6 mmol/l, Anionenlücke 5,3 mmol/l, zentralvenöse O_2-Sättigung 51,5%.

Klinisches Bild und Laborbefunde bestätigen die Arbeitsdiagnose »Dehydratation mit prärenalem Nierenversagen«, zusätzlich bestehen eine Hypokalzämie sowie eine ausgeprägte hyperchloräme metabolische Azidose, die respiratorisch nicht mehr kompensiert werden kann. Ursächlich dafür sind der Wasser- und Bikarbonatverlust über das Ileostoma, der zusätzliche Verlust bikarbonathaltigen Sekrets über eine noch sezernierende Pankreasfistel sowie eine kombinierte Maldigestion und -absorption für Fett und die fetthaltigen Vitamine A (Schleimhautveränderungen) und D (fehlende Kalziumaufnahme im Darm).

Der Patient erhält zum Ausgleich des extra- und intravasalen Volumendefizits eine kristalloide Infusionslösung, die zunächst mit 167 ml/h (4 l/Tag) infundiert wird. Aufgrund des absoluten Mangels an Bikarbonat und Kalzium erhält der Patient zur sofortigen Senkung der mäßigen Hyperkaliämie 1 g Kalzium sowie einmalig 100 ml Natriumbikarbonat 8,4%. Dadurch kommt die Diurese wieder in Gang und der erhöhte Kaliumwert sinkt unter 5 mmol/l. Im weiteren Verlauf werden Azidose, Hypernatriämie und Hypokalzämie langsam ausgeglichen und der Patient erhält ein intravenöses Portsystem zur Flüssigkeits- und Elektrolyttherapie, parenteralen Ernährung und Vitaminsubstitution.

Literatur

Esen R, Telci L (2008) Magnesium in the ICU: Sine qua non. In: Vincent JL (ed) Yearbook of Intensive Care and Emergency Medicine. Springer, Berlin Heidelberg

Heinrich S, Wagner A, Gross P (2013) Hyponatriämie. Med Klin Intensivmed Notfmed 108: 53–58

Martin C, Jacob M, Vicaut E, Guidet B, van Aken H, Kurz A (2013) Effect of waxy maize-derived hydroxyethyl starch 130/0.4 on renal function in surgical patients. Anesthesiology 118: 387–394

Myburgh JA, Finfer S, Bellomo R et al. (2012) Hydroxyethyl starch or saline for fluid resuscitation in intensive care. N Engl J Med 367: 1901–1911

Perner A, Haase N, Guttormsen AB et al. (2012) Hydroxyethyl starch 130/0.42 versus Ringer's acetate in severe sepsis. N Engl J Med 367: 124–134

Rastegar A (2009) Clinical Utility of Stewart's Method in Diagnosis and Management of Acid-Base Disorders. Clin J Am Soc Nephrol 4: 1267–1274

Reinhart K, Perner A, Sprung CL et al. (2012) Consensus statement of the ESICM task force on colloid volume therapy in critically ill patients. Intensive Care Med 38: 368–383

Roche AM, James MFM (2009) Colloids and crystalloids. Does it matter to the kidney? Current Opin Crit Care 15: 520–524

Schrier RW (2010) Fluid administration in critically ill patients with acute kidney injury. Clin J Am Soc Nephrol 5: 733–739

The National Heart, Lung, and Blood Institute Acute Respiratory Distress Syndrome (ARDS) Clinical Trials Network (2006) Comparison of two fluid-management strategies in acute lung injury. N Engl J Med 354: 2564–2575

Treger R, Pirouz S, Kamangar N, Corry D (2010) Agreement between central venous and arerial blood gas measurements in the intensive care unit. Clin J Am Soc Nephrol 5: 390–394

Wiedermann CJ (2011) Volumentherapeutische Möglichkeiten bei kritisch kranken Patienten. Med Klin Intensivmed 106: 53–66

Parenterale und enterale Ernährungstherapie

Stefan Schröder, Armin Käb

Fallbeispiel Teil 1

Eine 83-jährige Patientin wird nach notfallmäßiger linksseitiger, kontinuitätserhaltender Hemikolektomie bei perforiertem Tumor mit Peritonitis und Sepsis auf die Intensivstation aufgenommen. Vor dem Abdomenverschluss wurde eine transnasale Trilumensonde eingeführt, wobei das jejunale Lumen distal des Treitz-Bands und die anderen Lumina im Magen positioniert worden waren. Die Patientin entwickelt im Verlauf eine ausgeprägte gastrointestinale Motilitätsstörung mit einem gastralen Reflux von bis zu 2,5 l über 24 h. Trotzdem kann über das jejunale Lumen mit der enteralen Ernährungstherapie begonnen werden.

Mit wenigen Ausnahmen benötigt jeder Intensivpatient eine Form von Ernährung, wobei der tägliche Energiebedarf vom Alter, der körperlichen Konstitution und der jeweiligen Erkrankungsphase abhängt. Der Energiebedarf für den Grundumsatz[1] wird in Abhängigkeit von Alter und Konstitution folgendermaßen angegeben, wobei bei adipösen Patienten das Sollgewicht zugrunde gelegt wird:

- 20–30 Jahre: 25 kcal/kg/Tag,
- 30–70 Jahre: 22,5 kcal/kg/Tag,
- >70 Jahre: 20 kcal/kg/Tag.

Allerdings wird der tägliche Energiebedarf ganz wesentlich von der Erkrankungsphase beeinflusst:

- In der Frühphase einer Erkrankung kann eine Energiezufuhr von mehr als 20–25 kcal/kg/Tag zu Stoffwechselentgleisungen mit schlechterem Outcome führen.
- In der anabolen Erholungsphase werden dagegen 25–30 kcal/kg/Tag benötigt, wobei Patienten mit schwerer Sepsis oder großflächigen Verbrennungen einen Energiebedarf von 30–40 kcal/kg/Tag haben können.
- Jede Komplikation im Verlauf kann wieder zu einer reduzierten Verwertungsfähigkeit der Energieträger führen.

Damit ist eine Berechnung des Gesamtenergiebedarfs auf der Basis von Formeln im klinischen Alltag bei Intensivpatienten schwierig. Die Bedarfssteuerung sollte sich besser an einfachen Messgrößen orientieren wie den Serumkonzentrationen von Blutzucker, Triglyzeriden und Harnstoff sowie dem Insulinbedarf.

---

1 Der Grundumsatz ist definiert als der Energieverbrauch einer gesunden Person in Ruhe am frühen Morgen nach ausreichender Nachtruhe und nach mindestens 12-stündiger Nahrungskarenz in einer thermoneutralen Umgebung. Er entspricht dem Energiebedarf zur Aufrechterhaltung der physiologischen Homöostase.

> ❯❯ **Insulindosierungen von mehr als 6 IE/h bzw. 150 IE/Tag, um Blutzuckerwerte unter 180 mg/dl (10 mmol/l) einzustellen, deuten auf eine Verwertungsstörung hin und erfordern eine Reduktion der Glukosezufuhr.**

Die Verträglichkeit der Ernährung kann zusätzlich durch die Bestimmung von Transaminasen, Cholestaseparametern sowie der Lipase beurteilt werden.

Die überwiegende Anzahl der Intensivpatienten benötigt zumindest in der Anfangsphase der Intensivtherapie irgendeine »künstliche Ernährung«. Dabei sollte die enterale Ernährung bevorzugt werden. Zur Entscheidungsfindung bei der Ernährungsstrategie ist ein standardisiertes Vorgehen empfehlenswert (Abb. 8.1); nur in seltenen Fällen ist eine Ernährung des Intensivpatienten nicht indiziert:

- schwerer Schock,
- schwere Azidose mit pH <7,2,
- Hypoxie mit paO_2 <50 mmHg im Akutgeschehen.

8.1   Enterale Ernährung

Enterale Ernährung kann – im Vergleich zur total parenteralen Ernährung (TPE) – das Risiko infektiöser Komplikationen und die Krankenhausverweildauer reduzieren; zudem wird durch den frühzeitigen Beginn der enteralen Ernährung die Krankenhausletalität gesenkt. Daher sollte wenn immer möglich eine enterale Ernährungstherapie versucht und immer der parenteralen Ernährung vorgezogen werden. Jeder Patient, bei dem eine bedarfsadaptierte, orale Ernährung innerhalb von 3 Tagen als unwahrscheinlich erscheint, sollte innerhalb von 24 h nach stationärer Aufnahme über eine Magen- oder Jejunalsonde ernährt werden. Die enterale Ernährung besitzt viele **Vorteile**:

- Stressulkusprophylaxe,
- Steigerung der Splanchnikusperfusion,
- Stimulation gastrointestinaler Hormone,
- Stimulation der Darmmotilität,
- Prävention der Zottenatrophie durch intraluminale Ernährung,
- Aufrechterhaltung der Mukosabarriere mit Schutz gegen eine bakterielle Translokation,
- Verhinderung einer bakteriellen Überbesiedlung des Darmes mit pathogenen Keimen,
- Verminderung von Infektionen und Sepsis,
- Kostengünstig (ca. 1/5 der Kosten einer parenteralen Ernährung).

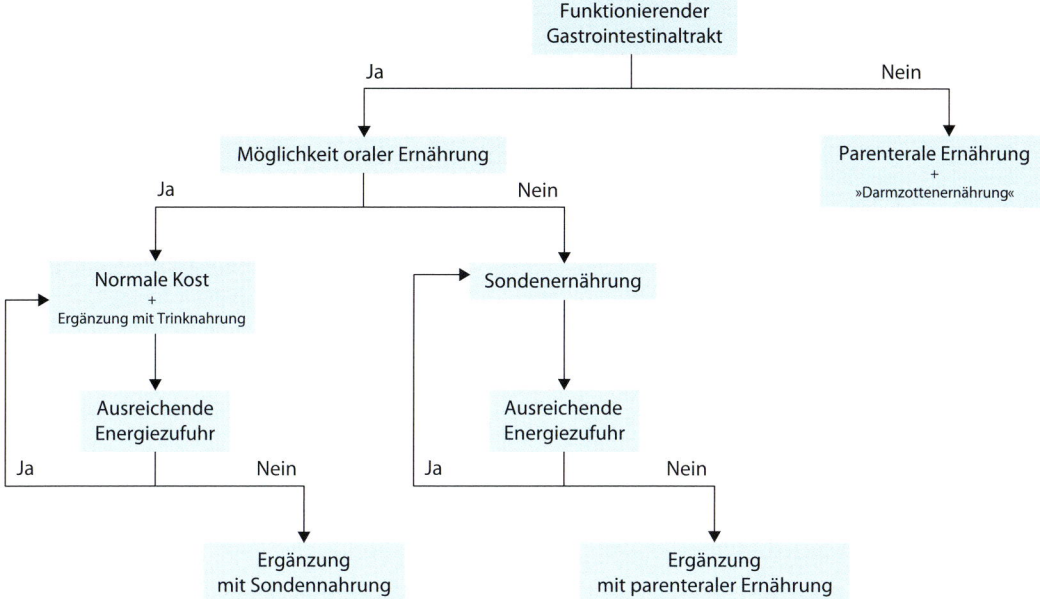

⬛ Abb. 8.1 Entscheidungsfindung zur Ernährungsstrategie. Bei der Darmzottenernährung erfolgt eine Benetzung der Darmschleimhaut mit enteraler Sondenkost zum Erhalt von Struktur und Funktion der intestinalen Mukosa mit dem Ziel der Risikominimierung einer bakteriellen Translokation. Hierzu reicht eine kleine Menge Sondenkost aus, z. B. 10 ml/h

Gleichzeitig müssen folgende **Kontraindikationen** der enteralen Ernährung beachtet werden:
- intestinale Ischämie,
- Ileus,
- Hohlorganperforation,
- akutes Abdomen,
- gastrointestinale Blutung.

◆ Praktisches Vorgehen
Der enterale Kostaufbau über die Ernährungssonde sollte standardisiert erfolgen: Zu Beginn ist eine kontinuierliche Laufrate von 10 ml/h Sondenkost (1 ml = 1 kcal), entsprechend 240 ml/Tag, empfehlenswert. Im Rahmen des Kostaufbaus muss der Nahrungstransport durch Aspiration von Mageninhalt über die Magensonde regelmäßig alle 4 h kontrolliert werden. Bei Mengen <100 ml aspirierten Mageninhalts wird die Sondenkostzufuhr jeweils um 10 ml/h gesteigert, bei Mengen zwischen 100 ml und 250 ml wird die aktuelle Laufrate beibehalten und bei Mengen >250 ml wird auf die vorherige Stufe reduziert. Vor Steigerung der Sondenkost >1000 ml/Tag sollte der Patient abgeführt haben. Ab ≥1500 ml Sondenkost (=1500 kcal) sollten keine parenterale Ernährung und keine Substitution von Vitaminen und Spurenelementen mehr erfolgen.

⊗ Fehlende Darmgeräusche oder kein Stuhlgang sind keine Kontraindikationen gegen den Beginn eines enteralen Kostaufbaus.

8.1.1 Substrate der enteralen Ernährung

Sonden- und Trinknahrung sind diätetische Lebensmittel. Standardsondennahrung hat einen Energiegehalt von 1 kcal/ml und ist gemäß den Empfehlungen der ernährungsmedizinischen Fachgesellschaften aus 15–20% Protein-, 40–60% Kohlenhydrat- und 30–35% Fettanteil (bezogen auf die Gesamtenergiemenge) zusammengesetzt. Sie ist glutenfrei, laktosearm oder -frei, steril und sollte eine maximale Osmolarität von 450 mosm/l aufweisen. Des Weiteren sollte die Standardsondennahrung Ballaststoffe enthalten, sodass der vollständig enteral ernährte Patient auf eine Menge von 20–30 g Ballaststoffe pro Tag kommt.

⊗ Für die enterale Ernährung ist in den allermeisten Fällen eine Standardsondenkost mit Ballaststoffen (1 kcal/ml) ausreichend. Standardsondenkost deckt den täglichen Bedarf an Vitaminen und Spurenelementen ab ca. 1500 kcal, die meisten Trinknahrungen ab 2 Einzelpackungen.

Für wenige Situationen kommen weitere Formen der Sondenkost zur Anwendung:

- Sondenkost unterschiedlicher Energiedichte mit 1,5 oder 2 kcal/ml bei Flüssigkeitsrestriktion.
- »Lebersondenkost« mit einem höheren Gehalt an verzweigtkettigen Aminosäuren für Patienten mit schwerer hepatischer Enzephalopathie Grad III–IV.
- Niedermolekulare Lösung für Patienten mit Malassimilation bei Kurzdarmsyndrom, Strahlenenteritis oder Pankreatitis. Diese Lösungen enthalten Oligopeptide und mittelkettige Triglyzeride und sind ballaststofffrei.
- Nierenlösung, eiweißlimitiert und reduzierter Mineralstoffgehalt, bei Dialysepatienten.
- Sondenkost auf Sojabasis (laktose- und milcheiweißfrei) bei Unverträglichkeit.

Eine Indikation für spezielle Diabetikernahrungen besteht nicht, da diese durch ihren Gehalt an Zuckeraustauschstoffen häufig zu Unverträglichkeitsreaktionen führen, ohne Vorteile zu bieten.

Trinknahrung ist der Sondenkost sehr ähnlich, enthält aber eine Geschmackskomponente und hat meist eine höhere Energiedichte über 1,5 kcal/ml. Darüber hinaus besitzt Trinknahrung häufig einen erhöhten Proteingehalt oder einen geringeren Fettgehalt und ist daher nicht zur ausschließlichen Ernährung zugelassen.

> **Praxistipp**
>
> Trinknahrung sollte nicht über eine Magensonde verabreicht werden, weil sie die Magensonde aufgrund ihrer dickflüssigen Konsistenz verstopfen kann.

8.1.2 Applikationswege und Sonden

Für die enterale Ernährung werden nasointestinale Sonden aus Polyurethan oder Silikon mit einer Liegedauer von 2–3 Wochen verwendet. Hierbei ist die Magensonde der primäre Zugangsweg, da dies der physiologischen Nahrungsaufnahme am ehesten entspricht. Bei vielen Intensivpatienten besteht allerdings eine Magen-Darm-Atonie, z. B. postoperativ, traumatisch oder durch eine Sepsis, die zudem an verschiedenen Abschnitten unterschiedlich lang dauern kann: Gastroparese 24–48 h, Dünndarmatonie bis zu 24 h und Dickdarmatonie 3–5 Tage.

Patienten mit ausgeprägter Gastroparese sind durch Regurgitation und Mikroaspiration gefährdet,

sodass in diesen Fällen die Anlage einer postpylorischen Ernährungssonde (»Jejunalsonde«) empfohlen wird. Hierzu gibt es verschiedene Möglichkeiten:

- **Intraoperative Anlage:** Bei einer Laparotomie kann die Sonde direkt »prophylaktisch« bei zu erwartender ausgeprägter Motilitätsstörung angelegt werden. Bei Operationen am oberen Gastrointestinaltrakt wird die Sonde mit ihrem Lumen distal der Anastomose platziert: Der Anästhesist führt die Sonde ein, die exakte postpylorische Positionierung erfolgt durch den Chirurgen.
- **Endoskopische Sondenanlage:** Diese dauert etwa 15 min und besitzt eine Erfolgsrate über 90%.
- **Selbstpositionierende Jejunalsonden:** Hier stehen verschiedene Modelle zur Verfügung, z. B. Tiger-Tube-Sonde (Cook; ◘ Abb. 8.2) oder Bengmark-Sonde (Pfrimmer Nutricia). Beide Sonden werden in den Magen vorgeschoben und sollen dann durch eine geringe Restperistaltik über den Pylorus in das Jejunum wandern. Die Zeitdauer, bis sich die Sonde erfolgreich selbst positioniert hat, kann mehrere Stunden betragen; die Eindringtiefe ab Nasenloch beträgt – je nach Größe des Patienten – etwa 70–90 cm. Eine radiologische Lagekontrolle wird empfohlen, um die korrekte postpylorische Lage zu verifizieren.
- **Elektromagnetisch unterstützte Sondenanlage:** Dabei wird die Corflo-Tube-Sonde (CORPAK MedSystems) mit Hilfe eines Detektors und Monitors, auf dem der Verlauf der magnetisierten Spitze vom Mandrin abgebildet wird, aktiv mit dem Ziel der postpylorischen Positionierung vorgeschoben. Bei erfolgreicher postpylorischer Anlage zeigt sich auf dem Monitor der typische bogenförmige Verlauf im duodenalen C. Die Zeitdauer einer erfolgreichen Anlage ist bei einem geübten Anwender vergleichbar mit dem endoskopischen Verfahren.

Bei der Verwendung von Ernährungssonden mit nur einem jejunalen Lumen, z. B. Tiger-Tube-, Bengmark- oder Corflo-Tube-Sonde, sollte zusätzlich eine Magensonde zur gastralen Entlastung bzw. zur Kontrolle eines gastralen Refluxes angelegt werden. Für die intraoperative oder endoskopische Anlage empfiehlt sich die Verwendung einer mehrlumigen Ernährungssonde mit der gleichzeitigen Möglichkeit der gastralen Entlastung, wie z. B. Freka-Trelumina-Sonde (Fresenius Kabi).

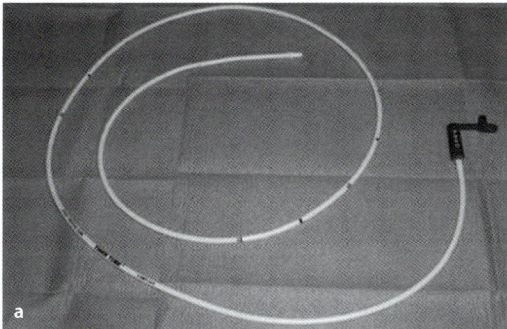

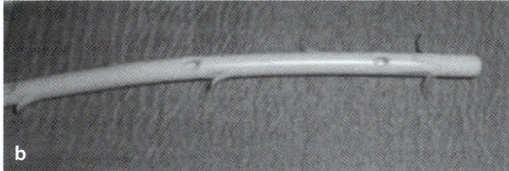

○ **Abb. 8.2 Selbstpositionierende Jejunalsonde. a** Tiger-Tube-Sonde der Firma Cook; **b** In der Vergrößerung sind die seitlichen »Flaps« sowie Auslässe für Nahrung und Medikamente zu erkennen

---

> **Praxistipp**
>
> Eine postpylorische Ernährungssonde ist indiziert, wenn trotz 45°-Oberkörperhochlage und intermittierender Metoclopramidgaben eine relevante Gastroparese besteht, z. B. bei Magenrestsekretmengen über 1500 ml/Tag.

Ist die enterale Ernährung länger als 3 Wochen erforderlich, dann können perkutane Verfahren erwogen werden, z. B. die perkutane endoskopische Gastrostomie (PEG) oder Jejunostomie (PEJ). Alternativ kann bei größeren Oberbaucheingriffen direkt eine Feinnadelkatheterjejunostomie angelegt werden, z. B. bei onkologischen oder polytraumatisierten Patienten. Hierbei wird das Jejunum intraoperativ unter Sicht punktiert, dann der Ernährungskatheter eingelegt und dieser perkutan ausgeleitet. Nach Abschluss der Behandlung kann dieser Katheter einfach gezogen werden.

■ **Medikamentengabe über Ernährungssonden**

Solange Intensivpatienten nicht sicher schlucken können, muss ein Teil der oralen Medikation über die Ernährungssonde verabreicht werden. Dadurch entsteht ein erhöhter Zeitaufwand durch Mörsern oder Auflösen. In der Praxis muss Folgendes beachtet werden:
— Flüssige Arzneimittel auf Osmolarität und pH-Wert überprüfen: Der Magen verträgt bis

700 mosm/l, Dünndarm nur bis 300 mosm/l. Sondennahrung hat 150–500 mosm/l, Rivotril-Tropfen haben z. B. 1450 mosm/l, sodass Rivotril-Tropfen verdünnt werden müssen.
— Ein niedriger pH-Wert lässt Sondennahrung gerinnen, z. B. haben Atosil-Tropfen einen pH von 2,3, sodass sie alleine verabreicht werden müssen und die Sonde anschließend mit Wasser gespült wird.
— Brausetabletten zur Vermeidung einer Schleimhautirritation in mindestens 50 ml Flüssigkeit auflösen.
— Hartgelatinekapseln öffnen und Inhalt in 10–15 ml Wasser suspendieren.
— Weichgelatinekapseln in warmen Wasser auflösen und ggf. Kapselreste entfernen.
— Magensaftresistente und retardierte Arzneimittel sind zumeist ungeeignet.
— Antazida sind ungeeignet, da sie mit der Nahrung eine gipsartige Masse bilden.
— Buccal- bzw. Sublingualtabletten werden enteral evtl. vermindert resorbiert, sodass eine Unterdosierung erfolgt.

Eine Auflistung von Medikamenten mit deren Applikationsmöglichkeiten finden sich unter www.pharmatrix.de/cms/front_content.php oder www3.ratiopharm.com/at/de/pub/apotheken_center/applikationsm_glichkeiten.cfm. Grundsätzlich muss die Ernährungssonde nach jedem Medikament mit 20 ml Wasser vor- und nachgespült werden. Hierbei ist zu beachten, dass der Flüssigkeitsbolus bei Dünndarmsonden nicht mehr als 50 ml betragen sollte. Die »Spülvolumina« müssen natürlich bei der Flüssigkeitsbilanz berücksichtigt werden.

■ **Komplikationen der enteralen Ernährung**

Bei jejunaler Ernährung können Bolusgaben hochmolekularer Nahrung zu Dehnungsschmerzen, Übelkeit, Schweißausbrüchen bis hin zur Schocksymptomatik führen, was als »Früh-Dumping«[2] bezeichnet wird. Bei leicht resorbierbarer Sondenkost kann es durch vermehrte Insulinausschüttung nach Stunden verzögert zur Hypoglykämie kommen (»Spät-Dumping«). Deshalb sind Bolusgaben bei jejunaler Sondenlage möglichst zu vermeiden.

Weiterhin kann es bei zu geringer Flüssigkeitszufuhr in Relation zur Eiweißzufuhr über die Sondenkost

---

2 Unter Dumping versteht man »Abkippen«, wenn also die Nahrung aus dem Magen oder der Sonde in den Dünndarm »gekippt« wird und dann zu den typischen Symptomen führt.

besonders bei alten Menschen zu Azotämie[3], Dehydratation und Hypernatriämie kommen (»Tube-feeding-Syndrom«).

> ❯ Standardsondenkost hat zumeist nur einen Wasseranteil von ca. 80%. Dies sollte bei der Berechnung des individuellen Flüssigkeitsbedarfs berücksichtigt werden. Die zusätzliche Flüssigkeit sollte enteral, kann aber auch parenteral substituiert werden.

Ein häufiges Problem der enteralen Ernährung bei bis zu 25% der Intensivpatienten sind Diarrhöen, deren verschiedene Ursachen folgendermaßen gelöst werden können:
- zu kühle Sondenkost → Sondenkost mit Raumtemperatur geben,
- bakterielle Kontamination der Sondenkost → Fertigbeutel und Systeme nur 24 h, Flaschen nur 8 h verwenden,
- ballaststofffreie Sondenkost → besser ballaststoffreiche Sondenkost als Standard verwenden,
- zu hohe Osmolarität der Sondenkost → Sondenkost mit physiologischer Osmolarität verwenden,
- Natriummangel bei natriumarmer Sondenkost → täglich 1 Teelöffel Kochsalz auf 100 ml Flüssigkeit via Ernährungssonde,
- Laktoseintoleranz → Speziallösung verwenden, denn Standardlösungen sind laktosearm, aber nicht laktosefrei,
- Milcheiweißallergie → Speziallösungen verwenden, z. B. auf Sojabasis,
- Malassimilationssyndrom → Oligopeptidlösung verwenden,
- Medikamente wie Sorbitol, Laktulose, Magnesium und Antibiotika → Indikation überlegen, ggf. absetzen,
- Infektion mit Clostridium difficile ausschließen.

Als eine weitere Komplikation können Sonden verstopfen. Überzeugende Daten zur Wiedereröffnung gibt es weder zu den »Hausmitteln« (Cola, Ascorbinsäure, kohlensäurehaltige Getränke, Pepsinwein, Pankreaslipase in Natriumbikarbonat) noch zu entsprechenden mechanischen Hilfsmitteln wie z. B. den »enteral feeding tube DeCloggers« für die PEG.

> ❯ Von der Benutzung von Drähten wird dringend abgeraten. Wichtig ist ein ausreichendes Spülen der Sonden.

---

3 Azotämie meint einen erhöhten Gehalt an harnpflichtigen Substanzen im Blut, z. B. Harnstoff, Kreatinin u. a.

Schließlich können auch Sondenfehllagen auftreten. Die Lage der Sonde kann klinisch durch Auskultation und pH-Wertmessungen des abgesaugten Sekrets überprüft werden. Mehr Sicherheit über die Lage verschaffen aber Endoskopie und Röntgendiagnostik.

8.2   Parenterale Ernährung

Eine den individuellen Bedarf deckende, totale parenterale Ernährung (TPE) sollte erst nach Ausschöpfung aller Möglichkeiten der enteralen Ernährung erwogen werden.

> ❯ Eine parenterale Ernährung wird nicht empfohlen, wenn Patienten in einem ausreichenden Ernährungszustand spätestens nach 5–7 Tagen wieder vollständig oral oder enteral ernährt werden können.

Kritisch Kranke, die voraussichtlich auch nach einer Woche nicht ausreichend oral oder enteral ernährt werden können, können von Anbeginn der Intensivtherapie (zusätzlich) parenteral ernährt werden. Neuere Daten der EPaNIC-Studie deuten allerdings darauf hin, dass ein verzögerter Beginn der parenteralen Ernährung erst an Tag 8 keinen nachteiligen Effekt auf das Outcome von Intensivpatienten hat, sodass bei Anzeichen von enteralen Verwertungsstörungen (außer vielleicht bei bereits mangelernährten Patienten und solchen mit Substratverlust wie Dialyse oder Verbrennungen etc.) der Aufbau der parenteralen Ernährung nicht sofort erzwungen werden muss.

Dabei lässt es sich in der klinischen Praxis nicht vermeiden, dass gelegentlich die Indikation zur parenteralen Ernährung bei Patienten gestellt wird, die dann doch schneller als erwartet enteral ernährt werden können, aber auch, dass bei Patienten, die sich unerwartet verschlechtern, die Indikation zur parenteralen Ernährung erst spät gestellt wird. Die vollständige parenterale Ernährung ist kosten- und personalintensiv, der Applikationsweg unphysiologisch und der obligate zentralvenöse Zugang infektionsgefährdet. Dabei kann der enterale Nahrungsentzug zu einer gestörten intestinalen Integrität und so zur Translokation von Darmbakterien in das Blut führen – mit einer potenziell gesteigerten Infektionsgefahr bis zum Multiorganversagen. Daher bedarf die ausschließlich parenterale Ernährung immer einer eindeutigen Indikationsstellung. Wenn eine parenterale Ernährung unumgänglich ist, dann sollte immer eine Kombination aus enteraler Darmzottenernährung und parenteraler Ernährung angestrebt werden, damit die Integrität der Darmschleimhaut erhalten bleibt.

8.2.1 Substrate der parenteralen Ernährung

Glukose

Glukose gilt als wichtigster Energieträger der parenteralen Ernährung und wird in Form von Glykogen gespeichert. Die Glykogenspeicher sind bei fehlender Glukosezufuhr schnell erschöpft. Das zentrale Nervensystem, die Erythrozyten und das retikuloendotheliale System sind auf Glukose als Energieträger angewiesen. Deshalb ist eine minimale Glukosezufuhr von ca. 150 g/Tag bedeutsam, auch zur Vorbeugung einer endogenen Glukoseproduktion aus glukoplastischen Aminosäuren. Die Glukoseaufnahme in Muskulatur und Fettgewebe ist insulinabhängig, in Neurone, Erythrozyten und Leber erfolgt sie dagegen insulinunabhängig. Isotone Glukoselösungen haben einen relativ niedrigen Kaloriengehalt (z. B. Glukose 5% mit ca. 200 kcal/l). Deshalb kommen bei einer vollständig parenteralen Ernährung Glukoselösungen in konzentrierter und somit hypertoner Form zur Anwendung, was eine zentralvenöse Applikation notwendig macht. Dabei werden 20–40%ige Glukoselösungen verwendet.

> 1 g Glukose hat einen Energiewert von ca. 4 kcal. In der klinischen Praxis wird die Glukoseinfusion mit 2–3 g/kg/Tag dosiert, die maximale Dosierung beträgt 6 g/kg/Tag. 500 ml Glukose 40% enthalten 200 g Glukose und decken den Tagesbedarf eines 80-kg-Patienten mit 2,5 g/kg/Tag.

Ein höheres Glukoseangebot führt zu vermehrten Fettablagerungen in den Leberzellen, gleichzeitig steigt die Kohlendioxidproduktion. Ein »duales« Kalorienregime mit reduzierter Glukose- bei gleichzeitig gesteigerter Fettzufuhr führt zu einer Abnahme der Kohlendioxidproduktion mit verminderter Atemarbeit, was bei kritisch Kranken mit gestörtem Gasaustausch bei Lungendysfunktion ein sinnvolles Konzept darstellen kann. Eine exzessive Glukoseinfusion kann zur symptomatischen Hyperglykämie führen, die zu den häufigsten iatrogenen Störungen bei totaler parenteraler Ernährung gehört.

Etwa 60% der Nicht-Eiweiß-Energie sollten als Kohlenhydrate zugeführt werden. Dabei ist die Einhaltung der Normoglykämie anzustreben. Kommt es im Rahmen der parenteralen Ernährung bei adäquater Substratzufuhr zu einem Anstieg des Blutzuckers über 150 mg/dl, sollte dieser durch eine kontinuierliche intravenöse Insulingabe gesenkt werden; dies ist mit einer verminderten Morbidität und Letalität verbunden. Bei Insulindosen >6 IU/h und weiter deutlich erhöh-

ten Blutzuckerwerten sollte dann die Kohlenhydratzufuhr reduziert werden.

> **Praxistipp**
>
> Hingegen sollen Zuckeraustauschstoffe wie Fruktose, Sorbit und Xylit wegen teilweise erheblicher Nebenwirkungen nicht mehr zur parenteralen Ernährung verwendet werden.

Aminosäuren

Aminosäuren werden für den Baustoffwechsel benötigt und sind nicht durch Kohlenhydrate und Fette zu ersetzen, können aber im Hungerzustand dem Körper als Reservesubstanz zur Energiegewinnung dienen. Dabei werden die in Leber, Milz und Muskel gespeicherten Proteine im Hungerzustand zur Glukoneogenese genutzt und können so lebensnotwendige Körperfunktionen aufrechterhalten. Aminosäurelösungen sind ein wesentlicher Bestandteil der vollständigen parenteralen Ernährung und werden in der Klinik als 10 und 15%ige Aminosäurelösungen eingesetzt. Aufgrund ihrer hohen Osmolarität ist eine zentralvenöse Infusion notwendig.

> In der klinischen Praxis werden Aminosäurelösungen mit 1–1,5 g/kg/Tag dosiert, die maximale Dosierung beträgt 2 g/kg/Tag. 1000 ml einer 10%igen Aminosäurelösung enthalten 100 g Aminosäuren und decken den Tagesbedarf eines 80-kg-Patienten mit 1,25 g/kg/Tag. 1 g Protein hat einen Energiewert von ca. 4 kcal.

Zur Gewährleistung einer optimalen Aminosäurenverstoffwechselung sollten ausreichend Nichtstickstoffenergieträger zugegeben werden. Dabei wird ein Aminosäuren-Kalorien-Verhältnis von 1 g Aminosäuren pro 20 kcal empfohlen. Höhere Dosierungen führen zu einer Steigerung des Proteinumsatzes mit einer unnötigen Erhöhung der Harnstoffproduktion. Dies gilt jedoch nicht für glutaminenthaltende Dipeptide, die eine Sonderstellung einnehmen. Glutamin gilt bei schwerkranken Intensivpatienten als bedingt essenziell, da es das entscheidende Energiesubstrat für den Darm und die immunkompetenten Zellen ist.

Leber- und Nierenlösungen Bei Nieren- und Leberinsuffizienz ist in den meisten Fällen eine Standardaminosäurelösung ausreichend. Für Patienten mit hepatischer Enzephalopathie Grad III–IV wird der Einsatz von leberadaptierten Aminosäurelösungen empfohlen, die einen höheren Anteil an verzweigtkettigen Aminosäuren enthalten.

▪ Kontraindikationen

Kontraindikationen gegen die Infusion von Standardaminosäurelösungen sind angeborene Stoffwechselstörungen, wie z. B. Phenylketonurie, Ahornsirupkrankheit und Zystinurie. Hier müssen spezifisch adaptierte Aminosäurelösungen verwendet werden.

Fette

Fette sind eine besonders ergiebige Energiequelle und einziger Langzeitenergiespender beim Menschen. Sie sind auch Lieferanten für die essenziellen Fettsäuren Linolsäure und α-Linolensäure, Träger für die fettlöslichen Vitamine A, D, E und K sowie wesentlicher Bestandteil von Zellmembranen.

> ❗ **Cave**
>
> Im Stressstoffwechsel kann eine fettfreie parenterale Ernährung innerhalb einer Woche zu einem Defizit essenzieller Fettsäuren führen.

Deshalb ist spätestens nach einwöchiger parenteraler Ernährung die Gabe von Fettemulsionen erforderlich. Für die parenterale Ernährung werden 20%ige Fettemulsionen empfohlen, die auf Grund ihrer niedrigen Osmolarität auch periphervenös appliziert werden können.

> ❯❯ 1 g Fett hat einen Energiewert von ca. 9 kcal. In der klinischen Praxis werden Fette mit 0,5–1,5 g/kg/Tag dosiert, die maximale Dosierung beträgt 2 g/kg/Tag. 500 ml einer 20%igen Lipidlösung enthalten 100 g Fett und decken den Tagesbedarf eines 80-kg-Patienten mit 1,25 g/kg/Tag.

Die Fettzufuhr sollte ca. 40% der Nicht-Eiweiß-Energie betragen, kann aber bei kritisch Kranken bis auf 50% gesteigert werden. Dabei sollten unter parenteraler Lipidinfusion Triglyzeridspiegel über 400 mg/dl (4,6 mmol/l) zur Dosisreduktion und Spiegel über 1000 mg/dl (11,4 mmol/l) zur Unterbrechung der Lipidinfusion führen.

Eine bestimmte Fettemulsion kann bei kritisch Kranken nicht empfohlen werden. Fettemulsionen mit lang- und mittelkettigen Triglyzeriden (LCT-MCT-Verhältnis: 1:1) scheinen eine verbesserte Verträglichkeit aufzuweisen. Zusätzlich ermöglichen mittelkettige Triglyzeride im Vergleich zu langkettigen eine leichtere Energiebereitstellung. Mittelkettige Triglyzeride werden auf Grund möglicher metabolischer Nebenwirkungen nur als LCT-MCT-Gemische (»long« bzw.

»medium chain triglycerides«) mit einem MCT-Anteil von maximal 50% empfohlen.

Sondersituationen Bis auf primäre Störungen des Fettstoffwechsels und Schockzustände gibt es keine absoluten Kontraindikationen für die Gabe von Fettemulsionen. Bei Fettstoffwechselstörungen und Organinsuffizienzen können Dosisreduktion und verlängerte Infusionsraten von bis zu 12 h zu einer besseren Anpassung an die individuelle Eliminationskapazität und damit zu einer besseren Verträglichkeit der Fettemulsionen beitragen. Die parenterale Fettzufuhr bei Pankreatitis ist möglich, sofern keine Schocksymptomatik vorliegt. Auch bei eingeschränkter Nieren- und Leberfunktion können Fettemulsionen verwendet werden. Dabei ist die Fettzufuhr eine Frage der Dosierung.

Weaning Die bevorzugte Verwendung von Fettemulsionen kann bei kritisch Kranken mit respiratorischer Insuffizienz bei gleichzeitiger Reduktion des Kohlenhydratangebots zur Senkung der Kohlendioxidproduktion beitragen. Dieses Ernährungsregime kann beim Weaning von Patienten mit eingeschränkter Lungenfunktion und gesteigerter Kohlendioxidproduktion sinnvoll sein.

Wasser, Elektrolyte, Vitamine und Spurenelemente

Für die Berechnung des Flüssigkeitsbedarfs müssen parenterale, enterale und orale Ernährung sowie weitere Infusionstherapien und Flüssigkeitsverluste, z. B. bei Fieber und Diarrhö, berücksichtigt werden.

> ❯❯ Für Erwachsene mit einem ausgeglichenem Volumenstatus liegt der Flüssigkeitsbedarf bei 30–40 ml/kg/Tag. Damit liegt der tägliche Gesamtflüssigkeitsbedarf eines 80-kg-Patienten bei etwa 2,5–3 l. Bei Fieber erhöht sich der Flüssigkeitsbedarf um ca. 10 ml/kg je 1°C Temperaturerhöhung über 37°C Körpertemperatur.

Der Elektrolytbedarf variiert individuell in Abhängigkeit von der Grunderkrankung und wird auch durch die parenterale Ernährung beeinflusst. Deshalb sollten Serumelektrolytkonzentrationen (Kalium, Natrium, Kalzium, Magnesium und Phosphat) vor Beginn einer parenteralen Ernährung und im Verlauf regelmäßig im Labor kontrolliert werden. Bei eingeschränkter Nierenfunktion ist eine individuelle Anpassung erforderlich.

▪ Dosierungsempfehlung für die tägliche parenterale Elektrolytzufuhr

- Natrium: 1,0–2,0 mmol/kg
- Kalium: etwa 1,0 mmol/kg

- Kalzium: 0,2–0,5 mmol/kg
- Magnesium: 0,05–0,3 mmol/kg
- Phosphat: 0,2–0,5 mmol/kg

Vitamine und Spurenelemente sind Teil der vollständigen parenteralen Ernährung. Bei einer parenteralen Ernährung, die länger als 3 Tage andauert, ist der Zusatz von Vitaminen (z. B. Cernevit und Konakion) und Spurenelementen (z. B. Addel N) obligat, wobei aufgrund der schwierigen Festlegung des individuellen Bedarfs eine standardisierte Substitution mit einem Kombinationspräparat empfohlen wird. Dabei muss darauf geachtet werden, dass die Zusammensetzung den Empfehlungen der Fachgesellschaften für die Tageszufuhr an Vitaminen und Spurenelementen entspricht. Es sollten alle in einer gesunden und ausgewogenen Ernährung enthaltenen Vitamine und Spurenelemente parenteral substituiert werden, soweit diese zur Verfügung stehen. Für den praktischen Umgang sollten folgende Hinweise beachtet werden:

- Elektrolytkonzentrate sollten wegen der Gefahr der Präzipitatbildung separat und zur Vermeidung von Venenreizungen langsam zentralvenös infundiert werden, am besten mittels Perfusor.
- Die meisten im Handel befindlichen Spurenelementkonzentrate sollen in 500 ml Trägerlösung appliziert werden. Sie dürfen nicht mit Vitaminlösungen gemischt werden, da ansonsten Vitamin C zerstört wird.
- Vitamine sind in parenteralen Ernährungslösungen nur begrenzt stabil. Deshalb empfiehlt sich die separate lichtgeschützte Kurzinfusion über 1 h, z. B. in 100 ml NaCl 0,9%.
- Wasserlösliche Vitamine gehen während Nierenersatzverfahren verloren; die Vitaminsubstitution erfolgt am besten in der Behandlungspause oder muss durch eine höhere Zufuhr kompensiert werden.

8.2.2 Ernährungsstrategien

Eine vollständig parenterale Ernährung bedeutet, dass keine Mobilisation körpereigener Depots notwendig ist. In der klinischen Praxis wird von einem täglichen Grundbedarf von 20–25 kcal/kg ausgegangen. Etwa 60% der Nicht-Eiweiß-Energie sollten als Kohlenhydrate, die übrigen 40% als Fette zugeführt werden. Zusätzlich gilt als weiteres wichtiges Ziel einer parenteralen Ernährung die strukturelle und funktionelle Aufrechterhaltung der Organsysteme. Dafür müssen Aminosäuren zugeführt werden, die zur Verstoffwech-

selung wiederum Nicht-Eiweiß-Energie benötigen und zwar ca. 20 kcal pro 1 g Aminosäuren.

> **Die Zufuhr von 100 g Aminosäuren im Rahmen einer vollständig parenteralen Ernährung erfordert etwa 2.000 kcal von Nicht-Eiweiß-Energie. Aminosäuren dienen nicht der Deckung des Energiebedarfs.**

Zu einer vollständig parenteralen Ernährung gehört die Supplementation von Vitaminen und Spurenelementen. Dabei sollte die Infusion der Nährlösungen über eine Infusionspumpe über mindestens 12–24 h erfolgen.

Bei kritisch Kranken hat sich die Applikation von Einzelkomponenten bewährt, um ggf. Spielraum für eine differenzierte Kalorienzufuhr zu haben.

Praxistipp

Mehrkammerbeutel (»All-in-one«-Mischung) sind eher zur Ernährung von hämodynamisch, respiratorisch und metabolisch stabilen Intensivpatienten geeignet.

Periphervenöse Ernährungslösungen sind im Verhältnis zur Kaloriendichte kostenintensiv und sollten allenfalls bei begrenzter Nahrungskarenz bei nur leichter Katabolie oder in Verbindung mit enteraler Ernährung erwogen werden.

Die vollständige parenterale Ernährung muss den Veränderungen des Stressstoffwechsels angepasst werden. Dies kann mit einer stufenweisen Steigerung der Substratzufuhr erreicht werden:

- **1. Tag:**
  - Glukose (1–1,5 g/kg),
  - Aminosäuren (0,5–0,75 g/kg) und
  - kein Fett.
- **2. Tag:**
  - Glukose (2–3 g/kg),
  - Aminosäuren (1–1,5 g/kg) und
  - kein Fett.
- **3. Tag:**
  - Glukose (2–3 g/kg),
  - Aminosäuren (1–1,5 g/kg) und
  - Fette (0,5–0,75 g/kg).
- **4. und weitere Tage:**
  - Glukose (2–3 bis max. 5–6 g/kg/Tag),
  - Aminosäuren (1–1,5 bis max. 2 g/kg/Tag) und
  - Fette (1–1,5 bis max. 2 g/kg/Tag).
- **an allen Tagen:**
  - Standardkombinationspräparat »Vitamine« als lichtgeschützte Kurzinfusion in 100 ml NaCl 0,9% über 1 h.

— Standardkombinationspräparat »Spurenelemente« in laufender Glukose oder kristalloider Infusionslösung.

Die parenterale Ernährung darf nicht abrupt abgesetzt werden, sondern muss schrittweise reduziert werden, um z. B. akute Hypoglykämien zu vermeiden, da sich eine erhöhte endogene Insulinproduktion erst langsam herunter reguliert.

■ **Komplikationen**

Unter dem »Refeeding-Syndrom« versteht man, wenn es bei ausgeprägter Mangelernährung und zu schneller und hochdosierter Ernährungstherapie zur ausgeprägten Hypophosphatämie, Hypokaliämie, Hypomagnesiämie sowie einer ausgeprägten Natrium- und Flüssigkeitsretention kommt.

Weiterhin können bei längerfristiger parenteraler Ernährung über 2–4 Wochen Fettleber, Cholestase, Cholelithiasis und Cholecystitis auftreten. Nach einer 6-wöchigen parenteralen Ernährungstherapie findet sich bei nahezu allen Patienten Gries in der Gallenblase. Zur Prophylaxe wird eine adäquate Nährstoffrelation, insbesondere die Vermeidung zu hoher Kalorien- und Glukosezufuhrraten, empfohlen. Zusätzlich sollte zur Risikominderung biliärer Komplikationen mindestens eine minimale enterale Nahrungszufuhr angestrebt werden. Gleichzeitig unterstützt die enterale Nahrungszufuhr den Erhalt der Darmzottenfunktion und damit die intestinale Integrität.

8.3 Immunonutrition

Unter Immunonutrition oder Pharmakonutrition versteht man Ernährungszusätze, mit denen die immunologische Reaktion auf Trauma, Operation oder Infektion vorteilhaft beeinflusst und so Sepsis oder Multiorganversagen verhindert werden sollen. Aufgrund der derzeitigen Datenlage sind sichere Handlungsanweisungen aber schwierig abzuleiten.

8.3.1 Substrate für die Immunonutrition

Glutamin

Dies ist eine unter physiologischen Bedingungen nichtessenzielle Aminosäure, die das Hauptenergiesubstrat von Enterozyten und immunkompetenten Zellen darstellt. So konnte experimentell gezeigt werden, dass Glutamin die Integrität der Darmmukosa nach Trauma wiederherstellen und eine bakterielle Translokation vermindern konnte. Weiterhin ist Glutamin als Vorläufer von Glutathion für die antioxidativen Funktionen des Körpers wichtig. Im Stressstoffwechsel wird Glutamin aus den Muskeln vermehrt frei- und umgesetzt und damit zur essenziellen Aminosäure. Die Deutsche Sepsisgesellschaft (DSG) und die Deutsche interdisziplinäre Vereinigung für Intensiv- und Notfallmedizin (DIVI) schreiben in ihren aktuellen Leitlinien zu Glutamin:

— »Es wird empfohlen, kritisch Kranken, welche ausschließlich parenteral ernährt werden, zusätzlich zur parenteralen Aminosäurenzufuhr parenteral Glutamindipeptid zuzuführen.

— Eine enterale Supplementierung mit Glutamin wird bei septischen Patienten nicht empfohlen«.

> **Glutamindipeptid (z. B. Dipeptamin) sollte in einer i.v.-Dosierung von 0,3–0,4 g/kg/Tag bei allen kritisch Kranken gegeben werden, die voraussichtlich über mehr als 5 Tagen ausschließlich parenteral ernährt werden.**

Enteral sollte Glutamin lediglich bei Trauma- und Verbrennungspatienten supplementiert werden. Patienten mit einer fulminant verlaufenden systemischen Entzündungsreaktion sollten bis zu deren Abklingen kein Glutamin erhalten.

Nukleotide und Arginin

Nukleotide stimulieren das Immunsystem über die Proliferation und Differenzierung von Lymphozyten. Die Rationale ihres Einsatzes in der Intensivmedizin ist eine nichtbedarfsdeckende Eigensynthese bei fehlender oraler Zufuhr. Insbesondere betrifft dies die Darmmukosa mit ihrem hohen Zellumsatz.

Arginin fördert die Freisetzung von Wachstumshormon, Insulin und Prolaktin sowie die Proliferation und Differenzierung von Lymphozyten und somit die Immunkompetenz des Patienten. Auch für Arginin wird bei Intensivpatienten in katabolen Zuständen ein Mangel aufgrund verminderter Zufuhr und erhöhten Umsatzes postuliert.

Omega-3-Fettsäuren

Diese verdrängen die proinflammatorische n-6-Arachidonsäure aus den Zellmembranen und stellen selbst einen Vorläufer antiinflammatorischer Eicosanoide dar. Omega-3-Fettsäuren sind v. a. in Fischöl enthalten, Hauptvertreter sind die Eicosapentaensäure und die Docosahexaensäure.

Antioxidanzien

Weiterhin werden auch Antioxidanzien, insbesondere hochdosierte Spurenelemente und Vitamine, zur Immunonutrition gezählt. Alle genannten immunkompetenten Nährstoffe sind in Kombinationspräparaten wie z. B. Impact oder Immune-Aid enthalten. DSG und DIVI schreiben in ihren aktuellen Leitlinien:

- »Der perioperative bzw. postoperative Einsatz von immunmodulierenden Sondennahrungen (Arginin, Omega-3-Fettsäuren, Nukleotide) bei elektiven chirurgischen Patienten mit gastrointestinalen Tumoren oder Polytraumapatienten, die enteral ernährt werden können, wird empfohlen.
- Für Patienten mit schwerer Sepsis oder septischem Schock ist der Einsatz von immunnutritiven Formeln mit einem erhöhten Letalitätsrisiko assoziiert und kann daher nicht empfohlen werden.«

8.4   Metabolisches Monitoring

Das metabolische Monitoring im Rahmen der Ernährungstherapie sollte standardisiert erfolgen. Für das laborchemische Basismonitoring sind folgende Parameter empfehlenswert:

- Tägliche Bestimmung von Blutzucker, Natrium, Kalium, Chlorid, Kalzium, Magnesium, Phosphat, Laktat, Kreatinin (zur Abschätzung der Nierenfunktion mittels Cockroft-Gault-Formel oder MDRD-Formel nach Levey) und Harnstoff im Serum, Blutgasanalyse.
- 2- bis 3-tägige Bestimmung von Triglyzeriden, Lipase, γ-GT und AP im Serum.
- 1-mal wöchentlich Differenzialblutbild, Gesamteiweiß, Albumin, Cholinesterase und Gerinnung.

Die Laborkontrollen sollten entsprechend des klinischen Verlaufs adaptiert werden, zu Beginn der Ernährungstherapie in der Akutphase einer Erkrankung sind engmaschige Kontrollen sinnvoll, während bei stabiler Klinik und Langzeiternährung die Messintervalle verlängert werden können.

Fallbeispiel Teil 2

Die Patientin erhält eine frühenterale Ernährungstherapie mit bedarfsdeckender parenteraler Substitution von Ernährungssubstraten. Prokinetika und eine thorakale Epiduralanalgesie kommen zum Einsatz. Darunter kann die enterale Ernährung bei rückläufigem Reflux stufenweise gesteigert werden. Am 4. postoperativen Tag hat die Patientin Stuhlgang und am 7. postoperativen Tag kann sie komplett enteral mit dem individuell errechneten Kalorienbedarf ernährt werden. Zusätzlich werden der Patientin eine hochkalorische und eiweißreiche Trinknahrung

▼

sowie Tee und Zwieback angeboten. Nach weiteren 2 Tagen wird die Trilumensonde bei jetzt intakter gastrointestinaler Motilität entfernt. Die Patientin verträgt leichte Kost und erhält zur Nahrungsergänzung weiter die hochkalorische und eiweißreiche Trinknahrung. Am nächsten Tag wird sie in die geriatrische Frührehabilitation verlegt.

Literatur

Braun J, Bein T, Wiese CHR, Graf BM, Zausig YA (2011) Ernährungssonden bei kritisch kranken Patienten. Anaesthesist 60: 352–365

Casaer MP, Mesotten D, Hermans G et al. (2011) Early versus late parenteral nutrition in critically ill adults (EPaNIC). N Engl J Med 365: 506–517

Heller AR, Ragaller M (2008) Störung des Gastrointestinaltrakts auf der Intensivstation. Anästh Intensivmed 49: 20–31

Max M (2007) Ernährung des Intensivpatienten: Strategien zu Planung und Umsetzung. Anästhesiol Intensivmed Notfallmed Schmerzther 42: 592–598

Reinhart K, Brunkhorst FM, Bone HG et al. (2010) Prävention, Diagnose, Therapie und Nachsorge der Sepsis. Erste Revision der S2k-Leitlinien der Deutschen Sepsis-Gesellschaft e.V. und der Deutschen Interdisziplinären Vereinigung für Intensiv- und Notfallmedizin (DIVI). Anaesthesist 59: 347–370

Weimann A (2013) Immunonutrition in der Intensivmedizin. Med Klin Intensivmed Notfmed 108: 85–95

Ziegler TR (2009) Parenteral nutrition in the critically ill patient. N Engl J Med 361: 1088–1097

Internetlinks

www.criticalcarenutrition.com/: Kanadische Gruppe um Daren Heyland, die sich mit Ernährung in der Intensivmedizin beschäftigt und auch entsprechende Leitlinien (nutritional clinical practice guidelines) publiziert und aktualisiert

www.dgem.de/leit.htm: Leitlinien zur enteralen und parenteralen Ernährung der Deutschen Gesellschaft für Ernährungsmedizin. Auf dieser Internetseite können einzelne Kapitel der Leitlinien, u. a. auch zur Intensivmedizin, als PDF-Dateien herunter geladen werden

www.medicom.cc/medicom/inhalte/nutrition-news/index.php: Online-Version der Zeitschrift »Nutrition-News« mit aktuellen Themen zur klinischen Ernährung, Infusionstherapie und Diätetik sowie Mitteilungen der Ernährungsgesellschaften AKE, DGEM, GESKES und Kongressveranstaltungen

www.pharmatrix.de/cms/front_content.php: PHARMATRIX bietet unter anderem Informationen zur Anwendung von Arzneimitteln im Rahmen einer Sondenapplikation an

www.fresenius-kabi.de/intensivmedizin.htm: Online-Angebot der Firma Fresenius Kabi mit umfassenden Informationen zur klinischen Praxis der enteralen Ernährung in der Intensivmedizin

Stressulkusprophylaxe

Stefan Kleinschmidt

Fallbeispiel Teil 1

Ein 30-jähriger Patient mit Schädel-Hirn-Trauma und Femurschaftfraktur befindet sich in intensivmedizinischer Behandlung. Aufgrund der initialen CCT-Diagnostik und des klinischen Status (Glasgow-Koma-Skala 6) wurde eine intraventrikuläre Hirndrucksonde implantiert. Aktuell ist der intrakranielle Druck (ICP) mit 25 mmHg kritisch erhöht; daher wird der Patient mit Remifentanil und Propofol analgosediert und erhält zur Hirndrucksenkung intermittierend Mannitol-20%-Infusionen. Die Erstversorgung der Femurschaftfraktur erfolgte mit einem Fixateur externe. Der kreislaufstabile Patient ist oral intubiert und assistiert beatmet; der stufenweise enterale Nahrungsaufbau über eine Magensonde mit einer bilanzierten ballaststoffhaltigen Standarddiät wurde am ersten posttraumatischen Tag begonnen und gestaltet sich über mehrere Tage problemlos.

Am 7. Behandlungstag kommt es innerhalb von 24 h zu einem Abfall der Hämoglobinkonzentration um 2 g/dl; außerdem lässt sich in einer Ernährungspause über die Magensonde rötliche Flüssigkeit aspirieren. Der Stuhl ist dunkel gefärbt. Aufgrund des klinischen Bildes wird unter dem Verdacht einer oberen gastrointestinalen Blutung eine Notfallendoskopie (Gastroduodenoskopie) durchgeführt. Hier zeigt sich im Magenkorpusbereich ein Ulkus mit einer Sickerblutung (Klassifikation Forrest Ib). Diese Blutung wird als Stressulkusblutung eingestuft und der sichtbare Gefäßstumpf mit Clips verschlossen, woraufhin die Blutung sistiert. Eine Transfusion ist nicht notwendig. In Anlehnung an die aktuelle Literatur erfolgt eine medikamentöse Therapie mit einem Protonenpumpeninhibitor (Pantoprazol) über insgesamt 3 Tage. Die enterale Ernährung wird für 3 Tage unterbrochen und der Patient in dieser Zeit parenteral ernährt.

Das Fallbeispiel zeigt eine typische Risikokonstellation für das Auftreten einer sog. »Stressblutung« als Maximalvariante einer stressinduzierten Läsion (»stress related mucosal disease«, SRMD). Auch wenn sie nur bei etwa 4% aller Intensivpatienten auftreten, führen klinisch relevante Stressblutungen zu einer deutlichen Erhöhung der Mortalität. Es handelt sich hier um einen über mehrere Tage beatmeten Patienten mit einer schweren Grunderkrankung (Schädel-Hirn-Trauma), bei dem es trotz klinischer Kreislaufstabilität offensichtlich zu einer lokalen Hypoperfusion der Splanchnikusregion kommt. Eine gleichzeitig verstärkte gastrale Säuresekretion führt dann zu einem intramukosalen pH-Abfall, wodurch die Entstehung der Läsion begünstigt wird.

Risikofaktoren für das Auftreten einer stressinduzierten Blutung

Damit sind diese Risikofaktoren gleichzeitig Indikationen für eine Stressblutungsprophylaxe!

- Beatmung über mindestens 48 h
- akutes Nierenversagen
- Hämostasestörung (Koagulopathie und/oder Thrombozytopenie)
- Hypotension
- Grunderkrankungen wie Schädel-Hirn-Trauma, Verbrennung oder Polytrauma

Auch wenn bisher in klinischen Untersuchungen kein direkter Einfluss einer medikamentösen Stressulkusprophylaxe auf die Mortalität nachgewiesen werden konnte, sollte zur Vermeidung dieser Komplikation und deren Folgen, z. B. von Transfusionen, bei den oben aufgeführten Risikofaktoren – insbesondere der prolongierten Beatmung – eine medikamentöse Prophylaxe erfolgen. Dies bedeutet im Umkehrschluss:

> **Nicht alle Patienten auf der Intensivstation benötigen zwangsläufig eine medikamentöse Stressulkusprophylaxe!**

Trotzdem gibt es viele Intensivstationen, auf denen »sicherheitshalber« jeder Patient eine Stressulkusprophylaxe erhält.

▪▪ Repetitorium Physiologie der Magensekretion

In der Magenmukosa befinden sich verschiedene Zelltypen, die im komplexen Ablauf der Nahrungsaufnahme und Verdauung unterschiedliche Funktionen erfüllen. Dies sind im Einzelnen:

- Die **Nebenzellen** sind hauptsächlich im Fundus und Korpus lokalisiert und für die Schleimproduktion verantwortlich,
- die **Hauptzellen** produzieren Pepsinogene zur Eiweißverdauung,
- die **Belegzellen** (= Parietalzellen) bilden Salzsäure (HCl), die sog. Magensäure,
- die **G-Zellen** befinden sich im Magenantrum und produzieren Gastrin. Gastrin selbst stimuliert die Bildung von Salzsäure in den Belegzellen und von Pepsinogen in den Hauptzellen.

Während die Schleimproduktion kontinuierlich erfolgt und unabhängig von einer Nahrungsaufnahme ist, erfolgen Bildung und Freisetzung von Magensäure und Pepsinogen im Zusammenhang mit der Nahrungsaufnahme: Während der Nahrungsaufnahme wird in den Belegzellen die Produktion von Magensäure gesteigert, indem die Protonenpumpen »aktiviert« werden. Die von den Nebenzellen freigesetzten Pepsinogene werden durch die Magensäure zu Pepsinen umgewandelt. Diese haben ihre optimale Wirkung bei einem pH-Wert von 2–3,5 und werden durch ein neutrales bzw. alkalisches Milieu irreversibel geschädigt.

Die Stimulation der Säureproduktion wird über folgende Rezeptoren vermittelt:

- Histaminrezeptoren, wobei an der Belegzelle die H_2-Rezeptoren lokalisiert sind,
- cholinerge Rezeptoren des Subtyps M_1 (muskarinartige Rezeptoren), deren Aktivierung über den N. vagus erfolgt,
- Rezeptoren für Gastrin.

Diese Rezeptortypen bilden u. a. die Grundlage für die pharmakologischen Interventionsmöglichkeiten zur Stressblutungsprophylaxe, wie sie im Folgenden beschrieben werden.

9.1 Mukosaschädigung

Die Entstehung der stressinduzierten Mukosaschädigung ist multifaktoriell bedingt und nicht in allen Einzelheiten geklärt. Zu den wesentlichen Faktoren gehört vermutlich eine lokale Verminderung der Splanchnikusperfusion mit Entstehung ischämischer Areale; dies kann mit Blutdruckinstabilität und Hypotonie einhergehen, aber auch bei klinischer Kreislaufstabilität auftreten. Auch ein funktionelles Ungleichgewicht zwischen schleimhautprotektiven und schleimhautaggressiven Faktoren spielt eine Rolle, möglicherweise auch die Ausschüttung bzw. das Überwiegen proinflammatorischer Zytokine. Als Folge einer Gewebsazidose können Ulzerationen entstehen. Durch die Wirkung von Pepsin (Eiweißverdauung) kommt es zudem zu einer lokalen Beeinträchtigung der Hämostase, was die Entstehung von Blutungen weiter begünstigt.

9.2 Medikamentöse Prophylaxe

Oberstes Ziel einer Stressulkusprophylaxe ist die Anhebung des Magen-pH-Werts über Werte von 4–6, insbesondere um eine Inaktivierung des Pepsins zu bewirken und damit die lokale Hämostase zu stabilisieren. Es ist selbstverständlich, dass parallel zur Stressblutungsprophylaxe eine Therapie der Grunderkrankung erfolgt, z. B. bei schwerer Sepsis nach den Sepsisleitlinien.

> **Wesentliche medikamentöse Optionen der Stressblutungsprophylaxe**
> - Sucralfat
> - Histaminrezeptor-2-Antagonisten
> - Protonenpumpeninhibitoren (PPI)

Antazida und Anticholinergika wie Pirenzepin (z. B. Gastrozepin) haben in den letzten Jahren erheblich an Bedeutung verloren.

- **Antazida** binden lediglich bereits sezernierte Magensäure und gelten aufgrund der Belastung des Organismus mit Aluminium oder Magnesium als nicht mehr geeignet.
- Pirenzepin als **Anticholinergikum** an muskarinergen M_1-Rezeptoren führt kaum zu einer Anhebung des Magen-pH-Werts, dafür aber potenziell zu Tachykardien und wird daher kaum noch eingesetzt.

9.2.1 Sucralfat

Sucralfat (z. B. Ulcogant) ist ein wasserunlösliches Aluminiumsukrosesalz und führt über die Bildung eines »Schutzfilms« auf der Magenschleimhaut zu einer Zellprotektion, wobei es – über eine Steigerung der Prostaglandinsynthese – auch zu einer Durchblutungsverbesserung kommt.

Sucralfat kann in Form einer Suspension über die Magensonde (nicht Jejunalsonde!) verabreicht werden, wobei darauf geachtet werden muss, dass die Sonde mit Wasser nachgespült werden muss, um ein Verstopfen zu verhindern.

- **Dosierung**

1 g alle 4–6 h als Suspension über die Magensonde, dann nachspülen!

- **Nebenwirkungen**

Werden neben Sucralfat weitere Medikamente simultan über die Magensonde verabreicht, muss eine verminderte Resorption dieser Pharmaka in Kauf genommen werden!

Bei längerer Anwendung (ab etwa 1 Woche) sollte der Aluminiumspiegel im Plasma kontrolliert werden.

> ❗ **Cave**
> Bei Patienten mit Nierenfunktionsstörungen sollte die Indikation zur Gabe von Sucralfat kritisch gestellt werden.

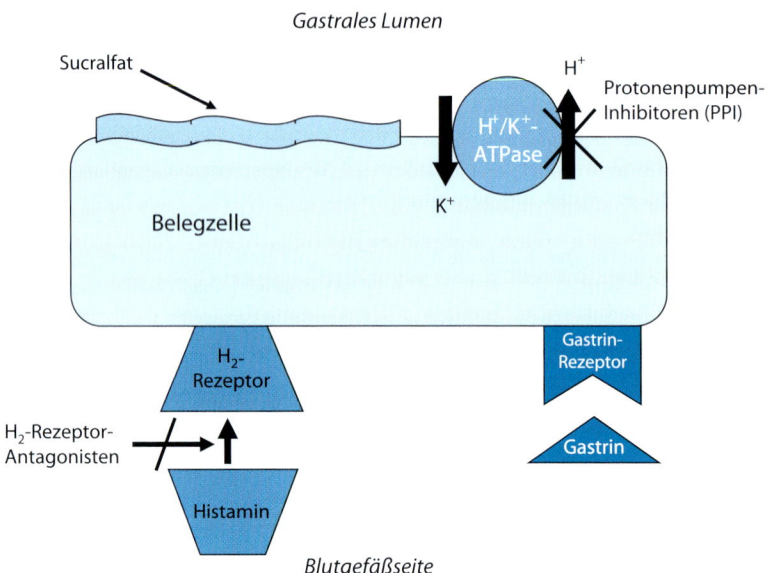

■ **Abb. 9.1** Pharmakologische Ansatzpunkte zur Prophylaxe von Stressläsionen

9.2.2 Histaminrezeptor-2-Antagonisten

Vertreter dieser Substanzgruppe (z. B. Ranitidin, Famotidin) hemmen kompetitiv den H_2-Rezeptor der Belegzellen und blockieren somit die histaminvermittelte Säuresekretion (■ Abb. 9.1). H_2-Rezeptorenblocker konnten in klinischen Studien gegenüber Placebo und Sucralfat die Inzidenz klinisch relevanter Blutungen, jedoch nicht die Letalität beatmeter Intensivpatienten senken. Die Halbwertzeit dieser Substanzen ist mit 2–3 h relativ kurz, sodass eine intravenöse oder gastrale Applikation mehrmals täglich erfolgen muss. Alternativ kann auch eine kontinuierliche i.v.-Gabe erfolgen. Bezüglich der Anhebung des Magen-pH-Werts sind beide Applikationsformen ebenbürtig, wobei die kontinuierliche i.v.-Gabe mittels Infusionspumpe Vorteile bezüglich der Steuerung des pH-Werts aufweist.

Unter evidenzbasierten Kriterien sind H_2-Rezeptorantagonisten zugelassene Standardsubstanzen zur Stressblutungsprophylaxe und dem Sucralfat überlegen.

■ **Dosierung**
für Ranitidin (z. B. Sostril, Ranitic)
━ **Intravenös:** 3- bis 4-mal 50 mg/Tag langsam in 0,9%iger NaCl-Lösung verdünnt applizieren oder 200 mg kontinuierlich über Perfusor verabreichen (Perfusoransatz: 200 mg Ranitidin mit 0,9%iger NaCl-Lösung auf 50 ml verdünnen; Laufgeschwindigkeit 2 ml/h).

━ **Oral/per Magensonde:** 2 x 150 mg/Tag (Tablette ggf. »mörsern«).

Bei einer Kreatininclearance <30 ml/min sollte eine Dosisreduktion um etwa 50% erfolgen. Wird ein Patient intermittierend dialysiert, sollte die Gabe nach der Dialyse erfolgen.

Bei H_2-Rezeptorantagonisten wird bereits nach relativ kurzer Zeit (bei Ranitidin nach etwa 3–4 Tagen) eine Tachyphylaxie beobachtet, was evtl. eine Dosiserhöhung notwendig macht.

■ **Nebenwirkungen**
Typische Nebenwirkungen können sein: Kopfschmerzen, Halluzinationen, Bradykardie (insbesondere bei zu schneller Bolusapplikation!). Ebenso kann eine Thrombozytopenie auftreten. Cimetidin als ein Vertreter der H_2-Rezeptorantagonisten hemmt das Cytochrom-P_{450}-(CYP)-System, sodass der Metabolismus verschiedener Pharmaka, u. a. von Midazolam, verzögert werden kann!

Praxistipp

Um eine bestehende Thrombozytopenie nicht zu aggravieren, sollten Patienten mit Thrombozytenzahlen <50.000/µl keine H_2-Blocker erhalten. Stattdessen kann auf Protonenpumpeninhibitoren (PPI) ausgewichen werden.

9.2.3 Protonenpumpen inhibitoren (PPI)

- **Wirkmechanismus**

PPI sind pharmakologisch sog. »Prodrugs«. Sie werden im sauren Milieu des Magens in den Belegzellen aktiviert und in die eigentliche Wirksubstanz umgewandelt. Sie wirken hochselektiv durch eine irreversible Hemmung der aktiven H^+/K^+-ATPasen (»Protonenpumpen«) und damit selektiv auf die Säuresekretion an der Endstrecke. Im Gegensatz zu den H_2-Rezeptorenblockern hemmen PPI sowohl die histamin- als auch die vagusvermittelte Säuresekretion. PPI gelten daher als die potentesten antisekretorischen Substanzen im Magen.

Im Vergleich zu den H_2-Rezeptorantagonisten führen PPI wahrscheinlich nicht zu einer geringeren Stressblutungsrate. Durch die sichere Anhebung des Magen-pH auf etwa 6 wird Pepsin jedoch zuverlässig inaktiviert.

> Trotz ihrer potenten und dauerhaften antisekretorischen Wirkung ohne Tachyphylaxie gibt es in Deutschland derzeit keine Zulassung der PPI zur Stressblutungsprophylaxe.

Da PPI nur die **aktiven** H^+/K^+-ATPasen (»Protonenpumpen«) hemmen, kann es bis zu 2 Tage dauern, bis der maximale pharmakologische Effekt erreicht ist. Da eine Zulassung der PPI für die Prophylaxe fehlt, beruhen die folgenden Dosierungsbeispiele auf Angaben in der Literatur.

Klinisch wichtig ist die Tatsache, dass PPI in der Prophylaxe von Rezidivblutungen (diese treten bei etwa 20% aller Patienten auf!) den H_2-Rezeptorantagonisten und auch Sucralfat überlegen sind und dann als Substanzgruppe der 1. Wahl gelten. Wie im Fallbeispiel erläutert, besteht die Rezidivprophylaxe aus einer Bolusgabe und einer kontinuierlichen Applikation über 3 Tage. Im folgenden Beispiel wird Pantoprazol erwähnt; es ist jedoch auch die Gabe von Esomeprazol möglich. Wichtig für die Arbeit auf der Intensivstation ist die Beschränkung auf ein Präparat, um Dosierungsfehler zu vermeiden.

- **Dosierung**

Beispiel für Pantoprazol (z. B. Pantozol)
- Zur **Stressblutungsprophylaxe:** 40 mg/Tag oral oder per Magensonde (Tablette »mörsern«) oder langsam i.v. Eine Dosisanpassung ist lediglich bei schwerer Nieren- und Leberinsuffizienz notwendig.
- Zur **Rezidivblutungsprophylaxe:** 80 mg i.v. als Kurzinfusion, anschließend 8 mg/h kontinuier-

lich über 3 Tage. Beispiel für einen Perfusoransatz: 200 mg Pantoprazol mit 0,9%iger NaCl-Lösung auf 50 ml verdünnen; dies entspricht 4 mg/ml. Die Laufgeschwindigkeit beträgt dann 2 ml/h.

- **Nebenwirkungen**

Da PPI das Cytochrom-P_{450}-System (CYP 2C19) inhibieren, können prinzipiell Interaktionen mit anderen Pharmaka auftreten (z. B. Wirkverstärkung von Cyclosporin, Phenytoin, Diazepam), wobei nach den bisherigen Erkenntnissen die Wechselwirkungsrate bei Pantoprazol offenbar am geringsten ist. Aktuell wurde berichtet, dass PPI durch eine CYP-Interaktion die Wirkung von Clopidogrel abschwächen können, wodurch sich möglicherweise ein Risiko für KHK-Patienten ergeben könnte, die Clopidogrel z. B. nach Stentimplantation benötigen.

9.3 Begleitende Maßnahmen zur medikamentösen Prophylaxe

9.3.1 Monitoring des Magen-pH-Werts

Das therapeutische Ziel bei der Stressblutungsprophylaxe und auch bei der Prophylaxe der Rezidivblutungen ist die Anhebung des Magen-pH-Werts >4 bzw. im Idealfall >6, um über die Pepsininaktivierung die lokale Hämostase zu stabilisieren. Daher erscheint es sinnvoll, bei Hochrisikopatienten eine Bestimmung des Magensaft-pH-Werts vorzunehmen. Bezüglich der Häufigkeit und der Art der Messung (spezielle Sonden, pH-Papier) gibt es jedoch keine Empfehlungen wissenschaftlicher Gesellschaften.

Der pH-Wert des Aspirats über die Magensonde ist nicht zwingend mit dem pH-Wert an der Mukosaoberfläche identisch; zudem gibt es z. B. beim pH-Papier methodische Probleme der Bestimmung und Ablesung bei laufender enteraler Ernährung. In der klinischen Praxis wird daher der Magen-pH-Wert – wenn überhaupt – ausschließlich bei Hochrisikopatienten gemessen, die eine medikamentöse Stressblutungsprophylaxe erhalten.

9.3.2 Stressulkusprophylaxe und Pneumoniegefahr

PPI und H_2-Rezeptorantagonisten führen nicht zu einer höheren Rate nosokomialer Pneumonien im Vergleich zu Sucralfat. Daher ist es nicht gerechtfertigt, einem Patienten aus Furcht vor einer nosokomialen

Pneumonie eine indizierte Stress(rezidiv)blutungspro-
phylaxe vorzuenthalten!

9.3.3 Stressulkusprophylaxe und enterale Ernährung

Die frühzeitige enterale Ernährung scheint für die Prophylaxe stressinduzierter Läsionen und Blutungen
vorteilhaft zu sein, da sie die mukosale Immunität
stärkt und im Vergleich zur parenteralen Ernährung
den »natürlichen Weg« bei deutlich geringeren Kosten
beschreitet (»Wenn der Magen-Darm-Trakt funktioniert, benutze ihn!«). Dennoch ist die wissenschaftliche Datenlage zur Eignung der enteralen Ernährung
als Stressblutungsprophylaxe noch unklar.

Daher kann für den klinischen Alltag folgende
Empfehlung gegeben werden:

> **Praxistipp**
>
> Eine enterale Ernährung hat wahrscheinlich einen
> positiven Effekt auf die Prävention einer Stressul-
> kusblutung und sollte beim Intensivpatienten –
> sofern möglich – konsequent durchgeführt wer-
> den. Bei Risikopatienten reicht dies aber vermut-
> lich nicht aus.

9.4 Eradikationstherapie bei Nachweis einer Helicobacter-pylori-Infektion

Tritt eine stressinduzierte Blutung auf, sollten bei der
Endoskopie mehrere Biopsien zur Diagnostik einer
Helicobacter-pylori-Infektion entnommen werden.
Die Blutungsinzidenz ist bei Helicobacter-pylori-
Nachweis höher. Dennoch besteht keine generelle Era-
dikationsempfehlung, zumal die Rate an Rezidivblutungen hierdurch nicht gesenkt wird. Daher fällt eine
Eradikationstherapie in der Regel nicht in den Aufgabenbereich des Intensivmediziners, sondern wird
meist erst auf der Normalstation durchgeführt. Es existieren unterschiedliche Therapieschemata mit unterschiedlicher Therapiedauer. Nachfolgend ist ein Beispiel aus den Leitlinien der Deutschen Gesellschaft für
Verdauungs- und Stoffwechselkrankheiten angegeben.

▪ Dosierung

Eradikationsschema bei nachgewiesener Helicobacter-
pylori-Infektion (modifizierte »italienische« Triple-
Therapie):

- Protonenpumpenhemmer, z. B. Pantoprazol:
  2×40 mg/Tag für 7 Tage,
- Clarithromycin, z. B. Klacid: 2×250 mg/Tag für
  7 Tage,
- Metronidazol, z. B. Clont: 2×400 mg/Tag für
  7 Tage.

Fallbeispiel Teil 2

Der weitere enterale Ernährungsaufbau gestaltet sich
problemlos. Der Patient kann bei sinkendem intrakraniellen Druck und nach Rückbildung des Hirnödems
nach insgesamt 14 Tagen extubiert werden. Neurologisch besteht eine diskrete armbetonte Hemiparese
rechts. Die definitive Versorgung der Femurfraktur mit
Hilfe einer intramedullären Nagelung ist ohne Komplikationen möglich. Der Patient wird nach 22 Behandlungs-
tagen auf der Intensivstation in eine neurologische
Rehabilitationsklinik verlegt. Da keine weiteren Zeichen
einer Rezidivblutung bestehen, wird auf eine Kontrollendoskopie verzichtet. In den entnommenen Biopsien
kann Helicobacter pylori nachgewiesen werden. In der
neurologischen Rehabilitationsklinik erfolgt dann eine
Eradikationstherapie entsprechend der modifizierten
»italienischen Triple-Therapie« über 7 Tage.

Literatur

Elke G, Schädler D, Zick G et al. (2008) Stressulkusprophylaxe
    bei septischen Intensivpatienten. Ein evidenzbasierter
    Überblick. Anästhesiol Intensivmed Notfallmed
    Schmerzther 5: 336–343
Fischbach P, Malfertheimer P, Hoffmann J et al. (2009) S3-Leit-
    linie »Helicobacter pylori und gastroduodenale Ulkus-
    krankheit« der Deutschen Gesellschaft für Verdauungs-
    und Stoffwechselkrankheiten (DGVS) Z Gastroenterol 47:
    68–102
Lin PC, Chang CH, Hsu PI, Tseng PL, Huang YB (2010) The effi-
    cacy and safety of proton pump inhibitors vs histamine-
    2-receptor antagonists for stress ulcer bleeding prophy-
    laxis among critical care patients: A meta-analysis. Crit
    Care Med 38: 1197–1205
Marik PE, Vasu T, Hirani A et al. (2010) Stress ulcer prophylaxis
    in the new millennium: A systematic review and meta-
    analysis. Crit Care Med 38: 2222–2228
Pilkington KB, Wagstaff MJ, Greenwood JE (2012) Prevention
    of gastrointestinal bleeding due to stress ulceration: a
    review of current literature. Anesth Int Care 40: 253–259
Quenot JP, Thiery N, Barbar S et al. (2009) When should stress
    ulcer prophylaxis be used in the ICU? Curr Opin Crit Care
    15: 139–143

Thromboembolieprophylaxe

Stefan Kleinschmidt

Fallbeispiel Teil 1

Ein 55-jähriger Patient befindet sich seit 20 Tagen in intensivmedizinischer Behandlung. Bei einem Sturz als Fahrradfahrer erlitt er ein schweres Thoraxtrauma mit Rippenserienfraktur und Hämatopneumothorax links, weitere wesentliche Verletzungen liegen nicht vor. Aufgrund eines großen Weichteilemphysems mit persistierendem Luftleck wird der Patient am 4. Behandlungstag dilatationstracheotomiert. Die Entwöhnung von der Beatmung gestaltet sich schwierig; dennoch kann der Patient am 18. Behandlungstag dekanüliert werden.

Der Patient erhält zur Thromboembolieprophylaxe bis zum 10. Tag 7.500 IE Heparin-Natrium kontinuierlich intravenös, ab dem 11. Tag täglich einmal 0,4 ml Enoxaparin (z. B. Clexane) subkutan. Der Patient wird seit mehreren Tagen in den Sessel mobilisiert; nun klagt er plötzlich unter Gabe von 2 l Sauerstoff/min per Nasensonde über erhebliche Luftnot und Schwindel. Im EKG zeigt sich eine kurzfristige Sinustachykardie, die dann rasch in einer Bradykardie und schließlich in einer Asystolie mündet. Es wird sofort mit der kardiopulmonalen Reanimation begonnen.

Unter der Verdachtsdiagnose einer Lungenembolie werden 5.000 IE Heparin-Natrium und zusätzlich 10 mg Alteplase (z. B. Actilyse) als Bolus in den liegenden ZVK injiziert; anschließend werden weitere 50 mg Alteplase mittels Spritzenpumpe über 1 h infundiert. Nach etwa 10 min können unter Gabe von 0,3 µg/kg/min Noradrenalin und 5 µg/kg/min Dobutamin adäquate Kreislaufverhältnisse erzielt werden.

Ein Spiral-CT zeigt keine Emboli in den zentralen und peripheren Lungengefäßen; auch sind im CT keine Thromben in den tiefen Bein- und Beckenvenen erkennbar. Im 12-Kanal-EKG zeigt sich nun wieder ein tachykarder Sinusrhythmus mit einem neu aufgetretenen S_I-Q_{III}-Typ. Die Echokardiographie zeigt keine relevante rechtsventrikuläre Dilatation oder Kontraktilitätsstörung. Laborchemisch zeigt sich eine massive Erhöhung der D-Dimerkonzentration auf 3,2 mg/l (Normalwert <0,3 mg/l). Eine Myokardischämie als Ursache des Kreislaufstillstands wird laborchemisch mittels Troponin T und LDH sowie echokardiographisch weitestgehend ausgeschlossen. Somit ist bei klinisch nahezu eindeutiger Diagnose einer Lungenembolie vom Erfolg der Lysetherapie auszugehen, Restthromben sind nicht mehr erkennbar.

10.1   Risiko thrombembolischer Komplikationen

Die beschriebene akute massive Lungenembolie stellt die Extremmanifestation der thromboembolischen Komplikationen dar, die alle hospitalisierten Patienten

betreffen können. Die Lungenembolie weist eine hohe Letalität auf und zählt mit etwa 20.000 Todesfällen pro Jahr nach wie vor zu den Haupttodesursachen stationär behandelter Patienten. Daher ist eine an den Patienten und die Grunderkrankung adaptierte Thromboembolieprophylaxe eine wichtige Therapiemaßnahme bei Intensivpatienten, die bis in die poststationäre Phase und – in Einzelfällen – lebenslang fortgesetzt werden muss.

> ❯ **Intensivpatienten sind u. a. aufgrund einer länger dauernden Immobilisation, Beatmung oder Analgosedierung besonders für thromboembolische Komplikationen gefährdet.**

Das Risiko für den Patienten ergibt sich im Wesentlichen aus folgenden Komponenten:
- **Expositionelle Risiken** durch einen operativen Eingriff (z. B. Hüft- oder Kniegelenksersatz, Beckenchirurgie), eine Verletzung (z. B. Polytrauma) oder akute Erkrankung (z. B. Schlaganfall mit Hemiparese).
- **Dispositionelle Risiken**, z. B. thrombophile Diathese (u. a. Faktor-V-Leiden-Mutation, Hyperhomocysteinämie), Adipositas, Tumorerkrankung, Einnahme von Ovulationshemmern, Varikosis.

Das Risiko für thromboembolische Komplikationen für Patienten in den verschiedenen Risikogruppen kann abgeschätzt werden (❏ Tab. 10.1). Hiernach muss sich dann auch die Thromboembolieprophylaxe orientieren.

Trotz der »Heterogenität« der Intensivpatienten, z. B. internistische oder neurologische Erkrankungen, operative Patienten, Polytrauma- oder Verbrennungspatienten, und auch unterschiedlicher Thromboseinzidenzen sind Intensivpatienten fast immer der Hochrisikogruppe zuzuordnen.

10.2   Allgemeine Maßnahmen zur Thromboembolieprophylaxe

Die Inzidenz venöser Thromboembolien kann durch verschiedene Maßnahmen gesenkt, aber nicht vollständig eliminiert werden. Auch ist die »Dunkelziffer« unerkannter Thrombosen und/oder Embolien nicht unbeträchtlich. Da es sich bei Intensivpatienten um Patienten mit einem mittleren und hohen Risiko handelt, ist neben Basis- und physikalischen Maßnahmen eine medikamentöse Thromboembolieprophylaxe erforderlich.

Die Methoden der Thromboembolieprophylaxe orientieren sich an der Pathophysiologie der Throm-

> ■ **Tab. 10.1** Risiko für thromboembolische Komplikationen bei Patienten in verschiedenen Risikogruppen. Die Angaben gelten für Patienten, bei denen keine Thromboembolieprophylaxe erfolgt. Die Thromboembolieprophylaxe muss daher abhängig von der Risikoklassifizierung erfolgen.

Risikogruppe	Beispiel	Distale Beinvenenthrombose	Proximale Beinvenenthrombose [%]	Letale Lungenembolie
Niedriges Risiko	Weichteileingriff (z. B. Herniotomie) ohne Disposition	<10%	<1%	<0,1%
Mittleres Risiko	Längere Operationen ohne Disposition, schwere COPD ohne Beatmung	10–40%	1–10%	<1%
Hohes Risiko	Polytrauma, Gelenkersatz an Hüfte/Knie, Wirbelsäulenoperation, abdominelle Tumoroperation, Schlaganfall mit Parese	40–80%	10–30%	1–5%

boseentstehung, die in der sog. **Virchow-Trias** zusammengefasst werden. Demnach entsteht eine Thrombose bei:
— Veränderungen an der Gefäßwand, z. B. Endothelveränderungen,
— Veränderungen des Blutflusses, z. B. Stase oder Zirkulationsstörung,
— Veränderungen der Blutbeschaffenheit, z. B. Hyperkoagulabilität.

So beeinflussen die Basis- und physikalischen Maßnahmen den Blutfluss, u. a. durch Aktivierung der Muskelvenenpumpe, während medikamentöse Therapieformen die »Blutbeschaffenheit« beeinflussen, also Gerinnung und Thrombozytenfunktion hemmen.

> **Methoden zur Thromboembolieprophylaxe**
> — Basismaßnahmen
>   – Aktive und passive Bewegungsübungen
>   – Anwendung von Bewegungsschienen
>   – Anleitung des Patienten zu Eigenübungen
> — Physikalische Maßnahmen
>   – Antithrombosestrümpfe
>   – Intermittierende pneumatische Kompression
> — Pharmakologische Thromboembolieprophylaxe

Grundsätzlich ist eine an den individuellen Gegebenheiten adaptierte Thromboembolieprophylaxe erforderlich. Die aktuellen Leitlinien geben eine sehr gute Handlungsanweisung, können jedoch bestimmte, ggf. nicht evidenzbasierte Einzelfallentscheidungen nicht ersetzen. Insbesondere bei polytraumatisierten Patienten, z. B. mit Becken- und Extremitätenfrakturen, mit

längerer Immobilisation und gleichzeitigem Schädel-Hirn-Trauma mit intrakraniellen Blutungen ist es sehr schwierig, bei einem hohen Thromboembolierisiko zwischen einer möglicherweise deletären Ausweitung der intrakraniellen Blutung und einer ebenso vital gefährdenden Lungenembolie abzuwägen.

> **Praxistipp**
>
> Basismaßnahmen und physikalische Maßnahmen können eine indizierte pharmakologische Thromboembolieprophylaxe nicht ersetzen. Jedoch sollte bei der pharmakologischen Thromboembolieprophylaxe auch nicht auf Basismaßnahmen und physikalische Maßnahmen verzichtet werden. Alle drei Verfahren ergänzen sich gegenseitig!

10.3 Pharmakologische Thromboembolieprophylaxe

Die folgenden Medikamente stehen zur Thromboembolieprophylaxe zur Verfügung:
— Heparine: unfraktioniert und niedermolekular,
— Heparinoide: Danaparoid-Natrium (z. B. Orgaran),
— Faktor-IIa-Inhibitoren (sog. Thrombininhibitoren): Argatroban (z. B. Argatra), Dabigatran (z. B. Pradaxa) sowie die Hirudine Desirudin (z. B. Revasc) und Lepirudin (z. B. Refludan),
— Faktor-Xa-Inhibitoren: Fondaparinux (z. B. Arixtra), Rivaroxaban (z. B. Xarelto) und Apixaban (z. B. Eliquis),
— Vitamin-K-Antagonisten,
— Thrombozytenfunktionshemmer.

10.3.1 Was ist bei medikamentöser Thromboembolieprophylaxe generell zu beachten?

Für alle Pharmakagruppen, die in der Thromboembolieprophylaxe eingesetzt werden, gilt für den Anwender, die »Balance« zwischen einem ungenügenden Effekt mit dem Risiko der Thromboseentstehung und einem übermäßigen Effekt mit der Gefahr von möglicherweise lebensbedrohlichen Blutungen zu wahren. Neben der sorgfältigen kontinuierlichen klinischen Beobachtung und Untersuchung stehen hier auch ergänzend Laborverfahren zur Verfügung:

- aktivierte partielle Thromboplastinzeit (aPTT),
- Antifaktor-Xa-Aktivität bzw. Heptest,
- ggf. zusätzlich Thrombinzeit (TZ) und
- Antithrombinaktivität.

Darüber hinaus gibt es spezifische Besonderheiten der einzelnen Pharmaka, insbesondere auch bei Intensivpatienten, z. B.:

- allergische Reaktionen nach Verabreichung, z. B. bei Heparinen und Hirudin,
- die heparininduzierte Thrombozytopenie (HIT) Typ II,
- eine durch Organinsuffizienzen veränderte Metabolisierung, z. B. Niereninsuffizienz bei Heparinen oder Hirudin, Leberinsuffizienz bei Argatroban. Teilweise bestehen hier Kontraindikationen für deren Anwendung.
- Je nach Medikament eine nur eingeschränkte Möglichkeit der pharmakologischen Antagonisierung, sodass bei krankheitsbedingten Nachblutungen oder einer akzidentellen Überdosierung die Blutungsgefahr erhöht ist. So kann unfraktioniertes Heparin vollständig mit Protamin antagonisiert werden und NMH nur teilweise, während es bei Thrombininhibitoren bspw. keine Antagonisten gibt.
- Eine unsichere Resorption bei subkutaner Injektion und gleichzeitiger Gabe von Katecholaminen und/oder bei erniedrigtem Herzzeitvolumen, sodass aus praktischen Erwägungen bei einer solchen Konstellation der intravenösen Verabreichung von unfraktioniertem Heparin gegenüber der subkutanen Gabe von niedermolekularem Heparin der Vorzug zu geben wäre. Möglicherweise beeinflussen Akutphasereaktionen, wie bei Trauma oder Sepsis, auch die Antifaktor-Xa-Aktivität.

10.4 Heparine

Heparine besitzen eine überragende Stellung in der Prophylaxe und Therapie thromboembolischer Komplikationen.

▪▪ Repetitorium Pharmakologie

Heparine sind chemisch, u. a. durch ihre Sulfatgruppen, saure Mucopolysaccharide. Unter physiologischen Bedingungen werden die Faktoren IIa (Thrombin) und Xa (Stuart-Prower-Faktor) durch Antithrombin langsam neutralisiert. Heparine wirken, indem sie die Reaktionsgeschwindigkeit dieser Neutralisation durch Antithrombin dosisabhängig steigern. Voraussetzung für einen pharmakologischen Effekt der Heparine ist also eine ausreichende Antithrombinkonzentration! Bei einem ungenügenden pharmakologischen Effekt der Heparine ist ein Antithrombinmangel auszuschließen.

10.4.1 Unfraktioniertes Heparin

Unfraktioniertes Heparin (UFH), z. B. Heparin-Natrium und Heparin-Kalzium, ist ein Molekülgemisch mit einem Molekulargewicht von 3–30 kD und wird bevorzugt aus Schweinedarmmukosa oder Rinderlunge gewonnen.

> ❯ **Unfraktioniertes Heparin besitzt ein Antifaktor-Xa:Antifaktor-IIa-Verhältnis von 1:1, hemmt also beide Gerinnungsfaktoren in gleichem Maße.**

Dies ist wichtig für die Charakterisierung der niedermolekularen Heparine (NMH), der Heparinoide oder auch der Faktor-Xa-Inhibitoren. Dem UFH wird bei Intensivpatienten in der Anfangsphase der Intensivbehandlung oft der Vorzug gegenüber NMH gegeben, da bei intravenöser Applikation kein »Resorptionsrisiko«, z. B. durch Schock oder Katecholamintherapie, besteht. Streng genommen besteht keine arzneimittelrechtliche Zulassung zur Thromboembolieprophylaxe mit intravenösem unfraktionierten Heparin, es ist aber gängige Praxis. Die Elimination von UFH erfolgt unabhängig von der Leber- und Nierenfunktion.

10.4.2 Niedermolekulare Heparine

Niedermolekulare Heparine (NMH) sind eine heterogene Gruppe von Substanzen mit jeweils eigenem charakteristischen pharmakologischen Profil, so z. B. mit einem unterschiedlichen Antifaktor-Xa:Antifaktor-IIa-Verhältnis zwischen 2:1 und etwa 4:1. Sie weisen ein Molekulargewicht von 4–7 kD auf und werden u. a. durch fraktionierte Präzipitation aus UFH gewonnen. Zudem besitzen NMH eine Wirkung auf das Gefäßendothel, indem sie Plasminogenaktivatoren freisetzen können. Der prophylaktische Effekt ist daher sehr ausgeprägt.

Die längeren Halbwertszeiten im Vergleich zu UFH ermöglichen eine einmal tägliche Gabe mit guter Resorption bei subkutaner Applikation. Nicht alle NMH sind für die intravenöse Applikation zugelassen. Folgende Präparate sind (ohne Anspruch auf Vollständigkeit und ohne persönliche Präferenz) im klinischen Gebrauch:

- Nadroparin (z. B. Fraxiparin),
- Enoxaparin (z. B. Clexane),
- Dalteparin (z. B. Fragmin),
- Tinzaparin (z. B. Innohep),
- Certoparin (z. B. Mono-Embolex),
- Reviparin (z. B. Clivarin).

Die Metabolisierung der NMH erfolgt in der Leber durch Desulfatierung und Polymerisierung. Bei einer Niereninsuffizienz – in den Fachinformationen der einzelnen Präparate findet sich oft ein Grenzwert der Kreatinin-Clearance von 30 ml/min – kann es im Gegensatz zu den UFH zu einer erheblichen Verlängerung der Halbwertszeit der einzelnen Substanzen kommen. Einige Präparate (z. B. Dalteparin) sind bei Niereninsuffizienz kontraindiziert.

> **Praxistipp**
>
> Die Auswahl der NMH sollte sich an dem Patientenklientel der Intensivstation orientieren. Wichtig erscheint die bewusste Beschränkung auf maximal 2 Präparate: ein Standard-NMH, z. B. Enoxaparin, und ein Alternativ-NMH, z. B. Dalteparin, die in ihrem Profil dem Behandlungsteam bekannt sind.

■ **Dosierung**

Es besteht im Regelfall nicht die Notwendigkeit einer körpergewichtsadaptierten Dosierung, da adipöse und leicht untergewichtige Patienten kein stark verändertes Blutvolumen aufweisen. So beträgt z. B. das Verteilungsvolumen von Enoxaparin etwa 0,06 l/kg, was dem intravasalen Volumen entspricht. Auch die aktuellen Leitlinien betonen für die Thromboembolieprophylaxe ein risikoadaptiertes Vorgehen und nicht eine körpergewichtsbezogene Dosierung. So werden bspw. für Enoxaparin (z. B. Clexane) und Dalteparin

(z. B. Fragmin) risikoadaptiert folgende Dosierungen für die Thromboembolieprophylaxe empfohlen:

- Peri- und postoperative Primärprophylaxe bei niedrigem oder mittlerem Thromboserisiko: Einmal täglich 20 mg Enoxaparin oder 2.500 I.E. Dalteparin s.c.
- Peri- und postoperative Primärprophylaxe bei hohem Thromboserisiko (z. B. Hüft- oder Kniegelenk-OP): Einmal täglich 40 mg Enoxaparin oder 5.000 I.E. Dalteparin s.c.
- Primärprophylaxe tiefer Venenthrombosen bei nichtchirurgischen Patienten mit einem mittleren oder hohen thromboembolischen Risiko und akuten, schweren internistischen Erkrankungen: Einmal täglich 40 mg Enoxaparin oder 5.000 I.E. Dalteparin s.c.

Intensivpatienten haben in der Regel ein hohes thromboembolisches Risiko; allerdings muss bei Dosierung und Zeitpunkt der Gabe auch eine mögliche Blutungsgefahr berücksichtigt werden. Daher bevorzugen viele Intensivstationen die Gabe von unfraktioniertem Heparin über Perfusor mit PTT-Steuerung.

> ❶ **Cave**
>
> Die Dosierungsangaben von unfraktioniertem Heparin (UFH) und den verschiedenen niedermolekularen Heparinen (NMH) sind manchmal etwas verwirrend. UFH wird in IE angegeben. Die NMH werden hingegen in IE Anti-Xa-Aktivität angegeben (was nicht mit den IE des UFH verwechselt werden darf!) oder – wie bei Enoxaparin – in mg. Dabei entsprechen 40 mg Enoxaparin 4.000 IE Anti-Xa-Aktivität.

10.4.3 Heparininduzierte Thrombozytopenie

Man unterscheidet 2 Formen der heparininduzierten Thromboyztopenie (HIT).

HIT Typ I

Die HIT Typ I wird durch einen nichtimmunologischen Mechanismus verursacht, tritt oft unmittelbar nach Beginn der Heparintherapie auf und verursacht nur einen milden Thrombozytenabfall, selten unter 100.000/µl. Die Thrombozytenzahlen steigen auch oft spontan wieder an, ohne dass Heparin abgesetzt wird. Der Effekt ist dosisabhängig. Die HIT Typ I spielt klinisch eine untergeordnete Rolle. Allerdings sei darauf hingewiesen, dass bei Patienten, die länger als 5 Tage

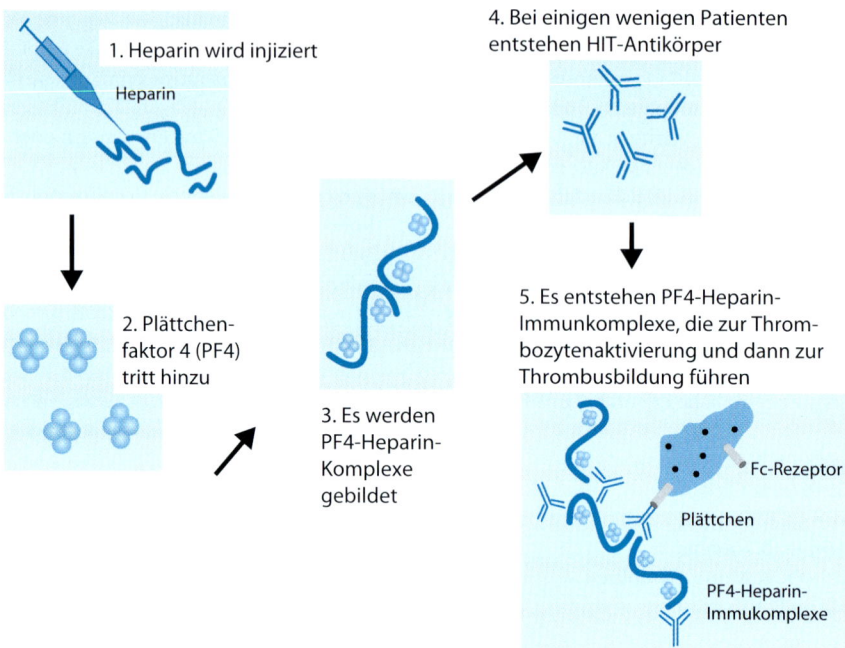

◘ Abb. 10.1 Vereinfachte Darstellung der Pathophysiologie bei HIT II. Bei der HIT Typ II handelt es sich um eine immuno-
logisch bedingte Nebenwirkung der Heparintherapie. Ursache sind Antikörper gegen Komplexe aus Plättchenfaktor 4 und
Heparin, die Thrombozyten aktivieren und damit zu Hyperkoagulabilität und zum Thrombozytenabfall führen. (Mod. nach
Gürtler et al. 2006)

UFH oder NMH erhalten, die Thrombozytenzahl zum
Ausschluss einer HIT Typ I bestimmt werden muss,
bevor eine rückenmarknahe Punktion erfolgt, also
z. B. eine Liquorpunktion oder eine Periduralkatheter-
anlage zur Schmerztherapie.

HIT Typ II
Die HIT Typ II ist eine **immunologisch** bedingte Nebenwirkung der Heparintherapie. Die HIT tritt meistens 6–15 Tage nach Beginn der Heparingabe auf, bei
Reexposition mit Heparinen auch wesentlich früher.
Klinisch kommt es zu überwiegend venösen Thrombosen oder Thromboembolien; die Thromboyzten-
zahlen sind im Vergleich zum Ausgangswert vor Heparintherapie oft um mindestens 50% erniedrigt.

Ursache der HIT Typ II sind Antikörper gegen
Komplexe aus Plättchenfaktor 4 und Heparin, die
Thrombozyten aktivieren und damit zu einer Hyperkoagulabilität führen (◘ Abb. 10.1). Prinzipiell kann
jedes Heparin eine HIT Typ II auslösen, jedoch ist die
Inzidenz bei UFH höher als bei NMH. Auch bestehen
bei Intensivpatienten in Abhängigkeit von der Grunderkrankung unterschiedliche Inzidenzen der Thromboseentstehung bei HIT. So sind z. B. Patienten nach

orthopädischen Eingriffen in höherem Maße gefährdet als Patienten mit internistischen Erkrankungen.

Die HIT Typ II ist eine klinische Diagnose, die
durch laborchemische Verfahren ergänzt wird. Sie betrifft etwa 1% der Intensivpatienten.

> **Vorgehen bei Verdacht auf HIT Typ II**
> — Sofortiger Stopp aller Heparine, z. B. auch in
>   Spüllösungen für intravasale Katheter. **Cave:**
>   heparinbeschichtete Katheter, PPSB- und
>   AT-III-Präparate können Reste an Heparin
>   enthalten.
> — Ausschluss einer Pseudothrombozytopenie
>   und Kontrolle der Thrombozytenzahlen im
>   Zitratblut
> — Risikoabwägung: Ist der Thrombozytenabfall
>   typisch für eine HIT? Könnten andere Ursa-
>   chen vorliegen? Hierzu »4-T-Score« erheben
>   (◘ Tab. 10.2)
> — Bei begründetem HIT-Verdacht zwingender
>   Beginn einer alternativen Antikoagulation,
> ▼

z. B. mit Danaparoid (z. B. Orgaran) oder mit Argatroban (z. B. Argatra). Nur Heparine absetzen reicht dann nicht aus!
- Sorgfältige klinische Überwachung, Diagnostik von Thrombosen, tägliche Thrombozytenkontrollen
- Keine Gabe von Thrombozytenkonzentraten trotz Thrombopenie. Merke: Der typische »HIT-Patient« ist thrombopenisch, blutet aber nicht
- Durchführung von Labortests, die jedoch die Diagnose nur ergänzen und die Durchführung einer adäquaten Therapie nicht verzögern sollen

In der intensivmedizinischen Praxis ist die Differenzierung des Thrombozytenabfalls in der Regel nicht ganz einfach. So können Sepsis oder Blutung ebenfalls zu einem Abfall der Thrombozytenzahl führen, und oftmals stellt sich die Frage, wie nun am besten vorzugehen ist. In diesen Fällen ist die Abschätzung des »HIT-Risikos« anhand des »4-T-Scores« (❑ Tab. 10.2) hilfreich.

Die Testverfahren bei der HIT-II-Diagnostik lassen sich in 2 große Gruppen einteilen:
- **Antigentests** mit Nachweis von Antikörpern gegen Heparin-Plättchenfaktor-4-Komplexe, z. B. »enzyme linked immunosorbent assay« (ELISA) oder »particle gel immunoassay«.
- **Funktionelle Tests:** Der Nachweis von Antikörpern durch Messung der Thrombozytenaktivierung in HIT-Patientenserum unter Anwesenheit von Heparin, z. B. Agglutination beim heparininduzierten Plättchenaktivationstest (HIPAA) oder Messung der Serotoninfreisetzung aus den Thrombozyten.

Es empfiehlt sich die Kombination eines immunologischen Tests (z. B. ELISA-Technik) und eines funktionellen Tests (z. B. HIPAA).

> Ein positiver Test alleine rechtfertigt nicht die Diagnose einer HIT. Labortestverfahren ergänzen die klinische Diagnose.

Kombiniert man beide Gruppen von Testverfahren, also einen Antigentest mit einem funktionellen Test, dann erreicht man einen hohen negativen prädiktiven Wert, d. h. bei einem negativen Ergebnis ist eine HIT II sehr unwahrscheinlich.

10.5   Danaparoid

Danaparoid-Natrium (z. B. Orgaran) gehört zur Gruppe der Heparinoide und besitzt ein Molekulargewicht von etwa 6 kD. Es besteht aus einem Gemisch aus Dermatan-, Heparan- und Chondroitinsulfat. Im Gegensatz zu UFH und NMH ist der Sulfatierungsgrad deutlich geringer. Daraus ergibt sich offensichtlich die ausgeprägte Antifaktor-Xa-Aktivität der Substanz im Vergleich zur Antithrombinwirkung mit einem Antifaktor-Xa:Antifaktor-IIa-Verhältnis von >20:1.

Die Halbwertszeit der Antifaktor-Xa-Aktivität beträgt etwa 24 h und ist bei Niereninsuffizienz verlängert. Daher sind bei Niereninsuffizienz entsprechende Dosisanpassungen vorzunehmen bzw. die Dosierungsintervalle zu verlängern.

Danaparoid-Natrium ist zur Thromboembolieprophylaxe bei Patienten mit HIT-Typ-II zugelassen. Auch existieren Therapieschemata zur intravenösen Gabe, deren Umsetzung etwas aufwendig ist; zudem ist mit Argatroban eine gute Alternative verfügbar.

> **Praxistipp**
>
> Die im Handel befindliche Verpackungsgröße ist entsprechend der Dosierungsempfehlung gewählt. In einer Danaparoid-Ampulle befinden sich 0,6 ml = 750 Einheiten Antifaktor-Xa. Der Preis pro Ampulle beträgt etwa 25 €.

■ **Dosierung**
Die empfohlene subkutane Dosis zur Prophylaxe beträgt gewichtsabhängig und risikoadaptiert 2- bis 3-mal 750 Anti-Xa-Einheiten pro Tag. Im Falle einer Thromboembolie bei HIT II wird Danaparoid gewichtsabhängig i.v. gegeben; zur genauen Dosierung siehe Fachinformation. Die Antikoagulation sollte dann mittels **Anti-Xa-Aktivität** bzw. mit dem **Heptest** überwacht werden. Die empfohlenen Referenzbereiche sind:
- Prophylaxe: 0,1–0,4 U/ml (Kontrolle einmal wöchentlich).
- Antikoagulation nach diagnostizierter Thrombose bei HIT II: 0,4–0,8 U/ml (Kontrolle alle 2 Tage).

10.6   Fondaparinux

Fondaparinux (z. B. Arixtra) ist als Pentasaccharid ein selektiver Faktor-Xa-Inhibitor: Es bindet mit hoher Affinität an den Pentasaccharidbindungsort am Anti-

◘ Tab. 10.2 Die »4-T-Kriterien«: Scoringsystem für die HIT II. (Mod. nach Linkins LA et al. 2012)

Kriterium	2 Punkte	1 Punkt	0 Punkte
1. Thrombozytenabfall	Abfall der Thrombozytenzahl >50%, aber nicht unter 20.000/µl, und keine OP in den letzten 3 Tagen	Abfall der Thrombozytenzahl um 30–50% oder auf 10.000–20.000/µl oder Abfall der Thrombozytenzahl >50% nach OP in den letzten 3 Tagen	Abfall der Thrombozytenzahl <30% oder auf <10.000/µl
2. Zeitpunkt des Beginns der Thrombozytopenie	Tag 5–10 nach Beginn der Heparingabe oder innerhalb des 1. Tages nach Beginn der Heparintherapie, wenn Heparin schon innerhalb der letzten 5–30 Tage gegeben wurde	Tag 5–10 nach Beginn der Heparingabe, aber nicht gesichert, weil bspw. Messwert fehlt oder innerhalb des 1. Tages nach Beginn der Heparintherapie, wenn Heparin innerhalb der letzten 31–100 Tage gegeben wurde Beginn nach dem 10. Tag	Tag 1–4 nach Beginn der Heparingabe und keine Heparingabe in den letzten 100 Tagen
3. Thrombose oder andere Komplikation	venöse oder arterielle Thrombose oder Hautnekrose an der Injektionsstelle oder anaphylaktische Reaktion nach Heparinbolus oder Nebennniereneinblutung	wiederkehrende venöse Thrombosen unter thrapeutischer Antikoagulation oder bisher nicht objektivierte Thrombose oder erythematöse Hautläsion	keine
4. Andere Gründe für eine Thrombopenie	keine erkennbar	denkbar: Sepsis, Beginn einer Beatmungstherapie oder andere plausible Gründe	wahrscheinlich: OP in den letzten 72 h oder Bakteriämie oder Fungämie oder Chemotherapie oder Bestrahlung in den letzten 20 Tagen oder medikamentös induzierte Immunthrombozytopenie [a] oder andere

Wahrscheinlichkeiten für HIT II und weiteres Vorgehen:
— 6–8 Punkte: Wahrscheinlichkeit hoch: Heparingabe stoppen, alternative Antikoagulation durchführen, HIT-Diagnostik veranlassen. Cave: heparinbeschichtete Katheter, PPSB- und AT-III- Präparate können Reste an Heparin enthalten.
— 4–5 Punkte: Wahrscheinlichkeit mittel: Heparingabe stoppen, alternative Antikoagulation durchführen, HIT-Diagnostik veranlassen. Cave: heparinbeschichtete Katheter, PPSB- und AT-III- Präparate können Reste an Heparin enthalten.
— 0–3 Punkte: Wahrscheinlichkeit niedrig: Heparin weitergeben, weiter beobachten.

Mögliches Vorgehen bei HIT-II-Verdacht:
Bei einem noch unbestätigten Verdacht auf HIT-Typ-II sollte eine Antikoagulation mit Argatroban in moderaten Dosierungen (z. B. 0,2–0,5 µg/kg/min) unter aPTT-Kontrolle (bis maximal zum 1,5-fachen des Referenzbereichs) erfolgen, bis die Diagnose gesichert ist. Sind bereits klinisch Thrombosen vorhanden, sollte »therapeutisch« antikoaguliert werden (aPTT auf das 2- bis 3-fache des Referenzbereiches verlängert)

[a] Eine medikamentös induzierte Immunthrombozytopenie kann u. a. durch folgende Medikamente hervorgerufen werden:
– relativ häufig:GP-IIb/IIIa-Rezeptorantagonisten wie Abciximab, Eptifibatid, Tirofiban, Chinin und Chinidin, Carbamazepin, Vancomycin, Sulfonamide;
– seltener: andere Antibiotika, Phenytoin, Furosemid, Propanolol, Ranitidin u. a.

thrombinmolekül; das in seiner Konformität veränderte Antithrombinmolekül bindet an Faktor Xa und inaktiviert diesen.

Fondaparinux hat den Vorteil einer nahezu vollständigen Resorption nach subkutaner Gabe; auch ist nur eine einmalige Gabe pro Tag erforderlich. Bei Patienten mit Niereninsuffizienz ist die normale Eliminationshalbwertszeit von 17 h verlängert. Bei Patienten mit HIT II ist Fondaparinux wahrscheinlich eine sichere Alternative zu Heparinen, ist jedoch für diese Anwendung nicht zugelassen.

> **Die arzneimittelrechtlichen Zulassungen sind noch beschränkt und nicht auf alle Patientengruppen anwendbar. Fondaparinux wird erst postoperativ subkutan verabreicht!**

■ **Dosierung**
━ Fondaparinux: 1×2,5 mg/Tag s.c, sofern keine Niereninsuffizienz vorliegt.
━ Fondaparinux bei Niereninsuffizienz: 1×1,5 mg/Tag s.c.

10.7   Hirudin

Hirudin hemmt Thrombin direkt irreversibel und unabhängig von Kofaktoren durch Bindung an die »active site« und die »exosite 1« des Thrombinmoleküls. Rekombinant hergestelltes Hirudin (r-Hirudin) ist als Lepirudin (z. B. Refludan) erhältlich. Ein weiteres Hirudinpräparat, Desirudin (z. B. Revasc), ist zur Thromboembolieprophylaxe nach Hüft- oder Kniege-

lenksersatz subkutan applizierbar und zugelassen. Hirudine sind Alternativpräparate zur Thromboembolieprophylaxe, insbesondere bei Patienten mit HIT oder bei bekannter Heparinallergie, sollten aber bei Patienten mit Niereninsuffizienz wegen eines erhöhten Blutungsrisikos nicht eingesetzt werden.

■ **Dosierung**
r-Hirudin (z. B. Refludan) wird intravenös verabreicht. Die Kontrolle der Antikoagulation erfolgt über die aPTT. Eine Kontrolle alle 12 h ist empfehlenswert. Die Dosierung beträgt 0,05–0,2 mg/kg/h. *Perfusoransatz*: 50 mg Refludan auf 50 ml NaCl 0,9%. Bei einer Dosierung von 0,1 mg/kg/h würde die Laufgeschwindigkeit des Perfusors bei einem 80-kg-Patienten 8 ml/h betragen.

Desirudin (z. B. Revasc): Die Dosis beträgt 2-mal täglich 15 mg s.c.

10.8   Argatroban

Argatroban (z. B. Argatra) ist in synthetisches Derivat der Aminosäure L-Arginin mit einem Molekulargewicht von etwa 500 D. Es bindet direkt und ausschließlich an die »active site« des Thrombinmoleküls und ist ein starker kompetitiver Inhibitor des freien und fibringebundenen Thrombins (◘ Abb. 10.2). Die Metabolisierung erfolgt bei einer Halbwertszeit von etwa 40–50 min in der Leber; bei Niereninsuffizienz ist die Halbwertszeit nicht wesentlich verlängert. Eine pharmakologische Antagonisierung ist nicht möglich. Argatroban ist ausschließlich parenteral applizierbar.

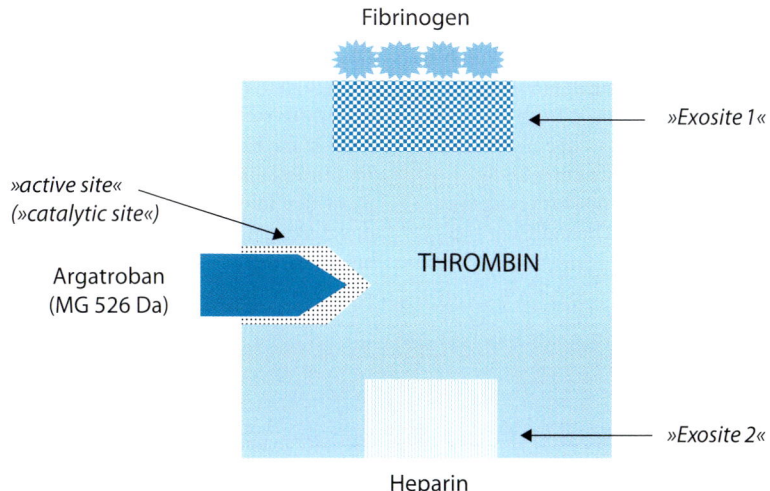

◘ **Abb. 10.2 Wirkmechanismus von Argatroban.** Angriffspunkt ist lediglich die »active site« des Thrombinmoleküls

Argatroban ist bei Intensivpatienten ohne schwere Leberinsuffizienz das Antikoagulans der Wahl bei HIT Typ II.

> Bei Abfall des Quickwerts unter Argatroban ohne andere Ursache (z. B. Blutung): Keine Gabe von FFP oder Faktorenpräparaten! Der Abfall des Quickwerts ist Ausdruck der Thrombinhemmung und somit ein »Laborphänomen«!

- **Dosierung**

In Anlehnung an eine aktuelle Konsensuskonferenz zur Anwendung von Argatroban bei HIT empfehlen wir für Intensivpatienten folgendes Vorgehen:

- Bei Patienten mit schwerer Sepsis oder Multiorganversagen **ohne (HIT-)Thromboembolie** sind initial Dosierungen von etwa 0,2–0,5 µg/kg/min völlig ausreichend! Bei der »Prophylaxe« sollte das 1,5-fache des oberen aPTT-Normalwerts nicht überschritten werden.
- Bei deutlich erhöhtem Thromboserisiko oder gesicherter (HIT-)Thrombose ggf. Steigerung auf 1–2 µg/kg/min bei gleichzeitiger Berücksichtigung des individuellen Blutungsrisikos. Bei der »therapeutischen Antikoagulation« wird eine aPTT-Verlängerung um den Faktor 1,5–3 gegenüber dem oberen Referenzbereich angestrebt, aber nicht über 100 s.
- aPTT- Kontrolle alle 2 h bis der Zielbereich erreicht ist, dann alle 8–12 h.
- Bei normaler Leberfunktion ist die Argatrobanwirkung 2–4 h nach Infusionsende weitgehend abgeklungen.
- Zu den Besonderheiten bei Hämodialyse und Hämo(dia)filtration ▶ Kap. 30.
- Perfusoransatz: 250 mg Substanz auf 250 ml NaCl 0,9% verdünnen, davon 50 mg in eine 50 ml Perfusorspritze befüllen (1 mg = 1 ml)[1]. Bei einem 80-kg-Patienten entspricht eine Dosierung von 0,2 µg/kg/min Argatroban einer Laufgeschwindigkeit von 1 ml/h, eine Dosierung von 0,5 µg/kg/min einer Laufgeschwindigkeit von 2,4 ml/h.

Praxistipp

Bei einem noch unbestätigten »Anfangsverdacht« auf HIT Typ II sollte Argatroban in moderater »prophylaktischer« Dosierung (z. B. 0,2–0,5 µg/kg/min) unter aPTT-Kontrolle (bis maximal zum 1,5-fachen des Referenzbereichs) gegeben werden, bis die Diagnose gesichert ist. Ist die HIT-II-Diagnose gesichert oder sind bereits klinisch Thrombosen vorhanden, sollte »therapeutisch« antikoaguliert werden. Die aPTT sollte dann auf das 2- bis 3-fache des Referenzbereichs verlängert sein, aber nicht über 100 s. Das individuelle Blutungsrisiko ist zu beachten!

10.9   Neue orale Antikoagulanzien

Unter den »neuen oralen Antikoagulanzien« (NOAK) versteht man eine heterogene Gruppe von Antikoagulanzien, die oral verabreicht werden können und derzeit folgende Indikationen besitzen:

- Thromboembolieprophylaxe nach Hüft- oder Kniegelenksersatzoperationen,
- Schlaganfallprophylaxe bei Vorhofflimmern,
- Behandlung von tiefen Venenthrombosen.

Die Substanzen unterscheiden sich anhand des Wirkmechanismus:

- Thrombin-(Faktor-IIa-)Inhibitor: Dabigatran (z. B. Pradaxa),
- Faktor-Xa-Inhibitoren: Apixaban (z. B. Eliquis), Rivaroxaban (z. B. Xarelto) und Edoxaban (noch nicht marktzugelassen).

Die Dosierungen sind in ◘ Tab. 10.3 angegeben. Da die NOAK im Vergleich zum unfraktionierten Heparin schlechter steuerbar sind, werden sie im Bereich der Intensivmedizin wohl keine definierten Indikationen im Sinne einer Primärprophylaxe haben. Allerdings muss der Intensivarzt abzuschätzen, welche Risiken durch Blutungsneigung oder aber durch eine Unterbrechung der Medikation entstehen können und wie ggf. ein »bridging« aussehen kann.

---

1 Dies erfolgt am besten in der Klinikapotheke an einer Sterilwerkbank unter Laminar-Air-Flow-Bedingungen

◾ **Tab. 10.3** Dosisempfehlungen zur Thromboembolieprophylaxe der Europäischen Gesellschaft für Anästhesiologie (ESA) (Mod. nach Gogarten W et al. 2010)

Präparat	Tagesmaximaldosis zur Thromboseprophylaxe
Unfraktioniertes Heparin (UFH, z. B. Liquemin)	Heparin 3×5.000 IE (Anmerkung: Beim Intensivpatienten besser Heparinperfusor verwenden, ▶ Text)
Certoparin (z. B. Mono-Embolex)	Certoparin 1×3.000 IE Anti-Xa-Aktivität s.c.
Dalteparin (z. B. Fragmin P)	Dalteparin 1×5.000 IE Anti-Xa-Aktivität s.c.
Enoxaparin (z. B. Clexane)	Enoxaparin 1×40 mg s.c.
Nadroparin (z. B. Fraxiparin)	Nadroparin 2.850 IE Anti-Xa-Aktivität (0,3 ml) s.c. oder gewichtsadaptiert max. 5.700 IE Anti-Xa-Aktivität (0,6 ml) s.c.
Reviparin (z. B. Clivarin)	Reviparin 1×1.750 IE Anti-Xa-Aktivität s.c.
Tinzaparin (z. B. Innohep)	Tinzaparin 1×4.500 IE Anti-Xa-Aktivität s.c.
Fondaparinux (z. B. Arixtra)	Fondaparinux 1×2,5 mg s.c. bei normaler Nierenfunktion
Danaparoid (z. B. Orgaran)	Danaparoid 2×750 IE s.c.
Desirudin (z. B. Revasc)	Desirudin 2×15 mg s.c.
Rivaroxaban (z. B. Xarelto)	Rivaroxaban 1×10 mg p.o.
Apixaban (z. B. Eliquis)	Apixaban 2×2,5 mg p.o.
Dabigatran (z. B. Pradaxa)	Dabigatran 1×220 mg p.o.

Wichtig: Diese Empfehlungen gelten vornehmlich für postoperative Patienten ohne wesentliche Organinsuffizienzen. Bei Auswahl und Dosierung müssen insbesondere beim Intensivpatienten evtl. Organinsuffizienzen berücksichtigt werden. Die Prophylaxe beim Intensivpatienten muss anhand von Thromboembolie- und Blutungsrisiko individuell angepasst werden und sollte – insbesondere nach der Akutphase – eher höher dosiert ausfallen.

10.10 Praktische Beispiele

10.10.1 Thromboembolieprophylaxe mit UFH

Es empfiehlt sich, auf der Intensivstation einen für alle verbindlichen Perfusoransatz zu verwenden, um Missverständnisse und Dosierungsfehler auszuschließen.

> **Praxistipp**
>
> 10.000 IE Heparin-Natrium (2 ml) mit NaCl 0,9% auf 50 ml verdünnen. Damit enthält 1 ml der Lösung 200 IE Heparin.

Die Prophylaxedosierung mit 5 IE/kg/h beginnen. Dies entspricht bei einem Patienten mit 80 kg Körpergewicht einer Dosierung von 400 IE/h, also 2 ml/h. Bitte darauf achten, dass diese 2 ml tatsächlich appliziert werden, so z. B. über einen Dreiwegehahn im »Nebenfluss« zu einer kristalloiden Lösung. Erstmali-

ge Kontrolle der aPTT nach 12 h; der Wert sollte im Normbereich liegen. Ansonsten ist eine Dosierungsanpassung erforderlich.

Bei Patienten mit »normaler« Thromboembolieprophylaxe mit UFH ist keine weitere Kontrolle der aPTT erforderlich, sofern nicht andere Risikokonstellationen auftreten, die weiter unten beschrieben sind.

Man sollte so früh wie möglich mit der Gabe von UFH beginnen, da der Intensivpatient ein entsprechendes expositionelles Risiko aufweist. In vielen Fällen ist eine Risikoabwägung notwendig. Als typische »Konfliktsituationen« seien genannt:

- Patienten mit Polytrauma (z. B. mit Beckenfrakturen): hohes expositionelles Risiko (z. B. lange Immobilisation), aber hohe Blutungsgefahr, z. B. durch verletzte Beckengefäße, insbesondere Venen.
- Patienten mit Schädel-Hirn-Trauma, zerebraler Ischämie/Blutung oder Wirbelsäulentrauma: ebenfalls hohes expositionelles Risiko, z. B. durch längere Immobilisation durch erhöhten intrakra-

niellen Druck, dabei aber nahezu unkalkulierbares Risiko durch eine Blutungszunahme mit weiteren neurologischen Schäden wie einer intrakraniellen Raumforderung oder dem Auftreten einer Querschnittsymptomatik.

Bei Patienten mit Polytrauma oder Schädel-Hirn-Trauma wird bei klinisch fehlender Blutungsneigung ab dem 2. oder 3. Tag mit einer Thromboembolieprophylaxe begonnen:
- Unfraktioniertes Heparin 3–5 IE/kg/h; Begründung: »Akutphase« der Erkrankung, sichere Gabe, keine Resorptionsunsicherheiten trotz Katecholamintherapie
- Kontrolle der aPTT mit den regelmäßigen Laboranalysen (1- bis 2-mal täglich).

Auf neu auftretende Blutungen bzw. neurologische Veränderungen achten; ggf. entsprechende Diagnostik durchführen.

Im Verlauf kann die Heparindosierung gerade bei Hochrisikopatienten, z. B. nach Becken- und Extremitätentrauma, risikoadaptiert etwas erhöht werden. Wenn ansonsten keine Blutungsgefahr besteht, kann ein leichter aPTT-Effekt angestrebt werden, z. B. von 50–60 s, also entsprechend bis zum 1,5-fachen des oberen Referenzbereichs.

10.10.2   Thromboembolieprophylaxe mit NMH

Es empfiehlt sich die Auswahl eines Präparats, das als »Standard-NMH« gegeben wird. Ausnahmen bzw. ein Präparatewechsel sind klar und deutlich zu kennzeichnen und zu begründen!

Patient mit Hüftgelenksersatz oder Polytrauma oder Immobilisation bei Herzinsuffizienz (**hohes expositionelles Risiko**): z. B. Enoxaparin (z. B. Clexane) 40 mg = 0,4 ml subkutan einmal täglich für insgesamt 4–5 Wochen. Die Dauer der Prophylaxe sollte entsprechend der aktuellen Leitlinien erfolgen; wichtig dabei ist auch die Weitergabe auf der Normalstation, bzw. nach Krankenhausentlassung.

Dosisreduktion der NMH bei **Niereninsuffizienz** oder Wechsel auf UFH! Es empfiehlt sich die Bestimmung der Kreatininclearance, da die Berechnung über das Serumkreatinin, z. B. nach Cockroft u. Gault, ungenau ist. Leider fehlen verlässliche pharmakologische Daten für das praktische Vorgehen mit NMH beim Intensivpatienten mit Niereninsuffizienz.

> ❯ **Je komplexer das Krankheitsbild, umso eher kann die Empfehlung lauten: Wechsel auf UFH!**

Bestimmung des Anti-Xa-Spiegels bei unklarer Resorption, Niereninsuffizienz etc.: Die Blutabnahme sollte 3–4 h nach subkutaner Gabe erfolgen. Der Zielbereich für die Prophylaxe beträgt 0,1–0,3 Anti-Xa-Einheiten/ml. Ansonsten gibt es keine Empfehlung zur Bestimmung des Anti-Xa-Spiegels bei der Durchführung einer Thromboembolieprophylaxe mit NMH.

Die Europäische Gesellschaft für Anästhesiologie (ESA) hat 2010 Dosisempfehlungen zur Thromboembolieprophylaxe bei Hochrisikopatienten veröffentlicht, die in ◘ Tab. 10.3 zusammengefasst sind.

10.11   Invasive Maßnahmen unter Antikoagulation

Bedingt durch den rasch anwachsenden Einsatz der verschiedenen Medikamente zur Thromboembolieprophylaxe, sowohl perioperativ als auch bei Vorhofflimmern, aber auch durch die zunehmende Anwendung verschiedener Thrombozytenfunktionshemmer nach Koronarinterventionen etc., stellt sich häufig die Frage, wie für den Intensivpatienten das individuelle Blutungsrisiko bei invasiven Maßnahmen (Anlage von ZVK, Thoraxdrainage, suprapubische Harnableitung, Liquorpunktion etc.) einzuschätzen ist und ob ggf. ein Absetzen der Antikoagulation in Frage kommt. Zudem ist der gerinnungshemmende Effekt mancher Pharmaka nicht oder nur ungenügend mit den herkömmlichen Gerinnungstests zu erfassen. In der klinischen Praxis kann folgendermaßen vorgegangen werden:
- Niedrig dosierte Acetylsalicylsäure führt allein (!) im Regelfall nicht zu einem klinisch relevant erhöhten Blutungsrisiko, auch bspw. nicht bei Patienten nach hüftnahen Frakturen. Bei gegebener Indikation sollte ASS daher nicht abgesetzt bzw. eine unterbrochene Therapie wieder aufgenommen werden. Zur Erinnerung: Heparine (UFH und NMH) können den thrombozytenfunktionshemmenden Effekt von ASS oder den P2Y12-Inhibitoren (Clopidorel, Prasugrel, Ticagrelor) nicht ersetzen!
- Ansonsten kann man sich – nach individueller Risikoabwägung – an den Leitlinien der Deutschen Gesellschaft für Anästhesiologie und Intensivmedizin zur Antikoagulation und rückenmarknaher Regionalanästhesie orientieren (◘ Tab. 10.4).
- Generell gilt: Je dringlicher die Maßnahme erforderlich ist und je weniger gefährlich eine Blu-

◨ **Tab. 10.4** Zeitintervalle zwischen Antikoagulation und rückenmarknaher Regionalanästhesie. (Mod. nach Gogarten W et al. 2012)

Substanz	Zeitintervall vor Punktion/ Katheterentfernung	Zeitintervall nach Punktion/ Katheterentfernung
Unfraktioniertes Heparin	4–6 h	1 h
NMH-Prophylaxe	12 h	4 h
NMH-Therapie	24 h	4 h
Fondaparinux	36–42 h	6–12 h
Rivaroxabanprophylaxe	22–26 h	4–6 h
Dabigatranprophylaxe	>34	4–6 h
Apixabanprophylaxe	26–30 h	4–6 h
Vitamin-K-Antagonisten	INR <1,4	nach Katheterentfernung
ASS	–	–
NSAID	–	–
Clopidogrel	7 Tage	nach Katheterentfernung
Prasugrel	7–10 Tage	6 h
Ticagrelor	5 Tage	6 h

Diese Dosisintervalle gelten bei Einzelbetrachtung der genannten Substanzen.
INR international normalized ratio; *NMH* niedermolekulare Heparine; *NSAID* nonsteroidal antiinflammatory drugs

tungskomplikation wäre, umso rascher kann oder muss gehandelt werden (typisches Beispiel: ZVK oder Thoraxdrainage). Allerdings sollte alles unternommen werden, um das Risiko zu minimieren, also z. B. ZVK-Anlage mit Ultraschall oder Thoraxdrainage durch den Erfahreneren. Hingegen sollten sich Hochrisikomaßnahmen (z. B. die Anlage eines Periduralkatheters zur Schmerzbehandlung bei einem Patienten mit Pankreatitis) oder einigermaßen planbare Maßnahmen wie die Anlage eines suprapubischen Blasenkatheters oder einer Dilatationstracheotomie möglichst »gerinnungsoptimiert« erfolgen.

 Im Einzelfall (dringende Liquorpunktion bei V. a Meningitis) kann es erforderlich sein, die Gerinnungssituation aktiv zu optimieren, z. B. durch die Gabe von PPSB, Protamin oder Thrombozytenkonzentraten. Das darf die erforderliche Therapie (z. B. den Beginn einer kalkulierten Antibiotikatherapie) allerdings nicht verzögern.

Fallbeispiel Teil 2

Der Patient kann am Folgetag unter rückläufigen Katecholamindosierungen kreislaufstabil und ohne Hinweis für ein neurologisches Defizit extubiert werden. Die Antikoagulation erfolgt für 3 weitere Tage kontinuierlich mit Heparin-Natrium 15.000 IE/Tag mit zweimaliger täglicher Kontrolle der aPTT; dabei wird als Zielwert der doppelte obere Normbereich (Normbereich bis 34 s) angestrebt, also 70 s. Danach wird die antithrombotische Medikation auf Enoxaparin (z. B. Clexane) in einer Dosierung von 2×0,8 ml/Tag umgestellt, die Kontrolle mittels Anti-Xa-Konzentration erfolgt alle 2–3 Tage. Der Patient erholt sich vollständig und kann nach weiteren 10 Tagen auf die Normalstation verlegt werden. Die Thrombophiliediagnostik ergibt eine heterozygote Faktor-V-Leiden-Mutation, die bisher nicht bekannt war. Klinisch und laborchemisch finden sich keine Hinweise auf eine HIT II. Der Patient wird hierüber detailliert aufgeklärt; anschließend erhält der Patient vom Hausarzt für 6 Monate Marcumar.

Literatur

Alatri A, Armstrong AE, Greinacher A et al. (2012) Results of a consensus meeting on the use of argatroban in patients with heparin-induced thrombocytopenia requiring antithrombotic therapy – a European Perspective. Thromb Res 129: 426–433

Gogarten W, van Aken H (2009) Die neuen S3-Leitlinien zur Thromboembolieprophylaxe – Bedeutung für unser Fachgebiet. Anaesth Intensivmed 50: 316–323

Gogarten W, Van Aken H (2012) Perioperative Thromboseprophylaxe – Thrombozytenaggregationshemmer – Bedeutung für die Anästhesie. Anästhesiol Intensivmed Notfallmed Schmerzther 47: 242–251

Gogarten W, Vandermeulen E, Van Aken H et al. (2010) Regional anaesthesia and antithrombotic agents: recommendations of the European Society of Anaesthesiology. Eur J Anaesthesiol 27:999–1015

Gürtler K, Euchner-Wamser I, Neeser G (2006) Heparininduzierte Thrombozytopenie. Anaesthesist 55:1009–1028

Kleinschmidt S, Stephan B, Pindur G, Bauer C (2006) Argatroban: Pharmakologische Eigenschaften und anästhesiologische Aspekte. Anaesthesist 55:443–450

Loew A, Riess H (2012) Perioperative Thromboseprophylaxe – Medikamentöse Thromboseprophylaxe in der Intensivmedizin. Anästhesiol Intensivmed Notfallmed Schmerzther 47: 254–262

Linkins LA, Dans AL, Moores LK et al. (2012) Treatment and prevention of heparin-induced thrombocytopenia: Antithrombotic therapy and prevention of thrombosis, 9th ed: American College of Chest Physicians Evidence-Based Clinical Practice Guidelines. Chest 141 (2 Suppl):e495S–530S

Moser M, Bode C (2012) Antikoagulation bei Vorhofflimmern: Neue Antikoagulanzien. Kardiologe 6: 148–156

Schellong SM, Haas S (2012) Perioperative Thromboseprophylaxe – Neue orale Antikoagulanzien und ihre Anwendung im Umfeld operativer Eingriffe. Anästhesiol Intensivmed Notfallmed Schmerzther 47: 266–272

Schrör K (2012) Neue Plättchenhemmstoffe und die Frage der dualen Hemmung. Internist 53: 351–356

Selleng K, Warkentin T, Greinacher A (2007) Heparin induced thrombocytopenia in intensive care patients. Crit Care Med 35: 1165–1176

The PROTECT Investigators for the Canadian Critical Care Trials Group and the Australian and New Zealand Intensive Care Society Clinical Trials Group (2011) Dalteparin versus unfractionated heparin in critically ill patients. N Engl J Med 364:1305–1314

Internetlinks

www.awmf.org/leitlinien/detail/ll/003-001.html: Hier findet sich die AWMF-Leitlinie Prophylaxe der venösen Thromboembolie

www.awmf.org/leitlinien/detail/ll/001-005.html: Hier findet man die S1-Leitlinie Rückenmarknahe Regionalanästhesien und Thromboembolieprophylaxe / antithrombotische Medikation

http://chestjournal.chestpubs.org/content/141/2_suppl: Internetseite der Fachzeitschrift »Chest«, auf der die aktuellen Leitlinien des American College of Chest Physicians (ACCP) zur Prävention und Therapie der Thrombose frei herunter geladen werden können: Antithrombotic Therapy and Prevention of Thrombosis, 9th ed: American College of Chest Physicians Evidence-Based Clinical Practice Guidelines 2012

Abführmaßnahmen

Friedhelm Bach

Fallbeispiel Teil 1

Auf die Intensivstation wird ein polytraumatisierter Patient nach schwerem Verkehrsunfall aufgenommen. Aufgrund des ausgeprägten Verletzungsmusters, u. a. mit einem schweren offenen SHT, einem Thoraxtrauma und einer unversorgten instabilen Beckenfraktur, wird der Patient in einem sog. Rotorest-Bett behandelt. Bei pathologisch erhöhten intrakraniellen Drücken wird eine systemische Hypothermietherapie mit einer Körperkerntemperatur von 32°C eingeleitet. Unter den Therapiemaßnahmen entwickelt der Patient am 5. Tag ein ARDS auf dem Boden einer Pneumonie. Bei deutlich gespanntem Abdomen verschlechtert sich die respiratorische Situation. Der Patient hat bis dahin noch nicht abgeführt, Darmgeräusche sind nicht auskultierbar, der gastrale Reflux ist hoch und beträgt ca. 500 ml über 8 h.

11.1   (Patho-)Physiologie des Gastrointestinaltrakts

Störungen des Gastrointestinaltrakts (GIT) gehören auf der Intensivstation zu den alltäglichen Problemen; man geht davon aus, dass bei etwa 50% der Beatmungspatienten auf der Intensivstation eine gastrointestinale Funktionsstörung vorliegt.

Sie kann sowohl den gesamten Verdauungstrakt als auch isolierte Abschnitte des Magen-Darm-Trakts betreffen und hat leider oft einen ernsthaften Krankheitscharakter. Auswirkungen können neben einer unzureichenden Kalorien- und Nährstoffzufuhr besonders ein erhöhtes Aspirationsrisiko mit nosokomialer Pneumonie, eine Refluxösophagitis, eine vermehrte bakterielle Translokation mit Peritonitis und eine gastrointestinale Blutung sein. Somit kann eine gestörte Magen-Darm-Motilität zu einer erhöhten Morbidität und Letalität auf der Intensivstation führen.

> Gastrointestinale Funktionsstörungen sind ein häufiges Problem von Intensivpatienten, die mehrheitlich mit einer gestörten Motilität und Propulsion einhergehen und sich als Obstipation äußern.

Der Gastrointestinaltrakt besteht, stark vereinfacht, aus einem durchlaufenden Rohr, das vom Mund bis zum Anus reicht und aus Oropharynx, Ösophagus, Magen und Dünn- sowie Dickdarm besteht. Hauptaufgabe des GIT ist es, mit Hilfe sekretorischer Organe wie z. B. Mundspeicheldrüsen, Pankreas und Leber, Nahrung in resorbierbare Bestandteile umzuwandeln und in den Körper aufzunehmen.

Die unterschiedlichen Abschnitte sind dabei unterschiedlich involviert: Während die oberen Abschnitte wie Pharynx und Ösophagus vorrangig Transportaufgaben erfüllen, dienen die tieferen Abschnitte des GIT neben der Speicherfunktion v. a. der Verdauung und Resorption. Gesteuert werden die Verdauungsvorgänge durch Hormone und biologisch aktive Peptide sowie durch die intrinsische Aktivität der glatten Muskulatur und das autonome Nervensystem.

11.1.1 Steuerung der GIT-Funktionen

Die Funktionen des GIT werden über ein intrinsisches und extrinsisches Nervensystem gesteuert. Das **intrinsische Nervensystem**, auch als »enterisches Hirn« bezeichnet, besteht aus dem **Plexus myentericus** (sog. Auerbach-Plexus) und dem **Plexus submucosus** (sog. Meißner-Plexus). Das intrinsische Nervensystem steuert den Muskeltonus der Darmwand und den Rhythmus der Kontraktionen sowie die sekretorische Funktion der Darmepithelzellen und den Blutfluss in der Mukosa (❒ Abb. 11.1). Die Transmitter der exzitatorischen Plexusneurone sind Acetylcholin, Substanz P und Serotonin, die der inhibitorischen Motorneurone Stickstoffmonoxid (NO), vasoaktives intestinales Peptid (VIP), »calcitonin gene-related peptide« (CGRP), Adenosin, Galanin und Dynorphin. Afferente Fasern beider Plexus leiten entsprechende sensorische Impulse von Mechano- und Nozizeptoren des GIT zum ZNS.

Extrinsisch wird der GIT durch das vegetative Nervensystem, also Parasympathikus und Sympathikus innerviert. Präganglionäre Fasern des N. vagus aus der Medulla oblongata versorgen den oberen Teil des GIT bis zur linken Kolonflexur einschließlich Leber, Gallenblase und Pankreas, die vagalen Fasern aus dem Sakralmark (Nn. splanchnici pelvini) versorgen das distale Kolon, Sigma, Rektum und die Analregion. Die cholinergen Fasern (Transmitter: Acetylcholin) enden an den muskarinergen Rezeptorzellen der Ganglien des intramuralen Plexus des GIT sowie an den intraparenchymalen Ganglien der Speicheldrüsen und der Leber.

Die präganglionären Fasern des Sympathikus, die den GIT versorgen, stammen aus dem 5.–12. Thorakal- und dem 1.–3. Lumbalsegment. Sie werden im Ganglion coeliacum (Ösophagus, Magen, Duodenum, Leber und Pankreas), dem Ganglion mesentericum superius (Dünndarm und proximaler Dickdarm) und dem Ganglion mesentericum inferius (distaler Dickdarm und Anus) verschaltet. Transmittersubstanz für die präganglionären Fasern ist Acetylcholin, für die postganglionären ist es Noradrenalin. Autonome affe-

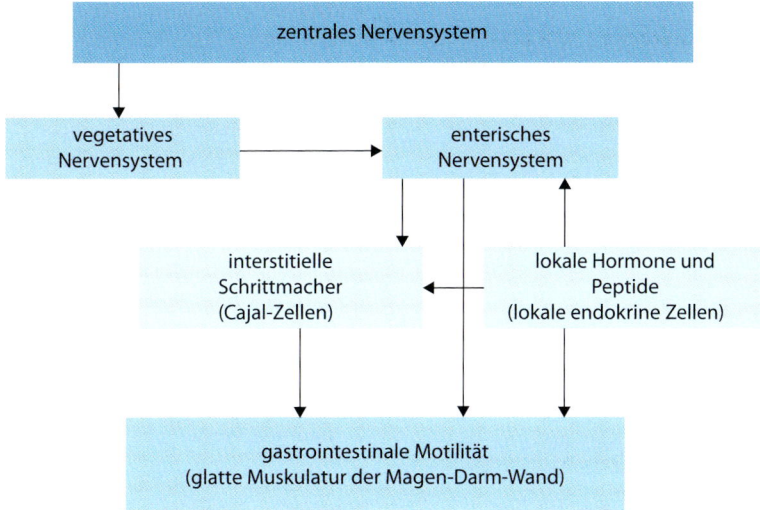

◘ Abb. 11.1 Stark vereinfachtes Schema der nervalen und endokrinen Regulation der gastrointestinalen Motilität. (Mod. nach Herbert u. Holzer, 2008)

rente Impulse werden sowohl über den Vagus als auch den Sympathikus zum ZNS geleitet.

Die gastrointestinalen Funktionen werden neben der nervalen Steuerung durch Hormone und biologisch aktive Peptide koordiniert. Zu den gastrointestinalen Hormonen zählen insbesondere Gastrin, Sekretin und Cholecystokinin, die das Sekretionsverhalten der Verdauungsorgane steuern. Daneben beeinflussen eine Vielzahl von Peptiden die Sekretion und Kontraktion (◘ Tab. 11.1).

> ◗ Die Regulation der Magen-Darm-Funktion ist äußerst komplex. An den Regulationsvorgängen sind lokale Nervengeflechte, lokale Hormone und Peptide sowie das autonome Nervensystem beteiligt.

11.1.2 Physiologie der Magen-Darm-Motilität

Zum peristaltischen Vorwärtstransport der Nahrung sind verschiedene Darmkontraktionen erforderlich: Ring- und Längskontraktionen, rhythmische oder tonische Kontraktionen sowie fortschreitende oder stehende Kontraktionen. Dabei wird der Nahrungsbrei durch segmentale Kontraktions- und Pendelbewegungen im Dünndarm und durch Massenbewegungen im Kolon weiterbefördert. Zusätzlich werden unter physiologischen Bedingungen täglich etwa 7–8 l Sekret in das Lumen von Duodenum und Dünndarm sezerniert

und dann im distalen Dünndarm und Kolon mehrheitlich wieder rückresorbiert. Davon sind ca. 1–1,5 l Magensaft/Tag bei der Beurteilung von Magenentleerungsstörungen zu berücksichtigen.

11.1.3 Pathophysiologie der Magen-Darm-Motilität

Bei vielen Intensivpatienten kommt es zu einer gestörten Magen-Darm-Funktion in unterschiedlicher Ausprägung und mit unterschiedlichem Krankheitswert, wobei die Störung generalisiert den gesamten Magen-Darm-Trakt oder nur isolierte Abschnitte betreffen kann.

Ösophagus Hier sind Refluxphänomene vorherrschend, v. a. durch einen erniedrigten Sphinkterdruck im Bereich des ösophagogastralen Übergangs. Dadurch sind Aspirations- und Pneumoniegefahr erhöht. Durch eine ösophagogastrale (»Magensonde«) oder ösophagointestinale Sonde (»Jejunalsonde«) wird versucht, das Sekret abzuleiten, um die Aspirations- und Pneumoniegefahr zu vermindern. Andererseits muss man immer berücksichtigen, dass die Sonde selbst den Ösophagussphinkterverschluss behindern und so Refluxphänomene begünstigen kann.

Magen Magenentleerungsstörungen im Sinne einer Gastroparese entstehen v. a. durch eine verminderte oder aufgehobene anterograde Propulsion und einen

◘ Tab. 11.1 Funktionsabläufe des GIT durch Hormone und biologisch aktive Peptide. (Mod. nach Wirz, 2009)

Hormone & biologisch aktive Peptide	Hauptfunktion
Hormone	
Gastrin	Magensekretion, trophische Effekte
Sekretin	Pankreassekretion (Bikarbonat)
Cholecystokinin	Pankreassekretion (Enzyme), Gallenblasenkontraktion
Somatostatin	Sekretionshemmung (Magen, Pankreas)
pankreatisches Polypeptid	Sekretionshemmung (Pankreas, Galle)
Enteroglukagon	Sekretionshemmung (Magen, Pankreas), Stimulation des hepatischen Galleflusses
Neurotensin	Hemmung der Magensekretion und -entleerung
GIP	Insulinfreisetzung
Neuropeptide	
vasoaktives intestinales Peptid (VIP)	Hemmung der Magensekretion, Stimulation der Pankreassekretion und des Galleflusses
Substanz P	Stimulation der Speicheldrüsen und Kontraktion der glatten Muskulatur
Enkephaline, Endorphine	Hemmung der Kontraktion der glatten Muskulatur

gesteigerten Tonus des Pylorus. Als Surrogat-Parameter wird das sog. gastrale Residualvolumen herangezogen, das unter klinischen Bedingungen anhand des Rückflusses von Mageninhalt über eine liegende Magensonde in einen Ablaufbeutel bestimmt wird. Das gastrale Residualvolumen kann einmal pro Pflegeschicht gemessen und dann kumulativ für 24 h bestimmt werden; dabei wird der Ablaufbeutel jeweils für ca. 15 min unter Magenniveau gehängt:

= Übersteigt das gastrale Residualvolumen 200 ml/ Schicht, so spricht dies – bei einer physiologischen Magensaftsekretion von ca. 1.000– 1.500 ml/Tag – für eine relevante Beeinträchtigung der Magenentleerung, eine Reduktion der Nahrungszufuhr ist zu erwägen.

= Übersteigt das gastrale Residualvolumen kumulativ 1.000 ml/Tag, dann ist ein Aussetzen der enteralen Ernährung zu empfehlen.

Farbe und Konsistenz des zurückfließenden Magensaftes geben zudem einen Hinweis auf die Genese der Transportstörung.

Vermehrt galliges Sekret deutet z. B. auf einen Rückfluss aus dem Duodenum hin, eine stuhlige Konsistenz weist auf einen Dünndarmileus hin. Die Menge des gastralen Rückflusses erlaubt jedoch zumeist keinen Rückschluss auf vorliegende Transportstörungen in tieferen Darmabschnitten.

❯ **Eine gastrale Entleerungsstörung ist ein häufiges Problem bei Intensivpatienten.**

Duodenum Eine Magenentleerungsstörung wird oftmals durch ein pathologisches Kontraktionsmuster im Duodenum verstärkt: Durch retrograde Kontraktion kann es zum Reflux von Duodenalsekret in den Magen kommen.

Dünndarm Im Bereich des Dünndarms können verschiedene Funktionsstörungen auftreten, von einer anterograden Hypermotilität über verstärkte retrograde Kontraktionen bis hin zur vollständigen Paralyse im Sinne eines paralytischen Ileus. Problematisch ist, dass sich diese Funktionsstörungen einer einfachen bettseitigen Diagnostik entziehen. Die Auskultation von Darmgeräuschen ist leider unspezifisch und hat nur einen hinweisenden Charakter. So belegt der auskultatorische Nachweis von Darmgeräuschen nicht automatisch das Vorliegen einer gerichteten koordinierten Propulsion. Um hier zu einer eindeutigeren Diagnose zu gelangen, ist oft eine weiterführende Diagnostik erforderlich.

Dickdarm Für den Bereich des distalen Kolons sind Defäkation, Defäkationsfrequenz und Stuhlkonsistenz gute klinische Parameter für eine koordinierte Massenbewegung und Funktionalität, insbesondere im Bereich von Sigma und Rektum. Allerdings unterliegt insbesondere die Defäkationsfrequenz schon physiologisch einer großen Varianz. Prinzipiell können sowohl Diarrhöe als auch Obstipation vorliegen. Obwohl Diarrhöen die Folge einer Ernährungstherapie mit hochkalorischer enteraler Ernährungslösung oder auch Ausdruck einer Nahrungsmittelunverträglichkeit sein können, müssen v. a. bei längerer Dauer andere Ursachen ausgeschlossen werden. Hier ist besonders an gastrointestinale Infektionen zu denken, insbesondere mit *Clostridium difficile*.

Das Vorliegen einer Defäkation muss strengge-
nommen als isoliertes Funktionsdiagnostikum für
den distalen Kolonabschnitt betrachtet werden und
erlaubt nicht automatisch Rückschluss auf eine intakte Funktion von Magen und proximalen Darmabschnitten.

> Die bettseitigen Diagnostikmöglichkeiten
> sind unzureichend. Hinweise geben bei
> Magenentleerungsstörungen das gastrale
> Residualvolumen und bei Störungen des
> distalen Kolon eine pathologische Stuhlfre-
> quenz. Präsenz und Qualität von Darm-
> geräuschen haben nur hinweisenden
> Charakter.

11.2 Faktoren, die die Magen-Darm-Motilität hemmen

Bei einem Intensivpatienten können verschiedene
Faktoren vorliegen, die zu einer mitunter schweren
Störung der Magen-Darm-Motilität führen.

Vorbestehende Individualfaktoren Zu den häufigsten Erkrankungen, die begleitend auch zu einer Ma-
gen-Darm-Motilitätsstörung führen, zählen Diabetes
mellitus, chronische Niereninsuffizienz, Myopathien
und andere seltene Erkrankungen wie Sklerodermie,
Dermatomyositis und Amyloidose. Darüber hinaus
können z. B. eine habituelle Obstipation oder ein Laxanzienabusus vorliegen.

Krankheitsassoziierte Faktoren Auch die Erkrankung selbst, die ursächlich zu dem Intensivaufenthalt
geführt hat, kann die Magen-Darm-Motilität beeinflussen; der Effekt ist meistens hemmend. Hierbei spielen hormonelle und biochemische Dysbalancen, hypoxische und inflammatorische Prozesse sowie begleitende Organdysfunktionen, vermutlich über eine vermehrte Freisetzung von Mediatoren wie Serotonin,
NO oder Stresshormone, eine wichtige Rolle. Bestimmte Krankheitsbilder auf der Intensivstation führen häufig zu einer besonders ausgeprägten Hemmung der
Magen-Darm-Funktion:
- neuronale Traumen, wie Schädel-Hirn-Trauma
  und spinales Trauma,
- Verbrennungstrauma,
- Z. n. nach Laparotomie und abdominalchirurgische Eingriffen,
- Polytrauma,
- Eingriffe, Verletzungen und Erkrankungen mit
  einem retroperitonealem Hämatom.

Komplikationen im Therapieverlauf Auch diese können einen negativen Einfluss auf die Magen-Darm-
Motilität haben, z. B. Sepsis, Apoplex oder die extrava-
sale Flüssigkeitssequestration bei ausgeprägtem Kapillarlecksyndrom.

Pharmakologische Begleitwirkungen Auch die Intensivtherapie selbst kann die Funktionalität des Gastrointestinaltrakts erheblich beeinträchtigen; typische
Beispiele sind Opioide und Sedativa, die einen hemmenden Effekt auf die Motilität des Magen-Darm-
Trakts ausüben. Endogene **Opioide** modulieren eine
Vielzahl biologischer Prozesse, z. B. Schmerzprozesse,
Stressverarbeitungsvorgänge und Immunreaktionen.
Im Gastrointestinaltrakt sind Opioidrezeptoren auf
den endogenen Neuronen und endokrinen Zellen lokalisiert. In physiologischen Konzentrationen modulieren sie hier die Magen-Darm-Motilität, beeinflussen
Wasser- und Elektrolytabsorption sowie die Magen-
säure- und Bikarbonatsekretion. Über eine Bindung an
µ-Rezeptoren im Plexus myentericus (natürliche Li-
ganden sind Enkephaline) hemmen exogene Opioide
generalisiert die propulsive Darmaktivität und verursachen damit eine Obstipation; darüber hinaus wird
die Magenentleerung durch einen verminderten Ma-
gentonus und retrograde duodenale Kontraktionen
verzögert.

α-**adrenerge Rezeptoragonisten**, wie Clonidin
und Dexmedetomidin, hemmen dosisabhängig die
Motilität im Bereich des gesamten Magen-Darm-
Trakts. Die hemmende Wirkung von Dexmedetomidin
ist dabei mit der Wirkung von Opioiden vergleichbar.
Durch das analgetische und sedierende Potenzial
dieser Substanzen können Opioiddosierungen reduziert werden. Ob sich ein solcher »Opioidspareffekt«
beim Einsatz von Clonidin aber positiv auf die Magen-
Darm-Funktion auswirkt, kann abschließend nicht
beurteilt werden. Andere sedierende Substanzen wie
Propofol und **Midazolam** können über einen relaxie-
renden Effekt zu einer Verzögerung der Magenentleerung führen, wobei der Effekt bei Propofol geringer
ausgeprägt ist als bei Midazolam.

Katecholamine haben ebenfalls einen dosisabhängigen, hemmenden Effekt auf die Darmmotilität. Inwieweit experimentelle Befunde hinsichtlich einer
unterschiedlich inhibitorischen Potenz verschiedener
Katecholamine klinische Relevanz haben, ist derzeit
unklar.

11.3 Medikamentöse Therapiemaßnahmen

Gastrointestinale Funktionsstörungen beim Intensivpatienten werden meist pharmakologisch behandelt; dies sollte aber – wenn immer möglich – von adjunktiven Therapieansätzen begleitet werden. Hierzu gehört z. B. der Einsatz von Regionalanästhesieverfahren und Nicht-Opioid-Analgetika, um dadurch den systemischen Einsatz von Opioiden zu reduzieren. Darüber hinaus muss man sich bei allen eingesetzten Medikamenten immer der potenziellen Nebenwirkungen auf den Magen-Darm-Trakt bewusst sein und sollte Pharmaka mit negativen Begleiteffekten möglichst vermeiden. Die nachfolgenden Therapieoptionen gelten für Erwachsene und können nicht ohne weiteres auf die Pädiatrie extrapoliert werden.

11.3.1 Allgemeine Grundprinzipien

Bei der doch sehr komplexen Regulationsstruktur der Magen-Darm-Motilität in den unterschiedlichen Abschnitten des GIT kann nicht davon ausgegangen werden, dass eine einzelne Substanz alle Probleme zufriedenstellend lösen kann. Daher sollte aus den verfügbaren Pharmaka das am besten passende Präparat ausgewählt werden, das für die vermutete Motilitätsstörung das größtmögliche Therapiepotenzial verspricht. Bei der Therapie von Magen-Darm-Motilitätsstörungen auf der Intensivstation gelten folgende Überlegungen:

- Pharmaka mit hemmendem Einfluss auf die Darmmotilität, wie z. B. Opioide oder Sedativa, sollten so gering wie möglich angewandt werden.
- Es sollte möglichst nur eine pharmakologische Stimulation der Magen-Darm-Motilität pro Tag vorgenommen werden.
- Prokinetika sollten zu Beginn ausreichend hoch dosiert werden! Ständige Dosissteigerungen sind meist nicht hilfreich, sondern haben das Risiko einer paradoxen Motilitätshemmung.
- Ist eine über mehrere Tage durchgeführte prokinetische Therapie nicht erfolgreich und sind andere Ursachen als funktionelle Motilitätsstörungen ausgeschlossen, ist eine Therapiepause sinnvoll.
- Evtl. kann auch eine Kombination verschiedener Substanzen sinnvoll sein (◘ Abb. 11.2).
- Bei Patienten mit frisch angelegten Darmanastomosen sollten abführende Maßnahmen in enger Absprache mit dem Operateur eingesetzt werden.

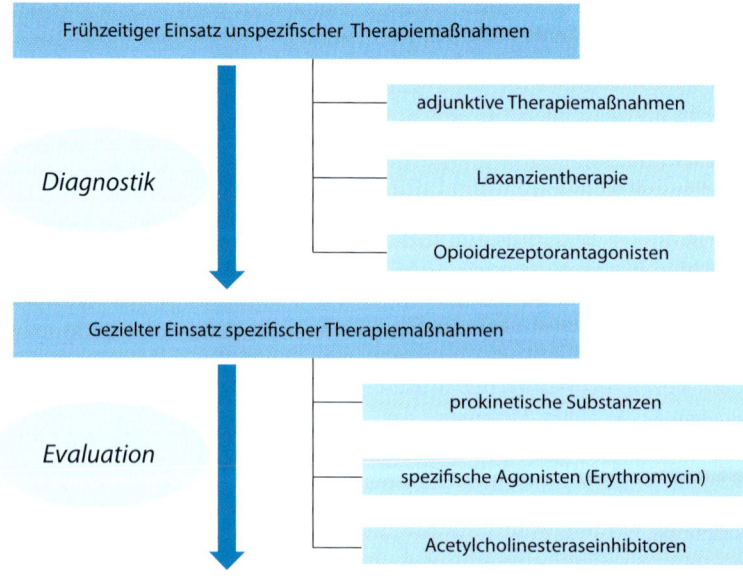

◘ **Abb. 11.2 Algorithmus zur Therapie gastrointestinaler Motilitätsstörungen.** Bei Risikopatienten oder ersten Hinweisen auf eine Motilitätsstörung des Gastrointestinaltrakts sollte frühzeitig mit einer unspezifischen supportiven Therapie begonnen werden. Neben den adjunktiven Maßnahmen liegt der Schwerpunkt auf dem Einsatz von Laxanzien und Naloxon. (Mod. nach Herbert u. Holzer, 2008)

> **Medikamentöse Therapie von Magen-Darm-Motilitätsstörungen**
> - Laxanzien: Natriumpicosulfat, Bisacodyl, Magnesiumsalze, Laktulose, Polyethylenglykol, Rizinusöl
> - Opioidrezeptorantagonisten: Naloxon, Methylnaltrexon
> - Erythromycin
> - Prokinetische Substanzen: Metoclopramid, Domperidon, Prucaloprid
> - Acetylcholinesteraseinhibitoren: Neostigmin, Distigmin

11.3.2 Laxanzien

Ein möglichst frühzeitiger Einsatz von Laxanzien gehört zu den Basismaßnahmen zur Stimulation der Darmmotilität. Unter physiologischen Bedingungen gelangen pro Tag ca. 7–8 l Flüssigkeit von extern und intern in das Darmlumen. Dieses große Flüssigkeitsvolumen wird auf dem Transport in Richtung Rektum bis auf ein Restvolumen von ca. 100 ml wieder resorbiert. Unter intensivmedizinischen Bedingungen scheint es zu einer verminderten Flüssigkeitssekretion in das Darmlumen zu kommen. Dies führt dann zu einer Verzögerung der intestinalen Transitzeit und äußert sich schließlich als Obstipation. Hier genau können Laxanzien entgegenwirken:
- Die Flüssigkeitssekretion und propulsive Darmmotilität und Darmkontraktion wird unspezifisch gesteigert.
- Die Retention intraluminaler Flüssigkeit wird durch hydrophile und osmotische Laxanzien gesteigert.
- Die Nettoabsorption von Flüssigkeit in den distalen Darmabschnitten wird vermindert.

Stimulierende Laxanzien

Natriumpicosulfat (z. B. Laxoberal) und Bisacodyl (z. B. Dulcolax) sind stimulierende Laxanzien und wirken antiresorptiv und sekretionsfördernd: Die Wasserresorption wird gehemmt und der Einstrom von Wasser und Elektrolyten in das Darmlumen gefördert. Als weiterer Mechanismus wird eine Flüssigkeitsansammlung im Darmlumen über einen inflammatorischen Prozess diskutiert. Der Stuhl wird durch die vermehrte Flüssigkeit weicher und das Stuhlvolumen nimmt zu. Damit steigt über eine Dehnung der Darmwand die Transitzeit und eine Defäkation wird reflektorisch ausgelöst.

Bisacodyl muss zur Aktivierung durch endogene Esterasen im Kolon in freie Phenole umgewandelt werden. Es wirkt daher in der rektalen Applikation als Suppositorium besser als in der oralen Form, zumal so auch der enterohepatische Kreislauf umgangen wird.

Natriumpicosulfat wird mit 5–10 mg (bis max. 20 mg) p.o. und Bisacodyl ebenfalls mit 5–10 mg (bis max. 20 mg) p.o. oder bevorzugt als Suppositorium dosiert. **Dosisanpassungen** bei nieren- oder leberinsuffizienten Patienten sind zumeist nicht erforderlich. Nach oraler Applikation tritt die Wirkung nach etwa 8–12 h ein, Suppositorien wirken schneller.

Die **Indikation** ist eine unspezifische gastrointestinale Motilitätsstörung im Rahmen der Intensivtherapie oder postoperativ.

Osmotische Laxanzien

Hierunter werden Magnesiumsalze (Magnesiumsulfat, Magnesiumchlorid, Magnesiumhydroxid), Laktulose und von Alkoholen abgeleitete hochmolekulare Polymere oder Triglyzeride subsummiert. Alle osmotischen Laxanzien werden oral appliziert, was einen suffizienten Schluckakt voraussetzt, oder die Substanzen müssen über eine Ernährungssonde verabreicht werden. Bei gastralen Sonden sollte dann allerdings keine nennenswerte Magenentleerungsstörung vorliegen.

Magnesiumsalze Diese binden als osmotische aktive Salze Wasser im Darmlumen und steigern über die Freisetzung von Cholecystokinin die Dünndarmmotilität, die Transitzeit der Nahrung wird erhöht. Magnesiumsalze werden in einer empfohlenen **Dosis** von bis zu 0,1 g/kg oral appliziert. Die Tagesmenge sollte jedoch 15 g nicht überschreiten, da es durch Magnesiumresorption zu einer systemischen Toxizität kommen kann, insbesondere bei Niereninsuffizienz. Neben Magnesiumsalzen (z. B. Magnesiumsulfat als »Bittersalz« im Handel) finden auch andere Salze als osmotische Laxanzien Verwendung, z. B. Natriumsulfat, das als »Glaubersalz« im Handel ist.

Laktulose Laktulose ist ein synthetisches Disaccharid und wird im Dünndarm nicht resorbiert, kann allerdings im Kolon enzymatisch abgebaut werden. Der Einsatz von Laktulose kann zu erheblichen Flüssigkeitsverlusten führen und über eine massive Darmblähung den intraabdominellen Druck erhöhen und kann daher nicht uneingeschränkt empfohlen werden. Die **Tagesdosis** beträgt 5–20 g p.o.; Laktulose kann auch in Form von Einläufen, z. B. in Kombination mit Glycerol und/oder Naloxon, verabreicht werden.

Polyethylenglykol (PEG, Marcrogol) Dies ist ein inertes, wasserlösliches und nichttoxisches Polymer, das über seine hygroskopischen und osmotischen Eigenschaften die Wasseraufnahme im Darmlumen steigert, was sich entsprechend auf Stuhlvolumen und -konsistenz auswirkt. PEG wird oral appliziert und sollte i.d.R. mit Wasser verabreicht werden, damit es dem Darm keine zusätzliche Flüssigkeit entzieht. Die **Dosis** wird mit 10–40 g/Tag p.o. angegeben und kann bis 80 g/Tag gesteigert werden. Dosisanpassungen bei Nieren- oder Leberinsuffizienz sind nicht erforderlich. **Indikationen** sind gastrointestinale Motilitätsstörungen.

- **Röntgenkontrastmittel**

Von der Verwendung wasserlöslicher Röntgenkontrastmittel (z. B. Gastrografin) als osmotisches »Abführmittel« wird abgeraten. Gastrografin ist recht teuer, aber nicht besser wirksam als z. B. Polyethylenglykol. Zudem ist die Toxizität bei Aspiration schwer abzuschätzen.

Rizinusöl Eine weitere Substanz die antiresorptiv und osmotisch wirkt, ist das Triglyzerid Rizinusöl, das oral verabreicht im Dünndarm durch Lipasen in Glycerol und Rizinolsäure hydrolysiert wird. Die motilitätsfördernde Wirkung gleicht der von PEG. Es kann mit 10–30 ml/Tag dosiert werden, evtl. in 2–3 **Dosen**. Zur Erleichterung der Applikation kann eine Suspension in einer Trägerlösung hergestellt werden, z. B. in Milch. Dosisanpassungen bei Nieren- und Leberinsuffizienz müssen nicht vorgenommen werden. Bei häufiger Applikation kann es zu Elektrolytverlusten und Magenreizungen kommen.

Opioidrezeptorantagonisten

Opioidrezeptorantagonisten wie Naloxon (z. B. Narcanti) oder Methylnaltrexon (z. B. Relistor) werden eingesetzt, um opioidbedingte gastrointestinale Motilitätsstörungen zu verhindern.

Die Verfügbarkeit eines neuen oralen Kombinationspräparates aus Opioid und Antagonist (Oxycodon in Kombination mit Naloxon; z. B. Targin) erscheint vorteilhaft, ist aber für die Intensivtherapie wahrscheinlich nur eingeschränkt brauchbar.

Naloxon Naloxon ist ein μ-Opioidantagonist und passiert die Blut-Hirn-Schranke, sodass es für einen möglichst selektiven Effekt auf den Magen-Darm-Trakt enteral verabreicht werden muss. Allerdings sind wegen eines erheblichen First-pass-Metabolismus relativ hohe Dosen erforderlich. Unter **Tagesdosen** von 3×3 bis 3×12 mg Naloxon konnte bei chronischen Schmerzpatienten die opioidbedingte Obstipation verringert

werden. Naloxon kann auch rektal als Einlauf appliziert werden.

Methylnaltrexon Bei Methylnaltrexon handelt es sich um das quartäre Derivat des Opioidantagonisten Naltrexon, der ebenfalls als kompetitiver Antagonist am μ-Opioidrezeptor wirkt und seit 2008 für die Palliativmedizin zugelassen ist. Die Substanz wird subkutan verabreicht, passiert nicht die Blut-Hirn-Schranke und antagonisiert somit nicht die zentrale analgetische Wirkung von Opioiden. Methylnaltrexon wird gewichtsabhängig einmal pro 48 h subkutan injiziert:

- bei einem Gewicht von 38–60 kg werden 8 mg (0,4 ml),
- bei einem Gewicht >60 kg dann 12 mg (0,6 ml) gegeben.

Erythromycin

Auf enteralen Neuronen und glatten Muskelzellen im Intestinum sind Motilinrezeptoren lokalisiert. Durch Stimulation dieser Rezeptoren bewirkt Erythromycin eine Motilitätssteigerung des Magen-Darm-Trakts und erhöht den Tonus des unteren Ösophagussphinkers. Erythromycin ist als prokinetische Substanz nicht zugelassen, hat aber einen besonders guten Therapieeffekt bei Magenentleerungsstörungen und gastralem Reflux und kann auch die Endoskopiebedingungen bei Patienten mit Ösophagusvarizenblutung deutlich verbessern. Insgesamt beschränkt sich die Wirkung auf den oberen Gastrointestinaltrakt. Bei häufigem Einsatz auf einer Intensivstation ist es empfehlenswert, die lokale Resistenzentwicklung kritisch zu beobachten.

> Bei Motilitätsstörungen im Kolon oder beim paralytischen Dünndarmileus ist Erythromycin kaum wirksam.

In der klinischen Praxis wird eine **Dosierung** von 3×100 mg Erythromycin i.v. pro Tag empfohlen, ein propulsiver Effekt ist bei oraler Verabreichung nicht nachweisbar. Die Therapiedauer sollte sich auf 3 Tage beschränken, bei längeren Behandlungsintervallen vermindert sich die Wirksamkeit. Hauptindikation ist eine Magenentleerungsstörung. Als **Nebenwirkung** ist eine QT-Verlängerung möglich.

Prokinetische Substanzen

Metoclopramid Metoclopramid (z. B. MCP, Paspertin) wirkt als Antagonist an zentralen und vagalen $5-HT_3$-Rezeptoren sowie an zentralen und peripheren Dopaminrezeptoren (D_2). Desweiteren wirkt MCP agonistisch an peripheren $5-HT_4$-Rezeptoren; hierdurch wird Acetylcholin aus enterischen Motorneuronen freigesetzt, wodurch teilweise die prokinetische Wirkung vermittelt wird. Weiterhin wirkt MCP auch antiemetisch. Die Wirkung von MCP konzentriert sich auf den oberen Gastrointestinaltrakt: Die Kontraktion des Magenantrums und des Dünndarms wird gefördert und der Tonus des unteren Ösophagussphinkters verstärkt. Eine nennenswerte Wirkung auf das Kolon oder den Verlauf eines postoperativen Ileus ist nicht nachweisbar. Metoclopramid kann in einer **Dosierung** von 3×10 mg i.v. oder 4×10 mg p.o. pro Tag verabreicht werden, bei fortgeschrittener Nieren- oder Leberinsuffizienz 1×10 mg/Tag. Von einer Dauertherapie (>3 Tage) wird abgeraten. **Nebenwirkungen** sind extrapyramidalmotorische Reaktionen und extrem selten ein lebensbedrohliches malignes neuroleptisches Syndrom.

Domperidon Domperidon (z. B. Motilium) ist ein Butyrophenon und wirkt als Dopaminrezeptorantagonist im oberen Gastrointestinaltrakt ebenfalls motilitätssteigernd: Die Ösophagusperistaltik wird verstärkt und die Magenentleerung verbessert. Außerdem wirkt Domperidon ebenfalls gut antiemetisch. Domperidon steht nur zur oralen Gabe (bis zu 4×20 mg/Tag) zur Verfügung, die i.v.-Darreichungsform wurde aufgrund kardialer Nebenwirkungen vom Markt genommen. Die Hauptindikation liegt daher im Bereich von Übelkeit und Erbrechen bei Patienten, die vorzugsweise selbst schlucken können, und bei Patienten, die an M. Parkinson leiden. Da Domperidon nicht die Blut-Hirn-Schranke passiert, treten keine relevanten extrapyramidalmotorischen Störungen auf.

Prucaloprid Prucaloprid (z. B. Resolor) ist ein neuer $5-HT_4$-Rezeptoragonist, der momentan nur für die chronische Obstipation bei Frauen zugelassen ist, bei denen andere Laxanzien wirkungslos sind. Die **Dosierung** beträgt 1-mal täglich eine 2-mg-Tablette, bei über 65-Jährigen wird mit 1 mg begonnen und bei Bedarf auf 2 mg gesteigert. Die Wirkung setzt nach 2–3 h ein. Nach Angaben des Herstellers soll Prucaloprid demnächst auch in Tropfenform zur Verfügung stehen; eine i.v.-Form ist aktuell nicht verfügbar. Bei Männern war die Anzahl der untersuchten Personen zu gering, auch scheint eine höhere Dosis erforderlich zu sein, sodass Prucaloprid nur für Frauen zugelassen wurde. Allerdings führt Prucaloprid – ähnlich wie das vom Markt genommene Cisaprid – zu einer Verlängerung der QT-Zeit, außerdem wurden eine Herzfrequenz- und Blutdrucksteigerung sowie selten kardiale Ischämien beobachtet; dies muss bei der Anwendung beim Intensivpatienten bedacht werden.

Acetylcholinesteraseinhibitoren

Neostigmin Neostigmin (z. B. Neostig) ist ein reversibler Acetylcholinesteraseinhibitor. Durch die Hemmung der Acetylcholinesterase wird passager die Acetylcholinkonzentration am muskulären Rezeptor erhöht und so die Kontraktilität der Darmwand gesteigert. Die Wirkung setzt nach i.v.-Gabe sehr schnell ein, allerdings ist die Eliminationshalbwertszeit mit 25–80 min auch kurz. Neostigmin passiert normalerweise nicht die Blut-Hirn-Schranke.

Neostigmin hat sein bevorzugtes **Indikationsspektrum** bei Motilitätsstörungen des Kolons und bei postoperativer Darmatonie. Weniger gut wirkt Neostigmin bei Motilitätsstörungen durch Opioide, Antiparkinsonmittel oder bei Darmatonie aufgrund von Elektrolytdysbalancen. Sinnvoll ist eine Kombination von Neostigmin und Metoclopramid, da MCP Acetylcholin aus enterischen Motorneuronen freigesetzt.

Dosierungsempfehlungen zu Neostigmin sind Erfahrungswerte: Pro Tag sollte nur ein Stimulationsversuch mit 1,0–2,5 mg Neostigmin als Kurzinfusion über etwa 30 min unter kontinuierlicher Monitorüberwachung durchgeführt werden. Typische **Nebenwirkungen** sind dosisabhängig Bradykardie, AV-Blockierungen, Bronchialobstruktion und krampfartige Bauchschmerzen. Bei einem erhöhten Bradykardierisiko kann Neostigmin mit 0,5 mg Atropin kombiniert werden. Dosisanpassungen sind bei Nieren- oder Leberinsuffizienz nicht erforderlich. Bei Patienten mit frischen Darmanastomosen sollte der Einsatz von Acetylcholinesterasehemmern kritisch erwogen werden.

Distigmin Distigmin (z. B. Ubretid) ist ein weiterer Acetylcholinesterasehemmer. Das Indikationsspektrum ist ähnlich wie bei Neostigmin, die Eliminationshalbwertszeit ist mit ca. 65 h allerdings deutlich länger, zentralnervöse Nebenwirkungen wie Verwirrtheit und akute Psychosen sollen etwas häufiger auftreten als unter Neostigmin. Distigmin hat sein Haupteinsatzgebiet in der Urologie zur Verbesserung der Blasenkontraktilität und Blasensphinkterfunktion.

Empfehlungen für die Praxis

In den letzten Jahren wurde eine Reihe »bekannter« Medikamente vom Markt genommen: Cisaprid (z. B. Propulsin; Herzrhythmusstörungen), Tegaserod (z. B. Zelmac; kardiale Ischämien), Panthenol (z. B. Bepanthen; Wirkungslosigkeit) und Ceruletid (z. B. Takus; ein Wiederzulassungsverfahren wurde aus Kostengründen nicht durchgeführt).

Um die vorhandenen Substanzen optimal zu nutzen, sollte der Einsatz passend zum jeweiligen Wirkspektrum des Medikaments, der vorliegenden Motili-

Tab. 11.2 Übersicht der verfügbaren Medikamente zur Therapie von Magen-Darm-Motilitätsstörungen

Substanz	Indikation	Dosierung
Laxanzien		
Natriumpicosulfat (z. B. Laxoberal)	Motilitätsstörungen und Paralyse im Dünn- und Dickdarm	5–20 mg p.o.
Bisacodyl (z. B. Dulcolax)	Motilitätsstörungen, Paralyse vor allem im Dickdarm	5–20 mg bevorzugt als Suppositorium (auch oral möglich)
Magnesiumsulfat (z. B. Bittersalz)	Motilitätsstörungen im Dünndarm	0,1 g/kg (Höchstdosis 15 g)
Laktulose	Motilitätsstörungen, Paralyse im Dünn- und Dickdarm	5–20 g p.o.
Polyethylenglykol (Marcrogol)	Motilitätsstörungen, Paralyse im Dünn- und Dickdarm	10–40 g p.o.
Rizinusöl	Motilitätsstörungen, Paralyse im Dünn- und Dickdarm	10–30 ml p.o.
Opioidrezeptorantagonisten		
Naloxon (z. B. Narcanti)	opioidinduzierte Darmatonie	3×3 bis 3×12 mg p.o. oder rektal
Methylnaltrexon (z. B. Relistor)	opioidinduzierte Darmatonie	8–12 mg s.c.
Erythromycin		
Erythromycin	Magenatonie, Magenentleerungsstörungen und gastraler Reflux	3×100 mg i.v. für max. 3 Tage
Prokinetische Substanzen		
Metoclopramid (z. B. Paspertin)	Magen- und Dünndarmatonie	3×10 mg i.v. oder 4×10 mg p.o.
Domperidon (z. B. Motilium)	Gastraler Reflux, Übelkeit, Erbrechen	4×20 mg p.o.
Prucaloprid (z. B. Resolor)	Dünn- und Dickdarmatonie, chron. Obstipation	1-mal 1–2 mg/p.o.
Acetylcholinesteraseinhibitoren		
Neostigmin (z. B. Neostig)	Motilitätsstörung im Dünn- und Dickdarm	1,0–1,5 mg i.v.
Distigmin (z. B. Ubretid)	Motilitätsstörung im Dünn- und Dickdarm	1,0–1,5 mg i.v.

tätsstörung und bei Bedarf auch kombiniert erfolgen (**Tab. 11.2**):
- Eine unspezifische supportive Therapie kann frühzeitig z. B. mit Laxanzien oder Naloxon erfolgen; die weitere Therapie erfolgt nach spezieller Indikation.
- Gleichzeitige Magen- und Darmparalyse: Kombination aus Erythromycin mit osmotischen Laxanzien.
- Magenentleerungsstörung, z. B. auch bei enteraler Ernährung über Magensonde: Kombination aus Erythromycin und Metoclopramid.
- Opioidinduzierte Darmparalyse: Kombination aus Neostigmin und Metoclopramid.
- Passagestörungen im Kolon können oft sehr gut durch Einläufe behandelt werden. Die Zusammensetzung ist variabel, u. a. können kommerzielle Klistierlösungen mit Laktulose, Glycerol, Naloxon oder Glaubersalz kombiniert werden.

11.4   Adjunktive Therapiemaßnahmen

Adjunktive Therapiestrategien können die medikamentösen Therapiemaßnahmen begleiten und unterstützen. Häufig ist es sinnvoll, diese interdisziplinär abzusprechen und über den Zeitraum des Intensivaufenthalts hinaus durchzuführen.

11.4.1 Epiduralanalgesie

Durch Regionalanästhesieverfahren und speziell durch die Epiduralanalgesie kann bei vielen Intensivpatienten eine gute Schmerzausschaltung erreicht werden. Dabei bietet speziell die thorakale Epiduralanalgesie zumindest theoretisch 2 Vorteile:

- Zum einen können die systemisch applizierten Opioide niedriger dosiert und im Idealfall komplett eingespart werden,
- zum anderen ist es denkbar, dass durch die rückenmarknahe Applikation von Lokalanästhetika der Sympathikotonus vermindert und Perfusion und Motilität intestinaler Organe verbessern werden.

Ist bei einem Intensivpatienten präoperativ bereits ein Epiduralkatheter installiert worden, so sollte dieser im Rahmen der Intensivtherapie auch benutzt werden. Wird ein Epiduralkatheter neu gelegt, so sollte der thorakale Zugang hinsichtlich seiner positiven Effekte auf den Magen-Darm-Trakt bevorzugt werden. Allerdings muss auch berücksichtigt werden, dass bei vielen Intensivpatienten Kontraindikationen für die Anlage eines Epiduralkatheters vorliegen, z. B. Sepsis oder lokale Infektionen, Gerinnungsstörungen, Kreislaufdepression, erhöhter Hirndruck oder instabile Wirbelsäulenfrakturen. Zudem sollte vor der Anlage des Epiduralkatheters das Einverständnis des Patienten oder seines Betreuers eingeholt werden.

11.4.2 Ernährung und postpylorische Sonden

Eine frühzeitige enterale Ernährung bei Intensivpatienten gilt als etabliertes Konzept mit vielen Vorteilen für den klinischen Verlauf. Zudem belegen klinische Studien, dass eine frühzeitige enterale Ernährung ihrerseits intestinalen Motilitätsstörungen vorbeugen kann: Enterale Ernährung stimuliert die Mukosa und setzt dadurch motilitätsfördernde Hormone frei.

Bei einigen Patienten tritt frühzeitig und teilweise auch isoliert eine Magenatonie auf. In diesen Fällen kann dann die enterale Ernährung durch Anlage einer Duodenal- oder Jejunalsonde trotzdem ermöglicht werden. Hierzu werden diese sog. postpylorischen Sonden entweder endoskopisch angelegt oder man verwendet eine der sich selbst positionierende Sonden wie z. B. die Tiger-Sonde (Cook Medical). Aufgrund der aktuellen Datenlage ist die Anlage einer postpylorischen Sonde auf jeden Fall dann zu empfehlen, wenn eine Magenentleerungsstörung auf die Therapie mit prokinetischen Substanzen nicht anspricht.

Fallbeispiel Teil 2

Die Möglichkeiten einer bettseitigen Magen-Darm-Diagnostik auf der Intensivstation sind begrenzt. Es werden folgende Befunde erhoben:

- Messung des intraabdominellen Drucks: 12 mmHg,
- Abdomensonographie: kein größere intraabdominelle Menge an freier Flüssigkeit,
- Abdomenübersichtsaufnahme: stark luftgefülltes und geblähtes Kolon.

Somit kann ein chirurgischer Interventionsbedarf mit einiger Sicherheit ausgeschlossen werden. Da offensichtlich eine funktionelle Motilitätsstörung von Magen, Dünn- und Dickdarm vorliegt, wird zur Verbesserung der Magen-Darm-Peristaltik eine pharmakologische Kombinationstherapie angesetzt und am Folgetag wiederholt. Durch eine i.v.-Applikation von Erythromycin (3×100 mg/Tag über 3 Tage) sowie 2,5 mg Neostigmin und 30 mg Metoclopramid als Kurzinfusion über 30 min wird versucht, die propulsive Aktivität des Magen-Darm-Trakts zu aktivieren. Begleitend wird über einen Einlauf die Motilität im Kolon gefördert. Für den Einlauf werden 2 Flaschen eines handelsüblichen Klistiers, 80 ml Glycerol 85%, 80 ml Bifiteral (enthält u. a. Laktulose) und 2,4 mg Naloxon kombiniert.

Unter diesen Maßnahmen kann die Magen-Darm-Aktivität dahingehend aktiviert werden, dass eine niedrig dosierte enterale Ernährung über die Magensonde begonnen werden kann und Darmgeräusche auskultiert werden können. Am 2. Tag nach Beginn der Maßnahmen führt der Patient über ein liegendes Darmrohr erfolgreich ab.

Literatur

Altraif I, Handoo FA, Aljumah A et al. (2011) Effect of erythromycin before endoscopy in patients presenting with variceal bleeding: a prospective, randomized, double-blind, placebo-controlled trial. Gastrointest Endosc 73: 245–250
Blaser AR, Malbrain MLNG, Starkopf J et al. (2012) Gastrointestinal function in intensive care patients: terminology, definitions and management. Recommendations of the

ESICM working group on abdominal problems. Intensive Care Med 38: 384–394

Chapman MJ, Nguyen NQ, Fraser RJL (2007) Gastrointestinal motility and prokinetics in the critically ill. Curr Opin Crit Care 13: 187–194

Frühwald S, Holzer P, Metzler H (2007) Intestinal motility disturbances in intensive care patients pathogenesis and clinical impact. Intensive Care Med 33: 36–44

Herbert MK, Holzer P (2008) Standardized concept for the treatment of gastrointestinal dysmotility in critically ill patients – Current status and future options. Clin Nutrition 27: 25–41

Herbert MK, Holzer P (2009) Therapie der gestörten Magen-Darm-Motilität bei Intensivpatienten. Anästh Intensivmed 50: 602–616

Kawasaki N, Suzuki Y, Nakayoshi T et al. (2009) Early postoperative enteral nutrition is useful for recovering gastrointestinal motility and maintaining the nutritional status. Surg Today 39: 225–230

Kreymann KG, Berger MM, Deutz NEP et al. (2006) ESPEN Guidelines on Enteral Nutrition: Intensive care. Clin Nutrition 25: 210–223

Nakayoshi T, Kawasaki N, Susuki Y et al. (2008) Epidural analgesia and gastrointestinal motility after open abdominal surgery – a review. J Smooth Muscl Res 44: 57–64

Schröder S, van Hulst S, Raabe W et al. (2007) Nasojejunale Ernährungssonden bei Intensivpatienten. Erfolgreiche Platzierung ohne technische Hilfsmittel. Anaesthesist 56: 1217–1222

Wirz S (2009) Opioid-induzierte Obstipation. UNI-MED, Bremen London Boston

Internetlinks

www.dgem.de/espen.htm: Hier findet man die aktuellen Leitlinien der Deutschen Gesellschaft für Ernährungsmedizin (DGEM) zur Ernährungstherapie.

www.espen.org: Homepage der European Society for Clinical Nutrition and Metabolism. Unter dem Punkt »Education« können die aktuellen Leitlinien als PDF heruntergeladen werden.

Weiterbehandlung des Intensivpatienten

Intensivpflege

Fred Leicht

Fallbeispiel Teil 1

Schichtbeginn 6.00 Uhr morgens auf der Intensivstation: Die Intensivpflegekraft übernimmt vom Nachtdienst einen beatmeten Patienten nach großem A.-cerebri-media-Hirninfakt und osteoklastischer Entlastungskraniotomie.

Die Pflegekraft vom Nachtdienst berichtet in der Übergabe von allen medizinischen und pflegerischen Details und auch zur Sozialanamnese des Patienten: Der Patient ist tracheotomiert und atmet im ASB-Modus spontan mit Druckunterstützung. Er hat eine Hemiparese, öffnet auf Ansprache die Augen, kommt allerdings sonst keinen Aufforderungen nach. Der Patient ist nicht in der Lage, sich selbstständig zu bewegen, zu kommunizieren oder verbal Wünsche oder Probleme zu äußern. Außerdem ist der Patient stark verschleimt und hat beidseits basal ein abgeschwächtes Atemgeräusch mit großblasigen Rasselgeräuschen.

Nach der Überprüfung aller Medizingeräte am Bett, der angeordneten Medikamente und des Patientenzustands erfolgt die Grundpflege des Patienten.

12.1   Übergabe

Die Übergabe ist das entscheidende Informationsinstrument zwischen den Schichtmitarbeitern auf der Intensivstation. Sie beinhaltet die medizinische, pflegerische und soziale Anamnese, den Vitalzustand des Patienten, den aktuellen pflegerischen Zustand, die Besonderheiten bei der Pflege und die gewünschte medizinische Behandlung. Sie ist Grundvoraussetzung für die Erkennung der Probleme und Ressourcen dieses Patienten und für die weitere therapeutische Zielsetzung. Dabei stützt sich die Übergabe auf vorhandene Dokumente, Beobachtungen und Einschätzungen. Die Übergabe selbst kann entweder in einem Übergaberaum, also bettfern, erfolgen oder direkt am Intensivpatientenbett, also bettnah.

Die **bettferne Übergabe** findet an einem zentralen Ort der Station statt und wird auf den meisten Intensivstationen durch den Stationsarzt durchgeführt. Sie beinhaltet hauptsächlich medizinische Details des Patienten, die für die Pflege von entscheidender Bedeutung sind. Hierzu gehören:

- Diagnosen,
- bisherige und geplante Therapie mit Operationen und Interventionen,
- evtl. Therapieoptionen,
- Ergebnisse von (radiologischen) Untersuchungen mit aktueller Bedeutung,
- anstehende Untersuchungen etc.

Die **bettnahe Übergabe** wird direkt am Patientenbett durchgeführt und erfolgt nur durch die Pflegenden mit dem Ziel, bei der Informationssammlung und -weitergabe den Patienten, falls möglich, mit einzubeziehen.

12.2   Aufgaben der Intensivpflege

Nach der Übergabe kennt die Intensivpflegekraft die tatsächlichen und möglichen Probleme des Patienten und verknüpft sie mit entsprechenden pflegerischen Zielsetzungen. Hierbei orientiert sich Krankenpflege nach den »Bedürfnissen des täglichen Lebens«. Aus dem Fallbeispiel am Kapitelanfang ergeben sich folgende Probleme:

- Durch die Unfähigkeit des Patienten, sich zu bewegen, ist er akut dekubitusgefährdet.
- Der Patient ist aus verschiedenen Gründen pneumoniegefährdet:
  - Beatmung und fehlender Hustenstoß,
  - Magensonde und
  - Bewegungseinschränkung.
- Der Patient ist nicht in der Lage, sich selbst zu reinigen.
- Durch die neurologische Erkrankung ist der Patient wahrnehmungsgestört.
- Aufgrund seiner Erkrankung ist der Patient kontrakturgefährdet.
- Es besteht erhöhte Thrombosegefahr.
- Der Patient kann nicht für seine eigene Sicherheit sorgen.

Folgerichtig legt die Intensivpflegekraft für die kommenden Stunden folgende Zielsetzungen fest:

- Verhindern eines Dekubitus,
- Vermeidung einer Pneumonie,
- Förderung des Wohlbefindens des Patienten,
- Förderung der Wahrnehmung,
- Entwöhnung vom Respirator.

12.2.1 Dekubitusprophylaxe

 Die Vermeidung eines Dekubitus besitzt in der Intensivpflege nicht nur aus Qualitätsgründen, sondern auch aus Haftungsgründen hohe Priorität!

Bei der Entstehung eines Dekubitus ist der Krankenhausträger verpflichtet nachzuweisen, dass der Dekubitus trotz aller Gegenmaßnahmen entstanden ist – es kann sich also bei der DRG-Abrechnung

Tab. 12.1 Norton-Skala zur Einschätzung der Dekubitusgefährdung eines Patienten. Die verschiedenen Merkmale werden beurteilt und anschließend die Punktwerte summiert

Punkte	4 Punkte	3 Punkte	2 Punkte	1 Punkt
Bereitschaft zur Kooperation, Motivation	voll	wenig	teilweise	keine
Alter (Jahre)	<10	<30	<60	>60
Hautzustand	in Ordnung	schuppig, trocken	feucht	Wunden, Allergien, Risse
Zusatz-erkrankungen	keine	Abwehrschwäche, Fieber, Diabetes mellitus	multiple Sklerose, Adipositas	arterielle Verschluss-krankheit
Körperlicher Zustand	gut	leidlich	schlecht	sehr schlecht
Geistiger Zustand	klar	apathisch, teilnahmslos	verwirrt	stumpfsinnig
Aktivität	geht ohne Hilfe	geht mit Hilfe	rollstuhlbedürftig	bettlägerig
Beweglichkeit	voll	kaum eingeschränkt	sehr eingeschränkt	voll eingeschränkt
Inkontinenz	keine	manchmal	Urin	Stuhl

Je niedriger die Gesamtpunktzahl, umso höher ist der Grad der Dekubitusgefährdung: 0–9 Punkte: sehr hohes Risiko; 10–15 Punkte: hohes Risiko; 16–20 Punkte: mäßige Gefährdung; 21–25 Punkte: geringes Risiko

und auch bei Zivilgerichtsverfahren eine sog. **Beweislastumkehr** ergeben.

Im DRG-System ist der Dekubitus häufig nicht abrechnungsfähig, da er als vermeidbare Komplikation bewertet wird. Die Behandlung ist jedoch häufig schwierig und kostenaufwendig, zudem wird die Verweildauer der Patienten unnötig verlängert.

Scoringsysteme Zur Einschätzung der Dekubitusgefährdung stehen mehrere Scoringsysteme zur Verfügung. Am häufigsten wird die Norton-Skala (**Tab. 12.1**) eingesetzt, häufig auch die Braden-Skala. Allen Skalen gemein ist die Einschätzung der Dekubitusgefährdung anhand des körperlichen, geistigen oder seelischen Zustands der Patienten.

Allerdings kann keine Dekubitusgefährdungsskala allgemeingültig genutzt werden. Gerade in der Intensivmedizin kommt noch eine Vielzahl anderer Faktoren hinzu, z. B. die Schwere der Grunderkrankung wie ein protrahiertes Schockgeschehen, Multiorganversagen oder eine hochdosierte Katecholamintherapie. Daher steht die klinische Einschätzung bei der Ermittlung der Dekubitusgefährdung immer an erster Stelle. Zusätzlich kann der sog. Fingertest angewandt werden.

Praxistipp

Sie drücken mit einem Finger auf eine gerötete Stelle des Körpers, die als dekubitusgefährdet erachtet wird. Bleibt die Haut an dieser Stelle nach Entfernen des Fingers weiß, besteht keine Dekubitusgefahr. Bleibt die Haut allerdings gerötet, dann herrscht an dieser Stelle akute Dekubitusgefahr.

Zur Dekubitusprophylaxe stehen mehrere Möglichkeiten zur Verfügung:
- die konsequente Umlagerung des Patienten alle 2–4 h auf eine andere Seite,
- Hautpflege mit Creme an den gefährdeten Stellen, da trockene Haut schneller einreißt,
- die Mobilisation aus dem Bett (**Abb. 12.1**) und
- verschiedene Lagerungshilfssysteme, z. B. Wechseldruck- oder Pulsationsmatratzen, Weichlagerungssysteme oder automatische Lagerungssysteme.

Aufgrund der o. g. Maßnahmen ist eine Dekubitusbildung auf der Intensivstation eine seltene Ausnahme. Trotzdem gibt es sehr selten Intensivpatienten, bei denen sich ein Dekubitus nicht verhindern lässt, insbesondere bei schwerem Schockgeschehen mit hochdosierter Katecholamin- und Volumentherapie.

❗ **Cave**
Auf den Einsatz sog. Wechseldrucksysteme sollte bei Patienten mit Wahrnehmungsstörungen möglichst verzichtet werden, da die Wahrnehmungsstörung durch diese Systeme noch gefördert wird. Hier gilt es, Nutzen und Risiken sehr genau abzuwägen.

Lagerungsmaßnahmen gehören aufgrund von Häufigkeit und Notwendigkeit zu den wichtigen pflegerischen Tätigkeiten. Einerseits soll durch Lagerungsmaßnahmen ein Dekubitus verhindert werden, andererseits muss darauf geachtet werden, dass durch die Lagerungsmaßnahmen kein weiterer Schaden entsteht. So ist grundsätzlich Vorsicht geboten bei Patienten mit Wirbelsäulenschäden, frischen Tracheotomien und instabilen Beckenfrakturen. Die Lagerungsmaßnahmen müssen so durchgeführt werden, dass es nicht zu Nervenschädigungen kommt.

12.2.2 Pneumonieprophylaxe

Die beatmungsassoziierte Pneumonie spielt bei den nosokomialen Infektionen auf der Intensivstation eine bedeutende Rolle, sodass die Intensivkrankenpflege hier einen besonderen Schwerpunkt hat. Auch hier stehen zur Prophylaxe und Therapie verschiedene Möglichkeiten zur Verfügung.

Lagerungsmaßnahmen Falsche oder fehlende Lagerungsmaßnahmen führen zu Belüftungsstörungen, da abhängige Lungenbereiche zwar gut durchblutet, aber schlecht belüftet werden. Hierdurch kann es zu hydrostatischen Atelektasen kommen, die Pneumonien nach sich ziehen können. Zudem kommt es durch die Lagerungsmaßnahmen zum Abfluss von Sekret aus den peripheren Lungenanteilen hin zu den größeren Bronchien (»Lagerungsdrainage«), von wo aus es dann abgesaugt werden kann. Zur Prävention reichen hier allerdings Lagerungsmaßnahmen wie bei der Dekubitusprophylaxe nicht aus. Um eine effektive Lagerungsdrainage und Belüftung der Lunge zu erreichen, muss der Oberkörper des Patienten mindestens in 40°-Seitenlagerung gebracht werden.

Erhöhung der funktionellen Residualkapazität Diese wird durch verschiedene Maßnahmen erreicht wie PEEP-Einstellung am Respirator, verschiedene CPAP-Geräte (z. B. Visper Flow, CF 800) oder die sog. »Lippenbremse«, wobei der Patient aufgefordert wird, gegen einen erhöhten Widerstand auszuatmen.

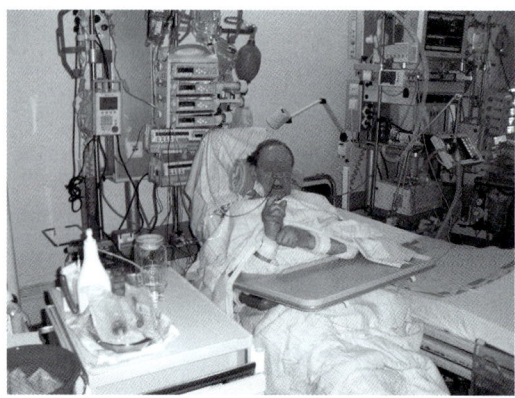

❒ **Abb. 12.1 Patient im Therapiestuhl.** Durch diese Mobilisation werden folgende prophylaktischen Maßnahmen durchgeführt: Pneumonie-, Kontrakturen-, Dekubitus- und Thromboseprophylaxe. Außerdem wird die Wahrnehmung des Patienten durch den Lagewechsel gefördert. Der an den Therapiestuhl angebrachte Tisch fördert außerdem die Selbstständigkeit des Patienten in den Bereichen Nahrungsaufnahme und Lagewechsel

Mundhygiene Bei intubierten Patienten muss auf eine sorgfältige Mundhygiene geachtet werden. Hierbei erfolgt die Zahnpflege, im Vordergrund steht aber v. a. die Sekretmobilisation im Oropharynx. Ziel der Mundpflege ist es, das über dem Tubuscuff stehende Sekret zu entfernen, um Mikroaspirationen zu verhindern. Hierfür wird das Sekret über dem Cuff durch die Pflegekraft mit NaCl-0,9%-Spülungen mobilisiert und gleichzeitig abgesaugt.

❗ **Cave**
Der Cuff eines Tubus übt einen kontinuierlichen Druck auf die Trachea aus, sodass es in diesen Bereichen zu Druckulzerationen der Trachealschleimhaut mit all ihren Folgen kommen kann. Aus diesem Grund darf der Cuffdruck eine Höhe von 20 mbar nur kurzfristig überschreiten.

Daraus resultiert auch, dass der Bereich des Cuffs ein optimaler Zugangsweg für Keime und Fremdkörper ist, zumal bei beatmeten Patienten aufgrund der Analgosedierung meistens noch ein verminderter Hustenreflex besteht.

Sonstige Verfahren Hierzu gehören die verschiedenen Techniken zur Sekretmobilisation wie Vibrationsmassage, Abklopfen des Thorax im Rückenbereich, atemstimulierende Einreibungen, Richtungsatmen (hierbei muss der Patient gezielt in eine Richtung pusten, um so einen erhöhten intrapulmonalen Druck aufzubauen) und Lagerungsmaßnahmen sowie – ganz wichtig – die Mobilisation des Patienten (Abb. 12.1; ▶ Abschn. 12.3).

12.2.3 Grundpflege

Eine der Hauptaufgaben der Krankenpflege besteht in der Grundpflege, zu der auch die sog. Ganzkörperwaschung gehört. Diese dient der Reinigung des Patienten, v. a. aber soll die Grundpflege beim Patienten Wohlbefinden ausüben, die Schutzfunktion der Haut erhalten und das Infektionsrisiko vermindern. Zudem ist die Grundpflege ein wesentlicher Bestandteil der Beobachtung. Während der Ganzkörperwaschung kann der Hautzustand, der neurologische Status, der Zustand der Verbände und der Zu- und Abgänge überprüft werden.

Bei Patienten mit neurologischen Defiziten kann durch gezielte Maßnahmen aus dem Bereich der basalen Stimulation (▶ Abschn. 12.2.4) innerhalb der Grundpflege eine Verbesserung des neurologischen Status erzielt werden.

> Um ein Intensivdelir zu vermeiden, ist für den Intensivpatienten ein »normaler« Tag-Nacht-Rhythmus von entscheidender Bedeutung. Daher sollte eine Ganzkörperwaschung – unabhängig von der personellen Situation! – im Nachtdienst unterbleiben. Ausschlaggebend ist nur das Bedürfnis des Patienten.

12.2.4 Wahrnehmungsförderung

Viele Patienten neigen während ihres Aufenthaltes auf der Intensivstation zu Wahrnehmungsstörungen, wobei die Ursachen sehr unterschiedlich sein können, z. B. hirnorganisch, durch Toxine verursacht, wie bei der septischen Enzephalopathie, oder als Folge des Intensivaufenthaltes selbst. Zur Förderung der Wahrnehmung stehen der Intensivpflege verschiedene Möglichkeiten zur Verfügung:

- Einhaltung des Tag-Nacht-Rhythmus,
- Kommunikation und Zuwendung,
- die basale Stimulation und
- die Mobilisation.

Moderne Intensivtherapie ist durch Monitore und Therapiegeräte, wie Beatmungsgerät, Infusomaten, Perfusoren, Ernährungspumpen und andere Elektrogeräte, gekennzeichnet.

> Alle diese Geräte haben eins gemeinsam: Sie verursachen Lärm und Angst!

Geräuschpegelmessungen auf Intensivstationen zeigen Lautstärken bis zu 100 dB an, das entspricht der Lautstärke einer Autohupe. Im Durchschnitt liegt die Geräuschbelastung bei ca. 60 dB, das entspricht normalem Straßenlärm. Die Geräuschbelastung sollte – wo ohne Sicherheitsverlust möglich – minimiert werden; darüber hinaus ist es notwendig, dass Patienten auf der Intensivstation immer wieder über die Ursache der Geräuschentwicklung informiert werden und durch Aufklärung und Zuwendung die entstehende Belastung etwas minimiert wird.

Basale Stimulation Bei sedierten oder orientierungslosen Patienten kann basale Stimulation die Wahrnehmung fördern. Das Konzept der basalen Stimulation wurde für geistig behinderte Kinder entwickelt und findet zunehmend auch in der Intensivpflege Anwendung. Hierbei wird der Patient in seiner Ganzheit betrachtet, und Körper, Geist und Seele werden gleichermaßen angeregt. Dies geschieht durch orale, auditive, taktil-haptische, olfaktorische oder visuelle Reize und Wahrnehmungsangebote. So können z. B. bei Patienten, die unter einer Wahrnehmungsstörung leiden, beruhigende oder anregende Waschungen erfolgen. Die basale Stimulation ist keine Therapie im eigentlichen Sinne, sondern ein Konzept zur Wahrnehmungsförderung schwerstkranker Patienten.

12.2.5 Kontrakturprophylaxe

Durch die Immobilität ist der Patient kontrakturgefährdet. Gerade bei Patienten auf der Intensivstation ist die Gefahr der Gelenkfehlstellung besonders groß, da viele Patienten durch Überwachung, Beatmung und Erkrankung immobilisiert sind. Besonders gefährdet sind hierbei die Sprung- und die Handgelenke, da diese durch die Schwerkraft besonders schnell in unphysiologische Positionen gelangen können; eine typische Folge ist der sog. Spitzfuß.

Es bestehen folgende Möglichkeiten, eine Kontraktur zu verhindern:

- regelmäßiges »Durchbewegen« der Gelenke,
- physiologische Lagerung und
- Mobilisation des Patienten.

Das »Durchbewegen« der Gelenke geschieht im Normalfall während der Grundpflege. Da ein einmaliges »Durchbewegen« pro Tag Kontrakturen nicht sicher verhindern kann, muss es mehrfach täglich erfolgen;

zusätzlich müssen die gefährdeten Bereiche in physiologischer Mittelstellung gelagert werden. Dies geschieht mit geeigneten Lagerungshilfsmitteln, wie z. B. Kissen und Decken. Die Industrie bietet hier zusätzlich eine große Vielzahl an Produkten an, die auf das jeweilige Gelenk zugeschnitten sind.

 Cave

Eine Lagerung der Gelenke mit zu viel äußerem Druck kann zum Dekubitus führen. Daher sollten die Extremitäten möglichst immer frei beweglich gelagert werden, so resultiert ein möglichst geringer Druck. Insofern werden gelenkübergreifende Kleidungsstücke, z. B. Basketballstiefel, heute nicht mehr verwendet.

12.2.6 Thromboembolieprophylaxe

Thrombose und Embolie gehört zu den befürchteten Komplikationen der Intensivmedizin, sodass fast alle Intensivpatienten eine medikamentöse Thromboembolieprophylaxe erhalten. Diese allein ist allerdings nicht ausreichend. Zusätzlich stehen folgende pflegerischen Möglichkeiten zur Verfügung:

- medizinische Thromboseprophylaxestrümpfe, diese wurden früher als »Antithrombosestrümpfe« bezeichnet,
- Hochlagerung der Beine,
- rückstromfördernde Gymnastik durch Anspannen und Entspannen der Unterschenkelmuskulatur und
- Mobilisation des Patienten.

Medizinische **Thromboseprophylaxestrümpfe** haben durch ihre physikalischen Druckeigenschaften eine gute Wirkung beim liegenden Patienten. Durch den auf die Wade wirkenden Druck wird der venöse Rückfluss zum Herzen gefördert und die Gefahr der Thrombenbildung verringert. Da es (relative) Kontraindikationen für die Anwendung von Thromboseprophylaxestrümpfe gibt, müssen diese ärztlich angeordnet werden.

Mögliche Kontraindikationen, die mit einer Nutzen-Risiko-Betrachtung eingehen, sind:

- entzündliche Veränderungen der Haut,
- periphere arterielle Verschlusskrankheit (pAVK),
- hohe Katecholamindosen,
- Unverträglichkeit gegen das Material der Thromboseprophylaxestrümpfe.

Im Unterschied zu medizinischen Thromboseprophylaxestrümpfen dienen **Kompressionsstrümpfe** speziell zur Prophylaxe einer Embolie. Kompressionsstrümpfe werden extra angepasst und üben einen erheblich höheren Druck auf das venöse System aus. Sie müssen kontinuierlich getragen werden und bedürfen der gesonderten ärztlichen Anordnung.

12.2.7 Patientensicherheit

Die Pflegekraft übernimmt in vielen Situationen eine Garantenstellung für den Intensivpatienten und sorgt für dessen Sicherheit. Konkret bedeutet dies:

- Perfusoren und Infusomaten müssen zeitnah vorbereitet und gewechselt werden.
- Die Infusions- und Medikamententherapie wird laut Anordnung ausgeführt.
- Bei Interventionen am Patienten übernimmt die Pflegekraft die Beobachtung von Patient und Monitor.
- Bei radiologischen Untersuchungen am/im Bett übernimmt die Pflegekraft die Lagerung, damit Zu- und Abgänge gesichert sind.
- Sämtliche Veränderungen werden dem Stationsarzt mitgeteilt.

In Einzelfällen muss zur Abwendung von Schäden, die sich Intensivpatienten selbst zuführen können, auf fixierende Maßnahmen zurückgegriffen werden. Hierbei ist zu beachten, dass eine Fixierung prinzipiell einen Eingriff in die Persönlichkeitsrechte des Patienten darstellt und dauerhaft nicht ohne Zustimmung durchgeführt werden darf. Andererseits ist aber auch zu beachten, dass alle ärztlichen und pflegerischen Mitarbeiter einer Intensivstation verpflichtet sind, eine Eigengefährdung des Patienten soweit möglich zu verhindern. Ein typisches Beispiel ist ein nicht orientierter, beatmeter Patient, ggf. sogar mit schwierigen Intubationsbedingungen, der in der Weaningphase durch Fixierung der Handgelenke vor der Selbstextubation oder der Entfernung von Sonden und Kathetern geschützt werden soll. Solange eine solche Fixierung nur wenige Stunden dauert, kann dies als »Gefahrenabwehr im Sinne des rechtfertigen Notstands« (§ 34 StGB) interpretiert werden. Daher sollten Art und Umfang der Fixierung sowie die Gründe dafür immer in der Intensivkurve notiert werden. Muss die Fixierungsmaßnahme länger (in der medizinjuristischen Literatur werden häufig 48 h genannt) andauern, ist eine richterliche Verfügung notwendig.

Um Schäden durch die Anwendung von Fixierungssystemen zu verhindern, gelten folgende Grundsätze:

- Es dürfen nur zugelassene Gurt- und Fixierungssysteme eingesetzt werden, also keine »selbstgebastelten« Modelle. Die Industrie bietet hierzu diverse Systeme an.
- Fixierte Patienten müssen kontinuierlich überwacht werden, was auf einer Intensivstation ja immer gegeben sein sollte.

Patientenfixiersysteme (wie z. B. das Segufix-System) unterliegen dem Medizinproduktegesetz und sind somit einweisungspflichtig!

12.3 Mobilisation

Intensivpatienten sind in ihrer Mobilität eingeschränkt. Neben einem erhöhten Pneumonie-, Thrombose- und Dekubitusrisiko und anderen Problemen kann es durch den Intensivaufenthalt zur Immobilitätsosteoporose kommen. Daher sollte so früh wie möglich mit Rehabilitationsmaßnahmen begonnen werden. Hier stellt die Frühmobilisation ein probates Mittel dar. Dabei ist es wichtig, den Patienten tatsächlich aus dem Bett heraus zu mobilisieren. Eine »Herzbettlagerung« stellt keine Mobilisation dar, auch wenn sie den ersten Schritt zur Frührehabilitation darstellen kann. Gerade intubierte Patienten, die aufgrund ihrer Grunderkrankung nicht extubiert werden können, bedürfen einer frühestmöglichen Mobilisation. In Einzelfällen kann mit intubierten Patienten auch ein Stehversuch vor dem Bett oder ein kurzer Gang gemacht werden (▶ www.fruehmobilisierung.de). Hierfür müssen natürlich immer erst die Voraussetzungen geschaffen werden, um den Patienten durch die Mobilisationsmaßnahme nicht zusätzlich zu gefährden.

12.4 Aufgaben der Pflegekraft im Notfall

Notfälle gehören auf der Intensivstation quasi »zum Alltag«. Aus diesem Grund werden auf den meisten Intensivstationen die Pflegenden speziell für die Behandlung von Notfällen ausgebildet. Kommt es zu einer Reanimationssituation, beginnt die Pflegekraft vor Ort selbstständig mit der Reanimation und führt diese auf Anweisung des behandelnden Arztes fort.

12.5 Häufige Fragen bei der Arbeitsteilung

Im klinischen Alltag kommt es immer wieder zu Situationen, die eine Arbeitsteilung notwendig machen. Daraus resultieren Fragen nach dem Aufgabenbereich der Intensivstationpflegenden. Folgende Fragen werden häufig gestellt:

Darf Pflegepersonal Blutentnahmen vornehmen? Grundsätzlich darf Pflegepersonal nach spezieller Ausbildung Blut entnehmen, wenn sich der behandelnde Arzt von den entsprechenden Fähigkeiten der Pflegekraft überzeugt hat und die Blutentnahme delegiert wurde. Die Überprüfung der Fähigkeiten und die Delegation erfolgt in der Regel durch den ärztlichen Leiter der Intensivstation in Absprache mit dem Leiter der Intensivpflege.

Darf Pflegepersonal intravenöse Medikamente verabreichen? Ja, nach Delegation des anordnenden Arztes und wenn sich der Intensivarzt von den Fähigkeiten der Pflegeperson überzeugt hat. Auch hier erfolgen die Überprüfung der Fähigkeiten und die Delegation in der Regel durch den ärztlichen Leiter der Intensivstation in Absprache mit dem Leiter der Intensivpflege.

Darf Pflegepersonal eigenständig Erythrozytenkonzentrate transfundieren? Nein! Nach dem Transfusionsgesetz sind Indikationsstellung und Durchführung der Transfusion dem Arzt vorbehalten. Der Arzt muss sich von der Richtigkeit der Transfusionsindikation überzeugen, die Blutkonserve überprüfen, eine Identitätssicherung von Patient und Blutkonserve durchführen sowie einen Bedside-Test durchführen (▶ Kap. 4). Allerdings ist es möglich, dass die Intensivpflegekraft unter direkter Aufsicht des Arztes und in seiner Anwesenheit Blut für den Bedside-Test abnimmt, die Testkarte befüllt oder die Blutkonserve an den Patienten anschließt und aufdreht. Voraussetzung ist allerdings – wie gesagt – die unmittelbare Anwesenheit und Aufsicht des Arztes.

Dürfen Pflegekräfte periphervenöse Zugänge legen? Ja, wenn sie es können und nach Delegation und Überprüfung durch den Intensivarzt. Wiederum erfolgen die Überprüfung der Fähigkeiten und die Delegation in der Regel durch den ärztlichen Leiter der Intensivstation in Absprache mit dem Leiter der Intensivpflege.

Dürfen Pflegekräfte defibrillieren? Im Notfall ja nach Einweisung in den Defibrillator (nach Medizinproduktegesetz) und unter ärztlicher Aufsicht.

Wer ist für die verschiedenen administrativen Aufgaben der Station zuständig? Hier gibt es keine Regelung, im Idealfall eine Stationssekretärin in Rücksprache mit dem Intensivarzt und dem Pflegepersonal.

Wer trägt die Verantwortung für die Intensivstation? Die medizinische Gesamtverantwortung trägt der zuständige ärztliche Leiter der Intensivstation, in der Regel ein Chefarzt. Allerdings ist jede Intensivpflegekraft für die von ihr selbst durchgeführten Maßnahmen – im Sinne der Durchführungsverantwortung – auch selbst verantwortlich.

Grundsätzlich gibt es viele rechtliche Grauzonen in der Zusammenarbeit zwischen Ärzten und Pflegenden auf der Intensivstation. Viele Tätigkeiten sind aber nach fachlicher Fähigkeitsüberprüfung an die Intensivpflegenden delegierbar. Dennoch kommt es in der Praxis häufig zu Unklarheiten hinsichtlich der Aufgabenverteilung zwischen Ärzten und Pflegenden.

> **Praxistipp**
>
> Es ist für eine gute Zusammenarbeit empfehlenswert, wenn der ärztliche Leiter der Intensivstation und die Leitung der Intensivpflege einen Tätigkeitskatalog für die Intensivpflegekräfte definieren und schriftlich verbindlich festlegen.

Fallbeispiel Teil 2

Während der Grundpflege merkt die Krankenschwester, dass der Patient mittlerweile sehr vigilant ist und entscheidet sich, den Patienten an das »T-Stück zu nehmen«, um ihn komplett spontan atmen zu lassen. Nachdem sie dieses mit dem Stationsarzt besprochen und durchgeführt hat, setzt sie den Patienten in den Sessel. Hierbei stellt sie fest, dass der Patient nach seinen Möglichkeiten mithilft und macht die ersten Schluckversuche. An den nächsten Tagen macht der Patient weitere Fortschritte und kann dann in eine Rehabilitationsklinik verlegt werden.

Literatur

Berzlanovich AM, Schöpfer J, Keil W (2012) Todesfälle bei Gurtfixierungen. Dtsch Ärztebl 109: 27–32

Nydahl P, Flohr HJ, Rothaug O (2011). Gehen mit beatmeten Patienten – Fallbeispiel und systematische Literaturübersicht. DIVI 2: 56–64

Internetlinks

www.basale-stimulation.de: Internationale Internetseite rund um das Thema »basale Stimulation in der Pflege« mit wissenschaftlichen Beiträgen und praktischen Tipps zur praktischen Umsetzung

www.fruehmobilisierung.de: Internetauftritt des deutschen Netzwerks zur Frühmobilisierung beatmeter Patienten mit vielen praktischen Tipps, z. B. wie man mit beatmeten Patienten aufstehen und gehen kann

www.zwai.de: Eine gute Internetseite für Pflegende der Intensivstation und der Anästhesie mit immer neuen Facharbeiten und einem guten Forum

Analgosedierung

Stefan Kleinschmidt, Wolfram Wilhelm

Fallbeispiel 1

Gegen 16.00 Uhr wird ein 27-jähriger Mann nach Fahr-
radsturz bewusstlos und vom Notarzt intubiert und beatmet in den Schockraum eingeliefert. Die CT-Diagnostik
zeigt ein ausgeprägtes epidurales Hämatom und eine
kleine intrazerebrale Einblutung frontal rechts. Nach osteoklastischer Trepanation und epiduraler Hämatomausräumung wird der Patient beatmet auf die Intensivstation aufgenommen. Hier erfolgt eine Analgosedierung
mit Remifentanil und Propofol, damit der Patient eine
bestmögliche Stressprotektion erhält und nicht hustet,
andererseits aber bei günstigem Verlauf rasch extubiert
werden kann.

Die Intensivfachpflegekraft notiert bei der Nachtdienst-
übernahme: Patient schläft, keine Reaktion auf Berührung oder Ansprache, »Richmond agitation and sedation
scale« = -5, »behavioral pain scale« = 2. Gegen Mitter-
nacht wird ein Kontroll-CCT durchgeführt: Das epidurale
Hämatom wurde vollständig ausgeräumt, die kleine
frontale Blutung ist unverändert, weitere Blutungen sind
nicht hinzugekommen. Der Patient wird noch bis zum
nächsten Morgen analgosediert und assistiert beatmet,
dann werden Remifentanil und Propofol über 2 h reduziert und der Patient etwa 90 min nach Infusionsende
extubiert. Er ist nun ansprechbar und hat sichere Schutzreflexe, wirkt aber nach dem Schädelhirntrauma noch
schläfrig und reagiert verzögert. Der Patient kann bei
unauffälligem Verlauf nach weiteren 24 h auf die neurochirurgische Normalstation verlegt werden.

Auf der Intensivstation werden beatmete Patienten
meist analgosediert. Die Analgosedierung hat dabei
folgende Ziele:
- suffiziente Schmerzausschaltung,
- adäquate Bewusstseinsdämpfung mit Ausschaltung schwerer psychischer Belastungen,
- ausreichende vegetative Dämpfung mit
  Reduktion eines möglicherweise erhöhten
  O_2-Verbrauchs einzelner oder aller Organsysteme (»Organprotektion« im weitesten
  Sinne),
- Toleranz diagnostischer und therapeutischer
  Interventionen (z. B. Verbandswechsel, Punktionen) und
- Wiedererlangung der Koordination in einem
  möglichst kurzen Zeitraum.

Um die Ziele »Analgesie« und »Sedierung« zu erreichen, werden meist intravenös applizierte Analgetika
(meist Opioide oder Ketamin) und Sedativa (meist
Propofol oder Benzodiazepine) kombiniert. Dabei ist
zu bedenken, dass Opioide auch eine sedierende Ei-
genwirkung besitzen, also nicht alle Patienten unbe-

dingt zusätzlich ein Sedativum benötigen. Umgekehrt
aber benötigen alle (beatmeten) Intensivpatienten
Analgetika, z. B. für Verbandswechsel, zum Absaugen,
zum Lagern etc.

> **Erstes therapeutisches Ziel ist immer die
> Schmerzfreiheit des Patienten.**

Selbstverständlich gibt es auch Patienten, die neben
einer guten Analgesie auch eine tiefe Sedierung benötigen, z. B. Patienten mit erhöhtem intrakraniellen
Druck oder Patienten nach einem Polytrauma mit
einer kinetischen Therapie, z. B. im Rotorest-Bett.
Muskelrelaxanzien sind kein routinemäßiger Bestandteil der Analgosedierung und werden nur in sehr seltenen, begründeten Ausnahmesituationen unter entsprechendem Monitoring mit Relaxometrie angewandt.

Aufgrund der Bedeutung der Analgosedierung für
den Intensivpatienten haben die Deutsche Gesellschaft
für Anästhesiologie und Intensivmedizin (DGAI) und
die Deutsche interdisziplinäre Vereinigung für Inten-
siv- und Notfallmedizin (DIVI) in Abstimmung mit
den anderen Fachgesellschaften eine S3-Leitlinie »Analgesie, Sedierung und Delirmanagement in der Intensivmedizin« publiziert, die seit Anfang 2010 auch im
Internet verfügbar ist.

13.1   Probleme und Risiken

Eine Analgosedierung ist mit typischen **Risiken** verbunden, die sich v. a. aus der Kumulation der verwendeten Analgetika und Sedativa erklären. Diese Kumu-
lationsvorgänge können auch schon beim ansonsten
gesunden Patienten beobachtet werden; beim Intensivpatienten mit Einschränkung der Leber- und Nierenfunktion sowie der oft nicht vermeidbaren Polyphar-
makotherapie sind diese Probleme viel ausgeprägter.
Darüber hinaus sei angemerkt, dass das Kumulations-
problem natürlich bei den schlechter steuerbaren Medikamente (Fentanyl, Morphin, Midazolam) bedeutsamer ist als bei den besser steuerbaren (Sufentanil, Propofol) oder sehr gut steuerbaren Medikamenten
(Remifentanil). Ein weiterer Hauptrisikofaktor ist die
Tatsache, dass die Analgosedierung meist mit einem
Perfusor infundiert wird: Der Perfusor läuft und läuft,
ohne dass in jedem Augenblick kontrolliert wird, ob
eine weitere Zufuhr von Analgetika und Sedativa wirklich erforderlich ist.

Folgende **Probleme** können durch die Analgose-
dierung entstehen:
- Überanalgosedierung durch Kumulation von
  Analgetika und Sedativa.

- Dadurch werden die Zeiten der Entwöhnung vom Beatmungsgerät schwer kalkulierbar, eine Beatmung ist häufig länger erforderlich als erwünscht.
- Die Folge sind: Patienten werden beatmet, obwohl sie bereits extubiert sein sollten – dies kann zu beatmungsassoziierten Pneumonien, vermeidbarer Antibiotikatherapie und wiederum längeren Beatmungszeiten führen. Möglicherweise wird trotz adäquater medikamentöser und physikalischer Prophylaxe die Entstehung von Thrombosen begünstigt. Dies alles bedingt eine erhöhte Letalität!
- Kumulation von Analgetika und Sedativa führt oft zu hämodynamischer Instabilität – es müssen Katecholamine gegeben werden.
- Patienten können wegen eines Überhangs infolge der Analgosedierung neurologisch nicht adäquat beurteilt werden; dann ist z. B. eine CCT-Diagnostik mit den entsprechenden Risiken eines Patiententransports erforderlich, weil neurologische Komplikationen nicht von einem Medikamentenüberhang unterschieden werden können.

> Eine Analgosedierung mit einem Fentanyl-Midazolam-Mischperfusor ist aus den o. g. Gründen nicht sinnvoll und sollte nicht mehr durchgeführt werden.

13.2 Anforderungen an heutige Analgosedierungskonzepte

Folgende Anforderungen sind an moderne Analgosedierungskonzepte und deren Therapiekomponenten zu stellen:

- Einsatz gut steuerbarer Medikamente mit kurzer kontextsensitiver Halbwertszeit.
- Getrennte Applikation der Komponenten (keine »Mischperfusoren« verwenden!).
- Keine schädigende Wirkung auf die einzelnen Organsysteme einschließlich Immunsystem.
- Mehrfach täglich Überwachung der Sedierung und des Schmerzniveaus mit geeigneten Scores, mindestens 1-mal pro Schicht, d. h. alle 8 h, und ständiger »Soll-Ist-Abgleich«. Die Anwendung gut steuerbarer Pharmaka ersetzt nicht die engmaschige Überwachung und Bewertung des Therapieziels.
- Tägliche (mehrfache) neurologische Beurteilung.
- Eine assistierte Spontanatmung ist erwünscht (!), »Routinemaßnahmen« und »Beatmung« sind an den jeweiligen Patientenzustand anzupassen.

Tab. 13.1 Pharmaka und Techniken, die heute zur Analgosedierung beim Intensivpatienten verwendet werden

Medikamenten-gruppe	Wirkstoffe
Sedativa/ Hypnotika	Propofol
	Benzodiazepine: Midazolam, Lormetazepam, Lorazepam
Opioide	Fentanyl
	Sufentanil
	Remifentanil
Ketamin	Ketaminrazemat
	Esketamin
Adjuvanzien (bei besonderer Indikation)	α_2-Agonisten (z. B. Clonidin, Dexmedetomidin)
	Neuroleptika (z. B. Haloperidol)
	γ-Hydroxybuttersäure
Inhalations-anästhetika	Isofluran
	Sevofluran
Katheterregional-anästhesieverfahren	Periduralanästhesie
	periphere Regionalanästhesie (z. B. N.-femoralis-Katheter)

13.3 Techniken und Pharmaka

In der klinischen Praxis werden zur Analgosedierung Pharmaka aus verschiedenen Substanzgruppen verwendet (Tab. 13.1). Darüber hinaus richtet sich die Auswahl der Pharmaka und Techniken nach folgenden Prinzipien.

Erfahrungen des Behandlungsteams mit den Substanzen Klare und eindeutige Standardanweisungen sind eine sehr gute Basis für ein erfolgreiches »Analgosedierungsmanagement« und beugen einer ungezielten Polypragmasie vor. Die S3-Leitlinie zu Analgesie, Sedierung und Delirmanagement in der Intensivmedizin ist hierfür eine gute Basis.

Die Grunderkrankung des Patienten Bei einem vorher gesunden Patienten mit Schädel-Hirn-Trauma und einer kurativen operative Intervention (Trepanation und Hämatomausräumung) sind gut steuerbare Pharmaka sinnvoll, um den Patienten rasch neurologisch beurteilen zu können und eine unnötige bildgebende Diagnostik (CCT) zu vermeiden. Andererseits kann es bei einem erwartet langwierigen Verlauf aufgrund einer Sepsis zunächst sinnvoll sein, mittellang wirkende und ggf. »kreislaufunterstützende« Pharmaka (z. B. Ketamin) zu verabreichen. Der ständige Abgleich mit dem Therapieziel kann auch hier eine unnötige Kumulation von Substanzen verhindern.

Die Phase des Behandlungsverlaufs Wenn die Akutbedrohung überwunden ist, kann und sollte auf ein Verfahren gewechselt werden, das die Entwöhnung von der Beatmung und die Wiedererlangung der Koordination unterstützt. Dies bedeutet: Analgosedierung ist ein dynamischer Prozess und nicht ein starres Beibehalten eines einmal begonnenen Therapieschemas!

13.3.1 Analgetika

Nahezu alle Intensivpatienten benötigen Analgetika, wobei zur Analgosedierung meist die sog. 4-Anilinopiperidin-Opioide eingesetzt werden. Hierzu gehören:
- Fentanyl als Muttersubstanz,
- Alfentanil, das bei der Analgosedierung keine Rolle spielt,
- Sufentanil und
- Remifentanil.

Alle diese Opioide sind reine μ-Opioidrezeptoragonisten und damit potente Analgetika, führen dosisabhängig aber auch zu den typischen Opioidnebenwirkungen wie Atemdepression und Obstipation. Entscheidender Unterschied zwischen Fentanyl, Sufentanil und Remifentanil ist die Tendenz zur Kumulation bei lang dauernder Infusion, die mit Hilfe der sog. »kontextsensitiven Halbwertszeit« dargestellt wird (◻ Abb. 13.1). Hierbei zeigt sich, dass Fentanyl bei kontinuierlicher Infusion deutlich und Sufentanil eingeschränkt kumuliert, während Remifentanil immer eine kontextsensitive Halbwertszeit von 3–4 min besitzt und damit, auch bei lang dauernder Infusion über viele Stunden oder Tage, gar keine Kumulation zeigt. In der klinischen Praxis bedeutet dies, dass eine Fentanylinfusion – im Vergleich zur Sufentanil- oder Remifentanilinfusion – die schlechteste Steuerbarkeit besitzt.

Fentanyl
❯ Die S3-Leitlinie empfiehlt den Einsatz von Fentanyl aufgrund der Kumulationseffekte (▶ Abschn. 13.3.1) nur noch bei Intensivpatienten, bei denen eine Analgosedierung länger als 72 h erforderlich ist.

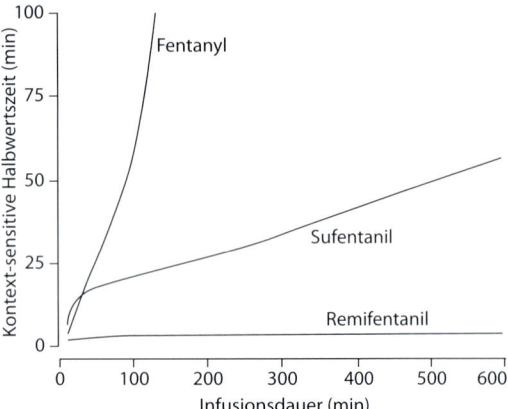

◻ **Abb. 13.1 Kontextsensitive Halbwertszeit von Fentanyl, Sufentanil und Remifentanil.** Aus der Abbildung wird erkenntlich, dass Remifentanil und Sufentanil eine bessere Steuerbarkeit besitzen als Fentanyl. (Mod. nach: Egan TD (1995) Remifentanil pharmacokinetics and pharmacodynamics: a preliminary appraisal. Clin Pharmacokinet 29: 80–94)

▪ Praktische Anwendung
Fentanyl kann zur Analgosedierung beim Intensivpatienten folgendermaßen angewandt werden:
- 1 große Amp. Fentanyl enthält 10 ml = 0,5 mg,
- Perfusorspritze mit 50 ml Fentanyl = 2,5 mg füllen.
- Die Fentanylkonzentration in der Perfusorspritze beträgt 0,05 mg/ml = 50 μg/ml.
- **Dosierung:** 2–3 μg/kg/h, das sind beim 80-kg-Patienten etwa 3–5 ml/h.

Sufentanil
Sufentanil (z. B. Sufenta) ist das stärkste derzeit verfügbare Opioid und wirkt zudem auch etwas sedierender. Daher benötigen viele Patienten bei einer suffizienten Analgesie mit Sufentanil keine zusätzlichen Sedativa oder diese lediglich in niedriger Dosierung. Die kontextsensitive Halbwertszeit ist im Gegensatz zu Fentanyl deutlich verkürzt; dennoch kann es natürlich zu Kumulationsphänomenen kommen (◻ Abb. 13.1).

❯ Nach der S3-Leitlinie kann Sufentanil sowohl bei kürzer dauernder Analgosedierung unter 72 h wie auch bei länger dauernder Analgosedierung >72 h eingesetzt werden.

▪ Praktische Anwendung
Sufentanil kann zur Analgosedierung beim Intensivpatienten folgendermaßen angewandt werden:
- 1 Amp. Sufentanil enthält 5 ml = 250 μg.
- Perfusorspritze mit 2 Ampullen Sufentanil = 500 μg und 40 ml NaCl 0,9% füllen.

- Die Sufentanilkonzentration in der Perfusor-spritze beträgt dann 10 µg/ml.
- **Dosierung:** 0,2–1,0 µg/kg/h, das sind beim 80-kg-Patienten etwa 1–8 ml/h.

Remifentanil

Remifentanil (z. B. Ultiva) ist das neueste Opioid aus der Fentanylgruppe und wird durch unspezifische Esterasen abgebaut; das Abbauprodukt ist nahezu unwirksam. Hierbei ist bedeutsam, dass jeder Mensch – und auch jeder noch so kranke Intensivpatient – über eine ausreichende Menge an Esterasen verfügt, also der Abbau von Remifentanil auch bei Leber-, Nieren- oder Multiorganversagen gewährleistet ist. Remifentanil besitzt von allen verfügbaren Opioiden die kürzeste kontextsensitive Halbwertszeit mit 3–4 min (◘ Abb. 13.1). Damit ist Remifentanil sehr gut steuerbar und ermöglicht auch beim schwerstkranken Intensivpatienten kurze Beatmungszeiten, eine rasche Extubation und eine schnelle neurologische Beurteilbarkeit. Derzeit besteht für Remifentanil formal eine Zulassung für eine Behandlungsdauer von 3 Tagen.

❯❯ Die S3-Leitlinie empfiehlt den Einsatz von Remifentanil bei Intensivpatienten, wenn die geplante Analgosedierung kürzer als 72 h ist und vorrangig bei Neurointensivpatienten aufgrund der raschen neurologischen Beurteilbarkeit.

- **Praktische Anwendung**
Remifentanil kann zur Analgosedierung beim Intensivpatienten folgendermaßen angewandt werden:
- 1 Amp. Remifentanil enthält 5 mg und wird in 50 ml NaCl 0,9% aufgelöst und in eine Perfusorspritze gefüllt.
- Die Remifentanilkonzentration in der Perfusorspritze beträgt dann 100 µg/ml.
- **Dosierung:** 0,1–0,15 µg/kg/min, das sind beim 80-kg-Patienten etwa 5–7 ml/h.

Bei der Anwendung von Remifentanil muss Folgendes beachtet werden:
- Wegen extrem kurzer Wirkungsdauer Remifentanilperfusor immer sofort wechseln!
- Nach Ende der Remifentanilzufuhr alle Leitungen und Dreiwegehähne durchspülen oder auswechseln, um ein unbeabsichtigtes Einspülen von Remifentanil zu verhindern!
- Remifentanil ausschließlich bei intubierten und beatmeten Patienten anwenden!

Piritramid

Weiterhin kann auch Piritramid (z. B. Dipidolor) zur Analgesie bei Intensivpatienten eingesetzt werden. Piritramid ist ein potentes µ-Opioidanalgetikum und besitzt auch sedierende Eigenschaften; die Wirkdauer wird mit etwa 6 h angegeben. Daher sollte Piritramid nur als Bolus appliziert werden. Die beim Erwachsenen übliche Dosierung sind Boli à 3(–4,5–7,5) mg.

❯❯ Piritramid-Boli sind nach S3-Leitlinie zur kurzzeitigen Analgesie beim beatmeten Intensivpatienten geeignet.

Ketamin

Ketamin kann als Razemat oder als Esketamin verabreicht werden. Es gibt keine eindeutigen Daten, ob das S-Enantiomer von Ketamin (Esketamin) gegenüber dem Ketaminrazemat klinische Vorteile besitzt wie z. B. bessere Kreislaufstabilität, weniger psychomimetische Nebenwirkungen oder schnellere Aufwachzeiten.

❯❯ Das Behandlungsteam sollte sich auf eine der beiden Ketaminformen einigen. Die Dosierungen werden bei Ketaminrazemat doppelt so hoch gewählt wie bei Esketamin.

Ketamin ist bei Intensivpatienten primär ein Analgetikum! Eine Kombination mit Midazolam und/oder Propofol in niedriger Dosierung erscheint sinnvoll.

Ketamin wird mit folgenden Indikationen eingesetzt: Darmmotilitätsstörungen, Bronchospastik, ggf. zur Vermeidung extrem hoher Opioiddosen, ggf. als Ersatz für Opioide oder als Zusatzmedikation.

❯❯ Ketamin ist kein Ersatz für Propofol oder Midazolam.

Bei Patienten mit Kreislaufinstabilität, z. B. bei schwerer Sepsis, kann Ketamin aufgrund der sympathomimetischen Wirkung kreislaufstabilisierend wirken und somit Katecholamine »einsparen«. Außerdem wirkt Ketamin über den NMDA-Antagonismus möglicherweise antiinflammatorisch.

- **Praktische Anwendung**
Ketamin kann zur Analgosedierung beim Intensivpatienten folgendermaßen angewandt werden:
- 1 Amp. Esketamin enthält 10 ml = 250 mg.
- Perfusorspritze mit 4 Ampullen Esketamin = 1.000 mg und 10 ml NaCl 0,9% füllen.
- Die Esketaminkonzentration in der Perfusorspritze beträgt dann 20 mg/ml.
- **Dosierung:** 0,5–1 mg/kg/h, das sind beim 80-kg-Patienten 2–4 ml/h.

Weiterhin kann Esketamin niedrig dosiert als »Analgesieperfusor« beim extubierten Patienten, ggf. zum Verbandswechsel oder bei speziellen Lagerungen eingesetzt werden. Dann werden 500 mg (= 20 ml) Esketamin mit 30 ml NaCl 0,9% auf insgesamt 50 ml aufgezogen. Die Konzentration beträgt dann 10 mg/ml, als Laufgeschwindigkeit werden 1–2 ml/h gewählt (entsprechend etwa 0,125–0,25 mg/kg/h).

13.3.2 Hypnotika/Sedativa

Propofol
Propofol wird in der klinischen Anästhesie seit vielen Jahren eingesetzt und ermöglicht bei Infusionsende ein relativ rasches und angenehmes Erwachen, außerdem besitzt Propofol eigene antiemetische Eigenschaften. Es ist stark lipophil, wird zu 98% an Plasmaeiweiße gebunden und vorwiegend in der Leber metabolisiert, die Clearance wird mit 20–30 ml/kg/min angegeben. Klinisch resultiert hieraus eine gute Steuerbarkeit, die dazu geführt hat, dass Propofol auch auf der Intensivstation zur Sedierung von Patienten eingesetzt wird.

> ❯ In der aktuellen S3-Leitlinie zur Analgosedierung gilt für Propofol: Bei einer zu erwartenden Sedierungsdauer bis zu 7 Tagen sollte bevorzugt Propofol eingesetzt werden.

- **Praktische Anwendung**

Zur Reduktion der Fettbelastung wird auf der Intensivstation meist 2%iges Propofol zur Sedierung beim Intensivpatienten verwendet; dabei kann folgendermaßen vorgegangen werden:

- 1 Stechampulle Propofol 2% = 50 ml wird in eine Perfusorspritze aufgezogen.
- Die Propofolkonzentration in der Perfusorspritze beträgt 20 mg/ml.
- **Dosierung:** 1–3 mg/kg/h, das sind beim 80-kg-Patienten 4–12 ml/h.

Allerdings müssen bei der Anwendung von Propofol unbedingt 2 Sicherheitsaspekte beachtet werden:

Infektionsrisiko Propofol muss hygienisch einwandfrei aufgezogen werden. Wie bei allen anderen Fettlösungen besteht auch bei Propofol die große Gefahr, dass es bei Bakterienkontamination zu einem sehr raschen Wachstum in der Fettlösung kommt. Es sind Todesfälle durch bakteriell kontaminiertes Propofol bekannt geworden. Daher gilt das Prinzip: »Eine Propofolampulle ist immer nur für einen Patienten«.

> ❯ Propofol immer erst unmittelbar vor Gebrauch aufziehen; dabei Gummikappe der Propofolstechampulle vor der Entnahme mit Alkohol desinfizieren und auf steriles Vorgehen achten!

Aus demselben Grund soll eine Propofolspritze nicht länger als 12 h und nicht nach vielen Stunden Pause erneut verwendet werden. Man muss auch beachten, dass dem Patienten mit jedem ml Propofol etwa 100 mg Fett verabreicht werden.

Propofolinfusionssyndrom Das zweite Risiko ist das selten auftretende Propofolinfusionssyndrom (PRIS), das offensichtlich besonders dann drohen kann, wenn bei schwerkranken Patienten Propofoldosen (deutlich) über 4 mg/kg/h über längere Zeit gegeben werden. Eine gleichzeitige Therapie mit Katecholaminen und/oder Glukokortikoiden scheint ein PRIS zu begünstigen. Für die Sedierung mit Propofol auf der Intensivstation gilt daher:

- Propofol nur bei Patienten über 16 Jahren und maximal 7 Tage anwenden (es gibt aber auch Autoren, die eine längere Anwendungszeit für möglich halten).
- Die maximal zulässige Propofoldosierung beträgt nach der S3-Leitlinie Analgosedierung 4 mg/kg/h.
- Sollte dies zur adäquaten Sedierung nicht ausreichen, dann evtl. mit Midazolamboli (z. B. 5 mg bei Bedarf oder alle 6–8 h) oder mit Clonidin über Perfusor (0,5–2 µg/kg/h) kombinieren.
- Immer auf Hinweiszeichen für ein Propofolinfusionssyndrom achten: Neu aufgetretene Herzinsuffizienz oder Herzrhythmusstörungen, neu aufgetretene Blockbilder, nicht anderweitig erklärbare Laktatazidose (Laktatwert und pH-Wert beachten), lipämisches Plasma, Rhabdomyolyse, erhöhte Kreatinkinase im Serum, Myoglobinämie und Myoglobinurie, Niereninsuffizienz!

> **Praxistipp**
>
> Auf unserer Intensivstation ist das Intensivpflegepersonal wesentlich in die Steuerung der Analgosedierung eingebunden. Eine Propofol-2%-Infusionsgeschwindigkeit von 10 ml/h (= 200 mg/h) darf aber nicht überschritten werden. Wird diese Warngrenze erreicht, muss der Intensivarzt explizit informiert werden.

Hintergrund dieser Regelung ist, dass bei einer 50-kg-Patientin 10 ml/h Propofol 2% schon 4 mg/kg/h entsprechen würden – in diesem Fall wäre die Dosierungsobergrenze erreicht. Bei den meisten Patienten mit einem höheren Körpergewicht können auch höhere Propofolinfusionsraten gewählt werden.

Midazolam

Zwar ist Midazolam (z. B. Dormicum) das derzeit kurzwirksamste verfügbare Benzodiazepin mit einer Eliminationshalbwertszeit von 1–3 h, doch entstehen beim Abbau sedativ wirksame Metabolite, u. a. 1-Hydroxymidazolam. Der Wirkmechanismus der Benzodiazepine, die Verstärkung inhibitorischer Synapsen, erklärt das klinische Phänomen des »Ceiling-Effekts«: Eine Dosissteigerung führt nicht zu einer gewünschten Vertiefung der Sedierung, sondern nur noch zu einer »pharmakologischen Belastung« des Patienten. Bei einer kontinuierlichen Verabreichung über einen Perfusor kommt es zu einer deutlichen Zunahme der kontextsensitiven Halbwertszeit, was die Steuerbarkeit der Substanz erheblich erschwert. Bei einer Bolusgabe sind die Kumulationsphänomene vermindert.

> ❯ Daher empfiehlt die S3-Leitlinie den Einsatz von Midazolam nur noch bei Intensivpatienten, bei denen eine Sedierung über 7 Tage Dauer erforderlich ist.

■ **Praktische Anwendung**

Bei einer **Bolusgabe** von Midazolam sollte man folgendermaßen vorgehen:
- Langsame Injektion über 1 min, dies verhindert auch bei kreislaufinstabilen Patienten eine Hypotension,
- **Dosis:** 2 bis max. 5 mg.
- Maximal 1 Bolus/h.

Ist in Ausnahmefällen ein **Midazolamperfusor** zur Analgosedierung erforderlich, dann kann folgendermaßen vorgegangen werden:
- 1 Amp. Midazolam enthält 3 ml = 15 mg.
- Perfusorspritze mit 3 Amp. Midazolam (= 9 ml = 45 mg) und 36 ml NaCl 0,9% auf insgesamt 45 ml befüllen; die Midazolamkonzentration in der Perfusorspritze beträgt dann 1 mg/ml.
- **Dosierung:** 0,05–0,1 mg/kg/h, das sind beim 80-kg-Patienten 4–8 ml/h.

Lormetazepam

Lormetazepam (z. B. Sedalam) gehört mit seiner Eliminationshalbwertszeit von etwa 8–15 h zu den mittellang wirkenden Benzodiazepinen und wirkt sedierend, anxiolytisch und antikonvulsiv. Lormetazepam besitzt den Vorteil, dass bei seinem Abbau – im Gegensatz zu

Diazepam oder Midazolam – nahezu keine weiteren aktiven Metaboliten entstehen, sondern Lormetazepam nach der Glukuronidierung direkt über den Urin ausgeschieden wird. Daher ist bei Patienten mit eingeschränkter Nieren- oder Leberfunktion zumindest nach Einmalgabe keine wesentliche Wirkverlängerung zu erwarten. Die bisherigen Erfahrungen zum Einsatz von Lormetazepam beim Intensivpatienten sind gering. Aufgrund der pharmakologischen Daten von Lormetazepam sind bei Perfusoranwendung jedoch deutliche Kumulationsphänomene zu erwarten, sodass eine intermittierende Bolusgabe nach Wirkung bevorzugt werden sollte.

■ **Praktische Anwendung**

Bei der Sedierung von (beatmeten) Intensivpatienten mit Lormetazepam sollte folgendermaßen vorgegangen werden:
- 1 Ampulle à 10 ml enthält 2 mg Lormetazepam, also 0,2 mg/ml.
- **Dosis:** Bolus 1–2,5 ml, also 0,2–0,5 mg.
- Wiederholung nach klinischem Bedarf.

Clonidin

Clonidin (z. B. Paracefan, Catapresan) wirkt als zentraler α_2-Agonist u. a. analgetisch, sedierend und sympatholytisch. Der Einsatz von Clonidin als adjuvante Substanz ist indiziert bei extrem hohem Bedarf an Analgetika und Sedativa sowie bei einer Entzugssymptomatik mit vegetativer Entgleisung, typischerweise mit Tachykardie, Hypertension und Schwitzen. Bekannte **Nebenwirkungen** von Clonidin sind Bradykardie, Hypotonie, Polyurie und Obstipation. Clonidin ist kein Antipsychotikum und daher bei Patienten mit produktiver Symptomatik nicht indiziert.

■ **Praktische Anwendung**

Clonidin kann zur Analgosedierung beim Intensivpatienten folgendermaßen angewandt werden:
- 1 Amp. Clonidin enthält 1 ml = 150 µg.
- Perfusorspritze mit 5 Amp. Clonidin = 750 µg und 45 ml NaCl 0,9% füllen.
- Die Clonidinkonzentration in der Perfusorspritze beträgt dann 15 µg/ml.
- **Dosierung:** 0,5–2 µg/kg/h, das sind beim 80-kg-Patienten etwa 2–10 ml/h.

Dexmedetomidin

Dexmedetomidin (z. B. Dexdor) wirkt als zentraler α_2-Agonist ebenfalls analgetisch, sedierend und sympatholytisch, besitzt aber eine etwa 8-fach höhere α_2/α_1-Rezeptorselektivität als Clonidin. Die Eliminationshalbwertszeit von Dexmedetomidin beträgt 2–2,5 h, sodass es auch besser steuerbar ist als Clonidin mit 9–12 h. Es gibt Hinweise, dass eine Sedierung mit Dexmedetomidin dem natürlichen Schlaf ähneln soll; sogar neuroprotektive Effekte werden postuliert. Dexmedetomidin scheint auch die Inzidenz deliranter Syndrome im Vergleich zu Benzodiazepinen oder Propofol zu vermindern. Dexmedetomidin ist in Deutschland seit 2011 als Monosubstanz zur Sedierung erwachsener Intensivpatienten zugelassen, die eine Sedierungstiefe benötigen, bei der die Patienten noch durch Ansprache erweckbar sind. Dies entspricht einer Sedierungstiefe von 0 bis -3 gemäß »Richmond Agitation Sedation Score« (RASS, ◻ Tab. 13.2).

Ein großer Vorteil von Dexmedetomidin ist die fehlende Atemdepression; allerdings kann die Wirkung anderer Sedativa oder Opioide verstärkt werden. Klinisch relevante **Nebenwirkungen** von Dexmedetomidin sind Bradykardie und Hypotension, die bei etwa 15% der Patienten auftreten; bei AV-Block II° und III° ohne Herzschrittmacher ist Dexmedetomidin kontraindiziert. Da Dexmedetomidin in der Leber metabolisiert wird, kann eine Dosisreduktion wirkungsabhängig erforderlich sein, während für Patienten mit eingeschränkter Nierenfunktion wohl keine Dosisanpassung notwendig ist. Nachteilig ist derzeit, dass die Tagestherapiekosten von Dexmedetomidin um ein Vielfaches höher liegen als für Clonidin.

- **Praktische Anwendung**

Dexmedetomidin kann zur Analgosedierung beim Intensivpatienten folgendermaßen angewandt werden:
- Dexmedetomidin gibt es in 2-ml-, 4-ml- und 10-ml-Ampullen, wobei 1 ml = 100 µg Dexmedetomidin enthält.
- Perfusorspritze mit 4 ml = 400 µg Dexmedetomidin und 46 ml NaCl 0,9% füllen.
- Die Dexmedetomidinkonzentration in der Perfusorspritze beträgt dann 8 µg/ml.
- **Dosierung:** 0,2–1,4 µg/kg/h ohne vorherige Bolusgabe, das sind beim 80-kg-Patienten etwa 2–14 ml/h.

13.3.3 Inhalationsanästhetika

Der Einsatz von Inhalationsanästhetika wie Isofluran und Sevofluran zur Analgosedierung wird seit etwa 20 Jahren beschrieben, wobei in den vergangenen Jahren durch die Verbesserung der Applikationstechnik (Anaesthetic Conserving Device, »AnaConDa«) sowie durch die verbesserten Möglichkeiten der Narkosegasabsorption diese Technik besser und auch preiswerter geworden ist. Bisherige Studienergebnisse deuten darauf hin, dass eine Sedierung mit Isofluran oder Sevofluran gut steuerbar ist. Die Anwendung von Inhalationsanästhetika ist auf einigen Intensivstationen bereits als Routinemaßnahme etabliert, erfordert aber eine konsequente Narkosegasabsorption oder -absaugung sowie eine Absprache im Behandlungsteam.

> ❯ In der S3-Leitlinie heißt es: Die inhalative Sedierung kann angewandt werden, wenn kurze Aufwachzeiten, rasche Erholung kognitiver Funktionen oder eine schnelle Mobilisierung angestrebt werden.

- **Praktische Anwendung**
- Isofluran oder das teurere Sevofluran werden »pur« in eine spezielle 50-ml-Perfusorspritze aufgezogen und an das AnaConDa-System angeschlossen.
- Nun wird zuerst ein Initialbolus von 1,5 ml des flüssigen Inhalationsanästhetikums in Schlauchleitung und AnaConDa-System gegeben, anschließend wird eine Infusionsrate von etwa 2–6 ml/h eingestellt, abhängig vom Atemminutenvolumen des Patienten und der angestrebten Gaskonzentration. Hierzu hat der Hersteller ein Dosierungsnomogramm entwickelt, wobei erfahrungsgemäß initial folgende Infusionsraten gut geeignet sind: für Isofluran 3 ml/h, für Sevofluran 5 ml/h.
- Die endtidale Konzentration des Inhalationsanästhetikums wird mit einem entsprechenden Gasmessgerät überwacht.
- Initial kann zur Sedierung eine endtidale Gaskonzentration von 0,3–0,4 Vol% Isofluran oder 0,5–0,7 Vol% Sevofluran angestrebt werden, die weitere Steuerung erfolgt nach Effekt.

13.3.4 Muskelrelaxanzien

Die Anwendung von Muskelrelaxanzien ist **kein routinemäßiger Bestandteil** der Analgosedierung und nur in sehr seltenen, begründeten Ausnahmesituationen unter entsprechendem Monitoring mit Relaxometrie erforderlich. Eine solche Situation könnte – muss aber nicht – sein:
- wenn ein Patient mit malignem Hirnödem und krisenhaft erhöhtem Hirndruck ausgiebig bronchoskopiert werden muss, um dann jegliches Husten und Pressen zu vermeiden,
- wenn ein Patient mit frisch rupturiertem Hirnarterienaneurysma beatmet zur OP oder zum

Coiling transportiert wird – auch hier müssen Husten und Pressen bei der Umlagerung unbedingt vermieden werden,

— wenn ein Patient mit schwersten Oxygenierungsstörungen invasiv und mit hoher FiO_2 (meist >80%) beatmet werden muss, aber trotz tiefer Analgosedierung ab und zu hustet und presst und es dann zur Hypoxämie kommt, also die psO_2 z. B. unter 80% abfällt.

Insgesamt sind die vorgenannten Situationen aber sehr selten. Intensivpatienten, bei denen eine (Dilatations-) Tracheotomie durchgeführt wird, werden zur Tracheotomie immer relaxiert.

13.3.5 Regionalanästhesieverfahren

Die thorakale Katheterperiduralanästhesie kann z. B. bei einem Thoraxtrauma mit Rippenserienfraktur oder postoperativ, z. B. nach Lungenresektion oder großem Oberbaucheingriff, eine sehr gute Alternative zur systemischen Analgetikagabe darstellen.

> Daher wird in der aktuellen S3-Leitlinie der Einsatz von Regionalanästhesieverfahren (rückenmarknah oder peripher) als Teil der analgetischen Therapie empfohlen.

Wichtig ist die korrekte Indikationsstellung und auch die Kenntnis und genaue Einhaltung der Kontraindikationen. Bei der Katheterperiduralanästhesie sind auch die aktuellen Leitlinien zur Punktion unter Anwendung von Antikoagulanzien (z. B. Heparin) sowie laborchemische Hinweise auf eine gestörte Hämostase (z. B. Thrombozytopenie) streng zu beachten! Eine Punktion auf der Intensivstation hat zur Voraussetzung, dass der Intensivpatient ausreichend wach und kooperativ ist, um bei Komplikationen als adäquater »Monitor« zu dienen. Eine Katheteranlage sollte nie erzwungen und nur durch einen in der Methode erfahrenen Arzt vorgenommen werden!

Die thorakale Periduralanästhesie weist – im Gegensatz zum lumbalen Zugang – u. a. folgende Vorteile auf:

— verminderter kardialer O_2-Bedarf,
— verbesserte funktionelle Residualkapazität,
— verbesserte Zwerchfellfunktion,
— Verbesserung der Magen-Darm-Motilität,
— Abschwächung der endokrinen Stressantwort.

▪ **Praktische Anwendung**
— **Katheterperiduralanästhesie:** Ropivacain 0,2–0,375% mit 4–6 ml/h. Ein Zusatz von Sufentanil

ist nur bis zu einer Konzentration von etwa 0,5 µg/ml sinnvoll.

— **Periphere Regionalanästhesie,** z. B. N.-femoralis-Katheter: Ropivacain 0,2–0,375% mit 4–8 ml/h.

13.4 Überwachung der Analgosedierung mit Scores

Angst vor Schmerzen gehört zu den am häufigsten geäußerten Befürchtungen von Patienten und Angehörigen, wenn eine Intensivbehandlung erforderlich ist. Konsequenterweise muss daher nicht nur die Tiefe der Sedierung überwacht werden, sondern auch das Schmerzempfinden der Patienten. Dieses Problem wird sehr häufig vom Behandlungsteam unterschätzt. Viele Patienten erhalten eine inadäquate Schmerztherapie. Ein wichtiger Schritt in die richtige Richtung ist ein konsequentes Monitoring und eine darauf abgestimmte Therapie!

> Die aktuelle S3-Leitlinie zur Analgosedierung in der Intensivmedizin fordert ein adäquates, regelmäßiges und konsequentes Monitoring von Analgesie und Sedierung mit validierten Scoresystemen.

13.4.1 Sedierungstiefe

Aufgrund der erfolgten Validierung sollte der »Richmond Agitation Sedation Score« (RASS) für das Monitoring der Sedierung bevorzugt werden, da er in gleichem Maße Sedierungs- und Agitationsstadien erfasst (◻ Tab. 13.2). Der Ramsay-Score wurde streng genommen bisher nicht für Intensivpatienten validiert, wird aber in der Praxis häufig eingesetzt (◻ Tab. 13.3). Der RASS bzw. Ramsay-Score wird bei jedem sedierten Patienten alle 8 h (ggf. auch häufiger) überprüft und dokumentiert. Wir haben das auf unserer Intensivstation folgendermaßen geregelt:

Verantwortlichkeiten auf unserer Intensivstation

Arzt: Der Ziel-RASS-Wert beträgt bei allen sedierten Patienten zwischen 0 und -2; im kinetischen Bett -4, bei kritisch erhöhtem Hirndruck auch -5. Für den Ramsay-Score gelten entsprechend die Scorewerte 2–3 bzw. 4–5. Abweichungen hiervon

▼

müssen im ärztlichen Verordnungsbogen festge-
legt werden!
Pflege: Der RASS (bzw. Ramsay-Score) wird bei je-
dem sedierten Intensivpatienten zu Beginn der
Schicht erhoben, verantwortlich dafür ist die am
Bett zuständige Pflegeperson.

13.4.2 Schmerzerfassung

Zusätzlich erfolgt bei jedem Patienten eine Abschätzung der Schmerzintensität. Für die Schmerzerfassung
bestehen prinzipiell 2 Möglichkeiten:
- Der Patient ist **kontaktfähig:** Hier wird das
  Schmerzempfinden mittels Schmerzlineal (visuelle Analogskala, VAS) oder mit der »numeric
  rating scale« (NRS) beschrieben – der Patient
  beschreibt seine Schmerzen auf einer Skala
  zwischen 0 (schmerzfrei) und 10 (stärkster vorstellbarer Schmerz) (◘ Tab. 13.4).
- Der Patient ist **nicht kontaktfähig:** Hier wird die
  modifizierte »behavioral pain scale« (BPS)
  verwendet, bei der die Parameter »Gesichtsausdruck« und »Bewegungen der oberen Extremität«
  erfasst werden (◘ Tab. 13.5).

**Verantwortlichkeiten auf unserer
Intensivstation**

Arzt: Der Ziel-Wert für VAS/NRS und BPS soll 4
nicht übersteigen. Der Arzt verordnet eine angepasste Schmerztherapie.
Pflege: Der Schmerzscore wird bei jedem Intensivpatienten zu Beginn der Schicht erhoben,
verantwortlich dafür ist die am Bett zuständige
Pflegeperson. Ist eine Kontaktaufnahme mit dem
Patienten möglich, dann wird NRS/VAS verwendet, ansonsten immer BPS. Ab einem Score >5 besteht Therapiebedürftigkeit (evtl. Rücksprache mit
dem Intensivarzt).

13.5   Praktisches Vorgehen

Im Folgenden werden zwei mögliche praktische Vorgehensweisen bei der Analgosedierung beatmeter Intensivpatienten dargestellt (◘ Abb. 13.2):
- Eine Analgosedierung mit Remifentanil und Propofol, die mit einer Dauer bis 72 h angewandt
  werden kann und von allen Techniken die beste
  Steuerbarkeit besitzt.
- Eine Analgosedierung mit Sufentanil und Propofol, die mit einer Dauer bis 7 Tage angewandt
  werden kann.

◘ Tab. 13.2 »Richmond Agitation Sedation Score«

Wert	Bezeichnung	Beschreibung
+4	wehrhaft	wehrhaft oder aggressiv, unmittelbare Gefahr für das Personal
+3	sehr agitiert	zieht oder entfernt Tubus, Katheter etc. oder verhält sich aggressiv gegenüber dem Personal
+2	agitiert	regelmäßig ungerichtete Bewegungen oder unsynchronisierte Beatmung/ Atmung am Beatmungsgerät
+1	unruhig	ängstlich, aber die Bewegungen sind nicht aggressiv oder kräftig
0	wach und ruhig	Idealzustand
-1	schläfrig	nicht komplett wach, aber mit anhaltenden, länger als 10 s dauernden Wach- phasen, auf Ansprache Blickkontakt
-2	leichte Sedierung	kurze (weniger als 10 s anhaltende) Wachphasen mit Blickkontakt bei Ansprache
-3	moderate Sedierung	Bewegungen bei Ansprache ohne Blickkontakt
-4	tiefe Sedierung	keine Reaktion auf Ansprache, aber Bewegungen auf physikalische Reize
-5	nicht erweckbar	keine Reaktion auf Ansprache, keine Bewegungen auf physikalische Reize

◘ **Tab. 13.3** Modifizierter Ramsay-Score

Ramsay	Sedierungstiefe	Bewertung
0	wach und orientiert	wach (ohne Analgosedierung)
1	wach, aber unruhig, agitiert, ängstlich	zu flach
2	wach, kooperativ, ruhig, toleriert Beatmung	adäquat
3	Patient schläft, promptes Erwachen auf leichte Berührung oder Ansprache; lebhafte Reaktion auf Manipulation	adäquat
4	Patient schläft, träges Erwachen auf leichte Berührung oder laute Ansprache	etwas zu tief
5	Patient schläft, keine Reaktion auf Berührung oder Ansprache, aber Reaktion auf starke Schmerzreize	tief
6	tiefes Koma, keine Reaktion auf starke Schmerzreize	tief

◘ **Tab. 13.4** Numerische Schmerzskala (numeric rating scale, NRS)

Score	0	1	2	3	4	5	6	7	8	9	10
Schmerz	keiner										maximal vorstellbarer

◘ **Tab. 13.5** Modifizierte Behavioral Pain Scale (mBPS)

Beurteilungs-kriterium	Beschreibung	Punkte
Gesichtsausdruck	entspannt	1
	teilweise angespannt	2
	stark angespannt	3
	grimassieren	4
obere Extremität	keine Bewegung	1
	teilweise Bewegung	2
	Anziehen mit Bewegung der Finger	3
	ständiges Anziehen	4

— Eine Analgosedierung mit Remifentanil und Propofol über mehr als 72 h bzw. mit Sufentanil und Propofol über mehr als 7 Tage ist prinzipiell möglich, erfordert aber eine individuelle Nutzen-Risiko-Analyse.

13.5.1 Remifentanil-Propofol-Analgosedierung

— 1 Amp. Remifentanil enthält 5 mg Trockensubstanz.
— Remifentanilperfusor mit 5 mg auf 50 ml NaCl 0,9% aufziehen, dann gilt: 1 ml = 100 μg.
— Propofol 2% als Sedativum verwenden; hier gilt 1 ml = 20 mg.
— Beide Perfusoren mit 6 ml/h starten, bei sehr alten oder sehr kranken Patienten Start mit 2–4 ml/h. Anschließend individuelle Steuerung:
  – Patient ist zu wach: Propofol steigern um 2 ml/h,
  – Patient hat Schmerzen: Remifentanil steigern um 2 ml/h,
  – andernfalls beide Perfusoren reduzieren um 2 ml/h.

13.5.2 Sufentanil-Propofol-Analgosedierung

— 1 Amp. Sufentanil enthält 5 ml = 250 μg.
— Perfusorspritze mit 2 Amp. Sufentanil = 500 μg und 40 ml NaCl 0,9% füllen, dann gilt: 1 ml = 10 μg.

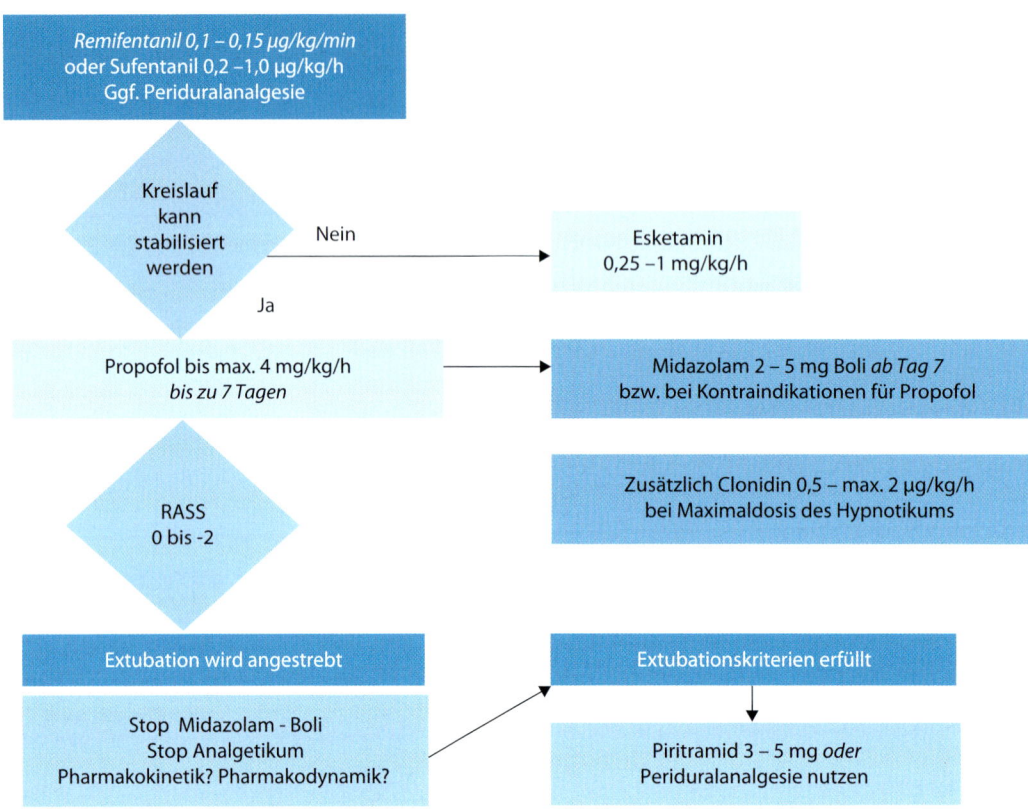

◘ Abb. 13.2 Beispiel für einen Analgosedierungsalgorithmus. Bei extrem kreislaufinstabilen Patienten kann anstelle des Opioids zur Analgesie auch Esketamin oder Ketaminrazemat verwendet werden

— Propofol 2% als Sedativum verwenden; hier gilt 1 ml = 20 mg.
— Beide Perfusoren mit 4 ml/h starten, bei sehr alten oder sehr kranken Patienten Start mit 2 ml/h. Anschließend individuelle Steuerung:
  — Patient ist zu wach: Propofol steigern um 2 ml/h,
  — Patient hat Schmerzen: Sufentanil steigern um 2 ml/h,
  — andernfalls beide Perfusoren reduzieren um 2 ml/h.

❯ Etwa ein Drittel aller Patienten benötigt überhaupt kein Propofol – hier reichen Remifentanil oder Sufentanil alleine aus! Daher muss Propofol immer soweit reduziert werden, dass ein RASS von -1 bis -2 bzw. ein Ramsay-Score von 2–3 erreicht wird! (Ausnahmen: kinetisches Bett oder deutlich erhöhter Hirndruck).

Ist eine tiefere Sedierung erforderlich, dann können zusätzlich zum Propofolperfusor Midazolamboli verwendet werden, z. B. 3 × 5 mg und nach Bedarf auch mehr.

13.5.3 Neurologische Beurteilung

— Propofolperfusor abstellen und warten,
— falls unzureichend, dann Remifentanil- bzw. Sufentanilperfusor schrittweise reduzieren,
— nach der neurologischen Untersuchung wieder beide Perfusoren starten wie zuvor.

13.5.4 Extubation

— Propofolperfusor abstellen,
— Remifentanil- bzw. Sufentanilperfusor schrittweise um 2 ml/h reduzieren und dann abstellen.

- Bei Verwendung von Remifentanil ist in rascheres Erwachen zu erwarten als nach Sufentanil.
- Bei Remifentanilgabe vor der Reduzierung je nach erwartetem Schmerzniveau 3–7,5 mg Piritramid (z. B. Dipidolor) geben.
- Extubation nach den üblichen klinischen Kriterien durchführen.
- Schmerztherapie weiter mit Piritramid und Nichtopioidanalgetikum.

13.6 Analgosedierung bei ausgewählten Krankheitsbildern

Bei bestimmten Erkrankungen wie z. B. beim Schädel-Hirn-Trauma oder beim akuten Lungenversagen im kinetischen Bett sind Beatmung und Analgosedierung wesentliche Bestandteile der Therapie. Initial wird hier ein RASS von -3 bis -4 bzw. ein Ramsay-Score von 4–5 angestrebt. Zusätzlich können Midazolamboli (2–5 mg bei Bedarf oder alle 6–8 h) als Kosedativum angewandt werden. Nach Langzeitsedierung muss mit einem Entzugssyndrom gerechnet werden, daher kann hier eine Kombination mit Clonidin sinnvoll sein.

13.6.1 Analgosedierung bei Patienten mit Hirndruck

Bei Patienten mit manifestem Hirndruck kann es unter Überwachung des intrakraniellen Drucks (ICP) erforderlich sein, vor pflegerischen Maßnahmen Propofolboli (50–100 mg) oder Thiopentalboli (z. B. Trapanal 100–250 mg) zu geben. Allerdings ist der Einsatz von Propofol- oder Thiopentalboli kritisch zu betrachten! Wiederholte Propofolboli können die Gefahr eines Propofolinfusionssyndroms erhöhen, Thiopental wirkt immunsupprimierend und kann nosokomiale Infektionen (z. B. Pneumonien) begünstigen. Beide Medikamente können einen (gefährlichen) Blutdruckabfall verursachen.

> ⊗ **Cave**
> Etomidat ist hier aufgrund der Hemmung der Kortisolsynthese in der Nebennierenrinde absolut kontraindiziert!

Fallbeispiel 2

Bei einem 72-jährigen Patienten wird wegen eines Kolonkarzinoms eine Hemikolektomie links durchgeführt. Sechs Tage postoperativ klagt der Patient über starke Bauchschmerzen und erbricht, Darmgeräusche können

nicht auskultiert werden. Die Stationsärztin legt eine doppelläufige Magensonde, über die fast 2 l eines grünlich-braunen Sekrets ablaufen. Das sofort durchgeführte Abdomen-CT zeigt Hinweise auf multiple intraabdominelle Abszesse. Bei der Relaparotomie zeigen sich eine Anastomoseninsuffizienz, multiple Schlingenabszesse sowie mehrere kleine Dünndarmlecks.

Der Patient wird beatmet auf die Intensivstation aufgenommen und – wegen des erwartet prolongierten Verlaufs – mit Sufentanil analgosediert. Der Patient beginnt 4 h postoperativ mit Spontanatembemühungen, die Beatmung erfolgt dann im BIPAP-Modus mit ASB-Unterstützung. Im weiteren Verlauf sind erkennbar mehrere Relaparotomien erforderlich, sodass 3 Tage später eine perkutane Dilatationstracheotomie durchgeführt wird. Diese Maßnahme alleine führt oft zu einem reduzierten Bedarf an Sedativa und/oder Analgetika, so auch in diesem Fall. Unter Sufentanil ist der Patient immer schmerzfrei, zusätzliche Sedativa (Midazolam) sind selten notwendig und werden als Boli (1–3 mg) verabreicht. Die Beatmung ist nahezu kontinuierlich im ASB-Modus möglich. Das Abdomen ist erst 16 Tage später saniert, nach 2 weiteren Tagen kann der Patient dekanüliert und dann am Folgetag auf die chirurgische Normalstation verlegt werden.

Literatur

Girard TD, Kress JP, Fuchs BD et al. (2008) Efficacy and safety of a paired sedation and ventilator weaning protocol for mechanically ventilated patients in intensive care (awakening and breathing controlled trial): a randomised controlled trial. Lancet 371: 126–134

Goodwin H, Lewin JJ, Mirski MA (2012) »Cooperative sedation«: optimizing comfort while maximizing systemic and neurological function. Crit Care 16: 217

Kleinschmidt S (2012) Dexmedetomidin. Int Praxis 52: 663–667

Kompardt J, Schärff K, Kubosch K, Pohl C, Bomplitz M, Sokup J (2008) Sedierung mit volatilen Anästhetika auf der Intensivstation. Anaesthesist 57: 1201–1209

Martin J, Heymann A, Bäsell K et al. (2010) S3-Leitlinie zu Analgesie, Sedierung und Delirmanagement in der Intensivmedizin. Anästh Intensivmed 51: S622–S631

Mesnil M, Capdevila X, Bringuier S (2011) Long-term sedation in intensive care unit: a randomized comparison between inhaled sevoflurane and intravenous propofol or midazolam. Intensive Care Med 37: 933–941

Paris A, Tonner PH (2012) Dexmedetomidin in der Intensivmedizin. Intensivmedizin up2date 8: 33–45

Wappler F (2006) Das Propofol-Infusionssyndrom – Klinik, Pathophysiologie und Therapie einer seltenen Komplikation. Dtsch Ärztebl 103: A 705–710

Wilhelm W, Kreuer S (2008) The place for short acting opioids – with special emphasis on remifentanil. Crit Care 12: S1–S9

Internetlinks

ccforum.com/supplements/12/S3: Hier findet man mehrere
  Übersichtsarbeiten zu nahezu allen Aspekten der Anal-
  gosedierung inkl. Monitoring der Analgosedierung und
  Delir auf der Intensivstation

www.leitlinien.net: Hier findet man im AWMF-Leitlinien-Re-
  gister unter Buchstabe »D« und weiter unter »Deutsche
  Gesellschaft für Anästhesiologie und Intensivmedizin«
  oder unter Registernummer Nr. 001-012 die Langversion,
  die Kurzversion sowie den Methodenreport der S3-Leitli-
  nie zu Analgesie, Sedierung und Delirmanagement in der
  Intensivmedizin

Beatmung

Thomas Ziegenfuß

Fallbeispiel Teil 1

Ein 58-jähriger, 176 cm großer und 115 kg schwerer Bankangestellter wird morgens auf der Fahrt zu seiner Arbeitsstelle in einen Verkehrsunfall verwickelt und mit multiplen linksseitigen Frakturen (Femur, Tibia, Rippenserienfraktur) sowie einer Milzruptur im Schockraum erstversorgt und anschließend operiert. Er erhält intraoperativ eine Transfusion von 4 Blutkonserven und wird postoperativ mit stabilen Kreislaufverhältnissen oral intubiert, beatmet und analgosediert auf die Intensivstation verlegt.

Die Beatmungseinstellung ist wie folgt: volumenkontrollierte Beatmung mit FiO_2 0,4; PEEP 5 mbar; Atemhubvolumen 800 ml; Atemfrequenz 10/min. Darunter ist der paO_2 88 mmHg, der $paCO_2$ 34 mmHg und die saO_2 96%. Am nächsten Morgen hat sich der Zustand jedoch deutlich verschlechtert: Die eingestellte O_2-Konzentration ist über Nacht erhöht worden (80% Sauerstoff bei gleichem PEEP), dennoch wird im arteriellen Blut lediglich ein $paO2$ von 50 mmHg, ein $paCO_2$ von 44 mmHg und eine saO_2 von 82% gemessen. Der Atemwegsspitzendruck beträgt bei gleichem Hubvolumen mittlerweile 45 mbar. Wie konnte es zu dieser Verschlechterung kommen? Wie soll die Beatmung weiter fortgeführt werden?

Die maschinelle Beatmung (engl. »mechanical ventilation«) ist ein wesentliches Charakteristikum der modernen Intensivtherapie. Ohne vorübergehende Beatmung sind viele schwere Erkrankungen nicht erfolgreich zu therapieren. Andererseits weiß man heute auch, dass die künstliche Beatmung selbst zu Lungen- und anderen Organschädigungen führen kann.

14.1 Beatmung: wann, wie und warum

14.1.1 Indikationen zur Beatmung

Eine respiratorische Unterstützung ist bei ausgeprägten Störungen der Ventilation (CO_2-Elimination) und der Oxygenierung (O_2-Aufnahme) indiziert.

Klinische Zeichen Eine **angestrengte Atmung** mit zunehmender **Erschöpfung** des Patienten (Tachypnoe, Tachykardie, kalter Schweiß), oft verbunden mit Atemnot (Dyspnoe), legt die Notwendigkeit einer maschinellen Unterstützung der Atmung nahe. Auch eine extreme Bradypnoe und natürlich ein Atemstillstand sind Beatmungsindikationen; die **Atemfrequenz** ist ein daher ein wichtiger und zudem noch klinisch leicht zu erhebender Parameter der Patientenüberwachung.

> **Eine Beatmungstherapie ist häufig indiziert bei:**
> - **Tachypnoe: >25–35/min (in Ruhe)**
> - **Bradypnoe: <4–6/min**

Die Indikation zur Beatmung kann allerdings meist nicht schematisch anhand eines einzelnen Parameters gestellt werden, sondern erfordert die klinische Einschätzung unter Berücksichtigung von Blutgasanalyse sowie Grund- und Begleiterkrankungen (⊡ Tab. 14.1).

Blutgasanalyse Bei jedem klinischen Verdacht auf eine schwere respiratorische Störung muss zusätzlich zur klinischen Untersuchung eine Blutgasanalyse (BGA) angefertigt werden. Hier macht sich die Beatmungspflichtigkeit folgendermaßen bemerkbar:
- **Schwere Störung der Ventilation:** zunehmender Anstieg des $paCO_2$ und Entwicklung einer Azidose.
- **Schwere Störung der Oxygenierung:** bedrohliches Absinken des paO_2 (<60 mmHg) oder der saO_2 (< 90%) trotz O_2-Zufuhr.

Liegen beide Zeichen vor, spricht man von einer **Globalinsuffizienz**; ist (zunächst) nur die Oxygenierung gestört, von einer **Partialinsuffizienz**. Eindeutige generelle Grenzwerte für paO_2, saO_2 oder $paCO_2$, unter- bzw. oberhalb derer eine Beatmung indiziert ist, lassen sich nicht angeben; als Anhalt kann gelten:

> **Eine Beatmungstherapie ist häufig indiziert bei folgenden Blutgaswerten:**

- paO_2: <50–60 mmHg trotz O_2-Zufuhr,
- saO_2: < 85–90% trotz O_2-Zufuhr,
- $paCO_2$: >55–60 mmHg.

14.1.2 Beatmungszugänge

Die »Kopplung des Patienten an das Beatmungsgerät« (interface) kann invasiv oder nichtinvasiv erfolgen:
- **invasive Beatmung** über einen Endotrachealtubus oder eine Trachealkanüle,
- **nichtinvasive Beatmung** über eine Maske oder einen Beatmungshelm.

Zwischen Beatmungsgerät und Tubus/Maske wird meist noch ein **Beatmungsfilter** geschaltet. Dieser soll die Atemluft feucht halten (HME, »heat and moisture exchanger«), bietet eine Anschlussmöglichkeit für O_2- und CO_2-Messung und hat oft noch eine Bakterien- und Virenfilterfunktion.

Endotrachealtubus Heute wird die **orotracheale Tubuslage** auch über mehrere Tage gegenüber der früher

◻ Tab. 14.1 Häufige Indikationen zur Beatmung	
Pulmonale Ursachen	**Extrapulmonale Ursachen**
Atemwegserkrankungen — schwerer Asthmaanfall — dekompensierte COPD	zentrale Atemlähmung — Vergiftung durch Opioide oder Sedativa — Narkose
Lungenparenchymerkrankungen — kardiogenes Lungenödem — nichtkardiogenes Lungenödem, ALI, ARDS — schwere Pneumonie — größere Atelektasen — Aspiration	periphere Atemlähmung — Muskelrelaxanzien — Myasthenia gravis — Guillain-Barré-Syndrom
	zentrale neurologische Erkrankungen — Schädel-Hirn-Trauma (SHT mit GCS ≤8) — Subarachnoidalblutung (SAB) — ausgedehnter Schlaganfall — intrakranielle/intrazerebrale Blutung — Hirnödem
	sonstiges — Schock jeglicher Genese — kardiopulmonale Reanimation (CPR) — Ertrinken — starke Unterkühlung

bei Intensivpatienten beliebten nasotrachealen Intubation bevorzugt. Grund ist v. a. ein erhöhtes Risiko einer Sinusitis bei nasotrachealer Intubation; diese gilt als möglicher Sepsisfokus. Zur Minimierung des tubusbedingten Atemwegswiderstands sollte der Endotrachealtubus eher großlumig gewählt werden.

Trachealkanüle Dieser Zugang wird v. a. bei längerer Beatmung gewählt: Die Druckbelastung der Stimmbänder fällt weg, Mundpflege und orale Nahrungsaufnahme werden gegenüber der Intubation erleichtert, die Dislokationsgefahr wird vermindert, der Atemwegswiderstand durch den Tubus wird reduziert, da eine Trachealkanüle kürzer ist und meist mit einem größeren Lumen gewählt werden kann als der Endotrachealtubus, zudem wird das Weaning erheblich erleichtert. Die Tracheotomie wird heute meist als **Punktionstracheotomie** vorgenommen, alternativ kann sie chirurgisch erfolgen. Über den optimalen Zeitpunkt zur Tracheotomie bei Langzeitbeatmeten gibt es keinen Konsens. Viele Intensivmediziner handeln nach folgender Regel:

❯ Wenn nach 5–7 Tagen Beatmung eine Extubation in den nächsten 2–3 Tagen nicht wahrscheinlich ist, sollte eine Tracheotomie erwogen werden.

Masken oder Helme Diese sind für die nichtinvasive Beatmung (NIV) charakteristisch, die v. a. bei obstruktiven Lungenerkrankungen und kardiogenem Lungenödem heute einen wichtigen Stellenwert hat (▶ Abschn. 14.10.3).

14.1.3 Ziele der Beatmung

Zweck der Beatmung ist es in den meisten Fällen, eine ausreichende Oxygenierung und Ventilation aufrechtzuerhalten, bis sich die Grunderkrankung, die zum respiratorischen Versagen geführt hat, ausreichend gebessert hat. Dabei ist die Beatmungstherapie für den Patienten so angenehm wie möglich zu gestalten, und v. a. Dingen soll durch die Therapie kein weiterer Lungenschaden induziert werden. Die Beatmung, insbesondere die invasive Beatmung, soll nur so lange durchgeführt werden wie unbedingt erforderlich.

Welche Blutgaswerte sind anzustreben? Dies hängt von der Grunderkrankung, den Begleiterkrankungen und dem Krankheitsverlauf ab. Allgemein gilt:

❯ Folgende Werte sind unter Beatmung meist akzeptabel:
  — paO_2: ≥55–60 mmHg,
  — saO_2: ≥88–90%,
  ▼

- paCO$_2$: 35–45 mmHg,
  - bei permissiver Hyperkapnie auch höher (ARDS, COPD),
  - bei kontrollierter Hyperventilation 30–35 mmHg (Hirndruck, SHT).

14.2 Grundlagen der Beatmungstherapie

- **Spontanatmung**

Bei der normalen Atmung wird während der Inspiration durch einen Unterdruck im Thorax Frischluft in die Lungenalveolen gesaugt. Der Unterdruck wird bei intakter Thoraxwand durch Kontraktion der inspiratorischen Atemmuskulatur erzeugt. Die Exspiration erfolgt meist passiv durch die Retraktionskräfte von Lunge und Thorax, evtl. aber auch unterstützt durch Einsatz der exspiratorischen Atemmuskulatur.

- **Überdruckbeatmung**

Demgegenüber ist die maschinelle Beatmung auf der Intensivstation heute praktisch ausschließlich eine Überdruckbeatmung: die Frischluft gelangt durch Druckerhöhung in die Lunge. Diese Druckerhöhung wird von dem Beatmungsgerät (Respirator) aufgebracht. Die Exspiration erfolgt in der Regel wie bei der Spontanatmung passiv.

14.2.1 Transpulmonaler Druck und Atemwegsdruck

Ob der Patient nun spontan atmet oder maschinell beatmet wird: Die Luftströmung in die Lunge erfolgt stets entlang eines transpulmonalen Druckgradienten (p$_{transpulmo}$), der sich aus der Differenz zwischen Atemwegsdruck (p$_{aw}$) und intrathorakalem Druck bzw. Druck im Pleuraraum (p$_{intrathor}$) ergibt:

$$p_{transpulmo} = p_{aw} - p_{intrathor}$$

14.2.2 Resistance, Elastance und die Bewegungsgleichung

Wichtig für das Verständnis der Beatmung ist die Kenntnis der Beziehungen zwischen Druck (p), Flow (F) und Volumen (V) in Abhängigkeit von der Resistance (R) und Elastance (E) des respiratorischen Systems.

- **Resistance**

Dieser Begriff bezeichnet den **Atemwegswiderstand**, d. h. wie viel Druck aufgewendet werden muss, um in den Atemwegen einen bestimmten Fluss zu erzeugen.

$$R = \frac{\Delta p}{\Delta F}$$

Gründe für eine hohe Resistance sind enge Atemwege, etwa bei Tubus- und Atemwegsstenosen oder Bronchospasmus.

- **Elastance**

Sie ist ein Maß für die »**Steifheit**« des respiratorischen Systems, d. h. wie viel Druck aufgewendet werden muss, um eine bestimmte Volumenänderung zu erzielen.

$$E = \frac{\Delta p}{\Delta V}$$

Eine erhöhte Elastance findet sich typischerweise bei Lungenödem und ARDS, aber auch bei erhöhtem extrapulmonalem (intraabdominellem) Druck.

Alternativ wird der korrespondierende Begriff **Compliance** verwendet: Er kennzeichnet die Dehnbarkeit des respiratorischen Systems, d. h. wie viel Volumenänderung pro Einheit Druckänderung in der Lunge erzeugt wird.

$$C = \frac{\Delta V}{\Delta p}$$

Elastance und Compliance verhalten sich zueinander reziprok: je höher die Compliance, desto niedriger die Elastance.

$$E = \frac{1}{C} \ bzw. \ C = \frac{1}{E}$$

- **Atemarbeit**

Dies hat direkte Auswirkungen auf die Atemarbeit (W; häufig auch WOB, »work of breathing«), die vom Respirator und/oder von der Muskulatur des Patienten geleistet werden muss, denn hierbei gilt die Beziehung:

$$W = p \times V$$

> Je höher der transpulmonale Druck, der für die Bewegung eines bestimmten Hubvolumens aufgewendet werden muss, desto höher ist die Atemarbeit, die bei gegebenem Hubvolumen vom Respirator und/oder von der Muskulatur des Patienten geleistet werden muss.

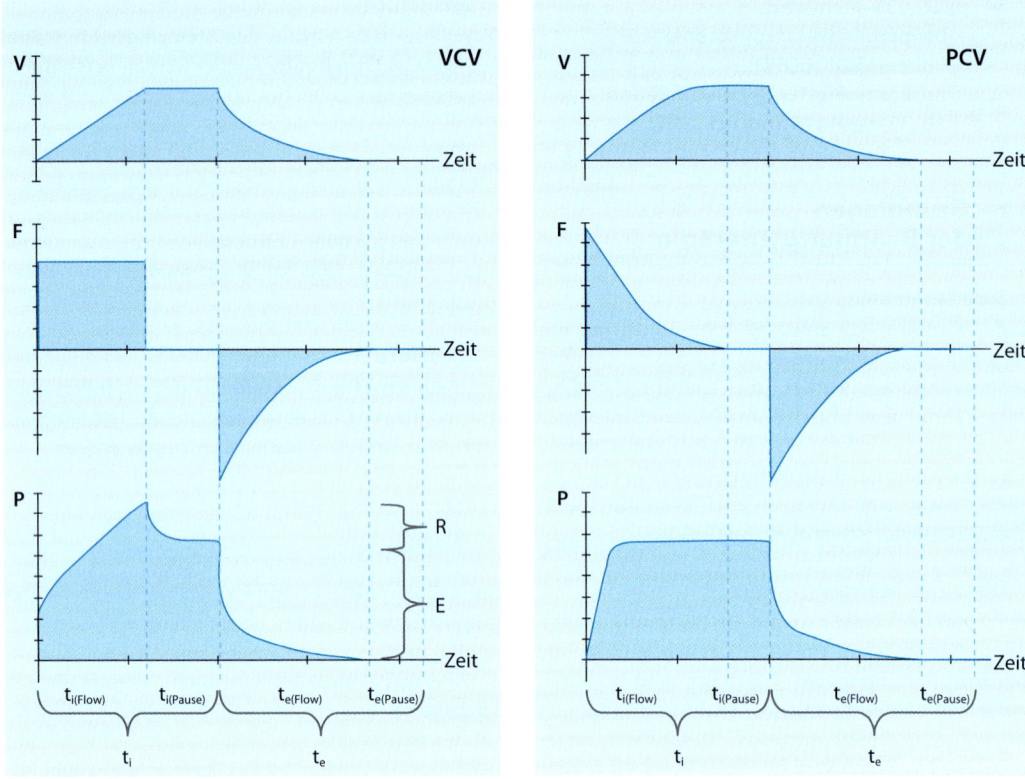

◻ **Abb. 14.1 Beatmungskurven.** Volumen-, Flow- und Druckdiagramme bei volumenkontrollierter Beatmung (VCV) mit konstantem inspiratorischen Flow (links) und druckkontrollierter Beatmung (PCV; rechts). V Volumen; F Flow; p Druck; R resistance; E Elastance; t_i Inspirationszeit; t_e Exspirationszeit; $t_{i(Flow)}$ Flowphase der Inspiration; $t_{i(Pause)}$ Pausenphase der Inspiration; $t_{e(Flow)}$ Flowphase der Exspiration; $t_{e(Pause)}$ Pausenphase der Exspiration. **Beachte** die Druckspitze bei VCV, die bei PCV fehlt; der Plateaudruck – entscheidend für die alveolare Dehnung – ist jedoch bei beiden Beatmungsformen gleich. Beachte ferner die dem inspiratorischen Flow entgegengesetzte Richtung des stets dezelerierenden exspiratorischen Flows. Die Differenz zwischen Plateaudruck und endexspiratorischem Druck gibt einen Hinweis auf die Elastance, diejenige zwischen Spitzendruck und Plateaudruck auf die Resistance

Insbesondere die **Atemarbeit des Patienten** ist von intensivmedizinischem Interesse, denn erhöhte Atemarbeit bedeutet erhöhten O_2-Verbrauch und erhöhte Erschöpfungsgefahr. Ein wesentliches Ziel der Beatmungstherapie ist es dementsprechend, bei augmentierenden Beatmungsformen den Anteil der Atemunterstützung durch den Respirator so zu wählen, dass keine Erschöpfung des Patienten eintritt.

14.2.3 Exspiration

Im Gegensatz zur Inspiration erfolgt die Exspiration bei fast allen Atemmodi passiv: Der exspiratorische Flow entsteht durch die elastischen Rückstellkräfte von Lunge und Thoraxskelett und ist umso höher, je größer das inspiratorische Volumen und je höher die Elastance sind. Der so erzeugte exspiratorische Flow hat eine dem inspiratorischen Flow entgegengesetzte Richtung (◻ Abb. 14.1).

14.3   Atemtypen

Die gegenwärtigen Bezeichnungen der Beatmungsformen sind uneinheitlich und teilweise verwirrend oder abhängig von Marketing- und Lizenzaspekten der Hersteller. So ist z. B. der Begriff »BIPAP« als Marke geschützt, sodass andere Firmen dafür andere Bezeichnungen wählen wie DuoPAP, BiLevel, BiVent etc. Aus Gründen der Klarheit ist die Unterscheidung von **Beatmungsformen** und **Beatmungs- oder Atemtypen** sinnvoll: Alle Beatmungsformen bestehen aus einem oder mehreren Atemtypen.

▪ **Phasen des Atemzyklus**

Bei jedem Atemzyklus lassen sich 2 Phasen unterscheiden: die Inspiration und die Exspiration (◘ Abb. 14.1). Jede dieser Phasen wird entweder durch das Beatmungsgerät oder durch den Patienten begonnen und beendet, wobei die Beendigung der Exspirationsphase gleichzeitig den Beginn der Inspirationsphase markiert, und umgekehrt. Eine Basiseinteilung der Beatmungsformen kann nach Chatburn allein durch Beantwortung der folgenden beiden Fragen vorgenommen werden:

━ Wodurch wird die Inspiration begonnen und beendet?
━ Wie wird die Inspiration durchgeführt, also welche Variable (Druck oder Volumen) kontrolliert der Respirator während der Inspiration?

14.3.1 Auslösung und Beendigung der Inspiration

▪ **Mandatorischer Atemtyp**

Sofern der Patient keine Eigenatmungsaktivität zeigt, erfolgen Beginn und Beendigung zeitgesteuert durch die Maschine. Früher gab es auch Respiratoren, die nach Erreichen eines vorgewählten Volumens oder eines voreingestellten Druckniveaus unmittelbar auf »Exspiration« umgeschaltet haben (sog. Drucksteuerung bzw. Volumensteuerung); dies ist heute jedoch unüblich.

Hat der Patient aber noch eine geringe Eigenatmung, so kann der Respirator kleine Veränderungen im Atemsystem als Inspirationsbemühung des Patienten registrieren; das Gerät veranlasst dann einen Beatmungshub: die Inspiration wird durch den Patienten getriggert. Die Inspirationsbeendigung erfolgt jedoch auch dann wieder zeitgesteuert: Ist der Atemhub erst einmal ausgelöst, wird er dem Patienten praktisch aufgezwungen, und dieser hat keine Möglichkeit, Durchführung und Beendigung des Hubs zu beeinflussen.

❯❯ Ein Atemtyp, bei dem die Inspiration vom Respirator ausgelöst und/oder durch den Respirator beendet wird, heißt mandatorischer Atemtyp (engl. »mandatory«, befehlend).

▪ **Spontaner Atemtyp**

❯❯ Wird die Inspiration vom Patienten ausgelöst (»getriggert«) und beendet, dann spricht man vom spontanen Atemtyp.

Während der Inspiration erfolgt entweder eine Unterstützung der Inspiration durch den Respirator (sog. augmentierende Beatmung wie PSV) oder aber der Patient atmet ohne maschinelle Unterstützung völlig selbständig spontan (wie CPAP).

Wenn der Atemzug durch das Beatmungsgerät unterstützt wird, wird die Beendigung der Inspiration und damit der Beginn der Exspiration durch den Patienten bestimmt und erfolgt flowgesteuert: Nach Unterschreiten eines gewissen Prozentsatzes des Spitzenflows (z. B. 25%) erfolgt die Umschaltung auf Exspiration (◘ Abb. 14.6). Die Inspiration dauert also so lange, bis dieser Wert unterschritten wird; dies kann der Patient durch aktives Mitatmen beeinflussen.

14.3.2 Durchführung der Inspiration

Ein maschineller Atemhub wird entweder volumenkontrolliert oder druckkontrolliert verabreicht (nie beides zugleich!).

Beim **volumenkontrollierten Atemhub** erzeugt das Beatmungsgerät solange einen voreingestellten Flow, bis ein vorgewähltes Atemhubvolumen erreicht ist. Daraus resultiert abhängig von Resistance und Compliance ein bestimmter Atemwegsdruck: »volume controlled ventilation« (VCV; ◘ Abb. 14.1).

Hingegen erzeugt das Beatmungsgerät beim **druckkontrollierten Atemhub** einen Überdruck bis zu einer voreingestellten Höhe (p_{max}), sodass Atemgas entlang des Druckgradienten in die Lunge strömt. Dabei wird ein bestimmter (abnehmender) Flow und ein bestimmtes Hubvolumen erzielt, die aber von Resistance und Compliance anhängen: »pressure controlled ventilation« (PCV; ◘ Abb. 14.1).

14.3.3 Die 2 Atemtypen und die Grundformen der Beatmung

Zusammenfassend kann also zwischen den 2 Atemtypen »mandatorische Beatmung« und »Spontanatmung« und den 2 Kontrollvariablen »Volumen« und »Druck« unterschieden werden. Daraus lassen sich verschiedene Beatmungsformen kombinieren, auf denen praktisch alle verfügbaren Beatmungsmodi beruhen:

»Continuous mandatory ventilation« (CMV) Dies sind die rein mandatorischen Beatmungsformen, die entweder volumenkontrolliert (»volume controlled« CMV, VC-CMV) oder druckkontrolliert (»pressure controlled« CMV; PC-CMV) sein können (◘ Abb.

14.1). Hierzu gehört z. B. die »intermittent positive pressure ventilation« (IPPV; ▶ Abschn. 14.6.1).

»Intermittent mandatory ventilation« (IMV) Dies sind die intermittierend-mandatorischen Beatmungsformen, die aus einer Kombination mandatorischer und spontaner Atemtypen bestehen: Der Patient kann zwischen 2 mandatorischen Atemhüben beliebig viele spontane Atemzüge machen. Die mandatorische Komponente kann wiederum entweder druck- oder volumenkontrolliert sein: »pressure controlled« IMV (PC-IMV; ◻ Abb. 14.7) oder »volume controlled« IMV (VC-IMV). Hierzu gehören z. B. folgende Beatmungsverfahren: »intermittent mandatory ventilation« (IMV; ▶ Abschn. 14.6.2), »synchronized intermittent mandatory ventilation« (SIMV), »bilevel positive airway pressure« (BIPAP; ▶ Abschn. 14.6.5) und die verwandten Verfahren wie BIPHASE, BiLevel, BiVent etc.

»Continuous spontaneous ventilation« (CSV) Dies sind die reinen Spontanatmungsformen, die entweder vom Patienten völlig selbständig durchgeführt (◻ Abb. 14.5) oder vom Respirator inspiratorisch druckunterstützt werden (»pressure support«; ◻ Abb. 14.6). Hierzu gehören z. B. folgende Beatmungsverfahren: »continuous positive airway pressure« (CPAP; ▶ Abschn. 14.6.3), »assisted spontaneous breathing« (ASB) und »pressure support ventilation« (PSV; ▶ Abschn. 14.6.4).

14.4 Einstellung der Beatmung

Vor Beginn jeder Beatmung müssen eine Reihe von Parametern gewählt werden.

14.4.1 Inspiratorische O$_2$-Konzentration

Die inspiratorische O$_2$-Konzentration (FiO$_2$) kann als Dezimalzahl (z. B. 0,5) oder als Prozentzahl angegeben werden (50%). Genauer betrachtet wird allerdings nicht die inspiratorische O$_2$-Konzentration eingestellt (auch wenn dies meist so bezeichnet wird), sondern die **abgegebene** O$_2$-Konzentration (FdO$_2$). Nur wenn das Atemsystem distal der FiO$_2$-Messung dicht ist und der Patient keine Nebenluft atmet, ist FiO$_2$ = FdO$_2$. Somit muss v. a. bei Beatmung über eine nicht dicht sitzende Nasen- oder Gesichtsmaske, etwa bei vollbärtigen Patienten, damit gerechnet werden, dass die FiO$_2$ niedriger liegt als die eingestellte O$_2$-Fraktion.

FiO$_2$ unter O$_2$-Insufflation beim spontanatmenden Patienten Eine Faustregel für die durch Zufuhr reinen Sauerstoffs über eine Nasensonde oder einfache Gesichtsmaske zu erzielende FiO$_2$ lautet (Flow$_{Ox}$ = O$_2$-Flow in l/min):

$$FiO_2 = 0,2 + Flow_{Ox} \times 0,04$$

Mit 6 l O$_2$/min lässt sich also etwa eine FiO$_2$ von etwa 0,44 erreichen. Die Formel wird allerdings bei hohen Flow$_{Ox}$-Werten >8 l/min immer ungenauer, und die tatsächliche FiO$_2$ hängt zudem stark vom Atemminutenvolumen des Patienten ab. Es lässt sich normalerweise keine FiO$_2$ >0,6 erzielen. Alternativen zur O$_2$-Zufuhr über einfache Masken oder Sonden sind:

▬ O$_2$-Zufuhr über Masken mit Reservoirbeutel, die eine FiO$_2$ bis >0,8 möglich machen.
▬ O$_2$-Zufuhr über Venturi-Masken, die ein Luft-Sauerstoff-Gemisch mit hoher Flussrate und voraussagbarer O$_2$-Konzentration erzeugen; je nach Ventil und Flow$_{Ox}$ beträgt die FiO$_2$ 0,24–0,6.

FiO$_2$ und paO$_2$

Bei gesunder Lunge gilt folgende grobe Formel für den bei einer bestimmten FiO$_2$ zu erwartenden paO$_2$:

$$paO_2 \, (mmHg) = 5 \times FiO_2 \, (\%)$$

Bei zunehmender Oxygenierungsstörung wird der mit einer bestimmten FiO$_2$ erzielte paO$_2$ immer kleiner. Für die Schweregradeinschätzung einer Oxygenierungsstörung ist klinisch der **Oxygenierungsindex** (OI) von Bedeutung (sog. **Horowitz-Quotient**):

$$OI \, (mmHg) = \frac{paO_2}{FiO_2} \, (mmHg),$$

wobei FiO$_2$ als Teil von 1 berechnet wird.

Bei einer FiO$_2$ von 1,0 entspricht der OI also dem paO$_2$; bei einem paO$_2$ von 100 mmHg und einer FiO$_2$ von 0,4 beträgt der OI:

$$OI \, (mmHg) = \frac{100 \, mmHg}{0,4} = 250 \, mmHg$$

Beim »milden ARDS« liegt der OI definitionsgemäß zwischen 200 und 300 mmHg, beim »moderaten ARDS« zwischen 100 und 200 mmHg und beim »schweren ARDS« unter 100 mmHg (für die früher übliche ALI/ARDS-Terminologie gilt: OI bei »acute lung injury« (ALI) <300 mmHg, bei ARDS <200 mmHg; ▶ Kap. 29).

Wie hoch soll die O$_2$-Konzentration gewählt werden

Sauerstoff kann auch toxische Wirkungen entfalten,

v. a. über die Generierung sog. aktivierter Sauerstoffspezies wie Sauerstoff- und Hydroxylradikale. Außerdem können hohe inspiratorische O_2-Konzentrationen die Ausbildung sog. **Resorptionsatelektasen** fördern. Daher gilt für den beatmeten Intensivpatienten:

❯ Die FiO_2 soll gerade so hoch gewählt werden, dass eine ausreichende saO_2 erzielt wird – nicht höher. Als ausreichend gilt in den meisten Fällen eine saO_2 von etwa 90% (88–92%).

Dieses Vorgehen wird als Bestandteil der lungenprotektiven Beatmung angesehen. Allerdings geht nach gegenwärtiger Ansicht auch eine längerfristige Beatmung mit erhöhter O_2-Fraktion nicht mit einer nennenswerten Lungenschädigung durch O_2-Toxizität einher, solange die FiO_2 <0,6 gehalten wird.

Für die Beatmung von Säuglingen, insbesondere Frühgeborenen, gelten jedoch andere Grenzwerte: Hier muss eine Hyperoxie unbedingt vermieden werden, um etwa die Entwicklung einer retrolentalen Fibrose zu verhindern.

▪ **Wann ist eine erhöhte O_2-Konzentration sinnvoll?**
In einigen Situationen ist es angezeigt, **vorübergehend** eine hohe O_2-Konzentration (0,8–1,0) einzustellen, um eine maximale O_2-Sättigung und einen möglichst hohen paO_2 zu erzielen. Dies gilt v. a. bei schwerer Anämie: Bei akuter Blutung kann die durch einen hohen O_2-Partialdruck erreichte Zunahme physikalisch gelösten Sauerstoffs bedeutsam werden. Hier gilt die Faustregel (nach Zander):

❯ Durch Beatmung mit einer FiO_2 von 1,0 kann bei gesunder Lunge eine Zunahme des O_2-Gehalts im Blut erzielt werden, wie sie etwa der Transfusion von 1–2 Erythrozytenkonzentraten entspricht.

In allen lebensbedrohlichen Situationen ist die Erhöhung der FiO_2 auf 1,0 indiziert, bis die akut kritische Phase überwunden ist: bei Schock jeglicher Genese und akuten Atemwegsproblemen sowie während kardiopulmonaler Reanimation. Üblich ist auch, unmittelbar vor einer geplanten Extubation sowie vor und nach Maßnahmen am Patienten, die die Oxygenierung beeinträchtigen können, wie z. B. tracheale Absaugmanöver, die FiO_2 auf 1,0 zu erhöhen, um den intrapulmonalen O_2-Speicher zu maximieren und die Patientensicherheit zu erhöhen.

▪ **Praktisches Vorgehen zu Beginn der Beatmung**
Anfangs ist oft nicht bekannt, wie hoch die FiO_2 für eine zufriedenstellende Oxygenierung sein muss. Praktisch kann dann so vorgegangen werden, dass zu-

nächst immer mit reinem Sauerstoff beatmet wird; nach etwa 15 min wird eine arterielle Blutgasanalyse angefertigt, um paO_2 und saO_2 zu messen. Dann wird die FiO_2 schrittweise reduziert, bis die saO_2 etwa 90% beträgt. Hierzu sind nicht unbedingt weitere Blutgasanalysen erforderlich; vielmehr kann die Titrierung der FiO_2 auch unter Heranziehung der pulsoxymetrisch gemessenen Sättigung (**partielle O_2-Sättigung: $psaO_2$**) erfolgen.

> **Praxistipp**
>
> Einstellung der FiO_2
> ▬ zunächst FiO_2 = 1,0 wählen;
> ▬ wenn saO_2 >90–92%, dann FiO_2 schrittweise reduzieren, bis saO_2 bei 90% (88–92%).

14.4.2 Atemfrequenz, Tidalvolumen und Atemminutenvolumen

Die durchschnittliche Atemfrequenz (AF) eines Menschen in Ruhe ist altersabhängig: Erwachsenen haben eine AF von etwa 12–15/min, Jugendliche 15–20/min, Kinder 20–25/min, Säuglinge 25–40/min und Neugeborene 40–50/min.

Das durchschnittlich eingeatmete Volumen (V_T) beträgt in jeder Altersklasse und übrigens bei allen Säugetieren im Mittel 6,3 ml/kg ideales Körpergewicht (KG), also beim Erwachsenen etwa 400–500 ml. Dies führt beim Gesunden zur Normoventilation, d. h. zu einem arteriellen $paCO_2$ um 40 mmHg und zu einem arteriellen pH von etwa 7,40. Eine Normoventilation wird üblicherweise auch bei der Beatmung des Intensivpatienten angestrebt.

❯ Atemfrequenz und Atemhubvolumen werden üblicherweise so gewählt, dass ein $paCO_2$ um 40 mmHg (35–45 mmHg) resultiert (Normoventilation).

▪ **Einstellung am Beatmungsgerät**
Das Produkt aus Atemfrequenz und Hubvolumen ergibt das Atemminutenvolumen (AMV):

$$AMV\ (ml/min) = AF\ (1/min) \times V_T\ (ml)$$

Daraus folgt, dass von den 3 Größen AMV, AF und V_T bei volumenkontrollierter Beatmung immer 2 eingestellt werden müssen; die dritte ergibt sich. Diese beiden Größen sind meist AF und V_T. Allerdings gilt der strenge Zusammenhang zwischen eingestelltem V_T, eingegebener AF und AMV nur im rein volumenkontrollierten Modus ohne Eigenatmung des Patienten. Sobald Atemhübe vom Patienten getriggert werden oder eine sonstige Eigenatmung des Patienten hinzukommt, ist das tatsächliche AMV größer als eingestellt.

▪ Atemminutenvolumen, alveoläre Ventilation und Totraumventilation

Nach der obigen Formel kann ein und dasselbe AMV sowohl mit einer hohen AF bei niedrigem V_T als auch einer niedrigen AF bei hohem V_T erzielt werden.

Beispiel

Ein AMV von 6,4 l/min kann resultieren aus einer AF von 8/min und einem V_T von 800 ml, aber auch aus einer AF von 16/min und einem V_T von 400 ml.

Die so erzielten Atemminutenvolumina sind aber nicht gleichwertig: Denn nicht das gesamte mit jedem Atemzug eingeatmete Gas nimmt am Gasaustausch teil, sondern nur der Anteil, der bis in den Alveolarbereich gelangt; der Rest verbleibt im sog. **Totraum**, in dem kein Gasaustausch stattfindet. Zum Totraum gehören immer die oberen Atemwege (Mund, Nase, Pharynx, Larynx, Trachea) sowie die Bronchien (**anatomischer Totraum**). Außerdem gehören zum Totraum Alveolarbezirke, die nicht durchblutet, aber belüftet sind (**alveolärer Totraum**). Der alveoläre Totraum ist bei Gesunden vernachlässigbar klein, kann aber bei Lungenerkrankungen wie COPD erheblich zunehmen.

Der Totraum beträgt normalerweise etwa 2,2 ml/kg ideales Körpergewicht, also beim Erwachsenen ca. 150–180 ml.

Der Anteil des AMV, der im Totraum verbleibt, heißt **Totraumventilation**, und der Anteil, der bis in den Alveolarbereich gelangt und am Gasaustausch teilnimmt, heißt **alveoläre Ventilation**:

$$AMV_{gesamt} = AMV_{Totraum} + AMV_{alveolär}.$$

Damit führt eine Steigerung des V_T zu einer stärkeren Senkung des $paCO_2$ als eine Steigerung der AF, denn die alveoläre Ventilation ist bei gleichem AMV und niedriger Atemfrequenz deutlich höher als bei hoher Atemfrequenz.

Beispiel

Bei einem Totraum von 150 ml und einem AMV von 6,4 l/min beträgt das alveoläre AMV
- bei einer AF von 8/min: 8 × (800 – 150) ml = 5,1 *l/min*
- bei einer AF von 16/min jedoch nur: 16 × (400 – 150) ml = 4,0 *l/min*

▪ Wie hoch sollen Atemfrequenz und Atemhubvolumen eingestellt werden

Früher wurden auf der Intensivstation Beatmungsmuster mit hohem V_T und niedriger AF eingestellt, um den Anteil der alveolären Ventilation zu maximieren (z. B. V_T 15 ml/kg und AF 8/min). Diese Vorgehensweise ist jedoch heute verlassen worden, da solch hohe Tidalvolumina zur weiteren Lungenschädigung führen können.

Bei der Beatmung von ARDS-Patienten ging eine Beatmung mit 6 ml/kg idealem »vorhergesagtes« Körpergewicht mit einer deutlich niedrigeren Letalität einher als eine Beatmung mit 12 ml/kg. Bei schwersten Lungenerkrankungen wird sogar eine weitere Reduktion des Tidalvolumens auf unter 6 ml/kg empfohlen, bis etwa 4 ml/kg; dies ist eine wesentliche Komponente der modernen **lungenprotektiven Beatmung** (◘ Abb. 14.4).

Es ist allerdings strittig, ob auch dann, wenn keine schwere Lungenerkrankung vorliegt, mit einem Hubvolumen von 6 ml/kg beatmet werden sollte. Einige Intensivmediziner befürworten dies, andere halten auch eine Beatmung mit Tidalvolumina von bis zu 10 ml/kg ideales Körpergewicht für vertretbar, solange diese mit einem oberen Atemwegsdruck von ≤25 mbar einhergeht, denn höhere Hubvolumina (8–10 ml/kg) sind für Patienten oft angenehmer und ermöglichen z. B. beim Schädel-Hirn-Trauma eine einfachere $paCO_2$-Einstellung. Mit mehr als 10 ml/kg Atemzugvolumen sollen heute jedoch auch lungengesunde Patienten nicht mehr beatmet werden, auch nicht kurzfristig, etwa als Narkosebeatmung.

> ❯❯ Bei der volumenkontrollierten Beatmung werden heute meist Hubvolumina von 6–10 ml/kg eingestellt. Eine Indikation für hohe Tidalvolumina >10 ml/kg gibt es nicht mehr. Die AF wird meist zwischen 8 und 15/min gewählt, wenn erforderlich auch höher bis etwa 25/min; eine weitere Erhöhung ist wenig effektiv.

▪ Erforderliche Atemfrequenz

Tief sedierte Patienten können häufig mit niedriger AF (≤10/min) beatmet werden, septische Patienten oder solche mit SIRS und ARDS benötigen oft eine AF von 15/min oder höher. Die »Feinjustierung« des Atemminutenvolumens erfolgt unter Berücksichtigung der Blutgasanalysen, insbesondere des $paCO_2$ sowie des oberen Atemwegsdrucks (p_{max}).

> **Praxistipp**
>
> Einstellung von Atemfrequenz und Tidalvolumen: Es wird zunächst ein »mittleres« Atemzugvolumen von 8 ml/kg (oder beim Erwachsenen etwa 500 ml) gewählt und eine AF von 12/min.
> - wenn $paCO_2$ >45 mmHg: AF erhöhen (evtl. auch VT erhöhen auf bis zu 10 ml/kg, solange p_{max} ≤25 mbar)
> - wenn $paCO_2$ <35 mmHg: AF und/oder VT reduzieren
> - wenn p_{max} >25 mbar: VT reduzieren auf 6 ml/kg, ggf. AF erhöhen
> - wenn p_{max} >30 mbar: VT weiter reduzieren auf minimal 4 ml/kg, ggf. AF erhöhen

■ **Wie hoch ist ein V_T von 6–10 ml/kg?**

Das einzustellende Hubvolumen (ml/kg) soll nicht auf das aktuelle Körpergewicht ($KG_{aktuell}$) bezogen werden, sondern auf das ideale Körpergewicht (KG_{ideal}); dieses kann man näherungsweise im Kopf ausrechnen oder im Anhang anhand der Smartphone-App bestimmen:
- Für Männer: $KG_{ideal\ (kg)}$ = [Körpergröße (cm) – 100] – 5%
- Für Frauen: $KG_{ideal\ (kg)}$ = [Körpergröße (cm) – 100] – 10%

Beispiel

Eine 1,70 cm große Frau, die 140 kg wiegt, würde bei Bezug auf $KG_{aktuell}$ mit 840–1.400 ml Hubvolumen beatmet (6–10 ml/kg). Das ist viel zu viel! Vielmehr soll auch eine so schwere Patientin mit einem an ihrem KG_{ideal} (also 63 kg) orientierten V_T beatmet werden: Die Hubvolumina liegen zwischen ca. 370 ml (6 ml/kg) und etwa 620 ml (10 ml/kg).

■ **Wann soll von einer Normoventilation abgewichen werden?**

Wird ein AMV eingestellt, das zu $paCO_2$-Werten <35 mmHg führt (also Hypokapnie), so spricht man von **Hyperventilation**. Werden hingegen $paCO_2$-Werte >45 mmHg erzielt (Hyperkapnie), so handelt es sich um eine **Hypoventilation**. Es kann in Sonderfällen sinnvoll sein, eine Hyper- bzw. Hypoventilation anzustreben oder hinzunehmen.

■ **Hyperventilation**

Eine Hyperventilation führt definitionsgemäß zur **Hypokapnie**. Der $paCO_2$ ist eine wichtige Determinante des zerebralen Blutflusses: Je niedriger der $paCO_2$, desto niedriger der zerebrale Blutfluss und desto geringer das intrakranielle Blutvolumen. Dies führt zur Senkung eines erhöhten Hirndrucks (ICP).

> ❯ Die Hyperventilation gilt heute noch als zur kurzfristigen Senkung eines deutlich erhöhten ICP indiziert, wobei dann ein $paCO_2$ zwischen 30 und 35 mmHg angestrebt werden soll. Niedrigere Werte erhöhen die Gefahr einer zerebralen Ischämie erheblich.

Eine langfristige oder gar prophylaktische Hyperventilation, etwa nach Schädel-Hirn-Trauma (SHT), wird nicht mehr empfohlen, sondern eher als wichtige Ursache für schlechtere Überlebenschancen angesehen: »death by hyperventilation« (▶ Kap. 42).

■ **Hypoventilation**

Bei schweren Lungenerkrankungen ist eine Normoventilation oft nur mit hohen inspiratorischen Atemwegsdrücken zu erzielen. Auch eine erhebliche Steigerung der Atemfrequenz kann die Hyperkapnie nicht immer vermeiden. Offenbar ist es in diesen Fällen besser, einen erhöhten $paCO_2$ hinzunehmen (**permissive Hyperkapnie**), als um den Preis einer zusätzlichen Lungenschädigung durch Barotrauma und Lungenüberdehnung die Normoventilation zu erzwingen. Oft steigt der $paCO_2$ nicht höher als 60 mmHg, aber auch Werte deutlich über 100 mmHg werden gelegentlich beobachtet; die zunächst entstehende respiratorische Azidose wird meist innerhalb von Stunden ausreichend metabolisch kompensiert.

Ob und unterhalb welchem pH-Wert bei persistierender Azidose eine Puffertherapie eingeleitet werden soll, ist umstritten, zumal bei Verwendung von Natriumbikarbonat selbst weiteres CO_2 entsteht. Die Puffersubstanz THAM generiert zwar kein CO_2, hat jedoch ebenfalls keinen gesicherten Stellenwert bei der Therapie der hyperkapnieinduzierten Azidose. Liegt neben der schweren Lungenerkrankung zusätzlich noch ein erhöhter intrakranieller Druck (ICP) vor (häufig: Thoraxtrauma mit SHT), so muss – am besten unter kontinuierlicher Hirndruckmessung – zwischen der lungenschädigenden Wirkung hoher Atemwegsdrücke und der hirnschädigenden Wirkung eines weiteren ICP-Anstiegs abgewogen werden.

> ❯ Wenn bei schweren Lungenerkrankungen mit Hubvolumina von 6 ml/kg und einer Atemfrequenz von ca. 25/min keine Normoventilation erzielt werden kann und der obere Atemwegsdruck ≥30 mbar beträgt, ist eine permissive Hyperkapnie zu erwägen: Ein Anstieg des $paCO_2$ sollte dann eher hingenommen werden als eine weitere Erhöhung des Hubvolumens.

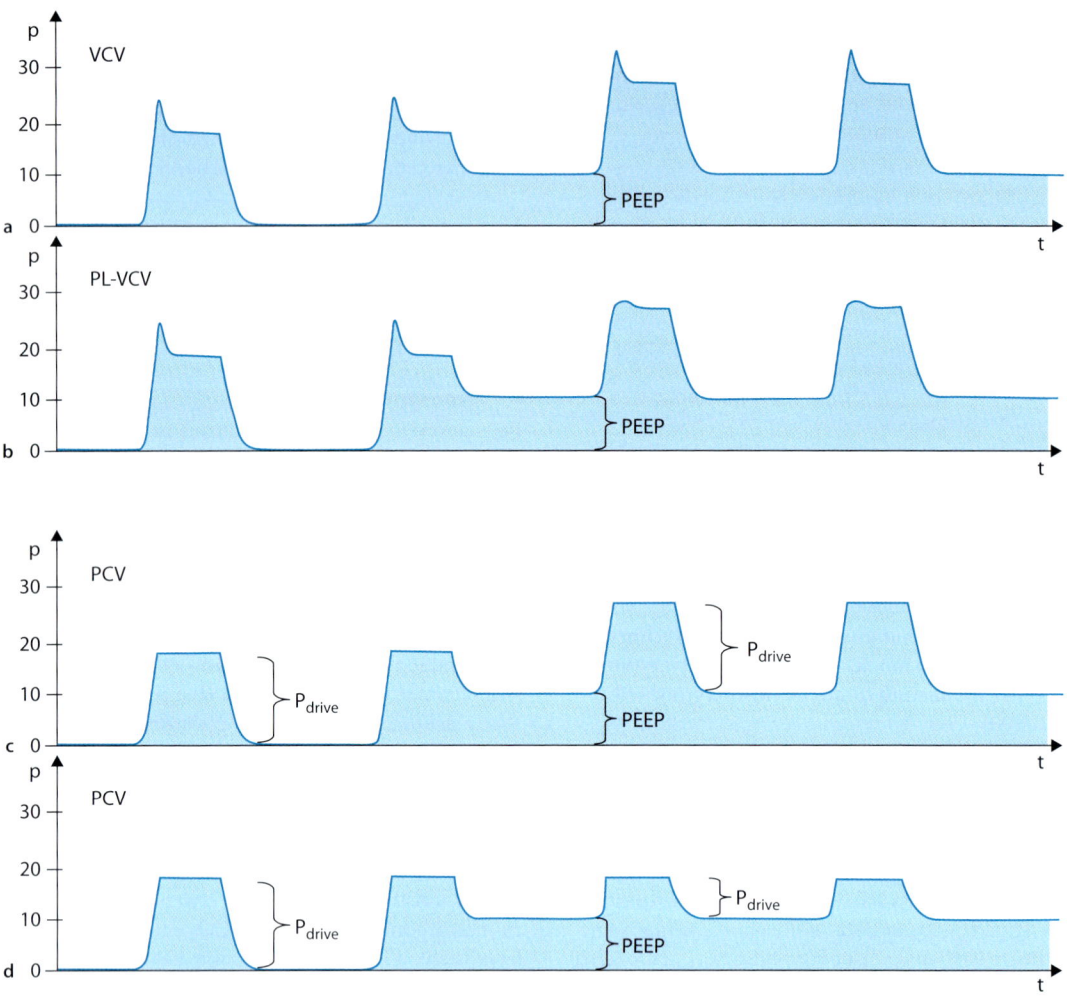

☐ **Abb. 14.2 Positiv endexspiratorischer Druck (PEEP) bei volumenkontrollierter Beatmung (VCV; obere beiden Kurven) und druckkontrollierter Beatmung (PCV; untere beiden Kurven). a** VCV ohne und mit PEEP. Das Hubvolumen bleibt gleich, aber Spitzendruck und Plateaudruck steigen um den Betrag des PEEP (hier 10 mbar) an. **b** VCV mit Drucklimitierung (PL-VCV); nach PEEP-Implementierung wird die Druckspitze bei einem vorgewählten Drucklimit (hier 28 mbar) abgeschnitten. Das Hubvolumen bleibt gleich, der Plateaudruck ist genauso hoch wie bei VCV ohne Drucklimitierung. **c** PCV mit gleichbleibendem »driving pressure« (p_{drive}) nach PEEP-Implementierung und gleichsinniger Erhöhung des p_{max}. Das Hubvolumen bleibt etwa gleich. **d** PCV ohne Änderung des p_{max} (hier 20 mbar) nach PEEP-Implementierung. Der »driving pressure« (p_{drive}) und somit auch das Hubvolumen nehmen deutlich ab

▪ **Vorgehen bei anderen Beatmungsmodi als VCV**

Die Atemfrequenz kann und muss bei praktisch jeder Form der kontrollierten Beatmung eingestellt werden. Die direkte Einstellung des Hubvolumens ist aber nur bei der volumenkontrollierten Beatmungsform (VCV) möglich, bei der PCV wird hingegen das obere Druckniveau (p_{max}) so gewählt und nachreguliert, dass das gewünschte V_T resultiert.

14.4.3 Oberer Atemwegsdruck

So wie bei allen volumenkontrollierten Beatmungsformen ein Hubvolumen eingestellt wird, muss bei allen druckkontrollierten Beatmungsmodi ein oberes inspiratorisches Druckniveau, oder kurz: ein oberer Atemwegsdruck (p_{max}) vorgewählt werden. Die Höhe des p_{max} legt hier, abhängig von der Compliance des respiratorischen Systems und der Höhe des Druckniveaus am Ende der Exspiration (PEEP), die Höhe des Atemhubvolumens fest. Die Differenz zwischen p_{max} und PEEP wird bei druckkontrollierten Modi auch »driving pressure« (p_{drive}) genannt ($\square$ Abb. 14.2) und ist der entscheidende Druck, der die Höhe des Hubvolumens bestimmt.

- **Wie hoch soll der p_{max} eingestellt werden?**

Der obere Atemwegsdruck sollte so eingestellt werden, dass bei vorgegebenem PEEP ein Atemhubvolumen von 6–10 ml/kg erzielt wird. Die lungenschädigende Wirkung der Beatmung ist besonders ausgeprägt, wenn der p_{max} >30 mbar liegt; wenn möglich sollten Werte ≤25 mbar angestrebt werden.

> ❗ **Cave**
> Der obere Atemwegsdruck sollte nicht höher als 30 mbar sein.

Ausnahmen Einige Patienten haben durch einen erhöhten intraabdominellen Druck, Deformierungen des Thorax oder auch Adipositas permagna eine starke Einschränkung der extrapulmonalen Compliance. Da aber nicht der absolute Druck in den Atemwegen, sondern vielmehr der transpulmonale Druck für eine Lungenschädigung verantwortlich ist, kann in diesen Fällen, falls erforderlich, auch ein höherer Inspirationsdruck akzeptiert werden, z. B. bis 40 mbar.

Praxistipp

Einstellung des p_{max} bei druckkontrollierter Beatmung: Es wird zunächst ein p_{max} 15 mbar über dem eingestellten PEEP gewählt, maximal 30 mbar:
- wenn resultierendes V_T >8–10 ml/kg: p_{max} reduzieren
- wenn resultierendes V_T <6 ml/kg: p_{max} erhöhen bis 30 mbar
- p_{max} stets so hoch einstellen, dass mindestens ein V_T von 4 ml/kg resultiert

---

Eine weitere Orientierung für den p_{max} gibt, sofern gemessen, die Druck-Volumen-Kurve: Der p_{max} sollte unterhalb des oberen »inflection point« gewählt werden ($\square$ Abb. 14.4).

- **Volumenkontrollierte Beatmung und p_{max}**

Bei volumenkontrollierten Modi ergibt sich der obere Atemwegsdruck v. a. aus der Höhe des eingestellten Hubvolumens, des PEEP und der Compliance der Lunge. Allerdings kann auch bei volumenkontrollierter Beatmung eine obere Druckbegrenzung eingestellt werden. Dies ist sinnvoll, um gefährlich hohe Atem-

wegsdrücke und damit ein Barotrauma der Lunge zu verhindern. Entscheidend für die lungenschädigende Wirkung ist jedoch wahrscheinlich nicht der inspiratorische Spitzendruck, sondern der Plateaudruck, der die Lungendehnung repräsentiert.

14.4.4 Flow, I:E und inspiratorische Pause

- **I:E**

Bei jedem Beatmungszyklus lassen sich eine Inspirations- und eine Exspirationsphase unterscheiden: Inspirationszeit (t_i) und Exspirationszeit (t_e) ergeben zusammen die Gesamtzeitdauer des Beatmungszyklus.

Das Verhältnis der Zeitdauer dieser beiden Phasen wird als **I:E-Verhältnis** bezeichnet und muss für alle mandatorischen Atemhübe festgelegt werden. Bei spontanen Atemmodi bestimmt der Patient I:E selbst. Bei normaler Spontanatmung beträgt dieses Verhältnis etwa 1:1,5 bis 1:2, d. h. der in Ruhe spontanatmende Mensch atmet etwas länger aus, als er einatmet. In der Intensivmedizin wird häufig mit einem I:E-Verhältnis von 1:1 gearbeitet.

Erhöhung des I:E Ein I:E >1:1 (2:1 bis 3:1) verlängert die Kontaktzeit des pulmonalkapillären Blutes mit dem Inspirationsgas und erhöht den **Atemwegsmitteldruck:** Dies ist eine der wichtigsten Determinanten der Oxygenierungsverbesserung unter Beatmung. Außerdem wird bei einem I:E >1 (»**inverse ratio ventilation**«, IRV) oft ein sog. intrinsischer PEEP induziert, insbesondere bei Exspirationszeiten <2 s ($\square$ Abb. 14.3). Andererseits wird mit zunehmender I:E die Kreislaufbeeinträchtigung größer und die Beatmung wird für den Patienten unangenehmer.

Verkleinerung des I:E Ein I:E <1:2 (1:3 oder 1:4) erleichtert die Exspiration und kann bei schweren obstruktiven Lungenerkrankungen wie Asthma oder COPD indiziert sein. Allerdings geht ein kleines I:E auch mit einem vergleichsweise niedrigen Atemwegsmitteldruck und einer schlechteren Oxygenierung einher.

- **Flow**

Jede der beiden Phasen eines Atemzugs lässt sich normalerweise in eine Phase mit Gasfluss (**Flowphase**) und in eine darauffolgende ohne Gasfluss (**No-flow-Phase** oder auch Pausenphase) unterteilen. Die Flowphasen bei In- und Exspiration sind obligat, die Pausenphasen können jedoch jeweils auch fehlen.

Bei der volumenkontrollierten Beatmung muss die inspiratorische Flussgeschwindigkeit, mit der das Hubvolumen verabreicht wird (**inspiratorischer Flow**, $Flow_i$ oder einfach nur Flow), eingestellt werden; bei der druckkontrollierten Beatmung ist dies nicht möglich, da der Flow initial immer mit maximaler Geschwindigkeit verabreicht wird und dann automatisch dezeleriert.

Inspiratorischer Flow bei volumenkontrollierter Beatmung Der Inspirationsflow muss mindestens so hoch gewählt werden, dass das eingestellte Hubvolumen während der Inspirationszeit auch verabreicht werden kann. Ist der Inspirationsflow höher, wird das V_T bereits vor Ablauf der Inspirationszeit appliziert; im Rest der Inspirationszeit erfolgt kein Flow vom Beatmungsgerät mehr, aber auch noch keine Umschaltung auf Exspiration, dies ist die inspiratorische Pause.

Inspiratorische Pause bei volumenkontrollierter Beatmung Diese geht einher mit dem sog. **Plateaudruck**, der allerdings immer leicht abfallend ist, da es in dieser Phase zur Umverteilung von Atemluft aus sog. schnellen Alveolarbezirken in langsamere Lungenbereiche kommt (sog. **Pendelluft**). Die inspiratorische Pause sorgt für eine gleichmäßigere Alveolarbelüftung, ist aber dennoch nicht unbedingt erforderlich: Bei langsamem Flow (und kürzerer oder gar nicht vorhandener inspiratorischer Pause) erfolgt schon während der Flowphase eine turbulenzenärmere, gleichmäßigere Verteilung der Inspirationsluft in die Alveolen.

Flowmuster Ein volumenkontrollierter Atemhub wird meist mit einem konstanten Flow verabreicht, einem sog. Rechteckflow (◧ Abb. 14.1). Es können auch andere Flowmuster gewählt werden, wie dezelerierender Flow (der mit einer gleichmäßigeren alveolären Gasverteilung einhergehen soll, ähnlich wie bei druckkontrollierter Beatmung) oder Sinusflow (der der natürlichen Atmung nahekommt). Klare Indikationen für die Wahl eines speziellen Flowmusters gibt es aber nicht.

Inspiratorischer Flow bei druckkontrollierter Beatmung Hierbei wird der Atemhub mit maximalem Flow begonnen (ca. 120 l/min oder mehr), bis der p_{max} erreicht ist. Dies dauert nur Bruchteile einer Sekunde. Danach nimmt der Flow so weit ab, wie es für das Aufrechterhalten des p_{max} bis zum Ende der Inspirationszeit erforderlich ist. Es ergibt sich also zwangsläufig ein **dezelerierender Flow**. Bei ausreichend langer Inspirationszeit geht der Flow vor Ende der Inspirationszeit praktisch auf null zurück; ab diesem Zeitpunkt, d. h.

wenn der Flow sistiert, bildet sich bis zum Ende der Inspirationszeit auch bei druckkontrollierter Beatmung ein Plateaudruck auf derselben Höhe des p_{max} aus (◧ Abb. 14.1).

<table>
<tr><td>**Praxistipp**</td></tr>
</table>

Einstellung von I:E und Inspirationsflow
- I:E
  - Routineeinstellung zwischen 1:1 und 1:2
  - bei schweren Oxygenierungsstörungen 1:1, ggf. 2:1 bis 3:1 (wenn IRV erwünscht)
  - bei obstruktiven Lungenerkrankungen zwischen 1:2 und 1:4
- Inspirationsflow bei volumenkontrollierter Beatmung
  - Flowgeschwindigkeit 30 l/min (20–60 l/min, abhängig von V_T und AF)
  - Flowmuster (wenn variierbar): Rechteckflow (oder dezelerierender Flow)

Flow in der Exspirationsphase Der exspiratorische Flow ist immer **dezelerierend** (◧ Abb. 14.1). Gelegentlich geht der Flow am Ende der Exspiration gar nicht auf null zurück; dann gibt es keine exspiratorische »No-flow«-Phase, und es verbleibt endexspiratorisch ein Volumen in der Lunge »gefangen« (»**trapped air**«), das mit einem »inneren« endexspiratorischen Druck einhergeht: **intrinsischer PEEP** oder $PEEP_i$ (◧ Abb. 14.3).

14.4.5 **Positiv endexspiratorischer Druck**

Ohne weitere Beeinflussung strömt die Luft exspiratorisch solange aus der Lunge, bis der Druckunterschied zwischen den Atemwegen und der Umgebung ausgeglichen ist: Der endexspiratorische Druck ist dann – relativ zum Atmosphärendruck – 0 mbar (ZEEP, »zero endexspiratory pressure«). Dies kann jedoch beim intubierten Patienten zu einer verminderten funktionellen Residualkapazität (FRC), Atelektasen und Beeinträchtigung der O_2-Aufnahme führen.

Die Einstellung eines **positive endexspiratory pressure** (PEEP) wirkt dem entgegen und kann auch bei einer erkrankten Lunge (Pneumonie, ARDS) die FRC verbessern und eröffnete Alveolarbezirke offenhalten. Daher wird mit Einstellung eines PEEP die Oxygenierung üblicherweise verbessert, und zwar (bis zu einem gewissen Grad) umso mehr, je höher der PEEP gewählt wird.

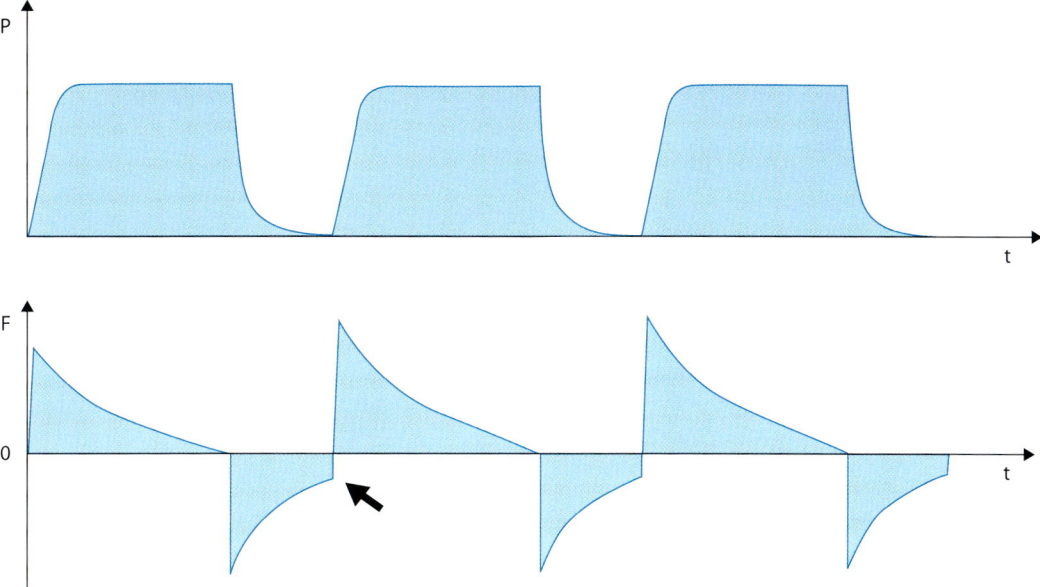

◘ Abb. 14.3 Inverse ratio ventilation (IRV) und Auto-PEEP. Obwohl der exspiratorische Flow noch nicht auf null zurückge-gangen ist (*Pfeil*), beginnt bereits die nächste Inspiration. Dies zeigt an, dass ein endexspiratorisches Volumen in der Lunge verblieben ist, das mit einem positiv endexspiratorischen Druck einhergeht (Auto-PEEP oder PEEP$_i$). Dieses Phänomen, das hier im Rahmen einer druckkontrollierten IRV (PC-IRV) dargestellt ist, tritt auch bei obstruktiven Lungenerkrankungen (Asthma, COPD) auf

■ **Indikationen und Kontraindikationen**

Eine Indikation für PEEP besteht bei allen Lungener-krankungen, die mit einer erheblichen Oxygenie-rungsstörung einhergehen:
- kardiogenes und nichtkardiogenes Lungenödem,
- ALI, ARDS und
- schwere Pneumonie.

Tatsächlich wird heute bei den meisten beatmeten Pa-tienten die Einstellung eines zumindest geringen PEEP empfohlen (um 5–8 mbar).

Vorsicht ist jedoch bei Hirnödem, obstruktiven Lungenerkrankungen und Schock geboten:
- Bei **Hirnödem** kann PEEP den venösen Rück-strom behindern und den Hirndruck erhöhen. Ein PEEP von 5 mbar gilt jedoch auch hier als unbedenklich, und bei Oxygenierungsstörungen wird selbst bei schwerem SHT in den Leit-linien der Deutschen Gesellschaft für Neuro-logie 2008 ein PEEP bis 14 mbar für akzeptabel gehalten.
- Im schweren **Asthmaanfall** kann PEEP die Lun-genentleerung behindern und eine dynamische Lungenüberdehnung fördern; hier sollte zu-nächst am besten ganz auf einen PEEP verzichtet werden.

- Im **Schock** und bei **Volumenmangel** kann PEEP die Kreislaufdepression verstärken. Hier ist eine besonders vorsichtige PEEP-Einstellung unter Abwägung von Oxygenierungsverbesserung und Kreislaufdepression erforderlich.

■ **PEEP und Beatmungsform**

Bei volumenkontrollierter Beatmung wird nach Ein-stellung von PEEP das gleiche V_T verabreicht wie ohne PEEP; nur eben ausgehend von einem höheren Druck-niveau (◘ Abb. 14.2). Hingegen ist bei druckkontrol-lierter Beatmung die Druckdifferenz zwischen PEEP und p_{max} (= p_{drive}) entscheidend: Wenn ein gleich ho-hes Hubvolumen wie vor der PEEP-Einstellung bzw. PEEP-Erhöhung gewünscht ist, muss p_{max} entspre-chend erhöht werden (◘ Abb. 14.2).

Wie hoch soll der PEEP eingestellt werden? Prak-tisch alle Intensivmediziner sind sich heute einig, dass ein ALI- und ARDS-Patient mit PEEP beatmet werden muss. Die beiden wichtigsten Orientierungsmaßstäbe hierfür sind Oxygenierung und Lungenmechanik.
- PEEP-Einstellung abhängig von der **Oxygenie-rung**. Dies ist sicher heute das am weitesten ver-breitete Verfahren in der klinischen Praxis: Der PEEP wird umso höher eingestellt, je schlechter

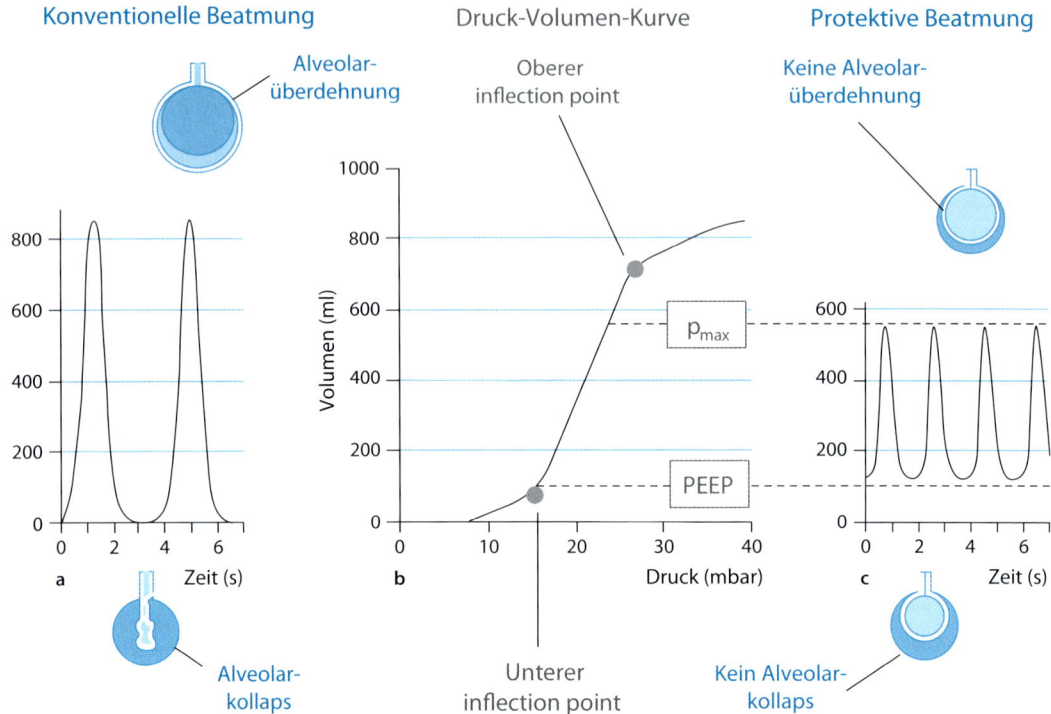

Konventionelle Beatmung

Druck-Volumen-Kurve

Protektive Beatmung

☐ **Abb. 14.4 Tidalvolumina bei konventioneller (a) und lungenschonender Beatmung (c) im Verhältnis zur Druck-Volumen-Kurve (b).** Eine Beatmung mit hohen Tidalvolumina und niedrigem oder keinem PEEP (**a**) kann zur Lungenschädigung durch Alveolarüberdehnung in der Inspiration und zum Alveolarkollaps in der Exspiration führen. Dies wird durch eine protektive Beatmung mit niedrigen Hubvolumina und ausreichendem PEEP vermieden (**c**). Eine physiologische Orientierungsmöglichkeit für den oberen (p_{max}) und unteren Atemwegsdruck (PEEP) bietet die Druck-Volumen-Kurve (**b**): der PEEP sollte knapp oberhalb des sog. unteren »inflection point«, und der p_{max} unterhalb des oberen »inflection point« eingestellt werden

die Oxygenierung ist. Ziel ist dabei meist eine saO_2 um 90% bzw. ein paO_2 um 60 mmHg. Varianten dieses Vorgehens sind das »Least«-PEEP-Konzept und das »NIH ARDS Network PEEP Protocol« (☐ Tab. 14.2).
— PEEP-Einstellung abhängig von der **Lungenmechanik**. Die Orientierung an der Oxygenierung wird von einigen Beatmungsmedizinern als unzureichend angesehen; sie fordern eine Orientierung

an der Druck-Volumen-Kurve (☐ Abb. 14.4), die die statische Compliance der Lunge beschreibt. Der PEEP sollte dann knapp oberhalb des sog. unteren »inflection point« eingestellt werden, um ein wiederholtes exspiratorisches Kollabieren größerer Alveolarbezirke zu verhindern.

Hoher oder niedriger PEEP PEEP bewirkt zwar eine Erhöhung der FRC durch Offenhalten atelektasege-

☐ **Tab. 14.2** Das »NIH ARDS Network PEEP Protocol«. (Mod. nach www.ardsnet.org)

Ziel	paO_2 ≥55–80 oder saO_2 ≥88–95%													
FiO_2	0,3	0,4	0,4	0,5	0,5	0,6	0,7	0,7	0,7	0,8	0,9	0,9	0,9	1,0
PEEP (mbar)	5	5	8	8	10	10	10	12	14	14	14	16	18	18-24

Mit zunehmender Oxygenierungsverschlechterung werden ansteigende FiO_2-PEEP-Kombinationen gewählt. Eine Formel, die ungefähr die in der Tabelle ausgedrückte FiO_2-PEEP-Korrelation ergibt, lautet wie folgt: Wähle einen Mindest-PEEP von 5 mbar, erhöhe den PEEP bei FiO_2 >0,3 und steigere ihn um etwa 2 mbar pro FiO_2-Erhöhung von 0,1

fährdeter Lungenareale und Wiederherstellung ausgeglichenerer Ventilations-Perfusions-Verhältnisse, kann aber gleichzeitig zu einer Überdehnung und damit Schädigung gesunder Lungenabschnitte führen – je höher, desto mehr. Außerdem erhöht sich mit steigendem PEEP der intrathorakale Druck, wodurch der venöse Rückstrom und schließlich auch das Herzzeitvolumen abnehmen. Daher sollte nach Ansicht einiger Intensivmediziner der **PEEP niedrig** (ca. **5–8 mbar**) gewählt werden, solange mit einer FiO_2 <0,6 eine ausreichende saO_2 ($\approx$90%) erreicht werden kann; erst bei höherer FiO_2 sollte er vorsichtig weiter gesteigert werden, bis möglichst wieder eine FiO_2 <0,6 erreicht ist (»**Least«-PEEP-Konzept**).

Demgegenüber sind andere Beatmungsmediziner von den Vorteilen eines höheren PEEP überzeugt, insbesondere beim ARDS. Die Lunge dürfe nicht am Ende jedes Atemzugs kollabieren und dann mit dem nächsten erneut eröffnet werden; erst durch dieses ständige »Recruitment-Derecruitment« komme es zur Lungenschädigung und pulmonalen Entzündungsreaktion (sog. **Biotrauma**). Dies müsse durch Wahl des PEEP oberhalb des **unteren »inflection point«** verhindert werden (○ Abb. 14.4). Dieses Vorgehen läuft bei ARDS in vielen Fällen auf einen PEEP um 12–15 mbar hinaus.

In mittlerweile mehreren prospektiven Studien wurde eine »Niedrig-PEEP-Beatmung« mit einer »Hoch-PEEP-Beatmung« verglichen; es gab dabei aber keine signifikanten Unterschiede in der Überlebensrate der ARDS-Patienten. Es gibt auch keine Belege dafür, dass sich durch eine **prophylaktische »Hoch-PEEP-Beatmung«** die Entwicklung eines Lungenversagens verhindern ließe. Einige Intensivmediziner halten das »NIH ARDS Network PEEP Protocol« (○ Tab. 14.2) für die gegenwärtig beste und v. a. Dingen am besten evidenzbasierte Art und Weise der PEEP-Einstellung bei akutem Lungenversagen. Allgemein gilt:

> **Der PEEP wird beim beatmeten Patienten meist zwischen 5 und 15 mbar eingestellt, bei schweren Oxygenierungsstörungen auch höher.**

Intrinsischer PEEP (PEEP$_i$ oder Auto-PEEP) Ein endexspiratorisch erhöhter Druck kann in der Lunge auch dann entstehen, wenn am Gerät überhaupt kein PEEP eingestellt ist: Wenn das verabreichte Atemzugvolumen nicht vollständig ausgeatmet wird. Dies kann der Fall sein bei deutlich verkürzter Exspirationszeit (<2 s) sowie bei Obstruktion der kleinen Atemwege (Asthma, COPD). Ein sich mit jedem Atemzug erhöhender PEEP$_i$ (»air trapping«) kann bei volumenkontrollierter Beatmung zu einer lebensbedrohlichen Erhöhung des intrathorakalen Drucks mit Lungenruptur und obstruktivem Schock führen. Hinweise auf einen PEEP$_i$ erhält man durch sorgfältige Betrachtung der Flow-Zeit-Kurve (○ Abb. 14.5): Geht der Flow am Ende der Exspiration nicht auf null zurück, verbleibt ein endexspiratorisches Volumen in der Lunge, das zu einem PEEP$_i$ führt.

14.4.6 Inspiratorische Druckunterstützung

Mit »**inspiratory pressure support**« (IPS) unterstützt das Beatmungsgerät einen spontanen Atemzug bis zu einem vorwählbaren Druckniveau (alternative Bezeichnung: ASB, »assisted spontaneous breathing«). Dadurch wird der Atemzug vertieft, die Ventilation verbessert und die Atemmuskulatur entlastet (○ Abb. 14.6). IPS kann an modernen Beatmungsgeräten für alle Beatmungsmodi gewählt werden, die einen Spontanatmungsanteil beinhalten.

Es gibt zwei Varianten der IPS-Einstellung:
- die absolute Einstellung der Druckunterstützung (relativ zum Atmosphärendruck) und
- die effektive Druckunterstützung (relativ zum PEEP).

Absolute IPS An einigen Geräten wird IPS als **oberer Atemwegsdruck** eingestellt; d. h. IPS entspricht dann dem p_{max} bei druckkontrollierter Beatmung. Die effektive Druckunterstützung ergibt sich aus der Differenz zwischen PEEP und eingestelltem oberen Atemwegsdruck. Das bedeutet: Wenn bei einem solchen Gerät die effektive Druckunterstützung gleichbleiben soll, muss bei Erhöhung des PEEP die IPS um den gleichen Betrag erhöht werden.

- **Effektive IPS**

An anderen Geräten wird mit IPS die effektive Druckunterstützung über PEEP eingestellt, d. h. der obere Atemwegsdruck (p_{max}) ergibt sich dann aus Summe von PEEP und IPS. Das bedeutet: Wenn bei einem solchen Gerät der PEEP erhöht wird, steigt automatisch auch der obere Atemwegsdruck um den gleichen Betrag an.

- **Wie hoch soll IPS eingestellt werden?**

Hier gibt es mehrere Orientierungswerte: IPS sollte so hoch eingestellt werden,
- dass ein V_T von etwa 6–8 ml/kg resultiert (bei sehr guter pulmonaler Compliance ggf. bis 10 ml/kg); der p_{max} sollte dabei nicht >26–30 mbar sein;
- dass ein akzeptabler $paCO_2$ resultiert (meist 35–45 mmHg);

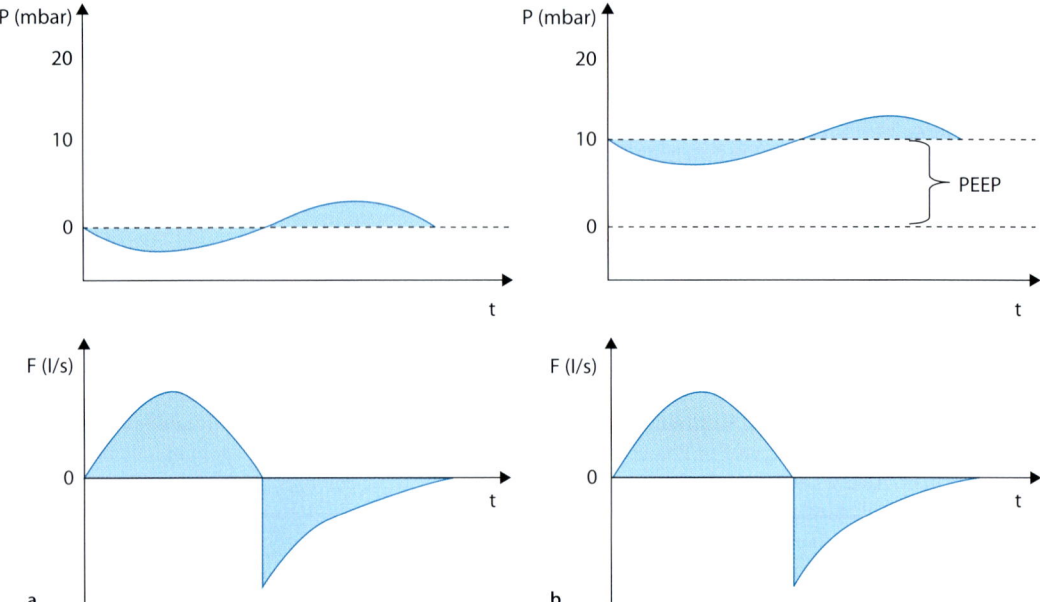

◘ Abb. 14.5 Spontanatmung (Continuous spontaneous ventilation, CSV). a »normale« Atmung auf Atmosphärendruckniveau. Bei Inspiration wird der Atemwegsdruck leicht negativ, bei Exspiration leicht positiv; beachte den sinusförmigen Flow$_i$. **b** Atmung auf einem erhöhten Druckniveau: »continuous positive airway pressure« (CPAP). Bei CPAP wird ein positiver endexspiratorischer Druck (PEEP) aufrechterhalten, von dem aus die nächste Inspiration beginnt

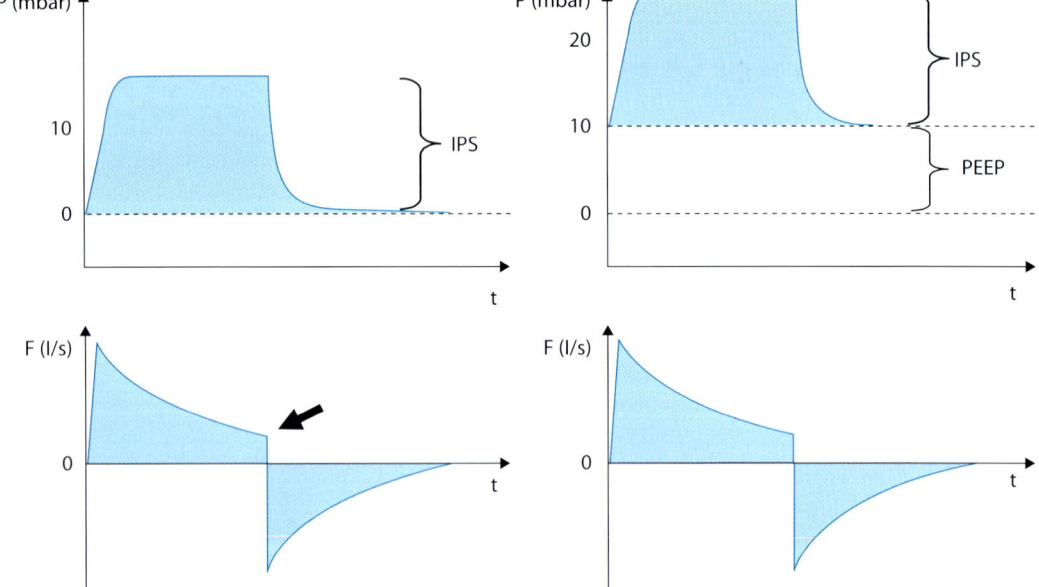

◘ Abb. 14.6 »Pressure support ventilation« (PSV) und »inspiratory pressure support« (IPS). Druckverlauf (p; oben) und Flowverlauf (F; unten) ohne PEEP (links) und mit PEEP (rechts). Bei einem inspiratorischen Flow von etwa 25% des Initialflows (Pfeil) erfolgt das Umschalten auf Exspiration (Flowsteuerung)

— dass der Patient ruhig und entspannt atmet, ohne die Atemhilfsmuskulatur einzusetzen (keine Kontraktion des M. sternocleidomastoideus bei der Inspiration);

— dass die Atemfrequenz unter 30/min liegt.

Darüber hinaus stellen viele Intensivmediziner grundsätzlich eine IPS von 5–8 mbar ein, um den Tubuswiderstand zu kompensieren. An vielen modernen Respiratoren können noch Variationen der Flowdynamik und der Beendigungsvariable des Atemhubs vorgenommen werden.

▪ **Flowdynamik**

Ein sehr steiler, plötzlicher Druckanstieg führt bei einigen Patienten zu einer Verkürzung der Inspirationsphase. Dieses Problem kann oft durch vorsichtige Abflachung der Anstiegssteilheit der Druckunterstützung (»**Rampe**«) über 0,1–0,2 s behoben werden.

▪ **Beendigung der Inspiration**

Üblicherweise wird die durch IPS unterstützte Inspiration beendet, wenn der dezelerierende inspiratorische Flow z. B. unter 25% des initialen Flows abgesunken ist. An neueren Geräten kann dieser Wert zwischen 10% und 90% variiert werden.

14.4.7 Automatische Tubuskompensation

Bei »**automatic tube compensation**« (ATC) handelt es sich um eine Sonderform der Druckunterstützung (andere Bezeichnung: »**tube resistance compensation**«; TRC), die speziell dafür entwickelt wurde, die durch den Tubus erhöhte Atemarbeit zu kompensieren. Dazu erhöht das Beatmungsgerät den Atemwegsdruck nichtlinear **proportional zum Flow** in der Inspiration und senkt ihn in der Exspiration.

Vor Nutzung von ATC muss der Anwender lediglich folgende Größen eingeben:

— **Tubusgröße** (Innendurchmesser in mm). Je dünner der Tubus, desto höher ist der zu überwindende Widerstand.

— **Tubusart** (Endotrachealtubus oder Trachealkanüle); dadurch wird dem Gerät grob die Länge des Tubus mitgeteilt: Je länger der Tubus, desto höher der Widerstand.

— **Gewünschtes Ausmaß der Tubuskompensation** (10–100%); 100% bedeutet dabei die dem Gerät maximal mögliche Tubuskompensation; zu Beginn kann eine Einstellung zwischen 50 und 100% gewählt werden.

▪ **Vergleich von ATC und IPS**

Bei IPS erfolgt über die gesamte Inspiration eine konstante Druckunterstützung; demgegenüber ist die Druckunterstützung bei ATC flussproportional nichtlinear mit annähernd sinusförmigem Druckverlauf, das Druckmaximum befindet sich etwa in der Mitte der Inspiration. Zudem wird bei ATC (im Gegensatz zu IPS) auch die exspiratorische Überwindung des Tubuswiderstands durch Absenkung des proximalen Atemwegsdrucks bis auf minimal 0 (Atmosphärendruck) unterstützt. Im Idealfall wird so der Widerstand des Tubus nahezu vollständig kompensiert, sodass der Patient gewissermaßen »elektronisch extubiert« ist.

❯ ATC ist besser als IPS geeignet, den Tubuswiderstand zu kompensieren und heute in den meisten modernen Respiratoren verfügbar; Kontraindikationen gibt es nicht.

14.4.8 Trigger

Für alle Beatmungsmodi, bei denen der Patient eine Inspiration auslösen kann – und insbesondere für alle Spontanatmungsmodi wie CPAP oder PSV – ist eine optimale Triggereinstellung wichtig, um den Patienten vor unnötiger Atemarbeit und Erschöpfung zu bewahren. Der Trigger basiert üblicherweise entweder auf Druck- oder auf Flussänderungen im Atemsystem und sollte so empfindlich wie möglich eingestellt werden, ohne zur »Selbsttriggerung« der Maschine zu führen.

▪ **Drucktrigger**

Der Patient muss hier zunächst einen Sog aufbringen, bevor die »eigentliche« Inspiration beginnt. Üblich ist z. B. eine Einstellung von -0,5 bis -1 mbar. Oft kann die Triggerempfindlichkeit weiter erniedrigt werden (bis -20 mbar); dies ist jedoch nie sinnvoll.

▪ **Flowtrigger**

Neuere Geräte verfügen auch über die Möglichkeit der Flowtriggerung. Hier registriert der Respirator kleinste Flussveränderungen und reagiert darauf mit einer Öffnung des Inspirationsventils. Meist wird eine Triggerschwelle um 3 l/min eingestellt (1–5 l/min); viel höhere Werte sind nicht sinnvoll.

❯ Wenn möglich ist ein Flowtrigger zu bevorzugen, da er deutlich empfindlicher reagieren kann und einen besseren Patientenkomfort ermöglicht als ein Drucktrigger.

14.5   Überwachung der Beatmung

14.5.1 Digitale Anzeigen, Zahlenwerte

Für die Einschätzung der Beatmungssituation sind in der klinischen Routine v. a. folgende Parameter wichtig:

- **Drücke:** oberer Atemwegsdruck (p_{max}), mittlerer Atemwegsdruck und PEEP bei druckkontrollierter Beatmung sowie Spitzendruck, Plateaudruck, mittlerer und unterer Atemwegsdruck bei volumenkontrollierter Beatmung,
- **Volumina:** Tidalvolumen und Atemminutenvolumen,
- **Sonstige:** Atemfrequenz, FiO_2.

Compliance Aus der Höhe des Plateaudrucks (bzw. bei druckkontrollierter Beatmung des p_{max}), des PEEP und dem verabreichten Atemhubvolumen kann die Gesamtcompliance des respiratorischen Systems (Lunge und Thorax) grob abgeschätzt werden:

- bei **volumenkontrollierter** Beatmung:

$$C\left(\frac{ml}{mbar}\right) = \frac{V_T\,(ml)}{p_{Plateau}\,(mbar) - PEEP\,(mbar)}$$

- bei **druckkontrollierter** Beatmung:

$$C\left(\frac{ml}{mbar}\right) = \frac{V_T\,(ml)}{p_{max}\,(mbar) - PEEP\,(mbar)}$$

Oxygenierungsverbesserung und Kreislaufbeeinträchtigung Der mittlere Atemwegsdruck korreliert am besten mit der Auswirkung der Beatmung auf die Oxygenierung: Je höher der Atemwegsmitteldruck, desto besser ist üblicherweise die Oxygenierung. Andererseits gilt aber auch:

> ❯ Je höher der Atemwegsmitteldruck, desto stärker ist die Kreislaufbeeinträchtigung durch die Beatmung!

14.5.2 Analoge Darstellungen, Diagramme

Zeitverlaufsdiagramme Gängig ist die synchrone Darstellung der 3 Parameter Druck, Flow und Volumen in Abhängigkeit von der Zeit (❑ Abb. 14.1). Folgende Aspekte der Beatmung können daran u. a. abgelesen werden:

- **Druck-Zeit-Diagramm:** Diese Darstellung gibt bei VCV Hinweise auf Compliance und die Resis-

tance (Differenz zwischen Spitzendruck und Plateaudruck); auch bei PCV kann die Compliance unter Berücksichtigung des erzielten V_T abgeschätzt werden.

- **Flow-Zeit-Diagramm:** Bei obstruktiven Lungenerkrankungen ist der exspiratorische Flow deutlich verlangsamt; erreicht er vor Beginn der nächsten Inspiration nicht die Nulllinie, ist dies ein Hinweis auf »air trapping« bzw. einen intrinsischen PEEP (❑ Abb. 14.3).

Kapnographie Üblich ist auch die kontinuierliche Registrierung und Darstellung der CO_2-Konzentration im Atemgas. Die Kapnographie kann Hinweise auf eine Eigenatmung des Patienten, den Atemwegswiderstand, das Herzzeitvolumen und die Stoffwechselleistung (CO_2-Produktion) geben. Insbesondere kann aber die Kapnographie sehr sicher anzeigen, ob der Tubus nach einer Intubation in der Trachea liegt und ob es während der Beatmung zu einer Diskonnektion kommt.

14.6   Beatmungsformen

Die Grundformen der Beatmung sind oben schon beschrieben worden:

- »continuous mandatory ventilation«, **CMV** – volumenkontrolliert oder druckkontrolliert;
- »intermittent mandatory ventilation«, **IMV** – volumenkontrolliert oder druckkontrolliert;
- »continuous spontaneous ventilation«, **CSV** – mit oder ohne Druckunterstützung.

Daneben existieren unkonventionelle Beatmungsformen wie die Hochfrequenzoszillationsbeatmung (HFO) und die extrakorporale Membranoxygenierung (ECMO). Sie haben gegenwärtig keinen festen Stellenwert in der Routinebeatmung des Erwachsenen, können jedoch bei schwersten Gasaustauschstörungen angewandt werden.

14.6.1 »Continuous mandatory ventilation« (CMV)

CMV kann volumenkontrolliert oder druckkontrolliert durchgeführt werden. Übliche Begriffe sind:

- »intermittent positiv pressure ventilation« (IPPV),
- »continuous positiv pressure ventilation« (CPPV)
- »inverse ratio ventilation« (IRV), wenn I:E > 1:1 eingestellt wird.

CMV besteht in seiner Reinform nur aus zeitgesteuerten mandatorischen Atemtypen. Heute wird jedoch dem Patienten meist auch die Möglichkeit gegeben, die Atemhübe zu triggern. Ein patientengetriggerter mandatorischer Atemhub wird auch **assistierter Atemzug** genannt. Ein triggerbarer CMV-Modus heißt daher auch **assist/control mode** (A/C).

Was ist besser: volumenkontrolliert oder druckkontrolliert?
Ein Vorteil der volumenkontrollierten Beatmung ist die bessere Kontrolle über die Ventilation des Patienten: Das eingestellte V_T bekommt der Patient auch – vorausgesetzt, es gibt keine Leckage im Atemsystem. Andererseits ist die Gasverteilung während der Inspiration mit konstantem Flow relativ inhomogen, es entsteht ein u. U. hoher inspiratorischer Spitzendruck, sog. »schnelle« Alveolarbezirke werden evtl. überdehnt, und erst in der inspiratorischen Pause kommt es durch Pendelluft zum Ausgleich der alveolären Belüftung.

Demgegenüber erfolgt die Belüftung der Alveolen durch den dezelerierenden Flow bei druckkontrollierter Beatmung gleichmäßiger und ohne Spitzendruck (◘ Abb. 14.1). Bis heute konnte aber nicht gezeigt werden, dass die theoretischen Vorteile der PCV sich in einer besseren Prognose niederschlagen. Offenbar ist es klinisch unerheblich, ob volumenkontrolliert oder druckkontrolliert beatmet wird, solange die Prinzipien der lungenschonenden Beatmung beachtet werden. Dennoch werden druckkontrollierte Modi heute von vielen europäischen Intensivmedizinern bevorzugt.

»Mischformen«
Neuerdings sind Beatmungsformen verfügbar, bei denen auf den ersten Blick nicht klar zu erkennen ist, ob es sich um eine volumenkontrollierte oder eine druckkontrollierte Beatmung handelt. Eine Überlegenheit gegenüber »traditioneller« Beatmung ist allerdings für keinen dieser Modi belegt.
- ▬ **»dual control modes«.** Hier werden druckkontrollierte Atemhübe verabreicht, aber dennoch ist ein Tidalvolumen vorwählbar. Es handelt sich gewissermaßen um eine Synthese aus VCV und PCV, die unter unterschiedlichen Namen angeboten wird: »**adaptive pressure control**« (APC); oder **AutoFlow**, »**adaptive pressure ventilation**«, »**pressure regulated volume control**«. APC ist letztlich eine PCV-Variante, bei der das verabreichte V_T vom Respirator gemessen und über einen Regelkreis mit dem eingestellten V_T verglichen wird – das Gerät wählt dann automatisch für den nächsten Atemzug p_{max} so aus, dass das gewünschte V_T verabreicht wird (was sonst der Therapeut machen müsste). Dieser p_{max} ist immer etwa so hoch wie der Plateaudruck bei gleichem volumenkontrolliert verabreichten V_T.
- ▬ **Druckbegrenzte Beatmung.** Einige Beatmungsgeräte erlauben eine Parametereinstellung, bei der innerhalb eines Atemhubs die Kontrollvariable von Volumen auf Druck wechselt: Der Hub wird **volumenkontrolliert begonnen** und geht nach Erreichen eines vorwählbaren Druckniveaus in einen **druckkontrollierten** Atemhub über: druckbegrenzte Beatmung oder »**pressure limited volume controlled ventilation**« (PL-VCV). Wenn im VCV-Modus die Druckgrenze so eingestellt wird, dass sie knapp oberhalb des Plateaudrucks liegt, wird die ohne Druckbegrenzung resultierende Druckspitze praktisch »abgeschnitten« und der Atemhub wird mit dezelerierendem Flow so lange druckkontrolliert weitergeführt, bis das eingestellte Volumen verabreicht ist (◘ Abb. 14.2).

Bedeutung der CMV heute
Noch immer ist diese »Urform« der Beatmung der weltweit gängigste Atemmodus; dabei wird VCV etwa doppelt so häufig eingesetzt wie PCV. Viele europäische Intensivmediziner sind der Ansicht, dass eine mandatorische Langzeitbeatmung in den meisten Fällen nicht mehr zeitgemäß ist.

14.6.2 »Intermittent mandatory ventilation« (IMV)

IMV ist eine partielle Beatmungsform, bei der dem Patienten einige mandatorische Atemhübe pro Minute verabreicht werden, zwischen denen er beliebig spontan atmen kann. Die Häufigkeit der mandatorischen Hübe kann eingestellt werden (IMV-Frequenz, f_{IMV}), gleichfalls die Dauer der Atemhübe. Bei der ursprünglichen »reinen« IMV wird nach Ablauf einer bestimmten Zeit ein Hubvolumen verabreicht; der Patient hat keine Möglichkeit, diesen Zeitpunkt zu beeinflussen.

Die mandatorischen Atemhübe können jedoch bei allen neueren Beatmungsgeräten auch innerhalb eines bestimmten Zeitfensters durch den Patienten getriggert werden: **synchronisierte IMV** (SIMV). Dies soll ein »Gegenatmen« verhindern und die Beatmung für den Patienten angenehmer machen. Eine reine IMV ohne Triggermöglichkeit ist heute unüblich. Die mandatorischen Atemhübe können volumenkontrolliert oder druckkontrolliert sein; ersteres ist die gängigere Form.

Spontane Atemzüge bei IMV
Die Atmung zwischen den mandatorischen Beatmungshüben erfolgte bei IMV ursprünglich ohne Unterstützung durch die Maschine. Für die spontanen Atemzüge kann aber auch

eine IPS eingestellt werden; dann resultiert ein »Misch-modus« aus mandatorischen (druck- oder volumen-kontrollierten) Atemhüben und druckunterstützter Spontanatmung: »pressure support« IMV (PS-IMV). Die druckunterstützte Variante wird heute häufiger eingesetzt als IMV ohne Druckunterstützung.

Anwendung von IMV Im IMV-Modus kann ein Patient von Anfang an beatmet werden. Wenn die f_{IMV} hinrei-chend hoch gewählt wird (8–12/min), können auch Pa-tienten mit fehlendem Atemantrieb beatmet werden; eine solche Beatmung unterscheidet sich dann de facto nicht von einer CMV. Ursprünglich war IMV konzipiert wor-den, um die Patienten nach längerer CMV von der Beat-mung zu entwöhnen. Dazu wird f_{IMV} schrittweise redu-ziert (z. B. von 10/min auf 3/min) und wenn die Ventila-tion darunter ausreichend ist, erfolgt die Extubation. Es zeigte sich jedoch, dass die Weaningphase mit IMV meist länger dauert als mit anderen Verfahren. Insgesamt hat die Bedeutung von IMV heute stark abgenommen.

Mandatory minute ventilation (MMV) Bei IMV be-kommt der Patient auf jeden Fall die Atemhübe in der eingestellten f_{IMV}, auch wenn er bereits ein ausreichen-des Minutenvolumen spontan aufbringt. Anders bei MMV: Hier wird von der Maschine das Minutenvolu-men überwacht und mandatorische Hübe werden nur dann verabreicht, wenn das eingestellte Ziel-AMV nicht erreicht wird. MMV ist also in gewisser Weise eine »intelligentere« Weiterentwicklung von SIMV. Grundsätzlich kann vom Beginn der Beatmung an bis zur Entwöhnung mit MMV beatmet werden. Die Ver-breitung dieses Modus ist jedoch nicht sehr groß.

14.6.3 »Continuous positive airway pressure« (CPAP)

CPAP ist ein reiner Spontanatemmodus mit PEEP, aber ohne ventilatorische Unterstützung durch die Maschine (◘ Abb. 14.5). CPAP kann als Demand-Flow-System und als Continuous-Flow-System realisiert werden:

- »Demand-flow-CPAP«: Moderne Respiratoren mit CPAP-Funktion liefern den erforderlichen hohen inspiratorischen Flow erst nach Trigge-rung durch den Patienten. Eine schlechte Trigger-einstellung kann zur Erschöpfung des Patienten beitragen. Andererseits erlaubt diese CPAP-Variante die genaue Überwachung von Zug- und Atemminutenvolumen, und ein Umstieg auf stärker unterstützende Atemformen ist jederzeit einfach möglich.

- »Continuous-flow-CPAP«: Alternativ gibt es reine CPAP-Systeme, bei denen ein kontinuierlicher Flow zusammen mit einem hinreichend großen Reservoirbeutel und einem Überdruckventil (PEEP-Ventil) dem Patienten immer genügend Frischgas zur Verfügung stellt. Hier ist keine Trig-gerung erforderlich. Allerdings ist hier eine Über-wachung des Atemminutenvolumens schwer möglich und bei unzureichender Atmung muss das System diskonnektiert und durch einen Res-pirator ersetzt werden. Eine zusätzliche Druckun-terstützung ist nicht möglich.

Indikationen CPAP ist ein möglicher Atemmodus so-wohl bei intubierten Patienten als auch im Rahmen der nichtinvasiven Beatmung (NIV) über Maske oder Helm. CPAP kann bei Störungen der Oxygenierung und auch bei Ventilationsstörungen indiziert sein, so-fern der Patient über einen ausreichenden Atemantrieb und eine ausreichende muskuläre Kraft verfügt, um ohne Atemunterstützung spontan atmen zu können.

Störungen der Oxygenierung Die Oxygenierungs-verbesserung ist meist umso stärker, je höher der PEEP gewählt wird. Üblicherweise wird bei CPAP ein PEEP zwischen 5 und 12 mbar eingestellt. Mögliche Indika-tionen sind etwa kardiogenes Lungenödem, akutes Lungenversagen, Pneumonie und Atelektasen.

Störungen der Ventilation CPAP mit niedrigem PEEP (5–8 mbar) kann die Atemarbeit von Patienten mit COPD senken, da es dem bei diesen Patienten ty-pischerweise vorhandenen »air trapping« entgegen-wirkt. Außerhalb der Intensivstation wird CPAP per Nasenmaske auch bei obstruktiver Schlafapnoe einge-setzt.

14.6.4 »Pressure support ventilation« (PSV) und verwandte Modi

PSV ist wie CPAP ein reiner Spontanatemmodus, je-doch mit inspiratorischer Druckunterstützung (◘ Abb. 14.6); ein typisches Beispiel ist ASB (»assisted sponta-neous breathing«). Obwohl PSV grundsätzlich auch ohne PEEP eingestellt werden kann, wird meist ein zumindest geringer PEEP verwendet; dann entspricht PSV einer CPAP-Atmung mit IPS. PSV kann wie CPAP bei intubierten Patienten und bei NIV ange-wandt werden.

Indikationen Für PSV mit PEEP gelten im Prinzip die gleichen Indikationen wie für CPAP, wobei aufgrund der inspiratorischen Druckunterstützung auch Patienten mit deutlichen Einschränkungen der Ventilation behandelt werden können. Ein ausreichender Atemantrieb ist jedoch unabdingbar. PSV wird häufig für die Weaningphase verwendet, jedoch lassen sich auch viele Patienten über die gesamte Dauer der Beatmungspflichtigkeit mit diesem Modus behandeln.

Einstellung Eingestellt werden müssen ein ausreichender PEEP zur Verbesserung der Oxygenierung und ein adäquater IPS zur ventilatorischen Unterstützung. Die Kombination mit ATC ist möglich und sinnvoll. Außerdem muss darauf geachtet werden, dass der Trigger gut eingestellt ist; ein Flowtrigger ist zu bevorzugen.

> **PSV ist ein reiner Spontanatmungsmodus. Ohne ausreichenden eigenen Atemantrieb resultiert eine Hypoventilation oder gar Apnoe; dann muss eine »Hintergrundbeatmung« einspringen, oder es ist ein anderer Atemmodus zu wählen.**

»Dual control modes« Wie für CMV gibt es auch für PSV adaptive Varianten, die ein einstellbares Tidalvolumen garantieren. Dies leistet etwa »**volume support**« durch automatische Nachregulation der IPS von Atemzug zu Atemzug. Auch im »**AutoMode**« bekommt der Patient druckunterstützte Atemhübe mit einem voreingestellten Tidalvolumen; zusätzlich stellt dieser Modus eine Beatmung auch dann sicher, wenn die Spontanatmung sistiert.

14.6.5 »Biphasic positive airway pressure« (BIPAP)

BIPAP (oder **DuoPAP, BiLevel, BiVent**) ist ein druckkontrollierter Beatmungsmodus, bei dem jederzeit Spontanatmung möglich ist. Dadurch kann mit dem BIPAP-Modus ein weites Spektrum der Beatmungstherapie von mandatorischer Beatmung hin zu reiner Spontanatmung realisiert werden. BIPAP erfreut sich in vielen Kliniken einer weiten Verbreitung bei der Beatmung von Patienten mit respiratorischem Versagen jeglichen Schweregrads.

Einstellung von BIPAP Wie BIPAP konkret eingestellt wird, unterscheidet sich von Gerät zu Gerät. Im Prinzip aber sind 4 Variablen festzulegen (so musste auch bei der »Urversion« des BIPAP vorgegangen werden):
- die Höhe des oberen (inspiratorischen) und unteren (exspiratorischen) Druckniveaus (p_i und p_e) in mbar,

- die Dauer des oberen und unteren Druckniveaus (t_i und t_e) in Sekunden.

Durch entsprechende Variablenwahl lassen sich viele verschiedene Beatmungsformen realisieren wie rein kontrollierte Beatmungsformen, reine Spontanatmungsformen und Mischformen wie BIPAP und APRV (◘ Abb. 14.7). Zusätzlich kann BIPAP bei neueren Geräten mit IPS und ATC kombiniert werden.

PC-CMV Mit p_i wird der p_{max} festgelegt, mit p_e der PEEP, und t_i plus t_e summieren sich zur Zeitdauer des maschinellen Atemzyklus.

Die Atemfrequenz errechnet sich aus:

$$AF = \frac{60}{t_i + t_e}$$

und das I:E-Verhältnis aus:

$$I:E - Verhältnis = \frac{t_i}{t_e}$$

Die Differenz zwischen p_i und p_e ergibt den »driving pressure« (p_{drive}). So können mit BIPAP auch Patienten ohne eigenen Atemantrieb »ganz normal« druckkontrolliert beatmet werden. Bei $t_i \approx t_e$ kann der Patient mit Spontanatmungsaktivität auf **beiden Druckniveaus** spontan atmen: Dies ist BIPAP im engeren Sinne. Wird t_i deutlich länger als t_e eingestellt, resultiert bei Patienten ohne Spontanatmung eine inverse ratio ventilation (IRV).

PC-IMV Wird t_e deutlich länger als t_i eingestellt, erhält ein Patient mit Spontanatmungsaktivität die Möglichkeit, zwischen den Inspirationen (t_i) auf dem **unteren Druckniveau** (t_e) spontan zu atmen; BIPAP entspricht dann einem druckkontrollierten IMV-Modus.

APRV Wird t_i hingegen (wie bei IRV) deutlich länger als t_e gewählt (t_i:$t_e \approx 4$:1, $t_e \leq 1,5$ s), kann ein spontanatmender Patient v. a. auf dem **oberen Druckniveau** spontan atmen; p_e und t_e dienen dann insbesondere der **exspiratorischen Ventilationsunterstützung**. Diese ist umso größer, je niedriger der p_e gewählt wird (minimal 0, also Atmosphärendruck). Dieser Atemmodus heißt »**airway pressure release ventilation**« (APRV) und entspricht einer CPAP-Atmung mit intermittierender Öffnung des PEEP-Ventils. Der ventilatorische Eigenanteil des Patienten bei APRV liegt meist bei 10–40%. APRV wird von einigen Intensivmedizinern zur Beatmung von ALI- und ARDS-Patienten eingesetzt; bei obstruktiven Lungenerkrankungen ist

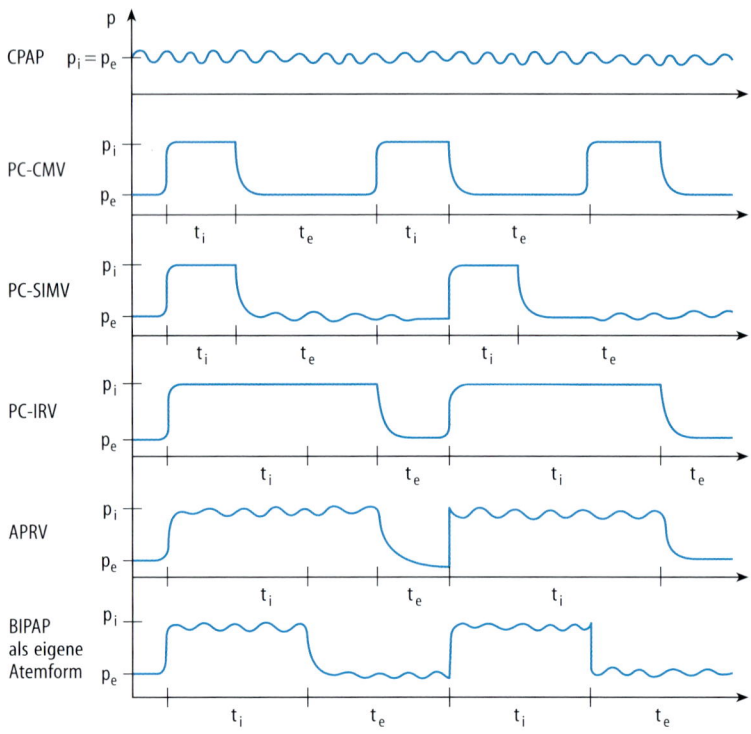

■ **Abb. 14.7 Mögliche Beatmungsformen im BIPAP-Modus.** p_i inspiratorischer (oberer) Atemwegsdruck; p_e exspiratorischer (unterer) Atemwegsdruck. Sowohl rein mandatorische Beatmungsformen (CMV und IRV), reine Spontanatmungsformen (CPAP) als auch Mischformen der Beatmung (IMV, BIPAP als eigene Beatmungsform und APRV) können im BIPAP-Modus realisiert werden

APRV kontraindiziert. Klare Vorteile gegenüber anderen Modi sind nicht belegt.

CPAP Bei $p_e = p_i$ resultiert ein normaler CPAP-Modus. Wenn zusätzlich IPS aktiviert wird, ergibt sich PSV.

14.6.6 Neuere computergestützte Beatmungsmodi

■ **»Adaptive support ventilation« (ASV)**
Es handelt sich um eine komplexe Weiterentwicklung des MMV-Modus: ASV soll eine ausreichende Minutenventilation bei energetisch optimalem Atemmuster unter Berücksichtigung von Lungenschutzparametern garantieren – und der Patient soll dennoch jederzeit die Möglichkeit zur Spontanatmung haben. Der Patient wird kontrolliert beatmet, wenn er apnoisch wird oder einen unzureichenden Atemantrieb hat, aber er kann eine weitgehende Kontrolle über seinen Atemrhythmus erlangen, wenn seine Atemaktivität ausreichend ist.

Zur Einstellung müssen neben FiO_2 und PEEP das ideale Körpergewicht und der Grad der gewünschten ventilatorischen Unterstützung eingegeben werden (z. B. 100%; Einstellung möglich zwischen 10 und 350%). Aus den Eingaben errechnet das Gerät den Totraum und ein »optimales Atemmuster« nach der sog. **Otis-Formel**. ASV kann für praktisch alle intensivmedizinisch bedeutsamen Atemwegserkrankungen und Beatmungsindikationen von Beginn an bis zur Extubation eingesetzt werden.

■ **»Proportional assist ventilation« (PAV)**
Diese Beatmungsform (andere Bezeichnung »**proportional pressure support ventilation**«, PPS) ist wie PSV ein **druckunterstützter Spontanatemmodus** – allerdings mit einem wesentlichen Unterschied:
− bei PSV wird jede Inspiration **stets gleich** bis zum vorgewählten Druckniveau unterstützt;
− bei PAV wird jede Inspiration proportional zur Atemanstrengung und somit **variabel** unterstützt.

PAV kommt der natürlichen Atmung näher, da sich auch hier tiefere und weniger tiefe Atemzüge abwechseln. Vor Beginn der PAV muss der Therapeut die Elastance und Resistance des Patienten messen oder abschätzen und das Ausmaß der gewünschten Druckunterstützung eingeben als »**volume assist**« (zur Überwindung des elastischen Widerstands) und als »**flow assist**« (zur Überwindung des flowabhängig resistiven Widerstands); in einer neueren Version wird lediglich die gewünschte Druckunterstützung PS_{gesamt} eingegeben. Die PAV-Einstellung muss unter Beobachtung des Patienten »feinjustiert« werden, bis ein akzeptables Atemmuster mit ausreichender Ventilation und Oxygenierung vorliegt.

PAV kann sowohl für die invasive wie für die nichtinvasive Beatmung angewendet werden. Der Patientenkomfort einer guten PAV ist offenbar besser als bei PSV; PAV ist jedoch schwieriger einzustellen.

- »**Neurally adjusted ventilatory assist**« (NAVA)

Auch NAVA ist ein Spontanatmungsmodus mit **proportionaler Druckunterstützung**, bei dem die elektrische Aktivität des Diaphragmas die (quantitativ einstellbare) Druckunterstützung moduliert. Die elektrische Aktivität des Diaphragmas wird über Sensoren abgeleitet, die in einer speziellen Magensonde integriert sind. Sobald der Respirator neuronale Inspirationsaktivitäten erkennt, wird die Inspiration vom Respirator proportional zur neuronalen Aktivität druckunterstützt. So soll eine noch bessere Synchronisierung des Patienten mit dem Beatmungsgerät erzielt werden als bei PAV.

14.6.7 Bewertung der verschiedenen Atemmodi

Obwohl in den letzten Jahren viele neue Beatmungsmodi verfügbar wurden, die den Patientenkomfort deutlich erhöhen können, gibt es aus Sicht der evidenzbasierten Medizin keine klaren Hinweise darauf, dass eine dieser Beatmungsformen einer anderen tatsächlich überlegen wäre – weder im Hinblick auf das Überleben, noch auf die Beeinflussung bedeutsamer physiologischer Variablen.

> Es ist weniger wichtig, mit welchem Modus beatmet wird, als vielmehr, dass folgende Prinzipien einer lungenschützenden Beatmung berücksichtigt werden:
> - Überdehnung und Barotrauma vermeiden durch ein niedriges Hubvolumen
> ▼

und einen transpulmonalen Druck <30 mbar,
- wiederholtes Öffnen und Kollabieren der Alveolen durch PEEP vermeiden,
- O_2-Toxizität vermeiden, indem die FiO_2 längerfristig so niedrig gewählt wird wie vertretbar.

14.7 Nichtinvasive Beatmung

Nichtinvasive Ventilation (NIV) bezeichnet eine Beatmung ohne Intubation oder Tracheotomie. Dadurch können einige Komplikationsmöglichkeiten der invasiven Beatmung wie Stimmband- und Trachealschäden vermieden und die Pneumonierate reduziert werden. Gut belegt sind die Vorteile einer NIV gegenwärtig v. a. bei
- chronisch obstruktiver Lungenerkrankung (COPD),
- kardiogenem Lungenödem,
- respiratorischem Versagen bei Neutropenie.

Bei diesen Krankheitsbildern sollte daher der NIV der Vorzug vor einer invasiven Beatmung gegeben werden, sofern keine Kontraindikationen vorliegen (◘ Tab. 14.3).

Erfolgskriterien Unter NIV muss der Patient v. a. zu Beginn der Beatmung noch sorgfältiger überwacht werden als bei invasiver Beatmung. Der Zustand des nichtinvasiv beatmeten Patienten sollte sich zügig bessern; die Erfolgskriterien für NIV sind in ◘ Tab. 14.4 Erfolgskriterien der NIV. (Mod. nach Schönhofer et al. 2008) angegeben.

> Gelingt es mit NIV nicht, den Patienten innerhalb von 1–2 h deutlich zu stabilisieren oder verschlechtert sich der Patient sogar, so muss auf eine invasive Beatmung übergegangen werden.

Interfaces Die NIV-Beatmung kann über eine **Mund-Nase-Maske**, eine reine **Nasenmaske**, eine **Gesichtsmaske (total face)** oder einen durchsichtigen **Beatmungshelm** erfolgen. Die Auswahl wird v. a. durch Erfahrung und Vorliebe des Therapieteams bestimmt.

Geeignete Beatmungsgeräte Prinzipiell kann NIV mit jedem Beatmungsgerät durchgeführt werden. Allerdings ist der Sitz der Maske häufig nicht optimal, sodass eine über das übliche Maß bei invasiver Beatmung hinausgehende Leckage vorliegt. Konventionelle

⊡ Tab. 14.3 Indikationen und Kontraindikationen für den Einsatz der nichtinvasiven Beatmung (NIV) bei akuter respiratorischer Insuffizienz (ARI; Mod. nach Schönhofer et al. 2008)

Indikationen	Kontraindikationen
Hohe Empfehlungsstärke: — COPD-Exazerbation — akutes kardiogenes Lungenödem — ARI bei Immunsuppression — Entwöhnung vom Respirator bei COPD	Absolute Kontraindikationen: — fehlende Spontanatmung, Schnappatmung — Verlegung der Atemwege — gastrointestinale Blutung oder Ileus
Mittlere Empfehlungsstärke: — postoperatives respiratorisches Versagen — Vermeidung des Extubationsversagens — Anweisung nicht zu intubieren	Relative Kontraindikationen: — Koma — Agitiertheit — erheblicher Sekretverhalt trotz Bronchoskopie, große Sputummengen und visköses Sekret — schwere Hypoxämie oder Azidose (pH <7,1) — hämodynamische Instabilität (Schock, Myokardinfarkt) — schwieriger Beatmungszugang, Gesichtsverletzungen — Zustand nach oberer gastrointestinaler Operation
Schwache Empfehlungsstärke (fraglich indiziert): — ALI und ARDS — Pneumonie — Trauma — zystische Fibrose	

⊡ Tab. 14.4 Erfolgskriterien der NIV. (Mod. nach Schönhofer et al. 2008)

Kriterium	Erfolg
Dyspnoe	↓
Vigilanz	↑
Atemfrequenz	↓
Herzfrequenz	↓
Ventilation	↑
— $paCO_2$	↓
— pH	↑
Oxygenierung	↑
— paO_2	↑
— saO_2 und $psaO_2$	↑

in den Magen steigt (der Ösophagussphinktertonus beträgt etwa 20 mbar).

Gefahren Hauptproblem ist der fehlende sichere Zugang zu den Atemwegen. Daher ist der NIV-Patient durch Aspiration und Atemwegsverlegung gefährdet.

❯ Jeder Patient unter NIV muss kontinuierlich sorgfältig beobachtet werden, damit bei Komplikationen sofort reagiert werden kann.

Der Anteil von NIV hat in den letzten Jahren zugenommen, ist aber immer noch nicht so hoch, wie er bei konsequenter Anwendung bei den gut belegten Indikationen (v. a. COPD und kardiogenes Lungenödem) sein müsste. Dabei ist NIV die einzige Beatmungsform, für die es eine deutsche S3-Leitlinie gibt (▶ Internetlinks).

14.8 Unerwünschte Wirkungen der Beatmung

Unerwünschte Nebenwirkungen und lebensbedrohliche Komplikationen der Beatmung können die Lunge selbst, aber auch die anderen Organe betreffen. Sie können weitgehend (aber nicht immer!) durch sorgfältige Einstellung des Respirators und Beobachtung des Patienten vermieden oder frühzeitig bemerkt und therapiert werden. Insbesondere die Beachtung der **Lungenschutzprinzipien** ist entscheidend: Eine Beatmung mit relativ niedrigen Hubvolumina, möglichst niedri-

Beatmungsgeräte können dieses Leck oft nicht kompensieren. Daher findet sich in allen neueren Geräten ein sog. NIV-Modus, der Leckagen bis zu 20 l/min ausgleichen kann.

Beatmungsmodi NIV kann sowohl mit mandatorischen als auch spontanen Atemmodi erfolgen. Am häufigsten werden CPAP und PSV angewendet. Zu beachten ist, dass der p_{max} nicht viel höher als 20 mbar sein darf, da ansonsten die Gefahr der Luftinsufflation

ger FiO$_2$, möglichst niedrigen oberen Atemwegsdrücken und PEEP kann viele der unten genannten Schädigungen verhindern. Eine invasive Beatmung sollte so rasch wie möglich beendet oder durch NIV (wenn indiziert) ganz vermieden werden.

»Ventilator induced lung injury" (VALI) Paradigmatisch für ein VALI ist v. a. ein **Pneumothorax** durch Alveolarruptur im Rahmen einer Lungenüberdehnung (**Barotrauma** oder **Volutrauma**). Auch ohne Pneumothorax kann eine Beatmung mit hohen Hubvolumina (und wahrscheinlich auch eine Beatmung mit zu niedrigem PEEP: Atelektrauma) zu einer inflammatorischen Reaktion der Lunge und wohl auch des Gesamtorganismus führen (**Biotrauma**).

Barotrauma Als Barotrauma wird die Druckschädigung der Lunge bezeichnet. Meist wird hierfür v. a. ein hoher Atemwegsdruck verantwortlich gemacht. Tatsächlich kann durch Verzicht auf die hohe Atemwegsdrücke offenbar eine beatmungsassoziierte Lungenschädigung verhindert werden.

Die Gleichsetzung von **hohem Atemwegsdruck** mit Barotrauma ist aber eine oft unzulässige Vereinfachung, denn entscheidend für das Barotrauma ist v. a. der **transpulmonale Druckgradient** (p$_{transpulmo}$) und das so erzeugte Tidalvolumen.

Dies wird mit dem Begriff »Volutrauma« beschrieben. So kann auch bei hohen Atemwegsdrücken und gleichzeitig erhöhtem intrathoralen Druck, etwa infolge erhöhten intraabdominellen Drucks, der transpulmonale Druck im akzeptablen Bereich bleiben, ohne dass eine Barotraumatisierung der Lungen befürchtet werden muss. Leider kann der intrathorakale Druck in der klinischen Routine nicht ohne weiteres gemessen werden; man benötigt dazu z. B. eine Ösophagusdrucksonde.

»Ventilator associated pneumonia« (VAP) Die invasive Beatmung begünstigt die Entwicklung einer sog. **Beatmungspneumonie** oder **VAP**; allerdings ist hierfür eher der Tubus als die Beatmung verantwortlich. Hauptursachen sind
- die Mikroaspiration erregerhaltigen Sekrets aus dem Magen und dem Pharynx, die auch durch eine Tubusblockung nicht verhindert werden kann,
- die durch Tubus und Analgosedierung gestörte pulmonale Reinigungsfunktion, also beeinträchtigte Zilienaktivität und fehlende Hustenstöße.

Durch NIV kann die Pneumonierate reduziert werden. Eine Antibiotikaprophylaxe der VAP mittels **selektiver Darmdekontamination** (SDD) oder **selektiver oraler Dekontamination** (SOD) kann wirksam sein und wird z. B. von der Deutschen Sepsisgesellschaft empfohlen. Weiterhin wird eine Oberkörperhochlagerung (20–45°) des beatmeten Patienten empfohlen; ob die Pneumonierate tatsächlich reduziert wird, ist bislang aber nicht sicher belegt. Die Bed Head Elevation Study Group formuliert:

> ❯ Bei beatmeten Patienten wird eine Oberkörperhochlage von 20–45°, vorzugsweise >30° empfohlen, solange dies für den Patienten kein Risiko bedeutet und solange ärztliche und pflegerische Maßnahmen oder der Wunsch des Patienten nicht dagegen sprechen.

Kreislauf, Hirn, Leber und Niere Durch einen hohen intrathorakalen Druck, also einen hohen oberen und mittleren Atemwegsdruck und einen hohen PEEP, wird bei zerebral geschädigten Patienten der Hirndruck erhöht und das Herzzeitvolumen vermindert. Dies führt zur zerebralen Minderperfusion sowie zur Minderdurchblutung insbesondere der Nieren und des Splanchnikusgebiets: Renale und hepatische Dysfunktion sowie Darmparalyse können induziert oder verstärkt werden.

Zwerchfell Neuerdings gibt es stärkere Hinweise auf eine unter kontrollierter Beatmung eintretende Atrophie und Schwächung der Zwerchfellmuskulatur (**»ventilator induced diaphragmatic injury«**). Dies kann möglicherweise durch eine Aufrechterhaltung der Spontanatmung vermieden werden.

14.9 Entwöhnung von der Beatmung – Weaning

Da die invasive Beatmung mit einer Reihe negativer Auswirkungen und Komplikationsmöglichkeiten behaftet ist, muss sie so früh wie möglich beendet werden. Bei einem stabilen Patienten, der nur kurzzeitig beatmet wird (z. B. postoperative Nachbeatmung), kann der Tubus meist ohne weiteres entfernt werden, wenn der Patient wach wird; hier ist keine spezielle Entwöhnungsphase erforderlich. Bei längerfristig beatmeten Intensivpatienten ist jedoch ein strukturiertes Vorgehen zur Entwöhnung von der Beatmung erforderlich; dies wird als »Weaning« bezeichnet.

Weaningbereitschaft Es muss täglich überprüft werden, ob der Patient für die Entwöhnung bereit ist (»ready to wean«, ◙ Tab. 14.5). Wichtig ist dafür neben der

> ◘ **Tab. 14.5** Kriterien für die Weaningbereitschaft (»ready to wean«) und das Scheitern des Weanings bzw. das Extubationsversagen

Weaningbereitschaft	Scheitern des Weanings
— Besserung der Grunderkrankung	— Angst
— ausreichende Wachheit und neurologische Stabilität	— Schwitzen
— Kreislaufstabilität (keine Katecholamine, keine Tachykardie >140/min)	— Atemnot
	— zunehmender Einsatz der Atemhilfsmuskulatur
— intakte Atemwegsreflexe (Husten, Schlucken)	— Blutdruckanstieg >25%
— keine exzessive Atemwegssekretion	— Herzfrequenzanstieg >25%
— kein hohes Fieber	— Atemfrequenzanstieg >35/min
— (annähernd) ausgeglichener Säure-Basen-Haushalt	— Abnahme des Hubvolumens, zunehmend flache Atmung
— ausreichende Oxygenierung: saO$_2$ ≥90% bei FiO$_2$ ≤40% und PEEP ≤8 mbar	— Verschlechterung der Oxygenierung bei gleichbleibender FiO$_2$ (saO$_2$ <90%)
	— progredienter Anstieg des paCO$_2$
	— zunehmende Azidose

Besserung der Grunderkrankung insbesondere, dass kein Sedierungs- oder gar Relaxanzienüberhang und keine opioidinduzierte Atemdepression bestehen (▶ Kap. 13).

14.9.1 Weaningmethoden

Nach Feststellung der Weaningbereitschaft kann das Weaning selbst mit verschiedenen Techniken durchgeführt werden:

Diskontinuierliches Weaning Hier wird die bisherige Beatmung abrupt beendet und ein Spontanatemversuch am Tubus durchgeführt. Dieser kann folgendermaßen aussehen:

— **Spontanatemversuch mit Beatmungsgerät:** Die Beatmung wird auf einen Spontanatemmodus umgestellt (sofern der Patient nicht ohnehin bereits mit einem solchen beatmet wird), wie PSV oder CPAP (±ATC). Dabei soll die IPS nicht höher als 5–8 mbar über PEEP sein, und der PEEP nicht höher als 5–8 mbar.

— **Spontanatemversuch ohne Beatmungsgerät:** Dies ist die einfachste und am besten untersuchte Methode des Weanings. Der Patient wird vom Beatmungsgerät abgehängt, und es wird **unter kontinuierlicher Beobachtung** durch einen erfahrenen Therapeuten ein sog. T-Stück an den Tubus angeschlossen, über das der Patient (bei erhaltener Möglichkeit der O$_2$-Zufuhr und Anfeuchtung der Atemluft) völlig ohne Unterstützung und auch ohne PEEP frei spontan atmet.

»Rapid shallow breathing index« (RSBI) Schafft der Patient einen Spontanatemversuch über 30 min, ohne sich zu erschöpfen, d. h. ohne tachypnoisch, tachykard und hypertensiv zu werden und ohne Atemnot oder eine flache, angestrengte Atmung zu entwickeln (◘ Tab. 14.5), kann normalerweise extubiert werden. Ein einfacher und wichtiger Parameter zur Vorhersage des Weaningerfolgs ist der RSBI in der 1. Minute eines Spontanatemversuchs:

$$RSBI = \frac{AF\ (1/min)}{V_t\ (l)}$$

Eine vereinfachte Interpretation dieses Wertes lautet wie folgt:
— RSBI >100: Extubation wahrscheinlich nicht erfolgreich (in 95% der Fälle);
— RSBI ≤100: Extubation wahrscheinlich erfolgreich (in >80% der Fälle).

Die Aussagekraft des RSBI ist beim »klassischen« Spontanatemtest am T-Stück, also ohne PEEP und IPS, am höchsten.

> ❯ Erschöpft sich der Patient zu irgendeinem Zeitpunkt unter der Spontanatmung, muss die Beatmung unverzüglich wieder aufgenommen bzw. die ventilatorische Unterstützung wieder erhöht werden.

Der Spontanatemversuch muss bei fehlgeschlagenem Versuch am nächsten Tag wiederholt werden, sofern die Kriterien zur Weaningbereitschaft weiterhin erfüllt sind.

Weaningprotokolle Die Weaningphase kann bei vielen Patienten standardisiert werden, wie es in sog. Weaningprotokollen geschieht (◘ Abb. 14.8):

- tägliche Evaluation des Patienten: Entwöhnungsbereitschaft prüfen; wenn gegeben:
- Spontanatmungsversuch (30 min); wenn erfolgreich:
- Extubation.

Ein Spontanatemversuch von 30 min reicht in den meist Fällen als Test vor der Extubation aus; bei längerer Beatmung und schwerer respiratorischer Grunderkrankung kann jedoch eine längere Spontanatmungsphase vor Extubation (2 h oder länger) sinnvoll sein.

Kontinuierliche Entwöhnung mit IMV IMV wurde ursprünglich entwickelt, um den Patienten schrittweise zu entwöhnen, also durch eine über viele Stunden und Tage immer weiter verminderte ventilatorische Unterstützung (Reduktion der IMV-Frequenz) schließlich die völlige Spontanatmung vorzubereiten. Es hat sich aber gezeigt, dass dieses Vorgehen zu einer längeren Beatmungsdauer führt als die oben beschriebenen Methoden, sodass IMV zur Entwöhnung heute nicht mehr empfohlen wird.

Kontinuierliche automatisierte Entwöhnung Einige neuere Atemmodi eignen sich möglicherweise besonders für die kontinuierliche Entwöhnung:

- NeoGanesh (**SmartCare**) ist ein spezieller Weaningmodus, der unter Berücksichtigung der gemessenen Parameter Atemfrequenz, Tidalvolumen und endexspiratorisches CO_2 automatisch Spontanatemversuche durchführt und (etwa durch Ermittlung des RSBI) auch bewertet; schließlich »empfiehlt« der Modus die Extubation. Der Stellenwert von SmartCare in der klinischen Routine ist jedoch noch unklar.
- Auch **ASV** (▶ Abschn. 14.6.6) bietet eine Möglichkeit der kontinuierlichen Entwöhnung: Bei zunehmender Patientenaktivität reduziert der Respirator automatisch die anteilige maschinelle Unterstützung. Ob dies jedoch zu einer sichereren und zumindest genauso schnellen Entwöhnung führt wie Spontanatmungsversuche mit T-Stück oder leichter IPS, ist derzeit nicht klar.
- Andere neue Atemmodi wie **PAV** und **NAVA** (▶ Abschn. 14.6.6) eignen sich ebenfalls für die letzte Phase der maschinellen Beatmung vor der Extubation; klare Daten zum Stellenwert dieser Modi beim Weaning fehlen jedoch bislang.

14.9.2 Weaningversagen und schwierige Entwöhnung

Die meisten Patienten (ca. 70%) können nach dem ersten Weaningversuch erfolgreich extubiert werden (**einfache Entwöhnung**). Bei den restlichen 30% verläuft die Entwöhnung nicht so glatt: Entweder scheitert der erste Weaningversuch, oder die Patienten werden nach der Extubation innerhalb von 3 Tagen wieder ateminsuffizient und beatmungspflichtig (sog. **Extubationsversagen**). Bei etwa der Hälfte dieser Patienten gelingt aber die erfolgreiche Extubation innerhalb einer weiteren Woche (**schwierige Entwöhnung**), wobei empfohlen wird, ab dem ersten gescheiterten Weaningversuch weitere Versuche nur noch mit IPS (PSV) durchzuführen. Insgesamt lassen sich also etwa 85% aller beatmeten Patienten nach maximal 3 Weaningversuchen erfolgreich extubieren. Die restlichen 15% der beatmeten Patienten, v. a. solche mit COPD und Pneumonie, können trotz einwöchiger Weaningphase und 3 Spontanatemversuchen nicht erfolgreich extubiert werden (**prolongierte Entwöhnung**).

Weaningverlauf

- **einfache Entwöhnung**: erfolgreiche Extubation nach dem 1. Weaningversuch, ca. 70% der Patienten
- **schwierige Entwöhnung**: Extubation nach dem 2. oder 3. Weaningversuch innerhalb von einer Woche, ca. 15% der Patienten
- **prolongierte Entwöhnung**: Hier sind mehr als 3 Weaningversuche erforderlich, die Beatmung dauert länger als 1 Woche nach dem 1. Weaningversuch. Dies betrifft ebenfalls ca. 15% der Patienten

---

Bei allen Patienten mit Extubationsversagen und prolongierter Entwöhnung müssen zwei intensivmedizinische Optionen erwogen werden, die wesentlich zum Weaningerfolg beitragen können: NIV und Tracheotomie.

NIV und Weaning Einem Teil der Patienten mit Extubationsversagen kann mittels NIV post extubationem eine erneute Intubation erspart werden; der Einsatz von NIV wird in diesen Fällen heute explizit empfohlen (◘ Tab. 14.3). Wenn es jedoch unter NIV nicht innerhalb von etwa 1–2 h zu einer deutlichen Stabilisierung kommt, darf mit einer Reintubation nicht gezögert werden. Ohnehin ist es oft sinnvoll, einem langzeitbeatmeten Patienten in den ersten Tagen post

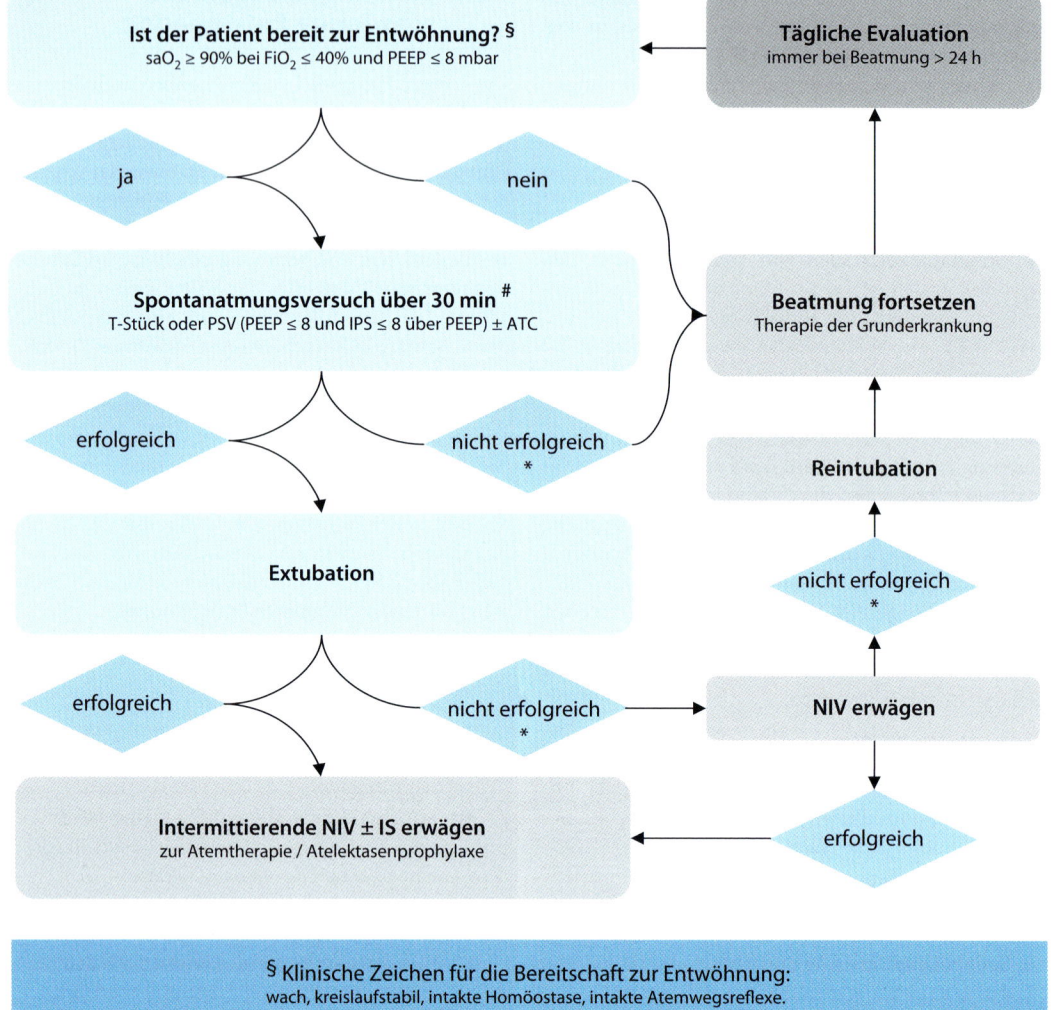

Ist der Patient bereit zur Entwöhnung? §
$saO_2 \geq 90\%$ bei $FiO_2 \leq 40\%$ und PEEP ≤ 8 mbar

Tägliche Evaluation
immer bei Beatmung > 24 h

ja

nein

Spontanatmungsversuch über 30 min #
T-Stück oder PSV (PEEP ≤ 8 und IPS ≤ 8 über PEEP) ± ATC

Beatmung fortsetzen
Therapie der Grunderkrankung

erfolgreich

nicht erfolgreich *

Extubation

Reintubation

nicht erfolgreich *

erfolgreich

nicht erfolgreich *

NIV erwägen

Intermittierende NIV ± IS erwägen
zur Atemtherapie / Atelektasenprophylaxe

erfolgreich

§ **Klinische Zeichen für die Bereitschaft zur Entwöhnung:**
wach, kreislaufstabil, intakte Homöostase, intakte Atemwegsreflexe.

* **Zeichen für Weaning-Misserfolg und Extubationsversagen:**
Angst, Dyspnoe, Schwitzen, Tachykardie, Tachypnoe, Hypertonie, flache Atmung, Hypoxie.

Bei Langzeitbeatmung und mehrfachem vorherigen Scheitern:
Hier kann eine SBT über längere Zeit (≥ 120 min) sinnvoll sein.

◻ **Abb. 14.8 Allgemeines Weaningprotokoll.** *IS* incentive Spirometrie; *NIV* nichtinvasive Beatmung; *SBT* Spontanatemversuch (»spontaneous breathing trial«); *ATC* automatische Tubuskompensation

extubationem zur Atelektasenprophylaxe/-therapie und Oxygenierungsverbesserung eine regelmäßige Atemtherapie mit intermittierender NIV (CPAP oder PSV) und/oder incentiver Spirometrie (z. B. Triflo) zur bewussten, tiefen Inspiration zukommen zu lassen.

Tracheotomie und Weaning Die Tracheotomie erhöht den Patientenkomfort, reduziert Totraum und Atemwegswiderstand und senkt die Atemarbeit um 25–50%. Der Sedierungsbedarf ist meist erheblich geringer, oft ist der Patient während der Weaningphase völlig wach. Zudem ist eine Mobilisation einfacher und sicherer möglich. Daher kann eine prolongierte Entwöhnung beim tracheotomierten Patienten meist besser durchgeführt werden als mit einem Endotrachealtubus. Tatsächlich kann es bei Patienten mit komplexen Krankheitsbildern (z. B. schweres neurologisches Defizit mit Pneumonie) sinnvoller sein, frühzeitig (ohne vorherigen Extubationsversuch) zu tracheotomieren, wenn erfahrungsgemäß eine schwierige bzw. prolongierte und damit komplikationsträchtige Entwöhnung zu erwarten ist.

14.10   Beatmungspraxis

Es ist hilfreich, sich bei jedem Patienten und jedem Krankheitsbild immer wieder folgende Frage zu stellen: Soll in erster Linie die Oxygenierung verbessert werden (Ziel: $paO_2\uparrow$, $saO_2\uparrow$) oder soll in erster Linie die Ventilation verbessert werden (Ziel: $paCO_2\downarrow$, $pH\uparrow$) oder beides (◘ Tab. 14.6)?

Verbesserung der Oxygenierung Die beiden wichtigsten Maßnahmen hierfür sind: **Erhöhung der FiO_2** und **Erhöhung des PEEP** (◘ Abb. 14.9). Darüber hinaus kann bei restriktiven Lungenerkrankungen eine IRV oder APRV erwogen werden: Sowohl PEEP als auch IRV/APRV führen zu einer Erhöhung des mittleren Atemwegsdrucks, der die wesentliche Determinante der Oxygenierungsverbesserung unter maschineller Beatmung darstellt.

Verbesserung der Ventilation
Dies wird v. a. durch **Erhöhung des Tidalvolumens** (soweit vertretbar) und **Erhöhung der Atemfrequenz** erreicht (◘ Abb. 14.9). Allerdings muss gerade bei obstruktiven Atemwegserkrankungen genug Zeit zur Entleerung der Alveolen bleiben, sodass hier eine Atemfrequenzsteigerung problematisch sein kann.

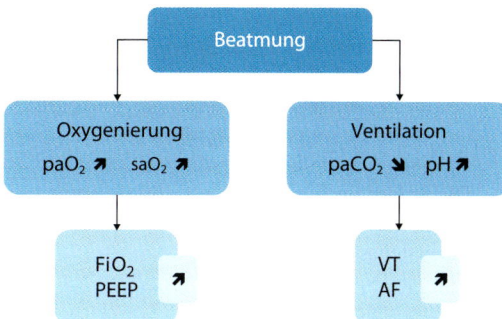

◘ **Abb. 14.9 Oxygenierung und Ventilation als Hauptaspekte der Beatmung.** Die wichtigsten Maßnahmen zur Verbesserung der Oxygenierung sind die Erhöhung der inspiratorischen O_2-Konzentration (FiO_2) und die Erhöhung des positiv endexspiratorischen Drucks (PEEP), diejenigen zur Verbesserung der Ventilation die Erhöhung des Tidalvolumens (V_T) und der Atemfrequenz (AF)

Lungenschonende Beatmung

❯ **Immer muss der Grundsatz der lungenprotektiven Beatmung berücksichtigt werden: unnötig hohe Hubvolumina und Atemwegsdrücke vermeiden!**

Zudem soll bei Langzeitbeatmung so früh wie möglich zumindest ein Teil der Ventilation durch den Patienten aufgebracht werden – also der Patient spontan atmen.

14.10.1   Acute respiratory distress syndrome (ARDS)

Definition und Therapie des ARDS sind in ▶ Kap. 29 dargestellt. Im Folgenden wird daher nur auf die Besonderheiten der Beatmung beim ARDS eingegangen.

◘ **Tab. 14.6** Grundprinzipien der Beatmung bei ALI/ARDS, COPD und schwerem Asthmaanfall

	ARDS	COPD	Asthma
Hubvolumen	niedrig	normal bis niedrig	normal bis niedrig
p_{max} (Plateaudruck)	≤30 mbar bzw. so niedrig wie möglich	≤30 mbar bzw. so niedrig wie möglich	≤30 mbar bzw. so niedrig wie möglich
PEEP	mittel bis hoch	niedrig bis mittel	niedriger oder kein PEEP
I:E	1:1 oder I>E	I<E	I<E
Atemfrequenz	normal bis hoch	niedrig bis normal	niedrig bis normal

Beatmungsziele Die meisten Patienten müssen invasiv beatmet werden, NIV ist wenig erfolgversprechend. Folgende Ziele stehen im Vordergrund (◘ Tab. 14.6):
- beatmungsassoziierte Lungenschädigung durch lungenprotektive Beatmung vermeiden;
- Oxygenierung verbessern bzw. ausreichende Oxygenierung durch Wiedereröffnung und Offenhalten rekrutierbarer Alveolarbereiche sicherstellen.

Baby-Lunge Beim ARDS sind viele Alveolarbereiche – diffus über die Lunge verteilt, jedoch vorwiegend in den abhängigen Lungenpartien – erkrankt, atelektatisch und ödematös geschädigt. Ein Teil dieser Bezirke kann durch Lungenöffnungsmanöver (s. u.) und Beatmung mit PEEP belüftet werden (rekrutierbare Lungenareale); ein großer Teil kann jedoch auch damit nicht ventiliert werden (nichtrekrutierbare Lungenareale).

> Insgesamt ist der Teil der Lunge, der mit einem Atemhub ventiliert werden kann, deutlich kleiner als beim lungengesunden Erwachsenen, man spricht daher vom sog. »Baby-lung-Konzept«.

Daher ist es gerade beim ARDS wichtig, hohe Atemzugvolumina, die zur Überdehnung der noch gesunden Lungenanteile führen, zu vermeiden.

Protektive Beatmung Es können sowohl volumenkontrollierte als auch druckkontrollierte Modi verwendet werden. In jedem Fall sind die Prinzipien der lungenprotektiven Beatmung zu beachten: Hubvolumen 6 ml/kg und p_{max} möglichst <30 mbar. Wenn bei 6 ml/kg ein p_{max} >30 mbar erzielt wird, sollte das VT weiter reduziert werden bis etwa 4 ml/kg. Für eine kontrollierte Beatmung kann ein I:E im Bereich von 1:1 gewählt werden; der Nutzen von IRV ist nicht belegt. Möglicherweise kann die Prognose verbessert werden, wenn in den ersten 48 h eine mandatorische Beatmung unter Muskelrelaxierung erfolgt; danach aber sollte eine augmentierende Beatmung mit Spontanatmungsanteil angestrebt werden, z. B. BIPAP oder APRV. Die Spontanatmung verbessert die Belüftung dorsobasaler Lungenabschnitte und könnte einer Zwerchfellatrophie vorbeugen. Bei Entwicklung einer Hyperkapnie >50 mmHg kann die Atemfrequenz erhöht werden bis etwa 25/min. Es ist offenbar besser, die Hyperkapnie hinzunehmen als die Atemwegsdrücke zu erhöhen (**permissive Hyperkapnie**).

Oxygenierung verbessern Der ARDS-Patient muss mit einem PEEP beatmet werden, dessen optimale Höhe jedoch strittig ist (5–15 mbar oder höher). Die FiO$_2$ sollte nur so hoch sein, dass ein paO2 um 60 mmHg oder eine saO$_2$ um 90% resultiert.

Recruitmentmanöver Einige Intensivmediziner empfehlen zu Beginn und repetitiv im Verlauf der Beatmung Maßnahmen zur aktiven Eröffnung rekrutierbarer Lungenareale: **Kurzfristige** Erhöhungen des oberen Atemwegsdrucks auf Werte von 40–50 mbar, am besten kombiniert mit einer synchronen gleichsinnigen PEEP-Erhöhung für 10–30 Atemhübe. Anschließend wird die Lunge mit einem ausreichend hohen PEEP offen gehalten (»**Open-lung-Strategie**«) und der Patient wird mit möglichst niedrigen Hubvolumina oder – vorzugsweise – mittels druckkontrollierter Beatmung und dem geringst möglichen »driving pressure« weiterbeatmet (**lungenprotektive Beatmung**). Dieses 1990 von Lachmann formulierte Konzept »**open up the lung and keep it open**« wird jedoch von anderen Intensivmedizinern wegen der möglichen Risiken (Barotrauma, Alveolarruptur) abgelehnt. Eine Überlebensverbesserung bei ARDS durch Recruitmentmanöver ist bislang nicht belegt; die »Open-lung-Strategie« ist z. Z. kein Routineverfahren der Beatmung, kann jedoch in Einzelfällen erwogen werden. Zu den Recruitmentmanövern im weiteren Sinne kann auch die Beatmung in Bauchlage gezählt werden.

Beatmung in Bauchlagerung (»prone position«) Durch Drehung eines beatmeten Patienten von der Rücken- in die Bauchlage werden die dorsobasalen Regionen der Lunge besser belüftet, die FRC nimmt zu, und die Oxygenierung bessert sich häufig erheblich. Die Drehmanöver sind allerdings mit erheblichem Aufwand und potenziell lebensbedrohlichen Risiken wie Tubusdislokation verbunden. Bei der Mehrzahl der ARDS-Patienten führt das Verfahren zu keiner Prognoseverbesserung und wird daher nicht für die klinische Routine empfohlen; allerdings kann die Überlebenswahrscheinlichkeit der am schwersten erkrankten Patienten (paO$_2$/FiO$_2$<100 mmHg) offenbar um etwa 10% gebessert werden.

14.10.2 Asthmaanfall

Schwerer und lebensbedrohlicher Asthmaanfall In ihrer aktuellen Leitlinie zur Asthmatherapie gibt die Deutsche Gesellschaft für Pneumologie (DGP) hierfür folgende Kriterien an (PEF, »peak exspiratory flow«, exspiratorischer Spitzenfluss):
- schwerer Asthmaanfall: PEF <50% des Bestwerts, Sprechdyspnoe, AF ≥25/min, HF ≥110/min.

=== lebensbedrohlicher Asthmaanfall: PEF <33% des Bestwerts bzw. <100 ml/min, saO_2 <92% trotz O_2-Gabe; dabei Normokapnie oder Hyperkapnie; fehlendes Atemgeräusch (»stille Lunge«), flache Atmung, zunehmende Bewusstseinstrübung, Zyanose, Bradykardie, Schock.

Hält der schwere Asthmaanfall >24 h an, spricht man von einem **Status asthmaticus** (▶ Kap. 28).

Beatmung beim Asthmaanfall In sehr schweren Fällen ist eine Beatmung nicht zu umgehen. Laut DGP-Leitlinien gelten hier folgende Kriterien:

=== weitere Verschlechterung des PEF-Werts trotz Therapie,
=== persistierende oder zunehmende Hypoxie,
=== Hyperkapnie und
=== Azidose sowie
=== zunehmende Bewusstseinstrübung.

Die Beatmung erfolgt in der Regel invasiv mit konventioneller Beatmung. Der Stellenwert der NIV beim Asthmaanfall ist derzeit ungesichert. Auch die Beatmung mit **Heliox**, einem O_2-Helium-Gemisch niedriger Dichte, das zu einer turbulenzenarmen Gasversorgung auch sehr enger Atemwege beitragen kann, ist bei Asthma von unbewiesenem Wert. Die wichtigsten Beatmungsprinzipien lauten:

=== beatmungsassoziierte Lungenschädigung durch lungenprotektive Beatmung vermeiden,
=== CO_2-Elimination durch Erleichterung der Exspiration verbessern.

Lungenprotektive Beatmung Wie beim ARDS soll auch bei Asthma bronchiale eine Lungenüberdehnung vermieden werden (◘ Tab. 14.6): niedrigvolumige Beatmung mit etwa 6 ml/kg und p_{max} bei 30 mbar unter Inkaufnahme einer Hyperkapnie. Die FiO_2 soll gerade so hoch gewählt werden, dass ein akzeptabler paO_2 um 60 mmHg bzw. eine saO_2 um 90% erzielt werden.

Ausreichend lange Exspirationszeit Die Ausatemzeit (t_e) muss immer lang genug sein, um gefährliches »air trapping« zu verhindern: hohe Atemfrequenzen (>15–20/min) sind zu vermeiden, und das Atemzeitverhältnis bei CMV sollte zwischen 1:2 und 1:4 liegen. Außerdem wird von vielen Autoren empfohlen, im akuten Anfall **ohne PEEP** zu beatmen, da dieser im Asthmaanfall eine zusätzliche, dynamische Hyperinflation (Alveolarüberdehnung) bewirken kann. Die Patienten müssen zur Beatmung zunächst häufig tief sediert, evtl. kurzfristig sogar relaxiert werden. Insgesamt ist die Beatmung im Status asthmaticus oft

schwierig und komplikationsträchtig (Barotrauma, Pneumothorax).

14.10.3 Chronisch obstruktive Lungenerkrankung (COPD)

Bei der Beatmung des COPD-Patienten sind folgende Prinzipien zu beachten (▶ Kap. 28):

=== **Nichtinvasive Beatmung** (NIV) bevorzugen.
=== **Exspiration erleichtern:** Der inspiratorische Flow soll bei mandatorischen Atemhüben so hoch wie möglich sein, um die Inspirationszeit möglichst kurz halten zu können; die Atemfrequenz sollte so niedrig wie vertretbar sein. So kann die Exspirationszeit verlängert werden.
=== **Atemarbeit reduzieren:** Wichtig ist eine möglichst empfindliche Triggereinstellung. Darüber hinaus erleichtert ein PEEP von 5–8 mbar die Atemarbeit, da er dem intrinsischen PEEP distal der kollabierten kleinen Atemwege entgegenwirkt.

Wie beim Asthma ist die Indikation zur Beatmung mit Heliox umstritten.

Nichtinvasive Beatmung Die Dekompensation einer COPD stellt die am besten belegte Indikation für NIV dar. Die DGP gibt in ihrer aktuellen COPD-Leitlinie hierfür folgende Kriterien an:

=== schwere Atemnot mit Einsatz der Atemhilfsmuskulatur,
=== Azidose mit pH <7,35,
=== $paCO_2$ >50 mmHg und
=== AF >25/min.

Die Patienten können meist über eine Maske oder einen Helm mit PSV bis zu einem p_{max} von etwa 20 mbar bei einem PEEP von 5–8 mbar beatmet werden; aber auch andere Beatmungsmodi wie CMV (A/C) können unter Beachtung der oben genannten Beatmungsprinzipien (hoher Flowi, lange t_e, niedrige AF) und sorgfältiger Beobachtung des Patienten eingesetzt werden. Ziel ist eine klinische Stabilisierung (◘ Tab. 14.4) und eine saO_2 um 90%. Eine Normoventilation ($paCO_2$ bei 40 mmHg) ist nicht anzustreben, besser ist meist ein Ziel-$paCO_2$ um 45–50 mmHg und ein pH von 7,35–7,38 (**kontrollierte Hypoventilation**). Mit NIV gelingt bei etwa 50–80% der Patienten mit dekompensierter COPD eine ausreichende respiratorische Unterstützung bis zur Rekompensation, die häufig innerhalb von 24 h und in den allermeisten Fällen (90%) innerhalb von 3 Tagen erreicht wird. Andererseits ist NIV bei etwa 20–50% der Patienten nicht ausreichend, so-dass eine invasive Beatmung erforderlich wird. Die NIV-Kontraindikationen müssen beachtet werden (◘ Tab. 14.3).

Invasive Beatmung In der Leitlinie der DGP wird zwischen Haupt- und Nebenkriterien der Indikation zur Intubation und invasiven Beatmung unterschieden.

- **Hauptkriterien:** Atemstillstand; Atempausen mit Bewusstseinsverlust; Bradykardie unter 50/min und Hypotension <70 mmHg systolisch.
- **Nebenkriterien:** AF >35/min oder höher als bei Aufnahme; pH <7,3 abfallend; paO_2 <40 mmHg unter O_2-Gabe/NIV; progrediente Bewusstseins-trübung.

Bei Vorliegen eines Hauptkriteriums soll intubiert werden; ebenso dann, wenn nach einstündiger Therapie mit NIV **zwei oder mehr Nebenkriterien** vorliegen.

Die Letalität eines beatmeten COPD-Patienten ist nicht höher als die Letalität anderer beatmeter Patienten, allerdings gestaltet sich die Entwöhnung von der invasiven Beatmung häufig schwierig und langwierig; oft ist eine Tracheotomie erforderlich.

Fallbeispiel Teil 2

Offensichtlich entwickelt der Patient infolge seines Poly-traumas eine akute Lungenschädigung, die etwa 24 h nach Trauma bereits die ARDS-Kriterien erfüllt. Dafür spricht auch das morgens angefertigte Röntgenbild des Thorax, das linksbetonte, aber ansonsten beidseits diffuse Verschattungen zeigt. Es ist wichtig, die Beatmung den veränderten pulmonalen Verhältnissen anzupassen und die Lunge nicht noch weiter zu schädigen. Der PEEP wird schrittweise auf 15 mbar erhöht und die Beatmung auf PCV im BIPAP-Modus (I:E = 1:1, AF 15/min) mit einem p_{max} von 30 mbar umgestellt. Darunter kann die FiO_2 langsam auf 0,5 reduziert werden.

Bei fortgeführter Analgesie wird die Sedierung am Tag darauf soweit reduziert, dass der Patient im BIPAP-Modus zunehmend spontan atmet. Im Laufe der nächsten Tage können p_{max} und PEEP schrittweise reduziert werden, die Beatmung wird schließlich auf PSV mit FiO_2 0,4 umgestellt, und der Patient kann am 5. posttrauma-tischen Tag extubiert werden, nachdem er 60 min bei einem PEEP von 6 mbar und einer IPS von 6 mbar über PEEP gut spontan geatmet hat. Nach der Extubation er-hält er noch für 2 Tage Atemtherapie mittels intermittie-render NIV.

Literatur

Chatburn RL (2007) Classification of ventilator modes: update and proposal for implementation. Respir Care 52: 301–323

Dembinsk R (2012) Entwöhnung von der Beatmung. Intensiv-medizin up2date 8:9–20

Fuller BM, Mohr NM, Drewry AM, Carpenter CR (2013) Lower tidal volume at initiation of mechanical ventilation may reduce progression to acute respiratory distress syn-drome: a systematic review. Critical Care 17: R11

Hodgson C, Keating JL, Holland AE et al. (2009) Recruitment manoeuvres for adults with acute lung injury receiving mechanical ventilation. Cochrane Database of Systema-tic Reviews, Issue 2

Lellouche F, Dionne S, Simard S, Bussie J, Dagenais F (2012) High tidal volumes in mechanically ventilated patients increase organ dysfunction after cardiac surgery. Anes-thesiology 116: 1072–1082

Metnitz PG, Metnitz B, Moreno RP et al. for the SAPS 3 Investi-gators (2009) Epidemiology of mechanical ventilation: analysis of the SAPS 3 database. Intensive Care Med 35: 816–825

Petrucci N, Iacovelli W (2009) Lung protective ventilation stra-tegy for the acute respiratory distress syndrome. Cochra-ne Database of Systematic Reviews, Issue 3

Sud S, Friedrich JO, Taccone P et al. (2010) Prone ventilation reduces mortality in patients with acute respiratory fai-lure and severe hypoxemia: systematic review and meta-analysis. Intensive Care Med 36:585–599

The ARDS Definition Task Force (2012) Acute Respiratory Dis-tress Syndrome – The Berlin Definition. JAMA 307: doi:10.1001/jama.2012.5669

Ward NS, Dushay KM (2008) Clinical concise review: Mechani-cal ventilation of patients with chronic obstructive pul-monary disease. Crit Care Med 36: 1614–1619

Internetlinks und Apps

- **Frei zugängliche Übersichtsartikel als PDF (Stand bei Drucklegung)**

Chatburn RL (2007) Classification of ventilator modes: update and proposal for implementation. Respir Care 52: 301–323, www.rcjournal.com/contents/03.07/03.07.0301.pdf: Moderne Terminologie und Klassifikation der Beatmung (englisch)

Hamed HMF, Ibrahim HG, Khater YH, Aziz ES (2006) Ventilation and ventilators in the ICU: What every intensivist must know. Curr Anesth Crit Care 17: 77–83, http://download. journals.elsevierhealth.com/pdfs/journals/0953-7112/ PIIS0953711206000858.pdf: Kurzer Überblick über die Beatmung auf der Intensivstation (englisch)

Lipes J, Bojmehrani A, Lellouche F (2012) Low tidal volume ventilation in patients without acute respiratory distress syndrome: a paradigm shift in mechanical ventilation.

Crit Care Res Pract 2012:416862. http://www.ncbi.nlm.
nih.gov/pmc/articles/PMC3318889/pdf/CCRP2012-
416862.pdf: Warum hohe Hubvolumina heute immer
obsolet sind (englisch)

Medoff BD (2008) Invasive and noninvasive ventilation in patients with asthma. Respir Care 53: 740–748; discussion
749–750, www.rcjournal.com/contents/06.08/06.08.
0740.pdf: Beatmung bei schwerem Asthma – aktueller
Stand (englisch)

Niël-Weise BS, Gastmeier P, Kola A et al. (2011) An evidence-
based recommendation on bed head elevation for mechanically ventilated patients. Crit Care 15: R111. www.
ncbi.nlm.nih.gov/pmc/articles/PMC3219392/pdf/
cc10135.pdf: Ist Beatmung mit erhöhtem Oberkörper
sinnvoll? (englisch)

Pierrakos C, Karanikolas M, Scolletta S, Karamouzos V, Velissa-
ris D (2012) Acute respiratory distress syndrome: patho-
physiology and therapeutic options. J Clin Med Res 4:
7–16. www.ncbi.nlm.nih.gov/pmc/articles/PMC3279495/
pdf/jocmr-04-07.pdf: Beatmung und andere Therapieoptionen bei ARDS – aktueller Stand (englisch)

Schönhofer B, Kuhlen R, Neumann P, Westhoff M, Berndt C,
Sitter H (2008) Nicht invasive Beatmung bei akuter respiratorischer Insuffizienz. Dtsch Ärztebl 105: 424–433,
www.aerzteblatt.de/v4/archiv/artikel.asp?id=60515: S3-
Leitlinien Noninvasive Beatmung (deutsch)

- **Andere interessante Internetseiten
  zur Beatmung**

http://icmtutorials.com/rs/index.htm: Einführung in verschiedene Aspekte der Lungenschädigung und Beatmung
(englisch)

www.aic.cuhk.edu.hk/web8/respfa~1.htm: Einführung in die
Pathophysiologie des respiratorischen Versagens (englisch)

www.atemwegsliga.de und www.pneumologie.de Aktuelle
Leitlinien zur Therapie des Asthmas und der COPD

www.ardsnet.org/: Die neusten Studien zur ARDS-Behandlung: Die Seiten des National Heart, Lung, and Blood Institute ARDS-Network (englisch)

www.ers-education.org/pages/default.aspx: European Respi-
ratory society: E-lerning-Portal (englisch): Viele aktuelle
Informationen und Empfehlungen zur Pulmologie und
Beatmung, z. B. auch Weaning

www.youtube.com/watch?v=oKH7CtsEgHw: Ein schöner
kleiner Film zur Wirkung von PEEP (englisch)

- **App für Smartphones**

iAnthropometer ICU 1: Hiermit kann nach Eingabe von Körpergröße und Geschlecht direkt das »ideal body weight«
(KG_{ideal}) und auch das einzustellende V_T (in ml) abgelesen
werden. Außerdem errechnet die gleiche App die Körpergröße (die man ja oft nicht kennt) näherungsweise aus
der Eingabe entweder der Länge der Hand, des Unterarms oder des Unterschenkels.

Bronchoskopie und Tracheotomie

Christian Byhahn

Fallbeispiel Teil 1

Ein 52-jähriger Patient mit schwerem Schädel-Hirn-Trauma hat nach bislang unkompliziertem Verlauf am 6. Tag eine plötzliche Oxygenierungsstörung (unter FiO$_2$ von 0,4 Abfall der psO$_2$ von 98% auf 89%). Die Auskultation der Lunge ergibt rechts ein abgeschwächtes Atemgeräusch, das anschließend angefertigte Thoraxröntgenbild zeigt ebenfalls rechts eine »weiße« Lunge. Der Intensivarzt entschließt sich zur sofortigen Bronchoskopie.

15.1 Tracheobronchialsystem

15.1.1 Anatomie

Die Lunge besteht aus 2 Komponenten, die dem Gasaustausch einerseits (Parenchym und Gefäße) und der Luftleitung andererseits (Tracheobronchialsystem) dienen. Durch die Bronchoskopie können lediglich Teile der luftleitenden Strukturen der Lunge erreicht werden.

Die im Thorax gelegene Lunge teilt sich zunächst in 2 Lungenflügel mit je einem Ober- und Unterlappen pro Seite und zusätzlich rechts einem Mittellappen. Dieser fehlt linksseitig, da hier der anatomische Raum partiell durch das Herz eingenommen wird. Die dritte Ebene stellen die Lappensegmente dar; jeweils 10 auf beiden Seiten.

Hierarchischer Aufbau der Lunge

Die Trachea zweigt sich in den linken Hauptbronchus und rechten Hauptbronchus auf.
Der **linke Hauptbronchus** zweigt sich auf in:
- linken Oberlappenbronchus mit folgenden Segmentbronchien:
  – apikal posterior (Segmente 1 und 2),
  – anterior (Segment 3),
  – superior (Segment 4),
  – inferior (Segment 5),
- linken Unterlappenbronchus mit folgenden Segmentbronchien:
  – superior (Segment 6),
  – anterobasal (Segmente 7^a und 8),
  – laterobasal (Segment 9),
  – posterobasal (Segment 10).

Der **rechten Hauptbronchus** zweigt sich auf in:
- rechten Oberlappenbronchus mit folgenden Segmentbronchien:
  – apikal (Segment 1),
  – posterior (Segment 2),
  – anterior (Segment 3),

▼

- rechten Mittellappenbronchus mit folgenden Segmentbronchien:
  – lateral (Segment 4),
  – medial (Segment 5),
- rechten Unterlappenbronchus (Abgang aus dem Bronchus intermedius) mit folgenden Segmentbronchien:
  – superior (Segment 6),
  – mediobasal (Segment 7),
  – anterobasal (Segment 8),
  – laterobasal (Segment 9),
  – posterobasal (Segment 10).

^{a} Das Segment 7 ist oftmals nicht angelegt oder verschmilzt mit dem Segment 8. Daher werden in der Literatur häufig nur 9 Lungensegmente auf der linken Seite angegeben.

Die Navigation und Orientierung im Tracheobronchialsystem setzt Übung im Umgang mit dem Bronchoskop, aber auch die Kenntnis bestimmter anatomischer Landmarken voraus.

15.1.2 Landmarken im Tracheobronchialsystem und ihre Identifikation

- Trachealbifurkation (◘ Abb. 15.1):
  - Halbkreisförmiges Lumen; domartiges Dach aus Trachealringen anterior und flachem, membranösem Trachealanteil posterior. Bilden die Trachealspangen hingegen eine Wanne und das Dach des Bildes wird von der Pars membranacea gebildet, steht das Bild auf dem Kopf, und das Bronchoskop muss um 180° gedreht werden.
- Linker Hauptbronchus (◘ Abb. 15.2):
  - Longitudinale Muskelbündel (*Pfeile*) ziehen von der Trachea in den linken Hauptbronchus und kennzeichnen das charakteristische Bild der posterioren Wand. Das anteriore Dach erhält durch die Knorpelspangen einen arkadenförmigen Charakter.
- Aufzweigung des linken Hauptbronchus (◘ Abb. 15.3):
  - Die Muskelbündel der posterioren Wand des linken Hauptbronchus setzen sich in den linken Unterlappenbronchus fort (*Pfeile*). Da die Ostien von linkem Ober- (*oben im Bild*) und Unterlappen gleich groß sind, ist dies eine entscheidende anatomische Landmarke.

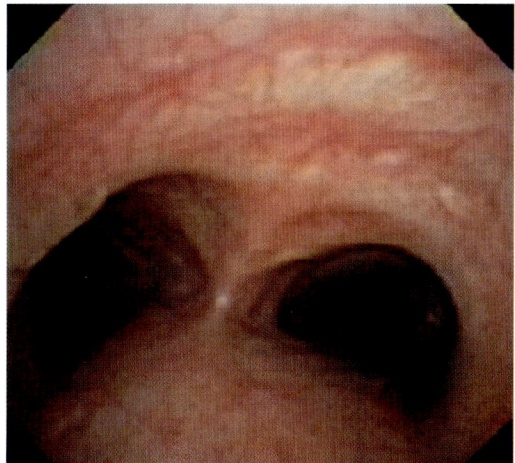

☐ **Abb. 15.1** Blick auf die Trachealbifurkation

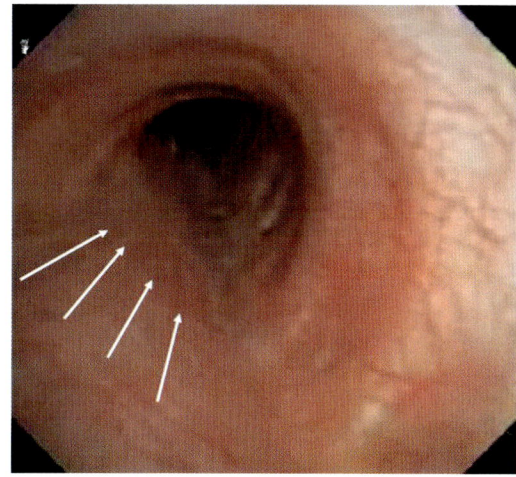

☐ **Abb. 15.2** Linker Hauptbronchus

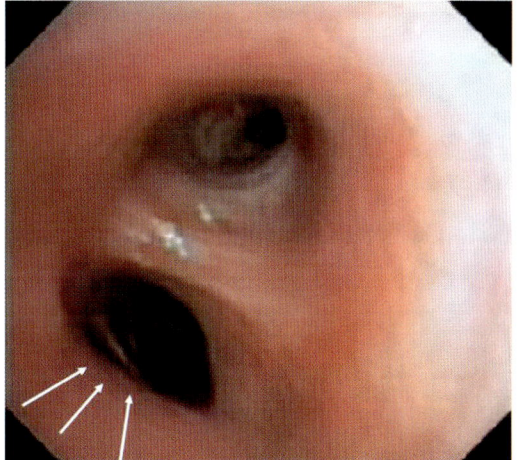

☐ **Abb. 15.3** Bifurkation des linken Hauptbronchus

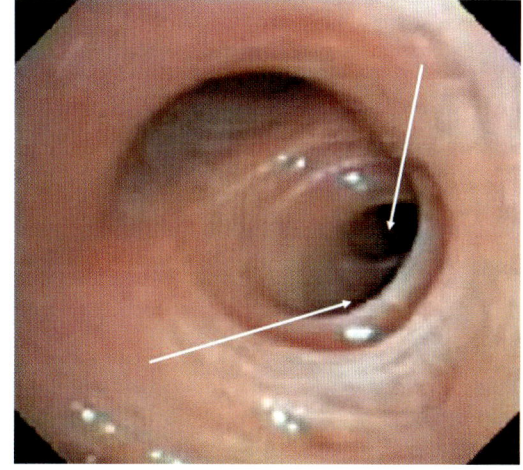

☐ **Abb. 15.4** Linker Oberlappen

Die Membran zwischen beiden Ostien ist weniger prominent als an der Trachealbifurkation, ebenso fehlt das typische, arkadenförmige Dach aus Knorpelspangen.

- Linker Oberlappen (☐ Abb. 15.4):
  - Hauptostium zu den Segmenten 1–3 (*oben*) und den Segmenten 4 und 5 (*unten*). Die Unterscheidung erfolgt über die gut sichtbare, frühe Bifurkation zu den superioren und inferioren Segmenten 4 und 5 (*Pfeile*), während die Ostien zu den Segmenten 1–3 erst später abgehen und hier nicht sichtbar sind.
- Rechter Hauptbronchus (☐ Abb. 15.5):
  - Der rechte Hauptbronchus ist kurz und misst etwa 20–25 mm. Die erste Bifurkation trennt

den rechten Oberlappenbronchus (*oben im Bild*) vom Bronchus intermedius, wobei die gut sichtbaren Muskelbündel der Pars membranacea den Weg zum Bronchus intermedius weisen (☐ Abb. 15.5). Der Oberlappenabgang zeichnet sich durch eine Trifurkation aus (☐ Abb. 15.6).

- Aufzweigung des Bronchus intermedius (☐ Abb. 15.7):
  - Im Gegensatz zum linken Hauptbronchus teilt sich der Bronchus intermedius in 2 unterschiedlich große Segmente: ein kleineres, zum rechten Mittellappen führendes Ostium (*links im Bild*), in dessen Verlauf von dieser Position aus keine weiteren Segmentostien sichtbar

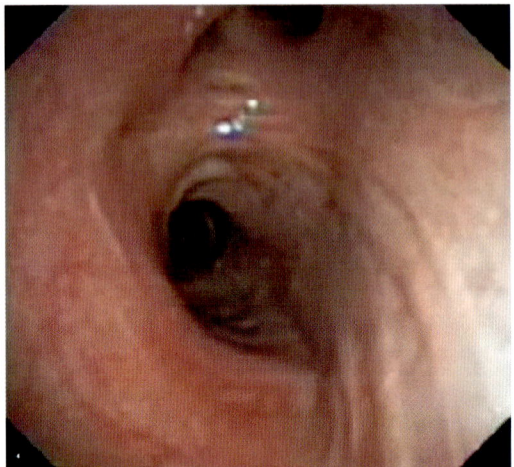

🔲 **Abb. 15.5** Rechter Hauptbronchus

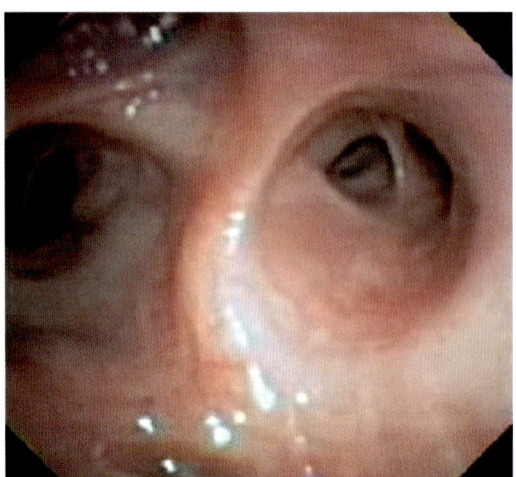

🔲 **Abb. 15.6** Typische Trifurkation des rechten Oberlappens

sind, sowie ein größeres Ostium zum rechten Unterlappen (*rechts im Bild*). Betrachtet man das Ostium zum rechten Unterlappen, geht als erstes das Ostium zum Segment 6 ab (*weißer Pfeil*). Im weiteren Verlauf werden die Ostien zu den basalen Segmenten 7–10 sichtbar. Eine Vielzahl anatomischer Variationen kann die Identifikation erschweren.

> **Praxistipp**
>
> Die Ebene der Karina des Bronchus intermedius (🔲 Abb. 15.7, *schwarzer Pfeil*) zeigt die Lage des weiter proximal gelegenen und daher in diesem Bild nicht sichtbaren rechten Oberlappenbronchus an. Die Kenntnis dieser anatomischen Lagebeziehung erleichtert das Auffinden des rechten Oberlappenbronchus, z. B. bei der Platzierung eines rechtsläufigen Doppellumentubus.

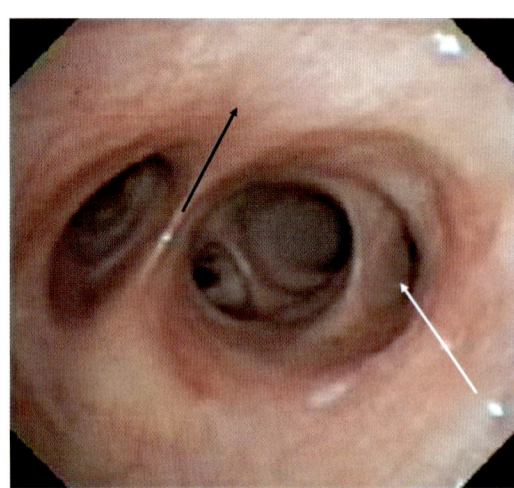

🔲 **Abb. 15.7** Aufzweigung des Bronchus intermedius

15.2 Bronchoskopie

15.2.1 Flexible Bronchoskopie

Prinzipiell sind 2 Arten von Bronchoskopen zu unterscheiden: starre und flexible. Da die starre Bronchoskopie in der Intensivmedizin quasi keine Rolle spielt, wird an dieser Stelle auf diese nicht näher eingegangen.

Flexible Bronchoskope bestehen typischerweise aus 2 lichtleitenden Bündeln, einem optischen Faserbündel und einem Arbeitskanal (🔲 Abb. 15.8). Der Arbeitskanal dient dem Einbringen von Instrumenten, z. B. Bürsten oder Biopsie- und Fasszangen zum Bergen von Fremdkörpern und kann darüber hinaus als Spül- und Absaugkanal genutzt werden. Auch die Insufflation von Sauerstoff sowie die Gabe von Medikamenten sind durch diesen Kanal möglich. Die Spitze eines flexiblen Bronchoskops kann über Seilzüge in einer Ebene etwa in einem Winkel von 100°–0°–100° flektiert werden und erlaubt in Kombination mit der Rotation des Instruments um die eigene Längsachse eine Bewegung in allen Ebenen.

> ❯ Das flexible Bronchoskop ist ein extrem empfindliches Instrument, das durch unsachgemäße Handhabung leicht beschädigt werden kann.

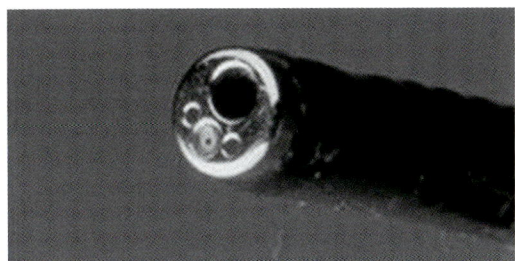

◻ Abb. 15.8 Blick auf die Spitze eines flexiblen Bronchoskops

Reparaturen sind oftmals mit hohen Kosten, teilweise von mehreren tausend Euro, verbunden. Der ordnungsgemäßen Handhabung kommt daher eine herausragende Bedeutung zu.

> **Wichtige Hinweise zum korrekten Umgang mit dem flexiblen Bronchoskop**
> ▬ Das Bronchoskop muss immer gerade gehalten werden (◻ Abb. 15.9). Übermäßiges Biegen und Aufstauchen des Bronchoskops (◻ Abb. 15.10) kann zum Bruch optischer Fasern führen.
> ▼

▬ Folgendes muss **unbedingt vermieden** werden:
 – Abscheren der Schutz- und Isolationshülle, z. B. durch Einführen und/oder Drehen des Bronchoskops in einem zu kleinen Tubus oder Tubusadapter.
 – Vorschieben oder Zurückziehen der flektierten Bronchoskopspitze gegen Widerstand: Hierbei kann es zu einem Zerreißen der Seilzüge und/oder der beweglichen Elementen in der Spitze kommen.
 – Einklemmen des Bronchoskops zwischen den Kanten des Transportkoffers oder Bissverletzungen durch den Patienten!

15.2.2 Praktische Durchführung

> Eine Bronchoskopie stellt ein invasives diagnostisches und/oder therapeutisches Verfahren dar. Aus diesem Grund ist ein hygienisches, keimarmes Arbeiten oberstes Gebot: Händedesinfektion, sterile Handschuhe!

▪ **Indikationen**
Typische Indikationen zur Bronchoskopie beim Intensivpatienten sind:

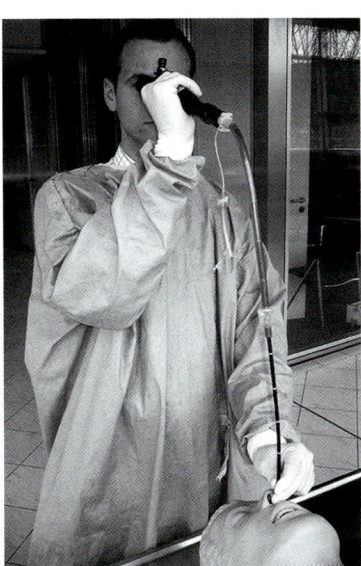

◻ Abb. 15.9 Ein flexibles Bronchoskop sollte immer gerade gehalten werden, um Beschädigungen zu vermeiden

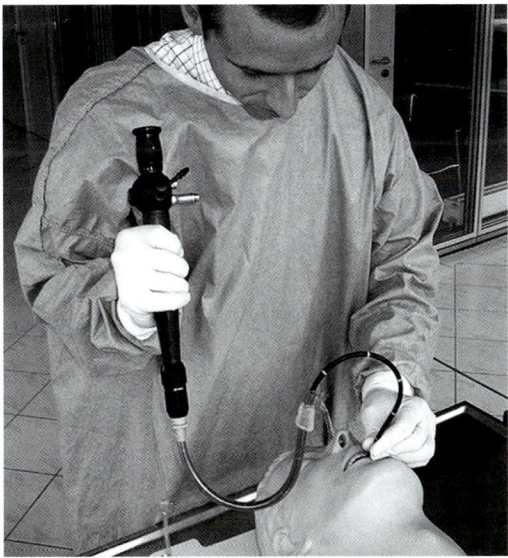

◻ Abb. 15.10 Übermäßige mechanische Beanspruchung des Bronchoskops kann zum Bruch der optischen Fasern führen

- Eröffnung atelektatischer Lungenabschnitte,
- Gewinnung von mikrobiologischem Material,
- diagnostisches Instrument bei unklaren Oxygenierungsstörungen,
- Aufsuchen von Blutungsquellen sowie Parenchymläsionen.

- **Vorgehen beim spontan atmenden, nicht intubierten Patienten**

Erfolgt die Bronchoskopie beim spontan atmenden, nichtintubierten Intensivpatienten, muss zunächst eine adäquate **topische Anästhesie** vorgenommen werden. Bewährt hat sich die Vernebelung von Lidocain 2% oder 4% über die Vernebelungseinheit des Beatmungsgeräts und eine dicht sitzende Gesichtsmaske (z. B. CPAP-Maske). Zu beachten ist die Höchstmenge an Lidocain, die 4,5 mg/kg Körpergewicht beträgt. Die topische Anästhesie ist in der Regel dann ausreichend, wenn der Patient über ein taubes Gefühl im Mund-Rachen-Raum berichtet.

Rechtzeitig vor Beginn der Bronchoskopie sollten zudem abschwellende **Nasentropfen** in beide Nasenlöcher verabreicht werden.

Eine systemische **Analgosedierung**, z. B. mit kleinen Mengen Esketamin (0,15–0,25 mg/kg) oder Fentanyl (0,025–0,1 mg) sowie Midazolam (1–2 mg), dient zusätzlich der Stressabschirmung und vegetativen Dämpfung. Eine Alternative stellt die Analgosedierung mit Remifentanil (z. B. 0,1–0,2 µg/kg/min) dar. Remifentanil sollte jedoch aufgrund seines Nebenwirkungsprofils (starke Atemdepression, Thoraxrigidität etc.) ausschließlich von im Umgang mit dieser Substanz routinierten Intensivmedizinern angewendet werden.

Während der Bronchoskopie kann es zu einem Abfall des arteriellen O_2-Partialdrucks kommen. Daher ist obligat auf die zusätzliche **Applikation von Sauerstoff** zu achten. Dies kann auf verschiedene Arten erfolgen:

- Dichtsitzende Gesichtsmaske (CPAP-Maske) bzw. spezielle Endoskopiemasken (z. B. VBM Medizintechnik), die über eine flexible Silikonmembran mit Öffnungen von 2, 3, 5 oder 10 mm verfügen und somit die Einführung eines Bronchoskops – aber auch eines Gastroskops oder einer TEE-Sonde – ohne wesentliche Leckagen ermöglichen.
- Im freien Nasenloch platzierte Nasensonde, über die mit hohem Fluss Sauerstoff geleitet wird.
- O_2-Applikation über den Arbeitskanal des Bronchoskops. Hierbei ist zu beachten, dass der Arbeitskanal dann für andere Anwendungen (Absaugen, Einbringen von Gerätschaften etc.) nicht mehr zur Verfügung steht.

- **Vorgehen beim intubierten Patient**

Wird die Bronchoskopie am intubierten Patienten vorgenommen, sollte die Sedierung zu einer Allgemeinanästhesie vertieft und der Patient ggf. relaxiert werden, um störendes Husten oder Pressen während der Untersuchung auszuschließen. Selbstverständlich kann auch bei intubierten Patienten eine zusätzliche topische Anästhesie per inhalationem durchgeführt werden. Hinsichtlich der **Beatmungsparameter** sind folgende Einstellungen sinnvoll:

- Inspiratorische O_2-Konzentration 100%.
- Volumenkontrollierte, druckbegrenzte Beatmung, um bei einer Verengung des Tubusquerschnitts durch das Bronchoskop möglichst eine adäquate, gleichbleibend suffiziente Ventilation mit ausreichender CO_2-Elimination sicherzustellen.
- Schrittweise, aber deutliche Reduktion des PEEP, da es durch die Bronchoskopie zum Aufbau eines Auto-PEEP kommt.

- **Komplikationen**

Typische Komplikationen der Bronchoskopie sind:

- Während und nach der Bronchoskopie ist – insbesondere nach ausgiebiger Lavage – zunächst mit einer passageren Verschlechterung der Oxygenierung zu rechnen. Eine unmittelbare Verbesserung der Oxygenierung wird nur dann beobachtet, wenn im Rahmen der Bronchoskopie zuvor nicht belüftete Lungenareale (z. B. Sekretpfropf, Fremdkörper etc.) wiedereröffnet wurden.
- Bei Nichtbeachtung des Auto-PEEP-Effekts kann es zu einem Barotrauma mit konsekutiver Ausbildung eines (Spannungs)pneumothorax kommen.
- Insbesondere bei nichtintubierten Patienten kann es zur Verschleppung von infektiösem Material aus dem Nasen-Rachen-Raum in die tiefen Atemwege kommen.

15.3   Tracheotomie

Die Tracheotomie bezeichnet einen künstlichen Atemweg, der durch die Einführung einer Kanüle über einen Kanal zwischen Haut und Trachea etabliert wird. Im Gegensatz hierzu unterscheidet man den notfallmäßigen Zugang zu den Atemwegen über die Membrana cricothyroidea, die sog. Koniotomie. Es werden 2 Arten der Tracheotomie unterschieden:

- Bei der **chirurgischen Tracheotomie** erfolgt eine schrittweise Dissektion aller Gewebeschichten von der Haut bis zur Trachea. Schließlich wird meist ein U-förmiges Stück der anterioren Trachealwand herausgeschnitten und nach ventral unten geklappt und dann mit der Haut vernäht.

— Die **Punktionstracheotomie** (*syn*. Dilatationstracheotomie, perkutane Tracheotomie) basiert auf der Seldinger-Technik. Zunächst erfolgt die Punktion der Trachea mit einer Kanüle, über die ein Führungsdraht eingebracht wird. Nach Entfernen der Punktionskanüle erfolgen die Dilatation des Punktionskanals und schließlich das Einbringen der Trachealkanüle über den Führungsdraht.

> **Aktuelle Metaanalysen konnten zwischen beiden Tracheotomieverfahren keine signifikanten Unterschiede bezüglich technischer und medizinischer Komplikationen aufzeigen.**

Die hohe Prävalenz der Punktionstracheotomie in der Intensivmedizin ist daher sicherlich durch ihre raschere, einfachere und bettseitige Durchführung – v. a. durch Intensivmediziner ohne chirurgische Ausbildung – begründet.

15.3.1 Praktische Durchführung

■ **Indikationen**

Die allgemeinen Indikationen zur Tracheotomie umfassen:

— Schaffung eines künstlichen Atemwegs zur mittel- und längerfristigen Beatmung, häufig bei

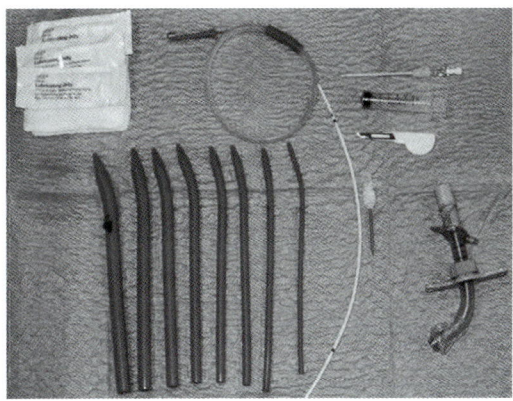

□ **Abb. 15.11 Klassische perkutane Dilatationstracheotomie (PDT) nach Ciaglia**

einer Beatmungsdauer über 5–7 Tagen, wenn eine rasche Extubation nicht absehbar ist,

— erschwertes Weaning, mehrfache Reintubation.

■ **Techniken der Punktionstracheotomie**

Gegenwärtig stehen 6 verschiedene Techniken zur Punktionstracheotomie zur Verfügung, die sich durch die Art der Gewebedilatation und der Kanüleneinführung unterscheiden (□ Tab. 15.1; □ Abb. 15.11, □ Abb. 15.12, □ Abb. 15.13, □ Abb. 15.14):

□ **Tab. 15.1** Techniken der Punktionstracheotomie

Technik und Jahr	Charakteristika	Hersteller
Perkutane Dilatationstracheotomie nach Ciaglia, 1985	Antegrade Mehrschrittdilatation mit bis zu 7 Dilatatoren	z. B. Cook Deutschland GmbH, Mönchengladbach
Spreiztracheotomie nach Griggs (»guidewire dilating forceps technique«), 1990	Antegrade Zweischrittdilatation mit einem modifizierten Howard-Kelly-Spreizer	z. B. Smiths Medical Deutschland GmbH, Grasbrunn
Translaryngeale Tracheotomie nach Fantoni, 1997	Retrograde Einschrittdilatation mit einer speziellen Dilatationskanüle	z. B. Covidien Deutschland GmbH, Neustadt a.d. Donau
Ciaglia Blue Rhino, 1999	Antegrade Einschrittdilatation mit einem konischen, hydrophil beschichteten Dilatator	z. B. Cook Deutschland GmbH, Mönchengladbach
PercuTwist, 2002	Antegrade Einschrittdilatation mit einer selbstschneidenden Schraube	z. B. Teleflex Medical GmbH (früher Willy Rüsch GmbH), Kernen
Ciaglia Blue Dolphin (»balloon-facilitated percutaneous tracheostomy«), 2008	Antegrade, radiäre Einschrittdilatation mit einem flüssigkeitsgefüllten Ballon	z. B. Cook Deutschland GmbH, Mönchengladbach

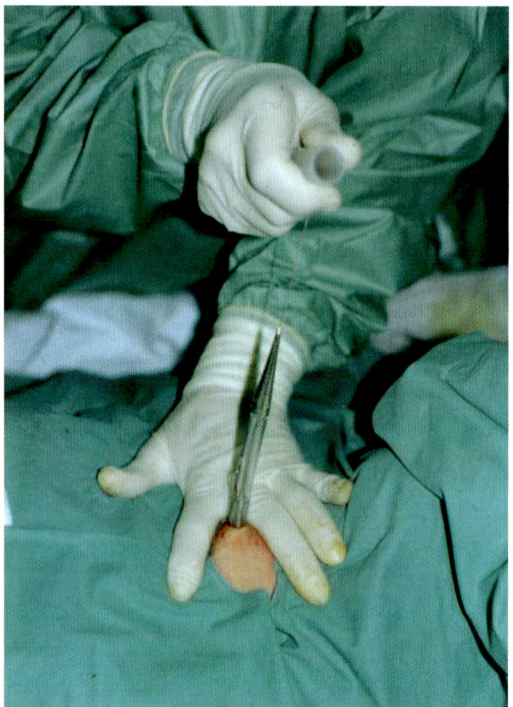

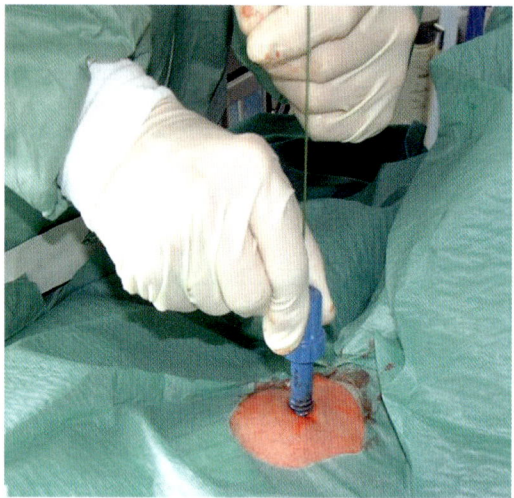

◻ **Abb. 15.13 PercuTwist-Tracheotomie.** Mittels einer Schraube mit selbstschneidendem Gewinde werden die Gewebeschichten und die Trachealvorderwand dilatiert. Sobald die Gewindegänge der Schraube gegriffen haben, kann diese unter aktivem Zug eingedreht werden, sodass kein Druck auf die Trachea ausgeübt werden muss

◻ **Abb. 15.12 Translaryngeale Tracheotomie nach Fantoni.** Die Trachea wird wie bei der Dilatationstracheotomie nach Ciaglia punktiert, allerdings wird nun der Draht nach kranialwärts geschoben und oral ausgeleitet. Nun wird der Führungsdraht mit der Trachealkanüle verbunden, deren Spitze aus einem Metallkonus mit zentraler Bohrung für den Draht besteht. Durch Zug am halsseitigen Drahtende zieht man die Kanüle mit ihrer Stahlspitze voran durch Mund, Pharynx und Larynx, bis diese schließlich die Halsweichteile durchdringt. Im letzten Arbeitsschritt wird nun der Kanülenkonus abgeschnitten und die verbleibende Trachealkanüle mit Hilfe einer speziellen Einführhilfe nach kaudal platziert

▪ Kontraindikationen

Die Punktionstracheotomie stellt ein risikoarmes Verfahren dar, dessen Rate akut lebensbedrohlicher Komplikationen bei etwa 0,5% liegt. Dennoch existieren für diese Techniken wenige, **absolute Kontraindikationen**, die beachtet werden müssen. Diese umfassen:

— Notfallmäßiger Zugang zu den Atemwegen: Hier ist aus Zeitgründen stets eine Koniotomie durchzuführen.
— Bekannte oder zu erwartende schwierige endotracheale Intubation: Da sich bei einer Dekanülierung innerhalb der ersten 8–10 Tage nach Punktionstracheotomie der Punktionskanal nahezu augenblicklich verschließt und eine unmittelbare Kanülenreinsertion unmöglich macht, muss der

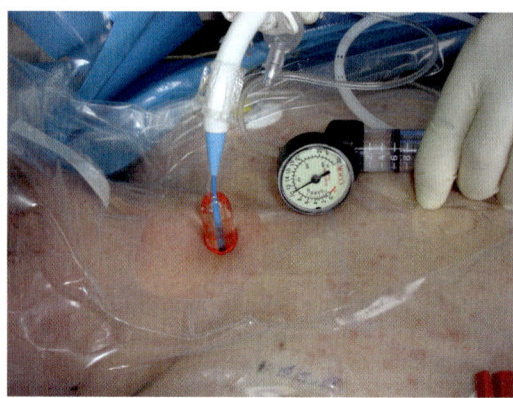

◻ **Abb. 15.14 Bei der Ciaglia-Blue-Dolphin-Technik erfolgt die Dilatation mittels eines flüssigkeitsgefüllten Hochdruckballons**

Patient in einem solchen Fall unverzüglich endotracheal intubiert werden.
— Alter <16 Jahre: Die physische Statur des Patienten sollte erwachsen wirken. Eine Punktionstracheotomie darf bei Kindern nicht durchgeführt werden. Weichheit und geringer Durchmesser der kindlichen Trachea bedingen eine erhebliche iatrogene Komplikationsgefahr. Zudem stehen – mit Ausnahme der translaryngealen Tracheotomietechnik nach Fantoni – keine »kindgerecht«

dimensionierten Tracheotomiesets zur Verfügung.

– Fehlende anatomische Landmarken von Krikoid und Trachealverlauf: Die versehentliche Anlage der Trachealkanüle unmittelbar subkrikoidal (also zwischen Krikoid und 1. Trachealknorpelspange) oder sogar durch das Krikoid hindurch kann zu schwerwiegenden Langzeitschäden führen, z. B. zu subglottischen Trachealstenosen.

Weitere, teilweise **relative Kontraindikationen** sind:
– Gerinnungsstörungen,
– Kreislaufinstabilität,
– hochgradige respiratorische Insuffizienz,
– erhöhter intrakranieller Druck,
– Instabilität der Halswirbelsäule,
– Notwendigkeit einer dauerhaften Tracheotomie: Die chirurgische Tracheotomie bietet im Langzeitverlauf möglicherweise Vorteile, z. B. Stomapflege, Kanülenwechsel durch Patienten selbst oder Angehörige etc.

Bei Vorliegen dieser Kontraindikationen muss stets bedacht werden, dass es sich bei der Tracheotomie in der Intensivmedizin um einen Elektiveingriff handelt, der problemlos verschiebbar ist. Die Durchführung einer Tracheotomie in diesen Situationen sollte daher nur nach einer strengen Nutzen-Risiko-Abwägung und durch ein in diesem Verfahren extrem versiertes Team erfolgen.

15.3.2 Zeitpunkt der Tracheotomie

Auch bis heute gibt es keine evidenzbasierten Empfehlungen zum optimalen Zeitpunkt der Tracheotomie beim Intensivpatienten. Auf einer Konsensuskonferenz in den USA wurde 1989 die Empfehlung gegeben, eine frühzeitige Tracheotomie innerhalb der ersten Behandlungstage immer dann vorzunehmen, wenn die voraussichtliche Intubationsdauer 21 Tage oder mehr betragen wird. Beträgt die initial angenommene Intubationsdauer weniger als 10 Tage, solle der Patient intubiert bleiben. Bei allen verbleibenden Patienten, die sicherlich das Gros auf einer Intensivstation bilden, müsse die Indikation zur Tracheotomie täglich neu evaluiert werden.

In einer vieldiskutierten klinischen Studie randomisierten Rumbak et al. 120 internistische Intensivpatienten mit einer erwarteten Intubationsdauer von mehr als 14 Tagen entweder in eine frühe (innerhalb der ersten 48 h) oder späte (14–16 Tage nach Intubation) Tracheotomiegruppe und konnten zeigen, dass in der Gruppe der frühzeitig tracheotomierten Patienten Letalität, Pneumonieinzidenz, Beatmungsdauer und Intensivauf-

enthalt signifikant niedriger bzw. kürzer waren. Griffiths et al. zeigten in einer Metaanalyse Vorteile der frühen Tracheotomie hinsichtlich kürzerer Beatmungszeit und Intensivverweildauer auf. Dennoch sind valide Daten zum besten Zeitpunkt der Tracheotomie immer noch rar, die Begriffe »früh« und »spät« sind nicht einheitlich definiert und die untersuchten Patientenkollektive zu klein, um aus den Ergebnissen valide Schlussfolgerungen ziehen zu können. Auch wenn neuere Arbeiten für Subgruppen, z. B. neurotraumatologische oder herzchirurgische Patienten, den Trend eines Vorteils durch eine frühzeitige Tracheotomie zeigen konnten, ist die globale Datenlage noch immer sehr unscharf.

Gegenwärtig sind daher die Indikationsstellung per se und der Zeitpunkt einer Tracheotomie weitgehend nicht evidenzbasierte Individualentscheidungen, die mehrheitlich auf persönlichen Präferenzen und persönlichem »Glauben« beruhen.

15.3.3 Punktionstracheotomie

Zur Punktionstracheotomie wird der Patient auf dem Rücken mit leicht erhöhtem Oberkörper und überstrecktem Kopf gelagert. Eine Rolle unter den Schulterblättern kann diese Lagerung erleichtern. Der Eingriff erfolgt in Allgemeinanästhesie und obligater Muskelrelaxation, um reflektorisches Husten mit der Gefahr der daraus resultierenden Verletzung der Trachealhinterwand sicher auszuschließen. Die Beatmung erfolgt wie während einer Bronchoskopie stets mit 100% Sauerstoff in einem volumenkontrollierten und drucklimitierten Modus.

In jedem Fall ist eine kontinuierliche bronchoskopische Überwachung des Eingriffs obligat. Insbesondere die folgenden Schritte während einer Punktionstracheotomie bedürfen eines besonderen Augenmerks:
– mittige Punktion der Trachea »zwischen 11 und 1 Uhr«,
– korrekte intratracheale Lage des Führungsdrahts,
– adäquate Dilatation der Trachealvorderwand,
– korrekte intratracheale Lage der Trachealkanüle,
– Integrität der Trachealhinterwand während und nach Abschluss des Eingriffs.

> **Eine Punktionstracheotomie darf niemals ohne bronchoskopische Überwachung durchgeführt werden!**

Vor Beginn des Eingriffs erfolgt die Verifikation der Glottisvisualisierung mittels direkter Laryngoskopie. So kann sichergestellt werden, dass der Patient im Falle eines Atemwegsverlusts problemlos reintubiert werden kann. Für das Atemwegsmanagement haben sich 2 Möglichkeiten bewährt:

- Zurückziehen des Endotrachealtubus in den Larynx.
  - **Vorteil:** akzeptabler Aspirationsschutz, akzeptabel sicherer Atemweg.
  - **Nachteil:** schlechte Übersicht, Gefahr der akzidentellen Punktion des Bronchoskops.
- Extubation und Einlage einer Larynxmaske.
  - **Vorteil:** exzellente Übersicht, Schutz des Bronchoskops im knorpeligen Gerüst des Larynx.
  - **Nachteil:** kein Aspirationsschutz, kein sicherer Atemweg.

Anhand der in Deutschland populärsten Punktionstechnik – Ciaglia Blue Rhino – werden nachfolgend die einzelnen Schritte der Tracheotomie dargestellt.

- Zuerst wird die korrekte Punktionshöhe zwischen der 1. und 2. oder der 2. und 3. Trachealspange durch Tasten und/oder Diaphanoskopie identifiziert.

> **Aufgrund der Gefahr von Schädigungen des Krikoids mit der Folge einer subglottischen Trachealstenose darf eine Punktionstracheotomie ausschließlich distal der 1. Trachealspange, also zwischen der 1. und 2. oder besser zwischen der 2. und 3. Trachealspange durchgeführt werden.**

- Nach chirurgischer Hautdesinfektion und unter sterilen Kautelen erfolgt nun die mittige Punktion der Trachea (■ Abb. 15.15). Hierzu wird am besten eine mit 2–3 ml NaCl 0,9%-Lösung gefüllte Spritze verwendet, die unter ständiger Aspiration langsam vorgeschoben wird. Die Aspiration von Luft zeigt die intratracheale Lage an. Gleichzeitig wird dies bronchoskopisch kontrolliert, um eine Verletzung der Tracheahinterwand sicher zu vermeiden. Eine initial vorgenommene, horizontale Inzision der Kutis von etwa 15–20 mm Länge kann die Dilatation erleichtern und ist bei der Anwendung der PercuTwist- und der Ciaglia-Blue-Dolphin-Technik auf jeden Fall erforderlich, da die Kutis mit dem Ballon nicht ausreichend dilatiert werden kann bzw. die Schraube des PercuTwist anderenfalls nicht greift.
- Die Punktionsnadel wird entfernt und der Führungsdraht über den im Punktionskanal verbliebenen Teflonkatheter eingeführt (■ Abb. 15.16, ■ Abb. 15.17).
- Nach Entfernung des Teflonkatheters erfolgt eine erste Aufweitung des Punktionskanals mit einem starren 14-F-Kunststoffdilatator (■ Abb. 15.18, ■ Abb. 15.19).
- Über den Führungsdraht und einen zusätzlichen Teflonkatheter, der den Draht vor Knickbildung

schützt, wird der eigentliche Dilatator aufgefädelt (■ Abb. 15.20) und in die Trachea eingeführt. Der Dilatator besitzt eine hydrophile Beschichtung, die zu einer deutlich besseren Gleitfähigkeit führt und unmittelbar vor der Dilatation durch Benetzen mit etwas NaCl 0,9%-Lösung aktiviert wird. Entgegen den Gebrauchsinstruktionen des Herstellers empfiehlt der Autor, den Dilatator soweit in die Trachea einzubringen, bis die dicke schwarze Markierung in der Trachea sichtbar wird (■ Abb. 15.21, ■ Abb. 15.22). So ist gewährleistet, dass auch bei adipösen Patienten mit einem größeren Haut-Trachea-Abstand die Tracheavorderwand in vollem Umfang dilatiert wird und bei der nachfolgenden Kanüleneinführung keine Probleme auftreten.

- Entfernung des großen Dilatators und Einführung der Trachealkanüle über einen kleineren Dilatator, auf den die Trachealkanüle aufgesetzt wird. Die Einführung selbst erfolgt wiederum über den mit dem Teflonkatheter armierten Draht (■ Abb. 15.23, ■ Abb. 15.24).
- Bronchoskopische Bestätigung der korrekten intratrachealen Lage der Kanüle (■ Abb. 15.25, ■ Abb. 15.26).
- Beatmung über die Trachealkanüle und schließlich Entfernung von Larynxmaske oder Endotrachealtubus.
- Abschließend nochmalige Bronchoskopie über die Trachealkanüle, um ggf. Blutreste oder Sekret abzusaugen.

> **Die Überprüfung der korrekten intratrachealen Kanülenlage muss stets vor Beatmung über die Kanüle erfolgen, da sich bei mediastinaler Fehllage anderenfalls schlagartig ein Mediastinalemphysem ausbildet und zum Verlust des (bislang sicheren) Atemwegs führen kann.**

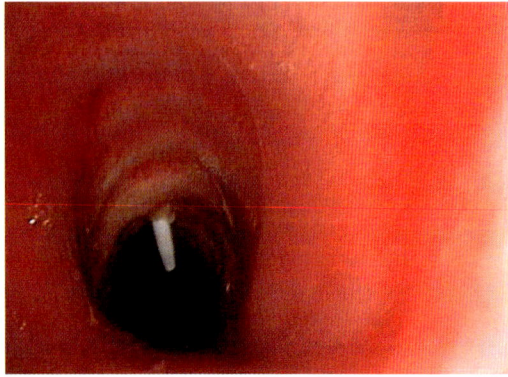

■ **Abb. 15.15 Mittige Punktion der Trachea**

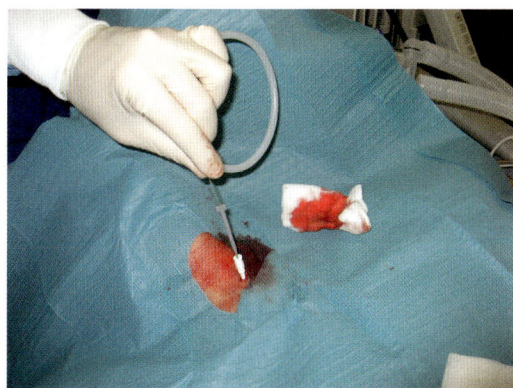

◘ Abb. 15.16 Nach Entfernen der Punktionskanüle Einbringen des Führungsdrahts

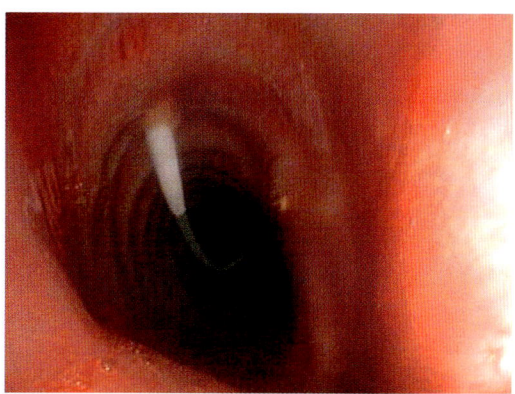

◘ Abb. 15.17 Nach Entfernen der Punktionskanüle Einbringen des Führungsdrahts

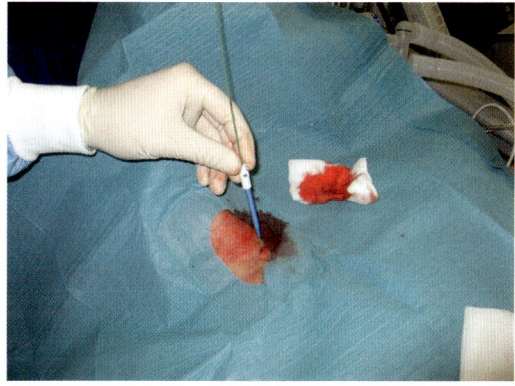

◘ Abb. 15.18 Initiale Weitung des Punktionskanals mit einem 14-F-Prädilatator

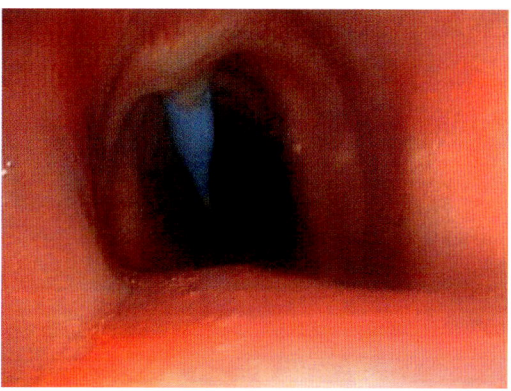

◘ Abb. 15.21 Initiale Weitung des Punktionskanals mit einem 14-F-Prädilatator

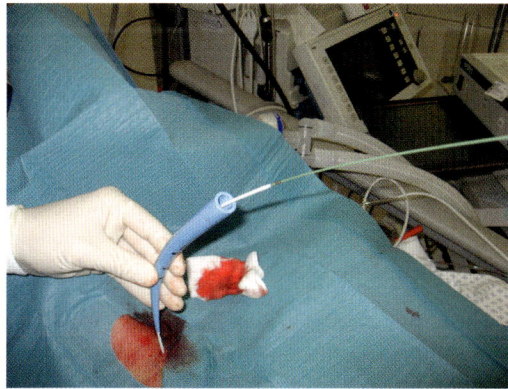

◘ Abb. 15.19 Auffädeln des hydrophil beschichteten Dilatators über den armierten Führungsdraht

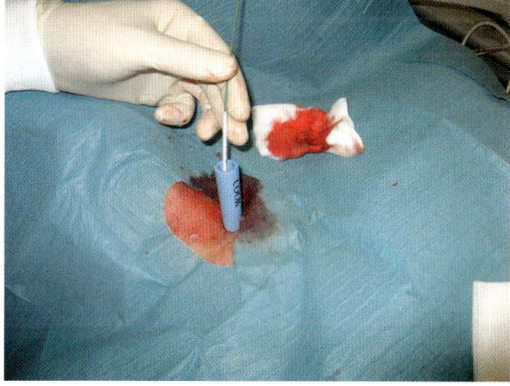

◘ Abb. 15.20 Dilatation

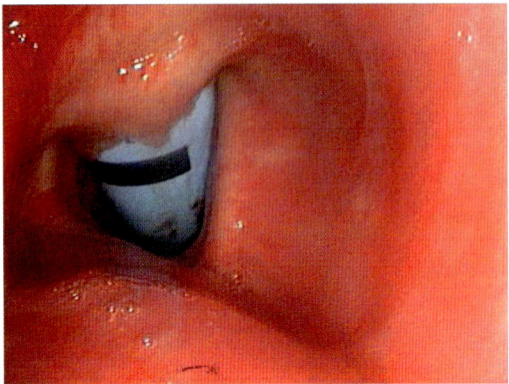

◘ Abb. 15.22 Dilatation

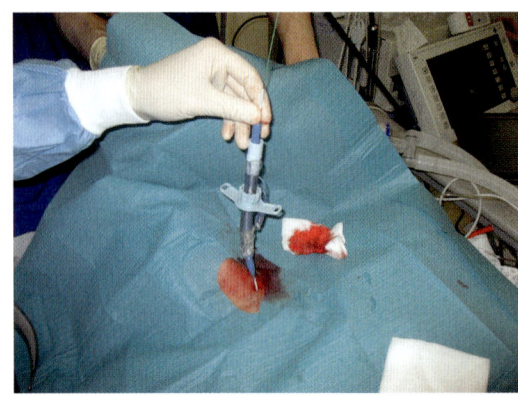

◘ Abb. 15.23 Platzierung der Trachealkanüle

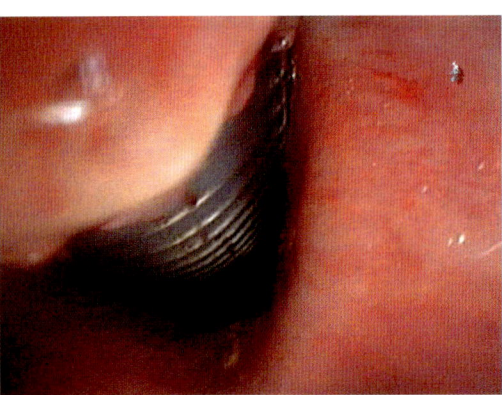

◘ Abb. 15.24 Platzierung der Trachealkanüle

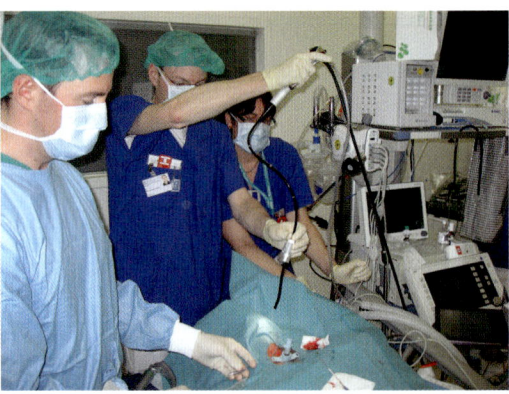

◘ Abb. 15.25 Bronchoskopische Verifikation der korrekten intratrachealen Kanülenlage

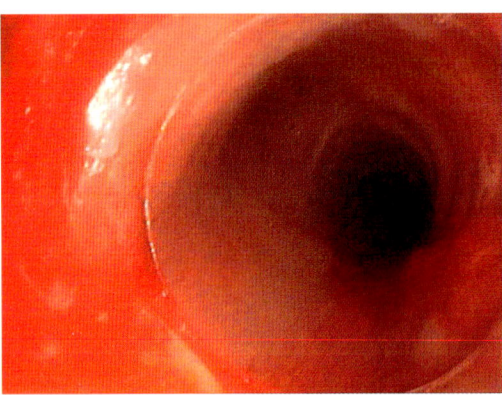

◘ Abb. 15.26 Bronchoskopische Verifikation der korrekten intratrachealen Kanülenlage

■ Komplikationen

Vor der Ära der Punktionstracheotomie waren mit der chirurgischen Tracheotomie assoziierte infektiöse Komplikationen häufig, z. B. purulente Stomainfektionen oder Infektionen benachbarter Operationswunden. Da bei der Punktionstracheotomie das Gewebe lediglich dilatiert wird und so die Gewebespannung um die Kanüle herum eine nahezu vollständige Abdichtung des Punktionskanals zwischen Haut und Atemwegen bildet, sind bakterielle Kreuzkontaminationen zwischen den tiefen Atemwegen und der Körperoberfläche quasi ausgeschlossen. Stomainfektionen sind daher bei der Anwendung von Punktionstechniken eine Rarität. Umgekehrt ist es ebenso extrem unwahrscheinlich, dass Bakterien von der Körperoberfläche entlang der Trachealkanüle in die tiefen Atemwege wandern.

Dies stellt eine Erklärung für die niedrige Pneumonierate nach Punktionstracheotomie dar. Aufgrund dieser Eigenschaften kann die Punktionstracheotomie daher auch sicher bei Patienten mit frischen Operationswunden, die dem Tracheostoma unmittelbar benachbart sind, angewendet werden, z. B. nach anteriorer Halswirbelsäulenchirurgie, medianer Sternotomie usw., ohne dass ein erhöhtes Wundinfektionsrisiko befürchtet werden muss.

Potenziell lebensbedrohliche Komplikationen während einer Punktionstracheotomie umfassen:

 den Verlust des Atemwegs,
— die mediastinale oder prätracheale Kanüleneinlage,
— die Tracheahinterwandperforation,
— tracheoösophageale Fisteln,
— die Punktion individuell ungewöhnlich kranial gelegener Gefäßabgänge des Aortenbogens – daher den geplanten Punktionsort vorher immer gut abtasten!

❗ Cave
Vor und nach jedem Arbeitsschritt bei einer Punktionstracheotomie muss die freie Beweglichkeit des Führungsdrahts überprüft werden. Ist der Draht fixiert, deutet dies auf eine Knickbildung hin. Ein unkritisches Fortsetzen des Eingriffs kann deletäre Verletzungen von Trachealhinterwand und/oder Ösophagus zur Folge haben!

Kommt es bei einem tracheotomierten Patienten zu einer signifikanten Blutung aus der Trachealkanüle oder den oberen Atemwegen – typischerweise 3–6 Wochen nach der Tracheotomie und oftmals verbunden mit der Notwendigkeit eines wiederholten Nachblockens des Kanülencuffs – muss bis zum Beweis des Gegenteils von einer Arrosionsblutung der Aorta oder ihrer großen Äste ausgegangen werden. Keinesfalls darf bei einem solchen Verdacht der Cuff der Kanüle entblockt oder die Kanüle gewechselt werden. Stattdessen muss der Patient unverzüglich immobilisiert, einer Diagnostik (z. B. CT-Angiographie) und bei Bestätigung der Verdachtsdiagnose einer chirurgischen oder interventionellen Therapie zugeführt werden.

❗ Cave
Eine signifikante Blutung aus den Atemwegen bei tracheotomierten Patienten ist bis zum Beweis des Gegenteils als Warnsignal für eine Arrosion der großen Gefäße zu werten!

Fallbeispiel Teil 2
Zur Bronchoskopie wird die Analgosedierung im Sinn einer Allgemeinanästhesie mit 0,5 mg Fentanyl und 5 mg Midazolam vertieft. Die Muskelrelaxierung erfolgt mit 50 mg Rocuronium, damit Husten und Pressen beim Patienten mit SHT auf jeden Fall vermieden werden. Die Beatmungseinstellung wird wie folgt gewählt: FiO_2 1,0, PEEP-Reduktion von 7 mbar auf 0 mbar, IPPV-Modus mit Druckbegrenzung bei 35 mbar, kapnometrische Überwachung. Bei der anschließenden Bronchoskopie sieht man ein insgesamt etwas gerötetes Tracheobronchialsystem mit kleinen, gelblichen Sekrettropfen, dazu einen gelblichen Sekretpfropf vor dem rechten Hauptbronchus, der diesen nahezu vollständig verlegt. Es erfolgt eine Absaugung, zuerst zur Gewinnung von Material zur mikrobiologischen Aufarbeitung, schließlich zur Wiedereröffnung des Bronchus. Eine ausgedehnte Lavage wird wegen der Gefahr einer Einschwemmung bakteriellen Materials nach peripher nicht durchgeführt. Nach Abschluss der Bronchoskopie wird die Lunge gebläht.

Literatur

Devarajan J, Vydyanathan A, Xu M et al. (2012) Early tracheostomy is associated with improved outcomes in patients who require prolonged mechanical ventilation after cardiac surgery. J Am Coll Surg 214: 1006–1016

Griffiths J, Barber VS, Morgan L, Young JD (2005) Systematic review and meta-analysis of the timing of tracheostomy in adult patients undergoing mechanical ventilation. BMJ 330: 1243–1246

Higgins KM, Punthakee X (2007) Meta-analysis of open versus percutaneous tracheostomy. Laryngoscope 117: 447–454

Rizk EB, Patel AS, Stetter CM, Chinchilli VM, Cockroft KM (2011) Impact of tracheostomy timing on outcome after severe head injury. Neurocrit Care 15: 481–489

Rumbak MJ, Newton M, Truncale T, Schwartz SW, Adams JW, Hazard PB (2004) A prospective, randomized study comparing early percutaneous dilational tracheostomy to prolonged endotracheal intubation (delayed tracheostomy) in critically ill medical patients. Crit Care Med 32:1689–1694

Internetlinks

www.thoracic-anesthesia.com: Diese Website bietet nach kostenfreier Registrierung einen hervorragenden Online-Bronchoskopiesimulator.

http://pie.med.utoronto.ca/VB/index.htm: Bronchoskopiesimulator des Toronto General Hospital Department of Anesthesia and Pain Management – didaktisch hervorragend aufbereitet.

Erweitertes hämodynamisches Monitoring

J.K. Götz Wietasch

Fallbeispiel Teil 1

Ein 42-jähriger, bislang gesunder Mann wird kaltschweißig mit stärksten Oberbauchbeschwerden, Übelkeit und Erbrechen auf die Intensivstation aufgenommen. Eine CT-Untersuchung hatte den Verdacht auf eine Pankreatitis bestätigt und Infiltrationen in das umliegende Gewebe sowie freie Flüssigkeit gezeigt. Der Zustand des Patienten verschlechtert sich zunehmend, er ist tachykard mit einer O_2-Sättigung von nunmehr 90% und zunehmend marmorierter Haut. Trotz Infusion von mittlerweile 1.500 ml Ringerlaktatlösung bleibt der Patient hypotensiv und wird zunehmend kurzatmig. Die Intensivärztin lässt sofort einen niedrigdosierten Noradrenalinperfusor periphervenös laufen und legt einen arteriellen Katheter zur besseren Blutdrucküberwachung und zur Blutanalyse. Die arterielle Blutgasanalyse und das Labor zeigen folgendes Ergebnis: pH 7,19; HCO_3^- 16 mmol/l, BE −11, $paCO_2$ 32 mmHg, paO_2 80 mmHg unter 5 l/min O_2, Kreatinin 1,4 mg/dl (127 µmol/l), Laktat 180 mg/dl (20 mmol/l), Glukose 240 mg/dl (13,3 mmol/l), Lipase 1.270 U/l, Bilirubin 1,2 mg/dl (20 µmol/l), Hb 9,6 g/dl (6 mmol/l), Thrombozyten 70.000/µl. Die Intensivärztin intubiert den Patient unter Noradrenalininfusion und fragt sich, wie sie nun am besten die Volumen- und Katecholamintherapie steuern soll.

Bei der Therapie kritisch Kranker ist die ausreichende O_2-Versorgung des Gewebes von entscheidender Bedeutung. Mit dem konventionellen Basismonitoring (Blutdruck, Herzfrequenz, partielle O_2-Sättigung) gelingt jedoch bei diesen Patienten nur eine grobe Abschätzung der Kreislaufsituation. Für eine differenzierte Herz-Kreislauf-Diagnostik und Einschätzung des Gleichgewichts zwischen O_2-Angebot und -Verbrauch werden sog. »erweiterte Monitoringverfahren« angewandt. Als Maß für die Makrozirkulation steht die Messung des Herzzeitvolumens (HZV) im Vordergrund. Um das HZV zu optimieren, ist die Kenntnis der kardialen Füllung von Bedeutung.

❯❯ Bei kritisch Kranken ist die Optimierung der kardialen Vorlast zur Verbesserung der kardialen Funktion von entscheidender Bedeutung. Die Verwendung von Druckmessungen als Surrogat für die Vorlast ist beim Intensivpatienten aufgrund der pathophysiologischen Veränderungen jedoch unzuverlässig (**Druck ≠ Volumen!**).

In diesem Kapitel werden die gängigen Verfahren zum erweiterten Monitoring beim Intensivpatienten besprochen, u. a. der Pulmonalarterienkatheter (PAK), das »pulse contour cardiac output« (PiCCO)-System, die zentralvenöse O_2-Sättigung (szvO₂) sowie abgelei-

tete hämodynamische Parameter (◘ Tab. 16.2). Mit keinem der genannten Verfahren können jedoch alle pathophysiologische Veränderungen eines Patienten im (Multi-)Organversagen erfasst werden, sodass die Auswahl der geeigneten Monitoringverfahren immer in Abhängigkeit vom pathophysiologischen Problem erfolgen muss.

Die transösophageale Echokardiographie (TEE) ist aufgrund der guten diagnostischen Möglichkeiten in der folgenden Übersicht aufgeführt; aufgrund der nur sehr bedingten kontinuierlichen Einsetzbarkeit ist jedoch eine Therapiesteuerung mittels TEE schwierig.

Indikationen für ein erweitertes hämodynamisches Monitoring

- Flüssigkeitsbedarf: TEE, PiCCO, szvO₂
- Vasoaktive Medikamente: TEE, PiCCO, PAK
- Lungenödem: PiCCO, PAK, TEE
- Rechtsherzversagen: TEE, PAK
- Multiorganversagen: PiCCO, szvO₂, Leberfunktionsprüfung mittels Indocyaningrün (ICG)-Clearance

---

16.1 PiCCO-System

Für den Einsatz des »pulse contour cardiac output« (PiCCO)-Systems sind ein spezieller arterieller Katheter (»PiCCO-Katheter«) sowie ein »normaler« zentraler Venenkatheter mit angebautem Temperaturmesssensor erforderlich. Durch arterielle Druckmessung und transpulmonale Indikatorverdünnungstechnik können verschiedene hämodynamische Parameter gemessen bzw. berechnet werden:

- HZV- und Schlagvolumen- (SV-)Messung mittels transpulmonaler Thermodilution,
- Blutvolumenbestimmung (globales enddiastolisches Blutvolumen, GEDV) und extravaskuläres Lungenwasser (EVLW) mittels transpulmonaler Thermodilution,
- kontinuierliche arterielle Druckmessung,
- kontinuierliche HZV- und SV-Messung mittels Pulskonturverfahren,
- kontinuierliche Berechnung der Schlagvolumenvariation (SVV).

Indikationen zur transpulmonalen Indikatorverdünnungstechnik

- Hämodynamisch instabile Patienten, die eine vermehrte Volumengabe oder Katecholamintherapie benötigen
- Patienten mit Organversagen von Herz, Lunge oder Leber
- Patienten mit Multiorganversagen, z. B. bei SIRS oder Sepsis
- Patienten, bei denen die Anlage eines Pulmonaliskatheters schwierig, unmöglich oder zu risikoreich ist, z. B. kleine Kinder, Patienten mit Trikuspidal-, Pulmonal- oder Aortenklappenvitium sowie einigen angeborenen Herzfehlern

Bei Mitralklappeninsuffizienz sind aufgrund des Pendelbluts alle Indikatorverdünnungstechniken problematisch und nur bedingt zuverlässig.

16.1.1 HZV-Messung

Die diskontinuierliche HZV-Messung mittels Thermodilution (Kälteverdünnungstechnik) ist eine besondere Form der Indikatorverdünnungstechnik, die sich aufgrund der einfachen Anwendbarkeit, der geringen Kosten und fast fehlender Nebenwirkungen als Routineverfahren durchgesetzt hat. Das Messprinzip beruht auf der Injektion von (eis)kalter Lösung (»Kältebolus«, meist NaCl-0,9%-Lösung), die über einen ZVK appliziert wird. Zur Bestimmung der effektiven Indikatormenge (s. u.) wird die Temperatur des Indikators mit Hilfe eines »In-line-Sensors« am ZVK gemessen. Der Indikator gelangt via V. cava ins rechte Herz, wo eine Durchmischung stattfindet, und fließt dann weiter in die Lungenstrombahn.

Im Gegensatz zur HZV-Messung mit einem Pulmonaliskatheter muss der Kältebolus beim PiCCO-System nun noch die Lungenstrombahn und das linke Herz passieren (sog. »transpulmonale« Thermodilutionstechnik) und kann dann in einer größeren Arterie mit einem speziellen Thermistorkatheter gemessen werden. Durch die längere Passagestrecke ist die transpulmonale Kälteverdünnungskurve flacher und breiter als in der Lungenstrombahn (◘ Abb. 16.1), die resultierende Fläche unter der Kälteverdünnungskurve ist aber gleich groß. Hierbei muss beachtet werden, dass gerade bei niedrigem HZV die Kälteverdünnungskurve soweit abgeflacht ist, dass ein größer Kältebolus erforderlich ist (eiskalt und/oder mehr Volumen:

10–20 ml), um eine verwertbare Kälteverdünnungskurve zu erhalten.

Ein Vorteil der längeren Indikatorpassage ist die Unempfindlichkeit der HZV-Messung gegenüber respiratorische Schwankungen, wie sie besonders bei Beatmung mit hohen Beatmungsdrücken auftreten.

Die Berechnung des Herzzeitvolumens erfolgt nach dem klassischen Stewart-Hamilton Verfahren, wobei $M_{Indikator}$ die effektiv applizierte Indikatormenge darstellt (s. u.):

$$HZV = \frac{M_{Indikator}}{AUC}$$

(Normwert: 4–8 l/min).

In der klinischen Praxis wird das HZV häufig auf die Körperoberfläche (KOF) berechnet.

$$HI = \frac{HZV}{KOF}$$

(Normwert: 2,4–4,2 l/min×m².)

> **Je niedriger das HZV ist, desto weniger wird der Indikatorbolus verdünnt und desto größer ist die Fläche unter der Kurve (AUC = »area under the curve«)**

Die effektiv applizierte Indikatormenge ($M_{Indikator}$) wird vom HZV-System automatisch berechnet. Hierbei werden die Temperaturdifferenz zwischen Blut und Injektat, die Volumendifferenz zwischen Indikatorvolumen und Kathetertotraum sowie ein Korrekturfaktor für Dichte und Wärmekapazität von Blut und Injektat berücksichtigt, der in Abhängigkeit von Hämatokrit und Injektatlösung zwischen 1,08 und 1,1 liegt. Fehlerquellen im Rahmen der Thermodilutionsmessung können bei der Indikatorapplikation, der Indikatorpassage sowie der -registrierung liegen.

Dosierungsfehler sind bei der Indikatorapplikation gering (<4%), wenn die Injektatlösung sorgsam vorbereitet, das Totraumvolumen klein gehalten (keine Injektion über großlumige Katheter), die Injektattemperatur gemessen wird sowie die Injektion zügig und gleichmäßig erfolgt. Da ein Teil der Kälte zunächst nur den Katheter abkühlt, liefert die erste pulmonalarterielle Messung meist ein höheres HZV: Da weniger Indikator am Messort erscheint, ist die Fläche unter der Thermodilutionskurve (AUC) vermindert.

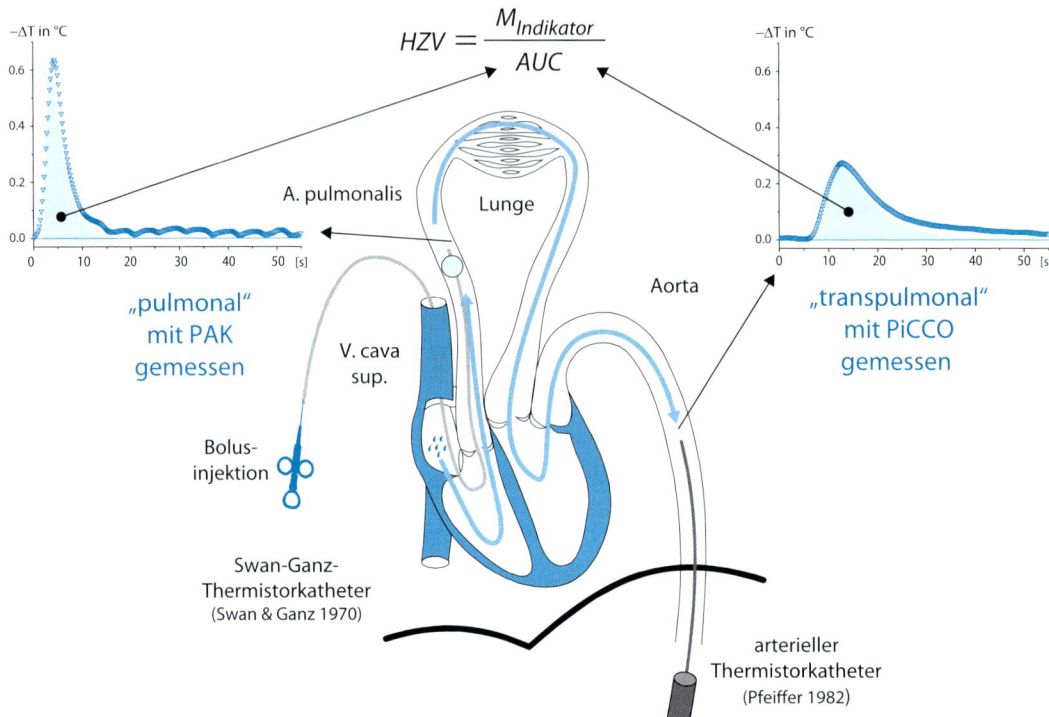

Herzzeitvolumen (HZV)-Messung
Thermodilutionstechnik:

$$HZV = \frac{M_{Indikator}}{AUC}$$

A. pulmonalis

Lunge

Aorta

„pulmonal"
mit PAK
gemessen

„transpulmonal"
mit PiCCO
gemessen

V. cava
sup.

Bolus-
injektion

Swan-Ganz-
Thermistorkatheter
(Swan & Ganz 1970)

arterieller
Thermistorkatheter
(Pfeiffer 1982)

▣ **Abb. 16.1 Herzzeitvolumenmessung mittels (trans)pulmonaler Thermodilutionstechnik**

Praxistipp

1. Ständige Lagerung von mehreren 100 ml Fläschchen mit 0,9%iger Kochsalzlösung im Kühlschrank (und damit bei 4°C Temperatur). Die kalte Lösung ist erforderlich, um ein ausreichendes Signal-Rausch-Verhältnis zu gewährleisten.
2. Für eine Messserie (4 Messungen) wird ein frisches Fläschchen verwendet, der Rest wird verworfen.
3. Die erste Messung wird wegen der Abkühlung des Katheters nicht gewertet, die nächsten 3 Messungen werden – sofern plausibel – gemittelt und dienen zur Berechnung der hämodynamischen Parameter.

Abhängig vom respiratorischen Zyklus ändern sich der venöse Rückstrom und damit die rechtsventrikuläre Füllung; dies führt zu einer physiologischen Variabilität des Schlagvolumens. Weiterhin treten atemzyk-

lusabhängige Schwankungen der Bluttemperatur auf, die in der Pulmonalarterie bis zu 0,1°C betragen. Daher wurde eine 3- bis 5-fach-Messung gleichmäßig über den Atemzyklus verteilt vorgeschlagen. Untersuchungen haben zeigen können, dass die Thermodilutionsmessung sowohl beim PiCCO als auch beim Pulmonalarterienkatheter eine vergleichbare Reproduzierbarkeit von ±11% besitzt. Dabei ist die mit dem Pulmonalarterienkatheter gemessene »pulmonale« Indikatorverdünnungskurve eher spitz, während die mit dem PiCCO gemessene »transpulmonale« Indikatorverdünnungskurve abgeflacht und verbreitert ist (▣ Abb. 16.1).

Häufige Fehlerquellen bei der HZV-Messung mittels Thermodilution

- Ungenaue Totraumangabe
- Falsche Indikatordosierung
- Fehlerhafte Eingabe von Patientengröße oder -gewicht

arterieller Druck

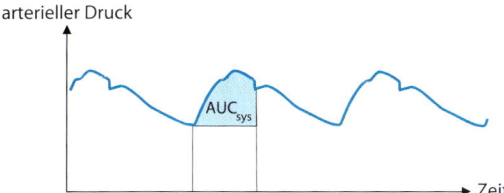

◘ Abb. 16.2 Kontinuierliches HZV-Monitoring mittels Pulskonturverfahren. Beim PiCCO-System wird zur Plausibilitätskontrolle (Arrhythmien, IABP) der systolische Teil der Druckkurve mit einem schwarzen Balken unter der Druckkurve markiert. *AUC* area under the curve

Dies kann zu erheblichen Abweichungen der berechneten Werte führen. Wird z. B. der Indikator statt über den üblichen ZVK (Totraum 0,8 ml) über einen Shaldon-Katheter (Totraum 2,4 ml) injiziert, resultiert bei einem applizierten Injektionsvolumen von 10 ml ein um 17% zu hoch berechnetes HZV.

16.1.2 Pulskonturverfahren

Die Grundlagen zur kontinuierlichen HZV-Bestimmung mit Hilfe der arteriellen Druckkurve gehen auf Untersuchungen von Otto Frank zu Beginn des 20. Jahrhunderts zurück, der erstmals quantitativ das Verhältnis zwischen Blutdruckänderungen und Schlagvolumen beschrieb. Bei den heute gebräuchlichen Pulskontur-HZV-Messungen (PC-HZV) wird die Fläche unter der systolischen Blutdruckkurve (AUC_{sys}) mit dem Schlagvolumen (SV) korreliert und mit der individuellen Impedanz der Aorta normiert; letzteres erfolgt durch die Kalibrierung mit einer unabhängigen HZV-Messung. Beim PiCCO-System wird mit dem arteriellen Thermistorkatheter sowohl die arterielle Druckkurve als auch intermittierend das HZV mittels Thermodilution gemessen. Nach Anschluss des Druckwandlers an das PiCCO-System und Nullabgleich wird das Drucksignal erfasst und die Fläche unter der systolischen Druckkurve bestimmt (◘ Abb. 16.2).

> **Praxistipp**
>
> Da eine Dämpfung der Druckkurve oder Schleuderzacken die Flächenbestimmung stark beeinflussen, muss immer eine visuelle Kontrolle der Druckkurve erfolgen. Durch eine 3-fache HZV-Messung wird das System kalibriert, das nun eine kontinuierliche HZV-Berechnung durchführen kann.

In vielen Validierungen hat die Pulskonturmethode eine gute Übereinstimmung mit diskontinuierlichen HZV-Messverfahren gezeigt. Verändert sich jedoch die Compliance des Herz-Kreislauf-Systems, ersichtlich am systemischen Gefäßwiderstand (SVR), z. B. durch Volumenveränderung oder Katecholamintherapie, dann muss eine Nachkalibrierung erfolgen. Obwohl das PC-HZV unter stabilen Kreislaufbedingungen viele Stunden und Tage zuverlässig arbeitet, sollte eine regelmäßige Thermodilutionsmessung, z. B. 3-mal täglich, durchgeführt werden.

Vergleichbar funktioniert das LiDCO-System, bei dem HZV-Messung und Kalibrierung mit Lithium anstelle von Kälte als Indikator erfolgen. Im Gegensatz dazu kommen das FloTrac/Vigileo- und das ProAQT/Pulsio-Flex-System ohne externe Kalibrierung aus und benötigten lediglich einen speziellen arteriellen Druckwandler. Diese Systeme berechnen das Schlagvolumen aus Pulsdruck und arterieller Compliance durch minütliche Analyse der arteriellen Druckkurve, wobei zusätzliche patientenspezifische Faktoren wie Alter, Größe und Gewicht berücksichtigt werden. War die Pulskonturmethode ohne Kalibrierung bei Intensivpatienten in der Anfangszeit häufig noch unzuverlässig, so ist ihre Anwendung durch eine verbesserte Kurvenanalyse inzwischen auch bei dieser Patientengruppe möglich.

16.1.3 Schlagvolumenvariation

Eine Erhöhung des intrathorakalen Drucks, z. B. bei mechanischer Beatmung, bewirkt eine Reduktion der kardialen Vorlast und in der Folge eine Abnahme des Schlagvolumens. Respiratorische Druckschwankungen bewirken somit eine zyklische Variation des Schlagvolumens und, bei unveränderter Herzfrequenz und gleichem Gefäßtonus, des systolischen Blutdrucks.

> **❯ Die respiratorische Variation von Schlagvolumen und systolischem Blutdruck ist umso ausgeprägter, je niedriger die Vorlast, also je größer der Volumenmangel des Patienten ist.**

Es konnte gezeigt werden, dass die Variation des systolischen Blutdrucks ein äußerst sensitiver Parameter zur Quantifizierung des Ansprechverhaltens auf Vorlaständerungen darstellt (»stroke volume responsiveness«).

Da bei der Pulskonturanalyse das Schlagvolumen bei jedem Herzschlag bestimmt wird, ist auch die Angabe der Schlagvolumenvariation (SVV) möglich.

$$SVV = \frac{SV_{max} - SV_{min}}{SV_{max}} \times 100 \; (Normwert: < 10\%)$$

Inzwischen konnte gezeigt werden, dass auch aus der Schlagvolumenvariation das Ansprechverhalten auf Volumengabe zuverlässig abgeschätzt werden kann. Einschränkend ist jedoch zu beachten, dass auch Schwankungen von Beatmungsvolumina oder Thoraxcompliance sowie »air trapping« oder Änderungen der Kontraktilität oder der Nachlast die Schlagvolumenvariation erheblich beeinflussen können. Die Zuverlässigkeit der SVV bei spontan atmenden oder hämodynamisch instabilen Patienten, z. B. mit Herzrhythmusstörungen, ist daher eingeschränkt bis fraglich.

Alternative Verfahren

Mittlerweile steht mit der transösophagealen Dopplersonde ein gut untersuchtes alternatives Verfahren zur minimalinvasiven kontinuierlichen HZV-Messung zur Verfügung. Hierbei werden mit einer ösophagealen Sonde der Durchmesser und die »stroke distance« (Fläche unter der systolischen Flussgeschwindigkeitskurve) in der Aorta descendens bestimmt.

16.1.4 Blutvolumenbestimmung

Bei der hämodynamischen Therapie von Intensivpatienten spielt die Optimierung der Vorlast zur Verbesserung der kardialen Funktion eine entscheidende Rolle. Eine zuverlässige Abschätzung der Vorlast durch ZVD oder PCWP ist jedoch gerade bei vielen Intensivpatienten schwierig. In diesem Zusammenhang hat sich die Bestimmung folgender Parameter bewährt:

- **Echokardiographie:** Bestimmung des enddiastolischen Flächenindex (EDAI).
- **PiCCO:** globales enddiastolischen Volumen (GEDV) und intrathorakales Blutvolumen (ITBV) zur Beurteilung der Vorlast.
- **PiCCO:** extravaskuläres Lungenwasser (EVLW) zur Beurteilung eines pulmonalen Ödems.

Intrathorakales und globales enddiastolisches Volumen

Der Begriff »intrathorakales Blutvolumen« (ITBV) beschreibt definitionsgemäß das Volumen von Herz und kleinem Kreislauf, also beide Vorhöfe, beide Ventrikel und die gesamte Lungenstrombahn. Allerdings ist zur Messung des ITBV eine Doppelindikatortechnik (Kälte und Farbstoff) erforderlich, sodass bei der alleinigen Anwendung der Thermodilutionstechnik anstelle des ITBV das globale enddiastolische Volumen (GEDV)

bestimmt wird, das der Summe der enddiastolischen Volumina aller 4 Herzkammern entspricht. Das GEDV ist ein zuverlässiger Parameter zur Abschätzung der kardialen Vorlast. Gebräuchlich ist die Normierung auf 1 m² Körperoberfläche (KOF), also die Darstellung als ITBVI und GEDVI. Untersuchungen haben gezeigt, dass das ITBV aus dem GEDV berechnet werden kann.

 — GEDVI-Normalwert = 680–800 ml/m².
  - Der ITBVI kann aus dem GEDVI berechnet werden: ITBVI=1,25×GEDVI.
  - ITBVI-Normalwert = 850–1.000 ml/m².

Eine Entscheidungshilfe zum Vorgehen bei erniedrigtem Blutdruck oder HZV in Abhängigkeit von ITBV und EVLW gibt ◘ Abb. 16.3.

16.1.5 Praktisches Vorgehen

Die Anlage eines arteriellen Thermistorkatheters (»PiCCO-Katheter«) kann anstelle einer normalen arteriellen Kanüle zur Druckmessung erfolgen. Eine zusätzliche arterielle Punktion ist somit nicht zwingend notwendig. Um eine zuverlässige Messung von Indikatorverdünnungskurve und Druckkurve zu gewährleisten, sollte der Katheter jedoch in einem größeren arteriellen Gefäß platziert werden, also am besten in der A. femoralis oder, wenn das nicht gut geht, in der A. brachialis. Darüber hinaus wird auch die A. axillaris als Punktionsort angegeben. In einigen Kliniken wird die A. axillaris aber sehr ungern punktiert, da hier Gefäßverletzungen und Thrombosen häufiger vorzukommen scheinen und eine gefäßchirurgische »Reparatur« in der Axilla ungleich schwieriger ist als an den anderen Punktionsstellen.

 Cave
Die Punktion der A. femoralis sollte nicht zu nahe am Leistenband erfolgen, damit der Punktionskanal nicht zu kurz wird (Keimbesiedlung) und der Katheter in einem flacheren Winkel in das Gefäß eintritt.

Die Punktion wird in Seldinger-Technik durchgeführt; wird zu steil punktiert, besteht zudem die Gefahr, dass der Seldinger-Draht bzw. der Katheter abknicken oder umschlagen. Bei ausgeprägter Gefäßsklerose kann das Vorschieben von Seldinger-Draht oder Katheter erschwert oder sogar unmöglich sein. Ist der Draht im Gefäß platziert, wird durch eine Stichinzision der Haut das Vorschieben von Dilatator und Katheter erleichtert und so die Gefahr der Katheter- und Gefäßverletzung verringert. Nach erfolgreicher Punktion sollte der Ka-

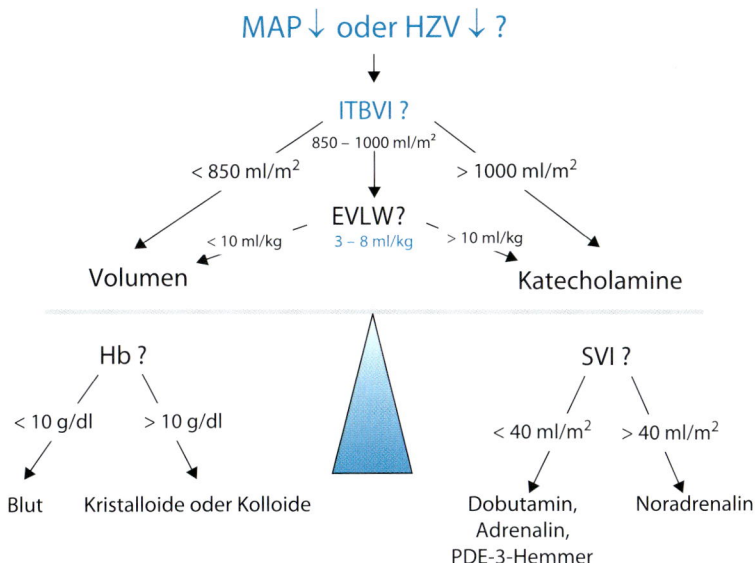

Abb. 16.3 Entscheidungsmodell zur hämodynamischen Therapie

theter durch Annaht gesichert und sorgfältig steril verbunden werden.

Durchführung der Messung und Dokumentation

Da bei der transpulmonalen Thermodilution die Indikatorverdünnungskurve nicht in der Pulmonalarterie (wie beim PAK), sondern erst nach Passage von Lunge und linkem Herzen gemessen wird, ist die Indikatorverdünnungskurve abgeflacht und verlängert (Abb. 16.1). Daher sollte immer 4°C kaltes Injektat verwendet werden, das unmittelbar vorher aus dem Kühlschrank genommen wurde, um ein ausreichendes Signal-Rausch-Verhältnis zu gewährleisten. Zudem sollten beim kritisch kranken Erwachsenen 15 ml Injektat verwendet werden (anstelle von 10 ml beim PAK). Bei kleinen Kindern (<25 kg) muss das Indikatorvolumen individuell angepasst werden (2–5 ml Injektatvolumen).

> Entscheidend für die Zuverlässigkeit der Messung sind »Steady-state«-Bedingungen während der Messung. Eine Manipulation am Patienten oder Veränderung der Medikamentengabe sollte erst nach Abschluss der Messungen erfolgen.

Vor jeder Messung wird die Temperaturgrundlinie vom Messsystem analysiert und die Injektion nur bei stabilen Bedingungen freigegeben. Um respiratorische Einflüsse zu eliminieren, sollten 3 Thermodilutionsmessungen in Folge durchgeführt werden; der Zeitbe-

darf liegt bei ca. 3–5 min. Die Thermodilutionsmessung kann jederzeit wiederholt werden. Wird hingegen in selteneren Fällen Indocyaningrün (ICG)-Farbstoff injiziert, z. B. beim LiMON-System, kann eine erneute Messung – wegen der langsamen Farbstoffelimination – frühestens nach 30 min erfolgen.

Die Messungen sollten beim stabilen Patienten alle 8 h, also 1-mal pro Schicht, und zusätzlich nach Bedarf erfolgen. Die Dokumentation der Messergebnisse auf einem gesonderten Hämodynamikprotokoll hat sich bewährt, um den Verlauf der Messwerte klar und übersichtlich zu erfassen und mit dem therapeutischen Vorgehen abzugleichen.

16.1.6 Komplikationen des PiCCO-Katheters

Die Komplikationen eines PiCCO-Katheters entsprechen weitgehend denen der arteriellen Kanülierung. Beim femoralarteriellen Zugang stehen dabei Hämatome (6%), Gefäßspasmen und Thromboembolien (3–5%), Blutungen (2–3%) und Infektionen (1%) im Vordergrund.

Ursache für Gefäßinsuffizienzen sind meist Spasmen (besonders bei kleineren Arterien). Thrombosen treten im Vergleich zur venösen Katheterisierung deutlich seltener auf. In einer Metaanalyse von 78 Untersuchungen finden sich 1 temporärer Gefäßverschluss sowie 1 kompletter Gefäßverschluss mit der Notwendigkeit einer Amputation. Weiterhin ist zu

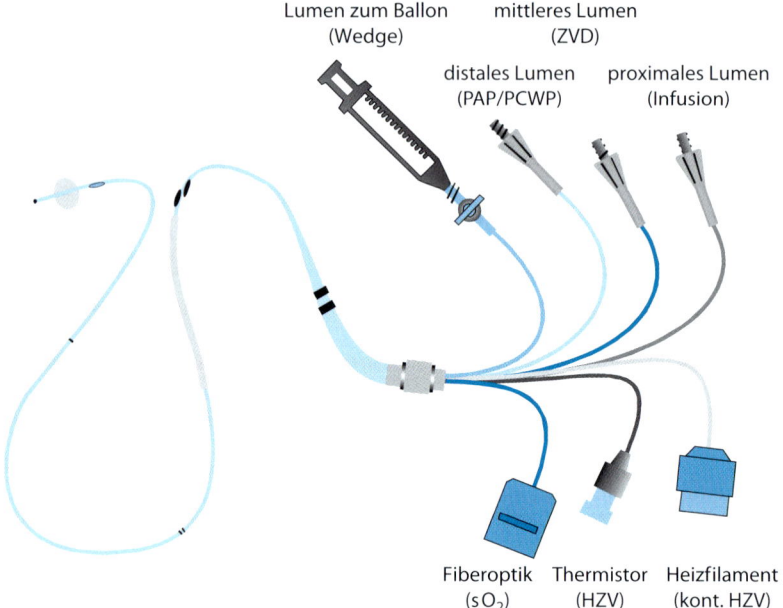

□ Abb. 16.4 Aufbau eines Multifunktionspulmonalarterienkatheters

beachten, dass gerade bei kleinen Kindern die Gefahr einer Durchblutungsstörung des Beins mit Entwicklung eines Kompartmentsyndroms häufiger auftritt. Hier muss immer eine engmaschige Überwachung der peripheren Durchblutung mit Beurteilung von Puls, Temperatur und Hautfarbe erfolgen.

Infektionen treten beim arteriellen Zugang seltener auf als beim venösen Zugang; Abszesse im Bereich der Punktionsstelle, Katheterinfektionen oder Kathetersepsis sind selten. Bei unauffälliger Punktionsstelle und guter peripherer Durchblutung kann ein funktionstüchtiger PiCCO-Katheter, auch bei kleinen Kindern, meist mehrere Tage und gelegentlich sogar Wochen verbleiben, ohne den Patienten unnötig zu gefährden. Trotzdem sollte der Katheter nur so lange wie gerade nötig liegen.

Komplikationen durch die verwendeten Injektate sind bei sorgfältiger Handhabung äußerst selten. Vereinzelt können Herzfrequenzabfälle nach Injektion von mehr als 15 ml eisgekühltem Injektat beobachtet werden, die meist nur 2–3 Herzschläge andauern. Asystolien sind nicht beschrieben. Äußerst selten kann die Anwendung von ICG eine anaphylaktoide Reaktion auslösen.

16.2   Pulmonalarterienkatheter

Der Pulmonalarterienkatheter (PAK) kann zur Diagnostik und Therapieüberwachung der kardialen Funktion eingesetzt werden, z. B. bei kardialen Hochrisikopatienten mit Herzinfarkt, Herzinsuffizienz, pulmonaler Hypertonie und akutem Lungenversagen sowie perioperativ bei kardialen oder kardiochirurgischen Hochrisikopatienten. Da allerdings bis heute der Nachweis einer Letalitätssenkung durch den Einsatz des PAK fehlt, wird die PAK-Anwendung – nicht zuletzt auch wegen der teilweise erheblichen Risiken der Methode – kontrovers diskutiert. Insgesamt ist festzustellen, dass der PAK-Einsatz in den letzten Jahren deutlich abgenommen hat, teilweise auch, weil mit dem PiCCO-System für die meisten Indikationen eine gleichwertige, aber risikoärmere Alternative zur Verfügung steht.

16.2.1 Katheteraufbau

Moderne Pulmonalarterienkatheter mit einem Durchmesser von 8,5 Fr (2,8 mm) können bis zu 7 Lumina besitzen (□ Abb. 16.4), die folgende Funktionen haben können:
- Kleiner Ballon zur Einschwemmung des Katheters, der am distalen Ende des Katheters sitzt und mit Luft (meist 1,5 ml) gefüllt wird.

- Pulmonalarterielle Druckmessung: Lumen endet an der Katheterspitze. Hier kann auch die pulmonalarterielle (gemischtvenöse) Blutentnahme erfolgen.
- Zentralvenöse Druckmessung: Lumen endet 25–30 cm proximal der Katheterspitze.
- Infusion: größeres Lumen, endet 20–25 cm proximal der Spitze.
- Temperaturmessung: Thermistorelektrode für die Thermodilutionstechnik, etwa 5 cm proximal der Spitze.
- Photometrie: Glasfiberoptik zur kontinuierlichen Messung der pulmonalarteriellen (gemischtvenösen) O_2-Sättigung, endet an der Spitze.
- Kontinuierliches Wärme-HZV: Heizdraht in der Katheterwand, 15–25 cm proximal der Spitze.

Die kleinsten Pulmonalarterienkatheter haben einen Durchmesser von 4 Fr (1,3 mm), besitzen 4 Lumina und können bei Kindern ab ca. 6 Jahren eingesetzt werden.

16.2.2 Praktisches Vorgehen

Die Anlage des PAK ist ein invasives Verfahren und in 4% mit bedrohlichen und in bis zu 0,4% mit potenziell letalen Komplikationen vergesellschaftet! Daher muss die Indikation zur PAK-Anlage klar sein und gut dokumentiert werden. Zudem muss der Patient – soweit es möglich ist – über das Verfahren und die Komplikationen aufgeklärt werden und einwilligen. Da es bei der Einschwemmung des PAK durch das Herz zu potenziell lebensbedrohlichen Herzrhythmusstörungen kommen kann, sollte die Ausgangssituation des Patienten optimiert werden. Entscheidend ist dabei ein ausgewogener Elektrolytstatus sowie ggf. die Therapie von Herzrhythmusstörungen. Darüber hinaus muss der Patient mittels EKG, Pulsoxymetrie und Blutdruckmessung überwacht werden, und es müssen ein sicherer venöser Zugang, Notfallmedikamente sowie ein Defibrillator vorhanden sein.

Zugangswege
Der PAK wird in der Regel über eine 8,5–9 Fr Schleuse eingeführt. Dieser ca. 15 cm kurze, dicklumige Katheter mit seitlichem Infusionsschenkel (»side port«) wird wie ein zentraler Venenkatheter in Seldinger-Technik angelegt.

> **Praxistipp**
>
> Der optimale Zugangsweg für einen pulmonalarteriellen Katheter ist die rechte V. jugularis interna (Erfolgsquote >95%), die sehr geradlinig zum Herzen verläuft.

Eine gute Alternative bietet die V. subclavia (Erfolgsquote >95%). Hier kann jedoch der enge Raum zwischen Klavikula und 1. Rippe das Vorschieben des Katheters behindern oder der Katheter kann abgeknickt werden. Entscheidende Risiken bei der Punktion zentraler Venen sind ein Pneumothorax und Nachblutungen.

Deshalb sollte bei eingeschränkter Gerinnungsfunktion ggf. auf die V. jugularis externa, V. basilica oder V. femoralis ausgewichen werden; hier beträgt die Erfolgsquote: 60–95%. Allerdings haben diese Zugangswege auch Nachteile: häufig Schwierigkeiten beim Vorschieben und Einschwemmen des Katheters, eine stärkere Bewegung der Katheterspitze, z. B. bei der Punktion der V. basilica, sowie möglicherweise eine erhöhte Thrombose- und Infektionsgefahr.

Einschwemmen des Katheters
Die Positionierung des Pulmonalarterienkatheters erfolgt unter streng aseptischen Bedingungen. Zur Verhinderung von Kontaminationen bei einer späteren Lageänderung wird der Katheter mit einer Schutzhülle versehen. Nach dem Einführen des Katheters über die Schleuse (ca. 15 cm) liegt die Katheterspitze meist kurz oberhalb des rechten Vorhofs. Eine Lagekontrolle erfolgt durch Kontrolle der abgeleiteten Druckkurve, die hier einer typischen ZVD-Kurve entspricht. Nun wird der Ballon vorsichtig und nicht gegen Widerstand mit (meist 1,5 ml) Luft gefüllt; füllt sich der Ballon nur schwer oder gar nicht, muss die Katheterlage überprüft werden: Spitze noch in der Schleuse? Katheter abgeknickt?

Der Katheter wird nun langsam vorgeschoben, wobei die Katheterspitze durch den aufgeblasenen Ballon mit dem Blutstrom durch die Trikuspidalklappe in den rechten Ventrikel geschwemmt wird. Dem Blutstrom folgend gelangt der Katheter weiter in die Pulmonalarterie. Hier können nun die pulmonalarteriellen Drücke gemessen werden. Wird der Katheter nun äußerst vorsichtig weiter vorgeschoben, dann gelang er in einen Pulmonalarterienast, bis schließlich der Ballon den Pulmonalarterienast ganz verlegt. Der Ballon ist nun im Pulmonalarterienast »eingekeilt« (engl. »wedge«): Der PAK befindet sich in der »Wedge-Position«, dieser Druckwert wird als »pulmonary capillary

Druckmessungen im „rechten Herz"

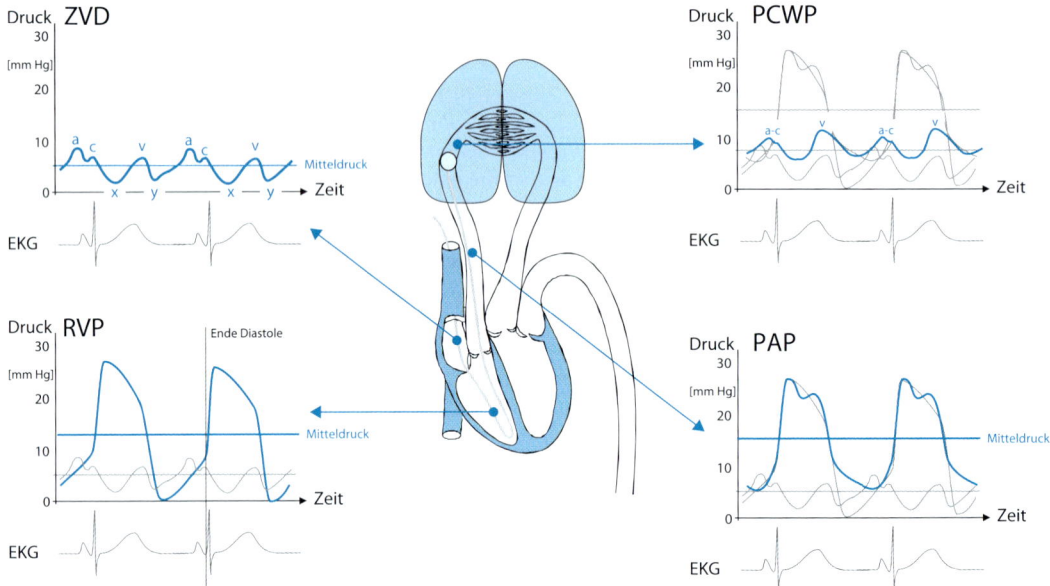

Abb. 16.5 Druckmessungen im »rechten Herz«

wedge pressure« (PCWP) oder »pulmonary artery occlusion pressure« (PAOP) bezeichnet.

> **Während des gesamten Einschwemmvorgangs muss die Druckkurve überwacht werden, um die Position des Katheters anhand der auftretenden Veränderungen der Druckkurve bestimmen zu können.**

Typische Veränderungen der Kurvenform treten in folgenden Momenten auf:
- Der PAK kommt aus dem rechten Vorhof, passiert die Trikuspidalklappe und befindet sich dann im rechten Ventrikel: Zuerst sieht man eine typische ZVD-Kurve, dann wird die Druckkurve mit Eintritt in den rechten Ventrikel spitzgipflig, der p_{syst} beträgt 15–30 mmHg, der p_{diast} meist nur 0–10 mmHg.
- Der PAK gelangt nun durch die Pulmonalarterienklappe in die A. pulmonalis: Der p_{syst} bleibt unverändert und beträgt weiterhin 15–30 mmHg, gleichzeitig aber macht der p_{diast} einen Sprung auf 5–15 mmHg.
- Mit Erreichen der Wedgeposition verschwinden die systolischen Druckspitzen (Abb. 16.5).

Damit ist der Einschwemmvorgang beendet und nach Entlastung des Ballons erscheint wieder die pulsatile pulmonalarterielle Druckkurve. Die Position des Katheters wird an der Schleuse fixiert und das Druckmesssystem auf Höhe des rechten Vorhofs abgeglichen. Bei entlastetem Ballon kann so der pulmonalarterielle Druck (PAP), durch langsames Aufblasen der pulmonalkapilläre Verschlussdruck (PCWP oder PAOP) gemessen werden. Nach Abschluss der PCWP-Messung wird der PAK am besten 3–5 cm zurückgezogen und dann in dieser Position fixiert.

> **Praxistipp**
>
> Der Ballon sollte nur unter gleichzeitiger Kontrolle der Druckkurve gefüllt werden, um eine Überdehnung und Verletzung der Pulmonalarterie zu vermeiden.

Zum Erreichen der Wedgeposition wird der Katheter in der Regel insgesamt 45–50 cm vorgeschoben; Abweichungen hiervon müssen immer kritisch überprüft werden.

Bei sehr niedrigem HZV kann die Passage der Trikuspidalklappe schwierig sein. Hier ist es möglicherweise hilfreich, die Katheterspitze vor dem Einführen zu einem »J« zu formen (Vorsicht mit dem Ballon!), um die Passage zu erleichtern. Eine weitere Schwierigkeit kann sich ergeben, wenn die Katheterspitze im Trabekelwerk der rechten Herzspitze verfängt. Auch in dieser Position verschwinden die systolischen Druckspitzen ähnlich der Wedge-Position, allerdings erscheint bei Entlastung des Ballons keine typische pulmonalarterielle Druckkurve. Hier sollte der Katheter auf Vorhofposition zurückgezogen und ein neuer Einschwemmversuch unternommen werden.

16.2.3 Komplikationen des Pulmonalarterienkatheters

Komplikationen können bei der Venenpunktion, bei der Platzierung des Katheters sowie beim (längeren) Verbleib des Katheters auftreten. Die mit Abstand häufigsten Komplikationen beim Einschwemmen des PAK sind **Arrhythmien** (bis zu 80%), die durch mechanische Irritationen ausgelöst werden. Abhängig von der Vorerkrankung des Patienten sind diese meist selbst terminierend. Bei Bedarf erfolgt eine medikamentöse Therapie mit Lidocain: Man injiziert ca. 1 mg/kg Lidocain, wartet wenige Sekunden und schwemmt den PAK erneut ein. Für eine generelle prophylaktische Gabe von Lidocain konnte in mehreren Untersuchungen kein Vorteil gezeigt werden.

Auch ein intermittierender **Rechtsschenkelblock** ist meist unproblematisch, kann jedoch bei bestehendem Linksschenkelblock zum kompletten AV-Block führen. Hier sollte evtl. prophylaktisch ein PAK mit Schrittmacherelektroden verwendet werden oder es muss zumindest die sofortige externe Schrittmacherbehandlung möglich sein. Besondere Vorsicht ist bei Patienten mit kardialer Ischämie, paroxysmalen Tachykardien, Aortenklappenstenose oder protrahiertem Schock geboten. Da auch pathologische Elektrolytwerte, Azidose, Alkalose und Hypoxie sowie bestimmte Medikamente Arrhythmien begünstigen können, sollten diese Faktoren möglichst vor PAK-Anlage korrigiert werden.

> **Praxistipp**
>
> Beim Einschwemmen des PAK müssen immer kontinuierlich Druckkurve und Katheterlänge überwacht werden. Die Anlage sollte zügig durchgeführt und eine Schlaufenbildung im rechten Ventrikel vermieden werden.

Die Anlage kann ggf. unter Bildwandlerkontrolle erfolgen. Eine seltene Komplikation ist die **Knotenbildung** des Katheters. Diese tritt meist in Verbindung mit be-

reits liegenden Kathetern auf sowie bei wiederholten Versuchen, den PAK durch die Pulmonalklappe einzuschwemmen. Ein dilatierter rechter Ventrikel, ein niedriges Herzzeitvolumen sowie eine pulmonale Hypertension sind prädisponierende Faktoren. Ist das Zurückziehen des Katheters erschwert, sollte immer an eine Knotenbildung gedacht und eine radiologische Überprüfung durchgeführt werden. Ein loser Knoten kann manchmal mit Hilfe eines Führungsdrahts unter Durchleuchtung gelöst werden. In den meisten Fällen mit Knotenbildung ist jedoch nur eine interventionelle radiologische oder operative Entfernung möglich.

 Cave
Auf keinen Fall sollte der Katheter mit Gewalt herausgezogen werden, um ernsthafte Verletzungen an Herz und Gefäßen zu vermeiden.

Verletzungen des Endokards treten in bis zu 2% der Fälle auf. Am häufigsten ist dabei die Pulmonalklappe betroffen, die Entwicklung einer Endokarditis ist jedoch vergleichsweise selten. Verletzungen der Pulmonalarterie sind glücklicherweise selten (bis 0,2%), dann aber mit einer Letalität von bis zu 50% lebensbedrohlich. Klinisch kommt es bei den Patienten meist zu schweren Hämoptysen. In diesen Fällen muss rasch gehandelt werden:

- Immer Überwachung auf der Intensivstation,
- Optimierung der Gerinnung,
- evtl. Intubation und Beatmung, evtl. seitengetrennt,
- rasches Hinzuziehen eines Kardio- oder Thoraxchirurgen, denn in einigen Fällen ist eine Notthorakotomie und operative Übernähung, evtl. mit Lungenresektion, erforderlich.

Da bei der Insufflation des Ballons Spitzendrücke bis 1,4 bar und Plateaudrücke bis 0,7 bar erreicht werden können, darf der Ballon nur langsam und unter Kontrolle der Druckkurve aufgeblasen werden, um eine Überdehnung und Verletzung der Pulmonalarterie zu vermeiden. Im Zweifelsfall sollte der PAK immer erst 3–5 cm zurückgezogen werden, bevor der Ballon mit Luft gefüllt wird.

Ein weiteres Risiko ist ein **Lungenarterieninfarkt**, verursacht durch eine länger bestehende Okklusion eines Pulmonalarterienasts, möglicherweise auch durch den entblockten Katheter. Daher muss der Ballon nach jeder Wedgedruckmessung wieder entlastet und ggf. der PAK 3–5 cm zurückgezogen werden, bis eine eindeutige pulmonalarterielle Druckkurve abgeleitet werden kann.

Zudem kann durch die geringe Flussgeschwindigkeit des venösen Blutes bei längerer Liegedauer

(>3 Tage) eine Thrombenbildung am Katheter auftreten, wobei dieses Risiko bei heparinbeschichteten Katheter offensichtlich geringer ist.

Eine asymptomatische bakterielle Besiedlung tritt in 24% der Fälle auf, in 11% eine katheterbedingte Infektion, die sich in ca. 1% der Fälle zu einer Kathetersepsis entwickelt. Die Wahrscheinlichkeit einer Infektion liegt nach 3 Tagen bei bis zu 5% und steigt weiter exponenziell an. Die Liegezeit sollte aus diesem Grund maximal 3–5 Tage betragen. Deshalb muss eine sorgsame Kontrolle und Pflege der Punktionsstelle sowie eine Überwachung der Entzündungszeichen erfolgen. Beim Entfernen des Katheters wird eine mikrobiologische Untersuchung der Katheterspitze empfohlen.

16.2.4 Blutdrücke im »rechten Herz«

Während des Einschwemmvorgangs des PAK werden nacheinander die Drücke in der V. cava superior (ZVD), dann im rechten Vorhof (»right atrial pressure«, RAP), im rechten Ventrikel (»right ventricular pressure«, RVP), in der Pulmonalarterie (PAP) sowie beim Verschluss der Pulmonalarterie (PCWP) gemessen. Diese Druckwerte sind physiologisch miteinander verknüpft, wobei jedem dieser Drücke auch eine eigene pathophysiologische Bedeutung zukommt.

Zentraler Venendruck (ZVD)

Der zentrale Venendruck wird in Höhe des rechten Vorhofs abgeleitet. Die Druckkurve weist typischerweise 3 Wellenberge (a, c und v-Welle) sowie 2 Wellentäler (x und y-Senke) auf (◻ Abb. 16.5). Die Wellen kommen folgendermaßen zustande:
- a-Welle: Vorhofkontraktion (»atrial«),
- c-Welle: Ventrikelkontraktion (»contraction«),
- x-Senke: systolische Verschiebung der Ventilebene,
- v-Welle: systolische Vorhoffüllung,
- y-Senke: Öffnen der AV-Klappe, frühe Ventrikelfüllung.

Beim Herzgesunden entspricht der ZVD dem Druck im rechten Vorhof (RAP) und auch dem enddiastolischen rechtsventrikulären Druck (RVP$_{enddiast}$) und liegt bei ca. 5–10 mmHg.

Pathologische Veränderungen der a-Welle finden sich bei erhöhtem Druck im rechten Ventrikel (Trikuspidalklappenstenose, pulmonaler Hypertonus, Katecholamintherapie) und bei einer Compliancestörung des rechten Ventrikels. Bei Vorhofflimmern verschwindet die a-Welle. Eine hohe v-Welle kann durch ein erhöhtes Volumenangebot bedingt sein, z. B. bei Trikuspidalklappeninsuffizienz oder Vorhofseptumdefekt.

Rechtsventrikulärer Druck (RVP)

Nach Passage des Trikuspidalklappe erreicht der Katheter den rechten Ventrikel. Die Druckkurve zeigt einen deutlichen Anstieg des systolischen Drucks auf ca. 25 mmHg und einem schnellen diastolischen Abfall bis auf 0 mmHg. Zum Ende der Diastole steigen die Druckwerte im rechten Ventrikel durch Füllung aus dem rechten Vorhof wieder langsam an und erreichen etwa ZVD-Werte (5–10 mmHg; ◻ Abb. 16.5).

Ein erhöhter systolischer RVP kann Ausdruck einer pulmonalen Hypertonie, einer Pulmonalklappenstenose, eines Ventrikelseptumdefekts oder – sehr selten – eines perforierten Sinus-Valsalva-Aneurysmas sein. Ein erhöhter enddiastolischer Druck tritt bei Hypervolämie, Compliancestörung des rechten Ventrikels, Pulmonalklappeninsuffizienz oder einem großen Ventrikelseptumdefekt mit Links-Rechts-Shunt auf.

Pulmonalarterieller Druck (PAP)

Mit Erreichen der Pulmonalarterie zeigt sich ein plötzlicher Sprung des diastolischen Druckwerts auf 5–15 mmHg. Der systolische Druck in der Pulmonalarterie entspricht im Normalfall dem systolischen rechtsventrikulären Druck: RVP$_{syst}$ = PAP$_{syst}$ (◻ Abb. 16.5).

Ein Druckgradient zwischen Ventrikel und Pulmonalarterie tritt bei einer Pulmonalklappenstenose oder Verengung des rechtsventrikulären Ausflusstrakts auf. Ein erhöhter systolischer pulmonalarterieller Druck wird bei pulmonaler Hypertonie, bei Lungenembolie, Links-Rechts-Shunt sowie unter Katecholamintherapie gefunden. Eine Erhöhung des enddiastolischen pulmonalarteriellen Drucks kann durch eine prä- oder postkapilläre pulmonale Hypertonie bedingt sein; eine Erniedrigung des pulmonalarteriellen Drucks kann durch eine Pulmonalklappenstenose und/oder durch ein Rechtsherzversagen bedingt sein.

Pulmonalkapillärer Verschlussdruck (PCWP, »Wedgedruck«)

Bei weiterem Vorschieben des Katheters verschließt der Ballon das Lumen der Pulmonalarterie. Meist liegt die Spitze des Pulmonaliskatheters in einem unteren Lungenabschnitt, in der die Lungengefäße nicht kollabieren, dann gilt: p$_{Pulmonalarterie}$ > p$_{Pulmonalvene}$ > p$_{Alveole}$. Nur so ist tatsächlich ein ununterbrochener Fluss zwischen der distalen Öffnung des PAK und dem linken Vorhof gewährleistet. Unter diesen Bedingungen entspricht der PCWP dem Druck im linken Vorhof (LAP 5–10 mmHg) sowie, während der Diastole bei offener Mitralklappe, dem linksventrikulären enddiastolischen Druck (LVEDP, 5–12 mmHg; ◻ Abb. 16.5). Mit Hilfe des LVEDP kann das linksventrikuläre enddias-

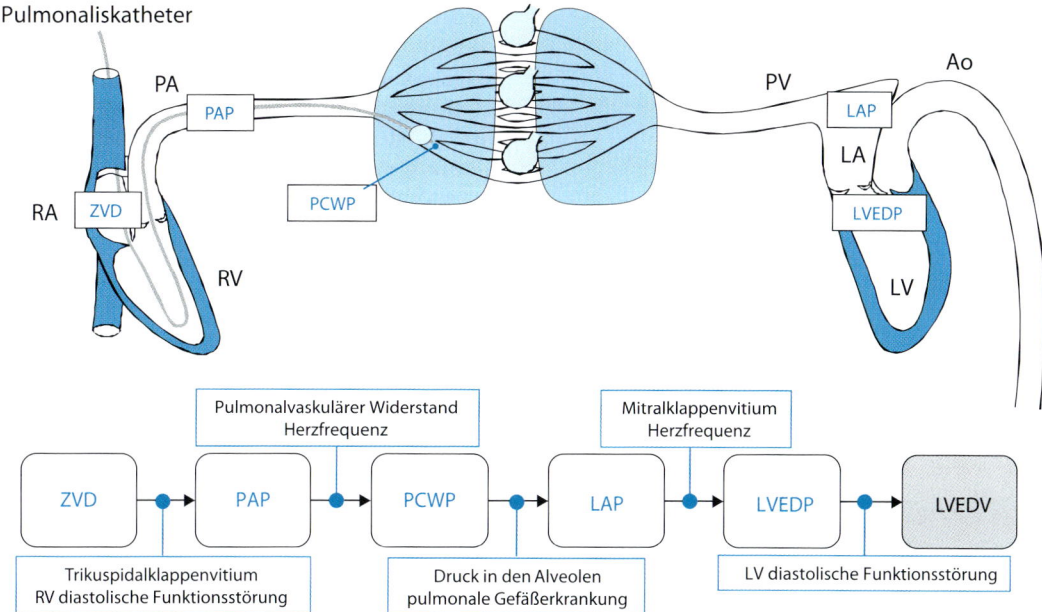

■ **Abb. 16.6 Einflussfaktoren auf die Abschätzung der linksventrikulären Vorlast**

tolische Volumen (LVEDV) als Maß für die Vorlast abgeschätzt werden. Dies ist jedoch nur bei erhaltener Compliance des linken Ventrikels, niedrigem pulmonalvaskulärem Widerstand und niedrigem Atemwegswiderstand möglich, sodass eine Abschätzung der Vorlast mittels PCWP beim Intensivpatienten oft unzulässig ist.

So liegt bei einigen Patienten der PCWP z. T. beträchtlich oberhalb des LVEDP, z. B. bei Mitralstenose, ausgeprägte Mitralinsuffizienz oder Tachykardie. Ebenso führen Beatmung mit PEEP >10 mbar oder respiratorische Störungen mit Hypoxie oder eine chronisch obstruktive Lungenerkrankung zu einer Erhöhung des PCWP (■ Abb. 16.6). Der PCWP ist niedriger als der LVEDP bei Aorteninsuffizienz, verminderter linksventrikulärer Compliance und rarifizierter pulmonaler Gefäßstrombahn.

Es gelten folgende differenzialdiagnostische Erwägungen:

- **Hypovolämie:** ZVD, PAP und PCWP sind erniedrigt.
- **Linksherzinsuffizienz:** Bei guter rechtsventrikulärer Funktion ist der ZVD meist noch normal, jedoch sind PAP und PCWP erhöht.

- **Rechtsherzinsuffizienz:** Hier ist der ZVD-Wert erhöht, aber PAP und PCWP sind normal.
- **Pulmonale Hypertonie und Lungenembolie:** ZVD und PAP sind erhöht, der PCWP ist aber meist noch normal.
- **Globale Herzinsuffizienz**, z. B. bei Herzbeuteltamponade: Erhöhung von ZVD, PAP und PCWP.

16.3 Berechnung kardiozirkulatorischer und respiratorische Parameter

Blutdruck und ZVD erlauben beim Intensivpatienten meist nur eine sehr grobe Beschreibung des hämodynamischen Zustands. Dabei entspricht der mittlere arterielle Blutdruck dem Produkt aus Herzzeitvolumen (HZV) und peripherem Gefäßwiderstand (SVR, »systemic vascular resistance«). Das HZV wiederum errechnet sich aus Schlagvolumen (SV) und Herzfrequenz und wird durch Vorlast, Nachlast und Kontraktilität beeinflusst.

Das Schlagvolumen beträgt normal 60–90 ml und hängt von Vorlast, Kontraktilität und Nachlast ab.

Das kleine 1×1 der Hämodynamik

MAP ~ HZV × SVR

HZV = SV × HF

$$SV = \frac{HZV}{HF}$$

16.3.1 Vorlast

Eine gebräuchliche Definition der Vorlast ist die enddiastolische Wandspannung des Herzens, zu deren Berechnung sowohl die Abmessungen des Herzens (TEE) als auch der intraventrikuläre Druck (Linksherzkatheter) benötigt werden. Eine akzeptable klinische Alternative ist die Bestimmung des enddiastolischen Volumens mittels TEE als enddiastolischer Flächenindex (EDAI) oder mittels PiCCO als GEDV.

Eine **Abschätzung** des enddiastolischen Volumens mit Hilfe der Füllungsdrücke wie ZVD oder PCWP wird von vielen Faktoren beeinflusst, z. B. durch intrathorakale Druckschwankungen oder Veränderungen von Compliance oder PEEP, und ist daher beim Intensivpatienten **unzuverlässig** (Abb. 16.6).

16.3.2 Nachlast

Unter klinischen Bedingung kann die Nachlast aus dem mittleren systolischen Druck und dem mittleren Volumen des Ventrikels in der Auswurfphase abgeschätzt werden. Etwas ungenauer, jedoch deutlich einfacher, kann hier der mittlere arterielle Druck verwendet werden. Von vielen Klinikern wird der jeweilige Gefäßwiderstand als klinisches Maß für die Nachlast angesehen:
- systemischer Gefäßwiderstand, SVR (»systemic vascular resistance«),
- pulmonaler Gefäßwiderstand, PVR (»pulmonary vascular resistance«).

Aufgrund des pulsatilen Blutflusses und der Elastizität des arteriellen Gefäßsystems stellen SVR und PVR jedoch nur einen Teil der gesamten Nachlast dar.

$$SVR = \frac{(MAP{-}ZVD) \times 79{,}9}{HZV} \left[\frac{dyn \times s}{cm^5} \right]$$

Normwert: 900–1400 $dyn \times s \times cm^{-5}$

$$PVR = \frac{(mPAP{-}PCWP) \times 79{,}9}{HZV} \left[\frac{dyn \times s}{cm^5} \right]$$

Normwert: 150–250 $dyn \times s \times cm^{-5}$

Der Umrechnungsfaktor 79,9 wird erforderlich, weil die Einheiten »mmHg« und »l/min« in die SVR-Einheit »dyn×s×cm^{-5}« umgerechnet werden. Gelegentlich wird der systemische Gefäßwiderstand mit dem Herzindex (HI) pro m^2-Körperoberfläche errechnet und dann als SVRI angegeben.

16.3.3 Kontraktilität

Die Kontraktilität ist per definitionem unabhängig von Vor- und Nachlast, was die In-vivo-Bestimmung schwierig macht. So sind weder der aufgebaute Druck oder das Schlagvolumen noch die maximale Geschwindigkeit des linksventrikulären Druckanstiegs (dP/dt$_{max}$) unabhängig von der Vorlast. Die Abschätzung der Ejektionsfraktion (EF) scheint hier ein recht zuverlässigerer Parameter zu sein. Unabhängig von Vorlast und Nachlast zeigt eine Ejektionsfraktion von ca. 60% immer eine gute Kontraktilität an. Daher ist die EF allen anderen Indizes der Kontraktilität überlegen, da sie mit einer hinreichenden Genauigkeit nichtinvasiv per Echokardiographie erfasst werden kann.

Durch Schätzung des linksventrikulären enddiastolischen Volumens (LVEDV, Normwert ca. 80 ml) kann aus dem Schlagvolumen die Ejektionsfraktion abgeschätzt werden:

$$EF = \frac{SV}{LVEDV} \, [\%].$$

16.3.4 Respiratorische Parameter

Die ausreichende Versorgung aller Körperzellen mit Sauerstoff ist sowohl von der O$_2$-Aufnahme in der Lunge als auch von der Kreislaufsituation abhängig. Aus der Koppelung von Herzzeitvolumen (HZV) und arteriellem O$_2$-Gehalt (caO$_2$) lässt sich das O$_2$-Angebot an alle Körperzellen (»oxygen delivery«, DO$_2$) berechnen.

$$DO_2 = HZV \times caO_2 \times 10 \left[\frac{ml}{min} \right]$$

DO$_2$ – *Normwert*: 800–1000 ml/min

Der O$_2$-Gehalt im arteriellen Blut ergibt sich aus der Summe von chemisch am Hämoglobin gebundenem und physikalisch im Plasma gelöstem Sauerstoff, der Faktor 10 dient zur Umrechnung von dl nach l. Mit Hilfe der arteriellen Blutgasanalyse können Hämoglobingehalt (Hb), O_2-Sättigung (saO_2) und physikalisch gelöster Sauerstoff (paO_2) gemessen und so der O_2-Gehalt bestimmt werden:

$$caO_2 = Hb \times 1{,}34 \times saO_2 + paO_2 \times 0{,}003 \left[\frac{ml}{dl}\right]$$

Normwert: 18–21 *ml/dl*

Der Faktor 1,34 berücksichtigt, dass in vivo 1 g Hb etwa 1,34 ml O_2 binden kann und wird als Hüfner-Zahl bezeichnet. Die physikalische O_2-Löslichkeit im Plasma ist gering (0,003 ml O_2 pro mmHg O_2/dl), weshalb dies bei O_2-Partialdrücken <100 mmHg zu vernachlässigen ist. In der klinischen Praxis ist es meist ausreichend, die DO_2 vereinfacht abzuschätzen:

$$DO_2 = HZV \times Hb \times saO_2 \times 14 \left[\frac{ml}{min}\right]$$

Beispiel: $DO_2 = 6 \times 12 \times 0{,}98 \times 14 = 988$ *ml/min*

Analog dazu kann aus Herzzeitvolumen und der Differenz aus arteriellem (caO_2) und gemischtvenösem ($c\bar{v}O_2$) O_2-Gehalt der O_2-Verbrauch (VO_2) berechnet werden:

$$VO_2 = HZV \times (caO_2 - c\bar{v}O_2) \times 10 \left[\frac{ml}{min}\right]$$

$$VO_2 = HZV \times Hb \times 1{,}34 \times (saO_2 - s\bar{v}O_2) \times 10 \left[\frac{ml}{min}\right]$$

Normwert: 200–250 *ml/min*

Ein Konzept zur Therapiesteuerung bei Intensivpatienten orientiert sich an Herzzeitvolumen, O_2-Angebot (DO_2) und O_2-Verbrauch (VO_2). Die folgenden Zielparameter, jeweils bezogen auf die KOF und daher als Index angegeben, sollten angestrebt werden:

- HI = 2,4–4,2 l/min/m²,
- DO_2I >600 ml/min/m² und
- VO_2I >170 ml/min/m².

16.3.5 Zentralvenöse O_2-Sättigung und Laktat

Die gemischtvenöse O_2-Sättigung ($s\bar{v}O_2$) erlaubt eine Abschätzung der globalen O_2-Balance, also der Differenz von O_2-Angebot und -Verbrauch. Die $s\bar{v}O_2$ liegt normalerweise bei 75%, was einem O_2-Verbrauch von etwa 25% entspricht. Ein verminderter arterieller O_2-Gehalt oder ein erhöhter O_2-Verbrauch werden nor-

Tab. 16.1 Laktatwertdifferenzierung

	in [mmol/l]	in [mg/dl]
Laktat-Normalwert	0,6–2,4	5–22
Regionale Ischämie möglich	2,5–3	23–27
Laktat-Leber-Clearance überschritten	3–5	27–45
Anaerobe Schwelle	>4,0	>36
Laktatazidose (ph<7,3, BE <–3)	>5,0	>45

malerweise durch eine Erhöhung der O_2-Extraktion im Gewebe kompensiert.

Unterhalb einer $s\bar{v}O_2$ von 30% ist die O_2-Balance im Gewebe so stark gestört, dass der Stoffwechsel anaerob wird. Eine normale $s\bar{v}O_2$ garantiert zwar nicht per se einen normalen Stoffwechsel, lässt aber auf eine ausgewogene oder zumindest kompensierte O_2-Balance schließen.

Da die meisten Patienten keinen Pulmonalarterienkatheter haben, wird anstelle der gemischtvenösen O_2-Sättigung die zentralvenöse O_2-Sättigung ($szvO_2$) bestimmt, weil hierzu die Blutentnahme über einen ZVK ausreicht. Für eine klinische Abschätzung der Durchblutungssituation ist die zentralvenöse O_2-Sättigung meist ausreichend; sie sollte beim Intensivpatienten über 70% liegen.

Einschränkend muss allerdings berücksichtigt werden, dass auch eine normale zentralvenöse O_2-Sättigung eine regionale Minderperfusion oder Störungen der Mikrozirkulation nicht ausschließen kann. Daher werden als ergänzende globale Parameter zur Beurteilung des O_2-Status häufig Laktat und Base Excess (BE) herangezogen. Laktat wird in u. a. in Muskelzellen, Gehirn und Darm produziert und vornehmlich durch die Leber abgebaut (**Tab. 16.1**).

Allerdings kann eine erhöhte Laktatkonzentration im Blut mehrere Ursachen haben:

- **Durch Hypoxie oder Perfusionsstörungen:** Schock, Blutung, Anämie, Intoxikation (MetHb, COHb), schwere Oxygenierungsstörungen, schwerwiegende Gefäßstenosen.
- **Ohne Hypoxie oder Perfusionsstörungen:** Leberfunktionsstörung, Sepsis, Stoffwechselstörungen, z. B. Diabetes mellitus oder Medikamente (Äthanol, Salicylate, Biguanide).

16.4   Organfunktionsprüfungen

Beim Intensivpatienten ist neben der Kreislaufüberwachung auch die Überwachung einzelner Organsysteme von entscheidender Bedeutung.

16.4.1 Extravaskuläres Lungenwasser

In der klinischen Praxis ist das extravaskuläre Lungenwasser (EVLW) für ein Lungenödem verantwortlich, wobei klinische Methoden wie Auskultation, Blutgasanalyse und Thoraxröntgenaufnahme ein Lungenödem erst ab EVLW-Werten von 10–12 ml/kg erfassen. Die Lungenwasserbestimmung ist mit der Thermodilutionstechnik zuverlässig möglich und hat sich als schneller und sensitiver Parameter zur Diagnostik und Therapiesteuerung des Lungenödems erwiesen.

> EVLW-Normwert: 3–7 ml/kg

Bei septischen Patienten mit akuter Lungenschädigung konnte eine erhöhte Letalität bei einem EVLW >8 ml/kg nachgewiesen werden, bei Werten ab 20 ml/kg stieg die Letalität bis auf 80%. Es muss beachtet werden, dass auch eine starke Erhöhung des intrathorakalen Blutvolumens (ITBVI >1.000 ml/m^2) zur Entwicklung eines Lungenödems führen kann. Dies ist umso ausgeprägter, je höher die Permeabilität der Lungenkapillaren ist.

> Bei der hämodynamischen Therapiesteuerung nach ITBVI muss auch das EVLW beachtet werden, um die Entwicklung eines Lungenödems zu verhindern.

16.4.2 Leberfunktionsprüfung mittels ICG

Aufgrund der vielfältigen Funktionen der Leber ist eine Prüfung mit einem einzigen Test unmöglich, es können jeweils lediglich Teilfunktionen erfasst werden. Der Krankheitszustand der Leber kann entweder durch die kombinierte Beurteilung verschiedener Teilfunktionen wie im Child-Pugh-Score für Albumin, Bilirubin, Quick-Wert, Aszites und Enzephalopathie erfolgen, oder es müssen quantitative dynamische Leberfunktionstests durchgeführt werden wie die Clearance-Bestimmungen, z. B. von Galaktose, Aminopyrin, Lidocain, Indocyaningrün (ICG), Sorbitol oder Ketoisocapronsäure. Der Vorteil der Clearance-Tests ist eine bessere Aussagekraft hinsichtlich der Prognose der Erkrankung, wobei die Clearance-Tests wiederholt

durchgeführt und immer im klinischen Gesamtkontext interpretiert werden müssen.

In der klinischen Praxis hat sich die nichtinvasive Messung der ICG-Plasmaverschwinderate (»plasma disappearance rate«, PDR) zur Messung der Leberfunktion bewährt, z. B. mittels LiMON. Eine PDR unter 16%/min kann bei chirurgischen Intensivpatienten mit einer Steigerung der Letalität von 15% auf 50% einhergehen, eine PDR unter 8%/min sogar mit einer Letalitätssteigerung auf 80%.

Sinnvoll ist die Anwendung der ICG-Clearance auch bei Patienten nach Lebertransplantation. Sowohl bei der Auswahl des Spenderorgans als auch bei der postoperativen Überwachung hat das Verfahren einen hohen prognostischen Wert. Da die ICG-Clearance auch von der Leberdurchblutung abhängt, kann hiermit auch die Leberperfusion überwacht und die Splanchnikusperfusion abgeschätzt werden, was insbesondere unter medikamentöser Kreislauftherapie von Bedeutung sein kann. Weiterhin wird das Verfahren zur Therapieplanung bei Lebertumoren oder bei Leberzirrhose zur Festlegung des Ausmaßes einer Leberteilresektion sowie bei der Nachbetreuung von Patienten mit chronischer Hepatitis oder Zirrhose angewandt.

> **Praxistipp**
>
> Die ICG-Clearance hängt von der Parenchymfunktion und der Leberdurchblutung ab, ohne dass bei einer Einzelmessung eine Differenzierung möglich ist. Bei wiederholter Messung weist eine schnelle Erhöhung der ICG-Clearance auf eine verbesserte Leberdurchblutung hin, da eine Leistungssteigerung des Leberparenchyms mehrere Stunden benötigt.

16.4.3 Tonometrie

Zur Überwachung der abdominalen Mikrozirkulation ist vor einigen Jahren die gastrale Tonometrie eingeführt worden. Hierbei wird eine nasogastrale Sonde mit CO$_2$-durchlässigem Tonometrieballon eingelegt. Der Tonometrieballon legt sich der Magenschleimhaut an; durch die Befüllung mit Luft wird eine Äquilibrierung der Gaspartialdrücke zwischen Ballon und dem Magengewebe erreicht, wobei der gastrale CO$_2$-Partialdruck (pgCO$_2$) bestimmt werden kann. Der arterielle-intermukosale CO$_2$-Gradient (pgCO$_2$-paCO$_2$; Normalwert <8 mmHg bzw. 1,2 kPa) gilt als zuverlässigster Parameter zur Beurteilung einer Schleimhautischämie des Magen-Darm-Kanals bei Intensivpatienten.

Das Verfahren der Lufttonometrie hat weitgehende klinische Akzeptanz erfahren, wobei im klinischen Alltag mindestens 30–45 min Äquilibrierungszeit erforderlich sind, sodass kurzfristige Änderungen mit der Methode nicht erfasst werden können. Früher war zusätzlich der intramukosale pH-Wert (pHi) berechnet worden, was aber heute als obsolet bezeichnet werden muss.

Eine Weiterentwicklung ist die automatische Erfassung des gastralen und des endtidalen CO_2-Partialdrucks mit dem Tonocap-System. Hierbei wird die systemisch-gastrale CO_2-Partialdruckdifferenz ermittelt, die auf eine gastrale Minderperfusion oder Gewebehypoxie hinweisen kann; eine weitere Differenzierung ist jedoch nicht möglich.

Eine andere Weiterentwicklung ist die sublinguale Kapnographie. Hierbei wird ein mit einem fluoreszierenden Farbstoff gefüllter Ballon, der für Kohlendioxid permeabel ist, in Kontakt zur sublingualen Schleimhaut gebracht, wobei eine sublinguale Hypoxie zu einem entsprechenden lokalen CO_2-Anstieg führt. Ein längerfristiger kontinuierlicher Einsatz ist allerdings nur bei ausreichend sedierten Patienten möglich.

Bislang konnte bei keinem dieser Verfahren eine Prognoseverbesserung durch die zusätzliche Anwendung der Tonometrie gefunden werden. Aufgrund der uneinheitlichen Datenlage kann derzeit keine Empfehlung zum klinischen Einsatz gegeben werden.

Fallbeispiel Teil 2

Trotz Noradrenalintherapie (0,1 µg/kg/min) und Volumensubstitution hat der Patient nun eine Herzfrequenz von 120/min und einen Blutdruck von 100/55 mmHg (MAP 70 mmHg); nach ZVK-Anlage beträgt der ZVD 2 mmHg. Die Intensivärztin entschließt sich zur Anlage eines PiCCO-Katheters, um Kreislaufsituation und Volumenstatus besser beurteilen zu können. Bei einem HZV von 9 l/min berechnet sie den SVR folgendermaßen:

$$SVR = \frac{(MAP - ZVD) \times 79{,}9}{HZV}$$

konkret:

$$SVR = \frac{(70\ mmHg - 2\ mmHg) \times 79{,}9}{9\ l/min} = 604\ dyn \times s \times cm^{-5}$$

Damit ist der periphere Widerstand deutlich vermindert (SVR-Normalwert = 900–1.400 dyn×s×cm⁻⁵). Das GEDVI ist mit 700 ml/m2 im Normalbereich (650–800 ml/m²), das EVLW mit 10 ml/kg bereits erhöht (normal 3–7 ml/kg). Um der hyperdynamen Kreislaufsituation und der

▼

◻ Tab. 16.2 Übersicht wichtiger hämodynamischer und respiratorischer Parameter

Messgröße	Abkürzung	Berechnung	Normalwert	Einheit
zentraler Venendruck	ZVD		2–8	mmHg
			2–10	cmH₂O
rechtsatrialer Druck	RAP		2–8	mmHg
rechtsventrikulärer Druck	RVP		systolisch 15–30	mmHg
			diastolisch 5–10	
pulmonalarterieller Druck	PAP		systolisch 15–30	mmHg
			Mitteldruck 10–20	
			diastolisch 5–15	
pulmonalarterieller Wedgedruck	PCWP (PAOP)		5–12	mmHg
linksatrialer Druck	LAP		5–10	mmHg
Herzzeitvolumen	HZV (CO)		4–8	l/min
Herzindex	HI (CI)	$HI = \dfrac{HZV}{KOF}$	2,4–4,2	l/min/m²
Schlagvolumen	SV	$SV = \dfrac{HZV}{HF}$	60–90	ml

◨ Tab. 16.2 (Fortsetzung)

Messgröße	Abkürzung	Berechnung	Normalwert	Einheit
Schlagvolumen-index	SVI	$SVI = \dfrac{SV}{KOF}$	35–65	ml/m²
Schlagvolumen-variation	SVV	$SVV = \dfrac{SV_{max} - SV_{min}}{SV_{max}} \times 100$	<10	%
Ejektionsfraktion	EF	$EF = \dfrac{SV}{LVEDV}$	>60	%
systemischer Gefäßwiderstand	SVR	$SVR = \dfrac{(MAP - ZVD) \times 79,9}{HZV}$	900–1400	dyn×s×cm⁻⁵
pulmonaler Gefäßwiderstand	PVR	$PVR = \dfrac{(mPAP - PCWP) \times 79,9}{HZV}$	150–250	dyn×s×cm⁻⁵
O₂-Gehalt	caO₂	$caO_2 = Hb \times 1,34 \times saO_2 + paO_2 \times 0,003$	18–21	ml/dl
O₂-Angebot	DO₂	$DO_2 = HZV \times caO_2 \times 10$ *vereinfacht:* $DO_2 = HZV \times Hb \times saO_2 \times 14$	800–1000	ml/min
O₂-Angebot als Index	DO₂I	$DO_2I = \dfrac{DO_2}{KOF}$	>600	ml/min/m²
O₂-Verbrauch	VO₂	$VO_2 = HZV \times Hb \times 1,34 \times (saO_2 - s\tilde{v}O_2) \times 10$ *vereinfacht:* $VO_2 = HZV \times Hb \times (saO_2 - sz\tilde{v}O_2) \times 14$	200–250	ml/min
O₂-Verbrauch als Index	VO₂I	$VO_2I = \dfrac{VO_2}{KOF}$	>170	ml/min/m²
gemischtvenöse O₂-Sättigung	s$\tilde{v}$O₂		70–80	%
Laktat			0,6–2,4	mmol/l
			5–22	mg/dl
globales enddiasto-lisches Volumen	GEDV*	$GEDV = ITTV - PTV$	1400–1600	ml
globales enddiasto-lisches Volumen als Index	GEDVI*	$GEDVI = \dfrac{GEDV}{KOF}$	680–800	ml/m²
intrathorakales Blutvolumen	ITBV*	$ITBV = 1,25 \times GEDV$	1750–2000	ml
intrathorakales Blutvolumen als Index	ITBVI*	$ITBVI = \dfrac{TBV}{KOF}$	850–1000	ml/m²
extravaskuläres Lungenwasser als Index	EVLWI*	$EVLWI = \dfrac{ITTV - 1,25 \times GEDV}{KG}$	3–7	ml/kg

Merke: 1 mmHg = 1,36 cmH₂O und 1 cmH₂O = 0,74 mmHg

* wird vom PiCCO-System berechnet

ITTV intrathorakales thermoakzessibles Volumen; *KOF* Körperoberfläche; *LVEDV* linksventrikuläres enddiastolisches Volumen; *PTV* pulmonales thermoakzessibles Volumen; *KG* Körpergewicht

Entwicklung eines Lungenödems entgegenzuwirken, wird die weitere Kreislauftherapie unter zurückhaltender Volumensubstitution primär mit Noradrenalin durchgeführt.

Literatur

Funk DJ, Moretti EW, Gan TJ (2009) Minimally invasive cardiac output monitoring in the perioperative setting. Anesth Analg 108: 887–897

Hofer CK, Schmid UM, Zollinger A (2012) Hämodynamisches Monitoring – Neue Aspekte des minimalinvasiven Herzzeitvolumen-Monitorings. Anästhesiol Intensivmed Notfallmed Schmerzther 47: 102–108

Schürholz T, Marx G (2012) Hämodynamisches Monitoring – Gibt es Indikationen für den perioperativen Einsatz des pulmonalarteriellen Katheters? Anästhesiol Intensivmed Notfallmed Schmerzther 47: 110–116

Wittkowski U, Spies C, Sander M et al. (2009) Hämodynamisches Monitoring in der perioperativen Phase. Anaesthesist 58: 761–786

Internetlinks

www.pulsion.de: Informationen über septischen und kardiogenen Schock sowie hämodynamisches Monitoring.

www.lidco.com: Englischsprachige Informationen über hämodynamisches Monitoring.

www.edwards.com: deutschsprachige Informationen über Hämodynamik und hämodynamisches Monitoring.

Invasive Maßnahmen

Vera Wittenberg, Wolfram Wilhelm

Fallbeispiel Teil 1

Ein 36-jähriger Motorradfahrer wird mit einer rechtsseitigen Rippenserienfraktur auf die Intensivstation aufgenommen. Der CT-Befund der im Rahmen der Schockraumdiagnostik durchgeführten »Traumaspirale« zeigt einen schmalen ventralen Pneumothorax <1 cm Breite, sodass bei dem ansonsten wachen und stabilen Patienten von der Anlage einer Thoraxdrainage im Schockraum abgesehen wird. Im Laufe der nächsten Stunden verschlechtert sich jedoch die Oxygenierung. Bei der Auskultation ist das Atemgeräusch rechts deutlich abgeschwächt, die Lungensonographie ergibt über dem gesamten Hemithorax Hinweise für einen Pneumothorax, und es lässt sich ein deutlicher Erguss oberhalb des Zwerchfells darstellen. Die Intensivärztin entschließt sich zur Anlage einer Thoraxdrainage.

Beim Intensivpatienten können verschiedene invasive Maßnahmen erforderlich sein, die einerseits für Diagnostik und Therapie (überlebens)wichtig sind, bei denen andererseits aber teilweise schwerwiegende oder sogar lebensbedrohliche Komplikationen auftreten können, sodass diese Maßnahmen hier dargestellt werden sollen. Vor allen invasiven Maßnahmen beim Intensivpatienten gilt:

- Indikation überprüfen und notieren,
- Aufklärung von Patient und/oder Betreuer je nach Dringlichkeit und Möglichkeit,
- Randbedingungen optimieren, also z. B. vor der geplanten Maßnahme Heparinperfusor stoppen, Punktion unter Ultraschallkontrolle etc. (▶ Abschn. 10.11),
- nach der invasiven Maßnahme Patienten überwachen.

17.1 Magen- und Ernährungssonde

Die Anlage von Magen- und Ernährungssonden gehört zu den weniger invasiven Routinemaßnahmen auf der Intensivstation. Diese Sonden sind zur Applikation von Flüssigkeit und Nahrung im Rahmen einer enteralen Ernährung indiziert oder dienen als Ablaufsonde, z. B. bei Patienten mit einem Ileus. Die Wahl der Sonde richtet sich nach der Indikation: Als Ablaufsonden eignen sich besonders großlumige, doppelläufige Polyurethan-Sonden der Stärke 16–18 Ch, da diese sich beim Absaugen nicht so leicht an der Schleimhaut ansaugen. Demgegenüber sind Ernährungssonden dünner (8–10 Ch) und weicher, sodass sie über einen längeren Zeitraum belassen werden können, ohne dass Drucknekrosen entstehen; sie bestehen aus Polyurethan oder Silikon. Als Ablaufsonden sind sie jedoch nicht gut geeignet. Ist

eine Sondenernährung absehbar länger als drei Wochen notwendig, sollte rechtzeitig eine perkutane endoskopische Gastrostomie (PEG) bzw. Jejunostomie (PEJ) erwogen werden. Zur Anlage einer Magensonde kann folgendermaßen vorgegangen werden:

Der Patient ist wach Nach Applikation von abschwellenden Nasentropfen und einem Schleimhautanästhetikum wird die Magensonde durch den unteren Nasengang eingeführt. Der Patient wird dabei mit erhöhtem Oberkörper gelagert und gebeten, den Kopf leicht nach vorne zu beugen. Wenn sich die Sondenspitze nach etwa 10–12 cm im Rachen befindet, wird der Patient aufgefordert, aktiv zu schlucken; meist ist es dazu hilfreich, schluckweise Wasser anzubieten.

> **Praxistipp**
>
> Gerade dehydrierte Ileuspatienten haben häufig ganz trockene Schleimhäute und können schlecht schlucken. Ein Becher Wasser oder Tee erleichtert den Schluckvorgang erheblich und ist für das weitere Vorgehen bei dem sowieso schon bestehenden Ileus bedeutungslos.

Während des Schluckakts wird die Sonde weiter vorgeschoben. In den meisten Fällen gelingt so die Passage durch den Ösophagus in den Magen problemlos. Der Magenfundus ist in der Regel bei einer Einführtiefe von ca. 50 cm erreicht. Die korrekte Position wird durch Aspiration von Magensaft sowie durch Auskultation des Oberbauchs während Luftinsufflation überprüft.

 Cave
Die Anlage einer Magensonde kann zu Würgen und Erbrechen führen. Bei (stark) eingeschränkten Schutzreflexen sollte zuvor eine Schutzintubation erwogen werden.

Der Patient ist intubiert und beatmet Auch in diesem Fall empfiehlt sich die Applikation von schleimhautabschwellenden Nasentropfen. Der Kopf des Patienten befindet sich in Mittelstellung und wird von einem Helfer leicht anteflektiert. Dadurch befindet sich der Nasopharynx in einer Linie mit dem Ösophaguseingang. Die Magensonde wird nun durch den unteren Nasengang eingebracht und sollte ohne Widerstand vorgeschoben werden können. Gelingt dies nicht und tritt ein federnder Widerstand auf, ist die Magensonde in der Regel zur Seite abgewichen und mit der Spitze in einen Recessus piriformis gelangt. Beim weiteren Vorschieben rollt sie sich dann in der Mundhöhle auf oder kann die Schleimhaut verletzen.

Husten während der Anlage weist auf eine intratracheale Lage hin. Gelingt in einem weiteren Versuch mit Führung der Sonde durch den oral tief in den Pharynx eingebrachten Zeigefinger die Anlage ebenfalls nicht, sollte kein weiterer Versuch der »blinden« Anlage erfolgen. In diesem Fall empfehlen wir die Platzierung unter Verwendung eines Laryngoskops und einer Magill-Zange, mit der die Sondenspitze unter Sicht in den Ösophaguseingang geführt wird.

Bei tief sedierten, ggf. sogar relaxierten Patienten oder bei Vorliegen neurologischer Einschränkungen kann durch den fehlenden Hustenreflex eine tracheale Fehllage zunächst unbemerkt bleiben. Daher ist die Lagekontrolle durch Auskultation auch bei unproblematischer Anlage zwingend erforderlich, um eine versehentliche Applikation von Sondennahrung oder Flüssigkeit sicher auszuschließen. Da eine Dislokation auch sekundär eintreten kann, gehört die Lagekontrolle der Magensonde durch Auskultation zur täglichen klinischen Untersuchung eines Intensivpatienten.

> **Praxistipp**
>
> Bei nahezu jedem beatmeten Intensivpatienten ist auch eine Magensonde erforderlich. Daher sollte die Magensonde unmittelbar nach der endotrachealen Intubation noch unter laryngoskopischer Sicht gelegt werden: Dies ist am einfachsten, am schnellsten und mit der geringsten Verletzungsgefahr verbunden. Zudem ist so eine Fehllage nahezu unmöglich.

■ **Kontraindikationen und Komplikationen**

Magen- und Ernährungssonden müssen ohne Kraftaufwand eingeführt und vorgeschoben werden. Liegen anatomische Besonderheiten oder Erkrankungen im Bereich von Naso- und Oropharynx, Ösophagus und Magen vor, ist äußerste Vorsicht geboten. Eine Ösophagusperforation ist insgesamt extrem selten, aber bei (unbekannten) Tumoren, Divertikeln, Verätzungen, Strikturen oder nach Ösophagusoperationen nicht völlig unmöglich. Hier sollte eine endoskopische Platzierung zumindest erwogen werden. Bei Ösophagusvarizen besteht eine etwas erhöhte Blutungsgefahr.

Bei Traumapatienten mit Mittelgesichtsfrakturen oder offenem Schädel-Hirn-Trauma und Rhinoliquorrhoe verbietet sich die nasale Anlage einer Magensonde durch die Gefahr einer Fehlplatzierung und der mit der Anlage verbundenen erhöhten Infektionsgefahr. Zumindest beim intubierten Patienten stellt dann die orale Positionierung eine gute Alternative dar. Vom

wachen Patienten werden orale Sonden in aller Regel nicht gut toleriert.

Komplikationen bei längerer Liegezeit sind v. a. nasale, ösophageale und gastrale Drucknekrosen sowie Rhinitis und Sinusitis.

17.2 Blasenkatheter

Die meisten Intensivpatienten benötigen eine Harnableitung zur Flüssigkeitsbilanzierung und besseren pflegerischen Versorgung. Da der Eingang der Harnröhre regelmäßig keimbesiedelt ist, muss die Anlage streng aseptisch erfolgen. Trotzdem gehören Harnwegsinfekte zu den häufigsten nosokomialen Infektionen und sind bis zu 90% mit einem Blasenkatheter assoziiert: Je länger ein transurethraler Katheter liegt, umso häufiger ist auch eine Bakteriurie nachweisbar. Daher ist die Indikation für eine Harnableitung regelmäßig zu überprüfen und der Katheter möglichst frühzeitig zu entfernen. Sollte nach 5 Tagen weiterhin eine Urinableitung erforderlich sein, ist die Anlage eines suprapubischen Katheters zu erwägen.

■ **Material**

In aller Regel wird zur transurethralen Harnableitung ein Latex- oder Silikonkatheter verwendet. Silikonkatheter sind zwar etwas teurer, besitzen aber eine glatte Oberfläche, bessere Biokompatibilität, führen quasi nie zu Allergien und sollten daher bei einer Liegedauer von mehreren Tagen bevorzugt werden. Größere Katheter führen zu mehr Harnröhrenkomplikationen, i.d.R. sind 14-Ch-Katheter völlig ausreichend. Zum Blocken des Katheterballons werden max. 10 ml Aqua dest. oder sterile 8- bis 10%ige Glyzerinlösung verwendet. Kochsalz- oder Glukoselösung sollten nicht verwendet werden, da sie durch Kristallbildung den Blockkanal des Katheters verkleben und so ein späteres Entblocken unmöglich machen können.

> **Praxistipp**
>
> Wir verwenden bei Intensivpatienten (Männer und Frauen) meist 14-Ch-Silikon-Thermokatheter.

■ **Anlage bei der Frau**

Die Patientin wird auf eine saugfähige Unterlage gelagert. Die Beine werden soweit wie möglich gespreizt, dann werden mit der linken Hand die Labien geöffnet, sodass zwischen Klitoris (oben) und Vagina (unten) der Ausgang der Harnröhre sichtbar wird. Nun erfolgt die sorgfältige Desinfektion mit einem schleimhautgeeigneten Desinfektionsmittel wie Povidon-Jod (z. B. Betaisodona) oder Octenidin (z. B. Octenisept). Dabei werden mit der rechten Hand zuerst die großen und dann die kleinen Schamlippen desinfiziert und dann mehrfach der Ausgang der Harnröhre.

Der Blasenkatheter wird nun durch eine Hilfsperson steril angereicht, vom »Operateur« mit einer sterilen Pinzette hinter dem Katheterballon angefasst und ohne Kontakt zu den Labien direkt durch die Harnröhre in die Blase eingeführt. Sobald die Spitze des Katheters sich in der gefüllten Harnblase befindet, fließt Urin. Danach wird der Ballon mit 5–10 ml geblockt. Nach vorsichtigem Zurückziehen zeigt ein federnder Widerstand an, dass der Katheter korrekt liegt.

> **Praxistipp**
>
> Bei Frauen ist es sinnvoll, dass die Hilfsperson den Katheter vor der Anlage steril mit dem geschlossenen Harnableitungssystem verbindet und so anreicht. Dadurch kann der Urin direkt in den Urinbeutel abfließen und die Patientin liegt nicht im Nassen.

Fließt kein Urin zurück, kann eine vaginale Fehllage vorliegen. Dann die Katheterlage verifizieren und Wiederholung der Katheteranlage mit einem neuen Blasenkatheter – der alte ist nicht mehr steril!

Anlage beim Mann

Ein steriles und saugfähiges Schlitztuch dient der sterilen Abdeckung der Umgebung. Der Penis wird mit der linken Hand am Sulcus coronarius angehoben, lang gestreckt und die Vorhaut zurückgezogen. Dann werden mit der rechten Hand zuerst Glans penis und Sulcus coronarius und dann mehrfach der Meatus urethralis mit einem schleimhautgeeigneten Desinfektionsmittel gereinigt und desinfiziert. Nun werden 6–10 ml steriles Gleitmittel (z. B. Instillagel) in die Harnröhre instilliert; durch sanften Druck mit der linken Hand auf die Harnröhre im Sulcus coronarius kann das Zurückfließen des Gleitmittels verhindert werden. Der Blasenkatheter wird steril durch eine Hilfsperson angereicht, vom »Operateur« mit einer sterilen Pinzette hinter dem Katheterballon angefasst und durch die Harnröhre in die Blase eingeführt.

> **Praxistipp**
>
> Während der Anlage hält die Hilfsperson den sterilen Katheter nach oben, der »Operateur« kann ihn so am besten dirigieren. Der Katheter wird erst nach der Anlage steril mit dem Harnableitungssystem verbunden.

Gelegentlich spürt man nach etwa 20 cm einen leichten, manchmal federnden Widerstand, wenn die Harnröhre durch eine Prostatahyperplasie eingeengt wird. Keinesfalls darf der Katheterballon nun in dieser Position geblockt werden, auch nicht »zur Probe«, weil es so zur Verletzung der prostatischen Harnröhre mit Blutung, Via falsa sowie späterer Narbenbildung und Harnröhrenstriktur kommen kann.

> **❯ Bei Männern wird der Blasenkatheter immer »bis zum Anschlag« in die Urethra vorgeschoben. Erst dann darf geblockt werden!**

Bei schwieriger Katheteranlage ist folgendes Vorgehen hilfreich:
- Weiteres Gleitmittel (nochmal 6–10 ml) einbringen, dadurch wird die Harnröhre leicht vorgedehnt.
- Penisschaft absenken und das leicht fußwärts strecken, bevor der Katheter weiter in Richtung Blase eingeführt wird.
- Tiemann-Katheter (14 Ch) mit gebogener Spitze verwenden. Der Katheter muss zuerst so gehalten werden, dass die Spitze nach kranial zeigt. Ggf. kann dann aus dieser Position heraus die Spitze mehr nach links oder mehr nach rechts dirigiert und der Katheter so vorgeschoben werden.
- Rektal-digitale Manipulation: Hierbei wird die Prostata des Patienten mit dem Zeige- oder Mittelfinger einfach angehoben, häufig kann der Katheter dann die Engstelle passieren.

> **Praxistipp**
>
> Bei schwieriger Blasenkatheteranlage: Geduld bewahren, keinesfalls Gewalt anwenden! Eine Blasenkatheteranlage ist zumeist kein Notfall, ggf. vorübergehend Urinalkondom verwenden und erfahrenen Kollegen hinzuziehen.

> **❗ Cave**
>
> Wie bei allen invasiven Maßnahmen ist bei schweren Gerinnungsstörungen besondere Vorsicht angezeigt. So sollte besonders beim Mann keine Katheterisierung in den ersten 12 h nach Lyse durchgeführt werden. Auch hier kann alternativ ein Urinalkondom verwendet werden.

17.3 Suprapubischer Blasenkatheter

Ein suprapubischer Blasenkatheter wird – anstelle einer transurethralen Harnableitung – vom Robert-Koch-

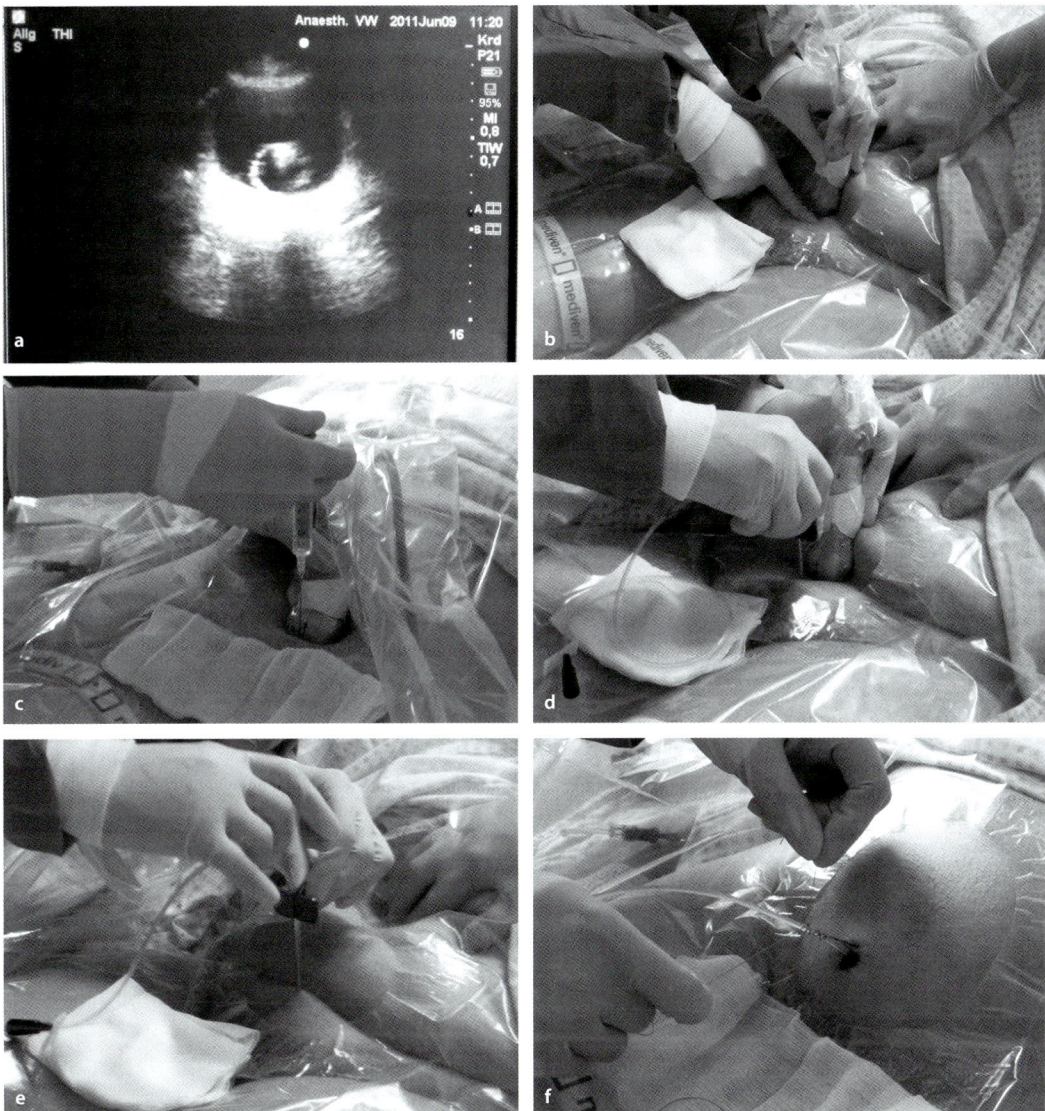

◘ **Abb. 17.1 Anlage eines suprapubischen Blasenkatheters. a** Sonographische Darstellung der Blasenfüllung. Ebenfalls gut sichtbar ist der Ballon des transurethralen Blasenkatheters. **b** Nach Rasur und steriler Abdeckung erfolgt die sorgfältige Hautdesinfektion. Bei adipösen Patienten wird die Bauchdecke von einer Hilfsperson nach oben gezogen. Nun Identifikation der Punktionsstelle 2–3 cm oberhalb der Symphyse. **c** Nach Lokalanästhesie Vorpunktion 2–3 cm oberhalb der Symphyse streng in der Mittellinie. Nach etwa 5 cm kann mit der Spritze Urin aspiriert werden. **d** Nun Punktion mit der spaltbaren Hohlnadel in der vorher identifizierten Stichrichtung: Der Pigtail-Katheter befindet sich bereits in der Kanüle. Nach Rückfluss von Urin über den Katheter wird die Nadel vorsichtig noch weitere 1–2 cm vorgeschoben. **e** Unter stetigem Vorschub des Katheters wird die Hohlnadel jetzt zurückgezogen und nach vollständigem Rückzug aus der Bauchdecke auseinandergebrochen. **Cave:** Die Bruchkanten sind scharf! **f** Sorgfältige Nahtfixation des Katheters wie bei der Annaht einer Redondrainage. Anschließend wird der fertig fixierte Katheter steril verbunden und gekennzeichnet

Institut bei einer Liegedauer von >5 Tagen oder bei größeren abdominellen Eingriffen empfohlen. Vorteile sind seltenere Harnwegsinfektionen sowie eine bessere Genitalpflege und Mobilisation, z. B. bei Rehabilitationsmaßnahmen. Allerdings besitzt der suprapubische Blasenkatheter eine ungleich höhere Invasivität mit teilweise erheblichen Komplikationsmöglichkeiten, sodass immer eine Einzelfallabwägung erfolgen muss. Folgende Komplikationen können auftreten:

- Blutung aus dem Stichkanal oder der Blasenwand, ggf. ist eine Blasenspülung erforderlich sowie
- Verletzung intraabdomineller Organe, insbesondere Darm- oder Gefäßperforationen.

Daraus ergeben sich folgende Kontraindikationen:

- ungenügend gefüllte Harnblase (<200 ml),
- Blasentumor oder Abdominaltumor mit Verdrängung der Harnblase,
- therapeutische Antikoagulation oder Blutungsneigung.

Relativ kontraindiziert ist die Anlage eines suprapubischen Blasenkatheters bei Narben oberhalb der Symphyse mit der Gefahr intraabdomineller Verwachsungen, Schrumpfblase, starkem Meteorismus, Ileus, Schwangerschaft, Adipositas permagna und Hauterkrankungen im Punktionsbereich.

Praxistipp

Die suprapubische Punktion ist so gut wie nie eine Notfallmaßnahme! Daher vorher immer Patienten oder Betreuer aufklären, Antikoagulanzien pausieren und ggf. Gerinnung optimieren. Eine zwingend erforderliche therapeutische Antikoagulation, die nicht unterbrochen werden darf, ist eine Kontraindikation.

Praktisches Vorgehen

Der Eingriff wird im Intensivbett unter sterilen Kautelen durchgeführt. Gebräuchliche Sets zur Anlage suprapubischer Katheter enthalten eine dicke, spaltbare Hohlnadel, über die der dünnere Pigtail-Katheter in die Blase vorgeschoben wird. Es hat sich bewährt, den Katheter bereits vor der Punktion in die Hohlnadel einzubringen und so weit vorzuschieben, dass er durch den Anschliff sichtbar ist, aber nicht über diesen hinaus ragt. Bei adipösen Patienten sollte zudem eine Hilfsperson die Bauchdecke nach kranial ziehen. Das Vorgehen ist schrittweise in ◘ Abb. 17.1 dargestellt:

- Blase über liegenden transurethralen Katheter mit 300–500 ml Infusionslösung füllen.
- Blasenfüllung mit Ultraschall kontrollieren, Rasur, sorgfältige Hautdesinfektion.
- Lokalanästhesie mit 5 ml Mepivacain 1%, hierbei auch die tieferen Schichten infiltrieren.
- 2–3 cm oberhalb der Symphyse streng in der Mittellinie punktieren. Wir empfehlen die Vorpunktion mit einer dünneren Nadel, um die Punktionstiefe abzuschätzen. Nach ca. 5 cm kann Urin aspiriert werden – bei sehr adipösen Patienten auch tiefer!
- Stichinzision der Haut mit einem Stichskalpell, im Anschluss die Hohlnadel mit eingelegtem Pigtail-Katheter einbringen.
- Bei Rückfluss von Urin die Hohlnadel noch 1–2 cm weiter vorschieben, dann den Katheter durch die liegende Nadel weiter in die Blase einführen.
- Hohlnadel über den liegenden Katheter zurückziehen, außerhalb der Bauchdecke auseinanderbrechen und entfernen.
- Katheter an der Bauchdecke durch Naht fixieren, steril verbinden und kennzeichnen.

Praxistipp

Eine Punktion bei leerer Blase ist obsolet! Daher ist die Ultraschalldarstellung der gefüllten Blase vor der Punktion unseres Erachtens zwingend erforderlich. Zudem empfehlen wir, die gesamte Punktion unter Ultraschallkontrolle mit dem konvexen Abdomenschallkopf oder (besser) dem kleineren Echoschallkopf durchzuführen.

17.4 Pleuradrainage und Thoraxdrainage

Flüssigkeitsansammlungen im Thorax können verschiedene Ursachen haben. Im Rahmen eines generalisierten Kapillarlecksyndroms oder einer kardialen Stauung können rasch große seröse Ergüsse entstehen, die die Spontanatmung, aber auch die maschinelle Beatmung des Patienten behindern. Nicht jeder Erguss muss drainiert werden – oft kann durch eine angemessene Negativbilanzierung eine Rückbildung erreicht werden. Bei einer schwerwiegenden Oxygenierungsstörung, hohen Beatmungsdrücken oder bei geplanter Entwöhnung des Patienten vom Respirator ist jedoch die Ergussdrainage häufig indiziert. Seröse Ergüsse können dann mit einer kleinlumigen Pleuradrainage entlastet werden. Hingegen benötigt man eine großlumige Thoraxdrainage zur Entlastung eines Pneumo- oder Hämatothorax, bei stark eiweiß- und fibrinhaltigem Sekret oder einem Pleuraempyem; gleichzeitig wird meist ein Sog angeschlossen, um die vollständige Ausdehnung der Lunge zu begünstigen. Die Thoraxdrainage stellt auch im Notfall die bessere Alternative dar, sollte aber – zur Vermeidung intrathorakaler Verletzungen – immer durch eine Minithorakotomie angelegt werden.

17.4.1 Pleuradrainage

Eine Pleuradrainage ist weniger schmerzhaft für den Patienten, verursacht nur ein geringes Gewebetrauma und wird in der Praxis meist mit einem Hohlnadelset durchgeführt. Allerdings besteht auch hier immer die Gefahr einer Blutung; zudem kann die Lunge verletzt werden und ein (Spannungs-)Pneumothorax entstehen! Daher sollten Patient und/oder Betreuer vorher aufgeklärt, Antikoagulanzien möglichst pausiert und ggf. die Gerinnung optimiert werden.

> **Praxistipp**
>
> Vor der Punktion sollte der Pleuraerguss sonographisch dargestellt werden: Ist er in Rückenlage problemlos mit Ultraschall darstellbar, ohne den Schallkopf in die Matratze zu drücken, so ist die Menge des Ergusses auch punktionswürdig.

Bei der Sonographie ist darauf zu achten, dass sich die echofreie Flüssigkeitsansammlung auf jeden Fall oberhalb des Zwerchfells befindet. Die Punktionsstelle wird so gewählt, dass der Pleuraerguss direkt erreicht wird, und dann markiert; die Lage des Patienten sollte anschließend nicht mehr verändert werden.

Punktion im Sitzen Wenn der Zustand des Patienten es erlaubt, hat die sitzende Position den Vorteil, dass sich die Ergussflüssigkeit dorsobasal sammelt. Einstichstelle ist dann typischerweise der 7.–8. Interkostalraum (ICR) in der hinteren Axillarlinie. Punktiert wird an der Oberkante der Rippe, da an der Rippenunterseite die Interkostalgefäße verlaufen. Der Intensivpatient muss durch eine Hilfsperson vor dem Umfallen nach vorne gesichert werden.

Punktion im Liegen Hierzu wird der Arm des Patienten abduziert, anschließend erfolgt die Punktion in der vorderen bis mittleren Axillarlinie. Da das Zwerchfell im Liegen höher steht als im Sitzen, muss die Punktionsstelle höher gewählt werden, typischerweise im 5. ICR, ebenfalls auf dem Oberrand der Rippe.

Punktion unter Ultraschall Wir empfehlen, die Punktion ultraschallgesteuert vorzunehmen. In diesem Fall wird der Konvex- oder Linearschallkopf längs im Verlauf des Zwischenrippenraumes aufgesetzt. Die Punktion erfolgt nun an der ventralen, schmalen Schallkopfseite in dorsale Richtung. Auf diese Weise ist die Punktionsnadel während des Vorschubs im gesamten Verlauf bis zum Eindringen in den Erguss sichtbar (»In-line«-Technik). Außerdem gelangt die Spitze des Katheters aufgrund der Stichrichtung mit hoher Wahrscheinlichkeit in den dorsalen Recessus costodiaphragmaticus, wo sich auch die größte Ergussmenge sammelt.

> **Anlage einer Pleuradrainage**
> - Sonographische Kontrolle des Ergusses, Markierung der Punktionsstelle
> - Händedesinfektion, der Arzt trägt Haube, Mundschutz, sterile Handschuhe und einen sterilen Kittel
> - Hautdesinfektion, sterile Abdeckung
> - Lokalanästhesie mit 5 ml Mepivacain 1%, hier auch die tieferen Schichten inkl. des Periosts am Oberrand der Rippe infiltrieren: Achtung: Die Pleura parietalis ist schmerzempfindlich und wird zumeist nicht ausreichend betäubt! Ein wacher Patient muss darüber informiert werden
> - Vorpunktion mit einer dünnen Kanüle unter Aspiration, hierzu kann die Lokalanästhesiespritze verwendet werden
> - Einführen des Pleurakatheters in die Hohlnadel
> - Punktion mit der Pleuranadel mit eingelegtem Katheter, ggf. vorher Stichinzision der Haut mit einem Stichskalpell
> - Bei Rückfluss von Ergussflüssigkeit Hohlnadel noch etwa 1 cm vorschieben, dann Vorschub des Pleurakatheters
> - Rückzug der Nadel über den liegenden Pleurakatheter, je nach System Montage von Dreiwegehahn und Ablaufbeutel
> - Nahtfixation der Drainage und steriler Verband

17.4.2 Thoraxdrainage

Eine Thoraxdrainage wird nur bei dringendem Verdacht auf einen Spannungspneumothorax und rasch zunehmender hämodynamischer Instabilität sofort,

d. h. ohne weitere vorherige Diagnostik, angelegt. In allen anderen Fällen sollte die Indikation radiologisch oder sonographisch überprüft und dokumentiert werden. Prinzipiell unterscheidet man 2 Zugangswege:

- Nach **Monaldi:** Hierbei wird die Thoraxdrainage medioklavikulär im 2. ICR eingeführt[1]. Die Position ist gut geeignet zur Entlastung eines isolierten Pneumothorax, insbesondere auch in der Notfallsituation.
- Nach **Bülau:** Hierbei wird die Thoraxdrainage im 4.–5. ICR in der mittleren Axillarlinie angelegt. Diese Position ist besser geeignet zur Drainage von Flüssigkeiten.

> **Praxistipp**
>
> Die optimale Position für die Anlage einer Thoraxdrainage wird am besten durch eine Ultraschalluntersuchung ermittelt. Ist dies im Notfall nicht möglich, so darf die Anlage der Thoraxdrainage in Rückenlage nicht unterhalb des 4. ICR erfolgen, um eine Leber-, Milz- oder Darmverletzung zu verhindern.

Das Vorgehen ist in der folgenden Übersicht beschrieben und in ◨ Abb. 17.2 dargestellt.

> **Minithorakotomie und Anlage einer Thoraxdrainage**
>
> - Sonographische Kontrolle des Ergusses, Markierung der Punktionsstelle
> - Händedesinfektion, der Arzt trägt Haube, Mundschutz, sterile Handschuhe und einen sterilen Kittel
> - Hautdesinfektion, sterile Abdeckung
> - Lokalanästhesie mit 5 ml Mepivacain 1%, hier auch die tieferen Schichten inkl. des Periosts am Oberrand der Rippe infiltrieren
> - Hautinzision von ca. 4–5 cm mit einem Skalpell. **Cave:** Der Unerfahrene neigt dazu, den Schnitt eher zu klein anzulegen!
> - Stumpfes Präparieren mit dem Zeigefinger oder durch Einführen, Aufspreizen und Zurückziehen der Präparierschere, immer am Oberrand der Rippe. Die Pleura tastet sich als prall-elastischer Widerstand
> ▼

> - Eröffnung der Pleura mittels stumpfer Präparation, es entweicht unmittelbar Luft oder Flüssigkeit. Man kann mit dem Zeigefinger jetzt die glatte Pleura parietalis von innen tasten und auch die weiche Gewebestruktur der Lunge fühlen
> - Nun den spitzen Trokar in die Thoraxdrainage zurückziehen, sodass die Spitze nicht mehr vorne herausschaut, der Trokar aber weiter die Drainage von innen stabilisiert
> - Thoraxdrainage nun vorsichtig entlang des Fingers einführen und dann abschließend nochmal die intrathorakale Lage der Drainage mit dem Finger kontrollieren
> - Anschluss des Wasserschlosses, Applikation von Sog (-20 cmH$_2$O)
> - Anlage einer U- oder Tabaksbeutelnaht (▶ Abb. 54.7)
> - Nahtfixation der Drainage, ggf. Verschluss der Hautinzision durch Einzelknopfnähte, steriler Verband

17.5   Liquorpunktion und -drainage

In der Intensivmedizin dient die Lumbalpunktion (syn. Spinalpunktion) normalerweise der Gewinnung von Liquor cerebrospinalis. Da eine Liquorpunktion selbst bei umsichtiger Durchführung immer auch gewisse Risiken birgt, muss sich der Intensivarzt vorher folgende Fragen stellen:

- **Gerinnung:** Bestehen Einschränkungen der Gerinnung? Falls die Gerinnung eingeschränkt ist: Erlaubt die Dringlichkeit der Untersuchung einen Aufschub bis zur Normalisierung der Gerinnungssituation oder muss eine aktive Verbesserung erfolgen, z. B. durch PPSB- oder Thrombozytengabe?
- **Hirndruck:** Liegen Hinweise für einen erhöhten Hirndruck vor? Hier besteht bei der Liquorentnahme Einklemmungsgefahr! Dann erst Schädel-CT durchführen.
- **Liquormenge und -versand:** Wie viel Liquor wird für die gewünschten Untersuchungen benötigt? Soll der Liquor nativ versandt werden oder auf einem Nährmedium? Im Zweifelsfall vor der Punktion Rücksprache mit dem Labor, ggf. zusätzliches Liquorröhrchen abnehmen und bis zur weiteren Verwendung tiefgekühlt lagern.

---

1 Merke: Bei Männern liegt die Brustwarze in der Regel im 4. ICR in der Medioklavikularlinie.

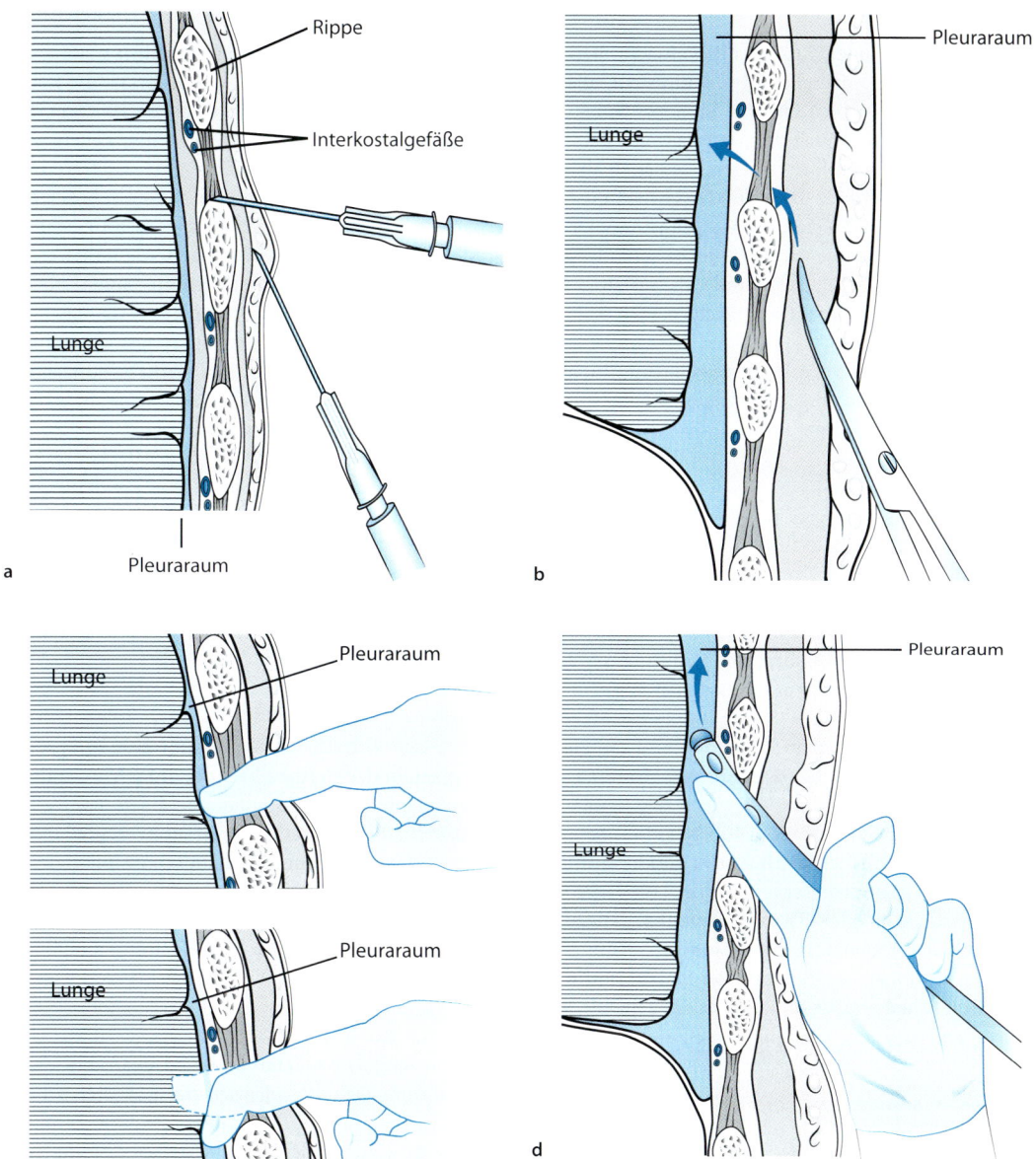

◘ Abb. 17.2 Anlage einer Thoraxdrainage über eine Minithorakotomie. a Lokalanästhesie mit 5 ml Mepivacain 1%, hier auch die tieferen Schichten am Oberrand der Rippe infiltrieren. **Cave:** Am Unterrand der Rippe verlaufen die Interkostalgefäße, die nicht verletzt werden sollen. **b** Nun 4–5 cm Hautinzision mit einem Skalpell, anschließend stumpfes Präparieren mit dem Zeigefinger oder durch Einführen, Aufspreizen und Zurückziehen einer Präparierschere, immer am Oberrand der Rippe. **c** Eröffnung der Pleura mittels stumpfer Präparation, es entweicht unmittelbar Luft oder Flüssigkeit. Man kann mit dem Zeigefinger jetzt die glatte Pleura parietalis von innen tasten und auch die weiche Gewebestruktur der Lunge fühlen. **d** Nun die Thoraxdrainage vorsichtig entlang des Fingers einführen und dann abschließend nochmal die intrathorakale Lage der Drainage mit dem Finger kontrollieren

■ **Dringlichkeit**

Bei Meningitis- oder Enzephalitisverdacht besteht grundsätzlich eine dringliche Indikation zur mikrobiologischen Untersuchung des Liquors. Selbstverständlich muss dann auch der Materialtransport zum Mikrobiologielabor sofort erfolgen, also auch abends oder am Wochenende, z. B. per Taxi nach telefonischer Voranmeldung. Durch eine Verzögerung können relevante, aber labile Keime wie Pneumokokken oder Meningokokken absterben, oder und es kann zu einem Überwuchs der Probe mit anspruchsloseren Keimen kommen.

Hingegen werden serologische oder immunologische Liquoruntersuchungen zumeist nicht als Notfalluntersuchungen durchgeführt.

■ **Gerinnungsstörungen**

Bei Gerinnungsstörungen muss eine sorgfältige Nutzen-Risiko-Abwägung erfolgen: Das Risiko für eine spinale Blutung ist bei intakter Gerinnung gering, steigt aber je nach Gerinnungsstörung oder Antikoagulation deutlich an. Bei der elektiven Liquorpunktion gelten grundsätzlich dieselben Richtlinien wie bei der Durchführung einer rückenmarknahen Regionalanästhesie (▸ Abschn. 10.11). Die Indikationsstellung sollte sorgfältig dokumentiert werden und die Punktion durch einen möglichst erfahrenen Untersucher erfolgen.

Im Einzelfall (dringende Liquorpunktion bei V. a. Meningitis) kann es erforderlich sein, die Gerinnungssituation aktiv zu verbessern, z. B. durch die Gabe von PPSB, Protamin oder Thrombozytenkonzentraten. Besteht keine Notfallindikation, muss die Gerinnungssituation optimiert werden, und der Patient und/oder der gesetzliche Betreuer sollten über das geplante Verfahren und mögliche Komplikationen aufgeklärt werden.

> **Praxistipp**
>
> Blutungskomplikationen nach Lumbalpunktion sind unter folgenden Bedingungen sehr unwahrscheinlich:
> - PTT ≤40 s,
> - Quickwert ≥70%,
> - Thrombozytenzahl ≥100.000/µl,
> - keine Einnahme von Thrombozytenfunktionshemmern oder neuen oralen Antikoagulanzien,
> - leere Gerinnungsanamnese.
>
> In allen anderen Fällen ist eine individuelle Risikobewertung und ggf. eine gezielte Gerinnungstherapie erforderlich.

■ **Durchführung**

Die Liquorpunktion erfolgt grundsätzlich unter sterilen Kautelen. Technisch am einfachsten ist die Punktion beim sitzenden Patienten, wobei dieser vorne von einer Hilfsperson gestützt wird. Der wache Patient wird aufgefordert, die Schultern hängen zu lassen und die Unterarme und Hände nach vorn in den Schoß zu legen. Bei Bewusstseinstrübung oder Kreislaufinstabilität wird der Patient auf die Seite gelagert, die Knie werden von einer Hilfsperson gebeugt und zum Bauch hochgezogen und der Kopf auf die Brust geführt (◘ Abb. 17.3). In beiden Fällen ist das Ziel der Lagerungsmaßnahmen, dass sich der lumbale Wirbelsäulenabschnitt nach außen wölbt, die Dornfortsätze »aufklappen« und so die Spinalpunktion erleichtert wird.

Auf Höhe der Verbindungslinie der Beckenkämme befindet sich der Dornfortsatz des 4. Lendenwirbelkörpers (LWK) oder der Zwischenraum LWK 4/5. Da der Conus medullaris in seltenen Fällen bis in Höhe LWK 2/3 reichen kann, soll beim Erwachsenen eine Spinalpunktion niemals kranial von LWK 3/4 durchgeführt werden. Das Vorgehen bei der Spinalpunktion ist in ◘ Abb. 17.3 detailliert dargestellt.

■ **Lumbale Liquordrainage**

Die Anlage einer lumbalen Liquordrainage erfolgt prinzipiell in der gleichen Technik unter Verwendung eines entsprechenden Spinalkathetersets oder eines Periduralkatheters, der mittels Tuohy-Nadel spinal eingeführt wird. Mögliche Indikationen sind:
- Druckmessung im Spinalraum,
- kontrollierte Druckentlastung im Spinalraum, z. B. bei Rückenmarkischämie, Duraleck oder spinaler Abflussbehinderung des Liquors.

Da der Katheter mehrere Tage belassen wird, ist zwingend auf Asepsis zu achten und die Einstichstelle täglich zu kontrollieren; ggf. wird der Katheter primär subkutan »getunnelt«. Das größere Punktionstrauma durch die dickere Nadel und den Katheter ist mit einer größeren Blutungsgefahr verbunden, sodass in jedem Fall vorher die Gerinnung optimiert werden sollte. Um einen übermäßigen Ablauf von Liquor mit spinalem Unterdrucks und Hirnstammeinklemmung im Foramen magnum zu verhindern, müssen immer eine Druckmessung angeschlossen und die ablaufende Liquormenge engmaschig überwacht werden.

■ **Hygiene**

Ein hygienisch korrektes Vorgehen ist bei der Liquorpunktion zwingend erforderlich. Nach sorgfältiger Händedesinfektion trägt der Arzt Haube, Mundschutz und sterile Handschuhe, die Hilfsperson Haube und

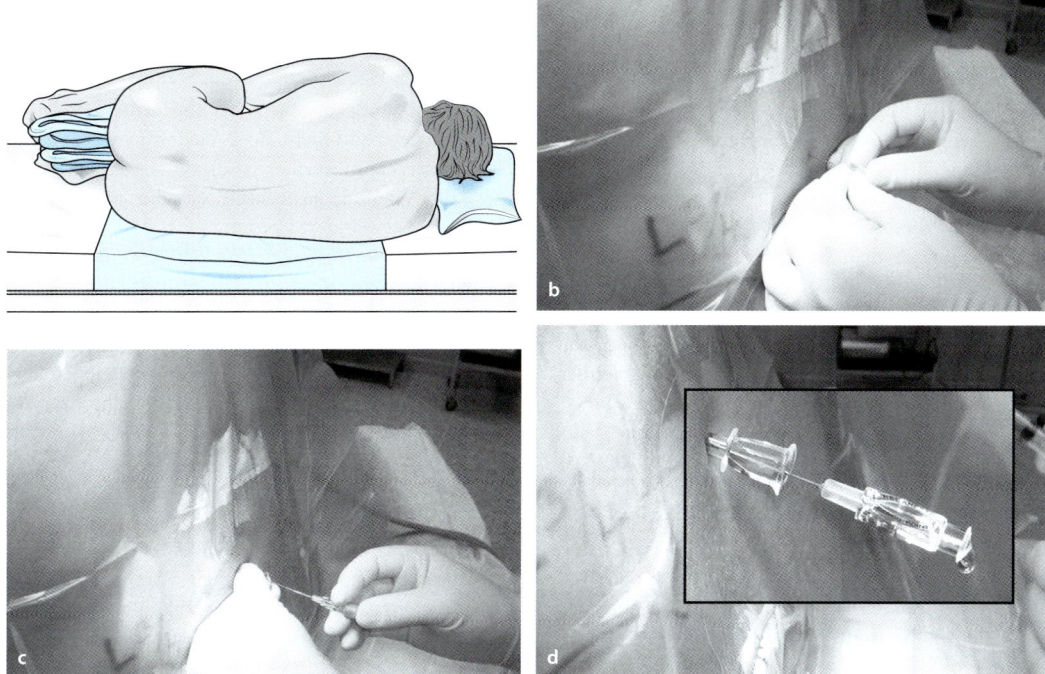

◻ **Abb. 17.3 Liquorpunktion. a** Seitenlagerung zur Liquorpunktion. Die Knie werden möglichst stark gebeugt und »zur Nase gezogen«, gleichzeitig sollen Oberkörper und Kopf nach vorne gebeugt werden. Zudem sollte man Tücher zwischen die Unterschenkel legen, damit die Wirbelsäule möglichst waagerecht liegt und das Becken nicht »verkippt«. Bei bewusstlosen oder bewusstseinsgetrübten Patienten ist dazu eine Hilfsperson erforderlich. **b** Liquorpunktion im Sitzen in Höhe von LWK 3/4. Die Punktion im Sitzen ist meist einfacher – gerade bei älteren und adipösen Patienten. Nach sorgfältiger alkoholischer Sprüh- und Wischdesinfektion mit mindestens 5-minütiger Einwirkzeit wird der Restalkohol sorgfältig entfernt und eine Lokalanästhesie mit 1–2 ml Mepivacain 1% durchgeführt. Nun wird der Introducer der Spinalnadel gerade oder minimal nach kranial gerichtet eingestochen. **c** Anschließend wird die Spinalnadel durch den Introducer langsam vorgeführt. Wir verwenden routinemäßig eine 25-G-Sprotte-Nadel (Farbkennung orange). In seltenen Fällen (meist bei sehr alten Patienten) ist eine Punktion mit der etwas dickeren 22-G-Nadel (Farbkennung schwarz) erforderlich, ggf. sogar mit dem »schärferen« Quincke-Schliff. **Cave:** Quincke-Schliff und dickere Nadeln machen ein größeres Duraleck und daher insbesondere bei jungen Patienten teilweise erhebliche postpunktionelle Kopfschmerzen. Schwarze 22-G-Quincke-Nadeln sollten daher wirklich nur dann eingesetzt werden, wenn es gar nicht anders geht – und das betrifft nahezu ausschließlich sehr alte Patienten, die glücklicherweise auf das Liquorleck kaum reagieren. **d** Der Spinalraum wird in etwa 3–6 cm Abstand von der Haut erreicht – man spürt dann einen kleinen Widerstand, wenn die Dura durchstoßen wird. Dann sollte die Spinalnadel noch 2–3 mm vorgeschoben werden, damit die Spitze sicher im Liquorraum liegt. Der Mandrin in der Spinalnadel wird entfernt, nun tropft Liquor ab. Der erste Milliliter Liquor sollte verworfen werden, weil er punktionsbedingt noch Blutbeimengungen enthalten könnte. Insgesamt sollten nicht mehr als 10–15 ml Liquor abgenommen werden

Mundschutz. Ein steriler Kittel ist bei der alleinigen Liquorabnahme optional, bei der Anlage eines Liquorkatheters aber verpflichtend.

Eine Bakteriämie gilt üblicherweise als (relative) Kontraindikation für eine Spinalpunktion, um keine Keimverschleppung in den Liquor zu riskieren. In der Intensivmedizin kann gerade in diesen Fällen eine Spinalpunktion zur mikrobiologischen Liquordiagnostik erforderlich sein, erfordert aber wiederum eine individuelle Risiko-Nutzen-Abwägung. Die Indikation zur

lumbalen Liquordrainage muss täglich überprüft und der Drainagekatheter nach Abschluss der Behandlung sofort gezogen werden. Im klinischen Alltag wird immer versucht, eine lumbale Liquordrainage spätestens nach 7 Tagen Liegedauer zu entfernen.

▪ **Neurologische Überwachung**

Beim analgosedierten oder bewusstseinsgetrübten Patienten können neurologische Komplikationen und Querschnittsymptomatik als Komplikation der Spinalpunktion unbemerkt bleiben. Eine Analgosedierung mit kurzwirksamen Substanzen, z. B. Remifentanil und Propofol, erlaubt durch Auslassversuch am ehesten kurzfristige Überprüfungen des Neurostatus. DGAI und DIVI schreiben in der S3-Leitlinie »Analgesie, Sedierung und Delirmanagement in der Intensivmedizin« 2010 analog zur Anwendung der Periduralanästhesie beim Intensivpatienten (teilweise wörtliche Wiedergabe):

- Ein adäquates neurologisches Monitoring mittels regelmäßiger klinischer Untersuchung, Kontrolle des Katheterrückflusses (blutig, trübe Flüssigkeit, Liquor?) und der Kathetereinstichstelle soll helfen, mögliche Komplikationen rechtzeitig zu erkennen.
- Bei sedierten Patienten soll in den ersten 24 h mindestens 3-mal und danach mindestens 1-mal täglich das Sedierungsniveau einem RASS-Wert von 0/-1 entsprechen (▶ Kap. 13).
- Bei Verdacht auf Komplikationen sollen sofort diagnostische und ggf. therapeutische Maßnahmen eingeleitet werden. Wird ein epiduraler Abszess oder ein Hämatom vermutet, sollte der Patient sofort mittels MRT untersucht werden. Ist kein MRT verfügbar, dann ist die CT-Untersuchung in diesen Fällen die (meist schlechtere) Alternative.
- Wenn indiziert, sollte eine chirurgische Dekompression schnellstmöglich (maximal innerhalb von 8 h ab Symptomatikbeginn) erfolgen. Ggf. muss der Patient dazu sofort verlegt werden.
- Bei Infektionsverdacht sollte der Katheter entfernt und zur mikrobiologischen Diagnostik eingeschickt werden. Wurde der Katheter bereits entfernt und tritt aus der Einstichstelle Sekret aus, sollte dieses Sekret ebenfalls mikrobiologisch untersucht werden, anschließend wird sofort eine kalkulierte Antibiotikatherapie eingeleitet.

17.6   Kardioversion

Tachykarde Herzrhythmusstörungen mit hämodynamischer Instabilität können eine elektrische Kardioversion erforderlich machen (▶ Kap. 35 und ◘ Abb. 35.2). Anders als die Defibrillation, die unabhängig von einem Herzeigenrhythmus zum Einsatz kommt, erfolgt die Kardioversion synchronisiert zur Herzaktion des Patienten, sodass eine gleichzeitige EKG-Ableitung mit Einspeisung in den Defibrillator erforderlich ist.

❯ **Zum Synchronisieren wird vor dem Auslösen des Schocks die »Sync«-Taste am Defibrillator gedrückt.**

Anderenfalls könnte der Stromschlag in die relative Refraktärphase des Myokards fallen und dann Kammerflimmern auslösen. Folgendes ist zu beachten:

- Vor der Schockabgabe ist zu überprüfen, ob die R-Zacken (und nicht die T-Wellen!) vom Gerät sicher erkannt werden. Ist dies nicht der Fall, sollte die Ableitung gewechselt oder die Amplitude des EKG verändert werden.
- Bei einer Herzfrequenz über 200–250/min kann die Erkennung der R-Zacken problematisch sein. In diesem Fall findet die nichtsynchronisierte Defibrillation Anwendung.
- Bei Kammerflimmern und pulsloser ventrikulärer Tachykardie wird grundsätzlich nichtsynchronisiert geschockt.

▪ Elektrodenposition

Die optimale Positionierung und der sichere Kontakt der Elektroden dienen einer möglichst geringen Impedanz und so einer optimalen transthorakalen Energieübertragung auf das Myokard. Bei Klebeelektroden muss vorher eine starke Brustbehaarung abrasiert werden, bei Paddles wird Kontaktgel aufgetragen und ein ausreichend hoher Anpressdruck (entsprechend etwa 8 kg beim Erwachsenen) auf den Brustkorb angewandt. Um den Strom durch das Myokard zu leiten, sind verschiedene Elektrodenpositionen möglich, wobei die anterior-apikale Positionierung für atriale und ventrikuläre Kardioversionen gleichermaßen geeignet ist und wohl auch am häufigsten angewandt wird.

> **Praxistipp**
>
> Bei der anterior-apikalen Technik wird eine Elektrode parasternal unter die rechte Klavikula positioniert, die andere Elektrode liegt apikal (über der Herzspitze), also etwa in Höhe des 5.–6. ICR in der linken vorderen bis mittleren Axillarlinie. Bei großen Brüsten wird die apikale Elektrode möglichst lateral des Brustansatzes platziert.

Alternativ sind – z. B. wegen eines Wundverbands oder eines implantierten Schrittmachers oder Defibrillators – folgende Elektrodenpositionen möglich:

- rechtsposterior-apikal: eine Elektrode auf dem rechten oberen Rücken zwischen Skapula und Wirbelsäule, die andere apikal (wie oben),
- linkspräkordial-linksposterior (»anterior-posterior«): eine Elektrode links präkordial, etwa in Höhe des 4. ICR, die andere auf dem Rücken knapp unterhalb der linken Skapula,

— biaxillär: eine Elektrode auf der linken seitlichen Thoraxwand knapp unterhalb der Axilla, die andere auf der gegenüberliegenden Seite rechts.

Bei Patienten mit implantiertem Schrittmacher oder ICD-/CRT[2]-System sollte die Kardioversion mit mindestens 8 cm Abstand zum Aggregat durchgeführt werden. Anschließend sollte das System abgefragt und ggf. neu programmiert werden; weitere Kontrollen werden dann 1 Woche nach der Kardioversion und vor Entlassung empfohlen.

Entladungscharakteristik Die Schockabgabe in alten Defibrillatoren/Kardiovertern erfolgt monophasisch, d. h. der Stromfluss während der Schockabgabe verläuft nur in eine Richtung. Heute werden nur noch biphasische Geräte hergestellt, d. h. der Strom fließt zuerst in die eine und dann in die entgegengesetzte Richtung. Die biphasische Entladungscharakteristik besitzt eine höhere Erfolgsrate, gleichzeitig sind die erforderliche Energiemenge und damit auch die Gefahr einer Gewebeschädigung geringer. Stehen mehrere Geräte auf der Intensivstation zur Verfügung, so sollte das biphasische bevorzugt werden.

> **Jeder Intensivarzt muss für den Notfall den Standort des Defibrillators auf der Station kennen, in das Gerät eingewiesen sein und wissen, ob es monophasisch oder biphasisch arbeitet.**

Energiemenge
Je nach Indikation werden verschiedene Energiemengen empfohlen (◻ Tab. 17.1).

Analgosedierung Da eine Kardioversion schmerzhaft ist, sollte sie in Analgosedierung oder Kurznarkose erfolgen. Bei geplanter Kardioversion ist vorher eine Nüchternheit von 6 h einzuhalten. Nach ausgiebiger Präoxygenierung können je nach Alter und Allgemeinzustand beim Erwachsenen z. B. 0,05–0,1 mg Fentanyl und anschließend 20–50(–100) mg Propofol verwendet werden; dies muss unter Monitoring in Intubations- und Beatmungsbereitschaft erfolgen (▶ Kap. 1).

Antikoagulation Speziell bei Vorhofflimmern besteht das Risiko, dass mit der Zeit im Vorhof Thromben entstehen und diese nach der Kardioversion z. B. ins Ge-

◻ **Tab. 17.1** Empfohlene Energiemengen beim Erwachsenen zur Kardioversion/Defibrillation bei verschiedenen Herzrhythmusstörungen. Bei unzureichendem Erfolg kann die Energiemenge gesteigert werden

	mono-phasisch	bi-phasisch
Vorhofflimmern	200 J	120 J
Vorhofflattern	100 J	70 J
Paroxysmale supraventrikuläre Tachykardie	100 J	70 J
Ventrikuläre Tachykardie	200 J	120 J
Kammerflimmern	360 J	200 J

hirn embolisieren. Daher ist in Abhängigkeit von der Dauer des Vorhofflimmerns eine vorübergehende Antikoagulation erforderlich. Auf der Intensivstation kann folgendermaßen vorgegangen werden:
— Ist die kardioversions-/defibrillationspflichtige Herzrhythmusstörung akut aufgetreten, kann auch sofort kardiovertiert/defibrilliert werden.
— Tritt bei einem Intensivpatienten Vorhofflimmern neu auf, dann sollte allein deshalb möglichst eine Thromboembolieprophylaxe erfolgen, zumeist mit unfraktioniertem oder niedermolekularem Heparin.
— Bei Vorhofflimmern, das weniger als 48 h besteht, ist das Thromboembolierisiko gering – es kann sofort kardiovertiert werden. Allerdings ist die Erfassung der Zeitspanne manchmal nicht ganz einfach, es muss entweder ein Vor-(Monitor-)EKG-Befund vorliegen oder der Symptombeginn zeitlich verlässlich eingrenzbar sein.
— Bei Vorhofflimmern >48 h Dauer wird vor der Kardioversion entweder eine transösophageale Echokardiographie (TEE) oder eine 3-wöchige orale Antikoagulation empfohlen. Auf der Intensivstation wird man zumeist eine TEE und dann, sofern kein Vorhofthrombus vorliegt, sofort die Kardioversion durchführen.
— Nach der Kardioversion sollte – abhängig von der individuellen Risikosituation – eine 4-wöchige oder ggf. sogar lebenslängliche orale Antikoagulation durchgeführt werden. Zu Details ▶ Literatur »Camm 2010« und »Trappe 2012«.
— Vorhofflattern ist wie Vorhofflimmern zu behandeln.

---

2 ICD = implantierbarer Kardioverter-Defibrillator (»implantable cardioverter-defibrillator«), CRT = kardiale Resynchronisationstherapie (»cardiac resynchronization therapy«)

Praxistipp

Eine neu aufgetretene Tachyarrhythmia absoluta beim Intensivpatienten kann ein erster Hinweis auf eine Sepsis sein. Zusammen mit anderen Untersuchungsergebnissen sollte bei Verdacht auf ein septisches Geschehen frühzeitig eine weiterführende Diagnostik und Behandlung eingeleitet werden!

17.7 Passagerer Schrittmacher

Die Deutsche Gesellschaft für Kardiologie nennt in ihrer Leitlinie (Lemke et al. 2005) folgende Indikationen zur temporären Schrittmacherstimulation:

- Akute Notfälle unklarer Ursache mit Asystolie oder atropinrefraktärer symptomatischer Bradykardie.
- Symptomatische bradykarde Herzrhythmusstörungen bei akuter Medikamentenüberdosierung oder Intoxikation, bis diese behandelt/abgeklungen sind.
- Symptomatische bradykarde Herzrhythmusstörungen zur Überbrückung bis zur Implantation eines permanenten Schrittmachersystems.
- Akuter Myokardinfarkt mit AV-Block II. Grades Typ Mobitz II, 2:1 oder höhergradig, AV-Block III. Grades, alternierendem Faszikelblock oder progredientem bifaszikulären Block.
- Terminierung von paroxysmalen Tachykardien.
- Schrittmacherabhängige Patienten, bei denen Aggregat und/oder Sonden wegen einer Infektion explantiert werden müssen.
- Bei Endo- oder Myokarditis, z. B. im Rahmen einer Lyme-Borreliose.
- Bei speziellen Katheterablationen.
- Nach kardiochirurgischen Eingriffen, hier zumeist über epikardiale Herzdrähte.
- Eine prophylaktische Indikation ist nur selten gegeben.

Die temporäre Schrittmacherstimulation selbst kann dann – je nach Situation – extern über thorakale Klebeelektroden, transösophageal, nach Herzoperationen über epikardiale »Herzdrähte« oder aber transvenös (bevorzugt über die V. jugularis interna oder die V. subclavia) erfolgen.

17.7.1 Transkutane Stimulation

Die transkutane Stimulation mit Klebeelektroden erfordert eine hohe Impulsenergie, meist zwischen 70 und 200 mA. Da die Schmerzschwelle beim wachen Patienten mit etwa 80 mA angegeben wird, ist die transkutane Stimulation eher eine kurzfristige Notfallmaßnahme, am besten bei bewusstlosen oder analgosedierten Patienten. Die Vorteile der Methode liegen in der raschen Verfügbarkeit und einfachen Anwendung im Notfall; auch können die Klebeelektroden gut »prophylaktisch« angebracht werden. Als Elektrodenposition hat sich die anterior-posteriore (linkspräkordiallinksposteriore) Positionierung bewährt, alternativ kommt die anterior-apikale Position in Betracht (▶ Abschn. 17.6). Nachteilig ist v. a. die Versagerquote, insbesondere durch schweißige, fettige Haut, Haare, Sekrete oder durch ein extremes Lungenemphysem.

Transkutane Schrittmacherstimulation

- Elektrodenposition anterior-posterior (linkspräkordial-linksposterior): eine Elektrode links präkordial, etwa in Höhe des 4. ICR, die andere auf dem Rücken knapp unterhalb der linken Skapula
- Haut rasieren, gut mit Alkohol reinigen, Elektroden sorgfältig aufkleben und andrücken!
- Stromstärke zwischen 70 und 200 mA wählen; bei bewusstlosen oder analgosedierten Patienten mit hoher Stromstärke starten, Effekt beobachten und dann ggf. reduzieren
- Impulsdauer zwischen 10 und 40 ms wählen
- Frequenz 70–90/min einstellen

17.7.2 Transösophageale Stimulation

Die transösophageale Stimulation erreicht aufgrund der anatomischen Gegebenheiten v. a. den linken Vorhof und setzt dann zur Ventrikelstimulation eine intakte AV-Überleitung voraus. Eine sichere Sondenplatzierung ohne Dislokationsgefahr ist bei dieser Methode zudem schwierig und gelingt am besten beim intubierten und beatmeten Patienten. Als erforderliche Stromstärke werden etwa 10–20 mA bei einer Impulsdauer von 10–40 ms angegeben.

17.7.3 Transvenöser Schrittmacher

Die transvenöse Stimulation stellt die Referenzmethode der passageren Schrittmachertherapie dar. Da die

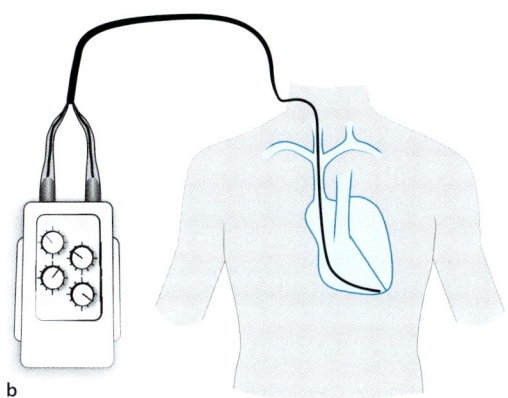

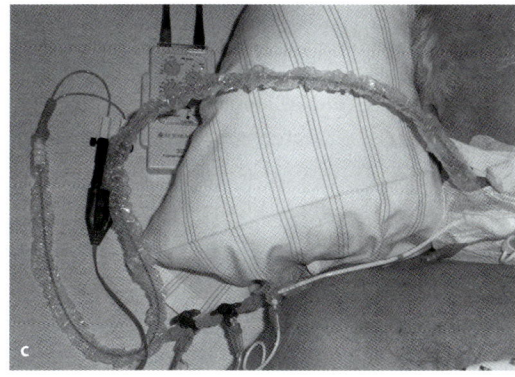

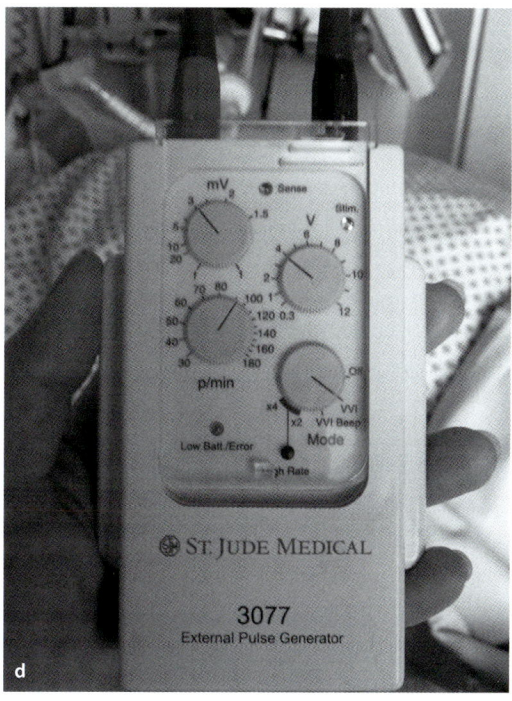

◻ **Abb. 17.4 Anlage eines passageren transvenösen Herz-schrittmachers. a** Typische Schrittmacherspikes mit nachfol-genden, linksschenkelblockartig deformierten Kammerkom-plexen. **b** Im a.-p.-Strahlengang projiziert sich die Spitze der Schrittmachersonde auf die Herzspitze. **c** Typisches klini-sches Bild nach erfolgreicher Schrittmacherplatzierung. **d** Schrittmacheraggregat im VVI-Modus mit typischer Ein-stellung

Spitze der Stimulationssonde direkt dem rechten Ven-trikelmyokard anliegt, genügt ein geringer elektrischer Impuls. Die Anlage der transvenösen Sonde erfolgt über die V. cava und den rechten Vorhof in den rechten Ventrikel. Die in der Intensivmedizin am weitesten verbreiteten Sonden sind an der Spitze mit einem auf-blasbaren Ballon versehen, sodass sie wie ein Pulmo-nalarterienkatheter »eingeschwemmt« werden kön-nen. Stimulationssonden ohne Einschwemmballon werden zumeist im Herzkatheterlabor unter Durch-leuchtung platziert.

▪ **Punktionsort**

In der Regel wird die temporäre Schrittmachersonde über eine zuvor in Seldinger-Technik angelegte 6-Fr-Schleuse eingebracht. Dabei stellt die rechte V. jugula-ris interna aufgrund ihres geraden Verlaufs den bevor-zugten Zugangsweg dar. Die linke V. subclavia sollte

für die Anlage eines definitiven, implantierten Schritt-machers geschont werden.

▪ **Einschwemmen**

Vor dem Einführen wird eine sterile transparente Hül-le über die Schrittmachersonde gestreift und die Sonde dann unter strenger Asepsis in die Schleuse eingeführt. Jetzt wird auch der Schrittmacher an die Sonde kon-nektiert, eingeschaltet und die Sonde etwa 15 cm vor-geschoben, sodass die Sondenspitze vor dem Eingang des rechten Vorhofs liegt. Nun wird der Einschwemm-ballon aufgeblasen und die Schrittmachersonde wie ein Pulmonaliskatheter eingeschwemmt (▶ Kap. 16). Die korrekte Sondenlage in der Spitze des rechten Ven-trikels zeigt sich im Herzfrequenzanstieg mit typischen Schrittmacherspikes und nachfolgenden, linksschen-kelblockartig deformierten Kammerkomplexen (◻ Abb. 17.4), die auch zu einer mechanischen Antwort

▣ **Tab. 17.2** Schrittmacherkodierung nach dem NASPE/BPEG-Code (Aus: Lemke et al. 2005)				
I	**II**	**III**	**IV**	**V**
Ort der Stimulation	**Ort der Wahr-nehmung**	**Betriebsart**	**Frequenzadaption**	**Multifokale Stimulation**
0 = keine	0 = keine	0 = keine	0 = keine	0 = keine
A = Atrium	A = Atrium	T = getriggert	R = Frequenzadaption (»rate modulation«)	A = Atrium
V = Ventrikel	V = Ventrikel	I = inhibiert		V = Ventrikel
D = dual A+V	D = dual A+V	D = dual T+I		D = dual A+V
S = Single (A oder V)	S = Single (A oder V)	Nur für Hersteller		
NASPE = North American Society of Pacing and Electrophysiology, BPEG = British Pacing and Electrophysiology Group				

führen – erkennbar als Pulswellen in der Pulsoxymetrie oder in der arteriellen Druckkurve. Die Sonde wird nun mit leichtem Anpressdruck verankert und die korrekte Position durch Verriegelung an der Schleuse gesichert. Nach der Anlage erfolgt grundsätzlich eine radiologische oder echokardiographische Kontrolle der Sondenposition. Im anterior-posterioren Strahlengang projiziert sich die Spitze der Schrittmachersonde auf die Herzspitze (▣ Abb. 17.4), in der transthorakalen Echokardiographie stellt sich die Schrittmachersonde in der apikalen oder subkostalen Anlotung als echoreiche Struktur im rechten Ventrikel dar (▣ Abb. 17.4).

> **Praxistipp**
>
> Gelegentlich – besonders bei rechtsatrialer Dilatation – kann die Passage der Trikuspidalklappe schwierig sein. Dann können folgende Maßnahmen hilfreich sein:
> — den wachen Patienten zum mehrfachen Husten auffordern,
> — Vorschieben der im rechten Vorhof befindlichen Schrittmachersonde unter gleichzeitiger Rotation um 90° gegen den Uhrzeigersinn (von kranial gesehen),
> — Anlage unter Bildwandlerkontrolle.

▪ **Schrittmachereinstellung**
Die Klassifizierung der Schrittmachereinstellung erfolgt heute international nach dem NASPE/BPEG[3]-

Code (▣ Tab. 17.2). Im Notfall wird auf der Intensivstation zumeist ein VVI-Stimulationsmodus gewählt, d. h.
— Stimulation (»pacing«) im rechten Ventrikel,
— Wahrnehmung (»sensing«) im rechten Ventrikel,
— Inhibition bei Eigenaktionen.

> **Praxistipp**
>
> In der Notfallsituation wird der transvenöse Herzschrittmacher folgendermaßen eingestellt:
> — Modus: VVI,
> — Herzfrequenz: 90/min (oder 10–20/min über Eigenfrequenz),
> — Stimulation (Pacing): maximale V- oder mA-Zahl,
> — Empfindlichkeit (Sensing): maximale mV-Zahl oder »asynchron«.

Sobald der Patient stabilisiert ist, wird die Schrittmachereinstellung angepasst:
— Die Stimulationsenergie (je nach Modell angegeben in V oder mA) wird langsam reduziert, bis auf den Schrittmacherreiz keine Herzaktion mehr folgt. Dies ist die Reizschwelle, die im Optimalfall unter 1 V liegt. Die Reizschwelle wird notiert, sicherheitshalber wird die Stimulationsenergie dann auf den 2- bis 3-fachen Wert der Reizschwelle eingestellt.
— Die Empfindlichkeit (in mV) beschreibt die Spannung, ab der ein elektrischer Impuls des Herzens vom Schrittmacher erkannt wird. Stellt man eine hohe mV-Zahl ein, dann ist der Schrittmacher minimal empfindlich. Zur Bestimmung der Wahrnehmungsschwelle muss die Schritt-

---

3 NASPE = North American Society of Pacing and Electrophysiology, BPEG = British Pacing and Electrophysiology Group

macherfrequenz unter die spontane Herzfrequenz eingestellt werden, gleichzeitig wird die mV-Zahl auf 1 gestellt – der Schrittmacher ist also maximal empfindlich. Nun wird mV-Zahl langsam gesteigert, bis der Schrittmacher die spontanen Herzaktionen nicht mehr erkennt und stattdessen stimuliert – das ist die Wahrnehmungsschwelle. Als Empfindlichkeit wird dann die halbe Wahrnehmungsschwelle eingestellt. Stellt man den Schrittmacher zu empfindlich ein (zu niedrige mV-Zahl), wäre eine Schrittmacherinhibition durch Bewegungsartefakte möglich.

- **Komplikationen**
Generell geht die Anlage einer Schrittmachersonde immer mit einer mechanischen Irritation des Herzmuskels einher, sodass Herzrhythmusstörungen aller Art ausgelöst werden können und die Anlage immer in Defibrillationsbereitschaft erfolgen sollte. Weiterhin sind Myokardverletzungen mit Perforation und Perikarderguss möglich, auch noch einige Tage nach der Anlage, sodass bei einer plötzlichen hämodynamischen Instabilität immer auch an eine Myokardperforation gedacht werden muss.

Patienten mit einem passageren transvenösen Schrittmacher müssen strenge Bettruhe einhalten, da bei einer Dislokation der Sonde die Herzfrequenz – ohne die Unterstützung des Schrittmachers – auf die bradykarde Eigenfrequenz zurückfällt. Mit umsichtiger Hilfe sind Lagerungsmanöver oder das Aufsetzen ins Herzbett jedoch möglich. Die kontinuierliche Monitorüberwachung des Patienten ist obligat. Die Infektion stellt beim transvenösen Schrittmacher die wichtigste Komplikation dar, daher sollte die Liegezeit der Sonde auf maximal 72–96 h beschränkt sein.

Fallbeispiel Teil 2
Nach gründlicher Hautdesinfektion, steriler Abdeckung und Lokalanästhesie führt die Intensivärztin am Oberrand der 5. Rippe in der mittleren Axillarlinie einen Hautschnitt von etwa 5 cm Länge aus und präpariert das subkutane Gewebe stumpf, bis sie den Oberrand der 5. Rippe erreicht. Hier spreizt sie die Muskelfaszie sowie die Interkostalmuskulatur mit der Präparierschere auf und tastet mit dem Zeigefinger die Pleura, die dann durch ein erneutes Aufspreizen der Schere eröffnet wird. Zischend entleert sich Luft, gefolgt von blutigem Pleuraerguss. Die Ärztin schiebt die Thoraxdrainage entlang ihres Fingers vorsichtig in die Pleurahöhle vor, während die Intensivschwester das vorbereitete Wasserschloss anschließt und einen Sog von 20 cm Wassersäule einstellt. Noch während der Anlage der U-Naht und der Nahtfixie-

▼

rung der Thoraxdrainage wird die Atmung des Patienten ruhiger und die pulsoxymetrisch gemessene O_2-Sättigung steigt an. Gemeinsam legen Schwester und Intensivärztin einen sterilen Verband über die Minithorakotomie an. Die anschließende Röntgenkontrolle zeigt eine korrekte Position der Thoraxdrainage, ein Pneumothorax ist nicht mehr zu sehen.

Literatur

Arbeitskreis »Krankenhaus- und Praxishygiene« der AWMF (2008) Die Harndrainage. Hyg Med 33: 256–259

Camm AJ, Kirchhof P, Lip GYH et al. (2010) Guidelines for the management of atrial fibrillation. The Task Force for the Management of Atrial Fibrillation of the European Society of Cardiology (ESC). Eur Heart J 31: 2369–2429

Deakin CD, Nolan JP, Sunde K, Koster RW (2010) Elektrotherapie: Automatisierte externe Defibrillatoren, Defibrillation, Kardioversion und Schrittmachertherapie. Sektion 3 der Leitlinien zur Reanimation 2010 des European Resuscitation Council. Notfall Rettungsmed 13: 543–558

Gogarten W, van Aken HK (2012) Perioperative Thromboseprophylaxe. Thrombozytenaggregationshemmer – Bedeutung für die Anästhesie. Anästhesiol Intensivmed Notfallmed Schmerzther 47: 242–251

Kerwat K, Wulf H, Morin J (2010) Spinalanästhesie – Hygienestandards bei Spinalanästhesie. Anästhesiol Intensivmed Notfallmed Schmerzther 45: 196–198

Lebiedz P, Hilker E, Breithardt G (2008) Therapie bradykarder Herzrhythmusstörungen mit passageren Herzschrittmachern. Intensivmed Up2date 4: 165–179

Lehmann S, Thomas S, Lehmann A et al. (2011) Perikarderguss: Differenzierte Diagnostik, Überwachung und Therapie. Chirurg 82: 1001–1007

Lemke B, Nowak B, Pfeiffer D (2005) Leitlinien zur Herzschrittmachertherapie. Indikationen, Systemwahl, Nachsorge. Z Kardiol 94: 704–720

Piechota HJ, Pannek J (2003) Katheterdrainage des Harntrakts. Stand der Technik und Perspektiven. Der Urologe [A] 42: 1060–1069

Trappe HJ (2012) Vorhofflimmern – Gesichertes und Neues. Dtsch Ärztebl 109: 1–7

Radiologische Diagnostik

Matthias König

Fallbeispiel Teil 1

Ein 82-jähriger Patient mit COPD-Anamnese wird abends mit erheblicher Luftnot von der Normalstation auf die Intensivstation übernommen, nachdem bei ihm am Vormittag links infraklavikulär ein Schrittmacher implantiert worden war. Die pulsoxymetrisch gemessene Sauerstoffsättigung beträgt 78%, bessert sich aber unter 8 l/min Sauerstoffgabe über eine Gesichtsmaske auf 96%. Der Patient ist kurzatmig und die Thoraxauskultation dadurch erschwert. Das Atemgeräusch ist links und rechts leise, vielleicht linkslateral etwas abgeschwächt. Während der Intensivarzt eine Venenverweilkanüle anlegt, überlegt er das weitere Vorgehen.

18.1   Thoraxdiagnostik

18.1.1 Indikation

Radiologische Methoden zur Thoraxdiagnostik sind seit jeher ein wichtiger Baustein bei der Versorgung von Intensivpatienten. Eine Thoraxröntgenaufnahme anterior-posterior (a.p.) im Bett ist in Abhängigkeit vom Patienten und der angewandten Technik mit einer effektiven Strahlendosis zwischen 20 und 50 μSv verbunden; die Effektivdosis einer Thorax-CT liegt 100- bis 200-fach höher bei 5–8 mSv.

■ **Thoraxröntgenbild**
Typische Indikationen zur Thoraxröntgenaufnahme sind die Kontrollen von neu eingelegten Tuben, Kathetern, Sonden und Drainagen, außerdem viele diagnostische und therapeutische Maßnahmen wie Thorakotomien, größere abdominalchirurgische Eingriffe, Bronchoskopien mit oder ohne pneumologische Intervention, Tracheostomaanlagen und Operationen mit hohem Volumenumsatz.

> **Praxistipp**
>
> Eine Thoraxröntgenaufnahme kann bei jeder klinischen Verschlechterung oder kardiopulmonalen Instabilität unter Beatmungstherapie erforderlich sein, manchmal auch schon kurze Zeit nach einer Voraufnahme.

Es ist eine tägliche Erfahrung, dass klinische Parameter und Röntgenbefunde nicht synchron verlaufen müssen, vielmehr hinkt die Entwicklung eines Röntgenbefunds nicht selten der klinischen Entwicklung hinterher. Dies gilt nicht nur für Phasen der Rekonvaleszenz (z. B. Auflösung eines pneumonischen Infiltrats), sondern auch für die frühzeitige Erfassung komplexer

Prozesse. So kann in der Initialphase eines ARDS mit einer bereits ausgeprägten Hypoxämie der pulmonale Befund der Thoraxaufnahme noch normal sein und erst in der 24-h-Verlaufskontrolle deutliche Veränderungen erkennen lassen. Andererseits sind nicht selten Formen des interstitiellen Lungenödems nur radiologisch zu erfassen, wenn klinische Zeichen noch sehr diskret sind. In solchen Fällen kann die Wirksamkeit einer Therapie anhand der kurzfristigen Entwicklung des kardiopulmonalen Röntgenbefunds dokumentiert werden.

■ **Thorax-CT**
Indikationsstellungen zur Thorax-CT müssen umso mehr einer Nutzen-Risiko-Abwägung entsprechen, da ihre Durchführung zwangsläufig mit einer erheblich höheren Strahlendosis und einem potenziell komplikationsträchtigen Patiententransport verbunden ist. Andererseits hat sich die CT als aussagekräftiges Instrument zur raschen und nichtinvasiven diagnostischen Abklärung sowohl akuter Ereignisse (Verdacht auf Lungenembolie, Thoraxtrauma) als auch komplizierter Krankheitsverläufe mit unklaren pulmonalen, mediastinalen oder pleuralen Prozessen etabliert (▶ Abschn. 18.1.6).

> ❯❯ In Fällen einer respiratorischen Insuffizienz unbekannter Genese und zur Abklärung von unklarem Fieber liefert bei negativem Röntgenbefund die Thorax-CT – ggf. auch unter Einschluss des Abdomens – häufig weitere wichtige Informationen.

18.1.2 Technische Durchführung

Die Durchführung von Thoraxaufnahmen auf der Intensivstation erfolgt heute weitgehend mit digitalen Bildempfängersystemen in Speicherfolientechnik oder mit Flatpanel-Detektoren zur Direktradiographie. Trotz der damit verbundenen besseren Belichtungsqualität gehört die Anfertigung einer qualitativ hochwertigen Thoraxaufnahme auf der Intensivstation für die MTRA zu den anspruchsvollsten Aufgaben.

Die Untersuchung beatmeter oder evtl. unkooperativer Patienten unter den Bedingungen einer erschwerten Patientenlagerung und Zentrierung von Röhre und Röntgenkassette birgt eine Vielzahl von Fehlermöglichkeiten mit z. T. erheblichen Auswirkungen auf die Befundinterpretation. Für die Verlaufsbeurteilung von Befunden sind daher gut reproduzierbare Untersuchungsstandards von hoher Bedeutung, was sich nur durch eine gute Zusammenarbeit zwischen

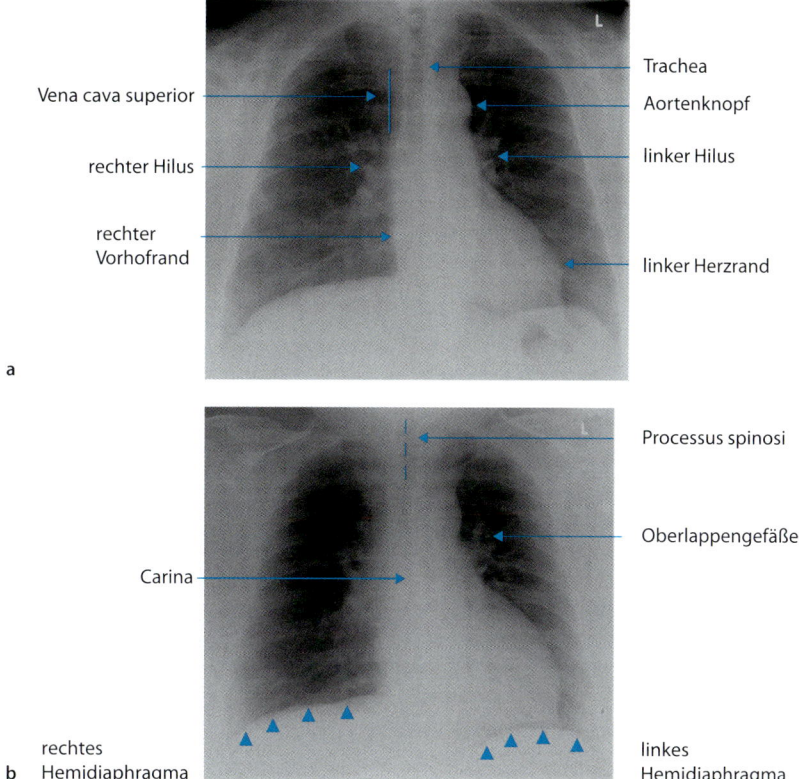

Vena cava superior

rechter Hilus

rechter
Vorhofrand

a

Trachea

Aortenknopf

linker Hilus

linker Herzrand

Processus spinosi

Oberlappengefäße

Carina

rechtes
b Hemidiaphragma

linkes
Hemidiaphragma

◖ **Abb. 18.1 Normalbefund der Thoraxorgane.** In **a** p.a.-Projektion im Stehen und in **b** a.p.-Projektion im Liegen. In der Bettaufnahme sind nicht nur Herz und Mediastinum breiter abgebildet, auch die Oberlappengefäße treten deutlicher hervor mit einem basoapikalen Kaliberausgleich

den MTRA und den Pflegekräften und Ärzten der Intensivstation erreichen lässt.

Für die a.p.-Standardprojektion wird der Patient in flacher Rückenlage mit senkrechter Ausrichtung des Zentralstrahls in möglichst maximaler Inspirationslage untersucht. Der kürzere Film-Fokus-Abstand von in der Regel 1 m und die andere Lage der Organe zur Abbildungsebene bewirken nicht nur deren relativ größere Abbildung, sondern tragen darüber hinaus auch zur höheren Unschärfe auf Thoraxaufnahmen in a.p.-Projektion bei (◖ Abb. 18.1).

▪ **Aufnahmetechnische Fehler**
Zu den häufigsten aufnahmetechnischen Fehlern zählen Aufnahmen in unzureichender Inspirationslage und Fehlrotationen des Patienten nach rechts oder links.

Unzureichende Inspiration Dabei lässt sich eine maximale Inspirationslage bei eingeschränkt kooperativen Patienten oder atemabhängigen Schmerzen

manchmal nicht erreichen. Wesentlich ist es, diese Bedingungen zu erkennen, andernfalls bieten sie Anlass zu Fehlinterpretationen. So lässt eine Aufnahme in unzureichender Inspiration bei beiderseitigem Zwerchfellhochstand nicht nur das Herz flächig aufgelagert und damit verbreitert erscheinen, auch die basalen Lungenstrukturen werden durch den Stauchungseffekt komprimiert abgebildet und erlauben keine ausreichende Beurteilung hinsichtlich von Atelektasen oder basaler Infiltrate.

Fehlrotation Der Effekt von Fehlrotationen ist richtungsabhängig und wirkt sich auf verschiedene Organe unterschiedlich aus. Eine korrekte gerade Aufnahmeeinstellung lässt sich leicht anhand einer gleichen Distanz der sternalen Klavikulaenden zu einer Referenzlinie durch die Processus spinosi der oberen BWS erkennen.

- **Aufnahme in Seitenlage**

Diese kann zum Nachweis eines anderweitig nicht erkennbaren Pneumothorax sinnvoll sein, wobei die zu untersuchende Thoraxseite nach oben gelagert wird.

18.1.3 Röntgenbesprechung

Pulmonale Verschattungen, gleich ob streifig, fleckförmig-konfluierend oder mit flächenhaftem Charakter, sind das führende pathologische Bildmuster bei Thoraxröntgenaufnahmen von Intensivpatienten. Die diesen Mustern zugrunde liegende Auffüllung des ursprünglich belüfteten Alveolarraums mit Blut, Transsudat oder Exsudat oder durch eine zelluläre Infiltration unterschiedlichster Genese macht eine radiologische Einordnung allein anhand eines singulären Bildkriteriums unmöglich. Die Sensitivität konventioneller Thoraxaufnahmen im Nachweis parenchymaler Pathologien wird vorrangig vom Ausprägungsgrad eines Befunds bestimmt und allgemein als eher gering eingestuft. Bei gleichzeitig niedriger Spezifität eröffnet der Nachweis eines pulmonalen »Infiltrats« daher regelhaft ein weites differenzialdiagnostisches Spektrum, das durch ein mögliches Ineinandergreifen verschiedener ursächlicher Faktoren die Bildbeurteilung zu einer anspruchsvollen Aufgabe macht.

❯❯ **Die Beurteilung von Thoraxaufnahmen bei Intensivpatienten erfordert daher eine enge Kommunikation zwischen Radiologen und Intensivärzten.**

Dies kann nur in Form einer täglichen Röntgenbesprechung erfolgen, die sinnvollerweise auf der Intensivstation stattfindet und in der die jeweils aktuelle Entwicklung des Patienten und die daraus resultierende Fragestellung besprochen werden.

Praxistipp

Bei dringenden oder wichtigen Fragestellungen sollte der Intensivarzt den Radiologen direkt anrufen und informieren; der Radiologe kann dann eine sinnvolle Befunderhebung durchführen und diese zeitnah an den Intensivarzt übermitteln.

18.1.4 Beurteilung der Thoraxröntgenaufnahme

Die Befunderhebung von Thoraxröntgenaufnahmen umfasst die Beurteilung einer Vielzahl von Strukturen des Brustkorbs. Wenngleich die Reihenfolge der Bildanalyse für die Befundqualität ohne Bedeutung ist, hat es sich bewährt, zur Vermeidung von übersehenen Befunden organorientiert und streng systematisch vorzugehen (▶ Übersicht).

Strukturierte Bildanalyse von Thoraxröntgenaufnahmen

- **Technische Aufnahmequalität:** Belichtung? Gerade Einstellung der Aufnahme? Vollständige Abbildung aller Lungenabschnitte? Bewegungsunschärfen? Inspirationstiefe?
- **Fremdmaterialien:** Tuben, Sonden und Katheter: Lage und Verlauf?
- **Zwerchfell:** Lage, Wölbung und Abgrenzbarkeit der Zwerchfellkontur; Silhouettenzeichen?
- **Pleura:** Grenzen einschließlich evtl. verbreiterter Interlobärspalte; pleurale Rezessus?
- **Lungenfelder:** Transparenz und Struktur, Gefäßdichte; Vergleich rechts – links, kranial – kaudal?
- **Hilus:** zentrale Gefäßkaliber; Breite und Abbildungsschärfe bronchialer und vaskulärer Hilusstrukturen; peribronchiales »cuffing«?
- **Herz:** Konfiguration, Größe und Lage der Herzsilhouette?
- **Mediastinum:** Lage, Breite und Begrenzung; mediastinaler Gefäßstiel; Abgrenzbarkeit von Trachea und zentralen Bronchien?
- **Thoraxskelett:** (pathologische) Veränderungen? Frakturen?

- **Silhouettenphänomen**

Normal belüftete Lungenabschnitte bilden zu angrenzenden homogen dichten Weichteilstrukturen wie Herz, Mediastinum oder Zwerchfell einen starken Bildkontrast. Im Fall einer Verschattung entsprechender Lungenabschnitte wird der Kontrast zwischen der Lunge und angrenzenden Organen aufgehoben, d. h. die Silhouette benachbarter Organgrenzen ist nicht mehr erkennbar; dies wird als Silhouettenphänomen bezeichnet.

In Kenntnis der topographischen Zuordnung erlaubt das Silhouettenphänomen bei einer Thoraxröntgenaufnahme in nur einer Ebene die exakte anatomi-

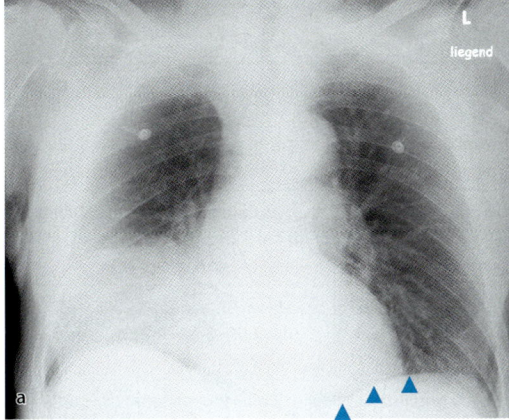

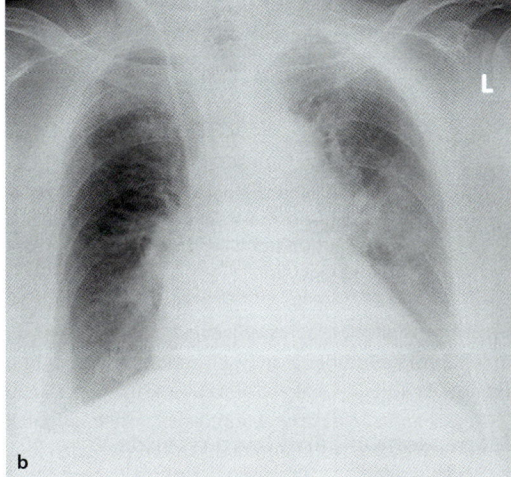

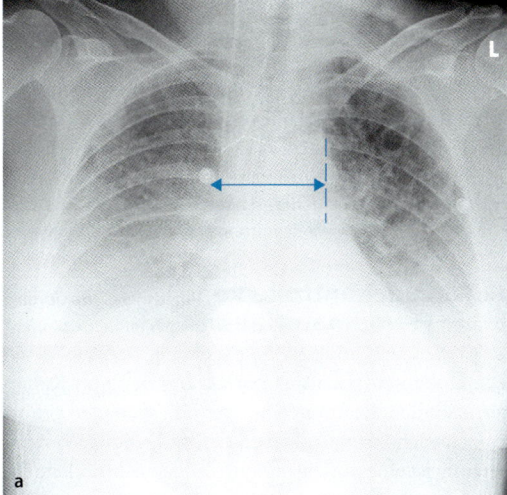

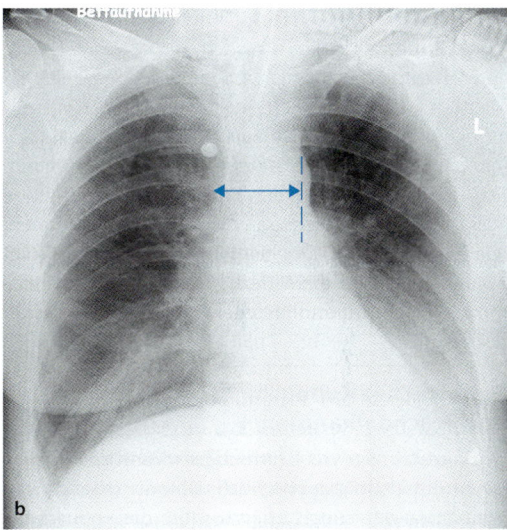

◻ **Abb. 18.2 Silhouettenphänomen. a** Bei aufgehobener Kontur des rechten Vorhofrands lässt sich die rechtsbasale Pneumonie dem Mittellappen zuordnen. **b** Die Verschattung mit positivem Bronchopneumogramm in Projektion auf das Herz ist bei fehlender Zwerchfellkontur typisch für eine Pneumonie des linken Unterlappens. Vergleiche die normale retrokardiale Kontur in (a) (*Pfeilspitzen*)

◻ **Abb. 18.3 Patient mit postoperativer Hyperhydratation. a** Verbreiterung des oberen mediastinalen Gefäßstiels und beiderseitige Pleuraergüsse; **b** Befund nach Normalisierung

sche Zuordnung eines pathologischen Prozesses zu bestimmten Lungenlappen oder Segmenten. Während z. B. eine rechts basale Verschattung mit Auslöschung des rechten Vorhofrandes einen Mittellappenprozess anzeigt, spricht eine fehlende Abgrenzbarkeit der Zwerchfellkontur für eine Pathologie im Unterlappen. Relativ häufige links basale Atelektasen oder ein Infiltrat des linken Unterlappens sind auch bei vollständiger Überdeckung durch den Herzschatten anhand der Auslöschung der retrokardialen Zwerchfellkontur zu diagnostizieren (◻ Abb. 18.2).

▪ **Mediastinaler Gefäßstiel**

Die Breite des oberen Mediastinums gilt als valider indirekter Parameter für das zentrale intravaskuläre Flüssigkeitsvolumen. Im Fall einer Hyperhydratation ist die Breite des mediastinalen Weichteilschattens vergrößert (◻ Abb. 18.3).

❯ Die Breite des mediastinalen Gefäßstiels wird bestimmt als Distanz zwischen dem rechten Rand der V. cava superior und dem Lot vom linken Rand der A. subclavia an ihrem aortalen Ursprung. Ein Durchmesser >7 cm gilt als pathologisch.

Eine Zunahme des zentralen intravaskulären Volumens von 1 l korrespondiert mit einer Verbreiterung von 5 mm. Aufgrund interindividueller Variabilität ist aber eine Beurteilung des mediastinalen Gefäßstiels im intraindividuellen Verlauf sinnvoller als die Bewertung der absoluten Breite, wobei die Beurteilung im Verlauf konstant gute Abbildungsbedingungen voraussetzt (�‌ Abb. 18.3).

18.1.5 Lagekontrolle von Fremdmaterialien

Die Dokumentation der korrekten Lage von Kathetern, Sonden, Beatmungstuben und Drainagen gehört zu den wichtigsten Aufgaben der Bildgebung. Voraussetzung ist eine durchgängige Röntgensichtbarkeit. Im Ausnahmefall oder bei speziellen Fragestellungen können Katheter auch durch Injektion geringer Mengen Kontrastmittels markiert werden.

Aufgrund der Möglichkeit einer sekundären Dislokation schließt die Befunderhebung von Kontrollaufnahmen grundsätzlich eine Beurteilung der aktuellen Lage sämtlicher Katheter und Tuben mit ein. Darüber hinaus dient die Thoraxröntgenaufnahme zusätzlich dem Ausschluss etwaiger Komplikationen, wie Pneumothorax oder Hämatomen. Dies begründet zwangsläufig auch die Anfertigung einer Kontrollaufnahme nach nicht erfolgreicher Punktion oder Katheterneuanlage.

Endotrachealtuben und Trachealkanülen

Die korrekte Lage von Beatmungstuben in der Trachea ist von entscheidender Bedeutung für die seitengleiche Ventilation der Lunge. Hierzu sollte die Tubusspitze beim Erwachsenen ca. 5 cm oberhalb der Tracheabifurkation liegen. In dieser Position ist gewährleistet, dass bei Anteflexion und Retroflexion des Kopfes eine Tubusdislokation vermieden wird. Eine aufgrund des steileren Verlaufs häufigere Fehlintubation in den rechten Hauptbronchus kann in der Röntgenaufnahme zum Bild einer kompletten Atelektase der linken Lunge, bei gleichzeitiger Okklusion des rechten Oberlappenbronchus auch zu einer zusätzlichen Oberlappenatelektase führen.

Während nach einer Tracheotomie kleinere Lufteinschlüsse in den jugulären Weichteilen einen Normalbefund darstellen, muss bei einem paratrachealen Weichteilemphysem, evtl. mit einer Raumforderung im Mediastinum, der Verdacht auf eine Trachealverletzung, meistens im Bereich der Pars membranacea, geäußert werden. Dabei kann sich der Tubuscuff durch

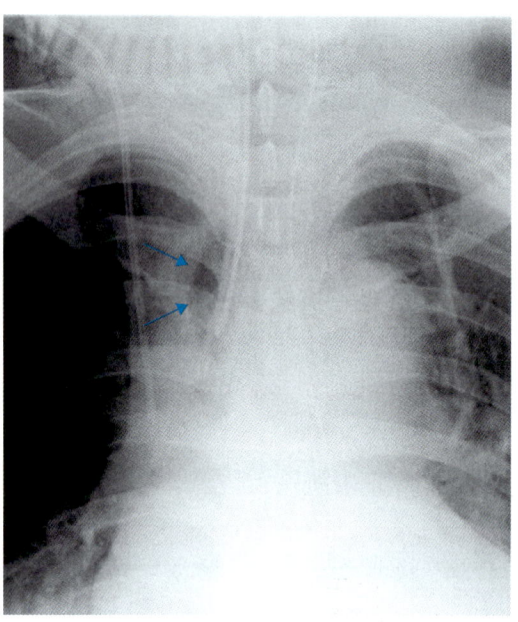

◼ **Abb. 18.4 Kontrollaufnahme nach Intubation und Anlage eines ZVK.** Der geblähte Cuff zeigt sich als ovaläre Aufhellung im Mediastinum, die den Rand von Trachea und Tubus nach rechts überragt (*Pfeile*)

die Rupturstelle über die Trachealkontur vorwölben (◼ Abb. 18.4).

Magensonden, Ernährungssonden

Die Beurteilung von Magen- und Ernährungssonden anhand einer Thoraxaufnahme beschränkt sich auf deren korrekten Verlauf in Projektion auf das Mediastinum. Während Magensonden häufig noch am unteren Bildrand erfasst sind, ist zur Lagedokumentation einer Dünndarmernährungssonde eine Abdomenübersichtsaufnahme erforderlich.

Zentraler Venenkatheter und Pulmonalarterienkatheter

Wird ein **zentralvenöser Katheter** (ZVK) über die V. subclavia, die V. jugularis interna oder externa eingebracht, dann sollte die Katheterspitze idealerweise unmittelbar oberhalb der Eingangsebene der V. cava superior in den rechten Vorhof liegen – die Spitze liegt dann radiologisch in Höhe der Trachealbifurkation. Eine tiefere ZVK-Lage, z. B. im rechten Vorhof, birgt die Gefahr von Arrhythmien oder einer Perforation der Vorhofwand. Ein nahezu senkrechter Zulauf der Katheterspitze von der linken V. brachiocephalica auf die rechtsseitige Wand der V. cava superior sollte zur Vermeidung lokaler thrombotischer Reaktionen oder

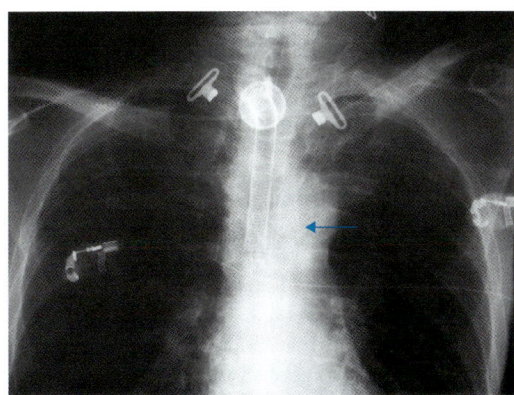

◘ **Abb. 18.5 Kontrollaufnahme nach Anlage eines ZVK über die V. jugularis interna links, dessen Spitze sich links paramedian auf den Aortenbogen projiziert (*Pfeil*).** Der ZVK liegt in einer mediastinalen Vene und muss entfernt werden. Nebenbefund: Die Spitze der Trachealkanüle liegt zu tief auf der Karina und muss etwa 4 cm zurückgezogen werden

mechanischer Arrosionen korrigiert werden. Selten findet sich eine Fehllage des ZVK in der V. azygos oder in anderen dünnkalibrigen mediastinalen Venen (◘ Abb. 18.5); hier muss der Katheter frühzeitig korrigiert oder entfernt werden.

Praxistipp

Eine korrekte ZVK-Lage ist wahrscheinlich, wenn folgende Bedingungen erfüllt sind:
- die ZVK-Spitze liegt rechts paramedian in Projektion auf das Mediastinum,
- die ZVK-Spitze endet auf Höhe der Tracheabifurkation.

Pulmonalarterienkatheter werden über einen oberen zentralvenösen Zugang in das zentrale Pulmonalarteriensystem eingeschwemmt. In der Thoraxröntgenaufnahme ist eine Projektion der Katheterspitze auf die Pulmonalarterienhauptstämme oder proximalen Lobärarterien zu erwarten.

Schrittmachersonden

Nach Implantation eines Schrittmachers ist die Anfertigung einer Thoraxröntgenaufnahme zum Ausschluss eines Pneumothorax obligat. Schrittmacherelektroden sind in ihrem Verlauf und in Bezug auf Knickbildung oder Diskonnektion zu beurteilen. Die Lage der intrakardialen Elektroden ist abhängig vom verwendeten System. In der Regel projizieren sich die Elektrodenspitzen auf den rechten Vorhof und die Spitze des rech-

ten Ventrikels. Bei biventrikulären Schrittmachern folgt eine Elektrode zudem in bogigem Verlauf dem Sinus coronarius.

Pleura- und Thoraxdrainagen

In den Pleuraraum eingebrachte Katheter dienen der Drainage eines Pneumothorax und pathologischer Flüssigkeitsansammlungen, wie Pleuraerguss, Pleuraempyem, Chylothorax oder Hämatothorax. Bedingt durch die in Rückenlage des Patienten unterschiedliche Verteilung werden Flüssigkeiten bei einer dorsalen Lage der Katheterspitze besonders effizient drainiert, ein Pneumothorax dagegen am besten bei einer ventralen Katheterlage. Bei Bedarf werden auch 2 Drainagen mit unterschiedlicher Lage basal und apikal im Pleuraraum eingebracht.

Auch bei großlumigen Drainagen werden Fehlfunktionen beobachtet, z. B. bei einer Katheterlage im Interlobärspalt oder nach primär intraparenchymaler Platzierung. Diese Fragen lassen sich in der Regel allein anhand einer a.p.-Thoraxröntgenaufnahme im Liegen nicht klären, hier bietet die Thorax-CT eine rasche Klärung. Wichtig in der radiologischen Beurteilung ist die Lagebeziehung des proximalen Seitenlochs des Katheters in Bezug zum interkostalen Durchtrittspunkt. Dieses ist an einer kurzen Unterbrechung der im Katheter enthaltenen röntgendichten Markierungslinie erkennbar.

18.1.6 Thorax-CT

Bedingt durch die hohe Ortsauflösung und dreidimensionale Abbildungscharakteristik ist die CT der konventionellen Röntgendiagnostik der Thoraxorgane überlegen. Zudem bietet die CT umfangreiche Möglichkeiten einer an spezielle Fragestellungen angepassten Diagnostik. So können die gewonnenen Bilddaten in folgenden Darstellungsformen wiedergegeben werden:
- Weichteilfenster,
- Lungenfenster,
- Knochenfenster.

Kontrastmittel-CT Die Weichteilstrukturen der Thoraxwand und des Mediastinums sind insbesondere nach i.v.-Kontrastmittelgabe im Weichteilfenster gut beurteilbar. Für die CT-Diagnostik des Thoraxtraumas und bei onkologischen Fragestellungen ist die Darstellung der knöchernen Strukturen im Knochenfenster unverzichtbar; zudem ist bei diesen Indikationen die i.v.-Gabe von Kontrastmittel obligat.

Spezielle Untersuchungsprotokolle zur Lungenemboliediagnostik, CT-Angiographie der großen mediastinalen Gefäße und die Kardio-CT erfordern technische Ergänzungen wie eine EKG-Triggerung und spezielle Formen der Kontrastmittelapplikation. Diese sog. Bolus-Tracking-Methode dient der optimierten Darstellung von Herz und Gefäßen zum Zeitpunkt eines möglichst hohen Kontrastmittelniveaus bei insgesamt möglichst geringer Kontrastmittelmenge. Die Befundung stützt sich auf spezielle auf die jeweilige Fragestellung abgestimmte Bildauswertungsmethoden.

HR-CT Für die Beurteilung des Lungenparenchyms werden die erzeugten CT-Daten einer speziellen Nachberechnung unterzogen, die zusammen mit der Darstellung im Lungenfenster die Beurteilung auch kleinster Lungenstrukturen erlaubt. Eine Sonderform dieser Technik stellt die HR-CT (»high resolution CT«) der Lunge dar, mit deren Hilfe die hochauflösende Wiedergabe feinster interstitieller Strukturen des zentrilobulären Kompartiments und der interlobulären Septen möglich ist. Diese Technik wird insbesondere zur Diagnostik interstitieller Lungenerkrankungen (z. B. Lungenfibrose) und pulmonaler Entzündungen eingesetzt. Dabei ist für eine scharfe Darstellung feiner Details eine Untersuchung in Atemstillstand unverzichtbar.

- **Indikationen**

Im Rahmen der intensivmedizinischen Diagnostik hat die Thorax-CT eine große Indikationsbreite und hohe Bedeutung in der differenzialdiagnostischen Abklärung unklarer Röntgenthoraxbefunde der Lunge, des Pleuraraums und der Mediastinalorgane. Aufgrund der vielfältigen Differenzialdiagnosen erfolgt die Untersuchung in der Regel als Kontrastmittel-CT, lediglich in der Verlaufskontrolle von Befunden und bei rein pulmonalen Pathologien kann auf eine Kontrastmittelgabe verzichtet werden.

In der konventionellen Röntgendiagnostik nicht zu klärende Fragen hinsichtlich der exakten topographischen Lage von pathologischen Prozessen wie z. B. die Ausdehnung und Lage eines Pneumothorax, eines Pleuraergusses oder eines Lungenparenchymprozesses sind computertomographisch sicher zu beurteilen. Je-

Weichteilfenster (◘ Abb. 18.6)

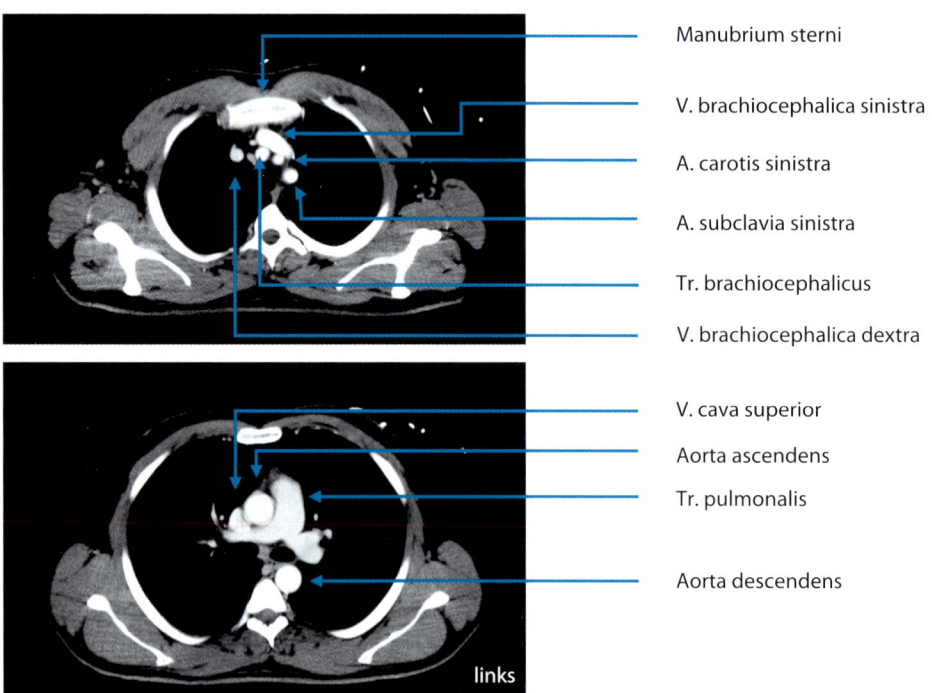

Manubrium sterni

V. brachiocephalica sinistra

A. carotis sinistra

A. subclavia sinistra

Tr. brachiocephalicus

V. brachiocephalica dextra

V. cava superior

Aorta ascendens

Tr. pulmonalis

Aorta descendens

links

◘ **Abb. 18.6 Thorax-CT.** Weichteilfenster, 5 axiale Schichten von **a** kranial bis **e** kaudal

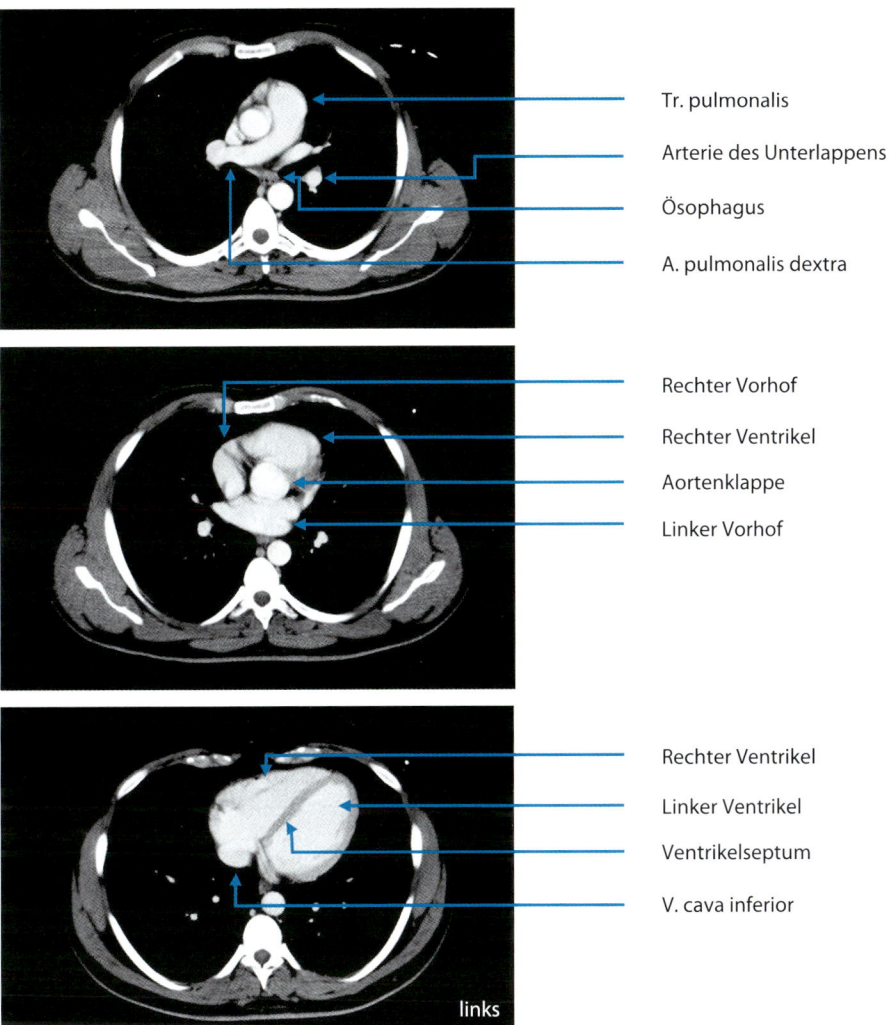

Tr. pulmonalis

Arterie des Unterlappens

Ösophagus

A. pulmonalis dextra

Rechter Vorhof

Rechter Ventrikel

Aortenklappe

Linker Vorhof

Rechter Ventrikel

Linker Ventrikel

Ventrikelseptum

V. cava inferior

links

□ **Abb. 18.6** (Fortsetzung)

doch ist für die Diagnose eines Pleuraergusses in der Regel die Sonographie als »Bedside-Verfahren« die Methode der ersten Wahl. In der Darstellung von Septierungen pleuraler Flüssigkeitsbefunde ist sie der Computertomographie zudem deutlich überlegen.

▪ **Strahlendosis**

Bei allen diagnostischen Vorteilen muss die Indikation zur Thorax-CT stets gegen die damit verbundene Strahlendosis abgewogen werden. Dies gilt insbesondere bei jungen Patienten und für Kontrolluntersuchungen bei Intensivpatienten mit langwierigen Krankheitsverläufen.

Beurteilung

Im Folgenden werden die wichtigen anatomischen Strukturen des normalen Thorax anhand von 5 axialen CT-Schichten nach i.v.-Kontrastmittelgabe in der Folge von kranial nach kaudal dargestellt. Weichteilfenster und Lungenfenster sind einander gegenübergestellt.

❯ CT-Bilder werden immer so »gelesen«, wie wenn man von unten in den Patienten hineinschauen würde. Rechts auf dem Bild ist also beim Patienten links!

Lungenfenster (◘ Abb. 18.7)

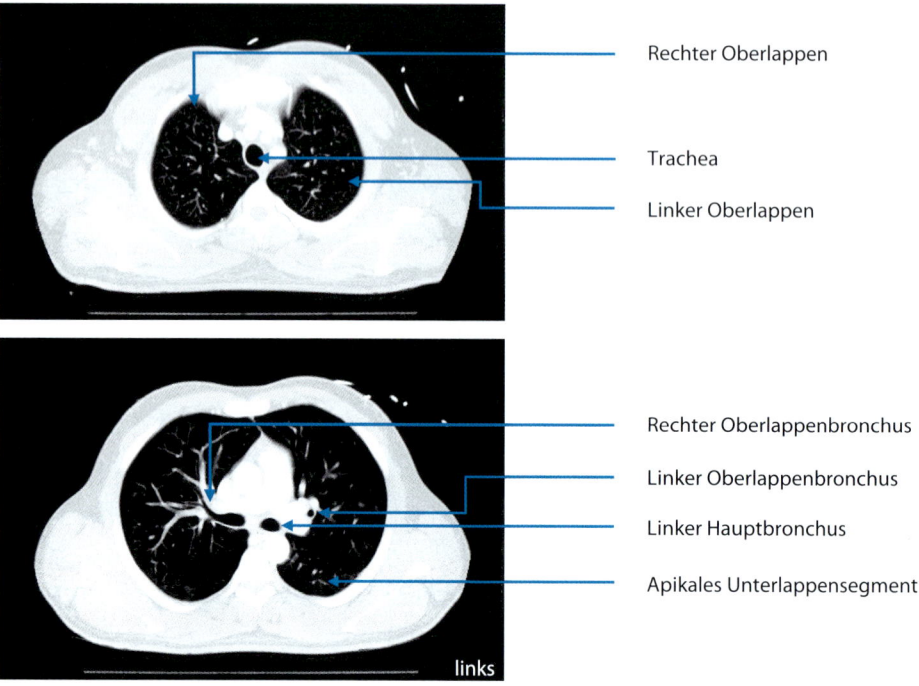

Rechter Oberlappen

Trachea

Linker Oberlappen

Rechter Oberlappenbronchus

Linker Oberlappenbronchus

Linker Hauptbronchus

Apikales Unterlappensegment

links

◘ **Abb. 18.7 Thorax-CT.** Lungenfenster, 5 axiale Schichten von **a** kranial bis **e** kaudal

18.2 Einzelne Krankheitsbilder in der radiologischen Diagnostik

18.2.1 Lungenödem

Die normale Flüssigkeitsverteilung in der Lunge ist von mehreren Faktoren abhängig: Dem positiven hydrostatischen Druckgradienten zwischen dem intravaskulären Raum und dem Interstitium wirkt der kolloidosmotische Druck des Plasmas entgegen. Auch bei einer intakten zellulären Barriere für Proteine resultiert im Normalfall ein Nettoübertritt von Flüssigkeit in das pulmonale Interstitium, der durch einen Abstrom über das ausgedehnte pulmonale Lymphgefäßsystem sowohl nach zentral als auch nach peripher transpleural ausgeglichen wird.

Bei einem pulmonalvenösen Druckanstieg, z. B. bei einer Linksherzinsuffizienz, tritt vermehrt Flüssigkeit in das Lungeninterstitium über, und im Falle einer Überschreitung der Kompensationskapazität des Lymphsystems kommt es zur Entwicklung eines **inter-**stitiellen Ödems. Das Ödem manifestiert sich dabei primär als Verbreiterung interstitieller Strukturen sowohl als manschettenförmige Bronchialwandverdickung (»cuffing«) als auch im Bereich der peripheren interlobulären und subpleuralen Septen in Form von Kerley-Linien (◘ Abb. 18.8).

Während auf Thoraxaufnahmen im Stehen die Kaliber pulmonaler Venen aufgrund der Druckverhältnisse basal deutlich stärker sind als apikal, kommt es beim hydrostatischen Lungenödem mit eingeschränktem Gasaustausch überwiegend in den abhängigen Partien über eine basale hypoxisch-pulmonale Vasokonstriktion zu einer Umverteilung der Lungenperfusion mit weiterer Zunahme der apikalen Gefäßkaliber (»Kranialisation«). Bei chronischer Herzinsuffizienz lassen sich zudem typische Befunde einer Kardiomegalie und eine Verbreiterung des mediastinalen Gefäßstiels auf >7 cm beobachten (▶ Übersicht).

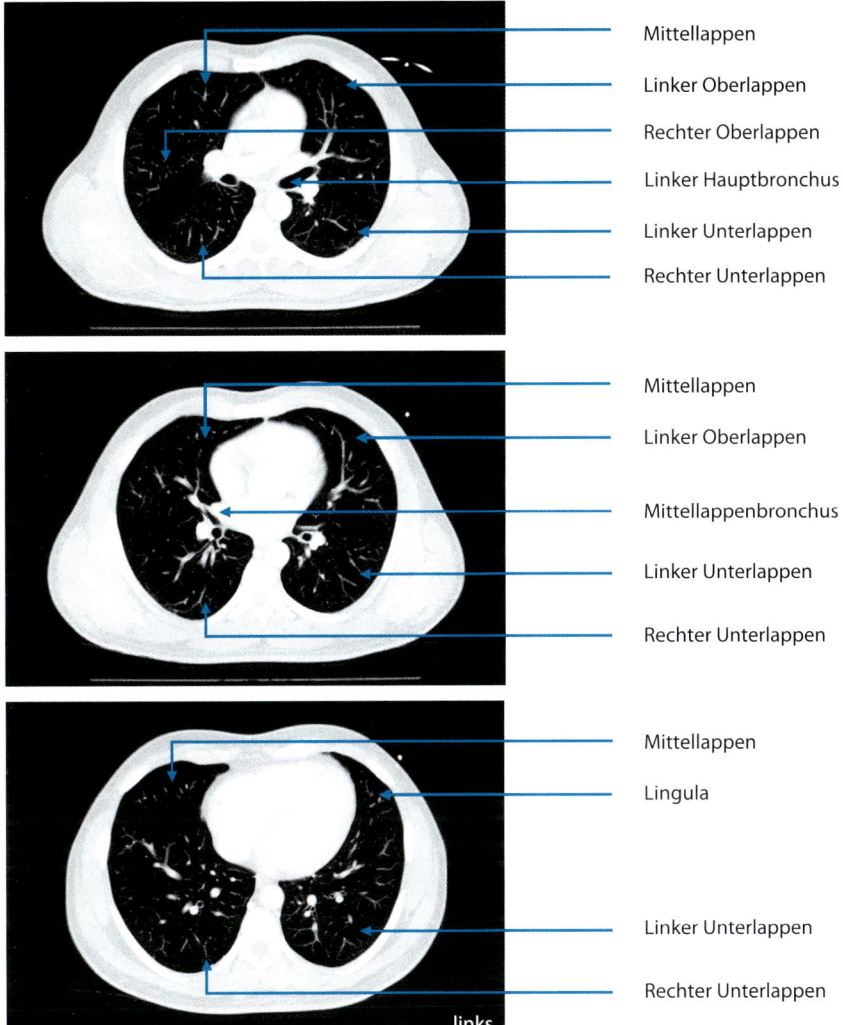

Mittellappen

Linker Oberlappen

Rechter Oberlappen

Linker Hauptbronchus

Linker Unterlappen

Rechter Unterlappen

Mittellappen

Linker Oberlappen

Mittellappenbronchus

Linker Unterlappen

Rechter Unterlappen

Mittellappen

Lingula

Linker Unterlappen

Rechter Unterlappen

links

Abb. 18.7 (Fortsetzung)

Röntgenbefunde des hydrostatischen Lungenödems

— Interstitielles Ödem
  – Diffuse milchglasartige Transparenzminde-rung
  – Manschettenförmige Bronchialwandver-dickung (»peribronchial cuffing«)
  – Unscharfe Konturen verdickter hilärer Gefäße
  – Retikuläre Strukturverdichtungen
  – Subpleural verdickte Septen (Kerley-Linien)
  – Pleuraverdickungen (Interlobärspalte)
▼

— Alveoläres Ödem
  – Diffuse Dichteanhebung, z. T. auch fleckig konfluierend
  – Flächige Konsolidierung, basal und peri-hilär betont
  – Evtl. positives Bronchopneumogramm
— Zusatzbefunde
  – Kranialisation der Lungenperfusion
  – Mediastinalverbreiterung >7 cm bei Über-wässerung oder Linksherzinsuffizienz
  – Pleuraergüsse
  – Herzvergrößerung bei Linksherzinsuffizienz

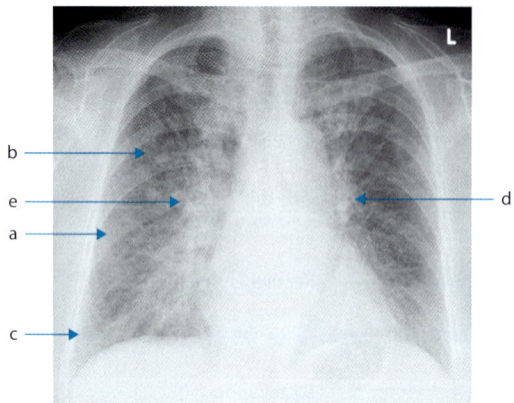

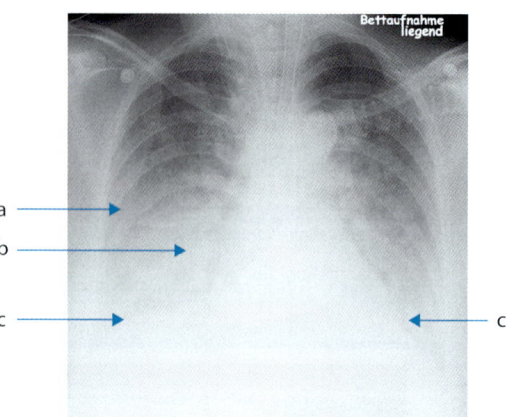

◘ **Abb. 18.8 Interstitielle Form eines hydrostatischen Lungenödems.** Mit diffusen Dichteminderungen (*a*), retikulärer Zeichnungsvermehrung (*b*), Kerley-Linien (*c*), bronchialem »cuffing« (*d*) und unscharf betonten Hili (*e*)

◘ **Abb. 18.9 Alveoläre Form eines hydrostatischen Lungenödems.** Beiderseits diffuse Transparenzminderungen (*a*) mit nach basal zunehmenden fleckig konfluierenden Verschattungen und positivem Bronchopneumogramm (*b*). Ausgeprägte basale Befundbetonung mit beginnender Zwerchfellunschärfe (*c*)

Ein weiterer Anstieg des pulmonalen Flüssigkeitsvolumens führt zum Übertritt von Flüssigkeit in den Alveolarraum mit Entwicklung eines **alveolären Lungenödems**, das häufig eine perihilär symmetrische bis basale Verteilung aufweist. In Abhängigkeit von der Lagerung des Patienten oder vorbestehenden strukturellen Lungenveränderungen sind jedoch auch asymmetrische Ödembefunde zu beobachten. Das radiologische Bildmuster wird jetzt von flächigen Verschattungen geprägt, die anfangs einen fleckförmigen Charakter geringer Dichte aufweisen, dann im Verlauf jedoch homogen konfluieren können (◘ Abb. 18.9).

Hinweis für ein alveoläres Lungenödem ist das sog. **positive Bronchopneumogramm**: Hierbei ist der Alveolarraum durch Flüssigkeit gefüllt, und vor diesem Hintergrund werden die lufthaltigen Bronchien sichtbar. Allerdings ist ein positives Bronchopneumogramm keinesfalls spezifisch für ein alveoläres Lungenödem, da es auch bei anderen intraalveolären Prozessen wie pneumonischen Infiltraten auftreten kann. Der primäre Pathomechanismus bei der Entwicklung eines hydrostatischen Ödems besteht in einer Flüssigkeitsverschiebung von intravaskulär über das Interstitium nach intraalveolär. Entsprechend gilt die rasche Reversibilität eines alveolären Ödems unter Therapie als typisches Kennzeichen einer hydrostatischen Genese des Prozesses.

Erste Röntgenzeichen eines hydrostatischen Ödems sind häufig sehr früh diagnostizierbar, während Rasselgeräusche erst bei einem Anstieg des pulmonalen Flüssigkeitsgehaltes auf etwa das 3-Fache der Norm auskultiert werden können.

■ **Andere Formen des Lungenödems**

Gegenüber der häufigen Form hydrostatischer Ödeme mit kardialer Genese, z. B. bei Linksherzinsuffizienz, treten andere Ursachen eines erhöhten pulmonalvenösen Drucks wie Obstruktionen der Pulmonalvenen deutlich in den Hintergrund.

In der intensivmedizinischen Praxis findet sich jedoch auch eine große Gruppe von **nichtkardialen Lungenödemen**, deren Gemeinsamkeit in einer gestörten Kapillarpermeabilität zu sehen ist, z. B. immunologische Reaktionen, Beinahe-Ertrinken, ARDS, das neurogene Lungenödem, das Reexpansionsödem oder eine gestörte Lymphdrainage nach Lungentransplantation.

Radiologisch manifestieren sie sich in einem bunten Bild von alveolären und z. T. auch interstitiellen Ödembefunden unterschiedlichster Ausprägung. Erschwerend kommt vielfach eine Überlagerung des Ödembilds durch die ursächlichen Ereignisse (z. B. Aspiration) oder die Folgen therapeutischer Maßnahmen (z. B. Hyperhydratation nach Massivtransfusion) hinzu.

18.2.2 Acute respiratory distress syndrome (ARDS)

Das ARDS ist eine schwere Form der respiratorischen Insuffizienz auf dem Boden einer diffusen Schädigung der alveolären-kapillären Einheit (► Kap. 29).

Dabei kommt es initial zu einem interstitiellen Flüssigkeitsaustritt, der jedoch rasch in ein alveoläres proteinreiches Permeabilitätsödem mit zellulärer Infiltration übergeht. Im weiteren Verlauf entstehen dann Mikrothromben, hyaline Membranen und Atelektasen bei gleichzeitiger zellulärer Durchsetzung des Ödems. Schließlich kommt es zu Fibroblastenproliferationen im Interstitium und in den Alveolen; so entsteht das spätere Fibrosestadium mit mehr oder weniger ausgedehnten Destruktionen des Lungenparenchyms.

▪ **Bildgebung**
Radiologisch wird das Stadium eines isolierten, initial interstitiellen Ödems selten erfasst, vielmehr zeigen sich je nach Ausgangslage häufig Befunde einer auslösenden Pneumonie, Lungenkontusion, Aspiration o. ä. Die Lunge weist bereits früh eine eingeschränkte Compliance auf, an einem beiderseitigen Zwerchfellhochstand und multiplen kleineren Atelektasen erkennbar. Deutlich sind etwa ab dem 2. Tag die Zeichen des bilateralen alveolären Ödems in Kombination mit Plattenatelektasen erkennbar, die rasch an Intensität zunehmen und im Fall einer »weißen Lunge« von einem Bronchopneumogramm begleitet werden (▪ Abb. 18.10).

> Beim ARDS sind die flächigen pulmonalen Infiltrationen in den basalen bzw. abhängigen Lungenpartien in der Regel ausgeprägter als in den ventralen Segmenten. Dies gilt als ein typisches Kennzeichen, das in Thoraxröntgenaufnahmen im Liegen jedoch nicht erkennbar ist.

Hier ist die CT mit Darstellung des zonalen Verteilungsmusters in den axialen Schichten der konventionellen Röntgendiagnostik deutlich überlegen (▪ Abb. 29.5, ► Kap. 29). Vielfach wird das Bild jedoch durch interkurrente Pneumonien verkompliziert, sodass insgesamt ein sehr inhomogenes Muster pulmonaler Verschattungen resultiert. In der Phase der Organisation kommt es schließlich zu lokalen netzförmigstreifigen Verdichtungen.

18.2.3 Pneumonie

Pneumonien zählen zu den häufigsten Ursachen pulmonaler Verschattungen im Röntgenbild von Intensivpatienten. Ambulant erworbene Pneumonien erfordern nur in ausgedehnten Fällen oder bei pulmonalen Vorerkrankungen eine Intensivtherapie, sodass die klassische Lobärpneumonie mit lappen- oder segmentbezogenen flächigen Infiltraten und positivem

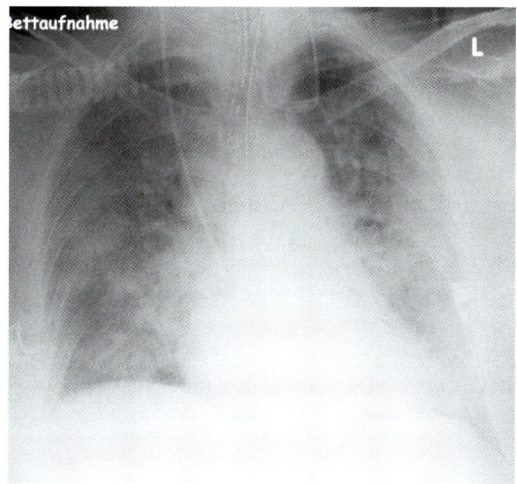

▪ **Abb. 18.10 ARDS in der Akutphase (Stadium II).** Bild einer »weißen Lunge« mit diffusem bilateralem Ödem und positivem Bronchopneumogramm. Ein typischer CT-Befund bei ARDS ist in ▪ Abb. 29.5 dargestellt

Bronchopneumogramm bei der Thoraxröntgendiagnostik auf der Intensivstation eher selten ist.

> Herdförmige pneumonische Infiltrate einer Bronchopneumonie sind dagegen typisch für nosokomiale Pneumonien.

▪ **Bildgebung**
Die Differenzierung herdförmiger pneumonischer Infiltrate von pulmonalen Verschattungen bei Atelektasen oder in der Frühphase eines ARDS kann schwierig sein und erfordert in jedem Fall die Einbeziehung weiterer klinischer Informationen. Typische Bildmuster des pneumonischen Infiltrats reichen von flauen Verdichtungen des Lungenparenchyms mit noch durchscheinenden pulmonalen Gefäßen oder bronchialen Lumina bis zu konfluierenden Konsolidierungen mit Ausbildung von Silhouettenphänomenen in entsprechender Lokalisation (▪ Abb. 18.11, ▪ Abb. 18.14).

Bei vollständiger Restitution des »Infiltrats« innerhalb kürzester Zeit handelt es sich vermutlich nicht um eine Pneumonie, sondern um eine umschriebene Atelektase, z. B. durch einen endobronchialen Sekretpfropf, oder auch um ein regionales Ödem. Isolierte pneumonische Infiltrate führen jedoch im Gegensatz zur Atelektase nicht zur Volumenreduktion betroffener Lungenpartien.

Bei Pneumonien auf der Intensivstation ist eine schwerkraftabhängige Bevorzugung der basalen Lungenabschnitte zu beobachten. Dies gilt besonders für

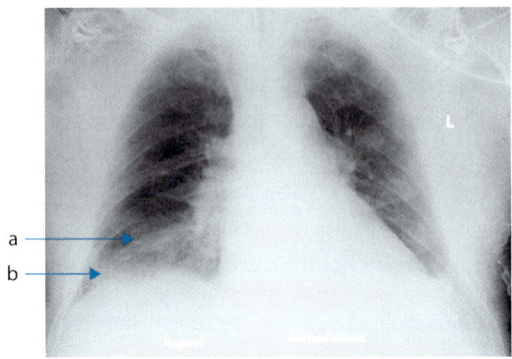

◘ Abb. 18.11 Bronchopneumonie des rechten Unterlappens. Mit umschriebener inhomogener Verschattung (*a*) und beginnender Unschärfe der rechten Zwerchfellkontur (*b*)

Pneumonien nach Aspiration, die bevorzugt in den dorsalen Segmenten von Unter- und Oberlappen anzutreffen sind. Die Entwicklung eines Pleuraergusses ist häufig Ausdruck einer sekundären pleuralen Beteiligung entsprechend ausgedehnter entzündlicher Vorgänge.

■ **Komplikationen**
Die Zunahme eines parapneumonischen Pleuraergusses insbesondere bei gleichzeitigem Abklingen des angrenzenden Infiltrats sollte an die Entwicklung eines Pleuraempyems denken lassen und erfordert die Abklärung mittels sonographisch oder CT-gesteuerter Punktion. Bei persistierenden fokalen Konsolidierungen der Lunge muss an das Vorliegen eines Lungenabszesses gedacht werden, auch wenn ein typischer Luft-Flüssigkeits-Spiegel auf der Thoraxaufnahme in Rückenlage nicht darstellbar ist. Hier führt die Computertomographie zu einer raschen Klärung. Eine unter anhaltender und komplexer Antibiotikatherapie unverändert persistierende, ausgedehnte pneumonische Konsolidierung ohne atelektasetypischen Volumenverlust spricht für die Entwicklung einer karnifizierenden Pneumonie.

18.2.4 Atelektase

Unter einer Atelektase versteht man einen Lungenabschnitt mit reduzierter Belüftung. Pathogenetisch werden 2 Formen der Atelektase unterschieden:
— Bei der **Kompressionsatelektase** führt externer Druck, am häufigsten durch einen ausgedehnten Pleuraerguss oder durch eine solide Raumforderung, zur Kompression der Lunge.

— Bei der **Obstruktions- oder Resorptionsatelektase** resultiert die Volumenreduktion mit fehlender Belüftung der Lunge aus einer Obstruktion des zugehörigen Bronchus.

Subsegmentale Belüftungsstörungen führen zu horizontal oder hilifugal ausgerichteten bandförmigen Plattenatelektasen. Diese sind gehäuft auch nach abdominellen Operationen vornehmlich im linken Unterlappen anzutreffen und lösen sich unter konsequentem Atemtraining in der Regel innerhalb kurzer Zeit auf. Neben ergussbedingten Kompressionsatelektasen spielen Resorptionsatelektasen auch ganzer Lungenlappen durch endobronchiale Sekretretention bei Intensivpatienten in der postoperativen Phase eine wichtige Rolle.

❯ Eine Differenzierung zwischen Kompressions- und Resorptionsatelektase mittels Bildgebung ist im Hinblick auf die unterschiedliche Therapie von hoher Bedeutung.

■ **Bildgebung**
Lobäre Atelektasen rufen homogene dreieckförmige Verschattungen mit teilweise konkaver, scharfrandiger pleuraler Begrenzung im Bereich der verlagerten Interlobärspalte hervor. Bedingt durch die hiläre Fixierung der Lungenlappen sind dann auch typische Bildmuster mit Ausrichtung auf die Hili zu erwarten.

Die der **Resorptionsatelektase** benachbarte Lunge weist zudem häufig Zeichen einer kompensatorischen Überblähung mit Spreizung und Rarefizierung der Lungengefäße auf. Begleitend kann es durch den Volumenverlust zu einem kompensatorischen Zwerchfellhochstand, zu einer Verziehung der Interlobärspalten oder zu einer Mediastinalverlagerung zur betroffenen Seite kommen (◘ Abb. 18.12, ◘ Abb. 18.14).

Hingegen kann bei einer **Kompressionsatelektase** der Pleuraerguss den pulmonalen Volumenverlust kompensieren. Der Nachweis oder Ausschluss eines Pleuraergusses neben einem atelektatischen Lungenlappen gelingt relativ einfach mit Hilfe der transthorakalen Sonographie, mit der sich die luftleere Lunge als kompakte Weichteilstruktur mit leberähnlicher Echogenität gegenüber einem echofreien pleuralen Flüssigkeitsbefund abgrenzen lässt.

Die Unterscheidung einer Segmentatelektase von einer Pneumonie ist auf Bettlungenaufnahmen nicht in jedem Fall möglich; die Differenzierung erfolgt dann evtl. mittels Bronchoskopie oder Thorax-CT.

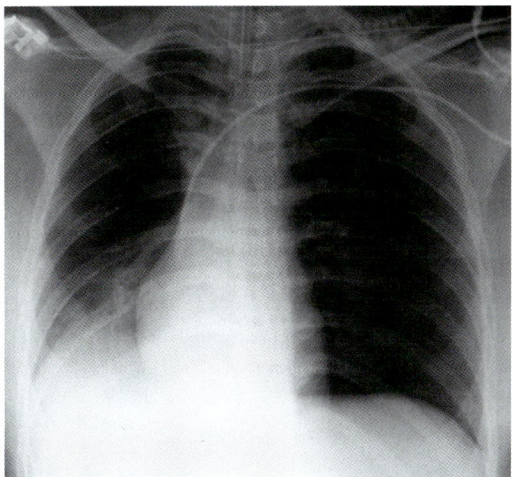

◘ **Abb. 18.12 Unterlappenatelektase.** Dreieckförmige homogene Verschattung rechts basal mit Silhouettenphänomen des Zwerchfells und ipsilateraler Mediastinalverlagerung

> ❯ Eine fehlende Reexpansion atelektatischer Lungenbezirke prädestiniert zu sekundären pneumonischen Infiltrationen. In solchen Fällen können dann beide Prozesse gleichzeitig an der Konsolidierung der Lunge beteiligt sein.

18.2.5 Pleuraerguss

Pleurale Flüssigkeitsansammlungen sind beim Intensivpatienten häufig und können verschiedene Ursachen haben, z. B. als seröser Erguss, Hämatothorax, Pleuraempyem oder Chylothorax. Nach thoraxchirurgischen Eingriffen ist die Entwicklung eines Pleuraergusses als ein normaler Vorgang anzusehen, aber auch nach großen abdominalchirurgischen Eingriffen entwickeln einige Patienten einen Pleuraerguss, der allerdings erst bei eingeschränkter Lungenfunktion drainiert werden muss.

▪ Bildgebung
In einem normalen Pleuraraum verteilt sich ein Pleuraerguss beim liegenden Patienten entlang der dorsalen Thoraxwand und führt – anders als bei der Aufnahme im Stehen – selbst bei einer Menge bis zu 1 l nicht zu einer Verkürzung des lateralen Sinus phrenicocostalis. Dadurch können geringe Ergussmengen der röntgenologischen Darstellung entgehen, während die Sonographie selbst kleinste Mengen zuverlässig nachzuweisen vermag. Mit zunehmendem Erguss kommt es zu einer Überlagerung basaler Lungenstrukturen in

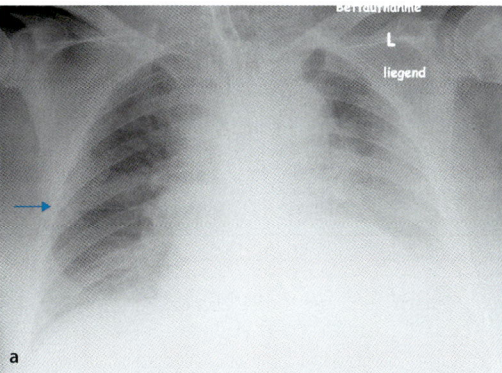

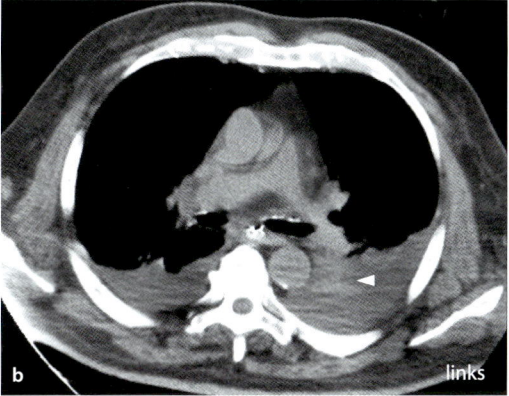

◘ **Abb. 18.13 Patient mit beiderseitigen Pleuraergüssen, links > rechts. a** In der Thoraxaufnahme rechtsbasale, nach kranial abnehmende Dichteminderung unter Erhalt der Lungenstrukturen. Betonung des kleinen Lappenspaltes (*Pfeil*). Links basal dichtere Verschattung mit aufgehobener Zwerchfellgrenze. **b** Computertomographische Bestätigung der Pleuraergüsse, links mit beginnender Kompression der angrenzenden Lunge (*Pfeilspitze*)

Form einer schleierförmigen Verschattung mit nach kranial abnehmender Dichte. Dabei sind sowohl die pulmonalen Gefäßstrukturen als auch die Zwerchfellkontur noch gut erkennbar.

Größere Ergussmengen mit dann auch subpulmonaler Ausdehnung und Kompressionsatelektase basaler Lungensegmente führen zur Auslöschung der Zwerchfellkontur und zu einer zunehmend dichter werdenden Verschattung der betroffenen Thoraxhälfte. Diese erscheint jedoch weiterhin relativ homogen mit nach kranial abnehmender Intensität (◘ Abb. 18.13, ◘ Abb. 18.14).

Partielle Obliterationen des Pleuraspalts führen zu abgekapselten Ergussformen, die im Bereich der Interlobärspalten einen soliden pulmonalen Prozess vortäuschen können. Bei der Darstellung von pleuralen

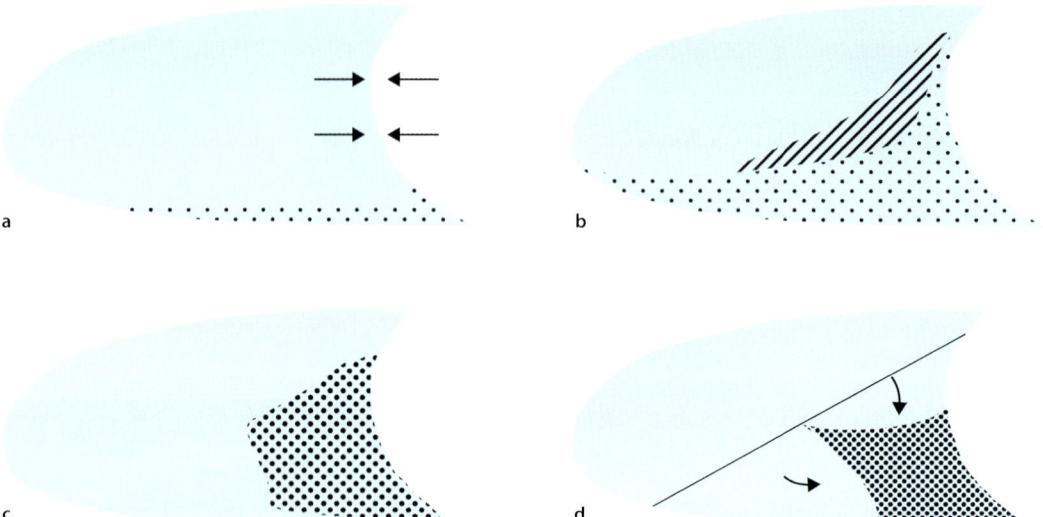

□ Abb. 18.14 Differenzialdiagnose häufiger basaler Verschattungen. a Geringer, nach kranial auslaufender Pleuraerguss: diffuse basale Trübung mit erhaltener Abgrenzbarkeit von basalen bronchovaskulären Strukturen und Zwerchfellkontur. **b** Deutlicher Pleuraerguss mit angrenzender Kompressionsatelektase: gleichmäßig dichte basale Verschattung mit nach kranial abnehmender Intensität. Positives Silhouettenphänomen. **c** Unterlappenpneumonie: unscharf begrenzte Verschattung variabler Ausdehnung und Dichte, häufig mit positivem Bronchopneumogramm. Positives Silhouettenphänomen. **d** Unterlappenatelektase: homogene Verschattung mit teilweise scharfer Begrenzung. Zeichen des Volumenverlusts mit kompensatorischer Überblähung angrenzender Lappen. Positives Silhouettenphänomen, nur ausnahmsweise positives Bronchopneumogramm

Septierungen ist die Sonographie der CT eindeutig überlegen.

18.2.6 Pneumothorax

Durch Verletzung der viszeralen oder parietalen Pleura kann es zum Eindringen von Luft in den Pleuraspalt mit Verlust des Unterdrucks zwischen den Pleurablättern kommen; die Folge ist ein Pneumothorax.

▪ Bildgebung
Die radiologische Diagnose eines Pneumothorax basiert auf folgenden Kriterien:
▬ erhöhte Transparenz des angrenzenden strukturlosen Pleuraraums,
▬ Darstellung der dünnen Kontur der abgehobenen viszeralen Pleura.

Da sich pleurale Luft in Rückenlage des Patienten jedoch unter der vorderen Thoraxwand ansammelt, können bei einem nur mäßig ausgeprägten Pneumothorax diese Zeichen auf der Thoraxröntgenaufnahme auch fehlen oder nur schwer nachweisbar sein. Hier kann evtl. eine Aufnahme in aufgerichteter Position

helfen und zudem einen sonst nicht erkennbaren Sero- oder Hämatopneumothorax bestätigen.

Jedoch ist auch in der Standardprojektion ein geringer Pneumothorax mit ventraler oder paramediastinaler Lokalisation häufig als isolierte linienförmige Transparenzerhöhung im vorderen Herz-Zwerchfell-Winkel oder entlang des Herz- und Mediastinalrandes abgrenzbar.

Aufnahmen in Exspiration bieten selbst für den Nachweis schmaler Pneumothoraces keinerlei Vorteile. Daher sollten Thoraxbettaufnahmen auch bei dieser Fragestellung in Inspiration angefertigt werden.

> **Bei Traumapatienten kann der Befund eines isolierten Thoraxwandemphysems als verlässlicher indirekter Hinweis auf einen Pneumothorax gewertet werden. Eine genaue Bildanalyse wird hier in der Regel zum Nachweis von Rippenfrakturen führen.**

Als wichtiger diagnostischer Hinweis auf einen Pneumothorax gilt auch die isolierte Erweiterung des lateralen Sulcus phrenicocostalis mit partiellem Tiefstand des Zwerchfells bis zur Inversion. Dies wird als »Deep sulcus«-Zeichen bezeichnet und kann neben anderen auch als radiologisches Kriterium eines Spannungs-

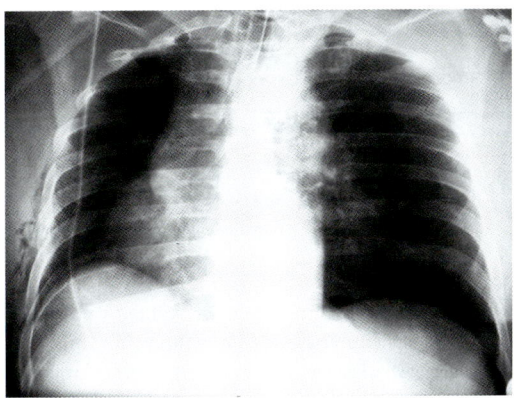

◘ Abb. 18.15 Patient nach Sturz vom Baum. Beiderseits ist keine abgehobene Pleura visceralis erkennbar. Links jedoch Fraktur der 7. Rippe und deutliche basale Hypertransparenz mit Erweiterung des Pleurarezessus (»deep sulcus«). Mediastinalverlagerung. Thoraxwandemphysem rechts und Fraktur der 6. Rippe. Diagnose: Spannungspneumothorax links, Pneumothorax rechts

pneumothorax beobachtet werden (◘ Abb. 18.15). In der Regel finden sich beim Spannungspneumothorax weitere Merkmale eines erhöhten intrapleuralen Drucks:
– Mediastinalverlagerung zur Gegenseite,
– weite, hypertransparente Interkostalräume,
– ein stärkerer Lungenkollaps.

Ein weiter Pleuraspalt ist für sich gesehen jedoch nicht ausreichend für die Verdachtsdiagnose eines Spannungspneumothorax. Wichtig ist auch die differenzialdiagnostische Unterscheidung eines Pneumothorax von einem Hautfaltenartefakt, das bei der Platzierung der Röntgenkassette unter dem Rücken des Patienten entstehen kann. Generell sind Hautfaltenartefakte jedoch einfach bei einer Ausdehnung des Befunds über die Grenzen des Mediastinums oder der Thoraxwand hinweg zu diagnostizieren.

18.2.7 Pneumomediastinum

Ein Pneumomediastinum ist in der Regel die Folge einer Perforation von Ösophagus oder Trachea und damit als Hinweis auf eine drohende mediastinale Infektion zu werten. Andere Entstehungsmechanismen sind Verletzungen der zentralen Bronchien beim Thoraxtrauma oder aber die Fortleitung eines pulmonalen interstitiellen Emphysems in der Folge eines Barotraumas mit erhöhtem intraalveolärem Druck. Weichteilverletzungen von Hals, Thoraxwand und Retroperi-

toneum mit begleitenden Lufteinschlüssen, z. B. nach Schussverletzungen, können nach mediastinal fortgeleitet werden. Umgekehrt kann sich ein primäres Pneumomediastinum bis in die Halsweichteile und weit nach retroperitoneal ausdehnen.

▪ **Bildgebung**
Beim Vorliegen eines Pneumomediastinums finden sich innerhalb des Mediastinalschattens multiple streifige Aufhellungen entlang von Herz, Gefäßen, Trachea und Ösophagus. Durch die überlagernden irregulären Lufteinschlüsse kann die Beurteilung von Thoraxröntgenaufnahmen erheblich erschwert werden.

❯ **Ein Pneumomediastinum kann ursächlich für die Entwicklung eines Pneumothorax sein. Ein Pneumothorax führt jedoch niemals zur Entstehung eines Pneumomediastinums.**

18.2.8 Lungenembolie

Bei der Verdachtsdiagnose »Lungenembolie« besitzt die Thoraxröntgenaufnahme eine sehr niedrige Sensitivität. Insofern dient ihre Durchführung im Wesentlichen dem differenzialdiagnostischen Ausschluss anderer pathologischer Prozesse. Zur raschen und in der Regel definitiven Abklärung gilt die Computertomographie mit ausreichend hoher Kontrastierung der Pulmonalgefäße als Methode der Wahl. Hiermit lassen sich sowohl frische als auch ältere Embolien als umschriebene Kontrastmittelaussparungen in den Pulmonalarterien nachweisen (▶ Kap. 36, ◘ Abb. 36.4). Zudem erlaubt die CT eine gleichzeitige detaillierte Beurteilung von Lungenstrukturen und der Aorta und ist damit in der Lage, ein breites differenzialdiagnostisches Spektrum abzudecken.

Inzwischen wird mit neuesten CT-Scannern auch für den Ausschluss kleiner peripherer Lungenembolien ein negativer Vorhersagewert von >98% erreicht. Allerdings können sich durch einen unzureichenden Gefäßkontrast Einschränkungen in der Beurteilung peripherer Gefäßquerschnitte auf dem Niveau der Subsegmentarterien ergeben.

18.2.9 Thoraxtrauma

Ein Thoraxtrauma kann zu komplexen Verletzungen der Thoraxorgane führen; etwa 30–50% aller Polytraumapatienten mit normalem Befund des Thoraxröntgenbilds zeigen in der Thorax-CT pathologische Befunde, von denen mehr als 20% unmittelbar thera-

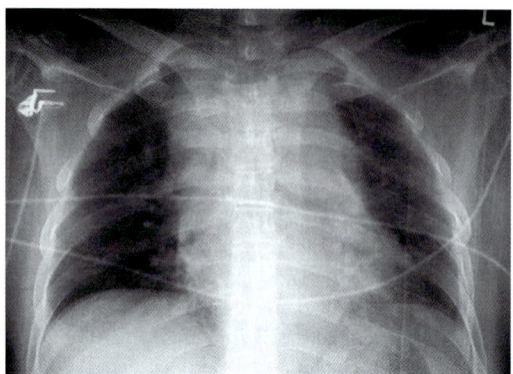

pierelevant sind. Signifikante mediastinale Hämatome zeigen sich auf der Thoraxübersichtsaufnahme zwar mit einer Reihe typischer Bildmuster, deren kausale Zuordnung zu Verletzungen häufig kleinerer mediastinaler Venen oder Arterien selbst computertomographisch nicht in jedem Fall gelingt. Dennoch ist in derartigen Fällen eine unmittelbare weiterführende CT-Diagnostik mit ausreichend hoher Kontrastmittelgabe zum Ausschluss einer Aortenverletzung zwingend erforderlich. Abhängig von Schweregrad und Komplexität der thorakalen Verletzungen sind evtl. auch in der Phase nach der Erstversorgung des Traumas CT-Kontrolluntersuchungen indiziert (◘ Abb. 18.16).

18.3 Abdomendiagnostik

18.3.1 Abdomensübersichtsaufnahme

Röntgenaufnahmen des Abdomens gelten als fester Bestandteil in der diagnostischen Abklärung des akuten Abdomens. Routinemäßig werden zwei großformatige Aufnahmen in Rückenlage und in Linksseitenlage angefertigt, wobei für die Aufnahme in Rückenlage eine niedrige Aufnahmespannung zur besseren Darstellung von Weichteilkontrasten und kleinen Verkalkungen (Konkrementen) gewählt wird. Die Aufnahme in Linksseitenlage wird in Hartstrahltechnik angefertigt und dient der Beurteilung von Darmspiegeln als typisches Röntgenzeichen des Ileus.

> **Praxistipp**
>
> In der Abdomensübersichtsaufnahme in Linksseitenlage gelingt der Nachweis von freier intraperitonealer Luft zwischen rechtem Leberlappen und lateraler Bauchwand deutlicher besser als mit einer Aufnahme im Stehen.

Abdomenübersichtsaufnahmen dienen nach der Sonographie des Abdomens der Darstellung von pathologischen Weichteilbefunden und ihrer Zuordnung zu normalen Strukturen des Peritonealraums und des Retroperitoneums, die sich aufgrund ihres Gasgehalts (Magen, Dünndarm, Dickdarm) oder ihrer Weichteildichte (Leber, Nieren, Psoasschatten, Harnblase) erkennen lassen.

Wichtige radiologische Befunde sind Erweiterungen von Magen- und Darmabschnitten durch meteoristische Blähungen oder einen vermehrten Flüssigkeitsgehalt. In der Übersichtsaufnahme erkennbare Darmwandverdickungen im Bereich von Kerckring-Falten oder Haustren können Hinweise auf einen pathologischen Darmwandprozess wie im Fall eines Tumors oder eines ischämischen oder entzündlichen Ödems geben. Im Fall von Aszites kann eine Distanzierung von luftgefüllten Darmabschnitten oder eine diffuse Verschattung des Abdomens resultieren.

Neben diesen Weichteilzeichen sind in der Aufnahme in Rückenlage Verkalkungen von Lymphknoten und Gefäßen, Konkremente und Phlebolithen gut erkennbar und zuzuordnen. Schließlich wird auch die Beurteilung der Lendenwirbelsäule und des knöchernen Beckens in die Bildauswertung eingeschlossen, da sich hier lokalisierte pathologische Prozesse nicht selten über abdominelle Beschwerden manifestieren können.

18.3.2 Abdomen-CT

Die CT des Abdomens nimmt in der diagnostischen Abklärung akuter abdomineller Beschwerden eine vorrangige Stellung ein und kommt damit häufig auch noch im Anschluss an die Abdomensonographie und die Abdomenübersichtsaufnahmen zum Einsatz. Dies gilt insbesondere im Fall eingeschränkter sonographischer Untersuchungsbedingungen wie bei meteoristisch geblähtem Abdomen oder stark adipösen Patienten. Zu den großen Vorteilen der Computertomographie zählen ihre schnelle und standardisierbare und damit praktisch untersucherunabhängige Durchführbarkeit sowie die umfassende Darstellung aller Organe des Bauch- und Retroperitonealraums. Insbesondere in hochakuten Fällen wie beim Trauma oder akuten Blutungen anderer Genese lassen sich damit kritische Zeitverluste vermeiden. Von wenigen Ausnahmen abgesehen wird die Abdomen-CT als Kontrastmitteluntersuchung durchgeführt, wobei auch hier in Abhängigkeit von der klinischen Fragestellung verschiedene Protokolle mit z. T. mehrphasiger Datenakquisition zum Einsatz kommen. Bei speziellen Fragestellungen, z. B. nach einer intestinalen Perforation, bietet eine zusätzliche Kontrastmittelfüllung des Magens oder Darms weitere diagnostische Sicherheit.

Nur bei absoluter Kontraindikation für eine Kontrastmittelgabe kann ein Nativ-CT des Abdomens mit dann allerdings eingeschränkter Aussagekraft indiziert sein. Darüber hinaus gehören heute spezielle »Low dose«-Untersuchungsprotokolle der Nieren und ableitenden Harnwege in Nativtechnik zum Standardalgorithmus in der Nierensteindiagnostik.

Neben der allgemeinen Ursachenabklärung von abdominellen Beschwerden wird in zunehmendem Maße auch vor einer geplanten Laparatomie eine detaillierte diagnostische Abklärung des pathologischen Prozesses im Rahmen differenzialtherapeutischer Überlegungen gefordert.

■ **Normalbefunde**

Im Folgenden werden die wichtigen anatomischen Strukturen des männlichen Abdomens und Beckens anhand von 7 axialen CT-Schichten wiedergegeben. Die Darstellung erfolgt im Weichteilfenster nach i.v.-Kontrastmittelgabe von kranial nach kaudal (◘ Abb. 18.17).

❯ CT-Bilder werden immer so »gelesen«, wie wenn man von unten in den Patienten hinein schauen würde. Rechts auf dem Bild ist also beim Patienten links!

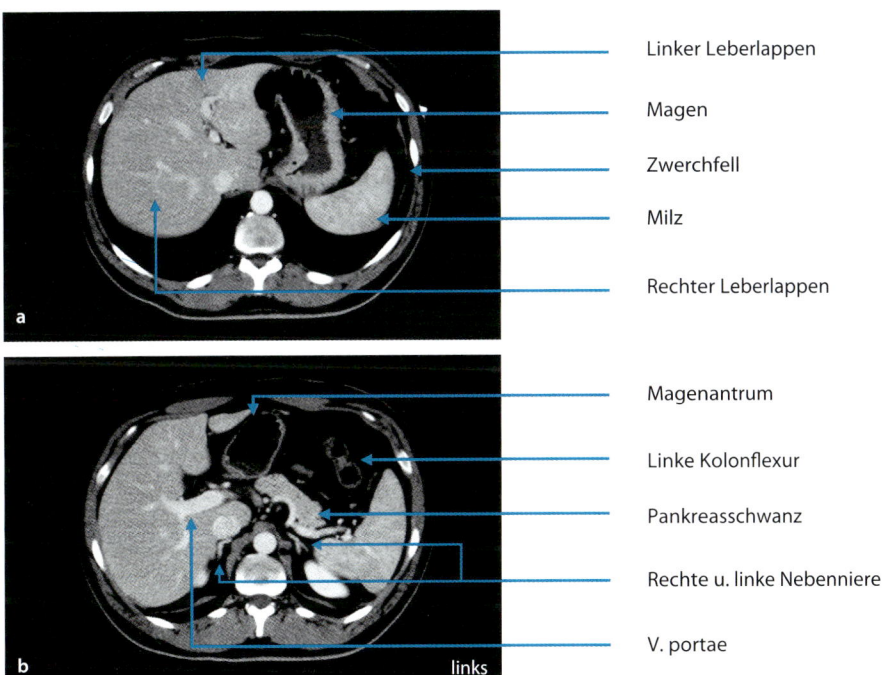

Linker Leberlappen

Magen

Zwerchfell

Milz

Rechter Leberlappen

Magenantrum

Linke Kolonflexur

Pankreasschwanz

Rechte u. linke Nebenniere

V. portae

links

◘ **Abb. 18.17 Abdomen-CT.** 7 axiale Schichten von **a** kranial nach **g** kaudal

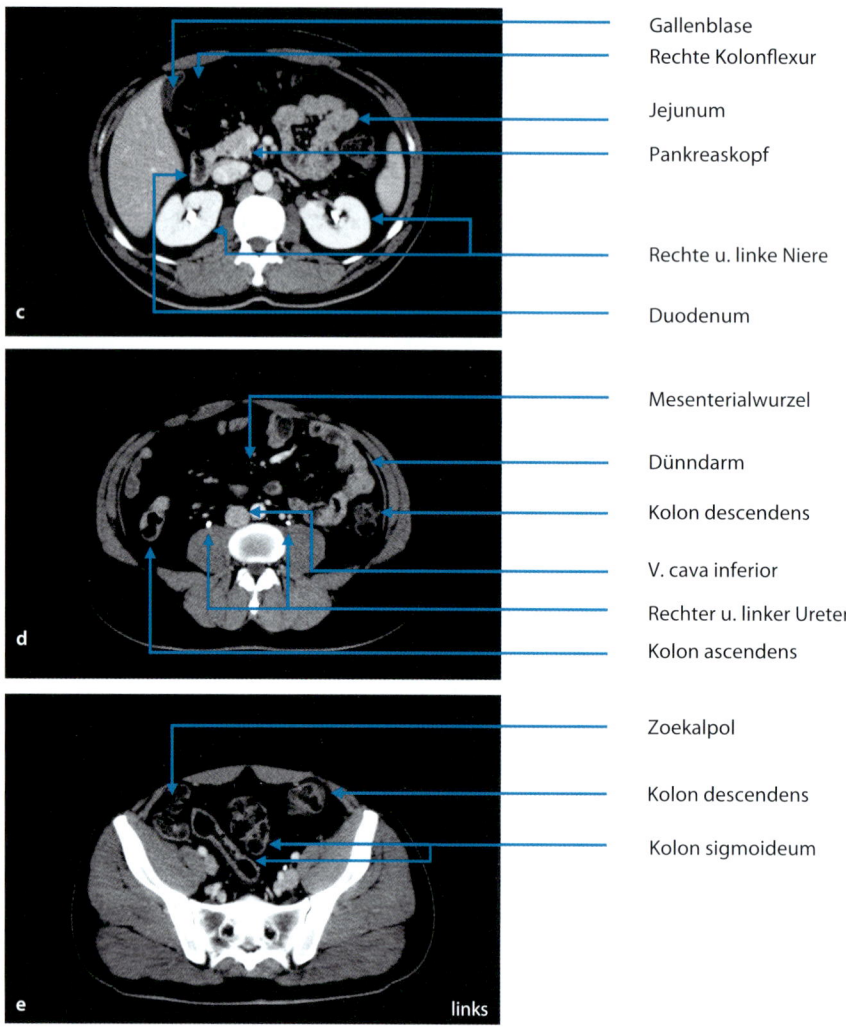

Gallenblase
Rechte Kolonflexur

Jejunum

Pankreaskopf

Rechte u. linke Niere

Duodenum

Mesenterialwurzel

Dünndarm

Kolon descendens

V. cava inferior

Rechter u. linker Ureter

Kolon ascendens

Zoekalpol

Kolon descendens

Kolon sigmoideum

links

◘ **Abb. 18.17** (Fortsetzung)

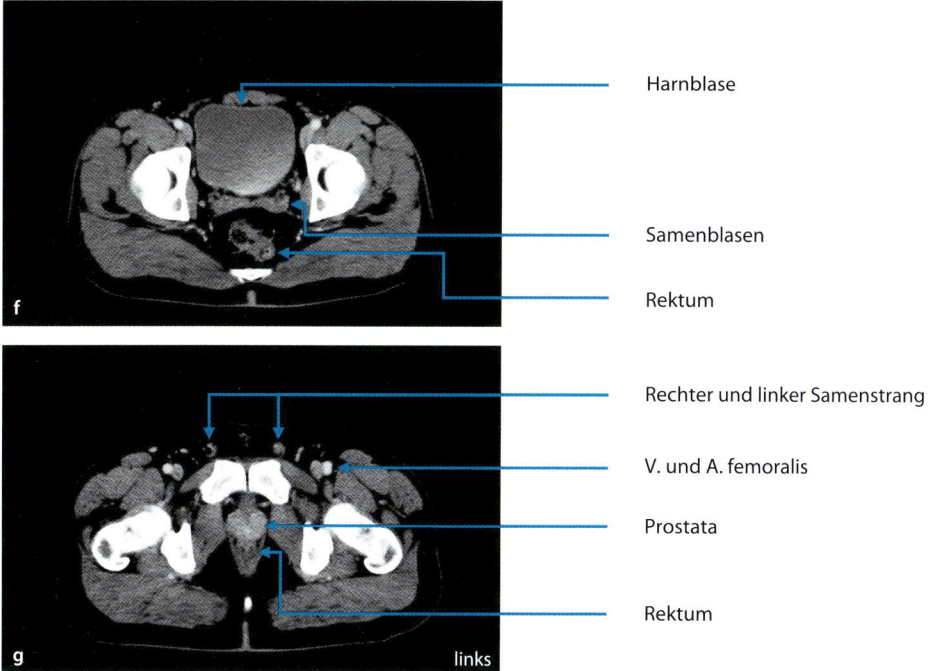

Harnblase

Samenblasen

Rektum

f

Rechter und linker Samenstrang

V. und A. femoralis

Prostata

Rektum

g   links

◘ Abb. 18.17 (Fortsetzung)

18.4   Kraniales CT eines normalen Hirns

Im Folgenden sind die wichtigsten anatomischen Strukturen des normalen Gehirns anhand von 9 axialen CT-Schichten von kaudal nach kranial dargestellt (◘ Abb. 18.18, ◘ Abb. 18.19, ◘ Abb. 18.20).

❯ **CT-Bilder werden immer so »gelesen«, wie wenn man von unten in den Patienten hinein schauen würde. Rechts auf dem Bild ist also beim Patienten links!**

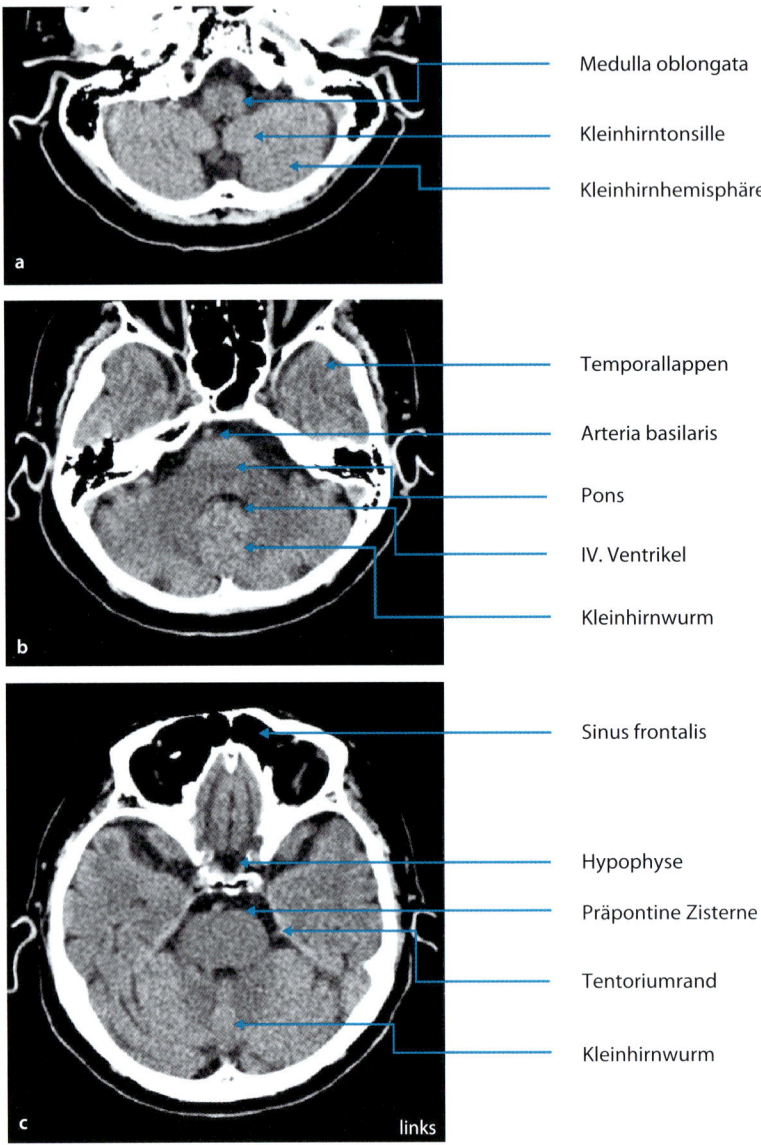

Medulla oblongata

Kleinhirntonsille

Kleinhirnhemisphäre

Temporallappen

Arteria basilaris

Pons

IV. Ventrikel

Kleinhirnwurm

Sinus frontalis

Hypophyse

Präpontine Zisterne

Tentoriumrand

Kleinhirnwurm

links

◪ **Abb. 18.18 Kraniales CT. a–c**

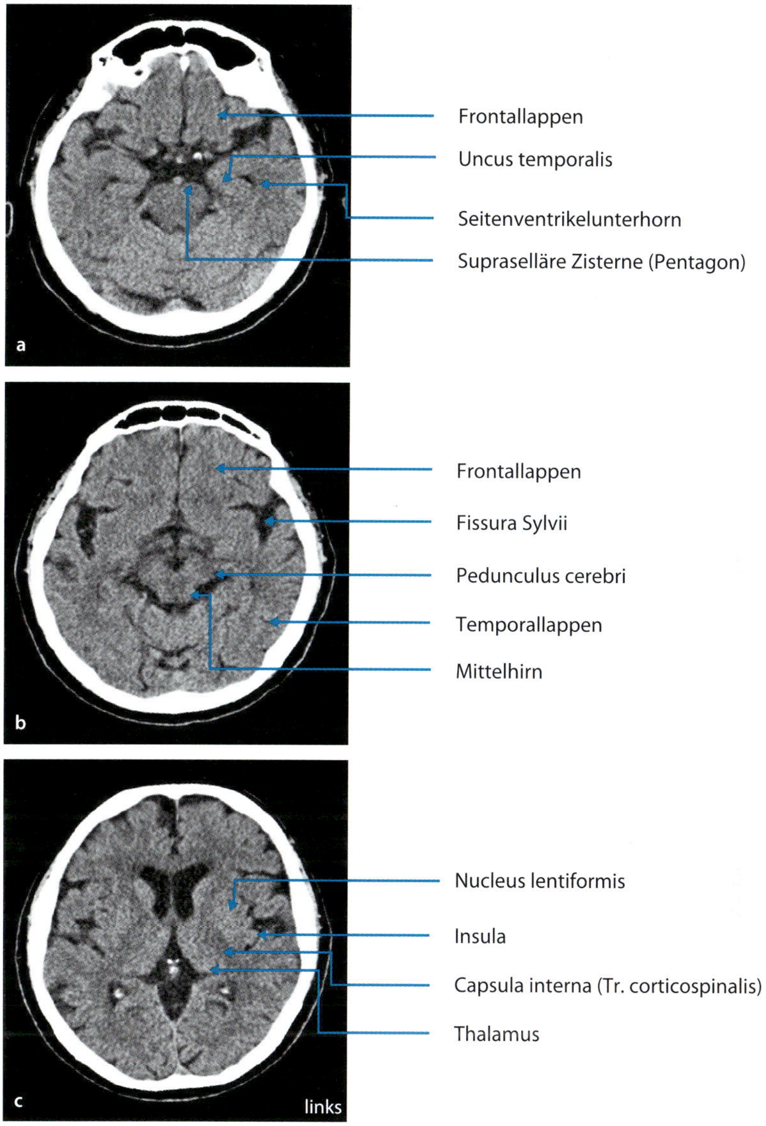
Frontallappen
Uncus temporalis
Seitenventrikelunterhorn
Supraselläre Zisterne (Pentagon)
a
Frontallappen
Fissura Sylvii
Pedunculus cerebri
Temporallappen
Mittelhirn
b
Nucleus lentiformis
Insula
Capsula interna (Tr. corticospinalis)
Thalamus
c
links

Abb. 18.19 **Kraniales CT. a–c**

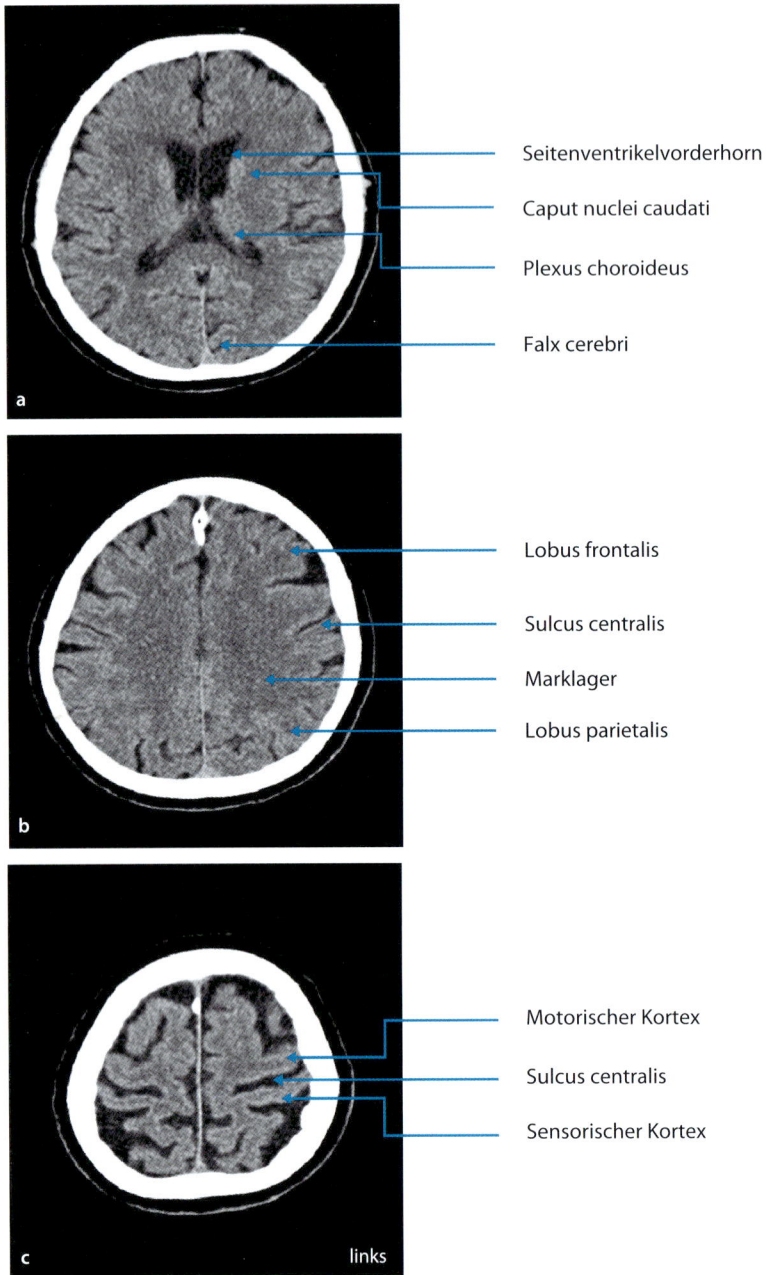

Seitenventrikelvorderhorn

Caput nuclei caudati

Plexus choroideus

Falx cerebri

Lobus frontalis

Sulcus centralis

Marklager

Lobus parietalis

Motorischer Kortex

Sulcus centralis

Sensorischer Kortex

links

◘ **Abb. 18.20 Kraniales CT.** a–c

Fallbeispiel Teil 2

Der Intensivarzt veranlasst eine sofortige Thoraxröntgenaufnahme und ruft den Radiologen an mit der Bitte um sofortige Befundung und Rückruf. Intensivarzt, Intensivpflegekraft und MTRA lagern den Patienten unter weiterer O_2-Gabe auf die Filmplatte. Der Radiologe ruft 10 min später zurück. Intensivarzt und Radiologe betrachten das Thoraxröntgenbild jeweils an ihrem PC-Arbeitsplatz und besprechen telefonisch den Befund: Der Patient hat einen Pneumothorax links, vermutlich nach Schrittmacheranlage vormittags. Der Intensivarzt legt kurze Zeit später eine Thoraxdrainage im 5. ICR links, die mit einem Sog von 20 cm H_2O versehen wird.

Literatur

Chastre J Fagon JY (2002) Ventilator-associated pneumonia. Am J Respir Crit Care Med 165: 867–903

Felson B, Felson H (1950) Localization of intrathoracic lesions by means of the posterior-anterior roentgenogram. The silhouette sign. Radiology 55: 363–374

Kloth JK, Kauczor HU, Hosch W (2011) Bildgebung im Schockraum. Med Klin Intensivmed 106: 82–88

Martin GS, Ely EW, Carroll FE, Bernhard GR (2002) Findings on the portable chest radiograph correlate with fluid balance in critically ill patients. Chest 122: 2087–2095

Seow A, Kazerooni EA, Pernicano PG, Neary M (1996) Comparison of upright inspiratory and exspiratory chest radiographs for detecting pneumothoraces. Am J Roentgenol 166: 313–316

Ultraschall

Wolfram Wilhelm, Stefan Röhrig

Fallbeispiel Teil 1

Eine 69-jährige Patientin wird nach einer laparoskopischen Sigmaresektion extubiert auf der Intermediate Care Unit aufgenommen. Anamnestisch waren bei der Patientin ein nichtinsulinpflichtiger Diabetes mellitus sowie eine koronare Herzkrankheit mit Z. n. Myokardinfarkt vor 3 Jahren bekannt. Etwa 2 h nach Aufnahme alarmiert die zuständige Pflegekraft den Intensivarzt: Die Patientin wird zunehmend kaltschweißig und kreislaufinstabil, der invasiv gemessene Blutdruck beträgt 77/48 mmHg, die Frage nach einem thorakalen Druckgefühl wird von der Patientin weder eindeutig verneint noch eindeutig bejaht. Unter Volumengabe (500 ml Vollelektrolytlösung) lässt sich der Blutdruck vorübergehend auf 98/55 mmHg anheben. Die Intensivpflegekraft schreibt ein 12-Kanal-EKG, der Intensivarzt holt das Ultraschallgerät.

19.1   Ultraschall auf der Intensivstation

Ultraschall gehört heute zu den selbstverständlichen Diagnostikmaßnahmen auf der Intensivstation. Während die Anwendung von Ultraschall noch vor wenigen Jahren fast ausschließlich durch die organbezogenen Fachgebiete stattfand, hat im Jahre 2011 eine internationale Expertengruppe unter Federführung der European Society of Intensive Care Medicine (ESICM) Empfehlungen zur Ultraschallausbildung für Intensivmediziner publiziert. Im Folgenden sollen die wichtigsten praktischen Ultraschallanwendungen auf der Intensivstation dargestellt werden; zu den theoretischen Grundlagen sei auf die sehr gute Übersichtsarbeit von Nowak et al. (▶ Literatur) und die entsprechenden Lehrbücher verwiesen.

- **Schallkopf**

Für die praktische Arbeit ist die Auswahl des richtigen Schallkopfs wichtig. In ◘ Tab. 19.1 sind die typischen Schallköpfe mit Einsatzgebiet, verwendeter Ultraschallfrequenz sowie der Gewebeeindringtiefe dargestellt.

19.2   Abdomensonographie

Typische Indikationen zur Abdomensonographie auf der Intensivstation sind die FAST-Untersuchung (»focused assessment with sonography for trauma«), aber auch die Darstellung von Gallenblase, Gallenwegen, intraabdominellen Gefäßen oder der Harnblase, die Suche nach Abszessen u.v.a.m. Für die Abdomensonographie werden initial folgende Einstellungen gewählt:
- Konvexschallkopf (»Abdomenschallkopf«),
- Frequenz um 3,5 MHz,
- Eindringtiefe 15 cm.

- **FAST**

Bei der FAST-Untersuchung wird gezielt nach Blutungen im Bauchraum gesucht; der Begriff »pFAST« beschreibt die präklinische Anwendung.

- - **Repetitorium Anatomie**

◘ Abb. 19.1 zeigt einen anatomischen Querschnitt im Oberbauchbereich. Leber und Milz liegen intraperitoneal und reichen weit nach dorsal, darunter liegen die beiden Nieren retroperitoneal. In Rückenlage sinkt intraperitoneale Flüssigkeit wie Blut nach dorsal ab und sammelt sich
- zwischen Leber und rechter Niere: dieser Raum wird als Morison-Pouch bezeichnet,
- zwischen Milz und linker Niere: dieser Raum wird als Koller-Pouch bezeichnet,

◘ Tab. 19.1 Schallköpfe, Einsatzgebiet, verwendete Ultraschallfrequenz und Gewebeeindringtiefe. Merkhilfe: Das Produkt aus Frequenz (in MHz) und Eindringtiefe (in cm) ergibt jeweils etwa 50

Schallkopftyp	Einsatzgebiet	Frequenz	Eindringtiefe
Sektorschallkopf	Echokardiographie	2,5 MHz	20 cm
Konvexschallkopf	Echokardiographie, Abdomensonographie, Lungensonographie	3,5 MHz	15 cm
Konvexschallkopf	Abdomensonographie, Lungensonographie	5 MHz	10 cm
Linearschallkopf	Gefäßpunktion, Regionalanästhesie, Lungensonographie	7 MHz	7 cm
Linearschallkopf	Gefäßpunktion, Regionalanästhesie	10 MHz	5 cm

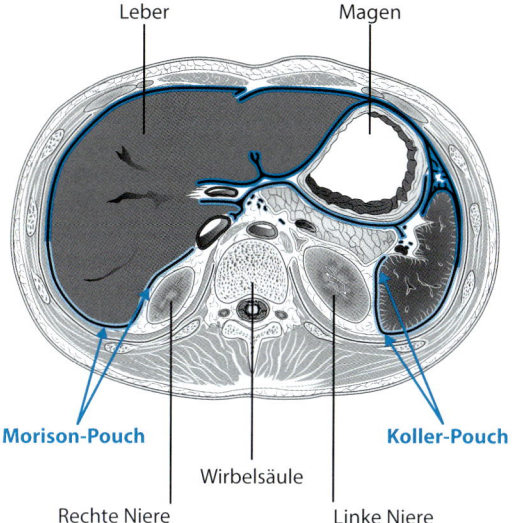

Leber   Magen

Morison-Pouch   **Koller-Pouch**

Wirbelsäule

Rechte Niere   Linke Niere

◻ Abb. 19.1 Anatomische Darstellung des Oberbauchs im Querschnitt. Leber und Milz liegen intraperitoneal und reichen weit nach dorsal, darunter liegen die beiden Nieren retroperitoneal. In Rückenlage sinkt intraperitoneale Flüssigkeit nach dorsal ab und kann sich zwischen Leber und rechter Niere im sog. Morison-Pouch sammeln oder zwischen Milz und linker Niere im sog. Koller-Pouch

━ außerdem im Unterbauch: bei Männern hinter der Harnblase, bei Frauen hinter dem Uterus im Douglasraum.

Nach kranial wird der Oberbauch durch das Zwerchfell begrenzt. Intrathorakale Flüssigkeit sammelt sich in Rückenlage im dorsalen Recessus costodiaphragmaticus zwischen Lunge (kranial) und Zwerchfell (kaudal). Da die o. g. Räume in Thorax und Oberbauch teilweise durch Rippen »verdeckt« sind, erfolgt die sonographische Anlotung durch den Interkostalraum (ICR). Der Schallkopf muss also so gehalten werden, dass Rippen und Längsachse des Schallkopfs parallel verlaufen.

▪ **Untersuchungsgang**
Die FAST-Untersuchung erfolgt beim (beatmeten) Intensivpatienten in Rückenlage, ggf. wird der Raum etwas abgedunkelt. Die Lagerung beeinflusst das Ultraschallergebnis:

Nun werden systematisch 5 sonographische Standardschnitte durchgeführt (◻ Abb. 19.2):
━ Rechts Pleuraraum: Anlotung im 8–10. ICR in der mittleren Axillarlinie,
━ rechts Morison-Pouch: Anlotung im 9.–11. ICR in der mittleren Axillarlinie,
━ links Pleuraraum: Anlotung im 7.–9. ICR in der hinteren Axillarlinie,
━ links Koller-Pouch: Anlotung im 8.–10. ICR in der hinteren Axillarlinie,
━ Unterbauch: Anlotung oberhalb der Symphyse in der Mitte, dabei Untersuchung in Längs- und Querrichtung.

Dieser Untersuchungsgang kann bei der Traumaversorgung durch eine subkostale Anlotung des Herzens ergänzt werden, um so z. B. ein Hämatoperikard oder eine wesentliche Pumpfunktionsstörung zu erkennen. Details der subkostalen Anlotung sind in ▶ Abschn. 19.4 dargestellt.

▪ **Klinisches Vorgehen**
Bei unfallverletzten Patienten erfolgt die erste FAST-Untersuchung üblicherweise im Rahmen der Schockraumdiagnostik. Im Klinikum Lünen wird die FAST-Untersuchung abhängig von der Traumaanamnese wiederholt – entweder nach etwa 6–8 h auf der Intensivstation oder vor Verlegung des Patienten auf die Normalstation. Mögliche typische Befunde einer FAST-Untersuchung sind in ◻ Abb. 19.3 und ◻ Abb. 19.4 dargestellt.

19.3 Lungensonographie

Da die Lunge luftgefüllt ist, galt sie lange Zeit als unzugänglich für die Ultraschalldiagnostik. In den letzten Jahren wurden aber verschiedene typische Ultraschallphänomene beschrieben, die den Lungenultraschall zu einer wichtigen Hilfe auf der Intensivstation haben werden lassen. Seit 2012 gibt es internationale Empfehlungen zum Lungenultraschall in der Akut- und Intensivmedizin (Volpicelli G et al.).

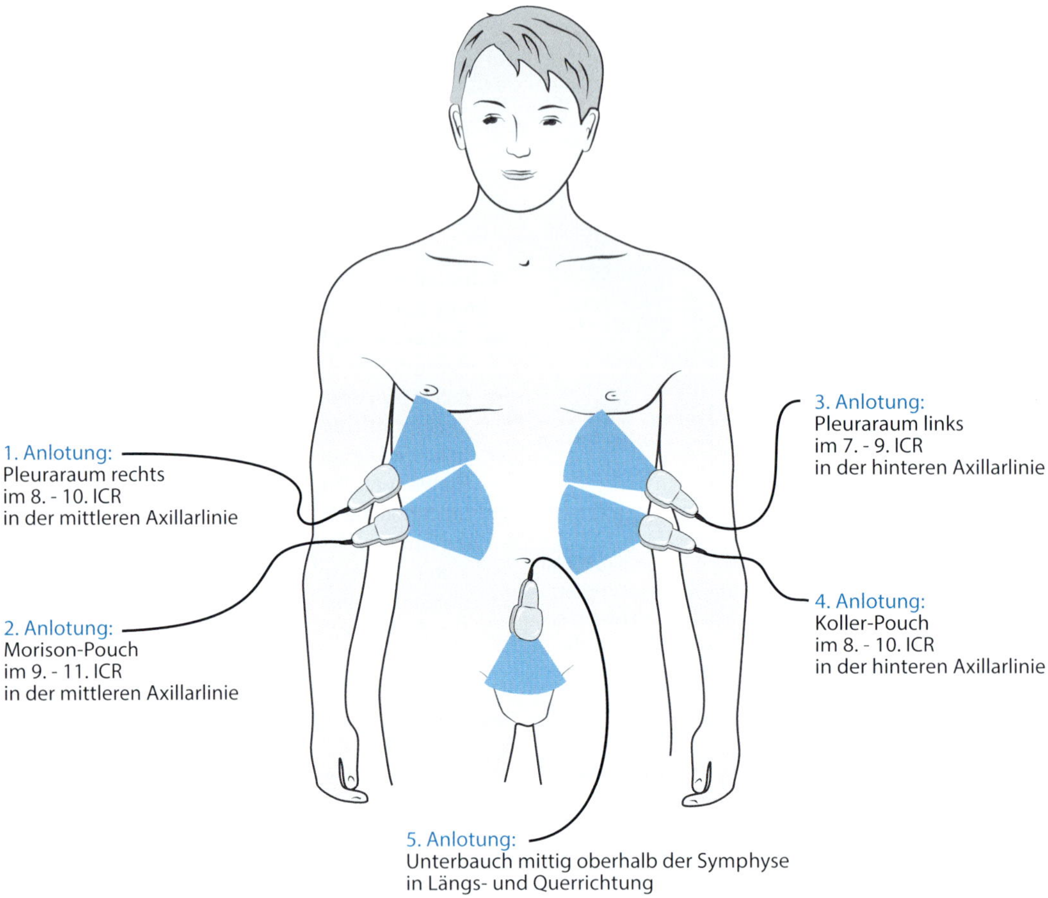

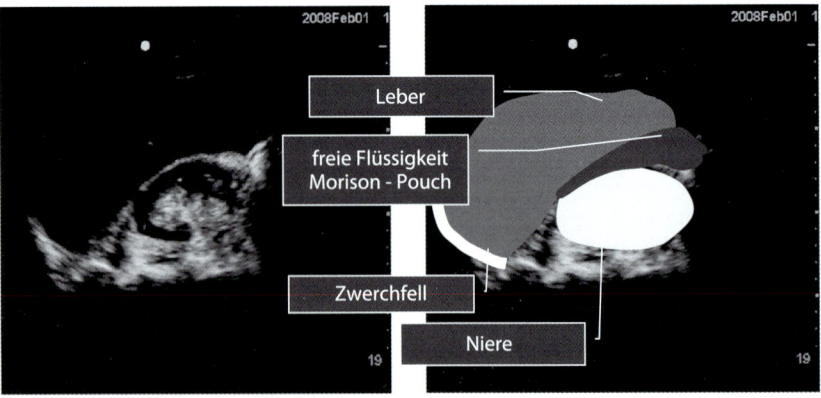

1. Anlotung:
Pleuraraum rechts
im 8. - 10. ICR
in der mittleren Axillarlinie
2. Anlotung:
Morison-Pouch
im 9. - 11. ICR
in der mittleren Axillarlinie
3. Anlotung:
Pleuraraum links
im 7. - 9. ICR
in der hinteren Axillarlinie
4. Anlotung:
Koller-Pouch
im 8. - 10. ICR
in der hinteren Axillarlinie
5. Anlotung:
Unterbauch mittig oberhalb der Symphyse
in Längs- und Querrichtung

Abb. 19.2 Typische Anlotstellen für die FAST-Untersuchung. Details ► Text

2008Feb01
2008Feb01
Leber
freie Flüssigkeit
Morison - Pouch
Zwerchfell
Niere
19
19

Abb. 19.3 FAST-Untersuchung. Freie Flüssigkeit im Morison-Pouch zwischen Leber und rechter Niere. (Aus: Kirschning T et al. 2009)

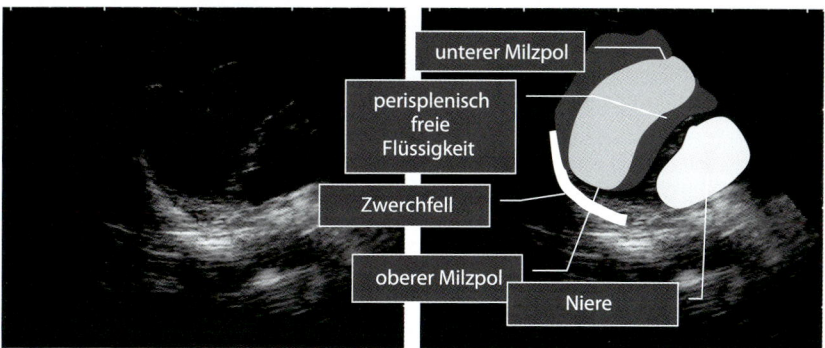

◘ Abb. 19.4 FAST-Untersuchung. Freie Flüssigkeit im Koller-Pouch zwischen Milz und linker Niere, aber auch oberhalb der Milz. (Aus: Kirschning T et al. 2009)

▪ **Schallkopf**

Die Lungensonographie wird üblicherweise mit dem Konvexschallkopf durchgeführt; alternativ kann aber auch ein Sektorschallkopf (»Echoschallkopf«) verwendet werden. Sollen oberflächliche, schallkopfnahe Prozesse beurteilt werden, z. B. ein ventraler Pneumothorax, dann ist auch der Linearschallkopf mit seiner geringeren Eindringtiefe gut geeignet. Initial werden üblicherweise folgende Einstellungen gewählt:

▬ Konvexschallkopf mit etwa 3,5–5 MHz,
▬ Eindringtiefe 10 cm,
▬ alternativ ein Linearschallkopf mit etwa 7 MHz und einer Eindringtiefe von etwa 7 cm.

▪ **Untersuchungsgang**

Die Lungensonographie sollte möglichst immer standardisiert ablaufen. Beim liegenden Patienten kann der Thorax auf jeder Seite in 4 Felder eingeteilt werden, die in etwa durch die Parasternallinie, die vordere und hintere Axillarlinie sowie die Mamillenlinie definiert sind (◘ Abb. 19.5). Bestimmte Befunde, z. B. ein Pleuraerguss, verlangen dann ein lokalisiertes Vorgehen.

▪ **Typische Phänomene**

Hält man den Schallkopf quer zum Rippenverlauf, so sieht man im Ultraschallbild zwei Rippen mit je einem dorsalen Schallschatten, dazwischen den Interkostalraum mit Muskulatur und Pleuralinie (◘ Abb. 19.6). Für die Befundinterpretation sind die folgenden typischen Ultraschallphänomene der Lungensonographie wichtig:

▬ A-Linien (= Reverberations- oder Wiederholungsartefakte),
▬ Lungengleiten; im M-Mode wird dies »seashore«- oder Meeresstrand-Zeichen genannt, das Fehlen heißt »Stratosphärenzeichen«,
▬ Lungenpuls,

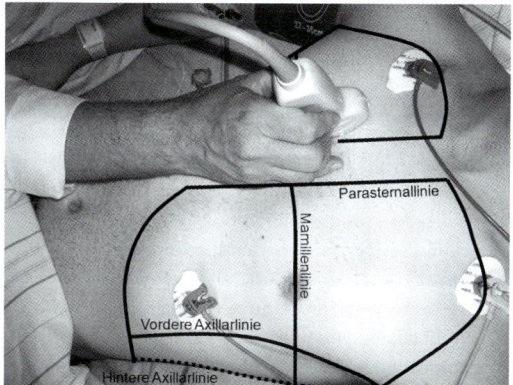

◘ Abb. 19.5 Untersuchungsgang bei der Lungensonographie. Beim liegenden Patienten kann der Thorax auf jeder Seite in 4 Felder eingeteilt werden, die in etwa durch die Parasternallinie, die vordere und hintere Axillarlinie sowie die Mamillenlinie definiert sind

▬ Lungenpunkt,
▬ B-Linien (Kometenschweifartefakte, »lung rockets« oder Lungenraketen).

A-Linien An der Pleura kann es durch die darunter liegende Luft zur Reflexion der Schallwellen kommen. Hierdurch entstehen sog. A-Linien (auch Reverberationen oder Wiederholungsartefakte genannt), die sich in der Tiefe des Ultraschallbilds wiederholen können. Da es sich um Pleura-»Spiegelungen« handelt, entspricht der Abstand zwischen den Spiegelungen jeweils dem Abstand zwischen Schallkopf und Pleura (◘ Abb. 19.6).

Lungengleiten Bei Atmung oder Beatmung verschiebt sich das Lungengewebe mit der Pleura viscera-

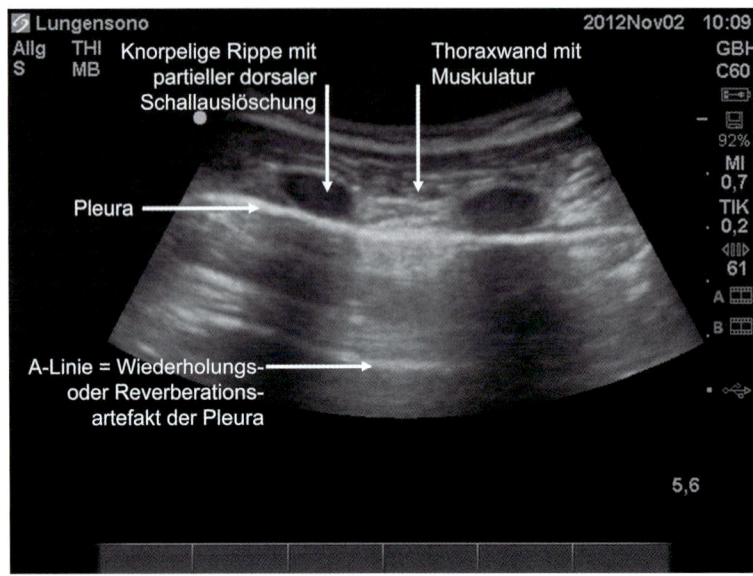

lis gegen die Rippen mit der Pleura parietalis – dies wird im Ultraschallbild als Lungengleiten bezeichnet und ist im Normalzustand über dem gesamten Thorax zu beobachten. Befindet sich hingegen – wie beim Pneumothorax – Luft zwischen den Pleurablättern, dann kann das Lungengleiten nicht mehr beobachtet werden.

Zur weitergehenden Diagnostik nutzt man den M-Mode des Ultraschallgeräts:

- Das Gewebe der Thoraxwand unmittelbar unter dem Schallkopf bewegt sich nicht und wird als schallkopfnaher Strichbereich dargestellt (◻ Abb. 19.7, schallkopfnah).
- Liegt die Lunge den Rippen an, dann stellt sich das Lungengleiten darunter im M-Mode als körniges Bild dar (◻ Abb. 19.7, schallkopffern).
- Insgesamt wird dieses Bild als Meeresstrand (»seashore«)-Zeichen bezeichnet.
- Beim Pneumothorax hingegen fehlt das Lungengleiten, und im M-Mode fehlt damit der körnige Bereich. Damit sieht man auch in der Tiefe nur Linien, dies wird als »Stratosphären-zeichen« bezeichnet (◻ Abb. 19.8).

Allerdings gibt es auch andere Gründe, warum ein Lungengleiten fehlen kann, z. B. bei Atelektase, Pleura-fibrose, ausgeprägtem Lungenemphysem u. a., sodass ein fehlendes Lungengleiten einen wichtigen Hinweis

auf einen Pneumothorax darstellt, aber allein keinen Beweis.

Lungenpuls Der Lungenpuls kann am besten in Apnoe beobachtet werden, also wenn der Patient (am besten nach Ausatmung) die Luft anhält oder die Beatmung kurz unterbrochen wird. Das Lungengewebe wird durch jeden Herzschlag mitbewegt. Liegt die Lunge der Thoraxwand an, dann stellt sich dies als Lungenpuls dar, was besonders gut im M-Mode zu sehen ist (◻ Abb. 19.9). Beim Pneumothorax hingegen fehlt der Lungenpuls.

Lungenpunkt Der Lungenpunkt (»lung point«) ist für die Pneumothoraxdiagnostik wichtig und wird in der Regel bei Rückenlage des Patienten ermittelt. Hierunter versteht man den Anlotpunkt an der Thoraxwand genau an der Grenzlinie zwischen Lunge und Pneumothorax: Durch geringe Verschiebung des Schallkopfs kann man bei Atmung/Beatmung auf der einen Seite noch Lungengleiten und auf der anderen Seite – durch den Pneumothorax – kein Lungengleiten mehr feststellen. Der Lungenpunkt gilt als recht sicheres Zeichen für einen Pneumothorax, ist aber in der Praxis manchmal schwer oder gar nicht zu finden.

B-Linien Dieser Begriff stammt aus der internationalen Literatur, umgangssprachlich werden diese Phäno-

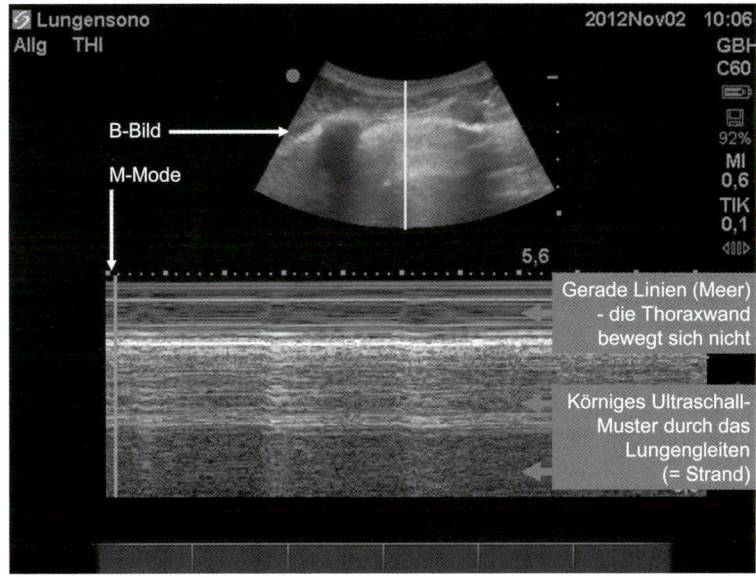

Abb. 19.7 Lungensonographie mit Normalbefund. Im B-Bild (*oben*) normales Lungengleiten. Im M-Mode (*unten*) sieht man das sog. Meeresstrand (»seashore«)-Zeichen: Das Thoraxwandgewebe unmittelbar unter dem Schallkopf bewegt sich nicht und wird als schallkopfnaher Strichbereich (»Meer«) dargestellt, darunter stellt sich das Lungengleiten als körniges Bild (»Strand«) dar

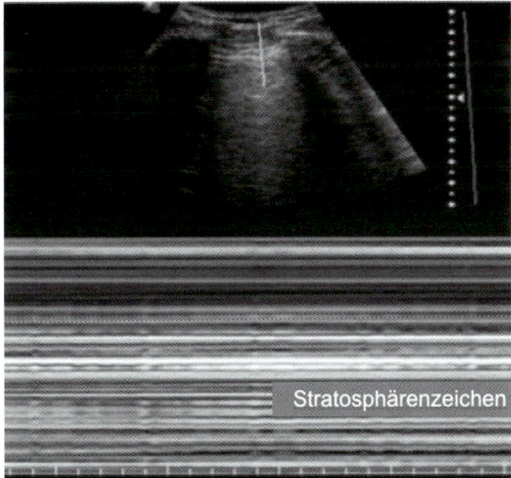

Abb. 19.8 Stratosphärenzeichen. Durch den Pneumothorax fehlt das körnige Bild des Lungengleitens – man sieht lediglich horizontale, gleichmäßige Linien. (Aus: Zechner PM et al. 2012)

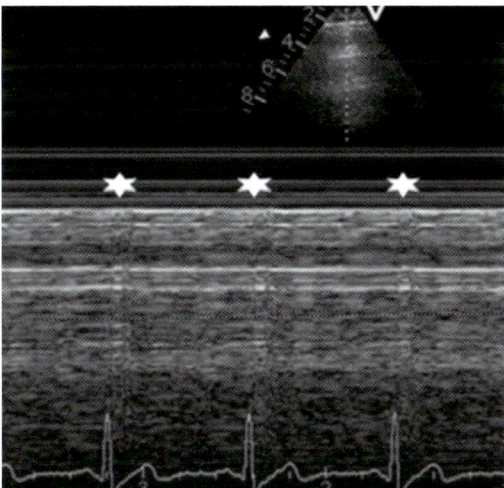

Abb. 19.9 Lungenpuls. Das Lungengewebe wird durch jeden Herzschlag mitbewegt (*), was besonders gut im M-Mode zu sehen ist. Der Lungenpuls ist Puls- bzw. EKG-synchron. Beim Pneumothorax liegt die Lunge der Thoraxwand nicht an, hier ist auch kein Lungenpuls zu sehen. (Aus: Zechner PM et al. 2012)

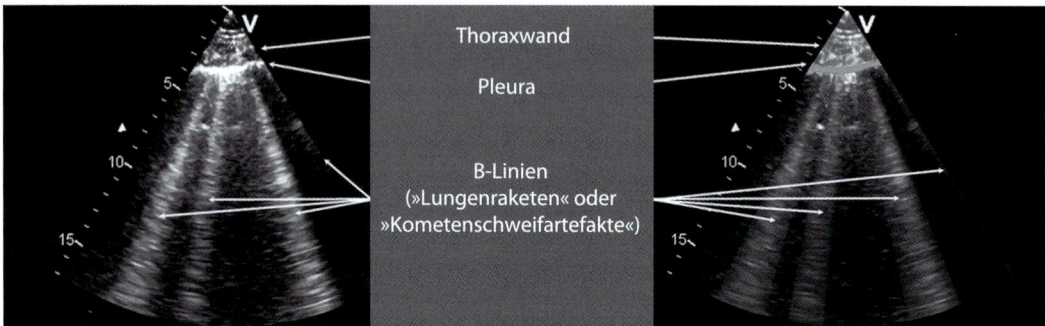

◘ **Abb. 19.10 B-Linien.** Diese werden umgangssprachlich auch als Lungenraketen oder Kometenschweifartefakte bezeichnet und entstehen durch (geringe) Flüssigkeitseinlagerungen im Bereich der Pleura visceralis. 1–2 B-Linien pro Ultraschallbild können normal sein, dann meist in den abhängigen Lungenarealen. Hier sieht man im Ultraschallbild 3 B-Linien, was auf eine interstitielle pulmonale Flüssigkeitsbelastung hindeutet, z. B. lokal bei Lungenkontusion oder Pneumonie oder generalisiert beim kardialen Lungenödem. (Aus: Zechner PM et al. 2012)

mene häufig Lungenraketen (»lung rockets«) oder Kometenschweifartefakte (»comet tails«) genannt. Sie entstehen durch (geringe) Flüssigkeitseinlagerungen im Bereich der Pleura visceralis (◘ Abb. 19.10). Im Detail wird vermutet, dass die unmittelbar unter der Pleura visceralis gelegenen Interlobulärsepten durch Flüssigkeit verdickt sind und die B-Linien genau an dieser Grenzfläche Alveolarluft/Interlobulärsepten entstehen. B-Linien sind unter folgenden Aspekten diagnostisch relevant:

- Beim Gesunden sind nur vereinzelt B-Linien zu sehen, und dann meist in den abhängigen Lungenarealen höchstens 1–2 B-Linien pro Bild.
- Sind jedoch 3 oder mehr B-Linien zu sehen, dann gilt dies als Hinweis auf ein generalisiertes oder lokales, sog. interstitielles Syndrom:
  - Lungenödem (unabhängig von der Ursache),
  - interstitielle Pneumonie oder Pneumonitis,
  - diffuse Lungenerkrankung, z. B. Lungenfibrose,
  - Lungenkontusion (lokalisiert) u. a.

> **Praxistipp**
>
> Findet man bei einem kardialen Notfallpatienten auf beiden Thoraxseiten an mehreren Anlotpunkten ≥3 B-Linien (»Lungenraketen«) pro Ultraschallbild, dann spricht dies für ein kardiales Lungenödem.

19.3.1 Pneumothorax

Unter folgenden Bedingungen besteht lungensonographisch der dringende Verdacht auf einen Pneumothorax:

- kein Lungengleiten,
- kein Lungenpuls,
- keine B-Linien,
- Darstellung des sog. Lungenpunkts.

Im Notfall kann auf die Darstellung des Lungenpunkts verzichtet werden.

19.3.2 Pleuraerguss

Zur Erkennung eines Pleuraergusses ist der Ultraschall dem Thoraxröntgenbild überlegen; auch erfolgt eine Pleurapunktion heute am besten ultraschallgesteuert (► Abschn. 17.4.1). Die Pleuraergussmenge beim aufrecht sitzenden (Beatmungs)patienten kann nach der Formel in ◘ Abb. 19.11 abgeschätzt werden.

19.4 Transthorakale Echokardiographie

Für die transthorakale Echokardiographie (TTE) wird am besten der Sektorschallkopf gewählt; alternativ kann aber orientierend auch ein Konvexschallkopf genutzt werden. Initial werden folgende Einstellungen gewählt:

- Sektorschallkopf mit etwa 2,5 MHz,
- Eindringtiefe 16 cm.

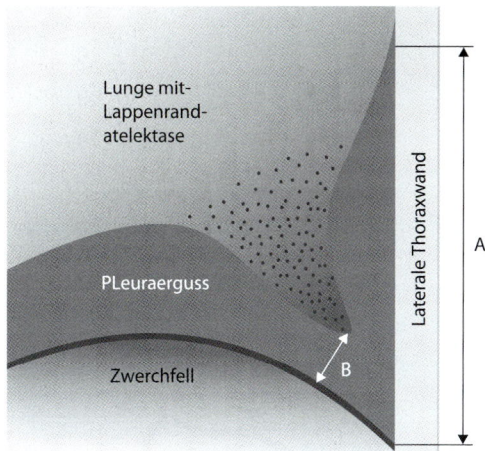

Volumen [in ml] = 70 × (A + B) [in cm]

☑ **Abb. 19.11 Volumenabschätzung beim Pleuraerguss.**
A = maximale kraniokaudal ausmessbare Ergusshöhe,
B = basaler Lungen-Zwerchfell-Abstand. (Aus: Maecken T
et al. 2011)

⊙ Der Echokardiographieschallkopf besitzt
seitlich eine Markierung. Für die korrekte
Durchführung der transthorakalen Echokardiographie ist die richtige Positionierung
des Schallkopfs anhand der Markierung entscheidend!

▪ **Untersuchungsgang**
Die transthorakale Echokardiographie umfasst mehrere Standardeinstellungen, die in der kardiologischen
Routinediagnostik am besten in einem definierten Ar-
beitsablauf durchgeführt werden. Hier wird nun ein
möglicher Untersuchungsablauf beim Intensivpatienten dargestellt.

> **Praxistipp**
>
> Der Intensivpatient wird für die transthorakale
> Echokardiographie am besten in Linksseitenlage
> oder zumindest in 45–60° Linksschräglage gelagert.
> Der linke Arm wird abduziert und die linke Hand
> hinter den Kopf gelegt – so werden die Interkostal-
> räume bestmöglich gespreizt. Schließlich wird der
> Arbeitsplatz abgedunkelt.

Parasternal lange Achse Der Patient befindet sich in
Linksseitenlage oder in 45–60°-Linksschräglage, der
Schallkopf wird unmittelbar parasternal links im
3.–4. ICR aufgesetzt und zielt in Richtung Wirbelsäule.

Die Schallkopfmarkierung zeigt etwa zur rechten
Schulter des Patienten (☑ Abb. 19.12). Diese Einstellung
ist u. a. zur Beurteilung von Aorten- und Mitralklappe
gut geeignet.

Parasternal kurze Achse Hierzu wird der Schallkopf
im Uhrzeigersinn um 90° gedreht, die Schallkopfmarkierung zeigt nun etwa in Richtung der linken Schulter.
Hierdurch wird der linke Ventrikel quer angeschnitten,
der rechte Ventrikel sitzt wie eine Kappe auf (☑ Abb.
19.13). Durch leichtes Kippen des Schallkopfs nach
kranial oder kaudal können die Aortenklappe (»Mer-
cedesstern«), die Mitralklappe (»Fischmaul«) und der
linke Ventrikel im Querschnitt dargestellt werden.
Diese Einstellung eignet sich gut zur Beurteilung der
globalen Pumpfunktion sowie der Volumenfüllung des
linken Ventrikels, am besten auf Höhe der Papillar-
muskeln (☑ Abb. 19.13, rechts).

Apikaler 4-Kammer-Blick Der Patient befindet sich
weiterhin am besten in Linksseitenlage oder zumindest
45–60°-Linksschräglage. Der Herzspitzenstoß wird getastet und der Schallkopf genau dort aufgesetzt, meist
entspricht das dem 5.–6. ICR, etwa in der vorderen
Axillarlinie. Der Schallkopf zielt in Richtung der rechten Schulter des Patienten, die Schallkopfmarkierung
zeigt zur linken Patientenseite, etwa in Richtung des
linken Schulterblatts (☑ Abb. 19.14, links). Diese Einstellung zeigt alle 4 Kammern (»4-Kammer-Blick«) sowie
die Mitral- und die Trikuspidalklappe und – je nach
Angulation des Schallkopfs – auch die Aortenklappe
(»5-Kammer-Blick«). So ist neben deren visueller Beurteilung und Vermessung (inkl. Ejektionsfraktion) auch
ein direkter Vergleich zwischen rechtem und linkem
Herzen möglich (☑ Abb. 19.14, rechts und ☑ Abb. 36.3).

Apikaler 2- und 3-Kammer-Blick Aus der Position des
apikalen 4-Kammer-Blicks wird der Schallkopf etwa
60–90° gegen den Uhrzeigersinn gedreht – so erhält
man den apikalen 2-Kammer-Blick mit linkem Vorhof
und Ventrikel. Diese Anlotung ist gut zur Beurteilung
der Vorderwand des linken Ventrikels sowie zur Berechnung der Ejektionsfraktion geeignet. Wird der
Schallkopf nun noch etwas weiter gegen den Uhrzeigersinn gedreht, gelangt man in den apikalen 3-Kam-
mer-Blick, auch apikaler Langachsenschnitt genannt.
Abgebildet sind dann linker Vorhof, linker Ventrikel
und die Aorta (das sind die namensgebenden 3 »Kammern«) sowie Mitral- und Aortenklappe.

Subkostaler 4-Kammer-Blick Der Patient befindet
sich hierfür am besten in Rückenlage. Den besten Blick
erhält man in leichter Inspirationsstellung, weil hierbei

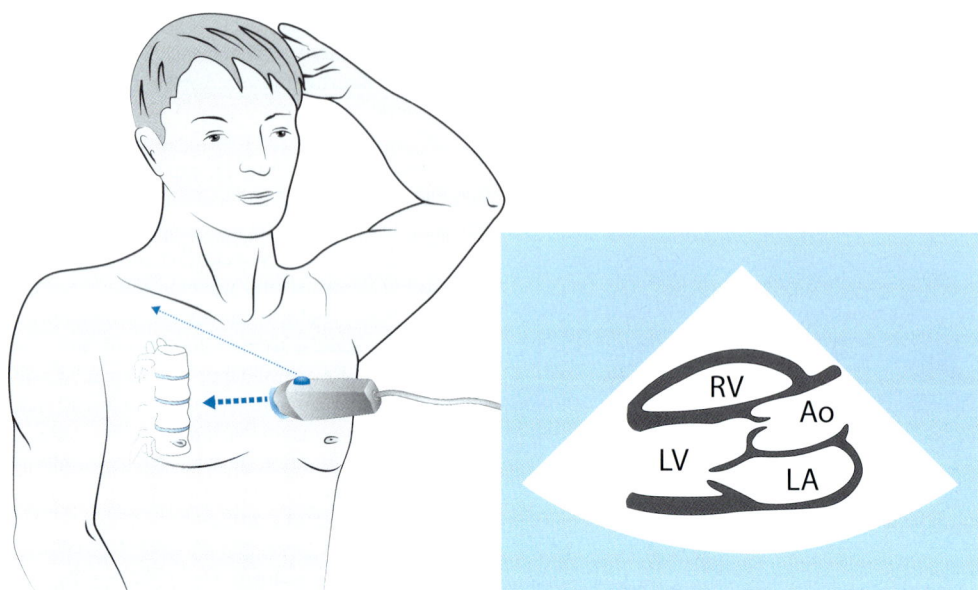

◼ **Abb. 19.12 Parasternal lange Achse.** Der Schallkopf wird unmittelbar parasternal links im 4. ICR aufgesetzt und zielt in Richtung Wirbelsäule (*dicker gestrichelter Pfeil*). Die Schallkopfmarkierung zeigt etwa zur rechten Schulter des Patienten (*dünner gepunkteter Pfeil*). Rechts sieht man das typische Echobild: Ao = Aorta, LA = linker Vorhof, LV = linker Ventrikel, RV = rechter Ventrikel

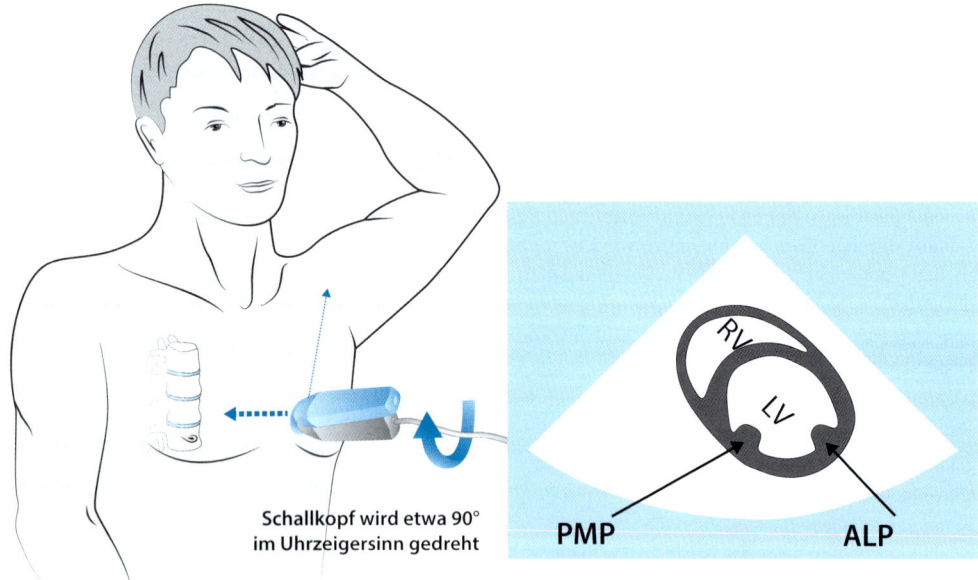

◼ **Abb. 19.13 Parasternal kurze Achse.** Hierzu wird der Schallkopf nach Einstellung der parasternal langen Achse im Uhrzeigersinn um 90° gedreht, die Schallkopfmarkierung zeigt nun etwa in Richtung der linken Schulter (*dünner gepunkteter Pfeil*). Rechts sieht man das typische Echobild: Der rechte Ventrikel sitzt dem linken Ventrikel wie eine Kappe auf. LV = linker Ventrikel, RV = rechter Ventrikel, ALP = anterolateraler Papillarmuskel, PMP = posteromedialer Papillarmuskel

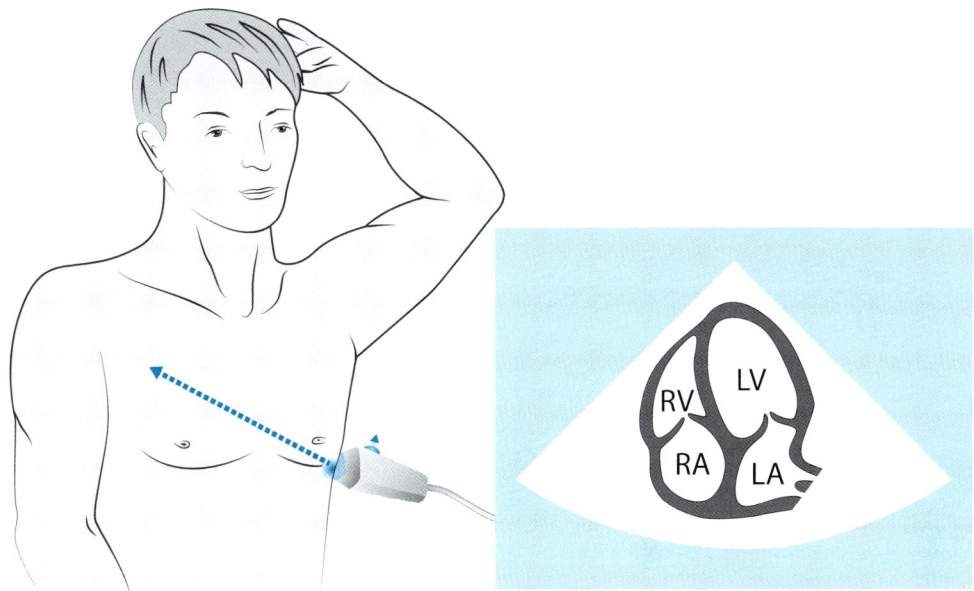

🔘 **Abb. 19.14 Apikaler 4-Kammer-Blick.** Der Herzspitzenstoß wird getastet und der Schallkopf genau dort aufgesetzt, meist entspricht das dem 5.–6. ICR, etwa in der vorderen Axillarlinie. Der Schallkopf zielt in Richtung der rechten Schulter des Patienten (*dicker gestrichelter Pfeil*), die Schallkopfmarkierung zeigt zur linken Patientenseite, etwa in Richtung des linken Schulterblatts (*dünner gepunkteter Pfeil*). Rechts sieht man das typische Echobild: LA = linker Vorhof, LV = linker Ventrikel, RA = rechter Vorhof, RV = rechter Ventrikel

das Zwerchfell und damit das Herz nach kaudal zum Schallkopf hin verschoben werden. Daher wird die subkostale Anlotung auch nicht durch eine Beatmung mit (hohem) PEEP gestört – im Gegensatz zu den anderen Anlotungen.

Der Schallkopf wird unmittelbar unter dem Xiphoid oder links davon aufgesetzt und zielt etwa auf das linke Schlüsselbein, die Markierung des Schallkopfs zeigt zur linken Seite des Patienten (🔘 Abb. 19.15, links). In der Praxis muss man den ganzen Schallkopf etwas in den Bauch drücken, um das Herz unter Sternum und Rippenbogen anloten zu können (🔘 Abb. 19.16). Daher sollte der wache Patient die Bauchdecke entspannen, indem er die Beine anzieht; ansonsten kann man eine Rolle o. ä. unter die Knie legen.

Die subkostale Anlotung zeigt einen gekippten 4-Kammer-Blick, wobei der rechte Ventrikel der Leber anliegt (🔘 Abb. 19.15, rechts und 🔘 Abb. 19.17). Zusätzlich können aus dieser Position noch 2 Anlotungen durchgeführt werden:

Subkostaler Kurzachsen-Blick Der Schallkopf wird aus dem subkostalen 4-Kammer-Blick um 90° **gegen den Uhrzeigersinn** gedreht. So erhält man subkostale Kurzachsenschnitte, die man u. a. zur Beurteilung der

globalen linksventrikulären Pumpfunktion sowie des Volumenstatus heranziehen kann.

Darstellung der V. cava inferior Der Schallkopf wird aus dem subkostalen 4-Kammer-Blick ebenfalls um 90° **gegen den Uhrzeigersinn** gedreht und dann leicht zur rechten Seite des Patienten geschwenkt. So lotet man den rechten Vorhof an und kann – transhepatisch – die V. cava inferior darstellen und vermessen (🔘 Abb. 19.18). Dadurch kann der ZVD-Wert aus dem Durchmesser der V. cava inferior abgeschätzt werden. Für **beatmete Patienten** gilt:

- Ist der Durchmesser der V. cava inferior ≤12 mm, dann liegt der ZVD unter 10 mmHg.
- Ist die V. cava inferior schmal (≤12 mm) und kollabiert, so ist von einer Hypovolämie auszugehen.

Messung und Beurteilung der Lumenänderung der V. cava inferior können auch gut im M-Mode dargestellt werden. Für spontanatmende Patienten 🔘 Tab. 19.2.

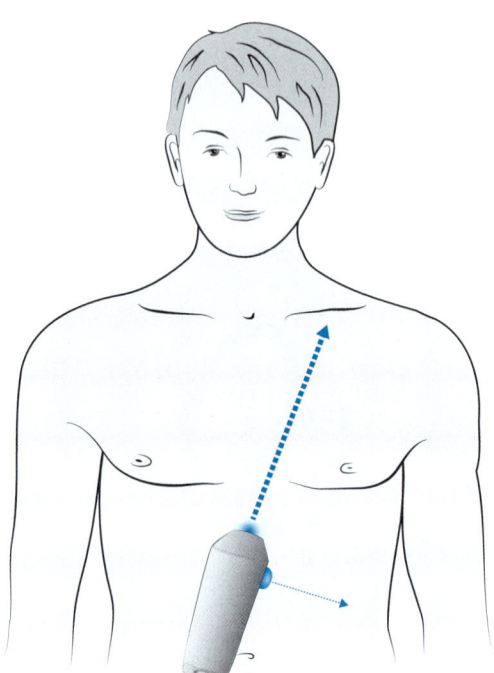

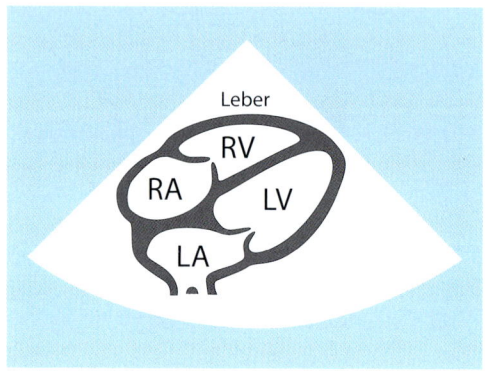

◙ Abb. 19.15 Subkostaler 4-Kammer-Blick. Der Schallkopf wird unmittelbar unter dem Xiphoid oder links davon aufgesetzt und zielt etwa auf das linke Schlüsselbein (*dicker gestrichelter Pfeil*), die Markierung des Schallkopfs zeigt zur linken Seite des Patienten (*dünner gepunkteter Pfeil*). Rechts sieht man das typische Echobild: Die subkostale Anlotung zeigt einen gekippten 4-Kammer-Blick, wobei der rechte Ventrikel der Leber anliegt. LA = linker Vorhof, LV = linker Ventrikel, RA = rechter Vorhof, RV = rechter Ventrikel

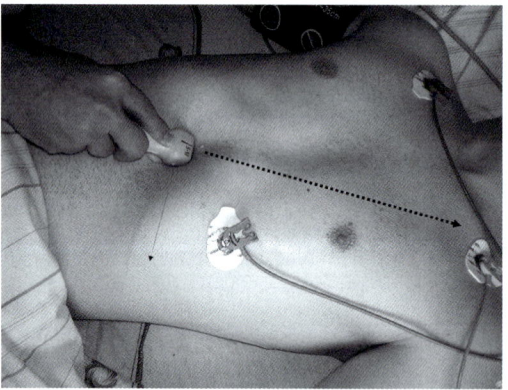

◙ Abb. 19.16 Schallkopfpositionierung für den subkostalen 4-Kammer-Blick. Der Schallkopf wird unmittelbar unter dem Xiphoid oder links davon aufgesetzt und zielt etwa auf das linke Schlüsselbein (*dicker gestrichelter Pfeil*), die Schallkopfmarkierung (*grauer Punkt*) zeigt zur linken Seite des Patienten (*dünner gepunkteter Pfeil*). In der Praxis muss man den Schallkopf etwas in den Bauch drücken, um das Herz unter Sternum und Rippenbogen anloten zu können

Praxistipp

Der subkostale 4-Kammer-Blick ist der Anlotpunkt für alle Notfallsituationen: Man erhält rasch einen Überblick über alle 4 Kammern, kann einen Perikarderguss erkennen und durch Anlotung der V. cava inferior auch den Volumenstatus beurteilen.

▪ Typische Befunde

Im Folgenden sind die typischen intensivmedizinisch relevanten Krankheitsbilder mit den typischen Echokardiographiebefunden zusammengefasst:

Volumenmangel Die Anlotung erfolgt am besten im apikalen oder subkostalen 4-Kammer-Blick oder im parasternalen oder subkostalen Kurzachsen-Blick in Papillarmuskelhöhe: Bei ausgeprägter Hypovolämie erscheinen die Ventrikel endsystolisch nahezu »leer«, die Ventrikelwände können sich endsystolisch berühren, was als »kissing trabecular muscles« bezeichnet wird. War die Kontraktilität vorher gut, so erscheinen die Ventrikel hyperdynam. Der Durchmesser der V. cava inferior liegt bei Hypovolämie ≤21 mm, bei

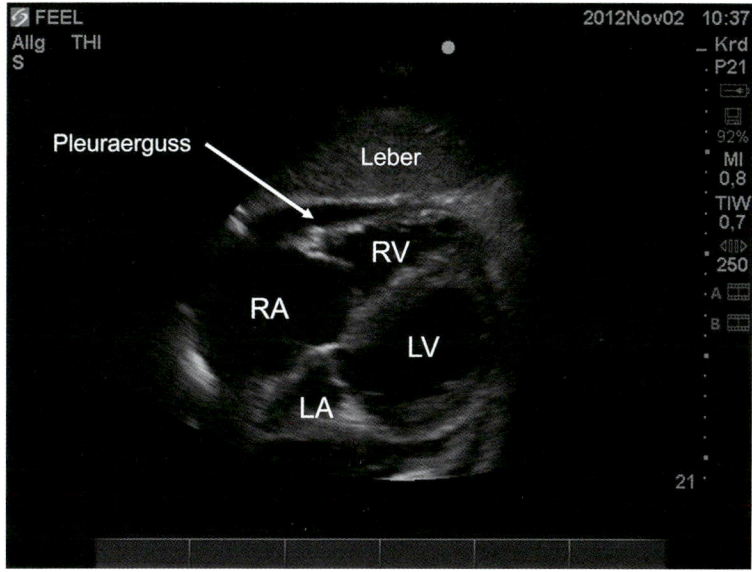

☐ **Abb. 19.17 Subkostaler 4-Kammer-Blick mit Nachweis eines Perikardergusses.** LA = linker Vorhof, LV = linker Ventrikel, RA = rechter Vorhof, RV = rechter Ventrikel

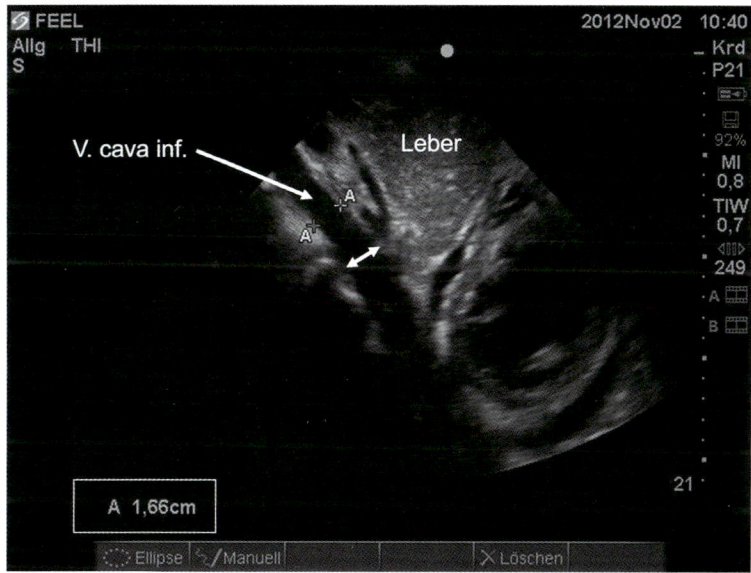

☐ **Abb. 19.18 Anlotung der V. cava inferior.** Dieses Bild stammt von derselben Patientin wie in ☐ Abb. 19.17. Der Durchmesser der V. cava inferior beträgt etwa 17 mm. Bei Inspiration kollabierte die V. cava inferior um mehr als 50% (hier nicht gezeigt). Damit kann man von einem ZVD-Wert von etwa 3 mmHg ausgehen

ZVD-Wert (geschätzt)	V.-cava-inferior-Durchmesser	Kollabieren der V. cava inferior bei Inspiration des Patienten
3 (0–5) mmHg	≤21 mm	>50%
8 (5–10) mmHg	intermediär, also V. cava inferior ≤21 mm, aber Kollaps <50% oder V. cava inferior >21 mm, aber Kollaps >50%	
15 (10–20) mmHg	>21 mm	<50%

◘ **Tab. 19.2** Abschätzung des ZVD-Werts aus dem Durchmesser der V. cava inferior (nach Rudski LG et al. 2010). Diese Werte gelten nur für spontanatmende Patienten! Der Kollaps der V. cava inferior wird untersucht, indem man den Patienten bittet, eine rasche Einatmung (»sniff« = kurzer Atemzug) durchzuführen. Der Durchmesser der V. cava inferior wird etwa 1–2 cm vor Einmündung in den rechten Vorhof gemessen

ausgeprägter Hypovolämie teilweise deutlich darunter. Beim spontanatmenden Patienten kann die V. cava inferior bei der Einatmung vollständig kollabieren (vgl. ◘ Tabelle 19.2).

Akutes Pumpversagen Ursachen können z. B. ein Herzinfarkt oder eine akute Myokarditis sein. Die Anlotung erfolgt am besten im apikalen oder subkostalen 4-Kammer-Blick sowie parasternal oder subkostal in der kurzen Achse in Papillarmuskelhöhe: Der Echobefund zeigt einen hypokinetischen linken Ventrikel mit regionalen oder globalen Wandbewegungsstörungen.

Lungenembolie Die Anlotung erfolgt zuerst am besten im apikalen oder im subkostalen 4-Kammer-Blick. Bei der massiven Lungenembolie ist der rechte Ventrikel dilatiert und hypo- bis akinetisch, sein Durchmesser kann den des linken Ventrikels übersteigen (◘ Abb. 36.3). Im parasternalen oder subkostalen Kurzachsen-Blick kann das Septum so weit in Richtung des linken Ventrikels verschoben sein, dass dieser eine »D-Form« annimmt (»D-sign«). Selten sind sogar flottierende Thromben im rechten Vorhof, rechten Ventrikel oder in der Pulmonalarterie zu sehen. Gleichzeitig ist die V. cava inferior dilatiert (meist >21 mm), ein Kollaps bei Inspiration tritt (nahezu) nicht auf.

Zusätzlich kann im apikalen 4-Kammer-Blick der M-Mode-Strahl durch den lateralen Trikuspidalklappenanulus gelegt werden; dann wird die Trikuspidalanulusbewegung von Enddiastole bis Endsystole gemessen. Dieser Wert wird als TAPSE (»tricuspid annular plane systolic excursion«) bezeichnet und ist ein einfaches Maß zur Abschätzung der rechtsventrikulären Funktion:
- Normalwert >20 mm,
- sicher pathologisch ≤15 mm (z. B. bei einer massiven Lungenembolie durch die akute Rechtsherzbelastung).

Perikardtamponade Ursache ist meist eine akute Blutung in die Perikardhöhle, selten ein Perikarderguss. Die Anlotung erfolgt am besten im apikalen oder im subkostalen 4-Kammer-Blick: Ein kleiner Perikarderguss tritt ggf. nur lokalisiert auf und hat an jeder Stelle einen Durchmesser <1 cm, ein großer Perikarderguss an jeder Stelle einen Durchmesser >1 cm.

Eine hämodynamische Relevanz ergibt sich, wenn meist zuerst der rechte Vorhof und dann der rechte Ventrikel durch den Erguss komprimiert werden. Bei lokalisiertem Erguss/Blutung können aber auch (zuerst) linker Vorhof und linker Ventrikel komprimiert sein. Zusätzlich sieht man eine dilatierte V. cava inferior (meist >21 mm), ein Kollaps bei Inspiration tritt (nahezu) nicht auf.

19.5 Transösophageale Echokardiographie

Gerade in der Intensivmedizin gibt es eine Reihe lebensbedrohlicher Situationen, in denen rasch eine echokardiographische Ursachenklärung erforderlich ist. Daher stellt sich die Indikation zur transösophagealen Echokardiographie (TEE) immer dann, wenn eine dringende Fragestellung transthorakal nicht sicher beantwortet werden kann. In der operativen Intensivmedizin kann dies auch dann der Fall sein, wenn eine aussagekräftige transthorakale Untersuchung allein wegen der Drainagen und Verbände unmöglich ist.

So urteilt die DGAI-Kommission »Transösophageale Echokardiographie« (Greim CA et al. 2011) zum Einsatz in der Intensiv- und Notfallmedizin:

» Die TEE sollte unter Beachtung etwaiger Kontraindikationen bei allen intubierten und beatmeten Patienten eingesetzt werden, bei denen eine einmalige oder wiederholt auftretende akute Kreislaufinstabilität, ein Verdacht auf pathologische Klappenverhältnisse, eine intrakardiale oder aortale Shunt- oder Emboliequelle oder eine primäre oder sekundäre behandlungsrelevante Beeinträchtigung der myokardialen Kontraktilität diagnostisch nicht zeitnah mittels transthorakaler Echokardiographie oder anderer diagnostischer Verfahren abgeklärt werden kann. Bei akuten Notfällen im Schockraum, im OP-Bereich, auf Intermediate-Care-Stationen oder auf der Intensivstation kann eine TEE … zur Primärdiagnostik herangezogen werden. «

Zu weiteren Details der TEE-Untersuchung sei hier aus Platzgründen auf die weiterführende Literatur verwiesen, u. a. auf Flachskampf FA et al. (2010) und Shanewise et al. (1999).

Fallbeispiel Teil 2

Der Intensivarzt vergleicht den neuen EKG-Ausdruck mit dem präoperativen angefertigten 12-Kanal-EKG und kann hier keine Unterschiede feststellen. Eine orientierende transthorakale Echokardiographie gelingt bei der adipösen Patientin in Rückenlage am besten mit der subkostalen Anlotung. Rechter und linker Ventrikel pumpen gut, allerdings bietet sich das Bild der »kissing trabecular muscles« – die Ventrikel erscheinen endsystolisch nahezu »leer«. Die V. cava inferior hat einen Durchmesser von 11 mm und kollabiert bei Inspiration nahezu vollständig. In der orientierenden FAST-Untersuchung ist eindeutig freie Flüssigkeit im Morison- und Koller-Pouch festzustellen. In der Gesamtschau der Befunde muss von einem akuten Volumenmangel ausgegangen werden, vermutlich durch eine intraabdominelle Blutung. Der hinzugerufene Chirurg stellt die Indikation zur Relaparoskopie. Dabei findet sich eine kleine Blutungsquelle an einer der Trokareinstichstellen, die mühelos gestillt werden kann. Die Patientin wird postoperativ wieder extubiert; der weitere Verlauf ist unauffällig.

Literatur

Breitkreutz R, Walcher F, Ilper H et al. (2009) Focused echocardiography in life support: The subcostal window. Eur J Trauma Emerg Surg 35: 347–356

Expert Round Table on Ultrasound in ICU (2011) International expert statement on training standards for critical care ultrasonography. Intensive Care Med 37: 1077–1083

Flachskampf FA, Badano L, Daniel WG et al. (2010) Recommendations for transoesophageal echocardiography: Update 2010. Eur J Echocardiogr 11: 557–576

Greim CA, Schmidt C, Schirmer U, Van Aken H, Roewer N (2011) Aktuelle Empfehlungen zum perioperativen Einsatz der transösophagealen Echokardiographie in der Anästhesiologie. Anästh Intensivmed 52: 73–76

Hagendorff A (2008) Die transthorakale Echokardiographie bei Patienten im Erwachsenenalter – Ablauf einer standardisierten Untersuchung. Ultraschall in Med 29: 344–374

Kirschning T, Brenner F, Stier M, Weber CF, Walcher F (2009) Präklinische Notfallsonographie bei traumatologischen Patienten. Anaesthesist 58: 51–60

Maecken T, Zinke H, Zenz M, Grau T (2011) In welcher Weise sollte ein Anästhesist sonographieren können? Diagnostischer Einsatz des Ultraschalls in der Akut- und Intensivmedizin. Anaesthesist 60: 203–213

Nowak M, Rosenberger P, Felbinger TW et al. (2006) Perioperative Echokardiographie – Technische Grundlagen für den Kliniker. Anaesthesist 55: 337–361

Röhrig S, Seibel A, Zechner PM et al. (2011) DGAI-zertifizierte Seminarreihe Anästhesie Fokussierte Sonografie: Modul 5: Thorakoabdominelle Sonografie (E-FAST plus). Anästhesiol Intensivmed Notfallmed Schmerzther 46: 772–780

Rudski LG, Lai WW, Afilalo J et al. (2010) Guidelines for the echocardiographic assessment of the right heart in adults: A report from the American Society of Echocardiography. J Am Soc Echocardiogr 23: 685–713

Shanewise JS, Cheung AT, Aronson S et al. (1999) ASE/SCA Guidelines for performing a comprehensive intraoperative multiplane transesophageal echocardiography examination. Anesth Analg 89: 870–884

Volpicelli G, Elbarbary M, Blaivas M et al. (2012) International evidence-based recommendations for point-of-care lung ultrasound. Intensive Care Med 38: 577–591

Zechner PM, Seibel A, Aichinger G et al. (2012) Lungensonographie in der Akut- und Intensivmedizin. Anaesthesist 61: 608–617

Internetlinks

http://pie.med.utoronto.ca: Internetseiten der »Perioperative Interactive Education (PIE)«-Gruppe am Toronto General Hospital. Hier findet man viele hervorragende und preisgekrönte interaktive Lernmöglichkeiten, u.a. zum virtuellen TEE und zur virtuellen Bronchoskopie.

www.ak-ultraschall.dgai.de: Internetseiten des Wissenschaftlichen Arbeitskreises »Ultraschall in der Anästhesiologie und Intensivmedizin« der Deutschen Gesellschaft für Anästhesiologie und Intensivmedizin.

www.usra.de: Internetseite zu Ultraschall und Regionalanästhesie, aber mit sehr guter Einführung in die Ultraschallanwendung.

Schmerztherapie

André Gottschalk

Fallbeispiel Teil 1

Nach einer linksseitigen Hemikolektomie wird eine 58-jährige Patientin (ASA III) nach 2-stündigem Aufenthalt im Aufwachraum auf die Intensivstation gebracht. An Vorerkrankungen bestehen ein Diabetes mellitus Typ IIa, ein arterieller Hypertonus und eine Adipositas mit einem Body-Mass-Index von 34 kg/m². Die Operation und der Narkoseverlauf waren unauffällig. Direkt postoperativ wurde die Patientin extubiert, zeigte jedoch leicht hypotensive Blutdruckwerte, die durch Volumengabe ausgeglichen werden konnten.
Für die perioperative Schmerztherapie wurde im Rahmen der Narkoseeinleitung ein thorakaler Epiduralkatheter auf der Höhe Th 8/9 angelegt. Dieser Epiduralkatheter wurde intraoperativ mit einer Infusionsrate von 4 ml/h Ropivacain 0,2% plus Sufentanil 0,5 µg/ml bedient. Postoperativ wurde der Epiduralkatheter aufgrund der Hypotension nicht weiter benutzt. Bei Aufnahme auf der Intensivstation gab die Patientin auf der Numerischen Ratingskala (NRS; 0–10; 0=kein Schmerz, 10= stärkster vorstellbarer Schmerz) einen NRS-Wert von 6 an. Die aufnehmende Intensivärztin überlegt, wie sie die Schmerztherapie nun weiterführen soll.

Schmerzen führen bekanntermaßen zu einer erheblichen Beeinträchtigung des Patienten und können chronifizieren. Dies gilt sowohl für postoperative als auch für posttraumatische Schmerzen. Hauptprobleme durch Schmerzen sind u. a.:

- Einschränkung der Mobilität,
- Kreislaufbelastung,
- Pneumonie,
- Störung des Nachtschlafs,
- Angst,
- Verlängerung des Krankenhausaufenthalts.

Trotz des erheblichen Wissenszuwachses über die Pathophysiologie perioperativer Schmerzen, technischen Verbesserungen und der Einrichtung postoperativer Schmerzdienste muss leider festgestellt werden, dass weiterhin ein erheblicher Anteil der Patienten in den Krankenhäusern unter starken Schmerzen leidet.

> ❯ Zusätzlich zu den Schmerzen, unter denen der Patient durch Operation, Trauma oder Vorerkrankungen leidet, werden durch zahlreiche intensivmedizinische Maßnahmen zusätzliche Schmerzen ausgelöst, z. B. durch ZVK-Anlage, Anlage einer Bülau-Drainage oder eine diagnostische Liquorpunktion.

Um stressbedingte negative Auswirkungen auf den Organismus zu reduzieren, benötigen Intensivpatienten jederzeit eine adäquate analgetische Therapie. Darüber hinaus muss man sich als Intensivmediziner immer in das Bewusstsein rufen, dass es vordringliche Aufgabe der Intensivmedizin ist, Leiden zu lindern. Dabei ist eine adäquate Schmerztherapie »conditio sine qua non«.

Besondere Berücksichtigung sollte auch die Tatsache finden, dass insbesondere auf der Intensivstation psychologische Faktoren wie z. B. Angst erhebliche Auswirkungen auf die Schmerzempfindung haben können. Trotzdem kann der Einsatz von Sedativa in der Intensivmedizin eine Schmerztherapie nicht ersetzen. Eine ausführliche Übersicht zu Analgetika und zum Schmerzmonitoring findet sich in der DGAI-Leitlinie »Analgesie und Sedierung in der Intensivmedizin«.

> ❯ Im Rahmen der Intensivmedizin ist unter Beachtung der Komorbiditäten des Patienten grundsätzlich immer ein bedarfs- und patientenadaptiertes Analgesiekonzept anzuwenden, das in Abhängigkeit vom Krankheitsverlauf regelmäßig hinterfragt und ggf. modifiziert werden muss.

20.1 Definition und Erfassung von Schmerzen

> **Definition**
>
> **Schmerzdefinition der »International Association of Pain« (IASP)**
>
> Schmerz ist ein unangenehmes Sinnes- und Gefühlserlebnis, das mit aktueller oder potenzieller Gewebeschädigung verknüpft ist oder mit Begriffen einer solchen Schädigung beschrieben wird.

Die Definition spiegelt bereits die Subjektivität von Schmerzen wider, d. h. es handelt sich um ein Sinnes- und Gefühlserlebnis, das nur der Patient wahrnehmen kann. Während Patienten Schmerzen oft als unangenehmste Erinnerung ihres Intensivaufenthalts einschätzen, geht die überwiegende Mehrzahl des Personals auf der Intensivstation davon aus, dass die Patienten in der Regel schmerzfrei waren. Die Messung der Schmerzintensität auf der Intensivstation stellt aus diesen Gründen häufig ein Problem dar. Abgesehen davon, dass Schmerzen nicht wie der Blutdruck objektiv bestimmt werden können, sind die Patienten auf der Intensivstation häufig sediert und in vielen Fällen invasiv beatmet, sodass eine Erhebung der Schmerzintensität mit Schwierigkeiten verbunden sein kann.

Bei Patienten, mit denen eine verbale oder auch nonverbale Kommunikation möglich ist, können zur Erhebung der Schmerzintensität visuelle oder numerische Analogskalen eingesetzt werden. Der Patient beschreibt dabei die Stärke seines Schmerzes

- mit Worten anhand einer verbalen Ratingskala (VRS): kein, mäßiger, mittelstarker, starker oder stärkster vorstellbarer Schmerz;
- anhand von Zahlen auf einer numerischen Ratingskala von 0 = kein Schmerz bis 10 = maximal vorstellbarer Schmerz.

Bei Patienten, mit denen keine adäquate Kommunikation möglich ist, muss man sich physiologische Parameter wie Blutdruck, Herzfrequenz, Schwitzen des Patienten zu Nutze machen. Darüber hinaus stehen verschiedene Skalen zur Verfügung mit denen die Schmerzintensität besser quantifiziert werden kann (◘ Tab. 20.1). Dabei muss beachtet werden, dass bei Verwendung der »Behavioral Pain Scale« weniger durch den erreichten Punktwert als vielmehr durch eine Änderung der Gesamtpunktzahl Rückschlüsse auf die Effektivität einer analgetischen Methode gezogen werden kann.

Ziel der Schmerztherapie auf der Intensivstation ist es, bei Verwendung der NRS-Skala einen Wert von ≤3 zu erreichen. Kommt bei sedierten Patienten die »Behavioral Pain Scale« zum Einsatz sollte möglichst ebenfalls ein Punktwert von 3 erreicht werden. Dabei ist es jedoch unbedingt notwendig, die erhobene Schmerzintensität auch nachvollziehbar zu dokumentieren.

> ❯ Unabhängig davon, welches Verfahren zur Bestimmung der Schmerzintensität verwendet wird, sollte das Schmerzniveau mindestens einmal innerhalb von 8 h erhoben und auch im Intensivverlaufsbogen dokumentiert werden.

20.2 Analgetika in der Intensivmedizin

In der Intensivmedizin sollten neben Opioid- und Nichtopioidanalgetika insbesondere auch Lokalanästhetika eingesetzt werden. Lokalanästhetika werden insbesondere im Bereich der Epiduralanalgesie und bei peripheren Nervenblockaden eingesetzt. Darüber hinaus sollten Lokalanästhetika insbesondere auch bei der Durchführung invasiver Maßnahmen (z. B. ZVK-Anlage, Anlage einer Bulau-Drainage, Tracheotomie) angewendet werden, auch wenn beim Patienten eine An-

◘ **Tab. 20.1** Behavioral Pain Scale (BPS) nach Payen (Mod. nach Payen JF et al. (2001) Crit Care Med 29: 2258–2263)

Parameter	Beschreibung	Punkte
Gesichts-ausdruck	Entspannt	1
	Etwas angespannt	2
	Stark angespannt	3
	Grimassieren	4
Obere Extremität	Keine Bewegung	1
	Teilweise Bewegung	2
	Anziehen mit Bewegung der Finger	3
	Ständiges Anziehen	4
Anpassung an das Beatmungsgerät	Tolerierung der Beatmung	1
	Seltenes Husten	2
	Kämpfen mit dem Beatmungsgerät	3
	Kontrollierte Beatmung nicht möglich	4

Verschiedenen Intensivstationen verwenden eine reduzierte Version, bei der lediglich die ersten beiden Parameter »Gesichtsausdruck« und »obere Extremität« beurteilt werden, während die »Anpassung an das Beatmungsgerät« als intensivmedizinische Aufgabe betrachtet und daher nicht gezählt wird.

algosedierung durchgeführt wird. Die unterschiedlichen Analgetika kommen in Abhängigkeit der Schmerzintensität zum Einsatz (◘ Abb. 20.1).

Während Nichtopioidanalgetika und auch Lokalanästhetika sowohl bei leichten, mittleren und starken Schmerzen eingesetzt werden können, spielen starkwirksame Opioide in der Regel erst bei mittleren und starken Schmerzen eine Rolle. Schwach wirksame Opioide wie z. B. Tramadol haben in der Intensivmedizin nahezu keine Bedeutung.

20.2.1 Nichtopioidanalgetika

Nichtopioidanalgetika stellen auch in der Intensivmedizin meist die Basis der medikamentösen Schmerztherapie dar. In der Regel reicht die alleinige Gabe von Nichtopioidanalgetika jedoch nicht aus, sodass sie mit

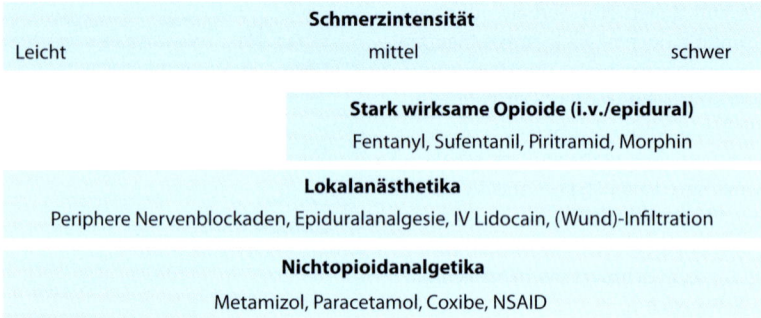

Schmerzintensität

| Leicht | mittel | schwer |

Stark wirksame Opioide (i.v./epidural)
Fentanyl, Sufentanil, Piritramid, Morphin

Lokalanästhetika
Periphere Nervenblockaden, Epiduralanalgesie, IV Lidocain, (Wund)-Infiltration

Nichtopioidanalgetika
Metamizol, Paracetamol, Coxibe, NSAID

Abb. 20.1 Modifiziertes WHO-Stufenschema für die Schmerztherapie in der Intensivmedizin

Opioiden oder regionalanalgetischen Verfahren kombiniert werden müssen. Darüber hinaus muss beachtet werden, dass auf der Intensivstation Medikamente häufig nur intravenös oder über die Magensonde appliziert werden können.

Durch die Anwendung von Nichtopioiden kann in den meisten Fällen die Dosierung der Opioide reduziert werden. Gleichzeitig werden opioidbedingte Nebenwirkungen wie Übelkeit, Erbrechen und Müdigkeit reduziert.

Das Nichtopioidanalgetikum, das auf der Intensivstation in Deutschland wohl am häufigsten zum Einsatz kommt, ist Metamizol. Darüber hinaus werden Paracetamol sowie bei einzelnen Indikationen auch NSAID wie z. B. Diclofenac oder selektive COX-2-Inhibitoren eingesetzt. Die Dosierungen der einzelnen Präparate: ☐ Tab. 20.2.

Metamizol

Metamizol (z. B. Novalgin) zeichnet sich durch seine gute analgetische und antipyretische Wirkung aus. Darüber hinaus hat Metamizol eine spasmolytische Wirkung. Die analgetische Wirkung von Metamizol ist unter den Nichtopioidanalgetika am stärksten. Metamizol hat nahezu keine gastrointestinale, akute renale oder hepatische Toxizität.

▪ **Indikationen**
- Starke akute Schmerzen,
- Tumorschmerz,
- kolikartige Schmerzen.

Bei weniger starken Schmerzen kann Metamizol als alleiniges Analgetikum ausreichend sein.

Tab. 20.2 Dosierungen der Nichtopioidanalgetika bei erwachsenen Intensivpatienten

Substanz	Applikationsform	Dosierung	Wirkdauer	Tagesmaximaldosis
Metamizol	i.v.	4-mal tgl. 1.000 mg	4–6 h	5 g
	Tablette/Tropfen	4-mal tgl. 500–1.000 mg		
Paracetamol	i.v.	3- bis 4-mal tgl. 1.000 mg	4–6 h	4 g
	Tablette/Supp.	3- bis 4-mal tgl. 500–1.000 mg		
Diclofenac (z. B. Voltaren)	p.o., i.v., rektal	3-mal tgl. 50 mg	8–12 h	150 mg
Parecoxib (z. B. Dynastat)	i.v.	2-mal tgl. 20–40 mg	6–12 h	80 mg
Celecoxib (z. B. Celebrex)	p.o.	2-mal tgl. 100–200 mg	5–6 h	400 mg
Etoricoxib (z. B. Arcoxia)	p.o.	1-mal tgl. 60–90–120 mg	>24 h	120 mg

20

- **Kontraindikationen**

Leukopenie, Granulozytopenie, Allergie auf Metamizol, Porphyrie, Analgetikaasthma, Schwangerschaft und Stillzeit.

- **Nebenwirkungen**

Bei einer schnellen i.v.-Applikation von Metamizol kann es zu erheblichen Kreislaufreaktionen mit deutlicher Hypotonie und Schweißausbruch kommen. Aus diesem Grunde sollte Metamizol immer langsam und als Kurzinfusion über mindestens 15 min verabreicht werden; darüber hinaus sollte Metamizol nicht in einer bedrohlichen Volumenmangelsituation gegeben werden. Anaphylaktische Reaktionen äußern sich häufig mit noch schwereren Kreislaufdepressionen. Die gefürchtete Agranulozytose ist mit einer Inzidenz von 1–5/1.000.000 sehr selten, tritt v. a. bei längerer Therapiedauer auf und kann mit granulozytenkoloniestimulierendem Faktor (GCSF) behandelt werden.

Paracetamol

Seitdem es eine i.v.-Applikationsform von Paracetamol (z. B. Perfalgan) gibt, hat dessen Bedeutung in der Intensivmedizin zugenommen. Paracetamol besitzt eine nur geringe, vermutlich zentral vermittelte, analgetische Wirkung, ist aber gut antipyretisch wirksam. Vorteilhaft ist die fehlende thrombozytenaggregationshemmende Wirkung. Aus diesen Gründen gilt Paracetamol als das nebenwirkungsärmste Nichtopioidanalgetikum. Nachteilig ist seine im Vergleich zu den anderen Nichtopioiden eher geringere analgetische Wirksamkeit.

> **Die Tagesmaximaldosis von 4 g beim Erwachsenen ist aber unbedingt zu beachten!**

- **Indikationen**
  - Fieber,
  - leichte bis mittelstarke Schmerzen.

- **Kontraindikationen**

Akute intermittierende Porphyrie, Störungen der Knochenmarkfunktion oder Erkrankungen des hämatopoetischen Systems, Glukose-6-Phosphat-Dehydogenasemangel, Leberzirrhose.

- **Nebenwirkungen**

Die Hepatotoxizität ist die entscheidende Nebenwirkung von Paracetamol, sodass eine Überdosierung unbedingt vermieden werden muss.

Diclofenac

Diclofenac (z. B. Voltaren) hemmt v. a. die Cyclooxygenase 1 und ist analgetisch, antipyretisch und antiinflammatorisch wirksam. Außerdem hat Diclofenac – wie alle NSAID – eine gewisse thrombozytenaggregationshemmende Wirkung. Vorteilhaft ist, dass Diclofenac oral, parenteral sowie als Suppositorium angewandt werden kann.

- **Indikationen**
  - Schmerzen nach Operationen/Traumata im muskuloskelettalen Bereich,
  - entzündlich bedingte Schmerzen.

- **Kontraindikationen**

Hämorrhagische Diathese, vorbestehende Nierenerkrankungen.

- **Nebenwirkungen**

Transaminasenerhöhung, gastrointestinale Ulzera, erhöhtes kardiovaskuläres Risiko, allergische Reaktionen, akutes Nierenversagen (insbesondere bei Dehydratation).

Selektive COX-2-Hemmer

Die selektiven COX-2-Hemmer zeichnen sich durch eine Reduktion gastrointestinaler Nebenwirkungen aus. Allerdings kam es bei Langzeitanwendung von Rofecoxib (z. B. Vioxx) und Celecoxib (z. B. Celebrex) im Vergleich zu »herkömmlichen« NSAID zu erhöhten kardiovaskulären Komplikationen (◨ Abb. 20.2).

Von den Coxiben ist derzeit nur Parecoxib (z. B. Dynastat) für die postoperative Schmerztherapie zugelassen. Bei den anderen Coxiben (z. B. Etoricoxib), bei denen in klinischen Studien gute Erfahrungen für die postoperative Anwendung vorliegen, gibt es bisher keine Zulassung für diese Indikation.

- **Indikationen**
  - Akute postoperative Schmerzen,
  - degenerative Gelenkerkrankungen,
  - chronische Polyarthritis.

- **Kontraindikationen**

Koronare Herzkrankheit, zerebrovaskuläre Erkrankungen, Herzinsuffizienz (NYHA II–IV), postoperative Schmerztherapie nach koronarer Bypassoperation.

- **Nebenwirkungen**

Erhöhtes kardiovaskuläres Risiko, Blutdruckerhöhungen, periphere Ödeme.

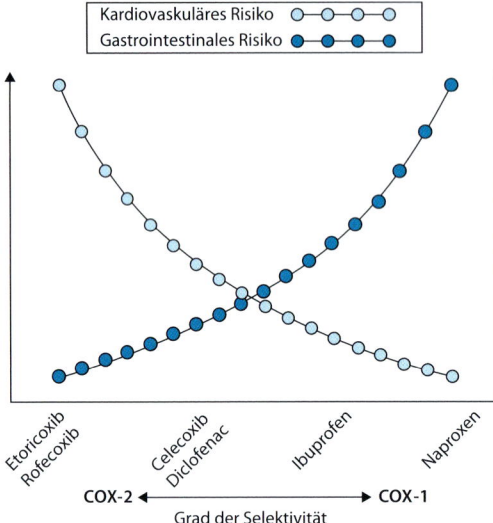

Kardiovaskuläres Risiko
Gastrointestinales Risiko

Etoricoxib
Rofecoxib
Celecoxib
Diclofenac
Ibuprofen
Naproxen

COX-2 ◄─────────► COX-1
Grad der Selektivität

Abb. 20.2 Kardiovaskuläres und gastrointestinales Risiko bei traditionellen NSAR und selektiven Cyclooxygenase- (COX-)2-Hemmern. (Mod. nach Jage et al. 2008)

Praxistipp

Nichtopioidanalgetika stellen auch in der Intensivmedizin die Basis der Schmerztherapie dar, da sie sowohl bei leichten, mittleren als auch starken Schmerzen eingesetzt werden können. NSAID und COX-2-Hemmer sind insbesondere bei Muskel-, Knochen- und Gelenkschmerzen gut geeignet, sollten aber aufgrund ihres Nebenwirkungsprofils nur kurzzeitig eingesetzt werden.

Cave
Neueren Publikationen zufolge sollte der Einsatz von NSAID und COX-2-Hemmern bei kardialen Risikopatienten sorgsam abgewogen werden. Es konnte gezeigt werden, dass es auch bei deren kurzfristigem Einsatz zu einer erhöhten Inzidenz von Myokardinfarkten und Schlaganfällen kommt.

20.2.2 Opioide

Opioide spielen die entscheidende Rolle bei der Schmerztherapie auf der Intensivstation. Zur Analgosedierung beatmeter Patienten werden in Deutschland insbesondere Opioide wie Sufentanil, Fentanyl oder Remifentanil eingesetzt (▶ Kap. 13), während die analgetische Therapie bei nichtbeatmeten Patienten in den USA insbesondere mit Morphin, in Deutschland aber überwiegend mit Piritramid erfolgt. Morphin stellt dabei das Referenzopioid für die Opioidtherapie dar (◘ Tab. 20.3).

In der Regel werden die Opioide intravenös appliziert, Morphin teilweise auch subkutan. Die transdermale Applikation spielt in der Intensivmedizin, abgesehen von chronischen Schmerzpatienten, die bereits auf ein transdermales System eingestellt sind, keine Rolle. Auch die orale Applikation von Opioiden, die ansonsten in der Therapie akuter und chronischer Schmerzen bedeutsam ist, hat in der Intensivmedizin nahezu keinen Stellenwert.

Sowohl **Morphin** als auch **Piritramid** zählen zu den µ-Opioidagonisten und haben den Vorteil, dass sie nur einem geringen Ceiling-Effekt unterliegen, d. h. die Dosis kann durch fraktionierte Verabreichung so weit gesteigert werden, bis die Schmerzen sistieren. Dabei sollte die Applikation von Opioiden in der Regel in Kombination mit Nichtopioidanalgetika erfolgen. Diese Kombination führt zu einer Reduktion des Opioidbedarfs sowie zu einer Reduktion der opioidassoziierten Nebenwirkungen.

> Bei individuell angepasster, adäquater analgetischer Dosierung von Opioiden kommt es nicht zu einer Atemdepression. Hingegen kann eine festgelegte Dosierung, die unabhängig von der regelmäßig zu evaluierenden Schmerzintensität verabreicht wird, sehr wohl zu einer Atemdepression führen!

In Einzelfällen wird auf der Intensivstation zur analgetischen Therapie ein Perfusor z. B. mit Piritramid (z. B. Dipidolor) angewandt. Dies kann insbesondere bei

Tab. 20.3 Dosierungen und pharmakologische Eigenschaften der Opioide

Substanz	Wirkstärke	Dosis (Einmalgabe)	Wirkeintritt	Wirkdauer
Morphin	1	2–5(–10) mg (i.v., s.c.)	15–30 min	4–6 h
Piritramid	0,7	3–7,5(–15) mg (i.v.)	15–30 min	4–6 h

20

Patienten mit vorbestehenden chronischen Schmerzen zur Basisanalgesie in Erwägung gezogen werden.

> **Praxistipp**
>
> Piritramid-Perfusor: 3 Ampullen à 15 mg Piritramid (= 45 mg) werden mit 0,9%iger NaCl-Lösung auf 45 ml aufgezogen, d. h. 1 mg Piritramid entspricht 1 ml der Perfusorlösung. Die Infusionsrate kann z. B. mit 5 mg/h (= 5 ml/h) gestartet werden.

Die weitere Dosierung muss dann den individuellen Bedürfnissen des Patienten angepasst werden.

> **Cave**
> Bei einer kontinuierlichen Infusion von Opioiden, z. B. als Piritramid- oder Morphinperfusor, müssen beim spontan atmenden Patienten unbedingt Schmerzintensität und Atemaktivität engmaschig überwacht werden, da ansonsten die Gefahr einer schwerwiegenden Atemdepression besteht.

■ **Nebenwirkungen der Opioide**
- Unterschiedlich ausgeprägte Sedierung, die im Rahmen der Intensivmedizin allerdings auch wünschenswert sein kann;
- Obstipation, diese unterliegt keiner Toleranzentwicklung;
- Übelkeit und Erbrechen, insbesondere in den ersten Tagen;
- bei Morphin Histaminfreisetzung.
- Das Abbauprodukt von Morphin, Morphin-6-Glukuronid, hat selbst analgetische Wirkungen und kann bei Niereninsuffizienz kumulieren und potenziell zur Atemdepression führen.

PCIA

Darüber hinaus besteht bei wachen, kooperationsfähigen Intensivpatienten die Möglichkeit, Opioide mit Hilfe einer PCIA-Pumpe (»patient-controlled intravenous analgesia«) einzusetzen. Hierbei sollten die Dosierungen und Sperrintervalle verwendet werden, die auch sonst im eigenen Krankenhaus im Rahmen der postoperativen Schmerztherapie mit einer PCIA-Pumpe zum Einsatz kommen.

■ **Praxisbeispiel**
Folgendes Vorgehen ist z. B. bei einem bewusstseinsklaren unfallchirurgischen Patienten nach Verkehrsunfall und kombinierter Tibia- und Fibulafraktur denkbar:

- Analgesie mit Nichtopioid als Basisanalgesie, z. B. Diclofenac 3×50 mg oral,
- zusätzlich Piritramid-PCIA: Bolus 1,5 mg, Sperrintervall 10 min.

20.2.3 Ketamin

Ketamin ist ein nichtkompetitiver N-Methyl-D-Aspartat (NMDA)-Rezeptorantagonist und hat dosisabhängig sowohl hypnotische, analgetische als auch lokalanästhetische Eigenschaften. Darüber hinaus wirkt Ketamin blutdrucksteigernd und bronchospasmolytisch. An Nebenwirkungen sind insbesondere die psychotropen Eigenschaften bedeutsam.

Die Rolle von Ketamin in der perioperativen Schmerztherapie ist weiterhin ungeklärt. Zwar scheint Ketamin in der Lage zu sein, in subanästhetischer Dosierung den Opioidbedarf zu senken, führt jedoch nicht zu einer Reduktion der opioidbedingten Nebenwirkungen. Die Bedeutung von Ketamin liegt offensichtlich weniger in seine analgetischen Wirkung als vielmehr in der Rolle als Adjuvanz bei Opioidtoleranz und zur Verringerung der Inzidenz von chronischen Schmerzen.

> **Praxistipp**
>
> **Ketamindosierung in der perioperativen Schmerztherapie**
> - Initialbolus 0,1–0,25 mg/kg
> - Kontinuierliche Infusion: 0,1–0,25 mg/kg/h

Je höher die Dosierung, umso besser ist die analgetische Wirkung, aber umso wahrscheinlicher sind psychomimetische Nebenwirkungen, die insbesondere in einem unruhigen Umfeld wie der Intensivstation auftreten können.

20.2.4 Lokalanästhetika

Lokalanästhetika nehmen in der Analgesie einen zunehmend höheren Stellenwert ein. Dies gilt insbesondere für die postoperative Analgesie. Hierbei werden Lokalanästhetika insbesondere bei rückenmarknahen Analgesieverfahren, peripheren Nervenblockaden, der Wundinfiltration oder kontinuierlichen Wundinfusion eingesetzt; im Falle von Lidocain auch als i.v.-Applikation. Ein relevanter Vorteil von Lokalanästhetika in der Intensivmedizin, z. B. in Form der Epiduralanalgesie, ist einerseits die vergleichsweise bessere Analgesiequalität, andererseits aber auch die fehlende Atemdepression und – wenn überhaupt – nur minimale Sedierung der Patienten.

Lokalanästhetika bei diagnostischen und therapeutischen Maßnahmen

Auch bei der Durchführung von therapeutischen und diagnostischen Maßnahmen muss an eine suffiziente Analgesie gedacht werden. Zu diesen Maßnahmen gehören insbesondere die Anlage eines zentralen Venenkatheters, einer Bülau- oder Ventrikeldrainage bzw. Hirndrucksonde oder die diagnostische Liquorpunktion etc. In allen diesen Fällen sollte neben einer evtl. indizierten systemischen Analgesie und Sedierung des Patienten immer eine ausreichende Lokalanästhesie im Eingriffsgebiet durchgeführt werden – dies gilt auch bei analgosedierten und beatmeten Patienten! Schnellwirkende Lokalanästhetika, z. B. Lidocain oder Mepivacain (z. B. Scandicain), eignen sich am besten zur Infiltration des Punktionsgebiets. Folgende Dosierungen können zur lokalen Infiltration des Gewebes angewandt werden:

- kleine Eingriffe (z. B. ZVK-Anlage, Liquorpunktion): 5–10 ml Lidocain 1%,
- größere Eingriffe (z. B. Bülau-Drainage, Tracheotomie): 10–20 ml Lidocain 1%.

Regionale Analgesieverfahren in der Intensivmedizin

Epiduralanalgesie und periphere Nervenblockaden sind heute analgetische Standardverfahren, wobei im Bereich der Intensivmedizin insbesondere die Epiduralanalgesie eine große Rolle spielt, während periphere Nervenblockaden nach Operationen bzw. Traumata an den Extremitäten zum Einsatz kommen.

In der Regel erreichen die Patienten postoperativ die Intensivstation zumeist mit einem bereits präoperativ angelegten Epiduralkatheter. In Einzelfällen, z. B. bei Patienten mit Thoraxtrauma oder nach einer Dislokation des Epiduralkatheters, kann auf der Intensivstation die Neuanlage eines Epiduralkatheters notwendig sein.

Hierbei sind dieselben strengen Hygieneregeln und auch **Kontraindikation** wie bei der präoperativen Anlage zu beachten: Ablehnung durch den Patienten, Allergien gegen Lokalanästhetika, Infektionen im Punktionsbereich, neurologische Erkrankungen ohne Dokumentation. Folgende andere Kontraindikationen sind insbesondere in der Intensivmedizin von Bedeutung:

- Sepsis mit positiven Blutkulturen,
- Schock,
- Hirndruck,
- Infektionen oder frische Blutungen im ZNS-Bereich,
- Gerinnungsstörungen.

Zur Anlage von Epiduralkathetern auf der Intensivstation ist die Datenlage bisher sehr dürftig. Es erscheint auf jeden Fall sinnvoll, die Anlage eines Epiduralkatheters beim sedierten oder auch gering sedierten Patienten kritisch zu hinterfragen. Nach DGAI-Leitlinie sollte die Anlage dann ausschließlich durch einen in der Regionalanästhesie sehr erfahrenen Arzt durchgeführt werden – es gilt der Facharztstandard! Dabei sollte der Patient so wenig wie möglich sediert sein, um potenzielle Komplikationen der Anlage möglichst zu vermeiden. Während der Katheteranlage und im Verlauf der ersten 24 h sollte ein Sedierungsniveau mit einem Ramsay-Score von 2–3 bzw. einem Richmond Agitation Sedation Score von –1 erreicht werden. Dieses Sedierungsniveau sollte an den folgenden Tagen möglichst regelhaft beibehalten bzw. mindestens einmal täglich erreicht werden. Unmittelbar nach Anlage des Katheters ist ein engmaschiges neurologisches Monitoring notwendig.

Darüber hinaus muss in der Intensivmedizin immer eine sinnvolle Nutzen-Risiko-Bewertung durchgeführt werden. Diese muss auch schriftlich dokumentiert werden, denn entsprechend neuerer Zahlen liegt das Risiko für die Entwicklung epiduraler Hämatome bei 1:4.700 und für Abszesse bei 1:7.100. Im weiteren Verlauf ist daher eine regelhafte, mindestens tägliche Kontrolle der Einstichstelle des Epiduralkatheters, der analgetischen Wirkung sowie der Neurologie inkl. der motorischen Kraft anhand der Bromage-Skala notwendig:

1. = keine Blockade, volle motorische Kraft bei Fuß- und Kniebeugung.
2. = partielle Blockade, Flexion von Fuß und Knie aber möglich.
3. = inkomplette Blockade: Beugung im Fuß möglich, im Knie aber nicht möglich.
4. = komplette Blockade: Unfähigkeit, Fuß oder Knie zu heben.

> ❯ Bei Verdacht auf eine epidurale Raumforderung (z. B. Hämatom oder Abszess) ist unverzüglich ein MRT durchzuführen! Das CT ist lediglich Diagnostik der 2. Wahl.

Bei Beachtung der genannten Vorsichtsmaßnahmen können Patienten auch auf der Intensivstation erheblich von einer Epiduralanalgesie profitieren.

Vorteile der Epiduralanalgesie gegenüber einer intravenösen Analgesie

- deutliche bessere Analgesiequalität
- Reduktion der Nebenwirkungen von Opioiden
- ▼

- Sympathikolyse mit positiven Effekten auf die postoperative Darmtätigkeit
- Reduktion der Beatmungs- und intensivstationären Behandlungsdauer bei Patienten mit schwerem Thoraxtrauma
- Reduktion der kardialen und pulmonalen Komplikationen
- frühere Mobilisierung
- evtl. auch Reduktion von Intensiv- und Krankenhausverweildauer

Bei der Durchführung einer Epiduralanalgesie hat sich eine Kombination aus Lokalanästhetikum und Opioid als effektiv erwiesen. Dabei werden insbesondere die langwirksamen Lokalanästhetika Bupivacain und Ropivacain angewendet. Als Opioid wird zumeist Sufentanil eingesetzt. Generell sollten die im jeweiligen Krankenhaus üblichen Kombinationen zur postoperativen Schmerztherapie auch auf der Intensivstation zum Einsatz kommen.

Folgende epidurale Medikamentenkombinationen bieten sich an:
- Ropivacain 0,2% + Sufentanil 0,5 µg/ml oder
- Bupivacain 0,125% + Sufentanil 0,5 µg/ml.
- Vorgehen: mit Infusionsrate 6–8 ml/h beginnen, dann nach Wirkung titrieren.
- Bei manchen Patienten ist eine höhere Lokalanästhetikumkonzentration erforderlich, z. B. Ropivacain 0,375% oder Bupivacain 0,2%.

Beim wachen kooperationsfähigen Patienten kann die epidurale Medikamentenapplikation auch als patientenkontrollierte epidurale Analgesie (PCEA) durchgeführt werden.

Alternative Einsatzmöglichkeiten von Lokalanästhetika

In den letzten Jahren wurden weitere Einsatzmöglichkeiten der Lokalanästhetika zur postoperativen Schmerztherapie in die Praxis eingeführt. Hierzu zählen:
- die kontinuierliche Wundinfusion von Lokalanästhetika sowie
- die i.v.-Applikation von Lidocain.

Bei der kontinuierlichen Wundinfusion von Lokalanästhetika wird über einen vor Wundverschluss eingelegten Mehrlochkatheter postoperativ kontinuierlich ein Lokalanästhetikum in das Wundgebiet infundiert, z. B. nach offener Kolektomie über einen präperitoneal liegenden Katheter 10 ml/h Ropivacain 0,2%. Hierdurch kann das postoperative Schmerz-

niveau reduziert und der Opioidbedarf vermindert werden.

Durch eine i.v.-Applikation von Lidocain konnten nach kolorektaler Chirurgie postoperative Schmerzen sowie Opioidbedarf vermindert werden; gleichzeitig wurde die Darmmotilität verbessert und der Krankenhausaufenthalt verkürzt. Folgendes Vorgehen ist möglich:
- Nach der Anästhesieeinleitung intravenöser Lidocainbolus 1,5 mg/kg (Lidocain fraktioniert injizieren, Vorsicht bei kardialer Dauermedikation),
- während der Operation Lidocaininfusion mit 1,5–2 mg/kg/h,
- postoperativ 1,33 mg/kg/h für maximal 24 h.

Die intravenöse Infusion von Lidocain sollte aus Sicherheitsgründen ausschließlich im Aufwachraum oder auf der Intensivstation, aber keinesfalls auf der Normalstation erfolgen.

▪ **Praxisbeispiel**
Bei einem Intensivpatienten mit Hemikolektomie, bei dem kein Epiduralkatheter angelegt wurde, ist folgendes Vorgehen denkbar:
- Basisanalgesie mit Nichtopioiden, z. B. Metamizol i.v. 1 g als Kurzinfusion alle 6 h,
- Lidocainperfusor 1,33 mg/kg/h für 24 h,
- zusätzlich Piritramid 7,5 mg als Kurzinfusion in 100 ml NaCl 0,9% nach Bedarf.

Auch bei diesem Patienten kann die Durchführung einer patientenkontrollierten intravenösen Analgesie (Piritramid-PCIA: Bolus 1,5 mg, Sperrintervall 10 min) erwogen werden, die dann auch auf der Normalstation weitergeführt werden kann.

❯ **Aus derzeitiger Sicht kann die Effektivität der kontinuierlichen Wundinfusion und der i.v.-Applikation von Lidocain im Vergleich zur Epiduralanalgesie aufgrund fehlender Vergleichsstudien nicht beurteilt werden. Beide Verfahren stellen jedoch eine sinnvolle Alternative dar, wenn die Anlage eines Epiduralkatheters nicht möglich ist. Die analgetische Potenz dürfte jedoch dem Epiduralkatheter unterlegen sein.**

Fallbeispiel Teil 2
Nach Aufnahme auf der Intensivstation erhält die Patientin sofort einen Bolus von 3,75 mg Piritramid. Darüber hinaus werden über den Epiduralkatheter 6 ml Ropivacain 0,2% mit 0,5 µg/ml Sufentanil appliziert und ein Perfusor
▼

mit derselben Medikation mit einer Flussrate von 6 ml/h angeschlossen. Die weiter bestehende Tendenz zur Hypotension wird mit niedrig dosiertem Noradrenalin bis zum Ausgleich der latenten Hypovolämie behandelt. Zur weiteren Analgesie wird 1 g Metamizol 4-mal täglich angeordnet. 45 min nach Ankunft auf der Intensivstation gibt die Patientin einen NRS-Wert von 2 an. Nach weiteren 6 h kann die Kreislaufunterstützung mit Noradrenalin beendet werden. Die epidurale Analgesie wird nun als PCEA fortgeführt mit einer Basisrate von 6 ml/h Ropivacain 0,2% + Sufentanil 0,5 µg/ml und einem patientenkontrollierten Bolus von 3 ml maximal alle 30 min.

Literatur

American Society of Anesthesiologists Task Force on Acute Pain Management (2012) Practice guidelines for acute pain management in the perioperative setting. Anesthesiology 116: 248–273

Gogarten W, Van Aken HK, Büttner J, Riess H, Wulf H, Bürkle H (2007) Rückenmarksnahe Regionalanästhesien und Thromboembolieprophylaxe / antithrombotische Medikation. Anästh Intensivmedizin 48: S109–S124

Gottschalk A, Gottschalk A (2010) Kontinuierliche Wundinfusion von Lokalanästhetika: Stellenwert in der postoperativen Schmerztherapie. Anaesthesist 59: 1076–1082

Herminghaus A, Wachowiak M, Wilhelm W, Gottschalk A, Eggert K, Gottschalk A (2011) Intravenöses Lidocain zur perioperativen Schmerztherapie – eine Übersicht und praktische Handlungsempfehlungen. Anaesthesist 60: 152–160

Jage J, Laufenberg-Feldmann R. Heid F (2008) Medikamente zur postoperativen Schmerztherapie: Bewährtes und Neues. Teil 1: Nichtopioide. Anaesthesist 57: 382–390

Laskowski K, Stirling A, McKay WP, Lim HJ (2012) A systematic review of intravenous ketamine for postoperative analgesia. Can J Anesth 58: 911–923

Pöpping DM, Zahn PK, Van Aken HK, Dasch B, Boche R, Pogatzki-Zahn EM (2008) Effectiveness and safety of postoperative pain management: a survey of 18,925 consecutive patients between 1998 and 2006 (2nd revision): A database analysis of prospectively raised data. Br J Anaesth 101: 832–840

Schjerning Olsen AM, Fosbøl EL, Lindhardsen J et al. (2011) Duration of treatment with nonsteroidal anti-inflammatory drugs and impact on risk of death and recurrent myocardial infarction in patients with prior myocardial infarction: a nationwide cohort study. Circulation 123: 2226–2235

Trelle S, Reichenbach S, Wandel S et al. (2011) Cardiovascular safety of nonsteroidal anti-inflammatory drugs: network meta-analysis. BMJ 342: c7086

Internetlinks

www.dgss.de: Internetseite der Deutschen Schmerzgesellschaft e.V.

www.leitlinien.net: AWMF-Reg.-Nr. 041-001: Hier findet man die komplette Leitlinie »Behandlung akuter perioperativer und posttraumatischer Schmerzen« aus dem Jahr 2007 in der aktualisierten Form vom 20.04.2009. Diese Leitlinie behandelt ausführlich und praxisnah nahezu alle Fragen der perioperativen und posttraumatischen Schmerztherapie

www.postoppain.org: Hier finden sich prozedurenspezifische evidenzbasierte Empfehlungen für die postoperative Schmerztherapie

Fieber

Oliver Kunitz, Daniela Deller

Fallbeispiel Teil 1

Ein 67-jähriger Mann mit insulinpflichtigem Diabetes mellitus wird aufgrund einer Sigmadivertikulitis operiert. Der Eingriff erfolgt nach »Fast-track«-Kriterien als laparoskopisch assistierte Sigmaresektion. Etwa 45 min präoperativ werden einmalig 1,5 g Cefuroxim sowie 500 mg Metronidazol (z. B. Clont) verabreicht. Die Operation verläuft unproblematisch. Wenige Stunden postoperativ entwickelt der Patient auf der Intermediate Care Station Fieber bis 38,8°C. Die Intensivärztin fragt sich nun, ob sie das Fieber behandeln und weitere Diagnostik veranlassen soll.

Kaum ein unspezifisches Symptom wird in der Medizin so beachtet, so prompt behandelt und so oft fehlinterpretiert wie Fieber. Die Patientenakte wird auch heute noch häufig als »Fieberkurve« bezeichnet. Aber was ist die »normale« Körpertemperatur, wo beginnt Fieber und was ist Hyperthermie? Wie und wo soll beim Intensivpatienten die Temperatur gemessen werden? Und bei welchen Patienten soll wann und wie behandelt werden?

▪▪ Repetitorium Physiologie
Der Mensch zählt zu den homöothermen Lebewesen, d. h. er hält seine Körpertemperatur weitgehend konstant in einem Bereich um 37°C. Hierzu ist ein Gleichgewicht zwischen Wärmeproduktion und Wärmeabgabe erforderlich. Darüber hinaus beeinflussen andere Faktoren die Körpertemperatur:

- Geschlecht: Frauen haben eine etwa 0,2°C höhere Temperatur als Männer.
- Zirkadiane Rhythmik: Nachmittags ist die Körpertemperatur bis zu 0,5°C höher als morgens.
- Hinzu kommen Veränderungen der Körpertemperatur durch hormonelle Schwankungen, z. B. durch veränderte Progesteronspiegel im Menstruationszyklus oder während einer Schwangerschaft.

Die Steuerung erfolgt nach dem grundlegenden Prinzip eines Regelkreises. Das Temperaturzentrum liegt im vorderen Bereich des Hypothalamus. Hier und in der Haut befinden sich Thermorezeptoren. Bei einem Überschreiten des Sollwerts, also einer Erhöhung der Körpertemperatur, kommt es zu verschiedenen Mechanismen der Temperaturabgabe. Hierzu zählen die Steigerung der Hautdurchblutung durch eine Vasodilatation, die Konvektion, die Wärmeabstrahlung und die Verdunstung.

Kommt es zu einem Unterschreiten des Sollwerts, dann erfolgt eine Steigerung der Wärmeproduktion, um den Sollwert erneut zu erreichen. Dies geschieht bei Erwachsenen entweder über unkoordiniertes Muskelzittern (»shivering«) oder durch erhöhte Muskelaktivität.

21.1 Hyperthermie und Fieber

Die Definition für Fieber ist willkürlich: Gemäß den aktuellen Sepsisleitlinien wird Fieber als Temperatur ≥38,0°C definiert[1]. Theoretisch können bei einer Temperatursteigerung Fieber und Hyperthermie unterschieden werden:

- Bei der **Hyperthermie** ist der Temperatursollwert nicht verändert, die Erhöhung der Körpertemperatur resultiert aus einer gesteigerten Wärmeproduktion (z. B. bei maligner Hyperthermie) oder einer gestörten Wärmeabgabe.
- Hingegen wird beim Fieber der Temperatursollwert im Hypothalamus nach oben verschoben. Der Körper versucht dann, die Körpertemperatur an den neuen Sollwert anzuheben; dies geschieht durch eine verminderte Wärmeabgabe durch Drosselung der Hautdurchblutung sowie eine Steigerung der Wärmeproduktion durch Muskelzittern (»Schüttelfrost«).

Kommt es wieder zu einer Absenkung des Sollwerts, so erfolgt eine gegenläufige Regulation: Die Hautdurchblutung wird gesteigert und damit die Wärmeabgabe erhöht: Der Patient hat warme Extremitäten und schwitzt, das Fieber sinkt.

Wodurch wird Fieber verursacht? Durch körpereigene und körperfremde fiebererzeugende Proteine, sog. Pyrogene, werden Zytokin- und Toll-like-Rezeptoren im Hypothalamus aktiviert. Zu den Pyrogenen zählen ganz unterschiedliche Substanzen wie Bestandteile von Bakterienzellwänden oder Viren, der Tumor-Nekrose-Faktor-α oder auch Interleukine. Hierdurch kommt es zur Bildung von Zyklooxygenase 2 und anschließend von Prostaglandin E_2: Es wird eine Fieberreaktion ausgelöst.

Warum ist Fieber gut? Durch die Erhöhung der Körpertemperatur kommt es zu einer Aktivierung des Immunsystems mit gesteigerter Beweglichkeit von Granulozyten und Makrophagen und vermehrter Phagozytose. Darüber hinaus erfolgen eine Aktivierung von B-Zellen und eine Vermehrung von T-Lymphozyten. Diese positiven Effekte sind bei Temperaturen bis ma-

---

1 Hypothermie wird danach als Temperatur ≤36,0°C definiert.

ximal 41°C nachweisbar. Außerdem scheint Fieber bakteriostatisch zu wirken. Einerseits hemmt es die bakterielle Zellwandsynthese, andererseits bilden die Bakterien weniger eisenbindende Chelate, was letztendlich zu einem gehemmten Bakterienwachstum führt. Offensichtlich stellt Fieber eine schnelle unspezifische Reaktion des Immunsystems dar, die dem Organismus Zeit verschafft, die spezifische Immunantwort zu starten. Sowohl tierexperimentelle als auch retrospektive humane Daten weisen auf eine höhere Überlebensrate bei einer prompten Fieberreaktion nach Bakteriämie hin.

Warum ist Fieber schlecht? Die Erhöhung der Körperkerntemperatur auf den neuen Sollwert stellt eine deutliche metabolische Belastung für den Intensivpatienten dar. Er muss den Energieumsatz steigern, um die erforderliche Wärme zu produzieren. Hierbei kann der Energieumsatz bis auf das Vierfache des Grundumsatzes ansteigen. Dies erhöht den O_2-Bedarf, die Atemarbeit sowie die myokardiale Arbeit. Die Folge ist eine Steigerung der Spontanatemfrequenz, der Herzfrequenz sowie des Energie- und Flüssigkeitsbedarfs. Neben einem höheren zerebralen O_2-Bedarf wird außerdem eine gesteigerte Durchlässigkeit der Blut-Hirn-Schranke mit der Folge eines vasogenen Hirnödems durch Fieber diskutiert.

Bei welchen Intensivpatienten sollte Fieber therapiert werden? Aus den dargestellten positiven und negativen Folgen von Fieber ergeben sich auch die Indikationen, bei denen eine Therapie des Fiebers sinnvoll sein kann:
- wesentliche kardiovaskuläre Vorerkrankungen,
- wesentliche pulmonale Vorerkrankungen,
- Patienten mit Schädel-Hirn-Tauma oder anderer Hirnschädigung,
- Schwangere,
- Kinder mit Fieberkrampfanamnese.

Ob und mit welchen Maßnahmen das Symptom »Fieber« therapiert werden soll, muss individuell entschieden werden.

> **Eine routinemäßige Behandlung einer erhöhten Körpertemperatur ist nicht indiziert!**

21.2 Temperaturmessung

Der gemessene Temperaturwert hängt vom Ort der Messung sowie von der Präzision der Messmethode ab. Als »Goldstandard« gilt die Messung der Körper-

kerntemperatur in der A. pulmonalis. Da aber heute die wenigsten Patienten einen Pulmonalarterienkatheter erhalten, werden alternative, weniger invasive Messverfahren eingesetzt. Verfügt der Patient über ein anderes invasives Monitoring mit Temperaturmessung, wie z. B. beim PiCCO, so ist die Messung hierüber zuverlässig möglich. Andere mögliche Messorte sind:

Oral Die orale Messung ist einfach und weitgehend zuverlässig. Sie bietet bei korrekter Lage des Thermometers in den hinteren sublingualen Taschen eine gute Näherung an die Körperkerntemperatur.

Rektal Für eine korrekte Messung muss die Sonde ca. 5 cm eingeführt werden. Die Messung ist – wenn die Messsonde im Stuhl steckt – sehr träge und repräsentiert dann nicht sicher die Körperkerntemperatur. Auch sind Verletzungen des Rektums möglich.

Ohr Obwohl die Einzelmessung schnell und einfach durchzuführen ist, korreliert die so gemessene Temperatur schlecht mit der Kerntemperatur und es kommt häufig zu Fehlmessungen. Die Messung im Ohr ist für den Intensivpatienten nur sehr eingeschränkt geeignet.

Ösophagus Die im distalen Ösophagus ermittelte Temperatur entspricht weitgehend der Kerntemperatur. Allerdings ist eine langfristige Sondenplatzierung wegen möglicher Schleimhautverletzungen auch hier nicht zu empfehlen.

Harnblase Urinkatheter mit integrierter Temperatursonde korrelieren ausreichend genau mit der Kerntemperatur. Sie stellen somit eine gute Möglichkeit der kontinuierlichen Temperaturüberwachung auf der Intensivstation bei Patienten mit Blasenkatheter dar.

> **!** **Cave**
> Messungen in der Axilla, der Leiste oder auf der Haut sind störanfällig und für den Einsatz auf der Intensivstation nur sehr eingeschränkt geeignet.

21.3 Ursachen für Fieber

Die Häufigkeit von Fieber wird bei Intensivpatienten je nach Publikation mit etwa 30–70% angegeben, wobei grundsätzlich zwischen infektiösen und nichtinfektiösen Ursachen unterschieden werden kann (Tab. 21.1). Da Fieber ein stereotypes Symptom ist, kann die Suche nach der Ursache schwierig sein.

◘ Tab. 21.1 Übersicht häufiger nichtinfektiöser und infektiöser Ursachen von Fieber

Häufige nichtinfektiöse Ursachen	Häufige infektiöse Ursachen
postoperatives Fieber	Appendizitis
medikamenteninduziertes Fieber	Cholangitis
Transfusionsfieber	bakterielle Endokarditis
Lungenembolie	Infektion der Nasennebenhöhlen
Myokardinfarkt	Divertikulitis
Schädel-Hirn-Trauma	Clostridium-difficile-Infektion
intrakranielle Blutung	katheterassoziierte Infektion
paraneoplastische Fieberreaktion	Zahnwurzelentzündung
abakterielle Entzündungsreaktion, z. B. Phlebitis, Vaskulitis, Pankreatitis, Cholezystitis, Pneumonitis nach Aspiration	Abszess: subphrenisch, perinephritisch, tuboovarial, peritonsillär, vertebral und paravertebral, perihepatisch etc.
Hämatome	Osteomyelitis
Hyperthyreose	Fremdkörperinfektion
Reaktion auf Fremdmaterial	Pilzinfektion
Fieber unklarer Genese	Virusinfektion
	parasitäre Infektion
	Fieber unklarer Genese durch chronische Infektionen

Diagnostisch kann beim Intensivpatienten folgendermaßen vorgegangen werden:

- Ist das Fieber durch die zugrunde liegende Erkrankung ausreichend gut erklärbar? Wenn nein oder unsicher, dann ist eine weitere Abklärung erforderlich.
- Liegt eine infektiöse Ursache zugrunde? Dazu Leukozytenzahl, C-reaktives Protein und Procalcitonin bestimmen und an »die üblichen Verdächtigen« denken: Pneumonie, katheterassoziierte Infektion, Harnweginfekt, Infektion im Operationsgebiet, Endokarditis, Cholezystitis, Sinusitis?
- Gründliche körperliche Untersuchung durchführen inkl. Inspektion aller Katheter und Drainagen, evtl. mikrobiologische Diagnostik und Bildgebung, z. B. Abdomensonographie, Thoraxröntgenbild, CT, Echokardiographie etc.
- Falls so keine Klärung möglich ist, dann ausführliche Eigen- oder Fremdanamnese (Beruf, Reisen, Tiere, Sexualkontakte usw.) und Medikamentenanamnese (drug fever?) sowie weiterführende serologische und laborchemische Tests durchführen.

21.4 Therapie bei Fieber auf der Intensivstation

Im Vordergrund steht die Suche nach der Fieberursache; nur so kann eine gezielte Therapie der Erkrankung erfolgen. Während z. B. bei einem medikamenteninduzierten Fieber das Absetzen oder Umstellen der Medikation erforderlich ist, muss bei einer Sepsis nach den gültigen Sepsisleitlinien (▶ Kap. 27) behandelt werden. Erst als letzte Maßnahme erfolgt die symptomatische Therapie des Fiebers, falls dies überhaupt sinnvoll erscheint.

21.4.1 Einsatz von Antipyretika

Die Fiebersenkung durch NSAR basiert auf der Hemmung der Zyklooxygenase. Hierdurch kommt es zu einer verminderten Prostaglandinsynthese, sodass weniger Prostaglandin E_2 an das Regelzentrum im Hypothalamus gelangt. Welche der verfügbaren Antipyretika beim Intensivpatienten eingesetzt werden, muss individuell entschieden werden, wobei insbesondere das Nebenwirkungsprofil der jeweiligen Substanzen berücksichtigt werden muss.

Metamizol (z. B. Novalgin) Typische Nebenwirkungen sind Agranulozytose, arterielle Hypotonie und anaphylaktische Reaktion. Die Tagesmaximaldosis von Metamizol beträgt beim Erwachsenen 3 g (für Tropfen) bis 5 g (bei der i.v.-Anwendung). Als Indikation wird hohes Fieber genannt, das auf andere Maßnahmen nicht anspricht. Die parenterale Anwendung ist nur indiziert, sofern eine enterale Applikation nicht in Frage kommt.

Paracetamol (z. B. Perfalgan) Typische Nebenwirkung ist eine Leberzellschädigung bei Mangel an SH-Gruppen. Die Tagesmaximaldosis beim Erwachsenen beträgt für Paracetamol 4 g.

Acetylsalicylsäure Typische Nebenwirkungen sind Magenschleimhautschädigung, Auslösung von Asthma bronchiale, Hemmung der Thrombozytenaggregation sowie das Auslösen eines Reye-Syndroms. Perioperativ wird Acetylsalicylsäure v. a. wegen der Thrombozytenaggregationshemmung eher ungern zur Fiebersenkung eingesetzt.

21.4.2 Physikalische Maßnahmen

Häufig werden Intensivpatienten bei hohem Fieber, also z. B. bei einer Körpertemperatur >39,5°C, physikalisch gekühlt, z. B. durch:
- Waschungen mit kühlem Wasser,
- Eispacks in den Leisten,
- Wadenwickel,
- Verzicht auf eine Abdeckung des Patienten oder durch
- konvektive Luftkühlung über eine Kaltluftdecke.

Allerdings kommt es durch die physikalische Kühlung allein – anders als bei der Antipyretikagabe – nicht zu einer Normalisierung des Temperatursollwerts, sodass der Körper zwangsläufig versucht, wieder die im Temperaturzentrum vorgegebene höhere Solltemperatur zu erreichen. Dies geschieht über eine gesteigerte Sympathikusaktivität mit Kältezittern und peripherer Vasokonstriktion, sodass der Intensivpatient durch einen Anstieg des Energieverbrauchs sowie eine periphere Minderperfusion belastet werden kann. Eine externe Flächenkühlung sollte daher – nach kritischer Indikationsstellung – möglichst nur beim analgosedierten Intensivpatienten erfolgen; außerdem sollte zuerst ein Antipyretikum gegeben werden.

Hingegen ist eine physikalische Kühlung bei Hyperthermie auch ohne Antipyretikum sinnvoll – hier ist der Temperatursollwert normal, aber der Körper ist einer erhöhten Wärmeenergie ausgesetzt.

 Cave
Eine alleinige ungezielte Fiebersenkung durch physikalische Maßnahmen sollte beim Intensivpatienten vermieden werden.

21.4.3 Vorgehen bei kritischem Fieber >40°C

In seltenen Einzelfällen kommt es bei Intensivpatienten zu Fieberanstiegen >40–41°C, die zudem nicht auf die o. g. Maßnahmen reagieren. Hier sind – nach individueller Nutzen-Risiko-Beurteilung – folgende Maßnahmen zur Fiebersenkung möglich:
- Vorsichtige Infusion von kalter Vollelektrolytlösung (**Beachte:** Bei rascher, insbesondere herznaher Infusion von kalter Infusionslösung können schwere Herzrhythmusstörungen bis zu Kammerflimmern ausgelöst werden!),
- Blasen- und Magenspülung mit kalter Vollelektrolytlösung oder TUR-Spüllösung (z. B. aus dem Kühlschrank),
- Kühlung durch intravaskuläre Kühlkatheter (z. B. Coolgard),
- extrakorporale Blutkühlung, z. B. mittels CVVH.

Fallbeispiel Teil 2
Die Intensivärztin auskultiert Herz und Lunge und stellt einen Normalbefund fest, auch sonst gibt es keine Hinweise auf eine akute Infektion. Daher entschließt sie sich, erst einmal abzuwarten und den Temperaturverlauf zu kontrollieren: Ein Temperaturanstieg in den ersten Stunden nach einem operativen Eingriff ist normal und muss nicht behandelt werden; auch besteht unter diesen Umständen keine Indikation zur Antibiotikagabe.

Literatur

American College of Critical Care Medicine and the Infectious Diseases Society of America (2008) Guidelines for evaluation of new fever in critically ill adult patients: 2008 update from the American College of Critical Care Medicine and the Infectious Diseases Society of America. Crit Care Med 36: 1330–1349

Brüderlein U, Strupp P, Vagts DA (2006) Fieber in der Intensivmedizin. Anästhesiol Intensivmed Notfallmed Schmerzther 41: E8–E18

Märker-Hermann E, Riemann JF (2009) Fieber unklarer Genese. Internist 50: 653–655

Launey Y, Nesseler N, Mallédant Y, Seguin P (2011) Clinical review: Fever in septic ICU patients – friend or foe? Critical Care 15: 222

Schneider T, Loddenkemper C, Rudwaleit M, Lode H, Zeitz M (2005) Fieber unklarer Genese im 21. Jahrhundert. Teil 1: Infektionskrankheiten. Dtsch Med Wochenschr 130: 2708–2712

Schneider T, Loddenkemper C, Rudwaleit M, Lode H, Zeitz M (2005) Fieber unklarer Genese im 21. Jahrhundert. Teil 2: Nicht-infektiöse Erkrankungen. Dtsch Med Wochenschr 130: 2774–2778

Theilen HJ, Ragaller M (2007) Fieber beim kritisch Kranken: Ignorieren oder therapieren? Anästhesiol Intensivmed 48: 26–40

Torossian A (2008) Monitoring in der Anästhesie: Perioperatives Temperaturmonitoring Anästhesiol Intensivmed Notfallmed Schmerzther 43: 397–399

Intensivtransport

Wolfram Wilhelm, André Wiegratz

22

Fallbeispiel Teil 1

Das Intensivteam muss einen 24-jährigen Motorradfahrer zum CT begleiten, der 6 h zuvor polytraumatisiert auf die Intensivstation aufgenommen worden war. Bei der Schockraumdiagnostik waren kleine frontale Hirnblutungen, eine traumatische Subarachnoidalblutung und ein geringgradiges Hirnödem festgestellt worden, nun soll das geplante Kontroll-CT des Schädels durchgeführt werden. Der Patient ist wegen einer Lungenkontusion mit einer FiO_2 von 0,6 und einem PEEP von 10 mbar beatmet, zur Sicherstellung eines ausreichenden zerebralen Perfusionsdrucks wird niedrigdosiert Noradrenalin infundiert. Außerdem werden folgende Medikamente über Spritzenpumpen zugeführt: Sufentanil, Propofol, Insulin und Kaliumchlorid. Intensivarzt und -schwester müssen jetzt den Intensivtransport vorbereiten.

22.1   Jeder Intensivtransport ist ein Risiko

Intensivpatienten müssen während ihrer Krankenhausbetreuung häufig transportiert werden: vom Schockraum zum OP oder zur Intensivstation, von der Intensivstation zum CT, in den OP, zur Koronarintervention oder auch – innerklinisch oder interhospital – zu einer anderen Intensiveinheit.

> Dabei stellt jeder Transport prinzipiell ein Risiko dar, sodass vorher – insbesondere bei »Diagnostikfahrten« – immer eine Nutzen-Risiko-Beurteilung erfolgen muss.

Trotzdem sind viele Transporte unumgänglich und müssen manchmal sogar schnellstmöglich unter Notfallbedingungen erfolgen. Es ist daher empfehlenswert, alle Intensivtransporte standardisiert durchzuführen und die erforderliche Ausrüstung rund um die Uhr einsatzbereit vorzuhalten.

22.1.1 Typische Transportrisiken

Die Hauptrisiken betreffen Atemwege, Lunge und Herz-Kreislauf-System. Bekannt ist, dass es im Rahmen der Transportbeatmung zu einer teilweise nachhaltigen Verschlechterung der Oxygenierung kommen kann, darüber hinaus steigt das Pneumonierisiko. Zudem können beim Transport schwerwiegende Herz-Kreislauf-Störungen auftreten, z. B. ein erheblicher Blutdruckabfall bei plötzlichen Lageänderungen. Störungen können rasch und ohne Vorwarnung auftreten und dann sofort lebensbedrohlich werden. Hinzu kommt, dass es bei den meisten Transporten kurze

Zeitabschnitte (z. B. beim Umlagern) gibt, in denen der Patient trotz optimaler Geräteausstattung ausschließlich klinisch überwacht werden kann.

Risikofaktoren beim Transport von Intensivpatienten

- Wechsel des Beatmungsgeräts, evtl. auch des Beatmungsregimes, dadurch Hypo- oder Hyperkapnie, Hypoxie
- Akzidentelle Atemwegsverlegung, Tubusdislokation oder Extubation
- Akzidentelle Unterbrechung der kontinuierlichen Medikamentenzufuhr, bei Katecholaminen oder Vasodilatatoren krisenhafte Blutdruckschwankungen
- Funktionsstörung von passagerem Herzschrittmacher oder intraaortaler Ballongenpulsation (IABP)
- Vorübergehender Mehrbedarf an Analgetika bzw. Sedativa
- Lagerungsänderungen, z. B. Unterbrechung der axialen Rotation bei Patienten mit schwerer Oxygenierungsstörung, Flachlagerung im CT bei Patienten mit erhöhtem intrakraniellen Druck
- Akzidenteller Verlust von Kathetern und Drainagen, z. B. arterieller oder zentralvenöser Katheter, Hirndrucksonde, Thoraxdrainage etc.
- Hypothermie
- Transporttrauma: Beschleunigung, Lärm, Vibration
- Betriebsinterne Transportprobleme: Fahrstuhl, Wartezeiten
- Eingeschränkte Überwachungs- und Behandlungsbedingungen, insbesondere bei Umlagerungsmanövern

---

22.2   Transportausrüstung

Für den innerklinischen Intensivtransport ist folgende Basisausstattung erforderlich:
- Transportmonitor,
- Transportbeatmungsgerät mit O_2-Quelle, als Back-up ein Handbeatmungsbeutel mit Reservoir,
- Notfalltasche mit Medikamenten und Intubationsbesteck,
- Defibrillator und Absaugeinheit, sofern der Patient besonders gefährdet ist.

Ob neben dieser Basisausstattung noch zusätzliches Material mitgenommen wird, muss im Einzelfall entschieden werden. Am häufigsten werden dies Spritzenpumpen sein, die schon am Patienten angeschlossen sind, abhängig von der Erkrankung aber auch z. B. ein intrakranieller Druckmonitor, ein externer Schrittmacher, Transfusions- oder Druckinfusionsvorrichtungen etc.

Transportmonitor Hiermit sollten folgende Parameter überwacht werden können:
— EKG mit Herzfrequenz,
— nichtinvasive Blutdruckmessung,
— invasive Druckmessung mit Darstellung der Druckkurve für Blutdruck, ZVD, PAP, PCWP oder ICP,
— Pulsoxymetrie mit Pulsfrequenzangabe, möglichst auch mit Pulskurvendarstellung,
— Kapnometrie mit Darstellung der Kapnographiekurve.

Transportbeatmungsgerät Folgende Einstellmöglichkeiten bzw. Eigenschaften sind erforderlich:
— Atemfrequenz und Tidalvolumen bzw. Atemminutenvolumen,
— Atemzeitverhältnis (I:E frei wählbar, zumindest aber 1:1 und 1:2),
— FiO_2 frei wählbar,
— PEEP,
— Beatmungsdruckanzeige,
— akustischer und optischer Volumenmangel-, Stenose- und Diskonnektionsalarm.

 Cave
Alte Transportbeatmungsgeräte besitzen keinen Diskonnektions- oder Volumenmangelalarm!

Hier ist die Beobachtung der Beatmungsdruckanzeige zwar hilfreich, beweist aber keine ausreichende Ventilation und kann bei einer Stenose im Bereich der Atemwege irreführend sein. Darüber hinaus sind alte Geräte oft allein O_2-druckbetrieben.

 Cave
Bei alten Transportbeatmungsgeräten kann folgendes Problem auftreten: Ist kein O_2-Druck mehr vorhanden, z. B. bei vollständig entleerter O_2-Flasche, dann endet die Beatmung ohne Vorwarnung.

Daher ist eine kontinuierliche klinische Überwachung transportbeatmeter Patienten unbedingt erforderlich: Der Thorax hebt und senkt sich regelmäßig, zusätzlich ist eine Überwachung mittels Kapnometrie notwendig,

▣ Tab. 22.1 Medikamentenausstattung eines Notfallkoffers für innerklinische Transporte

Notfallmedi-kamente	Sedativa/Analgetika	Sonstiges
Adrenalin	Midazolam	100 ml NaCl 0,9%
Noradrenalin	Propofol	Nichtdepolarisie-rendes Muskelre-laxans, z. B. Rocu-ronium oder Cisatracurium
Atropin	Etomidat	
Akrinor	Ketamin	
Amiodaron	Fentanyl	
Urapidil		

die Pulsoxymetrie reagiert erst später bei beginnendem O_2-Mangel.

Notfalltasche Die Notfalltasche für innerklinische Transporte enthält einen Basissatz Notfallmedikamente, einige Spritzen und Kanülen, ein Intubationsbesteck sowie einen Handbeatmungsbeutel mit Masken und Guedel-Tuben. Eine Vorschlagsliste zur Medikamentenausstattung findet sich in ▣ Tab. 22.1.

22.3 Vorbereitung und Durchführung des Transports

Geplante Intensivtransporte werden am besten während der Hauptarbeitszeit durchgeführt, wenn die Mitarbeiterzahl am höchsten ist. Dies gilt insbesondere für Transporte zu diagnostischen Zwecken, um Befunde sofort mit einem erfahrenen Untersucher »vor Ort« diskutieren und evtl. Zusatzuntersuchungen sofort durchführen zu können.

Personelle Voraussetzungen Innerklinische Transporte beatmeter Intensivpatienten werden immer von mindestens 2 Personen begleitet: einem Arzt und einer Pflegekraft, dem Transportteam, beide mit intensivmedizinischer Qualifikation. In der Regel wird das Transportteam den Patienten auch selbst auf der Intensivstation betreuen und ist über die individuellen Besonderheiten informiert. Ist der Patient dem Transportteam nicht bekannt, so wird eine kurze Übergabe durchgeführt. Hierbei muss auch eine Identitätssicherung des Patienten und der geplanten Maßnahme erfolgen.

22

> ❗ **Cave**
>
> Bei innerklinischen Transporten gilt: Persön-
> lich unbekannte Patienten nie ohne vorher-
> gehende Identitätssicherung transportieren.
> Dies gilt insbesondere bei Patienten, die zu
> einer Operation oder nach Hirntoddiagnostik
> zur Explantation begleitet werden sollen!

22.3.1 Vorbereitung des Patienten

Infusionen Prinzipiell sollten nur so viele Infusionen
und Spritzenpumpen wie wirklich nötig an dem Patienten angeschlossen bleiben, um auch beim Umlagern übersichtlich arbeiten zu können. In der Regel
reicht eine Vollelektrolytlösung an einem gut laufenden Venenzugang aus.

Kreislaufwirksame Medikamente Katecholamine,
Vasodilatatoren und evtl. Antiarrhythmika müssen
selbstverständlich auch während des Transports infundiert werden. Hierfür sind Perfusoren am besten geeignet, wobei die Spritzenzuleitung direkt an einen (zentralen) Venenkatheter angeschlossen sein sollte. Werden diese Medikamente über einen Y-Anschluss mit
einer laufenden Infusion eingeschwemmt, so müssen
Infusionspausen (z. B. durch Ablegen der Flasche beim
Transport) unbedingt vermieden werden. Schließlich
muss auf ausreichend gefüllte Medikamentenspritzen
geachtet werden: Ein Spritzenwechsel sollte noch vor
Transportbeginn erfolgen, Ersatzspritzen werden mitgeführt.

Andere Medikamente Weitere Medikamente, insbesondere in Perfusoren, sollten wegen der Transport-
übersichtlichkeit nur dann angeschlossen bleiben,
wenn eine Unterbrechung für die Transportdauer kontraindiziert ist oder aufgrund der möglicherweise kurzen Wirkdauer problematisch wäre oder das Medikament im Bedarfsfall nicht ausreichend sicher als Bolus
appliziert werden kann.

> ❗ **Cave**
>
> Besondere Vorsicht gilt für insulin- oder kali-
> umhaltige Infusionen: Diese sollten (von Aus-
> nahmefällen abgesehen) wegen der Hypo-
> glykämie- und Hyperkaliämiegefahr nicht auf
> dem Transport mitgeführt werden.

22.3.2 Überwachung während des Transports

Nichtbeatmete Patienten Hierbei wird für den
Transport folgende Überwachung empfohlen:
- EKG mit Herzfrequenz,
- Pulsoxymetrie,
- Blutdruck.
- Ist eine arterielle Kanüle vorhanden, so wird auch
  eine direkte invasive Druckmessung empfohlen,
  anderenfalls wird der Blutdruck diskontinuierlich
  nichtinvasiv gemessen. In manchen Situationen
  ist es sinnvoll, eine invasive Druckmessung allein
  für den Transport und die geplante Intervention
  neu anzulegen.

Beatmete Patienten Zusätzlich zu dem o. g. Monito-
ring ist bei beatmeten Patienten eine weitergehende
Überwachung erforderlich:
- Beatmungsdruck mit Stenosealarm, Volumen-
  mangel- und Diskonnektionsalarm,
- Kapnometrie mit Kapnographiekurve.

Einstellung des Transportbeatmungsgeräts Bei der
Einstellung des Transportbeatmungsgeräts wird die
Einstellung des Intensivrespirators direkt übernom-
men. Ist dies nicht vollständig möglich, so sollte bei
den folgenden Beatmungsparametern eine ähnliche
Einstellung erreicht werden:
- Atemfrequenz,
- Tidalvolumen,
- Atem-Zeit-Verhältnis,
- PEEP (wichtig: immer einstellen!),
- Beatmungsspitzendruck.

Die Patienten werden beim Gerätewechsel anfänglich
mit 100% O_2 beatmet. Dies ist bei Erwachsenen auch
für die übliche Transportdauer akzeptabel und bedeutet zudem einen gewissen Sicherheitsgewinn. Dauert
die Intervention vermutlich länger, so kann – je nach
Qualität des Transportbeatmungsgeräts – der Intensivrespirator mitgeführt und z. B. im OP oder Angiogra-
phieraum über Wandanschlüsse wieder in Betrieb genommen werden. Bei längeren Interventionen sollte
dann auch die FiO_2 wieder auf das erforderliche Maß
reduziert und nicht mit 100% O_2 beatmet werden.

**Berechnung von O_2-Vorrat und maximaler Betriebs-
dauer** Vor dem Transport können O_2-Vorrat und
mögliche Betriebsdauer berechnet werden. Hierbei
muss man berücksichtigen, dass aus Sicherheitsgründen in O_2-Flaschen ein Restdruck von ca. 30 bar verbleiben sollte. Der Gasverbrauch pro Minute der o. g.

Transportrespiratoren entspricht bei 100%-O_2-Beatmung der Summe aus Atemminutenvolumen plus 1 l/min »Betriebsgas«.

Beispielberechnung O_2-Vorrat und Beatmungsdauer

Nutzbarer O_2-Vorrat = Volumen der O_2-Flasche × (Flaschendruck – 30 bar Restdruck)

Beispiel: 3 l × (180 – 30 bar) = 450 l O_2

Bei einem Atemminutenvolumen von 9 l/min entspricht dies einer sicheren Beatmungsdauer von:

$$\frac{450\ l}{9 + 1\ l \times min^{-1}} = 45\ min$$

Durch Beatmung mit einer FiO_2 = 0,5 (»Air Mix«) ließe sich die Beatmungsdauer in etwa verdoppeln.

Patienten mit schweren Oxygenierungsstörungen

Die Indikation für den Transport von Patienten mit schwersten Oxygenierungsstörungen, z. B. zur CT-Diagnostik bei ARDS, ist besonders streng zu stellen. Für die Transportbeatmung sollte am besten ein akkubetriebener Intensivrespirator oder ein »High-end«-Transportbeatmungsgerät verwendet werden.

22.3.3 Vorgehen in Sonderfällen

Der Intensivpatient kann vor dem Transport an weiteren Diagnostik- oder Therapiegeräten angeschlossen sein.

Pulmonalarterienkatheter Ein unbeabsichtigtes Vorschieben des Katheters beim Transport oder Umlagern kann zu Herzrhythmusstörungen oder sogar zur Pulmonalarterienruptur führen. Daher muss der Pulmonalarterienkatheter vor dem Transport – ausgehend von der Wedgeposition – unter Monitorkontrolle ca. 3–5 cm zurückgezogen, sodass die Katheterspitze dann in einem größeren Pulmonalarteriengefäß liegt. Dann wird der Katheter am Schleuseneingang fixiert und die Zentimetermarke notiert.

Eine kontinuierliche PAP-Messung während des Transports ist im Routinefall nicht erforderlich, allerdings muss die Lage der Katheterspitze diskontinuierlich mittels PAP-Messung überprüft werden. Während länger dauernder Interventionen oder Operationen wird eine kontinuierliche Druckmessung empfohlen, die Bestimmung des Wedgedrucks erfolgt nach Bedarf.

Intrakranielle Druckmessung Abhängig vom verwendeten Druckmesssystem ist eine kontinuierliche Überwachung des intrakraniellen Drucks (ICP) während des Transports gar nicht möglich. Das folgende Vorgehen hat sich bei Patienten mit kritisch erhöhtem ICP bewährt:

- Vor Transportbeginn Analgosedierung vertiefen, dabei auf ausreichenden zerebralen Perfusionsdruck (CPP) achten.
- Ggf. für diese Phase zusätzliche Muskelrelaxierung.
- Beatmungseinstellung: Hyperkapnie vermeiden, ggf. vorübergehend milde Hyperventilation; bei Bedarf Blutgasanalyse.
- Osmodiuretika bereithalten; falls schon im Routineplan enthalten, dann Applikation einer Dosis unmittelbar vor Transportbeginn.
- Transport mit erhöhtem Oberkörper, Kopf stabil in der Mittellinie gelagert.
- Bei Ankunft, z. B. im CT oder OP, sofort ICP-Messung wieder anschließen.
- Flachlagerung des Patienten möglichst vermeiden oder unter ICP-Kontrolle durchführen.
- Bei länger dauernden Interventionen Kontrolle der Beatmungseinstellung mittels Kapnometrie und intermittierender Blutgasanalyse.
- Vorsicht bei intraventrikulärer Druckmessung mit Liquorableitung: System am besten für den Transport verschließen, um ein unbeabsichtigtes Leerlaufen zu verhindern; Öffnung der Liquordrainage nach Bedarf und ICP-Wert. Bei Rückkehr auf die Intensivstation Öffnen des Systems nicht vergessen!

Thoraxdrainage Thoraxdrainagen werden initial häufig mit einem Gummilippenventil versorgt, einem sog. »Heimlich-Ventil«. Dabei muss auf die seitenrichtige Ventilkonnektion geachtet werden (diese ist auf dem Ventil als Bild dargestellt), anderenfalls kann sich ein Spannungspneumothorax entwickeln!

> **Wird an das Heimlich-Ventil ein Sekretbeutel angeschlossen, so muss der Beutel durch einen Scherenschnitt eröffnet werden!**

Weiterhin ist Folgendes zu beachten:

- Thoraxdrainage und Verbindungsschlauch vor Transportbeginn auf freie Durchgängigkeit prüfen,
- Schläuche sicher befestigen, um ein unbemerktes Abknicken oder eine Diskonnektion zu verhindern,
- Drainagesystem nicht über Patientenniveau anheben, um einen Rücklauf von Flüssigkeit zu vermeiden.
- Vorgehen abhängig von der Luftleckage:
  - Kein Luftleck › für kurze Transporte ist zu meist ein 2- oder 3-Kammer-System ohne Sog ausreichend.

– Mit Luftleck → Hier muss ggf. eine akkubetriebene Saugpumpe an das Drainagesystem angeschlossen werden.

> ❗ **Cave**
> **Auch bei korrekt liegender Thoraxdrainage kann sich während des Transports ein neuer Spannungspneumothorax ausbilden, der eine sofortige Entlastung erfordert!**

Hämodialyse/Hämofiltration Bei Patienten, die ein Nierenersatzverfahren benötigen, sind folgende Besonderheiten zu beachten:
– Nach intermittierender Hämodialyse: Volumenmangel und Elektrolytdysäquilibrium ausschließen; daher vor Transportbeginn aktuelle Blutgas- und Elektrolytkontrolle durchführen und Volumenstatus abschätzen,
– Bei kontinuierlichem Verfahren (z. B. CVVHD): Schlauchleitungen an der Maschine mit Heparin- oder Zitrat-haltiger Kochsalzlösung freispülen, Maschine in Stand-by-Modus,
– Dialysekatheter beim Patienten mit Kochsalzlösung freispülen und dann mit Kochsalzlösung und – je nach Gerinnung und Gefährdung – mit einem geringen (!) Heparinanteil (»Heparinschloss«) befüllen, z. B. 1.000 IE Heparin mit NaCl 0,9% auf 10 ml aufziehen, davon Katheter je nach Größe mit 2–4 ml füllen. Keinesfalls darf das »Heparinschloss« zu einer unbeabsichtigten systemischen Gerinnungshemmung führen! Daher bei Wiederanschluss des Dialysekatheters »Heparinschloss« aspirieren und verwerfen.
– Vor der geplanten Intervention mögliche Heparinrestwirkung beachten, evtl. vorher noch einmal Gerinnungskontrolle!
– Alternativ zum »Heparinschloss« verwenden einige Intensivstationen auch ein »Zitratschloss«, bei dem der Dialysekatheter mit verdünnter Zitratlösung befüllt wird.

Intraaortale Ballonpumpe (IABP) und »assist devices« Für den Transport von Patienten mit IABP oder linksventrikulären bzw. biventrikulären »assist devices« (LVAD/BVAD) wird die Hilfe einer weiteren Person empfohlen, die mit den typischen Problemen und deren Lösung gut vertraut ist, dies kann ein Kardiotechniker sein. Der Transport selbst kann nur langsam erfolgen und benötigt entsprechende Vorbereitung:
– IABP-Katheter ausreichend fixieren, um eine Dislokation beim Transport (und insbesondere beim Umlagern) zu verhindern,

– bei EKG-Triggerung: EKG-Elektroden auf sicheren Halt überprüfen, evtl. erneuern,
– bei Drucktriggerung: Druckmessvorrichtung überprüfen, Steuereinheit der IABP kontrollieren: Augmentationsstärke, Frequenz?

Bei manchen IABP-Geräten ist eine korrekte Drucktriggerung bei erheblicher Hypotonie nicht möglich. Daher sollte für den Transport ein alternatives Triggerverfahren sofort verfügbar sein, am einfachsten das EKG. Der IABP-Betrieb kann während des Transports anhand der typischen arteriellen Druckkurvenveränderungen überwacht werden.

Extrakorporale Gasaustauschverfahren Während Patienten mit einem pECLA-System (»pumpless extracorporeal lung assist«, z. B. iLA-System) noch einigermaßen problemlos transportiert werden können, ist dies bei der venoarteriellen oder venovenösen pumpengetriebenen ECMO (»extracorporeal membrane oxygenation«) sehr aufwändig und aufgrund der zugrunde liegenden erheblichen Oxygenierungsstörung und/oder Kreislaufinsuffizienz auch sehr riskant. Daher muss in diesen Fällen die Indikation für den Transport des Intensivpatienten besonders streng gestellt werden; ggf. müssen Diagnostikmaßnahmen oder Operationen verschoben oder auf der Intensivstation durchgeführt werden. Ist ein Transport unumgänglich, dann müssen die ECMO-Kanülen nochmals gut fixieren werden, um eine Dislokation beim Transport und beim Umlagern zu verhindern; das Intensivtransportteam sollte aus 3–4 erfahrenen Personen bestehen.

22.4 Besonderheiten des Interhospitaltransports

Interhospitaltransporte zwischen Intensivstationen unterschiedlicher Versorgungsstufe finden in beiden Richtungen statt: Anfänglich werden die Patienten meist aufgrund der Schwere der Erkrankung von einer Intensiveinheit niedrigerer Versorgungsstufe in eine Spezialeinheit verlegt, nach abgeschlossener Behandlung wird dann möglicherweise ein Rücktransport durchgeführt.

Anforderungen an Transportmittel und Arzt Für den Interhospitaltransfer werden Intensivtransportwagen (ITW), Hubschrauber (ITH, Intensivtransporthubschrauber) oder Flächenflugzeuge (Ambulanzjet) eingesetzt, deren Einsatzkoordination über die Rettungsleitstelle oder die verschiedenen Hilfsorganisationen erfolgt. In jedem Fall müssen die o. g.

Überwachungs- und Behandlungsmöglichkeiten sowie zusätzlich ein moderner Intensivrespirator an Bord vorhanden sein. Der Einsatzradius wird etwa folgendermaßen angegeben:

- ITW: bis 100 km oder 2 h Transportdauer,
- ITH: 50–250 km,
- Ambulanzjet: >250–500 km.

Der begleitende Arzt sollte folgende Mindestanforderungen erfüllen: 3 Jahre klinische Weiterbildung in einem Fachgebiet mit intensivmedizinischen Versorgungsaufgaben, zusätzlich 6 Monate nachweisbare Vollzeittätigkeit auf einer Intensivstation; weiterhin Notarzt-Qualifikation mit mindestens einjähriger Einsatzerfahrung und regelmäßiger Notarzttätigkeit, abgeschlossener DIVI-Intensivtransportkurs.

- **Vorbereitung und Durchführung**

Jeder Interhospitaltransport muss im Vorfeld exakt geplant werden, u. a. in einem Arzt-Arzt-Gespräch! Zuerst müssen 3 entscheidende Fragen beantwortet werden:

- Warum soll der Patient verlegt werden?
- Wie dringend ist der Transport?
- Welches Transportmittel ist geeignet (ITW, ITH, NAW)?

Hierbei sei betont, dass jede Transportindikation eine Einzelfallentscheidung darstellt, bei der Nutzen und Risiken für den Patienten individuell sorgfältig abgewogen werden müssen. Dementsprechend ist es nahezu unmöglich, von einem »nichttransportfähigen« Patienten zu sprechen, der erwartete Nutzen muss aber in jedem Fall das evtl. extrem hohe Risiko rechtfertigen!

> **Praxistipp**
>
> Bei sehr dringlichen Einsätzen gilt: Intensivtransporter sind keine Notfallverlegungsfahrzeuge. Muss ein Notfallpatient sofort in eine Spezialklinik gebracht werden, z. B. bei intrakranieller Blutung mit Einklemmungsgefahr, so erfolgt dies mit dem schnellstmöglich verfügbaren Rettungsmittel und Begleitung durch Notarzt oder verlegenden Arzt.

In dem Arzt-Arzt-Gespräch müssen außerdem weitere Informationen abgefragt und am besten auf einem speziellen Intensivtransportprotokoll notiert werden:

- Verlegendes Krankenhaus: Station, behandelnder Arzt mit Telefon-, Fax-Nummer und evtl. E-Mail-Adresse;

- Aufnehmendes Krankenhaus: Station, behandelnder Arzt mit Telefon-, Fax-Nummer und evtl. E-Mail-Adresse;
- Kostenträger mit Telefon-, Fax-Nummer und evtl. E-Mail-Adresse; Zusage der Kostenübernahme;
- Patientendaten: Name, Alter, Gewicht, Größe;
- Erkrankung: Diagnosen und Operationen, Verlauf, aktueller Zustand;
- Besonderheiten: Infektionsstatus, Speziallagerung, etc.
- Intensivmedizinische Besonderheiten:
  - Gasaustausch und Beatmung,
  - Hämodynamik inkl. Monitoring, kreislaufunterstützende Therapie: Katecholamine, IABP etc.,
  - Neurologie (Hirndruckmessung?),
  - weitere Organdysfunktionen bzw. Organersatzverfahren,
  - Laborwerte.

Die Übergabe des Patienten erfolgt auf der Intensivstation des verlegenden Krankenhauses, anschließend übernimmt das Transportteam die volle Verantwortung für den Patienten. Die Übergabe in der Zielklinik sollte ebenfalls an einen intensivmedizinisch erfahrenen Arzt erfolgen.

Fallbeispiel Teil 2

Der Intensivtransport wird folgendermaßen durchgeführt: Die Beatmung am Intensivrespirator war gerade noch mit einer Blutgasanalyse kontrolliert worden, nun wird »einfach« dasselbe Beatmungsmuster am Transportbeatmungsgerät eingestellt, lediglich die FiO_2 wird sicherheitshalber auf 1,0 erhöht. Unter Herz-Kreislauf-Überwachung werden dem Patienten 0,3 mg Fentanyl und 7,5 mg Midazolam injiziert, dafür muss die Noradrenalininfusionsrate etwas erhöht werden. Die Perfusoren mit Sufentanil, Propofol, Insulin und Kaliumchlorid werden diskonnektiert und mit sterilen Stöpseln verschlossen. Um Husten und Pressen während des Transports sicher auszuschließen, erhält der Patient zusätzlich 10 mg Cisatracurium. Der Transport verläuft unauffällig; allerdings zeigt das Kontroll-CT ein deutliches subdurales Hämatom links, sodass der Patienten sofort zur Kraniotomie in den OP gebracht wird.

Literatur

Droogh JM, Smit M, Hut J et al. (2012) Inter-hospital transport of critically ill patients; expect surprises. Critical Care 16: R26

Fanara B, Manzon C, Barbot O, Desmettre T, Capellier G (2010) Recommendations for the intra-hospital transport of critically ill patients. Critical Care 14: R87

Flemming A (2013) Intensivtransport. Anästh Intensivmed 54: 59–68

Fürnau G, Thiele H (2011) Invasive Kreislaufunterstützungssysteme bei intra-und interhospitalen Transporten. Notfall Rettungsmed 14: 630–634

Löw M, Jaschinski U (2009) Innerklinischer Transport des kritisch kranken Patienten. Anaesthesist 58: 95–108

Quenot JP, Milési C, Cravoisy A (2012) Intrahospital transport of critically ill patients (excluding newborns) recommendations of the Société de Réanimation de Langue Française (SRLF), the Société Française d'Anesthésie et de Réanimation (SFAR), and the Société Française de Médecine d'Urgence (SFMU). Ann Intensive Care 2: 1 (frei erhältlich unter www.annalsofintensivecare.com)

Roessler M, Reinhardt K, Lühmann U et al. (2011) Intensivverlegung in Niedersachsen: Landesweite bedarfsgerechte und effektive Sicherstellung. Anaesthesist 60: 759–771

- **Bücher zum Thema Intensivtransport**

Adams HA, Flemming A, Schulze K (2011) Intensivtransport: Kursbuch. 6. Auflage, Lehmanns Media, Berlin

Ellinger K, Genzwürker H, Hinkelbein J, Lessing P (2010) Intensivtransport: Orientiert am Curriculum der DIVI. 2. Auflage, Deutscher Ärzte-Verlag, Köln

Hecker U, Schramm C (2012) Praxis des Intensivtransports: Für Rettungsdienst und Pflegepersonal. Springer Berlin Heidelberg

Internetlinks

www.divi-org.de: Homepage der DIVI (Deutsche interdisziplinäre Vereinigung für Intensiv- und Notfallmedizin). Auf den Seiten der DIVI findet man unter dem Stichpunkt »Publikationen« viele interessante (aber teilweise etwas ältere) Informationen zum Intensivtransport, u.a. zum Intensivtransportprotokoll, Empfehlungen zum innerklinischen Transport kritisch kranker Patienten, zu Planung, Begleitpersonal und Transportequipment, zur Konstruktion und Ausstattung von Intensivtransportwagen (ITW) sowie zur ärztlichen Qualifikation für den Intensivtransport.

www.aagbi.org/publications/guidelines/docs/interhospital09.pdf: Hier findet man die aktuelle »2009 Safety Guideline Interhospital Transfer« der Association of Anaesthetists of Great Britain and Ireland (AAGBI).

Scores, DRG und Qualitätssicherung

Arne Krüger, Wolfram Wilhelm, Andreas Becker

Fallbeispiel Teil 1

Eine 17-jährige Patientin wird im septischen Schock auf der Intensivstation aufgenommen. Ursache ist vermutlich eine ambulant erworbene Pneumonie auf der Basis einer bekannten zystischen Fibrose (Mukoviszidose). Die Patientin ist tachypnoisch, die Atemfrequenz liegt über 30/min, die Rektaltemperatur beträgt 39,3°C. Die Patientin wird sofort intubiert und beatmet, wobei der Oxygenierungsindex lediglich 133 (paO$_2$ 80 mmHg bei FiO$_2$ 0,60) beträgt. Die Patientin benötigt hochdosiert Noradrenalin und entwickelt trotz adäquater Antibiotika- und Volumentherapie ein akutes Nierenversagen. Die Intensivstation nimmt an einer internationalen Datenerhebung zur akuten Niereninsuffizienz teil, wofür der Intensivstationsarzt nun den APACHE-II-Score ermitteln muss.

23.1 Scores in der Intensivmedizin

Der englische Begriff »Score« bedeutet »Zahlenwert«. Scores in der Intensivmedizin haben die Aufgabe, die komplexe Situation eines kritisch kranken Patienten auf einer Intensivstation mit seiner Vielzahl an Variablen (Laborwerte, physiologische Parameter) zu ordnen und eindimensional mit einem einzigen Wert abzubilden. Durch diese Reduktion einer »unüberschaubaren« Anzahl an Einzelinformationen soll eine Entscheidungshilfe für die Therapieplanung und den Therapieerfolg gegeben werden. Die Bandbreite der verwendeten Scores reicht dabei von der Beschreibung eines Zustands bis hin zu einer Prognoseaussage, z. B. für eine erwartete Krankenhausletalität für bestimmte Krankheiten. Einschränkend ist jedoch festzustellen, dass eine Prognoseaussage aufgrund der Reduktion der Information mit äußerster Vorsicht zu verwenden ist. Kenntnisse im Umgang mit solchen Scores werden von allen an der Intensivmedizin beteiligten Fachgesellschaften für die Facharztprüfung erwartet.

■ **Gütekriterien von Scores**

Ein Score ist in dem Augenblick »gut«, in dem er die in ihn gesteckten Erwartungen erfüllt. Ein Score, der die Verletzungsschwere bei Traumapatienten beschreiben soll, muss zwischen leicht, mittel und schwer verletzten Patienten diskriminieren können. Bei Scores zur Prognoseabschätzung sollte die Einschätzung mit dem realen Outcome übereinstimmen.

Dabei werden verschiedene Gütekriterien angelegt. Mit der **Reliabilität** (»Zuverlässigkeit«) wird beschrieben, ob der Test genau, objektiv und reproduzierbar ist. Dabei können definierte Komponenten, eindeutige Messwerte und Messpunkte und eindeutige Vorgaben bei fehlenden Werten als Gütekriterien dienen. Zur

Überprüfung der Reliabilität können Test-Retest-Untersuchungen durchgeführt werden, die entweder von einer Person (Intra-Rater-Reliabilität) oder von unterschiedlichen Testern (Inter-Rater-Reliabilität) am gleichen Patienten durchgeführt werden können.

Bei der **Validität** (»Gültigkeit«) wird die inhaltliche Qualität eines Scores dargestellt. Dabei wird u. a. festgestellt, ob ein Score »offensichtlich« mit dem zu messenden Parameter gut übereinstimmt, z. B., dass ein schweres Trauma einen höheren Score erhält als ein leichtes Trauma. Bei Scores mit Prognoseabschätzung muss eine Korrelation mit bekannten Scores und Klassifikationen nachgewiesen werden. Drei weitere Eigenschaften werden zur Definition der »Güte« eines Scores herangezogen:
- Diskriminierung,
- Präzision,
- Kalibrierung.

Bei der Prüfung der **Diskriminierung** sollten sich Scorewerte von verstorbenen Patienten möglichst deutlich von den überlebenden Patienten unterscheiden. Mit der **Präzision** wird die Genauigkeit beschrieben, mit der Überleben oder Versterben mit dem Score vorhergesagt werden kann. Bei der **Kalibrierung** wird untersucht, ob die Prognose sowohl für leicht als auch für schwer erkrankte Patienten gilt.

■ **Verwendung von Scores**

Der Einsatz von Scores im klinischen Alltag der Intensivmedizin wird aus mehreren Gründen durchgeführt:
- klinische Beurteilung,
- wissenschaftliche Begutachtung, z. B. in Studien,
- wirtschaftliche Begutachtung, z. B. zur Finanzierung,
- Qualitätssicherung.

Nach Meinung der Autoren dient ein Score zunächst der klinischen Beurteilung und stellt ein Hilfsmittel für die Entscheidung des Arztes dar. Zu keinem Zeitpunkt kann und soll der Score allein für eine Entscheidung verantwortlich sein. In der Hand eines erfahrenen Mediziners kann er jedoch sinnvoller Bestandteil einer Therapieentscheidung sein.

Die Scores nutzen dabei unterschiedliche Ansätze: Die Scores beschreiben entweder Organdysfunktionen, das Letalitätsrisiko oder die Pflegeaufwändigkeit. In der Folge können die Scores als Teil von Routinedaten genutzt werden, die in der Krankenversorgung erhoben werden, sowohl im »Diagnosis Related Groups« (DRG)-Entgeltsystem als auch in der Qualitätssicherung.

◻ Tab. 23.1 Scores in der Intensivmedizin

	Name	Inhalt	Weitere Info
AIS	Abbreviated Injury Scale	Darstellung der Verletzungsschwere von 6 vorgegebenen Körperregionen mit 1–6 Punkten	▸ Kap. 49
APACHE	Acute Physiology And Chronic Health Evaluation	Physiologischer Score zur Prognoseabschätzung nach 24 h, derzeit in der 4. Version. Am häufigsten wird momentan aber noch die Version APACHE II genutzt.	◻ Tab. 23.2
ATS-Score	American Thoracic Society (ATS) Score	Letalitätsvorhersage der ambulant erworbenen Pneumonie mit der Empfehlung zur Aufnahme auf einer Normal- oder einer Überwachungs- bzw. Intensivstation	▸ Kap. 37
BPS	Behavorial Pain Score	Darstellung von Schmerzen bei Patienten mit Bewusstseins-trübung	▸ Kap. 13
CRB 65	Confusion, Respiratory Rate, Blood Pressure, Age>65 years	Schweregradeinteilung der ambulant erworbenen Pneumonie mit Letalitätsvorhersage	▸ Kap. 37
GCS	Glasgow-Koma-Skala	Darstellung des Bewusstseins mit 3 Qualitäten	▸ Kap. 50
ISS	Injury Severity Score	Darstellung von Verletzungsschwere mittels Punkten von 1–6 der 3 am schwersten betroffenen Körperregionen auf der Basis der AIS	▸ Kap. 49
MODS	Mutiple Organ Dys-function Score	Darstellung von Organversagen mit Prognoseabschätzung. Erster Score, der dynamisch das Outcome während des Verlaufs darstellt	◻ Tab. 23.3
NAS	Nursing Activities Score	Weiterentwicklung des TISS 28 zur besseren Ermittlung der Arbeitsintensität von Intensivpatienten für das Pflegepersonal	
Ramsay-Score		Darstellung der »Tiefe« einer Analgosedierung	▸ Kap. 13
RISC	Revised Injury Sever-ity Classification	Prognosescore, Anwendung im Traumaregister der Deutschen Gesellschaft für Unfallchirurgie	
SAPS II	Simplified Acute Physiology Score	Beschreibung eines physiologischen Zustands mit bis zu 14 Einzelinformationen	
SOFA	Sequential Organ Failure Assessment	Darstellung von Organversagen in der Sepsis mit Prognose-abschätzung	◻ Tab. 23.4
TISS 28	Therapeutic Inter-vention Scoring System	Beschreibung des Pflegeaufwands von Intensivpatienten auf dem Boden von diagnostischen und therapeutischen Prozeduren	◻ Tab. 23.5

■ **Darstellung von Scores in der Intensivmedizin**

In der Intensivmedizin werden heute verschiedene Scores verwendet (◻ Tab. 23.1).

Der in der Intensivmedizin sicher am weitesten verbreitete Score ist der APACHE II (◻ Tab. 23.2), der in einer Vielzahl von wissenschaftlichen Publikationen zur Vergleichbarkeit der Erkrankungsschwere von Patientenkollektiven und zur Prognoseberechnung eingesetzt wurde. Hierbei werden zur Beurteilung sowohl demographische Daten als auch medizi-

nische Parameter herangezogen, die als Grundlage zur Berechnung einer Überlebenswahrscheinlichkeit dienen. Mittlerweile wurde dieser Scores bis zur Version APACHE IV weiterentwickelt. Trotzdem verwenden die meisten Intensivstationen weiterhin den APACHE-II-Score.

Alle Scores zur Überlebenswahrscheinlichkeit haben eins gemeinsam:

□ **Tab. 23.2** APACHE-II-Score. Beim APACHE II-Score werden immer die schlechtesten Werte der vergangenen 24 h zur Berechnung herangezogen. Ein bekanntes Problem ist die Punktwertvergabe anhand der Glasgow-Koma-Skala bei analgosedierten Patienten. Hier empfehlen die Autoren, aus Gründen der Standardisierung immer den aktuellen Zustand des evtl. analgosedierten Patienten zu bewerten, da dies der jeweils aktuellen Krankheitsschwere am besten entspricht.

	Erhöhte Werte					Erniedrigte Werte			
	+4	+3	+2	+1	0	−1	−2	−3	−4
Rektaltemperatur (°C)	≥41	39,0–40,9		38,5–38,9	36,0–38,4	34,0–35,9	32,0–33,9	30,0–31,9	≤29,9
Arterieller Mitteldruck (mmHg)	≥160	130–159	110–129		70–109		50–69		≤49
Herzfrequenz (1/min)	≥180	140–179	110–139		70–109		55–69	40–54	≤39
Atemfrequenz (1/min)	≥50	35–49		25–34	12–24	10–11	6–9		≤5
Oxygenierung									
– FiO$_2$ ≥0,5: AaDO$_2$	≥500	350–499	200–349		<200				
– FiO$_2$ <0,5: paO$_2$					>70	61–70	55–60	55–60	<55
arterieller pH	≥7,7	7,60–7,69		7,50–7,59	7,33–7,49		7,25–7,32	7,15–7,24	<7,15
Na$^+$ (mmol/l)	≥180	160–179	155–159	150–154	130–149		120–129	111–119	≤110
K$^+$ (mmol/l)	≥7,0	6,0–6,9		5,5–5,9	3,5–5,4	3,0–3,4	2,5–2,9		<2,5
Kreatinin (mg/dl)[a]	≥3,5	2,0–3,4	1,5–1,9		0,6–1,4	<0,6			
Hämatokrit (%)	≥60,0		50,0–59,9	46,0–49,9	30,0–45,9		20,0–29,9		<20,0
Leukozyten (10^3/µl)	≥40,0		20,0–39,9	15,0–19,9	3,0–14,9		1,0–2,9		<1,0
Glasgow-Koma-Skala	Punktzahl = 15 − Punktwert der Glasgow-Koma-Skala								
Alter (in Jahren)	≥75	65–74			55–64		45–54	≤44	
– Punktzahl	6	5			4		3	0	
Grund der Intensivbehandlung[b]	Intensivbehandlung nach Elektiv-OP				Intensivbehandlung nach Notfall-OP oder bei nichtoperativen Patienten				
– Punktzahl	2				5				

[a] Punkte für Kreatinin werden bei akutem Nierenversagen verdoppelt

[b] Punkte in Abhängigkeit vom Grund der Intensivbehandlung werden nur addiert, wenn eine der folgenden chronischen Vorerkrankungen vorliegt:

▬ Lunge: chronisch restriktive, obstruktive oder vaskuläre Erkrankungen, die eine erhebliche Einschränkung der Leistungsfähigkeit bedingen; gesicherte chronische Hypoxie, Hyperkapnie, sekundäre Polyzythämie; schwere pulmonale Hypertonie (>40 mmHg); Respiratorabhängigkeit

▬ Herz-Kreislauf-System: Herzinsuffizienz NYHA-Klasse IV

▬ Niere: chronisches dialysepflichtiges Nierenversagen

▬ Leber: histologisch gesicherte Leberzirrhose und dokumentierte portale Hypertension; Z. n. Ösophagusvarizenblutung, Leberversagen, Enzephalopathie, Koma

▬ Immunsystem: immunsuppressive Therapie mit Immunsuppressiva, Chemotherapie, Bestrahlung; Langzeit-(>30 Tage) oder hochdosierte Steroidgabe; fortgeschrittene Immunerkrankung wie Leukämie, AIDS oder Lymphome

◻ **Tab. 23.3** MOD-Score

		Scorewert				
		0	1	2	3	4
Oxygenierung	$\frac{paO_2}{FiO_2}$ (mmHg)	>300	226–300	151–225	76–150	≤75
Niere	Kreatinin (mg/dl)	≤1,1	1,2–2,3	2,4–4,0	4,1–5,7	>5,7
Leber	Bilirubin (mg/dl)	≤1,2	1,3–3,5	3,6–7,0	7,1–14,0	>14,0
Herz-Kreislauf-System	druckadjustierte Herzfrequenz (min⁻¹)	≤10	10,1–15,0	15,1–20,0	20,1–30,0	>30,0
Blutgerinnung	Thrombozyten (10³/µl)	>120	81–120	51–80	21–50	≤20
ZNS	GCS (Punkte)	15	13–14	10–12	7–9	≤6

Kreatinin- und Bilirubinserumkonzentration werden in mg/dl angegeben; die in der Originalbeschreibung in µmol/l publizierten Angaben wurden hier entsprechend umgerechnet.

Die Punktwertvergabe für das Organsystem »Niere« erfolgt unabhängig davon, ob gleichzeitig ein Nierenersatzverfahren angewandt wird oder nicht.

Der Parameter druckadjustierte Herzfrequenz (»pressure-adjusted heart rate, PAR«) wird aus Herzfrequenz (HF), zentralem Venendruck (ZVD) und mittlerem arteriellen Druck (MAP) berechnet:

$$PAR = HF \times \frac{ZVD}{MAP}$$

GCS = Glasgow-Koma-Skala

◻ **Tab. 23.4** SOFA-Score

	Parameter	Punkte			
		1	2	3	4
Oxygenierung	$\frac{paO_2}{FiO_2}$ (mmHg)	< 400	< 300	< 200	< 100
Blutgerinnung	Thrombozyten	<150.000/µl	<100.000/µl	<50.000/µl	<20.000/µl
Leber	Bilirubin	1,2–1,9 mg/dl	2,0–5,9 mg/dl	6,0–11,9 mg/dl	≥12 mg/dl
Herz-Kreislauf-System	Blutdruck bzw. Katecholamin-therapie [a]	MAP <70 mmHg	Dopamin 5 µg/kg/min oder Dobutamin (jede Dosis)	Dopamin >5 µg/kg/min oder Adrenalin ≤0,1 µg/kg/min oder Noradrenalin ≤0,1 µg/kg/min	Dopamin >15 µg/kg/min oder Adrenalin >0,1 µg/kg/min oder Noradrenalin >0,1 µg/kg/min
ZNS	GCS	13–14	10–12	6–9	<6
Niere	Kreatinin oder Urinausscheidung	1,2–1,9 mg/dl	2,0–3,4 mg/dl	3,5–4,9 mg/dl oder <500 ml/Tag	>5,0mg/dl oder <200 ml/Tag

[a] Katecholamine müssen mindestens 1 h infundiert worden sein.

> Kein Score kann eine 100%ige Wahrscheinlichkeit prognostizieren. Bei der Entscheidung zur Therapielimitierung oder Therapieeinstellung kann ein Score immer nur ein Hilfsmittel in den Händen eines erfahrenen Arztes sein.

Insbesondere der SAPS II und der modifizierte TISS 28 (◘ Tab. 23.5) haben im täglichen Umgang auf der Intensivstation eine besondere Bedeutung, da sie als Grundlage für die Abbildung der intensivmedizinischen Komplexbehandlung für das DRG-System herangezogen werden. Neben physiologischen Daten haben aufwändige pflegerische Maßnahmen Einzug in die Grundlage der Vergütung erhalten. Sie spiegeln sehr direkt die Leistung und die damit verbunden Prozesskosten wider und können über entsprechende Eingruppierung in eine DRG refinanziert werden.

23.1.1 Scores im DRG-System

Mit der Einführung des DRG-Entgeltsystems im Jahre 2003 wird die Krankheitsschwere als Vergütungsgrundlage herangezogen. Im Bereich der Intensivmedizin sind im DRG-System v. a. folgende Leistungen erlösrelevant:

- Beatmungszeiten,
- intensivmedizinische Komplexbehandlung mit Aufwandspunkten,
- kumulative Angabe des Einsatzes von Blutprodukten und -komponenten,
- Erfassung der sonderentgeltfähigen Medikamente.

Praxistipp

Konkret bedeutet dies, dass täglich bei allen Patienten die Beatmungszeiten sowie die verwendeten Blutprodukte sorgfältig erfasst werden müssen; anderenfalls besteht die Gefahr, dass die Intensivstation hochwertige und teure medizinische Leistungen erbringt, diese aber nicht vergütet werden.

Das Gleiche gilt für die Erfassung der intensivmedizinischen Komplexpauschale: Hierbei werden täglich verschiedene Parameter aus SAPS und TISS herangezogen und sog. »Aufwandspunkte« berechnet. Diese Tätigkeit bedeutet auf einer großen Intensivstation relativ viel Arbeit und sollte daher besser von Kodierassistenten übernommen werden. Voraussetzung für eine kostendeckende Abrechnung ist aber auch hier eine sorgfältige Dokumentation. So müssen insbeson-

dere die Leistungen aus dem TISS, die in die Komplexpauschale eingehen, auch gut erkennbar dokumentiert werden:

- apparative Beatmung,
- Infusion multipler Katecholamine (>1),
- Flüssigkeitsersatz in hohen Mengen (>5 l/24 h),
- arterieller Katheter,
- Linksvorhofkatheter, Pulmonaliskatheter,
- Hämofiltration oder Dialyse,
- intrakranielle Druckmessung,
- Behandlung einer metabolischen Azidose bzw. Alkalose,
- spezielle Interventionen auf der Intensivstation, z. B. Intubation, Tracheotomie, Endoskopie, Bronchoskopie, Pleuradrainage, andere Drainageanlagen, Notfalloperation,
- Aktionen außerhalb der Station, z. B. Operationen, diagnostische Maßnahmen (z. B. CT, MRT, Herzkatheter usw.) oder Patiententransporte zu anderen Maßnahmen.

Formulare und Handlungsanleitungen zur Berechnung der intensivmedizinischen Komplexbehandlung findet man im Internet auf der Homepage des Deutschen Instituts für Medizinische Dokumentation und Information (DIMDI), aber auch bei den einzelnen Fachgesellschaften, die sich mit Intensivmedizin beschäftigen.

23.2 Qualitätssicherung

Bedingt durch das DRG-Entgeltsystem und die verschiedenen, verpflichtenden Maßnahmen zur Qualitätssicherung werden auf der Intensivstation und im Krankenhaus eine Menge Daten routinemäßig erfasst:

- Verschiedene Scoringsysteme, z. B. SAPS und TISS (◘ Tab. 23.5)
- ICD-10: International Statistical Classification of Diseases and Related Health Problems, derzeit in der 10. Fassung,
- OPS-Kode: Operationen- und Prozedurenschlüssel im Gesundheitswesen.

Darauf aufbauend wurde ein intelligenter Ansatz zur Qualitätssicherung entwickelt – das sog. Qualitätsmanagement mit Routinedaten. Durch die Verwendung von Routinedaten kann ein enormer Zusatzaufwand bei der Dokumentation vermieden werden. Selbstverständlich ist dieses Instrument aber nur so gut wie die Qualität der Dateneingabe, sodass auch hierfür eine konstante Schulung der Anwender erforderlich ist. Im Bereich der Intensivmedizin kann Qualitätsmanage-

Tab. 23.5 TISS-28-Score

	Maßnahmen	Punkte
Basis		
Standardmonitoring	stündliche Vitalzeichenkontrolle; regelmäßige Bestimmung der Flüssigkeitsbilanz	5
Labor	biochemische Bestimmungen; Mikrobiologie	1
Medikation	i.v.; i.m.; subkutan; oral oder Magenschlauch	ein Medikament: 2
		2 oder mehr Medikamente: 3
Verbandswechsel	Dekubitusprophylaxe/-pflege; tägliche Verbandswechsel	Routine: 1
	häufig heißt mind. 1x/Schicht oder ausgedehnte Wundpflege	häufig: 2
Drainagen	Pflege aller Drainagen (außer Magensonde)	3
Lunge		
Beatmung	mechanische bzw. assistierte Beatmung, auch Spontan-atmung mit PEEP	5
Beatmung	Atemunterstützung (Spontanatmung ohne PEEP, O_2-Nasenschlauch/-maske)	2
künstliche Luftwege	Pflege der künstl. Luftwege; Endotrachealtubus, Tracheostoma	1
Atemtherapie	Behandlung zur Verbesserung der Lungenfunktion: Physiotherapie, Inhalationen, Ergospirometrie	1
Herz-Kreislauf-System		
Vasoaktive Medikamente	jedes Medikament, jede Dosis	ein Medikament: 3
		2 oder mehr Medikamente: 4
Flüssigkeitstherapie	großer Volumenersatz i.v. (>5 l/Tag)	4
Arterie	peripherer arterieller Katheter	5
Pulmonaliskatheter	mit oder ohne Cardiac-output-Messung	8
ZVK	zentralvenöser Katheter	2
Reanimation	kardiopulmonale Reanimation nach Herzstillstand (ohne 1x präkordialer Faustschlag.)	3
Niere		
Dialyse	Hämofiltration, Dialyse (diverse Techniken)	3
Ausfuhr	quantitative Urinmessungen (z. B. über Katheter)	2
Diurese	aktive medikamentöse Diurese (z. B. Furosemid)	3
ZNS		
Hirndruck	Messung des intrakraniellen Drucks	4

Tab. 23.5 (Fortsetzung)

	Maßnahmen	Punkte
Metabolismus		
Azidose bzw. Alkalose	Behandlung einer komplizierten metabolischen Azidose bzw. Alkalose	4
Ernährung	i.v.-Ernährung	3
enterale Ernährung	durch Magensonde oder über Jejunostomie	2
Interventionen		
besondere Interventionen auf ICU	endotracheale Intubation, Einsetzen eines Schrittmachers, Kardioversion, Endoskopie, Notfall-OP, Magenspülung (keine Routineinterventionen)	eine Intervention: 3 / 2 oder mehr Interventionen: 5
Interventionen außerhalb der Intensivstation	besondere Interventionen außerhalb der Intensivstation Diagnostik (z. B. CT) oder Operationen	5

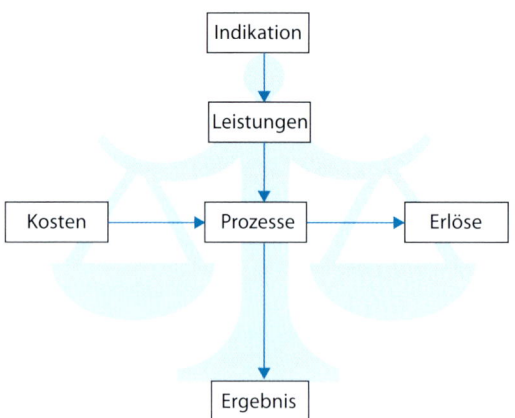

Abb. 23.1 Prozessanalyse. (Mod. nach A. Becker)

ment mit Routinedaten bspw. durchgeführt werden, indem die Rate an beatmungsassoziierten oder nosokomialen Pneumonien erfasst und zwischen einzelnen Intensivstationen verglichen wird. Die Deutsche Gesellschaft für Anästhesiologie und Intensivmedizin (DGAI) und die Deutsche Interdisziplinäre Vereinigung für Intensivmedizin (DIVI) haben hierzu 2010 den Kerndatensatz Intensivmedizin veröffentlicht. Ebenso können Letalitätszahlen für verschiedene intensivmedizinische Krankheitsbilder erfasst und mit der berechneten Letalität verglichen werden, die sich aufgrund der entsprechenden Scores ergäbe.

Letztlich müssen sich alle Ärzte und Pflegenden auf einer Intensivstation darüber im Klaren sein, dass eine »gefühlt gute« intensivmedizinische Betreuung

heute nicht mehr ausreicht: Die sorgfältige Dokumentation der o. g. Routinedaten ist entscheidend für eine sachgerechte Vergütung und für Maßnahmen zur stetigen Verbesserung der intensivmedizinischen Qualität. Dabei stellt die Erhebung von Routineparametern nach Ansicht der Autoren eine Möglichkeit dar, in einer Prozessanalyse die wirtschaftliche und medizinische Leistungsfähigkeit zu erfassen und zu verbessern (■ Abb. 23.1).

Fallbeispiel Teil 2

Der Intensivarzt ermittelt den APACHE-II-Score anhand von ■ Tab. 23.2, wobei definitionsgemäß jeweils die schlechtesten Werte der vergangenen 24 h berücksichtigt werden. Hierbei wird der Scorepunkt für den Kreatininwert wegen des akuten Nierenversagens doppelt berechnet, außerdem kommen 5 Punkte für die schwerwiegende chronische Lungenerkrankung (zystische Fibrose) hinzu. Insgesamt ergibt sich für die Patientin ein APACHE-II-Score von 29 Punkten; diese Punktzahl wird nun in den Internet-basierten Datenbogen eingetragen.

Literatur

Becker A, Kamp T, Beck U (2006) Zum Risiko der Beatmungs-stunden-Daten aus dem CLINOTEL-Krankenhausver-bund. Das Krankenhaus 45–47

Becker A, Ochs G, Thies C, Lefering R (2012) Qualitätssiche-rung mit Routinedaten (QSR) in der Neurologie. Inter-disciplinary Contributions to Hospital Management: Me-dicine, Patient Safety and Economics. 02.07.2012 #004. Zugriff unter www.clinotel-journal.de/article-id-004.html

Becker A, Perings C, Schwacke H, Kamp T (2012) Qualitäts-sicherung mit Routinedaten (QSR) in der Kardiologie. In-terdisciplinary Contributions to Hospital Management: Medicine, Patient Safety and Economics. 02.07.2012 #001. Zugriff unter www.clinotel-journal.de/article-id-001.html

Fleig V, Brenck F, Wolff M, Weigand MA (2012) Scoring-Syste-me in der Intensivmedizin. Anaesthesist 60: 963–974

Hainich R, Rabe H (2012) Stellenwert von Scores in der Inten-sivpflege. Med Klin Intensivmed Notfmed 107: 32–38

Knaus WA, Draper EA, Wagner DP, Zimmerman JE (1985) APACHE II: a severity of disease classification system. Crit Care Med 13: 818–829

Le Gall JR, Lemeshow S, Saulnier F (1993) A new Simplified Acute Physiology Score (SAPS II) based on a European/North American multicenter study. JAMA 270: 2957–2963

Marshall JC, Cook DJ, Christou NV et al. (1995) Multiple organ dysfunction score: a reliable descriptor of a complex clinical outcome. Crit Care Med 23:1638–1652

Reis Miranda D, de Rijk A, Schaufeli W (1996) Simplified Thera-peutic Intervention Scoring System: The TISS-28 items – Results from a multicenter study. Crit Care Med 24: 64–73

Thölen F, Becker A, Röhrig S (2012) Abbildung der Sepsis in der ICD-10-GM: Neue Perspektiven für das Qualitätsmanage-ment der Sepsis mit administrativen Routinedaten? Inter-disciplinary Contributions to Hospital Management: Me-dicine, Patient Safety and Economics. 02.07.2012 #002. Zugriff unter www.clinotel-journal.de/article-id-002.html

Vincent JL, Moreno R, Takala J et al. (1996) The SOFA (Sepsis-related Organ Failure Assessment) score to describe or-gan dysfunction/failure. On behalf of the Working Group on Sepsis-Related Problems of the European Society of Intensive Care Medicine. Intensive Care Med 22: 707–710

Internetlinks

www.clinotel-journal.de: Das CLINOTEL-Journal »Interdiszipli-näre Beiträge zum Krankenhaus-Management« ist ein frei zugängliches E-Journal für den Gesamtbereich des Kran-kenhausmanagements mit den Hauptthemen Qualitäts-management in der Medizin, Patientensicherheit und Ökonomie

www.dimdi.de: Startseite des Deutschen Instituts für Medizi-nische Dokumentation und Information (DIMDI). Auf der folgenden Seite findet man die Anleitungen zur Berech-nung und Dokumentation der Aufwandspunkte für die Intensivmedizinische Komplexbehandlung mittels SAPS und TISS: www.dimdi.de/static/de/klassi/ops/kodesu-che/onlinefassungen/opshtml2012/zusatz-anh-auf-wandspunkte-intensivmedizin-erwachsene.htm

Wann kann der Patient von der Intensivstation verlegt werden?

Daniela Deller, Oliver Kunitz

Fallbeispiel Teil 1

Ein 76-jähriger Patient wird nach abdominoperinealer Rektumexstirpation postoperativ auf die Intensivstation übernommen. Neben einer koronaren Herzerkrankung, einer arteriellen Hypertonie, einem insulinpflichtigen Diabetes mellitus sowie einer Adipositas (90 kg bei 170 cm) hat der Patient an Begleiterkrankungen noch einen Morbus Parkinson. Bis 6 Wochen vor der Operation war eine neoadjuvante Radiochemotherapie durchgeführt worden, sodass eine zusätzlich begleitende Immunsuppression nicht auszuschließen ist[1].

Die Operation gestaltet sich technisch schwierig, sodass der Patient – trotz Wärmemaßnahmen und eines relativ geringen Volumenumsatzes – auf 34,7°C auskühlt und um 17:30 Uhr nachbeatmet auf die Intensivstation verlegt wird. Dort kann er gegen 2:00 Uhr nachts extubiert werden. Am nächsten Morgen ist der Patient wach und orientiert, allerdings laufen noch 2 Spritzenpumpen: Noradrenalin (5 mg auf 50 ml) mit 4 ml/h (= ca. 0,07 µg/kg/min) sowie Insulin (50 IE auf 50 ml) mit 6 ml/h. Darüber hinaus hat der Operateur Sorge, dass es im Sakralbereich etwas nachbluten könnte. Operateur und Intensivmediziner überlegen nun gemeinsam, ob der Patient auf die Normalstation verlegt werden kann.

Die größte Aufmerksamkeit in der intensivmedizinischen Behandlung wird dem Patienten meist bei der Aufnahme als »Notfall« oder postoperativ zuteil. Allerdings stellt auch die Verlegung auf die Normalstation eine sensible, wenn auch oft unspektakuläre Situation dar.

- Die Verlegung zum »richtigen« Zeitpunkt kann für das Outcome der Patienten mit entscheidend sein! Die Wiederaufnahmerate von Patienten auf die Intensivstation liegt bei ungefähr 10%. Diese Patienten haben insgesamt eine längere Krankenhausverweildauer und eine bis zu 6-mal höhere Sterberate als Patienten ohne Wiederaufnahme. Risikofaktoren sind die Erkrankungsschwere, noch bestehende Organdysfunktionen, die Dauer des Intensivaufenthaltes und das Alter. Die häufigsten Rückübernahmegründe sind neurologische, kardiale und pulmonale Komplikationen.

- Darüber hinaus ist die »Schnittstelle« Intensivstation-Normalstation häufig eine Quelle für Informationsdefizite, die zu Behandlungsfehlern führen können.

Gegenwärtig gibt es zu diesem Thema keine größeren kontrollierten Untersuchungen, auch Scores oder Leitlinien sucht man in der Literatur vergeblich. Das Kapitel »Verlegung« bleibt in Lehrbüchern zur Intensivmedizin häufig unerwähnt, bereitet aber in Zeiten des »raren Intensivbetts« immer wieder Probleme.

24.1   Regeln für die Verlegung auf die Normalstation

Vor der Verlegung auf die Normalstation sollte sich der verlegende Arzt einen Überblick über die Organisationsstrukturen und Möglichkeiten der aufnehmenden Stationen verschafft haben.
- Was kann die Station pflegerisch und ärztlich leisten?
- Wie ist die Versorgungssituation am Wochenende, finden Visiten statt?
- Wie ist die technische Ausstattung mit Spritzenpumpen, O_2-Anschlüssen etc.?
- Ist eine regelmäßige Atemtherapie unmittelbar nach der Übernahme möglich?

> **Praxistipp**
>
> Bei Verlegungen von Patienten, die z. T. Wochen oder Monate auf der Intensivstation waren, sollte die aufnehmende Station 2–3 Tage vorher informiert werden. Ärztliche und pflegerische Details werden besprochen, z. B. Isolation bei multiresistenten Keimen, besondere Medikamente, Pflegehilfsmittel, Spezialbetten oder Vakuumpumpen etc.

Medizinische Voraussetzungen einer Verlegung sind von den Vorerkrankungen und den Therapiezielen abhängig. Da es keine evidenzbasierten, objektiven Kriterien für den »idealen« Verlegungszeitpunkt gibt, muss die Entscheidung nach klinischer Einschätzung getroffen werden, wobei die folgende Checkliste hilfreich ist:

---

1   Bekannt ist, dass die Immunsuppression von der Art der neoadjuvanten Vorbehandlung abhängt. Beim Rektumkarzinom ist nach einer Chemotherapie mit Fluoruracil von einer Immunsuppression von 3–6 Monaten auszugehen mit erhöhtem Risiko für bakterielle Infektionen. Bei Cisplatin und Etoposid beim Ösophaguskarzinom dauert es bis zur Normalisierung des Immunstatus, insbesondere der T-Zellen, 3–9 Monate mit einem erhöhten Risiko für Pilz- und Virusinfektionen.

Verlegungscheckliste

Bei der Checkliste wird für jedes einzelne Kritrium geprüft, ob Risikofaktoren vorliegen oder nicht. Dann wird nach folgender Entscheidungsstruktur verfahren:

- **Kein Risikofaktor:** Patient kann verlegt werden
- **Risikofaktor vorhanden:** Kann das Problem auf der Intensivstation vor der Verlegung behoben oder – bei entsprechender Information – von der Normalstation gelöst werden?
  - **Ja:** Patient kann verlegt werden
  - **Nein:** Patient muss auf der Intensivstation bleiben

Risikofaktoren

- **Zerebrum:** Ist der Patient ausreichend bewusstseinsklar und kooperativ? Ist unter Umständen bei Eigen- oder Fremdgefährdung eine Fixierung erforderlich? Besteht Sturzgefahr?
- **Herz und Lunge:** Ist der Patient ohne Katecholamine kreislaufstabil? Ist ein Volumendefizit oder eine Volumenüberladung ausgeschlossen? Besteht ein normofrequenter Herzrhythmus? Ist der Patient fieberfrei bzw. ist eine Infektsituation ausreichend behandelt? Ist der Gasaustausch suffizient? Kann der Patient abhusten?
- **Magen-Darm-Trakt:** Funktioniert die Magen-Darm-Passage? Bestehen noch große Flüssigkeitsverluste über Drainagen?
- **Niere:** Ist der Elektrolythaushalt ausgeglichen? Ist eine Bilanzierung oder sind noch regelmäßige Diuretikagaben erforderlich? Ist die Nierenfunktion ausreichend?
- **Labor:** Gibt es auffällige Laborparameter, die noch einer intensivmedizinischen Intervention bedürfen? Ist der Hämoglobinwert stabil und die Gerinnung intakt?
- **Mobilisation:** Wie hilfsbedürftig ist der Patient? Kann er alleine den Trinkbecher zum Mund führen, bekommt er Hilfestellung oder ist eine weitere Infusionstherapie erforderlich?
- **Drainagen oder Katheter:** Welche Drainagen oder Katheter sind erforderlich, welche können oder müssen vor Verlegung entfernt werden?
- **Schmerztherapie:** Ist die Schmerztherapie ausreichend und auch auf der Normalstation gewährleistet?
- ▼

- **Akutbedrohung:** Kann der Patient (auch nach Operation oder Intervention) in eine akute Gefahrensituation geraten, in der innerhalb von Sekunden Lebensgefahr besteht?

Nicht zuletzt sollten der Patient und seine Angehörigen rechtzeitig über die geplante Verlegung informiert werden. Nach längeren Intensivaufenthalten ist die Verlegung für den Betroffenen oft ein einschneidendes Ereignis. Einerseits bedeutet es in der Regel einen Fortschritt im Genesungsprozess (was dem Patienten auch so erklärt werden sollte), andererseits auch einen Wechsel zum Unbekannten, was Unsicherheit und Angst auslösen kann und auch als »transfer anxiety« bezeichnet wird. Widersprüchliche Informationen durch das Behandlungsteam auf der Intensiv- und Normalstation führen zum Vertrauensverlust, fehlende Daueüberwachung und eingeschränkte Personalpräsenz zu Verunsicherung. Klare und rechtzeitige Informationen können dem vorbeugen.

24.2 Interdisziplinäre Intensivstation: Wie einigt man sich mit dem für die Behandlung des Grundleidens zuständigen Kollegen?

Der Intensivmediziner ist für die allgemeine Behandlung des Patienten zuständig, er muss festlegen, wann der Zustand des Patienten eine Verlegung erlaubt. Der für die Behandlung des Grundleidens zuständige Arzt muss ebenfalls der Ansicht sein, dass die noch vorhandenen Probleme des Patienten eine Verlegung von der Intensivstation weg auf die Normalstation erlauben – er übernimmt mit der Verlegung auf die Normalstation die alleinige Verantwortung für den Patienten. Die Absprache kann im »Routinefall« am Morgen bei der gemeinsamen Intensivvisite erfolgen, bei komplexeren Verläufen sollte dies früher sein.

Bei ungeplanten Verlegungen muss der Intensivarzt den entsprechenden Kollegen unbedingt informieren, am besten persönlich per Telefonat, um Informationsdefizite zu vermeiden und eine sichere weitere Behandlung des Patienten auf der Normalstation zu gewährleisten.

24.3   Wie erfolgt die Übergabe?

Die ärztliche Übergabe soll zumindest schriftlich, in besonderen Fällen auch zusätzlich mündlich erfolgen. Grundsätzlich sollte jeder Patient nach einem Intensivaufenthalt einen ärztlichen Verlegungsbericht erhalten. Dieser erspart zeitraubende Rückfragen und ermöglicht eine lückenlose Weiterbehandlung des Patienten. Je nach klinikinternen Möglichkeiten kann der Bericht schon im Klinikinformationssystem mit den Patientendaten automatisch vorkonfiguriert und bei Aufnahme und im Verlauf aktualisiert werden, sodass bei der Verlegung nur noch die aktuelle Medikation und die Besonderheiten ergänzt werden müssen. Der Vorteil einer maschinellen Erstellung liegt auch in der Lesbarkeit. Übertragungsfehler können so reduziert werden.

Der Verlegungsbericht sollte folgende Informationen enthalten:

- Stammdaten:
  - Patientenname, Geburtsdatum, Adresse
  - Angehörige (Telefonnummer), Hausarzt
  - Alter, Größe, Gewicht, BMI, Blutgruppe, Allergien
  - Patient übernommen von: z. B. Notarzt, Station, am: Datum
  - Patient verlegt nach … am …,
- Diagnosen: Warum war der Patient auf der Intensivstation, also die Hauptdiagnose, z. B. septischer Schock nach Sigmaperforation bei Divertikulitis,
- Diagnosen im Verlauf: z. B. Pneumonie rechts basal,
- Vorerkrankungen, soweit relevant,
- Anamnese, Vormedikation,
- Operation(en), Therapie, Verlauf mit Datum,
- Hämotherapie,
- aktuelle Medikation, antibiotische, antimykotische Therapie mit Behandlungsdauer, Infusionen, parenterale und enterale Ernährung, Schmerztherapie, Bedarfsmedikation,
- Empfehlungen und Besonderheiten, z. B. darf der Patient mobilisiert werden, gibt es Besonderheiten zu Drainagen (mit Sog, ohne Sog), stehen noch spezielle Untersuchungen aus, müssen Laborparameter kontrolliert werden? Auch Aspekte wie geplante Rehabilitationsmaßnahmen oder eine Limitierung der Behandlung sollten schriftlich fixiert werden.
- Ansprechpartner für Rückfragen!

> **Praxistipp**
>
> Zur Fehlerreduktion hat sich ein kurzes Gegenlesen des Verlegungsberichts (besonders im Schichtalltag mit häufigem Arztwechsel) auf Fehlerfreiheit der Diagnosen, Richtigkeit der Medikation (Dosierung, Häufigkeit, Applikationsrate, Dauer der Gabe) und Vollständigkeit geplanter diagnostischer und therapeutischer Prozeduren durch einen Kollegen als sinnvoll erwiesen.

24.4   Wann sollte man eine Epikrise zum Verlauf schreiben?

Eine Epikrise sollte erstellt werden:

- bei allen ungeplanten Aufnahmen mit schweren Erkrankungen, z. B. nach Reanimation, Polytrauma oder Narkosezwischenfall,
- bei allen langen und komplizierten Verläufen,
- bei Todesfällen.

Empfänger der Epikrise sollten nach klinikinternen Absprachen und Einwilligung des Patienten sein: die weiterbehandelnden Ärzte, der Hausarzt und das verlegende Krankenhaus, evtl. auch der Notarzt.

24.5   Alle Betten belegt – was nun?

Wenn alle Betten auf der Intensivstation belegt sind, muss nach hausüblichen Regeln eine Abmeldung erfolgen, meist bei der Rettungsleitstelle sowie bei der Zentrale im Hause selbst. Auch die diensthabenden Ärzte in den Notfallbereichen sowie der OP-Koordinator müssen darüber informiert sein. Geplante Operationen mit Patienten, die eine postoperative Intensivversorgung benötigen, müssen ggf. verschoben werden, oder es muss eine Behandlungsoption auf einer anderen Intensivstation überprüft werden. Die Letalität von Risikopatienten, die postoperativ aus Kapazitätsgründen nicht auf einer Intensivstation betreut werden können, steigt um das 4-fache (!) an. Trotzdem kann bei Versorgungspflicht und fehlender Ausweichmöglichkeit eine weitere Patientenübernahme jederzeit erforderlich sein.

24.5.1   »Triagesituation«

Leider ist auf der Intensivstation die »Triagesituation« keine Ausnahme, die Nachfrage an Intensivplätzen kann – auch ganz kurzfristig – das Angebot teilweise deutlich übersteigen. Ein »Notfallbett«, das wirklich nur als solches verwendet wird und nicht in die morgendliche Bettenplanung eingeht, kann solchen Engpässen teilweise vorbeugen. Eine andere Möglichkeit besteht in der Einrichtung eines Notfallversorgungsplatzes (»Mini-Schockraum«) auf der Intensivstation, sodass die Aufnahme akut lebensbedrohlich erkrankter Patienten jederzeit möglich ist.

> ❯❯ Bei jeder Schichtübernahme, insbesondere im Nachtdienst, sollte mit dem vorbehandelnden Team gemeinsam überprüft werden, ob es einen Patienten gibt, der im Bedarfsfall verlegt werden könnte. Sinnvoll ist es auch, das Pflegepersonal entsprechend zu informieren, um bei ungeplanten Aufnahmen unnötige Hektik zu vermeiden und die Verlegung zügig durchführen zu können.

Folgende Optionen können weiterhin geprüft werden:
- Gibt es andere Intensivstationen, die evtl. Aufnahmekapazität haben?
- Gibt es eine Intermediate-Care-Station oder z. B. Stroke Unit, die einen Intensivpatienten (vorübergehend) betreuen kann?
- Ist eine Verlegung in einen entsprechend technisch und personell ausgestatteten Aufwachraum möglich?
- Ist im Einzelfall auch die Verlegung eines Patienten auf die Normalstation möglich, wenn in den nächsten Stunden eine oder mehrere »Visiten« des Intensivarztes, evtl. auch des Intensivpflegepersonals erfolgen können?

Fallbeispiel Teil 2

Nach Gabe von 500 ml Vollelektrolytlösung kann die Noradrenalingabe beendet werden, eine Mobilisation vor das Bett ist mit der Physiotherapeutin ohne Kreislaufprobleme möglich. Die präoperativ begonnene Atemtherapie wird fortgeführt und auch für die Normalstation bereits angemeldet. Die Insulinspritzenpumpe wird auf niedrig dosierte Insulineinzelgaben umgestellt, die Normalstation muss die Blutzuckerwerte engmaschig kontrollieren und dem enteralen Nahrungsaufbau anpassen. Bei minimaler Blutung aus der Sakralhöhle sowie stabilen Hb-Werten und intakter plasmatischer und zellulärer Gerinnung ist nach interdisziplinärer Absprache am Mittag des ersten postoperativen Tages eine Verlegung auf die Normalstation möglich.
Die Ärzte und das Pflegepersonal der Normalstation werden mündlich und im Verlegungsbericht auf entsprechende Verbands- und Wundkontrollen hingewiesen.
▼

Der Akutschmerzdienst wird telefonisch informiert und auf das Problem eines fortschreitenden – wenn auch derzeit minimalen – Blutverlustes bei gleichzeitig laufender Periduralanalgesie hingewiesen. Nach enteralem Kostaufbau und darmstimulierenden Maßnahmen führt der Patient am dritten postoperativen Tag ab, die orale Medikation kann so auch fortgeführt werden. Am 12. postoperativen Tag wird der Patient zur Anschlussheilbehandlung verlegt.

Literatur

Campell AJ, Cook JA, Adey G, Cuthbertson BH (2008) Predicting death and readmission after intensive care discharge. Br J Anaesthesia 100: 656–662

Gustad LT, Chaboyer W, Wallis M (2008) ICU patient's transfer anxiety: a prospective cohort study. Aust Crit Care 21: 181–189

Kramer AA, Higgins TL, Zimmermann JE (2012) Intensive care unit readmissions in U.S. hospitals: patient characteristics, risk factors and outcomes. Crit Care Med 40: 3–10

Perrren A, Conte P, De Bitonti N, Limoni C, Merlani P (2008) From the ICU to the ward: Cross-checking of the physician's transfer report by intensive care nurses. Int Care Med 34: 2054–2061

Renton J, Pilcher DV, Santamaria JD et al. (2011) Factors associated with increased risk of admission to intensive care in Australia. Int Care Med 37: 1800–1808

Utzolino S, Kaffarnik M, Keck T, Berlet M, Hopt UT (2010) Unplanned discharges from a surgical intensive care unit: readmissions and mortality. J Crit Care 25: 375–381

Der sterbende Intensivpatient – Palliativmedizin auf der Intensivstation

Thomas Bernhardt

Fallbeispiel Teil 1

Während des Nachtdienstes wird eine 77-jährige Patientin mit Dyspnoe von der chirurgischen Normalstation auf die Intensivstation verlegt. Weder die diensthabende Chirurgin noch die Nachtschwester kennen die Patientin genau. Die alte Dame selbst ist bewusstseinsgetrübt. Die Durchsicht der Krankenakte ergibt, dass sich die bis dahin rüstige Patientin vor 5 Tagen wegen eines ausgedehnten metastasierenden Karzinoms einer palliativen Gastrektomie unterzogen hat. In der Tageskurve steht »VaW« (Verzicht auf Wiederbelebung) ohne weitere Ausführung. Die diensthabende Intensivärztin steht nun zusammen mit den Pflegekräften vor der Frage, wie sie diese Patientin korrekt therapieren soll.

Durch den medizinischen Fortschritt hat insbesondere die Intensivmedizin große Erfolge vorzuweisen. Mit moderner Beatmungstherapie, Dialyse und anderen Organersatzverfahren können Menschen für lange Zeit am Leben erhalten und gerettet werden, die früher nicht überlebt hätten. Dies wird auch in der Öffentlichkeit so gesehen und weckt teilweise unrealistische Hoffnungen. Demgegenüber steht die Angst vieler Menschen vor der sog. Apparatemedizin, die oftmals mit sinnloser Leidensverlängerung in hilfloser Abhängigkeit, verbunden mit Schmerzen, gleichgesetzt wird. Durch das Verfassen einer Patientenverfügung, auch Patiententestament genannt, versuchen immer mehr Menschen, ihre Entscheidungsautonomie in einer Situation zu erhalten, in der sie nicht mehr zu direktem Handeln in der Lage sind. Die aktuelle Rechtsprechung hat diesem Anliegen durch das »3. Gesetz zur Änderung des Betreuungsrechts« am 01.09.2009 Rechnung getragen, das sog. »Patientenverfügungsgesetz«.

Auch Pflegekräfte und Ärzte kennen die beiden Gesichter der Intensivmedizin und fragen sich manchmal, ob ihr Handeln in bestimmten Fällen medizinisch und ethisch vertretbar ist. Hinzu kommt die Tatsache, dass die extrem teure Intensivmedizin in Zeiten knapper Ressourcen zunehmend unter Kostendruck gerät. Aus all diesen Gründen wird immer wieder die Forderung nach Therapiebegrenzung laut.

25.1 Voraussetzungen für eine Therapiebegrenzung

Eine Therapiebegrenzung kann bei Vorliegen einer oder mehrerer der folgenden Voraussetzungen durchgeführt werden:

- Ein erwachsener einwilligungsfähiger Patient lehnt eine weitere Intensivtherapie ab. Jeder erwachsene einwilligungsfähige Mensch hat das Recht, eine Therapie oder einen Eingriff abzulehnen. Eine solche Verweigerung darf unter Analgosedierung oder nach eingetretener Bewusstseinstrübung nicht umgangen werden.
- Es liegt eine Patientenverfügung vor, die eine Therapiebegrenzung für bestimmte Situationen enthält.
- Ein Stellvertreter des Patienten, entweder bestimmt durch eine Vorsorgevollmacht oder gerichtlich eingesetzt als Betreuer, lehnt die weitere Intensivtherapie ab. Hierbei hat er sich an dem bekannten oder mutmaßlichen Willen des Patienten zu orientieren. Oft sind Vorsorgevollmacht und Patientenverfügung miteinander kombiniert.
- Der behandelnde Intensivmediziner verzichtet bei einem sterbenden Patienten oder einem Patienten mit infauster Prognose auf den Beginn oder die Fortführung einer intensivmedizinischen Therapie, wenn diese nur das Leiden verlängern würde. Die Einschätzung sollte möglichst von einem zweiten Arzt bestätigt werden. In der operativen Intensivmedizin ist dies in der Regel ein Arzt der operativen Disziplin.

Folgende Krankheitsbilder können zu einer solchen Einschätzung führen:

- progredientes Multiorganversagen ohne therapeutischen Angriffspunkt,
- terminales Versagen eines vitalen Organes ohne Ersatzmöglichkeit,
- terminales Stadium einer chronischen oder malignen Erkrankung,
- vollständiger Verlust autonomer Lebensfunktionen nach schwerster irreversibler zerebraler Schädigung.

25.2 Entscheidungsfindung

Die Entscheidung für eine Therapiereduktion gehört zu den schwierigsten Entscheidungen in der Intensivmedizin. Um für den Patienten ein tragfähiges und auch medikolegal korrektes Konzept erarbeiten zu können, müssen folgende Grundsätze beachtet werden:

> **Es werden alle in Behandlung und Pflege involvierten Personen eingebunden.**

Gerade die Pflege hat einen besonders engen Kontakt zum Patienten und seinen besorgten Angehörigen und kann hier einen wertvollen Beitrag leisten. In der operativen Intensivmedizin ist die Einschätzung des Operateurs manchmal different zu der des Intensivmediziners. Dessen Aufgabe ist es, hier einen Konsens herbeizuführen. Ist dieser primär nicht zu erreichen, muss die Therapie vorerst unverändert weitergeführt werden.

> **Es ist der Patientenwille zu eruieren.**

Am »einfachsten« ist das Gespräch mit einem einwilligungsfähigen Patienten. Da dies in der Intensivmedizin oft nicht möglich ist, muss der behandelnde Arzt auf Fremdinformationen zurückgreifen: Wie hat sich der Patient in der Vergangenheit gegenüber Angehörigen oder anderen Bezugspersonen geäußert? Was weiß der Hausarzt über den Patienten? Liegt eine Patientenverfügung vor? Meist gelingt es, sich über solche Recherchen ein Bild vom Patientenwillen zu verschaffen.

> **Die Angehörigen werden »mit ins Boot geholt«.**

Die Betreuung der Angehörigen gehört mit zu den Kernaufgaben des Intensivmediziners. Angehörige sind meist medizinische Laien und befinden sich in einer Ausnahmesituation. Im Umgang mit Ihnen sind Aufrichtigkeit und Mitgefühl sowie zuverlässige Gesprächsbereitschaft notwendig. Angehörige dürfen niemals den Eindruck erhalten, dass während der Behandlung des Patienten Dinge verschleiert oder verschwiegen werden. Sie dürfen auf der Suche nach kompetenten Ansprechpartnern nicht quer durch das Krankenhaus geschickt werden. Es ist unbedingt darauf zu achten, dass alle Beteiligten eine gemeinsame Sprache sprechen. Hier ist interprofessionelle Abstimmung notwendig. Prognostische Aussagen werden realistisch und mit Zurückhaltung getätigt.

Es empfiehlt sich, in besonders kritischen Situationen einen Hauptansprechpartner zu benennen, in der Regel den zuständigen Intensivoberarzt. Nicht selten müssen sich die behandelnden Ärzte – nach vorheriger Abstimmung – mit den Angehörigen zusammensetzen, um zu einer Klärung der Situation zu kommen. Hierzu ist ein ruhiger Raum außerhalb des allgemeinen Trubels notwendig. Auf diese Weise gelingt es fast immer, einen Konsens über das weitere Vorgehen zu erreichen.

> **Entscheidung zur Therapiereduktion: nie nachts, nie sofort, immer hochrangig.**

Außer in vollkommen klaren und gut dokumentierten Fällen wird eine Entscheidung über Therapiereduktion möglichst nicht nachts, sondern im Tagdienst unter Zuhilfenahme aller vorhandenen Ressourcen getroffen. Nur so besteht die Möglichkeit, alle Beteiligten zu informieren und sich mit ihnen abzustimmen sowie eine sorgfältige Recherche durchzuführen. Die nach dem beschriebenen Vorgehen getroffene Entscheidung vertritt immer der zuständige Intensivoberarzt

(in der operativen Intensivmedizin gemeinsam mit dem zuständigen operativen Fachvertreter), in der Regel in Abstimmung mit dem Chefarzt oder seinem Stellvertreter. Bis dahin wird eine dem Krankheitsbild angemessene Therapie begonnen oder fortgeführt, auch um nicht in den Verdacht der unterlassenen Hilfeleistung zu geraten.

> **Die getroffene Entscheidung und der Weg zu ihr werden ausführlich dokumentiert.**

Auf dem Patientenverlaufsbogen oder ggf. einem Extrablatt wird vom zuständigen Oberarzt der Weg zur Entscheidung für eine Therapiereduktion ausführlich und nachvollziehbar dokumentiert. Es muss für später behandelnde Ärzte, evtl. auch für Juristen, nachvollziehbar sein, wer was wann und warum entschieden hat. Dies gilt selbstverständlich auch für die Entscheidung »VaW« = »Verzicht auf Wiederbelebung«; andere Kliniken bevorzugen hier die Bezeichnung »DNR« = »do not resuscitate« oder »AND« = »allow natural death«.

> **Das Vorgehen wird kontinuierlich reevaluiert.**

Die getroffene Entscheidung wird, wie jede andere medizinische Entscheidung auch, regelmäßig überprüft, z. B. alle 24 h. Eine Verbesserung des Patientenzustands kann durchaus Anlass sein, den kurativen Therapieansatz wieder aufzunehmen.

> **Die Entscheidung für eine Therapiebegrenzung bis hin zum »VaW« ist im Konsens aller Beteiligter zu treffen. Dazu gehören insbesondere auch Angehörige und Bevollmächtigte. Sie wird in Ruhe tagsüber getroffen, hochrangig entschieden, ausführlich dokumentiert und regelmäßig reevaluiert. In Zweifelsfällen kann ein Ethikkomitee beratend hinzugezogen werden. Die Angehörigen des Patienten bedürfen einer engmaschigen Betreuung und ehrlichen Information. Getroffene Entscheidungen müssen nachvollziehbar dargestellt und am besten gemeinsam getroffen werden.**

25.3 Die verschiedenen Definitionen bei Therapiebegrenzung

Im Rahmen des Komplexes »Therapiebegrenzung« müssen alle Mitglieder des Behandlungsteams die entsprechenden Definitionen kennen, damit Missverständnisse und Fehler bei der Informationsweitergabe ausgeschlossen sind.

Aktive Sterbehilfe Die Tötung eines unheilbar Kranken aufgrund seines Willens durch eine aktive Handlung, also Tötung auf Verlangen. Dies ist in Deutschland nach § 216 StGB strafbar.

Passive Sterbehilfe Der Verzicht auf lebensverlängernde Behandlungsmaßnahmen, insbesondere auf die Wiederherstellung und Aufrechterhaltung vitaler Funktionen durch intensivmedizinische Verfahren, bei progredienter Erkrankung mit infauster Prognose und unmittelbarer Nähe des Todes oder bereits eingesetztem Sterbeprozess.

Indirekte Sterbehilfe Palliative Behandlung eines Schwerkranken, insbesondere potente Schmerztherapie, unter Inkaufnahme einer möglichen Lebensverkürzung als Nebenwirkung.

Primärer Therapieverzicht Der Patient wird bei aussichtsloser Prognose nicht aufgenommen. So kann nur in sehr gut dokumentierten und ganz klar beschlossenen Fällen verfahren werden. Alle Beteiligten sind informiert und es besteht ein Plan für die Normalstation im Falle der Zustandsverschlechterung. Im Zweifelsfall sollte der Patient auf die Intensivstation aufgenommen werden, um den Sachverhalt und das weitere Vorgehen zu klären. Ist dies z. B. aus Kapazitätsgründen gar nicht möglich, empfiehlt sich eine Visite beim Patienten, um in Absprache einen Therapieplan zu erstellen.

Therapiebegrenzung Ein bestimmtes Ausmaß an Therapie wird nicht überschritten, z. B. keine Intubation oder Beatmung, kein Einsatz oder keine Dosissteigerung von Katecholaminen. Ein solcher Schritt lässt sich psychologisch meist am besten vermitteln, da er keine aktiven Komponenten enthält.

Therapiereduktion Bereits begonnene Maßnahmen werden zurückgenommen, z. B. Auslaufen der Spritzenpumpe mit Katecholaminen, Reduktion der inspiratorischen O_2-Konzentration bei Beatmung.

Therapiebeendigung Beendigung aller intensivmedizinischen Maßnahmen, die im Hinblick auf die Erkrankung aussichtslos sind, z. B. Beatmung, Katecholamintherapie, Organersatztherapie. Es ist bei entsprechender Stressabschirmung durchaus möglich, einen intubierten Patienten vom Beatmungsgerät zu trennen, wenn initial eine ausreichende Spontanatmung besteht. Eine Extubation mit anschließender respiratorischer Insuffizienz sollte jedoch nicht vorgenommen werden. In anderen Fällen wie z. B. Katecholamintherapie, Dialyse oder Antibiotikatherapie kann eine Therapiebeendigung hingegen weniger spektakulär stattfinden.

25.4 Ethische, medizinische und pflegerische Grundsätze bei der Umsetzung einer Therapiereduktion

Auf jeder Ebene des Therapierückzugs müssen die Würde des Patienten und seine Freiheit von Angst, Schmerz und Atemnot im Vordergrund stehen. Mit der Abkehr vom kurativen Therapieziel gelangt man zum palliativmedizinischen Ansatz. Dazu gehören die Aufrechterhaltung der gesamten Grundpflege sowie eine abgestufte Behandlungspflege. Sterbende Intensivpatienten müssen nicht selten medikamentös abgeschirmt werden. Hierzu ist die kontinuierliche Gabe von Morphin, Sufentanil oder Fentanyl mittels Spritzenpumpe geeignet; eine begleitende Atemdepression kann fast immer in Kauf genommen werden.

Die Bereitstellung eines Einzelzimmers oder einer abgeschirmten Bettposition auf der Intensivstation sollte angestrebt werden. Alternativ kann im Konsens mit den Angehörigen und allen übrigen Beteiligten eine Verlegung von der Intensivstation auf die Normalstation erfolgen, wobei zu beachten ist, dass dort eine adäquate Versorgung gewährleistet wird. Unserer Meinung nach ist in Einzelfällen für das Abschiednehmen oder die Anreise von Angehörigen die kurzfristige Aufrechterhaltung von intensivmedizinischen Maßnahmen bei sterbenden Patienten zu rechtfertigen. Wie schon erwähnt müssen die Angehörigen unter Beachtung der genannten Regeln mit betreut werden. Hierzu ist eine großzügige Besuchsregelung erforderlich. Es sollte immer ein Angebot für eine seelsorgerische Betreuung gemacht werden. Unabhängig von religiösen Aspekten sind Seelsorger oft erfahren in der Betreuung von Menschen in Grenzsituationen.

> ❯ Die Entscheidung für eine Therapiebegrenzung darf niemals zum völligen Nihilismus führen! Ziel aller Beteiligten muss es sein, den Patienten frei von Angst, Schmerzen und Stress zu halten. Der Satz »wir können hier nicht mehr helfen« entbehrt insofern jeglicher Grundlage.

25.5 Die aktuelle Rechtsprechung

Am 01.09.2009 ist das 3. Gesetz zur Änderung des Betreuungsrechts in Kraft getreten. In ihm wird die Patientenverfügung im Betreuungsrecht verankert. Die

3 Vorsorgeverfügungen werden im Folgenden vorgestellt; diese sind:
- Vorsorgevollmacht,
- Patientenverfügung und
- Betreuungsverfügung.

Vorsorgevollmacht Mit der Vorsorgevollmacht wird eine Vertrauensperson für den Fall der Geschäfts- und/oder Einwilligungsunfähigkeit des Vollmachtgebers für bestimmte Bereiche, z. B. für gesundheitliche Angelegenheiten, bevollmächtigt. Der Bevollmächtigte wird zum Vertreter des Willens. Eine Vorsorgevollmacht wird immer schriftlich erteilt. Ein Bevollmächtigter ist der Vertreter des Patienten gegenüber dem behandelnden Arzt. Er willigt stellvertretend in ärztliche Eingriffe oder Untersuchungen ein. Der Vollmachtgeber muss zum Zeitpunkt der Ausstellung in vollem Umfang geschäftsfähig sein. Eine notarielle Beurkundung ist nur dann notwendig, wenn die Vollmacht weitergehend, z. B. für Geschäftsangelegenheiten, gelten soll. Wenn das Betreuungsgericht eine Betreuung einrichtet, muss eine evtl. bestehende Vorsorgevollmacht berücksichtigt werden.

> **Für den behandelnden Arzt gilt: Legen Angehörige eine Vorsorgevollmacht vor, so muss eine Betreuung nicht gesondert eingerichtet werden. Der Bevollmächtigte vertritt die Interessen des Patienten und ist an dessen Stelle einwilligungsberechtigt.**

Mit dem bevollmächtigten Angehörigen werden auch alle anderen medizinischen Maßnahmen abgesprochen. Es empfiehlt sich für den behandelnden Intensivarzt, zur bevollmächtigten Person ein belastbares Vertrauensverhältnis aufzubauen.

Betreuungsverfügung Eine Betreuungsverfügung ist eine für das Betreuungsgericht bestimmte Willensäußerung einer Person für den Fall, dass eine Betreuung eingerichtet werden muss. In einer Betreuungsverfügung können Vorschläge zur Person eines Betreuers und Handlungsanweisungen für den Betreuer festgelegt sein. Der Betreuer wird vom Gericht bestellt und von ihm kontrolliert. Im Rahmen einer Betreuung dürfen Maßnahmen nicht gegen den erkennbaren Willen des Betreuten durchgeführt werden. Eine Betreuungsverfügung benennt also, anders als eine Vorsorgevollmacht, nicht sofort verbindlich einen Ansprechpartner für den behandelnden Arzt.

Patientenverfügung Eine Patientenverfügung ist eine individuelle Willenserklärung eines entscheidungsfähigen Menschen zur zukünftigen Behandlung im Falle der eigenen Einwilligungsunfähigkeit. Sie bedarf, anders als früher, der Schriftform und kann jederzeit formlos widerrufen werden. Eine Patientenverfügung muss nicht regelmäßig neu datiert werden – ein langer Zeitraum zwischen Abfassung und Anwendung rechtfertigt nicht, eine Erklärung als unwirksam anzusehen.

Eine Patientenverfügung hat eine gesetzlich verankerte hohe Verbindlichkeit und muss unabhängig von Stadium und Ausmaß der Erkrankung beachtet werden. Patientenverfügungen, die eine aktive Sterbehilfe verlangen, bleiben weiterhin ungültig. Ein evtl. bestellter Betreuer oder ein benannter Bevollmächtigter hat die Aufgabe, dem in der Patientenverfügung festgelegten Willen Geltung zu verschaffen.

- **Wie wird nun in einer konkreten Situation vorgegangen?**

Alle Beteiligten, also der Intensivarzt, der Operateur (sofern involviert) und der benannte Bevollmächtigte müssen zuerst prüfen, ob die Patientenverfügung auf die jeweilige Situation zutrifft.
- Ist dies der Fall, dann ist nach den Vorgaben der Patientenverfügung zu verfahren; so wird z. B. auf eine ansonsten erforderliche Dialyse verzichtet, also eine Therapiebegrenzung durchgeführt.
- Trifft hingegen die Patientenverfügung nicht auf die jeweilige Situation zu, dann müssen Intensivarzt und Operateur (sofern involviert) mit Hilfe des benannten Bevollmächtigten den mutmaßlichen Willen des Betreuten erkunden und nach ihm zu entscheiden. Hierzu werden frühere mündliche oder schriftliche Äußerungen, ethische oder religiöse Überzeugung und sonstige persönliche Wertvorstellungen herangezogen. Außerdem sollen laut Gesetz auch sonstige Vertrauenspersonen oder Verwandte des Patienten zur Feststellung des Patientenwillens hinzugezogen werden. Dies ist besonders bei Berufsbetreuern, die den Patienten oft kaum kennen, wichtig.

Im konkreten Fall stellt der behandelnde Arzt die Indikation zu einer medizinischen Maßnahme und erörtert sie mit dem Betreuer des Patienten. Gemäß dem festgeschriebenen oder anderweitig gefundenen Willen des Patienten hat der Betreuer zu entscheiden. Besteht zwischen Intensivarzt und Betreuer Einvernehmen darüber, dass dem Willen des Patienten durch Ablehnung einer sonst indizierten Maßnahme entsprochen wird, bedarf es keiner Einschaltung eines Gerichts. Somit werden durch die Patientenverfügung auch unnötige Genehmigungsverfahren vermieden.

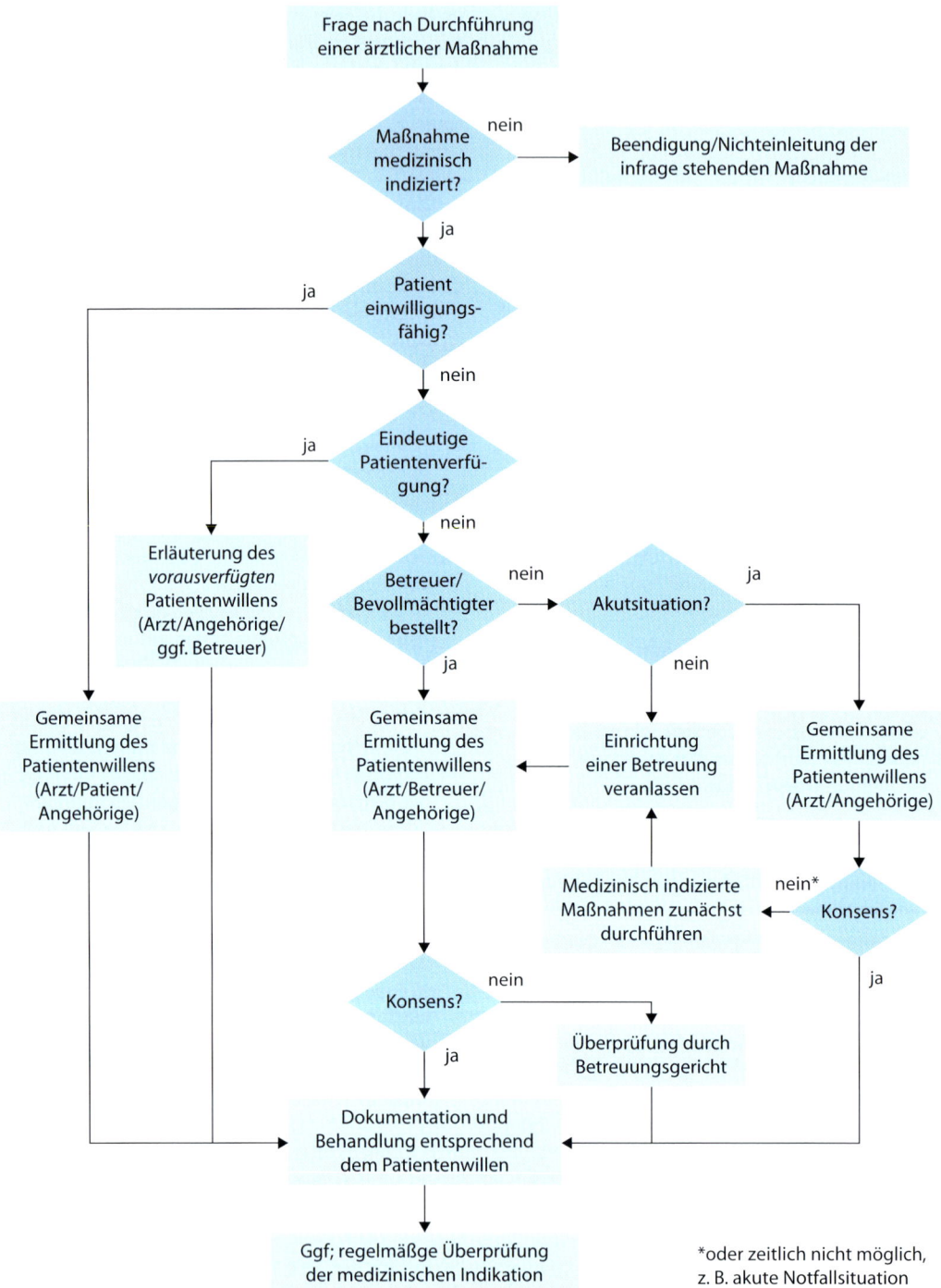

◘ Abb. 25.1 Flussdiagramm als Hilfestellung bei der Umsetzung des Patientenverfügungsgesetzes in der Praxis. (Mod. nach Borasio et al. 2009)

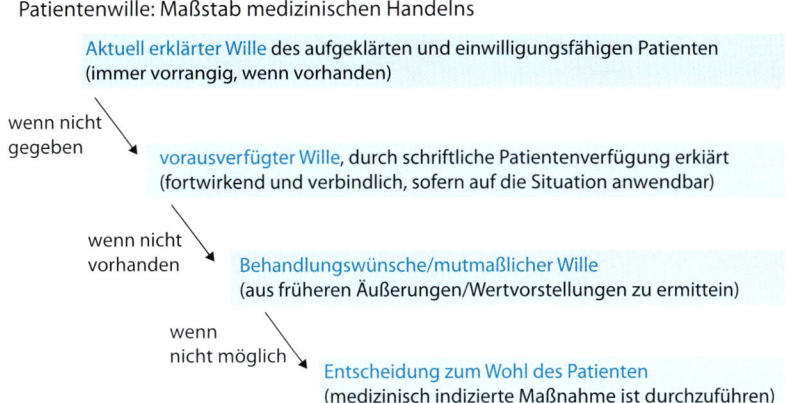

Abb. 25.2 Stufenschema zur Ermittlung des Patientenwillens. (Mod. nach Borasio et al. 2009)

Anders ist die Situation, wenn sich Intensivarzt und der benannte Bevollmächtigte uneins sind, ob die Patientenverfügung auf die jeweilige Situation zutrifft, oder aber, wenn der Betreuer medizinische Maßnahmen ablehnt, die der Intensivarzt auch in Anbetracht der Patientenverfügung für unbedingt erforderlich hält und die bei Unterlassung zum Tod oder zu schweren gesundheitlichen Schäden des Patienten führen würden. In diesen Fällen muss das Betreuungsgericht angerufen werden. Das Gericht überprüft den mutmaßlichen Willen des Patienten und entscheidet für oder gegen die Maßnahme (◘ Abb. 25.1, ◘ Abb. 25.2).

> **Patientenverfügungen sind ein vollwertiger Ausdruck des Patientenwillens und müssen befolgt werden.**

Sie stellen aber naturgemäß selten auf die konkrete Situation ab. Deshalb ist es besonders wichtig, durch Gespräche mit Bevollmächtigten oder Betreuern sowie Angehörigen des Patienten eine Interpretationshilfe für die vorliegende Situation zu erhalten.

> **Besteht über den Willen des Patienten ein Konsens, bedarf es auch in schwierigen Situationen keiner gerichtlichen Klärung.**

Fallbeispiel Teil 2
Die Patientin wird bei zunehmender respiratorischer Insuffizienz zügig intubiert und beatmet, da zu diesem Zeitpunkt weitergehende Informationen nicht zu erhalten sind. Die folgende Diagnostik ergibt eine Aspirationspneumonie mit beginnendem septischem Multiorganversagen. Entsprechend wird die Akuttherapie angepasst. Die inzwischen eingetroffenen Angehörigen werden von
▼

der diensthabenden Ärztin über den schlechten Zustand der Patientin und die eingeleitete Therapie aufgeklärt. Sie sind über die plötzliche Verschlechterung schockiert und wollen am nächsten Morgen wiederkommen.
Bei der intensivmedizinischen Frühvisite wird der Fall mit den Viszeralchirurgen ausführlich erörtert. Der zuständige chirurgische Oberarzt berichtet, dass man mit der Patientin und den Angehörigen ein »VaW« besprochen habe und verweist auf den Eintrag in der Kurve. Man ist sich einig, dass die Überlebenswahrscheinlichkeit für die Patientin auch unter Ausschöpfung aller intensivmedizinischen Möglichkeiten sehr gering ist und sie zumindest ein langer Krankheitsverlauf erwartet.
Als die Angehörigen gegen Mittag wiederkommen, führen Intensivmediziner und Chirurg mit ihnen ein ausführliches Gespräch und erklären die Situation ungeschminkt. Tochter und Sohn der Patientin, inzwischen deutlich gefasst, berichten, dass ihre Mutter in der Vergangenheit und aktuell angesichts ihrer Erkrankung einen langen »Leidensweg an Maschinen« für sich ausgeschlossen habe. So habe sie schon ihren Ehemann verloren und habe große Angst vor einem ähnlichen Verlauf bei sich selbst. »Einschlafen und weg« seien ihre Worte gewesen. Alle Beteiligten sind sich einig, dass in der vorliegenden Situation von der Patientin eine Weiterführung der bisherigen Therapie nicht gewünscht würde.
Man verständigt sich darauf, die kreislaufunterstützenden Maßnahmen einzustellen, die Patientin gegen Angst und Schmerzen abzuschirmen und den spontanen Verlauf abzuwarten. Außerdem soll eine Krankensalbung vorgenommen werden. Das Ergebnis des Gesprächs wird schriftlich festgehalten.
Daraufhin werden die Katecholamine schrittweise reduziert. Außerdem wird die O_2-Konzentration in der Beat-
▼

mungsluft auf 21% reduziert und die Patientin mit Morphin über einen Perfusor analgosediert. Es kommt im Verlauf schnell zu einem Herz-Kreislauf-Versagen, und die Patientin verstirbt noch am selben Abend im Beisein ihrer Angehörigen.

Literatur

Bein T, Graf BM (2012) Ethische Fallberatung in der Intensivmedizin. Anaesthesist 61: 6–13

Biermann E (2009) Medikolegale Probleme auf einer Intensivstation. Intensivmedizin up2date 5: 145–165

Borasio GD, Heßler HJ, Wiesing U (2009) Patientenverfügungsgesetz. Umsetzung in der klinischen Praxis. Dtsch Ärzteblatt 106: A 1954–1957

Grübler B (2011) Therapiebegrenzung bei infauster Prognose: Wann soll das Leben zu Ende gehen? Dtsch Ärzteblatt 108: A 1473–1476

Hoppe JD (2011) Grundsätze der Bundesärztekammer zur ärztlichen Sterbebegleitung. Dtsch Ärzteblatt 108: A 346–348

Hoppe JD, Wiesing U (2010) Empfehlungen der Bundesärztekammer und der Zentralen Ethikkommission bei der Bundesärztekammer zum Umgang mit Vorsorgevollmacht und Patientenverfügung in der ärztlichen Praxis. Dtsch Ärzteblatt 107: A 877–882

Hübner M (2009) Patientenverfügungen werden verbindlich. Dtsch Ärzteblatt 106: A 1716–1718

Janssens U, Burchardi H, Duttge G et al (2012) Therapiezieländerung und Therapiebegrenzung in der Intensivmedizin. Positionspapier der Sektion Ethik der DIVI. DIVI 3: 103–107

Nauck F (2011) Ethische Aspekte in der Therapie am Lebensende. Med Klin Intensivmed 106: 137–148

Richter-Kuhlmann E (2009) Autonomie des Patientenwillens. Dtsch Ärzteblatt 106: A 1329

Schmidt FP (2009) DNR-Anordnungen: Das fehlende Bindeglied. Dtsch Ärzteblatt 106: A 1511–1515

Internetlinks

www.baek.de: Hier finden sich unter dem Stichwort »Medizin und Ethik« viele relevante ethische und juristische Empfehlungen zum Thema

www.dgai.de: Hier finden sich alle Leitlinien und Kommentare der DGAI zum Thema

www.divi-org.de/fileadmin/pdfs/sektionen/Ethik/Positionspapier_Ethik_2012.pdf: Hier findet man das Positionspapier der Sektion Ethik der DIVI aus dem Jahr 2012 zum Thema »Therapiezieländerung und Therapiebegrenzung in der Intensivmedizin«

www.ethikkomitee.med.uni-erlangen.de/empfehlungen-des-universittsklinikums-erlangen.shtml: Hier findet man eine Reihe guter Empfehlungen zum Umgang mit ethisch komplexen Situationen.

Infektionen und Hygiene

Mikrobiologie und Antiinfektiva

Béatrice Grabein, Stefan Röhrig

Fallbeispiel Teil 1

Bei einem 38-jährigen Patienten wurde eine Analfistel operiert. Am 3. postoperativen Tag kommt es zur akuten Verschlechterung des Gesundheitszustands mit hämodynamischer Instabilität und Fieber. Daraufhin wird der Patient in eine Klinik der Maximalversorgung verlegt. Beim Eintreffen im Schockraum ist der Patient somnolent und kaltschweißig. Der Blutdruck beträgt 70/40 mmHg, die Herzfrequenz 120/min und die Körpertemperatur 39,6°C. Das Hautkolorit ist blass-grau. Im Verlegungsbericht wird bei stark ödematös geschwollenem Skrotum der Verdacht auf eine Fournier-Gangrän nach Analfistel-OP gestellt. Der diensthabende Intensivmediziner muss nun parallel die hämodynamische Situation stabilisieren, mikrobiologisches Material gewinnen, eine kalkulierte antimikrobielle Therapie beginnen und weitere Maßnahmen zur Diagnosesicherung einleiten.

Infektionen gehören zu den häufigsten auf Intensivstationen behandelten Erkrankungen und sind mit erheblicher Morbidität, Letalität und Kosten verbunden.

Definition

Infektionen

Ist die Infektion schon bei der Krankenhausaufnahme vorhanden, so spricht man von einer **ambulant erworbenen Infektion**.
Eine **nosokomiale Infektion** liegt vor, wenn sich die Infektion während des Krankenhausaufenthalts entwickelt hat, also bei der Aufnahme weder vorhanden noch in der Inkubationsphase war.

Auch die ambulant erworbenen Infektionen können so schwer verlaufen, dass eine intensivmedizinische Behandlung erforderlich ist. Beispielhaft sei hier die ambulant erworbene Pneumonie (CAP, »community acquired pneumonia«) genannt.

Nosokomiale Infektionen machen nahezu 50% aller Infektionen auf Intensivstationen aus. Prädisponierende Faktoren des Intensivpatienten für eine nosokomiale Infektion sind die Schwere der Grunderkrankung, Begleiterkrankungen, wie z. B. Diabetes mellitus oder Alkoholabhängigkeit, ein hohes Lebensalter, eine Immunsuppression, Operationen, eine längere Dauer des Krankenhausaufenthalts, eine Vorbehandlung mit Antibiotika und invasive Maßnahmen wie z. B. Beatmung oder zentrale Zugänge.

Besteht der Verdacht auf eine Infektion, so stehen die Diagnosesicherung mit Erregernachweis, möglichst die Sanierung des infektiösen Fokus und der sofortige Beginn einer antimikrobiellen Behandlung im Vordergrund. Da der verursachende Erreger zunächst meist unbekannt ist, muss die initiale antimikrobielle Therapie kalkuliert erfolgen und das mögliche Erregerspektrum in Abhängigkeit von Art und Schwere der Infektion sicher erfassen.

> ❯ **Eine zu späte oder zu schmale antimikrobielle Therapie erhöht die Letalität schwerer Infektionen signifikant.**

Bei den Überlegungen zur Auswahl einer geeigneten kalkulierten Initialtherapie hat sich die sog. »**Tarragona-Strategie**« bewährt:

- **Look at your patient:** Beachten Sie die individuellen Risikofaktoren des Patienten wie Vorerkrankungen, Organfunktionseinschränkungen, frühere Antibiotikatherapie und Krankenhausaufenthalte etc.
- **Look at your hospital:** Machen Sie sich mit dem Erregerspektrum und der Resistenzsituation in Ihrem Krankenhaus und auf Ihrer Intensivstation vertraut. Diese Informationen bekommen Sie vom zuständigen mikrobiologischen Labor ihres Krankenhauses.
- **Hit hard and early:** Die initiale kalkulierte Antibiotikatherapie muss bei Unkenntnis des Erregers immer das gesamte Spektrum möglicher Erreger umfassen und beim kritisch kranken Patienten so schnell wie möglich begonnen werden (»goldene Stunde«).
- **Get to the point:** Wählen Sie ein Antibiotikum, das den Ort der Infektion erreicht. Vancomycin ist z. B. für die Therapie einer Endokarditis gut geeignet, da es über den Blutstrom zum Infektionsort transportiert wird. Zur Therapie einer MRSA-Pneumonie ist es hingegen nicht geeignet, da es schlecht ins Lungengewebe penetriert und somit den Ort der Infektion nicht erreicht.
- **Focus, focus, focus:** Nach Erhalt plausibler (!!!) mikrobiologischer Befunde sollten Sie die antimikrobielle Therapie überprüfen und an die nachgewiesenen Erreger anpassen (»deeskalieren«). Ein unnötiger Einsatz von Breitspektrumantibiotika selektiert multiresistente Erreger.

Dieses Kapitel soll Ihnen somit als praktischer Leitfaden bei der täglichen klinischen Arbeit auf der Intensivstation dienen, mit dem Sie die richtige kalkulierte antimikrobielle Therapie zu jeder Tages- und Nachtzeit schnellstmöglich auswählen und beginnen können.

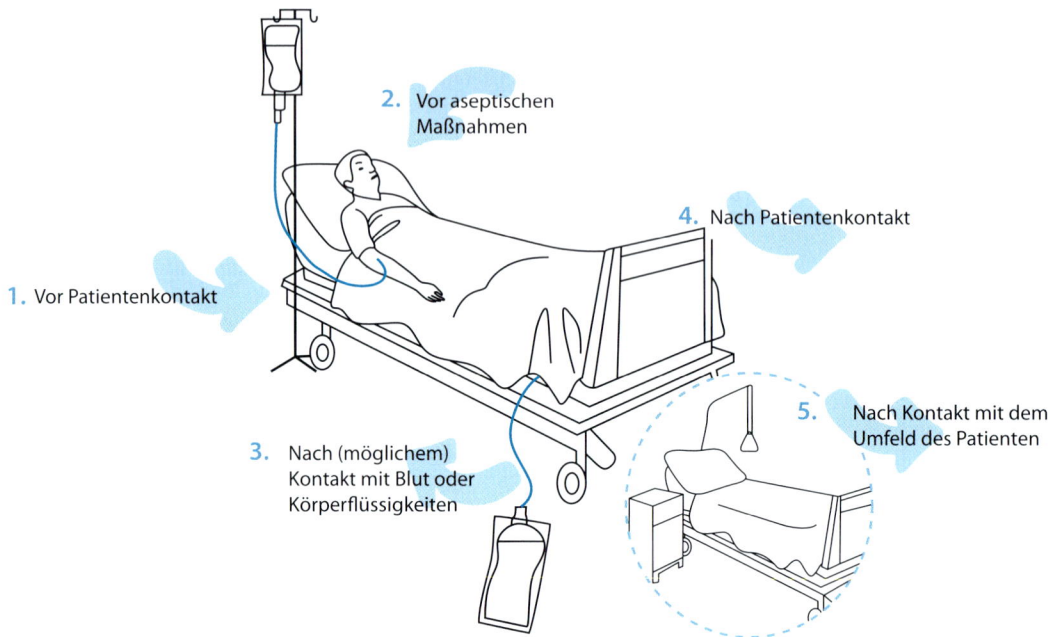

2. Vor aseptischen Maßnahmen

4. Nach Patientenkontakt

1. Vor Patientenkontakt

5. Nach Kontakt mit dem Umfeld des Patienten

3. Nach (möglichem) Kontakt mit Blut oder Körperflüssigkeiten

◻ **Abb. 26.1 Wann ist eine Händedesinfektion indiziert**

26.1 Epidemiologie der Infektionen auf Intensivstationen

Im Vergleich zu Patienten auf der Normalstation haben Intensivpatienten ein 5- bis 10-fach höheres Infektionsrisiko. Die internationale Prävalenzstudie zu Infektionen bei Intensivpatienten (»extended prevalence of infection in intensive care«, EPIC II) hat gezeigt, dass 51% der Intensivpatienten eine Infektion hatten und 70% der Intensivpatienten Antibiotika und 16% Antimykotika erhielten. Mit Abstand am häufigsten wurden Pneumonien (64%) nachgewiesen, gefolgt von intraabdominellen Infektionen (20%), Blutstrominfektionen (15%) und Harnwegsinfekten (14%).

Die deutsche Prävalenzstudie zur Sepsis geht von einer Inzidenz von mehr als 150.000 Fällen pro Jahr in Deutschland aus, dabei hatten 11% der Patienten eine schwere Sepsis oder einen septischen Schock. Die Letalität der Sepsis auf der Intensivstation lag bei 48,5%. Bei 56% der Patienten wurden gramnegative Mikroorganismen, bei 54% grampositive und bei knapp 18% Pilzen gefunden.

Basierend auf Hochrechnungen des Krankenhaus-Infektions-Surveillance-Systems (KISS) sind etwa 8.000 der Sepsisfälle auf Intensivstationen ZVK-assoziiert, und etwa 20.000 nosokomiale Pneumonien sind beatmungsassoziiert. Damit spielen diese direkt mit der intensivmedizinischen Versorgung assoziierten Infektionen eine wichtige Rolle.

26.2 Prävention

> Die hygienische Händedesinfektion ist die wichtigste Maßnahme zur Prävention von Infektionen auf der Intensivstation. Die Händedesinfektion ist vor und nach jeder Maßnahme am Patienten zwingend erforderlich.

Die wichtigste Maßnahme zur Prävention von Infektionen ist das Einhalten einfacher Hygieneregeln und in erster Linie die regelmäßige hygienische Händedesinfektion **vor** – zum Patientenschutz – und **nach** – zum Eigenschutz und zum Schutz vor Weiterverbreitung von Erregern – jedem Patientenkontakt oder Kontakt mit z. B. Kathetern oder Infusionssystemen, Drainagen, Tubus, Beatmungssystem, Sekreten und Exkreten, vor Zubereitung von Injektionen oder Infusionen, vor und nach Verbandwechseln etc. (◻ Abb. 26.1). Vor allen invasiven Maßnahmen ist eine ausreichende Hautdesinfektion ebenso essenziell.

Schutzausrüstung Beim Umgang mit Patienten mit Infektionen oder mit resistenten Erregern ist eine persönliche Schutzausrüstung, bestehend aus Handschuhen und je nach Situation Kittel, Mund-Nase-Schutz, Schutzbrille und Kopfhaube zu tragen. Das Tragen von Handschuhen entbindet nicht von der Pflicht zur hygienischen Händedesinfektion nach dem Ablegen der Handschuhe. Auch alle Gegenstände, die am Patienten zum Einsatz kommen wie Stethoskope, Blutdruckmanschetten, Ultraschallköpfe sind regelmäßig zu desinfizieren.

Pneumonie Zur Prävention einer Pneumonie haben sich die Oberkörperhochlagerung, die Entfernung subglottischen Sekrets, die Einhaltung eines Cuff-Drucks von mehr als 20 mbar und die orale Dekontamination mit antimikrobiellen Substanzen als wirksam erwiesen. Ein routinemäßiger Wechsel von Beatmungsschläuchen ist hingegen nicht sinnvoll.

Gefäßkatheter Sinnvolle Maßnahmen zur Prävention von Infektionen von Gefäßkathetern sind die Beachtung der Barrieremaßnahmen wie das Tragen von Schutzkittel, Mund-Nasen-Schutz und sterilen Handschuhen sowie eine großflächige sterile Abdeckung bei der Katheteranlage, aber v. a. auch der hygienische Umgang mit Zuspritzports und Konnektionsstellen sowie mit Parenteralia. Eine adäquate Katheterpflege trägt ebenso zur Infektionsprävention bei.

Die fortlaufende, systematische Erfassung, Analyse und Interpretation mit Feedback, also die Surveillance nosokomialer Infektionen, schafft das Bewusstsein für Infektionsrisiken und führt ebenfalls zu einer Reduktion der Infektionshäufigkeit. Die Verpflichtung jedes Krankenhauses zur Surveillance der nosokomialen Infektionen sowie des Antibiotikaverbrauchs in Verbindung mit Erreger- und Resistenzstatistiken ist nun auch im Infektionsschutzgesetz explizit verankert.

26.3 Mikrobiologische Diagnostik

Die mikrobiologische Diagnostik erfüllt den Zweck, für den einzelnen Patienten einen Erregernachweis zu führen, der eine gezielte Therapie ermöglicht; darüber hinaus werden so aber auch epidemiologische Daten zum Erregerspektrum und zur Resistenzsituation auf der eigenen Intensivstation gesammelt. Für den individuellen Patienten kommen die Ergebnisse der Diagnostik in der Regel zu spät, um diese für die initiale Therapieentscheidung nutzen zu können, hier bietet sich die Therapieoptimierung oder die Deeskalation bei plausiblem Erregernachweis an. Die epidemiologischen Daten ermöglichen die Anpassung der Empfehlungen oder Leitlinien für die kalkulierte Initialtherapie an die eigenen Verhältnisse.

> **Grundprinzipien der mikrobiologischen Diagnostik**
> - Rasche Materialentnahme vor Beginn einer antimikrobiellen Therapie
> - Sachgerechte Entnahme von geeignetem Material
> - Rascher Probentransport ins mikrobiologische Labor

■ **Blutkulturen**

Wichtige Materialien sind insbesondere Blutkulturen, die grundsätzlich bei Verdacht auf Sepsis, Fieber unklarer Ursache oder Endokarditisverdacht entnommen werden sollen, aber auch bei allen anderen schweren Infektionen, die mit einer Bakteriämie einhergehen können, wie z. B. schwere Pneumonien, intraabdominelle Infektionen, Haut-Weichgewebe-Infektionen, Knochen- oder Gelenkinfektionen, katheterassoziierte Infektionen oder Meningitis. Die Entnahme von nur einer Blutkultur, bestehend in der Regel aus einem Set von 2 Blutkulturflaschen (»aerob« und »anaerob«), ist sicher zu wenig, da die Nachweisrate mit der zweiten und der dritten Blutkultur deutlich ansteigt und da beim Nachweis eines typischen Kontaminanten, wie koagulasenegativen Staphylokokken, der Nachweis in nur einer Blutkultur keine Entscheidung zwischen Kontamination und Infektion ermöglicht.

Das korrekte Volumen pro Flasche – in der Regel 8–10 ml Blut beim Erwachsenen – hat ebenfalls entscheidende Bedeutung für die Nachweisrate. Der richtige Entnahmezeitpunkt wird nicht durch die Fieberhöhe definiert, sondern durch den Zeitpunkt, zu dem die Verdachtsdiagnose einer schweren Infektion gestellt wird. Es existieren keine klaren Regeln für das Intervall zwischen den Entnahmen. Beim kritisch kranken Patienten genügen hier wenige Minuten.

Wichtig ist, dass die Blutkultur aus einem frisch punktierten Gefäß (periphere Vene, zentrale Vene bei ZVK-Neuanlage, Arterie bei Anlage eines arteriellen Zugangs) unter aseptischen Bedingungen entnommen wird und nicht aus einem liegenden Katheter, es sei denn, es geht um die Diagnostik einer katheterassoziierten Infektion, dann werden parallel Blutkulturen aus jedem Zugang und mindestens einem frisch punktierten Gefäß entnommen. Wichtig ist die 2-malige Hautdesinfektion vor Entnahme und eine ausreichende Einwirkzeit des Hautdesinfektionsmittels – bei peripherer Venenpunktion mindestens 1 min!

> ❯ **Blutkulturen werden sofort ins Labor gebracht und weiter bearbeitet; wenn dies – z. B. bei nächtlicher Abnahme – nicht möglich ist, werden Blutkulturen je nach Herstellerangabe bei Raumtemperatur (in der Regel) oder 36°C (nur noch sehr wenige Systeme) gelagert.**

Beimpfte Blutkulturen sollen nicht im Kühlschrank gelagert werden, da die Kühlung das Wachstum der Mikroorganismen verlangsamen und damit die Diagnosestellung verzögern würde.

Bei Patienten unter Antibiotikatherapie, bei denen der Verdacht auf eine erneute Infektionsepisode besteht, ist die Nachweischance über Blutkulturen geringer als beim nicht vorbehandelten Patienten, trotzdem ist der Versuch sinnvoll, da resistente Erreger trotzdem angezüchtet werden können und sonst keine Möglichkeit der Erregersicherung besteht. Neue molekulargenetische Verfahren, die DNA von Mikroorganismen direkt im Blut nachweisen können, haben hier möglicherweise einen Vorteil, nachteilig ist, dass keine Empfindlichkeitsprüfung möglich ist.

> **Praxistipp**
>
> Beim schwerkranken Patienten immer mindestens 2, besser 3 Blutkulturen vor Beginn der antimikrobiellen Therapie entnehmen! Der »richtige« Zeitpunkt ist der, an dem man die Verdachtsdiagnose »Infektion« stellt, unabhängig von Fieberhöhe oder Schüttelfrost.

▪ **Pneumonie**

Bei Patienten mit Pneumonie(verdacht) ist die Entnahme von Material aus dem Respirationstrakt sinnvoll. Beim spontan atmenden Patienten ist Sputum geeignet, wenn es korrekt gewonnen und innerhalb weniger Stunden (2 bis maximal 4 h; Lagerung unter Kühlung bei 4–8°C) im Labor bearbeitet wird. Bei beatmeten Patienten bietet sich tief endotracheal abgesaugtes Sekret (»Trachealsekret«) als hoch sensitives, aber wenig spezifisches Material (da auch Mikroorganismen erfasst werden, die nur kolonisieren) für den Erregernachweis an.

Auch Trachealsekret sollte so schnell wie möglich ins Labor transportiert und sofort weiter verarbeitet werden. Bei Verzögerungen wird das Material bis zur Laboranalyse gekühlt gelagert, z. B. im Kühlschrank, damit die potenziell pathogenen Erreger nicht von der physiologischen Mund-Rachen-Flora überwachsen werden.

Die quantitative mikrobiologische Untersuchung von Bronchialsekret, z. B. einer bronchoalveolären Lavageflüssigkeit, liefert zwar spezifische Ergebnisse, allerdings liegt die Sensitivität häufig unter 75%, sodass invasiv gewonnenes Material nicht für die Routinediagnostik empfohlen wird. Die mikroskopische Untersuchung eines Grampräparats respiratorischer Sekrete, die innerhalb weniger Minuten eine erste Beurteilung erlaubt, kann einen schnellen Hinweis auf den Pneumonieerreger liefern und hilfreich für die Wahl der kalkulierten Therapie sein.

> ❯ **Zur Pneumoniediagnostik beim intubierten Patienten ist die semiquantitative Untersuchung des Trachealsekrets sinnvoll und ausreichend. Denken Sie an das Grampräparat als »Schnellnachweis«!**

▪ **Grampräparat**

Das Grampräparat bietet auch bei anderen Infektionen oft eine schnelle Orientierungsmöglichkeit über das Vorhandensein und die morphologische Zuordnung von Mikroorganismen und sollte als wesentliche Möglichkeit einer mikrobiologischen »Schnelldiagnostik« vorgehalten werden, allerdings ist die Sensitivität gering, sodass ein negatives Grampräparat eine Infektion nicht ausschließt.

▪ **Flüssigkeiten oder Gewebeproben**

Für die meisten anderen Infektionsarten und -orte ist es in der Regel sinnvoll, Material vor Beginn der Antibiotikatherapie oder vor einer Umstellung der Therapie möglichst gezielt vom Infektionsort zu entnehmen. Flüssigkeiten oder Gewebeproben sind hier oft aussagekräftiger als Abstriche. Ein schneller Probentransport unter optimalen Bedingungen, d. h. unter Verwendung geeigneter Transportmedien, ist für das Ergebnis der mikrobiologischen Diagnostik entscheidend.

Serologische Verfahren haben für die Diagnostik von Infektionen auf der Intensivstation eine untergeordnete Bedeutung, weshalb hier nicht weiter darauf eingegangen werden soll.

▪ **Molekulargenetische Verfahren**

Diese Verfahren haben bisher nur wenig Eingang in die bakteriologische Routinediagnostik gefunden, in der Virologie sind sie hingegen für viele Infektionen eine schnelle und adäquate Möglichkeit zur Diagnosestellung, z. B. zur Influenza- oder Zytomegalie-Virus-Diagnostik. In der Bakteriologie werden molekulargenetische Methoden als Routineverfahren zum MRSA-Screening eingesetzt. Hier bietet die Polymerasekettenreaktion (PCR) die Möglichkeit, MRSA-

Erreger-gruppe	Erreger
□ Tab. 26.1 Wichtigste Erreger in der Intensivmedizin	
GRAMPOSITIVE ERREGER	
Kokken	
Staphylo-kokken	Staphylococcus aureus
	Koagulase-negative Staphylokokken, z. B.
	▪ Staphylococcus epidermidis
	▪ Staphylococcus capitis
	▪ Staphylococcus hominis
	▪ Staphylococcus haemolyticus
	▪ Staphylococcus warneri
Strepto-kokken	β-hämolysierende Streptokokken
	▪ Gruppe A (Streptococcus pyogenes)
	▪ Gruppe B (Streptococcus agalactiae)
	Vergrünende Streptokokken (Oralstreptokokken), z. B.
	▪ Streptococcus mitis
	▪ Streptococcus oralis
	▪ Streptococcus salivarius
	▪ Streptococcus-anginosus-Gruppe
	Streptococcus pneumoniae (Pneumokokken)
	Enterokokken, z. B.
	▪ Enterococcus faecalis
	▪ Enterococcus faecium
Stäbchen	
Coryne-bakterien	z. B.
	▪ Corynebacterium jeikeium
	▪ Corynebacterium amycolatum
Listerien	Listeria monocytogenes
Anaerobier	
Kokken	Peptococcus spp.
	Peptostreptococcus spp.
Stäbchen	Propionibacterium acnes
	Clostridium perfringens
	Clostridium difficile
GRAMNEGATIVE ERREGER	
Kokken	Neisseria meningitidis
	Moraxella catarrhalis

Erreger-gruppe	Erreger
□ Tab. 26.1 (Fortsetzung)	
Stäbchen	
Entero-bacteriaceae	Escherichia coli
	Klebsiella pneumoniae
	Klebsiella oxytoca
	Enterobacter aerogenes
	Enterobacter cloacae
	Citrobacter freundii
	Citrobacter koseri
	Morganella morganii
	Proteus mirabilis
	Proteus vulgaris
	Serratia marcescens
	Salmonella spp.
Non-fermenter	Acinetobacter baumannii
	Pseudomonas aeruginosa
	Stenotrophomonas maltophilia
Haemophilus	Haemophilus influenzae
Anaerobier	
Stäbchen	Bacteroides fragilis
	Prevotella melaninogenica
»ATYPISCHE ERREGER«	
Legionellen	Legionella pneumophila
	andere Legionellen
Myko-plasmen	Mycoplasma pneumoniae
Chlamydien	Chlamydia trachomatis
	Chlamydophila pneumoniae

Träger schnell, d. h. innerhalb weniger Stunden, zu identifizieren oder einen Trägerstatus unwahrscheinlich zu machen, sodass Isolierungsmaßnahmen schnell eingeleitet oder aufgehoben werden können.

▪ **Typische Erreger**
Eine Übersicht der für die Intensivmedizin wichtigsten Erreger zeigt □ Tab. 26.1.

Tab. 26.2 Antibiotikaklassen

Gruppe	Substanz	Handelsname (Beispiel)
Penicilline		
Benzylpenicillin	Penicilli n G	[a]
Isoxazolyl-penicilline	Oxacillin	Infectostaph
	Flucloxacillin	Staphylex
Aminopenicilline	Ampicillin	Binotal
Aminopenicilline/ Betalaktamase-inhibitor	Amoxicillin/ Clavulansäure	Augmentan
	Ampicillin/ Sulbactam	Unacid
Acylamino-penicillin	Piperacillin	[a]
Acylamino-penicillin/ β-Laktamase-inhibitor	Piperacillin/ Tazobactam	Tazobac
	Piperacillin/ Sulbactam	
Cephalosporine		
Cephalosporine Gruppe 1	Cefazolin	Basocef
Cephalosporine Gruppe 2	Cefotiam	Spizef
	Cefuroxim	[a]
Cephalosporine Gruppe 3a	Cefotaxim	Claforan
	Ceftriaxon	Rocephin
Cephalosporine Gruppe 3b	Ceftazidim	Fortum
Cephalosporine Gruppe 4	Cefepim	Maxipime
Cephalosporine Gruppe 5	Ceftarolin	Zinforo
Carbapeneme		
Carbapeneme Gruppe 1	Doripenem	Doribax
	Imipenem/ Cilastatin	Zienam
	Meropenem	Meronem
Carbapeneme Gruppe 2	Ertapenem	Invanz
Monobactame	Aztreonam	Cayston

Tab. 26.2 (Fortsetzung)

Gruppe	Substanz	Handelsname (Beispiel)
Fluorchinolone		
Fluorchinolone Gruppe 2	Ciprofloxacin	Ciprobay
	Ofloxacin	Tarivid
Fluorchinolone Gruppe 3	Levofloxacin	Tavanic
Fluorchinolone Gruppe 4	Moxifloxacin	Avalox
Makrolide	Erythromycin	[a]
	Clarithromycin	Klacid
	Azithromycin	Zithromax
Lincosamide	Clindamycin	Sobelin
Aminoglykoside	Amikacin	Biklin
	Gentamicin	Refobacin
	Tobramycin	Gernebcin
Glykopeptide	Vancomycin	[a]
	Teicoplanin	Targocid
Oxazolidinone	Linezolid	Zyvoxid
zyklische Lipopeptide	Daptomycin	Cubicin
Glycylcycline	Tigecyclin	Tygacil
Fosfomycin		Infectofos
Ansamycine	Rifampicin	Eremfat
Sulfonamid-Trimethoprim-Kombination	Cotrimoxazol	[a]
Colistin	Colistin (= Poly-myxin E)	Colistin steht zur i.v.- und inhalativen Anwendung zur Verfügung
Nitroimidazole	Metronidazol	Clont
Makrozykline	Fidaxomicin	Dificlir

[a] Das Präparat ist nur noch generisch verfügbar, typische Handelsnamen enthalten den Substanz-namen und den Herstellernamen und werden daher hier nicht genannt.

▣ **Tab. 26.3** Antimykotikaklassen		
Gruppe	**Substanz**	**Handelsname (Beispiel)**
Azole	Fluconazol	Diflucan
	Voriconazol	Vfend
	Posaconazol	Noxafil
Echino-candine	Anidulafungin	Ecalta
	Caspofungin	Cancidas
	Micafungin	Mycamine
Polyene	Liposomales Amphotericin B	Ambisome

26.4 Antibiotikaklassen

Die Beschreibung der Antibiotika erfolgt hier nur sehr kurz und nur im Zusammenhang mit Infektionen beim Intensivpatienten. Viele neue Antibiotika sind – im Gegensatz zu den alten Substanzen – aufgrund der verschärften Zulassungsbedingungen nur für sehr wenige Indikationen zugelassen. Wegen der problematischen Resistenzsituation auf Intensivstationen ist der Einsatz unterschiedlicher Antibiotikagruppen zur Verminderung des Selektionsdrucks aber dringend notwendig, sodass eine Off-label-Verordnung von mikrobiologisch nachgewiesenermaßen aktiven Substanzen bei schweren, insbesondere nosokomialen Infektionen medizinisch gerechtfertigt ist. Die Antibiotika- und Antimykotikaklassen sind in ▣ Tab. 26.2 und ▣ Tab. 26.3 dargestellt.

26.4.1 β-Laktam-Antibiotika

Die Klasse der β-Laktam-Antibiotika umfasst die verschiedenen Penicilline, die Cephalosporine, Aztreonam sowie die Carbapeneme. Allen β-Laktamen gemeinsam ist ihr bakterizider Wirkmechanismus, der auf der Hemmung der bakteriellen Zellwandsynthese beruht, ihre sehr gute Verträglichkeit, ihre geringe Toxizität und die Tatsache, dass alle β-Laktam-Antibiotika mit Ausnahme von Ceftarolin, einem neuen Cephalosporin der Gruppe 5, unwirksam gegenüber methicillinresistenten Staphylokokken sind. Eine weitere Gemeinsamkeit der β-Laktame ist ihre Pharmakodynamik. β-Laktame brauchen für ihre Wirksamkeit möglichst lang wirksame Konzentrationen im Serum oder Gewebe oberhalb der minimalen Hemmkonzentration der Mikroorganismen, sie haben also eine zeit-

abhängige Kinetik. Dies bedeutet, dass sie, bei der meist kurzen Halbwertszeit, in 3–6 Dosen oder als prolongierte Infusion, soweit die Stabilität der Substanzen dies zulässt, verabreicht werden.

Penicilline

Die Penicilline werden anhand ihrer chemischen Struktur in Benzylpenicilline, Aminopenicilline, Acylaminopenicilline und Isoxazolylpenicilline eingeteilt, die sich im Wirkungsspektrum unterscheiden. Die Isoxazolylpenicilline sind per se stabil gegenüber β-Laktamasen, die anderen Penicilline können durch die Zugabe der β-Laktamaseinhibitoren Clavulansäure, Sulbactam oder Tazobactam geschützt werden.

- **Benzylpenicillin**

Benzylpenicillin oder Penicillin G hat ein schmales Wirkspektrum und wird im Bereich der Intensivmedizin nur zur gezielten Therapie schwerer Streptokokken-, Pneumokokken- oder Meningokokkeninfektionen eingesetzt. Hier ist es nach wie vor eines der wirksamsten Antibiotika.

- **Isoxazolylpenicilline**

Oxacillin und Flucloxacillin werden nur zur gezielten Therapie von Infektionen durch methicillin- (oxacillin)empfindliche Staphylokokken eingesetzt. Die Plasmaeiweißbindung ist hoch, die Gewebepenetration geringer als bei anderen Penicillinen.

- **Aminopenicilline mit und ohne β-Laktamaseinhibitor**

Ampicillin und Amoxicillin werden ohne β-Laktamasehemmer nur zur Therapie von Infektionen durch *Enterococcus faecalis* verwendet. Amoxicillin/Clavulansäure (z. B. Augmentan) und Ampicillin/Sulbactam (z. B. Unacid) haben ein wesentlich breiteres Wirkungsspektrum, das β-laktamaseproduzierende grampositive und gramnegative Erreger sowie Anaerobier umfasst, sodass eine kalkulierte Therapie, v. a. ambulant erworbener Infektionen, möglich ist.

- **Acylaminopenicilline mit und ohne β-Laktamaseinhibitor**

Piperacillin ist der einzige im breiten Einsatz befindliche Vertreter dieser Gruppe. Piperacillin wird in der Regel nahezu ausschließlich in fixer Kombination mit Tazobactam (z. B. Tazobac) oder in freier Kombination mit Sulbactam verwendet. Das Wirkspektrum der Kombinationen ist breit und umfasst auch *Pseudomonas aeruginosa*, sodass sich diese Kombinationen auch zur kalkulierten Therapie schwerer nosokomialer Infektionen eignen.

Für die fixe Kombination Piperacillin/Tazobactam sprechen gut dokumentierte Studien, praktische Vorteile in der Zubereitung und pharmakokinetische Aspekte, da bei niereninsuffizienten Patienten die Kinetik von Piperacillin und Sulbactam divergiert, während Piperacillin und Tazobactam weitgehend parallel aufgenommen, verteilt und ausgeschieden werden.

Cephalosporine

Die Cephalosporine werden in 5 Gruppen eingeteilt. Auch die Cephalosporine gehören zu den sehr gut verträglichen Antibiotika, ihr allergenes Potenzial ist geringer als das der Penicilline, Kreuzallergien mit anderen β-Laktam-Antibiotika kommen in weniger als 10% der Fälle vor.

Die Cephalosporine werden allerdings häufiger mit »Kollateralschäden« wie Selektion von methicillinresistenten *Staphylococcus aureus* (MRSA) oder »extended-spectrum-β-lactamase[1]« (ESBL)-bildenden Enterobacteriaceae in Zusammenhang gebracht und gelten als häufige Auslöser *Clostridium difficile*-assoziierter Infektionen, sodass ihr breiter Einsatz für die kalkulierte Therapie zunehmend kritisch betrachtet wird.

 Cave
Die derzeit zugelassenen Cephalosporine sind alle grundsätzlich gegenüber Enterokoken und gegenüber Anaerobiern unwirksam.

- **Cephalosporine Gruppe 1 und 2 (»Basiscephalosporine«)**

Cefazolin, Cefuroxim und Cefotiam haben eine gute Aktivität gegenüber methicillinsensiblen Staphylokok-

---

1 ESBL sind Breitspektrum-β-Laktamasen, die alle Cephalosporine klinisch unwirksam werden lassen. Es sind mehr als 250 verschiedene ESBL beschrieben. Sie sind auf mobilen genetischen Elementen – Plasmiden – lokalisiert und können somit relativ leicht von Bakterium zu Bakterium, auch zwischen unterschiedlichen Spezies, weitergegeben werden. Da auf den Plasmiden häufig auch noch Resistenzgene für Fluorchinolonresistenz oder Aminoglykosidresistenz lokalisiert sind, sind ESBL-Bildner meist multiresistente Erreger, für die nur noch die Carbapeneme und – bei nachgewiesener Empfindlichkeit – auch Tigecyclin und Colistin zur Therapie zur Verfügung stehen. ESBL-Bildner finden sich bevorzugt bei *Escherichia coli* und *Klebsiella pneumoniae*, aber auch bei anderen Vertretern der Enterobacteriaceae wie *Proteus mirabilis*, Salmonellen oder *Enterobacter species*. Inzwischen werden ESBL-Bildner zunehmend auch bei ambulanten Patienten ohne Risikofaktoren für multiresistente Erreger und bei Patienten aus Alten- und Pflegeeinrichtungen nachgewiesen.

ken, aber eine schwächere Wirksamkeit gegenüber gramnegativen Enterobakterien, sodass ihr Einsatzgebiet v. a. die gezielte Therapie von Staphylokokkeninfektionen umfasst. Die Cephalosporine der Gruppen 1 und 2 werden typischerweise auch zur perioperativen Prophylaxe verwendet.

- **Cephalosporine Gruppe 3**

Cephalosporine der Gruppe 3 werden in Gruppe 3a und 3b unterteilt. Gruppe 3a umfasst Cefotaxim (z. B. Claforan) und Ceftriaxon (z. B. Rocephin), Gruppe 3b Ceftazidim (z. B. Fortum). Der wesentliche Unterschied besteht in der Pseudomonasaktivität, die nur bei Ceftazidim vorhanden ist. Dafür ist Ceftazidim im grampositiven Bereich praktisch unwirksam. Die Aktivität von Cefotaxim und Ceftriaxon gegenüber Staphylokokken ist allerdings auch so schwach, dass sie für Infektionen, bei denen Staphylokokken vermutet werden oder nachgewiesen sind, nicht geeignet sind.

- **Cephalosporine Gruppe 4**

Cefepim (z. B. Maxipime) ist der einzige Vertreter dieser Gruppe. Es umfasst ein breites Spektrum von Erregern einschließlich *Pseudomonas aeruginosa* und eignet sich zur kalkulierten Initialtherapie auch schwerer nosokomialer Infektionen.

- **Cephalosporine Gruppe 5**

Ceftarolin (z. B. Zinforo) ist das derzeit einzige in Deutschland zugelassene Cephalosporin dieser Gruppe. Die Besonderheit ist die MRSA-Wirksamkeit dieses Cephalosporins; ansonsten entspricht die Wirksamkeit der der Gruppe-3a-Cephalosporine. Die Zulassung umfasst Haut-Weichgewebe-Infektionen und die ambulant erworbene Pneumonie. Wo der Stellenwert dieser Substanz auf der Intensivstation sein wird, bleibt abzuwarten.

Carbapeneme

Die Carbapeneme sind sehr breit wirksame, gut verträgliche Vertreter der β-Laktame, die auch gegenüber den ESBL-bildenden Erregern wirksam sind. Weltweit ist eine Ausbreitung von Erregern mit Carbapenemasen zu beobachten, dies trifft für Deutschland bisher nicht in hohem Ausmaß zu.

> **Immer resistent gegen Carbapeneme sind *Stenotrophomonas maltophilia* und *Enterococcus faecium*.**

- **Carbapeneme Gruppe 1**

Imipenem/Cilastatin (z. B. Zienam), Meropenem (z. B. Meronem) und Doripenem (z. B. Doribax) sind die Vertreter dieser Gruppe. Imipenem muss grundsätzlich in Kombination mit dem Dehydropeptidase-I-Inhibitor Cilastatin gegeben werden, da Imipenem alleine in der Niere durch das körpereigene Enzym Dehydropeptidase-I rasch abgebaut wird.

Die Carbapeneme eignen sich für die Therapie, insbesondere die kalkulierte Initialtherapie, schwerer Infektionen. Sie wirken auch gegenüber gramnegativen Problemerregern, wie *Pseudomonas aeruginosa* und *Acinetobacter baumannii*, wobei die mikrobiologische Aktivität von Meropenem und Doripenem hier höher ist als die von Imipenem/Cilastatin. Imipenem/Cilastatin ist aufgrund seiner höheren epileptogenen Potenz nicht zur Therapie von ZNS-Infektionen geeignet.

- **Carbapeneme Gruppe 2**

Diese Gruppe besteht nur aus Ertapenem (z. B. Invanz). Ertapenem hat keine Aktivität gegenüber Enterokokken, gegenüber *Pseudomonas aeruginosa* oder gegenüber *Acinetobacter species*, dafür ist die Halbwertszeit länger, sodass eine tägliche Einmalgabe möglich ist.

Aztreonam

Aztreonam ist das einzige verfügbare Monobactam. Sein Wirkungsspektrum liegt ausschließlich im gramnegativen Bereich einschließlich *Pseudomonas aeruginosa*. Die klinische Bedeutung in Deutschland ist gering. Seit 2012 empfiehlt die European Medicines Agency (EMA) die Anwendung von Aztreonam per inhalationem zur Behandlung chronischer Lungeninfektionen bei Mukoviszidose durch *Pseudomonas aeruginosa* bei Patienten ab dem 6. Lebensjahr.

Hinweis: Aztreonam ist in Deutschland nur noch zur inhalativen Anwendung (z. B. Cayston) erhältlich. Die i.v.-Formulierung kann aber weiterhin über die internationale Apotheke beschafft werden.

26.4.2 Fluorchinolone

Parenterale Fluorchinolone finden sich nur in den Gruppen 2–4. Die Fluorchinolone wirken konzentrationsabhängig schnell bakterizid durch das Eingreifen in die bakterielle DNA-Synthese. Das Wirkspektrum ist grundsätzlich breit, allerdings schränken steigende Resistenzraten von v. a. *Escherichia coli* und anderen Enterobacteriaceae ihren Einsatz als Monotherapie zur kalkulierten Initialtherapie deutlich ein, zumal diese Resistenzen alle Fluorchinolone betreffen.

Die Fluorchinolone weisen eine gute Penetration in viele Gewebe auf. Sie verteilen sich nicht nur extra-, sondern auch intrazellulär, wodurch sie auch gegen intrazelluläre Erreger wie Chlamydien und Legionellen wirken.

- **Fluorchinolone Gruppe 2 und 3**

Ciprofloxacin (Gruppe 2, z. B. Ciprobay) ist das Fluorchinolon mit der besten Pseudomonasaktivität. Diese ist bei Levofloxacin (Gruppe 3, z. B. Tavanic) zwar vorhanden, aber schwächer ausgeprägt. Dafür wirkt Levofloxacin gegenüber Pneumokokken, was für Ciprofloxacin nicht zutrifft. Überhaupt ist die Aktivität von Ciprofloxacin gegenüber grampositiven Erregern klinisch nicht ausreichend, sodass es v. a. bei gramnegativen Infektionen oder als Kombinationspartner für β-Laktame für die kalkulierte Initialtherapie zum Einsatz kommt. Die Wirkung gegenüber Chlamydien, Mykoplasmen und Legionellen ist auch schwächer als die von Levofloxacin.

Levofloxacin ist keine strukturelle Weiterentwicklung der Fluorchinolone, sondern das gereinigte links drehende, mikrobiologisch aktive Enantiomer von Ofloxacin, das damit über eine doppelt so hohe Aktivität im Vergleich zur Ausgangssubstanz verfügt. Dies erklärt die bessere Wirksamkeit gegenüber grampositiven Erregern und gegenüber Chlamydien, Mykoplasmen und Legionellen.

> Daher sollte Ofloxacin (z. B. Tarivid) nicht mehr eingesetzt werden.

- **Fluorchinolon Gruppe 4**

Moxifloxacin (z. B. Avalox), der einzige Vertreter der Gruppe 4, hat eine strukturbedingt deutlich bessere Aktivität im grampositiven Bereich, auch gegenüber Pneumokokken, sowie gegenüber Chlamydien, Mykoplasmen und Legionellen. Es ist das einzige Fluorchinolon mit Anaerobieraktivität, hat aber dafür keine klinische Aktivität gegenüber *Pseudomonas aeruginosa*.

Es wird v. a. zur Therapie schwerer ambulant erworbener Atemwegsinfektionen oder zur Therapie von komplizierten Haut-Weichgewebe-Infektionen eingesetzt.

26.4.3 Makrolide

Erythromycin, Clarithromycin (z. B. Klacid) und Azithromycin (z. B. Zithromax), das streng genommen ein Azalid ist, wirken hemmend auf die bakterielle Proteinbiosynthese und sind von ihrer mikrobiologischen Aktivität her gleich zu setzen. Ihr Einsatzgebiet im Bereich der Intensivmedizin beschränkt sich weitgehend auf die Kombinationstherapie mit β-Laktamen bei der schweren ambulant erworbenen Pneumonie. Dies erklärt sich durch die Wirksamkeit der Makrolide gegenüber Legionellen, Mykoplasmen und Chlamydien, die hier als Erreger mit berücksichtigt werden müssen, aber vermutlich auch durch ihre immunmodulatorischen Eigenschaften. Die Pneumokokkenwirksamkeit war in den letzten Jahren wegen steigender Resistenzraten eingeschränkt; diese Tendenz ist aktuell aber eher rückläufig.

26.4.4 Clindamycin

Clindamycin (z. B. Sobelin) wirkt ebenfalls hemmend auf die bakterielle Proteinbiosynthese und hat eine hohe Aktivität gegenüber Staphylokokken, Streptokokken und verschiedenen Anaerobiern. Seinen Einsatz in der Intensivmedizin verdankt es der Tatsache, dass es aufgrund seines Wirkmechanismus die bakterielle Toxinproduktion hemmt, sodass es ein wichtiger Kombinationspartner bei Infektionen ist, bei denen die Toxinwirkung klinisch im Vordergrund steht, wie z. B. bei nekrotisierenden Haut-Weichgewebe-Infektionen. Aufgrund seiner guten Penetration in Knochengewebe ist es auch bei diesen Infektionen als Kombinationspartner im Einsatz.

26.4.5 Aminoglykoside

Gentamicin (z. B. Refobacin), Tobramycin (z. B. Gernebcin) und Amikacin (z. B. Biklin) wirken ebenfalls hemmend auf die bakterielle Proteinbiosynthese, aber auf andere Schritte als z. B. Makrolide oder Oxazolidinone. Sie haben zwar eine gute In-vitro-Aktivität v. a. gegenüber gramnegativen Erregern inklusive vieler Problemerreger, trotzdem hat ihre Bedeutung für die systemische Antibiotikatherapie deutlich abgenommen.

Sie sind – wenn ihr systemischer Einsatz überhaupt sinnvoll ist – grundsätzlich nur als Kombinationspartner, v. a. für β-Laktam-Antibiotika, einzusetzen. Die Zurückhaltung in der Anwendung liegt in erster Linie an dem erheblichen nephro- und ototoxischen Potenzial der Aminoglykoside. Durch eine tägliche Einmalgabe und eine nur kurze Therapiedauer lässt sich dieses Problem zwar reduzieren, aber die ungenügende Gewebepenetration in die Lunge bedingt, dass die Indikation Pneumonie praktisch wegfällt.

Da die Aminoglykoside im sauren oder anaeroben Milieu ihre Wirkung verlieren, sind sie auch für intraabdominelle Infektionen nicht sinnvoll. Derzeit werden Aminoglykoside nur noch als Kombinationspart-

ner bei der Enterokokken- und Streptokokkenendokarditis empfohlen, obwohl auch hier die Datenlage nicht eindeutig ist. Möglicherweise ergibt sich durch die inhalative Applikation eine Therapieoption bei Pneumonien. Zu Einzelheiten ► Rademacher u. Welte, Intensivmedizin up2date 2012.

26.4.6 Glykopeptide

Vancomycin und Teicoplanin (z. B. Targocid) hemmen die bakterielle Zellwandsynthese, allerdings aufgrund eines anderen Mechanismus als die β-Laktame. Sie wirken ausschließlich im grampositiven Bereich, hier umfassen sie jedoch auch die Mehrzahl der multiresistenten Erreger wie MRSA, methicillinresistente koagulasenegative Staphylokokken, *Enterococcus faecium*, und *Clostridium difficile*. Allerdings werden steigende minimale Hemmkonzentrationen bei Staphylokokken, insbesondere bei MRSA-Isolaten mit Therapieversagen in Zusammenhang gebracht, außerdem gibt es eine Zunahme der glykopeptidresistenten *Enterococcus faecium*-Stämme. Bei β-Laktam-Antibiotika-empfindlichen Erregern wirken die Glykopeptide deutlich schlechter als die β-Laktame, daher sollten sie nur bei Resistenz oder Allergien eingesetzt werden.

Glykopeptide haben ein substanzabhängiges nephro- und ototoxisches Potenzial. Ein therapeutisches »drug monitoring« ist daher bei Vancomycin erforderlich. Bei Patienten mit Niereninsuffizienz ist es sinnvoll, andere Substanzen einzusetzen.

26.4.7 Linezolid

Auch Linezolid (z. B. Zyvoxid) als einziger Vertreter der Oxazolidinone hemmt die bakterielle Proteinbiosynthese, und zwar zu einem sehr frühen Zeitpunkt. Es wirkt nur gegenüber grampositiven Erregern, hier allerdings gegenüber allen multiresistenten Vertretern. Bisher kommen resistente Stämme nur sehr selten vor. Linezolid soll aufgrund möglicher Blutbildveränderungen, insbesondere einer Thrombozytopenie, nicht länger als 28 Tage eingesetzt werden.

26.4.8 Daptomycin

Daptomycin (z. B. Cubicin) ist ein zyklisches Lipopeptid mit Aktivität ausschließlich gegenüber grampositiven Erregern einschließlich aller multiresistenten Vertreter. Daptomycin wirkt schnell bakterizid und eignet sich damit auch für die Therapie der Endokarditis. Da es in der Lunge rasch inaktiviert wird, ist es keine Therapieoption für die Pneumonie.

26.4.9 Tigecyclin

Tigecyclin (z. B. Tygacil) ist ein Glycylcyclin, das wiederum eine Weiterentwicklung der Tetracycline darstellt. Die Tetracycline selber spielen in der Intensivmedizin keine Rolle mehr. Tigecyclin hat ein breites Wirkspektrum, das neben Anaerobiern, Chlamydien, Legionellen und Mykoplasmen viele grampositive und gramnegative Problemerreger umfasst. Dazu gehören MRSA, glykopeptidresistente Enterokokken, ESBL-bildende Enterobacteriaceae und auch *Acinetobacter baumannii*. Als relevante Wirklücke ist *Pseudomonas aeruginosa* zu betrachten, die Wirkung gegenüber der Proteusgruppe ist klinisch ebenfalls nicht ausreichend.

26.4.10 Fosfomycin

Das Wirkspektrum von Fosfomycin (z. B. Infectofos) ist breit und umfasst grampositive und gramnegative Erreger einschließlich MRSA, ESBL-bildende Enterobacteriaceae und *Pseudomonas aeruginosa*. Die Wirkungsweise ist bakterizid, die Penetration in viele Gewebe sehr gut. Fosfomycin ist nicht für die Monotherapie schwerer Infektionen geeignet, da es unter einer Monotherapie zu einer schnellen Resistenzentwicklung kommt, es kann aber mit einer Vielzahl anderer Antibiotika kombiniert werden. Auf den hohen Natriumgehalt ist zu achten.

26.4.11 Rifampicin

Rifampicin (z. B. Eremfat) wirkt nicht nur gut gegenüber Mykobakterien, sondern auch gegenüber Staphylokokken einschließlich MRSA, Streptokokken und *Enterococcus faecalis*. Da es bei einer Monotherapie zu einer raschen Resistenzentwicklung kommt, wird es sinnvollerweise nur als Kombinationspartner eingesetzt. Rifampicin hat eine hohe Gewebegängigkeit und reichert sich intrazellulär an. Aufgrund der starken Induktion des Enzymsystems Cytochrom P_{450} hat Rifampicin ein hohes Interaktionspotenzial.

26.4.12 Cotrimoxazol

Cotrimoxazol ist die Kombination von Sulfamethoxazol mit Trimethoprim. Das Wirkungsspektrum ist breit und umfasst grampositive und gramnegative Erreger

sowie einige Protozoen und *Pneumocystis jiroveci* (früher carinii). In der Intensivmedizin wird es sinnvoll bei Pneumocystispneumonie, Infektionen durch *Stenotrophomonas maltophilia* und bei Nocardiose eingesetzt.

26.4.13 Colistin

Colistin gehört zur Gruppe der Polymyxine und wird auch als Polymyxin E bezeichnet. Es wirkt nur gegen gramnegative Erreger und hier auch gegen multiresistente Stämme von *Pseudomonas aeruginosa*, *Acinetobacter baumannii* oder ESBL- oder carbapenemasebildenden Enterobacteriaceae. Colistin sollte ausschließlich zur gezielten Therapie von Infektionen durch multiresistente gramnegative Erreger eingesetzt werden und steht zur i.v.- und inhalativen Anwendung zur Verfügung.

26.4.14 Metronidazol

Metronidazol (z. B. Clont) ist ein Nitroimidazol, dessen Wirkungsspektrum anaerobe grampositive und gramnegative Bakterien mit der Ausnahme von Propionibakterien und Aktinomyzeten umfasst. Metronidazol wird in der Regel in Kombination mit anderen Antibiotika im Rahmen von aerob-anaeroben Mischinfektionen eingesetzt.

26.4.15 Fidaxomicin

Fidaxomicin (z. B. Dificlir) ist das erste Antibiotikum aus der Gruppe der Makrozykline. Es wirkt ausschließlich gegen Clostridium difficile, die Wirkung ist bakterizid. Fidaxomicin steht nur zur oralen Anwendung zur Verfügung und wird praktisch nicht resorbiert. Es ist zur Behandlung von Clostridium-difficile-Infektionen zugelassen. Es stellt eine Alternative zu Metronidazol oder Vancomycin dar, eine Überlegenheit ist bisher nicht belegt, aber die Rezidivrate ist niedriger als unter Vancomycin.

26.5 Kardiovaskulär-pneumologische Infektionen

26.5.1 Ambulant erworbene Pneumonie (CAP)

Jährlich werden etwa 200.000 Patienten in Deutschland wegen einer CAP (»community acquired pneumonia«) im Krankenhaus behandelt. Inzidenz und

Letalität steigen mit zunehmendem Lebensalter; die Letalität der stationär behandelten Patienten beträgt etwa 13%.

Erregerspektrum und Resistenzsituation

Der häufigste Erreger der CAP ist *Streptococcus pneumoniae* (umgangssprachlich: Pneumokokken). Dies gilt für alle Altersklassen und alle Schweregrade der CAP, wie die Daten von CAPNETZ für Deutschland zeigen. Weitere bakterielle Erreger, die bei der kalkulierten Therapie zu berücksichtigen sind, sind *Haemophilus influenzae*, *Mycoplasma pneumoniae*, Enterobacteriaceae, Legionellen und *Stapylococcus aureus*. *Chlamydophila pneumoniae* und *Pseudomonas aeruginosa* kommt bei der CAP in Deutschland praktisch keine Bedeutung zu. *Pseudomonas aeruginosa* ist nur bei Vorliegen folgender Risikofaktoren zu berücksichtigen:

- schwere strukturelle Lungenerkrankung wie COPD oder Bronchiektasen, insbesondere bei Antibiotikavortherapie oder vorangegangenen Krankenhausaufenthalten,
- bekannte Kolonisation durch *Pseudomonas aeruginosa*,
- Patienten mit Mukoviszidose.

Die Resistenzsituation der Pneumokokken gegenüber Penicillin ist in Deutschland unverändert günstig, Isolate mit Hochresistenz gegenüber Penicillin kommen praktisch nicht vor. Die Resistenz gegenüber Makroliden hatte dagegen deutlich zugenommen, ist aber nun bei etwa 15–18% stabil bzw. zeigt sogar eine rückläufige Tendenz. Die Inzidenz β-Laktamase-produzierender *Haemophilus influenzae*-Isolate liegt in Deutschland bei etwa 8%. Die »Atemwegsfluorchinolone«, Levofloxacin und Moxifloxacin, zeigen gegenüber beiden Erregern eine hohe Aktivität; Resistenzen sind noch sehr selten.

Diagnostik

Es gibt keine sichere klinische Diagnose einer CAP, zumal mit steigendem Lebensalter oligosymptomatische Verläufe zunehmen. Für die sichere Diagnose ist der Nachweis eines Infiltrats in der Röntgenthoraxaufnahme gefordert (▶ Kap. 37).

Die mikrobiologische Diagnostik umfasst:

- die Entnahme von mindestens 2 Blutkulturen,
- die bakteriologische Sputumuntersuchung, wenn purulentes Sputum produziert wird und
- den Legionellenantigennachweis im Urin.

Erfolgt bei einem Pleuraerguss eine Pleurapunktion, dann ist auch hieraus eine mikrobiologische Diagnostik sinnvoll. Der Pneumokokkenantigennachweis im Urin wird nicht als Routinediagnostik empfohlen, da er eine Pneumokokkeninfektion weder sicher diagnos-

tizieren noch sicher ausschließen kann. In Ausbruchssituationen, v. a. in der Frühphase, ist ein Schnellnachweis von Influenzaviren sinnvoll.

Die Bestimmung von Entzündungsparametern im Serum, C-reaktives Protein (CRP) oder Procalcitonin (PCT) wird bei Aufnahme und im Verlauf empfohlen. Bei einem PCT von <0,1 ng/ml wird die Beendigung der Therapie empfohlen, bei Patienten mit fehlendem Abfall ist ein Therapieversagen oder eine sekundäre Infektion zu überprüfen.

Management der CAP

Die Entscheidung, einen Patienten mit CAP zu hospitalisieren, kann mittels CRB-65-Index getroffen werden. Der Index umfasst folgende Punkte:

- Bewusstseinstrübung,
- Atemfrequenz ≥30/min,
- systolischer Blutdruck <90 mmHg oder diastolischer Blutdruck ≤60 mmHg,
- Alter ≥65 Jahre.

Bei einem CRB-65-Score von 1 sollte die stationäre Aufnahme erwogen werden, bei einem CRB-65-Score ≥2 ist häufig eine Intensivtherapie erforderlich.

Antibiotikatherapie der hospitalisierten CAP

Die Antibiotikatherapie der CAP sollte so früh wie möglich eingeleitet werden, da eine Verzögerung von 8 h oder mehr mit einer erhöhten Letalität verbunden ist.

Für die kalkulierte Therapie werden Substanzen mit breitem antimikrobiellem Spektrum bevorzugt. Makrolide werden für eine Monotherapie wegen der relativ hohen Makrolidresistenz der Pneumokokken nicht empfohlen, die Makrolide können aber als Kombinationspartner für β-Laktam-Antibiotika eingesetzt werden (◘ Tab. 26.4).

In den ersten Tagen wird die parenterale Applikation bevorzugt. Die Fluorchinolone können aufgrund ihrer guten oralen Bioverfügbarkeit auch initial oral verabreicht werden, wenn die klinische Situation dies zulässt. Das Gleiche gilt für das Makrolid als Kombinationspartner zu einem β-Laktam-Antibiotikum. Die initiale parenterale Therapie kann auf eine orale Therapie umgestellt werden, wenn der Patient klinisch stabil und bewusstseinsklar ist, orale Nahrung aufnehmen kann und orale Medikamente sicher einnehmen kann. Die Therapie kann 48–72 h nach klinischer Besserung und Entfieberung, frühestens aber nach 5 Tagen beendet werden; eine Therapiedauer über 7 Tage ist kaum erforderlich.

- **Schwere CAP (sCAP)**

Patienten mit sCAP werden in 2 Gruppen eingeordnet, die sich durch das Risiko für das Vorliegen einer Pseudomonasinfektion unterscheiden.

◻ Tab. 26.4 Kalkulierte Antibiotikatherapie der hospitalisierten CAP

Substanzen für die Initialtherapie [a]	Dosierung der Initialtherapie (pro Tag)	Gesamttherapiedauer
Amoxicillin/Clavulansäure	3×2,2 g i.v.	5–7 Tage
Ampicillin/Sulbactam	3×3,0 g i.v.	5–7 Tage
Cefuroxim	3×1,5 g i.v.	5–7 Tage
Ceftriaxon	1×2,0 g i.v.	5–7 Tage
Cefotaxim	3×2,0 g i.v.	5–7 Tage
mit oder ohne Makrolid[b]		
Erythromycin	3×1,0 g i.v.	5–7 Tage
Clarithromycin	2×0,5 g i.v.	5–7 Tage
Azithromycin	1×0,5 g i.v.	3 Tage
oder [a]		
Levofloxacin	1×500 mg i.v.	5–7 Tage
Moxifloxacin	1×400 mg i.v.	5–7 Tage
oder bei ausgewählten Patienten[c]		
Ertapenem	1×1,0 g i.v.	5–7 Tage
mit oder ohne Makrolid[b] (Substanzen und Dosierungen ▶ oben)		5–7 Tage

[a] Bei vorausgegangener Antibiotikatherapie innerhalb der letzten 3 Monate wird ein Wechsel der zuletzt verwendeten Substanzgruppe empfohlen.
[b] Bei Vorliegen von Risikofaktoren für Legionellen (z. B. Reiseanamnese, Steroidtherapie) ist die Kombination mit einem Makrolid in jedem Fall empfohlen, ansonsten ist die Kombination initial sicherer als die Monotherapie, ein Überlebensvorteil durch die Kombinationstherapie findet sich bei dieser Patientengruppe aber nicht.
[c] Patienten mit Risikofaktoren für eine Infektion mit Enterobacteriaceae inkl. ESBL-Bildnern (außer *Pseudomonas aeruginosa*) sowie Patienten, die kürzlich eine Therapie mit Penicillinen oder Cephalosporinen erhalten haben.

Insgesamt ist *Pseudomonas aeruginosa* bei der CAP in Deutschland selten, sollte aber beim Vorliegen folgender Risikofaktoren in das kalkulierte Therapiekonzept eingeschlossen werden:
– schwere strukturelle Lungenerkrankung wie COPD oder Bronchiektasen, insbesondere bei Antibiotikavortherapie oder vorangegangenen Krankenhausaufenthalten,
– bekannte Kolonisation durch *Pseudomonas aeruginosa*,
– Patienten mit Mukoviszidose.

Bei der sCAP kann ein frühzeitiger Therapiebeginn die Letalität senken. Um eine inadäquate Antibiotikatherapie zu vermeiden, werden Antibiotika empfohlen, die das zu erwartende Erregerspektrum sicher erfassen (◻ Tab. 26.5; ◻ Tab. 26.6). In der Regel wird initial eine Kombinationstherapie empfohlen. Nach

Erregernachweis mit Empfindlichkeitsprüfung soll in der Regel eine Deeskalation auf eine Monotherapie erfolgen.

❯ Bei der sCAP ist ein früher Therapiebeginn prognostisch entscheidend. Da die Therapie adäquat sein muss, wird initial eine Kombinationstherapie empfohlen. Wichtig ist die Entscheidung, ob *Pseudomonas aeruginosa* als Erreger zu berücksichtigen ist oder nicht.

26.5.2 Nosokomiale Pneumonie (HAP)

Die nosokomiale Pneumonie (»hospital acquired pneumonia«, HAP) ist die häufigste Infektion auf Intensivstationen. Sie ist mit einer Letalität von 20–70% behaftet; besonders gefährdet sind Patienten mit einer

◪ Tab. 26.5 Kalkulierte Antibiotikatherapie bei sCAP ohne Pseudomonasrisiko

Substanzen für die Initialtherapie	Dosierung der Initialtherapie (pro Tag)	Gesamttherapiedauer
Mittel der Wahl[a]		
Piperacillin/Tazobactam	3×4,5 g i.v.	8–10 Tage
Ceftriaxon	1×2,0 g i.v.	8–10 Tage
Cefotaxim	3×2,0 g i.v.	8–10 Tage
Ertapenem[b]	1×1,0 g i.v.	8–10 Tage
plus Makrolid		
▬ Erythromycin	3×1,0 g i.v.	8–10 Tage
▬ Clarithromycin	2×0,5 g i.v.	8–10 Tage
▬ Azithromycin	1×0,5 g i.v.	3 Tage
Alternative Monotherapie[a]		
Levofloxacin[c]	2×500 mg i.v.	8–10 Tage
Moxifloxacin[c]	1×400 mg i.v.	8–10 Tage

[a] Bei vorausgegangener Antibiotikatherapie innerhalb der letzten 3 Monate wird ein Wechsel der zuletzt verwendeten Substanzgruppe empfohlen.
[b] Patienten mit Risikofaktoren für eine Infektion mit Enterobacteriaceae inkl. ESBL-Bildnern (außer *P. aeruginosa*) sowie Patienten, die kürzlich eine Therapie mit Penicillinen oder Cephalosporinen erhalten haben.
[c] Bei Patienten mit septischem Schock und/oder invasiver Beatmung ist initial eine Kombinationstherapie mit einem Betalaktam indiziert.

Pneumonie durch multiresistente Erreger. Das Pneumonierisiko ist bei intubierten Patienten höher als bei nichtinvasiv beatmeten Patienten und steigt mit der Dauer der Beatmung an.

Erregerspektrum und Resistenzsituation

Das Erregerspektrum der HAP ist wesentlich breiter als das der CAP und umfasst neben den typischen Erregern der CAP zusätzlich potenziell multiresistente nosokomiale Erreger wie MRSA, ESBL-bildende Enterobacteriaceae, *Pseudomonas aeruginosa* oder andere Nonfermenter wie *Acinetobacter baumannii* oder *Stenotrophomonas maltophilia*.

Die Resistenzsituation bei Erregern nosokomialer Pneumonien unterliegt Schwankungen zwischen einzelnen Kliniken und sogar zwischen einzelnen Stationen, sodass die Kenntnis der lokalen Epidemiologie und Empfindlichkeit von besonderer Bedeutung ist. Auch in Deutschland ist die Zunahme von Enterobacteriaceae, die »extended spectrum«-β-Laktamasen bilden, zu sehen. Der Anteil liegt bei *Escherichia coli* und bei *Klebsiella pneumoniae* inzwischen bei über 10%. Dagegen hat sich die MRSA-Prävalenz inzwischen bei

etwa 20% stabilisiert, wobei auf Intensivstationen der Anteil höher sein kann. Eine stattgehabte Antibiotikatherapie innerhalb der letzten 3 Monate prädisponiert zu Infektionen durch resistente Erreger.

 Bei der Behandlung von nosokomialen Pneumonien spielen Erreger und Resistenzen im eigenen Bereich eine wesentliche Rolle für die Therapieauswahl.

Diagnostik

Die Diagnostik der nosokomialen Pneumonie ist klinisch und radiologisch kaum eindeutig möglich. Selbst bei der Kombination aus pulmonalem Infiltrat und 2 klinischen Kriterien sind etwa 25% der Befunde falsch positiv. Auch die mikrobiologische Diagnostik ist oft nicht eindeutig. Die qualitative Untersuchung des Trachealsekrets weist häufig Erreger nach, die nur kolonisieren, die quantitative Analyse invasiv gewonnenen Bronchialsekrets hingegen ist häufig falsch negativ, insbesondere bei Patienten mit vorausgehender Antibiotikatherapie. Da die frühzeitige adäquate Therapie der nosokomialen Pneumonie das Überleben des

☐ Tab. 26.6 Kalkulierte Antibiotikatherapie bei sCAP mit Pseudomonasrisiko

Substanzen für die Initialtherapie	Dosierung der Initialtherapie (pro Tag)	Gesamttherapiedauer
Pseudomonasaktives β-Laktam		
▬ Piperacillin/Tazobactam	3×4,5 g i.v.	8–10 Tage
▬ Cefepim	3×2,0 g i.v.	8–10 Tage
▬ Imipenem	3×1,0 g i.v.	8–10 Tage
▬ Meropenem	3×1,0 g i.v.	8–10 Tage
plus Fluorchinolon		
▬ Levofloxacin	2×500 mg i.v.	[a]
▬ Ciprofloxacin	3×400 mg i.v.	[a]
oder[b]		
plus Aminoglykosid + Makrolid (Dosierung und Substanzen s. oben)		
▬ Amikacin	15 mg/kg i.v.[c]	3 Tage [a]
▬ Gentamicin	5–7 mg/kg i.v.[c]	3 Tage [a]
▬ Tobramycin	5–7 mg/kg i.v.[c]	3 Tage [a]

[a] Bei klinischem Ansprechen ist eine Deeskalation auf eine Therapie mit β-Laktam/Makrolid oder ein Fluorchinolon, wenn möglich unter Berücksichtigung der Antibiotikaempfindlichkeitsprüfung, indiziert. Aminoglykoside sollten wegen erhöhter Toxizität im Regelfall nicht länger als 3 Tage verabreicht werden.
[b] Bei vorausgegangener Antibiotikatherapie innerhalb der letzten 3 Monate wird ein Wechsel der zuletzt verwendeten Substanzgruppe empfohlen, dies gilt insbesondere für eine vorausgegangene Fluorchinolontherapie.
[c] Weitere Dosierung nach Spiegelbestimmung.

Patienten wesentlich beeinflusst, ist die Verdachtsdiagnose ausreichend für die Entscheidung zur Therapie. Um eine unnötige Antibiotikatherapie zu verhindern, ist eine Reevaluation der Situation nach 48–72 h essenziell.

> **Besser bei begründetem Verdacht auf eine Pneumonie 2–3 Tage therapieren und die Antibiotika dann ggf. wieder absetzen, als warten und den Patienten gefährden!**

Für das Screening kann der modifizierte »klinisch-pulmonale Infektionsscore« (CPIS) verwendet werden (☐ Tab. 26.7).

Antibiotikatherapie der HAP

Nach den Empfehlungen der Paul-Ehrlich-Gesellschaft (PEG) werden Patienten mit nosokomialen Pneumonien nach einem risikobasierten Punkteschema (☐ Tab. 26.8) 3 Therapiegruppen zugeordnet, die das zu erwartende Erregerspektrum berücksichtigen.

In Gruppe I und II (also ≤5 Punkte) wird eine Monotherapie empfohlen, in Gruppe III eine Kombinationstherapie, die den Zweck hat, das erwartete Erregerspektrum möglichst sicher zu erfassen (► Übersicht). Bei einer hohen Rate an MRSA auf der Station wird die Addition einer MRSA-wirksamen Substanz empfohlen. Für die Pneumonie steht hier in erster Linie Linezolid zur Verfügung. Alternativ kann Vancomycin eingesetzt werden, das allerdings deutlich schlechter in die Lunge penetriert. Die Therapiedauer sollte in der Regel 8 Tage nicht überschreiten, längere Therapiedauern sind bei *Pseudomonas aeruginosa* oder *Staphylococcus aureus* indiziert.

Weder die Kombination eines β-Laktams mit einem Fluorchinolon noch mit Fosfomycin ist evidenzbasiert, aber diese Kombinationen sind aus pharmakokinetischer Sicht sinnvoll, im Gegensatz zur evidenzbasierten Kombination mit Aminoglykosiden, die bei systemischer Applikation kaum ins Lungengewebe penetrieren. Bei multiresistenten gramnegativen Erre-

◼ **Tab. 26.7** Modifizierter »klinisch-pulmonaler Infektionsscore« (CPIS)

	0 Punkte	1 Punkt	2 Punkte
Temperatur in (°C)	≥36,5 und ≤38,4	≥38,5 und ≤38,9	≥39,0 oder ≤36,0
Leukozytenzahl pro µl	≥4.000 bis ≤11.000	<4.000 oder >11.000	<4.000 oder >11.000; >50% unreife Formen
Trachealsekret	kein Trachealsekret	nichtpurulentes Trachealsekret	purulentes Trachealsekret
Oxygenierung: $\dfrac{paO_2}{FiO_2}$ in mmHg	>240 oder ARDS		≤240 und kein ARDS
Thoraxröntgenbefund	kein Infiltrat	diffuse Infiltrate	lokalisierte Infiltrate

Ein Punktwert von ≥6 spricht für eine Pneumonie.

◼ **Tab. 26.8** Punktebewertung von Risikofaktoren bei Patienten mit nosokomialer Pneumonie

Risikofaktor	Punktwert
Alter >65 Jahre	1
Strukturelle Lungenerkrankung	2
Antiinfektive Vorbehandlung	2
Beginn der Pneumonie ab dem 5. Krankenhaustag	3
Schwere respiratorische Insuffizienz mit oder ohne Beatmung	3
Extrapulmonales Organversagen: Schock, akutes Leber- oder Nierenversagen, disseminierte intravasale Gerinnung	4

Die einzelnen Risikofaktoren haben einen unterschiedlich starken Einfluss auf den Schweregrad der Erkrankung und das zu erwartende Erregerspektrum. Es werden 3 Risikogruppen gebildet: Gruppe I: ≤2 Punkte, Gruppe II: 3–5 Punkte, Gruppe III: ≥6 Punkte. Therapie ▶ Übersicht.

gern, die auch carbapenemresistent sind, kommt als weitere Option Colistin i.v. in Frage.

Aktuell wurde von den Fachgesellschaften DGAI, DGI, DGHM, DGP und PEG eine S3-Leitlinie zur nosokomialen Pneumonie erarbeitet. Diese S3-Leitlinie sieht nur noch zwei Therapiegruppen vor, die etwa den PEG-Gruppen I und III entsprechen, d. h., es gibt eine Monotherapiegruppe und eine Kombinationstherapiegruppe, je nachdem, ob mit resistenten Erregern zu rechnen ist oder nicht. Die Risikofaktoren für resistente Erreger sind neben dem Aufenthalt auf der Intensivstation und der invasiven Beatmung über mehr als 4 Tage ein Krankenhausaufenthalt über mehr als 4 Tage, eine vorhergehende Antibiotikatherapie, vorbestehende strukturelle Lungenerkrankungen, eine Malnutrition, chronische Dialysepflichtigkeit, das Vorhandensein offener Wunden oder die Aufnahme aus Langzeitpflegebereichen. All das bedeutet, es werden viel mehr Patienten mit einer Kombinationstherapie behandelt. In der Kombinationsempfehlung fehlt Fosfomycin als Therapieoption, da es unter Evidenzkriterien nicht untersucht ist. Die S3-Leitlinie legt besonderen Wert auf eine Reevaluierung der Therapie nach 48–72 h und insbesondere auf die Deeskalation einer Kombinationstherapie auf einen Monotherapie, je nach mikrobiologischem Befund. In der nachfolgenden Übersicht ist das Vorgehen anhand der PEG-Empfehlung dargestellt.

Antibiotikatherapie in Abhängigkeit von der Risikogruppe

- **Gruppe I:** ≤2 Punkte
  - Ampicillin/Sulbactam: 3×3 g
  - Amoxicillin/Clavulansäure: 3×2,2 g

▼

- – Cefuroxim: 3×1,5 g
- – Cefotaxim: 3×2 g
- – Ceftriaxon: 1×2 g
- – Levofloxacin: 1×500 mg
- – Moxifloxacin: 1×400 mg
- – Ertapenem: 1×1 g
- **Gruppe II: 3–5 Punkte**
  - – Piperacillin/Tazobactam: 3×4,5 g
  - – Piperacillin + Sulbactam: 3×4 g + 3×1 g
  - – Cefepim: 3×2 g
  - – Doripenem: 3×1g
  - – Imipenem: 3×1 g
  - – Meropenem: 3×1 g
- **Gruppe III: ≥6 Punkte**
  - – **pseudomonaswirksames β-Laktam**
  - – Piperacillin/Tazobactam: 3×4,5 g
  - – Ceftazidim: 3×2 g
  - – Cefepim: 3×2 g
  - – Doripenem: 3×1g
  - – Imipenem: 3×1 g
  - – Meropenem: 3×1 g
- **plus**
  - – Ciprofloxacin: 3×400 mg oder
  - – Levofloxacin: 2×500 mg oder
  - – Fosfomycin: 3×5 g oder
  - – Aminoglykosid

□ **Tab. 26.9** Kalkulierte Antibiotikatherapie einer katheterassoziierten Infektion

Antibiotikum	Dosierung
Vancomycin **oder**	2×1,0 g i.v.
Daptomycin **oder**	1×6mg/kg i.v.
Teicoplanin	1×15mg/kg i.v.
Bei Verdacht auf gramnegative Erreger in Kombination mit:	
Piperacillin/Tazobactam **oder**	3×4,5 g i.v.
Cefotaxim **oder**	3×2,0 g i.v.
Ceftriaxon **oder**	1×2,0 g i.v.
Cefepim **oder**	3×2,0 g i.v
Imipenem **oder**	3×1,0 g i.v.
Meropenem	3×1,0 g i.v.
Bei Verdacht auf Candidainfektion:	
Anidulafungin	Tag 1: 1×200 mg i.v.; ab Tag 2: 1×100 mg i.v.
Caspofungin	Tag 1: 1×70 mg i.v.; ab Tag 2: 1×50 mg i.v.
Micafungin	1×100 mg i.v.

26.5.3 Infektionen bei intravasalen Kathetern

Katheter kommen häufig als Sepsisquelle in Frage. Die Diagnose einer katheterassoziierten Sepsis ist nur nach Entfernung und mikrobiologischer Untersuchung der Katheterspitze sicher zu stellen. Einen Hinweis kann die parallele Untersuchung von Blutkulturen geben, die aus dem Katheter und einer peripheren Vene entnommen wurden, insbesondere dann, wenn die unterschiedliche Zeitspanne bis zum Positivwerden der Blutkulturen berücksichtigt wird[2]. Wenn sich eitriges Sekret aus der Einstichstelle entleert, sollte dieses Sekret ebenfalls mikrobiologisch untersucht werden.

Das Erregerspektrum ist von Staphylokokken (*Staphylococcus aureus*, aber v. a. auch koagulasenegative Staphylokokken, z. B. *Staphylococcus epidermidis*) dominiert, es kommen aber auch Corynebakterien, gramnegative Enterobakterien und Candida vor (□ Tab. 26.9).

❯ Bei Verdacht auf eine katheterassoziierte Infektion wird ein Katheterwechsel empfohlen, der dann nicht über einen Führungsdraht erfolgen sollte. Wenn die Punktionsstelle infiziert ist, sollte die Neuanlage nicht an der infizierten Stelle erfolgen.

Ein routinemäßiger Wechsel von intravasalen Kathetern wird nicht empfohlen.

Sobald das Ergebnis der mikrobiologischen Diagnostik vorliegt, erfolgt die weitere Therapie nach Antibiogramm oder Antimykogramm.

---

2 Die kontinuierlich messenden Blutkultursysteme (Bactec und BacTAlert) können die Zeitspanne vom Einlesen der Blutkultur in das Messgerät bis zum positiven Signal in der Blutkultur messen. Wenn die Zeitspanne bei der aus dem Katheter entnommenen Blutkultur mehr als 2 h kürzer ist als die bei der periphervenös entnommenen Blutkultur, dann spricht das für eine höhere Erregerlast in der Katheterblutkultur und damit für eine katheterassoziierte Infektion.

26.5.4 Infektiöse Endokarditis

Die infektiöse Endokarditis wird meist durch Bakterien verursacht und kann sowohl native Herzklappen als auch intravaskulär implantierte Fremdmaterialien, wie Klappenprothesen oder Schrittmacherelektroden, betreffen. Trotz erheblicher Fortschritte bei der Diagnostik und Therapie der infektiösen Endokarditis haben weder Inzidenz noch Letalität der Erkrankung in den letzten 30 Jahren abgenommen.

Neuere prädisponierende Faktoren sind Klappenprothesen, degenerative Klappensklerose und intravenöser Drogenmissbrauch. Dies führt zu einer Änderung im Erregerspektrum, da Staphylokokken bei diesen Formen der infektiösen Endokarditis häufiger auftreten als Streptokokken. In mehr als 80% aller Fälle von infektiöser Endokarditis gelingt der Erregernachweis mittels Blutkulturen, sodass eine gezielte Therapie möglich ist.

Typische Erreger sind Oralstreptokokken (»Viridans-Streptokokken«, vergrünende Streptokokken), Enterokokken, *Staphylococcus aureus* und koagulasenegative Staphylokokken. Selten kommen die Erreger der HACEK-Gruppe (*Haemophilus parainfluenzae*, *H. aphrophilus*, *H. paraphrophilus*, *H. influenzae*, *Actinobacillus actinomycetemcomitans*, *Cardiobacterium hominis*, *Eikenella corrodens*, *Kingella kingae*, *K. denitrificans*) vor, dazu Brucellen, *Coxiella burnetii*, Bartonellen und Pilze.

Diagnose

Häufig wird die Diagnose einer infektiösen Endokarditis mit langer Verzögerung gestellt, da die Symptomatik mit Fieber, Gewichtsverlust, Myalgien, Nachtschweiß und Abgeschlagenheit eher unspezifisch ist.

Bei folgenden Symptomen muss an eine infektiöse Endokarditis gedacht werden:

- neu aufgetretenes Herzgeräusch,
- embolische Ereignisse unbekannter Ursache,
- Sepsis unbekannter Ursache und Fieber, das bei mehr als 90% der Patienten auftritt.

Bei älteren oder immunsupprimierten Patienten kommen atypische Verläufe häufiger vor.

> ❯ Eine infektiöse Endokarditis sollte bei unklarer Infektsymptomatik oder Fieber ohne erkennbare andere Ursache immer ausgeschlossen werden.

Das wesentliche diagnostische bildgebende Verfahren ist die Echokardiographie, transthorakal oder – sensitiver – transösophageal. Wenn die initiale Echokardiographie negativ ist, der Verdacht aber weiter besteht,

◘ Tab. 26.10 Kalkulierte Antibiotikatherapie bei infektiöser Endokarditis	
Antibiotikum	**Dosierung/Tag**
Nativklappen	
Ampicillin/Sulbactam ggf. kombiniert mit	4×3 g i.v.
Gentamicin	3×1 mg/kg i.v.
Vancomycin oder Daptomycin ggf. kombiniert mit	2×15 mg/kg i.v. 1× (mindestens) 6 mg/kg i.v.
Gentamicin	3×1 mg/kg i.v.
Klappenprothesen <12 Monate postoperativ	
Vancomycin oder Daptomycin kombiniert mit	2×15 mg/kg i.v. 1× (mindestens) 6 mg/kg i.v.
Gentamicin und kombiniert mit	3×1 mg/kg i.v.
Rifampicin	2×600 mg p.o.
Klappenprothesen >12 Monate postoperativ: wie bei Nativklappen verfahren.	

sollte nach 7–10 Tagen eine Kontrolluntersuchung erfolgen. Blutkulturen bleiben der wesentliche mikrobiologisch-diagnostische Pfeiler bei infektiöser Endokarditis. In der Regel werden 3 Blutkultursets empfohlen und sind auch in den meisten Fällen ausreichend, da bei der infektiösen Endokarditis fast immer eine kontinuierliche Bakteriämie vorliegt. Hauptursache für negative Blutkulturen bei infektiöser Endokarditis ist eine Vorbehandlung mit Antibiotika (zu weiteren Einzelheiten ► Kap. 34).

Antimikrobielle Therapie

Neben dem herzchirurgischen Klappenersatz und dem Komplikationsmanagement ist die antimikrobielle Therapie eine der 3 Säulen der Endokarditistherapie. Hierfür werden bakterizid wirkende Antibiotika bevorzugt. Für die kalkulierte Initialtherapie, die bei der infektiösen Endokarditis in der Regel nur für wenige Tage bis zum definitiven Erregernachweis erforderlich ist, werden unterschiedliche Regime für Nativklappen und Klappenprothesen empfohlen (◘ Tab. 26.10; ◘ Tab. 26.11):

Eine orale Folgetherapie nach Abschluss der leitliniengerechten Therapie erscheint nicht sinnvoll. Blutkulturen dienen auch der Kontrolle des Therapieerfolgs, sie sollten daher auch nach Beendigung der Therapie abgenommen werden.

◨ Tab. 26.11 Gebräuchlichen Antibiotika bei infektiöser Endokarditis

Mikroorganismen	Antibiotikum	Dosierung/Tag	Dauer
Staphylococcus spp. (methicillinsensibel)	Flucloxacillin **ggf. kombiniert mit**	6×2 g	4–6 Wochen i.v.
	Gentamicin [c]	3×1 mg/kg	3–5 Tage i.v.
Staphylococcus spp. (methicillinresistent)	Vancomycin[a] **ggf. mit**	2×15 mg/kg	≥6 Wochen i.v.
	Gentamicin[c] **oder**	3×1 mg/kg	2 Wochen i.v.
	Monotherapie Daptomycin	1× (mindestens) 6 mg/kg [g]	6 Wochen i.v.
Staphylococcus spp. Klappen-protheseninfektionen	Vancomycin[a] **oder**	2×15 mg/kg	≥6 Wochen i.v.
	Daptomycin **mit**	1× (mindestens) 6 mg/kg [g]	6 Wochen i.v
	Rifampicin[d] **und**	2×600 mg	≥6 Wochen p.o.
	Gentamicin[b]	3×1 mg/kg	2 Wochen i.v.
Enterococcus faecalis [f]	Ampicillin **mit**	4×50 mg/kg	4–6 Wochen i.v.
	Gentamicin[b]	3×1 mg/kg	4–6 Wochen i.v.
orale Streptokokken und Gruppe-D-Streptokokken (MHK für Penicillin <0,125 mg/l)	Penicillin G **oder**	4- bis 6×5 Mio IE	4 Wochen i.v. [e]
	Ampicillin **oder**	4×25 mg/kg	4 Wochen i.v. [e]
	Ceftriaxon	1×2 g	4 Wochen i.v. [e]
	bei Penicillinallergie:		
	Vancomycin[a]	2×15 mg/kg	4 Wochen i.v.
orale Streptokokken und Gruppe-D-Streptokokken (MHK für Penicillin 0,125–2 mg/l)	Penicillin G **oder**	4- bis 6×5 Mio IE	4 Wochen i.v.
	Ampicillin	4×50 mg/kg	4 Wochen i.v.
	bei Penicillinallergie:		
	Vancomycin[a] **mit**	2×15 mg/kg	4 Wochen i.v.
	Gentamicin[b]	1×3 mg/kg	2 Wochen i.v.

[a] Kontrolle der Serumspiegel empfohlen: Talspiegel wenigstens 15–20 mg/l.
[b] Wöchentliche Kontrolle der Serumspiegel und der Nierenfunktion empfohlen.
[c] Hier optional wegen unzureichendem Nachweis eines klinischen Nutzens und erhöhter Nephrotoxizität.
[d] Der klinische Nutzen von Rifampicin ist in dieser Situation nicht stringent nachgewiesen, wird in der Regel wegen der mutmaßlich guten Biofilmpenetration dennoch empfohlen.
[e] Oder 2 Wochen bei Kombination mit Gentamicin 3 mg/kg/Tag als Einzelgabe i.v. [b].
[f] Gilt nicht für *E. faecium*; Infektiologen oder klinisch tätigen Mikrobiologen kontaktieren.
[g] Die zugelassene Dosierung beträgt 6 mg/kg. Eine höhere Dosierung ist möglicherweise wirksamer.
MHK = minimale Hemmkonzentration

26.6 Intraabdominelle Infektionen

Pro Jahr werden allein in Deutschland 150.000 Patienten mit einer intraabdominellen Infektion behandelt. Bei fast 90% dieser Patienten findet sich ein Fokus, der einer chirurgischen Intervention zugänglich ist. Als Beispiel seien hier die Magenperforation oder die Appendizitis genannt. Somit stellt die operative Herdsanierung eine conditio sine qua non dar.

> Auch hier muss sofort – in Unkenntnis des zugrunde liegenden Erregers – eine breite kalkulierte Antibiotikatherapie begonnen werden.

Eine inadäquate Antibiotikatherapie oder eine zeitliche Verzögerung des Therapiebeginns verschlechtert das Outcome signifikant und erhöht die Behandlungskosten.

Praxistipp

Bringen Sie daher die Antibiotika zum Patienten, z. B. in die Notaufnahme oder in den OP, um keine wertvolle Zeit zu verlieren!

Ein inflammatorischer Reiz (meist bakteriell oder chemisch) führt als häufigstes klinisches Symptom einer intraabdominellen Infektion zur Peritonitis. Es lassen sich 3 Formen der Peritonitis differenzieren, die sich in der Pathogenese, im Erregerspektrum, in der chirurgi-

□ Tab. 26.12 Kalkulierte Antibiotikatherapie bei primärer Peritonitis

Substanzen für die Initialtherapie	Dosierung der Initial- therapie (pro Tag)	Gesamt- therapie- dauer
Cefuroxim [a]	3×1,5 g i.v.	5–10 Tage
Cefotiam [a]	3×2 g i.v.	5–10 Tage
Cefotaxim [b]	3×2,0 g i.v.	5–10 Tage
Ceftriaxon [b]	1×2,0 g i.v.	5–10 Tage
Meropenem [b]	3×1,0 g i.v.	5–10 Tage
Imipenem/Cilastatin	3×1,0 g i.v.	5–10 Tage
Doripenem	3×1,0g i.v.	5–10 Tage

[a] juvenile Peritonitis; [b] Peritonitis bei Leberzirrhose.

schen und in der kalkulierten antimikrobiellen Therapie unterscheiden.

26.6.1 Primäre Peritonitis

Die primäre (spontan bakterielle) Peritonitis ist sehr selten (ca. 1% aller Peritonitiden). Typischerweise wird diese durch nur einen einzelnen Erreger ausgelöst, ist also eine Monoinfektion. Bei jungen Patienten handelt es sich meist um eine hämatogen entstandene Infektion durch Streptokokken, Pneumokokken oder *Haemophilus influenzae*. Im Erwachsenenalter tritt eine primäre Peritonitis vorwiegend im Gefolge einer alkoholtoxischen Leberzirrhose mit Aszites (ca. 70%) oder bei Patienten mit einer reduzierten Abwehrlage anderer Genese (ca. 30%) auf. Beispielhaft sei hier die sog. »Zirrhoseperitonitis« bei Patienten mit dekompensierter Leberzirrhose genannt. Die häufigsten Erreger dieser spontan bakteriellen Peritonitis (SBP) im ambulanten Bereich sind *Escherichia coli* und andere Enterobacteriaceae. Als Antibiotikum der ersten Wahl werden Cephalosporine der Gruppe 3a (z. B. Ceftriaxon, Cefotaxim) empfohlen. Bei einer nosokomialen spontan bakteriellen Peritonitis kann aufgrund der aktuellen Resistenzlage bei gramnegativen Erregern alternativ zu den Cephaloporinen auch ein Carbapenem der Gruppe 1 eingesetzt werden.

Die kalkulierte Antibiotikatherapie der primären Peritonitis ist in □ Tab. 26.12 dargestellt.

26.6.2 Sekundäre Peritonitis

Die sekundäre Peritonitis ist mit etwa 80% die häufigste Form der Peritonitis. Die mit etwa 80–90% häufigste Ursache einer sekundären Peritonitis ist eine Organperforation im Magen-Darm-Trakt. Hierbei handelt es sich meistens um eine Perforation des Dickdarms (30%), des Dünndarms (20%), des Magen bzw. Duodenums (20%) oder um eine perforierte Appendizitis (20–30%).

> **Eine schnelle Diagnosefindung mit sofortiger chirurgischer Intervention zur Fokussanierung in Verbindung mit einer adäquaten kalkulierten Antibiotikatherapie ist überlebenswichtig.**

Achten Sie darauf, dass intraoperativ mikrobiologisches Material, bevorzugt Flüssigkeit oder Gewebe, zumindest aber ein Abstrich, aus dem infizierten Bereich gewonnen wird. Nur so kann der Erreger rasch identifiziert und die antimikrobielle Therapie nach Erhalt der mikrobiologischen Befunde anpasst werden.

Erregerspektrum

In der Regel handelt es sich um Mischinfektionen; meist sind die Leiterreger *Escherichia coli*, *Bacteroides fragilis* und Enterokokken beteiligt. Die Menge und das Spektrum der Erreger unterscheiden sich allerdings in Abhängigkeit vom Ort der Perforation. So sind die Erregerzahlen bei einer Perforation von Magen oder Duodenum eher gering ($<10^3$/ml) und aerob/anaerobe Mischinfektionen eher selten, die mittlere Erregerzahl bei einer Perforation der Gallenwege oder des Jejunums ist mit bis 10^5/ml hingegen deutlich höher und aerob/anaerobe Mischinfektionen mit etwa 50% der Fälle deutlich häufiger. Bei einer Perforation von Dick- oder Dünndarm kann nahezu ausnahmslos von einer aerob/anaeroben Mischinfektion mit einer sehr hohen Erregerzahl von über 10^5/ml ausgegangen werden. Weiterhin ist bei der klinischen Einschätzung die Ausprägung der Peritonitis zu beachten.

- **Sekundäre lokal begrenzte Peritonitis**

In der Frühphase nach einer Organperforation kommt es häufig zu einer lokal begrenzten Peritonitis. Die Patienten fühlen sich meist nicht schwer krank und sind vielfach noch hämodynamisch stabil. Anamnestisch wird oft ein plötzlich aufgetretener starker abdomineller Schmerz (»Zerreißungsschmerz«) berichtet. Von dem (noch) guten Allgemeinzustand des Patienten darf man sich hier nicht täuschen lassen, es müssen umgehend weitere Maßnahmen, wie z. B. Sonographie oder CT-Untersuchung, zur Diagnosesicherung durchgeführt werden.

■ Tab. 26.13 Kalkulierte Antibiotikatherapie bei sekundärer lokaler begrenzter Peritonitis		
Substanzen für die Initialtherapie	**Dosierung der Initialtherapie (pro Tag)**	**Gesamt-therapie-dauer**
Amoxicillin/ Clavulansäure	3×2,2 g i.v.	1–2 Tage
Ampicillin/ Sulbactam	3×3,0 g i.v.	1–2 Tage
Piperacillin/ Tazobactam	3×4,5 g i.v.	1–2 Tage
Ertapenem	1×1,0 g i.v.	1–2 Tage
oder eine Kombinationstherapie		
Cefuroxim	3×1,5 g i.v.	1–2 Tage
Cefotaxim	3×2 g i.v.	1–2 Tage
Ceftriaxon	1×2 g i.v.	1–2 Tage
Ciprofloxacin	2×400 mg i.v.	1–2 Tage
jeweils plus		
Metronidazol	3×500 mg i.v.	

■ Tab. 26.14 Kalkulierte Antibiotikatherapie der diffusen Peritonitis		
Substanzen für die Initialtherapie	**Dosierung der Initialtherapie (pro Tag)**	**Gesamt-therapie-dauer**
Piperacillin/ Tazobactam	3×4,5 g i.v.	3–5 Tage
Ertapenem	1×1,0 g i.v.	3–5 Tage
Meropenem	3×1,0 g i.v	3–5 Tage
Imipenem/Cilastatin	3×1,0 g i.v.	3–5 Tage
Doripenem	3×1,0 g i.v.	3–5 Tage
Moxifloxacin	1×400 mg i.v.	3–5 Tage
Tigecyclin	100 mg i.v. als Bolus, dann 2×50 mg i.v. pro Tag	3–5 Tage
oder eine Kombina-tionstherapie		
Ceftriaxon	1×2,0 g i.v.	3–5 Tage
Cefotaxim	3×2,0 g i.v.	3–5 Tage
Cefepim	3×2,0 g i.v.	3–5 Tage
Ciprofloxacin	3×400 mg i.v.	3–5 Tage
Levofloxacin	2×500 mg i.v.	3–5 Tage
jeweils plus		
Metronidazol	3×500 mg i.v.	3–5 Tage

Die operative Sanierung eines Fokus hat auch hier oberste Priorität. Ein persistierender Fokus führt sonst zur abdominell getriggerten Sepsis. Intraoperativ findet sich bei lokal begrenzten akuten Peritonitiden, z. B. in den ersten Stunden nach einer Magenperforation, meist ein klares bis leicht trübes Exsudat.

Eine antibiotische Therapiedauer von 1–2 Tagen reicht hier in der Regel aus (■ Tab. 26.13), da die wesentliche Maßnahme die chirurgische Sanierung ist.

■ **Diffuse Peritonitis**

Im Gegensatz zur lokal begrenzten akuten Peritonitis zeigt ein Patient mit einer diffusen Peritonitis häufig schon ausgeprägte klinische Symptome einer schweren Infektion wie Fieber, Tachykardie und hämodynamische Instabilität bis hin zum septischen Schock.

> **Der infektiöse Fokus muss auch hier sofort chirurgisch saniert werden. Jede Verzögerung der chirurgischen Fokussanierung verschlechtert die Überlebenschancen des Patienten.**

Da es sich bei einer diffusen Peritonitis meist nicht um eine frische Perforation oder Leckage handelt, zeigt sich intraoperativ meist ein trübes, eitriges oder fäkulentes Exsudat. Hier müssen Antibiotika oder Antibiotikakombinationen mit einem breiten Wirkungsspektrum eingesetzt werden (■ Tab. 26.14).

Die Kombination eines Aminoglykosids mit einem anaerobierwirksamen Antibiotikum wird heute nicht mehr empfohlen, da Aminoglykoside im anaeroben oder sauren Milieu nicht wirksam sind.

■ **Postoperative Peritonitis**

Bei der postoperativen Peritonitis handelt es sich um eine infektiöse abdominelle Komplikation, die im Zusammenhang mit einem operativen Eingriff auftritt, z. B. als Anastomoseninsuffizienz nach Sigmaresektion. Auch hier muss der Fokus schnellstmöglich operativ saniert werden. Im Vergleich zur ambulant erworbenen sekundären Peritonitis ist die Prognose dieser

▣ **Tab. 26.15** Kalkulierte Antibiotikatherapie der postoperativen Peritonitis		
Substanzen für die Initialtherapie	**Dosierung der Initialtherapie (pro Tag)**	**Gesamttherapiedauer**
Piperacillin/ Tazobactam	3×4,5 g i.v.	7–10 Tage
Meropenem	3×1,0 g i.v.	7–10 Tage
Imipenem	3×1,0 g i.v.	7–10 Tage
Doripenem	3×1,0 g i.v.	7–10 Tage
Ertapenem	1×1,0 g i.v.	7–10 Tage
Moxifloxacin	1×400 mg i.v.	7–10 Tage
Tigecyclin	100 mg i.v. als Bolus, dann 2×50 mg i.v. pro Tag	7–10 Tage

▣ **Tab. 26.16** Kalkulierte Antibiotikatherapie einer Peritonitis bei CAPD	
Substanzen für die Initialtherapie	**Dosierung der Initialtherapie (pro Tag)** [a]
Cefuroxim	3×1,5 g i.v.
Cefotiam	3×2,0 g i.v.
jeweils plus	
Ciprofloxacin	3×400 mg i.v.
[a] angepasst an die Nierenfunktion	

In der Regel ist hier schon primär eine gezielte Therapie möglich, da der Erregernachweis meist gelingt. Für eine kurzzeitige kalkulierte Therapie gelten die Empfehlungen für die postoperative Peritonitis, da das Erregerspektrum vergleichbar ist. Bei entsprechenden Risikofaktoren muss auch an eine Pilzinfektion gedacht werden.

Erkrankung deutlich schlechter, da es sich um eine Infektion in einem voroperierten Abdomen handelt und die Patienten häufig schon mit antimikrobiellen Substanzen vorbehandelt worden sind. Somit ist bei der postoperativen Peritonitis mit einem selektionierten Erregerspektrum inklusive gramnegativer Problemerreger zu rechnen. Aus diesem Grund sollten hier nur antimikrobielle Substanzen mit entsprechend breitem Wirkungsspektrum eingesetzt werden (▣ Tab. 26.15).

Multiresistente Erreger inkl. vancomycinresistente Enterokokken (VRE) und ESBL-Bildner sowie Candida-Spezies müssen – in Abhängigkeit vom Risikoprofil des Patienten – kalkuliert mit behandelt werden.

26.6.3 Tertiäre Peritonitis

Im Gegensatz zur sekundären und postoperativen Peritonitis handelt es sich bei der tertiären Peritonitis um eine Infektion in der Abdominalhöhle ohne chirurgisch sanierbaren Fokus. Hier persistiert die Infektion nach einer chirurgischen Herdsanierung, ohne dass eine weitere operative Intervention sinnvoll wäre.

Das betroffene Patientenkollektiv ist schwer zu identifizieren. Meist sind es schwerkranke Intensivpatienten mit hohem SAPS oder APACHE-Score und persistierend hohen CRP-Serumkonzentrationen, die aufgrund einer anhaltenden Abwehrschwäche und einer Erregerselektion durch eine oder mehrere vorhergehende Antibiotikatherapiezyklen von dieser Form der persistierenden Infektion bevorzugt betroffen sind.

26.6.4 Peritonitis bei kontinuierlicher ambulanter Peritonealdialyse (CAPD)

Die häufigsten Erreger sind hier *Staphylococcus aureus* oder koagulasenegative Staphylokokken, z. B. *Staphylococcus epidermidis*. Ursächlich ist in der Regel eine Kontamination des Schlauch- oder Kathetersystems. Neben einem trüben Dialysatauslauf sind meist die typischen klinischen Zeichen einer Peritonitis vorhanden. Der Erregernachweis gelingt in 80–90% der Fälle mit Hilfe einer mikrobiologischen Kultur aus der Dialysatflüssigkeit. Bei unkomplizierten Fällen können die antimikrobiellen Substanzen der Dialysierflüssigkeit zugegeben werden. Bei schwereren Verlaufsformen, die eher selten auftreten, muss zusätzlich eine parenterale Therapie erfolgen (▣ Tab. 26.16).

Abhängig vom Risikoprofil des Patienten können auch multiresistente Erreger wie methicillinresistente Staphylokokken oder *Enterococcus faecium* ursächlich sein. Wenn nach einer Woche Antibiotikatherapie die Infektion nicht beherrscht werden kann, muss der Peritonealdialysekatheter entfernt werden.

> Bei einem Patienten mit schwerer Sepsis oder septischem Schock und CAPD immer an eine (Dialyse)katheterinfektion denken. Ist der (Dialyse)katheter der wahrscheinliche Fokus, dann muss er bei schwerer Sepsis sofort entfernt werden.

26.6.5 Nekrotisierende Pankreatitis

Septische Komplikationen sind mit ca. 80% die häufigste Todesursache einer akuten Pankreatitis. Die prognostisch bedeutsamste Komplikation ist die Pankreasnekrose. Die Letalität ist mit ca. 12% deutlich höher als bei den ödematösen Verlaufsformen (Letalität 1–5%). Kommt es zur Infektion der Nekrose, so führt dies gehäuft zu Spätkomplikationen wie Arrosionsblutung und Hohlorganperforation. Die Letalität steigt hierdurch auf fast 20% an.

Cave
Die im Krankheitsverlauf auftretenden Komplikationen sind somit prognostisch entscheidend.

Die Indikationsstellung zur Antibiotikatherapie bei nekrotisierender Pankreatitis ist schwierig. Die prophylaktische Gabe von Antibiotika bei der nekrotisierenden Pankreatitis geschah früher aus der Sorge heraus, dass sich das nekrotische Gewebe infizieren könnte und dann ein Abszess oder eine infizierte Pankreaszyste entsteht. Andererseits steht immer zu befürchten, dass allein durch die Antibiotikaprophylaxe resistente Erreger selektioniert werden oder einer Candidainfektion Vorschub geleistet wird, also die Infektion – wenn sie dann auftritt – schwieriger zu behandeln ist.

Mehrere aktuelle Metaanalysen kommen zu der Erkenntnis, dass eine generelle Gabe von Antibiotika keinen signifikant positiven Effekt auf den Verlauf der Erkrankung hat.

Auch konnte eine große prospektive placebokontrollierte Multicenterstudie zeigen, dass die Kombination von Ciprofloxacin und Metronidazol gegenüber Placebo keinen Vorteil bezüglich der Infektionsrate der Nekrosen, der Entwicklung septischer Komplikationen, eines Lungen- und Nierenversagens oder der Letalität bietet. Internationale Konsensuskonferenzen empfehlen derzeit »Keine Infektion – keine Antibiose«[3]. Der Einsatz von Antibiotika sollte also auf die Behandlung nachgewiesener Infektionen limitiert werden.

---

3 Anmerkung des Herausgebers: Die Autoren ▶ Kap. 41 »Pankreatitis« vertreten hierzu eine andere Ansicht: Sie empfehlen bei nekrotisierender Verlaufsform die prophylaktische Gabe von nekrosegängigen Antibiotika wie Carbapenemen etc., um so eine Infektion der Pankreasnekrosen möglichst zu verhindern. Aufgrund der vorhandenen Daten kann man beide Standpunkte vertreten. Ich persönlich würde im Zweifelsfall eine Antibiotikaprophylaxe durchführen.

Tab. 26.17 Kalkulierte Antibiotikatherapie bei Pankreatitis mit infizierten Nekrosen

Substanzen für die Initialtherapie	Dosierung der Initialtherapie (pro Tag)	Gesamttherapiedauer
Piperacillin/ Tazobactam	3×4,5 g i.v.	7–10 Tage
Meropenem	3×1,0 g i.v.	7–10 Tage
Imipenem	3×1,0 g i.v.	7–10 Tage
Doripenem	3×1,0 g i.v.	7–10 Tage
Ertapenem	1×1,0 g i.v.	7–10 Tage
Moxifloxacin	1×400 mg i.v.	7–10 Tage
oder eine Kombinationstherapie		
Cefotaxim	3×2,0 g i.v.	7–10 Tage
Cefepim	3×2,0 g i.v.	7–10 Tage
Ciprofloxacin	3×400 mg i.v.	7–10 Tage
Levofloxacin	2×500 mg i.v.	7–10 Tage
jeweils plus		
Metronidazol	3×500 mg i.v.	7–10 Tage

Eindeutige **Indikationen** für eine Antibiotikatherapie bei der nekrotisierenden Pankreatitis sind:
- infizierte Nekrose,
- infizierte Pseudozyste,
- Cholangitis,
- intra- oder extrapankreatischer Abszess.

Diagnostisch beweisend für eine infizierte Nekrose ist der Nachweis von Gaseinschlüssen im nekrotischen Pankreasgewebe durch ein Abdomen-CT.

Ursächlich für eine sekundär infizierte Pankreasnekrose ist häufig die Translokation von Erregern aus dem Kolon in das peripankreatische Gewebe. Als Erreger werden am häufigsten Enterobacteriaceae, Enterokokken, Staphylokokken, Anaerobier und Candida-Spezies nachgewiesen. Neben der Erregerempfindlichkeit ist die Pankreasgängigkeit (»get to the point«) der antimikrobiellen Substanzen ausschlaggebend (**Tab. 26.17**). Bei entsprechenden Risikogruppen müssen auch multiresistente Erreger, v. a. MRSA, VRE und ESBL-Bildner, erfasst werden.

Symptomatik

Fieber, Leukozytose, ein CRP-Anstieg und eine unerwartete Verschlechterung des Gesundheitszustands des Patienten, meist ab der zweiten Krankheitswoche, sind wichtige klinische Hinweise auf eine infizierte Pankreasnekrose oder einen Pankreasabszess.

Eine infizierte Pankreasnekrose und unklare Prozesse innerhalb des Pankreasgewebes sollten Ultraschall oder CT-gesteuert drainiert werden. So wird das Sekret abgeleitet und zusätzlich eine mikrobiologische Diagnostik ermöglicht.

26.6.6 Sekundäre Cholangitis und »Intensivcholezystitis«

Eine Abflussbehinderung durch Gallensteine, benigne Strukturen oder seltene Tumoren stellen die häufigste Ursache für Entzündungen der Gallenwege dar. Bei ca. 1,5% der Intensivpatienten tritt im Verlauf der Behandlung eine nicht steinbedingte, sog. akalkulöse Cholezystitis auf. Diese Form wird daher auch als »**Intensivcholezystitis**« bezeichnet. Durch Ischämie und Stase in der Gallenblase kommt es zu einem Ödem im Gallengang mit konsekutiver Abflussstörung. Unbehandelt kommt es über die Entwicklung eines Gallenblasenempyems zu einer Sepsis. Zum klinischen Bild der akalkulösen Cholezystitis gehört fast immer Fieber und Abwehrspannung im rechten Oberbauch. Die Diagnose lässt sich bei entsprechendem klinischen Verdacht durch eine Abdomensonographie verifizieren.

Enterobacteriaceae, Enterokokken und Anaerobier sind die häufigsten Erreger (◻ Tab. 26.18). Bei postoperativen Bakteriämien und postoperativer Sepsis muss auch mit gramnegativen Problemerregern einschließlich Pseudomonas-Spezies gerechnet werden. Zu einer Perforation der Gallenblase kann es innerhalb von 48 h nach Beginn der ersten Symptome kommen. Daher ist die sofortige Cholezystektomie die Therapie der Wahl. Bei weiterbestehender Abflussbehinderung, z. B. durch einen Gallenstein im Ductus choledochus, ist eine endoskopische Sanierung via ERCP indiziert.

26.6.7 Intraabdominelle Infektionen durch multiresistente Erreger

Der Anteil resistenter Mikroorganismen hat in den letzten Jahren weltweit auch bei intraabdominellen Infektionen deutlich zugenommen. Bei postoperativen Peritonitiden, der tertiären Peritonitis, aber auch der nekrotisierenden Pankreatitis mit infizierten Nekrosen muss häufiger als früher mit dem Auftreten von

◻ **Tab. 26.18** Kalkulierte Antibiotikatherapie bei sekundärer Cholangitis

Substanzen für die Initialtherapie	Dosierung der Initialtherapie (pro Tag)	Gesamttherapiedauer
Amoxicillin/Clavulansäure	3×2,2 g i.v.	3–5 Tage
Ampicillin/Sulbactam	3×3,0 g i.v.	3–5 Tage
Piperacillin/Tazobactam	3×4,5 g i.v.	3–5 Tage
Ertapenem	1×1,0 g i.v.	3–5 Tage
Imipenem	3×1,0 g i.v.	3–5 Tage
Meropenem	3×1,0 g i.v.	3–5 Tage
Moxifloxacin	1×400 mg i.v.	3–5 Tage
oder eine Kombinationstherapie		
Ceftriaxon	1×2,0 g i.v.	3–5 Tage
Cefotaxim	3×2,0 g i.v.	3–5 Tage
Cefepim	3×2,0 g i.v.	3–5 Tage
Ciprofloxacin	3×400 mg i.v.	3–5 Tage
Levofloxacin	2×500 mg i.v.	3–5 Tage
jeweils plus		
Metronidazol	3×500 mg i.v.	3–5 Tage

MRSA, VRE, ESBL-Bildnern und resistenten Pseudomonas-Spezies gerechnet werden.

Methicillinresistenter *Staphylococcus aureus* (MRSA)

Folgende Risikofaktoren für eine Infektion mit MRSA-Beteiligung sind bekannt:
- bekannte MRSA-Anamnese (auch sanierte ehemalige Träger),
- Kontakt zu einem MRSA-Träger,
- Antibiotikatherapie innerhalb der letzten 6 Monate,
- Krankenhausaufenthalt (>24 h) innerhalb der letzten 6 Monate,
- offene chronische Wunden, Weichgewebeinfektionen (»offenes Bein«),
- Katheterträger (Blasendauerkatheter, PEG-Sonde, Tracheostoma etc.),
- Tätigkeit in der Tierzucht, v. a. in der Schweinemast,

- Patienten aus Ländern oder Einrichtungen mit bekannt hoher MRSA-Prävalenz, z. B.
  - Dialyseeinrichtungen,
  - Brandverletztenzentren,
  - Pflegeheime mit bekannter MRSA-Problematik.

Eine Infektion der Abdominalhöhle mit MRSA bei immunkompetenten Patienten ist sehr selten. Bei immunsupprimierten Patienten, z. B. nach einer Transplantation oder bei schwerer Sepsis, kommen intraabdominelle MRSA-Infektionen eher vor.

> **Tigecyclin besitzt als einziges MRSA-wirksames Antibiotikum aktuell die Zulassung zur Therapie intraabdomineller Infektionen und ist hier Mittel der Wahl.**

Es liegen auch klinische Daten zur Behandlung intraabdomineller MRSA-Infektionen mit Linezolid und Daptomycin vor; beide Substanzen haben aber aktuell keine Zulassung für intraabdominelle Infektionen.

Enterokokken und vancomycinresistente Enterokokken (VRE)

Auch wenn die Rolle der Enterokokken als primär pathogener Erreger einer intraabdominellen Infektion kontrovers beurteilt wird, wird eine Therapie mit einem enterokokkenwirksamen Antibiotikum in folgenden Fällen empfohlen:

- Patienten mit schwerer Sepsis abdomineller Genese,
- bei postoperativer und tertiärer Peritonitis,
- bei Patienten nach Herzklappen-OP (Endokarditisgefahr!),
- nach Vorbehandlung mit einer enterokokkenselektionierenden Antibiotikatherapie.

> **Wenn zusätzliche Risikofaktoren für vancomycinresistente Enterokokken vorliegen, wie eine bekannte Kolonisierung oder ein Ausbruch, ist Tigecyclin das Mittel der Wahl.**

Alternativ kommen wegen ihrer In-vitro-Wirksamkeit auch Linezolid und Daptomycin in Frage, auch wenn die Datenlage derzeit unzureichend ist.

ESBL-Bildner und Pseudomonaden

Insbesondere bei *Escherichia coli* und *Klebsiella pneumoniae* konnte in den letzten Jahren eine zunehmende Resistenz gegenüber Penicillinen und Cephalosporinen der Gruppen 3 und 4 nachgewiesen werden.

◙ Tab. 26.19 Kalkulierte Antibiotikatherapie der intraabdominellen Infektion durch multiresistente Erreger

Erreger	Substanzen zur Initialtherapie	Dosierung der Initialtherapie (pro Tag)	Therapiedauer
ESBL-Bildner	Ertapenem	1×1,0 g i.v.	7–10 Tage
	Doripenem	3×1,0 g i.v.	7–10 Tage
	Imipenem	3×1,0 g i.v.	7–10 Tage
	Meropenem	3×1,0 g i.v.	7–10 Tage
	Tigecyclin	100 mg i.v. als Bolus, dann 2×50 mg i.v.	7–10 Tage
	als Kombinationspartner: Fosfomycin	3×5,0 g i.v.	7–10 Tage
Pseudomonas aeruginosa	Piperacillin/Tazobactam	3×4,5 g i.v.	10–14 Tage
	Doripenem	3×1,0 g i.v.	10–14 Tage
	Imipenem	3×1,0 g i.v.	10–14 Tage
	Meropenem	3×1,0 g i.v.	10–14 Tage
	Cefepim	3×2,0 g i.v.	10–14 Tage
	Ceftazidim	3×2,0 g i.v.	10–14 Tage
	Ciprofloxacin	3×400 mg i.v.	10–14 Tage
	Levofloxacin	2×500 mg i.v.	10–14 Tage
MRSA/VRE	Tigecyclin	100 mg i.v. als Bolus, dann 2×50 mg i.v.	7–10 Tage

> **Der primäre Einsatz von Carbapenemen ist bei ESBL-bildenden Erregern indiziert.**

Alternativ kann Tigecyclin zum Einsatz kommen. Bei nachgewiesener In-vitro-Empfindlichkeit sind auch die Fluorchinolone zur Therapie möglich. Fosfomycin ist eine Option als Kombinationspartner.

Pseudomonaden können in knapp 10% aller Fälle bei einer intraabdominellen Infektion nachgewiesen werden. Auch wenn bei Pseudomonaden nicht immer klar zwischen Infektionserregern und Kolonisatoren unterschieden werden kann, sollten diese bei schwerkranken Intensivpatienten im Spektrum der Therapie berücksichtigt werden (◨ Tab. 26.19).

Bei Resistenz gegenüber allen bisher genannten Optionen steht Colistin zur Verfügung. Hier ist die Datenlage allerdings begrenzt. Die Tagesdosis Colistin beträgt 3-mal 20.000–25.000 IE/kg. Da Colistin potenziell nephrotoxisch ist, muss die Nierenfunktion während der Therapie überwacht werden.

26.7   Harnwegsinfektionen

Harnwegsinfektionen gehören mit einem Anteil von ca. 40% zu den häufigsten nosokomialen Infektionen. Zu 80% sind Blasenverweilkatheter die Ursache, zu 10% urologisch-endoskopische Eingriffe.

▪ Prävention

Die Mehrheit der Erreger, die katheterassoziierte Harnwegsinfektionen verursacht, entstammt der patienteneigenen Darmflora und wurde somit quasi verschleppt. Der Prävention kommt in diesem Zusammenhang eine besondere Bedeutung zu. Das Robert-Koch-Institut empfiehlt, dass nur diejenigen Personen Blasenkatheterisierungen durchführen dürfen, die mit der korrekten Indikationsstellung, Technik und den Erfordernissen der Asepsis sowie der Katheterhygiene vertraut sind.

Praxistipp

Strikte Asepsis bei jeder Blasenkatheterisierung mit:
- sterilen Handschuhen,
- sterilem Abdeckmaterial und sterilen Tupfern,
- Schleimhautantiseptikum zur Dekontamination der Harnröhrenöffnung (Einwirkzeit beachten!),
- sterilem Gleitmittel,
- einer sterilen Pinzette zur aseptischen Blasenkatheteranlage.

Wird bei transurethralem Blasenkatheter eine Harnwegsinfektion vermutet, so muss nach der Gewinnung von Urin für die mikrobiologische Diagnostik der Blasenkatheter gewechselt werden. Ist eine Harnableitung länger als 72 h notwendig, so sollte eine suprapubische Harnableitung erwogen werden.

▪ Risikofaktoren

Außer den bereits erwähnten Blasenkathetern gibt es weitere infektionsbegünstigende Faktoren:
- Harnabflussstörungen, z. B. Stenosen, Harnblasenentleerungsstörungen,
- vesikoureteraler Reflux,
- Diabetes mellitus,
- Analgetikaabusus,
- Immunsuppression,
- Schwangerschaft,
- hohes Alter.

▪ Klinik

Sind einer oder mehrere der o. g. Risikofaktoren bei dem Intensivpatienten vorhanden, so ist beim Nachweis mindestens eines der folgenden Symptome eine Harnwegsinfektion wahrscheinlich:
- Flankenschmerz,
- Fieber,
- Klopfschmerz in den Nierenlagern,
- deutliche Beeinträchtigung des Allgemeinzustands.

> **Zur Fokussanierung muss eine Harnabflussstörung schnellstmöglich beseitigt werden. Eine adäquate Antibiotikatherapie allein reicht nicht aus, da die Ursache der Infektion weiter besteht! Vor Beginn der antimikrobiellen Therapie erfolgt immer die Urinentnahme zur mikrobiologischen Diagnostik.**

▪ Diagnostik

Nach dem Einsatz eines Urinteststreifens zur schnellen Information, ob eine Harnwegsinfektion wahrscheinlich ist, wird Urin zur mikrobiologischen Untersuchung gewonnen. Die Nieren und ableitenden Harnwege müssen sonographisch untersucht werden, um einen möglichen Harnstau zu verifizieren. Ergibt sich ein Hinweis auf eine Abszessbildung, muss zusätzlich eine Computertomographie durchgeführt werden, um die Ausdehnung und genaue Lokalisation des Abszesses darzustellen. Der Abszess kann z. B. perkutan CT-gesteuert punktiert und drainiert werden.

Tab. 26.20 Kalkulierte Antibiotikatherapie der komplizierten Harnwegsinfektion

Substanzen für die Initialtherapie	Dosierung der Initialtherapie (pro Tag)	Gesamt-therapie-dauer[a]
Amoxicillin/ Clavulansäure	3×2,2 g i.v.	3–5 Tage
Ampicillin/ Sulbactam	3×3,0 g i.v.	3–5 Tage
Piperacillin/ Tazobactam[b]	3×4,5 g i.v.	3–5 Tage
Cefotaxim	3×2,0 g i.v.	3–5 Tage
Cefepim[b]	3×2,0 g i.v.	3–5 Tage
Doripenem[b]	3×1,0 g i.v.	3–5 Tage
Imipenem[b]	3×1,0 g i.v.	3–5 Tage
Meropenem[b]	3×1,0 g i.v.	3–5 Tage
Ertapenem	1×1,0 g i.v.	3–5 Tage
Ciprofloxacin[b]	3×400 mg i.v.	3–5 Tage
Levofloxacin[b]	2×500 mg i.v.	3–5 Tage

[a] nach Entfieberung bzw. Beseitigung des Fokus.
[b] bei Verdacht auf *Pseudomonas aeruginosa* oder *Acinetobacter baumannii*.

▪ Erreger und Therapie

Das Erregerspektrum umfasst in erster Linie *Escherichia coli* und andere Enterobacteriaceae, aber auch Enterokokken. Bei Harnwegsinfektionen von Intensivpatienten muss vermehrt mit resistenten Erregern gerechnet werden, da Patienten auf der Intensivstation meist

- schon länger stationär im Krankenhaus liegen,
- schon länger ein System zur Harnableitung tragen,
- mit Antibiotika vorbehandelt wurden.

Zu den resistenten Erregern gehören z. B. *Pseudomonas aeruginosa* und *Acinetobacter baumannii*, aber auch ESBL-bildende Enterobacteriaceae (▪ Tab. 26.20).

Die Prognose einer Harnwegsinfektion ist insgesamt eher günstig und die Letalität niedrig.

Sonderform »emphysematöse Pyelonephritis«

Die emphysematöse Pyelonephritis ist eine seltene lebensbedrohliche Infektion der Nieren, die durch Gasformationen im Nierenparenchym sowie perirenal gekennzeichnet ist und fast ausschließlich bei Patienten mit Diabetes mellitus vorkommt.

Wird durch die CT-Untersuchung die Diagnose einer emphysematösen Pyelonephritis gestellt, reicht die alleinige Antibiotikatherapie nicht aus. Hier kann die CT-gesteuerte perkutane Drainage erfolgreich sein. Ist dies nicht möglich, so muss die Drainage offen chirurgisch, z. B. über einen Flankenschnitt, eingebracht werden. Abhängig von Ausmaß der Organbeteiligung kann sogar eine Nephrektomie notwendig sein. Bei fehlender Möglichkeit der chirurgischen Sanierbarkeit ist die Nephrektomie die Therapie der Wahl.

Die kalkulierte Antibiotikatherapie entspricht den Empfehlungen zur antimikrobiellen Therapie der komplizierten Harnwegsinfektion (▪ Tab. 26.20). Die Letalität ohne chirurgische Therapie bei persistierendem Fokus beträgt auch bei adäquater Antibiotikatherapie nahezu 80%.

26.8 Haut-, Weichgewebe- und Knocheninfektionen

26.8.1 Haut- und Weichgewebeinfektionen

Haut- und Weichgewebeinfektionen können als harmlose oberflächliche Pyodermie auftreten, aber auch in allen Schweregraden bis hin zur lebensbedrohlichen nekrotisierenden Infektion mit Fasziitis oder Myonekrose mit hoher Letalität. Klinische Hinweise auf eine Infektion sind:

- Schwellung,
- Rötung,
- Überwärmung und die
- Sekretion aus Wunden oder Fisteln.

> **Praxistipp**
>
> Bei Verdacht auf eine Haut- oder Weichgewebeinfektion muss die gesamte Hautoberfläche untersucht werden. Alle Hautpartien inklusive der Leisten- und der Perianalregion müssen gründlich inspiziert werden. Dabei muss auch auf mögliche Fistelgänge geachtet werden.

▪ Klinische Symptome

Wichtig ist die frühzeitige Differenzierung zwischen einer leichten Infektion, die keiner notfallmäßigen chirurgischen Intervention bedarf, und den schweren, lebensbedrohlichen Weichgewebeinfektionen, wie die nekrotisierende Fasziitis, die Fournier-Gangrän und eher selten der Gasbrand mit ausgedehnten Myonekrosen, die keinen Zeitverzug erlauben und eine sofortige intensivmedizinische und chirurgische Therapie erforderlich machen.

Bei fortgeschrittenen und ausgedehnten Infektionen zeigen die Patienten meist schon die Symptome einer schweren Sepsis und sind zu diesem Zeitpunkt häufig bereits hämodynamisch instabil. Als Eintrittspforte für die Erreger dieser schweren Haut-Weichgewebe-Infektionen sind neben der hämatogenen Streuung Bagatelltraumen, infizierte Wunden, Spritzenabszesse oder auch perianale Infektionen (Fournier-Gangrän) zu sehen.

Nekrotisierende Fasziitis Bei der nekrotisierenden Fasziitis handelt es sich um eine Weichgewebeinfektion mit rascher Ausbreitungstendenz und frühzeitiger Entwicklung einer Sepsis. Auslösend für die Infektion können Hautverletzungen, Hautinfektionen, intramuskuläre Injektionen oder chirurgische Eingriffe sein. Die Infektion führt zu kapillären Thrombosen mit nachfolgender Nekrose von Faszie, Subkutis und Kutis. Die nekrotisierende Fasziitis beginnt oft mit unspezifischen Symptomen wie lokalen Schmerzen und Fieber. Innerhalb kurzer Zeit kommt es dann zu einer Schwellung der betroffenen Areale und zur Ausbildung einer schweren Sepsis bis hin zum septischen Schock. Die Haut über dem Infektionsherd ist gerötet und überwärmt und es kommt häufig zur Blasenbildung. Im weiteren Verlauf entwickeln sich mehr oder weniger ausgedehnten Nekrosen. Kernpunkte der Behandlung sind ein rasches radikales chirurgisches Débridement sowie eine frühzeitige kalkulierte antimikrobielle Therapie. Greift die nekrotisierende Fasziitis von der Extremität auf den Rumpf über, verläuft sie meist letal.

Fournier-Gangrän Die Fournier-Gangrän ist eine Sonderform der nekrotisierenden Fasziitis und betrifft die Skrotal- und Perinealfaszien. Die Infektion geht entweder von der Haut, vom Harntrakt oder Enddarm aus. Als Risikofaktoren gelten Diabetes mellitus, lokales Trauma oder (auch kleine) Operationen. Insbesondere die Paraphimose sowie die Harnröhren- oder Enddarmverletzung seien hier genannt. Klinische stehen eine lokale Schwellung und Rötung, teilweise mit Krepitation (Gasbildung), und die rasche Entwicklung einer Sepsis im Vordergrund. Im weiteren Verlauf entstehen dunkle eingeblutete nekrotische Areale. Die Behandlung besteht auch hier in einer radikalen Exzision des erkrankten Gewebes und einer frühzeitigen adäquaten antimikrobiellen Therapie.

Gasbrand Die Gasbranderkrankung ist eine rasch progrediente Weichgewebeinfektion mit Myonekrosen, die auf eine Wundkontamination mit gasbildenden Clostridien, meist *Clostridium perfringens*, *Clostridium septicum* und *Clostridium histolyticum* zurückzuführen ist. Dabei handelt es sich um grampositive, sporenbildende, obligat anaerobe Stäbchen mit ubiquitärem Vorkommen, u. a. im Erdboden und im Intestinaltrakt. Clostridien breiten sich bei größeren Weichteilschädigungen rasant im geschädigten Gewebe aus. Eine schlechte Durchblutung des Wundgebiets begünstigt dabei die Ausbreitung. Besonders nach großflächiger Weichgewebeverletzung, bei offenen Frakturen mit Gewebeuntergang und Mangeldurchblutung ist die Gefahr einer Infektion mit Clostridien groß. Durch die rasche Ausbreitung des Erregers und seiner Toxine kommt es durch das schnelle Fortschreiten der Infektion zur schweren Sepsis bis zum septischen Schock. Die Behandlung umfasst:

- chirurgische Sanierung,
- antibiotische Therapie,
- differenzierte symptomatische Intensivbehandlung und
- die hyperbare Sauerstofftherapie (hyperbare Oxygenation, HBO)[4], sofern möglich.

■ **Diagnostik**

Um die Ausdehnung der Weichgewebeinfektion zu verifizieren, sollte umgehend eine CT-Untersuchung der betroffenen Region durchgeführt werden. Der Nachweis von Gaseinschlüssen in der Muskulatur oder im Weichgewebe sichert die Diagnose einer schweren

---

4 Eine weitere Therapieoption ist die hyperbare Sauerstofftherapie (HBO), also die Atmung von reinem Sauerstoff (FiO$_2$ 1,0) bei einem gegenüber der Norm deutlich gesteigerten Umgebungsdruck. Typischerweise erfolgt eine Behandlung mittels HBO in einer Druckkammer. Anaerobier können in dieser sauerstoffreichen Umgebung nicht überleben und werden daher während der HBO-Therapie direkt abgetötet. Aufgrund dessen kann für einen Gasbrandpatienten die HBO-Behandlung lebensrettend sein. Darüber hinaus wird auch bei Mischinfektionen, wie z. B. bei der nekrotisierenden Fasziitis, die Wirkung einiger Antibiotika unter hyperoxischen Bedingungen synergistisch verstärkt. In der Praxis ist die Durchführung einer HBO bei Intensivpatienten häufig sehr schwierig: Nur die allerwenigsten Druckkammern bieten die Behandlung von Intensivpatienten an und sind auch gleichzeitig an ein Krankenhaus angeschlossen, sodass der potenzielle Nutzen der HBO immer gegen die teilweise erheblichen Risiken eines mehrstündigen Hin- und Rücktransports eines kritisch kranken Intensivpatienten abgewogen werden muss. Im klinischen Alltag kann als »Kompromissvariante« eine Beatmung mit reinem Sauerstoff über mehrere Stunden durchgeführt werden.

◘ **Tab. 26.21** Kalkulierte Antibiotikatherapie bei nekrotisierenden Weichgewebeinfektionen

Substanzen für die Initialtherapie	Dosierung der Initialtherapie (pro Tag)
Piperacillin/Tazobactam	3×4,5 g i.v.
Ertapenem	1×1,0 g i.v.
Meropenem	3×1,0 g i.v.
Imipenem	3×1,0 g i.v.
Moxifloxacin	1×400 mg i.v.
jeweils plus	
Clindamycin	3×600 mg i.v.
oder	
Cefotaxim	3×2,0 g i.v.
Ceftriaxon	2×2,0 g i.v.
jeweils plus	
Clindamycin **und**	3×600 mg i.v.
Metronidazol	3×0,5 g i.v.
ggf. Linezolid[a]	2×600 mg g i.v.

[a] bei Verdacht auf MRSA-Beteiligung.

Weichgewebeinfektion; weiterhin kann durch die CT-Untersuchung die Ausdehnung der Infektion abgeschätzt und das chirurgische Vorgehen geplant werden. Beim klassischen Gasbrand zeigen sich Lufteinschlüsse als Folge der Myonekrose häufig innerhalb der Muskulatur. Bei den anderen nekrotisierenden Weichgewebeinfektionen lassen sich Lufteinschlüsse meist extrafaszial im Weichgewebe nachweisen. Im Vergleich zum Gasbrand, der durch Clostridien (s. o.) verursacht wird, lassen sich bei den anderen aerob-anaeroben Mischinfektionen *Staphylococcus aureus*, hämolysierende Streptokokken Gruppe A und Enterobacteriaceae, aber auch anaerobe Bakterien wie *Bacteroides fragilis* oder *Prevotella melaninogenica* als ursächlich nachweisen. Die genaue Differenzierung der Infektionen anhand der CT-Befunde oder klinischer Kriterien ist für die Notfallbehandlung zu vernachlässigen, da bei allen schweren nekrotisierenden Weichgewebeinfektionen im ersten Schritt durch ein radikales Débridement das nekrotische Gewebe entfernt und parallel eine kalkulierte antimikrobielle Therapie begonnen werden muss (◘ Tab. 26.21). Nach Erregernachweis und Empfindlichkeitsprüfung sollte die Antibiotikatherapie angepasst werden.

▪ **Prognose**

Ausschlaggebend für die Prognose sind der Zeitpunkt und das Ausmaß der chirurgischen Versorgung. Nur die schnelle und ausgedehnte Exzision des nekrotischen Gewebes ermöglicht ein Überleben des Patienten. Die Letalität der schweren Weichgewebeinfektionen beträgt bei rascher und richtiger Versorgung immer noch 20–75%, bei verzögerter oder chirurgisch zurückhaltender Therapie bis zu 100%.

26.8.2 Diabetisches Fußsyndrom

Die Entzündungsreaktion im Rahmen eines diabetischen Fußsyndroms kann bei leichten Formen klinisch als leichte lokale Rötung und Überwärmung imponieren, aber auch bei ausgedehnter Infektion der Fokus für einen septischen Schock sein. Durch die verminderte Immunreaktion und die diabetische Polyneuropathie können schon Bagatelltraumen bei Patienten mit Diabetes mellitus zu einer ausgedehnten Infektion führen, die im Verlauf auch auf angrenzende Knochenregionen übergreifen kann. Somit müssen antimikrobielle Substanzen gewählt werden, die sowohl im Weichgewebe als auch im Knochen hohe Wirkspiegel erreichen (◘ Tab. 26.22). Häufig handelt es sich um Mischinfektionen durch Staphylokokken, Streptokokken, Enterobacteriaceae, Pseudomonaden und Anaerobier. Weiterhin muss auch eine Beteiligung von MRSA bei entsprechenden Risikofaktoren berücksichtigt werden. Bei Patienten auf der Intensivstation handelt es sich meist um ausgedehnte Infektionen, die neben der notwendigen parenteralen antimikrobiellen Therapie meist auch chirurgisch saniert werden müssen.

26.8.3 Knocheninfektionen

Bei der Infektion des Markraums spricht man von einer Osteomyelitis, die häufig Folge einer endogen-hämatogenen Erregeraussaat ist. Es sind meist Monoinfektionen durch *Staphylococcus aureus*, Streptokokken, *Serratia marcescens* oder Proteus-Spezies.

Sind alle Elemente des Knochens von der Infektion betroffen, so spricht man von einer Ostitis. Diese entsteht fast immer posttraumatisch bzw. postoperativ durch direkte Kontamination. Es handelt sich hierbei meist um Mischinfektionen mit Staphylokokken, Streptokokken, Enterobacteriaceae und Anaerobiern. Bei der Ostitis muss neben einer initial kalkulierten Antibiotikatherapie frühzeitig ein chirurgisches Débridement und bei einer Fraktur die Stabilisierung des Knochens erfolgen (◘ Tab. 26.23). Intraoperativ müssen

◻ Tab. 26.22 Kalkulierte Antibiotikatherapie des diabetischen Fußsyndroms

Substanzen für die Initialtherapie	Dosierung der Initialtherapie (pro Tag)
Piperacillin/Tazobactam	3×4,5 g i.v.
Ertapenem	1×1,0 g i.v.
Meropenem	3×1,0 g i.v.
Imipenem	3×1,0 g i.v.
Moxifloxacin	1×400 mg i.v.
oder	
Cefotaxim	3×2,0 g i.v.
Ceftriaxon	1×2,0 g i.v.
Ciprofloxacin	3×400 mg i.v.
Levofloxacin	2×500 mg i.v.
jeweils plus	
Clindamycin **oder**	3×600 mg i.v.
Fosfomycin	3×5,0 g i.v.
Zusätzlich bei MRSA-Beteiligung	
Linezolid [a]	2×600 mg i.v.
Daptomycin	1×4 mg/kg i.v.
Tigecyclin	100 mg i.v. als Bolus, dann 2×50 mg i.v.
Vancomycin[b]	2×1,0 g i.v. [c]
jeweils plus	
Rifampicin **oder**	1×10 mg/kg i.v.
Fosfomycin	3×5,0 g i.v.

Gesamttherapiedauer mehrere Wochen, bei schweren Infektionen 1–2 Wochen i.v.-Gabe, dann orale Therapie über mehrere Wochen fortführen.
[a] Linezolid nicht über 28 Tage einsetzen.
[b] Vancomycin nur bei nicht eingeschränkter Nierenfunktion verwenden (Kreatinin <1,2 mg/dl).
[c] weitere Dosierung nach Spiegelbestimmung.

◻ Tab. 26.23 Kalkulierte Antibiotikatherapie bei Knocheninfektionen

Substanzen für die Initialtherapie	Dosierung der Initialtherapie (pro Tag)
Amoxicillin/Clavulansäure	3×2,2 g i.v.
Ampicillin/Sulbactam	3×3,0 g i.v.
Moxifloxacin	1×400 mg i.v.
oder	
Cefuroxim	3×1,5 g i.v.
plus	
Clindamycin **oder**	3×600 mg i.v.
Fosfomycin	3×5,0 g i.v.
Gesamttherapiedauer bis zu 6 Wochen.	

da Heilungen unter konservativer Therapie höchst selten sind. Alle persistierenden Knocheninfekte können letztlich zu einer generalisierten Sepsis führen und benötigen ein interdisziplinäres Therapiekonzept.

26.8.4 Mediastinitis

Eine Mediastinitis ist häufig die Folge einer Ösophagusperforation. In der Anamnese geben die Patienten oft ein plötzliches Vernichtungsgefühl mit heftigsten retrosternalen oder epigastrischen Schmerzen an. Auch kann eine Trachealverletzung z. B. im Rahmen einer schwierigen Intubation oder durch ein schweres Trauma ursächlich sein. Ist der Patient bei einer solchen Anamnese zusätzlich dyspnoeisch und zeigt ein Hautemphysem an Hals und Gesicht, muss zur Diagnosefindung sofort eine CT-Untersuchung des Thorax durchgeführt werden. Wird hierbei eine Mediastinitis diagnostiziert, so muss parallel zur sofortigen chirurgischen Sanierung eine kalkulierte Antibiotikatherapie begonnen werden (◻ Tab. 26.24).

26.9   Erkrankungen des ZNS

26.9.1 Akute eitrige Meningitis

Eine akute eitrige Meningitis entsteht entweder primär infolge einer hämatogenen Streuung oder sekundär durch Eintritt von Mikroorganismen ins ZNS, meist fortgeleitet von einer Sinusitis oder Otitis oder in Folge

Gewebeproben oder Abstriche zur mikrobiologischen Untersuchung gewonnen werden. Als weitere Entität kommen prothesenassoziierte Infektionen vor, z. B. nach Implantation einer Hüftgelenktotalendoprothese. Hier muss im Regelfall die Prothese ausgebaut werden,

◻ **Tab. 26.24** Kalkulierte Antibiotikatherapie der Mediastinitis

Substanzen für die Initialtherapie	Dosierung der Initialtherapie (pro Tag)
Piperacillin/Tazobactam	3×4,5 g i.v.
Meropenem	3×1,0 bis 3×2,0 g i.v.[a]
Imipenem	3×1,0 g i.v.
Ertapenem	1×1,0 g i.v.
Moxifloxacin	1×400 mg i.v.
ggf. jeweils plus	
Fosfomycin	3×5,0 g i.v.
oder	
Cefotaxim	3×2,0 g i.v.
Ceftriaxon	2×2,0 g i.v
Cefepim	3×2,0 g i.v.
jeweils plus	
Metronidazol	3×500 mg i.v.
ggf. jeweils plus	
Fluconazol[b]	10 mg/kg i.v.

[a] bei Meropenem ist hier eine höhere Dosierung möglich, sodass Meropenem aus der Gruppe der Carbapeneme bevorzugt werden sollte.

[b] z. B. bei bekannter Soor-Ösophagitis.

eines Traumas oder chirurgischen Eingriffs (▶ Kap. 43). Die häufigsten Erreger der bakteriellen Meningitis im Erwachsenenalter sind Pneumokokken und Meningokokken. *Listeria monocytogenes* ist selten und tritt meist bei immunabwehrgeschwächten Patienten auf. Bei posttraumatischer oder postoperativer Meningitis werden Enterobacteriaceae, Pseudomonaden und Staphylokokken gefunden.

▪ **Klinische Symptome**

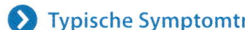 **Typische Symptomtrias:**
  — Kopfschmerzen
  — Fieber
  — Meningismus

Häufig kommt es zudem zu Erbrechen, Lichtscheu und Bewusstseinstrübung bis zum Koma. Eine Progredienz der Symptomatik zeigt sich meist innerhalb weniger Stunden.

▪ **Diagnostik und Therapie**

Die Diagnostik stützt sich auf die zytologisch-biochemische Untersuchung des Liquor cerebrospinalis. Der Liquorbefund zeigt typischerweise folgende Befunde:
  — granulozytäre Pleozytose[5] mit >1.000 Zellen/μl,
  — Liquoreiweiß >120 mg/dl,
  — Liquorglukose von <30 mg/dl, bzw. Liquor-Serum-Glukose-Quotient <0,3,
  — Laktat erhöht (>3,5 mmol/l).

Zur Sicherung der Diagnose muss der Erreger im Liquor nachgewiesen werden. Parallel sind auf jeden Fall Blutkulturen abzunehmen.

Bei Patienten mit Bewusstseinsminderung, fokalneurologischem Defizit, Immunsuppression, ZNS-Erkrankungen in der Anamnese oder neu aufgetretenen Krampfanfällen wird vor der Lumbalpunktion ein CCT empfohlen, um einen erhöhten intrakraniellen Druck auszuschließen. Die kalkulierte antimikrobielle Therapie beginnt vor dem CT (◻ Tab. 26.25; in Anlehnung an die PEG-Leitlinien 2010).

> Bei Verdacht auf erhöhten intrakraniellen Druck muss die antimikrobielle Therapie sofort nach Entnahme von Blutkulturen und vor der CT-Untersuchung begonnen werden. Bei Patienten ohne Hinweise für eine intrakranielle Drucksteigerung wird die sofortige Liquorpunktion und Antibiotikagabe vor dem CT empfohlen.

Lassen sich im Liquor bei einer Pleozytose <1.000/μl v. a. Lymphozyten nachweisen, so ist differenzialdiagnostisch an eine tuberkulöse, mykotische oder virale Meningoenzephalitis zu denken.

Adjuvante Dexamethasongabe Vor (besser) oder mit der ersten Antibiotikumapplikation wird die Gabe von 10 mg Dexamethason i.v. empfohlen. Die Therapie wird mit 10 mg i.v. alle 6 h für 4 Tage fortgeführt. Die Prognose der bakteriellen Meningitis, insbesondere der Pneumokokkenmeningitis lässt sich dadurch signifikant verbessern.

▪ **Prophylaxe**

Erwachsene, nichtschwangere, enge Kontaktpersonen von Patienten mit Meningokokkenmeningitis erhalten als Prophylaxe entweder
  — Ciprofloxacin 500–750 mg einmalig p.o. oder
  — Rifampicin 600 mg p.o. alle 12 Stunden für 2 Tage.

---

5 Eine Pleozytose ist eine Vermehrung von Zellen im jeweiligen Medium, hier also im Liquor cerebrospinalis.

Tab. 26.25 Kalkulierte Antibiotikatherapie der bakteriellen Meningitis

Substanzen für die Initialtherapie	Tagesdosierung
Ambulant erworbene Meningitis	
Ceftriaxon	2×2,0 g i.v.
Cefotaxim	3×2,0 g i.v.
jeweils plus	
Ampicillin [a]	3×5,0 g i.v.
Nosokomiale Meningitis	
Meropenem	3×2,0 g i.v.
Ceftazidim	3×2,0 g i.v.
jeweils plus	
Vancomycin [b]	2×1,0 g i.v.

Gesamttherapiedauer mindestens 7 Tage bei *Neisseria meningitidis*; mindestens 10 Tage bei anderen Erregern.
[a] initial mit Ampicillin kombinieren, weil Cephalosporine unwirksam gegenüber *Listeria monocytogenes* sind.
[b] bei der nosokomialen Meningitis sind häufig methicillinresistente Staphylokokken beteiligt.

Schwangere erhalten Ceftriaxon 250 mg einmalig i.v., Kinder erhalten Rifampicin 10 mg/kg alle 12 h für 2 Tage p.o.

Handelt es sich hingegen sicher um keine Meningokokkenmeningitis, sondern z. B. um eine Pneumokokkenmeningitis, so müssen Kontaktpersonen keine Antibiotikumprophylaxe einnehmen.

OPSI Nach einer Splenektomie kann es zu einer »overwhelming post-splenectomy infection« (OPSI) kommen. Die häufigsten Erreger einer OPSI nach Splenektomie, die auch eine Meningitis auslösen können, sind *Streptococcus pneumoniae, Haemophilus influenzae* und *Neisseria meningitidis.* Aus diesem Grund muss eine aktive Impfung gegen Pneumokokken, *Haemophilus influenzae* Typ B (HIB) und Meningokokken möglichst vor, im Notfall auch nach einer Milzentfernung erfolgen.

- **Prognose**

Die höchste Letalität weisen Pneumokokken- und Listerienmeningitiden mit bis zu 40% auf, die Prognose der Meningokokkenmeningitis ist wesentlich günsti-

ger, die Letalität liegt deutlich unter 10%. Allerdings bleiben bei 20–40% der Patienten neurologischen Residuen (Hemiparese, epileptische Anfälle, neuropsychologische Auffälligkeiten).

26.10 Pilzinfektionen

In den letzten 2 Jahrzehnten kam es zu einer weltweiten Zunahme von invasiven Pilzinfektionen bei operativen und nichtoperativen Intensivpatienten. Die am häufigsten nachgewiesene Gattung ist weiterhin Candida. Bei immunsupprimierten Patienten handelt es sich zunehmend um invasive Fadenpilzinfektionen, insbesondere Aspergillosen. Auffällig ist bei den invasiven Candidainfektionen die Zunahme der »Nicht-Albicans«-Arten. Trotz der Einführung neuer Antimykotika ist die Letalität dieser Infektionen weiterhin hoch, da sie häufig erst spät diagnostiziert werden.

26.10.1 Antimykotika

Es werden hier nur die Antimykotika beschrieben, die für die Behandlung invasiver Mykosen beim Intensivpatienten Bedeutung haben.

Polyene: Amphotericin B

Amphotericin B bindet an das Ergosterol der Pilzzellmembran und wirkt fungizid. Das Wirkungsspektrum ist breit und umfasst alle Candida-Spezies mit Ausnahme der seltenen *Candida lusitaniae,* Aspergillen mit Ausnahme von *Aspergillus terreus* und auch viele andere Pilzspezies wie Kryptokokken, Mucorazeen und die Erreger außereuropäischer Mykosen, die aber im Bereich der Intensivmedizin in Deutschland praktisch keine Bedeutung haben. Konventionelles Amphotericin B sollte wegen der Nephrotoxizität und der häufigen Unverträglichkeitsreaktionen, wie Fieber, Schüttelfrost und Erbrechen, nicht mehr eingesetzt werden.

 Liposomales Amphotericin B ist deutlich weniger nephrotoxisch als konventionelles Amphotericin B.

Liposomales Amphotericin B (z. B. AmBisome) wird hauptsächlich bei lebensbedrohlichen Pilzinfektionen als Zweitlinientherapie bei Versagen oder Unverträglichkeit der Erstlinientherapie eingesetzt.

Azole

Azole blockieren die Ergosterolsynthese der Pilze. Ihr Wirkungsspektrum unterscheidet sich erheblich, je nach Substanz.

- **Fluconazol**

Fluconazol (z. B. Diflucan) ist das älteste der neueren Triazolderivate, die zur Therapie systemischer Mykosen zur Verfügung stehen. Es hat nach wie vor eine gute Aktivität gegenüber vielen Candidaarten wie *Candida albicans*, *Candida tropicalis* oder *Candida parapsilosis*. *Candida krusei* ist primär resistent, *Candida glabrata* gilt als in vitro weniger sensibel, klinisch ist die Wirkung nicht ausreichend, sodass *Candida-glabrata*-Infektionen nicht mit Fluconazol therapiert werden sollen. Fluconazol wirkt auch gut gegenüber *Cryptococcus neoformans*. Fluconazol hat keine Aktivität gegenüber Aspergillen und anderen Schimmelpilzen.

- **Voriconazol, Posaconazol**

Voriconazol (z. B. Vfend) und Posaconazol (z. B. Noxafil) erfassen ein wesentlich breiteres Spektrum von Pilzen als Fluconazol. Beide wirken gegenüber quasi allen Candidaspezies, auch gegenüber den fluconazolresistenten, allerdings sind *Candida-glabrata*-Infektionen auch mit den neueren Azolen nicht optimal zu behandeln. Voriconazol und Posaconazol wirken fungizid gegenüber Aspergillen und haben Aktivität gegenüber Fusarien und *Scedosporium species*. Der Unterschied im Wirkungsspektrum zwischen Voriconazol und Posaconazol besteht in der Aktivität gegenüber Schimmelpilzen aus der Gruppe der Mucorazeen (*Mucor spp.*, *Rhizopus spp.*, *Rhizomucor spp.*), die nur bei Posaconazol vorhanden ist.

Voriconazol steht für die orale und parenterale Applikation zur Verfügung, Posaconazol nur oral. Voriconazol interagiert mit vielen anderen Medikamenten, insbesondere Immunsuppressiva, daher sind hier Dosisanpassungen erforderlich. Voriconazol gilt als Medikament der Wahl bei nachgewiesener Aspergillose.

Echinocandine

Zu den Echinocandinen gehören Anidulafungin (z. B. Ecalta), Caspofungin (z. B. Cancidas) und Micafungin (z. B. Mycamine). Mikrobiologisch sind die Echinocandine gleich, sie hemmen die Glucansynthese der Pilzzellwand und wirken fungizid gegenüber Candida. Sie wirken gegenüber allen wesentlichen Candidaarten, wobei die Wirkung gegenüber *Candida parapsilosis* schwächer ist als die der Azole, und sie wirken in vitro gegenüber Aspergillen. Klinische Studien zur Aspergilluswirksamkeit gibt es aber nur für Caspofungin, daher ist auch nur Caspofungin zur Therapie von Aspergillusinfektionen zugelassen.

Alle Echinocandine haben keine Aktivität gegenüber Kryptokokken und Mucorazeen, Fusarien oder Scedosporien. Da die Echinocandine nicht in den Liquorraum penetrieren, sind sie nicht zur Therapie von zerebralen Mykosen geeignet. Die Echinocandine sind sehr gut verträglich und werden als Erstlinientherapie bei der Candidämie bei schwer kranken Patienten empfohlen. Die Echinocandine stehen nur für die parenterale Anwendung zur Verfügung.

26.10.2 Invasive Pilzinfektionen

- **Diagnostik**

Die Diagnosestellung einer invasiven Pilzinfektion ist schwierig, da es keine eindeutigen klinischen Zeichen gibt. Der Erregernachweis in primär sterilen Materialien gelingt häufig nicht und der Nachweis der invasiven Pilzinfektion in der Histologie ist ebenfalls häufig nicht möglich, sodass die Diagnose einer invasiven Mykose auf einer Zusammenschau von klinischen Symptomen, radiologischen, laborchemischen und mikrobiologischen Untersuchungsbefunden sowie von Risikofaktoren beruht.

Invasive Pilzinfektion

- **━** Primäre Risikofaktoren
  - – Organ- und Knochenmarktransplantation
  - – Neutropenie, z. B. nach Zytostatikatherapie
  - – Leberversagen
  - – Intensivtherapie aufgrund postoperativer Komplikationen in der Abdominalchirurgie
  - – Polytrauma im späteren Behandlungsverlauf
  - – Verbrennungen im späteren Behandlungsverlauf
  - – Hoher APACHE-II-, SAPS- oder SOFA-Score
- **━** Kofaktoren, die eine Pilzinfektion fördern können
  - – Immunsuppressive Therapie, z. B. >20 mg Prednisolonäquivalent pro Tag
  - – Anwendung von Breitspektrumantibiotika über mehr als 14 Tage
  - – Parenterale hochkalorische Ernährung
  - – Intravasale Katheter
  - – Hämodialyse
  - – Maschinelle Beatmung

Invasive Candidainfektionen

Mit 58% ist *Candida albicans* das häufigste invasive Isolat in Deutschland, gefolgt von *Candida glabrata* mit 19%. *Candida tropicalis* und *Candida parapsilosis* tragen zu je 10% zum Erregerspektrum bei. Bei bis zu 37% der Bevölkerung finden sich Candidaspezies als Kolonisation im Gastrointestinaltrakt, im Urogenitaltrakt sowie auf Schleimhautoberflächen. Bei hospitalisierten Patienten kann die Kolonisationsrate bis zu 80% betragen.

 Die Kolonisation ist als Risikofaktor für die Entwicklung einer invasiven Candidiasis zu werten, sie ist aber alleine kein Nachweis einer Infektion.

Die mikrobiologisch beweisende Diagnostik einer invasiven Candidamykose setzt den kulturellen Nachweis des Erregers in einer Blutkultur oder einem anderen primär sterilen Material (Pleurapunktat, Aszites, Gewebebiopsie etc.) voraus.

■ **Klinik**

Klinische Leitsymptome, die frühzeitig eine invasive Candidiasis anzeigen, gibt es nicht. Von oberflächlichen Pilzinfektionen der Haut oder Schleimhäute ausgehende invasive Mykosen zeigen eher fließende Übergänge der klinischen Symptomatik.

Eine Candidastomatitis (Mundsoor) kann auch beim Immungesunden nach Verlust des lokalen Kolonisationsschutzes der Standortflora durch eine Antibiotikatherapie auftreten und lokal begrenzt bleiben. Kommt es aber zu einem Verlust immunkompetenter Zellen, so kann sich hieraus eine Candidapharyngoösophagitis entwickeln.

Die Abgrenzung zwischen oberflächlicher oder invasiver Infektion ist solange nicht möglich, bis eindeutige Symptome einer lebensbedrohlichen Infektion vorliegen. In Abwesenheit valider klinischer Symptome für eine invasive Candidiasis kommt der genauen Erfassung patienteneigener Risikofaktoren sowie einer schnellen Diagnostik ein großer Stellenwert zu.

■ **Mikrobiologische Diagnostik**

Der kulturelle Nachweis erfolgt auf spezifischen Nährböden und ist im Prinzip unproblematisch. Candidaspezies wachsen innerhalb von 18–72 h. Leider sind die Blutkulturmedien nicht für die Anzucht von Pilzen optimiert, sodass auch bei invasiven Candidainfektionen die Candidämie unentdeckt bleiben kann. Die Identifizierung der nachgewiesenen Isolate bis auf Speziesebene gibt wichtige Hinweise auf die Antimykotikaempfindlichkeit und ist für die Wahl des Therapieregimes bedeutsam.

Kolonisation oder invasive Mykose In primär nicht sterilen Materialien, z. B. Trachealsekret oder Bronchiallavageflüssigkeit, Stuhl oder Katheterurin, ist der Candidanachweis meist Zeichen einer Kolonisation und nicht einer invasiven Mykose.

> **Praxistipp**
>
> Auch wenn der Nachweis von Candida in Sekreten aus dem Respirationstrakt häufig gelingt, sind Candidapneumonien eine absolute Rarität. Daher rechtfertigt der alleinige Nachweis von Candida im Respirationstrakt keine antimykotische Therapie.

Bei schwerkranken Intensivpatienten, z. B. Patienten mit schwerer Sepsis, Schwerbrandverletzten oder immunsupprimierten Patienten, kann der Nachweis von Candidaspezies im Urin in einer Keimzahl von $>10^4$/ml der Ausdruck einer invasiven Candidiasis sein und einer positiven Blutkultur vorausgehen. Entzündungszeichen, die bei dieser Hochrisikogruppe anderweitig nicht erklärbar sind, sollten an eine Candidainfektion denken lassen. Der definitive Nachweis einer systemischen Candidainfektion ist der Erregernachweis im Blut.

> **Praxistipp**
>
> Beim Verdacht auf eine Candidainfektion müssen mindestens 3 Blutkultursets mit je 8–10 ml Blut pro Flasche beimpft werden. Ein Ergebnis ist frühestens nach 24–48 h zu erwarten. Der Nachweis von Candida im Blut ist beweisend für eine Candidainfektion, die behandelt werden muss.

Eine weitere diagnostische Option sind nichtkulturelle Nachweisverfahren wie z. B. serologische Tests. Die serologischen Tests können über den Antigen- bzw. Antikörpernachweis einen frühzeitigen Hinweis auf eine invasive Infektion geben, da serologische Befunde teilweise schon vor den kulturellen Befunden vorliegen und bei einigen Patienten insbesondere der Antigennachweis der Fungämie zeitlich vorausgehen kann. Die Sensitivität liegt aber je nach Testverfahren bei nur 40–70%.

Mittels molekulargenetischer Nachweisverfahren kann aus dem Untersuchungsmaterial (Blutkultur, Pleurapunktat, etc.) Pilz-DNA nachgewiesen werden, was die Detektionszeit gegenüber den kulturellen Methoden verkürzen kann. Die nichtkulturellen Nachweisverfahren spielen aktuell nur als Zusatzuntersuchung bei Hochrisikopatienten eine Rolle und können bei entsprechenden Verdachtsmomenten nur als Ergänzung zur konventionellen mikrobiologischen Diagnostik empfohlen werden.

Fazit Die Gewinnung von Blutkulturen bei Verdacht auf eine invasive Candidiasis muss zum diagnostischen Standardprogramm auf jeder Intensivstation gehören. Auch wenn die Blutkultur keine 100%ige Sensitivität aufweist – die Sensitivität der nichtkulturellen Nachweisverfahren liegt noch deutlich niedriger! Nachteilig bei den kulturellen Nachweisverfahren ist zwar weiterhin die Dauer bis zum Vorliegen des Befundes, der große Vorteil ist aber die nahezu uneingeschränkte Durchführbarkeit auf der Intensivstation. Zusammen mit der Speziesdifferenzierung und Empfindlichkeitsprüfung der Pilzisolate führt der kulturelle Nachweis letztlich zum korrekten und kostenoptimierten Einsatz der Antimykotika.

▪ Therapie

Auch wenn in ausgesuchten Fällen, z. B. bei Patienten nach Knochenmarktransplantation, die prophylaktische Anwendung einer antimykotischen Therapie zur Reduktion der Letalität geführt hat, kann hieraus keine generelle Empfehlung zur prophylaktischen Therapie bei Intensivpatienten abgeleitet werden. Bei einer nachgewiesenen invasiven Candidiasis führt demgegenüber eine zeitnahe adäquate antimykotische Therapie zur signifikanten Letalitätsreduktion. Für die Auswahl des Antimykotikums bei dem Verdacht auf eine invasive Candidiasis ist der klinische Zustand des Patienten ausschlaggebend. Derzeit wird der hämodynamische Status des Patienten als wichtigstes Auswahlkriterium herangezogen.

> **Antimykotische Therapie bei invasiver Candidiasis**
> - Hämodynamisch stabiler Intensivpatient ohne Organdysfunktion und ohne Azolvorexposition
>   - Antimykotikum der Wahl: Fluconazol (z. B. Diflucan): 10 mg/kg i.v.
>   - Therapiedauer: 14 Tage über die letzte positive Blutkultur hinaus
> - Hämodynamisch instabiler Intensivpatient mit Sepsis oder septischem Schock oder Azolvorexposition
>   - Antimykotikum der Wahl ist ein Echinocandin:
>   - Anidulafungin (z. B. Ecalta): Tag 1: 200 mg i.v., ab Tag 2: 100 mg i.v.
>   - Caspofungin (z. B. Cancidas): Tag 1: 70 mg i.v., ab Tag 2: 50 mg i.v.
>   - Micafungin (z. B. Mycamine): 100 mg i.v.
>   - Alternative: Liposomales Amphotericin B (z. B. AmBisome): 3–5 mg/kg i.v.
>   - Therapiedauer: 14 Tage über die letzte positive Blutkultur hinaus

Kann der Nachweis eines azolempfindlichen Erregers geführt werden, so kann auf Fluconazol deeskaliert werden.

> **Praxistipp**
>
> Wechseln Sie bei einer nachgewiesenen Candidämie alle intravasalen Katheter, da die Pilze am Kunststoffmaterial innerhalb eines Biofilms persistieren, der sie gegen die fungistatische oder fungizide Wirkung von Antimykotika schützt.

Invasive Aspergillosen

Auch wenn Candidaspezies die dominierenden Erreger invasiver Mykosen bei Intensivpatienten sind, nehmen auch bei nicht neutropenischen Intensivpatienten invasive Aspergillosen zu.

▪ Klinik

In der Intensivmedizin sehen wir Aspergillosen überwiegend als invasive pulmonale Aspergillose. Die klinischen Symptome sind relativ unspezifisch, z. B. Husten, evtl. mit Hämoptysen, Luftnot, atemabhängigen Pleuraschmerzen oder Fieber. Daher sind zur Diagnose eine ausführliche Anamnese inklusive vorhandener Risikofaktoren, radiologische Befunde und die Untersuchung von Sekret- und Gewebeproben nötig.

Bei ca. 30% der Patienten kommt es zu einer Dissemination der invasiven pulmonalen Aspergillose. Die disseminierte invasive Aspergillose betrifft verschiedene Organsysteme in unterschiedlichem Ausmaß: ZNS 10%, Herz 15%, Darm 40–50%, Leber 30%, Milz 30%, Nieren 30% sowie Haut 5%. Aspergillen haben eine ausgeprägte Angiophilie, sodass das klinische Bild der Mykose als thromboembolische Erkrankung imponieren kann.

> **❗ Cave**
> Bei Patienten mit ZNS-Manifestation ist bei ca. 50% der Fälle der Liquorbefund unauffällig.

▪ Diagnostik

Da sich invasive Aspergillosen am häufigsten in der Lunge manifestieren, gibt eine hochauflösende CT-Untersuchung des Thorax die entscheidenden Hinweise zur Diagnosefindung. Charakteristisch sind in der Frühphase noduläre, peripher gelegene Infiltrate mit Umkleidung durch eine milchglasartige Eintrübung (»halo sign«) und nach einigen Tagen eine Kavernenbildung mit Luftsichel (»air-crescent sign«).

Für die mikrobiologische Diagnostik muss Bronchialsekret gewonnen werden, das mikroskopisch und kulturell untersucht wird. Die Mikroskopie ist die schnellste Möglichkeit, um einen Hinweis auf Schimmelpilze zu geben, die Kultur dauert in der Regel 48–72 h. Allerdings sind beide Verfahren von der Sensitivität her nicht optimal.

Beim Verdacht auf eine disseminierte invasive Aspergillose sind Biopsien von Lunge, Gehirn, Leber, Myokard oder den Nasennebenhöhlen geeignete Materialien. Da Aspergillussporen ubiquitär vorkommen, ist eine Kontamination potenziell immer möglich. Bei immunsupprimierten Patienten gilt der kulturelle Nachweis aus Sputum oder Bronchiallavage aber trotzdem als hoch prädiktiv für eine pulmonale Aspergillose.

> Im Gegensatz zu Candidaspezies eigenen sich Blutkulturmedien nicht zum Nachweis von Aspergillen, sodass eine invasive Aspergillose nicht über den Nachweis einer »Fungämie« diagnostiziert werden kann.

Serologische Verfahren Der Nachweis von Antikörpern im Serum bei Patienten mit invasiver Aspergillose spielt in der Regel keine Rolle. Beim Antigennachweis wird Galaktomannan, ein Zellwandpolysaccharid von *Aspergillus fumigatus*, das frei im Serum zirkuliert, nachgewiesen. Der Test erreicht bei hämatoonkologischen Patienten eine Sensitivität von 60–70% und ist z. T. schon vor Auftreten klinischer und radiologischer Befunde positiv, bei Intensivpatienten ohne hämatoonkologische Grunderkrankung ist der Test bisher nicht ausreichend untersucht. Der Test wird daher nur für hämatoonkologische Hochrisikopatienten oder Patienten nach Leber-, Lungen- oder Herz-Lungen-Transplantation als Überwachungsparameter 2- bis 3-mal pro Woche empfohlen. Ein wiederholt positiver Nachweis von Galaktomannan spricht für eine invasive Aspergillose.

> Der Galaktomannan-Nachweis ist ein wichtiger Parameter zur frühzeitigen Diagnose einer invasiven Aspergillose bei immunsupprimierten Patienten.

■ **Therapie**

Als Mittel der ersten Wahl bei einer invasiven Aspergillose wird Voriconazol (z. B. Vfend) empfohlen. Voriconazol sollte bei einer Kreatininclearance <30 ml/min nicht intravenös verabreicht werden; hingegen ist dann eine enterale Gabe möglich, z. B. als Saft über die Magensonde. Alternativ können liposomales Ampho-

■ **Tab. 26.26** Kalkulierte antimykotische Therapie der invasiven Aspergillose

Substanzen für die Initialtherapie	Dosierung der Initialtherapie (pro Tag)
Voriconazol[a]	Tag 1: 2×6 mg/kg i.v.; ab Tag 2: 2×4 mg/kg i.v.
Alternativen:	
liposomales Amphotericin B	3–5 mg/kg i.v.
Caspofungin	Tag 1: 70 mg i.v.; ab Tag 2: 50 mg i.v.

Die Therapiedauer beträgt in der Regel mehrere Wochen in Abhängigkeit von der Grunderkrankung und dem klinischen Ansprechen.
[a] Kontraindiziert bei einer Kreatininclearance <30 ml/min.

tericin B, Posaconazol oder Caspofungin gegeben werden (■ Tab. 26.26).

■ **Prognose invasiver Pilzinfektionen**

Die Sterblichkeit beträgt für alle invasiven Pilzinfektionen insgesamt über 50%. Die Letalität der invasiven Aspergillose ist auch bei nichtneutropenischen Patienten mit ca. 70% deutlich höher. Hochrisikogruppen wie z. B. stammzelltransplantierte Patienten weisen Letalitätsraten von bis zu 90% auf.

■ **Pharmaökonomie der neuen Antimykotika unter DRG-Aspekten**

Die neueren Antimykotika wie z. B. Anidulafungin, Caspofungin, liposomales Amphotericin B oder Voriconazol verursachen hohe Tagestherapiekosten. Daher muss die Indikationsstellung immer sehr sorgfältig erfolgen und bedarf einiger Erfahrung. Im deutschen DRG-System können die Ausgaben für die neuen Antimykotika durch die Anrechnung von Zusatzentgelten (ZE) für innovative und teure Medikamente (teilweise) kompensiert werden. Hierzu müssen die verabreichten Mengen korrekt dokumentiert werden. Dies erfolgt häufig in Zusammenarbeit mit der Krankenhausapotheke; in Zweifelsfällen sollte gleichzeitig mit der Therapieanordnung das Medizincontrolling informiert werden.

Fallbeispiel Teil 2

Um bei bestehendem septischem Schock keine Zeit verstreichen zu lassen, wird noch im Schockraum mit den intensivmedizinischen Erstmaßnahmen begonnen. Der Patient erhält 1.000 ml kristalloide Lösung, einen Noradrenalinperfusor sowie einen transurethralen Dauerkatheter zur Überwachung der Diurese. Unter den therapeutischen Maßnahmen kann die hämodynamische Situation stabilisiert werden, der Patient klart auf. Gleichzeitig werden ein arterieller Katheter gelegt und Blutkulturen abgenommen.

Eine initial kalkulierte Antibiotikatherapie mit 1 g Meropenem i.v. und 600 mg Clindamycin i.v. wird unverzüglich begonnen. Das Abdomen-CT ergibt einen regelrechten Befund ohne Abszedierung, Flüssigkeits- oder Luftansammlung, sodass zum jetzigen Zeitpunkt keine chirurgischen Maßnahmen indiziert sind. In den Blutkulturen werden Enterokokken und *Escherichia coli* nachgewiesen, sodass die Translokation von Bakterien aus dem Rektum als ursächlich für dieses schwere septische Krankheitsbild anzunehmen ist. Nach 5 Tagen intensivmedizinischer Therapie kann der Patient mit stabilen Kreislaufverhältnissen ohne neurologisches Defizit auf die Normalstation verlegt werden.

Literatur

Bodmann KF, Grabein B und die Expertenkommission der Paul-Ehrlich-Gesellschaft für Chemotherapie e.V. (2010) Empfehlungen zur kalkulierten parenteralen Initialtherapie bakterieller Erkrankungen bei Erwachsenen – Update 2010. Chemother J 19: 179–255

De Waele JJ (2010) Use of antibiotics in severe acute pancreatitis. Expert Rev Anti Infect Ther 8: 317–324

Engel C, Brunkhorst FM, Bone HG et al. (2007) Epidemiology of sepsis in Germany: results from a national prospective multicenter study. Intensive Care Med 33: 606–618

Grabein B (2009) Mikrobiologische Diagnostik invasiver Pilzinfektionen bei Patienten in der Intensivmedizin. Intensiv- und Notfallbehandlung 34:111–122

Groll AH, Buchheidt D, Cornely O et al. (2011) Diagnose und Therapie von Candidainfektionen. Gemeinsame Empfehlungen der Deutschsprachigen Mykologischen Gesellschaft (DMYKG) und der Paul-Ehrlich-Gesellschaft für Chemotherapie (PEG). Chemother J 20: 67–93

Guery BP, Arendrup MC, Auzinger G et al. (2009) Management of invasive candidiasis and candidemia in adult non-neutropenic patients: Part I. Epidemiology and diagnosis. Intensive Care Med 35: 55–62

Guery BP, Arendrup MC, Auzinger G et al. (2009) Management of invasive candidiasis and candidemia in adult non-neutropenic patients: Part II. Treatment. Intensive Care Med 35: 206–214

Habib G, Hoen B, Tornos P et al. (2009) Guidelines on the prevention, diagnosis, and treatment of infective endocarditis (new version 2009). Eur Heart J 30: 2369–2413

Höffken G, Lorenz J, Kern W et al. (2009): Epidemiologie, Diagnostik, antimikrobielle Therapie und Management von erwachsenen Patienten mit ambulant erworbenen tiefen Atemwegsinfektionen (akute Bronchitis, akute Exazerbation einer chronischen Bronchitis, Influenza und andere respiratorische Virusinfektionen) sowie ambulant erworbener Pneumonie. S3-Leitlinie der Paul-Ehrlich-Gesellschaft für Chemotherapie, der Deutschen Gesellschaft für Pneumologie und Beatmungsmedizin, der Deutschen Gesellschaft für Infektiologie und vom Kompetenznetzwerk CAPNETZ – Update 2009. Chemother J 18: 189–251

Johnson MT, Reichley R, Hoppe-Bauer J et al. (2011) Impact of previous antibiotic therapy on outcome of Gram-negative severe sepsis. Crit Care Med 39: 1859–1865

Pugh R, Grant C, Cooke RPD, Dempsey G (2011) Short-course versus prolonged-course antibiotic therapy for hospital-acquiredpneumonia in critically ill adults. Cochrane Database of Systematic Reviews 2011, Issue 10. Art. No.: CD007577. DOI:10.1002/14651858.CD007577.pub2.

Rademacher J, Welte T (2012) Inhalative Antibiotika – eine Option für die Zukunft? Intensivmedizin up2date 8: 21–29

Sandiumenge A, Diaz E, Bodi M, Rello J (2003) Therapy of ventilator-associated pneumonia. A patient-based approach based on the rules of »The Tarragona Strategy«. Intensive Care Med 29: 876–883

Vincent JL, Rello J, Marshall J et al. (2009) International study of the prevalence and outcomes of infection in intensive care units. JAMA 302: 2323–2329

Internetlinks

www.awmf.org: Homepage der Arbeitgemeinschaft der Wissenschaftlichen Medizinischen Fachgesellschaften e.V.

www.awmf.org/leitlinien/detail/ll/020-013.html: Hier findet man die aktuelle, 2012 veröffentlichte S3-Leitlinie »Nosokomiale Pneumonie – Epidermiologie, Diagnostik und Therapie erwachsener Patienten

www.awmf.org/leitlinien/detail/ll/021-017.html: Hier findet man die 2011 veröffentlichte S3-Leitlinie »Aszites, spontan bakterielle Peritonitis, hepatorenales Syndrom«.

www.infektionsnetz.de: Homepage des Infektionsnetzes Deutschland, u.a. mit detaillierten Informationen zu allen Antiinfektiva.

www.nrz-hygiene.de: Nationales Referenzzentrum für Surveillance von nosokomialen Infektionen.

www.p-e-g.org: Homepage der Paul-Ehrlich-Gesellschaft für Chemotherapie e.V. Hier kann man verschiedene aktuelle Leitlinien und Empfehlungen der PEG kostenlos herunterladen.

www.rki.de: Homepage des Robert Koch Institut.

Sepsis und Surviving Sepsis Campaign

Hauke Rensing

Fallbericht Teil 1

Ein 55-jähriger Patient wird auf der chirurgischen Normalstation verwirrt auffällig. Der über den klinikinternen Notruf alarmierte Intensivmediziner findet einen nicht kooperativen Patienten mit hohem Fieber vor, die Herzfrequenz beträgt 136/min, der Blutdruck 75/40 mmHg. Die Zunge ist trocken, die Akren zeigen eine erhebliche Zentralisierung und Zyanose. Das Abdomen ist bei Palpation deutlich druckschmerzhaft mit Abwehrspannung. Anamnestisch war bei dem Patienten vor 5 Tagen eine laparoskopisch assistierte Sigmaresektion durchgeführt worden. Nach Gabe von 10 l/min Sauerstoff, Anlage eines großlumigen Venenzugangs und unter rascher Infusion von 500 ml Vollelektrolytlösung wird der Patient sofort auf die Intensivstation transportiert.

27.1 SIRS und Sepsis

Auf einer internationalen Konsensuskonferenz wurden 1992 Definition und Diagnosekriterien von SIRS, Sepsis, schwerer Sepsis und septischem Schock einheitlich definiert. Demnach liegt ein systemisches inflammatorisches Antwortsyndrom (SIRS, systemic inflammatory response syndrome) dann vor, wenn mindestens 2 der folgenden Kriterien vorliegen:

- Körpertemperatur ≥38°C oder ≤36°C,
- Tachykardie: Herzfrequenz ≥90/min,
- Tachypnoe: Atemfrequenz ≥20/min oder Hyperventilation (paCO$_2$ ≤33 mmHg bzw. 4,3 kPa),
- Leukozytose ≥12.000/µl oder Leukopenie ≤4.000/µl oder >10% unreife neutrophile Granulozyten im Differenzialblutbild.

Von einer Sepsis spricht man, wenn mindestens 2 SIRS-Kriterien erfüllt sind und eine Infektion mit Bakterien, Pilzen, Viren oder Parasiten wahrscheinlich ist oder mikrobiologisch nachgewiesen wurde.

Schwere Sepsis Kommt eine akute Organdysfunktion hinzu, spricht man von einer schweren Sepsis. Folgende Organdysfunktionen können Zeichen einer schweren Sepsis sein:

- Septische Enzephalopathie: eingeschränkte Vigilanz, Desorientiertheit, Unruhe, Delirium.
- Abfall der Blutplättchen (Thrombozytopenie): innerhalb von 24 h Abfall der Thrombozyten um mehr als 30% oder Thrombozytenzahl ≤100.000/µl bei Ausschluss einer Erkrankung des Immunsystems oder einer akuten Blutung.
- Arterielle Hypotension: Systolischer arterieller Blutdruck ≤90 mmHg oder mittlerer arterieller Blutdruck ≤65 mmHg über mindestens eine

Stunde trotz adäquater Volumenzufuhr bei Abwesenheit anderer Schockursachen.

- Hypoxie: paO$_2$ ≤75 mmHg (10 kPa) oder ein paO$_2$/FiO$_2$-Verhältnis ≤250 mmHg (33 kPa) unter O$_2$-Gabe bei Ausschluss einer kardialen oder pulmonalen Vorerkrankung.
- Akutes Nierenversagen: Harnproduktion (Diurese) ≤0,5 ml/kg/h für mindestens 2 Stunden trotz ausreichender Volumensubstitution und bzw. oder Anstieg des Serumkreatinins um das Doppelte des lokal üblichen oberen Referenzbereichs.
- Metabolische Azidose: BE <−5 mmol oder Laktat >1,5-facher Wert des lokal üblichen Referenzwerts.

Septischer Schock Ist das versagende Organ der Kreislauf, so spricht man dann von einem septischen Schock, wenn mindestens 1 h ein systolischer arterieller Blutdruck ≤90 mmHg bzw. ein mittlerer arterieller Blutdruck ≤65 mmHg vorliegt oder ein Vasopressoreinsatz notwendig ist, um den systolischen arteriellen Blutdruck ≥90 mmHg oder den arteriellen Mitteldruck ≥65 mmHg zu halten, gegeben. Die Hypotonie besteht trotz adäquater Volumengabe und ist nicht durch andere Ursachen zu erklären.

Prognose

 Schwere Sepsis und septischer Schock sind intensivmedizinische Notfallsituationen, in denen sofort und rasch gehandelt werden muss. Jede Verzögerung führt zu einer deutlichen Prognoseverschlechterung!

Wesentliche und die Prognose entscheidenden Maßnahmen sind die schnellstmögliche Fokussanierung (falls möglich bzw. bekannt), die kalkulierte breite Antibiotikatherapie und die zielgerichtete Volumentherapie.

27.2 Diagnostik

Es gibt derzeit keinen Parameter, der allein zur Diagnose Sepsis führt. Die Summe der klinischen Gesamterscheinung des Patienten wie Vitalparameter, Laborwerte, hämodynamische Daten und Organfunktionen trägt zur Diagnose einer Sepsis bei. Auch wenn die Interpretation mikrobiologischer Befunde beim septischen Patienten erschwert ist und in nur 30% der septischen Patienten eine Bakteriämie nachgewiesen werden kann, sollte eine schnellstmögliche Abnahme von Blutkulturen vor Beginn der Antibiotikatherapie erfolgen. Eine weitere, möglicherweise hilfreiche Maßnahme zur Eingrenzung des Erregerspektrums ist die rasche Anfertigung von Grampräparaten.

Bei Sepsisverdacht sollte rasch folgendes Material gewonnen werden:

- Immer 2-mal 2 Blutkulturen (2-mal anaerob und 2-mal aerob); die Blutentnahme erfolgt durch neue Venenpunktion oder wenn arterielle Kanüle oder ZVK neu angelegt werden müssen (**Wichtig**: bei V. a. Pilzsepsis arterielle Blutentnahme!).
- Bei Verdacht auf katheterassoziierte Infektion zusätzlich Blutkultur (1-mal anaerob, 1-mal aerob) aus dem »verdächtigen« Gefäßzugang zum Vergleich abnehmen.
- Immer Trachealsekret abnehmen: Tiefes Absaugen reicht, eine Bronchoskopie ist nicht erforderlich, da bisher kein Vorteil bewiesen wurde.
- Immer Urin abnehmen.
- Bei liegender Drainage immer Sekret abnehmen, z. B. postoperativ aus einer intraabdominellen Drainage, einer Pleura- bzw. Thoraxdrainage oder einer Abszessdrainage.
- Bei intraabdominellen Infektionen und operativer Sanierung Materialgewinnung im OP.
- Bei Verdacht auf Meningitis Liquor abnehmen.

Procalcitonin Hilfreich für die Diagnosestellung »Sepsis« kann die Bestimmung des Procalcitonins sein. Eine deutliche Erhöhung über 2,0 ng/ml macht eine schwere bakterielle Infektion hochwahrscheinlich, wenn unmittelbar vorher keine großen Operationen oder Ischämie-Reperfusions-Ereignisse stattgefunden hatten.

27.3 Therapie der Sepsis

Die hier dargestellten Therapiemaßnahmen orientieren sich eng an der aktuellen Revision der S2k-Leitlinien der Deutschen Sepsisgesellschaft (DSG) und der Deutschen Interdisziplinären Vereinigung für Intensiv- und Notfallmedizin (DIVI).

27.3.1 Fokussanierung

Ein potenziell chirurgisch sanierbarer Infektionsherd (Pleuraempyem, Abszess, Nahtinsuffizienz, Katheterinfektion usw.) muss immer primär durch eine chirurgische Intervention behandelt werden. Hier gilt der Leitsatz »ubi pus, ibi evacuo« – wo Eiter ist, soll er entleert werden.

27.3.2 Antibiotikatherapie

Eine weitere wesentliche Sofortmaßnahme bei Patienten mit einer Sepsis besteht in dem sofortigen Beginn einer kalkulierten Antibiotikatherapie! So konnte in einer Analyse von Patienten im septischen Schock gezeigt werden, dass eine Verzögerung der Antibiotikagabe um 6 h nach Diagnosestellung zu einer 10-fach höheren Sterblichkeit führt! Somit sind Antibiotika in der Sepsis Notfallmedikamente. Die Gabe der Antibiotika muss nicht nur so früh wie möglich, sondern auch in Hinblick auf die zu erwartenden Erreger breit und kalkuliert erfolgen. Eine inadäquate, der Erreger- und Resistenzsituation nicht angepasste antibiotische Therapie geht mit einer erheblichen Prognoseverschlechterung einher. Daher ist ein Abwarten von mikrobiologischen Befunden vor Beginn der Antibiotikatherapie obsolet.

> Eine Breitspektrumantibiotikatherapie gilt bei der Sepsis als Notfallmaßnahme und muss umgehend (in den ersten 30 min) durchgeführt werden. Daher muss auch die mikrobiologische Probengewinnung vorher sehr rasch erfolgen und darf die Antibiotikatherapie keinesfalls unnötig verzögern!

27.3.3 Die häufigsten Infektionen und Erreger

In einer aktuellen Datenerfassung (EPIC-II-Studie) war etwa die Hälfte aller Intensivpatienten von einer Infektion betroffen, wobei ein Patient mehrere Infektionen aufweisen konnte und folgende Infektionen am häufigsten auftraten:

- Pneumonie 64%,
- abdominelle Infektion 19%,
- Bakteriämie 15%,
- Harnwegsinfekt 14%,
- Weichgewebeinfektion 7%,
- katheterassoziierte Infektion 5%.

Es zeigte sich, dass insbesondere die Patienten, die länger als 3 Tage auf der Intensivstation lagen, eine signifikant höhere Inzidenz von multiresistenten Erregern hatten, und dass die Patienten, bei denen ein Infektionsnachweis möglich war, eine signifikant höhere Sterblichkeit hatten. Betrachtet man das Erregerspektrum, so wurden in 62% der positiven Proben gramnegative Erreger, in 47% grampositive Erreger und in 19% der positiven Proben Pilze nachgewiesen (Mehrfachbefunde waren möglich). Somit muss bei der initialen kalkulierten Antibiotikatherapie der schweren Sepsis das gramnegative als auch das grampositive Spektrum breit abgedeckt werden.

> ❯ **Bei schwerer Sepsis mit Organversagen und unbekanntem Erreger erfolgt die Antibiotikatherapie möglichst schnell und breit und hochdosiert, z. B. mit**
> - **3×1 g Meropenem (z. B. Meronem) plus**
> - **3×400 mg Ciprofloxacin (z. B. Ciprobay) oder 2x500 mg Levofloxacin (z.B. Tavanic) i.v.**
> - **Start in den ersten 30 min nach Diagnose!**

Weiterhin gilt:
- Bei Sepsis infolge einer ambulant erworbenen Pneumonie wird eine Kombination aus β-Laktam-Antibiotikum und Makrolid empfohlen.
- Sollte bei dem Patienten ein multiresistenter Problemkeim vorliegen bzw. wahrscheinlich an der Infektion beteiligt sein, dann muss dies bei der kalkulierten Therapie entsprechend bedacht werden:
  - Bei Verdacht auf oder gesicherter pulmonaler MRSA-Infektion wird eine Therapie mit Linezolid (z. B. Zyvoxid) empfohlen. Bei Verdacht auf oder gesicherter MRSA-Infektion, z. B. der Haut- und Weichteile, kommen neben Vancomycin auch Daptomycin (z. B. Cubicin), Tigecyclin (z. B. Tygacil) oder Linezolid (z. B. Zyvoxid) als Therapieoption in Frage.
  - Bei vancomycinresistenten Enterokokken (VRE) muss die Therapie um Tigecyclin erweitert werden, alternativ kommen auch Linezolid und Daptomycin in Frage.
- Eine antimykotische Therapie wird bei nachgewiesener Candidämie empfohlen. Allerdings wird nicht empfohlen, Antimykotika bei nichtneutropenischen, nichtimmunsupprimierten Patienten routinemäßig als kalkulierte Therapie bei Patienten mit schwerer Sepsis oder septischem Schock einzusetzen (Details: ▶ Kap. 26).

27.3.4 Volumentherapie

Im Rahmen einer Sepsis kommt es zu einer teilweise erheblichen endothelialen Schädigung und damit zu Flüssigkeitsverlusten in das Gewebe; gleichzeitig kommt es zu einem durch Mediatoren hervorgerufenen peripheren Widerstandsverlust und damit zu einem zusätzlichen relativen Volumenmangel. Daher muss bei septischen Patienten mit einer erheblichen Hypovolämie gerechnet werden, wobei der durchschnittliche zusätzliche Volumenbedarf bei schwerer Sepsis oder septischem Schock 5–10 l in den ersten 24–48 h betragen kann.

Die Therapie dieser Hypovolämie sollte möglichst rasch anhand von bestimmten Zielparametern erfolgen – in der Literatur als »early goal directed therapy« bezeichnet.

> **Zielparameter**
> - Arterieller Mitteldruck >65 mmHg
> - ZVD ≥8 bzw. ≥12 mmHg unter Beatmung
> - Urinausscheidung >0,5 ml/kg/h
> - Laktat im Serum <1,5 mmol/l bzw. Abfall des Laktatwerts
> - Zentralvenöse Sättigung (szvO$_2$) als Surrogatparameter der O$_2$-Ausschöpfung des Körpers >70%

Inwieweit die einzelnen Maßnahmen zum Überleben beitragen, ist nicht geklärt, jedoch ist es wahrscheinlich, dass die Optimierung des O$_2$-Angebots v. a. durch Volumengabe einen wesentlichen Überlebensvorteil darstellt. In diesem Zusammenhang ist der Zielparameter »ZVD« umstritten, da die Korrelation zwischen ZVD und Vorlast recht unsicher ist.

Für die zentralvenöse O$_2$-Sättigung empfiehlt die Sepsisleitlinie: »Um eine szvO$_2$ >70% zu erzielen, wird die Gabe von Volumen, Dobutamin und Erythrozytenkonzentraten (bei Hkt <30%) empfohlen.« Ansonsten gilt, dass ein Hb-Wert zwischen 7 und 9 g/dl bei Intensivpatienten nicht mit einer erhöhten Sterblichkeit einhergeht.

Aktuelle Daten lassen vermuten, dass der Zielparameter »Abfall des Laktatwerts um mehr als 10% innerhalb von 6 h« ein dem szvO$_2$ gleichwertiger oder sogar überlegener Parameter der Volumentherapie ist.

Praktische Umsetzung

Voraussetzung für eine zielgerichtete Therapie ist ein erweitertes hämodynamisches Monitoring mit
- arterieller Blutdruckmessung,
- Mehrlumen-ZVK,
- Blasenkatheter,
- PiCCO- oder Pulmonalarterienkatheter zur Bestimmung von HZV und SVR.

Parallel werden beim Erwachsenen 500–1.000 ml Vollelektrolytlösung (wie Ringeracetat) infundiert, um die oben definierten Zielwerte zu erreichen; danach kann es initial erforderlich sein, alle 30 min ca. 500 ml Vollelektrolytlösung zu infundieren. Es bestehen Hinweise, dass HES-Lösungen dosisabhängig zur Entwicklung eines akuten Nierenversagens beitragen könnten, sodass die Europäische Gesellschaft für Intensivmedizin 2012 empfiehlt, bei Patienten mit schwerer Sepsis auf den Einsatz von Kolloiden ganz zu verzichten.

Gelingt die initiale Blutdruckstabilisierung nicht durch rasche Volumengabe, sollte mit einem Noradrenalinperfusor (Startdosis 0,2 µg/kg/min) versucht werden, den mittleren arteriellen Druck auf >65 mmHg anzuheben. Besteht ein erniedrigter Herzindex, z. B. <2,4 l/min/m^2, und ist durch Volumengabe allein keine Verbesserung von Herzindex und szvO$_2$ auf über 70% zu erreichen, wird ein Dobutaminperfusor (Startdosis 5 µg/kg/min) empfohlen. Parallel dazu sollten die Zielparameter szvO$_2$ und Laktat anfangs in stündlichem Abstand bestimmt werden, um die Wirksamkeit der Kreislauftherapie zu überprüfen.

27.3.5 Beatmung

Kommt es im Rahmen der schweren Sepsis zu einem akuten Lungenversagen oder ist die Lunge das auslösende Organ der Sepsis, werden in der Regel Intubation und Beatmung notwendig. Aus den Untersuchungen vom ARDS-Network weiß man, dass das Vermeiden von Druckspitzen und hohen Tidalvolumina zu einer deutlichen Prognoseverbesserung des ARDS beiträgt. Daher sollten septische Patienten möglichst mit einem niedrigen Atemzugvolumen von 6 ml/kg ideales Körpergewicht und einem Plateaudruck <30 mbar beatmet werden. Eine durch niedrige Tidalvolumina entstehende Hyperkapnie kann als sog. »permissive Hyperkapnie« toleriert werden, solange keine Kontraindikationen wie Hirndruck oder schwere pulmonale Hypertonie vorliegen. Ein adäquater PEEP zur Verringerung und Rekrutierung eines Alveolenkollapses ist ebenfalls essenziell. Wie hoch der PEEP aber genau sein sollte, ist derzeit ungeklärt, jedoch scheinen höhere PEEP-Niveaus (>10 mbar) günstiger zu sein. Ebenfalls günstig scheint es zu sein, wenn die Patienten mit einem Modus beatmet werden, der die Spontanatmung ermöglicht und zu weiten Teilen erhält. Ziel der Beatmungstherapie ist eine ausreichende Oxygenierung mit pulsoxymetrisch gemessenen Werten >90%, aber auch eine Vermeidung weiterer Lungenschädigungen durch eine invasive Beatmung.

27.3.6 Rekombinantes aktiviertes Protein C

In der Zulassungsstudie (PROWESS 2001) zum rekombinanten aktivierten Protein C (rhAPC, Drotreco-

gin α, z. B. Xigris) zeigte sich bei Patienten mit einer schweren Sepsis oder im septischen Schock (APACHE-II-Score ≥25) und mindestens 2 Organversagen eine Reduktion der Sterblichkeit.

Die positiven Effekte von rhAPC ließen sich nicht bei Patienten mit einer geringeren Krankheitsschwere beobachten (APACHE-II-Score <24 und nur 1 Organversagen). Wegen der antikoagulatorischen und profibrinolytischen Wirkung konnte die Substanz ein bestehendes Blutungsrisiko erhöhen. Aufgrund zunehmender Sicherheitsbedenken, insbesondere im Hinblick auf die Erhöhung des Blutungsrisikos, wurde bereits 2007 eine Wiederholung der PROWESS-Studie verlangt. Der Hersteller begann dann 2008 die PROWESS-SHOCK-Studie, in der 1.696 Patienten im septischen Schock (mit leicht von PROWESS abweichenden Einschlusskriterien) zusätzlich zur Standardversorgung mit rhAPC oder Placebo behandelt wurden. Hierbei zeigte sich kein signifikanter Unterschied in der Sterblichkeit, allerdings auch kein Unterschied beim Auftreten schwerer Blutungen. Da die Ergebnisse keinen Beweis für ein positives Nutzen-Risiko-Verhältnis ergaben, nahm der Hersteller das Medikament 2011 weltweit vom Markt.

27.3.7 Hydrokortison

Die früher empfohlene Hydrokortisongabe bei Sepsis führt zu vermehrter Immunsuppression mit Superinfektionen und einer erhöhten Rate von Hypernatriämien und Hyperglykämien.

> ❯ Daher wird Hydrokortison in einer Dosierung von 200–300 mg/Tag zur Behandlung von Patienten mit Sepsis nicht mehr empfohlen!

Allein im therapierefraktären septischen Schock kann die Hydrokortisongabe noch als ultima ratio erwogen werden, wenn Volumen- und Katecholamintherapie nicht zu einer Stabilisierung führen – danach sollte die Hydrokortisontherapie wieder so schnell wie möglich beendet werden.

27.3.8 Intensivierte Insulintherapie

Bekannt ist, dass dauerhaft stark erhöhte Blutzuckerwerte das Outcome verschiedener Gruppen von Intensivpatienten verschlechtern können. Insofern war es naheliegend, dass in einer Untersuchung bei septischen Patienten versucht wurde, die Letalität durch eine sehr enge Blutzuckereinstellung (80–110 mg/dl) zu vermindern. Allerdings zeigen aktuelle Untersuchungen, dass diese sog. »intensivierte Insulintherapie« zu einer erheblichen Zunahme von bedrohlichen Hypoglykämien und zu einer Prognoseverschlechterung führt, sodass in der deutschen Sepsisleitlinie ein Blutzuckerschwellenwert von 150 mg/dl, international ein Schwellenwert von 180 mg/dl genannt wird, ab dem eine Insulintherapie erwogen werden kann.

> Über einem Blutzuckerwert von 150–180 mg/dl ist eine intravenöse Insulintherapie sinnvoll. Dies erfordert gleichzeitig eine engmaschige Kontrolle der Blutzuckerwerte.

27.3.9 Thromboseprophylaxe

Aufgrund der Immobilität, der ausgeprägten Akutphasereaktion und der Gerinnungsaktivierung im Rahmen der Sepsis kommt es bei Patienten mit schwerer Sepsis innerhalb von wenigen Tagen zu einem deutlich erhöhten Risiko für tiefe Bein- und Beckenvenenthrombosen mit der konsekutiven Gefahr einer tödlichen Lungenembolie. Die Inzidenz von thromboembolischen Ereignissen lässt sich signifikant durch eine Prophylaxe mit unfraktioniertem Heparin oder niedermolekularem Heparin senken. Bei Vorliegen von Kontraindikationen für Heparin können Alternativen wie Fondaparinux (z. B. Arixtra) etc. oder mechanische Prophylaxesysteme erwogen werden.

27.3.10 Stressulkusprophylaxe

Die Prävention von gastrointestinalen Blutungen bei schwerstkranken Intensivpatienten durch eine medikamentöse Suppression der Magensäurebildung ist mit guter Evidenz gezeigt worden. Auch wenn diese Daten bei gemischten Populationen von Intensivpatienten erhoben wurden, kann man davon ausgehen, dass die Übertragung dieser Ergebnisse auf septische Patienten gerechtfertigt ist. Daher sollten Intensivpatienten mit schwerer Sepsis auch immer eine Stressulkusprophylaxe erhalten.

27.4 »Surviving Sepsis Campaign«

Die Letalität des septischen Schocks schwankt derzeit je nach untersuchtem Kollektiv zwischen 55 und 70%. Da es sich hierbei um Daten aus prospektiven Studien handelt, muss davon ausgegangen werden, dass die Sterblichkeit des septischen Schocks im klinischen Alltag noch höher liegt. In Anbetracht der zunehmenden

Überalterung unserer Gesellschaft ist zu erwarten, dass die Anzahl septischer Krankheitsbilder auf der Intensivstation weiter zunehmen wird. Daher wurde Anfang des Jahrtausends die »Surviving Sepsis Campaign« ins Leben gerufen; 2004 wurden dann erstmals evidenzbasierte Leitlinien zur Therapie der Sepsis mit dem Ziel publiziert, die hohe Letalität zu senken. Nach der Veröffentlichung wurden Teile der Richtlinien sehr kontrovers diskutiert, u. a. zu Hydrokortison und zur intensivierten Insulintherapie; rhAPC wurde inzwischen vom Markt genommen. Allerdings zeigte sich, dass es durch die Teilnahme an der »Surviving Sepsis Campaign« zu einer kontinuierlichen und anhaltenden Verbesserung der Versorgungsqualität septischer Patienten kommt, was auch mit einer geringeren Krankenhaussterblichkeit einhergeht. Daher sollte grundsätzlich jede Intensivstation standardisierte Arbeitsanweisungen für das Management septischer Patienten erarbeiten, die sich an den Empfehlungen der Deutschen Sepsisgesellschaft und der »Surviving Sepsis Campaign« orientieren und das folgende Maßnahmenbündel umfassen:

▪ **Maßnahmenbündel bei der Akuttherapie septischer Patienten**

»Sepsis Resuscitation Bundle« soll innerhalb von 6 h umgesetzt werden:
1. Blutkulturen vor Antibiotikagabe abnehmen, dann sofort
2. Breitspektrumantibiotikagabe innerhalb von 30 min nach Aufnahme bzw. Diagnosestellung.
3. Bei Hypotension sofort 500–1.000 ml Vollelektrolytlösung geben.
4. Bei anhaltender Hypotension trotz Volumentherapie Noradrenalinperfusor starten mit Ziel-MAP >65 mmHg.
5. Zentralvenöse Sättigung $szvO_2$ >70% anstreben. Dazu Volumen geben mit ZVD-Zielwert >8 mmHg bzw. >12 mmHg bei Beatmung, Dobutaminperfusor mit 5 µg/kg/min starten; bei Hämatokritwert <30% ggf. Erythrozytenkonzentratgabe.

»Sepsis Management Bundle« soll innerhalb von 24 h umgesetzt werden:
1. Kontrolle des Blutglukosespiegels, der Blutzuckerzielwert sollte unter 150–180 mg/dl liegen.
2. Beatmung mit niedrigen Atemzugvolumina von 6 ml/kg und einem Plateaudruck <30 mbar.

Fallbericht Teil 2

Nach Übernahme auf die Intensivstation wird der Patient sofort intubiert, parallel werden weitere 1.000 ml einer

▼

kristalloiden Infusionslösung rasch infundiert. Da es hierunter nicht zur Blutdruckstabilisierung kommt, muss ein Noradrenalinperfusor mit 0,2 µg/kg/min gestartet werden (Perfusor mit 5 mg Noradrenalin auf 50 ml, bei 83 kg Laufrate 10 ml/h). Parallel werden ein ZVK und ein arterieller PiCCO-Katheter angelegt, wobei mit jeder Gefäßpunktion sofort auch Blutkulturen abgenommen werden. Parallel wird Bronchialaspirat durch Absaugen gewonnen und über den liegenden Blasenkatheter Urin abgenommen; alle Proben werden zur mikrobiologischen Diagnostik sofort ins Labor gebracht. Nach Probenabnahme wird sofort eine kalkulierte Antibiotikatherapie mit 3×1 g Meropenem (z. B. Meronem) und 3×400 mg Ciprofloxacin (z. B. Ciprobay) i.v. begonnen. Die erste zentralvenöse Sättigung beträgt 55% (Zielwert >70%), das Laktat liegt bei 12 mmol/l (Normalwert <2,4 mmol/l). Entsprechend werden noch einmal 500 ml Vollelektrolytlösung infundiert, der ZVD liegt nun bei 13 mmHg unter Beatmung. Der Hämatokrit beträgt 35% und ist ausreichend, nun wird ein Dobutaminperfusor mit 5 µg/kg/min gestartet (Perfusor mit 250 mg Dobutamin auf 50 ml, bei 83 kg Laufrate 5 ml/h). Nach der initialen Stabilisierung wird der Patient umgehend im OP relaparotomiert.

Hierbei zeigen sich eine Nahtinsuffizienz nach Sigmaresektion und eine ausgeprägte 4-Quadranten-Peritonitis. Intraoperativ werden Abstriche aus der Bauchhöhle entnommen, um die Antibiotikatherapie später eingrenzen und deeskalieren zu können. Postoperativ wird der Patient intubiert und beatmet auf die Intensivstation gebracht. Im Verlauf der nächsten 24 h stabilisiert sich der Patient zunehmend: Der Laktatwert ist unter 2 mmol/l abgefallen, die zentralvenöse Sättigung hat sich auf 72% normalisiert. Die Noradrenalindosierung ist leicht rückläufig, außerdem ist es zu einem signifikanten Abfall des Procalcitoninwerts von 20 ng/ml am Aufnahmetag auf nun 8 ng/ml gekommen. Allerdings beträgt die Gesamtflüssigkeitsbilanz +12 Liter. Der Patient kann am übernächsten Tag extubiert und weitere 2 Tage später in stabilem Zustand auf die Normalstation verlegt werden.

Literatur

Castellanos-Ortega A, Suberviola B, García-Astudillo LA et al. (2010) Impact of the surviving sepsis campaign protocols on hospital length of stay and mortality in septic shock patients: Results of a 3-year follow-up quasi-experimental study. Crit Care Med 38: 1036–1043

Dellinger RP, Levy MM, Carlet JM et al. (2008) Surviving Sepsis Campaign: International guidelines for management of severe sepsis and septic shock: 2008. Intensive Care Med 34: 17–60

Hagel S, Brunkhorst F (2011) Sepsis. Intensivmed 48: 57–73

Henrich M, Gruß M, Weigand MA (2012) Hämodynamische Veränderungen in der Sepsis (Teil 1). Anästh Intensivmed 53: 19–32

Henrich M, Gruß M, Weigand MA (2012) Therapie der Hämodynamik in der Sepsis (Teil 2). Anästh Intensivmed 53: 82–94

Kumar A, Roberts D, Wood KE et al. (2006) Duration of hypotension before initiation of effective antimicrobial therapy is the critical determinant of survival in human septic shock. Crit Care Med 34: 1589–1596

Puskarich MA, Trzeciak S, Shapiro NI et al. (2012) Prognostic value and agreement of achieving lactate clearance or central venous oxygen saturation goals during early sepsis resuscitation. Acad Emerg Med 19: 252–258

Reinhart K, Brunkhorst FM, Bone HG et al. (2010) Prävention, Diagnose, Therapie und Nachsorge der Sepsis. Erste Revision der S2k-Leitlinien der Deutschen Sepsis-Gesellschaft e.V. und der Deutschen Interdisziplinären Vereinigung für Intensiv- und Notfallmedizin (DIVI). Anaesthesist 59: 347–370

Vincent JL, Rello J, Marshall J et al. (2009) International study of the prevalence and outcomes of infection in intensive care units (EPIC II). JAMA 302: 2323–2329

Internetlinks

www.aerzteblatt.de/nachrichten/47819/Sepsis-Medikament_Xigris_vom_Markt_genommen.htm: Bericht vom Deutschen Ärzteblatt, warum Xigris (Drotrecogin alfa) im Jahr 2011 vom Markt genommen wurde.

www.awmf.org/leitlinien/aktuelle-leitlinien/ll-liste/deutsche-sepsis-gesellschaft-ev.html: Hier befindet sich die aktuelle S2k-Leitlinie der deutschen Sepsisgesellschaft.

www.sepsis-gesellschaft.de: Hier findet man Informationen über die Ziele und Aktivitäten der deutschen Sepsisgesellschaft sowie ausführliche Informationen für Laien und Mediziner über die Definition, Pathophysiologie und Therapieleitlinien der Sepsis.

www.survivingsepsis.org: Hier findet man ausführliche Informationen und Hintergründe zur Surviving Sepsis Campaign, Hilfsmittel zur Implementierung der Sepsisbündel und zur Auswertung des Erfolges der Maßnahmen.

Seltene Infektionen und Hygiene auf der Intensivstation

Uwe Devrient, Wolfram Wilhelm

Fallbeispiel Teil 1

Ein Patient wird seit 2 Wochen auf der Intensivstation aufgrund einer infektexazerbierten chronisch obstruktiven Lungenerkrankung beatmet. Der Verlauf wurde durch eine nosokomiale Pneumonie kompliziert. Bei der Morgenvisite wird berichtet, dass der Patient innerhalb der letzten 2 h 4-mal massiv wässrig abgeführt hat. Die Temperatur beträgt 38,7°C, die Leukozyten 16.000/μl. Der Intensivarzt und seine Oberärztin besprechen die möglichen Ursachen und überlegen, ob spezielle Hygienemaßnahmen erforderlich sind.

28.1 Standardhygiene und Vorsichtsmaßnahmen

Auch wenn auf der Intensivstation die Erhaltung vitaler Funktionen gegenüber der Ausschaltung von Infektionsgefahren Priorität hat, müssen die Grundregeln der Hygiene immer beachtet werden. Seltene Ausnahmen sind zu dokumentieren und dem übernehmenden Personal mitzuteilen. Für das Personal der Intensivstation soll eine Schulung und regelmäßige Nachschulung in Grundfragen der Infektionsprophylaxe durchgeführt werden. Eine wesentliche Bedeutung haben die sog. Standardhygiene und die allgemeinen Vorsichtsmaßnahmen. Hierunter werden alle Maßnahmen der Infektionskontrolle zusammengefasst, die im Umgang mit Patienten berücksichtigt werden sollen (unabhängig davon, ob eine Infektion bekannt ist oder nicht) und die gleichzeitig auch bei den meisten Infektionen einen ausreichenden Schutz bieten.

▪ **Dispositionsprophylaxe**

Alle Möglichkeiten der aktiven Immunisierung (Impfung) sollen ausgeschöpft werden, um prinzipiell vermeidbare Infektionsrisiken auszuschalten.

▪ **Persönliche Arbeitshygiene**

Hierzu gehören folgende Maßnahmen:
- regelmäßiger Wechsel der Dienstkleidung oder Bereichskleidung sowie einen Wechsel nach jeder Kontamination, erkennbar als sichtbare Verunreinigung,
- Verwendung und regelmäßiger Wechsel von unsterilen Einmalhandschuhen,
- Verwendung von Einmalartikeln,
- nach Gebrauch Desinfektion der Standardgeräte Stethoskop, Staubinde und Blutdruckmanschette sowie
- regelmäßige hygienische Händedesinfektion mit VAH-gelisteten[1] Händedesinfektionsmitteln. Diese sind bakterizid und meist begrenzt viruzid.

---
1 VAH = Verbund für angewandte Hygiene e.V.

Praxistipp

Etwa 3–5 ml alkoholisches Händedesinfektionsmittel in die trockenen Hände einreiben und dabei Innen- und Außenflächen, aber auch Handgelenke, Fingerspitzen und den Bereich zwischen Zeigefinger und Daumen benetzen. Sichtbar kontaminierte Stellen werden vor der eigentlichen Händedesinfektion mit einem mit Desinfektionsmittel getränkten Tuch gereinigt.

Hygienische Händedesinfektion

Sie erfolgt vor und nach jedem direkten Patientenkontakt!
- Vor Manipulation an einem invasivem Medizinprodukt unabhängig vom Gebrauch von Handschuhen
- Beim Wechsel zwischen kontaminierten und sauberen Körperstellen während der Patientenversorgung
- Nach Kontakt mit Körperflüssigkeiten und Exkreten, Schleimhäuten, nichtintakter Haut oder Wundverbänden
- Vor Anlegen und nach Ablegen von Einmalhandschuhen
- Nach Kontakt mit Oberflächen und medizinischen Geräten in unmittelbarer Umgebung des Patienten
- Nach hygienischer Aufbereitung von Material

Für **Besucher** der Intensivstation gilt: Die hygienische Händedesinfektion erfolgt beim Betreten und beim Verlassen des Patientenzimmers.

Außerdem gelten folgende Hygieneregeln auf der Intensivstation:
- Auf der Intensivstation sollte an jedem Patientenbett ein Händedesinfektionsspender vorhanden sein.
- Unsterile Handschuhe (= keimarme ungepuderte Einmalhandschuhe aus Latex oder Nitril) sollten immer bei Kontakt mit Schleimhäuten, Sekreten, Exkreten, Blut oder verletzter Haut verwendet werden.
- Schutzkleidung sollte getragen werden, wenn eine Kontamination mit organischem Material möglich ist, z. B. eine flüssigkeitsdichte Schürze zusätzlich zur Arbeitskleidung.

- Ein Mund-Nasen-Schutz und ggf. ein Augenschutz sollten als sog. »Schleimhautschutz« zur Vermeidung von Kontakt mit organischem Material getragen werden, z. B. als Schutz vor Blutspritzern oder respiratorischem Sekret, z. B. beim endotrachealen Absaugen oder hustenden Patienten.
- Nach Gebrauch werden patientennahe Gegenstände gereinigt, desinfiziert oder ggf. sterilisiert.
- Potenziell verletzende Gegenstände (Nadel, Skalpell etc.) werden unmittelbar nach Gebrauch in einen Sicherheitsbehälter entsorgt. Ist der Sicherheitsbehälter zu zwei Drittel gefüllt, wird er endgültig verschlossen und korrekt entsorgt.

❶ Cave
Nicht den Sicherheitsbehälter mit Nadeln und Skalpellen »vollstopfen«, denn dies hat schon wiederholt zu Schnitt- und Stichverletzungen geführt.

- **Flächendesinfektion**
Eine gezielte Flächendesinfektion erfolgt im Wischverfahren nach Kontamination mit organischem Material und bei ausgedehnter Kontamination. Für die Flächendesinfektion gelten folgende Regeln:
- Das Flächendesinfektionsmittel muss VAH-gelistet und bakterizid, viruzid (inkl. Noroviren) und levurozid (Hefepilze abtötend) sein. Die Konzentration wird so gewählt, dass ≤1 h Einwirkzeit ausreicht. Empfohlen werden für die routinemäßig Flächendesinfektionen[2] sog. »Wipes«, also desinfektionsmittelgetränkte Fertigtücher.
- Zu behandelnde Fläche feucht abwischen, dabei auf gleichmäßige Benetzung achten. Laut Unfallverhütungsvorschrift sind Schutzhandschuhe zu tragen.
- Nach allen routinemäßig durchgeführten Flächendesinfektionsmaßnahmen kann die Fläche wieder benutzt werden, sobald sie sichtbar trocken ist.
- Hingegen muss die angegebene Einwirkzeit abgewartet werden bei gezielter Desinfektion von Flächen mit Blut, Eiter, Ausscheidungen und anderen Köperflüssigkeiten von Patienten mit Verdacht oder gesicherter Infektion unter Berücksichtigung des Übertragungswegs sowie der

Schlussdesinfektion. Dies gilt auch für die Aufbereitung von Medizinprodukten. In diesen Fällen ist es sinnvoll, Desinfektionsmittel einzusetzen, die nach kurzen, der Praxissituation angemessenen Einwirkzeiten ihre volle Wirksamkeit entfaltet haben.
- Nach jeder Flächendesinfektion gründlich lüften!

28.2 Hygienemaßnahmen nach Infektionskategorien

Erkrankungen mit erhöhtem Infektionsrisiko müssen dem Personal mitgeteilt werden. Die notwendigen Hygiene- und Vorsichtsmaßnahmen ergeben sich aus der Einteilung der Patienten in die sog. Infektionskategorien A, B, C-I, C-II und D.

28.2.1 Infektionskategorie A

Hierbei handelt es sich um diejenigen Patienten, bei denen kein Anhalt für das Vorliegen einer Infektionserkrankung besteht. Bei diesen Patienten wird nach den o. g. Regeln der Standardhygiene und Vorsichtsmaßnahmen vorgegangen (▶ Abschn. 28.1); darüber hinausgehende hygienische Maßnahmen sind nicht erforderlich.

28.2.2 Infektionskategorie B

Unter die Infektionskategorie B fallen diejenigen Patienten, bei denen zwar eine Infektion diagnostiziert wurde, diese jedoch nicht durch übliche Kontakte übertragen werden kann. Dazu gehören auch Virushepatitis, HIV-Infektion ohne klinische Zeichen eines Aids-Vollbilds, Tuberkulose (Tbc) ohne offene Lungen-Tbc. Ausgenommen hiervon sind Patienten mit offenen und blutenden Wunden, diese fallen in Kategorie C oder D.

Auch bei diesen Patienten wird nach den o. g. Regeln der Standardhygiene und Vorsichtsmaßnahmen vorgegangen; darüber hinausgehende hygienische Maßnahmen sind nicht erforderlich.

28.2.3 Infektionskategorie C-I

Hierzu gehören Patienten, bei denen die Diagnose gesichert ist oder der begründete Verdacht besteht, dass sie an einer kontagiösen Infektionskrankheit leiden wie z. B. an offener Lungen-Tbc, Meningokokkenme-

---

2 Andere Begriffe für die routinemäßig Flächendesinfektionen sind »laufende Desinfektion«, »prophylaktische Desinfektion« oder »Desinfektion am Krankenbett«

ningitis, Diphtherie, Milzbrand, Windpocken, generalisiertem Zoster, Cholera, Typhus, Tollwut. Weiterhin werden zur Infektionskategorie C-I Patienten mit multiresistenten Keimen gezählt wie z. B. multiresistenter *Staphylococcus aureus* (MRSA) und vancomycinresistente Enterokokken (VRE). Außerdem gehören hierzu alle Patienten, die akut erbrechen und/oder dünnflüssige Stühle ausscheiden und Patienten mit offenen und blutenden Wunden.

Bei Patienten der Infektionskategorie C-I sind neben den Standardhygiene- und Vorsichtsmaßnahmen weitere Hygienemaßnahmen erforderlich, deren Notwendigkeit sich nach Art der Übertragungsmöglichkeit richtet:

- Information der Mitarbeiter.
- Patientenzimmer soweit wie möglich ausräumen, ggf. Einzelzimmerisolation.
- Bei der Übernahme des infizierten Patienten nur das unbedingt notwendige Personal und Material einsetzen.
- Transporte auf das unbedingt erforderliche Maß reduzieren.
- Personal, das in direkten Kontakt mit dem infizierten Patienten kommt, schützt sich mit der notwendigen Schutzausrüstung.
- Bei Vorhandensein von Sekret, Exkreten, Blut usw. sofortige Desinfektion.
- Patientenzimmer und gebrauchte Gegenstände inkl. Ablageflächen nach Aufheben der Isolation entsprechend der Vorgaben des jeweiligen Hygieneplans desinfizieren.

Abhängig vom infektiösen Material sind folgende Hygiene- und Vorsichtsmaßnahmen zu berücksichtigen:

Blut bzw. Körperflüssigkeiten Auftreten z. B. bei Hepatitis B, Hepatitis C, HIV. Die Übertragung erfolgt bei parenteralem Kontakt, z. B. bei Verletzung. **Maßnahmen:** Bei Spritzgefahr sollen Mund-Nasen-Schutz und Schutzbrille oder ein Gesichtsschild getragen werden.

Respiratorisches Sekret Auftreten z. B. bei Meningokokkenmeningitis, Diphtherie, Scharlach, Windpocken, Masern, Röteln. Die Übertragung erfolgt meist bei Nahkontakt, z. B. durch Tröpfcheninfektion oder Schleimhautkontakt. **Maßnahmen:** Schutz vor direktem und indirektem Kontakt mit infektiösem Material wie Schleim und Sekret der oberen Atemwege, Mund-Nasen-Schutz für den Patienten und das Personal.

Aerosole Diese treten z. B. bei der offenen Lungentuberkulose auf. Die Übertragung erfolgt abhängig vom Ausmaß des Aerosolkontakts (produktiver Husten,

Intubation); es besteht kein Risiko bei geschlossener Beatmung. **Maßnahmen:** Schutz vor Inhalation infektiöser Aerosole. Das Personal und – falls medizinisch möglich – auch die Patienten tragen sog. FFP-2-Atemmasken[3].

Stuhl Auftreten z. B. bei Gastroenteritis durch Salmonellen, Shigellen, Hepatitis A und E, Norovirus. Übertragung: Orale Aufnahme des Erregers, evt. als Aerosol! **Maßnahmen:** Isolation im Einzelzimmer, evtl. Kohortenisolation. Schutz vor direktem und indirektem Kontakt mit infektiösem Material wie Stuhl und Erbrochenem. Flüssigkeitsdichte Schutzkittel und Mund-Nasen-Schutz (OP-Maske) für das Personal und – falls möglich und sofern kein Erbrechen vorliegt – auch Mund-Nasen-Schutz (OP-Maske) für den Patienten.

28.2.4 Infektionskategorie C-II

Unter die Infektionskategorie C-II fallen alle Patienten, bei denen auch nur der bloße Verdacht auf eine Infektionskrankheit mit besonders gefährlichen Erregern besteht wie z. B. hämorrhagisches Fieber (Lassa, Ebola), Pocken, Pest, Lungenmilzbrand oder schweres akutes respiratorisches Syndrom (SARS).

Bei Patienten der Infektionskategorie C-II sind neben den Standardhygiene- und Vorsichtsmaßnahmen weitere Hygienemaßnahmen erforderlich. Es wird nach Hygieneplan vorgegangen, alle Maßnahmen werden mit dem zuständigen Gesundheitsamt, dem Krankenhaushygieniker und der Krankenhausleitung abgesprochen.

Erste Schutzmaßnahmen für das Personal sind:
- Einmalschutzanzug Kategorie III,
- Mund-Nasen-Schutz mindestens FFP 2, besser FFP 3,
- Schutzbrille (für Brillenträger geeignet),
- Handschuhe (nicht steril).

Auch der Patient erhält möglich einen Mund-Nasen-Schutz der Klasse FFP 2. Diese Maske darf auf keinen

---

3 Atemschutzmasken führen zu einer Reduktion des eingeatmeten Feinstaubs, z. B. bei Bauarbeiten, oder im medizinischen Bereich bei der Einatmung kleiner Krankheitserreger (Tröpfcheninfektion). Die Europäische Norm EN 149 unterteilt Atemmasken in 3 Filterklassen. FFP steht für »filtering face piece« (»filtrierende Halbmaske«). FFP 2 bedeutet eine mindestens 95%ige Schutzwirkung, FFP 3 eine mindestens 99%ige Schutzwirkung, jeweils vor Partikelgrößen von max. 0,6 μm.

Fall ein spezielles Ausatemventil besitzen, denn dann wäre die Schutzwirkung für die Umgebung nicht gegeben.

28.2.5 Infektionskategorie D

Hierunter werden alle Patienten zusammengefasst, die in besonderem Maße infektionsgefährdet sind, z. B. durch Verbrennungen, Immunsuppression, Leukopenie, Neutropenie, Agranulozytose oder Organtransplantation. Während bei den Patienten der Infektionskategorie C-I und C-II Isolationsmaßnahmen erforderlich sind, um die anderen Patienten zu schützen, kann bei den Patienten der Infektionskategorie D eine sog. »Umkehrisolierung« erforderlich werden: Diese Patienten werden von der normalen Umgebung isoliert mit dem Ziel, Infektionserkrankungen zu vermeiden.

28.3 Nadelstichverletzung

Bei Nadelstichverletzungen können verschiedenste infektiöse Erreger übertragen werden; insbesondere sind dies die Hepatitisviren B (HBV) und C (HCV) sowie das humane Immundefizienzvirus (HIV). Das Risiko von Nadelstichverletzungen steigt in Notfallsituationen. Die wichtigste Verordnung zur Minimierung von Nadelstichverletzungen ist die TRBA 250 (Technische Regel für biologische Arbeitsstoffe im Gesundheitswesen und in der Wohlfahrtspflege).

Maßnahmen nach Verletzung Als Sofortmaßnahme sollte der verletzte Mitarbeiter die Stichwunde »auspressen«, damit möglichst das Blut aus der Verletzungsstelle herausläuft und die potenzielle Viruslast reduziert wird. Gleichzeitig soll die Verletzungsstelle mehrfach desinfiziert werden, z. B. mit alkoholischer Hautdesinfektionslösung. Der verletzte Mitarbeiter stellt sich sofort beim D-Arzt des Krankenhauses (in der chirurgischen Ambulanz) vor, gleichzeitig wird sowohl dem verletzten Mitarbeiter als auch dem Patienten unverzüglich Blut entnommen und auf HIV, Hepatitis B und C untersucht. Dadurch werden der Impfstatus des Betroffenen und die Infektiosität des Patienten überprüft.

Maßnahmen beim Patienten mit HBV, HCV oder HIV Ist der Patient HIV-positiv, wird möglichst rasch eine medikamentöse Postexpositionsprophylaxe durchgeführt. Bei einer Hepatitis-B-Infektion wird bei nicht vorhandenem Impfschutz des Mitarbeiters simultan eine Impfung durchgeführt und Hepatitis-B-Immun-

globulin verabreicht. Ist ein niedriger Impftiter vorhanden, genügt die Impfung; ist der Titer ausreichend, ist diese nicht notwendig. Gegen Hepatitis C existiert keine Impfung. Bei einer Inokulation von Hepatitis-C-positivem Material wird keine sofortige Postexpositionsprophylaxe empfohlen, jedoch regelmäßige Laborkontrollen; ggf. wird dann eine antivirale Therapie eingeleitet.

28.4 Methicillinresistenter *Staphylococcus aureus* (MRSA)

Die Besiedlung eines Patienten mit MRSA stellt erst einmal keine Erkrankung dar. Allerdings kann dieser MRSA-Träger an einer MRSA-Pneumonie erkranken oder bei einer Operation eine MRSA-Wundinfektion erleiden; auch kann es zu katheterassoziierten MRSA-Infektionen kommen. Darüber hinaus stellt der MRSA-Träger eine Gefahr für andere Patienten dar: Bei Kontakt der Patienten untereinander (Händedruck, Verwechselung von Waschlappen) oder bei unzureichender Händehygiene des Personals können MRSA übertragen werden und bei dem bisher nicht MRSA-besiedelten Patienten zu den o. g. Infektionen führen.

- **Screening**

Entsprechend den Richtlinien des Robert-Koch-Instituts (RKI) besteht ein erhöhtes Risiko für eine MRSA-Kolonisation bei:
- Personen mit bekannter MRSA-Anamnese,
- Verlegung aus Einrichtungen mit bekannt hoher MRSA-Prävalenz, also z. B. bestimmte Alten- oder Pflegeheime, Dialyseeinrichtungen oder Brandverletztenzentren,
- Patienten als Verlegung aus Südeuropa, Osteuropa, USA, England, Japan,
- Personen mit einem stationären Krankenhausaufenthalt (>3 Tage) in den zurückliegenden 12 Monaten,
- Personen mit beruflichem Kontakt zur Schweinemast,
- Personen, die Kontakt zu MRSA-Trägern hatten, z. B. durch Unterbringung im selben Zimmer,
- Patienten, die mindestens 2 der nachfolgenden Risikofaktoren aufweisen: chronische Pflegebedürftigkeit, Antibiotikatherapie in den zurückliegenden 6 Monaten, liegende Katheter (z. B. Harnblasenkatheter, PEG-Sonde), Tracheotomie, Dialysepflichtigkeit, Hautulkus, Gangrän, chronische Wunden, tiefe Weichteilinfektion oder Brandverletzung.

Bei einem positiven Anamnesepunkt wird folgendes mikrobiologisches Screening durchgeführt:

- Abstrich von beiden Nasenlöchern sowie Rachenabstrich,
- ggf. Abstriche von vorhandenen Wunden, ekzematösen Hautarealen und Ulzera.

Die Abstriche werden mit unterschiedlichen Abstrichtupfern entnommen und können für das orientierende Screening – aus Kostengründen – auf einer einzigen Abstrichplatte ausgestrichen werden. Sollen aber Wunden gezielt auf MRSA untersucht werden, dann sind selektive Abstriche sinnvoll.

▪ Isolierung

Das Personal trägt bei der Pflege dieses Patienten immer Kopfhaube, Mund-Nasen-Schutz, Einmalhandschuhe und Schutzkittel, evtl. auch eine Einmalschürze. Auf der Intensivstation sollen MRSA-positive Patienten isoliert werden, wobei folgende Möglichkeiten bestehen:

- Isolation im Einzelzimmer – vermutlich die beste Vorgehensweise.
- Kohortenisolierung: Hierbei können z. B. 2 MRSA-positive Patienten gemeinsam in einem Zweibettzimmer untergebracht werden.
- Kittelpflege: Der MRSA-positive Patient verbleibt in einem Mehrbettzimmer. Wie sonst auch trägt das Personal bei der Pflege Kopfhaube, Mund-Nasen-Schutz, Einmalhandschuhe, Schutzkittel und ggf. Einmalschürze und achtet darüber hinaus penibelst auf alle Standardhygiene- und Vorsichtsmaßnahmen. Die Kittelpflege ist die schlechteste aller Varianten, bietet aber gerade im Notfall die Möglichkeit, bei einer fast vollständig belegten Intensivstation einen MRSA-positiven Notfallpatienten aufzunehmen.

Besteht bei einem Patienten nach den Screeningkriterien (▶ Screening) ein MRSA-Verdacht, so sollte dieser Patient möglichst auch bis zum Eintreffen der Abstrichergebnisse isoliert werden – hier ist auch eine Kittelpflege im Mehrbettzimmer möglich. Die prophylaktische Isolation auf der Intensivstation wird aufgehoben, wenn das einmalige Abstrichergebnis negativ ausfällt.

▪ Maßnahmen bei MRSA-positiven Patienten

Für gesundes Personal besteht keine Gefahr der MRSA-Übertragung, da der MRSA in der gesunden Hautflora nicht überhandnimmt. Ausnahmen sind Personen mit ekzematöser Haut oder offenen Wunden. Bei der Behandlung MRSA-positiver Patienten

werden – neben den Standardhygiene- und Vorsichtsmaßnahmen – folgende Regeln beachtet:

- Das Personal trägt Kopfhaube, Mund-Nasen-Schutz, Einmalhandschuhe, Schutzkittel und evtl. Einmalschürze.
- Hautläsionen und Wunden bei Durchfeuchtung frisch verbinden.
- Nach Abschluss der Versorgungsmaßnahmen alle Materialien, Geräte, Instrumente und Flächen, die direkten Kontakt mit dem Patienten hatten, gemäß Hygieneplan desinfizieren.
- Wäsche, Bezüge und Abdeckungen auswechseln und maschinell bei Temperatur über 60°C aufbereiten.
- Transport von MRSA-positiven Patienten: Transportdienst, Rettungsdienst und die aufnehmende Einheit müssen im Voraus über den MRSA-Trägerstatus informiert werden. Das Bett ist frisch bezogen, der Patient trägt frische Körperwäsche, Wunden sind frisch verbunden. Vor dem Transport führt der Patient eine hygienische Händedesinfektion durch und trägt einen Mund-Nasen-Schutz.

▪ Sanierung, Behandlung und Aufheben der Isolierung

Die Durchführung von Sanierungsmaßnahmen bei MRSA-Trägern ist komplex und erfordert ein differenziertes Vorgehen. Prinzipiell können Patienten mit MRSA-Besiedlung mit desinfizierenden Waschungen von Kopfhaar und Körper, desinfizierenden Mundspülungen sowie mit MRSA-abtötender Nasensalbe behandelt werden, sodass eine Sanierung möglich und der Patient danach MRSA-frei ist. Liegen allerdings sanierungshemmende Faktoren vor wie z. B. eine Wunde, dann muss hier zunächst die Heilung abgewartet werden, bevor die endgültige MRSA-Sanierung angegangen wird. Dennoch kann in dieser Phase eine Sanierungsmaßnahme zur Keimreduktion sinnvoll sein, um eine MRSA-Infektion zu verhindern.

Die Sanierungsmaßnahmen benötigen insgesamt 10 Tage (5 Tage sanieren, 2 Tage Pause, dann 3 Tage für Abstrichuntersuchungen), sodass eine solche Sanierung auf der Normalstation zwar begonnen werden kann, aber meist zuhause mit Unterstützung des Hausarztes abgeschlossen werden müsste. Auf der Intensivstation sollten die Sanierungsmaßnahmen aber auf jeden Fall bei jedem MRSA-positiven Patienten durchgeführt werden, allein um die MRSA-Besiedlung und die davon ausgehende Gefahr zu minimieren. Die Isolierung kann aufgehoben werden, wenn bei ehemals MRSA-positiven Patienten frühestens 2 Tage nach Abschluss der Behandlung negative MRSA-Abstriche an 3 aufeinander folgenden Tagen vorliegen. Bei Infektionen durch MRSA, also z. B. bei einer MRSA-Pneumonie, muss außerdem mit MRSA-Antibiotika behandelt werden (▶ Kap. 26).

28.5 Vancomycinresistente Enterokokken (VRE)

Enterococcus faecium und *Enterococcus faecalis* sind Streptokokken der Gruppe D, grampositiv und fakultativ pathogene Bakterien. Enterokokken breiten sich nichtinvasiv im Gewebe aus und produzieren keine relevanten Exotoxine. Trotzdem können Enterokokken an teilweise schweren nosokomialen Infektionen beteiligt sein, z. B. bei Harnwegsinfekten, Endokarditis und Sepsis. Auf trockenen Oberflächen in der Umgebung des Patienten kann *E. faecium* eine Woche bis maximal 4 Monate überleben, VRE tolerieren kurzzeitig Temperaturen bis zu 60°C.

Ähnlich wie bei MRSA ist die bloße Anwesenheit von VRE kein Problem. Allerdings sind die VRE-tragenden Patienten im Falle einer Infektion schwer zu behandeln, darüber hinaus stellen sie eine Gefahr für schwerkranke Mitpatienten dar. Daher gelten für Patienten mit VRE die gleichen Maßnahmen wie für MRSA-positive Patienten. Die Therapie bei VRE-bedingten Infektionen ist in ▶ Kap. 26 dargestellt.

28.6 ESBL und MRGN

28.6.1 »Extended spectrum« β-Laktamasen

»Extended spectrum« β-Laktamasen (ESBL) können ein erweitertes Spektrum an β-Laktam-Antibiotika spalten. Eine ESBL entsteht durch eine Punktmutation der β-Laktamase. Die ESBL-Gene befinden sich auf Plasmiden (kleinen extrachromosomalen DNA-Molekülen), die zwischen Bakterien weitergegeben werden können. ESBL-tragende Bakterien sind resistent gegen Penicilline, Cephalosporine (Generation 1–4) und gegen Monobactame. ESBL-Bildner finden sich bevorzugt bei *Escherichia coli* und *Klebsiella pneumoniae*, aber auch bei anderen Enterobacteriaceae wie *Proteus mirabilis*, Salmonellen oder *Enterobacter species*.

- **Übertragung und Isolierung**

Eine ESBL-Übertragung erfolgt in aller Regel durch einen direkten oder indirekten Kontakt mit Stuhl, infizierten Wunden oder erregerhaltigen Sekreten, z. B. über Hände, kontaminierte Gegenstände wie Steckbecken, Wäsche, Stethoskope oder Pflegeutensilien, sodass den Standardhygiene- und Vorsichtsmaßnahmen größte Bedeutung zukommt.

Bei Patienten mit Harnwegs- und Wundinfektionen und beim Umgang mit kontaminiertem Material ist die Standardhygiene (Schutzkittel, Einweghandschuhe) ausreichend. Hingegen müssen Patienten mit ESBL-Pneumonie isoliert werden, am besten im Einzelzimmer. Eine Kittelpflege auf der Intensivstation wäre auch möglich, ist aber auch hier die schlechtere Variante.

Das Personal trägt bei der Pflege dieses Patienten immer Kopfhaube, Mund-Nasen-Schutz, Einmalhandschuhe und Schutzkittel, evtl. auch eine Einmalschürze, zusätzlich eine Schutzbrille bei Sekretabsaugung.

- **Sanierungsmaßnahmen und Entisolierung**

Enterobakterien gehören zur physiologischen Darmflora und können im Darm praktisch nicht eradiziert werden, hingegen ist eine Sanierung von Patienten möglich, bei denen ESBL-bildende Bakterien lediglich in Wunden oder im Urin nachgewiesen wurden. Für die Körperpflege von ESBL-Trägern ist desinfizierende Waschlotion nicht indiziert und womöglich gegen ESBL-bildende Bakterien unwirksam. Daher kommt den oben geschilderten Hygienemaßnahmen besondere Bedeutung zu. Wenn ESBL-Bildner im Stuhl nachgewiesen wurden, müssen die Hygienemaßnahmen bis zur Entlassung beibehalten bleiben. ESBL-bildende Bakterien werden durch die laufende Standarddesinfektion sicher abgetötet.

28.6.2 Multiresistente gramnegative Stäbchen

Aufgrund der zunehmenden Bedeutung dieser Erreger hat das RKI 2012 differenzierte Empfehlungen zu Hygienemaßnahmen bei Besiedlung oder Infektion mit multiresistenten gramnegativen Stäbchen (MRGN) veröffentlicht. Typische Vertreter dieser Problemkeime sind:

- Enterobakterien wie *Klebsiella spp.*, *E. coli*, *Enterobacter*, *Serratia* u.a.,
- *Pseudomonas aeruginosa*,
- *Acinetobacter spp.* wie *Acinetobacter baumannii*.

Dabei wird der Gefährdungsgrad der Erreger u. a. anhand einer Resistenz gegenüber den 4 Antibiotikahauptgruppen abgeschätzt, also gegen

- Acylureidopenicilline, z. B. Piperacillin/ Tazobactam,

- Cephalosporine der 3./4. Generation, z. B. Cefotaxim, Ceftazidim (für Pseudomonas) oder Cefepim,
- Carbapeneme, z. B. Imipenem oder Meropenem,
- Fluorchinolone, z. B Ciprofloxacin.

Ist eines der o. g. gramnegativen Stäbchen gegen 3 der 4 Gruppen resistent oder nur intermediär empfindlich, so wird dies als 3MRGN bezeichnet, bei Resistenz (oder Intermediärstatus) gegen alle 4 Antibiotikahauptklassen als 4MRGN.

> **Praxistipp**
>
> Wird auf der Intensivstation ein 3MRGN- oder ein 4MRGN-Erreger identifiziert, sollte sofort (!) das Hygieneteam informiert werden. In der Regel müssen die Patienten dann sofort isoliert werden, ggf. sind weitergehende Hygienemaßnahmen erforderlich.

Details zu Infektionsrate, Screening, speziellen Hygienemaßnahmen u.v.a.m. kann man direkt der RKI-Empfehlung entnehmen (▶ Literatur).

28.7   Noroviren

Noroviren wurden früher als Norwalk-ähnliche Viren bezeichnet und sind weltweit verbreitete RNA-Viren, von denen es 5 Genotypgruppen und über 20 Subtypen gibt. Sie sind aufgrund ihrer Struktur sehr umweltresistent und verbreiten sich hauptsächlich im Winterhalbjahr. Infektionen können aber das ganze Jahr über auftreten.

Die Viren werden von Mensch zu Mensch durch Kontakt mit Stuhl oder Erbrochenem, über die Hände oder auch kontaminierte Gegenstände übertragen. Sie sind sehr ansteckend: So kann es beim Erbrechen zu einer Aerosolbildung kommen, die für eine Übertragung ausreichend sein kann. Darüber hinaus können Infektionen aber auch von kontaminierten Lebensmitteln (Salate, Tiefkühlkost, Krabben, Muscheln u. a.) oder Getränken wie verunreinigtem Wasser ausgehen. Da es viele verschiedene Arten von Noroviren gibt, können Patienten nach einer Norovirusinfektion auch erneut erkranken.

■   Symptomatik

Etwa 10 h bis 2 Tage nach der Ansteckung kommt es zu plötzlich einsetzendem heftigen Erbrechen und Durchfall mit Magen- oder Darmkrämpfen. Weiterhin bestehen Übelkeit und ein ausgeprägtes Krankheitsgefühl, manchmal auch Kreislaufschwäche, leichtes Fieber und Kopfschmerzen. Es gibt aber auch leichtere Verlaufsformen. Nach 2–3 Tagen klingen die Beschwerden wieder ab. Die Betroffenen sind insbesondere während der akuten Erkrankung und mindestens bis zu 48 h nach Ende der klinischen Symptome ansteckungsfähig. Die Viren werden mit dem Stuhl auch noch einige Tage nach Abklingen der Beschwerden ausgeschieden.

■   Hygienemaßnahmen

Patienten mit einer Norovirusinfektion müssen nicht per se auf die Intensivstation. Allerdings können Patienten soweit geschwächt sein, dass eine Intensivaufnahme erforderlich wird, oder der Norovirenausbruch findet direkt auf der Intensivstation statt.

■   Diagnostik

Bei Verdacht wird eine Stuhlprobe auf Nororviren untersucht. Sobald ein Norovirusnachweis gelungen ist, sind weitere Probeneinsendungen zur Verlaufskontrolle nicht erforderlich und unnötig teuer.

■   Isolierung

Die erkrankten Patienten werden isoliert, ggf. ist eine Kohortenisolation zusammen mit anderen Ansteckungsverdächtigen sinnvoll. Die Patienten mit Noroviruserkrankung(sverdacht) benutzen ein eigenes WC. Die Entisolierung eines Patientenzimmers erfolgt frühestens 72 h nach Sistieren der Diarrhö und nach erfolgter Abschlussdesinfektion. Auf der Intensivstation sollten Patienten mit Norovirusinfektion ebenfalls isoliert werden: Hier birgt die sog. Kittelpflege im Mehrbettzimmer aufgrund der hohen Infektiosität der Noroviren eine erhebliche Ansteckungsgefahr und ist unbedingt zu vermeiden.

■   Schutzmaßnahmen

Das medizinische Personal trägt Kopfhaube, Mund-Nasen-Schutz, Einmalhandschuhe, Schutzkittel und evtl. Einmalschürze, zudem erfolgt eine tägliche Wischdesinfektion aller patientennahen Kontaktflächen. Wichtig ist, dass ein noroviruswirksames Händedesinfektionsmittel (z. B. Sterillium virugard, Spitacid) verwendet wird.

> ❯ Auch bei geringem Verdacht auf eine infektiöse Diarrhö sollte das Personal – und möglichst auch der Patient – einen Mund-Nasen-Schutz in OP-Qualität tragen.

Darüber hinaus müssen die Patienten noch einmal auf die wichtigsten hygienischen Vorbeugemaßnahmen hingewiesen werden: Nach jedem Toilettengang und vor jeder Mahlzeit zuerst Händedesinfektion (!), dann gründliches Händewaschen mit Seife unter fließendem Wasser. Eine Impfung gegen Noroviren gibt es nicht. Eine Wiederzulassung erkrankten Personals geschieht frühestens 72 h nach Sistieren der Diarrhö.

28.8 Clostridium-difficile-assoziierte Erkrankungen (CDAD)

Clostridium difficile ist ein grampositives und sporenbildendes Stäbchenbakterium, das sich durch eine hohe Umweltresistenz auszeichnet. Die Infektionsfähigkeit des aerotoleranten Erregers kann außerhalb des Organismus bis zu einer Woche erhalten sein. Etwa 3–7% der Bevölkerung sind bei Krankenhausaufnahme Träger von *Clostridium difficile*. Abhängig von bestimmten Risikofaktoren (Dauer des Krankenhausaufenthalts, Patientenalter, Schwere der Grunderkrankung, Sondenernährung und Antibiotikatherapie) steigt die Zahl der *Clostridium-difficile*-Träger auf 16–35%. Gerade die Patienten, die *Clostridium difficile* während des Krankenhausaufenthalts neu erwerben, sind von CDAD (*Clostridium difficile*-associated diseases) betroffen: 15–71% dieser Patienten entwickeln eine symptomatische *Clostridium-difficile*-assoziierte Diarrhö.

Clostridium difficile produziert ein Enterotoxin (Toxin A) und ein Zytotoxin (Toxin B) und kann eine lebensbedrohliche Diarrhö hervorrufen. Typische Symptome sind:

- wässrige Durchfälle, meist grünlich-wässrig, evtl. mit Blutbeimengung,
- krampfartige Unterbauchschmerzen, Fieber, Leukozytose,
- Beschwerden meist 5–10 Tage nach Beginn der Antibiotikatherapie,
- oft protrahierter Verlauf,
- in sehr schweren Fällen toxisches Megakolon mit Perforation und Schocksymptomatik.

Ein neuer Stamm mit den Namen »Ribotyp 027«, »Toxinotyp III« oder »PFGE NAP1« besitzt eine höhere Virulenz und ein weiteres, sog. binäres Toxin und kann zu einer Letalität von bis zu 30% führen.

■ Diagnostik
Für die Diagnostik der CDAD sind Anamnese, Toxinnachweis und Endoskopie entscheidend:

- Stuhluntersuchung auf *Clostridium-difficile*-Toxine: Es soll auf Enterotoxin (Toxin A) und Zytotoxin (Toxin B) untersucht werden, da beide Toxine

zu CDAD führen können. Da die Toxine labil sind und während des Transports abgebaut werden können, soll möglichst frischer Stuhl gekühlt in das Labor gesandt werden. Bei Sistieren der Beschwerden sind keine Kontrolluntersuchungen erforderlich.

- Bei Unklarheiten oder bei Ausbrüchen Erregeranzucht mit Antibiogramm und anschließender Typisierung.
- Bei schwerer Erkrankung oder unklarer Diagnose sollte eine Endoskopie erfolgen – eine Rektosigmoidoskopie kann zur Diagnosestellung ausreichen, wenn charakteristische Pseudomembranen gesehen werden. Andererseits schließt ein unauffälliger Endoskopiebefund eine CDAD nicht aus.
- Im CT kann der Befund einer verdickten Darmwand mit typischer Dreischichtung auf eine CDAD hinweisen – trotzdem sind radiologische Verfahren zur Diagnosestellung einer CDAD ungeeignet.

> **Bei schwerer CDAD oder unklarer Diagnose sollte eine Endoskopie erfolgen!**

■ Therapie
Mit der Therapie sollte bei Verdacht und entsprechender Anamnese sofort begonnen werden:

- Absetzen der Antibiotika, sofern möglich.
- Gabe von Metronidazol (z. B. Clont) 3×500 mg enteral für 10 Tage.
- Wenn enterale Gabe nicht möglich, dann Metronidazol 3×500 mg i.v. für 10 Tage.
- In schweren Fällen und bei Rezidiven: Metronidazol 3×500 mg i.v. plus Vancomycin 4×125 mg enteral, je nach Schweregrad bis zu 4×500 mg. Vancomycin muss bei CDAD enteral gegeben werden und wäre bei i.v.-Gabe unwirksam. Zudem ist Vancomycin als »First-line«-Präparat oder als alleinige Therapie wegen der Selektion von vancomycinresistenten Enterokokken (VRE) in der Regel nicht indiziert.
- Bei rezidivierender CDAD zusätzlich 2×500 mg des Probiotikums *Saccharomyces boulardii* (z. B. Perenterol) geben. **Cave:** Bei immunsupprimierten Patienten (z. B. HIV, Organtransplantation, Leukämie, Bestrahlung, Chemotherapie, hochdosierte Kortisonbehandlung) und bei Patienten mit ZVK: Hier wird wegen des nicht einschätzbaren Risikos einer generalisierten Besiedlung mit *Saccharomyces boulardii* mit Fungämiegefahr von der Verwendung abgeraten.
- Bei Darmperforation, Peritonitis, toxischem Megakolon soll die totale Kolektomie anderen Re-

sektionsverfahren (z. B. Hemikolektomie) evtl. überlegen sein.

> **Der alleinige Verdacht auf eine schwere CDAD rechtfertigt den sofortigen Beginn der Antibiotikatherapie.**

■ **Hygienemaßnahmen**

Ausgangspunkt von *Clostridium difficile* ist ein kolonisierter oder infizierter Patient, die eigentliche Übertragung erfolgt fäkal-oral über die Umwelt, also z. B. über kontaminierte Gegenstände oder über die Hände von Patient und Personal. Die Ansteckungsgefahr ist während der akuten Erkrankung am höchsten, dann abnehmend. Patienten mit einer CDAD müssen nicht per se auf die Intensivstation, allerdings können Patienten soweit geschwächt sein, dass eine Intensivaufnahme erforderlich wird, oder die CDAD tritt direkt auf der Intensivstation auf. Die erkrankten Patienten werden isoliert, ggf. ist eine Kohortenisolation zusammen mit anderen Ansteckungsverdächtigen sinnvoll. Die Patienten mit CDAD benutzen ein eigenes WC; wegen der Diarrhö sollten Matratzenschutzbezüge verwendet werden. Eine Entisolierung eines Patientenzimmers erfolgt frühestens 48 h nach Abklingen der klinischen Symptome und nach erfolgter Abschlussdesinfektion.

Auf der Intensivstation sollten Patienten mit CDAD ebenfalls isoliert werden, am besten im Einzelzimmer, eine Kohortenisolierung ist ebenfalls möglich. Wenn die Hygieneregeln streng befolgt werden, ist in vielen Fällen auch eine sog. Kittelpflege im Mehrbettzimmer möglich; allerdings hängt dies auch vom Risiko der Mitpatienten ab. Patienten mit Immunsuppression sollten möglichst nicht im gleichen Zimmer wie CDAD-Patienten behandelt werden.

■ **Schutzmaßnahmen**

Das medizinische Personal trägt Kopfhaube, Mund-Nasen-Schutz, Einmalhandschuhe, Schutzkittel und evtl. Einmalschürze, zudem erfolgt mindestens eine tägliche Wischdesinfektion aller patientennahen Kontaktflächen, am besten mit sporoziden Flächendesinfektionsmitteln (Peressigsäure, Na-Hypochlorid). Dabei ist wegen der Sporen eine kräftige mechanische Reinigung besonders wichtig.

Die Patienten dürfen ihr Zimmer nur nach vorherigem Händewaschen und nach Anlegen eines Schutzkittels verlassen. Händewaschen ist effektiver als Desinfektionsmittel, da durch den Waschvorgang Sporen abgespült und so vermindert werden. Außerdem sind alkoholische Händedesinfektionsmittel gegen Clostridiensporen nur unzureichend wirksam. Trotzdem sollte nach jedem Toilettengang zuerst die Händedesinfek-

tion (!) erfolgen und danach das gründliche Händewaschen mit Seife unter fließendem Wasser. Patienten sollen die konsequente Händehygiene für weitere 2 Wochen fortsetzen.

■ **Meldepflicht**

Nach § 6 Abs. 1 Nr. 5a Infektionsschutzgesetz (IfSG) sind namentlich meldepflichtig:
— schwerer Verlauf,
— Wiederaufnahme aufgrund rekurrenter Infektion,
— Verlegung auf eine Intensivstation,
— chirurgischer Eingriff bei Megakolon, Perforation oder refraktäre Kolitis.
— Tod innerhalb von 30 Tagen nach Diagnosestellung als Ursache oder zu Tode beitragender Erkrankung,
— Nachweis des Ribotyps 027.

Nach § 6 Abs. 1 Nr. 2b IfSG ist der Verdacht auf und die Erkrankung an einer infektiösen Gastroenteritis (hier CDAD) bei einem gehäuften Auftreten (2 oder mehr gleichartige Erkrankungen, bei denen ein epidemischer Zusammenhang wahrscheinlich ist oder vermutet wird) namentlich meldepflichtig.

28.9   Enterohämorrhagische E. coli (EHEC)

Bei EHEC handelt es sich um E. coli-Bakterien, die folgende Eigenschaften besitzen:
— Produktion eines »Adhäsins«, womit sich EHEC an die Epithelzellen der Darmwand anheften kann.
— Produktion von Zytotoxinen, den sog. Shigatoxinen (Stx), die zu (blutigen) Durchfällen führen können. Stx greift das Gefäßendothel v. a. kleiner Blutgefäße an, zumeist im Magen-Darm-Trakt, der Lunge und der Niere (hier v. a. in den Glomeruli) und führt so zu Nieren- und Lungenversagen. Es sind jedoch auch zentralnervöse Symptome möglich.
— Produktion von Hämolysin, das zur Hämolyse von Erythrozyten führt.

Schwere Erkrankungen wie z. B. die hämorrhagische Kolitis und das hämolytisch-urämisches Syndrom (HUS) werden überwiegend durch EHEC hervorgerufen, die Stx 2 oder Stx 2c produzieren. Je nach Oberflächenantigen (»O«) werden verschiedenen Serotypen unterschieden. Die Angaben in diesem Abschnitt beruhen im Wesentlichen auf dem RKI-Ratgeber »EHEC« (► Internetlinks). Das RKI bietet bei Fragen auch telefonische Hilfe an.

- **Infektion und Ansteckungsfähigkeit**

Erregerreservoir sind Wiederkäuer wie Rinder, Schafe, Ziegen, aber auch Rehe und Hirsche, die selbst nicht an EHEC erkranken können. Die Infektion erfolgt meist durch orale Aufnahme von Fäkalspuren, z. B. bei Kontakt zu Wiederkäuern, beim Verzehr von rohem Fleisch oder kontaminierten Lebensmitteln oder durch kontaminiertes Wasser, z. B. beim Baden. Auch Mensch-zu-Mensch-Übertragungen sind möglich, vermutlich weil für eine EHEC-Erkrankung nur eine sehr geringe Infektionsdosis (<100 Erreger) erforderlich ist. Solange EHEC-Bakterien im Stuhl nachgewiesen werden, ist der Patient auch ansteckend; dies kann von einigen Tagen bis zu mehreren Wochen variieren.

- **Klinische Symptomatik**

Meist klagen die Patienten über unblutige, wässrige Durchfälle, häufig mit Übelkeit, Erbrechen und Abdominalschmerzen, seltener mit Fieber. In 10–20% der Fälle kommt es zur hämorrhagischen Kolitis mit krampfartigen Bauchschmerzen und blutigen Stühlen.

Hämolytisch-urämisches Syndrom Aufgrund der o. g. Pathomechanismen kommt es bei etwa 5–10% der EHEC-Erkrankungen zur Ausbildung eines HUS, das folgendermaßen gekennzeichnet ist:

- hämolytische Anämie,
- Thrombozytopenie,
- akutes Nierenversagen.

Es kommt häufig zur kurzzeitigen Dialysepflicht, seltener zum irreversiblen Nierenfunktionsverlust mit chronischer Dialyse. In der Akutphase liegt die Letalität des HUS bei ungefähr 2%.

- **Diagnostik**

Das RKI empfiehlt, in folgenden Fällen eine Stuhlprobe mikrobiologisch auf EHEC untersuchen zu lassen:

- Diarrhö plus
  - sichtbares Blut im Stuhl,
  - endoskopisch nachgewiesene hämorrhagische Kolitis,
  - Patient arbeit beruflich mit Lebensmitteln oder in der Küche,
  - wegen Diarrhö hospitalisierte Kinder bis zum 6. Lebensjahr,
- HUS und Kontaktpersonen von HUS-Patient,
- pädiatrische Patienten mit akutem Nierenversagen.

Entscheidend ist der Toxin- bzw. Toxingen-Nachweis:

- Toxin: Nachweis mittels ELISA aus der E.-coli-Kultur. Der Stx-Nachweis direkt aus dem Stuhl ist zu unspezifisch.
- Toxingen: Nachweis mittels PCR aus Kolonieabschwemmung oder Stuhlanreicherung.
- Weitergehende Charakterisierung im Speziallabor nach telefonischer Beratung durch das RKI.
- Bei HUS zusätzlich Serumuntersuchung auf Lipopolysaccharid (LPS)-Antikörper gegen E. coli O157 u. a.

- **Therapie**

Die Behandlung erfolgt primär symptomatisch. Eine Antibiotikatherapie wird vom RKI nicht empfohlen, weil sie eine weitere Toxinbildung stimulieren und ggf. das Risiko einer HUS-Entstehung erhöhen kann. Allerdings konnte aktuell gezeigt werden, dass Azithromycin die Ausscheidungsdauer von EHEC-Patienten deutlich verkürzen kann. Bei atypischen Verlaufsformen, insbesondere bei extrarenaler HUS-Manifestation, wird ggf. eine Plasmatherapie empfohlen. Aufgrund der insgesamt sehr geringen Anzahl schwerer EHEC-Fälle empfehlen wir die Kontaktaufnahme mit einem spezialisierten Zentren, ggf. auch nach telefonischer Beratung durch das RKI.

- **Hygiene- und Schutzmaßnahmen**

Patienten mit EHEC müssen nicht per se auf die Intensivstation, allerdings kann dies aufgrund der Erkrankungsschwere erforderlich werden. Die (Intensiv)patienten werden im Einzelzimmer isoliert und benutzen ein eigenes WC; wegen der Diarrhö sollten Matratzenschutzbezüge verwendet werden. Das RKI empfiehlt folgende Maßnahmen:

- strikte Einhaltung der Händehygiene und weitere Maßnahmen der Standardhygiene,
- Isolierung der Patienten,
- regelmäßige Desinfektion aller Handkontaktflächen und des Sanitärbereiches,
- hygienischer Umgang mit der kontaminierten Wäsche.

Das medizinische Personal trägt Kopfhaube, Mund-Nasen-Schutz, Einmalhandschuhe, Schutzkittel und evtl. Einmalschürze, zudem erfolgt eine tägliche Wischdesinfektion aller patientennahen Kontaktflächen. Hier gilt:

> **Schon beim geringsten Verdacht auf eine EHEC-Diarrhö sollte das Personal einen Mund-Nasen-Schutz in OP-Qualität tragen.**

Darüber hinaus müssen die Patienten noch einmal auf die wichtigsten hygienischen Vorbeugemaßnahmen hingewiesen werden: Nach der Toilettenbenutzung zuerst gründliche Händedesinfektion (!), danach Händewaschen mit Seife unter fließendem Wasser.

■   **Meldepflicht**

Da bei EHEC-Ausbrüchen eine schnelle Erkennung und Ausschaltung der Infektionsquelle erforderlich ist, muss das zuständige Gesundheitsamt bei Verdachts-, Krankheits- oder Todesfällen unverzüglich informiert werden. Auch ein HUS ist immer meldepflichtig, auch schon bei Verdacht.

28.10   Ausbruchmanagement

Gemäß Infektionsschutzgesetz muss dem Gesundheitsamt unverzüglich das gehäufte Auftreten nosokomialer Infektionen, bei denen ein epidemischer Zusammenhang wahrscheinlich ist oder vermutet wird, als Ausbruch gemeldet werden. Mehrere Beispiele der jüngsten Vergangenheit zeigen, wie groß dann die entstehende Unsicherheit bei Patienten und Bevölkerung, aber auch dem betroffenen Personal sein kann. Aus diesem Grund ist es sinnvoll, bei ersten Anzeichen eines auch noch so kleinen Ausbruchs auf der Intensivstation, insbesondere bei multiresistenten Problemkeimen, sofort und entschlossen zu handeln – auch am Wochenende. Hierbei kann folgendermaßen vorgegangen werden:

- Der Intensiv(ober)arzt informiert umgehend das Intensivpersonal: Die nötigen Maßnahmen zum Eigenschutz werden sofort durchgeführt. Dann werden die betroffenen Patienten isoliert, möglichst in Einzelzimmern, ggf. als Kohortenisolierung, sofern zulässig.
- Der Intensiv(ober)arzt informiert umgehend das Hygieneteam des Krankenhauses. Wird gemeinsam der Verdacht auf einen »Ausbruch« geäußert, dann wird umgehend die Krankenhausbetriebsleitung informiert, anschließend sofort das Gesundheitsamt.
- Es findet eine erste krankenhaushygienische Ortsbegehung statt. Fragen des Personals werden beantwortet, ausstehende Probleme gelöst. Diese können sein: Information des Reinigungsdienstes, damit »Rund-um-die-Uhr« Desinfektionsmaßnahmen durchgeführt werden können, schnellstmögliche Personalaufstockung für Intensivärzte und insbesondere Intensivpflege, Einrichtung von Schleusen.
- Es wird eine Ad-hoc-Kommission gebildet, dem folgende Personen angehören sollten: Chefarzt und Oberarzt der Intensivstation, Leiter der Intensivpflege, Hygieneteam inkl. Krankenhaushygieniker, Betriebsleitung, Mitglied des Gesundheitsamts.
    - Gemeinsam wird das Vorgehen abgestimmt, ggf. mit Beratung durch das RKI oder andere Fachexperten.
    - Hier wird auch entschieden, wie der Ausbruch im Krankenhaus, an Patienten und Angehörige und ggf. an die örtliche Presse kommuniziert wird.
    - Information der Rettungsleitstelle.
    - Sorgfältige Dokumentation der getroffenen Maßnahmen und Festlegung der Verantwortlichkeiten für die Dokumentation.
    - Weitere Treffen der Ad-hoc-Kommission alle 1–3 Tage werden vorgeplant, eine sofortige Zusammenkunft bei Bedarf sollte möglich sein.
- Ermittlung der vermutlichen Infektionsquelle und tägliche Überprüfung der getroffenen Maßnahmen.
- Abschluss des Ausbruchsmanagements, wenn alle betroffenen Patienten ausbehandelt und keine Neuerkrankungen zu erwarten. Dies wird im Abschlusstreffen der Ad-hoc-Kommission festgestellt. Dabei auch Überprüfung der Dokumentation und »Manöverkritik«: Was lief gut? Was könnte man zukünftig besser machen?

28.11   Meldepflichten

Die Meldepflichten sind im Infektionsschutzgesetz geregelt.

■   **§ 6 Meldepflichtige Krankheiten**

1.   Namentlich ist zu melden:
     1.   der Krankheitsverdacht, die Erkrankung sowie der Tod an
          a.   Botulismus
          b.   Cholera
          c.   Diphtherie
          d.   humaner spongiformer Enzephalopathie, außer familiär-hereditärer Formen
          e.   akuter Virushepatitis
          f.   enteropathischem hämolytisch-urämischem Syndrom (HUS)
          g.   virusbedingtem hämorrhagischen Fieber
          h.   Masern
          i.   Meningokokkenmeningitis oder -sepsis
          j.   Milzbrand
          k.   Poliomyelitis (als Verdacht gilt jede akute schlaffe Lähmung, außer wenn traumatisch bedingt)
          l.   Pest
          m.   Tollwut
          n.   Typhus abdominalis/Paratyphus
          o.   sowie die Erkrankung und der Tod an einer behandlungsbedürftigen Tuberkulose, auch wenn ein bakteriologischer Nachweis nicht vorliegt,

2. der Verdacht auf und die Erkrankung an einer mikrobiell bedingten Lebensmittelvergiftung oder an einer akuten infektiösen Gastroenteritis, wenn
    a. eine Person betroffen ist, die eine Tätigkeit im Sinne des § 42 Abs. 1 ausübt,
    b. zwei oder mehr gleichartige Erkrankungen auftreten, bei denen ein epidemischer Zusammenhang wahrscheinlich ist oder vermutet wird,
3. der Verdacht einer über das übliche Ausmaß einer Impfreaktion hinausgehenden gesundheitlichen Schädigung,
4. die Verletzung eines Menschen durch ein tollwutkrankes, -verdächtiges oder -ansteckungsverdächtiges Tier sowie die Berührung eines solchen Tieres oder Tierkörpers,
5. soweit nicht nach den Nummern 1 bis 4 meldepflichtig, das Auftreten
    a. einer bedrohlichen Krankheit oder
    b. von zwei oder mehr gleichartigen Erkrankungen, bei denen ein epidemischer Zusammenhang wahrscheinlich ist oder vermutet wird,
    c. wenn dies auf eine schwerwiegende Gefahr für die Allgemeinheit hinweist und Krankheitserreger als Ursache in Betracht kommen, die nicht in § 7 genannt sind.

Die Meldung nach Satz 1 hat gemäß § 8 Abs. 1 Nr. 1, 3 bis 8, § 9 Abs. 1, 2, 3 Satz 1 oder 3 oder Abs. 4 zu erfolgen.

2. Dem Gesundheitsamt ist über die Meldung nach Absatz 1 Nr. 1 hinaus mitzuteilen, wenn Personen, die an einer behandlungsbedürftigen Lungentuberkulose leiden, eine Behandlung verweigern oder abbrechen. Die Meldung nach Satz 1 hat gemäß § 8 Abs. 1 Nr. 1, § 9 Abs. 1 und 3 Satz 1 oder 3 zu erfolgen.
3. Dem Gesundheitsamt ist unverzüglich das gehäufte Auftreten nosokomialer Infektionen, bei denen ein epidemischer Zusammenhang wahrscheinlich ist oder vermutet wird, als Ausbruch nichtnamentlich zu melden. Die Meldung nach Satz 1 hat gemäß § 8 Abs. 1 Nr. 1, 3 und 5, § 10 Abs. 1 Satz 3, Abs. 3 und 4 Satz 3 zu erfolgen.

- ### § 7 Meldepflichtige Nachweise von Krankheitserregern

1. Namentlich ist bei folgenden Krankheitserregern, soweit nicht anders bestimmt, der direkte oder indirekte Nachweis zu melden, soweit die Nachweise auf eine akute Infektion hinweisen:
    1. Adenoviren; Meldepflicht nur für den direkten Nachweis im Konjunktivalabstrich
    2. *Bacillus anthracis*
    3. *Borrelia recurrentis*
    4. *Brucella sp.*
    5. *Campylobacter sp.*, darmpathogen
    6. *Chlamydia psittaci*
    7. *Clostridium botulinum* oder Toxinnachweis
    8. *Corynebacterium diphtheriae*, Toxin bildend
    9. *Coxiella burnetii*
    10. *Cryptosporidium parvum*
    11. Ebolavirus
    12. *Escherichia coli*
        a. enterohämorrhagische Stämme (EHEC)
        b. sonstige darmpathogene Stämme
    13. *Francisella tularensis*
    14. FSME-Virus
    15. Gelbfiebervirus
    16. *Giardia lamblia*
    17. *Haemophilus influenzae*; Meldepflicht nur für den direkten Nachweis aus Liquor oder Blut
    18. Hantaviren
    19. Hepatitis-A-Virus
    20. Hepatitis-B-Virus
    21. Hepatitis-C-Virus; Meldepflicht für alle Nachweise, soweit nicht bekannt ist, dass eine chronische Infektion vorliegt
    22. Hepatitis-D-Virus
    23. Hepatitis-E-Virus
    24. Influenzaviren; Meldepflicht nur für den direkten Nachweis
    25. Lassavirus
    26. *Legionella sp.*
    27. *Leptospira interrogans*
    28. *Listeria monocytogenes*; Meldepflicht nur für den direkten Nachweis aus Blut, Liquor oder anderen normalerweise sterilen Substraten sowie aus Abstrichen von Neugeborenen
    29. Marburgvirus
    30. Masernvirus
    31. Methicillinresistenten *Staphylococcus aureus* (MRSA) aus Blut und Liquor
    32. *Mycobacterium leprae*
    33. *Mycobacterium tuberculosis/africanum, Mycobacterium bovis*; Meldepflicht für den direkten Erregernachweis sowie nachfolgend für das Ergebnis der Resistenzbestimmung; vorab auch für den Nachweis säurefester Stäbchen im Sputum
    34. *Neisseria meningitidis*; Meldepflicht nur für den direkten Nachweis aus Liquor, Blut, hämorrhagischen Hautinfiltraten oder anderen normalerweise sterilen Substraten
    35. Norovirus (= Norwalk-ähnliches Virus); Meldepflicht nur für den direkten Nachweis aus Stuhl
    36. Poliovirus
    37. Rabiesvirus
    38. *Rickettsia prowazekii*
    39. Rotavirus
    40. *Salmonella paratyphi*; Meldepflicht für alle direkten Nachweise
    41. *Salmonella typhi*; Meldepflicht für alle direkten Nachweise
    42. Salmonella, sonstige
    43. *Shigella sp.*
    44. *Trichinella spiralis*
    45. *Vibrio cholerae O 1* und *O 139*
    46. *Yersinia enterocolitica*, darmpathogen

47. Yersinia pestis
48. andere Erreger hämorrhagischer Fieber

Die Meldung nach Satz 1 hat gemäß § 8 Abs. 1 Nr. 2, 3, 4 und Abs. 4, § 9 Abs. 1, 2, 3 Satz 1 oder 3 zu erfolgen.

2. Namentlich sind in dieser Vorschrift nicht genannte Krankheitserreger zu melden, soweit deren örtliche und zeitliche Häufung auf eine schwerwiegende Gefahr für die Allgemeinheit hinweist. Die Meldung nach Satz 1 hat gemäß § 8 Abs. 1 Nr. 2, 3 und Abs. 4, § 9 Abs. 2, 3 Satz 1 oder 3 zu erfolgen.

3. Nichtnamentlich ist bei folgenden Krankheitserregern der direkte oder indirekte Nachweis zu melden:
   1. *Treponema pallidum*
   2. HIV
   3. *Echinococcus sp.*
   4. *Plasmodium sp.*
   5. Rubellavirus; Meldepflicht nur bei konnatalen Infektionen
   6. *Toxoplasma gondii*; Meldepflicht nur bei konnatalen Infektionen

Die Meldung nach Satz 1 hat gemäß § 8 Abs. 1 Nr. 2, 3 und Abs. 4, § 10 Abs. 1 Satz 1, Abs. 3, 4 Satz 1 zu erfolgen.

▪ **§ 8 Zur Meldung verpflichtete Personen (Auszug)**

1. Zur Meldung oder Mitteilung sind verpflichtet:
   1. im Falle des § 6 der feststellende Arzt; in Krankenhäusern oder anderen Einrichtungen der stationären Pflege ist für die Einhaltung der Meldepflicht neben dem feststellenden Arzt auch der leitende Arzt, in Krankenhäusern mit mehreren selbständigen Abteilungen der leitende Abteilungsarzt, in Einrichtungen ohne leitenden Arzt der behandelnde Arzt verantwortlich.
   2. im Falle des § 7 die Leiter von Medizinaluntersuchungsämtern und sonstigen privaten oder öffentlichen Untersuchungsstellen einschließlich der Krankenhauslaboratorien.

Fallbeispiel Teil 2

Aufgrund der Vorgeschichte und der Krankheitssymptome besteht V. a. eine schwere *Clostridium-difficile*-assoziierte Diarrhö. Als Erstmaßnahme schützen sich Ärzte und das Intensivpflegepersonal im Zimmer mit Kopfhaube, Mund-Nasen-Schutz, Einmalhandschuhen, Schutzkittel und einer Einmalschürze. Nach jedem Patientenkontakt erfolgt – wie immer – eine Händedesinfektion, anschließend werden die Hände und Arme ausgiebig gewaschen. Der Intensivpatient wird in einem Einzelzimmer isoliert, und es werden frische Stuhlproben zur Analyse der Toxine A und B gekühlt ins Labor gesandt. Anschließend wird aufgrund des Risikoprofils des Patienten sofort mit einer Antibiotikatherapie mit Metro-

▼

nidazol 3×500 mg i.v. plus Vancomycin 4×250 mg enteral begonnen. Weiterhin werden 2-mal täglich alle patientennahen Kontaktflächen mit sporoziden Flächendesinfektionsmitteln wischdesinfiziert.

Literatur

Kerwat K, Wulf H (2012) Krankenhaushygiene – Ausbruchmanagement bei nosokomialen Infektionen. Anästhesiol Intensivmed Notfallmed Schmerzther 47: 238–239

Korczak D, Schöffmann C (2010) Medizinische Wirksamkeit und Kosteneffektivität von Präventions- und Kontrollmaßnahmen gegen Methicillin-resistente Staphylococcus aureus (MRSA)-Infektionen im Krankenhaus. Schriftenreihe Health Technology Assessment (HTA) in der Bundesrepublik Deutschland (Publikation frei erhältlich)

Kuipers EJ, Surawicz CM (2008) Clostridium difficile infection. Lancet 371: 1486–1488

Martin M, Kern WV, Dettenkofer M (2012) Clostridium difficile – state of the art. Intensivmedizin up2date 8: 81–89

Mattner F, Bange FC, Meyer E et al. (2012) Prävention der Ausbreitung von multiresistenten gramnegativen Erregern. Vorschläge eines Experten-Workshops der Deutschen Gesellschaft für Hygiene und Mikrobiologie. Dtsch Ärztebl 109: 39–45 (Publikation frei erhältlich)

Nitschke M, Sayk F, Härtel C et al. (2012) Association between azithromycin therapy and duration of bacterial shedding among patients with Shiga toxin-producing enteroaggregative Escherichia coli O104:H4. JAMA 307: 1046–1052

Robert-Koch-Institut (2012) Hygienemaßnahmen bei Infektionen oder Besiedlung mit multiresistenten gramnegativen Stäbchen. Empfehlung der Kommission für Krankenhaushygiene und Infektionsprävention (KRINKO) beim Robert-Koch-Institut (RKI). Bundesgesundheitsbl 55: 1311–1354

Schneider T, Eckmanns T, Ignatius R, Weist K, Liesenfeld O (2007) Clostridium difficile-assoziierte Diarrhö. Dtsch Ärzteblatt 104: 1403–1412 (Publikation frei erhältlich)

Wiemann D (2012) Das hämolytisch-urämische Syndrom. Intensivmedizin up2date 8: 129–134

Internetlinks

http://edoc.rki.de: Publikationsserver des Robert-Koch-Instituts mit vielfältigen Publikationen des RKI, u. a. auch der Kommission für Krankenhaushygiene und Infektionsprävention.

http://de.wikipedia.org/wiki/Partikelfiltrierende_Halbmaske: Hier finden Sie Informationen zu Atemmasken.

www.vah-online.de: Internetauftritt des Verbunds für angewandte Hygiene e.V., bei dem u. a. die Desinfektionsmittelkommission angesiedelt ist.

www.aktion-sauberehaende.de: Hier finden sich die Informationen zur Händehygiene und der Aktion »Saubere Hände«.

www.lzg.gc.nrw.de: Homepage des Landeszentrums Gesundheit Nordrhein-Westfalen. Hier findet man umfangreiche Informationen zu verschiedensten Gesundheitsthemen, u. a. zu MRSA, Norovirus, H1N1 u.v.a.m.

www.nadelstichverletzung.de: Hier findet man vielfältige Informationen zum Thema »Nadelstichverletzung«, u. a. auch die TRBA 250.

www.rki.de: Homepage des Robert-Koch-Instituts.

www.rki.de/DE/Content/Infekt/EpidBull/Merkblaetter/Ratgeber_EHEC.html?nn=2386228: Hier findet man den RKI-Ratgeber für Ärzte zum Thema »EHEC«.

www.rki.de/DE/Content/Infekt/Krankenhaushygiene/Kommission/Downloads/Gramneg_Erreger.html: Hier findet man die RKI-Empfehlungen zu Hygienemaßnahmen bei Besiedlung oder Infektion mit multiresistenten gramnegativen Stäbchen (MRGN)

Organversagen

Lungenversagen

Martin Beiderlinden

Fallbeispiel Teil 1

Eine 42-jährige Frau kommt nach einer Woche mit Gliederschmerzen, unproduktivem Husten und Fieber bis 39°C in die Notaufnahme. Die Patientin ist dyspnoisch und in einem deutlich reduzierten Allgemeinzustand: Atemfrequenz 30/min, psO_2 bei Raumluft 85%, Herzfrequenz 120/min, RR 90/50 mmHg, axilläre Temperatur 39,1°C. Pathologische Laborwerte sind: Leukozyten 20.000/µl, Thrombozyten 100.000/µl, Kreatinin 2,2 mg/dl, Harnstoff 90 mg/dl, Laktat 3,6 mmol/l. In der kapillären Blutgasanalyse (BGA) finden sich unter Raumluft folgende Werte: paO_2 45 mmHg, $paCO_2$ 47 mmHg, pH 7,2, BE -10.

Die Patientin erhält eine O_2-Maske mit 6 l/min Sauerstoff und wird umgehend auf die Intensivstation verlegt. Die Patientin verschlechtert sich klinisch zunehmend und benötigt Noradrenalin zur Blutdruckstabilisierung (1 mg/h). Sie wird intubiert und beatmet (FiO_2 1,0, PEEP 5 mbar). Die erste arterielle BGA zeigt folgende Werte: pH 7,1, paO_2 60 mmHg, $paCO_2$ 60 mmHg, BE -14, Laktat 5 mmol/l.

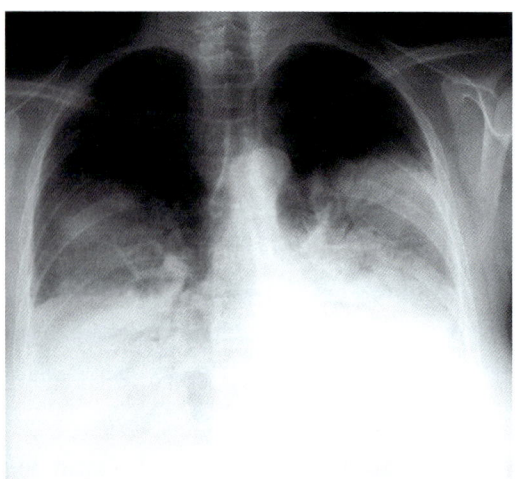

🔲 Abb. 29.1 Thoraxröntgenbild (anterior-posteriore Bettaufnahme) bei ARDS. Man sieht bipulmonale Transparenzminderungen bzw. Infiltrate insbesondere in den Unterfeldern. Herz und Zwerchfellkuppen sind nicht nachweisbar. In den Mittelfeldern sieht man positive Bronchopneumogramme, die Oberfelder sind frei. Damit ist das ARDS-Kriterium »bilaterale Infiltrate« erfüllt

29.1   Definitionen

Das akute Lungenversagen wurde 1967 erstmalig von Ashbaugh beschrieben als akut auftretende Lungeninsuffizienz, die auf eine Erhöhung der inspiratorischen O_2-Konzentration (FiO_2) nur mäßig reagiert und mit einer hohen Sterblichkeit vergesellschaftet ist. Er nannte das Syndrom ARDS (»acute respiratory distress syndrome«). Derzeit wird die Inzidenz auf knapp 60 Fälle/100.000 Einwohner geschätzt, die Sterblichkeit beträgt etwa 46%.

> **ARDS**
>
> Gemäß der Amerikanisch-Europäischen-Konsensus-Konferenz (AECC) von 1994 ist das ARDS als pulmonale Gasaustauschstörung folgendermaßen definiert:
> 1. akutes Auftreten
> 2. Hypoxämie mit einem Oxygenierungsindex (paO_2/FiO_2) <200 mmHg,
> 3. beidseitige Infiltrate im Thoraxröntgenbild (🔲 Abb. 29.1),
> 4. Ausschluss kardialer Ursachen der Hypoxämie (früher PCWP <18 mmHg).

Anwendung der AECC-Definition im klinischen Alltag Wesentliches Kriterium der Definition und von hoher klinischer Relevanz ist das Ausmaß der Hypoxämie, gemessen am paO_2/FiO_2-Quotienten (sog. **Horo-**

witz-Quotient). Dabei dividiert man den arteriellen paO_2 durch die FiO_2, wobei diese als Teil von 1 angegeben wird. Beträgt z. B. der arterielle paO_2 60 mmHg unter 50% Sauerstoff in der Inspirationsluft (FiO_2 = 0,5), so berechnet sich der paO_2/FiO_2-Quotient auf 120 mmHg (60 mmHg/0,5).

> **⊙ Man unterteilt das akute Lungenversagen in eine milde (»acute lung injury«, ALI) und eine schwere Form (ARDS):**
> — **ALI: paO_2/FiO_2-Quotient <300 mmHg.**
> — **ARDS: paO_2/FiO_2-Quotient <200 mmHg.**

Ausgeschlossen werden muss immer ein kardiales Lungenödem (kardiogener Schock, akute Mitralklappeninsuffizienz, dekompensierte Mitralklappenstenose etc.), das ein ARDS sowohl radiologisch als auch in der Schwere der Hypoxämie imitieren kann. Früher wurde hierzu die Messung des pulmonal-kapillären Verschlussdrucks (PCWP) <18 mmHg gefordert, heute kann auf das Einschwemmen eines Pulmonalarterienkatheters verzichtet werden, eine kardiogene Ursache muss aber immer ausgeschlossen werden, idealerweise mittels Echokardiographie.

Berlin-Definition des ARDS Es gab in der Vergangenheit viel Kritik an dieser Definition. Die Zeitdauer »akutes Auftreten« war nicht näher definiert, und weder Höhe des PEEP noch Variablen der Lungenfunktion fanden Berücksichtigung. Im Jahr 2012 wurde daher die sog. »Berlin-Definition« publiziert, die einige Kritikpunkte berücksichtigt. Hierbei werden – jeweils bei einem PEEP ≥5 mbar – drei Schweregrade der Oxygenierungsstörung definiert:

- leichtes ARDS: paO$_2$/FiO$_2$ ≤300 mmHg,
- mittelschweres ARDS: paO$_2$/FiO$_2$ ≤200 mmHg und
- schweres ARDS: paO$_2$/FiO$_2$ ≤100 mmHg.

Die noch gebräuchliche Bezeichnung ALI (»acute lung injury«) würde dem leichten ARDS entsprechen. Weitere Variablen wurden noch ergänzt: Die Dauer eines akuten Ereignisses bis zum Auftreten eines Lungenversagens wurde auf eine Woche limitiert, die Infiltrate im Röntgenbild genauer definiert. Ob sich diese neue Definition durchsetzen wird, bleibt abzuwarten.

29.2 Ursachen und (Patho-)Physiologie

Das ARDS ist kein eigenständiges Krankheitsbild, sondern man unterscheidet zwischen Ursachen, die primär oder sekundär zum Lungenversagen geführt haben. Beim primären Lungenversagen ist die Lunge selbst Ausgangspunkt des Lungenversagens, z. B. bei einer Pneumonie. Beim sekundären Lungenversagen ist primär ein anderes Organsystem betroffen, z. B. bei einer Peritonitis, die Lunge wird – wie andere Organe auch – erst sekundär geschädigt. Folgende Ursachen für die Entstehung eines ARDS sind möglich:

- Primäres (pulmonales) Lungenversagen: alle Formen der Pneumonie, Thoraxtrauma mit Lungenkontusion, Beinahe-Ertrinken, Aspiration, Rauch- und Reizgasinhalation etc.
- Sekundäres Lungenversagen: Schock und Sepsis verschiedener Ursachen, z. B. bei Peritonitis, Urosepsis, Toxic-shock-Syndrom, Pankreatitis u. a.; Polytrauma (ohne Lungenkontusion), Massivtransfusion etc.

■ ■ **Repetitorium Pathophysiologie des akuten Lungenversagens**

Im Mittelpunkt der Pathogenese des ARDS steht die alveoläre-kapilläre Einheit, die sich aus dem alveolären Epithel und dem pulmonalkapillären Endothel zusammensetzt. Eine initial gesunde Lunge kann entweder primär pulmonal über den Atemweg, also über den Alveolarraum geschädigt werden, der Angriffspunkt ist dann das alveoläre Epithel. Andererseits kann die Lunge auch sekundär über die Blutbahn geschädigt werden, der Angriffspunkt ist dann das pulmonalka-

pilläre Endothel. Über beide Angriffspunkte wird die Integrität der alveolären-kapillären Einheit beeinträchtigt mit der Konsequenz, dass es zu einer Zunahme der Permeabilität und so zum Einstrom eiweißreicher Flüssigkeit in den Alveolarraum kommt.

Die Schädigung der epithelialen Integrität führt auch zum Untergang der Pneumozyten Typ II, die für die Bildung des Surfactants, aber auch für den Ionentransport im Alveolarraum verantwortlich sind. Daraus resultiert neben dem »Fluten« der Alveole eine Verminderung des Flüssigkeitsabtransports aus der Alveole. Eine Störung des Surfactantstoffwechsels mit verminderter Synthese verursacht die Probleme, die aus der veränderten Oberflächenspannung resultieren. Bei erheblicher Schädigung kommt es nur zu unzureichenden Reparaturprozessen, die dann zur Fibrose führen können.

> ❯ Das akute Lungenversagen ist durch die Störung der alveolären-kapillären Integrität charakterisiert. Die Schädigung kann von der alveolären Seite (z. B. bei Pneumonie) oder von der kapillären Seite aus erfolgen (z. B. bei Peritonitis). Beides resultiert in einem alveolären Ödem.

29.2.1 Physiologie des Gasaustausches

Die Grundvoraussetzung für einen »normalen« Gasaustausch bildet das Zusammenspiel aus ungestörter Belüftung (Ventilation) und Durchblutung (Perfusion) von gesunden Alveolen. Man bezeichnet das Verhältnis aus Belüftung und Durchblutung der Lunge auch als Ventilations-Perfusions-Verhältnis (V/Q), das sich bei der gesunden Lunge auf etwa 0,8–1 beläuft. Das bedeutet, dass die Gesamtheit aller Alveolen etwa gleichmäßig belüftet und durchblutet wird. Allerdings kann es regional erhebliche Unterschiede geben. Um die Beatmungsstrategien und Maßnahmen, die beim akuten Lungenversagen durchgeführt werden, besser zu verstehen, gilt es die Grundzüge des V/Q zu verstehen (◘ Abb. 29.2).

Gravitationsabhängig werden die Abschnitte der Lunge, die oberhalb des Herzens gelegen sind, schlechter durchblutet als diejenigen, die unterhalb des Herzens liegen. Mit der Belüftung ist es ähnlich: Apikale Bereiche der Lunge werden etwas schlechter belüftet als die basalen. In aufrechter Position projiziert sich das ideale Ventilations-Perfusions-Verhältnis (V/P = 1) etwa auf die Höhe der 3. Rippe. In Lungenabschnitten oberhalb dieses Punktes überwiegt die Ventilation (V/P >1).

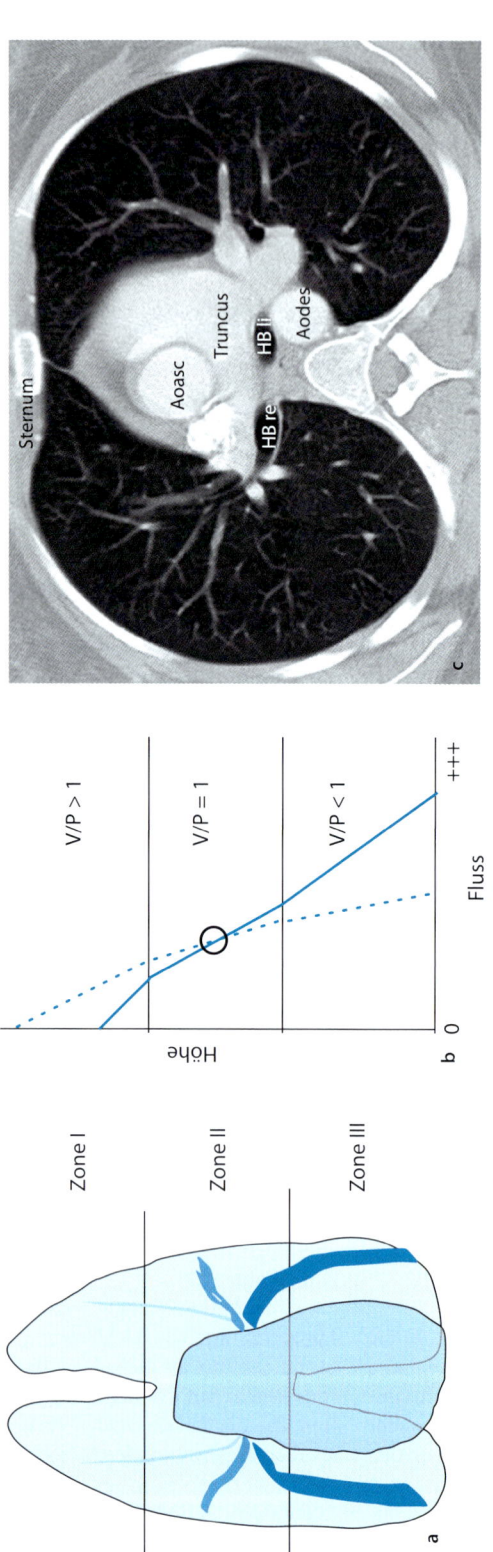

Abb. 29.2 Schematische Darstellung der Abhängigkeit der Ventilation und Perfusion von der Gravitation, modifiziert nach West. a In aufrechter Position werden apikal gelegene Lungenabschnitte (Zone I) gravitationsabhängig am schlechtesten durchblutet (*dünne blaue Linie*). Über Zone II nimmt die Perfusion der Lunge gravitationsbedingt zu (*mittelblaue Linien*), um in Zone III am stärksten zu sein (*dicke dunkelblaue Linien*). **b** In den apikalen Lungensegmenten (Zone I) ist die Ventilation (*gestrichelte Linie*) zwar verglichen mit den anderen Zonen vermindert, aber im Verhältnis zur Perfusion (*durchgehende Linie*) dennoch vermehrt. Daraus resultiert ein V/P >1. In der Zone II ist das V/P ideal, da dort ein ausgeglichenes Verhältnis zwischen Belüftung und Durchblutung herrscht (V/P = 1). In Zone III überwiegt die Perfusion über der Ventilation (V/P <1). **c** Schematische Darstellung des Ventilations-Perfusions-Verhältnisses im Liegen am Beispiel eines Thorax-CT (Normalbefund) mit Schnittebene kurz unterhalb der Bifurkation der Trachea. (*Aoasc* Aorta ascendens, *Aodes* Aorta descendens, *HB re* rechter Hauptbronchus, *HB li* linker Hauptbronchus). Wie in aufrechter Position sind Ventilation und Perfusion gravitationsabhängig, sodass die dorsalen Abschnitte der Lunge überproportional perfundiert werden

Man bezeichnet Zustände mit (nahezu) ausschließlicher Ventilation und ohne Perfusion auch als **Totraumventilation**, die Extremvariante ist die Lungenembolie, bei der die nachgeschalteten Alveolarbereiche zwar belüftet, aber nicht durchblutet werden.

In den Lungenbereichen unterhalb V/P = 1 überwiegt die Perfusion (V/P <1). Werden Lungenabschnitte durchblutet, ohne dass sie belüftet werden, spricht man vom **Shunt**. Typisches Beispiel ist die Atelektase: Hier werden Alveolarbezirke weiterhin durchblutet, aber nicht mehr belüftet.

Was für die aufrechte Position des gesunden Probanden gilt, ist auch auf den auf dem Rücken liegenden Intensivpatienten übertragbar. Die Perfusion ist ventral (sternumnah) geringer als dorsal (wirbelkörpernah), bei der Ventilation sind die Unterschiede im Liegen nicht so ausgeprägt wie in aufrechter Position, weisen aber auch einen sternovertebralen Gradienten auf (◻ Abb. 29.2). Die Sicherstellung, dass belüftete Alveolen auch perfundiert und nicht belüftete Alveolarabschnitte auch weniger perfundiert werden erfolgt über die hypoxische pulmonale Vasokonstriktion, nach seinen Entdeckern auch **Euler-Liljestrand-Reflex** genannt.

> ❯ Beim Gesunden sind die Ventilation und Perfusion eng miteinander verknüpft und verlaufen etwa parallel. Gravitationsabhängig werden die Lungenbereiche, die unterhalb des Herzniveaus liegen, überproportional durchblutet.

29.2.2 Alveoläre Gasgleichung

Das Leitsymptom des ARDS ist die Hypoxämie. Um ein Gefühl für die Schwere der Hypoxämie zu vermitteln, sei hier auf die alveoläre Gasgleichung hingewiesen. Unter Atmung mit reinem Sauerstoff ergibt sich der maximal erreichbare alveoläre O_2-Partialdruck (pAO_2) aus der Gleichung:

$$pAO_2 = p_{atm} - p_{H_2O} - pACO_2$$

Dabei ist p_{atm} der Umgebungsluftdruck (etwa 760 mmHg), p_{H_2O} der alveoläre Wasserdampfdruck (47 mmHg) und $pACO_2$ der alveoläre CO_2-Dampfdruck, der dem arteriellen entspricht (40 mmHg).

Beispiel: 673 mmHg = 760 mmHg – 47 mmHg – 40 mmHg.

Auch wenn der arterielle paO_2 durch physiologischen Shunt niedriger ist als der alveoläre, sind paO_2/FiO_2-Werte über 500 mmHg bei Gesunden »normal«.

Das macht deutlich, wie eingeschränkt die Oxygenierung bei Patienten mit akutem Lungenversagen ist.

29.2.3 Shunt und Totraum beim ARDS

Beim akuten Lungenversagen wird die alveoläre-kapilläre Einheit beschädigt. Da die lokalen Entzündungsreaktionen den Euler-Liljestrand-Reflex beeinträchtigen, bleibt die Vasokonstriktion in den Bereichen verminderter alveolärer Ventilation aus, sodass minderbelüftete Alveolarbereiche weiter perfundiert werden. Dadurch kann venöses, nichtoxygeniertes Blut in die Systemzirkulation gelangen. Dieses »Vorbeifließen« des venösen Blutes an der Lunge, ohne am Gasaustausch teilgenommen zu haben, nennt man Rechts-Links-Shunt oder kurz auch Shunt.

> ❯ Der Shunt wird als Anteil (in %) des Herzzeitvolumens angegeben. Der physiologische Shunt beträgt etwa 2–3%.

Eine Erhöhung des Shunts darüber hinaus führt zu einer Verminderung des paO_2. Patienten mit akutem Lungenversagen weisen einen Shunt von deutlich über 30% auf, d. h. bei diesen Patienten fließt mehr als ein Drittel des Blutes, das durch die Lunge fließt, an nichtbelüfteten Bereichen vorbei, sodass dieses Blut nicht an der CO_2-Elimination und O_2-Aufnahme teilnimmt.

Aber auch die Perfusion ist in betroffenen Bereichen durch aktivierte Leukozyten und Thrombozyten beeinträchtigt, sodass auch gut ventilierte Alveolen durch diese verstopften Kapillaren nicht am Gasaustausch teilnehmen und somit den Totraum erhöhen. Dies kann bei entsprechender Höhe des Totraums zu einer CO_2-Eliminationsstörung mit nachfolgender Hyperkapnie führen: Die Totraumfraktion ist bereits in der Frühphase des ARDS deutlich erhöht und beträgt dann im Mittel etwa 58%. Durch die höhere Diffusionsfähigkeit von CO_2 gegenüber O_2 machen sich Veränderungen am $paCO_2$ erst später bemerkbar als am paO_2.

29.2.4 Compliance und pulmonalarterielle Hypertonie beim ARDS

Der Verlust der alveolären-kapillären Integrität beim akuten Lungenversagen lässt eiweißreiche Flüssigkeit ins Interstitium und in den Alveolarraum einströmen. Dabei kann die ARDS-Lunge bis zu dem 3-Fachen an Gewicht zunehmen. Diese vermehrte pulmonale Flüssigkeit beeinträchtigt ganz erheblich die Lungenme chanik: Insbesondere die Dehnbarkeit (Compliance) der Lunge wird reduziert.

Gleichzeitig kommt es durch Entzündungsreaktion und Permeabilitätserhöhung zu einer Widerstandserhöhung im pulmonalarteriellen Stromgebiet; darüber hinaus kann der pulmonalvaskuläre Widerstand durch Hyperkapnie als Folge von Totraumventilation und »permissiver« Beatmungsstrategie noch weiter steigern. In der Summe kommt es so zu einem erheblichen Anstieg des pulmonalarteriellen Drucks: Bei über 90% der Patienten mit ARDS kann ein sekundärer pulmonaler Hypertonus mit pulmonalarteriellen Mittelwerte über 30 mmHg beobachtet werden, was wiederum zu Rechtsherzbelastung und Rechtsherzversagen führen kann.

> **Das akute Lungenversagen ist durch pulmonale Flüssigkeitsvermehrung mit erhöhtem Shunt, Totraum und pulmonalvaskulärem Widerstand charakterisiert. Daraus resultieren eine arterielle Hypoxämie und Hyperkapnie, verminderte Compliance und ein sekundärer pulmonalarterieller Hypertonus.**

29.3 Klinisches Bild

Beim primären Lungenversagen ist die Lunge selbst der Ausgangspunkt: Hier kann sich innerhalb von Minuten (Thoraxtrauma, Aspiration) oder Stunden (ambulant erworbene Pneumonie) ein konservativ nicht mehr beherrschbares ARDS entwickeln. Das sekundäre Lungenversagen, z. B. im Rahmen einer Sepsis, hat dagegen eine andere Dynamik. Eine Hypoxämie kann sich zwar genauso schnell entwickeln, aber in der Regel ist die Hypoxämie mit konservativen Maßnahmen beherrschbar. Dieser Aspekt ist wichtig, denn der diensthabende Intensivmediziner muss innerhalb kurzer Zeit anhand von Dynamik und konservativer Beherrschbarkeit entscheiden, ob und wann er sich um eine Verlegung an ein übergeordnetes Zentrum bemühen sollte.

> **Patienten mit primärem ARDS können schnell eine konservativ nicht beherrschbare Hypoxämie entwickeln. Daher muss die Ätiologie des ARDS festgestellt und die Dynamik des paO_2/FiO_2-Quotienten beobachtet werden. Rechtzeitig Kontakt mit dem nächsten ECMO-Zentrum aufnehmen!**

Das akute Lungenversagen ist nur extrem selten ein Monoorganversagen, sondern führt in der Regel zum Multiorganversagen (▶ Kap. 32) mit folgenden Konsequenzen:

- septische Kardiomyopathie und periphere Vasodilatation,
- Anstieg des pulmonalarteriellen Drucks (PAP) mit rechtsventrikulärer Belastung,
- akutes Nierenversagen: Durch die restriktive Flüssigkeitstherapie bei der ARDS-Behandlung kann zusätzlich eine prärenale Komponente hinzukommen. Beim schweren ARDS wird zugunsten der Oxygenierung häufig die Niere »geopfert« und frühzeitig mit kontinuierlichen Nierenersatzverfahren begonnen. Nur in den seltensten Fällen behalten ARDS-Überlebende eine chronische Niereninsuffizienz.
- Beeinträchtigung der Leberfunktion: Durch die intrathorakale Druckerhöhung ist der venöse Abstrom über die Lebervenen vermindert und kann zur »Stauungsleber« mit Rückstau in den Portalkreislauf führen; dies wird durch ein Rechtsherzversagen verstärkt.
- Bei Patienten mit ARDS und Schädelhirntrauma kann durch die pulmonal limitierte CO_2-Elimination die Hirndruckkontrolle ein relevantes Problem werden.

29.4 Diagnostik

Zur Diagnostik des akuten Lungenversagens sollte eine standardisierte Vorgehensweise gewählt werden. Hierbei ist der paO_2/FiO_2-Quotient als »Warnhinweis« am besten geeignet, während der arterielle paO_2 allein nur ein unzuverlässiger Marker ist.

> **Cave**
> **Auch ein hochnormaler paO_2 kann ein beginnendes Lungenversagen maskieren. Ein paO_2 von 120 mmHg bei einer FiO_2 von 0,4 entspricht einem paO_2/FiO_2-Quotienten von 300 mmHg. Daher immer den paO_2/FiO_2-Quotienten bestimmen.**

In Zweifelsfällen ist es sinnvoll, eine BGA nach 15 min Beatmung mit 100% Sauerstoff abzunehmen und zu beurteilen. Damit hat man sichergestellt, dass die BGA unter kontrollierten Bedingungen abgenommen und nicht artifiziell beeinträchtigt wurde.

Thoraxröntgenbild Bei akut aufgetretenen Gasaustauschstörungen ist ein Thoraxröntgenbild obligat. Auch hier empfiehlt es sich eine Beurteilung nach festem Schema, um nichts zu übersehen. Wichtig ist der direkte Seitenvergleich, außerdem muss ein Pneumothorax ausgeschlossen werden (Abb. 29.3).

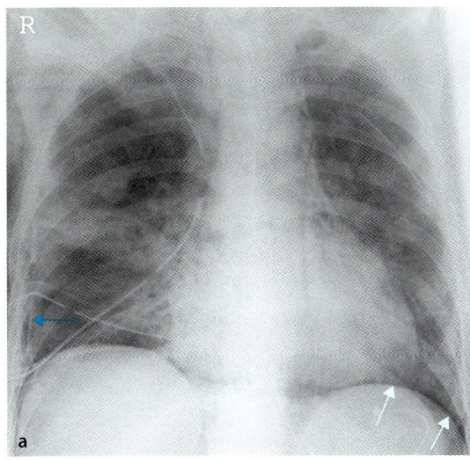 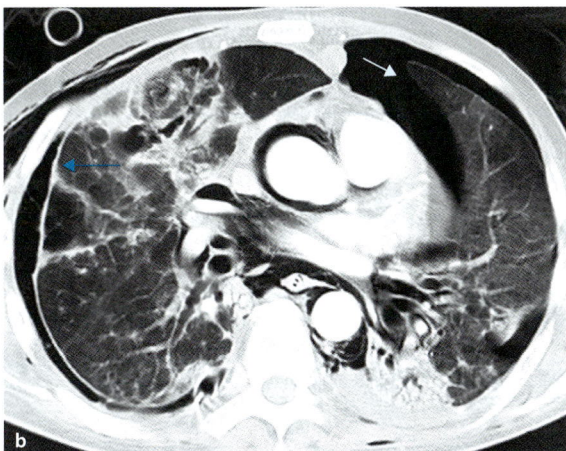

◻ **Abb. 29.3 ARDS und Langzeitbeatmung. a** Im rechten Hemithorax sieht man trotz zwei einliegenden Thoraxdrainagen eine pneuverdächtige Linie (*blauer Pfeil*). Linksseitig sieht man, bei ebenfalls einliegender Drainage, ein scharf abgegrenztes Zwerchfell (*weiße Pfeile*). **b** Thorax-CT desselben Patienten zum Ausschluss eines Pneumothorax. Rechts sieht man eine deutlich verdickte Pleura visceralis (*blauer Pfeil*) bei randständigem Pneumothorax; links ist ein ausgeprägter ventraler Pneumothorax erkennbar (*weißer Pfeil*)

❶ Cave
Eine bis in die Peripherie nachweisbare Gefäßzeichnung schließt einen Pneumothorax nicht aus. Hinter scharfen Herz-, Mediastinal- oder Zwerchfellgrenzen sowie transparenten Lungenbezirken kann sich ein ventraler oder dorsaler Pneumothorax verbergen. Auch bereits platzierte Thoraxdrainagen schließen einen Pneumothorax nicht aus!

Sonographie und Bronchoskopie Bei flächigen Transparenzminderungen stellt sich differenzialdiagnostisch die Frage: Erguss und/oder Minderbelüftung (Atelektase, Konsolidierung)? Hier sollte eine Sonographie der Lunge durchgeführt werden (◻ Abb. 29.4, ▶ Kap. 19). Ist durch eine Sonographie der Pleura ein nennenswerter Erguss ausgeschlossen und kann eine homogene Dichteerhöhung der Lunge gesehen werden, muss differenzialdiagnostisch zwischen einer Konsolidierung (z. B. pneumonisches Infiltrat, Lungenkontusion) und einer Atelektase (Lungenvolumenminderung durch Resorption von Luft) unterschieden werden. Mit einer Bronchoskopie können durch Blut, Sekret oder Fremdkörper verlegte Ostien wieder eröffnet werden, gleichzeitig wird eine mikrobiologische Probe entnommen. Stellt sich das Bronchialsystem unauffällig dar, so handelt es sich bei der Transparenzminderung nicht um ein bronchiales (Atelektase), sondern um ein alveoläres Problem (Pneumonie). Eine ausgeprägte Diskrepanz zwischen Röntgenbild (Konsolidierung) und bronchoskopischem Befund (blandes

Bronchialsystem) findet man häufig bei ambulant erworbenen Pneumonien.

Echokardiographie Ergänzend wird eine Echokardiographie durchgeführt, bei der linksventrikuläre Pumpfunktion, Mitralklappe und Aortenklappe sowie Größe und Funktion der 4 Herzhöhlen beurteilt werden. Hierzu reicht die grob orientierende transthorakale Echokardiographie (TTE) in der Regel aus; bei unklarem Befund, insbesondere bei Verdacht auf Klappenvitien, sollte die Indikation zur transösophagealen Echokardiographie (TEE) großzügig gestellt werden.

Thorax-CT Die Aussagekraft der Thoraxröntgenaufnahme ist beim Intensivpatienten sehr begrenzt: Der Summationseffekt aller Gewebe erschwert eine differenzierte Diagnostik, insbesondere der retrokardiale Raum entzieht sich der Beurteilung. Mittel der Wahl bei allen unklaren Strukturen oder nicht aussagekräftigen Befunden im Thoraxröntgenbild ist das Thorax-CT. Hiermit können auch unterschiedliche Infiltratmuster identifiziert werden, die dem Intensivmediziner Hinweise für die Beatmungsstrategie geben können. Interstitielle und alveoläre Ödeme bei sekundärem Lungenversagen stellen sich als milchglasartige Bereiche (»ground glass«) dar und sind in der Regel auf PEEP sensibel (◻ Abb. 29.5), wohingegen Konsolidierung wie bei Kontusionen oder schwer verlaufenden ambulant erworbenen Pneumonien nur mäßig auf PEEP reagieren.

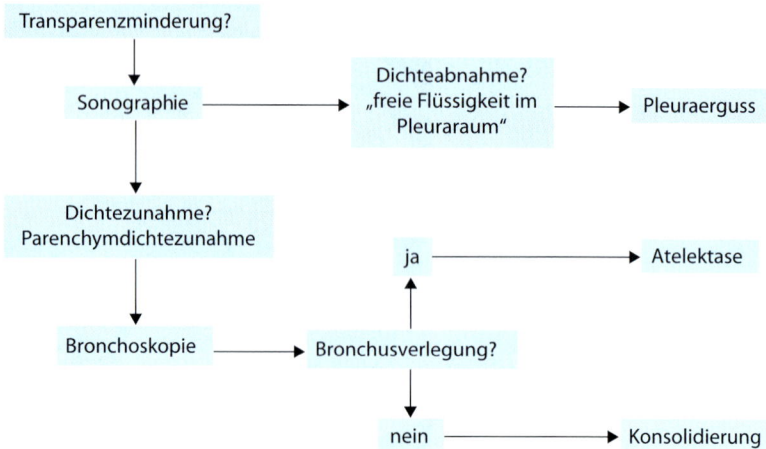

◻ **Abb. 29.4** Diagnostischer Algorithmus bei Transparenzminderung

> ➤ **Das Thorax-CT ist der Goldstandard zur Diagnostik des akuten Lungenversagens.**

29.5 Therapie

Die Grundprinzipien bei der Behandlung des akuten Lungenversagens sind

- Kontrolle der Hypoxämie durch Verringerung des Shunts und
- Verringerung der beatmungsinduzierten Lungenschädigungen.

Bei der Shuntreduktion kann man grundsätzlich zwei Therapieansätze unterscheiden:

1. Maßnahmen, die den Blutfluss in besser belüftete Lungenbereiche umleiten:
   a. **Bauchlage:** Hier wird die gravitationsabhängige Perfusion aktiv genutzt, um das Blut von schlecht ventilierten in besser belüftete Bereiche umzulenken.
   b. **Inhalative Vasodilatatoren** (Iloprost, NO): Diese Substanzen werden per Inhalation in Bereiche mit intakter Ventilation transportiert und induzieren dort auch eine Vasodilatation und vermehrte Perfusion. Hingegen werden die schlecht belüfteten Lungenabschnitte im Sinne eines »Steal-Phänomens« nun auch schlechter durchblutet.
2. Maßnahmen, die den Anteil besser belüfteter Lungenbezirke erhöhen:
   a. **Flüssigkeitsentzug:** Durch Negativbilanz können das interstitielle und alveoläre Ödem vermindert und die an der Ventilation teilnehmenden Lungenbereiche vergrößert werden.
   b. **PEEP:** Durch Erhöhung des intrapulmonalen Drucks kann Flüssigkeit aus Alveolen und Interstitium in Lungenabschnitte umverteilt werden, die nicht am Gasaustausch teilnehmen (Peribronchialraum).

Um eine beatmungsinduzierte Schädigung der Lunge (»ventilator induced lung injury«, VILI) und anderer Organe (»remote organ failure«) möglichst gering zu halten, gilt eine strikte Reduktion von Atemzugvolumen und Beatmungsdruck durch:

- Respiratoreinstellung,
- Muskelrelaxierung,
- extrakorporalen Gasaustausch.

Je nach Schwere des akuten Lungenversagens kommen zeitgleich mehrere therapeutische Ansätze zur Anwendung.

29.5.1 Beatmungstherapie

Beim akuten Lungenversagen ist eine Beatmungstherapie essenziell erforderlich, stellt aber auch ein eigenes Risiko dar. So weiß man, dass eine Beatmung mit hohen Atemzugvolumina (untersucht wurden 12 ml/kg) eine signifikant höhere Sterblichkeit aufweist als mit einem niedrigen Atemzugvolumen.

Atemzugvolumen Ein Atemzugvolumen von 6 ml/kg gilt mittlerweile als Goldstandard der Beatmungstherapie bei ARDS. Dabei sollte das zugrunde liegende

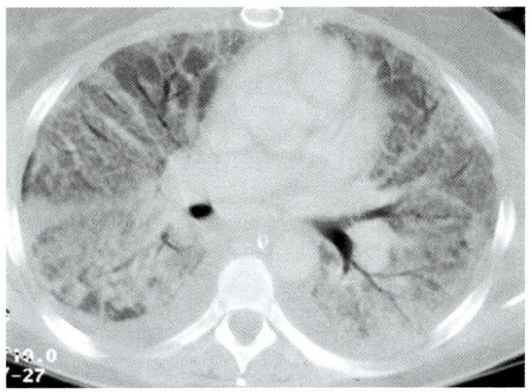 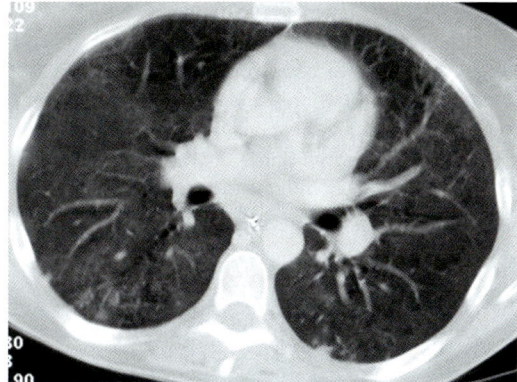

a

b

◘ **Abb. 29.5 Patient mit ARDS. a** Patient mit Schädel-Hirn-Trauma und septisch induziertem ARDS (paO$_2$/FiO$_2$ = 100 mmHg unter PEEP 12 mbar). Ausgeprägte sog. milchglasartige Trübung (»ground glass«) als Ausdruck eines interstitiellen und alveolären Ödems. **b** Derselbe Patient 4 Tage später nach PEEP-Erhöhung auf 20 mbar und einer kumulativen Minusbilanz von 16 Litern. Nahezu komplette Auflösung der ödeminduzierten pulmonalen Infiltrate. Vereinzelte Residuen in den dorsalen Abschnitten

ideale Körpergewicht (KG) folgendermaßen berechnet werden:

Männer:
ideales KG = 50 + 0,91 × (Höhe in cm − 152,4)

Frauen:
ideales KG = 45,5 + 0,91 × (Höhe in cm − 152,4)

In der Praxis ist die Länge des Patienten besser zu messen als das Gewicht zu schätzen; daher sollte man auf der Intensivstation Tabellen erstellen, die das Atemzugvolumen anhand der Längenmessung vorgeben.

Atemfrequenz Die Reduktion des Atemzugvolumens auf 6 ml/kg erfordert im Gegenzug eine Erhöhung der Atemfrequenz. Dabei sollte berücksichtigt werden, dass durch die Verkürzung der Exspirationsdauer ein »air trapping« mit intrinsischen PEEP entstehen kann. In der Praxis kann man sich zur Kontrolle der vollständigen Exspiration am Beatmungsgerät die Flow-Kurve anzeigen lassen. Der Flow sollte vor der nächsten Inspiration möglichst auf 0 abfallen, was einer vollständigen Ausatmung entspricht.

Inspirations-Exspirations-Verhältnis (I:E) Dieses sollte auf 1:1 eingestellt werden; nur bei ausgeprägter bronchialer Obstruktion und verlängertem Exspirium (▶ Flow-Kurve) kann eine Verlängerung der Exspiration erwogen werden.

PEEP In verschiedenen Untersuchungen konnte zwar kein Überlebensvorteil für die Beatmung mit hohem

PEEP (>15 mbar) gezeigt werden, aber hoher PEEP war besser zur Hypoxiekontrolle geeignet. Derzeit werden beim akuten Lungenversagen meist PEEP-Werte ≥15 mbar angewandt (◘ Abb. 29.5). Die Einstellung des PEEP-Werts kann der Tabelle des ARDS Networks entnommen werden (▶ Kap. 14, ◘ Tab. 14.2).

Beatmungsmodus Der Einfachheit halber kann BIPAP (oder ein entsprechendes Verfahren) benutzt werden. So kann der Patient auf beiden Druckniveaus weiter spontan atmen. Der Erhalt der Spontanatmung führt zu einer besseren Ventilation der abhängigen Lungenbereiche und kann die Beatmungsdauer verkürzen.

Beatmungsspitzendruck Dieser sollte – um druckinduzierte Beatmungsschäden zu vermeiden – auf 30 mbar begrenzt werden. In seltenen katastrophalen Situationen ist eine Erhöhung darüber hinaus notwendig. Dann sollte die Druckdifferenz zwischen Spitzendruck und PEEP 20 mbar nicht überschreiten.

Inspiratorische O$_2$-Konzentration Initial sollte die FiO$_2$ 1,0 betragen. Im weiteren Verlauf ist eine saO$_2$ von 90% ausreichend, und dementsprechend sollte die FiO$_2$ reduziert werden (▶ Abschn. 14.4.1).

Muskelrelaxanzien Relaxierung mit Cisatracurium (15 mg als Bolus, gefolgt von einer kontinuierlichen Infusion mit 37,5 mg/h für 48 h) in der Frühphase des ARDS senkte die 90-Tage-Sterblichkeit signifikant bei Patienten mit einem paO$_2$/FiO$_2$-Quotienten unter 120 mmHg. Darüber hinaus gab es in der Gruppe der relaxierten Patienten mehr beatmungsfreie Tage, weniger Tage mit Organversagen und Pneumothoraces bei vergleichbarer Zahl an Myopathien. Als Erklärung wird eine ungestörtere In- und Exspiration angenommen, die zu einer geringeren beatmungsinduzierten Lungenschädigung mit Baro-, Atelek- und Biotrauma führt. Ob sich dieses interessante Behandlungsregime durchsetzt, bleibt abzuwarten.

Grundeinstellung der Beatmung beim ARDS

- BIPAP oder ein entsprechender Beatmungsmodus
- Atemzugvolumen V_T = 6 ml/kg
- Atemfrequenz = 20/min
- I:E = 1:1
- PEEP ≥15 mbar
- p_{max} = 30 mbar
- FiO_2 so einstellen, dass saO_2 ≥ 90%

29.5.2 Bauchlage

Die dorsoventrale (180°) Lagerungstherapie führt insgesamt nicht zu einer besseren Überlebensrate beim ARDS und kann daher nicht als Standardbehandlung empfohlen werden. Selbstverständlich kann die dorsoventrale Lagerungstherapie bei lebensbedrohlicher Hypoxämie angewandt werden, um die akute Bedrohung der Hypoxämie durch Bauchlage abzuwenden. In diesen Situationen sollte der Patient nach dem Prinzip »down with the good lung« auf die weniger betroffene Seite gelagert werden. Dafür hat sich in der Praxis die sog. 135°-Lage bewährt, die mit weniger personellem Aufwand hergestellt werden kann, wobei die Effizienz der 135°-Lage nicht durch Studien belegt ist. Die DGAI-Leitlinie 2008 benennt folgende Entscheidungskriterien zur Beatmung in Bauchlage:

- **Indikation:** Schweres, akutes Lungenversagen (PaO_2/FiO_2 <100 mmHg)
- **Kontraindikationen:** akuter Schock, Instabilität der Wirbelsäule
- **Relative Kontraindikationen** (individuelle Abwägung erforderlich): schweres und operativ nicht versorgtes Gesichtstrauma, akute zerebrale Läsion mit intrakranieller Drucksteigerung, akutes (offenes) Abdomen, bedrohliche Herzrhythmusstörungen

Ist einen Bauchlage kontraindiziert, kann in diesen Fällen alternativ eine kontinuierliche laterale Rotationstherapie in einem motorgetriebenen Bettsystem (z. B. Rotorest-Bett) sinnvoll sein. Dies gilt auch für die Lagerungstherapie bei polytraumatisierten Patienten, insbesondere mit Thoraxtrauma.

29.5.3 Flüssigkeitstherapie

Betrachtet man das akute Lungenversagen als ein »pulmonales« Lungenödem durch Störung der Integrität der alveolären-kapillären Einheit, ist eine restriktive Flüssigkeitstherapie naheliegend. Mit einem restriktiven Flüssigkeitsregime konnte zwar kein Überlebensvorteil bei Patienten mit mildem ARDS erzielt werden, aber die so behandelten Patienten zeigten eine bessere Oxygenierung und eine kürzere Beatmungsdauer (◘ Abb. 29.5). Eine restriktive Flüssigkeitstherapie sollte also immer erwogen werden, sofern nicht eine mangelnde Organperfusion zur Aufgabe dieses Therapieansatzes zwingt.

29.5.4 Inhalative Vasodilatatoren

Durch die selektive pulmonale Vasodilatation werden eine Shuntreduktion und gleichzeitig eine Senkung des pulmonalen Hypertonus erreicht. Für die Anwendung von Iloprost (z. B. Ventavis, Ilomedin) werden normalerweise spezielle Vernebler verwendet, in der Notfallsituation können aber auch 20 µg Iloprost ex juvantibus mit einem handelsüblichen Vernebler eingesetzt werden. Kann man einen signifikanten Effekt auf den paO_2/FiO_2 beobachten, wird die Therapie weiter geführt, ansonsten abgesetzt. Um den Effekt auf den pulmonalarteriellen Druck beurteilen zu können, wäre dessen Messung mit einem Pulmonalarterienkatheter erforderlich. Der Einsatz von NO ist durch die ultrakurze Halbwertzeit im Bereich von Millisekunden sowie die Gasform wesentlich komplizierter und ist spezialisierten Zentren vorbehalten.

29.5.5 Extrakorporaler Gasaustausch

Kam der extrakorporale Gasaustausch in der Vergangenheit stets als »ultima ratio« zur Behandlung der therapierefraktären Hypoxämie zum Einsatz, so haben neuere Publikationen, insbesondere im Zusammenhang mit der H_1N_1-Epidemie, den Stellenwert dieses Verfahrens gefestigt. Darüber hinaus hat die Miniaturisierung und Vereinfachung der Systeme diesen den Einzug auf die Intensivstationen erleichtert und neue Indikationsfelder erschlossen.

Wirkprinzip Allen Systemen gemeinsam ist ein sog. Oxygenator, in dem Sauerstoff über eine künstliche Membran an das durchströmende Blut abgegeben und CO_2 eliminiert wird. Der Unterschied liegt im Antrieb, über den das Ausmaß des Gasaustausches und somit die Indikation bestimmt wird. Entweder ist der Antrieb druckpassiv, d. h. der Blutfluss über den Oxygenator ist abhängig vom arterio-venösen Druckgradienten (pECLA, z. B. iLA), oder der Blutfluss erfolgt aktiv über eine Pumpe (klassische ECMO).

> ■ **pECLA**

Als passiv betriebenes System kommt das pECLA-System (»pumpless extracorporeal lung assist«) zum Einsatz. Wie der Name schon sagt, dienen diese Systeme zur »Lungenunterstützung«, gemeint ist damit die Ventilation, also die CO_2-Elimination. Dabei ist der arterielle Systemdruck die treibende Kraft. Über eine Kanüle in der A. femoralis fließt Blut extrakorporal über einen Oxygenator und wird dann über die V. femoralis wieder der Zirkulation zugeführt. Typischer Vertreter ist das »interventional lung assist« (iLA)-Membransystem der Fa. Novalung.

Die Grenzen des Verfahrens liegen in der arteriovenösen Blutdruckdifferenz: Idealerweise wird hierbei ein Blutfluss durch den Oxygenator von ca. 1,5 l/min erreicht, der jedoch beim ARDS nicht ausreicht, um eine sichere Oxygenierung zu gewährleisten, sodass dieses Verfahren beim ARDS nicht empfohlen werden kann. Auch bei Patienten mit hochdosierter Vasopressortherapie (z. B. im Rahmen eines septischen Schocks) oder mit fortgeschrittener AVK (großlumige arterielle Kanüle!) ist das System weniger gut geeignet sind. Hingegen eignet sich dieses System gut zur CO_2-Elimination und damit zur Kontrolle von Hyperkapnie und respiratorischer Azidose. Mögliche Indikationen für ein iLA-System können sein:

- Patienten mit lungenprotektiver Beatmung, z. B. wegen Thoraxtrauma, bei denen – bei ausreichender Oxygenierung – wegen einer gleichzeitigen intrakraniellen Druckerhöhung eine permissive Hyperkapnie vermieden werden muss,
- Patienten mit schwerer COPD, die mit iLA-Unterstützung vom Beatmungsgerät geweant werden können.

> ■ **Venoarterielle ECMO**

Die in der Kardiochirurgie angewandte venoarterielle, pumpengetriebene ECMO (»extracorporeal membrane oxygenation«) drainiert den rechten Vorhof, pumpt das oxygenierte Blut in die Aorta und ist primär ein kardiales Unterstützungsverfahren. Wegen der erforderlichen strengen Antikoagulation ist die Anwen-

dung beim ARDS komplikationsträchtig und Zuständen vorbehalten, bei denen trotz venovenöser ECMO ein Hypoxie nicht beherrschbar ist.

> ■ **Venovenöse ECMO**

Heute hat sich für die Behandlung des schweren ARDS die pumpengetriebene venovenöse ECMO durchgesetzt (◘ Abb. 29.6). Ungeklärt ist bisher die Frage, wann eine ECMO-Therapie indiziert ist. Die Extracorporeal Life Support Organization (ELSO) betrachtet einen paO_2/FiO_2-Wert von <150 mmHg als Grenze, ab der eine ECMO-Therapie erwogen werden sollte, und einen paO_2/FiO_2-Wert <80 mmHg als definitive Indikation. Aber auch eine dekompensierte respiratorische Azidose mit einem pH-Wert <7,2 wird als Indikation akzeptiert.

Zur Implementierung des extrakorporalen Kreislaufs wird eine großlumige Kanüle (24 F) perkutan über die V. femoralis in die V. cava inferior eingelegt, die andere Kanüle (20 F) wird entweder über die kontralaterale V. femoralis oder über die V. jugularis interna eingebracht. Venöses Blut wird in den extrakorporalen Kreislauf zum Oxygenator geleitet, dort oxygeniert und das CO_2 über die Membran »abgeatmet«. Das oxygenierte Blut wird dann über die andere Kanüle vorhofnah eingebracht. Zur Sicherstellung einer angemessenen Oxygenierung ist dabei ein Blutfluss von mehr als 4 l/min notwendig.

Die aus der Herzchirurgie bekannten Rollerpumpen spielen in der Intensivmedizin keine Rolle mehr, sondern es kommen fast nur noch Zentrifugalpumpen zum Einsatz. Die gebräuchlichsten Systeme sind das PLS der Fa. Maquet, die auch eine Transportvariante (Cardiohelp) anbietet. Alternativ gibt es noch die Biokonsole von Medtronic, die iLA activve von Novalung und die Deltastream von Medos mit einer Miniturbine als Antrieb.

Unabhängig von Antrieb und Anbieter ist das Herzstück der Oxygenator, über den der Gasaustausch sichergestellt wird. Mit der ECMO-Therapie kann die Hypoxämie suffizient behandelt werden. Darüber hinaus übernimmt die ECMO-Therapie nahezu komplett die Ventilation, sodass eine Beatmung zur CO_2-Elimination eigentlich nicht erforderlich ist. Daher können Zugvolumina von unter 2 ml/kg appliziert werden – die Lunge kann quasi »ruhiggestellt« werden.

Es gibt keine gesicherten Daten, wie ein Patient an der ECMO beatmet werden soll. Daher kann abhängig vom Ausmaß der Konsolidierung der Lunge eine Minimalventilation auf hohem PEEP-Niveau als sog. »airway pressure release ventilation« (APRV) eingestellt werden (z. B. AF = 4/min, p_{max} = 30 mbar, PEEP = 20 mbar), oder es wird ein CPAP-Modus mit einem

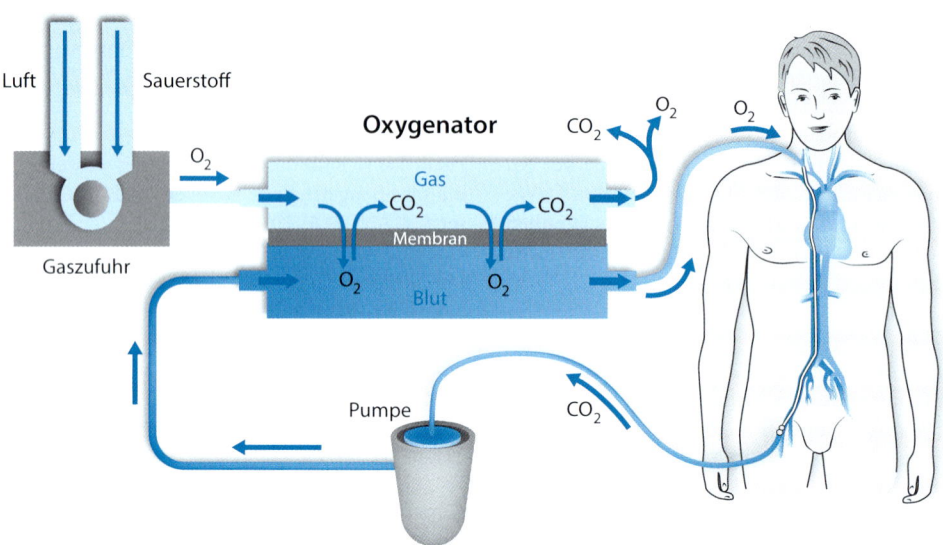

◘ Abb. 29.6 Venovenöse ECMO mit Membranoxygenator. Venöses Patientenblut wird z. B. über eine dicklumige Kanüle aus der V. femoralis entnommen und von einer ECMO-Pumpe zum Oxygenator transportiert. Der Oxygenator besteht aus 2 Kammern, die durch eine semipermeable Membran getrennt sind. Das venöse Blut tritt in den Oxygenator ein und befindet sich auf der einen Seite der Membran (»Blut-Seite«), während O_2 oder ein O_2-Luft-Gemisch auf der anderen Seite der Membran zugeführt werden (»Gas-Seite«). Der Gasaustausch, also O_2-Aufnahme und CO_2-Abgabe, erfolgen über die Membran. Das nun O_2-reiche Blut wird dann wieder dem venösen System zugeführt, bspw. über die V. jugularis interna. (Mod. nach Brodie D u. Bacchetta M 2011, mit freundl. Genehmigung)

PEEP von 30 mbar gewählt. Das Atemzugvolumen beträgt dabei etwa 100–200 ml. Einige Zentren bevorzugen dagegen eine Reduktion des p_{max} auf 20–25 mbar bei einem PEEP >10 mbar und einer Atemfrequenz von 10/min. Der extrakorporale Blutfluss wird so eingestellt, dass ein paO_2 von >50 mmHg resultiert, wofür in der Regel 4–5 l/min erforderlich sind. Bei der venövenösen ECMO ist lediglich eine moderate Antikoagulation (Ziel-aPTT 45–55 s) erforderlich, bei Blutungskomplikationen kann auf die Antikoagulation vorübergehend sogar ganz verzichtet werden, da alle gängigen Systeme heparinbeschichtet sind.

Die ECMO-Therapie eignet sich in idealer Weise, die beiden Grundprinzipien »Beherrschung der Hypoxämie« und »Vermeidung beatmungsinduzierter Lungenschädigungen« zu erfüllen.

> **ECMO ist keine eigentliche ARDS-Therapie, sondern eine Maßnahme, um die Hypoxämie akut abzuwenden und der Lunge Zeit zur Heilung zu verschaffen. Gleichzeitig muss die Ursache des ARDS behandelt werden.**

Die Dauer der ECMO-Therapie hängt von der Ätiologie des ARDS ab und kann bei ambulant erworbener Pneumonie etwa eine Woche, bei Lungenkontusion oder Patienten mit einer Beatmungsdauer von mehr als einer Woche vor ECMO-Beginn auch mehrere Wochen betragen. Die Überlebensraten hängen in erster Linie von der Ätiologie und der Beatmungsdauer vor ECMO ab. Beim primären ARDS, z. B. durch Lungenkontusionen oder eine ambulant erworbene Pneumonie, liegt die Überlebensrate bei etwa 70%, wohingegen Patienten mit sekundärem ARDS und langer Beatmungsdauer vor ECMO-Beginn, z. B. bei abdomineller Sepsis, nur zu etwa 30% überleben. Die Beatmungsdauer vor ECMO-Therapie ist ein entscheidender Faktor für die Prognose: Je länger ein Patient vorher beatmet wird, desto geringer sind seine Überlebenschancen, sodass dies bei der Entscheidungsfindung zur Übernahme durch ein ECMO-Zentrum häufig mitberücksichtigt wird. Auf der Homepage des ARDS-Netzwerks findet man die nächstgelegene Klinik mit freien Kapazitäten. In der Regel organisieren die Zentren den Transport des Patienten, sodass für die verlegende Klinik keine zusätzliche Arbeit und Organisation entsteht.

Für die erfolgreiche Therapie eines schweren ARDS ist häufig eine rasche Verlegung in ein spezialisiertes Zentrum erforderlich. Jede Intensivstation sollte mit einem nahe gelegenen ARDS-Zentrum Kontakt aufnehmen und die Aufnahmekriterien besprechen.

Fallbeispiel Teil 2

Der Intensivarzt handelt schnell: Blutkulturen werden abgenommen, die orientierende Bronchoskopie zeigt ein reizloses und »trockenes« Bronchialsystem. Er spült den linken Unterlappen mit 20 ml NaCl 0,9% an und asserviert das Sekret für die Mikrobiologie. Sofort wird bei V. a. ambulant erworbener Pneumonie ohne Risikofaktoren mit einer i.v.-Antibiotikatherapie begonnen mit 3×4,5 g Piperacillin/Tazobactam (z. B. Tazobac) und 2×500 mg Clarithromycin (z. B. Klacid).

Das Beatmungsgerät wird folgendermaßen eingestellt: FiO_2 1,0, AF 20/min, p_{max} 30 mbar, PEEP 18 mbar, die anschließende BGA ergibt: pH 7,05, paO_2 90 mmHg, $paCO_2$ 75 mmHg, BE -16, Laktat 6 mmol/l. Die Flussrate des Noradrenalinperfusors wurde inzwischen fast verdoppelt, trotzdem wird nur ein arterieller Mitteldruck von 55 mmHg erreicht; die Patientin ist seit Aufnahme anurisch.

Der Intensivarzt telefoniert mit dem benachbarten ECMO-Zentrum und vereinbart die Übernahme; in der Zwischenzeit wird der Beatmungsspitzendruck auf 35 mbar erhöht, da unter 30 mbar nur 200 ml Atemzugvolumen erreicht werden konnten. Die Kollegen des ECMO-Zentrums erscheinen 2 h später und entschließen sich zum sofortigen Anschluss an die ECMO. Nach Kanülierung der oberen und unteren Hohlvene und radiologischer Kontrolle wird der extrakorporale Bypass mit einem Fluss von 3 l/min begonnen. Kreislaufsituation und Gasaustausch (paO_2 100 mmHg, $paCO_2$ 48 mmHg, pH 7,1) können so stabilisiert werden, dann wird die Patientin an der ECMO verlegt.

Literatur

Beiderlinden M, Kuehl H, Boes T, Peters J (2006) Prevalence of pulmonary hypertension associated with severe acute respiratory distress syndrome: predictive value of computed tomography. Intensive Care Med 31: 852–857

Bein T, Calzia E, Henzler D et al. (2008) Lagerungstherapie zur Prophylaxe oder Therapie von pulmonalen Funktionsstörungen. S2e-Leitlinie der Deutschen Gesellschaft für Anästhesiologie und Intensivmedizin (DGAI). Anästh Intensivmed 49: S1–S24

Brodie D, Bacchetta M (2011) Extracorporeal membrane oxygenation for ARDS in Adults. N Engl J Med 365: 1905–1914

Fuller BM, Mohr NM, Drewry AM, Carpenter CR (2013) Lower tidal volume at initiation of mechanical ventilation may reduce progression to acute respiratory distress syndrome: a systematic review. Critical Care 17: R11

Gattinoni L, Caironi P (2008) Refining ventilatory treatment for acute lung injury and acute respiratory distress syndrome JAMA 299: 691–693

MacLaren G, Combes A, Bartlett RH (2012) Contemporary extracorporeal membrane oxygenation for adult respiratory failure: life support in the new era. Intensive Care Med 38: 210–220

Müller T, Bein T, Philipp A, Graf B, Schmid C, Riegger G (2013) Extrakorporale Lungenunterstützung bei schwerem Lungenversagen des Erwachsenen. Dt Ärztebl 110: 159–166

Papazian L, Forel JM, Gacouin A et al. (2010) Neuromuscular blockers in early acute respiratory distress syndrome. N Engl J Med 363: 1107–1116

Peek GJ, Mugford M, Tiruvoipati R et al. (2009) Efficacy and economic assessment of conventional ventilatory support versus extracorporeal membrane oxygenation for sever adult respiratory failure (CESAR): a multicentre randomised trial. Lancet 374: 1351–1363

Pipeling MR, Fan E (2010) Therapies for refractory hypoxemia in acute respiratory distress syndrome. JAMA 304: 2521–2527

Ranieri VM, Rubenfeld GD, Thompson BT et al. (2012) Acute respiratory distress syndrome – the Berlin definition. JAMA 307: 2526–2533

Taccone P, Pesenti A, Latini R et al. (2009) Prone positioning in patients with moderate and severe acute respiratory distress syndrome. JAMA 302: 1977–1984

Internetlinks

www.ardsnetwork.de: Homepage des ARDS-Netzwerks in Deutschland

www.elso.med.umich.edu: Homepage der Extracorporeal Life Support Organization

www.maquet.de: Internetauftritt eines ECMO-Herstellers

www.medos-ag.com: Internetauftritt eines ECMO-Herstellers

www.medtronic.com: Internetauftritt eines ECMO-Herstellers

www.novalung.de: Internetseiten der Fa. Novalung, Hersteller von iLA und iLA activve

Nierenversagen und Nierenersatzverfahren

Michael Lichtwarck-Aschoff, Ulrich Jaschinski, Tobias Bingold,
Wolfram Wilhelm

Fallbericht Teil 1

Nachts wird eine 87-jährige und 55 kg schwere Patientin beatmet aus dem OP auf die Intensivstation übernommen. Die alte Dame wurde wegen einer inkarzerierten Hernie laparotomiert, ein Darmsegment wurde entfernt; darüber hinaus liegt eine »Durchwanderungsperitonitis« vor. Intraoperativ sei die alte Dame hämodynamisch »ganz schön instabil« gewesen, der systolische Blutdruck betrug minimal 70 mmHg. Im Ablaufbeutel des Urinkatheters befinden sich nach 2 h Operationsdauer bis jetzt nur 50 ml eines nicht sehr klaren Urins. Unter 0,4 µg/kg/min Noradrenalin liegt der Blutdruck der Patientin nun bei 90/45 mmHg.

Aus der Anamnese erfährt der Intensivarzt, dass die Patientin noch einen mit oralen Antidiabetika eingestellten Diabetes mellitus hat und wegen chronischer Rückenschmerzen nicht näher bekannte Schmerzmittel einnimmt. Drei Stunden nach Aufnahme auf der Intensivstation hat die Patientin insgesamt 30 ml Urin produziert. Der Intensivarzt fragt sich, ob ein Nierenversagen droht bzw. wie er dies verhindern kann.

30.1 Definition und Epidemiologie

Die akute Nierenschädigung wird heute besser als »acute kidney injury« (AKI) bezeichnet und nach den Kriterien des AKI-Network bzw. nach den »RIFLE«-Kriterien klassifiziert. Hierbei werden 3 Stadien der Nierenschädigung (»Risk«, »Injury« und »Failure«, R-I-F) und 2 klinische Outcome-Klassen (»Loss« und »Endstage«, L-E) unterschieden (◘ Tab. 30.1).

Die RIFLE-Klassifikation ist für Intensivpatienten entwickelt worden und gilt unabhängig von der Ätiologie des Nierenversagens. Primäre Nierenerkrankungen wie die Glomerulonephritis fallen nicht in diese Klassifikation. Zur Definition werden folgende Parameter herangezogen:

- Abnahme der Urinproduktion,
- Anstieg des Serumkreatininwerts.

Diese Parameter sind aber nicht absolut verlässlich, da z. B. die Urinproduktion erhalten bleiben oder sogar ansteigen kann, obwohl glomeruläre Filtrationsrate (GFR) und Nierenfunktion sich erheblich verschlechtert haben – ein typisches Beispiel ist das sog. »polyurische Nierenversagen«. Auch der Serumkreatininwert ist kein eindeutiger AKI-Indikator, da er von der GFR, aber auch von Muskelmasse, körperlicher Aktivität, Katabolismus, Alter, Geschlecht und dem Volumenstatus abhängt.

> ⬤ **Unter Normovolämie ist eine Urinproduktion von 0,5 ml/kg/h ausreichend.**

▪ Wie wird die RIFLE-Klassifikation interpretiert?

Für die RIFLE-Klassifikation wird jeweils diejenige Veränderung von Serumkreatininwert und Urinproduktion herangezogen, die dem höheren Schweregrad entspricht. Ein Patient, der 12 h lang keinen Urin produziert, wird demnach als »F« (Failure) eingestuft, egal wie hoch sein Serumkreatininwert dabei ist. Andererseits wird ein Patient, dessen Ausgangsserumkreatininwert innerhalb von 24 h von 0,5 mg/dl auf 1,6 mg/dl steigt, ebenfalls als »F« eingestuft, und zwar auch

◘ **Tab. 30.1** Definition der akuten Nierenschädigung nach RIFLE bzw. AKI-Network

RIFLE-Kriterien	AKI-Network-Stadium	Kreatininkriterium	Diuresekriterium
3 Funktionsklassen			
Risk	1	absolut: ↑ Serumkreatininwert ≥0,3 mg/dl relativ: ↑ Serumkreatininwert ≥1,5- bis 2-mal Ausgangswert	<0,5 ml/kg/h über 6 h
Injury	2	relativ: ↑ Serumkreatininwert ≥2- bis 3-mal Ausgangswert	<0,5 ml/kg/h über 12 h
Failure	3	absolut: ↑ Serumkreatininwert ≥4 mg/dl (mit akutem ↑ Serumkreatininwert ≥0,5 mg/dl) relativ: ↑ Serumkreatininwert ≥3-mal Ausgangswert	<0,5 ml/kg/h über 24 h oder Anurie über 12 h
2 Outcome-Klassen			
Loss		persistierender Verlust der Nierenfunktion >4 Wochen	
Endstage		persistierender Verlust der Nierenfunktion >3 Monate	

◘ **Tab. 30.2** RIFLE-Kriterien für Patienten, bei denen sich eine vorbestehende chronische Niereninsuffizienz akut verschlechtert (»Acute-on-chronic-AKI«), klassifiziert anhand der Veränderung des Serumkreatininwerts [in mg/dl] vom Ausgangswert

Ausgangswert	0,5	1,0	1,5	2,0	2,5	3,0
Risk	0,75	1,5	2,25	3,0	3,75	–
Injury	1,0	2,0	3,0			
Failure	1,5	3,0	4,0	4,0	4,0	4,0

dann, wenn dabei seine Urinproduktion noch >0,5 ml/kg/h beträgt.

Die häufige »Acute-on-chronic«-Situation wird unter RIFLE »F« eingeordnet, da ja schon ein chronisches »failure« besteht. Die RIFLE-Klassifizierung, die sich aus dem Anstieg des Serumkreatininwerts vom jeweiligen Ausgangswert ergibt, zeigt ◘ Tab. 30.2.

▪ **Berechnung der Kreatininclearance**
Vereinfachend kann die GFR über den Serumkreatininwert mithilfe verschiedener Formeln, z. B. der Cockroft-Gault-Formel, berechnet werden. Rechner für verschiedene Formeln gibt es im Internet, z. B. unter http://nephron.com.

Cockroft-Gault-Formel

Kreatininclearance (ml/min) =

$$\frac{(140-Alter) \times Gewicht\ (\times\ 0{,}85\ bei\ Frauen)}{72 \times Serumkreatinin}$$

Das Serumkreatinin wird hierbei in mg/dl und das Gewicht in kg angegeben.

Beispiel: Bei einer 80-jährigen, 65 kg schweren Patientin entspricht ein Serumkreatininwert von 1,5 mg/dl einer GFR von ca. 30 ml/min; derselbe Serumkreatininwert entspricht bei einem 20-jährigen, 75 kg schweren männlichen Patienten ca. 80 ml/min.

Zwar sind diese Formeln speziell für Intensivpatienten nicht validiert, aber der Intensivarzt kann eine Ausgangskreatininclearance wenigstens abschätzen und daran die Medikamentendosierungen anpassen, bis eine Messung präzisere Werte ergibt.

▪ **Bestimmung der Kreatininclearance**
Genauer ist die Bestimmung der Kreatininclearance, wenn Urin über einen definierten Zeitraum hinweg gesammelt wird. Hierbei wird folgendermaßen vorgegangen:

- Urin über 12 h oder besser über 24 h sammeln und Menge notieren,
- am Ende der Sammelperiode Kreatininwert im Mischurin bestimmen,
- ebenfalls am Ende der Sammelperiode Blut abnehmen und den Serumkreatininwert bestimmen.

Die Kreatininclearance ergibt sich dann nach:

Kreatininclearance (ml/min) =

$$\frac{Kreatinin\ im\ Urin\ (mg/dl) \times gesammeltes\ Volumen\ (ml)}{Serumkreatinin\ (mg/dl) \times Sammelzeit\ (min)}$$

▪ **Altersbedingte Nierenveränderungen**
Bei jungen, gesunden Erwachsenen beträgt die Kreatininclearance etwa 80–120 ml/min. Ab einem Alter von 30 Jahren nimmt die GFR um etwa 1 ml/Jahr ab. Ab ca. 65 Jahren kann eine Störung der renalen Autoregulation nachgewiesen werden. Altersbedingte Störungen der Tubulusfunktion umfassen das Unvermögen zur ausreichenden Harnkonzentration/-dilution, wodurch sich die Neigung alter Menschen zu pathologischen Hydratationszuständen ergibt. Zudem erklärt eine verminderte Erythropoetinbildung die häufig auftretende Anämie im Alter.

▪ **Risikofaktoren**
Die akute Nierenschädigung entsteht selten aufgrund einer einzigen Ursache, sondern meistens durch die Kombination aus Hypovolämie, Sepsis und nephrotoxischen Medikamenten.

Die 5 häufigsten Gründe für eine akute Nierenschädigung auf der Intensivstation sind:
- **Sepsis:** Dies ist die häufigste Ursache eines AKI auf der Intensivstation,
- **ausgedehnte Operationen:** Auch ohne vorbestehende Nierenschädigung kommt es bei 42% aller herzchirurgischen und 33% aller Traumapatienten zu einer akuten Nierenschädigung,
- inadäquat niedriges Herzzeitvolumen (Nierenversagen vom kardio-renalen Typ),
- Hypovolämie,
- potenziell nephrotoxische Medikation.

▪ Prognose bei akuter Nierenschädigung

Etwa 7% aller Patienten im Krankenhaus erleiden eine akute Nierenschädigung, bei mehr als 33% der Intensivpatienten kommt es innerhalb von 24 h nach Intensivaufnahme zu einer akuten Nierenschädigung. Von diesen Patienten versterben 25% im Krankenhaus, mit der RIFLE-Kategorie »Injury« verstirbt sogar jeder dritte Patient. Von den Patienten, die auf der Intensivstation eine Nierenersatztherapie brauchen, versterben knapp 65%; von denen, die ihre akute Nierenschädigung überleben, sind 5–20% dauerhaft auf eine Dialyse angewiesen.

❯ Intensivpatienten versterben **im** Nierenversagen, eine nicht zu vernachlässigende Zahl der Patienten verstirbt aber auch **am** Nierenversagen. Da ein akutes Nierenversagen praktisch alle anderen Organe negativ beeinflusst und die Sterblichkeit deutlich erhöht, muss seine Entstehung möglichst verhindert werden.

30.2   Diagnostik

Die Nierenfunktion entzieht sich einer schnellen und einfachen Diagnostik. Zur Diagnostik gehören:
- Anamnese und Untersuchung inkl. Fragen nach Medikamenteneinnahme, Muskeltrauma und vorausgegangener Flüssigkeitssubstitution.
- Urinuntersuchung auf pH, Eiweiß, Nitrit und Blut zum Ausschluss eines Harnwegsinfekts.
- Ultraschalluntersuchung der Niere und ableitenden Harnwege: Während außerklinisch eine Prostatahypertrophie die häufigste Ursache für Nierenstauung und Einschränkung der Nierenfunktion ist, kommt bei Intensivpatienten ein rein »postrenales« AKI nur in weniger als 10% der Fälle vor.
- Abschätzung des intraabdominellen Drucks (IAP) über die Messung des Blasendrucks. Bei

einem abdominellen Kompartmentsyndrom mit einem IAP dauerhaft >12 mmHg kann bereits ein AKI auftreten, bei >20 mmHg erleiden 33% der betroffenen Patienten ein AKI.

Die Diagnostik in speziellen Situationen umfasst darüber hinaus z. B.
- CK und freies Myoglobin (Fragestellung: Rhabdomyolyse?),
- Differenzialblutbild und Infektionsmarker wie CRP und PCT oder
- spezifische Antikörper bei Verdacht auf Vaskulitis, Kollagenose oder Glomerulonephritis.

❶ Cave
Bei jedem Patienten mit akuter Oligo-/Anurie muss vor jeder anderen Maßnahme geprüft werden, ob der Urinkatheter richtig liegt und einwandfrei drainiert!

Auch korrekt liegende Urinkatheter können durch Koagel, Inkrustation o. ä. soweit verlegt werden, dass die Urinausscheidung sinkt und die Blase aufstaut.

❯ Daher im Zweifelsfalle immer die Blase sonographieren und den Blasenkatheter wechseln!

Mehr als ein Patient wurde schon als »akutes Abdomen mit Nierenversagen« mit Diuretika behandelt und sogar laparotomiert, weil ein abgeknickter oder herausgerutschter Urinkatheter übersehen wurde. Besonders verdächtig ist in diesem Zusammenhang, wenn ein Patient in den Stunden zuvor eine ausreichende Diurese hatte und urplötzlich »anurisch« wird.

▪ Biomarker
Es gibt derzeit keinen Biomarker, der allein und mit ausreichender Spezifität und Sensitivität die Diagnose eines AKI zulässt. Momentan werden mehrere Biomarker intensiv auf ihre Eignung, ein AKI frühzeitig zu signalisieren, untersucht, u. a. Cystatin C im Serum, das Neutrophilengelatinase-assoziierte Lipocalin (NGAL) im Urin, das »kidney injury molecule 1« (KIM 1) sowie Interleukin 18.

▪ Das wichtigste diagnostische Kriterium – der Volumenstatus
Zentral und therapieleitend ist die Ermittlung des Volumenstatus des Patienten. Dazu gehören
- die Volumenbilanz mit Berücksichtigung besonderer Volumenverluste, z. B. durch Ileus, Erbrechen oder starkes Schwitzen,
- eine Thoraxröntgenaufnahme zur Abschätzung möglicher kardialer Ursachen des AKI (kardio-

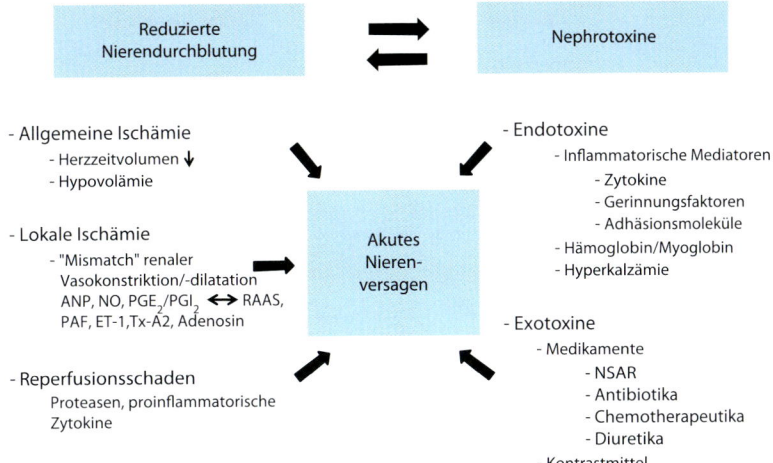

Abb. 30.1 Pathogenese des akuten Nierenversagens. *ANP* atriales natriuretisches Peptid, *ET-1* Endothelin-1, *NO* Stickstoffmonoxid, *NSAR* nichtsteroidale Antirheumatika, *PAF* plättchenaggregierender Faktor, *PGE$_2$* Prostaglandin E$_2$, *PGI$_2$* Prostaglandin I$_2$, *Tx-A$_2$* Thromboxan A$_2$. (Mod. nach Schmidt C et al. 2010)

renale Form). Hiernach fällt auch eine erste Entscheidung, ob eine Volumengabe überhaupt vertretbar ist.

- Die Echokardiographie zur Beurteilung der Herzfunktion; der enddiastolische Durchmesser der Herzkammern ist ein Maß für den aktuellen Volumenstatus; die Diagnose »Perikarderguss« bzw. »Perikardtamponade« kann zuverlässig gestellt werden.

- Die Ermittlung der »Volumenreagibilität« des Patienten mit Hilfe einer Volumenbelastung (»volume challenge«), der systolischen Druckvariation (bei beatmeten Patienten im Sinusrhythmus und einem Tidalvolumen >8 ml/kg) oder des »passive leg raising«-Test, d. h. einer reversiblen Autotransfusion durch Hochheben der Beine des Patienten.

> Die Niere braucht Normovolämie – sie verträgt keine länger anhaltende Hypovolämie. Sie braucht aber keine Hypervolämie.

Durch die Normovolämie wird eine adäquate Pumpleistung des Herzens und damit ein entsprechendes O$_2$-Angebot sichergestellt, ohne das die Niere ihre Aufgaben nicht erfüllen kann.

30.3 Pathophysiologie und klinisches Bild

Akute Nierenschädigung und Nierenversagen beim Intensivpatienten sind meist multifaktoriell bedingt und in der Regel die Folge aus reduzierter Nierendurchblutung und verschiedener Nephrotoxine (Abb. 30.1).

30.3.1 Regulation der Nierendurchblutung

- **Repetitorium Pathophysiologie**

Der renale Blutfluss (RBF) unterliegt einer komplexen Kontrolle; hierzu gehören u. a. das Renin-Angiotensin-Aldosteron-System (RAAS), die efferente Sympathikusaktivität, Vasopressin und die natriuretischen Peptide, aber auch parakrin[1] wirksame Mediatoren wie NO, Endothelin und Eicosanoide.

Eine wesentliche Bedeutung hat die renale Autoregulation, denn sie hält den renalen Perfusionsdruck konstant: Der Blutdruck in den Glomerulusgefäßen stellt die treibende Kraft für die GFR dar, er hängt von dem Verhältnis zwischen dem Widerstand in den Eingangsgefäßen, den afferenten Arteriolen, und dem Widerstand in den Ausgangsgefäßen, den efferenten Arteriolen ab (Abb. 30.2). Ändert sich der systemische Blutdruck, können die Nieren den Druckgradienten zwischen afferenten und efferenten Arteriolen und

---

1 Bei der »parakrinen« Sekretion werden Gewebshormone, Wachstumsfaktoren, Zytokine oder andere Mediatoren von der produzierenden Zelle unmittelbar in das Interstitium abgegeben und wirken so direkt auf die Nachbarzellen. Hingegen beschreibt »endokrin« die Abgabe in die Blutbahn.

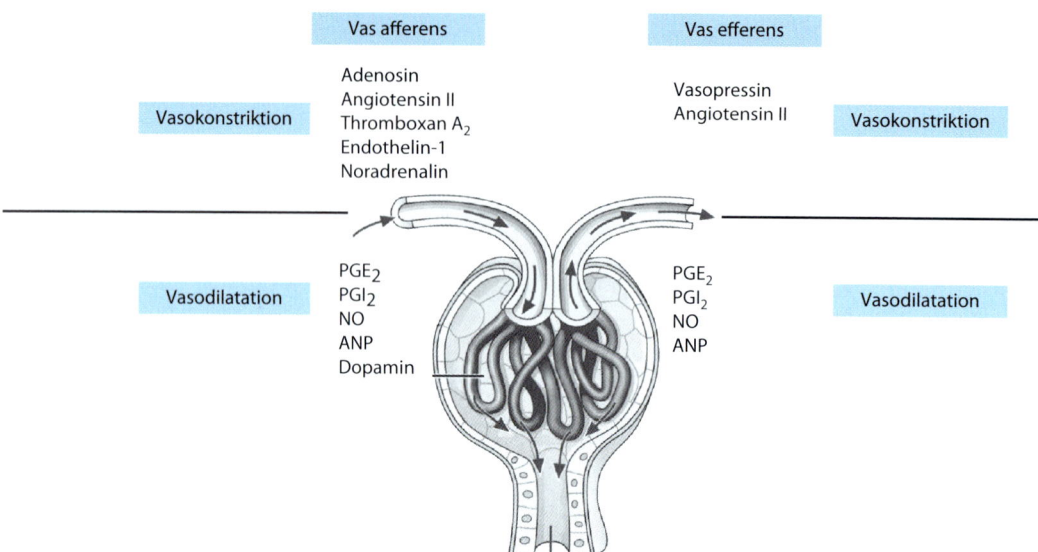

◻ Abb. 30.2 Einfluss verschiedener Mediatoren auf den afferenten und den efferenten Schenkel des Glomerulums.
ANP atriales natriuretisches Peptid, *NO* Stickstoffmonoxid, *PGE₂* Prostaglandin E$_2$, *PGI₂* Prostaglandin I$_2$. (Mod. nach Schmidt C et al. 2010)

damit den glomerulären Perfusionsdruck und den renalen Blutfluss anpassen, indem sie den Widerstand im afferenten, im geringeren Umfang auch im efferenten Gefäß ändern. Diese renale Autoregulation macht RBF und GFR in weiten Grenzen vom systemischen Blutdruck unabhängig. Dabei liegt der Autoregulationsbereich beim Gesunden zwischen 80 und 180 mmHg systolisch. Die Kontrolle des Na$^+$-Haushalts und damit die Volumen- und Blutdruckkontrolle ist die wichtigste Aufgabe der renalen Autoregulation.

Was passiert beim Blutdruckabfall unter den Autoregulationsbereich? Fällt der Blutdruck unter den Autoregulationsbereich – wobei dieser beim Intensivpatienten mit Vorerkrankungen deutlich höher liegen kann als die durchschnittlichen systolischen 80 mmHg – dann verengt sich die afferente Arteriole; glomerulärer Blutfluss, Filtrationsdruck und GFR nehmen ab. Na$^+$ und H$_2$O werden eingespart, die harnpflichtigen Substanzen steigen an. Als Folge der Abnahme der GFR reduziert sich die energetisch aufwendige Rückresorption von Na$^+$ aus dem Tubulus – eine sinnvolle Reaktion bei Hypotonie und Volumenmangel. Halten Hypoperfusion und/oder Ischämie länger an, kommt es nun auch zu strukturellen Schäden, wobei die im Nierenmark gelegenen Tubuli besonders betroffen sind. Diese funktionellen und strukturellen Schäden werden häufig unter die »akute Tubulusnekrose« subsummiert, obwohl sich nekrotische Zellen dabei selten

finden. Bei der »akuten Tubulusnekrose« lösen sich Tubuluszellen von ihrer Basalmembran, die entstandenen Zelllücken erlauben nun einen ungehinderten Fluss des Filtrats in das Interstitium und das auftretende Ödem schränkt die ohnehin schon gestörte Mikrozirkulation weiter ein.

30.3.2 Exogene Nephrotoxine

Die akute Nierenschädigung auf der Intensivstation ist meist multifaktoriell bedingt, wobei in bis zu 25% der Fälle auch nephrotoxische Substanzen eine Rolle spielen. Der eigentliche Schädigungsmechanismus ist unterschiedlich. Es sollte immer versucht werden, nephrotoxische Substanzen zu vermeiden oder durch andere, weniger nephrotoxische Substanzen zu ersetzen; dies wird aber nicht immer möglich sein.

▪ Analgetika, Antibiotika und Kardiaka
Nichtsteroidale Analgetika inkl. der selektiven COX$_2$-Hemmer Die Unterschiede hinsichtlich der Nephrotoxizität sind für die einzelnen Substanzen eher unbedeutend. Es wird angenommen, dass Acetylsalicylsäure das geringste und Indometacin das höchste Schädigungspotenzial besitzt.

Aminoglykoside Die Wahl des Aminoglykosids ist wichtig: Neomycin ist am schädlichsten, etwas geringer ist das Schädigungspotenzial der Gruppe Gentamicin, Tobramycin, Amikacin, am geringsten das von Streptomycin. Weiterhin spielen eine Rolle: ein hoher Spitzenspiegel, hohe Kumulativdosen, Dauer und Frequenz der Anwendung (eine Einmaldosis ist wahrscheinlich sicherer), Alter, Leberfunktionsstörungen sowie eine vorbestehende Nierenfunktionseinschränkung. Aminoglykoside sollten daher nur unter Kontrolle der Talspiegel verabreicht werden – auch wenn bisher nicht sicher bewiesen werden konnte, dass Talspiegel und Nephrotoxizität korrelieren und eine Nephrotoxizität trotz vermeintlich sicherer Spiegelbereiche auftreten kann.

Vancomycin Die kombinierte Gabe von Vancomycin und Aminoglykosid führt in bis zu 33% der Fälle zuverlässig zum nephrotoxischen AKI. Ob gerade diese Kombinationstherapie notwendig ist, sollte deshalb immer sehr sorgfältig geprüft werden (selbst bei Endokarditis sehen die Leitlinien die Gabe von Gentamicin nur noch als Option vor). Auch bei Vancomycin sollten Spiegelbestimmungen bei eingeschränkter Nierenfunktion, hoher Dosierung oder bei Kombination mit Aminoglykosiden durchgeführt werden.

ACE-Hemmer und Angiotensinrezeptorblocker (AT$_1$-Blocker) Der glomeruläre Filtrationsdruck wird bei sinkendem RBF durch Vasodilatation der afferenten und Vasokonstriktion der efferenten Arteriole gesichert. ACE-Hemmer und AT$_1$-Blocker senken den Widerstand der efferenten Arteriole, der Filtrationsdruck sinkt (◘ Abb. 30.2). Das spiegelt sich meistens in einem Abfall der GFR und einem Anstieg des Kreatininwerts nach Therapiebeginn wider und bildet sich nach einigen Tagen der Therapie wieder zurück. Bei der diabetischen Nierenschädigung oder der Nierenschädigungen mit Proteinurie ist dieser Effekt durchaus erwünscht, weil der hohe intraglomeruläre Druck die Progression der Nierenerkrankung fördert. Unerwünscht kann die Wirkung sein, wenn z. B. im Schock die Nierendurchblutung ohnehin vermindert ist und durch die Widerstandsverminderung an der efferenten Arteriole die GFR noch weiter sinkt. Bei instabiler Hämodynamik und Gefahr der Verschlechterung einer ohnehin kompromittierten Nierenfunktion sollten diese Substanzen vermieden werden.

■ **Röntgenkontrastmittel**
Die wichtigste Prävention besteht hier darin, genau zu überlegen, ob eine Röntgenkontrastmitteluntersuchung wirklich erforderlich ist oder ob es eine weniger nierenschädigende Alternative gibt. Bei intakter Nierenfunktion werden 99% des Kontrastmittels renal eliminiert, davon 75% innerhalb von 4 h. Eine Kontrastmittelnephropathie ist zu vermuten, wenn sich innerhalb von 72 h nach Kontrastmittelexposition ein AKI einstellt. Bei Nierengesunden wird diese Komplikation bei 0–5% der Patienten beobachtet; v. a. bei Patienten über 70 Jahre und beim Vorliegen von Risikofaktoren wie Diabetes mellitus, Niereninsuffizienz, Herzinsuffizienz, Dehydratation und Komedikation mit nephrotoxischen Substanzen steigt die Inzidenz auf 12–27%.

Derzeit ist allein eine Infusionstherapie mit einer isotonen Lösung vor Kontrastmittelexposition, bei der ausdrücklich eine Normovolämie anstrebt wird, die einzig wirksame Maßnahme, um den Nierenparenchymschaden zu minimieren (1–1,5 ml/kg/h einer kristalloiden Lösung). Zusätzlich könnte auch eine N-Acetylcysteingabe hilfreich sein, auch wenn die Wirksamkeit nicht zweifelsfrei erwiesen ist. Andere Maßnahmen wie Mannitol-, Diuretika-, Bikarbonat- oder Theophyllingabe oder eine Hämofiltration sofort nach Kontrastmittelgabe haben sich bisher nicht als sicher wirksam erwiesen.

> **Praxistipp**
>
> Um eine röntgenkontrastmittelinduzierte Nephropathie zu verhindern, ist bei Erwachsenen mittleren Gewichts folgendes Vorgehen sinnvoll:
> - Infusion von 1.500 ml Vollelektrolytlösung mit 150 ml/h, beginnend 4 h vor der KM-Gabe.
> - N-Acetylcystein 2×600 mg täglich (möglichst oral, ansonsten i.v.) am Tag vor der KM-Gabe und am Tag der Untersuchung selbst.

30.3.3 Endogene Nephrotoxine

Endogene Nephrotoxine entstehen u. a. bei der Rhabdomyolyse und der Hämolyse, z. B. beim hämolytisch-urämischen Syndrom oder der thrombotisch-thrombozytopenischen Purpura.

■ **Rhabdomyolyse**
Bei der Rhabdomyolyse kommt es zum Untergang von quergestreifter Skelettmuskulatur. In der operativen Intensivmedizin sind die häufigsten Ursachen das direkte Gewebetrauma oder die Ausbildung eines Kompartmentsyndroms nach Ischämie bzw. Reperfusion. Seltener können auch Medikamente, z. B. Fibrate oder Statine, bakterielle und virale Infektionen oder Stoffwechselstörungen verantwortlich sein. Durch die

Rhabdomyolyse kommt es v. a. zur renalen Vasokonstriktion mit Reduktion des RBF sowie zur Tubulusobstruktion durch Myoglobin. Diagnostisch führend sind der Nachweis von freiem Myoglobin im Serum und Urin und ein Anstieg der Kreatinkinase.

Die Therapie besteht in der Behandlung der Kreislaufinsuffizienz durch Volumengabe in Form von kristalloiden Lösungen zur Optimierung der Nierenperfusion. Dabei ist zu berücksichtigen, dass es bei Muskelverletzungen, z. B. nach Trauma oder Verschüttung (»Crushniere«), zu einem massiven Muskelödem und allein dadurch zu einem erheblichen Flüssigkeitsbedarf kommen kann. Die Behandlung mit Bikarbonat zur Harnalkalisierung (z. B. 50–100 ml Natriumbikarbonat 8,4% alle 4–8 h, Urin-pH möglichst ≥6) sowie mit Mannitol (125 ml Mannitol 20% alle 4–8 h) und/oder Furosemid wird von einigen Autoren empfohlen, basiert aber auf geringer Evidenz. Bei massiver Kaliumfreisetzung ist eine rasche Dialysebehandlung erforderlich.

■ **Hepatorenales Syndrom (HRS)**

Das HRS ist eine funktionelle Störung der Nieren bei Patienten mit fortgeschrittener Leberzirrhose. Pathophysiologische Charakteristika sind:
- eine durch die portale Hypertension stimulierte Synthese vasodilatierender Substanzen sowie
- eine Reduktion der Nierenperfusion mit Verminderung der GFR.

Auslösende Faktoren für ein HRS können eine bakterielle Infektion (spontane bakterielle Peritonitis), eine gastrointestinale Blutung oder die etwas zu großzügige therapeutische Aszitespunktion sein. Alle Faktoren enden klinisch letztlich in einer Hypovolämie. Die Therapie der Hypotension mit Noradrenalin oder Terlipressin (Reduktion der Splanchnikusvasodilatation) führte in einigen kleineren Untersuchungen zu einer Besserung der Nierenfunktion, wenn zur Volumentherapie zusätzlich Albumin eingesetzt und mit einem Diuretikum behandelt wurde. Zur weiteren Therapie ▶ Kap. 31 »Leberversagen und Leberersatzverfahren«.

30.3.4 Stellenwert von Volumengabe und Schleifendiuretika

Zahlreiche Intensivmediziner nehmen an, die Prognose des nichtoligurischen Nierenversagens sei besser als die des anurischen – was wohl richtig ist – und versuchen mit Volumen und Furosemid die Niere kräftig zu »spülen« – was in den meisten Fällen wohl falsch ist.

❯ **Die Niere braucht Normovolämie, Hypervolämie schadet ihr eher. Eine positive Flüssigkeitsbilanz bewahrt nicht vor einem akuten Nierenversagen und der Notwendigkeit eines Nierenersatzverfahrens.**

■ **Kristalloide**

Zur Prävention eines AKI spielen kristalloide Infusionslösungen die Hauptrolle. Sie verbleiben zu etwa 25% des applizierten Volumens intravasal; 75% verteilen sich rasch im Extravasalraum. Die zur Verfügung stehenden kristalloiden Lösungen unterscheiden sich in ihrer Zusammensetzung aus Elektrolyten, der Art der Anionen (Chlorid, metabolisierbare Anionen wie Laktat, Azetat, Maleat) und in ihrer Tonizität. Eine durch den hohen Chloridanteil, wie in der NaCl-0,9%-Lösung, induzierte hyperchlorämische Azidose vermindert u. U. die Perfusion von Nieren und Darm. In Deutschland werden daher vornehmlich »balancierte« Vollelektrolytlösungen eingesetzt.

■ **Kolloide**

Nach den Konsensusempfehlungen der Europäischen Gesellschaft für Intensivmedizin (ESICM) 2012 wird vom Einsatz von HES-Lösungen mit einem Molekulargewicht ≥200.000 Dalton oder einem Substitutionsgrad >0,4 bei Intensivpatienten mit erhöhtem Risiko für ein Nierenversagen generell abgeraten. Ähnlich kritisch äußern sich die ESICM-2012-Empfehlungen auch für die HES 6% 130/0,4- Lösungen, also z. B. Voluven, Volulyte oder Venofundin. Hier wird zumindest diskutiert, dass deren Einsatz bei Beachtung einer Maximaldosierung von 10-15 ml/kg (nicht wie früher 50 ml/kg!) weiterhin möglich sei. Darüber hinaus schlägt die ESICM vor, bei Intensivpatienten auf Gelatine-Lösungen zu verzichten, wenn ein erhöhtes Risiko für Nierenversagen besteht.

❯ **Wenn es nicht um die Beherrschung einer akuten Schocksituation geht, sollte bei Intensivpatienten mit erhöhtem Risiko für ein akutes Nierenversagen ganz auf Kolloide verzichtet und kristalloiden »balancierten« Elektrolytlösungen der Vorzug gegeben werden.**

■ **Diuretika**

Die Gabe von Diuretika zur Prävention eines AKI ist ein nur schwer unterdrückbarer therapeutischer Reflex, denn solange Urin fließt, scheint für die Niere ja noch immer Hoffnung zu bestehen. Schleifendiuretika hemmen die Na^+-Rückresorption über den Na^+-K^+-$2Cl^-$-Transporter im aufsteigenden Teil der Henle-

Schleife. Im Tierexperiment sinkt dadurch tatsächlich auch der O_2-Bedarf im Nierenmark; unklar ist, ob dies auch für den Menschen gilt. Die meisten neueren Untersuchungen an Menschen kommen zum Ergebnis, dass Diuretika zwar gelegentlich den Urinfluss steigern, die Nierenfunktion aber nicht verbessern, die Notwendigkeit für ein Nierenersatzverfahren und die Sterblichkeit nicht reduzieren, ein AKI nicht verhindern und die Erholung von einem AKI wahrscheinlich sogar verschlechtern. Typische Nebenwirkungen der Schleifendiuretika sind Ototoxizität sowie Hypokaliämie und möglicherweise Hypovolämie und Hypotension.

Vorgehen bei Oligurie bzw. Anurie

- Ausgleich eines Volumendefizits mit kristalloider Infusionslösung (möglichst kein NaCl 0,9%).
- Sicherstellung von Normovolämie, adäquatem HZV und adäquatem renalen Perfusionsdruck.
- Gabe eines Schleifendiuretikums (z. B. Furosemid 250 mg über 4 h).
- Kommt es nach spätestens 4 h zu keiner Steigerung des Urinflusses, sollte das Schleifendiuretikum abgesetzt werden.

Darüber hinaus gibt es andere intensivmedizinische Situationen, in denen es durchaus sinnvoll und notwendig ist, Diuretika zu geben:

- oligurische Patienten, bei denen Nährlösungen und Medikamente größere Volumina beanspruchen,
- herzinsuffiziente Patienten, bei denen eine Negativbilanz angestrebt wird,
- Patienten, die zur Behandlung des arteriellen Hypertonus schon bisher Diuretika erhielten,
- Patienten, deren Lungenfunktion von einer negativen Flüssigkeitsbilanz profitiert.

Wenn Diuretika appliziert werden, dann sollte immer die niedrigste wirksame Dosis verwendet werden, was bei kontinuierlicher »Perfusorgabe« meist leichter fällt als bei intermittierender Gabe nach dem Schema »Furosemid bei Unterschreitung des Urin-Stunden-Solls«. In der Regel werden Schleifendiuretika verwendet; bei manchen Patienten mit Schleifendiuretikaresistenz kann aber auch die Kombination mit einem Thiaziddiuretikum sinnvoll sein (z. B. 3×25 mg Hydrochlorothiazid p.o.). Bei Intensivpatienten, die auf eine Furosemiddosis von 250 (allerhöchstens 750) mg/Tag nicht

mehr ansprechen, ist allerdings weniger über die Gabe von Thiaziddiuretika als über ein Nierenersatzverfahren nachzudenken.

Beim prolongierten Einsatz von Schleifendiuretika sind Veränderungen des Base Excess zu beachten. Bei Entwicklung einer metabolischen Alkalose kommt es zu einer Linksverschiebung der O_2-Bindungskurve, womit eine verminderte O_2-Abgabe an das Gewebe verbunden ist. Dieser metabolischen Alkalose kann durch den Einsatz von Acetazolamid (z. B. Diamox parenteral, 500 mg, HWZ 4-8 h) entgegengewirkt werden. Acetazolamid ist allerdings nur noch zur Glaukomtherapie zugelassen.

> Es kann aus kardialen oder pulmonalen Gründen sinnvoll sein, die Flüssigkeitsbilanz des Patienten mit Diuretika negativ zu halten. Problematisch kann sein, dass der an sich erforderliche Einsatz eines Nierenersatzverfahrens verzögert wird.

30.4 Nierenersatztherapie

Die Nierenersatztherapie für das AKI hat sich aus der Dialysebehandlung des chronischen Nierenversagens entwickelt; auch hinsichtlich der technischen Durchführung bestehen große Ähnlichkeiten. Unterschiedlich sind hingegen die Indikationen, der Zeitpunkt des Beginns, »Dosierung« und »weaning« bei einer akuten Nierenersatztherapie.

Sepsis ist die häufigste Ursache eines AKI beim Intensivpatienten: Die Nierenfunktion verschlechtert sich rapide; adaptive und kompensatorische Prozesse, die bei der schleichenden Entwicklung einer chronischen Nierenerkrankung eine Rolle spielen, kommen nicht zum Tragen. Intensivmedizinische Maßnahmen, wie z. B. Beatmung und Volumenzufuhr, überfordern die renale Restfunktion. Unter diesen Umständen ist das erste Therapieziel einer Nierenersatztherapie nicht die Niere selber, sondern die Unterstützung anderer Organe.

30.4.1 Wann soll mit einer Nierenersatztherapie begonnen werden?

Indikationen für eine Nierenersatztherapie sind (◘ Tab. 30.3):

- Hyperkaliämie mit Herzrhythmusstörungen (absolut),
- Volumenüberladung mit Lungenödem, das auf eine medikamentöse Therapie nicht mehr an-

□ **Tab. 30.3** Absolute und relative Indikationen für Nierenersatzverfahren

Indikation	Charakteristika	Absolut/relativ
Metabolische Abweichung	Harnstoff >160 mg/dl	relativ
	Harnstoff >200 mg/dl	absolut
	K+ >6 mmol/l	relativ
	K+ >6 mmol/l + EKG-Zeichen	absolut
	Mg++ >4 mmol/l	relativ
	Mg++ >4 mmol/l + Anurie, fehlende Sehnenreflexe	absolut
Therapie-refraktäre metabolische Azidose	pH >7,10	relativ
	pH <7,10	absolut
	Laktatazidose wegen Metformin	absolut
Anurie/Oligurie	RIFLE R	relativ
	RIFLE I	relativ
	RIFLE F	relativ
Volumen-überladung	spricht auf Diuretika an	relativ
	diuretikaresistent	absolut
Nichtrenale Indikationen	Elimination exogener/endogener Substanzen (soweit filtrierbar/dialysierbar)	absolut

spricht (absolut) bzw. Volumenüberladung, auch wenn mit Diuretika noch eine Diurese erzwungen werden kann (relativ),
— Anstieg der harnpflichtigen Substanzen (□ Tab. 30.3),
— metabolische Azidose mit einem pH <7,10; hierbei gilt in besonderem Maß, dass gleichzeitig auch die zugrunde liegende Erkrankung behandelt werden muss.

■ **Harnstoffkriterium**

Das »Harnstoffkriterium« fordert, dass eine Nierenersatztherapie begonnen wird, wenn ein bestimmter Serumharnstoffwert überschritten wird. Während bei der chronischen Dialyse die Senkung des erhöhten Harnstoffwerts (z. B. >200 mg/dl) zur Vermeidung urämischer Komplikationen wie Enzephalopathie, Myo-

pathie, Neuropathie, Perikarditis und Blutungsneigung ein eigenes therapeutisches Ziel ist, wird bei der akuten Nierenersatztherapie der Harnstoffwert nur als Surrogatparameter verwendet. Er zeigt an, dass sich andere möglicherweise toxische Substanzen anhäufen. Untersuchungen an traumatologischen und herzchirurgischen Patienten ergaben, dass Patienten, bei denen eine Nierenersatztherapie frühzeitiger begonnen wurde, z. B. ab einem Serumharnstoffwert von 130 mg/dl (21,5 mmol/l), ein besseres Outcome hatten. Daher sollte eine Nierenersatztherapie nicht unnötig hinausgezögert werden, bis der Harnstoff z. B. 200 mg/dl (33 mmol/l) erreicht hat. Das Risiko für einen Patienten, voreilig einer Nierenersatztherapie unterzogen zu werden, ist offensichtlich geringer als sein Risiko, wenn er verspätet oder gar keine Nierenersatztherapie erhält.

> **Bei einem progredienten Anstieg der Harnstoffkonzentration im Serum >100–140 mg/dl (>16–23 mmol/l) sollte mit der Nierenersatztherapie begonnen werden. Je rascher der Anstieg, desto eher sollte die Indikation zur Nierenersatztherapie gestellt werden.**

Demgegenüber hat das Kreatininkriterium (Serumkreatininwert z. B. >3 mg/dl) keine große praktische Bedeutung.

■ **Volumenkriterium**

Die Entscheidung zur Nierenersatztherapie fällt schwer, solange die Diurese noch durch Diuretika erzwungen werden kann. Trotzdem deuten einzelne Untersuchungen darauf hin, dass auch dann ein eher frühzeitiger Beginn des Nierenersatzverfahrens die Prognose verbessern kann.

Insbesondere wenn etwa ein Lungenversagen oder eine Herzinsuffizienz durch nachdrücklichen Volumenentzug rasch behandelt werden soll, ist wegen der besseren hämodynamischen Stabilität ein kontinuierliches Nierenersatzverfahren vorzuziehen.

Praxistipp

Unabhängig vom Serumharnstoff- bzw. -kreatininwert sollte eine Nierenersatztherapie begonnen werden, wenn die Diurese über 6 h sistiert oder beim Erwachsenen unter 200 ml über 12 h liegt – bevor Komplikationen eintreten!

■ **Zytokinelimination bei Sepsis?**

Die derzeit auf der Intensivstation üblichen Nierenersatzverfahren sind zur Elimination von Entzündungsmediatoren bei Patienten mit schwerer Sepsis bzw. septischem Schock nicht geeignet, sodass deren Einsatz in der Sepsisleitlinie 2010 ausdrücklich nicht empfohlen wird.

30.4.2 Gefahren und Probleme beim Einsatz von Nierenersatzverfahren

Beim Einsatz der Nierenersatztherapie beim Intensivpatienten muss alles vermieden werden, was zu einem Fortschreiten der Nierenschädigung führen könnte. Dazu gehören insbesondere Hypotension und Hypovolämie unter der Nierenersatztherapie. Weiterhin müssen auch folgende Komplikationen bzw. Wirkungen/Nebenwirkungen bei Indikationsstellung und Durchführung der Nierenersatztherapie bedacht werden:

- Komplikationen durch Gefäßpunktion und Shaldonkatheter.
- Wärmeverlust mit Shivering und Vasokonstriktion.
- Kontaktaktivierung bei extrakorporaler Zirkulation mit Aktivierung des Komplementsystems und der Gerinnungskaskade.
- Blutungsrisiko durch die notwendige Antikoagulation. Eine unzureichende Antikoagulation kann hingegen zu einem häufigen Systemwechsel beim Nierenersatzverfahren und damit zum vermehrten Blutverlust führen.
- Metabolische Störungen durch einen beträchtlichen Verlust gelöster Teilchen wie Aminosäuren, wasserlösliche Vitamine und Spurenelemente.
- Häufigkeit der Hypophosphatämie (50–70% aller Patienten) unter Nierenersatzverfahren beachten bzw. Phosphat substituieren.
- Die Dosierungen von Antiinfektiva unter Nierenersatztherapie sind nur teilweise geklärt und hängen zudem von Parametern der Nierenersatztherapie wie Blutfluss, Filtrationsrate oder Filtertyp ab. Es besteht die Gefahr der Unterdosierung! Vorwiegend renal eliminierte Antibiotika wie Aminoglykoside und Glykopeptide müssen unter Spiegelkontrolle appliziert werden.
- Beim hochvolumigen Einsatz der Nierenersatztherapie können Bedienfehler rasch zu schwerwiegenden Gefahren für den Patienten führen.

30.4.3 Hämodialyse: Prinzip der Diffusion

Auf der einen Seite einer semipermeablen Membran (Filter) fließt Blut, auf der anderen Seite eine Wasser-

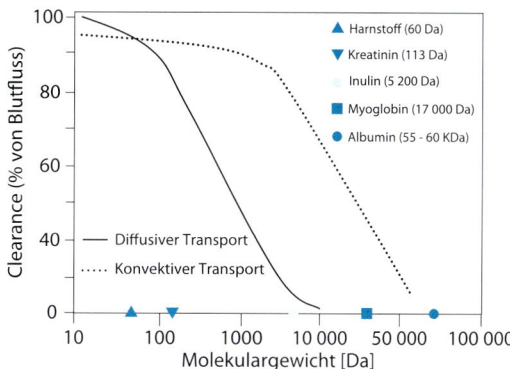

Abb. 30.3 Vergleich Hämodialyse (diffusiver Transport) und Hämofiltration (konvektiver Transport). Durch Hämodialyse werden kleinmolekulare Substanzen (z. B. Kreatinin, Harnstoff) besser eliminiert als durch Hämofiltration, bei den mittelmolekularen Substanzen verhält es sich umgekehrt. (Mod. nach Morath C et al. 2006)

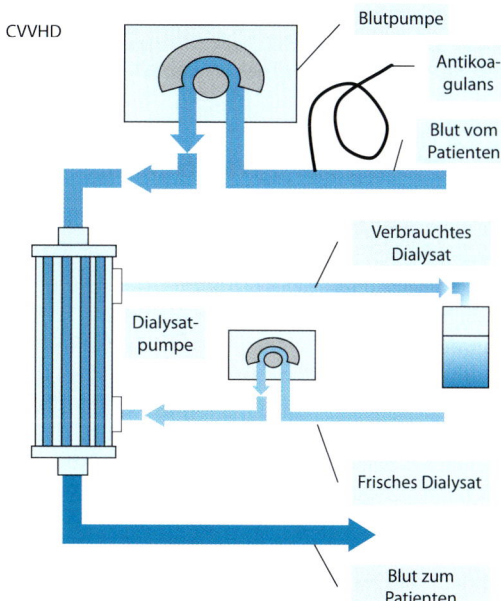

Abb. 30.4 Kontinuierliche venovenöse Hämodialyse (CVVHD). (Mod. nach Bingold TM et al. 2007)

Elektrolyt-Lösung, das sog. »Dialysat«. Durch passive Diffusion wandern v. a. kleinmolekulare Substanzen (Kreatinin und Harnstoff) bis zu einem Molekulargewicht (MG) von 1.000 Dalton vom Ort hoher Konzentration (Blut) zum Ort niedriger Konzentration (Dialysat) über die Membran (Abb. 30.3, Abb. 30.4).

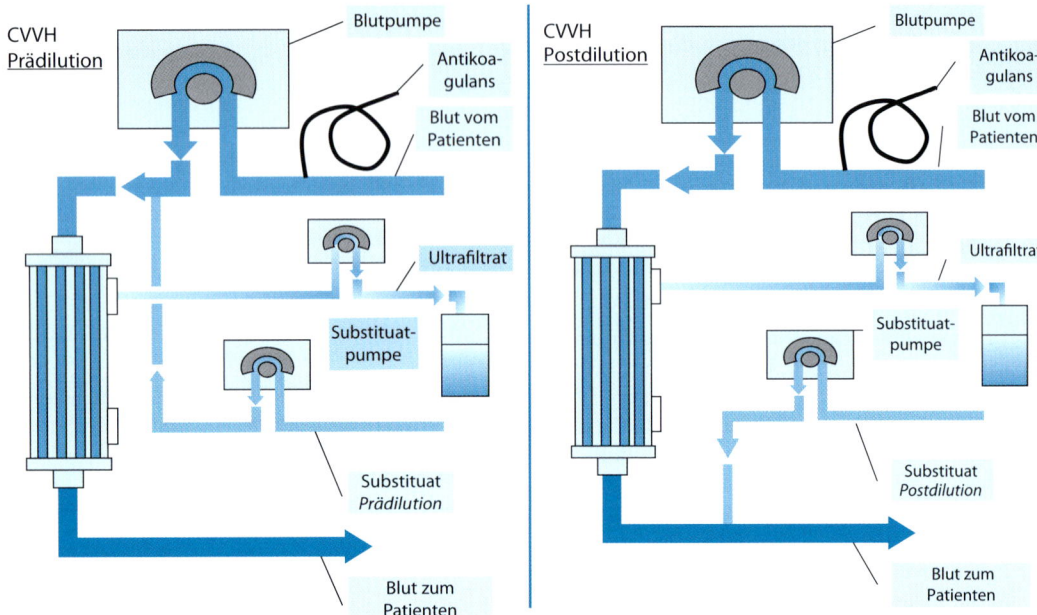

□ **Abb. 30.5 Kontinuierliche venovenöse Hämofiltration.** Wird als CVVH oder CVVHF abgekürzt: links in Prädilution und rechts in Postdilution. (Mod. nach Bingold TM et al. 2007)

30.4.4 Hämofiltration: Prinzip der Ultrafiltration

Über eine semipermeable Membran werden große und kleine Moleküle gleichermaßen abgepresst; es entsteht ein sog. »Ultrafiltrat«. Dem Druckgradienten konvektiv folgend ist somit nicht die Konzentrationsdifferenz über dem Filter für die Ausscheidung des Stoffes entscheidend, sondern die Porengröße des Filters. Das Molekulargewicht, ab dem ein Protein die Membran nicht mehr passieren kann, wird als »Cut-off-Wert« des Filters bezeichnet. Dies beträgt für die meisten derzeit verwendeten High-Flux-Filter 20.000–40.000 Dalton. Somit verbleiben großmolekulare Substanzen wie Albumin im Blut, Moleküle aus der β_2-Mikroglobulin-Fraktion werden jedoch filtriert (□ Abb. 30.3).

▪ **Kontinuierliche Hämofiltration**
Die kontinuierliche venovenöse Hämofiltration wird »CVVH« oder »CVVHF« abgekürzt. Hierbei wird aus dem Plasma über eine semipermeable Membran ein Ultrafiltrat abgepresst, wobei durch das Druckgefälle Inhaltsstoffe »mitgerissen« werden – das bezeichnet man als »Konvektion«. Um eine übermäßige Hämokonzentration zu vermeiden, sollten nicht mehr als 20% des Plasmavolumens entzogen werden. Damit ergibt sich bei einem Blutfluss von bis zu 200 ml/min ein Ultrafiltratfluss von bis zu 40 ml/min. Der Ersatz

des Ultrafiltrats geschieht mit der sog. Substitutionslösung und kann vor (Prädilution) oder nach dem Filter (Postdilution) erfolgen (□ Abb. 30.5). Bei einer Prädilution wird die Hämokonzentration im Filter gegenüber einer Postdilution reduziert. Der Vorteil der Prädilution liegt, wegen der geringeren Hämokonzentration im Filter, in einer geringeren Thrombosierungsrate des Hämofilters. Der Nachteil ist, dass die Clearance, bei gleichbleibendem Ultrafiltratfluss, gegenüber einer Postdilution herabgesetzt ist.

Bei der kontinuierlichen venovenösen Hämodiafiltration (CVVHDF) wird zusätzlich dialysiert, hier werden also Konvektion und Diffusion kombiniert (□ Abb. 30.6). Der Vorteil dieses Verfahrens ist, dass bei begrenztem Blutfluss und damit begrenztem Filtrationsfluss die Möglichkeit besteht, die Clearance für niedermolekulare, proteingebundene Stoffe über den zusätzlichen Dialysatfluss zu erhöhen. Nachteilig sind etwas höhere Kosten.

30.4.5 Erweiterte Hämodialyseverfahren

Ein für die Intensivstation entwickeltes Verfahren ist die sog. »sustained low-efficiency daily dialysis« oder »slow extended daily dialysis« (SLEDD; □ Tab. 30.4). Hierbei wurde das bei der chronischen Niereninsuffi-

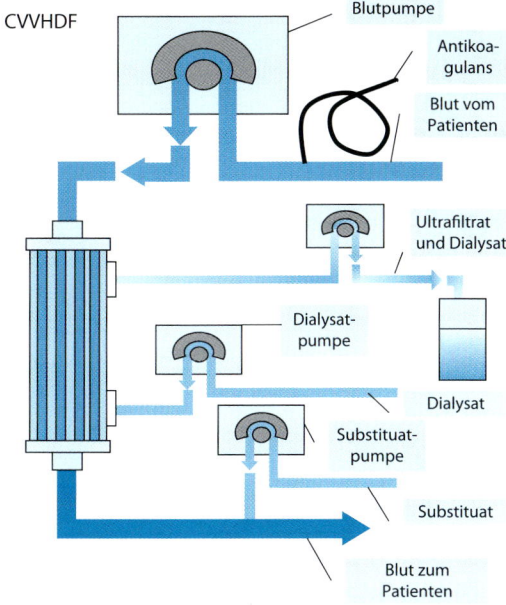

CVVHDF

Blutpumpe

Antikoa-
gulans

Blut vom
Patienten

Ultrafiltrat
und Dialysat

Dialysat-
pumpe

Dialysat

Substituat-
pumpe

Substituat

Blut zum
Patienten

◘ **Abb. 30.6 Kontinuierliche venovenöse Hämodiafiltration (CVVHDF).** (Mod. nach Bingold TM et al. 2007)

zienz angewandte Verfahren der intermittierenden Hämodialyse modifiziert und z. B. mit dem Genius-System technisch realisiert (◘ Abb. 30.7). Das Genius-System arbeitet weiter nach dem Dialyseprinzip und besitzt einen 90-l-Tank, der in einer Auffüllstation mit Dialysat befüllt wird. Am Patientenbett wird das entstehende »Abfalldialysat« auf den Boden des Tanks eingeleitet, wobei durch das höhere spezifische Gewicht eine Durchmischung mit dem frischen Dialysat nahezu vollständig vermieden wird. Dadurch kann das Genius-System über viele Stunden langsam arbeiten, eine angestrebte negative Volumenbilanzierung wird

über bis zu 18 h erreicht und dadurch hämodynamisch viel besser toleriert als die übliche intermittierende Hämodialyse über 4–6 h.

Nach Abschluss der Behandlung wird das Dialysat einfach entleert und der Tank dann frisch befüllt, was ein Nachfüllen von Dialysatbeuteln entbehrlich macht und die Personalbindungszeiten deutlich senkt. Zudem wird durch den Einsatz des Hämodialyseprinzips eine effektivere Elimination v. a. niedermolekularer Substanzen erreicht.

30.4.6 Intermittierendes oder kontinuierliches Nierenersatzverfahren?

Nach derzeitigem Wissensstand müssen intermittierende Hämodialyse und kontinuierliche Verfahren als gleichwertig betrachtet werden. Allerdings werden kontinuierliche Verfahren beim hämodynamisch instabilen Patienten besser vertragen. Welches Verfahren dann aber im Detail eingesetzt wird (IHD, CVVHF, CVVHDF oder SLEDD), hängt vom Patienten und wesentlich von den lokalen Gegebenheiten ab. In der Praxis können folgende Überlegungen hilfreich sein:

- Patienten mit »unkompliziertem« Nierenversagen können mit intermittierender Hämodialyse behandelt werden.
- Bei Patienten mit schwerem SIRS, schwerer Sepsis oder Multiorganversagen sollte eher ein kontinuierliches Nierenersatzverfahren durchgeführt werden.
- Kommt ein kontinuierliches Verfahren zum Einsatz, sollte in der Regel eine Kombination von Filtration und Dialyse eingesetzt werden, weil damit sowohl große als auch kleine Moleküle wie Harnstoff und Kalium entfernt werden.
- Nichtrenale Gesichtspunkte sind stets neu zu prüfen. Beispiel: Für den hämodynamisch insta-

◘ **Tab. 30.4** Verschiedene Techniken der Nierenersatztherapie

Technik	Abkürzung	Wirkprinzip
Intermittierende Hämodialyse	IHD	Diffusion
»Sustained low-efficiency daily dialysis« oder »slow extended daily dialysis«	SLEDD	Diffusion
»Continuous veno-venous hemofiltration«	CVVH oder CVVHF	Ultrafiltration
»Continuous veno-venous hemodialysis«	CVVHD	Diffusion
»Continuous veno-venous hemodiafiltration«	CVVHDF	Diffusion und Ultrafiltration

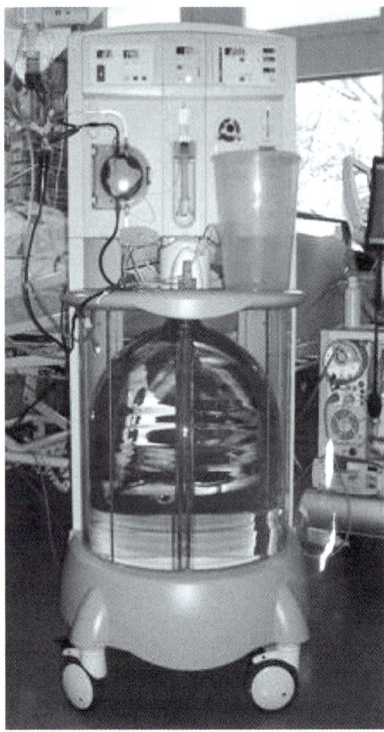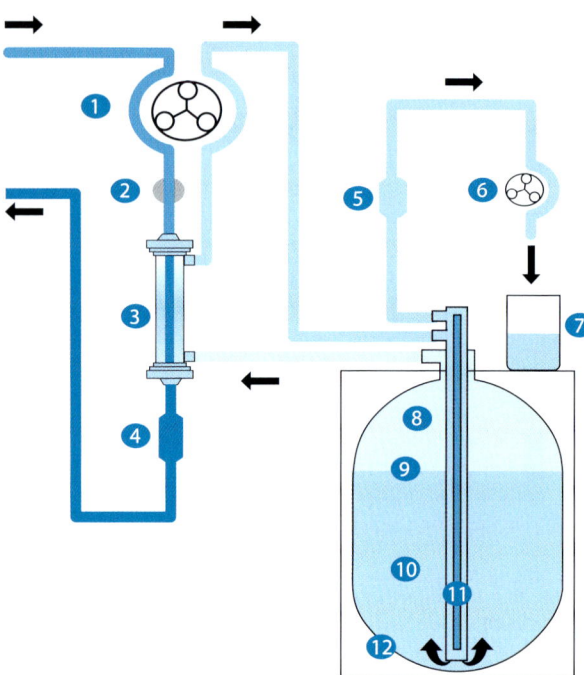

� **Abb. 30.7 Genius-Dialyse.** Foto (*links*) und Schemazeichnung (*rechts*): 1 doppelseitige Schlauchpumpe (Blut, Dialysat), 2 Luftdetektor, 3 Dialysator, 4 venöse Flusskammer (luftfrei), 5 Systemdruckmonitor, 6 Ultrafiltrationskontrolle, 7 Ultrafiltrationsvolumen, 8 vorgeheizte Dialysierflüssigkeit, 9 Grenzschicht, 10 verbrauchtes Dialysat, 11 Verteilerrohr mit UV-Strahler, 12 Glasbehälter (90 l), thermisch isoliert. (Mod. nach Morath C et al. 2006)

bilen Patienten wird zunächst ein kontinuierliches Verfahren sinnvoll sein. Je mehr der Patient sich bessert und je mehr die Möglichkeit und Notwendigkeit der Mobilisation in den Vordergrund tritt, desto eher wird man auf eine intermittierende Technik übergehen.

30.4.7 Technische Durchführung

▪ **Ultrafiltrationsleistung**

Die Ultrafiltrationsleistung wird auch als »Dosierung« bezeichnet und beschreibt bei der CVVHF die Höhe des Filtratflusses. Beispiel: Bei einem Filtratfluss von 25 ml/kg/h werden bei einem 80 kg schweren Patienten 2.000 ml/h Ultrafiltrat am Filter abgepresst. Gleichzeitig muss natürlich Substituat ersetzt werden, und zwar in gleicher Menge (2.000 ml), um eine ausgeglichene Volumenbilanz zu erreichen, oder aber in etwas geringerer Menge, um eine Negativbilanz zu erreichen, z. B. 1.900 ml, das würde eine Negativbilanz von 100 ml/h entsprechen.

> **Praxistipp**
>
> Derzeit kann eine initiale Ultrafiltrationsleistung von 25 ml/kg/h (80 kg Patient = 2.000 ml/h) empfohlen werden. Diese Dosis ist auf eine 24-stündige Therapiedauer berechnet und sollte deshalb bei einer kürzeren Therapiedauer entsprechend erhöht werden (z. B. auf 35 ml/kg/h). Patienten, die intermittierend hämodialysiert werden, benötigen eine tägliche Therapie.

Septische Patienten profitieren möglicherweise in den ersten Stunden von höheren Dosierungen (>50 ml/kg/h) im Sinne einer »high volume filtration«. Für den Einsatz spezieller Filter, die Entzündungsmediatoren eliminieren können, kann gegenwärtig keine Empfehlung zur Standardtherapie abgegeben werden.

▪ **Zusammensetzung des Substituats**

Das Substituat ersetzt das Ultrafiltrat. Die Elektrolytzusammensetzung des Substituats muss deshalb den

Serumelektrolyten angepasst sein. Standardlösungen sollten 140 mmol/l Natrium, 0–4 mmol/l Kalium, 108–112 mmol/l Chlorid, 1,5–1,75 mmol/l Kalzium, 0,5–0,75 mmol/l Magnesium und 0–1 g/l Glukose enthalten. Die Osmolarität beträgt ca. 296 mosmol/l.

Ein entscheidender Unterschied bei der Zusammensetzung verschiedener Filtratlösungen ergibt sich aus dem verwendeten Puffer. Verwendet werden Bikarbonat und Laktat-Puffer-Systeme. Beide gleichen eine metabolische Azidose aus. Das kostengünstigere Laktat muss erst in der Leber zu Bikarbonat umgebaut werden, um als Puffer wirken zu können. Grundsätzlich ist der Einsatz von Bikabonat-gepufferten Lösungen zu empfehlen. Dies gilt insbesondere für Patienten mit Leberinsuffizienz, Laktatazidose oder im Schock.

- ### Antikoagulation
Um eine Thrombosierung des Filters zu verhindern, wird meist unfraktioniertes Heparin über einen Perfusor im zuführenden Schenkel des Hämofiltrationssystems appliziert. Gebräuchliche Heparindosierungen bei einem kontinuierlichen Nierenersatzverfahren sind Bolusgaben von 500–2.000 IE zu Beginn und eine Erhaltungsdosierung von 200–1.000 IE/h. Steuerung und Kontrolle der Dosierung erfolgen über die »activated clotting time« (ACT, Zielbereich:150–200 s) oder die PTT (Zielbereich: 50–60 s).

Im Vergleich zur intermittierenden Hämodialyse kommt es bei einem kontinuierlichen Nierenersatzverfahren häufiger zu Blutungskomplikationen. Wird andererseits, aus Sorge vor der Blutung, Heparin sehr niedrig dosiert, steigt das Clotting-Risiko deutlich an, und die Filterstandzeiten verkürzen sich. Allerdings entscheidet nicht allein die Antikoagulation über eine frühzeitige Thrombosierung des Filters. Auch Größe und Beschaffenheit des Katheters, über den die Nierenersatztherapie durchgeführt wird, sind bedeutsam. Häufige Unterbrechungen des Blutflusses während der Therapie oder eine hohe Hämokonzentration im Filter durch einen hohen Ultrafiltratentzug sind entscheidende Faktoren mit Einfluss auf die Filterlaufzeit. Ebenso spielen hohe Thrombozytenzahlen oder die Gabe von Thrombozytenkonzentraten eine Rolle.

> **Praxistipp**
>
> Dialysekatheter (Shaldon-Katheter, Länge 15 cm) sollten wegen des geradlinigen Verlaufs bevorzugt in die V. jugularis interna rechts eingelegt werden. Wenn keine anatomischen Hindernisse bestehen (z. B. Adipositas per magna), ist auch die V. femoralis (Katheterlänge 25 cm) eine Option.

Ein Shaldon-Katheter in der V. subclavia macht in der Regel die meisten Probleme.

Heparininduzierte Thrombozytopenie Ein relevantes Problem ist die Gefahr der heparininduzierten Thrombozytopenie II (HIT II), die häufig schwierig zu diagnostizieren ist, weil Thrombozyten ohnehin durch die mechanischen Pumpen zerstört werden. Wird eine HIT II vermutet, sind folgende Maßnahmen erforderlich:

- Heparinzufuhr sofort beenden,
- HIT-Diagnostik durchführen,
- Unterbrechung der gesteigerten Gerinnselbildung, entweder durch den direkten Thrombininhibitor Argatroban oder durch das Heparinoid Danaparoid.

Argatroban Argatroban (z. B. Argatra) wirkt Antithrombin-unabhängig. Es ist zur parenteralen Antikoagulation bei HIT II zugelassen; Kontraindikation ist eine schwere Leberfunktionsstörung (▶ Kap. 10). Eine aktuelle Konsensuskonferenz zur Anwendung von Argatroban bei HIT empfiehlt für Intensivpatienten folgendes Vorgehen:

- Anfangsdosierung 0,5 µg/kg/min, bei deutlich erhöhtem Thromboserisiko ggf. Steigerung auf 1-2 µg/kg/min (bei gleichzeitiger Berücksichtigung des individuellen Blutungsrisikos).
- Gerinnungskontrollen alle 2 h bis der Zielbereich erreicht ist, dann alle 8-12 h.
- Bei kontinuierlichem Nierenersatzverfahren Argatroban 0,5 µg/kg/min verwenden. Wird die Argatrobaninfusion erst gleichzeitig mit dem Nierenersatzverfahren gestartet, dann sollte je nach Blutungsrisiko ein zusätzlicher Argatrobanbolus von 100 µg/kg gegeben werden.
- Bei normaler Leberfunktion ist die Argatrobanwirkung 2-4 h nach Infusionsende weitgehend abgeklungen.

Soll hingegen bei ansonsten »stabilen« Patienten mit chronischer Niereninsuffizienz (nicht Intensivpatienten!) eine intermittierende Hämodialyse durchgeführt werden, dann wird auch eine höhere Argatrobandosierung empfohlen: als Bolus 250 µg/kg, dann 2 µg/kg/min. Die Argatrobaninfusion sollte dann 1 h vor Ende der Hämodialyse beendet werden.

Danaparoid Danaparoid (Orgaran) ist zur Thromboseprophylaxe bei HIT II zugelassen. Die Steuerung erfolgt über die Bestimmung der Anti-Faktor-Xa-Aktivität. Trotz des Nachweises einer In-vitro-Kreuzreaktion mit HIT-Antikörpern in 5–20% der Fälle ist in klinischen Situationen nur extrem selten von einer Kreuzreaktion berichtet worden. Danaparoid wird nur sehr schlecht über ein kontinuierliches Nierenersatzverfahren eliminiert und muss deshalb in der Dosierung besonders achtsam angepasst werden. Eine häufig verwendete i.v.-Dosierung ist 1–2 IE/kg/h (maximal 100 IE/h). Eine Kontrolle der Anti-Faktor-Xa-Aktivität (Zielwert 0,25–0,35 IE/l) ist zu Beginn täglich erforderlich. Bei Überdosierungen steht kein Antidot zur Verfügung.

Lepirudin Lepirudin (z. B. Refludan) ist rekombinant hergestelltes Hirudin, wirkt ebenfalls als direkter Thrombininhibitor und wird zu wesentlichen Anteilen renal eliminiert. Daher wird Hirudin bei Intensivpatienten mit Niereninsuffizienz wegen des hohen Blutungsrisikos nicht primär zur Antikoagulation bei Nierenersatzverfahren empfohlen.

❯ **Argatroban und Danaparoid sollten zur Antikoagulation bei Nierenersatzverfahren nur eingesetzt werden, wenn der Behandler damit Erfahrung hat – anderenfalls sollte man sich von einem damit erfahrenen Zentrum beraten lassen!**

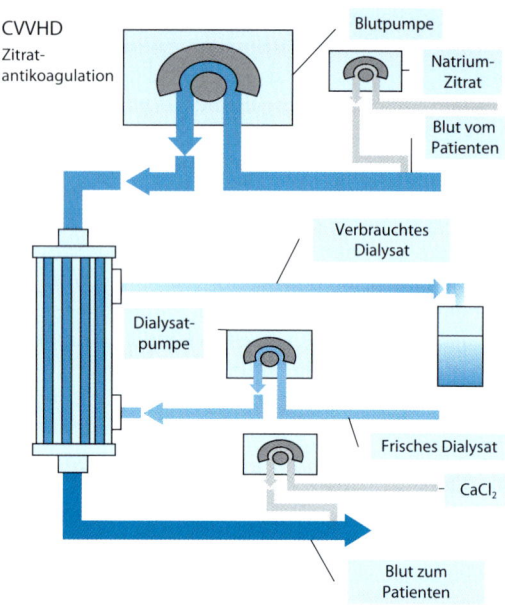

◻ **Abb. 30.8 Kontinuierliche venovenöse Hämodialyse (CVVHD) mit Zitratantikoagulation.** (Mod. nach Bingold TM et al. 2007)

Alternativen Die für die Antikoagulation bei Hämofiltration und Hämodialyse von Patienten ohne HIT II zugelassenen intermittierend zu applizierenden niedermolekularen Heparine Dalteparin, Enoxaparin, Nadroparin, Tinzaparin oder aber Fondaparinux sind zur Nierenersatztherapie des Intensivpatienten wenig sinnvoll – die Überwachungsmöglichkeiten (Anti-Faktor-Xa-Aktivität) sind schlechter als bei den anderen Substanzen. Beim Vorliegen einer HIT II sind Heparine natürlich kontraindiziert.

Verbieten sich – aus welchem Grund auch immer – alle bisher genannte Substanzen, dann kann alternativ Prostacyclin (z. B. Flolan) in einer Dosierung von 5–20 ng/kg/min eingesetzt werden. Prostacyclin wirkt über eine Hemmung der Thrombozytenaggregation, ist jedoch sehr teuer.

Im Notfall – v. a. dann, wenn die Gerinnbarkeit ohnehin beeinträchtigt ist – kann auch versucht werden, die kontinuierliche Nierenersatztherapie gänzlich ohne Heparin o. ä. zu fahren, dann am besten in Prädilutionstechnik (◻ Abb. 30.5). Ein typisches Beispiel wäre ein Polytraumapatient, möglicherweise sogar mit einem Schädel-Hirn-Trauma. Insgesamt besteht bei diesem Vorgehen ohne Antikoagulation ein erhöhtes Risiko, den Filter häufiger wechseln zu müssen (»besser den Filter verlieren als den Patienten«); zudem wird man möglicherweise besser mit CVVHDF arbeiten,

um die kürzeren Filterlaufzeiten auszugleichen. Als Alternative bietet sich in diesen Situationen eine Zitratantikoagulation an.

▪ **Zitrat**

Zitrat führt bekanntermaßen zu einer Gerinnungshemmung durch Komplexbildung mit dem ionisierten Kalzium im Plasma. Die Zitratantikoagulation beruht auf der Überlegung, durch Zitratzufuhr die Gerinnung direkt bei Eintritt des Bluts in den extrakorporalen Kreislauf der »Nierenersatzmaschine« zu hemmen und unmittelbar vor Wiedereintritt in den Körper das Kalzium wieder zuzuführen (◻ Abb. 30.8). Dabei soll ein ionisierter Kalziumspiegel vor dem Filter von 0,25–0,34 mmol/l erreicht werden. Nach dem Filter wird Kalziumchlorid ($CaCl_2$) substituiert, um das Zitrat wieder abzubinden und eine normale Gerinnung mit einem Spiegel des ionisierten Kalziums von 1,12–1,2 mmol/l zu gewährleisten.

Engmaschige Kontrollen des ionisierten Kalziums und des Säure-Basen-Haushalts sind erforderlich. Ein Risiko ist die Hypokalzämie infolge einer zu niedrigen Kalziumzufuhr. Bei zu hoher Zitratzufuhr entwickelt sich eine metabolische Alkalose durch den physiologischen Abbau von Zitrat zu Bikarbonat in der Leber. Beachtet werden muss auch, dass der Zitratabbau bei leberinsuffizienten Patienten behindert sein kann.

Durch die Zitratkumulation entwickelt sich dann eine Hypokalzämie, da Kalzium nicht mehr freigesetzt wird.

Um die Zitratantikoagulation sicher anwenden zu können, sind in der Regel zwei zusätzliche Perfusoren bzw. Pumpen zur Steuerung von Zitrat- und Kalziumzufuhr erforderlich. Wird während der Therapie der Blutfluss verändert, muss auch die Natriumzitratzufuhr für eine konstante Antikoagulation adaptiert werden; dann muss auch die Kalziumzufuhr am Ende des Filters angepasst werden. Aber auch eine Veränderung des Filtrations- oder des Dialysatvolumens zieht zwangsläufig Veränderungen der Zitratdosierung und der Kalziumdosierung nach sich. Eine genaue Kenntnis der verwendeten Lösungen und ihrer Interaktionen bei unterschiedlichen Einstellungen der renalen Ersatzverfahren müssen dem Anwender geläufig sein.

Vorteile der Zitratantikoagulation sind eine bessere regionale Antikoagulation mit einem reduzierten Blutungsrisiko gegenüber der systemischen Antikoagulation. Zudem wird im extrakorporalen Kreislauf eine frühzeitige Thrombosierung des Hämofilters vermieden, der Blutverlust für den Patienten sinkt. Sinnvoll ist der Einsatz bei Patienten, bei denen eine systemische Antikoagulation kontraindiziert ist – etwa Patienten mit Schädel-Hirn-Trauma. Auch für diese Technik stehen größere prospektive Studien aus.

30.4.8 Weaning von der Nierenersatztherapie

Wann ein Nierenersatzverfahren beendet werden kann oder soll, ist nicht bekannt. Sinnvoll erscheint es, die Nierenersatztherapie zu pausieren, wenn die Diurese ≥0,5 ml/kg/h beträgt und die Therapieziele wie ausgeglichene Flüssigkeitsbilanz, Harnstoffsenkung und Elektrolytkontrolle erreicht sind.

Fallbericht Teil 2

Die Sorge, dass hier ein akutes Nierenversagen droht, ist berechtigt. Folgende Risikofaktoren liegen vor: hohes Lebensalter mit degenerativen Veränderungen der Niere, renale Nephropathie durch Diabetes mellitus, ggf. NSAID-Einnahme sowie septischer Schock mit Durchwanderungsperitonitis. Insgesamt muss davon ausgegangen werden, dass hier eine »Acute-on-chronic«-Situation des AKI vorliegt. Bei einer Urinproduktion von 30 ml in den ersten 3 h postoperativ geht der Intensivarzt davon aus, dass das Ileus-bedingte Flüssigkeitsdefizit noch nicht ausgeglichen ist; er infundiert 1.000 ml ▼

kristalloide Vollelektrolytlösung und gibt zusätzlich 20 mg Furosemid i.v. Auch unter dieser Therapie bessert sich die Urinausscheidung nicht, die Furosemidgabe wird 3-mal wiederholt. Nach 36 h ist der Serumkreatininwert von 2 auf 3 mg/dl angestiegen, der Harnstoff beträgt 130 mg/dl, die Elektrolyte sind noch normal (Kalium 4 mmol/l), es lassen sich geringe Ödeme feststellen.

Der Intensivarzt legt der 55-kg schweren Patientin nun nach Rücksprache mit seiner Oberärztin einen Shaldon-Katheter und beginnt mit einer kontinuierlichen venovenösen Hämofiltration (CVVHF) mit einem Filtratfluss von 25 ml/kg/h entsprechend etwa 1.400 ml/h. Nach 3 Tagen an der CVVHF setzt eine spontane Diurese wieder ein, die Noradrenalindosierung sowie die Invasivität der Beatmung können langsam reduziert werden, 2 Tage später kann die Patientin extubiert werden. Da die Nierenfunktion immer noch erheblich eingeschränkt ist, die Patientin nun aber mobilisiert werden soll, wird auf eine intermittierende Hämodialyse umgestellt. Nach einer weiteren Woche, in der 3 Hämodialysen durchgeführt worden sind, kann die Patientin auf die Allgemeinstation verlegt werden. Dort wird sie konsiliarisch von einem Nephrologen mitbetreut.

Literatur

Alatri A, Armstrong AE, Greinacher A et al. (2012) Results of a consensus meeting on the use of argatroban in patients with heparin-induced thrombocytopenia requiring antithrombotic therapy – a European Perspective. Thromb Res 129: 426–433

Benad HM (2011) Akutes Nierenversagen in der Intensivmedizin. Anästh Intensivmed 52: 757–770

Bingold TM, Scheller B, Zwissler B, Wissing H (2007) Nierenersatzverfahren auf der Intensivstation – aktuelle Aspekte. Anaesthesist 56:1105–1114

Bosch X, Poch E, Grau JM (2009) Rhabdomyolysis and acute kidney injury. N Engl J Med 361:62–72

Dennen P, Douglas IS, Anderson R (2010) Acute kidney injury in the intensive care unit: An update and primer for the intensivist. Crit Care Med 38:261–275

Hoste EAJ, Dhondt A (2012) Clinical review: Use of renal replacement therapies in special groups of ICU patients. Critical Care 16: 201

KDIGO Kidney Disease: Improving Global Outcomes (2012) Acute Kidney Injury Work Group. KDIGO clinical practice guideline for acute kidney injury. Kidney Inter Suppl 2: 1–138

Kellum JA, Lameire N for the KDIGO AKI guideline work group (2013) Diagnosis, evaluation, and management of acute kidney injury: a KDIGO summary (Part 1). Critical Care 17: 204

Lameire N, Kellum JA for the KDIGO AKI guideline work group (2013) Contrast-induced acute kidney injury and renal support for acute kidney injury: a KDIGO summary (Part 2). Critical Care 17: 205

Morath C, Miftari N, Dikow R et al. (2006) Nierenersatztherapie auf der Intensivstation. Anaesthesist 55: 901–914

Reinhart K, Perner A, Sprung CL et al. (2012) Consensus statement of the ESICM task force on colloid volume therapy in critically ill patients. Intensive Care Med 38: 368–383

Schmidt C, Steinke T, Moritz S, Graf BM, Bucher M (2010) Akutes Nierenversagen und Sepsis. Anaesthesist 59: 682–699

Yap SC, Lee HT (2012) Acute kidney injury and extrarenal organ dysfunction: New concepts and experimental evidence. Anesthesiology 116: 1139–1148

Zhang Z, Hongying N (2012) Efficacy and safety of regional citrate anticoagulation in critically ill patients undergoing continuous renal replacement therapy. Intensive Care Med 38: 20–28

Internet

http://nephron.com: Rechner zur Ermittlung der GFR und anderer wichtiger renaler Funktionsgrößen mit unterschiedlichen Formeln und wichtige neue Publikationen zum Thema AKI

www.dosing.de: Dosierung gängiger Pharmaka bei AKI

www.adqi.net: Übersicht über wichtige neue Publikationen

www.akinet.org: Übersicht über wichtige neue Publikationen

30

Leberversagen
und Leberersatzverfahren

Andreas Kortgen, Michael Bauer

Fallbeispiel Teil 1

Eine 38-jährige Patientin klagt seit 10 Tagen über zunehmende Müdigkeit und Schwächegefühl und wurde bei zunehmendem Ikterus vor 3 Tagen stationär aufgenommen. Bei nichtmessbarem Quickwert unter Phenprocoumontherapie bei Z. n. Lungenembolie vor 5 Monaten erfolgt die Gabe von PPSB. Trotz Absetzen der oralen Antikoagulanzientherapie, Vitamin K-Gabe über mehrere Tage und weiterer PPSB-Gabe fällt der Quickwert rezidivierend ab, sodass von einer erheblichen Lebersynthesestörung ausgegangen werden muss.

Die Patientin wird auf die Intensivstation verlegt. Bei Aufnahme ist die Patientin wach, atem- und kreislaufstabil, aber deutlich verlangsamt. Die Laboranalyse nach mehrfacher PPSB-Gabe ergibt folgenden Befund: Quick 22% (INR 2,8), 10 h später Quick 13% (INR 4,4), Bilirubin gesamt 20,6 mg/dl (352 µmol/l), Bilirubin direkt 14,3 mg/dl (244 µmol/l), ALAT (SGPT) 1290 U/l (21,5 µmol/ls), ASAT (SGOT) 720 U/l (12 µmol/ls), GLDH 43,4 U/l (724 nmol/ls), AP 120,6 U/l (2,01 µmol/ls), γGT 442,2 U/l (7,37 µmol/ls), CHE 5.700 U/l (95 µmol/ls), Plasmaverschwinderate von Indocyaningrün (PDR$_{ICG}$) 4,2 %/min (Normalwert 18–25 %/min). Eine Autoimmun- oder virale Hepatitis kann nicht nachgewiesen werden, sodass am ehesten von einem kumarininduzierten akuten Leberversagen ausgegangen werden muss.

31.1   Die Leber und ihre Aufgaben

Die Leber besitzt mit ihren vielfältigen Stoffwechselfunktionen und als Immunorgan eine zentrale Rolle im Organismus. Eine schwere Störung der Leberfunktion führt zu vielfältigen extrahepatischen Organfunktionsstörungen im Sinne eines Multiorgandysfunktionssyndroms (MODS) und beeinflusst entscheidend den Krankheitsverlauf und die Prognose des Intensivpatienten. Andererseits wird die Leber bei primär extrahepatisch lokalisierten Störungen und Organdysfunktionen auch selbst geschädigt, z. B. beim Rechtsherzversagen, Schocksyndrom oder einer Infektion. Häufigkeit und Ausmaß einer Störung der Leberfunktion bei Intensivpatienten werden dabei häufig unterschätzt.

31.1.1 Leberperfusion

Die Leber gehört zu den am besten durchbluteten Organen des Körpers: Etwa 25% des Herzzeitvolumens gelangen zur Leber über die A. hepatica und die Pfortader. Dabei ist die Pfortader für ca. 70% des Blutflusses, aber nur 50% des O$_2$-Angebots verantwortlich, da ihr Blut bei der vorherigen Passage durch das Kapillarbett

des Magen-Darm-Trakts bereits partiell desoxygeniert wurde. A. hepatica und Pfortader verzweigen sich parallel und münden in die Sinusoide, die »Kapillaren« des Leberazinus.

Vielfältige Faktoren beeinflussen die Perfusion der Leber. Hierzu gehört auch das autonome Nervensystem. Der Widerstand der Arteriolen des Magen-Darm-Trakts ist mit entscheidend für die Durchblutung der Bauchorgane und damit für den Fluss in der nachgeschalteten Pfortader. Veränderungen des Pfortaderblutflusses führen zu gegenläufigen Veränderungen des arteriellen Leberblutflusses und eine Erhöhung des Pfortaderdrucks reduziert durch Zunahme des Widerstands den mesenterialarteriellen Blutfluss. Darüber hinaus bestehen weitere physiologische Regulationsmechanismen mit dem Ziel, die O$_2$-Versorgung sicherzustellen und eine Darmkongestion und relative Hypovolämie zu vermeiden.

Beim Intensivpatienten sind diese Regulationsmechanismen wahrscheinlich erheblich beeinträchtigt, sodass auch trotz ausreichendem globalen O$_2$-Angebot an die Leber durch funktionelle Shunts eine lokale Hypoxie der Hepatozyten auftreten kann. Besonders vulnerabel im Sinne der letzten Wiese sind die im Bereich der Perizentralvene gelegenen Hepatozyten.

■■ Repetitorium Pathophysiologie und Pathobiochemie

Morphologisch und funktionell können u. a. folgende Zelltypen in der Leber unterschieden werden.

Hepatozyten Sie stellen als parenchymatöse Zellen den größten Anteil dar und erfüllen Synthese-, Stoffwechsel- und Entgiftungsfunktionen. Hierzu gehören Glukose-, Lipid-, Proteinstoffwechsel und die Harnstoffbiosynthese sowie die Metabolisierung von körperfremden Stoffen, z. B. von Medikamenten oder Giftstoffen. Darüber hinaus haben sie auch eine wichtige Ausscheidungsfunktion. So werden z. B. Gallensäuren, Bilirubin, Steroidhormone, aber auch Medikamente in die Gallenkanalikuli sezerniert. Weiterhin ist die Leber entscheidend an der Säure-Basen-Regulation beteiligt.

Kupffer-Zellen Dies sind ortsständige Makrophagen, die 80–90% der gesamten Makrophagenpopulation des Organismus ausmachen. Sie sind wesentlich an der Aufnahme und Elimination von Bakterien und deren Bestandteilen und Toxinen aus dem Blutstrom beteiligt. Kontakt und Phagozytose der Bakterien führen zur Aktivierung der Kupffer-Zellen mit Produktion und Freisetzung von Zytokinen, Gewebshormonen und zytotoxischen Stoffen direkt oder nach Aktivierung neutrophiler Granulozyten. Folge der Aktivie-

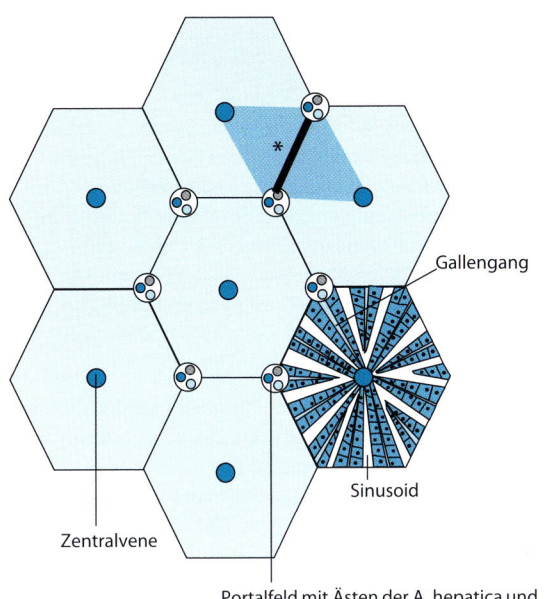

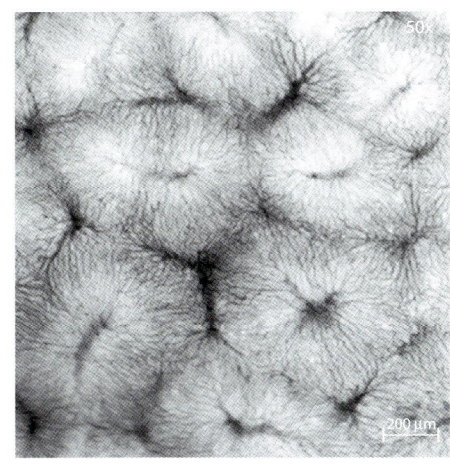

Gallengang

Sinusoid

Zentralvene

a

Portalfeld mit Ästen der A. hepatica und
der Pfortader sowie einem Gallengang

b

◨ **Abb. 31.1 Anatomie der Leber. a** Schematische Darstellung der Leberläppchenstruktur. An den Eckpunkten des klassischen Leberläppchens befinden sich die Portalfelder. Sie enthalten Äste der Pfortader und der A. hepatica, die sich von hier zwischen den Läppchen in feinen Bindegewebssträngen verzweigen und in die Sinusoide der benachbarten Läppchen abfließen (*). In den Leberläppchen bilden die Hepatozyten sich verzweigende, netzartige Stränge, zwischen denen die Sinusoide verlaufen. Die Sinusoide sind durch Endothelzellen begrenzt. Perisinusoidal finden sich die Kupffer- und Sternzellen. Die in den Hepatozyten gebildete Galle wird in einem Netzwerk kleinster Gallenkanalikuli, die durch Ausstülpungen der Hepatozyten gebildet werden (Mikrovilli), Richtung Portalfeld drainiert. **b** Intravitalmikroskopische Aufnahme der Leber. Die Läppchenstruktur ist in dieser Multifluoreszenz-Aufnahme einer Rattenleber zu erkennen

rung des unspezifischen Immunsystems und der Mediatorwirkungen sind eine lokale Beeinflussung der Funktion der Hepatozyten, aber auch der anderen nichtparenchymatösen Zellen wie der Stern- und der Endothelzellen, sowie die Aktivierung der Gerinnung und vielfältiger anderer Kaskadensysteme wie des Komplement- und des Kallikrein-Kinin-Systems. Über Aktivierung und Schädigung von Endothelzellen und Sternzellen kann es zu ausgeprägten Mikrozirkulationsstörungen kommen.

Bei den Hepatozyten bewirken diese Inflammationsprozesse, die ähnlich auch bei anderen Akutereignissen wie Schockzuständen oder Ischämie-Reperfusions-Ereignissen auftreten können, eine Modulation der Genexpression und – damit verbunden – des Zellstoffwechsels. Ein Beispiel der koordinierten Induktion eines solchen Stressprogrammes ist die Modifikation der Syntheseleistung der Leber im Rahmen einer »Akut-Phase-Reaktion« mit einer gesteigerten Synthese von z. B. C-reaktivem Protein und Fibrinogen (positive Akut-Phase-Proteine) bei parallel dazu verminderter Synthese von Albumin (negative Akut-Phase-Proteine).

Daneben spielt die zonale Regulation des Hepatozytenstoffwechsels über den O_2-Partialdruck eine pathophysiologische Rolle. Bereits unter physiologischen Bedingungen nimmt der O_2-Partialdruck entlang der Sinusoide vom Portalfeld zur Zentralvene kontinuierlich ab. Energieverbrauchende Prozesse, die an den oxidativen Stoffwechsel gekoppelt sind wie die Glukoneogenese, laufen in der Regel periportal ab, also im Bereich höherer O_2-Partialdrücke, während energieliefernde Prozesse perizentral lokalisiert sind, also in einem Bereich, der nur grenzwertig mit Sauerstoff versorgt wird. Perfusionsstörungen können über die Beeinträchtigung der O_2-Versorgung im Gewebe zu einer Zunahme dieser zonenspezifischen Heterogenität der Genexpression führen (◨ Abb. 31.1).

31.2 Diagnostik auf der Intensivstation

Zur Beurteilung der Leberfunktion bei akuten oder chronischen Lebererkrankungen, im Rahmen eines MODS oder nach leberchirurgischen Eingriffen wird eine Vielzahl unterschiedlicher Testmethoden herangezogen. Die Aussagekraft und prognostische Wertigkeit der einzelnen Untersuchungen wird kontrovers diskutiert. Konventionelle »statische« Tests, z. B. die Aktivitätsbestimmung leberspezifischer Enzyme oder Gerinnungsfaktoren sowie die Quantifizierung von Albumin oder Bilirubin, stehen hierbei dynamischen Tests gegenüber, die die Leberfunktion anhand spezifischer Stoffwechsel- oder Exkretionsleistungen beurteilen, z. B. MEGX-Test oder PDR_{ICG} (▶ Abschn. 31.2.2). Zur besseren Beurteilung des Schweregrads und der Prognose einer chronischen Lebererkrankung mit Zirrhose wurden außerdem verschiedene Scoresysteme entwickelt.

31.2.1 Konventionelle statische Tests

Leberenzyme

Im klinischen Alltag werden häufig die Aktivitäten von mehr oder weniger leberspezifischen Enzymen im Serum gemessen. Dabei lassen sich im Wesentlichen 2 Gruppen unterscheiden:

- Indikatoren für das Ausmaß der hepatozellulären Schädigung und
- Indikatoren für eine Cholestase.

Transaminasen kommen in verschiedenen Geweben in unterschiedlicher Konzentration vor. Bereits unter physiologischen Bedingungen sind sie im Serum nachweisbar. Während hohe Konzentrationen der Alaninaminotransferase (ALAT, GPT) nur in der Leber vorkommen, ist die Aspartataminotransferase (ASAT, GOT) auch in Herzmuskel, Niere, Lunge, Gehirn, Pankreas und roten sowie weißen Blutkörperchen in hohen Konzentrationen vorhanden. Die ALAT befindet sich im Zytoplasma der Hepatozyten, während die ASAT zu 70% in den Mitochondrien lokalisiert ist. Die Transaminasenaktivität im Serum ist bei vielen Lebererkrankungen wie z. B. akuten und chronisch aktiven Hepatitiden, Karzinom oder Zirrhose, aber auch bei Leberischämien erhöht. Die Höhe der Serumaktivität hat allerdings nur eine geringe prognostische Aussagekraft und reflektiert oft nur unzureichend das Ausmaß der Leberzellnekrose.

Neben den Transaminasen können auch Laktatdehydrogenase (LDH), Glutamatdehydrogenase (GLDH) und andere Enzyme als Marker für hepatozelluläre Schädigungen herangezogen werden. Hiervon ist die GLDH, die in den Hepatozyten der Perizentralregion lokalisiert ist, gut geeignet für die Verlaufsbeurteilung einer perizentralen Leberschädigung, also der Region, die als »letzte Wiese« besonders anfällig für hypoxische

oder ischämische Schädigungen ist. Die LDH ist zwar sensitiv, jedoch wenig spezifisch für die Diagnostik einer Leberzellschädigung.

> **Die ALAT (GPT) ist die leberspezifische Transaminase: Erhöhungen über das 15-fache der Norm zeigen eine akute hepatozelluläre Nekrose an, geringe Erhöhungen finden sich bei Intensivpatienten auch im Sinne einer Mitreaktion der Leber bei schwer kranken Patienten. Die GLDH ist ein guter Indikator für hypoxische und toxische Schädigungen der Leber mit Leberzellnekrose.**

Als Cholestase anzeigende Parameter werden die alkalische Phosphatase (AP) und die γ-Glutamyl-Transferase (γGT) herangezogen.

Die **AP** kommt in den meisten Organen vor, einschließlich Leber, Knochen, Dünndarm, Niere, Plazenta und Leukozyten. Mäßig erhöhte Serumaktivitäten finden sich bei akuten oder chronischen Hepatitiden, Leberzirrhose oder Malignomen der Leber und vielen Knochenerkrankungen, entzündlichen Darmerkrankungen oder verschiedenen extrahepatischen Tumorerkrankungen, z. B. Bronchialkarzinom oder Hypernephrom.

Die **γGT** kommt ebenfalls in vielen verschiedenen Geweben wie Leber, Niere, Milz, Pankreas, Herz und Gehirn vor. Neben einem Anstieg der Serumaktivität der γGT bei Cholestase finden sich erhöhte Werte unter Therapie mit antikonvulsiven Medikamenten oder bei chronischem Alkoholkonsum.

AP und γGT eignen sich zur Verlaufskontrolle bei Lebererkrankungen, die mit einer Cholestase einhergehen, wie z. B. dem Verschlussikterus, aber auch bei Sepsis. Die prognostische Aussagekraft ist gering.

Bilirubin

Der überwiegende Teil des Bilirubins stammt aus dem Abbau von Häm und wird albumingebunden (als »indirektes« Bilirubin) zur Leber transportiert, wo es glukuroniert und damit wasserlöslich wird (sog. »direktes« Bilirubin) und anschließend in die Galle sezerniert wird. Eine Hyperbilirubinämie kann verschiedene Ursachen haben:

- prähepatisch, z. B. durch Hämolyse,
- intrahepatisch, z. B. durch Hepatitis oder Parenchymschaden,
- posthepatisch, z. B. durch Cholestase.

Die Quantifizierung des relativen Anteils an direktem und indirektem Bilirubin kann hier zur Differenzierung hilfreich sein. Bilirubin fließt in verschiedene intensivmedizinische Scores ein. So wird es im »sequential (sepsis-related) organ failure assessment« (SOFA)-Score zur Quantifizierung der Leberdysfunktion herangezogen.

Bilirubin ist ein oft träge reagierender Parameter, der sich gut bei chronischen Lebererkrankungen – mit und ohne akute Verschlechterung – zur Einschätzung des Langzeitverlaufes eignet.

> **Zur Beurteilung rascher Änderungen bei kritisch Kranken auf der Intensivstation ist Bilirubin weniger gut geeignet, da sich Erhöhungen oft erst in der Spätphase der Erkrankung nachweisen lassen und die Beeinträchtigung der Leberfunktion in der Frühphase damit unterschätzt wird.**

Außerdem gibt es vielfältige Interaktionen im Häm-Katabolismus.

Syntheseparameter

Zur Einschätzung der Syntheseleistung der Leber können u. a. Albumin und Cholinesterase sowie einige Faktoren der Blutgerinnung wie z. B. Faktor V, Fibrinogen und Antithrombin herangezogen werden. Diese Indikatoren können hilfreich sein, das Ausmaß des Verlusts an funktioneller Hepatozytenmasse zu charakterisieren; eine verminderte Syntheseleistung äußert sich dabei primär in einem Abfall von Quick/INR, Einzelfaktoren (v. a. Faktor V) und Antithrombin. Bei progredienter Leberinsuffizienz kommt es zusätzlich zu einer Verminderung des Albumingehalts. Ebenso kann die Serumaktivität der Cholinesterase vermindert sein.

> **Nachteilig für die Beurteilung einiger Syntheseparameter bei kritisch kranken Intensivpatienten ist, dass sich im Rahmen der Akut-Phase-Reaktion die Syntheseleistung der Leber verändert und z. B. dadurch die Serumalbuminkonzentration abfallen kann, ohne dass die globale Syntheseleistung beeinträchtigt ist.**

Daneben beeinträchtigen intensivmedizinische Interventionen (z. B. Frischplasma, Gerinnungspräparate, Argatroban, die neuen oralen Antikoagulanzien etc.) viele der gemessenen Gerinnungsparameter, aber auch die Serumcholinesterasekonzentration.

31.2.2 Funktionelle dynamische Tests

Dynamische Tests zur Beurteilung der Leberfunktion spiegeln den aktuellen funktionellen Status der Leber im Hinblick auf eine ausgewählte Stoffwechsel- und/oder Eliminationsfunktion zum Zeitpunkt der Bestim-

mung wider. Hierzu gehören z. B. Aminosäure-Clearance-Tests, Galaktoseeliminationskapazität, Aminopyrinatemtest, MEGX-Test oder PDR_{ICG}. Die verschiedenen Testmethoden haben alle einen Stellenwert zur Beurteilung partieller Zellfunktionen, sie unterscheiden sich aber z. T. erheblich in Praktikabilität, Zeitintensität und prognostischer Aussagekraft insbesondere bei Intensivpatienten. Praktikable, einfach durchzuführende Tests sind die Messung der PDR_{ICG} und der MEGX-Test.

Plasmaverschwinderate von Indocyaningrün (PDR_{ICG})

Der Farbstoff Indocyaningrün (ICG) hat in klinisch üblicher Dosierung eine vernachlässigbare Toxizität. Allergische Reaktionen sind mit einer Inzidenz von 1:40.000 sehr selten; aufgrund des Jodgehalts sollte ICG nicht bei Hyperthyreose angewendet werden. Es wird extrahepatisch weder metabolisiert noch eliminiert, noch liegt ein enterohepatischer Kreislauf vor. Im Blut an Plasmaproteine gebunden wird ICG durch membrangebundene Transportproteine in die Hepatozyten aufgenommen und dann in die Galle sezerniert.

Die ICG-Elimination nach Bolusinjektion folgt einer Kinetik erster Ordnung; die PDR_{ICG} beschreibt die prozentuale Abnahme der ICG-Serumkonzentration über die Zeit (»Plasmaverschwinderate«). Die Messung kann nichtinvasiv, transkutan und bettseitig mit Hilfe eines Fingerclipsensors erfolgen.

Messung der PDR_{ICG} mit dem LiMON- oder dem PiCCO2-/PulsioFlex-System

- Fingerclipsensor anbringen
- ICG in Aqua zur Injektion lösen (5 mg/ml)
- Bei stabilem Signal Messung starten und 0,25–0,5 mg/kg ICG rasch über zentralen Venenkatheter injizieren und sofort mit 10 ml NaCl 0,9% o. ä. nachspülen. Bei peripherem Venenzugang Extremität zusätzlich nach Injektion hochheben, um raschen Abfluss zu gewährleisten
- Messung dauert bis zu 10 min
- Wichtig: Extremität mit Fingerclipsensor muss ruhig gehalten werden, damit man ein stabiles Signal hat
- Bei schlechter peripherer Durchblutung kann die Messung am Ohr mit einem Einmalklebesensor eine Alternative sein

---

Der Normalwert der PDR_{ICG} beträgt 18–25%/min. Die PDR_{ICG} ist von der ICG-Aufnahme in die Hepatozyten

Tab. 31.1 Child-Turcotte-Pugh-Score

Punkte	1	2	3
Serumbilirubin [mg/dl] ([μmol/l])	≤2 (≤34)	>2–3 (>34–51)	>3 (>51)
Serumalbumin [g/dl]	>3,5	2,8–3,5	<2,8
Quick [%] (INR)	>70 (<1,7)	40–70 (1,7–2,3)	<40 (>2,3)
Aszites	keiner	gering	ausgeprägt
Hepatische Enzephalopathie	keine	I–II°	III–IV°

Die Punkte der einzelnen Parameter werden addiert. Es gilt:
Child A: 5–6 Punkte, gut kompensierte Erkrankung,
Child B: 7–9 Punkte, erhebliche Funktionsbeeinträchtigung,
Child C: 10–15 Punkte, dekompensierte Erkrankung.

und von der Leberdurchblutung abhängig. Erniedrigte Werte gehen bei kritisch kranken Patienten mit einer schlechteren Prognose einher. Während bei Normalwerten die Sterblichkeit gering ist, steigt die Letalität bei Werten <8%/min auf bis zu über 60% an. Gelingt es durch therapeutische Maßnahmen die PDR_{ICG} zu verbessern, verbessert sich auch die Prognose.

Im Gegensatz zu der klassischen Annahme, dass eine Leberdysfunktion in der Regel erst spät im Krankheitsverlauf auftritt, lassen sich anhand der ICG-Elimination bereits in einem frühen Stadium hepatozelluläre Dysfunktionen identifizieren. Die PDR_{ICG} ist zur Einschätzung der relativ raschen Veränderungen im Rahmen einer akuten Erkrankung den konventionellen Parametern deutlich überlegen.

Monoethylglycinxylidid (MEGX)-Test

Für den MEGX-Test wird dem Patienten 1 mg/kg Lidocain über 2 min intravenös injiziert. Lidocain wird primär durch das Cytochrom-P_{450}-System der Leber zu MEGX metabolisiert. Dem Patienten werden vor sowie 15 und/oder 30 min nach Injektion Blutproben zur Bestimmung der MEGX-Konzentration entnommen. MEGX kann im Serum z. B. auf Basis eines Immunoassays quantifiziert werden.

Der MEGX-Test ist von der metabolischen Kapazität der Leber und vom hepatischen Blutfluss abhängig. Außerdem müssen bei der Beurteilung der Messwerte Interaktionen durch Pharmaka berücksichtigt werden, die das spezifische Cytochrom-P_{450}-Isoenzym beeinflussen. Verschiedene Antibiotika und Antidepressiva können dieses inhibieren und damit die MEGX-Bildung hemmen, während andere Pharmaka es induzieren und damit die MEGX-Bildung erhöhen. Darüber hinaus gibt es geschlechtsspezifische Unterschiede. Bei kritisch kranken Intensivpatienten haben

Überlebende höhere MEGX-Werte als Versterbende. Auch hier zeigen sich wie bei der PDR_{ICG} relevante Unterschiede bereits innerhalb von 3–4 Tagen.

31.2.3 Scoresysteme

Zur Beurteilung des Schweregrads einer chronischen Lebererkrankung mit Zirrhose wurden Scoresysteme entwickelt, die eine prognostische Einschätzung der Erkrankung erlauben und u. a. auch von Eurotransplant bei der Organzuteilung für Lebertransplantationen herangezogen werden. Sie können sowohl zur Beurteilung bei stabilen Patienten als auch bei solchen mit akuter Verschlechterung (»akut-auf-chronisches« Leberversagen) angewandt werden.

Child-Turcotte-Pugh-Score

Bei diesem Score werden zur Beurteilung des Schweregrads der Lebererkrankung folgende Parameter mit Punkten bewertet:
- Albumin,
- Bilirubin,
- Quick-Wert/INR,
- Ausmaß des Aszites,
- Grad der hepatischen Enzephalopathie.

Anhand der Summe der so ermittelten Punkte erfolgt eine Einteilung in 3 Schweregrade (Tab. 31.1) mit prognostischer Bedeutung für den Spontanverlauf der chronischen Lebererkrankung. Die Ein- bis Zweijahresüberlebensraten werden für Child-A-Patienten mit 100–85%, für Child-B- mit 80–60% und für Child-C-Patienten mit 45–35% angegeben.

Die prognostische Bedeutung für die perioperative Letalität von Leberzirrhosepatienten wurde in zahlreichen Untersuchungen evaluiert. Die perioperative Sterblichkeit ist im Vergleich zu Patienten ohne Leberzirrhose in der Regel bei Child-B- und insbesondere Child-C-Patienten deutlich erhöht, nicht jedoch bei Child-A-Patienten. Elektive Eingriffe sollten bei Child-C-Patienten nicht oder nur nach sorgfältiger Vorbereitung und Abwägung durchgeführt werden. Nachteilig an dieser Klassifikation ist die bis zu einem gewissen Grad subjektive Einschätzung der klinischen Parameter, v. a. des Aszitesausmaßes.

»Model for end-stage liver disease« (MELD)-Score

Der MELD-Score wurde ursprünglich entwickelt, um für Patienten mit Leberzirrhose, die einen transjugulären intrahepatischen portosystemischen Shunt (TIPS) erhalten sollten, die Prognose abzuschätzen. In modifizierter Form wurde er im Verlauf auch für andere Patientenkollektive mit Leberzirrhose als prognostischer Faktor validiert. In die Berechnung gehen das Serumbilirubin, das Serumkreatinin und die INR ein. Im Vergleich zum Child-Turcotte-Pugh-Score fehlen hier also Parameter, die durch subjektive Einschätzung zu einer Verfälschung führen können.

Seit 2006 ersetzt der MELD-Score den Child-Turcotte-Pugh-Score bei Eurotransplant zur Empfängerauswahl für Lebertransplantationen.

Meld-Score-Berechnung

MELD–Score = 10 {0,957 ln (Serumkreatinin in mg/dl) + 0,378 ln (Bilirubin ges. in mg/dl) + 1,12 ln (INR) + 0,643}

ln = Logarithmus naturalis

Der berechnete Wert wird auf eine volle Zahl gerundet. Die berechneten Score-Werte können zwischen 6 und 40 liegen. Höhere Score-Werte werden auf 40 gesetzt.

- Laborwerte <1 werden mit 1 eingegeben.
- Der maximal zulässige Wert für Kreatinin ist 4 mg/dl.

Bei Patienten, die in der letzten Woche 2-mal intermittierend dialysiert wurden oder 24 h mit CVVHD behandelt wurden, wird der Kreatininwert zur Berechnung auf 4 mg/dl gesetzt.

Je höher der berechnete MELD-Score, desto höher ist die Wahrscheinlichkeit, innerhalb von 3 Monaten zu versterben. Für Patienten mit Leberzirrhose werden folgende Wahrscheinlichkeitswerte angegeben, innerhalb von 3 Monaten ohne Transplantation zu versterben:

- MELD-Score 6: ca. 1,9%;
- MELD-Score 40: >90%.

Auch für operative Eingriffe gilt: Je höher der MELD-Score, desto höher die perioperative Morbidität und Letalität.

Serumnatriumwert und modifizierter MELD-Score

Eine Hyponatriämie ist bei Patienten, die auf eine Lebertransplantation warten, mit einer erhöhten Sterblichkeit vergesellschaftet. Dies liefert v. a. bei Patienten mit niedrigeren MELD-Scores zusätzliche Informationen. Durch Einbeziehung der Serumnatriumkonzentration in den MELD-Score kann die 3-Monats-Letalitätsrate noch besser vorhergesagt werden. Derzeit wird die Serumnatriumkonzentration aber noch nicht bei der Organzuteilung für eine Lebertransplantation mit herangezogen.

31.3 Vorbestehende Lebererkrankungen

31.3.1 Leberzirrhose

Die Leberzirrhose stellt ein fortgeschrittenes Stadium einer lang andauernden Leberschädigung auf dem Boden verschiedenster chronischer Lebererkrankungen bzw. der chronischen Einwirkung von Lebernoxen dar. Dabei kommt es im Frühstadium zu periportalen, entzündlichen Infiltraten, die sich langsam über die gesamten Leberläppchen ausbreiten. Es kommt zu Nekrosen der Hepatozyten, gefolgt von parallel ablaufender Bindegewebsvermehrung, die durch die Sternzellen getriggert wird, und einer unkoordiniert ablaufenden Leberzellregeneration mit knotigem Umbau und Verlust der Läppchenstruktur. In der Regel ist das Gesamtorgan von diesem Umbau betroffen.

Häufigste Ursache in Europa ist ein chronischer Alkoholabusus, gefolgt von chronischen viralen Hepatitiden (B, C, D). Seltenere Ursachen umfassen biliäre Erkrankungen, wie z. B. die primär-biliäre Zirrhose oder primär-sklerosierende Cholangitis, metabolische Störungen, wie z. B. die Hämochromatose oder den Morbus Wilson, venöse Abflussstörungen, wie z. B. das Budd-Chiari-Syndrom oder ein Rechtsherzversagen, und Autoimmunhepatitiden. In ungefähr 10% der Fälle bleibt die Ursache unklar, dies wird als »kryptogene« Zirrhose bezeichnet.

Eine Leberzirrhose führt zu den folgenden Komplikationen:

- portale Hypertension mit Aszites und gastro-ösophagealen Varizen,
- gestörte Exkretions- oder Syntheseleistung der Leber,
- infektiöse Komplikationen, wie z. B. die spontan-bakterielle Peritonitis.
- Beeinträchtigung anderer Organsysteme, v. a. Gehirn, Niere, Herz-Kreislauf-System und Lunge, bis hin zur Multiorgandysfunktion.

31.3.2 Akutes und »akut-auf-chronisches« Leberversagen

Ein Leberversagen ist formal definiert durch die Trias:
- Koagulopathie,
- Ikterus und
- hepatische Enzephalopathie (HE),

also durch das Zusammentreffen einer Störung der Syntheseleistung und der exkretorischen Funktion der Leber sowie ein extrahepatisches Organversagen.

Die Zeit zwischen Auftreten von Ikterus und Bewusstseinsstörung wird für die Einteilung in akutes und subakutes Leberversagen (kleiner bzw. größer 2 Wochen zwischen Ikterus und HE) herangezogen. Eine andere Klassifikation unterteilt in
- hyperakutes Leberversagen: 1–7 Tage zwischen Ikterus und HE,
- akutes Leberversagen: 8–28 Tage zwischen Ikterus und HE,
- subakutes Leberversagen: 5–12 Wochen zwischen Ikterus und HE.

> ❯ Eine akute Dekompensation einer prä-existenten chronischen Leberinsuffizienz auf dem Boden einer Leberzirrhose, also das »akut-auf-chronische« Leberversagen, muss vom akuten Leberversagen sui generis unterschieden werden.

Pathophysiologie, diagnostisches und therapeutisches Vorgehen, bis hin zur Indikationsstellung einer Listung zur notfallmäßigen Lebertransplantation, unterscheiden sich. Das »akut-auf-chronische« Leberversagen stellt sicher eine typische Form der schweren Leberinsuffizienz in der operativen Intensivmedizin dar.

31.4 Störungen der Leberfunktion auf der Intensivstation

31.4.1 Septisch bedingte Cholestase

Im Rahmen einer bakteriellen Infektion, sowohl durch gram-negative als auch gram-positive Erreger, kann es durch die Inflammationsreaktion in der Leber zu Funktionsstörungen membrangebundener Transportproteine kommen. Dadurch ist der hepatobiliäre Transport gallepflichtiger Substanzen gestört. Klinisch manifestiert sich ein Ikterus mit einem überwiegenden Anteil konjugierten Bilirubins bei oft weniger beeinträchtigter Synthesekapazität und relativ zum Bilirubin geringerer Erhöhung der AP und γGT. Infiltration von neutrophilen Granulozyten hält die Inflammationsreaktion aufrecht und schädigt Hepatozyten und Gallengangsepithelien weiter. Die Cholestase ist prinzipiell reversibel, kann aber auch in einer sekundär-sklerosierenden Cholangitis münden. Das Auftreten einer sepsisbedingten Cholestase ist immer ein Hinweis auf eine schlechte Prognose. Die kausale Therapie besteht in einer frühzeitigen Antibiotikatherapie und, falls möglich, einer chirurgischen Fokussanierung.

31.4.2 Medikamentös induzierte Leberschädigung

Viele beim Intensivpatienten eingesetzte Medikamente wie z. B. Antibiotika oder Antimykotika können Auslöser einer Cholestase oder Entzündungsreaktion der Leber sein. Typischerweise manifestiert sich die Cholestase nach einer Latenz von 2–3 Wochen. Die AP ist meist stärker erhöht als die ALAT (GPT). Die Therapie besteht im Absetzen der auslösenden Medikamente. In der Regel bessert sich die Symptomatik, und die Enzymwerte normalisieren sich innerhalb von 3 Monaten. Es gibt aber auch bleibende Schädigungen durch Zerstörung der intrahepatischen kleinen Gallenwege.

31.4.3 Ischämisch-hypoxische Leberschädigung

Bei ischämisch-hypoxischen Schädigungen im Rahmen von Perfusionsstörungen ist die Perizentralregion als »letzte Wiese« besonders betroffen. Die resultierende ischämische Hepatitis ist gekennzeichnet durch massive Erhöhungen der Transaminasen (ASAT/ALAT >1) und der GLDH. Die Therapie besteht in einer raschen Wiederherstellung einer adäquaten Perfusion. Nach Behebung der Ursache fallen die Werte rasch wieder ab. Eine ischämische Hepatitis kann z. B. folgende Ursachen haben: hypovolämer Schock, z. B. beim Polytraumapatienten mit massivem Blutverlust, septischer Schock, Aortendissektion u. a.

Besonders gefährdet sind Patienten mit vorbestehender Leberzirrhose bzw. mit rechtsventrikulärer Dysfunktion.

31.5 Extrahepatische Organdysfunktionen bei akutem und chronischem Leberversagen

Zahlreiche Organsysteme werden bei schweren akuten und chronischen Lebererkrankungen in ihrer Funktion beeinträchtigt. In Bezug auf Häufigkeit und Prognose der Patienten sind die hepatische Enzephalopathie (HE) und das hepatorenale Syndrom (HRS) von besonderer Bedeutung. Darüber hinaus besteht auch eine Beeinträchtigung des Immunsystems; ein klassisches Krankheitsbild der Patienten mit Leberzirrhose und Aszites ist die spontane bakterielle Peritonitis.

31.5.1 Hepatische Enzephalopathie (HE) und Hirnödem

Ausgelöst durch die Störung der metabolischen und exkretorischen Leistungen der Leber akkumulieren neurotoxische Substanzen bei schwerer Leberinsuffizienz. Dies kann sowohl rasch beim akuten Leberver-

sagen als auch langsam progredient beim chronischen Leberversagen zu einer HE führen, die prinzipiell reversibel sein kann. Es werden 5 Schweregrade der HE unterschieden (Tab. 31.2).

Auslösende Faktoren einer HE bzw. einer Verschlechterung können u. a. gastrointestinale Blutungen sein, die zu einer Proteinbelastung führen, weiterhin Infektionen, hepatotoxische Substanzen und Medikamente oder chirurgische Eingriffe, die zu Störungen der Leberperfusion führen.

Folgende Faktoren sollen an der Pathophysiologie einer HE beteiligt sein:

- vermehrte Bildung bzw. verminderter Abbau von Neurotoxinen, u. a. Ammoniak und Glutamin,
- Bildung von falschen Transmittern bzw. Veränderungen der Neurotransmittersysteme,
- Störungen der Blut-Hirn-Schranke und der Astrozytenfunktion sowie
- Aminosäureimbalancen mit Zunahme des Anteils aromatischer Aminosäuren und Abnahme des Anteils verzweigtkettiger Aminosäuren.

Die vermehrte Bildung von Glutamin in den Astrozyten führt zu osmotisch bedingtem Anschwellen der Zellen. Die Interaktion der beschriebenen Faktoren und die resultierenden Störungen des zerebralen Stoffwechsels rufen das beschriebene komplexe neuropsychiatrische Krankheitsbild hervor.

Gerade beim akuten Leberversagen stellt ein Hirnödem mit höhergradiger Enzephalopathie und Gefahr der Hirnstammeinklemmung eine der gefähr-

---

 Tab. 31.2 Stadien der hepatischen Enzephalopathie

Schwere-grad	Vigilanz/Bewusstsein	Persönlichkeit/intellektuelle Funktion/psychometrische Tests	Neuromuskuläre Funktion
0 (latent)	normal	pathologische psychometrische Testergebnisse	normal
1	Störung des Tag-Nacht-Rhythmus, Schlafstörungen	Konzentrationsstörungen, Antriebstörung, Stimmungsschwankungen	Tremor, Apraxie, beeinträchtigtes Schreibvermögen, Koordinationsstörungen
2	verlangsamt, schläfrig	Persönlichkeitsveränderungen, Gedächtnisstörungen, inadäquates Verhalten, Gähnen, Nesteln, Grimassieren	»flapping tremor«, Dysarthrie, Reflexabschwächung
3	Somnolenz/Stupor	Orientierungsverlust, Verwirrtheitszustände, Wahnvorstellungen, aggressives Verhalten	»flapping tremor«, Hyperreflexie, Rigor, Babinski-Reflex positiv, Nystagmus, Ataxie
4	Koma	keine	Dezerebration, Mydriasis

lichsten Komplikationen dar. Hier können hohe Ammoniakkonzentrationen (>200 µmol/l) bei einer HE III/IV° mit dem Auftreten einer tödlichen Einklemmung assoziiert sein.

31.5.2 Hepatorenales Syndrom (HRS)

Das HRS ist eine schwerwiegende Komplikation bei chronischen Lebererkrankungen. Es handelt sich um ein funktionelles Nierenversagen bei ausgeprägter Störung der arteriellen Zirkulation. Die portale Hypertension führt über eine vermehrte Bildung von Stickstoffmonoxid (NO) zur Vasodilatation im Splanchnikusgebiet und bewirkt damit eine relative Hypovolämie mit entsprechender Aktivierung vasokonstriktorischer Mediatorsysteme, u. a. des Renin-Angiotensin-Aldosteron-Systems. Daraus resultiert eine renale Vasokonstriktion mit Abnahme der renalen Perfusion und der glomerulären Filtration.

Zu den Diagnosekriterien des HRS gehören folgende Befunde:
- Leberzirrhose,
- Aszites,
- ein Anstieg des Serumkreatinin auf >1,5 mg/dl (>133 µmol/l) ohne Besserung auf Volumenexpansion mit Albumin bei gleichzeitiger Diuretikapause.
- Andere Ursachen wie Schock, nephrotoxische Substanzen oder Nierenparenchymerkrankungen müssen ausgeschlossen sein.

Man unterscheidet das rasch progrediente akute HRS Typ I mit einer Entwicklung in weniger als 2 Wochen mit einer Sterblichkeit >60% in 2 Wochen vom langsamer progredienten HRS Typ II, das einer chronischen Nierenerkrankung entspricht.

31.5.3 Portopulmonale Hypertension und hepatopulmonales Syndrom

Im Rahmen schwerer Lebererkrankungen bestehen häufig auch pulmonale Beeinträchtigungen. Neben einem hepatischen Hydrothorax mit konsekutiven Kompressionsatelektasen bei schwerer, dekompensierter Leberzirrhose und erheblichem Aszites entwickelt sich bei einem Teil der Patienten ein sog. hepatopulmonales Syndrom. Hier kommt es durch gestörte Diffusion bei pulmonalvaskulärer Dilatation und durch pulmonal-arteriovenöse Shunts zur arteriellen Hypoxämie. Seltener entsteht eine sekundäre pulmonale Hypertonie mit erhöhtem pulmonalarteriellem Widerstand bei vorbestehender portaler Hypertonie, die sog. portopulmonale Hypertonie.

31.5.4 Zirrhotische Kardiomyopathie, Kreislaufdysregulation

Die Veränderungen des Herz-Kreislauf-Systems bei schwerer Leberzirrhose ähneln den Veränderungen bei Sepsis. Bei erniedrigtem peripheren Widerstand und erniedrigtem arteriellen Druck herrscht eher eine hyperdyname Kreislaufsituation vor. Eine latente systolische und diastolische Funktionsbeeinträchtigung insbesondere des linken Ventrikels, hervorgerufen z. B. durch Gallensäuren und Zytokine, verhindert eine adäquate Steigerung des Herzzeitvolumens.

Während die Störungen klinisch in Ruhe und ohne zusätzliche beeinträchtigende Faktoren häufig inapparent sind, zeigt sich die fehlende kardiale Reserve unter körperlicher Belastung oder bei Komplikationen wie z. B. Infektionen. Zusätzlich können Störungen des Erregungsablaufs, wie QT-Verlängerungen, oder der rechtsventrikulären Funktion durch die oben beschriebene Erhöhung des pulmonalvaskulären Widerstands bestehen.

31.6 Therapiestrategien

Ein akutes Leberversagen, eine akute Verschlechterung einer chronischen Leberzirrhose sowie schwere Leberfunktionsstörungen bei Sepsis oder nach Leberchirurgie müssen in der Regel intensivmedizinisch behandelt werden. Eine endotracheale Intubation ist in der Regel bei HE III/IV° mit eingeschränkten bzw. fehlenden Schutzreflexen notwendig. Ziel der Maßnahmen ist die Stabilisierung des Gesamtzustands des Patienten mit Prophylaxe und Therapie von Komplikationen, um der Leber Zeit zur Regeneration bzw. Rekompensation zu geben oder, falls beim jeweiligen Krankheitsbild möglich und notwendig, die Zeit bis zu einer Lebertransplantation zu überbrücken.

> **Praxistipp**
>
> Bei spezifischen Fragen zur Behandlung des Leberversagens sowie zur möglichen Indikation »Lebertransplantation« sollte man sich mit dem regionalen Lebertransplantationszentrum in Verbindung setzen (Zentren unter www.dso.de).

31.6.1 Spezifische Therapieoptionen

Spezifische Therapiemaßnahmen sind nur für wenige Ursachen des Leberversagens möglich; hierzu zählen die frühzeitige hochdosierte N-Acetylcystein-Therapie bei Paracetamolintoxikation, die Gabe von Silibinin bei Amatoxin- (Knollenblätterpilz)vergiftung und ggf. eine Giftelimination bei anderen Intoxikationen. Eine antivirale Therapie kann bei fulminanten, viral bedingten Hepatitiden mit Leberversagen ebenso hilfreich sein (Lamivudin bei Hepatitis-B-, Aciclovir bzw. Ganciclovir bei H.-simplex- oder Zytomegalievirushepatitis) wie eine Steroidtherapie bei Autoimmunhepatitiden. Ebenfalls als kausale Therapie muss eine Entbindung bei schwangerschaftsassoziiertem Leberversagen im Rahmen einer Eklampsie, eines HELLP-Syndroms oder einer akuten Schwangerschaftsfettleber zum frühestmöglich vertretbaren Zeitpunkt angestrebt werden. Letztendlich ist auch eine antibiotische Therapie sowie die Fokussanierung beim septischen Leberversagen eine kausale Therapie.

31.6.2 Allgemeine Therapiemaßnahmen

In der Regel stehen aber allgemeine intensivmedizinische Therapiemaßnahmen insbesondere zur Prophylaxe und Therapie von Komplikationen im Vordergrund. Hierzu zählen auch eine Stressulkusprophylaxe mit H_2-Rezeptoren-Blockern oder Protonenpumpeninhibitoren (▶ Kap. 9) sowie eine adäquate Ernährungstherapie (▶ Kap. 8).

Im akuten Leberversagen ist der Energiebedarf um 20–30% erhöht. Zur Deckung dieses Bedarfs eignen sich Glukose und Lipide. Eine Aminosäurerestriktion kann bei höhergradiger HE sinnvoll sein; bei schwerer Mangelernährung hingegen sollten auch bei Patienten mit HE I/II° bis zu 1,5 g Aminosäuren/kg/Tag zugeführt werden.

Wo immer möglich sollte eine zumindest partielle enterale Ernährungstherapie angestrebt werden. Eine frühe postoperative enterale Ernährung wirkt sich im Vergleich zur totalen parenteralen Ernährung bei Patienten mit schwerer Leberzirrhose positiv auf Darmbarriere, Stickstoffbilanz und Gewichtsverlust aus.

Das metabolische Monitoring sollte neben der regelmäßigen Blutzuckerbestimmung mindestens eine tägliche Kontrolle der Laktat-, Ammoniak- und Triglyzeridwerte umfassen. Auch der Elektrolythaushalt bedarf einer engmaschigen Überwachung; Hypophosphatämien sind bei der Paracetamolintoxikation, aber auch beim »akut-auf-chronischen« Leberversagen bei Alkoholabusus häufig. Beim »akut-auf-chronischen« Leberversagen muss mit Vitamindefiziten und anderen Elektrolytstörungen (z. B. Hypomagnesiämie) gerechnet werden. Aus diesem Grund sollten wasser- und fettlösliche Vitamine sowie Spurenelemente substituiert werden.

Erhöhte Ammoniakspiegel können durch die hochdosierte Gabe von L-Ornithin-L-Aspartat (z. B. Hepa-Merz, 20(–40) g/Tag) durch Steigerung der Harnstoffsynthese gesenkt und damit der Verlauf einer HE günstig beeinflusst werden.

Laktulose

Laktulose (z. B. 3×20 ml/Tag) führt zur Ansäuerung des Darminhalts und zur Beschleunigung der Darmpassage. Der erniedrigte pH-Wert im Kolon vermindert die Ammoniakbildung durch Darmbakterien und die Resorption des Ammoniaks durch Bildung schlecht resorbierbarer Ammoniumionen. Nach gastrointestinalen Blutungen beugt die Laktulosegabe in Kombination mit Reinigungseinläufen der Entstehung oder Verschlechterung einer HE vor.

Prophylaktische Antibiotikagabe und selektive Darmdekontamination

Eine selektive Darmdekontamination (z. B. orale/enterale Gabe von Colistin, einem Aminoglykosid und einem nichtresorbierbaren Antimykotikum) kann bei akutem Leberversagen die Häufigkeit einer Infektion mit Keimen der Darmflora reduzieren; bei gleichzeitiger systemischer Antibiose besteht jedoch wohl kein zusätzlicher Nutzen.

Bei Patienten mit Leberzirrhose und einer gastrointestinalen Blutung, z. B. aus Ösophagusvarizen, senkt eine prophylaktische Antibiotikagabe z. B. mit Ciprofloxacin (z. B. Ciprobay 3×400 mg täglich für 7 Tage) oder Ceftriaxon (z. B. Rocephin 1×2 g täglich für 7 Tage) o. ä. signifikant Infektionsraten und Sterblichkeit.

Therapie von Gerinnungsstörungen

Schwere Gerinnungsstörungen gehören zum klinischen Bild eines akuten Leberversagens. Dabei sind die in der Leber synthetisierten Faktoren der Gerinnung ebenso vermindert wie die hier gebildeten Inhibitoren. Neben einer verminderten Synthese durch die Hepatozyten entwickeln sich häufig ein erhöhter Verbrauch der Gerinnungsfaktoren im Sinne einer disseminierten intravasalen Koagulopathie sowie eine Hyperfibrinolyse. Im Gegensatz dazu finden sich erhöhte Werte für Faktor VIII und von-Willebrand-Faktor. In der Summe können sowohl hypo- als auch hyperkoagulabile Zustände resultieren. Die Gabe von

Frischplasma oder Gerinnungsfaktoren wird deshalb nur bei Blutungszeichen und ggf. vor invasiven Maßnahmen empfohlen.

Häufig besteht begleitend eine Thrombozytopenie bzw. Thrombozytopathie, die besonders vor invasiven Maßnahmen die Gabe von Thrombozytenkonzentraten erfordert. Bei Splenomegalie ist der Anstieg der Thrombozytenzahl im zirkulierenden Blut aber häufig nicht sehr ausgeprägt. Ohne Zeichen einer Blutung werden Thrombozytenzahlen von >10.000/µl (bei chronischem Verlauf) bzw. >20.000/µl (bei akutem Leberversagen) als ausreichend angesehen.

Bei persistierender Blutungsneigung trotz kontinuierlicher Gabe von FFP oder Gerinnungsfaktoren kann rekombinanter aktivierter Faktor VII (rFVIIa, z. B. Novoseven) die Prothrombinzeit normalisieren. Insbesondere bei Volumenüberladung oder lebensbedrohlicher Blutung trotz konventioneller Gerinnungstherapie kann rFVIIa als ultima ratio eine Alternative sein. Allerdings muss eine erhöhte Rate thromboembolischer Ereignisse bedacht werden.

Hirndrucktherapie

Die Therapie eines erhöhten Hirndrucks infolge eines akuten Leberversagens sollte nach den allgemeinen Richtlinien zur Hirndrucktherapie durchgeführt werden. Sie umfasst als Basismaßnahmen
- eine Oberkörperhochlagerung,
- Vermeidung von Hyperkapnie,
- Aufrechterhaltung eines ausreichenden arteriellen Mitteldrucks zur Sicherstellung der zerebralen Perfusion und die
- Gabe osmotischer Diuretika.

Zur Vermeidung von Hirndruckspitzen durch Pressen und Husten unter invasiver Beatmungstherapie ist eine ausreichende Analgosedierung notwendig. Eine Hyperventilation bleibt der Therapie von Hirndruckspitzen bei entsprechendem Druckmonitoring vorbehalten.

Eine therapeutische Hypothermie (32–34°C) kann zur temporären Senkung des intrakraniellen Drucks und damit Erhöhung des zerebralen Perfusionsdrucks als ultima ratio kurzfristig bis zur Lebertransplantation durchgeführt werden. Auf jeden Fall muss eine Hyperthermie vermieden werden. Ebenso kann die Infusion einer hypertonen Natriumchloridlösung bei Patienten mit akutem Leberversagen und HE III/IV° den intrakraniellen Druck senken; Zielwert ist eine Erhöhung der Natriumkonzentration auf 145–155 mmol/l.

Die Anlage einer Drucksonde kann bei akutem Leberversagen und höhergradiger HE (z. B. IV°) in Erwägung gezogen werden. Sie birgt aber aufgrund der beeinträchtigten Gerinnung das Risiko einer intrakraniellen Blutung.

N-Acetylcystein

Die hochdosierte Gabe von N-Acetylcystein (ACC oder NAC) stellt bei der Behandlung der Paracetamolintoxikation eine spezifische Standardtherapie dar. N-Acetylcystein führt zur Rekonstitution der hepatischen Reserven an Glutathion, das zur Entgiftung von N-Acetyl-p-Benzochinonimin, einem Metaboliten des Paracetamols, benötigt wird. Für den Erfolg der Therapie ist ein frühzeitiger Beginn wichtig (▶ Kap. 61). Auch in der Therapie des akuten Leberversagens anderer Ätiologie sowie der Leberdysfunktion bei Sepsis wird von einzelnen Arbeitsgruppen die mehr oder weniger hochdosierte Verabreichung propagiert. In einer Studie konnte bei Patienten mit akutem Leberversagen in der frühen Phase (HE I–II°) ein höheres transplantatfreies Überleben erreicht werden. Bei der Sepsis fehlt bislang hierfür eine ausreichende Evidenz – jenseits von Surrogatparametern konnte eine Beeinflussung der Letalität nicht gezeigt werden.

> **Therapieschema mit NAC bei Paracetamolintoxikation**
> - 150 mg/kg i.v. über 15 min,
> - gefolgt von 12,5 mg/kg/h i.v. über 4 h,
> - gefolgt von 6,25 mg/kg/h i.v. bis zur Verbesserung der Leberfunktion (= klinische Besserung der hepatischen Enzephalopathie, der Gerinnung (INR <1,5) und deutlicher Abfall der Transaminasen). Die Therapiedauer kann damit länger als 72–96 h sein.

Vasopressoren

Aufgrund der Pathophysiologie wird beim HRS der Einsatz von Vasopressoren empfohlen. Dabei gibt es bislang keine schlüssigen Daten, die die Überlegenheit eines Vasokonstriktors gegenüber einem anderen beweisen. Eingesetzt werden können Terlipressin und Vasopressin, aber auch Noradrenalin.

Auch bei Ösophagusvarizenblutung werden Vasokonstriktoren wie Terlipressin verwendet, um die Umgehungskreisläufe durch Senkung des portalvenösen Drucks zu entlasten. Die Vasokonstriktion der arteriellen Splanchnikusgefäße reduziert dabei den Bluteinstrom in die Portalvene. Hier scheint Terlipressin dem Somatostatinanalogon Octreotid zur Prophylaxe von Rezidivblutungen überlegen zu sein.

> ❯ Vorsicht ist bei Patienten mit höhergradiger HE und akutem Leberversagen geboten. Bei diesen kann Terlipressin den zerebralen Blutfluss und den intrakraniellen Druck erhöhen.

Humanalbumin

Die Therapie mit Albumin bei Patienten mit Lebererkrankungen kann in bestimmten Fällen gerechtfertigt sein. So ist bei einer großvolumigen Parazentese[1] (>5 l) die Volumenexpansion mit Albumin sinnvoll, um die Begleiterscheinungen arterielle Vasodilatation, Stimulation der vasoaktiven Systeme und akute Verschlechterung der Nierenfunktion abzumildern oder zu verhindern. Hierzu werden 6–10 g Humanalbumin pro Liter Aszites empfohlen.

Bei der Therapie des HRS mit Vasokonstriktoren kann die zusätzliche Gabe von Albumin zur Volumenexpansion ebenso sinnvoll sein wie bei spontan bakterieller Peritonitis, die oft zur Entwicklung eines HRS führt. In diesen Fällen werden initial z. B. 200 ml Humanalbumin 20% gegeben, gefolgt von 1- bis 3-mal 100 ml 20%/Tag (bis zu 1 g/kg/Tag). Auf die Verwendung künstlicher Kolloide sollte bei Patienten mit Leberversagen wegen der möglichen Beeinträchtigung der Gerinnung und der zumeist bereits beeinträchtigten Leber- und Nierenfunktion verzichtet werden.

Prostaglandine und Analoga

Alprostadil (z. B. Prostavasin = Prostaglandin-E_1-Analogon) oder Iloprost (z. B. Ilomedin = Prostaglandin I_2-(Prostacyclin)analogon) können zur Verbesserung der Splanchnikusperfusion eingesetzt werden.

Bei kritisch Kranken konnte eine Verbesserung der PDR_{ICG} und anderer Surrogatparameter erzielt werden, ohne dass bislang ein Einfluss auf die Sterblichkeit gezeigt werden konnte.

Zur Therapie der portopulmonalen Hypertonie können Epoprostenol (z. B. Flolan = Prostaglandin I_2-(Prostacyclin)analogon) und Iloprost i.v. eingesetzt werden. Auch die inhalative Therapie von Iloprost (3- bis 4-mal/Tag 20–40 µg) kann den pulmonalarteriellen Druck senken. Weitere Therapieoptionen sind die orale Gabe von Phosphodiesterasehemmern (z. B. Sildenafil) oder Endothelin-1-Rezeptorantagonisten (z. B. Bosentan).

Leberersatzverfahren, Albumindialyse

Prinzipiell können Leberersatzverfahren 2 Zielrichtungen verfolgen:

— Zum einen wird versucht, die Entgiftungsfunktion der Leber zu ersetzen,
— zum anderen kann mit Hilfe von Zellkulturen als »Bioreaktoren« in sog. »bioartifiziellen« Systemen versucht werden, die Leberfunktion als Ganzes zu übernehmen.

Da die »endogene Intoxikation« mit Substanzen, die normalerweise von der Leber eliminiert werden, zu einer weiteren Verschlechterung der Leberfunktion sowie zur Schädigung anderer Organsysteme im Sinne eines Multiorgandysfunktionssyndroms führen kann, kommt der Entgiftung dabei ein besonderer Stellenwert zu.

Die meisten Erfahrungen liegen mit dem »molecular adsorbent recirculating system« (MARS, Gambro GmbH) vor. Das System arbeitet nach dem Prinzip der Albumindialyse, d. h. das Dialysat ist albuminhaltig (◨ Abb. 31.2). Im Gegensatz zu herkömmlichen Dialyseverfahren, bei denen nur wasserlösliche Substanzen eliminiert werden, können damit auch albumingebundene Substanzen wie z. B. Bilirubin und Gallensäuren entfernt werden. Beim MARS zirkuliert das Albumin im Dialysatkreislauf über Kartuschen, die die albumingebundenen Stoffe aufnehmen und das Albumin damit wieder »regenerieren«. Außerdem ist zur Elimination wasserlöslicher Stoffe ein herkömmliches Dialysegerät über einen zweiten Filter nachgeschaltet.

Als Alternative ist ein Verfahren mit herkömmlichen Dialysegeräten in Verbindung mit Polysulfon-Highflux-Filtern beschrieben, bei dem ein Teil der Dialysatlösung durch Albumin ersetzt wird. Diese sog. »single pass Albumindialyse« (SPAD) kann ebenfalls albumingebundene Stoffe eliminieren, ist aber bislang nur wenig evaluiert.

Ein weiteres kommerziell erhältliches System, das Prometheus-System (Fresenius Medical Care) arbeitet mit einer fraktionierten Plasmaseparation. In einem ersten Schritt werden Albumin und kleinere Eiweißmoleküle filtriert, zur Elimination der Giftstoffe durch 2 Adsorber geleitet und dann wieder in den Blutkreislauf rezirkuliert. Es folgt in einem zweiten Schritt eine herkömmliche Dialyse zur Elimination wasserlöslicher Giftstoffe. Die Erfahrungen mit diesem System sind derzeit noch geringer als mit MARS.

Die Anwendung dieser Verfahren führt oft zu einer Verbesserung der HE und zu einer Kreislaufstabilisierung. Sie sind in der Lage, die klinische Situation zu stabilisieren, z. B. bis zu einer Rekompensation eines »akut-auf-chronischen« Leberversagens, aber auch als »bridging« bis zu einer Lebertransplantation. Insgesamt fehlen aber zu allen genannten Verfahren derzeit Daten aus großen randomisierten Studien, sodass

---

1 Unter Parazentese versteht man im Zusammenhang mit Aszites die Punktion der Bauchhöhle und anschließende Aszitesdrainage.

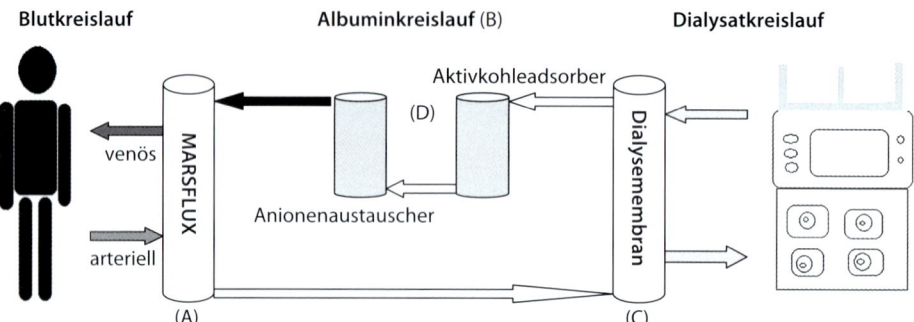

Blutkreislauf   **Albuminkreislauf (B)**   **Dialysatkreislauf**

□ **Abb. 31.2 Leberunterstützungstherapie mittels Albumindialyse mit dem »molecular adsorbent recirculating system«
(MARS, Gambro).** Das Patientenblut fließt wie bei einer herkömmlichen kontinuierlichen venovenösen Hämodialyse durch
einen Filter mit einer Hohlfasermembran (A). Albuminlösung dient als primäre Dialysatflüssigkeit. Sie soll nicht nur wasserlösliche, sondern v. a. auch albumingebundene Toxine übernehmen (B). Zur weiteren Elimination wasserlöslicher Toxine enthält
der Albuminkreislauf einen zweiten Dialysefilter, an dem gegen herkömmliche Dialysierflüssigkeit dialysiert wird (C). Danach
rezirkuliert das Albumin in einem Kreislauf über einen Aktivkohlefilter und einen Ionenaustauscher (D). Hier werden die albumingebundenen Stoffe abgegeben und das Albumin wird so regeneriert. Insgesamt werden mit diesem Verfahren Bilirubin,
Gallensäuren, mittel- und kurzkettige Fettsäuren, aromatische Aminosäuren, Kupfer sowie wasserlösliche Stoffe, z. B. Kreatinin, Harnstoff und Ammoniak, eliminiert

ihre Anwendung auf entsprechend spezialisierte Zentren beschränkt bleiben sollte und die Patienten ggf.
frühzeitig verlegt werden sollten.

> **Mögliche Indikationskriterien zur
> extrakorporalen Leberunterstützung**
>
> — PDR_{ICG} ≤8–10%/min
> — Serum-Bilirubinwerte ≥8–10 mg/dl
>   (≥136–171 μmol/l)
> — INR ≥2
> — extrahepatische Komplikationen
>   (HE ≥II° oder HRS I)

31.6.3 Lebertransplantation

Für Patienten mit sehr schlechter Prognose eines akuten Leberversagens ist die Lebertransplantation oft die
einzige Überlebensmöglichkeit.

Die Indikation zur Lebertransplantation ist gegeben, wenn ein Spontanüberleben unwahrscheinlich ist.
Entscheidungsgrundlage zur Abschätzung der individuellen Prognose sind Scores wie die Clichy- bzw.
King's College Kriterien; ggf. sollte eine Kontaktaufnahme mit dem nächsten Lebertransplantationszent-
rum erfolgen.

Weiterhin werden auch andere Parameter zur Prognoseabschätzung untersucht. Erhöhte Laktatwerte
bei Paracetamolintoxikation weisen z. B. ebenfalls auf

eine schlechte Prognose hin. Eine realistische Chance
der Erholung der Leberfunktion ohne Transplantation
sollte genutzt werden, da in Fällen der Regeneration
häufig eine restitutio ad integrum erfolgt. Eine frühzeitige Kontaktaufnahme mit einem Transplantations-
zentrum muss erfolgen, um den günstigsten Zeitpunkt
für eine Transplantation nicht zu verpassen. Patienten
mit akutem Leberversagen, die zur Transplantation
gemeldet werden, bekommen vordringlich ein Organ.
Patienten mit einem »akut-auf-chronischen« Leberversagen fallen nicht in diese Dringlichkeitsstufe, hier
erfolgt die Zuteilung, außer bei Sonderkriterien, über
den MELD-Score.

Fallbeispiel Teil 2

Eine selektive Darmdekontamination mit Colistin, Tobramycin und Amphotericin B enteral wird begonnen. Bei
erhöhten Ammoniakspiegeln mit Zeichen einer hepatischen Enzephalopathie erhält die Patientin L-Ornithin-L-
Aspartat (z. B. Hepa-Merz, initial 20 g/Tag i.v. über Perfusor, dann 4×5 g/Tag p.o.). Außerdem erfolgt eine Stressulkusprophylaxe mit 40 mg Pantoprazol p.o, die Gabe
von 3×20 ml Laktulose und ein enteraler Kostaufbau. Bei
einem Quickwert von 13% werden 8 Einheiten FFP und
am Folgetag noch einmal 4 Einheiten transfundiert. Die
Patientin wird Eurotransplant bei akutem Leberversagen
zur Lebertransplantation gemeldet und für die »High-
urgency«-Liste akzeptiert. Im Sinne eines »bridging« zur
Transplantation wird zur Leberunterstützung eine Albumindialyse mit »MARS« begonnen. Unter diesen Maß-
▼

nahmen bessert sich die HE. Der Quickwert fällt nicht mehr ab und die PDR$_{ICG}$ steigt auf Werte um 10%/min. Bei jetzt besserer Prognose wird die Patientin wieder von der Transplantationsliste genommen, die Leberfunktion erholt sich in den nächsten Wochen fast vollständig. Sie kann nach 7 Tagen von der Intensivstation verlegt werden.

Literatur

Bauer M, Kortgen A (2012) Leberdysfunktion beim Intensivpatienten. Anästhesiol Intensivmed 9: 470–487

Bauer M, Paxian M, Kortgen A (2004) Akutes Leberversagen: Aktuelle Aspekte zur Diagnostik und Therapie. Anaesthesist 53: 511–530

Bernal W, Auzinger G, Sizer E, Wendon J (2008) Intensive care management of acute liver failure. Semin Liver Dis 28: 188–200

Canbay A, Tacke F, Hadem J et al. (2011) Akutes Leberversagen – ein lebensbedrohliches Krankheitsbild. Dtsch Ärztebl 108: 714–720

Gerbes AL, Gülberg V, Sauerbruch T et al. (2011) S3-Leitlinie »Aszites, spontan bakterielle Peritonitis, hepatorenales Syndrom«. Z Gastroenterol 49: 749–779

Kortgen A, Recknagel P, Bauer M (2010) How to assess liver function? Curr Opin Crit Care 16: 136–141

Laleman W, Verbeke L, Meersseman P et al. (2011) Acute-on-chronic liver failure: Current concepts on definition, pathogenesis, clinical manifestations and potential therapeutic interventions. Expert Rev Gastroenterol Hepatol 5: 523-537

Lee WM, Larson AM, Stravitz RT (2011) AASLD Position Paper: The management of acute liver failure: Update 2011. www.aasld.org/practiceguidelines/Documents/Acute-LiverFailureUpdate2011.pdf

Internetlinks

www.gastroenterologie.med.uni-goettingen.de/MELD%20Score.htm: Hier findet man den MELD-Score-Rechner der Universität Göttingen. Bitte beachten: Zahlen mit Punkt statt Komma eingeben.

www.dso.de: Hier findet man die deutschen Transplantationszentren mit einer Telefonnummer zur Kontaktaufnahme.

www.klinikum.uni-heidelberg.de/HU-Kriterien.114042.0.html: Hier kann man die Clichy- und King´s College-Kriterien nachlesen.

Schock und Multiorganversagen

Michael Bauer, Andreas Kortgen

Fallbeispiel Teil 1

Eine 50-jährige Patientin wird nach einem Sturz aus 8 m Höhe in den Schockraum gebracht. Sie war am Unfallort hypoton (Blutdruck 90/50 mmHg), tachykard (130/min), der GCS betrug 10 Punkte. Sie wurde vom Notarzt intubiert und beatmet und hat bei einem Pneumothorax eine Thoraxdrainage erhalten. Die Patientin wird während der Übergabe reanimationspflichtig. Unter forcierter Volumentherapie, u. a. mit 250 ml HyperHES und mehreren ungekreuzten Erythrozytenkonzentraten der Blutgruppe Null Rhesus negativ, kann der Kreislauf wiederhergestellt werden.

Im Spiral-CT zeigt sich folgendes Verletzungsmuster: kleine traumatische Subarachnoidalblutung, Thoraxtrauma mit Rippenserienfraktur, Pneumothorax und erheblichen Lungenkontusionen, Leberruptur, Lendenwirbelkörperfraktur sowie komplexe Beckenringfraktur. Die Patientin wird direkt operativ versorgt: Das Becken wird stabilisiert und bei erheblicher Blutung mit Bauchtüchern gepackt, ebenfalls erfolgt ein Packing im Bereich der Leber. Bis zu diesem Zeitpunkt hat die Patientin 12 EK, 400 ml maschinelles Autotransfusionsblut, 10 FFP, 2 TK, 5 g Fibrinogen sowie 2 g Tranexamsäure erhalten und wird auf die Intensivstation gebracht.

Trotz kontinuierlicher Volumentherapie ist die Patientin hoch katecholaminpflichtig; es besteht eine ausgeprägte metabolische Azidose (pH-Wert <7,1) und Hyperlaktatämie, sodass eine Pufferung mit Natriumbikarbonat und TRIS-Puffer erfolgt. Innerhalb einer weiteren Stunde werden weitere 10 EK, 10 FFP und 4 TK sowie 4 g Fibrinogen gegeben. Bei zunehmender Oxygenierungsstörung (paO_2 70 mmHg bei FiO_2 0,8) wird sie in ein Bett zur kontinuierlichen lateralen Rotationstherapie gelagert.

Definition und Einteilung der Schockformen

Als Schock wird eine akute oder subakute Kreislaufstörung bezeichnet, die zu einer Störung der nutritiven Durchblutung lebenswichtiger Organe mit unzureichender O_2-Versorgung und konsekutiver Gewebehypoxie führt. Es besteht also ein kreislaufbedingtes Missverhältnis zwischen O_2-Angebot und -bedarf der Zellen lebenswichtiger Organe. Dies kann prinzipiell aufgrund eines zu niedrigen Herzzeitvolumens oder einer Verteilungsstörung des Blutflusses (distributiver Schock) bestehen. Nach der Ursache des Schocks unterteilt man 5 Formen:

- **Hypovolämischer Schock:** Es besteht ein intravasaler Volumenmangel, der durch eine kritische Verminderung der kardialen Vorlast zum Abfall des Herzzeitvolumens führt. Beim hämorrhagischen Schock ist der Volumenmangel durch eine akute Blutung bedingt. Bei traumatischer Ursache (traumatischer Schock) oder bei Verbrennungen

kann es durch eine ausgedehnte Gewebsschädigung zu einer (weiteren) Mediatorenfreisetzung mit zusätzlicher Störung der Mikrozirkulation kommen (▶ Abschn. 32.1).

- **Kardiogener Schock:** Trotz ausreichender Vorlast besteht eine vital bedrohliche Verminderung des Herzzeitvolumens durch ein Pumpversagen, z. B. aufgrund eines Myokardinfarkts, einer Myokarditis, eines Herzvitiums, einer Lungenembolie oder im Rahmen von Herzrhythmusstörungen.
- **Anaphylaktischer Schock:** Hierbei handelt es sich um eine distributive Schockform, die durch eine IgE-vermittelte allergische oder eine IgE-unabhängige anaphylaktoide Überempfindlichkeitsreaktion hervorgerufen wird (▶ Abschn. 32.2).
- **Septischer Schock:** Infolge einer infektionsvermittelten systemischen Entzündungsreaktion entstehen Störungen des Gefäßtonus und der Mikrozirkulation (distributiver Schock), die durch die begleitende Störung der kardialen Funktion und die erhöhte Permeabilität der Gefäße mit konsekutiver Hypovolämie noch verstärkt werden.
- **Neurogener Schock:** Ursache ist eine ZNS-Schädigung, meist ausgelöst durch eine Rückenmarksläsion mit Blockade des sympathischen Nervensystems; er kann aber z. B. auch bei Schädigung des Vasomotorenzentrums im Bereich der Medulla oblongata auftreten.

Jede dieser Schockformen stellt eine lebensbedrohliche Situation für den Patienten dar und erfordert eine sofortige Therapie.

32.1   Hypovolämischer Schock

Die Ursachen eines hypovolämischen Schocks können sehr vielfältig sein:
- Blutungen,
- großflächige Verbrennungen,
- Verluste über den Magen-Darm-Trakt, z. B. bei Ileus, Erbrechen oder Diarrhö,
- Verluste über die Nieren, z. B. Diabetes insipidus oder polyurisches Nierenversagen,
- Verluste über Drainagen, Fisteln etc. oder
- starke Schweißsekretion, z. B. bei Fieber oder Hitzeeinwirkung.

Bei Abnahme des zirkulierenden Blutvolumens versucht der Organismus, Perfusionsdruck und O_2-Versorgung lebenswichtiger Organsysteme über eine Aktivierung von Kompensationsmechanismen zu ge-

□ Tab. 32.1 Hämorrhagischer Schock – Ausmaß des Blutverlusts und Klinik

Stadium	I	II	III	IV
Blutverlust (% des Blutvolumens)	<750 ml (<15%)	750–1.500 ml (15–30%)	1.500–2.000 ml (30–40%)	>2.000 ml (>40%)
Puls (min⁻¹)	<100	100–120	120–140	>140
Blutdruck (systolisch/diastolisch)	normal/normal	normal/erhöht	erniedrigt/erniedrigt	erniedrigt/erniedrigt
Atemfrequenz (min⁻¹)	14–20	20–30	30–40	>35
Rekapillarisierung	normal	verzögert	verzögert	nicht erkennbar
Diurese (ml/h)	>30	20–30	5–15	<10
Neurologie	evtl. leicht ängstlich	ängstlich	ängstlich, verwirrt	verwirrt, lethargisch

Werte für einen jungen gesunden ca. 70 kg schweren Mann

währleisten: Über Barorezeptoren wird eine sympathoadrenerge Gegenreaktion ausgelöst, die zur Vasokonstriktion und gleichzeitig zur Steigerung von Herzfrequenz und -kontraktilität führt. Auch über das Renin-Angiotensin-Aldosteron-System und die Ausschüttung von antidiuretischem Hormon (Arginin-Vasopressin) wird eine Vasokonstriktion hervorgerufen, begleitet von einer Natrium- und Wasserretention, die durch eine verminderte Produktion des atrialen natriuretischen Peptids (ANP) sowie eine vermehrte Kortisolausschüttung verstärkt wird.

Diese Mechanismen führen vorübergehend zu einem Anstieg des peripheren Widerstands, einer Zunahme des venösen Rückstroms, des Herzzeitvolumens und des arteriellen Drucks. Es resultiert eine Zentralisation mit Umverteilung des Herzzeitvolumens zu Herz und Gehirn. Volumenverluste bis zu 30–40% des Blutvolumens können so vorübergehend kompensiert werden.

Darüber hinausgehende Verluste führen zu einem Versagen der Kompensationsmechanismen: Blutdruck und Herzzeitvolumen fallen ab. Auch beim persistierenden hypovolämischen Schock führt die prolongierte Minderperfusion mit Anhäufung von Stoffwechselprodukten und vasoaktiven Substanzen zu arteriolärer Vasodilatation und Flüssigkeitsverlusten im Bereich der Kapillaren und damit zur Dekompensation.

Beim traumatischen Schock kann die durch die Gewebeschädigung bedingte Mediatorenfreisetzung die Kompensationsmechanismen primär beeinträchtigen und damit früher zur Dekompensation führen.

Je länger ein Schockzustand persistiert, desto größer sind die zellulären Schädigungen und die Gefahr der Irreversibilität. Der rasche Therapiebeginn ist deshalb von entscheidender Bedeutung.

■ **Klinisches Bild**
Typische Symptome sind:
– Tachykardie,
– Hypotonie mit flachem, fadenförmigen Puls,
– blasse, kalte Haut, Marmorierung, Kaltschweißigkeit,
– periphere Zyanose,
– Angst/Unruhe,
– Tachypnoe, Hyperventilation,
– Bewusstseinsstörungen,
– erniedrigte Vorlastparameter: erniedrigte Werte für ZVD, PCWP, intrathorakales Blutvolumen oder eine erhöhte Schlagvolumenvariation,
– metabolische Azidose,
– Oligo-/Anurie.

Bei protrahiertem Volumenmangel können weitere Symptome wie verminderter Hautturgor (stehende Hautfalten), trockene Schleimhäute, eingefallene Bulbi, Elektrolytstörungen und Veränderungen der Körpertemperatur (Fieber, Hypothermie) bestehen. Die Ausprägung der einzelnen Symptome hängt von der Schwere des Volumendefizits und der Kompensationsfähigkeit ab (□ Tab. 32.1). Die Kompensationsfähigkeit kann durch Vorerkrankungen insbesondere des kardiovaskulären Systems und durch entsprechende Vormedikation (z. B. β-Blocker, ACE-Hemmer etc.) erheblich beeinträchtigt sein.

> **Beim hämorrhagischen Schock sind Hb- und Hämatokritwert zunächst nicht verändert, da Erythrozyten und Plasma gleichermaßen verloren gehen.**

Erst durch die kompensatorische Verschiebung extrazellulärer Flüssigkeit und insbesondere durch die Volumentherapie kommt es durch Verdünnung zum Abfall von Hb- und Hämatokritwert.

> **Beim Volumenmangel durch nichthämorrhagische Verluste wie Ileus, Erbrechen, Polyurie etc. ist der Hämatokritwert häufig sogar erhöht.**

■ **Therapie**

Initiales Ziel ist die rasche Kreislaufwiederherstellung durch Volumensubstitution, um eine ausreichende Organperfusion mit ausreichendem O_2-Angebot zu erreichen. Hierzu ist die Anlage großlumiger venöser Zugänge notwendig, über die in kurzer Zeit große Flüssigkeitsmengen gegeben werden können. Neben mehreren periphervenösen Zugängen (z. B. 2-mal 2,2 mm Außendurchmesser, Farbcode orange/orangebraun) hat sich besonders bei ausgeprägten Blutungen die Anlage eines mehrlumigen Dialysekatheters bewährt, z. B. ein 12-F-Dreilumenkatheter in die V. jugularis interna oder in die V. femoralis. Ein konventioneller Zentralvenenkatheter ist aufgrund des geringen Durchmessers nicht zur raschen Volumensubstitution geeignet.

> **Insbesondere beim hämorrhagischen Schock ist die Therapie aber nur Erfolg versprechend, wenn gleichzeitig die Ursache behoben, also die Blutung gestoppt wird.**

Eine unverzügliche Operation kann hier lebensrettend sein, auch wenn der Schockzustand zum Operationszeitpunkt noch nicht durch die konservativen Therapiemaßnahmen stabilisiert ist. Der kontinuierliche Blutverlust kann sonst größer sein als die zuführbare Infusionsmenge.

Volumenersatz Zur Therapie des intravasalen Volumenmangels sind sowohl kristalloide als auch kolloidale Infusionslösungen verfügbar. Hiermit können reine Flüssigkeitsverluste und bei Blutungen Verluste bis zu 30% des Blutvolumens ausgeglichen werden. Darüber hinausgehende Blutverluste bedürfen in der Regel der Transfusion von Blutprodukten (Erythrozytenkonzentrate, Plasmaproteinlösungen, Thrombozytenkonzentrate und sonstige Gerinnungsprodukte, ► Kap. 4 und ► Kap. 5).

In der Initialphase liegt das Hauptaugenmerk auf der raschen Wiederherstellung der Normovolämie. Bei größeren Blutverlusten erfolgt die Therapie bis zur Verfügbarkeit von Blutprodukten mit kristalloiden oder kolloidalen Infusionslösungen, auch unter Inkaufnahme einer Hämodilution. In dieser Phase sollten die Patienten kontrolliert mit einer FiO_2 von 1,0 beatmet werden: Durch Analgosedierung und kontrollierte Beatmung wird einerseits der O_2-Verbrauch gering gehalten, andererseits kann so die maximale Menge Sauerstoff physikalisch im Blut gelöst werden. Der bei einer FiO_2 von 1,0 (gegenüber 0,3) mehr transportierte physikalische Sauerstoff entspricht der O_2-Menge, die sonst an etwa 1–1,5 g/dl (0,6–1 mmol/l) Hämoglobin gebunden ist.

In den ersten Stunden werden bei polytraumatisierten Patienten bis zu 6 l Volumen und mehr infundiert. Eine Überlegenheit kolloidaler oder kristalloider Infusionslösungen konnte bislang nicht belegt werden. Klinisch ist die Wirksamkeit beider Infusionsregime belegt. Theoretisch müsste bei kristalloiden Lösungen die 4-fache Menge an Volumen infundiert werden, da nur 25% intravasal verbleiben, während 75% rasch ins Interstitium abfließen sollen. In Studien, die kristalloide und kolloidale Infusionsregime miteinander verglichen haben, ergab sich allerdings, dass nur ca. die 1,5-fache Menge an kristalloiden Lösungen im Vergleich zu kolloidalen Lösungen notwendig war. Möglicherweise zeigt sich hier, dass in der Situation des kritisch Kranken die Endothelfunktion beeinträchtigt ist und auch kolloidale Lösungen vermehrt nach extravasal diffundieren.

Kolloide bergen darüber hinaus das Risiko, die ohnehin durch Verlust und Verdünnung kompromittierte Gerinnung weiter zu beeinträchtigen und auch die Niere gerade in der Phase einer verminderten Perfusion zusätzlich zu schädigen.

Die S3-Leitlinie Polytrauma/Schwerverletzten-Behandlung empfiehlt beim Vergleich Kristalloide vs. Kolloide: »Zur Volumentherapie bei Traumapatienten sollten Kristalloide eingesetzt werden«. Die aktuellen Konsensusempfehlungen der Europäischen Gesellschaft für Intensivmedizin (ESICM) raten vom Einsatz von HES-Lösungen mit einem Molekulargewicht ≥200.000 Dalton oder einem Substitutionsgrad >0,4 bei Intensivpatienten mit schwerer Sepsis oder mit erhöhtem Risiko für ein Nierenversagen ab und empfehlen für dieses Patientenklientel HES 130/0,4 nicht in der klinischen Praxis, sondern allenfalls im Rahmen von klinischen Studien zu verwenden. Auch für Gelatinelösungen wird ein Einsatz außerhalb von klinischen Studien bei Intensivpatienten mit einem erhöhten Risiko für Nierenversagen oder Blutungen nicht empfohlen.

»small volume resuscitation« Darunter versteht man die rasche Infusion geringer Volumina einer hypertonen oder hyperton-hyperonkotischen Infusionslösung:
- Infusionsmenge: 4 ml/kg bzw. 250 ml bei einem Erwachsenen
  - hypertone 7,2–7,5%ige NaCl-Lösung oder
  - hyperton-hyperonkotische Lösung wie z. B. HyperHES: Die NaCl-Konzentration beträgt 7,2%, darüber hinaus enthält HyperHES 6% HES mit einem mittleren Molekulargewicht von 200.000 und einem Substitutionsgrad von 0,5.

Bei der »small volume resuscitation« mobilisieren diese speziellen Infusionslösungen durch den hohen osmotischen Gradienten Flüssigkeit aus dem Interstitium, den Erythrozyten und den Endothelzellen. Daraus resultiert eine rasche Verbesserung der Makro- und Mikrozirkulation, die dann durch Fortsetzung der Volumentherapie stabilisiert werden muss. Voraussetzung der Wirkung ist, dass mobilisierbares Volumen vorhanden ist. Dies ist im hämorrhagischen Schock zu erwarten, nicht aber beim protrahiert hypovolämischen Schock, z. B. nach rezidivierendem Erbrechen. HyperHES kann periphervenös infundiert werden. Wegen des hohen Natriumanteils ist nur eine Einmalgabe vorgesehen.

Zielparameter der Volumentherapie Auf der Intensivstation hat die rasche Wiederherstellung einer suffizienten Kreislaufsituation bei Normovolämie die oberste Priorität. Die Therapie muss sich deshalb initial an einfachen Parametern wie arterieller Druck (z. B. MAP ≥65 mmHg) und Herzfrequenz (Abfall unter Therapie) ausrichten. Keinesfalls darf die Anlage des erweiterten Monitorings die initiale Volumentherapie verzögern. Weitere Zielparameter mit zusätzlichem Monitoring können sein:
- ZVD >8–10 mmHg,
- intrathorakaler Blutvolumenindex ITBVI 850–1.000 ml/m^2,
- szvO$_2$ >70%,
- Schlagvolumenvariation (SSV) ≤10%,
- »pulse pressure variation« (PPV) ≤10%,
- ausreichende Füllung in der Echokardiographie.

Die Normalisierung des Laktat- und des BE- bzw. pH-Werts im Verlauf sind Zeichen einer suffizienten Kreislauftherapie.

Katecholamine Zur Aufrechterhaltung des arteriellen Drucks bei ausgeprägter Hypotonie kann die vorübergehende Gabe von Katecholaminen (Noradrenalin, Adrenalin) notwendig sein, bis eine ausreichende Volumentherapie gelingt. Als ultima ratio ist – insbesondere im protrahierten Schock mit Vasodilatation, wenn Katecholamine nicht mehr ausreichend wirken – die Gabe von Vasopressin möglich: 1(–20) IE als Bolus, dann Perfusor mit 1–4 IE/h.

Permissive Hypotonie Eine verzögerte Volumen- bzw. Kreislauftherapie mit permissiver Hypotonie bis zu einer möglichen Versorgung der Blutung kann bei einer penetrierenden Verletzung von Thorax oder Abdomen sinnvoll sein oder aber, wenn sich in der Diagnostik eine Verletzung zeigt, die einer raschen chirurgischen Therapie zugänglich ist. Die durch Volumen- und/oder Katecholamintherapie erreichte Blutdruckanhebung kann prinzipiell die Blutung unterhalten bzw. verstärken, während das vorübergehende Tolerieren einer Hypotension die Blutung minimieren kann.

 Cave
Vorsicht ist allerdings bei Patienten mit Vorerkrankungen wie schwere KHK, AVK oder zerebralen Durchblutungsstörungen sowie bei komplexen Verletzungsmustern, insbesondere bei begleitendem Schädel-Hirn-Trauma, geboten. Hier sollte versucht werden, den systolischen Blutdruck ≥90 mmHg bzw. den MAP ≥60 mmHg zu halten.

Therapie der metabolischen Azidose Die beste Therapie besteht hier in der Wiederherstellung einer ausreichenden Kreislauffunktion, die dann zur Normalisierung des pH-Werts führt. Bei dekompensierten oder protrahierten Verläufen ist aber die Pufferung bei einem pH-Wert unter 7,1 wahrscheinlich sinnvoll, z. B. mit Natriumbikarbonat oder TRIS-Puffer, da es sonst mit zunehmender Azidose vermutlich zu einer verminderten Katecholaminwirkung kommt.

Temperaturmanagement Gerade bei polytraumatisierten Patienten ist eine Hypothermie häufig. Dies ist hier besonders unerwünscht, da durch die Hypothermie mögliche Gerinnungsstörungen weiter verstärkt werden und der Blutverlust zunimmt. Deshalb muss bereits zu Beginn der Behandlung ein Augenmerk auf die Prophylaxe bzw. Therapie der Hypothermie gelegt werden. Sinnvolle Maßnahmen zur Verhinderung des Wärmeverlusts bzw. zur Wärmezufuhr sind:
- Abdeckung mit Folien,
- erhöhte Raumtemperatur von mindestens 22°C,

— Wärmematten und Warmluftdecken, z. B. Warm Touch oder Bair Hugger,
— angewärmte Infusionen und Blutprodukte, bei sehr rascher Volumentherapie z. B. mit dem Level-1-System, mit dessen Hilfe Infusionen und Transfusionen angewärmt und unter hohem Druck gegeben werden können.

32.2 Anaphylaktischer/ anaphylaktoider Schock

Voraussetzung für eine allergische Reaktion oder einen anaphylaktischen Schock ist die Sensibilisierung gegenüber einem Antigen. Hierbei entstehen spezifische IgE-Antikörper, die bei Reexposition mit dem Antigen Komplexe ausbilden und an Oberflächenrezeptoren von Mastzellen und basophilen Granulozyten binden. Dadurch werden Mediatoren wie Histamin, plättchenaktivierender Faktor, Prostaglandine, Leukotriene und weitere z. B. chemotaktische Faktoren freigesetzt. Insbesondere Histamin ist dabei mit entscheidend für die hämodynamischen und pulmonalen Reaktionen. H_1-Rezeptor-vermittelt tritt eine akute Vasodilatation auf, die über eine längerfristige H_2-Rezeptor-vermittelte Wirkung aufrechterhalten wird. Aggraviert wird die Situation durch eine Permeabilitätserhöhung des Endothels mit Ödembildung. Die übrigen Mediatoren wirken teilweise synergistisch, sind aber auch für Spätreaktionen und die Aktivierung weiterer Zell- und Kaskadensysteme verantwortlich.

Bei den **anaphylaktoiden Reaktionen** wird die Mediatorenfreisetzung aus den Mastzellen und basophilen Granulozyten durch chemische, physikalische oder osmotische Reize getriggert, die IgE-unabhängig ablaufen.

Tritt bei einem Intensivpatienten eine schwere allergische oder anaphylaktische Reaktion auf, so sind als potenzielle Auslöser folgende Substanzen bzw. Substanzgruppen verdächtig:
— Antibiotika,
— kolloidale Volumenersatzmittel,
— Muskelrelaxanzien,
— NSAR und Metamizol,
— Blutprodukte,
— Röntgenkontrastmittel.

■ Klinik

Anaphylaktische und anaphylaktoide Reaktionen sind klinisch nicht zu unterscheiden. Sie werden dementsprechend im Folgenden gemeinsam abgehandelt.

Die Symptome umfassen neben den
— Herz-Kreislauf-Störungen,
— typische Hauterscheinungen (Erythem, Flush, Urtikaria, Ödem),
— Atemwegsobstruktionen (Schleimhautödem in Pharynx, Larynx und Bronchien sowie Bronchospasmus) und
— gastrointestinale Symptome (Übelkeit, Erbrechen, Koliken, Diarrhö).

Je nach Ausprägung der Symptomatik unterscheidet man 4 Schweregrade (◘ Tab. 32.2). Die Begleitsymptome sind richtungsweisend im Schockzustand (Stadium III). Bei intravasaler Exposition und fulminantem Verlauf können sie aber auch fehlen.

■ Therapie

Erstmaßnahme jeder Therapie ist die unverzügliche Unterbrechung der Exposition zum auslösenden Agens, also z. B. der sofortige Stopp der Zufuhr des auslösenden Medikaments. Die weitere Therapie anaphylaktischer Reaktionen richtet sich nach der Ausprägung der Symptome (◘ Tab. 32.2). Zur Kreislauftherapie werden – je nach Ausprägung – Adrenalin oder Noradrenalin verwendet.

> **Praxistipp**
>
> Bei einer anaphylaktischen Kreislaufreaktion zuerst Schocklage – wenn möglich! Die Katecholamindosierung erfolgt immer nach Situation und individuellem Bedarf! Hierzu 1 mg Adrenalin oder 1 mg Noradrenalin in 100 ml NaCl 0,9% lösen, 1 ml enthält dann 10 µg. Nun folgendermaßen vorgehen:
> — Blutdruck ca. 60–80 mmHg: 1–2 ml (= 10– 20 µg) i.v. injizieren, weiter nach Bedarf,
> — Blutdruck nicht sicher messbar, aber noch Herzaktion vorhanden: 10 ml (= 100 µg) i.v. injizieren, weiter nach Bedarf,
> — Nur bei der Reanimation direkt 1 mg Adrenalin geben.

In vielen klinischen Situationen ist unklar, ob es sich wirklich um eine anaphylaktische Reaktion gehandelt hat. Hier kann die Bestimmung der Mastzelltryptase im Serum (»Serumtryptase«) helfen, die 1–2 h später erhöht nachgewiesen werden kann. Vorgehen:
— Mastzelltryptase unmittelbar nach Stabilisierung des Patienten, dann 1–2 h und nochmal 24 h (als Basiswert) nach dem vermuteten anaphylaktischen Ereignis bestimmen,

◻ **Tab. 32.2** Anaphylaktischer Schock – Stadieneinteilung, Symptome und Therapie

Schweregrad	Reaktion	Klinisches Bild	Therapie
Grad 0–IV			Immer Allergenzufuhr sofort stoppen!
Grad 0	lokal	lokal begrenzte Hautreaktion	
Grad I	leichte Allgemeinreaktion	– disseminierte Hautreaktion – Schleimhautreaktionen	– venöser Zugang, O_2-Gabe – H_1- und H_2-Rezeptor-Antagonisten, z. B. 8 mg Dimetinden (z. B. Fenistil) + 100 mg Ranitidin (z. B. Sostril) i.v. – Prednisolon (z. B. Solu-Decortin H) oder Methylprednisolon (z. B. Urbason) 100–250 mg bei unzureichender Wirkung der H_1- und H_2-Rezeptor-Antagonisten
Grad II	ausgeprägte Allgemeinreaktion	– Allgemeinreaktionen wie Übelkeit und Erbrechen – Hypotonie – Dyspnoe, beginnender Bronchospasmus	– venöser Zugang, O_2-Gabe – rasch 500–1.000 ml Vollelektrolytlösung infundieren – H_1- und H_2-Rezeptor-Antagonisten (▶ Grad I) – bei Hypotonie: Schocklage (sofern möglich), fraktioniert Cafedrin/Theodrenalin (z. B. Akrinor) oder 10–20 µg Adrenalin oder Noradrenalin i.v., weiter nach Bedarf[a] – bei Bronchospasmus: β_2-Mimetika inhalativ (z. B. Salbutamol, Terbutalin, Fenoterol), ggf. Epinephrininhalation – Prednisolon (z. B. Solu-Decortin H) oder Methylprednisolon (z. B. Urbason) 100–250 mg
Grad III	bedrohliche Allgemeinreaktion	– Schock – Bronchospasmus – Larynxödem mit Heiserkeit und Stridor – Bewusstseinsstörung bzw. -verlust	– venöser Zugang, O_2-Gabe, ggf. Intubation und Beatmung – rasch 500–1.000 ml Vollelektrolytlösung infundieren – bei Hypotonie: Schocklage (sofern möglich), fraktioniert 100 µg Adrenalin i.v. injizieren, weiter nach Bedarf[a] – Prednisolon (z. B. Solu-Decortin H) oder Methylprednisolon (z. B. Urbason) 250–1.000 mg – bei Bronchospasmus β_2-Mimetika inhalativ (▶ Grad II), ggf. 5 mg/kg Theophyllin (z. B. Bronchoparat) i.v. – H_1- und H_2-Rezeptor-Antagonisten (▶ Grad I)
Grad IV	Versagen der Vitalorgane	Atem- und Kreislaufstillstand	kardiopulmonale Reanimation[a]

[a] Bei einer anaphylaktischen Kreislaufreaktion zuerst Schocklage wenn möglich! Die Katecholamindosierung erfolgt immer nach Situation und individuellem Bedarf! Hierzu 1 mg Adrenalin oder 1 mg Noradrenalin in 100 ml NaCl 0,9% lösen, 1 ml enthält dann 10 µg. Nun folgendermaßen vorgehen:

– **Grad II:** Blutdruck ca. 60–80 mmHg: 1–2 ml (= 10–20 µg) i.v. injizieren, weiter nach Bedarf,

– **Grad III:** Blutdruck nicht sicher messbar, aber noch Herzaktion vorhanden: 10 ml (= 100 µg) i.v. injizieren, weiter nach Bedarf,

– bei Grad III und fehlendem i.v.-Zugang alternativ 1 mg Adrenalin mit NaCl 0,9% auf 10 ml verdünnen und 0,3–0,5 mg i.m.,

– **Grad IV:** Bei der Reanimation direkt 1 mg Adrenalin geben. Zusätzlich (wenn Zeit) H_1- und H_2-Rezeptor-Antagonisten und Prednisolon oder Methylprednisolon 250–1.000 mg geben.

	Tab. 32.3 SIRS, MODS, MOV: Begriffsbestimmungen	
Abkürzung	**Begriff**	**Definition**
SIRS	»systemic inflammatory response syndrome«	generalisierte (systemische) Entzündungsreaktion (Sepsis = SIRS durch Infektion)
MODS	Multiorgandysfunktionssyndrom	parallel oder sequenziell sich entwickelnde Organfunktions- störungen von 2 oder mehr Organsystemen
MOV	Multiorganversagen	parallel oder sequenziell etabliertes Organversagen von 2 oder mehr Organsystemen

MODS und MOV bezeichnen also graduelle Unterschiede der Organfunktionsstörung. Häufig bestehen Organversagen und Organdysfunktionen parallel, sodass eine Trennung oft nicht möglich ist

- Serumröhrchen verwenden, eine Bestimmung post mortem ist möglich.
- Patienten informieren, möglichst Bescheinigung ausstellen,
- ggf. weitere allergische Diagnostik veranlassen.

32.3 Multiorganversagen

Der Entstehung eines Multiorganversagens (MOV) bzw. eines Multiorgandysfunktionssyndroms (MODS) geht in der Regel eine systemische Inflammationsreaktion (»systemic inflammatory response syndrome«, SIRS) voraus (Tab. 32.3).

Ursachen dieser Inflammationsreaktion sind vielfältig. Sie können infektiöser Genese sein, dann spricht man von einer Sepsis, sie können aber auch primär unabhängig von einer Infektion entstehen, z. B. bei schweren Traumen, Verbrennungen, Pankreatitis, bei großen Operationen, u. a. bei Verwendung einer Herz-Lungen-Maschine, oder generell im Rahmen von Ischämie-Reperfusions-Ereignissen. Die primäre Schädigung führt zu einer vielfältigen Aktivierung des körpereigenen Immunsystems mit:

- zellulärer Stimulation von Granulozyten, Makrophagen, Lymphozyten, Thrombozyten, Mastzellen und Endothelzellen,
- Freisetzung von Zytokinen,
- Aktivierung von Kaskadensystemen: Kallikrein-Kinin-System, Komplement, Gerinnung, Fibrinolyse, vasoaktive Systeme.

Dies wiederum kann zu O_2-Verwertungsstörungen mit mitochondrialer Dysfunktion, zu Störungen der Vasomotorik (Vasodilatation, Vasokonstriktion), gesteigerten Adhäsionsvorgängen zwischen Endothelzellen, Leukozyten und Thrombozyten sowie zu mikro-

vaskulären Thrombosen führen. Es resultiert eine heterogene Perfusion mit Perfusionsdefiziten einerseits und funktionellen Shuntbildungen andererseits, die in der Summe zu einer Beeinträchtigung von O_2-Angebot und -verwertung und damit zu Organdysfunktionen führen. Verstärkt werden können diese Organdysfunktionen durch ins Interstitium ausgewanderte Granulozyten, die z. B. eine Ödembildung mit verlängerter Diffusionsstrecke beim ARDS hervorrufen.

In der Folge eines SIRS treten häufig antiinflammatorische Reaktionen auf, getriggert durch die o. a. Kaskadensysteme, die wiederum zu einer Immunsuppression mit erhöhter Infektanfälligkeit führen, ein Zustand, der als CARS (»compensatory antiinflammatory response syndrome«) bezeichnet wird (Abb. 32.1). Darüber hinaus sind andere Schutzmechanismen, wie antioxidative und antiproteolytische Faktoren, beeinträchtigt. Dysfunktionen einzelner Organe können in der Folge zur Beeinträchtigung weiterer Organsysteme führen, z. B.

- eine Störung des Herz-Kreislauf-Systems führt zu Oligurie und Anurie oder zu Durchblutungsstörungen im Magen-Darm-Trakt mit Translokationen von Erregern und Toxinen,
- ein Lungenversagen mit hohen Beatmungsdrücken führt zu Perfusionsstörungen von Niere und Splanchnikusgebiet,
- eine eingeschränkte Nieren- oder Leberfunktion führt zur Akkumulation endogener Toxine mit Beeinträchtigung der Herzleistung oder der Vasomotorik.

Letztendlich resultiert ein Circulus vitiosus bis hin zum kompletten Multiorganversagen, dem MOV (»multi organ failure«, MOF).

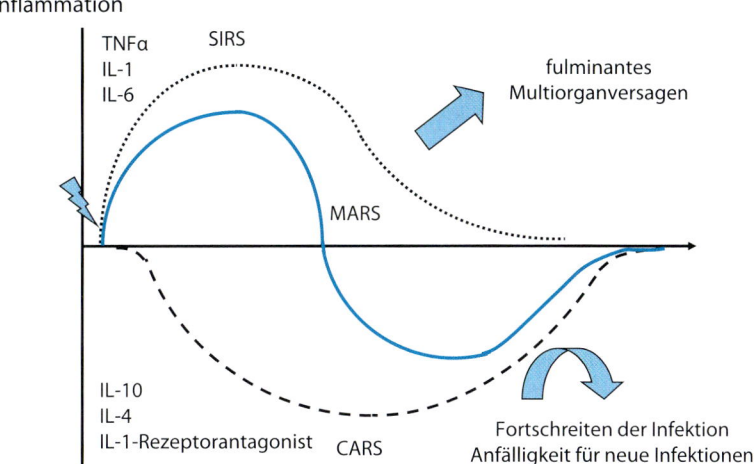

Inflammation

TNFα
IL-1
IL-6

SIRS

fulminantes
Multiorganversagen

MARS

IL-10
IL-4
IL-1-Rezeptorantagonist   CARS

Fortschreiten der Infektion
Anfälligkeit für neue Infektionen

Antiinflammation

◘ Abb. 32.1 Komplexe Immunantwort bei Sepsis. Als frühe Antwort auf eine Sepsis werden proinflammatorische Mediatoren ausgeschüttet, um den Infekt einzudämmen, insbesondere die sog. Alarmzytokine TNFα und IL-1. Hierdurch kommt es zu einer Hyperinflammation, dem »systemic inflammatory response syndrome« (SIRS). Dieser frühen Antwort folgt die zunehmende Ausschüttung antiinflammatorischer Mediatoren wie IL-1-Rezeptorantagonist, IL-4 und IL-10; es entwickelt sich eine Antiinflammationsantwort, die als »compensatory anti-inflammatory response syndrome« (CARS) bezeichnet wird und mit einer Immunsuppression einher geht. Diese Phänomene SIRS und CARS können im weiteren Krankheitsverlauf – insbesondere bei prolongierten Verläufen – teilweise gleichzeitig und parallel zueinander ablaufen, was mit dem Begriff MARS (»mixed antagonistic response syndrome«) bezeichnet wird

■ **Klinik**

Je nach betroffenen Organsystemen ist das klinische Bild sehr variabel. In der Anfangsphase sind die Organdysfunktionen häufig Ausdruck einer beeinträchtigten Organperfusion. Das zugrunde liegende SIRS prägt das klinische Bild mit. Die Beteiligung einzelner Organe und auch die Schwere der Organdysfunktionen können dabei sehr variabel sein. Das macht eine Beschreibung von MODS und MOV schwierig.

Zur besseren Charakterisierung wurden Scoresysteme wie der »sepsis-related (sequential) organ failure assessment« (SOFA)-Score, der »multiple organ failure« (MOF)-Score oder der »logistic organ dysfunction score« (LODS) entwickelt (▶ Kap. 23).

Betroffene Organsysteme können das Herz-Kreislauf-System, Lunge, Niere, Leber, Gehirn, Magen-Darm-Trakt, Gerinnungssystem, aber auch Pankreas oder endokrine Organe sein.

■ **Prognose**

Die Prognose eines etablierten MOV ist trotz aller Verbesserungen der Intensivtherapie nach wie vor sehr schlecht und stellt eine führende Ursache der Sterblichkeit auf Intensivstationen dar. Mit der Zahl der Organversagen steigt die Sterblichkeit; bei 3 und mehr versagenden Organsystemen liegt die Letalität über 60–80%.

■ **Therapie**

Eine spezifische Therapie von MODS und MOV existiert nicht. Basis ist vielmehr die supportive Therapie der einzelnen Organdysfunktionen und das Verhindern zusätzlicher Komplikationen. Da die Prognose sehr schlecht ist und die Therapieoptionen limitiert sind, kommt einer besonders frühzeitigen und präventiven Therapie eine besondere Bedeutung zu.

❯ Die frühzeitige, präventive, aggressive, kausale und supportive Therapie ist die wichtigste Säule bei der Behandlung aller kritischen Erkrankungen, die zu einem MODS oder MOV führen können, wie z. B. Infektionen, Ischämie-Reperfusions-Ereignisse oder Polytrauma.

Eine frühe, konsequente Schockbehandlung kann Organdysfunktionen verhindern bzw. ihr Ausmaß positiv beeinflussen. Dies wird mit den Begriffen »golden hour of shock« oder »early goal directed therapy« ausgedrückt!

Fallbeispiel Teil 2

In den nächsten Tagen entwickelt die Patientin ein Multiorganversagen. Bis zum endgültigen Depacking persistiert eine Hyperlaktatämie trotz differenzierter PiCCO-gesteuerter Volumen- und Katecholamintherapie. Die Patientin bleibt hochdosiert vasopressorpflichtig. Unter dem Bild eines ARDS beträgt der Oxygenierungsindex zwischen 60 und 120 mmHg bei einem PEEP von 15 mbar und einer FiO_2 bis 1,0. Es entwickelt sich eine Anurie, sodass eine Nierenersatztherapie als CVVHDF begonnen wird. Das Bilirubin steigt innerhalb von 4 Tagen auf Werte über 10 mg/dl (171 μmol/l) an. Der SOFA-Score schwankt zwischen 17 und 19 Punkten. Kompliziert wird der Verlauf durch eine ventilatorassoziierte Pneumonie und eine posttraumatische Pankreatitis. Die Patientin verstirbt am 15. Tag im persistierenden Multiorganversagen.

Literatur

Adams HA, Baumann G, Cascorbi I et al. (2005) Empfehlungen zur Diagnostik und Therapie der Schockformen der IAG Schock. Teil 2: Hypovolämischer Schock. Intensivmed 42: 96–105

Adams HA, Baumann G, Cascorbi I et al. (2005) Empfehlungen zur Diagnostik und Therapie der Schockformen der IAG Schock. Teil 4: Anaphylaktischer Schock. Intensivmed 42: 299–304

Böttiger BW, Bernhard M, Lier H, Fischer M, Schüttler J (2011) Trauma-Update: S3-Leitlinie Polytrauma. Was muss der Anästhesist wissen? Anästh Intensivmed 52: S693–S700

Internetlinks

www.aagbi.org/safety/allergies-and-anaphylaxis: Internetseite der Association of Anaesthetists of Great Britain & Ireland (AAGBI). Hier findet man die »2009 AAGBI Safety Guideline Suspected Anaphylactic Reactions«

www.awmf.org/leitlinien/detail/ll/061-025.html: S2-Leitlinie zur Akuttherapie anaphylaktischer Reaktionen. Die Leitlinie hatte eine Gültigkeit bis 04/2011 und wird derzeit überarbeitet

Störungen des Herz-Kreislauf-Systems

Akutes Koronarsyndrom und Myokardinfarkt

Josef Kreß, Christian Perings

Fallbeispiel Teil 1

Ein 62-jähriger Patient verspürt gegen 7:00 Uhr heftige Schmerzen in der Brust. Die Symptomatik ist von Unruhe, Schwindel und Parästhesien in beiden Armen begleitet. Zur Vorgeschichte sind ein arterieller Hypertonus, eine Hyperlipidämie, eine familiäre Vorbelastung und ein jahrelanger Nikotinabusus bekannt. Die vom Hausarzt eingeleitete antihypertensive Therapie wurde vom Patienten nicht fortgeführt.

Die Ehefrau benachrichtigt um 8:58 Uhr den Rettungsdienst, der gegen 9:10 Uhr eintrifft. Die Notärztin zeichnet nach 8 min ein 12-Kanal-EKG auf mit der Diagnose eines ST-Streckenhebungsinfarkts der Hinterwand. Die Atemfrequenz beträgt 15/min, der Blutdruck 145/100 mmHg. Die Herzfrequenz liegt bei 76/min. Eine Vollelektrolytlösung wird infundiert, anschließend injiziert die Notärztin 5.000 IE Heparin, 500 mg Acetylsalicylsäure (1 Amp. Aspisol) und 5 mg Metoprolol (Beloc) i.v.; die Analgesie erfolgt fraktioniert mit insgesamt 10 mg Morphin. Dazu werden 4 l/min O_2 per Nasensonde insuffliert.

Die Rettungsleitstelle informiert das Personal des nächstgelegenen Herzkatheterlabors über den Transport des Patienten zur invasiven Akutdiagnostik und -therapie. Der Tagesplan des Herzkatheterlabors wird unterbrochen, um den Patienten direkt invasiv untersuchen zu können. Der Notarztwagen verlässt den Einsatzort um 9:28 Uhr und erreicht 9:52 Uhr das Krankenhaus. Noch vor Beginn der Katheteruntersuchung erhält der Patient 60 mg Prasugrel (z. B. Efient) per os.

Koronarangiographisch wird ein Verschluss der rechten Herzkranzarterie (RCA) vor der Crux cordis festgestellt. Daraufhin wird ein körpergewichtbezogener Bolus Abciximab (z. B. ReoPro) mit einer anschließenden Erhaltungsinfusion i.v. appliziert. Die Activated Clotting Time (ACT) liegt bei 250 s. Nach der Passage des Verschlusses mit dem Koronardraht erfolgt um 10:17 Uhr die Thrombusaspiration. Nachfolgend wird die Stenose mit einem Ballon dilatiert und ein Bare-Metal-Stent implantiert. Bei einem Blutdruckabfall nach Eröffnung des Koronargefäßes wird eine forcierte Infusion der Elektrolytlösung erforderlich. Nachdem koronarangiographisch ein gutes postinterventionelles Ergebnis dokumentiert werden konnte, erfolgt nun die Darstellung der linken Kranzarterie (LCA). Es wird eine hochgradige Stenose des Ramus circumflexus (LCx) diagnostiziert, die bei gutem Fluss zunächst belassen wird. Eine Lävokardiographie erfolgt nicht. Der Patient wird dann beschwerdefrei, druckstabil und mit normalisiertem EKG-Befund unter kontinuierlichem Monitoring auf die Intensivstation verlegt.

Das akute Koronarsyndrom (ACS) stellt die lebensbedrohliche Manifestation der koronaren Herzerkrankung dar. Das Spektrum reicht von der instabilen Angina pectoris über den Myokardinfarkt bis zum plötzlichen Herztod. Die Therapie richtet sich nach der unterschiedlichen Manifestation des ACS und kann individuell grundlegend differieren. Aus diesem Grund werden Patienten mit typischen akuten thorakalen Schmerzen und der Diagnose ACS in den Leitlinien der Fachgesellschaften European Society of Cardiology (ESC), American Heart Association (AHA) und American College of Cardiology (ACC) nach bestimmten EKG-Kriterien kategorisiert (◘ Abb. 33.1).

Patienten mit persistierender ST-Segmenthebung über 20 min Hier liegt ein ST-Elevationsmyokardinfarkt (STEMI) vor. Das therapeutische Ziel ist die schnelle, komplette und dauerhafte Reperfusion durch eine primäre perkutane Koronarintervention (»percutaneous coronary intervention«, PCI) oder systemische Fibrinolyse.

Patienten ohne persistierende ST-Segmenthebung Der EKG-Befund ist variabel und reicht von einem unauffälligen Stromkurvenverlauf bis zu Endstreckenveränderungen, die zum Teil dynamisch sein können. Mit dem Nachweis von Biomarkern, vorzugsweise von Troponin, handelt es sich um einen Non-ST-Elevationsmyokardinfarkt (NSTEMI). Ohne Nachweis von Biomarkern liegt kein Myokardinfarkt, sondern eine instabile Angina pectoris vor. Die Patienten stellen eine prognostisch heterogene Gruppe dar. Therapieziel ist die Reduktion der Inzidenz des STEMI, seines Ausmaßes und der rezidivierenden Ischämie.

■ ■ Repetitorium Pathophysiologie

Das ACS wird überwiegend durch eine partielle oder komplette thrombotische Okklusion der großen Herzkranzarterien hervorgerufen. Diese führt zu einer Reduktion des koronaren Blutflusses. Die Formation des Thrombus wird durch eine Ulzeration (Erosion) oder Fissur eines vulnerablen arteriosklerotischen Plaques verursacht, wobei inflammatorische Vorgänge zur Plaque-Destabilisierung beitragen können. An die Läsion lagern sich aktivierte Thrombozyten an, die Thromboxan A2 und Adenosindiphosphat (ADP) freisetzen. Dies führt zur Adhäsion und Aggregation weiterer Thrombozyten. Die dynamische Interaktion zwischen aktivierten Plättchen und Komponenten der Gerinnungskaskade induziert dann die Bildung eines fibrinreichen Thrombus. Von der Plaque-Ruptur bis zum Beginn des ACS können bis zu 14 Tage vergehen.

Die Thrombusformation ist dynamisch. Spontane lokale lytische Vorgänge erklären, dass bei 25–30% der

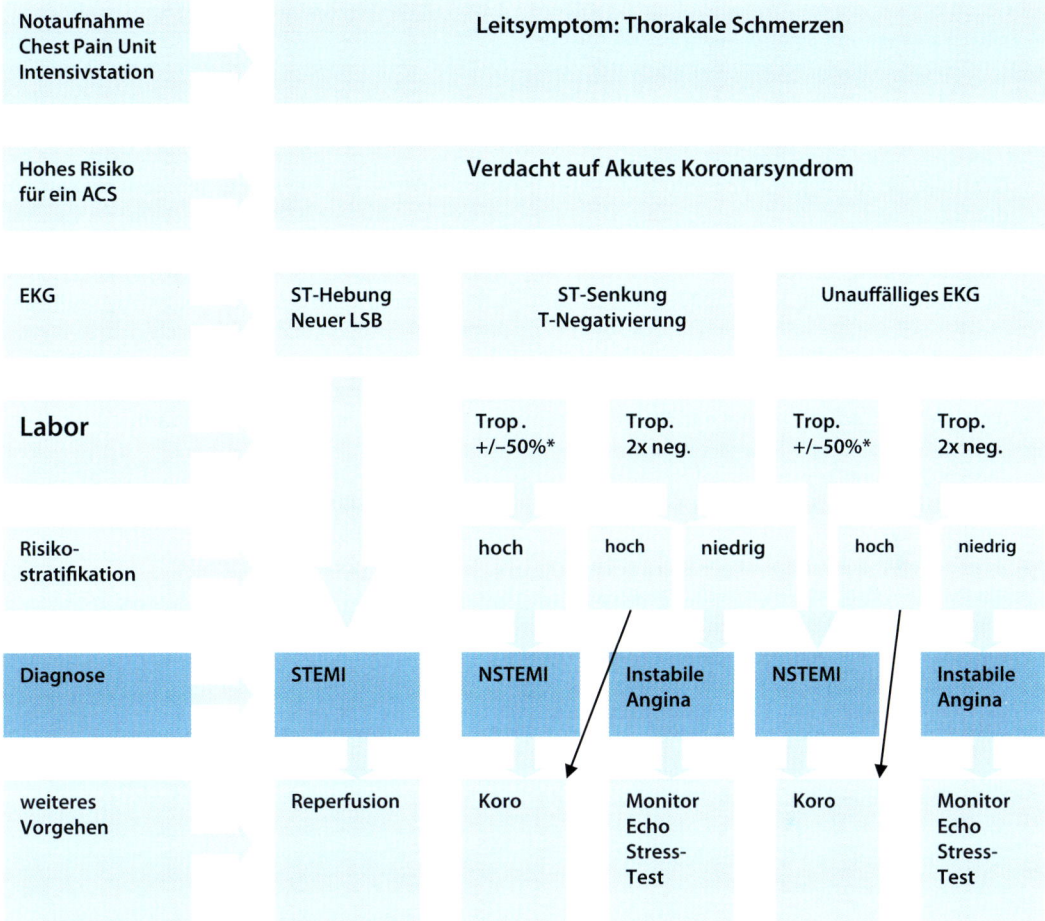

◻ Abb. 33.1 Vorgehen beim akuten Koronarsyndrom. Koro = Koronarangiographie, Echo = Echokardiographie, LSB = Linksschenkelblock, *Trop. +/−50% = Anstieg/Abfall um 50% beim Re-Test nach 3 h

Patienten mit STEMI bei der Akutkoronarangiographie offene Koronararterien dokumentiert werden. Thrombusfragmente können nach distal embolisieren und kleine Myokardnekrosen auslösen.

33.1 Diagnose und erstes Notfallmanagement

Die Prognose der Patienten ist von der zügigen Einleitung der leitlinienkonformen Therapie abhängig. Insbesondere ist der möglichst frühe Beginn der Revaskularisation bei Patienten mit STEMI von eminenter Bedeutung.

Leitsymptome des ACS sind:
— anhaltende thorakale Ruheschmerzen >20 min Dauer,

— erstmalige (de novo) Beschwerden bei leichter körperlicher Belastung (wie 100 m ebenerdiges Laufen oder Ersteigen einer Treppe),
— gravierende Beschwerdezunahme bei einer bisher stabilen Angina pectoris (Crescendo-Angina),
— Post-Infarkt-Angina: erneute Beschwerden nach abgelaufenem Myokardinfarkt.

Der Schmerz wird als heftiger thorakaler Druck, Brennen hinter dem Brustbein und Atemnot beschrieben. Er strahlt in den linken Arm, in die Schulter oder in den Kiefer aus. Vegetative Begleitsymptome wie Schwitzen und Übelkeit treten insbesondere beim STEMI auf. Atypische Beschwerden werden häufig von Frauen, sehr jungen oder alten Patienten sowie von Diabetikern und Patienten mit terminaler Niereninsuffizienz angegeben.

Schon beim ersten medizinischen Kontakt sollten bei allen Patienten mit signifikantem Risiko für ein ACS (typische Angina-pectoris-Symptomatik, bekannte KHK, ST-Senkungen im EKG, T-Negativierung, positive Biomarker wie Troponin, Diabetes mellitus) folgende Schritte durchgeführt werden:

- Kontrolle von Atmung und Kreislauf inkl. Blutdruckmessung,
- klinische Untersuchung einschließlich Herz- und Lungenauskultation,
- Aufzeichnung eines 12-Kanal-EKG innerhalb der ersten 10 min, dann kontinuierliche Überwachung des Herzrhythmus,
- O_2-Gabe bei einer O_2-Sättigung <90%,
- Anlage eines venösen Zugangs und Blutabnahme,
- intravenöse Gabe von 500 mg Acetylsalicylsäure (ASS, z. B. Aspisol),
- unfraktioniertes Heparin 70 IE/kg i.v. (max. 5.000 IE),
- Applikation von 0,4 mg Nitroglycerin sublingual (entspricht z. B. einem Sprühstoß Nitrolingual-Spray; eine Nitrolingual-Kps. enthält 0,8 mg Nitroglycerin), Wiederholung 3-mal im Abstand von 5 min bei ausreichend hohem Blutdruck (>100 mmHg systolisch) **Cave**: Rechtsherzinfarkt.
- Anwendung von β-Rezeptorenblockern insbesondere bei Tachykardie, Hypertonie und persistierenden Schmerzen, z. B. fraktionierte Gabe von Metoprolol (z. B. Beloc) 5 mg i.v. bis zu einer Maximaldosis von 15 mg. Kontraindikationen sollten beachtet werden (► Übersicht).

Kontraindikationen für β-Blocker

- Herzfrequenz <50/min
- Systolischer Blutdruck <100 mmHg
- Schwere Linksherzinsuffizienz
- AV-Block I. Grades (PQ-Zeit >0,24 s), AV-Block II. und III. Grades
- Schwere COPD zum Zeitpunkt des Infarkts

 Cave
Tachykardie oder Tachyarrhythmie können Ausdruck einer (schweren) Herzinsuffizienz sein, bei der die Anwendung von β-Blockern kontraindiziert ist!

Eine Schmerzlinderung reduziert die sympathische Aktivierung sowie die Angst und damit die Vasokonstriktion und den O_2-Bedarf. Morphin wird in einer initialen Dosis von 3–5 mg i.v. appliziert – mit der Option einer Dosiserhöhung nach 5–15 min.

33.1.1 Elektrokardiogramm

Das EKG ist das Schlüsseldiagnostikum des akuten Koronarsyndroms. Es sollte innerhalb von 10 min nach dem ersten medizinischen Kontakt angefertigt und durch einen in der Interpretation erfahrenen Arzt beurteilt werden. Die EKG-Veränderungen sind abhängig von der Art der Ischämie (reversibel vs. Infarkt), der Dauer und dem Ausmaß der Ischämie (subendokardial vs. transmural), der Lokalisation (anterior vs. inferoposterior) und anderen, gleichzeitig vorliegenden Abnormitäten wie z. B. Schenkelblock, Hypertrophie, Wolff-Parkinson-White-Syndrom (WPW). Folgende Elektrodenpositionen werden beim 12-Kanal-EKG auf der Intensivstation verwendet:

Elektrodenposition

- **Extremitätenableitungen**
  - Rot = rechter Unterarm
  - Gelb = linker Unterarm
  - Grün = linker Unterschenkel
  - Schwarz = rechter Unterschenkel
- **Brustwandableitungen**
- V1 = 4. ICR, rechts parasternal[1]
- V2 = 4. ICR, links parasternal
- V3 = zwischen V2 und V4
- V4 = 5. ICR in der Medioklavikularlinie
- V5 = 5. ICR in der vorderen Axillarlinie
- V6 = 5. ICR in der mittleren Axillarlinie

Die Ableitungen V7–V9 erhält man, indem man die Brustwandableitungen im 5. ICR nach links lateral und dorsal fortsetzt: V7 = hintere Axillarlinie, V8 = Skapularlinie, V9 = Vertebrallinie. Für die Ableitungen V4r–V6r werden die Brustwandableitungen V4–V6 spiegelbildlich nach rechts geklebt.

STEMI

In den ersten Minuten bis Stunden kann als Ausdruck der subendokardialen Ischämie eine Erhöhung der T-Welle auftreten, die dann als »Erstickungs-T« oder als »hyperakutes T« bezeichnet wird (◘ Abb. 33.2). Die ST-Strecke ist zu diesem Zeitpunkt meist etwas eleviert oder aber gesenkt. Häufig wird dieses Stadium nicht mehr erfasst.

Es folgt das Stadium I mit monophasischen ST-Hebungen bei erhaltenen R-Zacken ohne Nachweis eines pathologischen Q und noch positiver T-Welle.

---

1 Merke: Bei Männern liegt die Brustwarze in der Regel im 4. ICR in der Medioklavikularlinie

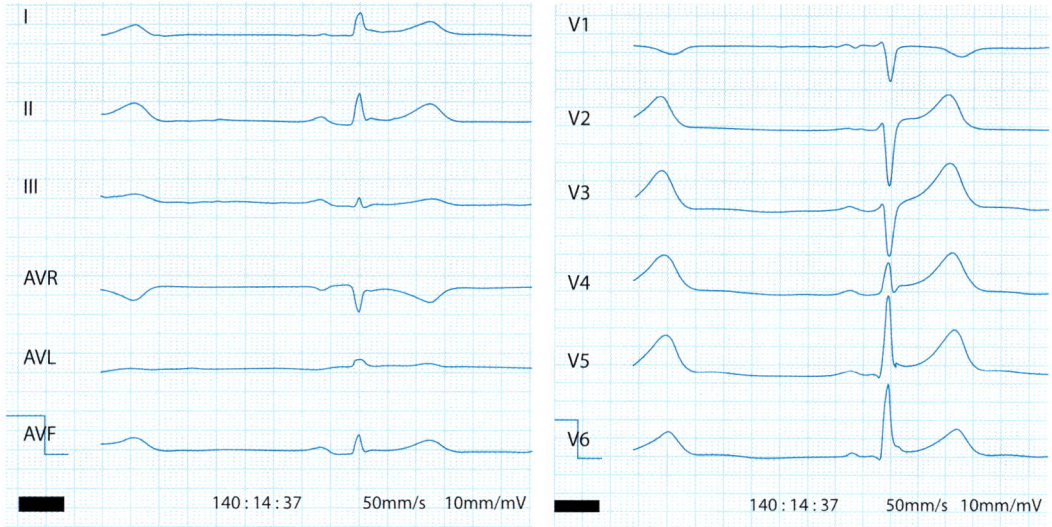

◘ **Abb. 33.2 Hyperakutes T (»Erstickungs-T«) bei Vorderwandinfarkt**

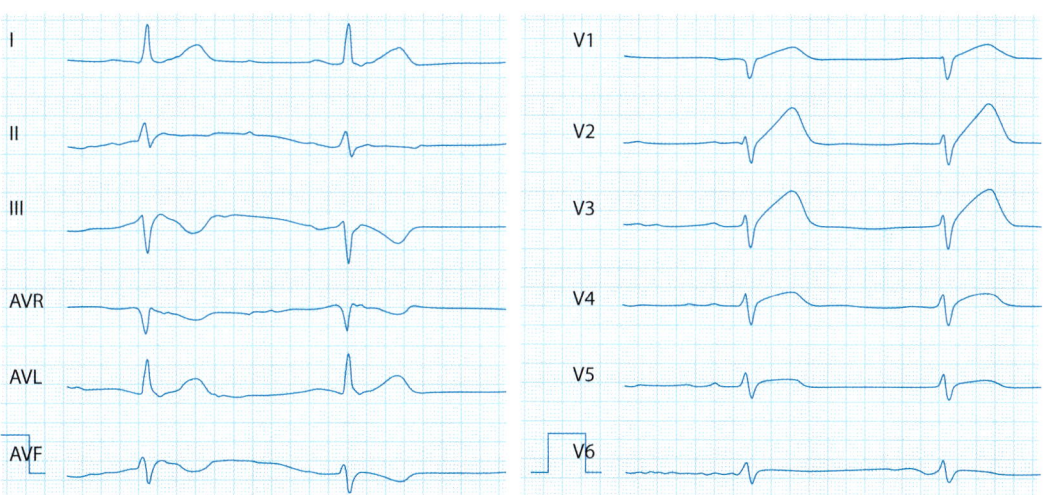

◘ **Abb. 33.3 Vorderwandinfarkt bei proximalem LAD-Verschluss mit ST-Hebungen in V1–V4**

Von einem pathologischen Q spricht man, wenn die Q-Zeit >0,04 s beträgt (◘ Abb. 33.3; ◘ Abb. 33.4).

> Beim STEMI beträgt die ST-Hebung ≥0,1 mV in mindestens 2 zusammenhängenden Extremitätenableitungen oder ≥0,2 mV in mindestens 2 zusammenhängenden Brustwandableitungen. Als indirektes Zeichen zeigen sich ST-Streckensenkungen in den Ableitungen, die spiegelbildlich das Läsionsgebiet wiedergeben.

Im Zwischenstadium nimmt die ST-Hebung ab, es kommt zur Ausbildung der pathologischen Q-Welle mit einer Q-Zeit >0,04 s und einer T-Wellen-Inversion. Im Folgestadium II entwickelt sich ein R-Verlust und die ST-Elevation normalisiert sich. Im Endstadium kann es insbesondere bei kleinen Infarkten zu vollkommener Normalisierung des EKGs kommen.

> Auch ein neu aufgetretener Linksschenkelblock wird bei entsprechender Klinik und Laborkonstellation als STEMI bewertet.

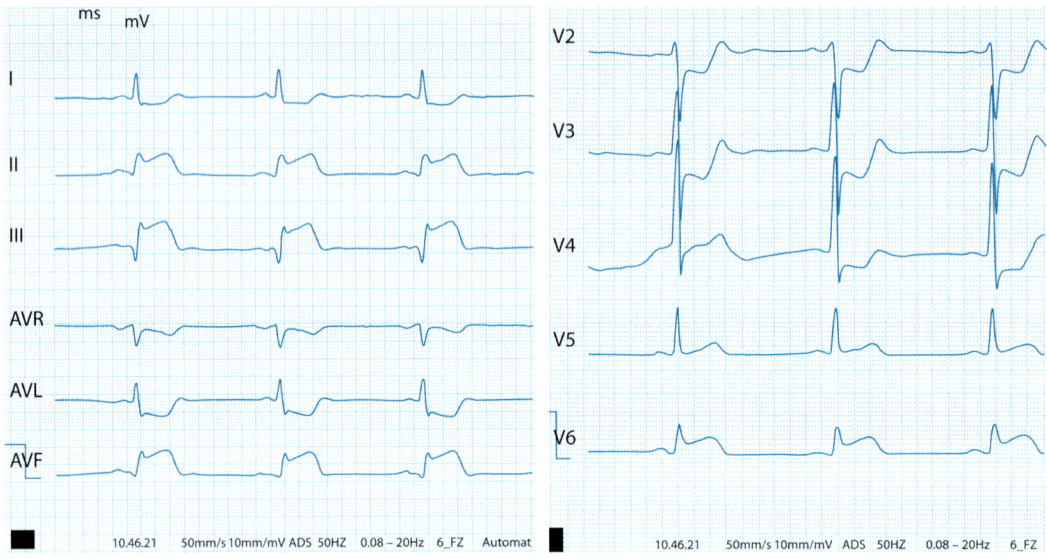

◘ Abb. 33.4 Inferiorer Infarkt (»Hinterwandinfarkt«) bei Verschluss der RCA

Die Lokalisation des Infarkts erfolgt anhand der betroffenen EKG-Ableitungen (◘ Tab. 33.1).

NSTEMI

Persistierende oder dynamische ST-Segment- und T-
Wellen-Veränderungen sind Zeichen für die instabile
Angina pectoris oder den NSTEMI. Das Ausmaß der
ST-Streckensenkung und die Anzahl der betroffenen
Ableitungen korrelieren mit der Schwere der Ischämie
und der Prognose.

Man findet teils ausgeprägte tief negative T-Wellen, häufig symmetrisch in den Ableitungen V2–V5
(V6), zum Teil auch in Ableitung I und aVL (◘ Abb.
33.5).

Seltener sind diese Endstreckenveränderungen in
den Hinterwandableitungen II, III und aVF zu finden.

Beachte: Bei gesunden Menschen kann die T-Welle in V1 (angedeutet) und in Ableitung III (häufig)
negativ sein.

❯ **Ein komplett unauffälliges EKG schließt einen
NSTEMI nicht aus. Bei typischer Symptomatik
müssen zusätzliche Ableitungen aufgezeich-
net werden (V7–V9, V4r–V6r). Das EKG sollte
auf jeden Fall nach 6 und 24 h sowie bei erneuten Beschwerden bzw. Symptomen wiederholt werden.**

◘ **Tab. 33.1** Infarktlokalisation im EKG

Lokalisation	Ableitung mit Veränderungen	Koronar- arterien
anteroseptal (Vorderwand)	V2–V4	LAD nach Abgang der Septaläste
anterior (Vorderwand)	V1–V6, I, aVL	LAD proximal
lateral	I, aVL, V5, V6	Diagonalast/ Marginalast
inferior (Hinterwand)	II, III, aVF	RCA
posterior	R/S >1,0 in V1, erweiterte links- präkordiale Brust- wandableitungen V7–V9	LCx
rechtsventri- kulär	rechtspräkordiale Ableitungen V3r–V6r, V1	RCA

LAD = Ramus interventricularis anterior (left anterior
descending); RCA = Rechte Koronararterie (right
coronary artery); LCx = Ramus circumflexus (left cir-
cumflex coronary artery)

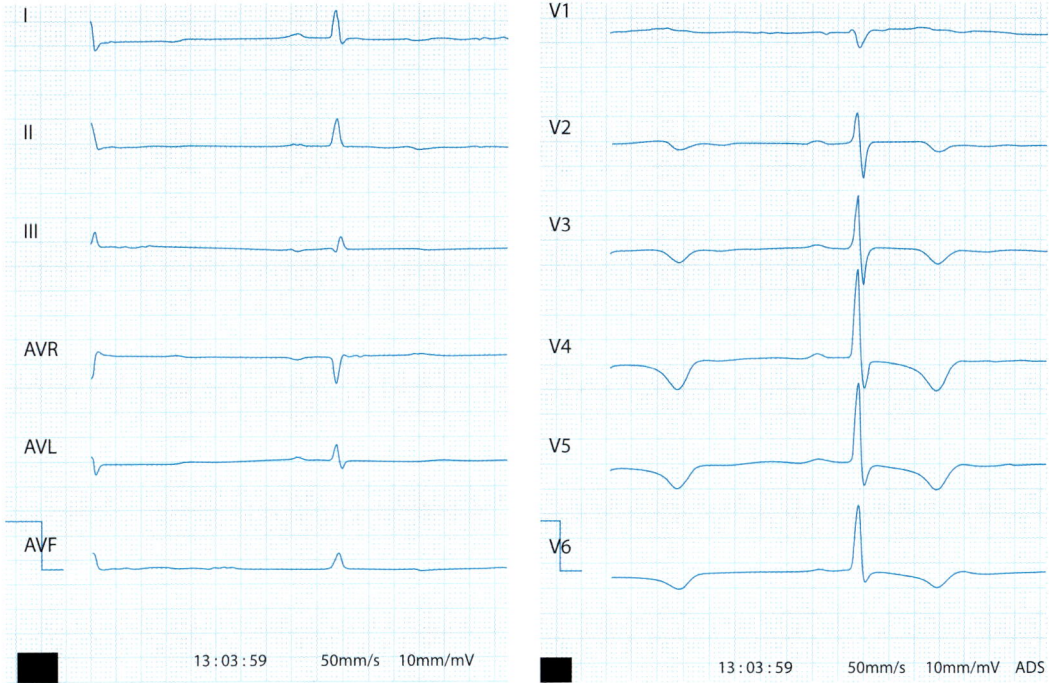

Abb. 33.5 EKG-Veränderungen bei NSTEMI der Vorderwand. Beachte die gleichschenklig negativen T-Wellen in den Ableitungen V2–V6

33.1.2 Diagnostische Anwendung von Biomarkern

Der Myokardinfarkt ist als myokardialer Zelltod nach einer längeren Ischämie definiert. Folglich werden Zellbestandteile in die Blutbahn freigesetzt, die als myokardiale Biomarker bezeichnet werden. Dazu gehören:

- die CK-MB (Kreatinkinase-Isoenzym vom Myokardtyp),
- die kardialen Troponine I und T (cTnI und cTnT) sowie das neue hochsensitive Troponin (hsTnT),
- das Myoglobin.

Die kardialen Troponine I und T sind die bevorzugten Marker für die Diagnose des Zelltods, da sie spezifisch für Herzgewebe sind. Aufgrund der hohen Sensitivität der Troponine sind CK-MB und Myoglobin nicht mehr für die Diagnosestellung des akuten Myokardinfarkts notwendig. Der Anstieg der Troponine beginnt innerhalb von 3–4 h nach Infarktbeginn. Je nach Ausdehnung des Infarkts persistieren die Erhöhungen zwischen 2 und 14 Tagen. Bei initial negativem Test sind wiederholte cTnI- oder cTnT-Messungen nach 4–6 und 12 h indiziert. Der Nachweis von Troponin ist als Risikomarker für die kurz- und langfristige Prognose

anzusehen; die Höhe des Troponinwerts hat auf die Prognose keine Auswirkung.

hsTnT Die neuen Assays mit dem hochsensitiven Troponin sind präziser als die konventionellen Troponin-Tests. Das hsTnT besitzt eine 10-fach geringere Detektionsgrenze und kann daher in deutlich niedrigerer Konzentration und auch schon früher, d. h. innerhalb von 3 h nach Schmerzbeginn, nachgewiesen werden. Auch beim hsTnT sind weiterhin serielle Proben notwendig, wobei die Dynamik der Werte von besonderer Bedeutung ist. Vorgehen in der Praxis:

- Erste Messung sofort in der Notaufnahme oder bei Ankunft auf der Intensivstation.
- Nach 3 h Kontrolle: Wenn Anstieg/Abfall über 50%, dann ist ein akuter Myokardzelluntergang höchstwahrscheinlich.
- Wenn nicht, dann erneute Kontrolle nach weiteren 3–6 h.
- Auch bei stabiler AP können erhöhte hsTnT-Werte gemessen werden, die dann aber konstant sind.

Die Anzahl der Infarktdiagnosen konnte in einer Studie durch den Einsatz von hsTnT um ein Drittel gesteigert werden. Durch den schnelleren Nachweis bzw.

Ausschluss eines NSTEMI wird die Risikostratefizierung optimiert.

> **Praxistipp**
>
> Patienten mit einer sehr hohen Infaktwahrscheinlichkeit, also starken Thoraxschmerzen und typischen EKG-Veränderungen, sollten rasch und innerhalb von 2 h einer Herzkatheteruntersuchung zugeführt werden, auch ohne die Ergebnisse der Biomarker abzuwarten!

Differenzialdiagnose der Troponinerhöhung

Andere Erkrankungen mit Schädigung von Herzmuskelzellen können ebenfalls zum Troponinanstieg führen:

- schwere akute und chronische Herzinsuffizienz,
- Herzkontusion, Ablation, Kardioversion, Herzmuskelbiopsie, Schrittmacherstimulation,
- Aortendissektion, Aortenklappenerkrankungen, hypertrophe Kardiomyopathie,
- Tachy- oder Bradyarrhythmie,
- Lungenembolie, schwere pulmonale Hypertonie,
- Takotsubo-Kardiomyopathie,
- akute neurologische Erkrankung inkl. Schlaganfall und SAB,
- infiltrative Erkrankungen wie Amyloidose, Sarkoidose, Hämochromatose, Sklerodermie,
- Myokarditis sowie Endokarditis und Perikarditis mit Myokardbeteiligung,
- kardiotoxische Substanzen wie Adriamycin, 5-FU, Herceptin, Schlangengift,
- kritisch kranke Patienten, Sepsis, Lungenversagen,
- Verbrennungen,
- Kreatininwert >2,5 mg/dl.

Zur weiteren Risikoabschätzung und zum Nachweis einer Herzinsuffizienz dienen das B-Typ-natriuretische Peptid (BNP) bzw. das N-terminale Pro-B-Typnatriuretische Peptid (NT-proBNP). Patienten, die hier eine Erhöhung aufweisen, haben nach 10 Monaten eine 2- bis 3-fach erhöhte Letalität.

33.1.3 Echokardiographie

Die akute Koronarischämie führt innerhalb von Sekunden zur Hypokinesie, Dyskinesie oder Akinesie der flussabhängigen Myokardsegmente. Deshalb kann die Echokardiographie frühestmöglich eingesetzt werden, um nach Wandbewegungsstörungen als Folge der Ischämie zu suchen. Zudem kann die globale links- und rechtsventrikuläre Funktion beurteilt werden, was

wiederum Einfluss auf die weitere Therapie hat. Bei hämodynamisch instabilen Patienten führt die Echokardiographie zur Ursachenabklärung und deckt mechanische Komplikationen wie akute Mitralklappeninsuffizienz, Ventrikelseptumruptur oder eine Perforation auf.

Die differenzialdiagnostische Abgrenzung zu anderen, möglicherweise ebenfalls lebensbedrohlichen Erkrankungen ist rasch möglich; dies könnten sein:

- Aortenklappenstenose,
- Aortendissektion,
- Lungenembolie,
- hypertrophe Kardiomyopathie.

Diese Erkrankungen bedürfen einer vollständig anderen Therapie.

> ❯ Liegt ein eindeutiger STEMI vor, darf der Beginn der Revaskularisation durch die Durchführung der Echokardiographie nicht verzögert werden.

33.1.4 Differenzialdiagnose des ACS

Unterschiedliche kardiale und nichtkardiale Erkrankungen können ein NSTEMI-ACS imitieren. Sie gehen teils mit ähnlichen thorakalen Schmerzen einher, können EKG-Veränderungen hervorrufen und kardiale Biomarker erhöhen (◻ Tab. 33.2).

Bevor Untersuchungen zur Differenzialdiagnose unternommen werden, sollten 3 wichtige Punkte beachtet werden.

1. Ist der Patient kardiorespiratorisch stabil?
2. Wie hoch ist bei möglichen Erkrankungen wie ACS, Lungenembolie oder Aortendissektion das kurzfristige Risiko für den Patienten?
3. Ist das Risiko für lebensbedrohliche Komplikationen so gering, dass der Patient auf die Intermediate-Care-Station oder auf die Normalstation verlegt werden kann?

33.1.5 Risikostratifizierung

Das optimale therapeutische Management des NSTEMI-ACS richtet sich nach dem individuellen kurz- und langfristigen Risiko des Patienten für Tod, Infarkt und wiederkehrende Ischämie. Algorithmen wie der Grace-Risiko-Score erfassen Risikofaktoren, um Patienten in die Hoch-, Intermediär- oder Niedrigrisikoklasse einzugruppieren. Es kann hiermit das Risiko für akute kardiale Ereignisse kalkuliert werden (◻ Tab. 33.3, ◻ Tab. 33.4).

◻ **Tab. 33.2** Differenzialdiagnose zum NSTEMI–ACS

kardial	vaskulär	pulmonal	gastrointestinal	muskuloskele-tal	infektiös
Myokarditis	Aortendissektion	Lungenembolie	Ösophagitis	HWS-Syndrom	Herpes zoster
Perikarditis	Aortenaneurysma	Pneumonie	peptisches Ulkus	Rippenfraktur	
Klappen-erkrankung		Pleuritis	Pankreatitis	Kostochondritis	
		Pneumothorax	Gallenblasen-erkrankung		

◻ **Tab. 33.3** Grace-Score für NSTEMI (Mod. nach Fox KA et al. BMJ 2006)

Parameter	Wert	Punkte
Alter (Jahre)	<40	0
	40–49	18
	50–59	36
	60–69	55
	70–79	73
	>80	91
Herzfrequenz (pro min)	<70	0
	70–89	7
	90–109	13
	110–149	23
	150–199	36
	>200	46
systolischer Blutdruck (mmHg)	<80	63
	80–99	58
	100–119	47
	120–139	37
	140–159	26
	160–199	11
	>200	0

◻ **Tab. 33.3** (Fortsetzung)

Parameter	Wert	Punkte
Kreatinin (mg/dl)	0–0,39	2
	0,4–0,79	5
	0,8–1,19	8
	1,2–1,59	11
	1,6–1,99	14
	2–3,99	23
	≥4	31
Killip-Klassifikation		
I	keine Lungen- oder Halsvenenstauung	0
II	basale Rasselgeräusche, Tachypnoe, Halsvenen- und/oder Leberstau	21
III	Stauungsrassel-geräusche bis zu den Lungenoberfeldern	43
IV	Lungenödem, Schockzeichen, Blutdruck <90 mmHg, Oligurie, Verwirrtheit	64
Herzstillstand bei Einweisung		43
erhöhte Biomarker		15
ST-Strecken Abweichung		30

◼ **Tab. 33.4** Grace-Score: Intrahospitale und 6-Monats-Sterblichkeit. (Mod. nach Hamm CW et al. Eur Heart 2011)		
Risikoklasse	**Score**	**%**
Intrahospitalsterblichkeit		
Niedrig	1–108	<1
Mittel	109–140	1–3
Hoch	141–372	>3
6-Monats-Sterblichkeit		
Niedrig	1–88	<3
Mittel	89–118	3–8
Hoch	119–263	>8

33.1.6 Blutungskomplikationen

Die gerinnungshemmende Therapie und die invasiven Maßnahmen erhöhen die Gefahr von lebensbedrohlichen Blutungskomplikationen – dies muss bei der weiteren Therapieplanung beachtet werden. Folgende Merkmale gehen mit einem erhöhten Blutungsrisiko einher:

- hohes Lebensalter,
- Niereninsuffizienz (Kreatininclearance <60 ml/min),
- weibliches Geschlecht,
- Herzinsuffizienz,
- Diabetes mellitus,
- Höhe des Blutdrucks,
- Gefäßerkrankung,
- Höhe des Hämatokrit.

Das Risiko für lebensbedrohliche Blutungen kann mit Scores berechnet werden, z. B. mit dem Crusade-Blutungsscore (◼ Tab. 33.5 und ◼ Abb. 33.6). Hierbei ist zu bedenken, dass schwere Blutungen die Letalität um den Faktor 5 und die Häufigkeit eines erneuten Infarkts um den Faktor 4 erhöhen. Daher ist das Blutungsrisiko bei der Entscheidung über die Therapieintensität zu beachten.

Bei gering ausgeprägter Blutung sollte die Therapie nicht unterbrochen werden. Schwere Blutungen erfordern die Unterbrechung oder gar Neutralisation der Thrombozytenaggregation bzw. Antikoagulation mit der Gefahr thrombotischer Komplikationen. Folgende Maßnahmen können erforderlich werden:

◼ **Tab. 33.5** Risikoabschätzung von schwerwiegenden Blutungen mit dem Crusade-Blutungsscore (Mod. nach Hamm CW et al. Eur Heart 2011)	
Parameter	**Punkte**
Hämatokrit, %	
<31	9
31–33,9	7
34–36,9	3
37–39,9	2
≥40	0
Kreatininclearance, ml/min	
≤15	39
>15–30	35
>30–60	28
>60–90	17
>90–120	7
≥120	0
Herzfrequenz (pro min)	
≤70	0
71–80	1
81–90	3
91–100	6
101–110	8
111–120	10
≥121	11
Geschlecht	
männlich	0
weiblich	8
Zeichen der Herzinsuffizienz	
nein	0
ja	7
Bekannte vaskuläre Erkrankung	
nein	0
ja	6
Diabetes mellitus	
nein	0
ja	6
Systolische Blutdruck, mmHg	
≤90	10
91–100	8
101–120	5
121–180	1
181–200	3
≥201	5

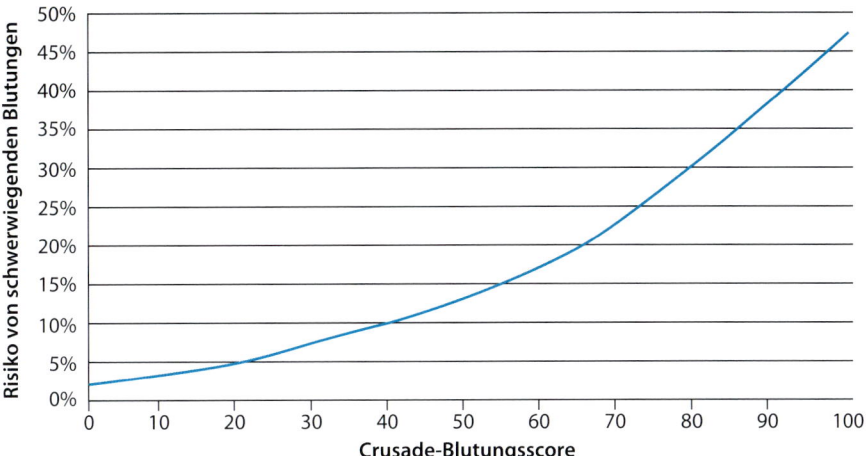

— Transfusion von Thrombozytenkonzentraten;
— Gabe von Desmopressin (z. B. Minirin), Protamin, FFP etc.

Das Risiko für Blutungskomplikationen ist besonders ab dem 4. bis zum 30. Tag erhöht. Hier muss individuell abgewogen werden. Die Transfusion von Erythrozytenkonzentraten kann die Letalität ggf. sogar erhöhen und sollte bei hämodynamisch stabilen Patienten mit einem Hämoglobinwert >8 g/dl und einem Hämatokrit >25% nicht erfolgen.

33.2 Therapie des akuten Koronarsyndroms (ACS)

Sobald die Diagnose einer instabilen Angina pectoris oder eines NSTEMI gestellt ist, erfolgt die Festlegung der weiteren therapeutischen Schritte (◘ Abb. 33.1). Die Patienten mit niedrigem Risiko werden medikamentös leitliniengerecht behandelt. Eine konservative Strategie ist zunächst adäquat. Die Versorgung auf einer »Chest Pain Unit« (CPU), alternativ Normalstation mit Telemetrie, ist für Patienten mit niedrigem bis mittlerem Risiko nach Grace-Score ausreichend.

Patienten mit hohem Risiko für Tod und Myokardinfarkt (>20 min anhaltende Schmerzen, Herzinsuffizienz, Hypotension, Tachykardie, Bradykardie, Alter >75 Jahre, transiente ST-Segment-Veränderungen >0,05 mV mit Ruhe-Angina, neu aufgetretener Block und positive Biomarker, hohe Risikoklasse nach dem

Grace-Score) müssen intensivmedizinisch überwacht und behandelt werden.

33.2.1 Medikamentöse Therapie des ACS

Schmerztherapie Erstes Therapieziel ist die Linderung der Schmerzen. Sollten diese trotz Anwendung von Nitraten und β-Blockern persistieren, können 3–5 mg Morphin i.v. gegeben werden. Eine Hypotonie sollte vorher ausgeschlossen und ggf. behandelt werden.

Nitrate Durch die Vorlastsenkung wird die ventrikuläre Wandspannung und damit der O_2-Verbrauch reduziert; außerdem führen Nitrate zur koronaren Vasodilatation. Zunächst erfolgt die Gabe von 0,4–0,8 mg Nitroglycerin s.l. entsprechend 1–2 Nitrospraystöße mit Wiederholung in kurzen Abständen, bei unzureichender Wirkung auch per infusionem. Kontraindikationen sind Hypotonie und die Einnahme von Sildenafil (z. B. Viagra) oder anderen PDE-5-Hemmern.

β-Blocker Die intravenöse und orale Anwendung von β-Blockern reduziert bei Beachtung von Kontraindikationen die Infarktgröße, Reinfarktrate und Letalität. Im weiteren postinfarziellen Verlauf gehören die β-Blocker zur Standardtherapie. Hierzu wird z. B. Metoprolol (z. B. Beloc) 50 mg/Tag bis zu 200 mg/Tag p.o. in 2 Einzeldosen gegeben.

Kalziumantagonisten Kalziumantagonisten kommen als dritte Gruppe in Kombination mit Nitraten und β-Blockern zur Anwendung oder alternativ zu β-Blockern bei Vorliegen von Kontraindikationen. Geeignet sind (mit und ohne β-Blocker) Amlodipin (z. B. Norvasc) 5–10 mg/Tag oder Felodipin (z. B. Modip) 2,5–10 mg/Tag. Hingegen sollte Nifedipin (z. B. Adalat) wegen seiner herzfrequenzsteigernden Wirkung ohne gleichzeitige Gabe von β-Blockern nicht eingesetzt werden. Diltiazem (z. B. Dilzem) oder Verapamil (z. B. Isoptin) werden bei Kontraindikationen für den β-Blocker in einer Dosis von 30–90 mg bis zu 4-mal täglich und einer Maximaldosis von 360 mg/Tag angewandt.

> ❯ Bei einem STEMI sind Kalziumantagonisten nicht indiziert.

ACE-Hemmer, AT_1-Blocker ACE-Hemmer und AT_1-Blocker senken den peripheren Widerstand und damit die Nachlast. Neben einer Senkung des O_2-Verbrauchs wird das Remodeling des nicht infarzierten Myokards günstig beeinflusst. Indikation sind eingeschränkte Ventrikelfunktion und Bluthochdruck. Die Kontraindikationen sind kardiogener Schock, systolischer Blutdruck <100 mmHg, akutes Nierenversagen, beidseitige Nierenarterienstenose und bekannte Unverträglichkeit wie Husten und Quincke-Ödem. Die Dosis von Ramipril (z. B. Delix) beträgt 2,5–10 mg/Tag, von Lisinopril (z. B. Acerbon) 2,5–10 mg/Tag und vom AT_1-Blocker Valsartan (z. B. Diovan) 160–320 mg/Tag.

CSE-Hemmer In Studien wurde die Reduktion von ischämischen Ereignissen beim intensiven frühzeitigen Einsatz von Statinen beschrieben. Ziel ist ein »Low-Density«-Lipoprotein (LDL)-Cholesterin <70 mg/dl. Eingesetzt werden z. B. Atorvastatin (z. B. Sortis) bis 80 mg/Tag, Pravastastin (z. B. Pravasin) bis 40 mg/Tag oder Simvastatin (z. B. Zocor) bis 80 mg/Tag.

Einsatz von Sauerstoff Es sollte eine kontinuierliche Überwachung der O_2-Sättigung (psO_2) erfolgen. Bei psO_2-Werten <90% wird Sauerstoff insuffliert.

33.2.2 Thrombozytenfunktionshemmung und Antikoagulation

Die pathologische Plättchenaggregation spielt eine entscheidende pathophysiologische Rolle beim ACS. Daher kommen die Thrombozytenfunktionshem-

mung sowie der Antikoagulation eine bedeutende Rolle zu.

Thrombozytenfunktionshemmung

Acetylsalicylsäure (ASS, z. B. Aspirin) Acetylsalicylsäure (ASS) hemmt irreversibel die Plättchenzyklooxygenase und blockiert die Bildung von Thromboxan A2, einem Plättchenaggregator und Vasokonstriktor. In Studien wurde durch die alleinige Anwendung von ASS eine Reduktion der Letalität von 23% erreicht. Eine initiale Therapie möglichst i.v. von 250–500 mg ist notwendig. Zur Dauertherapie werden 100 mg verordnet. Liegen Kontraindikationen für ASS vor, müssen beim ACS Thienopyridine eingesetzt werden.

$P2Y_{12}$-Rezeptorinhibitoren Clopidogrel (z. B. Iscover, Plavix) und Prasugrel (z. B. Efient) sind Thienopyridine und wirken als irreversible ADP-Rezeptorantagonisten, d. h., sie hemmen die ADP-induzierte Plättchenaggregation am thrombozytären ADP-Rezeptor-Subtyp $P2Y_{12}$. **Clopidogrel** ist ein Prodrug, das erst in einem zweistufigen Prozess über mehrere CYP-Enzyme im Körper aktiviert wird. Das Maximum der Plättchenhemmung nach Einnahme von 600 mg Clopidogrel wird nach 4–6 h erreicht. Genetische Polymorphismen der CYP-Enzyme, insbesondere des CYP2C19, bewirken eine interindividuelle Variabilität der Wirkung. **Prasugrel** ist ebenfalls ein Prodrug, erreicht aber nach einer Aufsättigungsdosis von 60 mg die maximale Antiplättchenwirkung schon nach 1–2 h. Die Bioaktivierung von Prasugrel benötigt nur einen CYP-Schritt, und es sind bisher keine genetischen Variationen dieser Aktivierung nachgewiesen worden. Durch die duale Thrombozytenaggregationshemmung (Kombination von ASS mit einem Thienopyridin) wird eine relative Risikoreduktion von 31% bezüglich kardiovaskulärem Tod und Myokardinfarkt erreicht. Prasugrel wurde in der TRITON-TIMI-38-Studie mit Clopidogrel bei interventionell behandelten STEMI- und NSTEMI-Patienten mit hohem und mittlerem Risiko verglichen. Der kombinierte Endpunkt (kardiovaskulärer Tod, nichttödlicher Infarkt und Apoplex) wurde von 11,2% auf 9,3% gesenkt. Besonders profitierten Patienten mit Diabetes mellitus. Stentthrombosen traten unter Prasugrel weniger häufig auf. Bedeutsame Blutungen waren unter Prasugrel mit 1,4% vs. 0,9% erhöht.

> ❯ Prasugrel ist nach Schlaganfall bzw. transitorisch ischämischer Attacke (TIA) kontraindiziert.

◘ Tab. 33.6 Dosierung der GP-IIb/IIIa-Inhibitoren

GP-IIb/IIIa-Inhibitor	Dosierung
Abciximab (z. B. ReoPro)	▬ Bolus 0,25 mg/kg i.v., dann ▬ Infusion mit 0,125 µg/kg/min (Maximum 10 µg/min) für 12 h
Eptifibatid (z. B. Integrilin)	▬ Bolus 180 µg/kg i.v. ▬ zweiter Bolus nach 10 min bei Koronarintervention, dann ▬ Infusion mit 2,0 µg/kg/min für 72–96 h (nach PCI 18 h) ▬ Dosisreduktion um 50% bei Kreatininclearance <50 ml/min
Tirofiban (z. B. Aggrastat)	▬ Bolus 25 µg/kg i.v., dann ▬ Infusion mit 0,15 µg/kg/min für 48–96 h (nach PCI 18 h) ▬ Dosisreduktion um 50% bei einer Kreatininclearance <30 ml/min

Ticagrelor (z. B. Brilique) und das bisher nicht markt-zugelassene Cangrelor gehören zu der neuen Substanz-klasse der reversiblen $P2Y_{12}$-Rezeptorantagonisten. **Ticagrelor** hemmt die ADP-indizierte Plättchenaggre-gation deutlich stärker als Clopidogrel. Der Wirkbe-ginn nach einer Aufsättigungsdosis von 180 mg liegt bei 30 min, nach 2 h ist das Wirkmaximum erreicht, die Halbwertszeit beträgt ca. 12 h, sodass – wegen der Reversibilität der Wirkung – eine 2-mal tägliche Erhal-tungsdosis von 90 mg notwendig ist. In der PLATO-Studie wurden Patienten mit ACS mit Ticagrelor oder Clopidogrel behandelt. Der kombinierte Endpunkt aus vaskulär bedingtem Tod, Myokardinfarkt und Schlag-anfall wurde in der Ticagrelorgruppe um 1,9% gesenkt. Die Gesamtletalität wurde trotz eines erhöhten Blu-tungsrisikos von 5,9% auf 4,5% gesenkt. Kontraindika-tionen sind intrakranielle Blutungen, mäßige bis schwere Leberfunktionsstörung und Anwendung von Ticagrelor gemeinsam mit anderen starken CYP3A4-Inhibitoren wie Ketoconazol oder Clarithromycin. Vorsicht ist bei SA-Blockierungen und AV-Block Grad II und III geboten.

Die Erhaltungsdosen der $P2Y_{12}$-Inhibitoren be-tragen:
▬ für Clopidogrel 75 mg/Tag,
▬ für Clopidogrel nach Koronarintervention 2-mal 75 mg/Tag für 7 Tage (entsprechend Current-Oa-sis-7-Studie),
▬ für Prasugrel 10 mg/Tag. Allerdings haben Pati-enten mit einem Körpergewicht von <60 kg oder im Alter >75 Jahre mit dieser Dosis ein erhöhtes Blutungsrisiko. Möglich, in Studien aber noch nicht belegt, ist dann eine Reduktion auf 5 mg/Tag.
▬ für Ticagrelor 2×90 mg/Tag.

Glykoprotein (GP)-IIb/IIIa-Inhibitoren Die GP-IIb/IIIa-Inhibitoren Abciximab (z. B. ReoPro), Eptifibatid (z. B. Integrilin) und Tirofiban (z. B. Aggrastat) blo-ckieren den GP-IIb/IIIa-Rezeptor auf der Oberfläche der Thrombozyten und somit die Bindungsstelle für Fibrinogen, von-Willebrand-Faktor und andere Adhä-sionsmoleküle. Damit wird die Brückenbildung zwi-schen den aktivierten Thrombozyten und letztendlich die Gerinnselbildung verhindert. Derzeit wird die An-wendung folgendermaßen empfohlen (◘ Tab. 33.6):
▬ **STEMI:** Unter standardmäßiger Vorbehandlung mit ASS und einem $P2Y_{12}$-Antagonisten mit La-dungsdosis konnte der Nutzen einer zusätzlichen routinemäßigen systemischen GP-IIb/IIIa-Rezep-torblockade bei der Intervention von STEMI-Pa-tienten nicht nachgewiesen werden. Die Leitlini-en empfehlen den Einsatz dann nur bei hoher Thrombuslast, hämodynamischer Instabilität und verzögertem Koronarfluss während der Reperfu-sion.
▬ **NSTEMI:** Durch die Anwendung von GP-IIb/IIIa-Rezeptor-Inhibitoren wird bei Patienten mit Hochrisiko-NSTEMI und PCI der kombinierte Endpunkt aus Tod, Myokardinfarkt und dringend notwendiger Koronarrevaskularisation signifi-kant gesenkt. Dagegen erhöht sich das Risiko für schwerwiegende Blutungskomplikationen deut-lich, sodass die Indikation zur Anwendung von GP-IIb/IIIa-Rezeptorblockern nur bei niedrigem Blutungsrisiko gestellt werden sollte. Die Anwen-dung sollte im Katheterlabor begonnen werden. Konservativ behandelte NSTEMI-Patienten profi-tieren nicht.
▬ **ACS ohne ST-Hebung und ohne nachweisbare Biomarker:** kein Einsatz von GP-IIb/IIIa-Rezep-tor-Inhibitoren.

Antikoagulanzien

Unfraktioniertes Heparin (UFH) UFH wirkt durch Faktor-Xa- und Faktor-IIa-Inhibierung. Durch die heterogene Mixtur aus Polysacchariden ist die Wirkung insbesondere nach s.c.-Applikation schwer vorhersehbar. Nach einer Bolusgabe von 50–70 IE/kg (max. 5.000 IE) sollte eine Dauerinfusion mit initial 12–15 IE/kg/h erfolgen. Die Dosis sollte durch Messung der aPTT (Zielwert 1,5- bis 2-fache aPTT) gesteuert werden. In Kombination mit ASS ist eine Reduktion von Herzinfarkt -und Letalitätsrisiko nachgewiesen worden.

Werden GP-IIb/IIIa-Inhibitoren angewandt, sollte die Ziel-ACT (»activated clotting time«) 200–250 s betragen – ohne 250–350 s.

Niedermolekulare Heparine Als Alternative zum unfraktionierten Heparin werden bei niedrigem Blutungsrisiko in der neuen ESC-Leitlinie niedermolekulare Heparine empfohlen. Diese haben aufgrund der Molekülgröße pharmakologische Vorteile. Es besteht gegenüber UFH ein geringeres Risiko für die heparininduzierte Thrombozytopenie (HIT). Die größte Erfahrung beim ACS gibt es für Enoxaparin (z. B. Clexane), hier erfolgt eine s.c.-Injektion von 1 mg/kg 2-mal täglich. Bei einem Patienten mit ACS, bei dem eine PCI durchgeführt wird sollte bei einem Intervall von >8 h nach der letzten Enoxaparin-Injektion ein zusätzlicher i.v.-Bolus von 0,3 mg/kg erfolgen. Eine Anpassung der Dosis ist bei einer Kreatininclearance >30 ml/min zumeist nicht erforderlich. Bei einer Kreatininclearance <30 ml/min sollte die Injektion von 1 mg/kg s.c. alle 24 h vorgenommen werden. Ein Monitoring der Anti-Faktor-Xa-Spitzenspiegel ist bei Patienten mit Nierenversagen und Adipositas jeweils 4 h nach s.c.-Gabe erforderlich, wobei der therapeutische Bereich bei 0,4–1,1 IE anti-Xa/ml liegt.

Bei nicht mit UFH vorbehandelten STEMI-Patienten mit geplanter primärer PCI zeigten neuere Studien Vorteile der Anwendung von Enoxaparin (0,5 mg/kg i.v., bei einer Prozedurdauer >2 h additiver Bolus von 0,25 mg/kg unabhängig von der Nierenfunktion) gegenüber UFH. Enoxaparin senkte das Risiko von ischämischen Komplikationen (Tod, Reinfarkt, ACS oder dringende Revaskularisation) ohne Zunahme der Blutungskomplikationen bei gleichem Prozedurerfolg. Eine routinemäßige postprozedurale Antikoagulation ist nicht indiziert. Falls eine Antikoagulation erforderlich ist, z. B. bei Vorhofflimmern, mechanischer Herzklappe oder Ventrikelthrombus, dann ist eine Gabe von Enoxaparin 1 mg/kg s.c. 2-mal tgl. mit einer Dosisanpassung bei Niereninsuffizienz notwendig. Ansonsten liegt die Dosis bei 40 mg s.c. 1-mal täglich.

Faktor-Xa-Inhibitoren Das Pentasaccharid Fondaparinux (z. B. Arixtra) hat eine spezifische Faktor-Xa-Aktivität, einen gut vorhersehbaren Antikoagulationseffekt und wird bei einer Halbwertzeit von 17 h subkutan mit einer Dosis von 2,5 mg 1-mal täglich verabreicht. Es ist so gut wirksam wie Enoxaparin, die Blutungsrate ist aber signifikant geringer. Wegen eines erhöhten Auftretens von Katheterthromben bei der Koronarintervention ist die simultane Gabe von UFH während der invasiven Therapie notwendig. Die Anwendung von Fondaparinux wird bei interventionell behandelten Patienten mit STEMI nicht empfohlen. Fondaparinux ist bei einer Kreatininclearance <30 ml/min kontraindiziert.

Direkte Thrombininhibitoren Bivalirudin (z. B. Angiox) bindet direkt an Thrombin (Faktor IIa) und inhibiert hierdurch die thrombininduzierte Konversion von Fibrinogen zu Fibrin. Es inaktiviert sowohl Fibrin als auch gebundenes und freies Thrombin. Im Vergleich zu UFH in Kombination mit GP-IIb/IIIa-Inhibitoren hat Bivalirudin die gleiche Wirkung auf die Reduktion der ischämischen Ereignisse. Blutungen treten aber signifikant weniger häufig auf.

Die Dosierung für Bivalirudin beträgt 0,1 mg/kg als Bolus i.v., dann Infusion von 0,25 mg/kg/h. Bivalirudin bietet bei Patienten mit erhöhtem Blutungsrisiko Vorteile. Vor der Koronarintervention wird ein zusätzlicher Bolus von 0,5 mg/kg gegeben, gefolgt von einer Infusion mit 1,75 mg/kg/h. Die Infusion wird mit Abschluss der Koronarintervention beendet.

Eine Vormedikation mit ASS und Clopidogrel, Prasugrel bzw. Ticagrelor ist erforderlich. Bivalirudin kann bei Patienten mit HIT eingesetzt werden.

 Cave
Bei der Anwendung von Antikoagulanzien sollte man von einem Wechsel der Substanzgruppen wegen der dann unsicheren Wirkung und dem erfahrungsgemäß deutlich höheren Blutungsrisiko Abstand nehmen.

Vorgehen in der Praxis

Im klinischen Alltag kann man Thrombozytenfunktionshemmung und Antikoagulation beim akuten Koronarsyndrom folgendermaßen durchführen:

Empfohlene Primärmaßnahmen zur Thrombozytenfunktionshemmung und Antikoagulation beim ACS

- Beim Erstkontakt mit dem Patienten, z. B. durch den Notarzt, initial:
  - 500 mg ASS i.v. **und**
  - unfraktioniertes Heparin 50–70 IE/kg (max. 5.000 IE)
- Zusätzliche Thrombozytenfunktionshemmung mit
  - Prasugrel: Ladungsdosis 60 mg p.o. bei niedrigem Blutungsrisiko unter Beachtung der Kontraindikationen (Z. n. TIA oder Schlaganfall) **oder**
  - Ticagrelor: Ladungsdosis 180 mg p.o. **oder**
  - Clopidogrel: Ladungsdosis 600 mg p.o.

Die neuen $P2Y_{12}$-Rezeptorinhibitoren sollten bevorzugt werden.

Nach der Initialtherapie wird die Medikation fortgesetzt:

- ASS 100 mg/Tag.
- Zusätzlich $P2Y_{12}$-Rezeptorinhibitor mit folgender Erhaltungsdosis:
  - Prasugrel 10 mg/Tag (bei Patienten >75 Jahre bzw. <60 kg Dosisreduktion auf 5 mg/Tag; Kontraindikation für Prasugrel sind Z. n. TIA oder Schlaganfall) oder
  - Ticagrelor 2×90 mg/Tag oder
  - Clopidogrel 75 mg/Tag (nach Koronarintervention für 7 Tage 2-mal 75 mg/Tag).
- Heparin-Dauerinfusion mit Ziel-aPTT von 1,5-bis 2,0-facher Normalwert. Unter GP-IIa/IIIb-Inhibitoren sollte die ACT 200–250 s betragen, ansonsten 250–350 s.
- Zur Koronarintervention bei Troponin-positiven **NSTEMI-Patienten** mit hohem Risiko und niedriger Blutungswahrscheinlichkeit sollte eine GP-IIb/IIIa-Rezeptorblockade durchgeführt werden. Beginn erst im Herzkatheterlabor mit reduzierter Heparindosis.
- Zur Koronarintervention bei **STEMI-Patienten mit niedrigem Blutungsrisiko** können GP-IIb/IIIa-Inhibitoren insbesondere bei fehlender Vorbehandlung mit einem $P2Y_{12}$-Inhibitor eingesetzt werden. Ebenso sprechen hämodynamische Instabilität, herabgesetzter Koronarfluss oder eine koronarangiographisch sichtbare hohe Thrombuslast für deren Anwendung. GP-IIb/IIIa-Inhibitoren müssen mit Heparin kombiniert werden.

In der Praxis können die 3 Präparate alternativ eingesetzt werden. Zur Dosierung ◘ Tab. 33.6.

- Das Antikoagulans Bivalirudin (z. B. Angiox) ist bei erhöhtem Blutungsrisiko gegenüber dem Heparin zu favorisieren. Die Dosis beträgt bei nicht mit diesem Medikament vorbehandelten Patienten 0,75 mg/kg Bolus, danach Infusion mit 1,75 mg/kg/h.
- Bei Patienten mit niedrigem Risiko, für die ein konservatives Vorgehen geplant ist, bietet sich die Therapie mit Fondaparinux an.

33.2.3 Indikation zur PCI beim ACS ohne ST-Hebung

Die invasive Diagnostik mit der daraufhin häufig notwendigen interventionellen Therapie bzw. koronaren Bypassoperation führt zur Reduktion periinfarzieller Komplikationen und zur Prognoseverbesserung des Patienten. Die Risikostratifizierung dient der Entscheidung für ein invasives versus konservatives Vorgehen.

Indikationen für eine invasive Strategie

- **Sehr früh invasiv:** innerhalb von **2 h**
  - Therapierefraktäre Angina pectoris mit und ohne elektrokardiographisch nachweisbare ST-Streckensenkung (>2 mm) oder tief negative T-Wellen
  - Zeichen der akuten Herzinsuffizienz
  - Schwere Herzrhythmusstörungen (Kammerflimmern, ventrikuläre Tachykardien)
- **Früh invasiv:** innerhalb von **24–72 h**
  - Erhöhtes Troponin
  - Dynamische ST-Strecken oder T-Wellenveränderungen (symptomatisch oder asymptomatisch)
  - Diabetes mellitus
  - Niereninsuffizienz (Kreatininclearance <60 ml/min)
  - Ejektionsfraktion (EF) <40%
  - Frühzeitige Angina nach einem Infarkt
  - Perkutane Koronarintervention (PCI) in den letzten 6 Monaten
  - Stattgehabte koronare Bypass-OP
  - Hoher Risiko-Score (TIMI, Grace)

Bei einem Grace-Score >140 oder multiplen anderen Hoch-Risiko-Merkmalen sollte die invasive Strategie innerhalb der ersten 24 h vorgenommen werden

Eine routinemäßige invasive Untersuchung bei Patienten mit niedrigem Risiko ist nicht indiziert. Eine nichtinvasive Abklärung zur Frage einer induzierbaren Ischämie durch Ergometrie, ergometrisches oder pharmakologisches Stressecho, pharmakologisches Stress-MRT, SPECT[2] oder Kardio-CT muss aber durchgeführt werden. Bei pathologischem Befund ist eine Koronarangiographie im Intervall notwendig.

33.3 Reperfusionstherapie des STEMI

Der STEMI hat zwar eine sinkende aber noch immer hohe Letalität von 42% in den ersten 28 Tagen, wobei sich ca. 50% der Todesfälle in den ersten 2 h ereignen. Die Krankenhaussterblichkeit konnte durch die moderne Diagnostik und Therapie von 17% auf 9% gesenkt werden. Wesentlichen Anteil hieran hat die unverzügliche Reperfusionstherapie.

Bei allen Patienten mit einem STEMI sollte nach dem ersten medizinischen Kontakt eine rasche Evaluation für eine Reperfusionsstrategie erfolgen. Die zügige Wiederherstellung des Koronarflusses bestimmt das kurz- und langfristige Ergebnis des Patienten. Die primäre Katheterintervention (PCI) ist grundsätzlich die bevorzugte Methode; hierbei werden folgende Zeitvorgaben empfohlen (◻ Tab. 33.7):

- Eine PCI sollte innerhalb von 120 min nach Diagnosestellung durchgeführt werden (erster medizinischer Kontakt bis zur mechanischen Rekanalisation).
- Bei Patienten mit großem Vorderwandinfarkt, bei denen die Diagnose innerhalb von 2 h nach Symptombeginn gestellt werden konnte, sollte die PCI innerhalb von 90 min nach Diagnosestellung durchgeführt werden.
- Nur wenn innerhalb von 120 min nach Diagnosestellung keine perkutane Koronarintervention (PCI) möglich ist, besteht die Indikation für eine systemische Lysetherapie ◻ Tab. 33.8).

Die Thrombolyse als gleichwertige Alternative zur primären PCI innerhalb der ersten 3 h nach Schmerzbeginn wird in den Leitlinien nicht mehr akzeptiert.

> ❯ Die Leitlinien empfehlen die Durchführung der primären PCI in einem Zeitintervall von 120 min (beim großen Vorderwandinfarkt in 90 min) vom ersten medizinischen Kontakt bis zur Prozedur.

Die wesentliche Komplikation der Thrombolyse ist die Blutung, wobei die schwerste Blutungskomplikation, die

---

2 SPECT = single photon emission computed tomography (Einzelphotonen-Emissions-CT)

◻ **Tab. 33.7** Zeitvorgabe der Reperfusionstherapie

Zeitfenster		Zeitvorgabe
erster medizinischer Kontakt bis zur prä-stationären Lyse	contact to needle	<30 min
Beginn der stationären Lyse	door to needle	<30 min
max. tolerabler Zeitverlust PCI vs. Thrombolyse		90–120 min
erster medizinischer Kontakt bis zur PCI	contact to ballon	<90–120 min
Einleitung der primären PCI bei Ankündigung	door to ballon	<30 min
Einleitung der primären PCI ohne Ankündigung	door to ballon	<60 min

zerebrale Blutung, mit einer Inzidenz von 0,5–1% auftritt. Ein weiteres Problem der Thrombolyse ist die Reokklusion der Infarkarterie in 10% der Fälle noch im Krankenhaus und in 30% im folgenden Jahr. Die Kontraindikationen einer Lyse sind in ◻ Tab. 33.9 aufgeführt.

Bei der flächendeckenden Versorgung mit »rund-um-die-Uhr«-tätigen Herzkatheterlaboren in Deutschland sollten diese Zeitvorgaben eingehalten werden können, sodass Patienten direkt vom Notfallort bzw. vom Krankenhaus ohne Herzkatheterlabor mittels Notarztwagen oder Rettungshubschrauber in eine Kardiologie mit PCI-Bereitschaft transportiert werden können.

Die sog. »faciliated PCI«, also eine Lyse vor einer geplanten PCI, hat sich wegen der erhöhten Sterblichkeit nicht bewährt. Hingegen ist auch nach einer Lysetherapie die routinemäßige und frühestmögliche invasive Abklärung erforderlich. Liegen Kontraindikationen zur Thrombolyse vor, so ist die primäre PCI die einzige Therapie zur schnellen Reperfusion.

▪ Indikation zur Akut-PCI (Leitlinien)

Die Deutsche Gesellschaft für Kardiologie benennt folgende Indikation zur akuten perkutanen Koronarintervention (Evidenzgrade ◻ Tab. 33.10 und ◻ Tab. 33.11):

- STEMI innerhalb der ersten 12 h nach Schmerzbeginn (IA).
- STEMI innerhalb 12–24 h nach Schmerzbeginn bei stabilen Patienten (IIB).

◻ Tab. 33.8 Dosis der Fibrinolytika und Antikoagulanzien

Substanz	Dosis	Antikoagulanzien
Streptokinase (nicht bei Vorbehandlung mit der identischen Substanz, Anaphylaxie möglich, ein fibrinspezifisches Fibrinolytikum ist vorzuziehen)	1,5 Mio. IE über 30–60 min i.v.	i.v.-Bolus Fondaparinux 2,5 mg, gefolgt von einer s.c.-Dosis 24 h später, Dauer max. 8 Tage; alternativ: s. u.
Alteplase (t-PA), z. B. Actilyse	15 mg i.v.-Bolus 0,75 mg/kg über 30 min 0,5 mg/kg über 60 min max. Dosis 100 mg	Enoxaparin: (Kreatinin <2,5 mg/dl bei Männern, <2,0 mg/dl bei Frauen) ▬ Alter <75 Jahre: initialer Bolus von 30 mg i.v., gefolgt von einer s.c.-Dosis 15 min später von 1 mg/kg/12 h
Reteplase (t-PA), z. B. Rapilysin	10 U + 10 U i.v.-Bolus im Abstand von 30 min	▬ Alter ≥75 Jahre: kein i.v.-Bolus; 0,75 mg/kg/12 h Dauer max. 8 Tage unfraktioniertes Heparin: i.v.-Bolus von 60 IE/kg, max. 4.000 IE, gefolgt von einer Infusion mit 12 IE/kg, max. 1.000 IE/h, für 24–48 h Ziel-PTT: 50–70 s
Tenecteplase (TNK-t-PA), z. B. Metalyse	Einzelbolus i.v.: 30 mg <60 kg 35 mg <70 kg 40 mg <80 kg 45 mg <90 kg 50 mg ≥90 kg	

◻ Tab. 33.9 Kontraindikationen für eine Thrombolyse

Absolute Kontraindikationen	Relative Kontraindikationen
▬ Schlaganfall in den letzten 6 Monaten ▬ Trauma, Operationen ▬ Kopfverletzungen innerhalb der letzten 3 Wochen ▬ Neoplasma oder ZNS-Erkrankungen ▬ Magen-Darm-Blutungen innerhalb des letzten Monats ▬ bekanntes Blutungsleiden ▬ dissezierendes Aortenaneurysma	▬ TIA in den letzten 6 Monaten ▬ orale Antikoagulation ▬ Schwangerschaft ▬ nichtkomprimierbare Gefäßpunktion ▬ therapierefraktäre Hypertonie (>180/110 mmHg) ▬ aktives Ulkusleiden ▬ floride Endokarditis ▬ fortgeschrittene Lebererkrankung ▬ traumatische Reanimationsmaßnahmen

▬ STEMI mehr als 12 h nach Schmerzbeginn, wenn der Patient weiter symptomatisch oder hämodynamisch instabil ist (IC).

▬ STEMI im kardiogenen Schock, innerhalb von 36 h nach Symptombeginn (IA).

▬ STEMI nach koronarer Bypassoperation (IB).

▬ STEMI nach koronarer Intervention innerhalb von 4 Wochen (IB).

▬ STEMI bei Kontraindikation gegen eine Thrombolyse und weniger als 12 h vom Symptombeginn bis Beginn der PCI (IC).

▬ STEMI nach Thrombolyse 3–24 h nach Symptombeginn (IA).

▬ Primärdilatation bei Patienten mit Hauptstammverschluss. Nach der Reperfusion sollte der Patient in der Regel im Intervall einer Bypassoperation unterzogen werden (IIaC).

▬ PCI an einer nicht den Infarkt verursachenden, hämodynamisch nicht kritischen Stenose zum Zeitpunkt der akuten Intervention (IIbC).

❑ Tab. 33.10	Empfehlungsgrade
I	»Evidenz« und/oder allgemeine Übereinkunft, dass eine Therapieform oder eine diagnostische Maßnahme effektiv, nützlich oder heilsam ist.
II	Widersprüchliche »Evidenz« und/oder divergierende Meinung über den Nutzen/die Effektivität einer Therapieform oder diagnostischen Maßnahme.
IIa	»Evidenzen«/Meinungen favorisieren den Nutzen bzw. die Effektivität einer Maßnahme.
IIb	Nutzen und Effektivität einer Maßnahme ist weniger gut durch »Evidenzen«/Meinungen belegt.
III	»Evidenz« und/oder allgemeine Übereinkunft, dass eine Therapieform oder eine diagnostische Maßnahme nicht effektiv, nicht möglich oder nicht heilsam und im Einzelfall schädlich ist.

❑ Tab. 33.11	Evidenzgrade
A	Daten aus mehreren ausreichend großen, randomisierten Studien oder Metaanalysen.
B	Daten aus einer randomisierten Studie oder mehreren großen nicht randomisierten Studien.
C	Konsensus-Meinungen von Experten, basierend auf Studien und klinischer Forschung.

33.4 Komplikationen beim Herzinfarkt

Akute Herzinsuffizienz und kardiogener Schock können vor oder nach der Reperfusion mit PCI oder Lyse auftreten.

33.4.1 Akute Herzinsuffizienz

Die akute infarktbedingte Herzinsuffizienz wird nach der Killip-Einteilung klassifiziert (❑ Tab. 33.12). Die Intensität der Behandlung richtet sich nach dem Schweregrad.

Bei der akuten Herzinsuffizienz wird folgendermaßen vorgegangen:

❑ Tab. 33.12	Killip-Klassen
Killip-Klasse	**Klinisches Bild**
I	keine Zeichen der Herzinsuffizienz
II	feinblasige Rasselgeräusche der Lunge, 3. Herzton oder Jugularvenenstauung
III	Lungenödem
IV	kardiogener Schock

- Sauerstoff geben, um eine Sättigung von ≥95% zu erreichen.
- Bei Lungenödem ist meist eine nichtinvasive, selten eine invasive Beatmung notwendig.
- Nitroglyceringabe: Liegt keine Hypotonie vor, infundiert man zur Vasodilatation Nitroglycerin in einer Dosis von 0,25 µg/kg/min mit einer Steigerung der Dosis alle 5 min bis zu einem Blutdrucksenkung um 30 mmHg, wobei der systolische Blutdruck auf 90 mmHg absinken darf.
- Schleifendiuretika: Furosemid 20–40 mg i.v.
- Bei stabilem Blutdruck sollten ACE-Hemmer mit kurzer Halbwertzeit titriert werden, z. B. Captopril 6,25 mg p.o. 2-mal tgl.
- Eplerenon (z. B. Inspra) bei einer EF ≤40%
- Bei Hypotonie: Kombination mit Noradrenalinperfusor.
- Bei Vorwärtsversagen: Dobutaminperfusor.
- Monitoring: Invasive Blutdruckmessung, transthorakale Echokardiographie, im Einzelfall PiCCO- oder Pulmonalarterienkatheter.
- Mechanische Kreislaufunterstützung mittels intraaortaler Ballonpumpe (IABP)

33.4.2 Kardiogener Schock

Der kardiogene Schock hat trotz der modernen Therapie weiterhin eine hohe Letalität von 60%. Ursachen können u. a. der ausgedehnte Myokardinfarkt, ein

▣ **Tab. 33.13** Management tachykarder ventrikulärer Herzrhythmusstörungen	
A **Hämodynamisch instabile VT und VF: Kardioversion / Defibrillation**	**IC**
B **Persistierende hämodynamisch instabile VT trotz Kardioversion/Defibrillation**	
Amiodaron (z. B. Cordarex): 300 mg oder 5 mg/kg als i.v.-Bolus, ggf. 2. Dosis mit 150 mg nach 15 min, Dauerinfusion 10–20 mg/kg in 250–500 ml Glukose 5%, übliche Tagesdosis 1.050 mg/Tag. Bei einer persistierenden VT trotz Amiodaron sollte eine ventrikuläre Überstimulation versucht werden, ggf. Defibrillation	IIaB
β-Blocker (z. B. Beloc): 5–15 mg i.v.	IIaC
Lidocain (z. B. Xylocain 2%): 1,0–1,5 mg/kg mit optionaler 2. Dosis mit 0,5–0,75 mg/kg i.v., max. 3 mg/kg, Dauerinfusion mit 1 mg/min	IIaC
Repetitive symptomatische ventrikuläre monomorphe Salven: Amiodaron, β-Blocker i.v.	IIaC
C **Polymorphe VT**	
QT-Zeit normal: Sotalol i.v., Amiodaron i.v., β-Blocker i.v., Lidocain i.v.	IC
QT-Zeit verlängert: Korrektur der Elektrolyte, Magnesium, Überstimulation (ggf. unter β-Blockade), Orciprenalinperfusor i.v., Lidocain i.v.	IC

Rechtsherzinfarkt, Herzrhythmusstörungen, mechanische Komplikationen wie akute Mitralklappeninsuffizienz oder ein Ventrikelseptumdefekt sein.

Der kardiogene Schock bewirkt eine Hypoperfusion und ist definiert durch:
- systolischer Druck <90 mmHg,
- pulmonalarterieller Okklusionsdruck (PCWP) >20 mmHg,
- Herzindex <2,4 l/min/m^2,
- Notwendigkeit des Einsatzes von Katecholaminen oder der intraaortalen Ballonpumpe (IABP), um Blutdruck und Herzindex aufrecht zu erhalten.

- **Diagnostik**

Klinisch findet sich eine Hypotonie, eine Kreislaufzentralisation, eine Tachykardie sowie eine Oligo- oder Anurie (<20 ml/h). Bei der Linksherzinsuffizienz hört man meist feuchte Rasselgeräusche; überwiegt die Rechtsherzinsuffizienz, dann imponiert die Halsvenenstauung. Die Echokardiographie kann zur Ursachenabklärung beitragen. Ein Reinfarkt kann im EKG nachgewiesen werden.

❯❯ Andere Ursachen für die Hypotonie wie Hypovolämie, vasovagale Reaktion, Elektrolytabweichungen, Nebenwirkungen von Medikamenten, Perikarderguss oder Arrhythmien müssen ausgeschlossen werden.

Bisher nicht revaskularisierte Patienten sollten nach initialer kardiopulmonaler Stabilisierung umgehend ins Katheterlabor transportiert werden, um bei geeigneter Läsion die Koronarintervention durchzuführen. Ist eine Stabilisierung trotz optimaler medikamentöser Therapie nicht zu erreichen, sollte eine mechanische Unterstützung mittels IABP vor Angiographie und Revaskularisation begonnen werden. Wenn anders nicht möglich, muss die PCI unter Beatmung und mit Kreislaufunterstützung durch Katecholamine erfolgen. Die 2012 publizierte IABP-SHOCK-II-Studie zeigte allerdings keinen Überlebensvorteil bei den IABP-Patienten, sodass die Indikationsstellung überdacht werden muss.

33.4.3 Mechanische Infarktkomplikationen

Die akute Ruptur der freien Ventrikelwand ist meist fatal, die Patienten sterben an der Perikardtamponade innerhalb von Minuten. Die subakute Ruptur mit Nachweis eines Hämoperikards kann mit Perikarddrainage und rascher kardiochirurgischer Operation überlebt werden.

Die Ruptur des Ventrikelseptums bewirkt eine plötzliche hämodynamische Instabilität. Auskultatorisch hört man ein systolisch-diastolisches Geräusch, echokardigraphisch lässt sich der Shunt nachweisen. Neben der Therapie mit Nitroglycerin i.v. ist die mechanische Kreislaufunterstützung mit IABP sinnvoll. Eine rasche Operation oder interventionelle Okkluderimplantation ist notwendig.

Die akute Mitralklappeninsuffizienz ist mit einer Inzidenz von 39% eine häufige Komplikation des Myokardinfarkts und tritt gewöhnlich 2–7 Tage nach Infarktbeginn auf. Ursache ist eine regionale linksventrikuläre Dysfunktion und/oder eine Papillarmuskeldysfunktion. Der Schweregrad reicht von einer klinisch stummen und nur dopplerechokardiographisch nachweisbaren Regurgitation bis zu einer hochgradigen Mitralklappeninsuffizienz mit hämodynamischer Instabilität, Lungenödem und kardiogenem Schock. Ursächlich für die hochgradige Mitralklappeninsuffizienz ist eine partielle oder komplette Papillarmuskelruptur mit einer Inzidenz von 0,3%. Auskultatorisch hört man ein neu aufgetretenes oder zunehmendes Systolikum über der Herzspitze mit Fortleitung in die Axilla. Diagnostisch ist die transthorakale, ggf. transösophageale Echokardiographie unverzichtbar.

Bei einer Papillarmuskelruptur ist eine rasche operative Korrektur notwendig. Bis zur Operation sollten die Patienten mit der IABP stabilisiert werden.

33.4.4 Rechtsventrikulärer Infarkt

Ein Rechtsherzinfarkt wird vermutet, wenn Patienten mit Hinterwandinfarkt hämodynamisch instabil sind. Typische Zeichen sind eine Hypotonie und eine Halsvenenstauung bei klinisch und röntgenologisch fehlenden Zeichen einer Linksherzinsuffizienz. Im EKG kann man eine ST-Elevation in der rechtsthorakalen Ableitung V4r sehen, bei der Echokardiographie eine Dilatation des rechten Vorhofs und rechten Ventrikels verbunden mit einer Hypokinesie des rechten Ventrikels. Beim rechtsventrikulären Infarkt gelten folgende Therapiegrundsätze:

- Bei Hypotonie wird die rechtsventrikuläre Vorlast durch Volumen angehoben.
- Vasodilatatoren sind in der Regel nicht indiziert.
- Ein normofrequenter Sinusryhthmus ist anzustreben.
- Persistiert die Hypotonie, sind positiv inotrope Substanzen notwendig, z. B. Dobutamin und Noradrenalin. In diesen Fällen kann ein Pulmonalarterienkatheter zur Therapiesteuerung hilfreich sein.

33.4.5 Herzrhythmusstörungen

Ventrikuläre Herzrhythmusstörungen

Ventrikuläre Herzrhythmusstörungen sind bei einem Myokardinfarkt häufig.

Kammerflimmern (VF) und anhaltende Kammertachykardien (VT) werden bei bis zu 20% der Patienten mit STEMI beschrieben. Ventrikuläre Extrasystolen (VES), VT und VF treten überwiegend in der Frühphase des STEMI auf, da eine ausgeprägte Heterogenität der elektrischen Aktivität vorliegt. Eine vermehrte sympathoadrenerge Stimulation kann Arrhythmien triggern. Eine frühzeitige i.v.-Gabe von β-Blockern kann die Inzidenz von Kammerflimmern senken.

Ein akzelerierter idioventrikulärer Rhythmus (ektoper Kammerrhythmus mit einer dem Sinusknoten ähnlichen Frequenz) ist insbesondere direkt nach Revaskularisation zu beobachten, beeinflusst aber die Prognose nicht negativ. Nicht anhaltende VTs (>3 konsekutive VES, Dauer <30 s) erhöhen die Letalität nicht, während anhaltende Kammertachykardien hämodynamisch bedeutsam sind und mit einer erhöhten Letalität einhergehen. Hier müssen Ursachen wie Elektrolytstörungen, Hypotonie und Hypoxie korrigiert werden. Das Management der Herzrhythmusstörungen beim ACS ist in ◘ Tab. 33.13 dargestellt.

Supraventrikuläre Arrhythmien

Vorhofflimmern tritt bei 15–20% der Patienten mit Myokardinfarkt auf und ist mit einer erhöhten Krankenhausletalität verbunden. Bei Normofrequenz wird Vorhofflimmern gut toleriert. Bei einer Tachyarrhythmie mit hämodynamischer Relevanz besteht dringender Therapiebedarf. Medikamentös kann man β-Blocker, alternativ Verapamil, Digitalis oder auch Amiodaron einsetzen. Bei hämodynamischer Instabilität und/oder Zeichen einer Koronarinsuffizienz ist die Kardioversion indiziert. Bei neu aufgetretenem Vorhofflimmern/-flattern (<48 h) ist ein echokardiographischer Ausschluss eines Vorhofthrombus nicht notwendig.

Bradykarde Herzrhythmusstörungen

Die Herzfrequenz bei einer symptomatischen Sinusbradykardie kann meist mit Atropin in einer Dosis von 0,5–2 mg angehoben werden. Ein AV-Block II. Grades Typ I (Wenckebach) findet sich meist beim Hinterwandinfarkt. Dieser AV-Block ist nicht behandlungsbedürftig, wenn eine Kammerfrequenz von mehr als 50/min besteht, eine Herzinsuffizienz fehlt und kein Faszikelblock erkennbar ist. Bei Symptomatik kann Atropin angewandt werden.

Ein AV Block II. Grades Typ II ist meist unterhalb des HIS-Bündels lokalisiert. Hierbei besteht die Gefahr des AV-Blocks III. Grades, daher sollte hier ein passagerer Schrittmacher angelegt werden; die Schrittmacherfrequenz wird mit 60/min gewählt.

Ein AV-Block III. Grades ist passager schrittmacherbedürftig. Bei einem Hinterwandinfarkt ist der Block meist nur vorübergehend. Tritt er bei einem Vorderwandinfarkt auf, besteht meist eine ausgedehnte

Septuminfarzierung. Die Gefahr einer Asystolie ist hoch. Gleichzeitig findet sich auf dem Boden der extensiven Infarzierung eine erhöhte Inzidenz an Kammerflimmern.

Fallbeispiel Teil 2

Auf der Intensivstation wird der Patient mittels EKG und Pulsoxymetrie überwacht, außerdem erfolgt zunächst die invasive Blutdruckmessung über die Femoralisschleuse, später die nichtinvasive Blutdruckmessung. Die Medikation mit dem GP-IIb/IIIa-Antagonisten Abciximab wird mit einer Dosis von 0,125 µg/kg/min über 12 h fortgeführt. Mit unfraktioniertem Heparin wird eine aPTT von 50–70 s eingestellt. Neben der oralen Medikation mit 100 mg ASS und 10 mg Prasugrel erhält der Patient 100 mg Metoprolol, 2,5 mg Ramipril und 40 mg Pravastatin jeweils einmal täglich.

Es treten keine bedrohlichen Herzrhythmusstörungen auf. Echokardiographisch wird eine Akinesie der Hinterwand dokumentiert, die biplane Ejektionsfraktion (EF) liegt bei 50%. Am 4. Tag wird die hochgradige LCx-Stenose mit einem Bare-Metal-Stent beseitigt. Am 5. Tag kann der Patient auf die Normalstation verlegt werden. Das unfraktionierte Heparin wird auf »Low-dose«-NMH umgestellt, die übrige Medikation fortgeführt. Am 8. Tag kann der Patient nach Hause entlassen werden.

Literatur

Anderson JL, Adams CD, Antman EM et al. (2007) ACC/AHA 2007 Guidelines for the management of patients with unstable angina/non-ST-elevation myocardial infarction. J AM Coll Cardiol 50: 652–726

Antmann EM, Anbe DT, Armstrong PW et al. (2004) ACC/AHA Guidelines for management of patients with ST-elevation infarction. Circulation 110: e82–e293

Braun D, Schulz C, Sibbing D, Massberg S (2012) Periinterventionelle antithrombozytäre Therapie. Herz 37: 128–135

Fox KA, Dabbous OH, Goldberg RJ et al. (2006) Prediction of risk of death and myocardial infarction in the six month after presentation with acute coronary syndrome: prospective multinational observational study (GRACE). BMJ 333: 1091–1094. www.bmj.com/content/333/7578/1091

Gawaz M, Geisler T (2012) Update orale Plättchenhemmer – Positionspapier der DGK 2012. Kardiologe 6: 195–209

Hamm CW, Bassand JP, Agewald S et al. (2011) ESC Guidelines for the management of acute coronary syndromes in patients presenting without persistent ST-segment elevation. Eur Heart J 32: 2999–3054

Jneid H, Anderson JL, Scott Wright R et al. (2012) 2012 ACCF/AHA Focused Update of the Guideline for the Management of Patients With Unstable Angina/Non-ST-Elevation Myocardial Infarction (Updating the 2007 Guideline and Replacing the 2011 Focused Update) J AM Coll Cardiol 60: 653–689

Kushner FG, Smith SC, Anderson JL et al. (2009) Focused updates: ACC/AHA Guidelines for the management of patients with ST-elevation myocardial infarction and ACC/AHA/SCAI guidelines on percutaneous coronary intervention. Circulation 120: 2271–2306

Scheller B, Levenson B, Joner M et al. (2011) Medikamente freisetzende Koronarstents und mit Medikamenten beschichtete Ballonkatheter – Positionspapier der DGK 2011. Kardiologe 5: 411–435

Subherwal S, Bach RG, Chen AY et al. (2009) Baseline risk of major bleeding in non-ST-segment-elevation myocardial infarction: the CRUSADE bleeding score. Circulation 119: 1873–1882

Steg PG, James SK, Atar D et al. (2012) ESC Guidelines for the management of acute myocardial infarction in patients presenting with ST-segment elevation. Eur Heart J 33: 2569–2619

Thiele H, Zeymer U, Neumann FJ et al. (2012) Intraaortic balloon support for myocardial infarction with cardiogenic shock (IABP-SHOCK-II-Studie). N Engl J Med 367:1287–1296

Wijns W, Kolh P, Danchin N et al. (2010) Guidelines on myocardial revascularization. The Task Force on myocardial revascularization of the European Society of Cardiology (ESC) and the European Association for Cardio-Thoracic Surgery (EACTS). Eur Heart J 31: 2501–2555

Internetlinks

www.americanheart.org: Leitlinien der American Heart Association

www.crusadebleedingscore.org: Hiermit kann das Risiko für lebensbedrohliche Blutungen berechnet werden.

www.dgk.org: Leitlinien der Deutsche Gesellschaft für Kardiologie

www.escardio.org: Leitlinien der European Society of Cardiology

www.khk.versorgungsleitlinien.de: Hier findet man die ständig aktualisierten nationalen KHK-Versorgungsleitlinien.

www.outcomes-umassmed.org/grace/acs_risk.apx

Herzinsuffizienz und Endokarditis

Ingo Wickenbrock, Christian Perings

Fallbeispiel Teil 1

Der Notarzt bringt einen 72-jährigen Patienten in die Notaufnahme, der seit ca. 2 h über starkes retrosternales Brennen und leichte Luftnot klagt. Vom Notarzt war dies als akutes Koronarsyndrom eingestuft und entsprechend medikamentös behandelt worden. Bei Eintreffen klagt der Patient über zunehmende Luftnot. Bei der orientierenden Untersuchung lassen sich beidseits basal feuchte Rasselgeräusche auskultieren; der Patient erhält 6 l/min Sauerstoff über eine Maske und 5 mg Morphin i.v. zur Schmerztherapie. Außerdem wird der Patient mit dem Oberkörper 30° hochgelagert und erhält wegen eines beginnenden Lungenödems insgesamt 40 mg Furosemid.

Im EKG zeigen sich ein kompletter Linksschenkelblock und eine Sinustachykardie mit 120 Schlägen/min. Die Frage, ob er schon einmal einen Myokardinfarkt erlitten habe, verneint der Patient. Zur Absicherung der Diagnose und zur Ermittlung des Volumenstatus wird von der Ärztin nach der Blutentnahme noch in der Notaufnahme eine Echokardiographie durchgeführt. Hier zeigt sich eine Akinesie der gesamten Vorderwand und eine Hypokinesie des Septums bei insgesamt mittelgradig eingeschränkter linksventrikulärer Funktion; weiterhin zeigt sich eine eingeschränkt atemmodulierte V. cava inferior. Der Patient erhält nun noch 60 mg Prasugrel als »loading dose« per os und wird unter dem Verdacht eines akuten Vorderwandinfarkts zur Akutintervention ins Herzkatheterlabor gebracht.

34.1   Akute Herzinsuffizienz

Die Prävalenz der Herzinsuffizienz beträgt in der westlichen Welt 0,3–2% und nimmt mit dem Alter zu. Gleichzeitig steigt auch die Anzahl der Patienten, die wegen einer akuten Herzinsuffizienz intensivmedizinisch behandelt werden müssen. Weiterhin ist bekannt, dass nahezu 50% der Patienten, die wegen einer akuten Herzinsuffizienz stationär behandelt wurden, innerhalb eines Jahres erneut wegen kardialer Dekompensation aufgenommen werden. Beim kardiogenen Schock als Maximalform der akuten Herzinsuffizienz beträgt die 30-Tage-Letalität 40–60%.

> ❯ Patienten mit akuter Herzinsuffizienz entwickeln häufig eine chronische Herzinsuffizienz und Patienten mit chronischer Herzinsuffizienz dekompensieren häufig.

34.1.1 Definition und Ursachen

Herzinsuffizienz ist ein klinisches Syndrom mit typischen Symptomen, typischen klinischen Zeichen und einem objektiven Hinweis für eine strukturelle oder funktionelle Herzabnormalität (▶ Übersicht). Die akute Herzinsuffizienz ist durch einen plötzlichen Beginn und eine dringliche Behandlungsindikation charakterisiert.

Herzinsuffizienz

- **Typische Herzinsuffizienzsymptome:** Atemnot in Ruhe oder unter Belastung und
- **typische Zeichen einer Herzinsuffizienz:** Tachykardie, Tachypnoe, pulmonale Rasselgeräusche, Pleuraerguss, Jugularvenenstau, periphere Ödeme, Stauungsleber und
- **objektiver Nachweis einer strukturellen Herzerkrankung:** Kardiomegalie im Röntgenbild, dritter Herzton, pathologische Herzgeräusche, pathologische Echokardiographie, erhöhtes pro-BNP

▪ **Ursachen für eine akute Herzinsuffizienz**

In den ESC-Leitlinien wird die akute Herzinsuffizienz in 6 klinische Kategorien unterteilt, wobei Überschneidungen möglich sind.

1. **Akutes kardiales Lungenödem:** Typische klinische Zeichen sind v. a. Tachypnoe oder Orthopnoe sowie auskultatorisch feuchte Rasselgeräusche über der Lunge. Außerdem liegt die pulsoxymetrisch gemessene O_2-Sättigung unter 90%.
2. **Dekompensation einer chronischen Herzinsuffizienz:** Trotz fortgesetzter medikamentöser Therapie kommt es zu einer progredienten klinischen Verschlechterung. Klinisch zeigen sich v. a. periphere Ödeme und eine pulmonalvenöse Stauung. Ein bei Aufnahme niedriger systemarterieller Blutdruck ist mit einer besonders schlechten Prognose vergesellschaftet.
3. **Akutes Koronarsyndrom mit Herzinsuffizienz:** 15% aller Patienten, die sich mit einem akuten Koronarsyndrom in der Klinik vorstellen, haben die Zeichen einer akuten Herzinsuffizienz. Hierbei handelt es sich um eine besonders ungünstige prognoserelevante Konstellation, die in der Killip-Klassifikation dargestellt wird (▶ Kap. 33, ▯ Tab. 33.13).
4. **Hypertensive Herzinsuffizienz:** Im Vordergrund stehen die Zeichen einer Linksherzdekompensa-

tion, verbunden mit deutlich erhöhten Blutdruckwerten bei meist erhaltener linksventrikulärer Funktion. Diese Patienten haben einen erhöhten Sympathikotonus mit Tachykardie und Vasokonstriktion.

5. **Kardiogener Schock:** Hier liegt eine Organ- oder Gewebeminderperfusion infolge eines zu niedrigen Herzzeitvolumens vor. Klinische Zeichen können ein marmoriertes Hautkolorit, eine An- oder Oligurie oder pulmonalvenöse Stauungszeichen bei meist erniedrigtem systolischen Blutdruck <90 mmHg sein.

6. **Isolierte Rechtsherzinsuffizienz:** Charakteristisch ist ein erhöhter zentralvenöser Druck bei fehlenden pulmonalvenösen Stauungszeichen. Außerdem sind die linksventrikulären Füllungsdrücke erniedrigt.

34.1.2 Diagnostik der akuten Herzinsuffizienz

Die Diagnose einer akuten Herzinsuffizienz basiert auf folgenden Untersuchungen:
- Es muss das klinische **Leitsymptom »Atemnot«** vorhanden sein.
- **Körperliche Untersuchung:** Hierbei wird auf Zeichen der Zentralisation wie graues Hautkolorit und kalte Extremitäten sowie auf folgende klinische Zeichen geachtet:
  - **Zeichen der Linksherzinsuffizienz:**
    – Auskultation des Herzens: Systolische und diastolische Geräusche, S3-Galopp[1]
    – Auskultation der Lunge: feuchte RG, bronchiale Obstruktion (»Asthma cardiale«)
  - **Zeichen der Rechtsherzinsuffizienz:**
    – Halsvenenstauung, Beinödeme.

❯ Auch bei der akuten Herzinsuffizienz kann eine bronchiale Obstruktion vorliegen. Diese stellt sich auskultatorisch in Form spastischer Rasselgeräusche dar. Es handelt sich um das »Asthma cardiale« und sollte nicht als exazerbierte COPD missgedeutet werden.

- **Echokardiographie:** Beurteilung von systolischer und diastolischer Funktion, Klappenfunktion, Stauung der Lebervenen sowie mechanische

---

1 S3-Galopp gilt als Zeichen der Linksherzinsuffizienz und ist definiert als kräftiges Hervortreten eines dritten Herztons zu Beginn der Diastole durch muskuläre Vibration der Ventrikelwand beim raschen Einströmen des Bluts aus den Vorhöfen in die Kammern.

Komplikationen eines akuten Myokardinfarkts, z. B. akute Mitralklappeninsuffizienz oder Ventrikelseptumdefekt.

- **Thoraxröntgenbild:** Ausmaß der Stauung, Pleuraergüsse, Herzgröße.
- **EKG:** Beurteilung, ob ischämietypische Veränderungen bzw. tachykarde oder bradykarde Rhythmusstörungen vorliegen.
- **Arterielle Blutgasanalyse (BGA):** Beurteilung von paO_2 sowie pH-Wert und BE. Die Pulsoxymetrie ist wegen der maximalen Vasokonstriktion im »Low-output-Versagen« häufig ungeeignet.
- **Laboruntersuchungen:** Hier sollten Natrium, Kalium, Harnstoff, Kreatinin, Glukose, Albumin, Leberenzyme, Gerinnungsstatus (PTT und Quick oder INR), Troponin, Kreatinkinase (CK, CK-MB) sowie das B-Typ natriuretische Peptid (BNP, NT-Pro-BNP) bestimmt werden.

❯ Erhöhte BNP oder NT-Pro-BNP Werte sind in der akuten Herzinsuffizienz mit einer schlechten Prognose vergesellschaftet. Es liegen jedoch für die akute Herzinsuffizienz noch keine Referenzwerte vor. Ein normaler BNP- oder NT-Pro-BNP-Spiegel schließt eine Herzinsuffizienz nahezu aus.

Patienten, die sich unter dem Verdacht auf eine akute Herzinsuffizienz in der Notaufnahme oder auf der Intensivstation vorstellen, sollten nach dem Schema in ◉ Abb. 34.1 diagnostiziert werden.

34.1.3 Monitoring von Patienten mit akuter Herzinsuffizienz

Alle Patienten mit akuter Herzinsuffizienz sind intensivmedizinisch überwachungspflichtig. Sie bedürfen mindestens einer nichtinvasiven Überwachung bestehend aus EKG-Monitoring, Herzfrequenz, Blutdruck, O_2-Sättigung und Urinausscheidung. Alle hämodynamisch instabilen Patienten sollten mit einer invasiven arteriellen Blutdruckmessung und einem ZVK versorgt werden:
- bessere Erfassung von Blutdruckschwankungen,
- einfache Durchführung von Blutgasanalysen,
- sichere Applikation von vasoaktiven Substanzen,
- Messung des zentralen Venendrucks zur groben Abschätzung des Volumenstatus,
- Bestimmung der zentralvenösen O_2-Sättigung ($szvO_2$) zur Abschätzung des Herzzeitvolumens.

Patienten im kardiogenen Schock sollten mit einem erweiterten hämodynamischen Monitoring überwacht

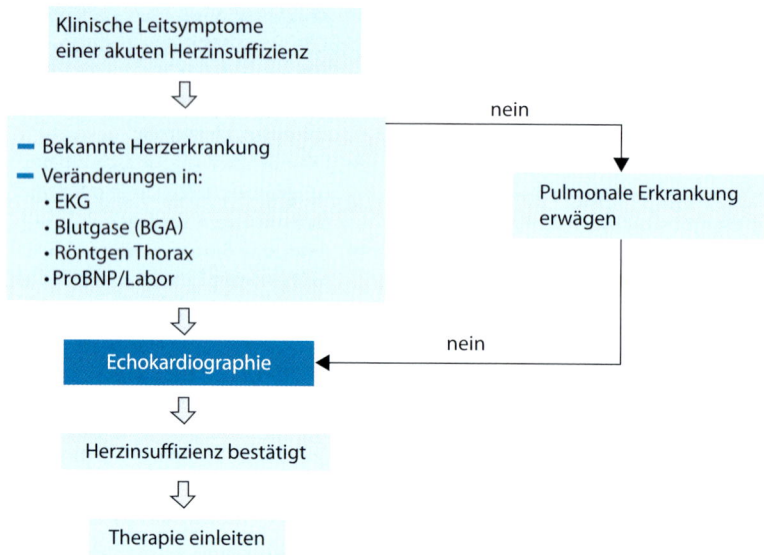

□ Abb. 34.1 Initialer Diagnostikalgorithmus bei Patienten mit den Symptomen einer akuten Herzinsuffizienz

werden (PiCCO-System oder Pulmonalarterienka-theter).

> ❯ Patienten, die wegen eines kardiogenen Schocks mit einer intraaortalen Ballonpumpe (IABP) versorgt wurden, sollten mit einem Pulmonalarterienkatheter überwacht werden, alternativ mit dem PiCCO-System. Wegen der eingeschränkten Pulskonturanalyse können beim PiCCO-System mehrfache Kalibrierungen nötig sein.

34.1.4 Therapie der akuten Herzinsuffizienz

Patienten mit akuter Herzinsuffizienz werden primär symptomatisch behandelt, gleichzeitig wird die Ursache der akuten Herzinsuffizienz ermittelt. Im Jahr 2010 wurde hierzu die deutsch-österreichische S3-Leitlinie »Infarktbedingter kardiogener Schock – Diagnose, Monitoring und Therapie« unter Federführung der Deutschen Gesellschaft für Kardiologie publiziert, auf die sich die folgenden Ausführungen im Wesentlichen stützen.

- **Sauerstoff, nichtinvasive und invasive Beatmung**

Bei Patienten mit akuter Herzinsuffizienz und dem Leitsymptom »Dyspnoe« sollte eine O_2-Sättigung von 95–98% erreicht werden, um eine ausreichende Gewe-

beoxygenierung sicherzustellen. Dazu erhalten die Patienten eine O_2-Maske mit 6–8 l O_2/min.

Patienten mit akutem Lungenödem, die auf eine Sauerstoff- und Pharmakotherapie nicht ausreichend reagieren, benötigen eine nichtinvasive Beatmung. Die nichtinvasive Beatmung mit PEEP wirkt durch eine Senkung der kardialen Vorlast unterstützend. Außerdem wird durch nichtinvasive Beatmung die Atempumpe entlastet, der O_2-Verbrauch vermindert und die Oxygenierung deutlich verbessert. Es sollte mit einem PEEP von 5 mbar begonnen werden, dieser kann dann schrittweise auf 10–12 mbar angehoben werden.

Bei Patienten im kardiogenen Schock oder im Rechtsherzversagen sollte die nichtinvasive Beatmung vorsichtig angewandt werden, da die Vorlastsenkung zu einem akuten Pumpversagen führen kann.

> ❯ Bei hämodynamisch instabilen Patienten sowie bei Patienten mit eingeschränkter Vigilanz oder nicht adäquater Kooperation sollte die Indikation zur Intubation und invasiven Beatmung großzügig gestellt werden. Bei allen anderen Patienten ist die nichtinvasive Beatmung aufgrund ihrer positiven Effekte auf Hämodynamik und Atempumpe der invasiven Beatmung vorzuziehen.

- **Analgosedierung**

In der Frühphase der Behandlung der akuten Herzinsuffizienz ist die Gabe von Morphin oder anderen Opi-

◻ Tab. 34.1 Diuretika bei akuter Herzinsuffizienz

	Diuretikum	Dosis	Bemerkung
mäßiggradige Überwässerung	Furosemid (z. B. Lasix)	20–80 mg	am besten i.v.
	Torasemid (z. B. Torem)	10–40 mg	
schwere Überwässerung	Furosemidperfusor	250–500 mg	kontinuierliche Gabe ist effektiver als Hochdosisbolusapplikation
	Torasemidperfusor	max. 200 mg	
Resistenz auf Schleifendiuretika	zusätzlich: Hydrochlorothiazid (z. B. HCT) *oder*	25–100 mg	
	Xipamid (z. B. Aquaphor) *oder*	10–40 mg	
	Spironolacton (z. B. Aldactone)	25–50 mg	

oiden besonders bei starker Luftnot, Angst oder auch Angina-pectoris-Symptomatik indiziert. Morphin wirkt stark analgetisch, verbessert die Dyspnoesymptomatik und die Kooperation bei der nichtinvasiven Beatmung. Es wird in der Regel ein Morphinbolus von 3–5 mg i.v. gegeben.

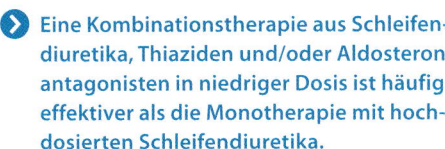
■ **Diuretika**

Diuretika sollten bei Volumenüberladung und pulmonalvenöser Stauung verabreicht werden (◻ Tab. 34.1). Mittel der Wahl sind i.v.-Schleifendiuretika wie Furosemid (z. B. Lasix) oder Torasemid (z. B. Torem). Nach initialer Bolusgabe wird ein kontinuierlicher Diuretikaperfusor empfohlen, wodurch mit einer deutlichen Symptombesserung zu rechnen ist. Patienten mit schwerer Azidose, Hyponatriämie oder einem systolischen Blutdruck unter 90 mmHg sprechen auf Schleifendiuretika oft schlecht an. Eine Steigerung der Diuretikadosis kann hier zum Auftreten von schweren Hypotonien führen, v. a. bei Begleitmedikation mit ACE-Hemmern und AT_1-Antagonisten.

> Eine Kombinationstherapie aus Schleifendiuretika, Thiaziden und/oder Aldosteronantagonisten in niedriger Dosis ist häufig effektiver als die Monotherapie mit hochdosierten Schleifendiuretika.

■ **Vasodilatatoren**

Vasodilatatoren relaxieren die glatte Gefäßmuskulatur und senken somit den systemischen und den pulmonalvaskulären Widerstand. Diese Abnahme der kardialen Vor- und Nachlast führt zu einer Reduktion der ventrikulären Füllungsdrücke, der Wandspannung und des kardialen O_2-Verbrauchs (▶ Kap. 3; ▶ Kap. 62).

Nitrate Nitrate wirken hauptsächlich venodilatatorisch und sollten in der Frühphase der akuten Herzinsuffizienz gegeben werden. Ziel ist die Titration der Nitratgabe bis zur maximalen hämodynamisch tolerablen Dosis. Begonnen wird meistens mit Nitroglycerinspray 0,8 mg (2 Hübe) alle 10 min, gefolgt von einem Nitroglyceriperfusor; begonnen wird mit 0,2 µg/kg/min mit einer Steigerungsrate von 0,05–0,1 µg/kg/min alle 5 min; Zielwert ist ein systolischer Blutdruck von etwa 100 mmHg. Eine invasive arterielle Blutdruckmessung ist nicht zwingend erforderlich, erleichtert jedoch die Titration bei Patienten mit grenzwertigen Blutdruckwerten. Auch bei Patienten mit bekannter Aortenklappenstenose wird die Nitratgabe empfohlen, wenngleich hier besondere Vorsicht angeraten ist. Die Nitratgabe sollte reduziert werden, wenn der systolische Blutdruck unter 90 mmHg fällt.

Nitroprussidnatrium Nitroprussidnatrium ist ein sehr potenter Vasodilatator mit kombinierter Vor- und Nachlastsenkung. Es sollte jedoch nur bei schwerem akutem Herzversagen und in Situationen zum Einsatz kommen, bei denen es auf eine effektive Nachlastsenkung ankommt, also z. B. bei schwerer Mitralklappeninsuffizienz oder bei ansonsten therapieresistenter akuter Herzinsuffizienz beim hypertensiven Notfall.

Die initiale Infusionsrate beträgt 0,2 µg/kg/min und kann bis zu 5 µg/kg/min gesteigert werden. Aufgrund der hohen Potenz der Substanz ist ein erweitertes invasives Monitoring unverzichtbar. Als Zielgröße wird ein SVR von 800–1.000 dyn×s×cm^{-5} angestrebt. Nitroprussidnatrium muss in Kombination mit Natriumthiosulfat verabreicht werden, da sonst toxisches Zyanid freigesetzt wird (Vorgehen ▶ Kap. 62).

> Vasodilatatoren sollten einschleichend dosiert und dann in der Dosis gesteigert werden, wobei ein systolischer Blutdruck von 90 mmHg nicht unterschritten werden sollte.

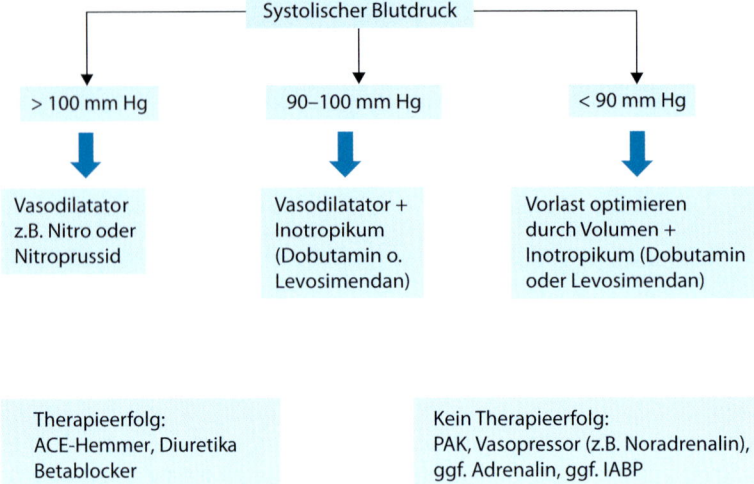

Abb. 34.2 Therapie der akuten Herzinsuffizienz anhand des systolischen Blutdrucks

■ **Positiv inotrope Substanzen und Vasopressoren**
Der Einsatz positiv inotroper Substanzen und von
Vasopressoren sollte sich v. a. nach dem systolischen
Blutdruck des Patienten richten (◘ Abb. 34.2). Positiv
inotrope Substanzen können in der Akutphase die
hämodynamische Situation des Patienten mit akuter
Herzinsuffizienz verbessern. Sie steigern jedoch
auch den myokardialen O_2-Verbrauch (außer Levosimendan) und können proarrhythmische Effekte
induzieren. Ein intravasaler Volumenmangel sollte
vorher ausgeschlossen oder begleitend rasch ausgeglichen werden. Wegen ihrer prinzipiell ungünstigen
Nebeneffekte sollten Katecholamine nur so hoch wie
nötig dosiert und so schnell wie möglich wieder
ausgeschlichen werden. Zudem kommt es bei länger dauernder Katecholamingabe zu einer Toleranzentwicklung insbesondere der α- und der $β_1$-
Rezeptoren durch Down-Regulation (Details ▶ Kap. 3,
▶ Kap. 62).

Dobutamin (z. B. Dobutrex) Dobutamin wirkt nahezu ausschließlich an β-Rezeptoren, sodass es zu einer
Steigerung des Herzzeitvolumens kommt, meist verbunden mit einer Senkung des systemischen Widerstands (◘ Tab. 34.2).

❯ Wegen dieser Eigenschaften ist Dobutamin
die Substanz der ersten Wahl bei der Behandlung der akuten Herzinsuffizienz ohne schwere Hypotension.

Die Dosierung beträgt 2,5–5–10 μg/kg/min i.v., bei
Vorbehandlung mit β-Blockern kann eine Dosissteige-

rung auf bis zu 20 μg/kg/min erforderlich sein. Eine
Dosisreduktion sollte immer langsam erfolgen.

Phosphodiesterase (PDE)-III-Hemmer Amrinon
(z. B. Inocor), Enoximon (z. B. Perfan) und Milrinon
(z. B. Corotrop) wirken positiv inotrop über eine Hemmung des Abbaus von zyklischem Adenosinmono-
phosphat (cAMP) und führen außerdem zu einer peripheren Vasodilatation. Da die Wirkung der PDE-III-
Hemmer unabhängig vom β-Rezeptor ist, bleiben die
Effekte auch bei β-Blocker-Vorbehandlung und bei
»Katecholaminresistenz« erhalten. Wegen der vasodilatierenden Wirkung muss sichergestellt sein, dass ein
ausreichender Volumenstatus vorliegt; im Zweifelsfall
sollte auf die Bolusapplikation verzichtet werden. Vielmehr wird dann mit einer kontinuierlichen Infusion
begonnen und diese langsam gesteigert.

❯ Im infarktbedingten kardiogenen Schock
können PDE-III-Inhibitoren wie Enoximon
oder Milrinon bei unzureichendem Ansprechen auf Katecholamine versucht werden.

Noradrenalin (z. B. Arterenol) Noradrenalin hat eine
größere Affinität zu α-Rezeptoren als zu β-Rezeptoren.
Dadurch ist der blutdrucksteigernde Effekt von Noradrenalin v. a. durch einen Anstieg des peripheren Gefäßwiderstands sowie eines milden positiv inotropen
Effekts zu erklären; die Herzfrequenz ändert sich bei
Perfusoranwendung kaum. Bei akuter Herzinsuffizienz sollte Noradrenalin bei therapierefraktärer Hypotonie eingesetzt werden, wenn der SVR patholo-

◻ Tab. 34.2 Inotropika und Vasopressoren bei akuter Herzinsuffizienz

	Bolusdosierung	Dauerdosierung	Bemerkung
Dobutamin (z. B. Dobutrex)	kein Bolus	2–20 µg/kg/min	vornehmlich β_1-Effekt
Milrinon (z. B. Corotrop)	5 µg/kg/min über 10 Minuten	0,37–0,75 µg/kg/min	**Cave:** Hypotonie bei Bolusgabe; ggf. auf Bolusgabe verzichten!
Enoximon (z. B. Perfan)	90 µg/kg/min über 30 min (max. 37,5 mg über 3 min)	2,5–10 µg/kg/min	**Cave:** Hypotonie bei Bolusgabe; ggf. auf Bolusgabe verzichten!
Noradrenalin (z. B. Arterenol)	kein Bolus	0,2–1,0 µg/kg/min	starke α-Wirkung
Adrenalin (z. B. Suprarenin)	Bolusgabe nur unter Reanimation	0,02–0,05 µg/kg/min 0,05–0,2 µg/kg/min >0,2 µg/kg/min	überwiegend β1- u. β2-Wirkung stärkere α-Wirkung überwiegend α-Wirkung
Levosimendan (z. B. Simdax)	12–24 µg/kg über 10 min	0,1–0,2 µg/kg/min für 24 h	**Cave:** Hypotonie bei Bolusgabe; ggf. auf Bolusgabe verzichten!

gisch erniedrigt ist, z. B. unter 800 dyn×s×cm^{-5}. Vorsicht ist bei schon erhöhtem peripheren Widerstand geboten: Hier kann Noradrenalin zwar den Blutdruck weiter steigern, allerdings nur durch eine weitere Nachlasterhöhung, wodurch es zu einer weiteren Abnahme des Herzzeitvolumens mit Gewebeperfusionsstörung kommt.

Adrenalin (z. B. Suprarenin) Adrenalin ist das am stärksten positiv inotrop wirkende Katecholamin. Die kardiovaskulären Effekte beruhen auf einer dosisabhängigen direkten Stimulation von α- und β-Rezeptoren. Gleichzeitig erhöht Adrenalin den myokardialen O_2-Verbrauch stark und kann selbst zu Tachykardie und Arrhythmien führen. Aus diesen Gründen wird Adrenalin nicht mehr als inotrope Substanz der ersten Wahl im kardiogenen Schock empfohlen. In Einzelfällen kann jedoch die kurzfristige Stabilisierung eines Patienten mit Adrenalin gelingen, wenn die Therapie mit anderen Inotropika und Vasopressoren gescheitert ist.

❯ Je nach Indikation kann die erforderliche Adrenalindosis erheblich variieren!

Bei ansonsten therapierefraktärer Hypotonie und/oder Bradykardie kann folgendermaßen vorgegangen werden:
- 1 Amp. Adrenalin (= 1 mg) in 99 ml NaCl 0,9% verdünnen. 1 ml der Lösung entspricht dann 10 µg Adrenalin. Nun 0,5–1 ml der Lösung injizieren und Effekt beobachten.
- 1 Amp. Adrenalin (= 1 mg) mit 49 ml NaCl 0,9% auf eine 50-ml-Perfusorspritze aufziehen, 1 ml der Lösung entspricht dann 20 µg Adrenalin. Nun Perfusor auf 5 ml/h starten und Effekt beobachten. Diese stark verdünnte Adrenalinlösung (1 mg auf 50 ml) ist sehr gut steuerbar und kann im Notfall auch periphervenös appliziert werden; die weitere Dosierung erfolgt nach Wirkung.

Levosimendan (z. B. Simdax) Die Substanzgruppe der Kalziumsensitizer steigert durch eine Erhöhung der Kalziumempfindlichkeit der Myofilamente die myokardiale Kontraktilität. Im Gegensatz zu anderen Katecholaminen ist dieser Effekt ATP-neutral und somit nicht O_2-verbrauchend. Durch eine milde Hemmung der Phosphodiesterase bewirkt Levosimendan außerdem eine periphere Vasodilatation. Levosimendan steigert das Herzzeitvolumen, das Schlagvolumen und reduziert den system- und pulmonalvaskulären Widerstand vergleichbar mit Dobutamin. Die Gabe erfolgt initial als Bolus (12–24 µg/kg über 10 min) und anschließend als Dauerinfusion (0,05–0,2–0,4 µg/kg/min i.v.) für 6–24 h. Bei Patienten mit hypotonen Blutdruckwerten (systolisch <100 mmHg) sollte auf die Bolusgabe verzichtet werden, da es zu ausgeprägten Hypotonien kommen kann.

Durch Ausbildung aktiver Metabolite bleibt die positiv inotrope Wirkung von Levosimendan über mehrere Tage erhalten. Levosimendan ist aus pathophysiologischer Sicht eine sinnvolle Alternative zu den herkömmlichen Katecholaminen. Eine kürzlich publizierte Metaanalyse konnte zudem für Levosimendan eine signifikante Reduktion der Letalität bei Patienten im kardiogenen Schock zeigen. Wegen der peripheren Vasodilatation kann überlappend der Einsatz von Noradrenalin sinnvoll sein, um Hypotonien vorzubeugen. Levosimendan ist in Deutschland (noch) nicht zur Behandlung der akuten Herzinsuffizienz zugelassen, sodass es über die internationale Apotheke bezogen werden muss.

34.1.5 Therapie der akuten Herzinsuffizienz in Abhängigkeit von der Grundkrankheit

Dekompensierte chronische Herzinsuffizienz Im Vordergrund steht die Kombination aus Schleifendiuretika und Vasodilatatoren. Bei Zeichen einer Organminderperfusion sind zudem positiv inotrope Substanzen erforderlich.

Lungenödem Da das Lungenödem mit einer ausgeprägten Dyspnoe- und Angstsymptomatik einhergeht, steht hier die frühzeitige Analgosedierung im Vordergrund. Zur Behandlung sollten Schleifendiuretika und bei normalen Blutdruckwerten auch Vasodilatatoren gegeben werden. Bei Zeichen der Organminderperfusion sollten auch positiv inotrope Substanzen eingesetzt werden. Sofern keine Kontraindikationen bestehen, ist bei Patienten mit kardialem Lungenödem immer eine nichtinvasive Beatmung gerechtfertigt.

Hypertensive Herzinsuffizienz Empfohlen wird in erster Linie die Gabe von Vasodilatatoren und Diuretika in niedriger Dosierung.

Akutes Koronarsyndrom und akute Herzinsuffizienz Bei diesen Patienten sollte rasch eine Echokardiographie zur Beurteilung der Ventrikelfunktion und zum Ausschluss von mechanischen Komplikationen eines Myokardinfarkts, wie akute Mitralinsuffizienz oder Ventrikelseptumdefekt, erfolgen. Es sollte umgehend eine akute Koronarintervention (Akut-PCI) erfolgen. Sollte eine Akut-PCI nicht verfügbar oder eine Verlegung in ein Interventionszentrum nicht möglich sein, sollte bei ST-Hebungsinfarkt eine systemische Lysetherapie durchgeführt werden.

Isolierte Rechtsherzinsuffizienz Um eine ausreichende Funktion zu erreichen, braucht der rechte Ventrikel adäquate Füllungsdrücke. Ein erheblicher Volumenmangel sollte daher vermieden werden (»nicht zu trocken fahren«). Ist ein differenziertes Volumenmanagement nicht ausreichend, müssen positiv inotrope Substanzen eingesetzt werden. Es sollte außerdem rasch eine Echokardiographie erfolgen, um zwischen möglichen Ursachen wie Lungenembolie oder Rechtsherzinfarkt

unterscheiden zu können. Hiervon hängt dann die weitere kausale Therapie ab, z. B. Lyse oder Akut-PCI.

34.2   Kardiogener Schock

Der kardiogene Schock ist ein Zustand mit einem akuten Missverhältnis zwischen dem vom Herzen gelieferten O_2-Angebot und dem O_2-Bedarf der peripheren Organe. Durch diese Störung auf der Angebotsseite kommt es zu einer kritischen Minderversorgung bis hin zum Multiorganversagen und einer systemischen Inflammationsreaktion. Der kardiogene Schock ist folgendermaßen definiert:
- systolischer arterieller Blutdruck <90 mmHg (wichtigstes Symptom, jedoch nicht bei jedem Patienten vorhanden),
- Herzindex <2,4 l/min/m²,
- pulmonalkapillärer Verschlussdruck (»Wedgedruck«, PCWP) >15 mmHg bei linksventrikulärem Versagen,
- Zeichen der Endorganminderversorgung wie Zyanose, kalte oder kaltschweißige Extremitäten, Oligurie/Anurie, Laktazidose, Schockleber und Vigilanzminderung.

34.2.1 Therapie

Hierbei steht die Therapie der pathophysiologischen Ursache im Vordergrund: Am häufigsten ist dies ein ausgedehnter Myokardinfarkt oder die mechanische Komplikation eines Myokardinfarkts. Ziel ist die möglichst baldige Revaskularisierung. Auch ein durch einen rechtsventrikulären Infarkt bedingter kardiogener Schock sollte umgehend einer Akutintervention zugeführt werden. Mechanische Komplikationen des Myokardinfarkts müssen sofort operiert werden, wobei die Letalität bei der Ventrikelseptumruptur trotz Einsatz aller Maßnahmen etwa 90% und bei der Papillarmuskelruptur etwa 50% beträgt. Außerdem sollte man sich frühzeitig für den Einsatz einer IABP oder eines anderen »assist device« entscheiden.

Praxistipp

Die hämodynamischen Ziele der Intensivtherapie des kardiogenen Schocks sind (◨ Abb. 34.3):
- arterieller Mitteldruck (MAP) 65–75 mmHg,
- systemischer Widerstand (SVR) 800–1.000 dyn×s×cm⁻⁵,
- »cardiac index« (CI) >2,4 l/min/m²,
- zentralvenöse Sättigung (szvO₂) >70%.

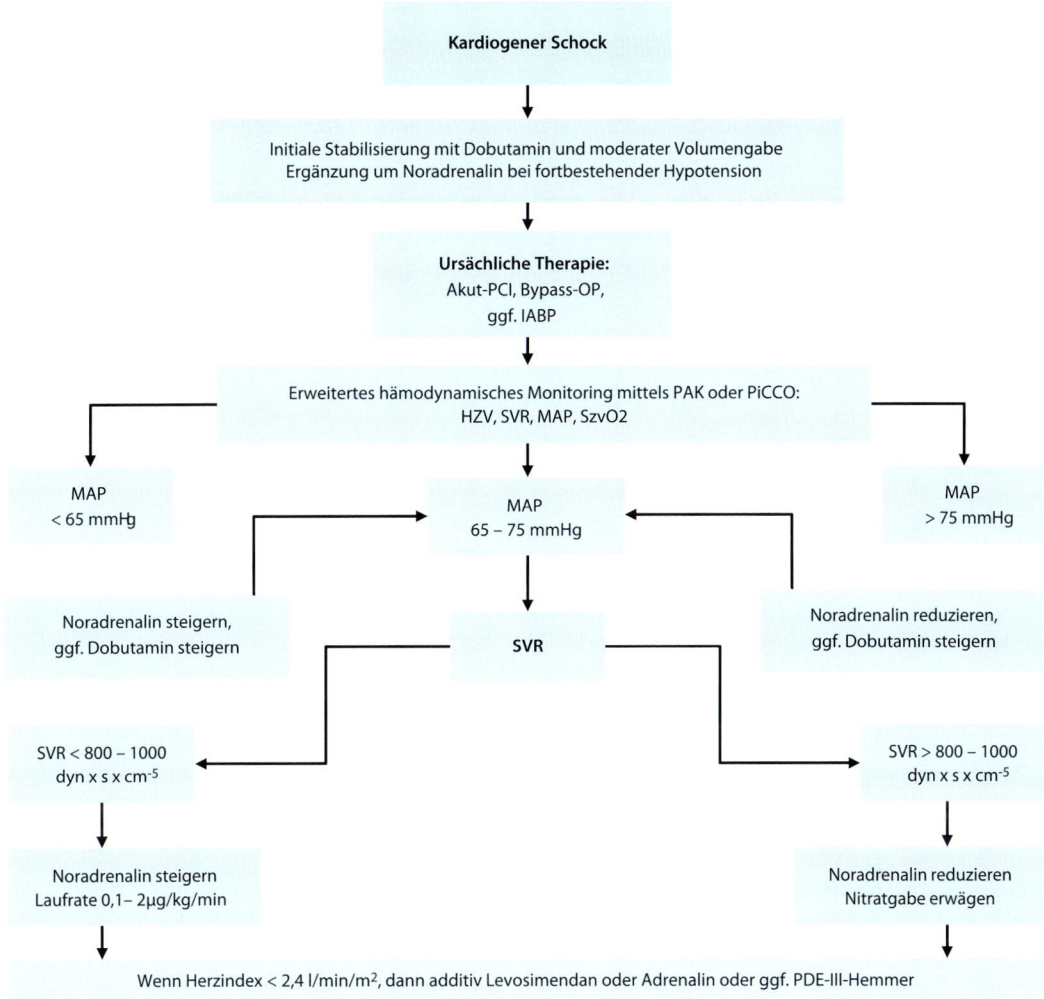

◘ Abb. 34.3 Therapie des kardiogenen Schocks anhand hämodynamischer Parameter

Ob eine Steuerung der Volumentherapie anhand der ZVD-Messung sinnvoll ist, wird inzwischen kontrovers diskutiert. Als Zielwert kann ein ZVD von 12–15 mmHg angegeben werden. Bei herzchirurgischen Patienten wird die »routinemäßige« ZVD-Messung allerdings weiter empfohlen, da so eine Perikardtamponade frühzeitig erkannt werden kann.

34.2.2 Intraaortale Ballonpumpe (IABP)

Die IABP ist ein Ballonkatheter, der in der Aorta descendens platziert und mit dem Herzzyklus, meist durch EKG-Triggerung, rhythmisch mit Heliumgas gefüllt und entleert wird. Die Anlage erfolgt über die

A. femoralis communis entweder im Linksherzkatheterlabor unter Durchleuchtung oder auf der Intensivstation mit anschließender Röntgenthoraxkontrolle. Die Spitze des Katheters sollte unmittelbar distal des Abgangs der A. subclavia sinistra im deszendierenden Teil der Aorta thoracalis liegen.

Wirkungsweise In der Diastole des Herzens wird der Ballonkatheter mit Helium gefüllt (»Inflation«). Hierdurch wird eine Pulswelle in der Aorta in beide Richtungen erzeugt. Die nach peripher gerichtete Welle ist hierbei unbedeutend; die herzwärts gerichtete retrograde Strömung (Gegenpulsation) führt zu einer signifikanten Verbesserung der Koronarperfusion. Dieser Effekt ist erwünscht, da gerade in der Diastole die

◘ Tab. 34.3 Mögliche Indikationen und Kontraindikationen für die Implantation einer IABP		
Indikationen	**Kontraindikationen**	
	absolut	**relativ**
kardiogener Schock	hämodynamisch relevante Aorteninsuffizienz	Krankheiten im Endstadium, jedoch Transplantation ausstehend
drohende Ausweitung eines Infarkts	Aneurysma der thorakalen Aorta	Aneurysma der abdominellen Aorta
septische Kardiomyopathie		
Herzkontusion		
schwere Mitralinsuffizienz (Papillarmuskelabriss/Endokarditis)		
ischämiegetriggerte Rhythmusstörungen		
Ventrikelseptumdefekt		
Unterstützung bei Hochrisiko-PCI		
Überbrückung bis HTX oder Anlage eines anderen »assist device«		

Eigenversorgung des Herzens stattfindet. Die so erzielte Zunahme der diastolischen Myokardperfusion wird »diastolische Augmentation« genannt und in den Kurvenverläufen dokumentiert.

Während der Systole wird der Ballon aktiv entleert (»Deflation«). Der dabei entstehende Sogeffekt in der Aorta führt zur Nachlastsenkung und somit zur Erleichterung der Auswurftätigkeit des linken Ventrikels. Dies wird als systolische Entlastung bezeichnet. Wird die routinemäßige Anlage der IABP im infarktbedingen kardiogenen Schock in der aktuellen S3-Leitlinie noch empfohlen, kann eine kürzlich publizierte Studie dieses routinemäßige Vorgehen nicht mehr unterstützen.

Mögliche Indikationen und Kontraindikationen für die Implantation einer IABP sind in ◘ Tab. 34.3 dargestellt.

Einstellung des IABP-Kurvenverlaufs Die Einstellung der IABP sollte im 2:1-Modus erfolgen (◘ Abb. 34.4), d. h. nur jede zweite Pulskurve wird durch die IABP druckunterstützt. Die IABP zeigt dann alternierend einen nicht gepumpten arteriellen Kurvenverlauf (also einen »normalen« Druckkurvenverlauf) gefolgt von einem assistierten Kurvenverlauf mit den Phasen der Inflation und Deflation, wodurch die Effektivität der IABP-Unterstützung am besten sichtbar gemacht wird. Die Inflation führt zur Augmentation des diastolischen

Kurvenverlaufs und die Deflation zu charakteristischen Veränderungen der nachfolgenden Druckkurve, die auch als ballonassistierte Druckkurve bezeichnet wird.

Einsatz der IABP beim infarktbedingten kardiogenen Schock In der kürzlich veröffentlichten IABP-SHOCK-II-Studie konnte keine Überlegenheit einer IABP-Therapie beim infarktbedingten kardiogenen Schock gezeigt werden, sodass der Einsatz der IABP hier nicht mehr empfohlen werden kann.

Die IABP hat jedoch weiterhin ihren Stellenwert bei infarktbedingten Komplikationen wie z. B. bei der ischämischen Mitralklappeninsuffizienz oder dem akuten Ventrikelseptumdefekt.

> **Einstellung der IABP**
> - **Inflation**
>   - Pumpenmodus auf 2:1 stellen
>   - Hochfahren der Referenzlinie (R) bis zum Aortenklappenschluss, erkennbar an der Dikrotie der Aortenkurve (Kreis)
>   - Einstellen der Ballonfüllung (Schieber am Inflationsregler, exakt in Höhe der Referenzlinie am gepumpten Kurventeil mit Bildung eines spitzen V (erstes V)
> ▼

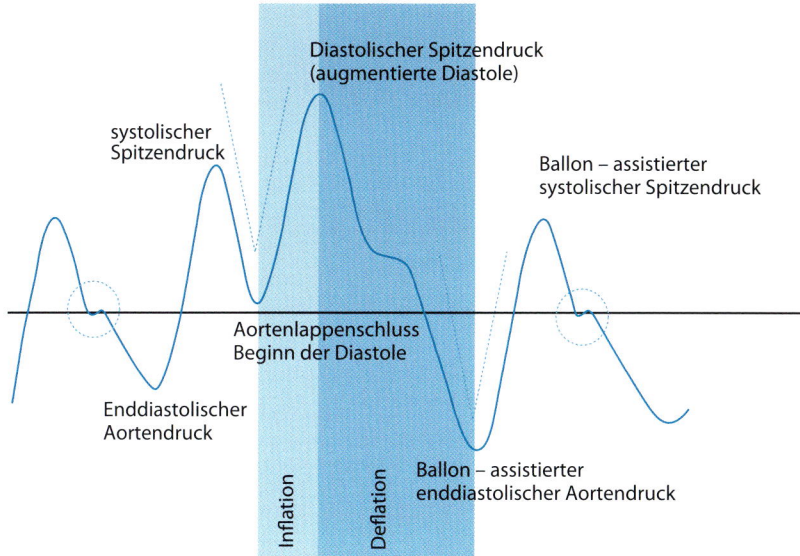

systolischer
Spitzendruck

Diastolischer Spitzendruck
(augmentierte Diastole)

Ballon – assistierter
systolischer Spitzendruck

Aortenlappenschluss
Beginn der Diastole

Enddiastolischer
Aortendruck

Inflation

Deflation

Ballon – assistierter
enddiastolischer Aortendruck

☐ **Abb. 34.4 IABP-Kurvenverlauf im 2:1-Modus**

- – Das augmentierte diastolische Maximum
  liegt häufig (jedoch nicht immer) oberhalb
  des vorangegangenen systolischen Drucks
- ▬ **Deflation**
  - – Der Kurvenabfall bis zum ballonassistierten
    enddiastolischen Druck sollte nicht zu steil,
    aber auch nicht zu langsam erfolgen
  - – Der ballonassistierte enddiastolische Druck
    sollte unterhalb des patienteneigenen end-
    diastolischen Drucks liegen
  - – Der rasche Abfall (Deflation) und rasche An-
    stieg der ballonassistierten Systole sollten
    ebenfalls ein spitzes V ergeben (zweites V)
  - – Der ballonassistierte systolische Spitzen-
    druck liegt unterhalb des patienteneigenen
    systolischen Spitzendrucks und ist damit
    Ausdruck der erniedrigten Nachlast

34.3 Tako-Tsubo-Kardiomyopathie

Die Tako-Tsubo-Kardiomyopathie wird auch als Stresskardiomyopathie oder »broken heart syndrome« bezeichnet. Diese meist reversible Erkrankung betrifft
meist Frauen in der Menopause, tritt oft nach einem
körperlichen oder psychischen »Stressereignis« in der
Regel ganz akut auf und kann mit einem Pumpversagen
einhergehen. Mehr als 70% der betroffenen Patienten

haben zum Zeitpunkt der Aufnahme ST-Hebungen,
sodass die Tako-Tsubo Kardiomyopathie leicht mit
einem akuten Myokardinfarkt verwechselt werden
kann.

Charakteristisch, aber keine Bedingung, sind in-
farktypische Wandbewegungsstörungen in der Echokardiographie, die mehr als ein koronares Versor-
gungsgebiet betreffen. Meistens sind die apikalen
Wandabschnitte des linken Ventrikels betroffen. Dieses morphologische Bild wird als »apical ballooning«
bezeichnet.

In über 90% der Fälle zeigt sich ein benigner Verlauf mit vollständiger Wiederherstellung der Herzleistung. In seltenen Fällen kann es jedoch zur Ausbildung
eines kardiogenen Schocks kommen. Aus pathophysiologischen Überlegungen (»Stresskardiomyopathie«)
sollte dann möglichst (weitgehend) auf die Anwendung
klassischer Katecholamine verzichtet und stattdessen
alternativen Substanzen wie z. B. Levosimendan der
Vorzug gegeben werden. Auch der frühe Einsatz der
IABP kann den Krankheitsverlauf positiv beeinflussen.

34.4 Endokarditis

Die infektiöse Endokarditis gehört zu den schweren
Infektionskrankheiten mit einer Gesamtletalität von
bis zu 20%. Unbehandelt verläuft diese Erkrankung
meist letal. In den letzten Jahren hat v. a. die Entwicklung moderner Antibiotika und die Möglichkeit des

chirurgischen Klappenersatzes die Prognose entscheidend verbessert.

Manifestationsort einer Endokarditis ist das Herzklappenendothel (Endokard). In den meisten Fällen bleibt die Infektion auf die Klappenregion begrenzt. Die Infektion kann jedoch auch auf das perivalvuläre Gewebe und die Sehnenfäden übergreifen. Zudem kann es neben der Zerstörung der Herzklappe zu Abszessen, Fistelbildung und septischen Embolien kommen.

> **In ca. 75% der Endokarditisfälle sind Risikopatienten mit bereits vorgeschädigter Klappe, bekanntem Fokus der Bakteriämie oder einer verminderten Abwehrlage betroffen.**

34.4.1 Endokarditisprophylaxe

Für den prophylaktischen Einsatz von Antibiotika zur Vermeidung einer infektiösen Endokarditis konnte bis heute nie ein individueller Nutzen für Patienten in einer prospektiven, randomisierten Studie nachgewiesen werden. Vielmehr erscheint der potenzielle Schaden einer möglichen anaphylaktischen Reaktion nach Antibiotikagabe bedrohlicher, sodass in den aktuell vorliegenden Leitlinien zur Behandlung der infektiösen Endokarditis keine routinemäßige Endokarditisprophylaxe mehr empfohlen wird.

Eine Prophylaxe mit Antibiotika wird nur noch für Patienten mit einem hohen Risiko für einen schweren oder letalen Verlauf einer infektiösen Endokarditis (► Übersicht) empfohlen, die sich einem Risikoeingriff (► Übersicht) unterziehen müssen. Empfohlene Substanzen zur Endokarditisprophylaxe sind im Wesentlichen Aminopenicilline und bei Penicillinunverträglichkeit Clindamycin.

Risikopatienten für die Entwicklung einer infektiösen Endokarditis

- Patienten mit mechanischem oder biologischem Klappenersatz
- Patienten mit rekonstruierten Klappen unter Verwendung von alloprothetischem Material in den ersten 6 Monaten nach Operation
- Patienten mit überstandener Endokarditis
- Patienten mit angeborenen Herzfehlern
  - Zyanotische Herzfehler, die nicht oder palliativ mit systemisch-pulmonalem Shunt operiert sind

▼

- Operierte Herzfehler mit Implantation von Conduits (mit oder ohne Klappe) oder residuellen Defekten, bedeutet mit turbulenter Blutströmung im Bereich des prothetischen Materials
- Alle operativ oder interventionell behandelten Herzfehler in den ersten 6 Monaten nach Operation
- Herztransplantierte Patienten, die eine Valvulopathie entwickeln

---

Eingriffe bei denen eine Endokarditisprophylaxe empfohlen wird

- Eingriffe, bei denen eine Endokarditisprophylaxe empfohlen wird
  - Zahnärztliche Eingriffe, die mit Manipulationen an der Gingiva, der periapikalen Zahnregion oder mit Perforationen der oralen Mukosa einhergehen
  - Intraligamentäre Anästhesie im Rahmen von zahnärztlichen Eingriffen
  - Eingriffe am oberen Respirationstrakt mit Inzision der Mukosa, z. B. Tonsillektomie oder Adenotomie
- Eingriffe, bei denen keine Prophylaxe empfohlen wird
  - Eingriffe an Haut und Weichteilen
  - Eingriffe am Gastrointestinaltrakt, auch Gastroskopie und Koloskopie mit Biopsie
  - Eingriffe am Urogenitaltrakt, auch Zystoskopie

Generell gilt: Bei Eingriffen an infiziertem Gewebe ist der Infekt zu behandeln. Bei Patienten mit der höchsten Wahrscheinlichkeit eines schweren oder letalen Verlaufs einer Endokarditis sollten die je nach Infektionsort typischen Erreger durch die Antibiotika erfasst werden.

34.4.2 Diagnostik

Häufige Symptome einer Endokarditis sind Fieber, ein neues Herzgeräusch, neurologische Symptome sowie Hautläsionen, wie petechiale Einblutungen oder Osler splints, oder auch eine sich aggravierende Herzinsuffizienz. Oft geben die Patienten zudem Nachtschweiß oder Gewichtsverlust an. Somit spielen eine genaue körperliche Untersuchung und eine gewissenhafte Anamnese eine wesentliche Rolle. Eine zentrale Bedeu-

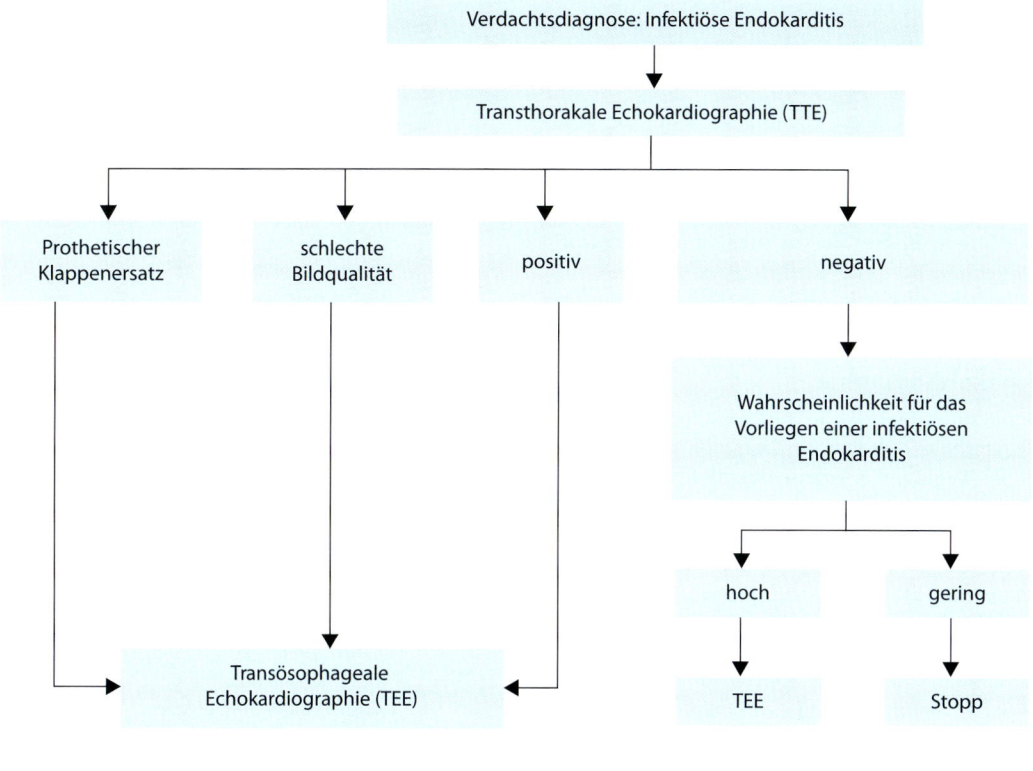

□ **Abb. 34.5 Diagnostisches Vorgehen bei begründetem Verdacht auf eine Endokarditis.** *TTE* transthorakale Echokardiographie; *TEE* transösophageale Echokardiographie

tung in der Diagnosefindung der Endokarditis besitzen der Erregernachweis und die Echokardiographie.

Erregernachweis

Der Erregernachweis ist für Behandlung und Prognose der Endokarditis von zentraler Bedeutung. Elementar wichtig ist dementsprechend die korrekte Abnahme von Blutkulturen vor Beginn einer antibiotischen Therapie. Die unabhängige Abnahme von mindestens 3 Blutkulturpärchen (aerob und anaerob) im Abstand von ca. 30 min über die Punktion von peripheren Venen sollte unabhängig von der gerade aktuellen Körpertemperatur erfolgen. Hauptursache für negative Blutkulturen sind eine bestehende Antibiotikatherapie oder schwer anzüchtbare Erreger.

❯ **Bei einer Endokarditis liegt eine permanente Bakteriämie vor. Damit sind Blutkulturen unabhängig von der Körpertemperatur abzunehmen und nicht nur im Fieberschub positiv.**

Bei der Abnahme der Blutkulturen wird folgendes Vorgehen empfohlen:
- Blutkulturen grundsätzlich vor Beginn einer antimikrobiellen Therapie abnehmen,
- 3–5 separat entnommene Blutkulturen; bei akut septischem Verlauf innerhalb von 1–2 h (bei antibiotischer Vorbehandlung ggf. auch eine größere Anzahl),
- Entnahme unabhängig von der Körpertemperatur,
- Entnahme durch Punktion einer Vene oder Arterie (bei der Neuanlage einer arteriellen Kanüle) und nicht aus einem Verweilkatheter.

- Gründliche Desinfektion von Haut und Verschlussstopfen der Blutkulturflasche (alkoholisches Desinfektionsmittel, keine Nachpalpation der Vene),
- Aufbewahrung des Mediums bei Raumtemperatur, ggf. Aufwärmung auf Körpertemperatur,
- Wechsel der Injektionskanüle vor Beimpfung der Kultur.
- Hinweis an das Untersuchungslabor: »Verdacht auf infektiöse Endokarditis« und
- unverzüglicher Transport des Kulturmediums ins Labor.

Echokardiographie

Der bildmorphologische Nachweis von verdächtigen Strukturen mittels Echokardiographie ist von zentraler Bedeutung. Bei jedem begründeten klinischen Verdacht sollte umgehend eine transthorakale Echokardiographie (TTE) erfolgen. Bei schlechter Bildqualität, prothetischem Klappenersatz oder einem positivem Befund sollte in jedem Fall eine transösophageale Echokardiographie (TEE) durchgeführt werden (◘ Abb. 34.5), da die TEE der TTE hinsichtlich der Sensitivität deutlich überlegen ist. Ein einzelner negativer TEE-Befund schließt eine infektiöse Endokarditis nicht aus; daher sollte ein TEE bei begründetem klinischem Verdacht nach 7–10 Tagen wiederholt werden.

Duke-Kriterien

Anhand der sog. Duke-Kriterien kann die Wahrscheinlichkeit einer infektiösen Endokarditis in »definitiv«, »möglich« oder »ausgeschlossen« eingeteilt werden kann (▶ Übersicht).

> **Diagnostische Kriterien allein können eine rationale klinische Beurteilung nicht ersetzen!**

Dies gilt besonders für die Patienten mit negativer Blutkultur, bei Infektionen von Klappenprothesen und Schrittmacherelektroden oder wenn das rechtskardiale Endokard betroffen ist.

Modifizierte Duke-Kriterien zur Diagnose einer Endokarditis

- **Hauptkriterien**
  - Positive Blutkulturen
    - Endokarditistypische Erreger, z. B. *Staphylococcus aureus*, Viridans-Streptokokken, Enterokokken, Erreger der

▼

HACEK-Gruppe[2]) in mindestens 2 Blutkulturen
- Persistierend positive Blutkulturen
- Eine für *Coxiella burnetii* positive Blutkultur oder ein IgG-Antikörpertiter von >1:800
- Nachweis für eine endokardiale Beteiligung
  - Echokardiographie: oszillierende Strukturen, Abszess, neu aufgetretene Klappendehiszenz
  - Neu aufgetretene Klappeninsuffizienz
  - Verschlechterung einer vorbekannten Klappeninsuffizienz
- **Nebenkriterien**
  - Prädisposition
    - Prädisponierende Herzerkrankung
    - i.v.-Drogenabusus
  - Fieber
    - Temperatur >38°C
  - Vaskuläre Phänomene
    - Arterielle Embolie
    - Septischer Lungeninfarkt
    - Janeway-Läsion[3]
    - Intrakranielle Blutung
    - Konjunktivale Einblutung Immunologische Phänomene
    - Glomerulonephritis
    - Osler-Knötchen
    - Roth's spots[4]
  - Mikrobiologischer Nachweis von Erregern (nicht als Hauptkriterium)

Endokarditis definitiv
- 2 Hauptkriterien oder
- 1 Haupt- und 3 Nebenkriterien oder
- 5 Nebenkriterien

Endokarditis möglich
- 1 Haupt- und 1 Nebenkriterium oder
- 3 Nebenkriterien

---

2 HACEK-Gruppe: Dies ist eine Gruppe bakterieller Endokarditiserreger, die üblicherweise im Mundrachenraum vorkommen und für etwa 3% aller Endokarditiden verantwortlich sind. Hierzu gehören *Haemophilus aphrophilus* und *paraphrophilus* (H), *Actinobacillus actinomycetemcomitans* (A), *Cardiobacterium hominis* (C), *Eikenella corrodens* (E), *Kingella kingae* (K). Bakterien der HACEK-Gruppe benötigen zum Wachstum im Labor eine längere Bebrütungszeit.

3 Janeway-Läsionen treten als kleine erythematöse oder hämorrhagische Flecken oder Knoten an Handinnenflächen oder Fußsohlen auf.

4 Roth's spots sind embolisch bedingte Netzhautblutungen mit weißem Zentrum.

◘ **Tab. 34.4** Indikation und zeitliche Terminierung der chirurgischen Therapie bei infektiöser Endokarditis	
	Zeitpunkt
Herzinsuffizienz	
akute Mitralklappen- oder Aortenklappeninsuffizienz oder auch eine Verlegung des Ausflusstrakts mit Entwicklung eines Lungenödems oder kardiogenen Schocks	Notfall
Aorten- oder Mitralklappenendokarditis mit Ausbildung einer ventrikulären Fistel, die zu einem Lungenödem oder kardiogenen Schock führt	Notfall
schwere Aorten- oder Mitralklappeninsuffizienz oder Stenose mit echokardiographischen Zeichen einer schlechten hämodynamischen Toleranz (früher Mitralklappenschluss oder pulmonale Hypertonie)	eilig
schwere Aorten- oder Mitralklappeninsuffizienz ohne Zeichen einer Herzinsuffizienz	elektiv
Nichtkontrollierbare Infektion	
lokale nichtkontrollierbare Infektion (Abszess, sich vergrößernde Vegetation, Fistelbildung)	eilig
anhaltendes Fieber und persistierend positive Blutkulturen >7–10 Tage	eilig
Infektion durch Pilze oder multiresistente Erreger	eilig/elektiv
Prävention einer Embolie	
Aorten- oder Mitralklappenendokarditis mit großer Vegetation (>10 mm) mit stattgehabter Embolie trotz effektiver Antibiose	eilig
Aorten- oder Mitralklappenendokarditis mit großer Vegetation (>10 mm) und anderen Hinweisen für einen komplizierten Verlauf (Herzinsuffizienz, Abszess, usw.)	eilig
sehr große isolierte Vegetation (>15 mm)	eilig

Notfall innerhalb von 24 h, *eilig* innerhalb weniger Tage, *elektiv* nach mindestens 1–2 Wochen Antibiotikatherapie (Definition gemäß ESC-Leitlinien)

34.4.3 Therapie

Wichtig bei der Therapieentscheidung ist eine frühe Absprache zwischen den behandelnden Fachabteilungen Kardiologie, Herzchirurgie und evtl. Mikrobiologie. Die Entscheidung einer Therapieeinleitung orientiert sich ausschließlich an klinischen Kriterien. Das grundlegende Ziel der Therapie ist die Eradikation des Erregers aus dem infizierten Gewebe. Besonders bei Patienten mit kritischem Allgemeinzustand sollte umgehend nach Entnahme der Blutkulturen mit einer empirischen antibiotischen Therapie begonnen werden (▶ Abschn. 26.5.4; ◘ Tab. 26.10; ◘ Tab. 26.11).

Bei spezielleren Therapieindikationen wird auf die aktuellen Leitlinien der europäischen Gesellschaft für Kardiologie zur Behandlung der infektiösen Endokarditis verwiesen.

Chirurgische Therapie

Die chirurgische Sanierung einer infektiösen Endokarditis ist seit vielen Jahren etabliert, es besteht jedoch immer noch Unklarheit bezüglich des optimalen Zeitpunkts der Operation. ◘ Tab. 34.4 gibt einen Überblick über mögliche Komplikationen einer Endokarditis und die damit verbundene zeitliche Planung der chirurgischen Intervention. Nach erfolgreicher Operation ist die Fortführung der antimikrobiellen Therapie für mindestens 2 Wochen erforderlich. Bei intraoperativ nachgewiesenen intrakardialen Entzündungsherden oder positiven Kulturen der Klappe ist jedoch die volle Therapiedauer von 4 bis mehr als 6 Wochen indiziert. Bei Infektionen in Verbindung mit einem implantierten Schrittmacher/ICD muss eine komplette Eradikation des Erregers vor Neuimplantation eines Systems erfolgen.

Fallbeispiel Teil 2

Im Linksherzkatheterlabor beträgt die pulsoxymetrisch gemessene Sättigung trotz O_2-Insufflation 88%, gleichzeitig gibt der Patient weiterhin Luftnot an, sodass der Patient während der Akutintervention nichtinvasiv beatmet wird. Bei der Koronarangiographie zeigt sich eine koronare 1-Gefäßerkrankung mit hauptstammnahem Verschluss des Ramus interventricularis anterior. Die Rekanalisation und anschließende Stentimplantation verzögert sich, da der Patient hämodynamisch weiter instabil und katecholaminpflichtig wird und nun intubiert und beatmet werden muss.

Trotz erfolgreicher Koronarintervention ist der Patient postinterventionell weiterhin hochdosiert katecholaminpflichtig. Unter 0,4 μg/kg/min Noradrenalin beträgt der systolische Blutdruck nur 92 mmHg; nun wird wegen des hohen Katecholaminbedarfs ein Pulmonalarterienkatheter eingeschwemmt. In der ersten Messung zeigt sich ein Herzzeitvolumen (HZV) von 2,3 l/min, ein peripherer Widerstand (SVR) von 1.920 dyn×s×cm^{-5}, ein zentraler Venendruck (ZVD) von 13 mmHg und ein pulmonalarterieller Verschlussdruck (PCWP) von 21 mmHg. In der Blutgasanalyse zeigt sich zudem ein Anstieg des Laktatwerts auf 67 mg/dl. Es handelt sich also um das Vollbild eines kardiogenen Schocks.

Bei niedrigem Herzindex wird Dobutamin mit 10 μg/kg/min infundiert. In der nächsten Hämodynamikmessung zeigt sich ein Anstieg des Herzzeitvolumens auf 3,2 l/min und ein Abfall des SVR auf 1.150 dyn×s×cm^{-5}. Trotz des relativ hohen ZVD wird dem Patienten vorsichtig Volumen infundiert, wobei bei den wiederholten Hämodynamikmessungen v. a. das Schlagvolumen beurteilt wird: So lange durch Volumengabe eine Verbesserung des Schlagvolumens möglich ist, profitiert der Patient von der Volumengabe. Im weiteren Verlauf bessert sich die hämodynamische Situation des Patienten deutlich.

Der Patient kann am 5. postinterventionellen Tag extubiert und am 11. Tag mit telemetrischer Überwachung auf die Normalstation verlegt werden. Nach dreiwöchiger Rehabilitation erfolgt eine erneute stationäre Aufnahme zur Evaluation einer Defibrillatortherapie. Echokardiographisch wird eine weiterhin hochgradig eingeschränkte linksventrikuläre Funktion mit einer EF von 26% dokumentiert werden, sodass bei dem Patienten prophylaktisch ein ICD-System implantiert wird.

Literatur

Dietz S, Lemm H, Raaz U, Werdan K, Buerke M (2012) Die infektiöse Endokarditis bei Intensivpatienten. Med Klin Intensivmed Notfmed 107: 39–52

Ebelt H, Werdan K (2012) Akute Herzinsuffizienz. Intensivmedizin up2date 8: 117–125

Landoni G, Biondi-Zoccai G, Greco M et al. (2012) Effects of levosimendan on mortality and hospitalization. A meta-analysis of randomized controlled studies. Crit Care Med 40: 634–646

Roggenbach J, Roggenbach R, Ehlermann P (2010) Tako-Tsubo-Kardiomyopathie. Anaesthesist 59: 636–642

The Task Force for the diagnosis and treatment of acute and chronic heart failure 2012 of the European Society of Cardiology (2012) ESC Guidelines for diagnosis and treatment of acute and chronic heart failure. Eur Heart Journal 33: 1787–1847

The Task Force on the prevention, diagnosis, and treatment of infective endocarditis of the European Society of Cardiology (ESC) (2009) ESC Guidelines on the prevention, diagnosis and treatment of infective endocarditis. Eur Heart Journal 30: 2369–2413

Thiele H, Zeymer U, Neumann FJ et al. (2012) Intraaortic balloon support for myocardial infarction with cardiogenic shock (IABP-SHOCK-II-Studie). N Engl J Med 367:1287–1296

Werdan K, Ruß M, Buerke M et al. (2011) Deutsch-österreichische S3-Leitlinie »Infarktbedingter kardiogener Schock – Diagnose, Monitoring und Therapie«. Kardiologe 5: 166–224

Westphal N, Pflicht B, Naber C (2009) Endokarditis – Prophylaxe, Diagnostik und Therapie. Dt Ärztebl 106: 481–490

Internetlinks

www.escardio.org: Auf der Homepage der European Society of Cardiology findet man unter »Guidelines and Surveys« eine Vielzahl aktueller Leitlinien der ESC.

www.dgk.org: Auf der Homepage der deutschen Gesellschaft für Kardiologie gibt es die aktuellen deutschen kardiologischen Leitlinien.

Herzrhythmusstörungen

Christian Perings, Ingo Wickenbrock

Fallbeispiel Teil 1

Der Notarzt wird zu einem 68-jährigen Patienten mit progredienter Dyspnoe und seit vielen Stunden anhaltenden Palpitationen gerufen. Die Rettungsassistenten vor Ort haben bereits einen Blutdruck von 90 mmHg systolisch und eine Herzfrequenz von 140/min dokumentiert. Der Patient ist wach, ansprechbar und orientiert, atmet aber deutlich angestrengt, ist tachypnoisch bei einer Atemfrequenz von 24/min und beginnend zentralisiert. Die O$_2$-Sättigung beträgt 88%. Auskultatorisch besteht bei Tachykardie über dem Herzen ein unauffälliger Befund ohne peripheres Pulsdefizit und über der Lunge ein feinblasiges Rasselgeräusch. Im 12-Kanal-EKG findet sich eine starrfrequente, schmalkomplexige Tachykardie mit einer Frequenz von 140/min mit ST-Strecken-Senkungen und Zeichen eines »alten« Vorderwandinfarktes bei R-Reduktion bis zur Ableitung V4. Anamnestisch sind keine Arrhythmien bekannt und nur der abgelaufene Vorderwandinfarkt erinnerlich. Die körperliche Belastbarkeit war bislang altersentsprechend gut. Die letzte Medikation, bestehend aus ACE-Hemmer, β-Blocker, Statin und ASS, wurde glaubhaft durchgehend eingenommen. Bei hämodynamisch grenzwertiger Stabilität wird der Patient mit 4 l/min Sauerstoff via Nasenbrille, 20 mg Furosemid i.v. und 500 ml Ringeracetat unter kontinuierlicher Monitorüberwachung ins nächst gelegene Klinikum gebracht. Dort wird er im Schockraum an den diensthabenden Intensivmediziner übergeben.

35.1 Definitionen und Pathophysiologie

Störungen der Erregungsbildung und der Erregungsleitung sowie ihre Kombination stellen die pathogenetische Grundlage sowohl tachykarder als auch bradykarder Herzrhythmusstörungen dar. Im Folgenden werden die hierfür verantwortlichen Mechanismen kurz beschrieben.

35.1.1 Bradykardie

Durch verschiedene Einflüsse, wie z. B. Ischämie, Elektrolytverschiebung, Sympathikus- oder Vagusreizung, können die Schrittmacherzellen in ihrer Aktivität verlangsamt werden. So kann es zur Sinusbradykardie und zum Sinusarrest kommen. Durch die genannten Einflussfaktoren können aber auch Blockierungen der Erregungsleitungen auftreten, die in 3 Grade eingeteilt werden:

- Grad 1: verzögerte Impulsleitung,
- Grad 2: intermittierende Leitungsblockierung:

- Typ 1 mit zunehmender Leitungsverzögerung,
- Typ 2 mit abruptem Leitungsausfall,
- Grad 3: keine Erregungsweiterleitung.

Hieraus können sich folgende Blockbilder und Bradyarrhythmien unterschiedlicher Ausprägung ableiten:

- sinuatriale (SA) Blockierungen,
- Bradyarrhythmie bei Vorhofflimmern,
- atrioventrikular (AV)-Blockierung (AV-Block I. bis III. Grades),
- AV-Knoten-Ersatzrhythmus,
- ventrikulärer Ersatzrhythmus.

35.1.2 Tachykardie

Abnorme Automatie Hierbei handelt es sich um eine Erregungsbildungsstörung, die auf der Veränderung transmembranärer Ionenströme beruht. Aus nicht eindeutig geklärter Ursache kommt es zur Abnahme des Ruhemembranpotenzials auf Werte um -50 mV und konsekutiver Inaktivierung des schnellen Natriumeinstroms. Die Depolarisation (elektrische Zellaktivierung) erfolgt stattdessen durch den sog. »slow calcium channel«. Es können so »Schrittmacherfunktionen« in jedem beliebigen Myokardareal übernommen werden, auch bei Ausfall des primären Zentrums im Sinusknoten. Beispielhaft hierfür sind die ektopen atrialen Tachykardien (EAT).

Getriggerte Aktivität Im Gegensatz zur abnormen Automatie besteht hier keine Möglichkeit der spontanen Arrhythmieentwicklung, da die getriggerte Aktivität immer an vorausgegangene Depolarisationen gebunden ist. Dabei werden im Anschluss an einen abgeschlossenen Erregungszyklus weitere einzelne oder ganze Serien von Aktionspotenzialen und somit Extrasystolen ausgelöst, entweder als sog. »early after depolarization« (EAD) oder als »delayed after depolarization« (DAD). Klinisch-rhythmologisches Korrelat hierfür sind z. B. die Torsade-de-pointes-Tachykardien.

Reentry (kreisende Erregung) Der den meisten Tachykardien zugrundeliegende Mechanismus ist der Wiedereintritt und das wiederholte Kreisen von Erregungswellen (»Reentry«). Hierfür muss ein Myokardareal anatomisch oder funktionell unerregbar und die durch die Peripherie des Hindernisses vorgegebene Umlaufbahn größer sein als die Länge der umlaufenden Erregungswelle. Andernfalls läuft die Erregungswelle in ihr eigenes refraktäres Ende und kommt zum Stillstand. Damit kommt sowohl der Refraktärzeit als auch der Leitungsgeschwindigkeit besondere Bedeutung zu. Für die Entstehung eines Reentryphänomens müssen folgende Voraussetzungen erfüllt sein:

- unidirektionale Blockierung eines Impulses,
- Erregungsfortleitung über eine alternative Leitungsbahn,
- verzögerte Erregungsleitung distal der Blockierung sowie
- Wiedererregbarkeit der proximal der Blockierung gelegenen Areale.

Bekannter Vertreter dieser Arrhythmogenese sind z. B. ventrikuläre Tachykardien (Kammertachykardien).

Abschließend sei darauf hingewiesen, dass nur selten einer der beschriebenen Mechanismen isoliert für die Entstehung von Arrhythmien verantwortlich ist. So kann es z. B. durch Extrasystolen auf dem Boden einer abnormen Automatie zur Induktion von atrioventrikulären Reentry-Tachykardien als Ausdruck des Zusammenspiels mehrerer Faktoren kommen.

> **Arrhythmien können auf dem Boden von Störungen der Erregungsbildung (Automatie), der Erregungsleitung (Reentry, Leitungsblockierungen) sowie der Erregungsrückbildung (getriggerte Aktivität) entstehen.**

EKG-Diagnostik Ventrikuläre Arrhythmien weisen im EKG immer verbreiterte QRS-Komplexe (QRS >120 ms) auf, aber nicht jeder breite QRS-Komplex stellt einen ventrikulären Ursprung dar. Hier kommen differenzialdiagnostisch präexistente Schenkelblöcke oder sog. Aberrationen (funktionelle Blockierung) und Präexzitationen (z. B. Wolff-Parkinson-White (WPW)-Syndrom) in Betracht.

35.2 Einteilung der Herzrhythmusstörungen

Grundsätzlich kann man Arrhythmien unter 4 Aspekten unterteilen:
- bezüglich der hämodynamischen Relevanz:
  - stabil oder
  - instabil,
- bezüglich ihrer Herzfrequenz:
  - bradykard,
  - normofrequent oder
  - tachykard,
- bezüglich ihrer QRS-Morphologie:
  - schmalkomplexig <120 ms oder
  - breitkomplexig ≥120 ms,

- bezüglich des Herzrhythmus:
  - regelmäßig oder
  - unregelmäßig.

Unter klinischen und Praktikabilitätsaspekten hat sich die herzfrequenzbezogene Einteilung durchgesetzt, sodass sich die folgende Darstellung an ihr orientiert.

> **Ein 12-Kanal-EKG zur Beurteilung der Herzfrequenz, der QRS-Breite und des (un)regelmäßigen Rhythmus ist Grundvoraussetzung für eine differenzierte Behandlung und muss am Beginn jeder therapeutischen Bemühung stehen.**

35.2.1 Bradykardie

Eine Herzfrequenz unter 60 Schlägen/min bezeichnet man als Bradykardie.

Ursächlich liegt eine Störung der Erregungsbildung oder -leitung zugrunde, die sich dann als SA-Blockierung, AV-Blockierung (I.–III. Grades) oder als bradyarrhythmisches Vorhofflimmern manifestiert.

Die häufigsten Ursachen für eine bradykarde Arrhythmie sind die kardiale Ischämie und Überdosierungen mit negativ chronotrop wirksamen Pharmaka wie Digitalis, β-Blocker, Kalziumkanalantagonisten vom Verapamil- oder Diltiazemtyp und (in der Intensivmedizin) Clonidin.

Das Ausmaß und die Invasivität der therapeutischen Bemühungen werden immer vom hämodynamischen Status des Patienten bestimmt. Insofern ist der Vigilanzzustand zumeist therapieführend, wenn er aufgrund des Ausmaßes einer Bradykardie erklärlich ist. Bei Bewusstseinsverlust aufgrund ausgeprägter Bradykardien, in der Regel bei Herzfrequenzen <40/min oder bei Asystolie, stehen Reanimationsmaßnahmen entsprechend den Leitlinien des ACLS (»advanced cardiac life support«) im Vordergrund. Dabei müssen Ursachen wie Elektrolytentgleisung, Myokardischämie, Vagusreizung u. ä. behoben werden. Bis eine passagere Schrittmacherstimulation zur Verfügung steht, müssen bereits zu Beginn der Reanimationsmaßnahmen Atropin und/oder Katecholamine appliziert (◘ Abb. 35.1) und bei Erfolglosigkeit eine Herzdruckmassage durchgeführt werden.

Eine temporäre Schrittmacherstimulation ist mit unterschiedlichen Techniken möglich, wobei unter intensivmedizinischen Aspekten die 2 wichtigsten beschrieben werden:
- transkutan,
- transvenös.

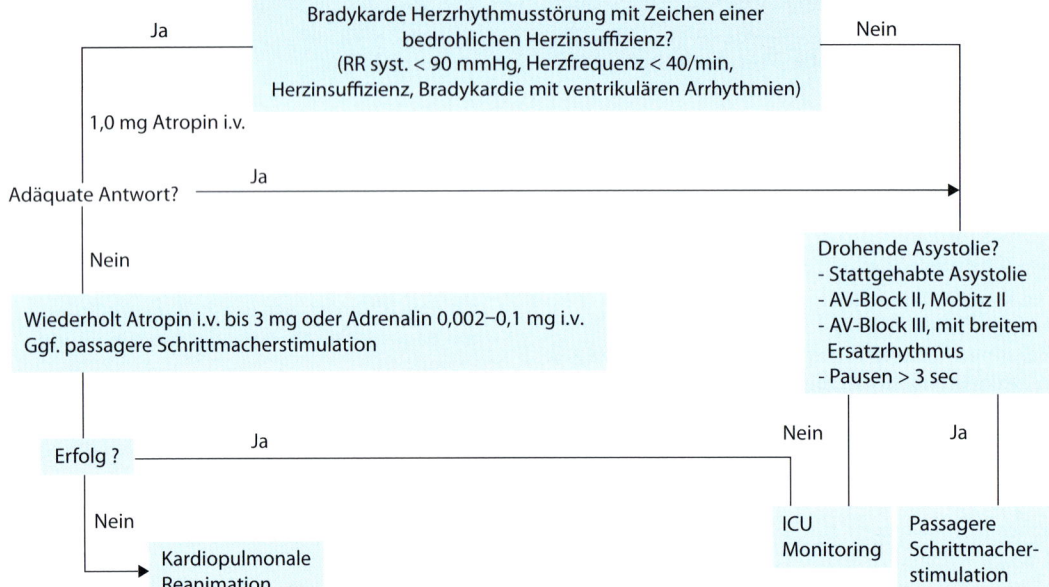

Abb. 35.1 Therapie bradykarder Herzrhythmusstörungen

■ **Transkutane Schrittmacherstimulation**

Hierbei werden zumeist großflächige Elektroden auf die Haut geklebt und mit verhältnismäßig hohen Impulsamplituden (70–200 mA) im Wesentlichen die Ventrikel stimuliert. Dabei ist die Position idealerweise anterior-posterior mit optimalem Stromfluss, alternativ anterior-anterior (Anode rechts subklavikulär, Kathode 5. Interkostalraum in der Medioklavikularlinie links). Diese Methode ist die schnellste Form der Schrittmacherstimulation und bedeutet für den Patienten gleichzeitig das geringste Risiko. Andererseits ist diese Methode ausschließlich bei bewusstlosen oder tief analgosedierten Patienten möglich, da die für die Stimulation benötigten Stromstärken beim wachen Patienten inakzeptabel schmerzhaft sind.

❯ **Reanimationspflichtige Bradyarrhythmien profitieren im Falle stimulierbaren Myokards hämodynamisch deutlich mehr von einer elektrischen Stimulation als von einer externen Kardiokompression.**

■ **Transvenöse Schrittmacherstimulation**

Diese Stimulationsform mit rechtsventrikulär intrakardialer Elektrodenlage ist vor dem Hintergrund niedriger Impulsenergien und längerfristiger Anwendbarkeit die Referenzmethode einer passageren Therapie bradykarder Herzrhythmusstörungen. Die Anlage der Elektrode erfolgt meist über die V. jugularis interna rechts. Entweder unter Röntgen- oder Echokontrolle, alternativ mittels spezieller Einschwemmelektroden, wird die Elektrode im Bereich der rechtsventrikulären Herzspitze positioniert.

> **Praxistipp**
>
> Liegt die Sonde im rechten Vorhof am Übergang zum Ventrikel auf Höhe der Trikuspidalklappe, so lässt sie sich am besten durch eine Drehung im Gegenuhrzeigersinn in den rechten Ventrikel vorführen, um dann in gerader Richtung, ggf. unter einer Gegenbewegung, die Herzspitze zu erreichen, wo sie mit leichtem Anpressdruck verankert wird.

Danach ist eine optimale Sicherung der Elektrode zur Vermeidung einer Dislokation, die ja lebensbedrohlich sein kann, zwingend. Die korrekte rechtsventrikuläre Lage kann durch die Linksschenkelblockkonfiguration der stimulierten QRS-Komplexe verifiziert werden. Eine Verweildauer über 96 h sollte aus infektiologischen Überlegungen in der Regel nicht überschritten werden.

■ **Medikamentöse Therapie**

Atropin Atropin als Parasympatholytikum wird überwiegend bei vagal vermittelten Bradykardien einge-

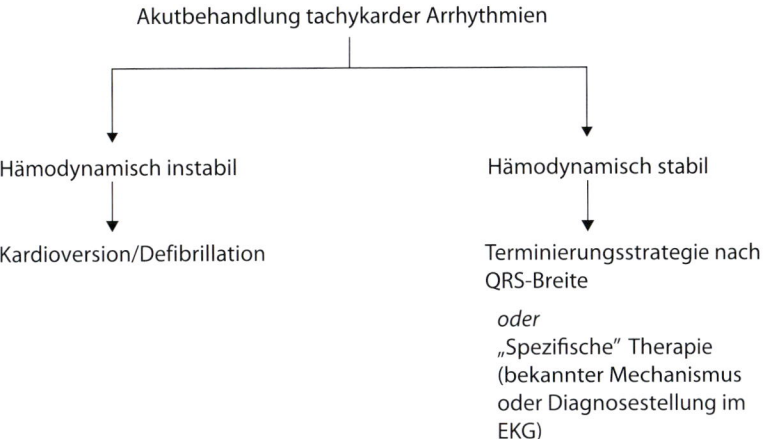

Akutbehandlung tachykarder Arrhythmien

Hämodynamisch instabil

Kardioversion/Defibrillation

Hämodynamisch stabil

Terminierungsstrategie nach QRS-Breite

oder

„Spezifische" Therapie (bekannter Mechanismus oder Diagnosestellung im EKG)

◘ **Abb. 35.2** Akutbehandlung tachykarder Herzrhythmusstörungen

setzt. Dabei kommen Dosierungen von 1 mg alle 2–5 min bis zu einer Maximaldosis von 0,04 mg/kg Körpergewicht (entspricht 3 mg bei 70 kg) zum Einsatz. Im Notfall ist auch die endotracheale Gabe via Tubus in 2- bis 3-fach höherer Dosierung in 10 ml Aqua ad injectabilia möglich. Die Therapieeffektivität von Atropin ist an den Ausschluss eines infrahisären Blocks gebunden. Unter pragmatischen Aspekten sollte man immer einen Therapieversuch mit Atropin unternehmen.

Katecholamine Alternativ kann Adrenalin (z. B. Suprarenin) verabreicht werden. Hier werden Dosierungen von 0,002–0,1 mg (2–100 µg) Adrenalin empfohlen.

> **Praxistipp**
>
> Anwendung von Adrenalin bei bradykarden Herzrhythmusstörungen
> - 1 mg Adrenalin in einer 100 ml NaCl-0,9%-Flasche verdünnen, 1 ml dieser Lösung enthält dann 10 µg Adrenalin.
> - Nun 0,5 ml dieser Lösung = 5 µg Adrenalin injizieren und Wirkung beobachten, ggf. nachdosieren oder Dosis steigern.
> - Alternativ kann auch ein Adrenalinperfusor verwendet werden: 1 mg Adrenalin mit NaCl-0,9%-Lösung in einer 50-ml-Perfusorspritze verdünnen, 1 ml dieser Lösung enthält dann 20 µg Adrenalin. Der Adrenalinperfusor wird mit 10 ml/h gestartet und dann nach Wirkung angepasst.

35.2.2 Tachykardie

Eine tachykarde Arrhythmie definiert sich über eine Herzfrequenz >100/min, wobei eine hämodynamische Relevanz in der Regel erst ab Frequenzen >150/min eintritt. Wesentliches Entscheidungskriterium für die weitere Behandlung tachykarder Herzrhythmusstörungen ist die Unterscheidung in hämodynamische Stabilität oder Instabilität, abhängig vom klinischen Erscheinungsbild des Patienten (◘ Abb. 35.2).

> ❯ Bewusstseinsverlust oder eine Schocksymptomatik sind Indikatoren für eine hämodynamisch instabile Tachykardie und bedürfen der unmittelbaren Therapie.

Therapeutisch kommen hier die Kardioversion und/oder Defibrillation zum Einsatz. Dabei hilft wiederum die vorausgegangene EKG-Diagnostik, da schmalkomplexige Tachykardien zumeist auf niedrigere Defibrillationsenergien von 50–100 Joule reagieren, wohingegen die polymorphe Kammertachykardie und Kammerflimmern primär mit 200–360 Joule defibrilliert werden. Allerdings können sich mit zunehmender Arrhythmiedauer sowohl die »Defibrillationsschwelle« als auch die »Kardioversionsschwelle« deutlich erhöhen, sodass sich dann direkt die Anwendung einer hohen Energiemenge (300–360 Joule) empfiehlt, um wiederholte ineffektive Stromabgaben zu vermeiden und die klinische Situation rasch zu stabilisieren. Sollte die Arrhythmie so nicht terminierbar sein, wird in Ergänzung der üblichen Reanimationsmaßnahmen die zusätzliche i.v.-Gabe von Amiodaron (z. B. Cordarex) in einer Dosierung von 150–300 mg, das entspricht 1–2 Ampullen, empfohlen.

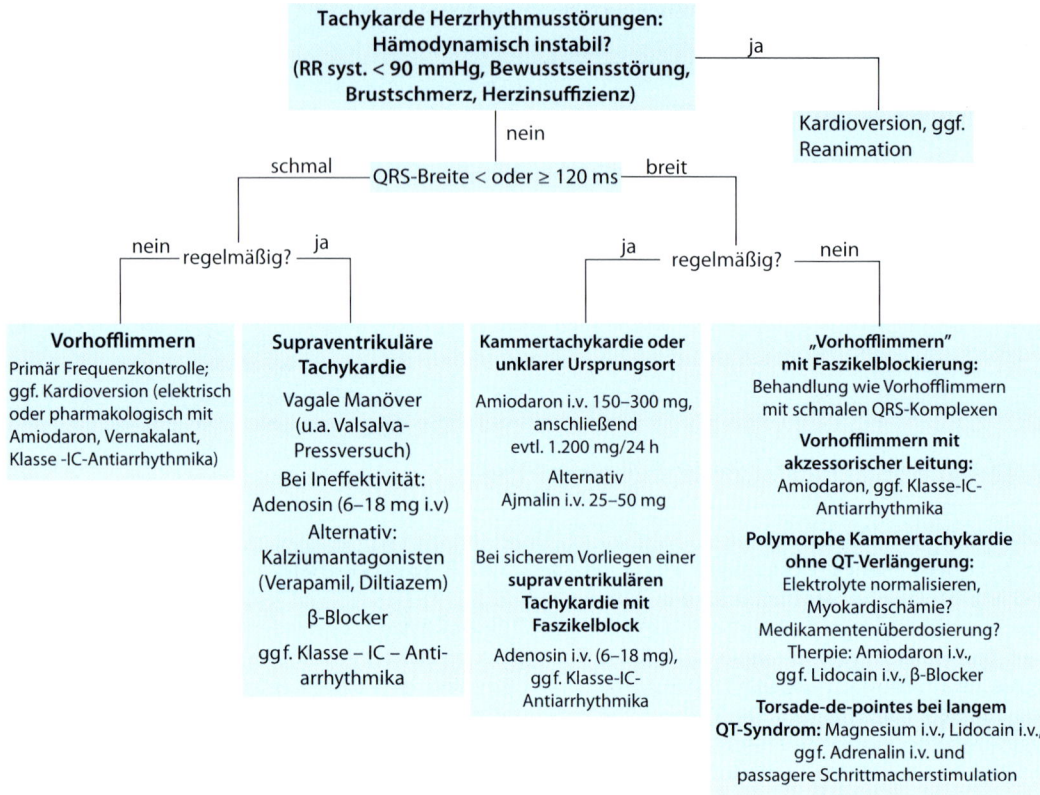

Abb. 35.3 Therapieschema tachykarder Herzrhythmusstörungen. Klasse-Ic-Antiarrhythmika sind z. B. Flecainid (z. B. Tambocor) und Propafenon (z. B. Rytmonorm). Die Therapie bei supraventrikulärer Tachykardie nach vagalem Manöver (z. B. Valsalva-Pressversuch) und Adenosin hängt vom Vorhandensein einer strukturellen Herzerkrankung ab: Ohne Herzerkrankung wie dargestellt, mit Herzerkrankung mit Amiodaron

Besteht umgekehrt bei noch erhaltenem Bewusstsein die Notwendigkeit einer Kardioversion aufgrund der klinischen Symptomatik, wie z. B. schwere Dyspnoe bei beginnender Linksherzdekompensation oder beginnende Bewusstseinstrübung, dann muss eine begleitende Analgosedierung (z. B. Morphin in Kombination mit Propofol oder Midazolam) erfolgen, die individuell an die klinische Gesamtsituation des Patienten angepasst ist.

Besteht eine klinisch oder hämodynamisch kritische Situation, so ist selbst im Falle von Vorhofflimmern unklarer Dauer, z. B. >48 h, die Kardioversion ohne vorherige transösophageale Echokardiographie (TEE) anzustreben, da die hämodynamische Stabilisierung des Patienten unbedingt Vorrang besitzt.

Im Gegensatz hierzu stellen hämodynamisch stabile Tachykardien die Domäne der medikamentösen Differenzialtherapie dar (Abb. 35.3). Auch hier wird der 12-Kanal-EKG-Befund zur Grundlage therapeutischer Ansätze. Erneut ist eine Differenzierung anhand der QRS-Breite therapieführend:

- Bei einer QRS-Breite <120 ms wird ein supraventrikulärer Ursprung angenommen, d. h. schmalkomplexige Arrhythmien entsprechen Vorhofrhythmusstörungen,
- bei einer QRS-Breite ≥120 ms wird ein ventrikulärer Ursprung angenommen, d. h. breitkomplexige Herzrhythmusstörungen sind zumeist Kammerarrhythmien. Hier gibt es aber seltene Ausnahmen: Supraventrikuläre Tachykardien mit aberrierender Überleitung (Faszikelblockierung) oder supraventrikuläre Tachykardien mit Nutzung einer akzessorischen Leitungsbahn wie beim Wolff-Parkinson-White-Syndrom können ebenfalls breitkomplexig aussehen, haben aber einen supraventrikulären Ursprung.

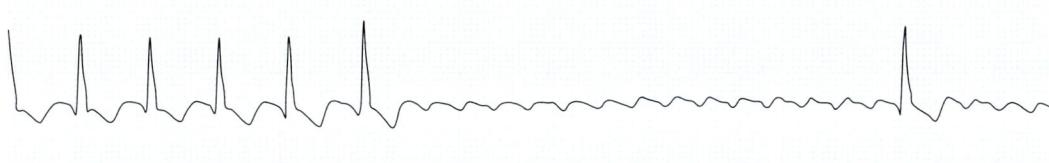

◘ Abb. 35.4 Demaskierung von Vorhofflattern durch Adenosin

Sinustachykardie

Eine Sinustachykardie ist meist Symptom einer anderen Erkrankung und muss unbedingt sofort abgeklärt werden, z. B. hinsichtlich Schmerzen, Stress, Hypovolämie, Hypoxämie, Anämie, kardialer Ischämie, Fieber mit Bakteriämie oder Sepsis, Lungenembolie usw.

> ❯ Die Sinustachykardie ist ein häufig unterschätztes Symptom des kritisch Kranken und nur selten ein eigenständiges Rhythmusproblem.

Hingegen ist die Sinusknoten-Reentry-Tachykardie eine elektrophysiologische Rarität und bedarf der Konsultation eines Spezialisten. Typisches Merkmal, wie bei allen Reentry-Tachykardien, ist das sog. »On-off-Phänomen«, mit abruptem Beginn und ebenso plötzlichem Ende der Tachykardie.

Schmalkomplexige regelmäßige Tachykardien (QRS-Breite <120 ms)

Pathophysiologisch kommen hier 3 verschiedene Arrhythmien in Betracht:
- Vorhofflattern (am häufigsten),
- AV-Reentry-Tachykardien, z. B. als AV-nodale Reentry-Tachykardie (AVNRT) oder als orthodrome WPW-Tachykardie sowie
- ektope oder fokal atriale Tachykardie (selten).

Das **Vorhofflattern** wird unterteilt in ein:
- typisches Vorhofflattern mit dem elektrokardiographischen Bild negativer P-Wellen in Ableitung II und ein
- atypisches Vorhofflattern mit positiven P-Wellen in Ableitung II.

Bei einer Vorhoffrequenz von 250–350/min kommt es häufig zu einer 2:1-Überleitungsblockierung und damit einer regelmäßigen Kammerfrequenz von 125–175/min. Dabei können die P-Wellen dann nahezu »unsichtbar« in den QRS-Komplexen sowie den T-Wellen versteckt sein, sodass das klassische EKG-Muster nicht erkannt und eine Differenzierung von z. B. **AV-Knoten-Reentry-Tachykardien** (AV-nodale Reen-

try-Tachykardien, AVNRT) schwierig wird. Auch diese sind schmalkomplexig ohne sichtbare P-Welle vor dem QRS-Komplex mit einem Frequenzspektrum zwischen 110 und 240/min. Deutlich seltener ist die **ektope oder fokal atriale Tachykardie**. Hierbei sind die P-Wellen zumeist sichtbar und in ihrer Morphologie zu der des Sinusrhythmus unterschiedlich. Ferner ist in aller Regel eine isoelektrische Linie zwischen den P-Wellen erkennbar oder es besteht eine 1:1-Überleitung. Die Tachykardiefrequenz liegt meist zwischen 120 und 250/min.

■ **Therapie**

Adenosin (z. B. Adrekar) führt zu einer kurzzeitigen, reversiblen AV-Knoten-Blockade und besitzt hier eine differenzialdiagnostische Bedeutung. Aufgrund der kurzen und reversiblen AV-Knoten-Blockade können bei Vorhoftachykardien die typischen EKG-Bilder für einige Sekunden demaskiert und interpretiert werden: So erkennt man die typischen P-Wellen-Konfigurationen bei Vorhofflattern oder ektoper atrialer Tachykardie, während QRS-Komplex und T-Welle kurze Zeit fehlen (◘ Abb. 35.4).

Hingegen werden AV-Knoten-Reentry-Tachykardien durch die adenosinvermittelte AV-Knoten-Blockade zeitgleich therapeutisch terminiert und somit diagnostiziert. Studien zur Dosis-Wirkungs-Findung konnten eine effektive AV-Knoten-Blockade in 90–95% bei Verwendung von 12–18 mg Adenosin i.v. nachweisen. Gelegentlich können vagale Manöver wie z. B. ein Valsalva-Pressversuch ähnliche elektrophysiologische Effekte erzielen.

Vor weiteren pharmakologischen Maßnahmen empfehlen die aktuellen Leitlinien eine zumeist echokardiographische Bestimmung der linksventrikulären Funktion, da Amiodaron ab einer Auswurffraktion (»ejection fraction«, EF) <40%, unabhängig von der zugrundeliegenden Arrhythmieform, als Therapeutikum der Wahl gilt.

Bei einer EF ≥40% kommen alternativ β-Blocker wie Esmolol oder Metoprolol oder Kalziumantagonisten vom Verapamiltyp (z. B. Isoptin) zum Einsatz:

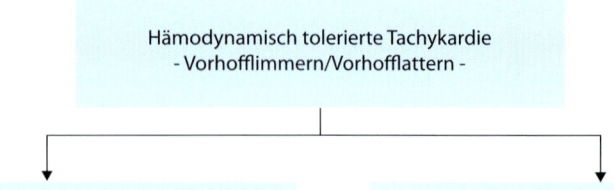

Die Abbildung zeigt:

Hämodynamisch tolerierte Tachykardie
- Vorhofflimmern/Vorhofflattern -

Frequenzkontrolle

- 5–10 mg Verapamil i.v. (falls keine hochgradig
  reduzierte LV-Funktion oder WPW-Syndrom)

Alternativ:
- i.v. β-Blocker, v.a. bei gesteigerter adrenerger
  Stimulation z.B. bei Thyreotoxikose
  (z.B. Esmolol oder Metoprolol)

Alternativ:
- i.v. Digitalisglykoside (z.B. 0,5–1 mg
  Digoxin i.v. bei reduzierter LV-Funktion
  ohne WPW-Syndrom)

Rhythmuskontrolle

- *VHF ohne strukturelle Herzerkrankung,*
  bei hypertensiver Herzerkrankung oder stabiler
  koronarer Herzerkrankung mit erhaltener LV-Funktion:

Propafenon oder Flecainid i.v. (1– max. 2 mg/kg über
10 min); Propafenon p.o. 450–600 mg/Tag oder
Flecainid 2–3× 100 mg p.o./Tag

- *VHF bei struktureller Herzerkrankung:*
  Amiodaron i.v. 5 mg/kg über 30–60 min,
  anschließend 1.200 mg über Perfusor über 24 h

Bei Ineffektivität und/oder hämodynamischer
Dekompensation: Elektrokardioversion

◻ **Abb. 35.5 Akuttherapie von Vorhofflimmern/Vorhofflattern.** Unter struktureller Herzerkrankung werden Herzerkrankungen wie Hypertrophie, koronare Herzerkrankung und Herzinsuffizienz zusammengefasst

━ Esmolol (z. B. Brevibloc) besitzt eine sehr kurze
  Halbwertszeit von 4–5 min. Dosierung: Vorsichtig 5- bis 10-mg-weise injizieren bis zu 0,5 mg/kg
  i.v.
━ Metoprolol (z. B. Beloc): vorsichtig 1-mg-weise
  injizieren bis maximal 15 mg i.v.
━ Verapamil (z. B. Isoptin): 2,5–5 mg über mindestens 5 min injizieren, evtl. Zweitapplikation bis zu
  einer Maximaldosis von 10 mg.

Bei allen Medikamenten muss wegen negativ inotroper
Effekte eine sehr engmaschige Blutdruckkontrolle erfolgen; bei gleichzeitiger Hypovolämie kann es zu dramatischen Blutdruckabfällen kommen.

Im Falle der Tachykardie- oder Arrhythmiepersistenz und fehlendem Hinweis auf eine strukturelle
Herzerkrankung können auch Klasse-Ic-Antiarrhythmika langsam i.v. appliziert werden, z. B. Propafenon
(z. B. Rytmonorm) 70 mg oder Flecainid (z. B. Tambocor) 50–100 mg. Unter struktureller Herzerkrankung
versteht man das Vorhandensein von Hypertrophie,
koronarer Herzerkrankung oder Herzinsuffizienz.

Weder in den nationalen noch in den internationalen Leitlinien vorgesehen, in Deutschland aber wegen
seiner vielfältigen elektrophysiologischen Eigenschaften sowohl auf Vorhof- als auch auf Ventrikelebene
weit verbreitet ist der i.v.-Einsatz von Ajmalin (z. B.
Gilurytmal) in einer Dosierung von 1 mg/kg. Fehlende

Zulassungen für die intravenöse Applikation auf dem
US-Markt mögen ursächlich für die Nichtbeachtung
dieser Substanz in den Leitlinien sein.

Schlagen die pharmakologischen Terminierungsversuche fehl, muss schließlich eine elektrische Kardioversion unter Analgosedierung durchgeführt werden.

Schmalkomplexige unregelmäßige Tachykardien (QRS-Breite <120 ms)

Elektrophysiologisch kommen hier im Wesentlichen
2 Arrhythmieformen in Betracht:
━ meist Tachyarrhythmia absoluta bei Vorhofflimmern,
━ selten Vorhofflattern mit wechselnden Blockierungen, z. B. Wechsel zwischen 2:1- und
  3:1-Überleitung.

▪ **Therapie**
Therapeutisch sind 2 Vorgehensweisen zu überlegen
(◻ Abb. 35.5):
━ Frequenzkontrolle, d. h. Senkung der Kammerfrequenz,
━ Rhythmuskontrolle, d. h. Wiederherstellung des Sinusrhythmus. Hierbei muss jedoch vorher sichergestellt sein, dass die Arrhythmie kürzer als 48 h
  bestanden hat, da ansonsten ein zu großes Embolierisiko durch Vorhofthromben besteht. Bei einer
  Arrhythmiedauer >48 h muss vorher eine trans-

ösophageale Echokardiographie zum Ausschluss von Vorhofthromben durchgeführt werden.

Rhythmuskontrolle Sind die o. g. Voraussetzungen erfüllt, kann – hämodynamische Stabilität vorausgesetzt – zunächst ein pharmakologischer Rhythmisierungsversuch erfolgen. Hierzu können, bei fehlendem Hinweis auf eine strukturelle Herzerkrankung, Flecainid oder Propafenon appliziert werden. Andernfalls sollte Amiodaron verwendet werden.

Darüber hinaus enthalten die aktuellen Leitlinien mit Vernakalant (z. B. Brinavess) eine neue antiarrhythmische Substanz zur intravenösen Akutkonversion, die nahezu ausschließlich am Vorhof wirkt und für kürzlich aufgetretenes, symptomatisches Vorhofflimmern bei Patienten ohne vorherigen kardiochirurgischen Eingriff binnen 7 Tagen und nach kardiochirurgischem Eingriff binnen 3 Tagen zugelassen ist. Dabei ist eine hämodynamische Stabilität mit einem systolischen Blutdruck zwischen 100 und 160 mmHg Grundvoraussetzung.

Praktisches Vorgehen
- Vernakalant (z. B. Brinavess): 3 mg/kg i.v. über 10 min; bei Erfolglosigkeit nach 15-minütigem Intervall 2. Infusion mit 2 mg/kg i.v. über 10 min.
- Flecainid (z. B. Tambocor): 2 mg/kg über 10 min i.v. oder als Tabletten 200–300 mg.
- Propafenon (z. B. Rytmonorm) 2 mg/kg über 10 min i.v. oder als Tabletten 450–600 mg.
- Amiodaron (z. B. Cordarex) 5 mg/kg über 60 min i.v., gefolgt von 50 mg/h über Perfusor, entsprechend 1.200 mg/Tag bis zu einer Gesamtdosis von 10–12 g und nachfolgender oraler Medikation mit in der Regel 200mg/Tag.[1]

Sind die eingangs genannten Voraussetzungen zur Vermeidung thrombembolischer Komplikationen gegeben, kann alternativ oder bei Wirkungslosigkeit der medikamentösen Therapie auch eine elektrische Kardioversion in Analgosedierung erfolgen.

Praxistipp

Bei Hypokaliämie oder Digitalisintoxikation ist eine elektrische Kardioversion wegen des erhöhten Risikos für maligne Herzrhythmusstörungen kontraindiziert.

Bei allen anderen Patienten empfiehlt sich die therapeutische Frequenzkontrolle.

Frequenzkontrolle Hierbei kommt den β-Blockern besondere Bedeutung zu:
- Metoprolol (z. B. Beloc): vorsichtig 1-mg-weise injizieren bis maximal 15 mg i.v., dann Perfusor (50 mg auf 50 ml) starten mit Laufgeschwindigkeit 2–5 ml/h entsprechend 2–5 mg/h. Alternativ kann Metoprolol oral gegeben werden. Hier sollte mit Metoprololtartrat 2×50 mg/Tag begonnen werden, die Tageshöchstdosis beträgt 200 mg. Alternativ kann Metoprololsuccinat (z. B. Beloc Zok mite) 1×47,5 mg gegeben werden, hier liegt die Tageshöchstdosis bei 190 mg.
- Esmolol (z. B. Brevibloc): Vorsichtig 5- bis 10-mg-weise injizieren bis zu 0,5 mg/kg i.v., dann weiter mit 50–200 µg/kg/min i.v., wobei der therapeutische Effekt binnen 5 min einsetzen sollte.
- Entsprechend der Leitlinien können ersatzweise Kalziumantagonisten vom Verapamil- oder Diltiazemtyp intravenös bei erhaltener und Amiodaron sowie Digitalisglykoside bei eingeschränkter linksventrikulärer Funktion eingesetzt werden.

> β-Blocker und Amiodaron wirken auch rhythmisierend. Hingegen haben Digitalis und Kalziumantagonisten lediglich einen bradykardisierenden Effekt, jedoch kein Rhythmisierungspotenzial.

- **Infektionsbedingte (Tachy)arrhythmia absoluta**
Etwa 6–20% der Patienten mit schwerer Sepsis oder SIRS entwickeln ein Vorhofflimmern, umgekehrt kommt es bei Patienten mit neu aufgetretenem Vorhofflimmern als Epiphänomen konsekutiv in bis zu 14% der Fälle zu einer Sepsis. Damit gehen eine erhöhte Letalität und Schlaganfallrate einher. Pathophysiologisch scheinen hierfür einerseits die Inflammation, systemische Vasodilatation sowie Koagulopathie und andererseits die septische Kardiomyopathie sowie vorbestehende strukturelle Herzerkrankungen verantwortlich zu sein.

Da in diesen Fällen mit hämodynamischer Instabilität und ventrikulärer Dysfunktion gerechnet werden muss, erfolgen Rhythmus- und Frequenzkontrolle am besten mit Amiodaron.

---

1 Das neue Antiarrhythmikum Dronedaron (z. B. Multaq) besitzt bei Intensivpatienten keinen Stellenwert, da es bei diesem Kollektiv zu vielen Einschränkungen unterliegt.

> **Praxistipp**
>
> Beim Erwachsenen 150–300 mg Amiodaron über 60 min i.v., gefolgt von einer Tagesdosis von 1.200 mg über Perfusor bis zu einer maximalen Gesamtdosis von 10–12 g.

Parallel mit der Ausheilung von SIRS und Sepsis bildet sich die septische Kardiomyopathie meist zurück und damit auch der Arrhythmietrigger. Bei diesen Patienten kann üblicherweise die antiarrhythmische Therapie nach 4–12 Wochen problemlos beendet werden. Bei Amiodarontherapie sollte alle 1–2 Tage ein EKG geschrieben und die QT-Zeit kontrolliert werden. Zunahmen der QTc-Zeit >130% oder der absoluten QT-Zeit auf über 500 ms müssen zum Therapieabbruch führen.

Breitkomplexige regelmäßige Tachykardien (QRS-Breite ≥120 ms)

Bis zum Beweis des Gegenteils gilt diese Tachykardieform als ventrikulär und damit als potenziell lebensbedrohliche Kammertachykardie. Richtig ist diese Annahme in gut 80% der Fälle, nur selten beruht die Rhythmusstörung auf einer supraventrikulären Genese mit entweder aberrierender Überleitung oder Beteiligung einer akzessorischen Leitungsbahn wie z. B. beim WPW-Syndrom.

▪ Therapie

Therapeutisch überragende Bedeutung besitzt hier Amiodaron, das als Bolus von 150–300 mg i.v. und nachfolgend mit 900–1.800 mg/Tag über einen Perfusor i.v. appliziert wird.

Aufgrund einiger deutscher Publikationen zu monomorphen Kammertachykardien besitzt hierzulande Ajmalin einen gewissen Stellenwert. So kann Ajmalin (z. B. Gilurytmal) mit 25–50 mg i.v. häufig erfolgreich zur Terminierung führen und hat gleichzeitig differenzialtherapeutischen Nutzen im Falle eines zugrundeliegenden Präexzitationssyndroms, da es auch die Überleitung über das Kent-Bündel unterbrechen und damit eine WPW-Tachykardie terminieren kann.

Kommt es zu keiner Arrhythmieterminierung, so sollte ein zweiter medikamentöser Versuch mit einem anderen Antiarrhythmikum unbedingt unterbleiben und stattdessen eine elektrische Kardioversion erfolgen.

»Das Häufige ist häufig und das Seltene ist selten!« Daher gelten Breitkomplextachykardien zunächst immer als Kammertachykardien!

 Cave

Nie mehr als ein Antiarrhythmikum verwenden! Kombinationen können zu schweren und gefährlichen elektrophysiologischen und hämodynamischen Interaktionen führen.

Breitkomplexige unregelmäßige Tachykardie (QRS-Breite ≥120 ms)

Liegen sog. polymorphe Tachykardien vor, so ist zwischen polymorphen Kammertachykardien und »Torsade-de-pointes«-Tachykardien zu unterscheiden.

Polymorphe Kammertachykardie Diese basiert auf einem instabilen Reentry-Mechanismus, degeneriert häufig in Kammerflimmern und wird mit Amiodaron (Dosierung: ► Abschn. 35.2.2) und gemäß Advanced Cardiac Life Support (ACLS) behandelt.

Torsade-de-pointes-Tachykardie Hingegen basiert die sog. »Torsade-de-pointes«- oder »Spitzenumkehr«-Tachykardie im Rahmen kongenitaler oder erworbener QT-Verlängerungen auf multiplen fokalen Entladungen, die zu deutlich wechselnden Frequenzen führen. Therapeutisch stehen folgende Maßnahmen zur Verfügung:

- hochdosierte Magnesiumgabe von 1–2 g als Bolus i.v.,
- die Gabe eines β-Blockers wie Esmolol oder Metoprolol (► Abschn. 35.2.2),
- Lidocain 1,5–2 mg/kg i.v.,
- Elektrotherapie mittels passagerem Schrittmacher und höherfrequenter Überstimulation, wobei die Basisstimulationsfrequenz hierbei mindestens 10–20 Schläge über der unstimulierten Eigenfrequenz liegen muss.
- Unbedingter Verzicht auf weitere repolarisationsverlängernde Substanzen wie Amiodaron und Ajmalin.

Eine jeweils aktuelle Liste QT-Zeit-verlängernder Substanzen kann im Internet abgerufen werden (► Internetlinks).

 Cave

Die Elektrotherapie tachykarder Arrhythmien umfasst im Falle hämodynamisch instabiler Zustände die externe Defibrillation oder die R-Wellen-synchronisierte Kardioversion, bei »Torsade-de-pointes«-Tachykardien darüber hinaus die Überstimulation.

Medikamentöse Maßnahmen kommen nur bei hämodynamischer Stabilität in Betracht.

Fallbeispiel Teil 2

Nach Übernahme in den Schockraum wird die nach wie vor persistierende Arrhythmie mittels 12-Kanal-EKG bestätigt. Zur elektrophysiologischen Differenzierung der schmalkomplexigen, regelmäßigen Tachykardie wird dem Patienten unter dauerhafter EKG-Registrierung ein Bolus von 18 mg Adenosin i.v. appliziert (◘ Abb. 35.4), woraufhin sich ein Vorhofflattern demaskiert. Da Vorhofflattern zumeist refraktär auf pharmakologische Terminierungsversuche reagiert und die hämodynamische Situation des Patienten beeinträchtigt ist, erfolgt bei dem nüchternen Patienten im unmittelbaren Anschluss eine elektrische Kardioversion mit 300 J unter Analgosedierung mit 5 mg Morphin, 50 mg Propofol und assistierter Ventilation. Nachfolgend wird der Patient auf der Intensivstation rekompensiert und einer kurativen Hochfrequenzkatheterablation zugeführt.

Internetlinks

www.dgk.org: Auf der Homepage der deutschen Gesellschaft für Kardiologie gibt es die aktuellen deutschen kardiologischen Leitlinien.

www.escardio.org: Auf der Homepage der European Society of Cardiology findet man unter »Guidelines and Surveys« eine Vielzahl aktueller Leitlinien der ESC.

www.longqt.org: Internetauftritt der Cardiac Arrhythmias Research and Education Foundation. Auf diesen Seiten findet man u. a. eine jeweils aktuelle Liste QT-Zeit-verlängernder Substanzen.

www.qtdrugs.org: Auf diesen Seiten findet man eine jeweils aktuelle Liste QT-Zeit-verlängernder Substanzen.

Literatur

AHA/ACC/ESC (2003) Guidelines for the management of patients with supraventricular arrhythmias. Circulation 108: 1871–1909

AHA/ACC/ESC (2006) Guidelines for the management of patients with ventricular arrhythmias and the prevention of sudden cardiac death. Europace 8: 746–837

Lebiedz P, Hilker E, Breithardt G (2008) Therapie bradykarder Herzrhythmusstörungen mit passageren Herzschrittmachern. Intensivmedizin up2date 4: 165–179

Lewalter, Lüderitz (Hrsg): Herzrhythmusstörungen – Diagnostik und Therapie. Springer, 6. Auflage, 2010

Meinertz T (2011) Therapie des Vorhofflimmerns. Intensivmedizin up2date 7: 33–42

Perings C, Hennersdorf M, Klein RM, Vester EG, Strauer BE (1996) Invasive Differentialtherapie supra- und ventrikulärer Tachyarrhythmien. Internist 37: 60–73

The Task Force for the Management of Atrial Fibrillation of the European Society of Cardiology (2010) Guidelines for the management of atrial fibrillation. Eur Heart J 31: 2369–2429

Trappe HJ (2012) Vorhofflimmern – Gesichertes und Neues. Dtsch Ärztebl 109: 1–7

Walkey AJ, Wiener RS, Ghobrial JM, Curtis LH, Benjamin EJ (2011) Incident stroke and mortality associated with new-onset atrial fibrillation in patients hospitalized with severe sepsis. JAMA 306: 2248–2255

Willich T, Hammwöhner M, Goette A (2012) Therapie des Vorhofflimmern beim kritisch Kranken. Med Klin Intensivmed Notfmed 107: 368–376

Lungenembolie

Christian Zühlke, Christian Perings

Fallbeispiel Teil 1

In der zentralen Aufnahme wird über den Notarzt eine 78-jährige Patientin vorgestellt, die im häuslichen Umfeld nach dem Toilettengang über plötzlich einsetzende Dyspnoe sowie über beidseitige Thoraxschmerzen klagt. In der Anamnese gibt die Patientin an, nach einer Hüftoperation mit TEP vor 3 Wochen noch nicht wieder richtig »auf die Beine gekommen« zu sein. Als weitere Vorerkrankungen bestehen eine koronare Herzerkrankung, eine COPD, ein Z. n. Mastektomie rechts bei Mammakarzinom vor 9 Jahren, ein Diabetes mellitus sowie eine Adipositas mit einem BMI von 32.

Im EKG zeigen sich eine Sinustachykardie, ein Rechtsschenkelblock und ein S_IQ_{III}-Typ. Klinisch besteht eine Schocksituation: Der systolische Blutdruck beträgt 90 mmHg, die Herzfrequenz 120/min; blutgasanalytisch liegt eine Hypoxämie (sO_2 82%) vor, und das rechte Bein ist einseitig geschwollen, überwärmt und schmerzhaft. Die Patientin wird unter dem Verdacht einer Lungenembolie zur weiteren Diagnostik und Therapie auf die Intensivstation gebracht.

36.1   Klinisches Bild

Die Hauptschwierigkeit bei der Lungenembolie ist, diese überhaupt zu erkennen und die häufig untypische und nicht eindeutige Klinik mit einer Lungenembolie in Zusammenhang zu bringen. Das Erscheinungsbild der Lungenembolie ist bunt, und die Klinik reicht – in Abhängigkeit von den betroffenen Lungenarterien – von asymptomatischen Fällen bis hin zum plötzlichen Tod. Am häufigsten (in bis zu 90% der Fälle) liegen Dyspnoe, Tachypnoe, Thoraxschmerzen und Synkopen entweder einzeln oder in Kombination vor. Weiterhin kann es zu Husten und Hämoptysen kommen. Selten – in ausgeprägten Fällen – findet man als Ausdruck einer Rechtsherzbelastung mit erhöhtem ZVD gestaute Halsvenen; dies ist aber ein unspezifisches klinisches Zeichen und spielt daher als Symptom der Lungenembolie nur eine untergeordnete Rolle.

In schweren Fällen präsentieren sich die Patienten im Schock mit ausgeprägter Hypotonie und Tachykardie. Auch eine überlebte Lungenembolie, wenn nicht therapiert, zeichnet sich durch eine schlechte Prognose aus: Rezidivemboliegefahr und pulmonale Hypertonie sind die Hauptrisiken.

All diese Symptome sind jedoch nicht spezifisch und können auch bei den wichtigsten Differenzialdiagnosen vorliegen. Die wichtigsten **Differenzialdiagnosen**, häufig auch mit intensivmedizinischem Handlungsbedarf, sind:

- **Herzinfarkt:** auch hier Thoraxschmerzen und Dyspnoe, im EKG aber oft typische ST-Streckenhebungen, im Labor erhöhte CK mit relevantem MB-Anteil (was bei Lungenembolie fast nie vorkommt) und Schmerzreduktion innerhalb von 5 min nach Nitrogabe (»nitropositiv«).
- **Pneumonie:** auch hier Dyspnoe, im Röntgenthorax häufig typisches Infiltrat, pathologischer Auskultationsbefund, im Labor deutliche Entzündungszeichen.
- **Aortendissektion:** plötzlicher Thoraxschmerz, typische Anamnese (Heben schwerer Gegenstände), systolischer Blutdruck oft initial sehr hoch, Blutdruckdifferenz an den Armen möglich.
- **Herzvitium:** bei Dekompensation akute Dyspnoe, typischer Auskultationsbefund.

❯ An eine Lungenembolie überhaupt zu denken, ist schon der erste Schritt zur Lösung.

36.2   Prädisponierende Faktoren

Eine Lungenembolie kann zwar, bei bis zu 20% der Patienten, ohne jedes Risikoprofil auftreten (»idiopathische« oder »primäre« Lungenembolie), meistens bestehen bei dem betroffenen Patienten aber ein oder mehrere Risikofaktoren (▶ Übersicht). Nahezu immer tritt eine Lungenembolie als Folge einer Thrombose auf.

Risikofaktoren für eine Lungenembolie

- frische Frakturen (v. a. am Bein oder Becken)
- Zustand nach Knie- oder Hüft-TEP
- Wirbelsäulenverletzung
- aktiver Tumor
- Immobilität
- Thrombembolie in der Vorgeschichte
- schwere Herzinsuffizienz
- Übergewicht
- Schlaganfall mit residueller Parese
- orale Kontrazeptiva

Beim Verdacht auf eine Lungenembolie immer auch unter die Bettdecke schauen. Hat der Patient ein einseitig umfangvermehrtes und schmerzhaftes Bein, liegt meist eine tiefe Beinvenenthrombose vor.

Im Falle einer idiopathischen Lungenembolie sollte an die Möglichkeit eines Gerinnungsdefekts mit Bestimmung der häufigsten genetischen Defekte (Faktor-V-

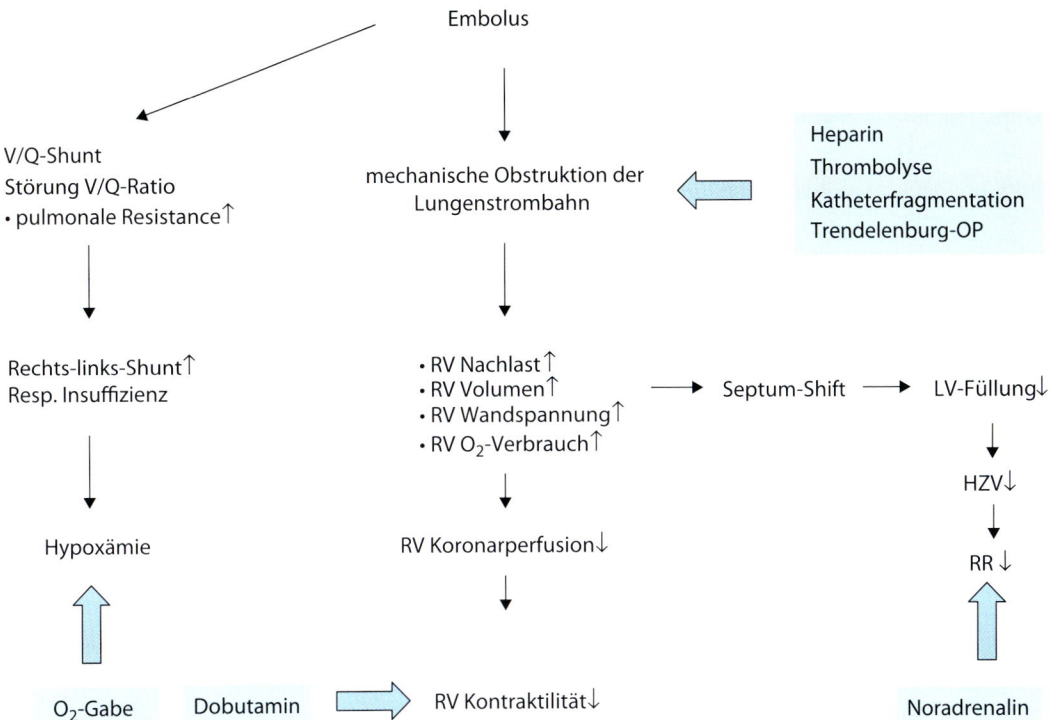

Abb. 36.1 Pathophysiologische Kaskade der Lungenembolie. Gezeigt werden auch die therapeutischen Ansatzpunkte (*dicke Pfeile*)

Leiden, Protein-C- und -S-Mangel, Antithrombinmangel, Antiphospholipidsyndrom) gedacht werden. Daher sollte bei Unklarheit – nach Stabilisierung des Patienten – schon auf der Intensivstation eine Gerinnungsanalyse vorgenommen werden. In den meisten Fällen aber gibt die Fremd- oder Eigenanamnese Hinweise für die Genese des thrombembolischen Geschehens.

Gefährdet sind v. a. immobilisierte postoperative Patienten, hier insbesondere nach orthopädischen und unfallchirurgischen Eingriffen, bei denen das Risiko für die Entwicklung eine Thrombose mit konsekutiver Lungenembolie in den ersten 2 Wochen am höchsten ist, aber auch für die folgenden 2–3 Monate erhöht bleibt. Auch andere Menschen mit Immobilität in der Vorgeschichte haben ein erhöhtes Risiko, so z. B. herzinsuffiziente Patienten, Patienten mit Paresen nach Schlaganfall, Schwangere, Patienten mit Tumorerkrankungen und auch Personen nach Langstreckenflügen.

Repetitorium Pathophysiologie

Bei der Lungenembolie kommt es zur Einschwemmung thrombotischen Materials und dadurch zu einer partiellen oder (nahezu) vollständigen Verlegung der Lungenstrombahn. Die Folge ist ein plötzlicher (krisenhaf-

ter) Anstieg der rechtsventrikulären Nachlast mit entsprechender Erhöhung des pulmonalarteriellen Drucks. Als Konsequenz steigt die rechtsventrikuläre Wandspannung an und mit ihr der O_2-Verbrauch, die rechtsventrikuläre Koronarperfusion nimmt gleichzeitig ab – ein Grund für die beklagten thorakalen Schmerzen.

Im weiteren Verlauf dilatiert der rechte Ventrikel und es kommt, durch die unzureichende Ausdehnungsfähigkeit des Perikards, zu einem inversen Septumshift nach links. Hierdurch wird die linksventrikuläre Füllung behindert, die linksventrikuläre Auswurffraktion sinkt. Durch einen Anstieg des rechtsventrikulären Drucks kann weiterhin, bei Patienten mit einem offenen Foramen ovale, ein Rechts-links-Shunt entstehen.

Fällt nun, trotz Anstieg der Herzfrequenz und katecholamininduzierter peripherer Vasokonstriktion, der arterielle Mitteldruck weiter ab, wird die rechtsventrikuläre Myokardperfusion weiter beeinträchtigt, und es resultiert ein rechtsventrikuläres Pumpversagen, das zur Dyspnoesymptomatik der Patienten beiträgt.

Das Ausmaß dieser pathophysiologischen Änderungen hängt vom Gesundheitszustand des Betroffenen einerseits und vom Schweregrad der Lungenembolie andererseits ab.

Geneva-Score	Punkte	Wells-Score	Punkte
Alter >65 Jahre	+1	Thrombose oder Lungenembolie in der Vorgeschichte	+1,5
Thrombose oder Lungenembolie in der Vorgeschichte	+3	Tumor	+1
Aktiver Tumor	+2	Chirurgie oder Immobilität vor Kurzem	+1,5
Chirurgischer Eingriff/Fraktur (<1 Monat)	+2	Hämoptysen	+1
Einseitiger Beinschmerz	+3	Herzfrequenz >100/min	+1,5
Hämoptysen	+2	Klinische Zeichen einer TVT	+3
Herzfrequenz 75–94/min	+3	Lungenembolie wahrscheinlicher als andere Diagnosen	+3
Herzfrequenz >95/min	+4		
Druckschmerz Unterschenkel	+4		
Auswertung			
Geringe Wahrscheinlichkeit	0–3	Geringe Wahrscheinlichkeit	0–1
Mittlere Wahrscheinlichkeit	4–10	Mittlere Wahrscheinlichkeit	2–6
Hohe Wahrscheinlichkeit	≥11	Hohe Wahrscheinlichkeit	≥7

▫ **Tab. 36.1** Der Geneva- und der Wells-Score zur klinischen Abschätzung einer Lungenembolie

Ein Anstieg des mittleren pulmonalarteriellen Drucks (mPAP) von 10–20 mmHg (Normalwert) auf über 20 mmHg tritt bei einer Verlegung von 25–30% der Lungenstrombahn auf. Bei einer 50%-igen Verlegung steigt der Druck auf 40 mmHg an; einen Druckanstieg auf über 45 mmHg kann ein nicht konditionierter, akut belasteter rechter Ventrikel nicht mehr kompensieren (▫ Abb. 36.1).

36.3 Diagnostik

36.3.1 Klinische Diagnostik und Risikostratifizierung

Problematisch bei der Lungenembolie ist, wie eingangs erwähnt, die nicht eindeutig richtungsweisende Klinik. Der weitaus größte Teil der Patienten, über 90%, zeigt Symptome wie Dyspnoe oder Thoraxschmerzen bzw. klinische Zeichen wie eine Tachykardie. Wenn man die individuellen prädisponierenden Faktoren des Patienten mit einbezieht und bedenkt, dass mit den meisten Lungenembolien eine tiefe Beinvenenthrombose vergesellschaftet ist, kann die klinische Wahrscheinlichkeit einer Lungenembolie, alleine durch körperliche Untersuchung und Anamnese, in einfachen Punktsystemen abgeschätzt werden.

Mit dem Wells-Score oder dem Geneva-Score (▫ Tab. 36.1) können Patienten in 3 Gruppen mit niedriger, mittlerer und hoher Wahrscheinlichkeit unterteilt werden, die das Vorliegen einer Lungenembolie voraussagen oder diese ausschließen können. Tatsächlich lag eine Lungenembolie in der Gruppe mit niedriger Wahrscheinlichkeit bei 9% der Patienten vor, in der Gruppe mit mittlerer Wahrscheinlichkeitsgruppe bei 30% der Patienten und in der Gruppe mit hoher Wahrscheinlichkeit bei 68% der Patienten.

> Jeder Patient mit Verdacht auf Lungenembolie sollte mit dem Wells- oder Geneva-Score nach seinem spezifischen Risiko stratifiziert werden, denn hiernach orientiert sich die weitere Diagnostik und Therapie.

Für Patienten mit Lungenembolieverdacht gilt folgende Risikostratifizierung:
- **Hochrisikopatienten** haben einen Geneva-Score ≥11 oder einen Wells-Score ≥7 sowie klinische Schockzeichen mit persistierender Hypotonie: systolischer Blutdruck <90 mmHg oder Blutdruckabfall von >40 mmHg über 15 min, sofern keine anderen Ursachen vorliegen.
- **Patienten mit mittlerem Risiko** sind hämodynamisch stabil, weisen aber Zeichen der Rechtsherz-

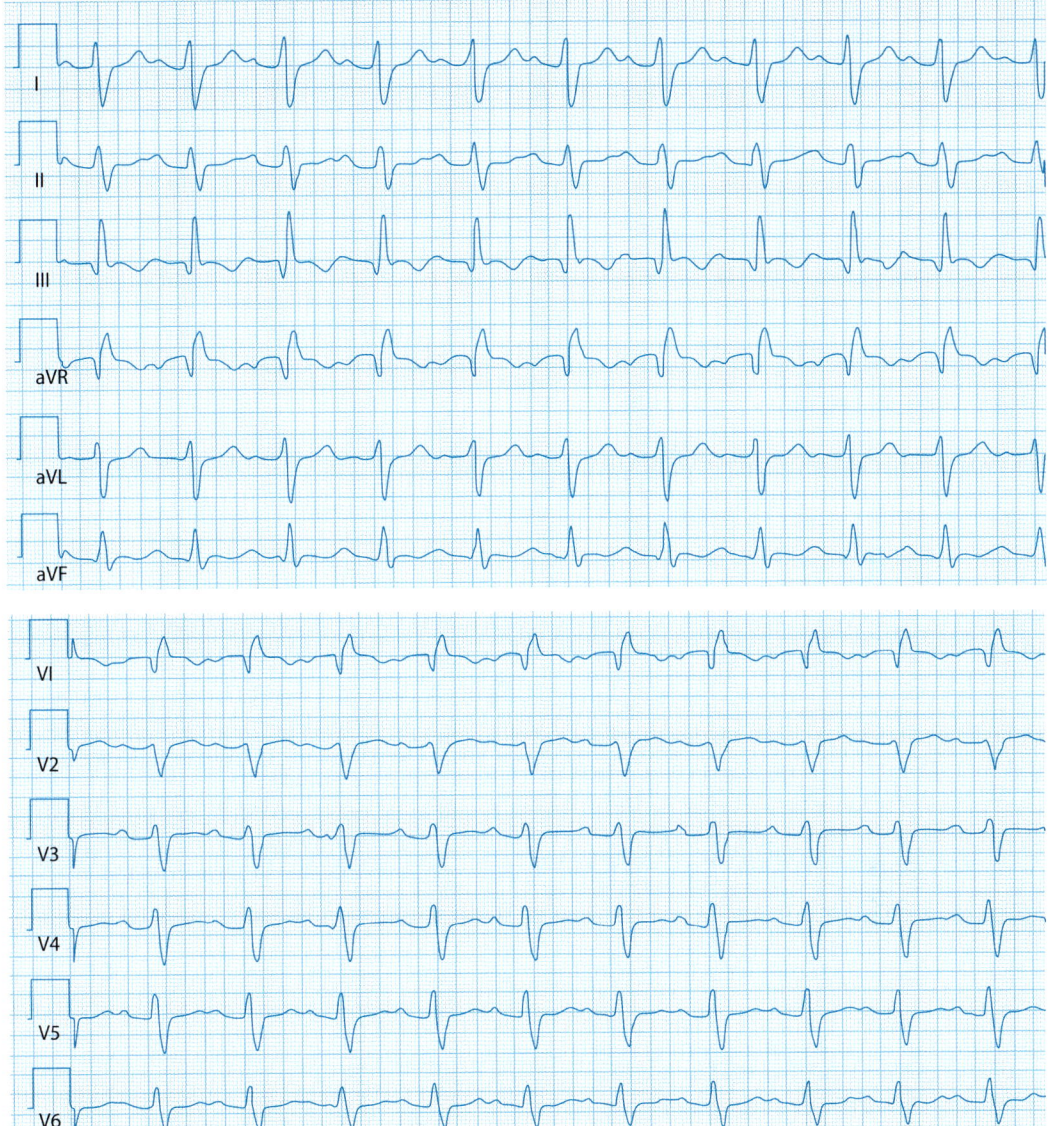

Abb. 36.2 Rechtsherzbelastungszeichen im EKG bei Lungenembolie. Hier mit Sinustachykardie, S_IQ_{III}-Typ (McGinn-White-Syndrom), und einem neu aufgetretenen Rechtsschenkelblock mit rSR'-Konfiguration

belastung oder eine Erhöhung herzmuskelspezifischer Enzyme auf.
- **Patienten mit geringem Risiko** sind hämodynamisch stabil ohne Rechtsherzbelastungszeichen oder eine Erhöhung herzmuskelspezifischer Enzyme.

36.3.2 Apparative Diagnostik

- **EKG und Thoraxröntgenbild**

Durch die Lungenembolie können auch im EKG die typischen Zeichen einer Rechtsherzbelastung auftreten (Abb. 36.2):
- Rechtsschenkelblock,
- S_IQ_{III}-Typ oder Rechts- bzw. überdrehter Rechtslagetyp,

— rechtspräkordiale T-Negativierungen, insbesondere im rechtsthorakalen EKG,

— Tachykardie.

Diese Veränderungen sind unspezifisch, sodass ein
EKG v. a. zum Ausschluss anderer Ursachen von Dys-
pnoe und thorakalen Schmerzen dient, z. B. eines
Herzinfarkts.

Auch die möglichen Veränderungen im Thoraxröntgenbild bei Lungenembolie wie Atelektase, Pleuraerguss, einseitiger Zwerchfellhochstand oder Gefäßka-
libersprung sind unspezifisch und haben insbesondere
differenzialdiagnostischen Wert.

> **Praxistipp**
>
> Bei Symptomen einer Lungenembolie, also Dys-
> pnoe und retrosternalen Schmerzen, immer ein
> EKG und Thoraxröntgenbild durchführen, um häu-
> fige Differenzialdiagnosen wie Herzinfarkt oder
> Pneumonie auszuschließen.

■ **D-Dimere**

Die D-Dimere sind Fibrinspaltprodukte, die bei der
endogenen Lyse von Thromben freigesetzt werden.
Sind die D-Dimere im Plasma negativ (<0,5 mg/l), ist
das Vorhandensein eines Gerinnungsprozesses unwahrscheinlich; eine Lungenembolie kann dann mit
hoher Sicherheit ausgeschlossen werden. Umgekehrt
ist eine D-Dimer-Erhöhung jedoch unspezifisch, da sie
auch bei Entzündungen, Infektionen oder Tumorerkrankungen erhöht sind. Daher ist der diagnostische
Stellenwert der D-Dimer-Bestimmung bei hospitalisierten Patienten eher gering.

❯ Bei Patienten mit einer geringen oder mittleren Vorhersagewahrscheinlichkeit nach dem
Wells- oder Geneva-Score schließt ein normaler D-Dimerwert eine Lungenembolie nahezu
aus.

■ **Troponin**

Als Zeichen der Rechtsherzbelastung kann es zum Anstieg von Troponin kommen, bei Patienten mit massiver Lungenembolie in bis zu 50% der Fälle. Eine Erhöhung des Troponinwerts spiegelt auch eine schlechte
Prognose wider, da die Letalität von 3% bei Patienten
mit normalem Troponinwert auf 44% im Falle einer
Troponinerhöhung steigt. Eine Kontrolle initial negativer Werte nach etwa 6 h ist sinnvoll und dient der
Verlaufsbeurteilung.

■ **Echokardiographie**

Eine Lungenembolie kann zu folgenden echokardiographisch nachweisbaren Zeichen einer Rechtsherzbelastung führen, die allerdings lediglich bei 25% der von
einer Lungenembolie betroffenen Patienten nachweisbar sind:

— rechtsventrikuläre Dilatation,

— teilweise inverse Septumbewegung, also bei Kontraktion Septumbewegung von rechts nach links.

— Weitere Zeichen können sein: Trikuspidalklappeninsuffizienz, Stauung der V. cava inferior, dilatierte Pulmonalarteriengefäße und ein erhöhter
pulmonalarterieller Druck.

Auch hier gilt, dass eine rechtsventrikuläre Vergrößerung nicht unbedingt durch eine Lungenembolie verursacht sein muss – auch andere Herz- und Lungenerkrankungen können eine Rechtsherzvergrößerung
bedingen. Andererseits schließt ein normaler echokardiographischer Befund eine Lungenembolie nicht aus
– bei hämodynamisch stabilen Patienten ist die Echokardiographie also als Diagnosekriterium nicht geeignet. Anders sieht es bei Patienten im Schock aus:

❯ Bei Patienten im Schock mit dringendem Verdacht auf Lungenembolie schließt einerseits ein
normaler echokardiographischer Befund der
Rechtsherzgröße eine Lungenembolie praktisch
aus, andererseits rechtfertigt eine dokumentierte Rechtsherzvergrößerung bei transport-
unfähigen Patienten eine Lysetherapie.

In der Praxis ist die echokardiographische Beurteilung
der Rechtsherzgröße einfach – auch für ungeübte Echo-
kardiographieanwender: Der Schallkopf wird etwa in
Höhe des Xiphoids in der mittleren Klavikularlinie links
aufgesetzt und zielt auf das Jugulum – und man sieht das
Herz im 4 Kammerblick. In der Mitte des Bilds befindet
sich dann das Septum, links davon das rechte Herz:
schallkopffern »unten« der Vorhof und schallkopfnah
»oben« der Ventrikel. Rechts vom Septum stellt sich das
linke Herz dar, auch hier schallkopffern »unten« der
Vorhof und darüber – getrennt durch die Mitralklappe
– schallkopfnah »oben« der linke Ventrikel (◨ Abb. 36.3).

■ **Thorax-CT**

Dieses ist sicherlich das wichtigste diagnostische Mittel
bei Verdacht auf eine Lungenembolie, zumal die Pul-
monalisangiographie – der frühere Goldstandard – als
invasive Untersuchungsmethode nur in Ausnahmefällen einer diagnostischen Unsicherheit in Betracht
kommt und die Perfusions-Ventilations-Szintigraphie
aufgrund des größeren zeitlichen Aufwands in der Intensivmedizin selten zum Einsatz kommt. Gerade bei

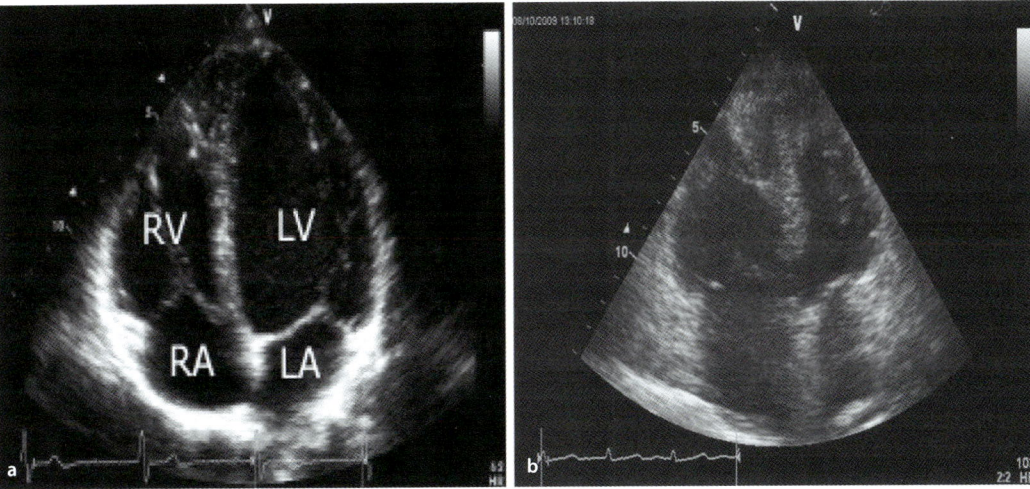

☑ **Abb. 36.3 Normalbefund und Rechtsherzbelastungszeichen im Echokardiogramm. a** Normalbefund im sog. 4-Kammer-blick. Das rechte Herz (*RV* rechter Ventrikel, *RA* rechter Vorhof) ist kleiner als das linke Herz (*LV* linker Ventrikel, *LA* linker Vorhof), das in der Mitte liegende Septum zeigt zum rechten Herzen (im Bild nach links). **b** Typischer Befund einer Rechtsherzbelastung im 4-Kammerblick mit vergrößertem rechtem Herzen und invers ausgerichteten Septum (nach rechts, also zum linken Herzen)

kritischen Patienten sollte keine Zeit verloren werden und eine schnelle Diagnosestellung erfolgen, am besten mit dem Spiral-CT. Dieses hat eine noch höhere Spezifität als die Ventilations-Perfusions-Szintigraphie, die Sensitivität ist mit 96% ebenfalls sehr gut. Außerdem hat das CT den Vorteil eines geringen Zeitverlusts, und es kann thoraxpathologische Differenzialdiagnosen wie Aortendissektionen oder intrathorakale Tumore ausschließen (☑ Abb. 36.4).

> **Diagnosestrategie in Abhängigkeit von der Lungenemboliewahrscheinlichkeit**
>
> ▬ Hochrisikopatienten
>   – schnelle CT-Diagnose anstreben
>   – ist der Patient für einen Transport ins CT zu instabil, dann Echokardiographie – eindeutige Zeichen der Rechtsherzbelastung rechtfertigen eine Lysetherapie ohne weitere Diagnostik
> ▬ Patienten mit niedriger oder mittlerer Wahrscheinlichkeit
>   – erst D-Dimere messen
>   – nur im Falle erhöhter D-Dimere oder entsprechender klinischer Wahrscheinlichkeit nachfolgend CT-Diagnostik
>   – sind die D-Dimere normal, liegt bei diesen Patienten mit großer Wahrscheinlichkeit keine Lungenembolie vor

36.4 Therapie

36.4.1 Hämodynamische und respiratorische Unterstützung

Haupttodesursache bei der fulminanten Lungenembolie ist das akute Rechtsherzversagen mit sinkendem Herzzeitvolumen. Eine zusätzliche Volumengabe kann – bei dem meist schon volumenüberladenen rechten Ventrikel – die rechtsventrikuläre Funktion weiter verschlechtern und ist daher in der Regel nicht indiziert.

> ❯ **Katecholamin der Wahl bei Lungenembolie-patienten im Schock ist Dobutamin, da dies das Herzzeitvolumen steigert und so den O$_2$-Transport verbessert.**

Sauerstoff sollte mit 4–12 l/min über eine Nasensonde oder O$_2$-Maske zugeführt werden. Falls eine Beatmung erforderlich ist, wird ein möglichst niedriger PEEP gewählt, um den rechten Ventrikel nicht zusätzlich durch einen hohen intrathorakalen Druck und damit durch eine noch höhere Nachlast zu belasten.

> **Intensivtherapie**
>
> ▬ 4–12 l/min O$_2$ per Nasensonde oder O$_2$-Maske
> ▬ invasive arterielle Druckmessung
> ▬ zur Kreislaufunterstützung Dobutaminperfusor
> ▼

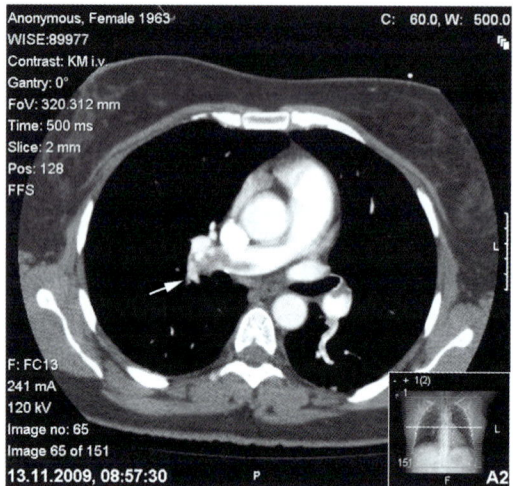

Abb. 36.4 Lungenembolie im CT. Hell dargestellt sind die mit Kontrastmittel gefüllten, also durchbluteten Abschnitte der Pulmonalisstrombahn, schwarz das Lungengewebe. Man erkennt im rechten Pulmonalarterienhauptstamm eine dunklere Kontrastmittelaussparung – einen zentralen Thrombus bei einer Lungenembolie (*Pfeil*)

- Noradrenalinperfusor, falls Patient unter Dobutamin allein nicht stabilisiert werden kann
- Volumengabe vermeiden
- zentraler Venenkatheter: Anlage darf Lyse nicht verzögern! Anlage unter Lyse birgt erhebliche Blutungsgefahr, daher klare Nutzen-Risiko-Analyse! ZVK-Anlage sinnvoll bei hohen Katecholamindosierungen. Anlage möglichst unter Ultraschall, um Blutungskomplikationen zu verhindern.

36.4.2 Lyse

Eine systemische Lysetherapie führt durch einen Anstieg des Herzzeitvolumens und eine Senkung der pulmonalarteriellen Drücke zu einer schnellen Verbesserung der hämodynamischen Parameter und zu einem echokardiographisch fassbaren Rückgang der Rechtsherzvergrößerung. Nahezu 92% der Patienten profitieren klinisch von einer Lysetherapie, wobei der Effekt am größten ist, wenn eine Lyse innerhalb von 48 h nach Symptombeginn gestartet wird. Eine Wirkung kann aber auch dann noch erzielt werden, wenn der Symptombeginn bereits 14 Tage zurückliegt.

■ Indikationen

Empfohlen wird eine Lysetherapie bei allen Patienten, die sich im Schock oder mit persistierender Hypotonie präsentieren und bei denen (z. B. nach Wells- oder Geneva-Score) eine hohe Wahrscheinlichkeit für eine Lungenembolie vorliegt. Bei reanimationspflichtiger Lungenembolie kann sofort mit der Lyse begonnen werden, anderenfalls sollte zuerst eine CT-Pulmonalisangiographie oder ein transthorakales Echokardiogramm durchgeführt werden.

Die Deutsche Gesellschaft für Kardiologie (DGK) schreibt hierzu:

Die CT-Pulmonalisangiographie oder alternativ ein am Patientenbett durchgeführtes, in der Regel transthorakales Echokardiogramm ist in der Lage, eine »schwere« (Hochrisiko-)Lungenembolie prompt nachzuweisen und damit die Indikation zur sofortigen Therapie (Thrombolyse/Embolektomie) zu stellen. Bei einem negativen CT- oder Echokardiographiebefund (Ausschluss von Thromben und rechtsventrikulärer Dysfunktion) muss dagegen nach anderen Ursachen des Schocks gesucht werden.

- Nicht empfohlen wird eine Lyse bei Patienten mit einer geringen Lungenemboliewahrscheinlichkeit.
- Bei Patienten der mittleren Wahrscheinlichkeitsgruppe ist die Lyse eine Einzelfallentscheidung unter genauer Abwägung der Kontraindikationen.

Lyseschema
- Streptokinase
  - 250.000 IE über 30 min, dann 100.000 IE/h über 12–24 h oder
  - akzeleriert: 1,5 Millionen IE über 2 h
- Urokinase
  - 4.400 IE/kg über 10 min, dann 4.400 IE/kg/h über 12–24 h oder
  - akzeleriert: 3 Millionen IE über 2 h
- Alteplase (rtPA, z. B. Actilyse)
  - 100 mg über 2 h oder
  - 10-mg-Bolus über 1–2 min, gefolgt von 90 mg über 2 h (bei Gewicht <65 kg maximal 1,5 mg/kg) oder
  - akzeleriert: 0,6 mg/kg über 15 min

Bei Verwendung des Alteplaseschemas sollte zusätzlich Heparin gegeben werden, bei Verwendung von Streptokinase oder Urokinase jedoch nicht.

◘ Tab. 36.2 **Tab. 36.2** »Absolute« und »relative« Kontraindikationen einer Lysetherapie. Die meisten »absoluten« Kontraindikationen sind relativ bei Vorliegen einer akut lebensbedrohlichen Lungenembolie

Absolute Kontraindikationen	Relative Kontraindikationen
Früherer hämorrhagischer Schlaganfall	Transitorische ischämische Attacke (TIA) ≤6 Monate
Ischämischer Schlaganfall ≤6 Monate	Laufende Therapie mit oralen Antikoagulanzien
ZNS-Neoplasie oder -Metastasen	Nicht komprimierbare arterielle Punktion
Größere Verletzungen/Operationen ≤3 Wochen	Schwangerschaft oder postpartale Zeit ≤1 Woche
Gastrointestinale Blutung ≤1 Monat	Fortgeschrittene Lebererkrankung
Aktive innere Blutung	Bakterielle Endokarditis
	Aktives Magenulkus
	Unkontrollierter Hypertonus >180 mmHg systolisch
	Traumatische kardiopulmonale Reanimation

■ **Kontraindikationen**

Die meisten »absoluten« Kontraindikationen sind relativ bei Vorliegen einer akut lebensbedrohlichen Hochrisikolungenembolie (◘ Tab. 36.2). Kommt es bei einem Patienten postoperativ zu einer lebensbedrohlichen Lungenembolie, so wird man sich – sofern keine Möglichkeit zur sofortigen Katheterintervention oder chirurgischen Embolektomie besteht – zur Lyse entschließen (müssen). In diesen Fällen kann es sinnvoll sein, eine reduzierte Lysedosis zu verwenden, z. B. 0,3 mg/kg Alteplase über 15 min, um je nach Eingriff die Blutungsgefahr zu vermindern. Allerdings ist dann davon auszugehen, dass die Effektivität der Lyse ebenfalls eingeschränkt ist. Dies ist also immer eine Einzelfallentscheidung in einem Grenzbereich.

36.4.3 Antikoagulation

Zur Antikoagulation können unfraktioniertes Heparin, niedermolekulares Heparin und Fondaparinux verwendet werden.

■ **Unfraktioniertes Heparin**

Unfraktioniertes Heparin ist Mittel der Wahl bei Patienten mit Niereninsuffizienz und einer Kreatininclearance <30 ml/min wie auch bei Patienten im Schock und sollte PTT-gesteuert dosiert werden. Angestrebt wird eine 1,5- bis 2,5-fache PTT-Verlängerung (Beispiel: Beträgt der PTT-Normalbereich im Labor bis 40 s, dann bedeutet eine 1,5- bis 2,5-fache PTT-Verlängerung eine Ziel-PTT von 60–100 s). Die PTT wird 4–6 h nach Bolusgabe sowie jeweils nach Änderung der Laufrate kontrolliert, ansonsten 1- bis 2-mal täglich.

> **Praxistipp**
>
> — Bolusgabe 80 IE/kg (bei 80 kg sind das 6.400 IE unfraktioniertes Heparin)
> — gleichzeitig Beginn der Heparininfusion mit 18 IE/kg/h (bei 80 kg sind das 1.440 IE/h: Heparinperfusor mit 10.000 IE in 50 ml muss mit 7,2 ml/h laufen)
> — Ziel: 1,5- bis 2,5-fache PTT-Verlängerung

■ **Niedermolekulares Heparin oder Fondaparinux**

Bei allen anderen Patienten wird die subkutane und körpergewichtsadaptierte Gabe von niedermolekularen Heparinen oder Fondaparinux empfohlen:
— Enoxaparin (z. B. Clexane): 1,0 mg/kg alle 12 h,
— Dalteparin (z. B. Fragmin): 200 IE/kg einmal täglich,
— Tinzaparin (z. B. Innohep): 175 IE/kg einmal täglich,
— Fondaparinux (z. B. Arixtra)
  — 5 mg (<50 kg) einmal täglich
  — 7,5 mg (50–100 kg) einmal täglich
  — 10 mg (>100 kg) einmal täglich

> **Praxistipp**
>
> Mit der Heparin- oder Fondaparinuxgabe beim Nachweis einer Lungenembolie sofort beginnen.

■ **Orale Antikoagulation**

Mit der oralen Antikoagulation mit Phenprocoumon (z. B. Marcumar) sollte bereits zeitnah begonnen werden, wenn keine invasiven Maßnahmen mehr geplant sind; die Heparingabe kann beendet werden, wenn die INR über 2 liegt. Die Rezidivprophylaxe mit Phenprocoumon erfolgt nun mit einem INR-Zielwert von 2,0–3,0. Beim Ersterereignis einer Lungenembolie sollte sie für 3 Monate fortgeführt werden, bei Patienten mit einem Rezidiv sowie mit Gerinnungsdefekten lebenslang.

Als Alternative zum Phenprocoumon stehen neuere orale Antikoagulantien wie bspw. Dabigatran (z. B. Pradaxa), Apixaban (z. B. Eliquis), Rivaroxaban (z. B. Xarelto) oder Edoxaban zur Verfügung, die entweder den Faktor Xa oder Thrombin hemmen und keiner Gerinnungskontrolle bedürfen. So ist z. B. Dabigatran als Rezidivprophylaxe einer Lungenembolie ähnlich wirksam wie ein Vitamin-K-Antagonist bei etwas geringeren Blutungsraten. In einer kürzlich veröffentlichten Studie bei 4.832 Patienten mit einer akuten Lungenembolie konnte für Rivaroxaban (Dosierung: für 3 Wochen 2-mal täglich 15 mg p.o., nachfolgend einmal täglich 20 mg p.o.) im Vergleich zur bisherigen Standardtherapie (für 5 Tage Enoxaparin s.c. und nachfolgend Vitamin-K-Antagonist) eine gleich gute Wirksamkeit bei insgesamt ähnlichem Nebenwirkungsprofil dokumentiert werden, schwere Blutungen traten sogar signifikant seltener auf. Zugelassen zur Akutbehandlung ist derzeit nur Rivaroxaban mit folgender Dosierung: 2×15 mg für 3 Wochen, anschließend 1×20 mg täglich..

36.4.4 Katheterintervention und chirurgische Embolektomie

Durch die hohen Erfolgsraten der Lysetherapie werden Katheterinterventionen oder die chirurgische Embolektomie heute nur noch selten angewandt, sind aber wertvolle Therapiealternativen, z. B. wenn eine Lysetherapie zu keinem Erfolg führt oder absolut kontraindiziert ist. So können sie auch als primäre Therapieoption bei akut lebensbedrohlich gefährdeten Patienten erwogen werden, insbesondere dann, wenn eine (alleinige) Lysetherapie bei postoperativen Patienten mit einem erheblichen Blutungsrisiko verbunden ist. Inzwischen sind sehr differenzierte Verfahren der Katheterintervention möglich, z. B. die »einfache« mechanische Fragmentation, die Aspirationsthrombektomie, die Rotationsthrombektomie oder die pharmakomechanische Thrombolyse, bei der ein Ultraschallkatheter das Eindringen des lokal applizierten Lysemedikaments in den Thrombus unterstützt. Zu Einzelheiten der Katheterintervention sei auf die aktuelle Übersichtsarbeit von Engelberger u. Kucher (2011) verwiesen.

36.4.5 Prävention

- **Mobilisation und Kompressionsverband**

Eine Immobilisation von Patienten mit tiefer Beinvenenthrombose bringt keine Vorteile gegenüber einer raschen Mobilisierung, scheint sogar eher das Wachstum von Appositionsthromben zu fördern und ist somit nicht indiziert. Ein Kompressionsverband oder ein Kompressionsstrumpf vermindert zum einen die durch den Venenstau bedingte schmerzhafte Schwellung und führt andererseits zur Reduktion postthrombotischer Veränderungen; er sollte mindestens für 6 Monate, bei rezidivierenden Schwellneigungen dauerhaft getragen werden.

- **Vena-cava-Filter**

Vena-cava-Filter werden entweder über die V. femoralis oder über die V. jugularis in der V. cava infrarenal platziert, um eine Lungenembolie durch das Abfangen venöser Thromben zu verhindern. Eine Empfehlung zum generellen Einsatz der Filter gibt es nicht, und der Einsatz sollte individuell und interdisziplinär entschieden werden. Ein permanenter oder optionaler Vena-cava-Filter kann aber in folgenden Fällen sinnvoll sein:

- rezidivierende Thrombembolien trotz effektiver Antikoagulation,
- Kontraindikationen für eine Antikoagulation,
- bei Grunderkrankungen mit hohem Risiko für eine Thrombembolie,
- prophylaktisch bei Schwangeren mit nachgewiesener Thrombose,
- prophylaktisch bei Hochrisikopatienten mit Trauma oder vor einer Operation.

Eine flankierende Antikoagulation ist dann trotzdem sinnvoll, da der Vena-cava-Filter das Entstehen der Thrombose nicht verhindert. Vor der Entfernung des Filters sollte dann eine effektive Antikoagulation erreicht sein, die Risikosituation für eine Embolie (z. B. eine Operation) sollten nicht mehr vorliegen, und das Vorhandensein einer Thrombose sollte ausgeschlossen werden.

> **Zusammenfassung der Therapiestrategien**
> - Hochrisikopatienten
>   - unfraktioniertes Heparin i.v.
>   - Lysetherapie
>   - bei Lyseversagern (keine hämodynamische/respiratorische Verbesserung) chirurgische Embolektomie
> ▼

– falls chirurgische Embolektomie nicht ver-
　fügbar: Katheterfragmentation
▬ Patienten mit niedriger/intermediärer Wahr-
　scheinlichkeit
– Antikoagulation mit niedermolekularem
　Heparin oder Fondaparinux s.c.
– bei Patienten mit intermediärer Wahr-
　scheinlichkeit (Rechtsherzbelastung, Erhö-
　hung myokardialer Enzyme) kann im Ein-
　zelfall bei geringem Blutungsrisiko auch
　eine Lysetherapie durchgeführt werden

Fallbeispiel Teil 2

Der Intensivarzt entschließt sich, zügig ein Thorax-CT
durchzuführen, zumal die klinische Abschätzung – Wells-
Score 9 Punkte – eine Lungenembolie hochwahrscheinlich macht. Im CT bestätigt sich der Verdacht, es liegt
eine zentrale Lungenembolie rechts vor.
Da der Blutdruck der Patientin immer weiter abfällt, ist
rasches Handeln erforderlich. Ein Bolus von 5.000 IE unfraktioniertem Heparin wird injiziert und ein arterieller
Zugang gelegt. Blutgasanalytisch zeigen sich eine Hypoxie (paO$_2$ 58 mmHg) und eine Hypokapnie (paCO$_2$
22 mmHg), der tachypnoischen Patientin (Atemfrequenz
26/min) werden über eine O$_2$-Maske 4 l/min Sauerstoff
zugeführt. Die in der zentralen Aufnahme entnommenen Laborwerte sind inzwischen analysiert und zeigen
erhöhte D-Dimere und einen erhöhten Troponin-T-Wert.
In Zusammenschau der erhobenen Befunde und des klinischen Zustands der Patientin wird die Entscheidung
für eine Lysetherapie gefällt, es werden 100 mg Alteplase über 2 h gegeben. Bei persistierender Hypotonie – der
systolische Druck beträgt nur noch 70 mmHg – wird Dobutamin appliziert. In der Kompressionssonographie
zeigt sich eine Oberschenkelthrombose rechts, der Patientin werden beide Beine bis zur Leiste gewickelt. Insgesamt ist zügig und richtig gehandelt worden. Die hämodynamische und respiratorische Situation der Patientin bessert sich rasch, und nennenswerte Blutungskomplikationen treten nicht auf. Nach 5 Tagen kann die
Patientin die Intensivstation verlassen. Mit der Einleitung
einer Phenprocoumontherapie wird noch im Krankenhaus begonnen, und der Patientin wird eine Antikoagulation für 3 Monate empfohlen.

Literatur

Engelberger RP, Kucher N (2011) Catheter-based reperfusion
　treatment of pulmonary embolism. Circulation 124:
　2139–2144. Diese schöne Übersicht zu den verschie-
　denen Kathetertechniken bei Lungenembolie ist frei
　verfügbar unter http://circ.ahajournals.org/content/
　124/19/2139
Kalbhenn J, Loop T, Stahl CA (2010) Hochrisikolungenembolie.
　Fallbeschreibung einer erfolgreichen Embolektomie. An-
　ästhesist 60: 1009–1013
La Gal G, Righini M, Roy PM et al. (2006) Prediction of pulmo-
　nary embolism in the emergency department: The re-
　vised Geneva score. Ann Int Med 144: 165–171
Meneveau N, Seronde MF, Blonde MC et al. (2006) Manage-
　ment of unsuccessful thrombolysis in acute massive pul-
　monary embolism. Chest 129: 1043–1050
Schellhaaß A, Walther A, Konstantinides S, Böttiger BW (2010)
　Diagnostik und Therapie bei akuter Lungenembolie.
　Dtsch Ärztebl 107: A 589–595
Schellong SM (2011) Therapie der Beinvenenthrombose und
　der Lungenembolie. Internist 52: 1284–1291
Torbicki A, Perrier A, Konstantinides S et al. (2008) Guidelines
　on the diagnosis and management of acute pulmonary
　embolism. Eur Heart J 29: 2278–2315
The Einstein PE Investigators (2012) Oral rivaroxaban for the
　treatment of systemic pulmonary embolism. N Engl J
　Med 366: 1287–1297

Internetlinks

www.awmf.org/leitlinien/aktuelle-leitlinien/ll-liste/deut-
　sche-gesellschaft-fuer-angiologie-gesellschaft-fuer-ge-
　faessmedizin.html: Hier findet man die aktuelle Leitlinie
　»Diagnostik und Therapie der Venenthrombose und der
　Lungenembolie« aus dem Jahr 2010
www.dgk.org: Hier findet man die aktuellen Leitlinien und
　Empfehlungen der Deutschen Gesellschaft für Kardiolo-
　gie (DGK)
www.escardio.org/guidelines-surveys/esc-guidelines/Pages/
　GuidelinesList.aspx: Internetseite der European Society
　of Cardiology (ESC) mit allen Leitlinien

Störungen von Atmung und Lunge

Pneumonie

Albert Esselmann

Fallbeispiel Teil 1

Ein 35-jähriger Patient stellt sich mit unproduktivem Husten, Übelkeit und abdominellen Schmerzen in der zentralen Notaufnahme vor. Als Nebenerkrankungen bestehen ein nichtinsulinpflichtiger Diabetes mellitus Typ II und eine Adipositas (BMI 34,5). Klinisch liegen eine Tachypnoe (Atemfrequenz 31/min), ein leicht erhöhter Blutdruck (145/90 mmHg), eine Tachykardie (112/min) und Fieber (38,9°C) vor. Die klinische Untersuchung ist bis auf die o. g. Parameter unauffällig. Radiologisch stellt sich ein Infiltrat im apikalen rechten Unterlappen dar (◘ Abb. 37.1). Laborchemisch ergibt sich eine Leukozytose im Blutbild (11.500/µl) und ein erhöhtes CRP

▼

(12,46 mg/dl) sowie in der Blutgasanalyse eine respiratorische Partialinsuffizienz bei Hyperventilation.

In Anbetracht der klinischen Risikoeinschätzung wird der Patient stationär auf die Normalstation aufgenommen und eine Antibiotikatherapie mit Ampicillin/Sulbactam (z. B. Unacid 3×3 g i.v.) sowie Clarithromycin (z. B. Klacid 2×500 mg i.v.) eingeleitet. Im Verlauf der folgenden 3 Tage kommt es unter der Antibiotikatherapie zu einer klinischen Verschlechterung mit persistierendem Fieber bis 39°C und einer radiologischen Verschlechterung (◘ Abb. 37.2) sowie einem Anstieg des CRP auf 45,13 mg/dl. Der Patient wird nun auf die Intensivstation übernommen.

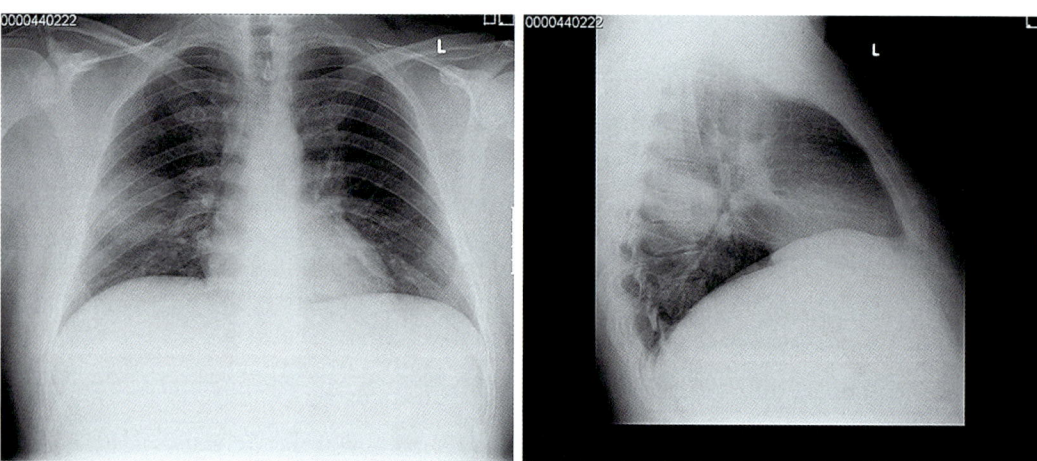

◘ **Abb. 37.1 Thoraxröntgenbild des Patienten aus dem Fallbeispiel bei Aufnahme.** Radiologisch findet sich eine umschriebene Infiltration im rechten apikalen Unterlappen im Sinne einer Unterlappenpneumonie

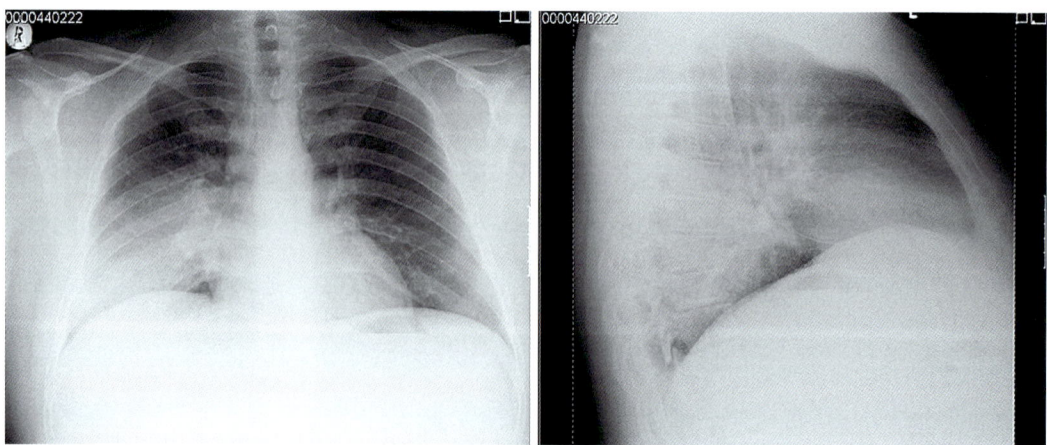

◘ **Abb. 37.2 Thoraxröntgenbild des Patienten aus dem Fallbeispiel im Verlauf von 3 Tagen nach der stationären Aufnahme.** Nun sieht man ein zunehmendes Infiltrat im Bereich des rechten Unterlappen im Sinne einer progredienten Unterlappenpneumonie

37.1 Definition und Klassifikation

> **Pneumonie**
>
> Eine Pneumonie ist eine entzündliche Erkrankung des Lungenparenchyms durch infektiöse Erreger: Bakterien, Pilze, Helminthen, Protozoen oder Viren.

Je nach klinischer Symptomatik, radiologischem Bild oder prädisponierenden Faktoren existieren verschiedene Einteilungskategorien. Wesentliche Relevanz haben dabei die folgenden Einteilungen, da sich hieraus Konsequenzen für die Diagnostik und Therapie ergeben:
- ambulant erworbene oder nosokomial erworbene Pneumonie und
- typische oder atypische Pneumonie.

Epidemiologie

Die wesentlichen epidemiologischen Erkenntnisse über die ambulant erworbene Pneumonie (»community acquired pneumonia«, CAP) in Deutschland stammen aus dem Netzwerk »Ambulant erworbene Pneumonie« (CAPNETZ). In Deutschland treten ca. 400.000–600.000 ambulant erworbene Pneumonien pro Jahr auf, wovon 200.000 stationär behandelt werden. Die Letalität liegt für ambulant behandelte Patienten unter 1% und für stationäre Patienten bei 13–14%; sie steigt vom 30. Lebensjahr an um 2–3% pro Lebensdekade.

Nosokomiale Pneumonien (»hospital acquired pneumonia«, HAP) treten in Deutschland mit einer Häufigkeit von ca. 200.000 Fällen pro Jahr auf. Die nosokomiale Pneumonie ist damit eine der häufigsten Hospitalinfektionen und zudem die am häufigsten zum Tode führende Hospitalinfektion. Einen bedeutenden Anteil an den nosokomialen Pneumonien hat die ventilatorassoziierte Pneumonie (VAP). Die Letalität der ventilatorassoziierten Pneumonie liegt bei bis zu 45%, wobei das Risiko für die Entwicklung einer ventilatorassoziierten Pneumonie bei der Notwendigkeit einer invasiven Beatmung um das 6- bis 20-fache höher liegt als bei der nichtinvasiven Beatmung.

Klassifikation

Folgende Einteilung der Pneumonien hat sich national und international durchgesetzt:
- Ambulant erworbene Pneumonie (»community acquired pneumonia«, CAP): Pneumonie des Erwachsenen ohne Abwehrschwäche. Hiervon ausgeschlossen ist eine im Krankenhaus oder innerhalb von 7 Tagen nach Krankenhausentlassung erworbene Pneumonie.

- Nosokomiale Pneumonie (»hospital acquired pneumonia«, HAP): Auftreten einer Pneumonie >48 h nach Krankenhausaufnahme oder bis zu 7 Tagen nach Krankenhausentlassung:
  - »Early-onset«-Pneumonie: Auftreten einer Pneumonie ≤5 Tage nach Krankenhausaufnahme,
  - »Late-onset«-Pneumonie: Auftreten einer Pneumonie >5 Tage nach Krankenhausaufnahme.
- »Health care associated pneumonia« (HCAP): Auftreten einer Pneumonie innerhalb von 48 h nach Krankenhausaufnahme bei Transport aus einer Pflegeeinrichtung, bei chronischer Hämodialyse, chronisch parenteraler Therapie, Hospitalisierung in den letzten 90 Tagen, offener Wundbehandlung zu Hause oder Kolonisation mit multiresistentem Erreger bei Familienangehörigen. Die Begriff »HCAP« wird in Deutschland aber bisher kaum verwendet.
- Ventilatorassoziierte Pneumonie (»ventilator-associated pneumonia«, VAP): Entwicklung einer Pneumonie >48 h nach Beginn einer invasiver Beatmungstherapie.
- Pneumonien bei immunsupprimierten Patienten, z. B. als Folge von Organ- oder Knochentransplantation, HIV oder Aids, Zytostatikatherapie aus dem hämatologischen, onkologischen oder rheumatologischen Bereich, Dauertherapie mit mehr als 10 mg Prednisolonäquivalent über mehr als 14 Tage.

37.2 Diagnosestellung

Zur Diagnosestellung einer Pneumonie beim Erwachsenen haben sich die Kriterien der Centers for Disease Control (CDC) bewährt:
- **Thoraxröntgenbefund**
  - neues oder progredientes und persistierendes Infiltrat,
  - Verdichtung,
  - Kavernenbildung,
- **und mindestens eines der folgenden Kriterien**
  - Leukozytose (≥12.000/µl) oder Leukopenie (<4.000/µl),
  - Fieber >38°C ohne andere Ursache
  - Verwirrtheit ohne andere Ursache bei Patienten ≥70 Jahre
- **und mindestens zwei der folgenden Kriterien**
  - neues Auftreten von eitrigem Sputum/ Trachealsekret oder Veränderung des Sputums/Trachealsekrets (Farbe, Konsistenz,

Geruch) oder vermehrte respiratorische Sekretion oder vermehrt notwendiges Absaugen,
- neuer oder zunehmender Husten oder
  Dyspnoe oder Tachypnoe,
- Rasselgeräusche oder bronchiales Atemgeräusch,
- Verschlechterung des Gasaustausches
  (z. B. erhöhter O_2-Bedarf, neue Beatmungs-
  notwendigkeit).

37.3 Untersuchungen bei Pneumonie(verdacht)

37.3.1 Diagnostik bei Aufnahme

Zur Diagnosestellung und Risikoabschätzung wird bei
Patienten mit Pneumonie(verdacht) folgende Diag-
nostik durchgeführt:
- Anamnese,
- körperliche Untersuchung einschließlich Bestim-
  mung der Körperkerntemperatur,
- Thoraxröntgenaufnahme in 2 Ebenen, evtl.
  Liegendaufnahme als Behelfstechnik,
- Labor: Blutbild inkl. Differenzialblutbild, Kreati-
  nin, Harnsäure, GOT, GPT, γGT, LDH, Natrium,
  Kalium, Blutzucker, C-reaktives Protein (CRP)
  und ggf. Procalcitonin,
- O_2-Sättigung sowie eine arterielle oder kapilläre
  Blutgasanalyse,
- Blutkulturen: 2 an verschieden Lokalisationen in
  Abstand von wenigen Minuten,
- mikrobiologische Untersuchung von Sputum bei
  eitrigem Auswurf,
- evtl. Influenzavirusantigenschnelltest.

Die Gewinnung von Proben sollte rasch und vor Einleitung einer antimikrobiellen Therapie erfolgen. Falls
bereits eine antimikrobielle Therapie besteht, z. B. vom
Hausarzt oder von der Normalstation, und der Patient
nun auf die Intensivstation aufgenommen werden
muss, werden die mikrobiologischen Proben sofort
entnommen und dann sofort die Therapie eingeleitet
bzw. umgestellt.

> Der Vorteil eines sog. »antibiotischen
> Fensters« (Pause der antimikrobiellen
> Therapie 24 h vor Probengewinnung) ist
> nicht gesichert.

Die serologische Diagnostik spielt sowohl für die ambulant erworbene als auch für die nosokomiale Pneumonie bis auf wenige Ausnahmen derzeit keine Rolle.

> Nach Diagnose einer Pneumonie erfolgt die
> Antibiotikagabe ohne Verzögerung durch
> weitere Zusatzuntersuchungen. Ist der Pati-
> ent klinisch schwer krank und eine Pneumo-
> nie schon bei Aufnahme sehr wahrscheinlich,
> dann erfolgt die Antibiotikagabe sofort!

37.3.2 Weiterführende Diagnostik

Auf der Intensivstation werden dann nach Erfordernis
noch folgende Maßnahmen ergänzt:
- Pleurasonographie bei Verdacht auf einen
  Pleuraerguss,
- diagnostische Pleurapunktion bei punktierbarem
  Erguss,
- therapeutische Pleurapunktion, falls dies die
  Ursache für eine Ruhedyspnoe ist,
- Thoraxdrainagenanlage bei gekammertem Erguss
  oder Empyem,
- Legionellenantigentest im Urin,
- CT-Thorax, evtl. als High-Resolution-CT,
- Trachealsekretgewinnung bei intubierten
  Patienten,
- Bronchoskopie mit Sekretgewinnung, z. B. mittels
  bronchoalveolärer Lavage (BAL), Mini-BAL,
  Bürste, geschützter Bürste (»protected specimen
  brush«, PSB) oder transbronchialer Biopsie
  (TBB) (► unten),
- perthorakale Feinnadelpunktion.

- **Materialgewinnung aus dem
  Tracheobronchialsystem**

Unterschiede im diagnostischen Vorgehen zwischen
einem beatmeten und einem nichtbeatmeten Patienten bestehen im Wesentlichen bei der Materialgewinnung aus dem Tracheobronchialsystem:
- Beim **nichtbeatmeten Patienten** steht die Gewinnung von Sputum an erster Stelle und erst bei
  Therapieversagen oder aus differenzialdiagnostischen Erwägungen die Bronchoskopie mit gezielter Sekretgewinnung, BAL oder TBB.
- Beim **beatmeten Patienten** sind Materialgewin-
  nungen mittels blinder tracheobronchialer
  Absaugung (± Mini-BAL), bronchoskopischer
  Absaugung (± BAL) oder mittels Bürste bzw.
  geschützter Bürste (PSB) etablierte Methoden.
  Letztlich konnte bisher nicht gezeigt werden, dass
  Mini-BAL, BAL oder PSB zu einer besseren
  mikrobiologischen »Ausbeute« führen als die
  korrekt durchgeführte, einfache, blinde tracheobronchiale Absaugung.

Sputumuntersuchung Hierzu spült der Patient den Mund 2- bis 3-mal mit Leitungswasser aus, holt tief Luft und hustet das Sputum in einen Behälter ab, den er nur außen anfassen darf. Diese Untersuchung ist nur bei purulentem Sputum sinnvoll; die Transportzeit sollte unter 2(–4) h liegen, die Gramfärbung benötigt lediglich 10–15 min. Bei Verdacht auf einen TBC wird 3-mal morgentliches Nüchternsputum gewonnen, möglichst provoziert durch Inhalation mit 3–5%iger NaCl-Lösung. Hierbei erfolgt vorher keine Mundspülung, um eine Kontamination mit ubiquitär vorkommenden atypischen Mykobakterien zu vermeiden.

Blinde tracheobronchiale Absaugung Beim beatmeten Patienten wird ein steriler Absaugkatheter in den Tracheobronchialraum vorgeschoben und Sekret in ein steriles Röhrchen aspiriert.

Mini-BAL Hierzu wird ein Absaugkatheter in die tiefen Atemwege eingeführt, dann werden 20–40 ml NaCl 0,9% eingespült und anschließend wird die Lavagelösung in ein steriles Röhrchen aspiriert.

Bronchoskopische BAL Zuerst wird das Sekret aus Mund-Rachen-Raum und Trachea abgesaugt, um eine mikrobielle Kontamination der BAL zu verhindern. Das Bronchoskop wird nun möglichst ohne Lokalanästhesie auf Höhe eines Segment- bis Subsegmentbronchus in die Bronchialöffnung vorgeschoben (»Wedge-Position«). Nun werden 100–200 ml NaCl 0,9% in 20-ml-Portionen über den Arbeitskanal eingespült und jeweils aspiriert bis zu einem Aspiratvolumen von zumindest etwa 40 ml. Eine »Kontamination« der BAL-Proben mit Lokalanästhetika sollte unbedingt vermieden werden, da diese als starke Natriumkanalblocker bakterizid wirken und den Erregernachweis vermindern.

Risiken durch Mini-BAL und BAL Beide Verfahren können eine Bakteriämie mit einer systemischen Inflammationsreaktion hervorrufen; zudem kann sich die respiratorische Situation des Patienten bei Eingabe größerer Spülvolumina verschlechtern.

Bronchialbürste Hierbei wird eine Bürste verwendet, die innerhalb eines Katheters geschützt liegt (daher »geschützte Bürste«) und über den Arbeitskanal des Bronchoskops in das periphere Bronchialsystem vorgeschoben wird. Nun wird der Katheter geöffnet, die Bürste aus dem Katheter zur Materialgewinnung vorgeschoben und wieder zurück in den Katheter gezogen. Die Bürste kann in einem Röhrchen mit NaCl-0,9%-Lösung oder einem Kulturröhrchen versandt werden.

Pleurapunktion Eine diagnostische Pleurapunktion mit Gewinnung von möglichst 20 ml Pleurapunktat sollte mit einer langen gelben Punktionskanüle unter sonographischer Kontrolle durchgeführt werden. Nun sind folgende Untersuchungen möglich:

- Mikrobiologisch auf unspezifische und evtl. Tbc-Erreger: Hierzu sollte der Erguss nativ und luftdicht versandt werden.
- Zytologisch: Hier wird nach lymphozytären oder granulozytären Entzündungszellen und nach Tumorzellen untersucht.
- Laborchemisch: So kann zwischen einem Transsudat und einem Exsudat (hierbei Gesamteiweiß >3 g/dl, LDH >200 U/dl, Cholesterin >60 mg/dl) unterschieden werden.

> **Praxistipp**
>
> Ein Empyem kann makroskopisch erkannt werden, außerdem sprechen folgende Befunde im Punktat für ein Empyem: pH-Wert <7,0, LDH >1.000 U/dl, Glucose <40 mg/dl.

Perthorakale Feinnadelpunktion Hierbei wird ein pulmonales Infiltrat mit einer G25-Nadel möglichst unter sonographischer Kontrolle punktiert; das Punktionsmaterial wird in einem Röhrchen mit NaCl-0,9%-Lösung oder einem Kulturröhrchen versandt, wobei die Transportzeit <2–4 h liegen sollte. Risiken sind Pneumothorax, Hämatothorax und Hämoptysen durch Einblutung in die Lunge.

Quantitative Kulturen Unabhängig von der Art der Materialgewinnung sind stets quantitative Kulturen anzustreben. Hierbei werden bei immunkompetenten Patienten Keimzahlen von 10^5–10^6 koloniebildende Einheiten (KBE) als signifikant erachtet. Bei einem immungeschwächten Patienten sind bereits Keimzahlen von 10^4 KBE oder ein von der zu erwartenden Normalflora abweichender Keimnachweis diagnostisch ausreichend.

> ❯ Für Anzucht, Differenzierung und Resistenztestung von aeroben oder anaeroben Erregern muss mit einem Zeitraum von 24–72 h gerechnet werden.

37.4   Pneumonietypen

37.4.1 Ambulant erworbene Pneumonie (CAP)

Ätiologie und Erreger

Die Ätiologie einer ambulant erworbenen Pneumonie bleibt häufig ungeklärt. Der häufigste Erreger ist weltweit *Streptococcus pneumoniae* (sog. Pneumokokken, 30–50% aller Fälle), gefolgt von *Mycoplasma pneumoniae* (häufiger bei Patienten <65 Jahre), *Haemophilus influenzae*, Influenza-A-Viren (häufiger bei Patienten >65 Jahre) und *Legionella pneumophila* (◘ Tab. 37.1). Der Anteil und die Relevanz der Virusinfektionen bei den ambulanten Pneumonien sind letztlich nicht hinreichend geklärt, wobei im Herbst und Winter die Influenza A/B den größten Anteil ausmachen dürfte.

Wahrscheinlich lösen die Viren nur seltener eine eigenständige Pneumonie aus, sondern führen zu einer Schädigung der Atemwege und Reduktion der Immunabwehr und begünstigen damit das Auftreten einer bakteriellen Pneumonie. Mischinfektionen verschiedener Erreger und Pilzinfektionen spielen bei der ambulant erworbenen Pneumonie eine untergeordnete Rolle.

Insbesondere bei der ambulant erworbenen Pneumonie besteht ein Zusammenhang zwischen der Anamnese und dem Erregerspektrum, was für die weitere Diagnostik und Therapie wesentliche Bedeutung hat (◘ Tab. 37.2).

> **sCAP**
>
> Eine schwere CAP (sCAP) ist eine ambulant erworbene Pneumonie, die im Krankenhaus auf einer Intensiv- oder Intermediate Care Station behandelt werden muss.

Risikoscoring bei CAP

- **CRB-65-Score**

In der Akutsituation ist der CRB-65-Score praktikabel und gut geeignet, um zu entscheiden, wie mit einem Patienten mit CAP weiter verfahren werden soll. Dabei werden folgende Parameter beurteilt:
- Bewusstseinstrübung (»confusion«),
- Atemfrequenz ≥30/min (»respiratory rate«),
- systolischer Blutdruck <90 mmHg oder diastolischer Blutdruck ≤60 mmHg (»blood pressure«),
- Alter ≥65 Jahre.

Der CRB-65-Score wird folgendermaßen bewertet:
- 0 Zeichen → meist ambulante Therapie ausreichend.
- 1 Zeichen → stationäre Aufnahme.
- 2–4 Zeichen → Behandlung auf der Intensivstation erwägen.

Andere Scores wie der CURB-Score (hier wird statt des Alters der Harnstoff-N bewertet) oder der PSI (»pneumonia severity index«) sind schwieriger zu erheben, aber nicht besser.

- **ATS-Score**

Eine weitere Entscheidungshilfe für die Notwendigkeit der Aufnahme des Patienten auf einer Intensivstation oder einer Intermediate Care Station bietet der modifizierte Score der »American Thoracic Society« (ATS), der Major- und Minor-Kriterien definiert. Ein Patient sollte auf einer Intensivstation oder Intermediate Care Station aufgenommen werden, wenn 1 von 2 Major-Kriterien oder 2 der 3 Minor-Kriterien vorliegen.
- Major-Kriterien:
  - Notwendigkeit der Intubation und maschinellen Beatmung,
  - Notwendigkeit der Gabe von Vasopressoren >4 h (septischer Schock).
- Minor-Kriterien:
  - schwere akute respiratorische Insuffizienz (paO_2/FiO_2 <250),
  - multilobäre Infiltrate in der Thoraxröntgenaufnahme,
  - systolischer Blutdruck <90 mmHg.

◘ **Tab. 37.1** Erregerspektrum bei der ambulant erworbenen Pneumonie

Erreger	Häufigkeit je Erreger
Streptococcus pneumoniae (Pneumokokken)	30–50%
Mycoplasma pneumoniae	5–15%
Haemophilus influenzae	5–10%
Respiratorische Viren: Influenzaviren, RS-Viren, Adenoviren	5–20%
Enterobacteriaceae	5–10%
Legionella spp.	2–10%
Staphylococcus aureus	<5%
Chlamydia pneumoniae	<5%
Erreger ungeklärt	ca. 20–25%

◼ **Tab. 37.2** Zusammenhang zwischen Anamnese und Erregerspektrum bei der ambulant erworbenen Pneumonie

Anamnese	Erregerspektrum
Antibiotikavortherapie (innerhalb der letzten 3 Monate)	Auftreten von resistenten Erregern (belegt für β-Laktam-, Makrolid- und Fluorchinolonantibiotika)
Alkoholismus	*Streptococcus pneumoniae, Haemophilus influenzae, Acinetobacter spezies,* Anaerobier (Aspiration)
Alten- und Pflegeeinrichtung	Enterobacteriaceae, *Staphylococcus aureus,* Anaerobier (Aspiration)
Beginn: abrupt	*Streptococcus pneumoniae,* Legionellen
Beginn: langsam	*Mycobacterium tuberculosis,* Aktinomyces
chronische Lungenerkrankungen, z. B. COPD, Bronchiektasen, Mukoviszidose	*Haemophilus influenzae, Staphylococcus aureus, Pseudomonas aeruginosa, Streptococcus pneumoniae*
schlechte Zahnhygiene	Anaerobier aus der Mundflora (Bacteroides, anaerobe Streptokokken)
Diabetes mellitus	*Klebsiella pneumoniae, Staphylococcus aureus*
HIV-Infektion: ▬ CD-4-Zellzahl >200/µl	 ▬ *Streptococcus pneumoniae, Haemophilus influenzae, Mycobacterium tuberculosis*
▬ CD-4-Zellzahl <200/µl	▬ s. o. + *Pneumocystis jiroveci*
▬ CD-4-Zellzahl <100/µl	▬ s. o. + *Pseudomonas aeruginosa, Aspergillus spp.,* atypische Mykobakterien, CMV, Kryptokokken, Nokardien
Hospitalisierung in der letzten 3 Monaten	*Pseudomonas aeruginosa,* resistente Erreger
Influenzaerkrankung	*Streptococcus pneumoniae, Staphylococcus aureus, Haemophilus influenzae*
Mukoviszidose	*Pseudomonas aeruginosa, Burkholderia cepacia, Stenotrophomonas maltophilia, Staphylococcus aureus*
neurologische Grunderkrankung	Anaerobier aus der Mundflora (Aspirationspneumonie)
Reiseanamnese	*Legionellen spp., Mycobacterium tuberculosis*
Steroidvortherapie >10 mg Prednisolonäquivalent >4 Wochen	*Pseudomonas aeruginosa, Legionellen spp.*
Tierkontakte: ▬ Vögel	 ▬ *Chlamydia psittaci*
▬ Schafe	▬ *Coxiella burnetii*

Antibiotikatherapie bei CAP

Die wichtigsten Therapieprinzipien werden in der sog. Tarragona-Strategie zusammenfasst (▶ Kap. 26). Insgesamt ist *Pseudomonas aeruginosa* bei der CAP in Deutschland selten, sollte aber beim Vorliegen folgender Risikofaktoren berücksichtigt werden:
▬ schwere strukturelle chronische Lungenerkrankungen wie schwere COPD mit Antibiotikavortherapie oder vorausgegangener Hospitalisierung, jeweils in den letzten 3 Monaten,
▬ bekannte Kolonisation durch *Pseudomonas aeruginosa,*
▬ Bronchiektasen,
▬ Mukoviszidose.

◾ **Kalkulierte Antibiotikatherapie bei sCAP ohne Pseudomonasrisiko**

Hierbei kann eine Kombinationstherapie aus einem Ureidopenicillin (z. B. Piperacillin/Tazobactam) oder einem Cephalosporin (z. B. Ceftriaxon) in Kombination mit einem Makrolid (z. B. Clarithromycin) als gleichwertig gegenüber einer Monotherapie mit einem »pneumokokkenwirksamen« Fluorchinolon wie Levofloxacin und Moxifloxacin betrachtet werden

◨ **Tab. 37.3** Kalkulierte Antibiotikatherapie bei sCAP ohne Pseudomonasrisiko

Substanzen für die Initialtherapie[a]	Dosierung der Initialtherapie (pro Tag)	Gesamttherapiedauer
▬ Piperacillin/Tazobactam (z. B. Tazobac)	3×4,5 g i.v.	8–10 Tage
▬ Ceftriaxon (z. B. Rocephin)	1×2,0 g i.v.	8–10 Tage
▬ Cefotaxim (z. B. Claforan)	3×2,0 g i.v.	8–10 Tage
▬ Ertapenem (z. B. Invanz)[b]	1×1,0 g i.v.	8–10 Tage
+ Makrolid		
▬ Erythromycin (verschiedene Generika)	3 ×1,0 g i.v.	8–10 Tage
▬ Clarithromycin (z. B. Klacid)	2×0,5 g i.v.	8–10 Tage
▬ Azithromycin (z. B. Zithromax)	1×0,5 g i.v.	3 Tage
alternative Monotherapie[a]		
▬ Levofloxacin (z. B. Tavanic)[c]	2×500 mg i.v.	8–10 Tage
▬ Moxifloxacin (z. B. Avalox)[c]	1×400 mg i.v.	8–10 Tage

[a] Bei vorausgegangener Antibiotikatherapie innerhalb der letzten 3 Monate wird ein Wechsel der zuletzt verwendeten Substanzgruppe empfohlen.
[b] Patienten mit Risikofaktoren für eine Infektion mit Enterobacteriaceae inkl. ESBL-Bildnern (außer *P. aeruginosa*) sowie Patienten, die kürzlich eine Therapie mit Penicillinen oder Cephalosporinen erhalten haben.
[c] Bei Patienten mit septischem Schock und/oder invasiver Beatmung ist initial eine Kombinationstherapie mit einem Betalaktam indiziert.

(◨ Tab. 37.3). Hingegen ist die Aktivität von Ciprofloxacin gegenüber dem häufigsten CAP-Erreger *Streptococcus pneumoniae* nicht ausreichend.

■ **Kalkulierte Antibiotikatherapie bei sCAP mit Pseudomonasrisiko**

Bei der sCAP mit Pseudomonasrisiko wird eine kalkulierte initiale Kombinationstherapie mit einem pseudomonasaktiven Ureidopenicillin (z. B. Piperacillin/Tazobactam), Cephalosporin (z. B. Cefepim) oder Carbapenem (z. B. Meronem) mit einem »pseudomonaswirksamen« Chinolon (z. B. Ciprofloxacin) empfohlen; anstatt des Chinolons kann eine Kombination aus Aminoglykosid (z. B. Tobramycin oder Gentamicin) und Makrolid (z. B. Clarithromycin) gegeben werden (◨ Tab. 37.4). Diese Therapieempfehlung basiert darauf, dass zwar eine kalkulierte adäquate Monotherapie der kalkulierten Kombinationstherapie nicht unterlegen ist, aber das Risiko für eine inadäquate Monotherapie deutlich erhöht ist. Im Falle einer inadäquaten Monotherapie hat sich eine signifikant erhöhte Letalität gezeigt.

Bei Nachweis eines für die Pneumonie verantwortlichen Erregers oder bei deutlicher klinischer Besserung sollte die kalkulierte Kombinationstherapie beendet und resistenzgerecht als Monotherapie fortgesetzt werden. Aminoglykoside sollten aufgrund ihrer erhöhten Nebenwirkungsrate möglichst nur kurzzeitig für 3 Tage als Kombinationspartner eingesetzt werden. Bei Verdacht auf eine Legionelleninfektion ist wegen der fehlenden Wirksamkeit der Aminoglykoside die zusätzliche Gabe eines Makrolids erforderlich.

37.4.2 Nosokomiale Pneumonie (HAP)

Bei der nosokomialen Pneumonie wird heute nicht mehr zwischen einer »Early-onset«-Pneumonie (≤5 Tage nach Krankenhausaufnahme) und »Late-onset«-Pneumonie (>5 Tage nach Krankenhausaufnahme) unterschieden, da in neueren Untersuchungen keine wesentlichen Unterschiede des Erregerspektrums gefunden werden konnten. Insgesamt ist das Erregerspektrum der nosokomialen Pneumonie aber wesentlich breiter als das der CAP und umfasst neben dem Methicillin-sensitiven *Staphylococcus aureus* (MSSA) auch *Escherichia coli* sowie (potenziell) multiresistente Erreger wie MRSA, ESBL-bildende Enterobacteriaceae, *Pseudomonas aeruginosa*, *Klebsiella pneumoniae*, *Acinetobacter baumannii* oder *Stenotrophomonas maltophilia*. Hierbei spielen Erreger und

▣ Tab. 37.4 Kalkulierte Antibiotikatherapie bei sCAP mit Pseudomonasrisiko

Substanzen für die Initialtherapie	Dosierung der Initialtherapie (pro Tag)	Gesamttherapiedauer
Pseudomonasaktives β-Laktam		
▬ Piperacillin/Tazobactam (z. B. Tazobac)	3×4,5 g i.v.	8–15 Tage
▬ Cefepim (z. B. Maxipime)	3×2,0 g i.v.	8–15 Tage
▬ Imipenem (z. B. Zienam)	3×1,0 g i.v.	8–15 Tage
▬ Meropenem (z. B. Meronem)	3×1,0 g i.v.	8–15 Tage
+ Fluorchinolon		
▬ Levofloxacin (z. B. Tavanic)	2×500 mg i.v.	[a]
▬ Ciprofloxacin (z. B. Ciprobay)	3×400 mg i.v.	[a]
oder[b]		
+ Aminoglykosid und Makrolid	(Makrolide ▣ Tab. 37.3)	
▬ Amikacin (z. B. Biklin)	15 mg/kg i.v.[c]	3 Tage[a]
▬ Gentamicin (z. B. Refobacin)	5–7 mg/kg i.v.[c]	3 Tage[a]
▬ Tobramycin (z. B. Gernebcin)	5–7 mg/kg i.v.[c]	3 Tage[a]

[a] Bei klinischem Ansprechen ist eine Deeskalation auf eine Therapie mit β-Laktam/Makrolid oder ein Fluorchinolon, wenn möglich unter Berücksichtigung der Antibiotikaempfindlichkeitsprüfung, indiziert. Aminoglykoside sollten wegen erhöhter Toxizität im Regelfall nicht länger als 3 Tage verabreicht werden.

[b] Bei vorausgegangener Antibiotikatherapie innerhalb der letzten 3 Monate wird ein Wechsel der zuletzt verwendeten Substanzgruppe empfohlen, dies gilt insbesondere für eine vorausgegangene Fluorchinolontherapie.

[c] Weitere Dosierung nach Spiegelbestimmung.

Resistenzen im eigenen Krankenhaus eine wesentliche Rolle für die Therapieauswahl und müssen bei der Antibiotikatherapie unbedingt berücksichtigt werden!

Risikoscoring bei HAP

Neu aufgetretene pulmonale Infiltrate im Röntgenbild, purulentes Trachealsekret und Leukozytose oder Leukopenie sind klinische Hinweise auf eine nosokomiale Pneumonie; in Verbindung mit weiteren Parametern wird der modifizierte »clinical pulmonary infection score« (CPIS) zum initialen Screening empfohlen. Bei einem Scorewert von ≥6 Punkten kann von einer Pneumonie ausgegangen werden (▣ Tab. 37.5).

Antibiotikatherapie bei HAP

Das Outcome bei der nosokomialen Pneumonie hängt ganz wesentlich von einer frühzeitigen und adäquaten Antibiotikatherapie ab! Daher sollte die Antibiotikatherapie möglichst 30 min nach Verdachtsdiagnose begonnen und dann rechtzeitig wiederholt werden.

Die Paul-Ehrlich-Gesellschaft (PEG) empfiehlt, die Patienten mit nosokomialer Pneumonie nach einem risikobasierten Punkteschema in 3 Therapiegruppen einzuordnen (▣ Tab. 37.6).

In Gruppe I und II, also bis 5 PEG-Punkte, wird eine Monotherapie empfohlen, in Gruppe III eine Kombinationstherapie; bei MRSA-Verdacht wird zusätzlich eine MRSA-wirksame Substanz empfohlen, für die Pneumonie primär Linezolid (z. B. Zyvoxid). Die Therapiedauer sollte in der Regel 8 Tage nicht überschreiten, längere Therapiedauern sind bei *Pseudomonas aeruginosa* oder *Staphylococcus aureus* indiziert.

Da die allermeisten Intensivpatienten mit einer nosokomialen Pneumonie zur Risikogruppe III gehören, ist hier auch nur die Antibiotikatherapie für die Gruppe III dargestellt (▣ Tab. 37.7; ▶ Kap. 26). Die neue S3-Leitlinie zur nosokomialen Pneumonie sieht nur noch zwei Therapiegruppen vor, die etwa den PEG-Gruppen I und III entsprechen:
▬ Die Monotherapiegruppe, wenn von »unkomplizierten« Erregern ausgegangen werden kann,

◘ Tab. 37.5 »Clinical pulmonary infection score« (CPIS)

	0 Punkte	1 Punkt	2 Punkte
Temperatur, °C	≥36,5 und ≤38,4	≥38,5 und ≤38,9	≥39,0 oder ≤36,0
Leukozytenzahl pro µl	≥4.000 bis ≤11.000	<4.000 oder >11.000	<4.000 oder >11.000 oder >50% unreife Formen
Trachealsekret	kein Trachealsekret	nichtpurulentes Trachealsekret	purulentes Trachealsekret
Oxygenierung: paO_2/FiO_2, mmHg	>240 oder ARDS		≤240 und kein ARDS
Thoraxröntgenbild	kein Infiltrat	diffuse Infiltrate	lokalisierte Infiltrate

Bei einem Scorewert von ≥6 Punkten kann von einer Pneumonie ausgegangen werden.

— die Kombinationstherapiegruppe, wenn mit resistenten Erregern gerechnet werden muss, z. B. bei Aufenthalt auf der Intensivstation, invasiver Beatmung >4 Tage, Krankenhausaufenthalt >4 Tage, vorhergehende Antibiotikatherapie, vorbestehender struktureller Lungenerkrankung, Malnutrition, chronischer Dialysepflichtigkeit, Vorhandensein offener Wunden oder Aufnahme aus Langzeitpflegebereichen.

Da auf der Intensivstation prinzipiell mit resistenten Erregern gerechnet werden muss, wird hierfür zu Beginn eine Kombinationstherapie empfohlen. Anschließend muss die Antibiotikatherapie nach 48–72 h überprüft und nach mikrobiologischem Befund ggf. deeskaliert werden.

◘ Tab. 37.6 Risikobasiertes Punkteschema bei HAP

Risikofaktor	Punktwert
Alter >65 Jahre	1
strukturelle Lungenerkrankung	2
antiinfektive Vorbehandlung	2
Beginn der Pneumonie ab dem 5. Krankenhaustag	3
schwere respiratorische Insuffizienz mit oder ohne Beatmung	3
extrapulmonales Organversagen: Schock, akutes Leber- oder Nierenversagen, disseminierte intravasale Gerinnung	4

Anschließend werden anhand der Gesamtpunktzahl 3 Risikogruppen gebildet, für die risikoadaptiert unterschiedliche Therapieempfehlungen gelten:
— ≤2 PEG-Punkte: Gruppe I,
— 3–5 PEG-Punkte: Gruppe II,
— ≥6 PEG-Punkte: Gruppe III.

◘ Tab. 37.7 Kalkulierte Antibiotikatherapie bei nosokomialer Pneumonie bei Intensivpatienten mit ≥6 PEG-Risikopunkten

Substanzen	Dosierung/ Tag parenteral
Pseudomonaswirksames β-Laktam	
— Piperacillin/Tazobactam (z. B. Tazobac)	3×4,5 g
— Ceftazidim (z. B. Fortum)	3×2 g
— Cefepim (z. B. Maxipime)	3×2 g
— Doripenem (z. B. Doribax)	3×500 mg
— Imipenem (z. B. Zienam)	3×1 g
— Meropenem (z. B. Meronem)	— 3×1 g
plus	
— Ciprofloxacin (z. B. Ciprobay)	3×400 mg
— Levofloxacin (z. B. Tavanic)	2×500 mg
— Fosfomycin (z. B. Infectofos)	3×5 g
Aminoglykosid (◘ Tab. 37.4)	(◘ Tab. 37.4)

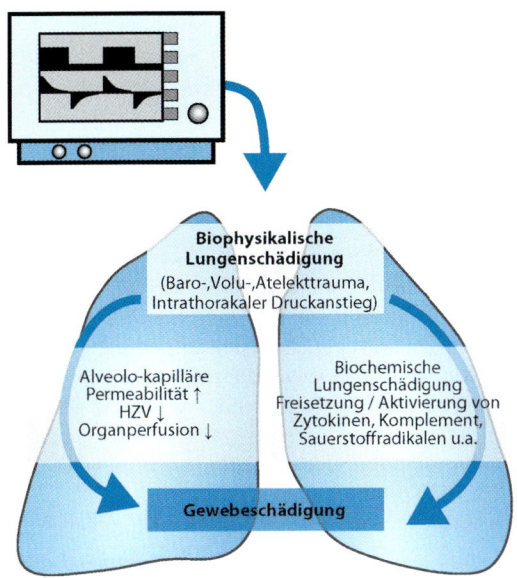

Kolonisation des Oropharynx

Regurgitation aus dem Magen

Kontamination (Vernebler, Bronchoskope,...)

Kolonisation des Magens

Mikroaspiration

Abnahme der mukoziliären Clearance

Tubuswand-Biofilm

Tracheobronchitis

Bronchiolitis

Pneumonie

◘ **Abb. 37.3 Pathomechanismen der ventilatorassoziier-**
ten Lungenschädigung. (Aus: Dembinski R et al. 2008)

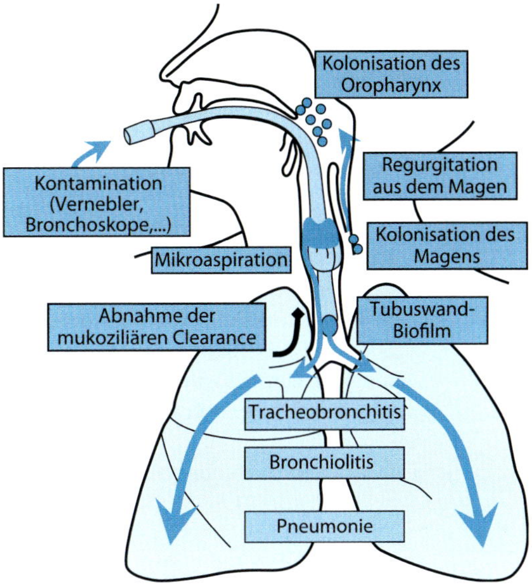

◘ **Abb. 37.4 Pathomechanismen der »tubusassoziierten«**
Pneumonie. (Aus: Dembinski R et al. 2008)

37.4.3 **Ventilatorassoziierte Pneumonie (VAP)**

Die bei der VAP früher empfohlene Unterscheidung zwischen »early onset« (<5 Tage) und »late onset« (≥5 Tage) und eine damit einhergehende unterschiedliche Antibiotikatherapie ist nicht sinnvoll, da sich das Erregerspektrum nicht unterscheidet. Da das Spektrum von Erregern und Resistenzen ganz erheblich von Krankenhaus zu Krankenhaus bzw. von Intensivstation zu Intensivstation variiert, ist auch hier eine Kenntnis des »eigenen« Erreger- und Resistenzspektrums von entscheidender Bedeutung.

▪▪ Repetitorium Pathophysiologie
Die Pathophysiologie der VAP ist eng mit der Lungenschädigung durch die mechanische Ventilation des Patienten und den notwendigen Zugang zum Bronchialsystem mittels Tubus bzw. Trachealkanüle verbunden. Bei der maschinellen Beatmung kommt es infolge der komplexen unphysiologischen Bedingungen zu biophysikalischen und biochemischen, ventilatorassoziierten Lungenschädigungen, die zu einer Pneumonie prädisponieren (◘ Abb. 37.3). Von größerer Bedeutung ist aber wahrscheinlich der Endotrachealtubus als Leitschiene für potenziell infektiöses Material aus Nasen-Rachen-Raum und Magen bei gleichzeitig ausgeschaltetem Hustenreflex (◘ Abb. 37.4). Weitere Ursachen für eine ventilatorassoziierte Pneu-

monie können »externe« Infektionsquellen wie das Beatmungsschlauchsystem, eine Kreuzinfektion über die Hände des Personals oder aber hämatogene Infektionen im Rahmen einer Sepsis sein (Präventionsmaßnahmen nach den »Guidelines der American Thoracic Society« (2005) und den S2-Leitlinien der Deutschen Sepsis-Gesellschaft e.V. (2010) ► Übersicht).

> **Maßnahmen zur Prävention einer VAP**
> ▬ Allgemeine Infektionsprävention:
>   – Schulung und Überwachung von Hygienemaßnahmen (Händedesinfektion, Umgang mit Kathetern, Infusionen etc.)
>   – Isolationsmaßnahmen bei Infektion/ Kolonisation mit resistenten Erregern
>   – Surveillance nosokomialer Infektionen
> ▬ Intubation und maschinelle Beatmung:
>   – Vermeidung von Intubation und Re-Intubation
>   – nichtinvasive Beatmung
>   – orotracheale statt nasotracheale Intubation
>   – kontinuierliche subglottische Sekretdrainage
>   – regelmäßige Cuff-Druck-Kontrolle >20 mbar
>   – Entfernung von kontaminiertem Kondensat aus dem Schlauchsystem
> ▼

- Gleichwertigkeit von passiver und aktiver Befeuchtung im Hinblick auf VAP
- Reduktion der Beatmungsdauer z. B. durch Sedierungs- und Weaningprotokolle
- adäquate personelle Ausstattung
- Aspiration, Lagerung und enterale Ernährung:
  - 30°- bis 45°-Oberkörperhochlagerung
  - enterale Ernährung
- Prävention der oropharyngealen Kolonisation:
  - Empfehlung zur selektiven Darmdekonta-mination (SDD) oder selektiven oralen Dekontamination (SOD) bei Patienten mit voraussichtlich längerer Beatmungsdauer (>48 h)
  - keine generelle Empfehlung zur Anti-biotikaprophylaxe 24 h nach Intubation
  - Empfehlung zur Anwendung oraler Anti-septika, z. B. von Chlorhexidin 0,12–0,2%

37.5 Vorgehen bei Therapieversagen

Vor einem Therapieversagen ist auszugehen bei Verschlechterung der klinischen Symptomatik und/oder fehlender Besserung der Ausgangsbefunde innerhalb der ersten 72 h. Hierfür kommen folgende infektiöse und nicht infektiöse Ursachen bzw. Risikofaktoren in Betracht:
- unerkannte HIV-Infektion,
- höherer Pneumonieschweregrad,
- multilobäre oder abszedierende Infiltrate,
- Pleuraerguss,
- Leukopenie,
- Lebererkrankung,
- Infektion durch Legionellen oder Entero-bacteriaceae,
- inadäquate antimikrobielle Initialtherapie.

In dieser Situation wird folgendes Vorgehen empfohlen:
- Überprüfung der bisherigen Antibiotikatherapie auf Erregerlücken, Dosierung und korrekte Applikation,
- Entnahme von 2 Blutkultursets, also 2-mal aerob und 2-mal anaerob,
- Ausschluss einer Infektion außerhalb des Respirationstrakts, zuerst klinisch, dann ggf. mittels Echokardiographie, Abdomensonographie, Abdomen-CT und CT anderer verdächtiger Regionen,
- Bronchoskopie mit bronchoalveolärer Lavage mit Gramfärbung, quantitativer Bakterienkultur mit

Resistenzprüfung. Abhängig von klinischer Situation und Vorgeschichte werden Färbungen und Spezialkulturen auf seltene Erreger wie Mycobakterien, Legionellen, Pilze, Viren oder Nokardien durchgeführt.
- Legionella-pneumophila-Antigentest im Urin,
- Untersuchung auf Antikörper gegen *Mycoplasma pneumoniae*,
- diagnostische Pleurapunktion bei Vorliegen eines signifikanten Pleuraergusses. Abhängig von klinischer Situation und Vorgeschichte werden Färbungen und Spezialkulturen auf seltene Erreger wie Mycobakterien oder Pilze durchgeführt.
- Bildgebung: hochauflösendes CT der Lunge,
- ggf. transbronchiale bzw. transthorakale Lungenbiopsie oder videoassistierte Thorakoskopie (VATS) und
- Ausschluss einer Immunsuppression, z. B. HIV-Test.

Bei Therapieversagen und fehlendem Erregernachweis bzw. Resistogramm bestehen folgende Therapieoptionen:
- Erweiterung einer vorbestehenden Monotherapie auf eine kalkulierte Kombinationstherapie,
- Wechsel der Substanzklassen,
- hochdosierte i.v.-Anwendung.

> Eine Wirksamkeit gegen *Streptococcus pneumoniae* sollte auf jeden Fall auch nach der Umstellung beibehalten werden.

Ansonsten sollten Antibiotikakombinationen mit einem breiten antimikrobiellen Spektrum unter Einschluss von *Pseudomonas aeruginosa*, *Staphylococcus aureus* (MRSA), *Legionella spp.* und Anaerobiern verabreicht werden. In der klinischen Praxis können z. B. die folgenden Kombinationen sinnvoll sein:

Praxistipp

- Meropenem + Ciprofloxacin + Clarithromycin oder
- Meropenem + Ciprofloxacin + Linezolid (auch gegen MRSA und *Enterococcus faecium*) oder
- Meropenem + Ciprofloxacin + Cotrimoxazol (auch gegen einige Protozoen, *Pneumocystis jiroveci* (früher carinii), *Stenotrophomonas maltophilia* und bei Nocardiose).

37.6 Spezielle Pneumonieformen

37.6.1 Aspirationspneumonie

Aspirationspneumonien treten häufiger bei Patienten mit prädisponierenden Faktoren auf, z. B. bei neurologisch bedingten Schluckstörungen nach Schlaganfall. Hierbei wird meist Nahrung bzw. Magen- oder Gallensekret aspiriert und kann dann zu einer polymikrobiellen Mischinfektion der Atemwege durch Aerobier und Anaerobier führen. Patienten mit Magen- oder Ernährungssonde haben ein besonders erhöhtes Aspirationsrisiko. Hingegen ist die Aspiration von direkt toxischen Stoffen wie Bariumsulfat, Säure oder Lauge eher selten, wobei dann zusätzlich die toxischen Nebenwirkungen berücksichtigt werden müssen. Im Notfall muss eine sofortige endobronchiale »blinde« Absaugung erfolgen; anschließend wird dann meist eine gezielte bronchoskopische Absaugung durchgeführt.

Leitkeime für die Aspirationspneumonie sind Enterobacteriaceae, *Pseudomonas aeruginosa* und anaerobe Bakterien. Das diagnostische Vorgehen unterscheidet sich ansonsten nicht von dem genannten Procedere (▶ Abschn. 37.3). Die Antibiotikatherapie ist in ◘ Tab. 37.8 dargestellt, als Therapiedauer werden hier 14 Tage empfohlen.

37.6.2 Lungenabszess

Beim Lungenabszess unterscheidet man eine primäre und eine sekundäre Form. Während die primäre Form auf einer Aspirationspneumonie beruht, liegt der sekundären Form eine Pneumonie oder eine bronchiale Obstruktion mit anschließender, einschmelzender Pneumonie zugrunde, z. B. durch einen Fremdkörper oder einen Tumor. Eine seltene Komplikation beim Lungenabszess ist das Einreißen mit Entleerung des Eiters in den Tracheobronchialbaum oder in die Thoraxhöhle mit Ausbildung eines Pleuraempyems. Als Leitkeime sind hier Staphylokokken, Nocardia spezies, *Pseudomonas aeruginosa* und Enterobacteriaceae zu nennen. Bei der mikrobiologischen Diagnostik müssen aber auch Tuberkuloseerreger, atypische (»nichttuberkulöse«) Mykobakterien und Pilze (Aspergillen, Candida) sowie Parasiten wie Echinococcus berücksichtigt werden.

Neben der o. g. Diagnostik (▶ Abschn. 37.3) werden beim Lungenabszess eine Bronchoskopie zur mikrobiologischen Diagnostik und zum Ausschluss einer endobronchialen Obstruktion sowie ein Thorax-CT durchgeführt.

◘ **Tab. 37.8** Empfehlungen zur Antibiotikatherapie bei Aspirationspneumonie

Antibiotikum	Dosierung/Tag	Dauer
Piperacillin/ Tazobactam	3×4,5 g	7–15 Tage
Imipenem	1×1 g	7–15 Tage
Meropenem	1×1 g	7–15 Tage
Ertapenem	1×1 g	7–15 Tage
Ceftriaxon + Clindamycin	1×2 g + 3×600 mg	7–15 Tage
Cefotaxim + Clindamycin	3×2 g + 3×600 mg	7–15 Tage
Moxifloxacin	1×400 mg	7–10 Tage

◘ **Tab. 37.9** Empfehlungen zur Antibiotikatherapie bei Lungenabszess nach der Leitlinie »Ambulant erworbene Pneumonie 2009«

Antibiotikum	Dosierung/Tag	Dauer
Amoxicillin/ Clavulansäure	3×2,2 g i.v.	▶ Abschn. 37.6.2
Amoxicillin/ Sulbactam	3×3,0 g i.v.	
Cefuroxim + Clindamycin	3×1,5 g + 3×600 mg i.v.	
Ceftriaxon + Clindamycin	1×2 g + 3×600 mg i.v.	
Cefotaxim + Clindamycin	3×2 g + 3×600 mg i.v	

Die Antibiotikatherapie muss ggf. nach mikrobiologischem Befund und Resistogramm anpasst werden; andere Ursachen wie Pilze (z. B. nekrotisierende Aspergillose) und Echinococcus müssen in Betracht gezogen werden.

■ **Therapie**

Die kalkulierte Antibiotikatherapie (◘ Tab. 37.9) sollte initial stets intravenös durchgeführt werden und kann bei klinischer Besserung und guter Rückbildung der Abszesshöhle später oral erfolgen. Die notwendige Gesamttherapiedauer beträgt in Abhängigkeit vom Heilungsverlauf mindestens 4–8 Wochen, in Einzelfällen auch bis zu 6 Monaten.

Eine Abszessdrainage ist unbedingt notwendig und kann in Ausnahmefällen auch durch Abhusten oder wiederholtes bronchoskopisches Absaugen erfolgen. Bei ausgedehnten Abszessen oder verzögerter Rückbildung sollte eine endobronchiale oder transbronchiale Drainagebehandlung erfolgen. Dabei ist zu beachten, dass die Drainagen nicht durch gesundes Lungengewebe führen sollten.

Eine chirurgische Therapie ist nur in Ausnahmefällen notwendig, dann meist bei Komplikationen, z. B. bei Blutung, Empyem oder bei Fistelung des Abszesses sowie bei persistierender großer Resthöhle.

37.6.3 Atypische Pneumonie

Der Begriff »atypische Pneumonie« ist rein deskriptiv:
- die klinischen Symptome sind – im Vergleich zur klassischen Pneumonie – weniger ausgeprägt oder fehlen: Klinisch beginnt die atypische Pneumonie oft langsam mit »grippeähnlicher« Symptomatik, z. B. Kopfschmerzen und Myalgien, bei nur mäßigem Fieber.
- Im Thoraxröntgenbild sieht man eher eine diffuse Zeichnungsvermehrung.
- Häufig besteht zudem eine Diskrepanz zwischen Röntgenbefund und Klinik: Trotz eines ausgeprägten radiologischen Befunds kann der Auskultationsbefund unauffällig sein.

Zu den Erregern der atypischen Pneumonie zählen im Wesentlichen
- Chlamydien,
- Mycoplasmen und
- Legionellen.

Dabei ist *Chlamydia pneumoniae* von den 3 humanpathogenen Chlamydien mit Abstand der häufigste Pneumonieerreger, während *Chlamydia psittaci* in Deutschland nur selten zur Pneumonie führt. Bei Chlamydiatrachomatis-Infektion kommt es in der Regel bei Erwachsenen überhaupt nicht zur Pneumonie.

Bei der Diagnostik der atypischen Pneumonie gilt:
- Chlamydien: Keine Routineuntersuchungen bei unkomplizierter CAP erforderlich; wird ein Keimnachweis angestrebt, dann mittels PCR aus Sputum oder Trachealsekret.
- *Mycoplasma pneumoniae*: Keine Routineuntersuchungen bei unkomplizierter CAP erforderlich; wird ein Keimnachweis angestrebt, dann mittels PCR aus dem Rachenabstrich oder Nachweis von IgM-Antikörper im Serum.

Tab. 37.10 Empfehlungen zur antibiotischen Therapie bei atypischer Pneumonie durch Legionellen, Chlamydien oder Mykoplasmen

Antibiotikum	Dosierung	Dauer
Azithromycin	1×500 mg i.v.	7–21 Tage
Clarithromycin	2×500 mg i.v.	7–21 Tage
Doxycyclin (nicht bei Legionellenpneumonie)	1×200 mg i.v.	7–10 Tage
Levofloxacin	2×500 mg i.v.	7–21 Tage
Ciprofloxacin	3×400 mg i.v.	7–21 Tage
Moxifloxacin	1×400 mg i.v.	7–21 Tage

Alle Legionellen sind als potenziell humanpathogen einzustufen, wobei *Legionella pneumophila* mit 16 Serogruppen für etwa 90% aller Erkrankungen verantwortlich ist. In Deutschland werden die meisten Pneumonien durch Serotyp 1 verursacht. Leider wird nur dieser Serotyp 1 mit dem Legionellenantigentest im Urin erfasst.

> Daher kann man bei einem positiven Nachweis des Legionellenantigens im Urin von einer Infektion mit Serotyp 1 ausgehen, bei einem negativen Befund ist trotzdem eine Legionellenpneumonie durch einen anderen Serotyp möglich.

Alternativ kann eine PCR aus Sputum oder Trachealsekret durchgeführt werden.

Therapie
Bei der **Mykoplasmen- oder Chlamydienpneumonie** werden die neuen Makrolide Azithromycin oder Clarithromycin und die Fluorchinolone als gleichwertig angesehen und über 7–10 Tage gegeben; auch eine Tetracyclingabe ist möglich.

Bei der **Legionellenpneumonie** sind die Fluorchinolone die Antibiotika der Wahl, insbesondere bei schwerem Verlauf. Alternativ können ebenfalls die neueren Makrolide eingesetzt werden. Auf der Intensivstation beginnt die Therapie immer i.v., kann aber später oral erfolgen. Die Gesamttherapiedauer sollte 10–14 Tage und bei schweren Verläufen bzw. immunsupprimierten Patienten 21 Tagen nicht unterschreiten (Tab. 37.10).

◼ Tab. 37.11 Empfehlungen zur antibiotischen Therapie bei Pneumocystis-jiroveci-Pneumonie

Antibiotikum	Dosierung/Tag	Dauer
Cotrimoxazol: ■ Sulfame- thoxazol + ■ Trimethop- rim	Kombinationspräparat 4×25 mg/kg/Tag + 4×5 mg/kg/Tag	21 Tage
Pentamidin	1×4 mg/kg	21 Tage

37.6.4 Pneumocystis-jiroveci-Pneumonie

Prädisponierend für eine Pneumonie durch *Pneumocystis jiroveci* ist eine immunsupprimierende Erkrankung oder Therapie. Klinisch entwickeln die Patienten bei initial allgemeinen Beschwerden wie trockenem Husten, Tachypnoe und Fieber relativ rasch eine schwere Hypoxämie infolge einer diffusen Alveolitis mit zunehmender Störung der Diffusionskapazität. Der diagnostische Nachweis erfolgt entweder mikroskopisch oder mittels PCR, am besten in der BAL oder TBB, alternativ auch im Trachealsekret oder im Sputum bei schlechterer diagnostischer Qualität.

Die Therapie der Wahl bei Pneumocystis-jiroveci-Pneumonie ist die hochdosierte Gabe von Sulfamethoxazol/Trimethoprim i.v. (Cotrimoxazol). Cotrimoxazol wird hier bis zur 5-fachen Standarddosierung gegeben, also täglich 100 mg/kg Sulfamethoxazol und 20 mg/kg Trimethoprim. Die Dosierung muss bei eingeschränkter Nierenfunktion reduziert werden. Pentamidin (z. B. Pentacarinat) ist als Reserveantibiotikum zu betrachten (◼ Tab. 37.11).

37.6.5 Pilzpneumonien

Bei Pilzpneumonien muss v. a. an Candida und Aspergillus gedacht werden. Candidaorganismen (z. B. *C. albicans, C. glabrata, C. tropicalis*) sind Teil der physiologischen Mund- und Rachenflora. Eine Immunsuppression und/oder ein vermehrtes Candidawachstum durch Zerstörung der physiologischen Mund- und Rachenflora unter Antibiotikagabe können zur Aspiration oder hämatogenen Aussaat mit Pneumonie führen.

Aspergillusinfektionen werden bei immunsupprimierten Patienten v. a. durch den ubiquitär vorkommenden *A. fumigatus* hervorgerufen; weitere pathoge-

ne Aspergillusspezies sind *A. flavus, A. terreus* und *A. niger*.

Diagnostik und Therapie der invasiven Pilzerkrankungen sind detailliert in ► Kap. 26 dargestellt.

37.6.6 Tuberkulose

Eine pulmonale Tuberkulose (Tbc) mit den Erregern des Mycobacterium-tuberculosis-Komplexes verläuft zwar häufig mit ausgedehnten pulmonalen Veränderungen, aber eine intensivmedizinische Betreuung oder Beatmung ist dennoch selten. Falls auf der Intensivstation ein Tuberkuloseverdacht geäußert wird, ist folgendes Vorgehen sinnvoll:

━ Isolierung des Patienten im Einzelzimmer bei Erkrankungsverdacht im Bereich von Larynx, Atemwegen oder Lunge wegen der hierbei deutlich erhöhten Gefahr der Ausscheidung eines infektiösen Aerosols; bei fehlendem Nachweis von säurefesten Stäbchen in 3 täglich aufeinanderfolgenden morgendlichen Sputumproben ist von keiner wesentlichen Infektiosität auszugehen. Ob dann ggf. die Isolierung aufgehoben werden kann, muss immer im Einzelfall entschieden werden, wobei Ausdehnung des radiologischen Befunds, Patientencompliance, Hustensymptomatik, Resistenzstatus des Erregers etc. berücksichtigt werden müssen. Im Falle einer Kavernenbildung ist von einer deutlich erhöhten Infektiosität auszugehen.

━ Der Patient sollte eine Hustenhygiene einhalten und bei räumlichem Kontakt mit anderen Personen einen Mundschutz tragen: Im »Tbc-Normalfall« wird ein Mund-Nasen-Schutz (»chirurgische Maske«) empfohlen; bei Verdacht auf einen multiresistenten Tuberkuloseerreger sollte eine FFP-Schutzmaske der Klasse 2 ohne Ausatemventil verwendet werden (zu den FFP-Klassen: [1] und ► Kap. 28).

━ Mitarbeiter sollten sich bei räumlichem Kontakt zu einem an einer infektiösen Tuberkulose erkrankten Patienten mit einer FFP-2-Schutzmaske schützen; bei multiresistenten Erregern oder be-

---

[1] Atemschutzmasken führen zu einer Reduktion des eingeatmeten Feinstaubs, z. B. bei Bauarbeiten, sowie im medizinischen Bereich bei der Ein- und Ausatmung kleiner Krankheitserreger (Tröpfcheninfektion). Die Europäische Norm EN 149 unterteilt Atemmasken in 3 Filterklassen. FFP steht für »filtering face piece« (»filtrierende Halbmaske«). FFP 2 bedeutet eine mindestens 95%ige Schutzwirkung, FFP 3 eine mindestens 99%ige Schutzwirkung, jeweils vor Partikelgrößen von max. 0,6 μm.

sonderen diagnostischen oder therapeutischen Maßnahmen wie z. B. Bronchoskopie oder Intubation wird ein Mundschutz der FFP-Klasse 3 empfohlen.

— Eine Meldepflicht besteht bei Erkrankung oder Tod eines Patienten an einer behandlungsbedürftigen Tuberkulose, auch wenn kein bakteriologischer Nachweis vorliegt. Somit ist auch jeder Patient meldepflichtig, bei dem eine antituberkulöse Kombinationstherapie eingeleitet wurde.

— Eine Personaluntersuchung ist nur bei Kontakt ohne entsprechende Schutzmaßnahmen erforderlich.

Folgende Diagnostik empfiehlt sich bei differenzialdiagnostischem Verdacht auf eine Tuberkulose:

— Gewinnung von morgendlichen Sputumproben an 3 aufeinanderfolgenden Tagen, möglichst nach vorheriger Inhalation von 3–5% NaCl-Lösung, zur mikroskopischen, kulturellen und PCR-Diagnostik.

— Evtl. Bronchoskopie zur Sekretgewinnung bei fehlender Sputumproduktion oder bei differenzialdiagnostischer Notwendigkeit inkl. BAL, Biopsie etc.

— Evtl. Urin- oder Liquordiagnostik auf Tbc.

— Serologische Diagnostik mittels Interferon-γ-release-assays (IGRAs). Es werden derzeit 2 Tests angeboten (ELISA-QuantiFERON-TB Gold in tube und ELISPOT-T-SPOT TB-Test), die mit einer serologischen Lücke von 1–2 Wochen einen immunologischen Kontakt mit Erregern des Mykobakterium-Tuberkulosis-Komplexes bei relativ hoher Sensitivität und Spezifität nachweisen können. Für diese Diagnostik sind auch folgende Materialien geeignet: BAL, Liquor, Pleuraerguss.

— Beim Tbc-Hauttest (Tuberkulin-Test) ist mit einer immunologischen Reaktion erst 8–12 Wochen nach einem Tbc-Kontakt zu rechnen, er besitzt eine geringere Sensitivität und Spezifität als die IGRAs, und außerdem dauert es dann 48–72 h, bis ein Befund vorliegt. Daher ist der Tuberkulin-Hauttest für die Diagnostik auf der Intensivstation nicht geeignet.

— Sowohl der IGRA als auch der Tuberkulin-Hauttest können nicht zwischen einer latenten Tuberkuloseinfektion und einer aktiven Tuberkuloseerkrankung unterscheiden, sondern sind lediglich ein Nachweis einer immunologischen Auseinandersetzung mit einem Erreger aus dem Mycobacterium-tuberculosis-Komplex. Diese Tests sind daher nicht geeignet, eine aktive Tuberkuloseerkrankung zu beweisen oder auszuschließen.

◻ **Tab. 37.12** Empfehlungen zur medikamentösen Tuberkulosetherapie beim Erwachsenen

Antituberkulöse Therapie	Dosierung/Tag
Isoniazid (INH)	1×4–6 mg/kg p.o. oder i.v. (Minimaldosis 200 mg/Tag) (Maximaldosis 300 mg/Tag)
Rifampicin (RMP)	1×8–12 mg/kg p.o. oder i.v. (Minimaldosis 450 mg/Tag) (Maximaldosis 600 mg/Tag)
Pyrazinamid (PZA)	1×20–30 mg/kg p.o. (Minimaldosis 1.500 mg/Tag) (Maximaldosis 2.500 mg/Tag)
Ethambutol (EMB)	1×15 mg/kg p.o. oder i.v. (Minimaldosis 800 mg/Tag) (Maximaldosis 1.600 mg/Tag)
Streptomycin (SM)	1×15 mg/kg i.m. oder i.v. (Maximaldosis 1.000 mg/Tag)

Bei der antituberkulösen Therapie (◻ Tab. 37.12) gelten folgende Prinzipien:

— Die Tuberkulosestandardtherapie in Deutschland besteht bei normaler Resistenzlage aus einer 4-fach-Therapie möglichst unter Einschluss von INH, RMP, PZA sowie ergänzend EMB oder SM über 2 Monate und einer Fortsetzung über zumindest weitere 4 Monate möglichst mit INH und RMP.

— Eine Resistenzprüfung ist stets erforderlich; bei Nachweis von Resistenzen, insbesondere bei einer »multidrug-resistant« (MDR) oder einer seltenen »extensively drug-resistant« (XDR) Tuberkulose, ist eine erweiterte und deutlich längere Therapie erforderlich.

— Bei einer Beteiligung von ZNS, Knochen oder Gelenke sind ebenfalls längere Therapiezeiträume notwendig.

— Kortikosteroide werden bei Tbc nur bei respiratorischer Insuffizienz oder Erkrankung von ZNS oder Perikard empfohlen:
  – respiratorische Insuffizienz: 2-mal täglich 40 mg Prednisolonäquivalent in absteigender Dosierung über 3–4 Wochen,
  – ZNS: bei Patienten >15 Jahre 40 mg/Tag Prednisolonäquivalent mit Reduktion nach 14 Tagen um 10 mg/Woche bis 10 mg/Tag, dann weiter ausschleichende Therapie,
  – Perikard: 60 mg/Tag Prednisolonäquivalent in absteigender Dosierung über 6–8 Wochen.

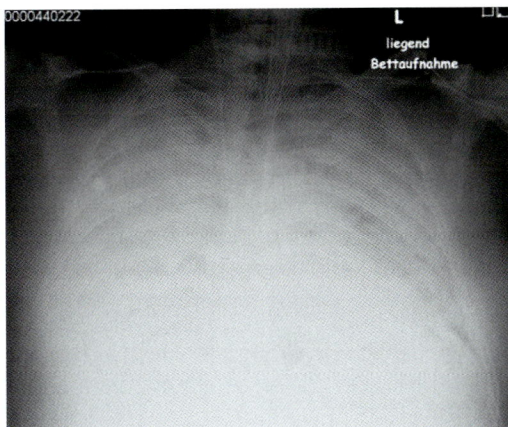

liegend
Bettaufnahme

▣ Abb. 37.5 Thoraxröntgenbild des Patienten aus dem Fallbeispiel unter invasiver Beatmung 5 Tage nach der stationären Aufnahme. Radiologisch bilaterale Verschattungen im Sinne eines akuten Lungenversagens (ALI)

Fallbeispiel Teil 2

Auf der Intensivstation erfolgt die weitere Diagnostik inkl. Procalcitonin und Blutkultur, ein Legionellenantigentest im Urin sowie im Verlauf eine Bronchoskopie mit Sekretgewinnung; anschließend wird die Antibiotikatherapie sofort kalkuliert auf Piperacillin/Tazobactam (z. B. Tazobac, 3×4,5 g i.v.) und Ciprofloxacin (z. B. Ciprobay 3×400 mg i.v.) umgestellt. Der Legionellenantigentest fällt bei ansonsten fehlenden Hinweisen auf andere Erreger positiv aus, sodass von einer Legionellenpneumonie auszugehen ist. Da die antibiotische Kombinationstherapie die Legionellen mit Ciprofloxacin als Antibiotikum der ersten Wahl erfasst, ist keine Umstellung der Antibiotikatherapie erforderlich. Dennoch kommt es zu einer weiteren respiratorischen Verschlechterung des Patienten, sodass eine invasive Beatmung erforderlich wird (▣ Abb. 37.5). Im Verlauf entwickelt sich ein akutes Lungenversagen, das sich aber unter der Therapie bessert; nach 5 Tagen kann der Patient extubiert und 2 Tage später auf die Normalstation zurückverlegt werden.

Literatur

Coppadoro A, Bittner E, Berra L (2012) Novel preventive strategies for ventilator-associated pneumonia. Critical Care 16: 210

Dalhoff K (2011) Ambulant erworbene Pneumonie. Internist 52: 1032–1037

Deja M, Trefzer T, Geffers C (2011) Prävention der ventilatorassoziierten Pneumonie – Was ist evidenzbasiert? Anästhesiol Intensivmed Notfallmed Schmerzther 46: 560–567

Dembinski, R Rossaint R (2008) Ventilator-assoziierte Pneumonie. Anaesthesist 57: 825–842

Höffken G, Lorenz J, Kern W et al. (2009) S3-Leitlinie zu Epidemiologie, Diagnostik, antimikrobieller Therapie und Management von erwachsenen Patienten mit ambulant erworbenen unteren Atemwegsinfektionen sowie ambulant erworbener Pneumonie – Update 2009. Pneumologie 63: e1–e68

Reinhart K, Brunkhorst FM, Bone HG et al. (2010) Prävention, Diagnose, Therapie und Nachsorge der Sepsis. Erste Revision der S2k-Leitlinien der Deutschen Sepsis-Gesellschaft e.V. und der Deutschen Interdisziplinären Vereinigung für Intensiv- und Notfallmedizin (DIVI). Anaesthesist 59: 347–370

Rello J (2008) Demographics, guidelines, and clinical experience in severe community-acquired pneumonia. Critical Care 12: S2

Rodenwaldt J (2011) Röntgenuntersuchung des Thorax. Pneumologe 8: 437–448

Schaberg T, Bauer T, Castell S et al. (2012) Empfehlungen zur Therapie, Chemoprävention und Chemoprophylaxe der Tuberkulose im Erwachsenen- und Kindesalter. Deutsches Zentralkomitee zur Bekämpfung der Tuberkulose (DZK), Deutsche Gesellschaft für Pneumologie und Beatmungsmedizin (DGP). Pneumologie 66: 133–171. Diese Arbeit ist frei erhältlich unter https://www.thieme-connect.de/ejournals/html/10.1055/s-0031-1291619

Weiterer S, Störzinger D, Bernhard M et al. (2011) Antibiotikatherapie der nosokomialen Pneumonie. Anaesthesist. 60: 269–281

Witte L, Drömann D (2012) Schwere ambulant erworbene und nosokomiale Pneumonie. Med Klin Intensivmed Notfmed 107: 151–159

Internetlinks

www.awmf.org/leitlinien/detail/ll/020-013.html: Hier findet man die S3-Leitlinie »Nosokomiale Pneumonie«, Stand Oktober 2012

www.awmf.org/leitlinien/detail/ll/055-006.html: Hier findet man die Deutsch-Österreichische Leitlinie zu Therapie und Prophylaxe opportunistischer Infektionen bei HIV-infizierten Patienten, u.a. zur Pneumocystis-jiroveci-Pneumonie

www.capnetz.de: Datenbank zur ambulant erworbenen Pneumonie

www.mevis-research.de/~hhj/Lunge/SammlTR.html: Unter dem Stichwort »Lunge im Netz« findet man diese Seite mit einer umfangreichen radiologischen Bildersammlung

www.p-e-g.de: Internetseiten der Paul-Ehrlich-Gesellschaft für Chemotherapie. Hier findet man verschiedene Leitlinien und Empfehlungen, unter anderem die Empfehlungen zur kalkulierten parenteralen Initialtherapie bakterieller Erkrankungen bei Erwachsenen 2010

www.pneumologie.de: Homepage der Deutschen Gesellschaft für Pneumologie und Beatmungsmedizin e.V.; im Bereich »Publikationen« findet man umfangreiche Empfehlungen und Leitlinien zu den Themen Pneumonie, Tuberkulose, Atemschutzmasken etc.

www.pneumonie-aktuell.de: umfangreiche Informationen zum Thema Pneumonie

www.thoracic.org/clinical/critical-care/statements-and-guidelines/scientific-statements-and-practice-guidelines.php: Hier findet man die Leitlinien der American Thoracic Society ATS

Asthma bronchiale und COPD

Kurt Rasche

Fallbeispiel Teil 1

Ein 70-jähriger männlicher Patient mit schwerer Atemnot, die sich in den letzten Tagen zunehmend entwickelt hat, wird mit dem Rettungswagen ohne Arztbegleitung gegen 18 Uhr in den Notfallraum der Intensivstation gebracht. Der Patient selbst wirkt benommen, reagiert aber noch auf Ansprache.

Die begleitende Ehefrau berichtet, dass ihr Ehemann seit Jahren unter einer chronischen Lungenerkrankung leide. Darüber hinaus habe er vor einigen Jahren einen Herzinfarkt gehabt und leide seit längerem unter Bluthochdruck. In den letzten Tagen habe er sich nicht mehr aus dem Haus begeben und wegen der Luftnot kaum noch bewegen können. Er habe zunehmend gelb-grünlichen Auswurf abgehustet und zwischenzeitlich Fieber gehabt. Bei der Aufnahme erscheint das Hautkolorit des Patienten zyanotisch, die Atemfrequenz beträgt > 30/min, die Knöchel sind ödematös geschwollen.

Die akute schwere Atemwegsobstruktion stellt ein lebensbedrohliches Ereignis dar, sowohl bei Patienten mit Asthma bronchiale als auch mit chronisch-obstruktiver Lungenerkrankung (»chronic obstructive pulmonary disease«, COPD); intensivmedizinische Überwachung und Therapie sind häufig erforderlich. Die Mehrzahl der mit akuter Atemwegsobstruktion in das Krankenhaus bzw. auf die Intensivstation aufgenommenen Patienten hat als Grunderkrankung eine COPD, da es hierbei wegen des häufig höheren Alters, der vorhandenen Multimorbidität und der Schwere der bronchopulmonalen Veränderungen eher zu einer ambulant nicht mehr beherrschbaren Exazerbation kommen kann. Der intensivpflichtige Asthmatiker ist dagegen heute, nicht zuletzt aufgrund der konsequenten Anwendung der etablierten Leitlinien, eher die Ausnahme. Wird der Asthmapatient allerdings intensiv- und beatmungspflichtig, so stellt dieser eine mindestens ebenso große Herausforderung für den Intensivmediziner dar wie der Patient mit COPD.

Bei Asthma bronchiale und COPD handelt es sich pathophysiologisch grundsätzlich um unterschiedliche Krankheitsbilder, sodass sich auch deren intensivmedizinische Versorgung unterscheidet. Im klinischen Alltag gibt es aber durchaus häufiger Überschneidungsbilder; außerdem können beide Erkrankungen in einer schweren respiratorischen Insuffizienz münden, deren Behandlung dann nur noch bedingt differiert. Nachfolgend sollen daher sowohl Unterschiede als auch Gemeinsamkeiten der intensivmedizinischen Behandlung beider Erkrankungen herausgearbeitet werden.

38.1   Asthma bronchiale

38.1.1 Definition und Pathophysiologie

Das Asthma bronchiale ist eine Erkrankung des jüngeren Lebensalters. Es ist charakterisiert durch eine anfallsweise Dyspnoe in Folge einer akuten, aber vollständig reversiblen Atemwegsobstruktion. Pathophysiologisch liegen der Erkrankung chronisch-entzündliche Veränderungen der Atemwege zugrunde. Die Entzündung ist zellulär durch Mastzellen, eosinophile Granulozyten und T-Lymphozyten charakterisiert. Der chronische Entzündungsprozess kann bei unzureichender Therapie und langjährigem Verlauf auch zu partiell irreversiblen Umbauvorgängen (sog. »Remodeling«) führen, die dann eine klinische Unterscheidung zur COPD erschweren können. In der Regel besteht eine bronchiale Überempfindlichkeit gegenüber spezifischen (allergischen) und unspezifischen Umweltreizen.

Die Atemflusslimitierung beim Asthma bronchiale resultiert nicht nur aus einer Bronchokonstriktion, sondern kommt, v. a. bei der akuten Exazerbation, durch ein Ödem und eine Schwellung der Atemwegswände und das für den Asthmatiker typische hochvisköse Bronchialsekret (sog. Dyskrinie) zustande. Darüber hinaus haben die oben erwähnten bindegewebigen Umbauvorgänge einen Einfluss auf die Atemmechanik. Klinisch charakteristisch sind rezidivierende Episoden von Kurzatmigkeit mit giemendem Atemgeräusch, Brustkorbenge und Husten. Die Symptome treten bei unzureichend kontrolliertem Asthma v. a. in der Nacht oder den frühen Morgenstunden auf.

> **Die Atemflusslimitierung beim Asthma bronchiale entsteht durch**
> - Bronchokonstriktion,
> - Schleimhautödem mit Schwellung der Atemwegswände,
> - ein häufig hochvisköses Bronchialsekret und
> - u. U. durch chronische bindegewebige Umbauvorgänge.

- **Akute schwere oder lebensbedrohliche Asthmaexazerbation**

Als akute Exazerbation eines Asthma bronchiale wird eine Verschlechterung der Asthmasymptome bezeichnet, die eine Intensivierung der Bedarfsmedikation oder medizinische Hilfe notwendig macht.

Auslöser der schweren Asthmaexazerbation sind meistens Infektionen mit pneumotropen Viren oder *Mycoplasma pneumoniae*, aber primär nur selten bak-

Tab. 38.1 Einteilung der Schweregrade bei Asthmaexazerbationen				
Parameter	**leichtgradig**	**mittelgradig**	**schwergradig**	**lebensbedrohlich**
Dyspnoe beim/in	Gehen	Sprechen	Ruhe	Ruhe
Körperposition	liegen möglich	sitzen bevorzugt	vorgebeugt	unterschiedlich
Sprechen	normal	kurze Sätze	Einzelwörter	oft keine spontanen Äußerungen
Wachheit	evtl. agitiert	meist agitiert	agitiert	benommen, verwirrt
Atemfrequenz	<25/min	erhöht, oft ≥25/min	erhöht/wechselnd	erhöht/wechselnd
Einsatz der Atemhilfsmuskulatur	meistens nicht	meistens	meistens	meistens
suprasternale Einziehungen	meistens nicht	meistens	meistens	paradoxe Atmung
Giemen	mäßig	laut	meist laut	nicht vorhanden, »silent lung«
Pulsfrequenz (min^{-1})	<100	100–120	>120	oft bradykard
Pulsus paradoxus	nicht vorhanden	möglich	häufig	fehlt, Atmungsmuskelerschöpfung
Inspirat. Blutdruckabfall (mmHg)	<10	10–25	>25	
PEF (% des Soll- od. Bestwerts)	>80	50–80	<50	<33 bzw. <100 l/min
paO$_2$ (mmHg)	normal	≥60	<60 (Zyanose)	<60 (Zyanose)
saO$_2$ (%)	>95	90–95	<90	<90
paCO$_2$ (mmHg)	<42	<42	≥42	≥42

Inspirat. Blutdruckabfall Blutdruckabfall bei Inspiration; *PEF* exspiratorischer Spitzenfluss (peak expiratory flow) nach β$_2$-Agonist-Gabe; *paO$_2$* arterieller O$_2$-Partialdruck; *saO$_2$* arterielle O$_2$-Sättigung; *paCO$_2$* arterieller CO$_2$-Partialdruck

terielle Infekte. Weitere Auslöser können Allergene, irritative Reize und Medikamente (β-Blocker, Analgetika) sein.

Die schwerste Form der akuten Exazerbation des Asthma bronchiale wurde früher als »Status asthmaticus« bezeichnet. Diese Bezeichnung ist aber nicht mehr gebräuchlich und wurde durch den Begriff des »akuten schweren Asthmas« (engl. »acute severe asthma«) oder der akuten schweren Asthmaexazerbation ersetzt. Die schweregradbezogene Steigerung der Asthmaexazerbation stellt das »lebensbedrohliche Asthma« (engl. »life threatening asthma«) oder auch das »nahezu tödliche Asthma« (engl. »near fatal asthma«) dar. Die leicht- bis mittelschweren Exazerbationen sind ambulant oder im stationären Krankenhausbereich auf der Normalstation behandelbar, während schwergradige bis lebensbedrohliche Exazerbationen eine Überwachung auf einer Intermediate-Care- oder Intensivstation erforderlich machen (■ Tab. 38.1) und daher in diesem Kapitel vorrangig behandelt werden.

38.1.2 Klinik und Symptomatik

 Die schwergradige bis lebensbedrohliche Asthmaexazerbation ist klinisch durch eine zuweilen in kürzester Zeit zunehmende erhebliche Atemnot mit thorakalem Engegefühl und Angst gekennzeichnet, oft verbunden mit Husten und giemender Atmung.

Der Husten kann trocken, also ohne Auswurf, oder aber mit zähem, glasigem Auswurf im Sinne einer Dyskrinie auftreten. Dyspnoe besteht in Ruhe, der Patient kann nicht mehr flach liegen und sitzt mit vorgebeugtem Oberkörper, damit die Atemhilfsmuskulatur effizienter wirksam ist. Das Sprechen ist fast nicht mehr möglich. Viele Patienten sind agitiert, bei Zunahme des Schweregrades aber auch benommen oder verwirrt. Die Atemfrequenz ist erhöht (≥25/min), ebenso die Pulsfrequenz (≥120/min). Sofern noch messbar, ist der Peak-flow-Wert deutlich erniedrigt (<100 l/min; ■ Tab. 38.1).

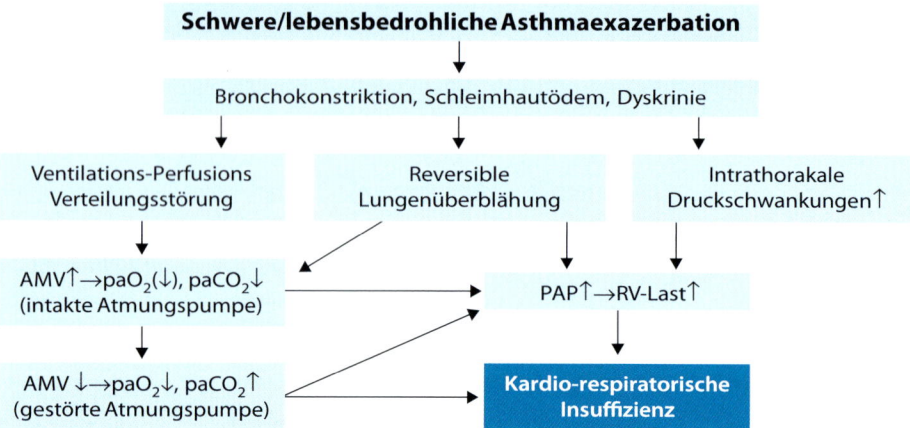

◘ Abb. 38.1 Pathophysiologie der schweren bzw. lebensbedrohlichen Asthmaexazerbation. *AMV* Atemminutenvolumen, *paO₂* arterieller O₂-Partialdruck, *paCO₂* arterieller CO₂-Partialdruck, *PAP* pulmonal-arterieller Blutdruck, *RV* rechtsventrikulär, ↑ Anstieg, ↓ Abnahme

Neben einer Sinustachykardie können durch die respiratorische Insuffizienz mit akuter Rechtsherzbelastung auch andere Herzrhythmusstörungen wie eine Tachyarrhythmia absoluta oder ventrikuläre Tachykardien auftreten. Ein sog. Pulsus paradoxus, also ein inspiratorischer Blutdruckabfall, ist typisch, kann aber bei vollständiger Erschöpfung der Atmungspumpe auch fehlen. In fortgeschrittenen Fällen flacht die Atmung ab, kann sich sogar verlangsamen oder in einen paradoxen Atmungstyp übergehen. Auch kann dann die Tachykardie in eine Bradykardie wechseln. Bei einem lebensbedrohlichen Asthmaanfall kann das anfänglich vorhandene Giemen in ein auch auskultatorisch nicht mehr wahrnehmbares Atemgeräusch (sog. »silent lung« oder »leise Lunge«) übergehen, da wegen der schweren Atemwegsobstruktion und der Überblähung der Lunge im Sinne eines sog. »volumen pulmonum auctum« nur noch geringe Atemgasmengen bei erniedrigtem Atemzugvolumen transportiert werden. Die in der Regel vorhandene Hypoxämie (paO₂ <60 mmHg, saO₂ <90%) führt zur Zyanose.

Der Asthmatiker ist bei primär intakter, nicht erschöpfter Atmungspumpe lange Zeit in der Lage, den durch Ventilations-Perfusions-Störungen gestörten Gasaustausch durch Steigerung der alveolären Ventilation sicherzustellen, was seinen Ausdruck in einem zunächst deutlich erniedrigten arteriellen CO_2-Partialdruck (paCO₂) findet. Daher wird im Gegensatz zur akuten Exazerbation bei COPD (AECOPD) bereits ein paCO₂-Werte von 42 mmHg oder mehr als Hinweis auf eine bedrohliche Exazerbation des Asthmas im Sinne einer beginnenden alveolären Hypoventilation gesehen, die dann bei zunehmender Ermüdung der

Atmungspumpe in eine manifeste respiratorische Insuffizienz mündet. Diese Pathomechanismen führen zusammen mit den gesteigerten atemsynchronen thorakalen Druckschwankungen durch eine pulmonalarterielle Drucksteigerung zu einer vermehrten rechtsventrikulären Belastung, die dann nicht nur in eine respiratorische, sondern in eine kardiorespiratorische Insuffizienz mündet (◘ Abb. 38.1).

Die Kriterien für die **Übernahme** eines Patienten mit akuter Asthmaexazerbation auf eine **Intensivstation** sind:
- schwere Exazerbation ohne Besserung durch die Ersttherapie oder Verschlimmerung trotz Therapie,
- Verwirrtheit, Bewusstseinseintrübung, Koma,
- Erschöpfung der Atmung, Atemstillstand,
- Hypoxämie trotz O₂-Gabe,
- Hyperkapnie bzw. respiratorische Insuffizienz,
- Azidose (fallender pH-Wert).

> Die schwere Asthmaexazerbation mit drohender respiratorischer Insuffizienz kann mit leisem Atemgeräusch (»silent lung«) und scheinbar noch normalem paCO₂-Wert einhergehen.
> Im Gegensatz zur AECOPD sind beim Asthma bronchiale bereits paCO₂-Werte >42 mmHg pathologisch erhöht!

38.1.3 Diagnostik

Anamnese Sofern der Patient, der auf die Wach- oder Intensivstation verbracht wird, noch ansprechbar ist,

Tab. 38.2 Differenzialdiagnose von Asthma und COPD mittels Notfallanamnese		
Merkmal	**Asthma**	**COPD**
Alter bei Erstdiagnose	jünger	älter
Tabakrauchen	selten	fast immer
Allergie	oft	selten
Atemnottyp vor Exazerbation	anfallsweise	bei Belastung
Auswurf	häufig gering	häufig produktiv (Ausnahme: Lungenemphysem)

sollten noch einmal orientierend die typischen Symptome der Asthmaexazerbation erfragt werden. Hierbei muss versucht werden, mit einer orientierenden Notfallanamnese zwischen Asthma und COPD zu differenzieren (◘ Tab. 38.2).

Der typische Asthmatiker ist meistens jünger, hat selten geraucht, dafür aber häufig eine ihm bekannte Allergie gegenüber verschiedenen Umweltallergenen. Allerdings sind ca. 40% der Asthmatiker Nichtallergiker, sodass eine leere Allergieanamnese keinesfalls ein Asthma bronchiale ausschließt. Typischerweise und im Gegensatz zum COPD-Patienten ist der Asthmatiker von Seiten der Atmungsorgane außerhalb von Asthmaexazerbationen weitestgehend beschwerdefrei. Es sollte ebenso nach der Beschaffenheit und Farbe des Sputums gefragt werden.

Ergänzende Fragen sollten darüber hinaus wichtige Differenzialdiagnosen des schweren Asthmaanfalls streifen, die prinzipiell auch für die AECOPD (▶ Abschn. 38.2) gelten. Dieses sind insbesondere die akute Linksherzdekompensation mit Lungenstauung (»Asthma cardiale«) und die akute Lungenarterienembolie, weiterhin ein Spontanpneumothorax, bei dem der Luftnotanfall aber perakut und häufig mit einem stechenden Thoraxschmerz einsetzt, und schließlich eine Pneumonie.

In jedem Fall sollte eine orientierende Medikamentenanamnese durchgeführt werden, hierbei muss die folgende Vormedikation inkl. Dosierung erfasst werden:

- β_2-Agonisten,
- Theophyllin,
- Steroide: hier sind Dosierung und Zeitdauer der Einnahme besonders wichtig,
- Antibiotikatherapie: die Kenntnis beeinflusst die Wahl eines weiteren Antibiotikums.

Körperliche Untersuchung Diese wurde in ◘ Tab. 38.1 und in ▶ Abschn. 38.1.2 dargestellt.

Blutgasanalyse Die Blutgasanalyse dient dem Nachweis einer Hypoxämie und Hyperkapnie. Da Asthmapatienten im Gegensatz zu COPD-Patienten meistens jünger sind, keine wesentlichen strukturellen Umbauvorgänge in der Lunge aufweisen und in der Regel eine intakte Atmungspumpe aufweisen, die lange Zeit eine kompensatorische Hyperventilation erlaubt, kann bei Asthmatikern das Ausmaß der Gasaustauschstörung leicht unterschätzt werden. Es hat sich daher bewährt, eine orientierende Berechnung des Standard-paO_2-Werts (nach Diekmann u. Smid, 1984) vorzunehmen, der das Ausmaß der kompensatorischen Hyperventilation berücksichtigt.

$$paO_2 Standard =$$
$$paO_2 aktuell - 1,66 \times (40\ mmHg - paCO_2 aktuell)$$

Beispiel: Berechnung des Standard-paO_2 nach Diekmann und Smid (1984)

Die Blutgasanalyse weist einen paO_2 vom 70 mmHg und einen $paCO_2$ vom 32 mmHg nach:

$paO_2 Standard = 70\ mmHg - 1,66 \times (40\ Hg - 32\ mmHg)$
$= 70\ mmHg - 1,66 \times 8\ mmHg$
$= 70\ mmHg - 13,28\ mmHg$
$= 56,72\ mmHg$

Die Berechnung zeigt, dass der Patient bei Normoventilation, also einem angenommenen $paCO_2$-Wert von 40 mmHg, eine pathologische Erniedrigung des paO_2-Wertes auf ca. 57 mmHg aufweisen würde, sodass bei diesem Wert dann kein Zweifel mehr an einer O_2-Pflichtigkeit des Patienten bestehen würde. Es liegt bei ihm somit eine »ventilatorisch kompensierte Gasaustauschstörung« vor, deren Ausmaß bei alleiniger Betrachtung des paO_2-Wertes unterschätzt würde. Unterschätzt wird beim Asthmapatienten aber auch das Ausmaß der sich im Laufe der Asthmaexazerbation anbahnenden alveolären Hypoventilation, sodass bereits $paCO_2$-Werte von 42 mmHg oder höher als pathologisch angesehen werden müssen.

Thoraxröntgenaufnahme Das Thoraxröntgenbild ist im akuten Asthmaanfall eher unspezifisch. Bei schwerstgradiger Atemwegsobstruktion kann eine Zwerchfellabflachung als Ausdruck einer Lungenüberblähung nachweisbar sein. Im Gegensatz zum Lungenemphysem sind bei dieser reversiblen Lungenüberblähung die Lungen- und Gefäßstrukturen erhalten. Im Übrigen dient die Thoraxröntgenaufnahme dem Ausschluss anderer Ursachen des Dyspnoeanfalls, v. a. einer Lungenstauung, eines Pneumothorax oder einer Pneumonie. Die Durchführung einer Computertomographie der Thoraxorgane ist akut in der Regel nur bei Verdacht auf eine Lungenarterienembolie erforderlich.

Elektrokardiogramm Das EKG gehört zur Basisdiagnostik, um einerseits Zeichen der akuten oder chronischen Rechtsherzinsuffizienz zu erkennen, wobei das EKG hierbei wenig sensitiv, aber sehr spezifisch ist, und um andererseits andere schwerwiegende kardiale Erkrankungen wie z. B. einen akuten Myokardinfarkt oder hämodynamisch relevante Herzrhythmusstörungen auszuschließen.

Echokardiographie Die Echokardiographie dient ebenfalls der Erkennung einer akuten oder chronischen Rechtsherzinsuffizienz sowie zur Abschätzung der linksventrikulären Funktion. Sie hat somit im akuten Asthmaanfall differenzialdiagnostische wie therapeutische Bedeutung.

Klinisch-chemische Untersuchungen Von den klinisch-chemischen Basisuntersuchungen dienen Blutbild und ggf. Differenzialblutbild sowie das C-reaktive Protein (CRP) als Entscheidungsgrundlage zur Durchführung einer Antibiotikatherapie. Ergänzt werden kann die Entzündungsdiagnostik durch eine Procalcitoninbestimmung. Dieser Laborparameter ist auch dann bei der Indikationsstellung zur antibiotischen Therapie besonders hilfreich, wenn die Sputumprobe aus logistischen Gründen nicht innerhalb von 4 Stunden in das weiterverarbeitende mikrobiologische Labor gelangen kann. Bei differenzialdiagnostischem Verdacht auf eine Lungenarterienembolie sollten die D-Dimere, darüber hinaus die Elektrolyte, die Nierenretentionswerte sowie die Herz- und Leberenzyme bestimmt werden. Während die Bestimmung der Herzenzyme wiederum differenzialdiagnostische Bedeutung hat, dienen die anderen Laborparameter als wichtige Basisinformation für die Medikamentenwahl.

38.1.4 Therapie

Die intensivmedizinischen Therapiemaßnahmen beim schweren bzw. lebensbedrohlichen Asthmaanfall sind nachfolgend aufgeführt.

- **Erstmaßnahmen**
- ▬ atemerleichternde Lagerung (sitzend, Unterarme unterlagert)
- ▬ zum Einsatz der Lippenbremse auffordern

- ▬ Sauerstoff 2–4 l/min über Nasensonde
- ▬ 2–4 Hübe eines rasch wirksamen β_2-Agonisten (z. B. Salbutamol, u. a. Sultanol MDI + Spacer), alle 10–15 min wiederholen
- ▬ Glukokortikoid oral, besser i.v. (50–100 mg Prednisolonäquivalent, z. B. 50–100 mg Solu-Decortin H)

- **Weitere Initialtherapie bei unzureichender Besserung**
- ▬ ggf. Versuch der Inhalationsoptimierung über einen Maskenvernebler:
- ▬ β_2-Agonist 6-mal/Tag als Inhalationslösung (z. B. Salbutamol, z. B. als Sultanol-Inhalationslösung: 10 Tropfen = 2,5 mg in 3 ml NaCl 0,9%) und
- ▬ Glukokortikoid 2-mal tgl. als Inhalationslösung (z. B. Budesonid, u. a. Pulmicort 1 mg in 2 ml NaCl 0,9%)

Bei Nichtansprechen des Patienten auf die Maskenvernebelung sollte eine rasche Entscheidung über eine parenterale β_2-Agonisten-Gabe erfolgen:
- ▬ β_2-Agonisten s.c. (z. B. Terbutalin, u. a. Bricanyl ½–1 Amp. zu 1 ml = 0,25–0,5 mg s.c., ggf. nach 4 h wiederholen) oder
- ▬ β_2-Agonisten i.v. (z. B. Reproterol, u. a. Bronchospasmin 1 Amp. zu 1 ml = 0,09 mg langsam i.v., Wiederholung nach 10 min möglich)

- **Weitere Therapiemaßnahmen bei weiterhin unzureichender Besserung**
Intensivierte bronchodilatatorische Therapie
- ▬ β_2-Agonist i.v. über Perfusor, z. B. 5 Amp. Reproterol (u. a. Bronchospasmin) auf 50 ml, Geschwindigkeit 2–10 ml/h = 0,018–0,09 mg Reproterol/h
- ▬ Anticholinergikum (z. B. Ipratropiumbromid 0,5 mg durch Vernebler)
- ▬ Glukokortikoid i.v. (50–100 mg Prednisolonäquivalent, z. B. 50–100 mg Solu-Decortin H, alle 4–6 h)
- ▬ Theophyllinkurzinfusion bzw. -perfusor:
  - initial 5 mg/kg als Kurzinfusion (z. B. 400 mg bei 80 kg Körpergewicht)
  - Erhaltungsdosis 0,5 mg/kg/h (z. B. 40 mg/h bzw. 960 mg/24 h bei 80 kg Körpergewicht)
  - Perfusorbeispiel: Bronchoparat, 400 mg auf 40 ml NaCl 0,9% (entspricht 10 mg/ml), Laufgeschwindigkeit 4 ml/h = 40 mg/h
- ▬ ausreichende Flüssigkeitszufuhr
- ▬ Magnesiumsulfat bei Nichtansprechen auf β_2-Agonisten (2 g in 50 ml NaCl 0,9% i.v.)

> ❗ **Cave**
> Bei einer Therapie mit Theophyllin unbedingt die Theophyllinvormedikation beachten! Frühzeitige Theophyllinserumspiegelkontrollen durchführen!

Antibiotika
- Primäreinsatz nur in Ausnahmefällen, da Asthmaexazerbationen selten durch bakterielle Infektionen ausgelöst werden.
- Antibiotikatherapie ist aber bei gleichzeitiger Pneumonie oder bakterieller Infektion der Atemwege (CRP- bzw. Procalcitonin-Erhöhung) sinnvoll.

> ❗ **Cave**
> Gelbes Sputum kann auch durch einen erhöhten Anteil eosinophiler Granulozyten bedingt sein!

Sedativa
- allgemein wegen atemdepressiver Wirkung nicht empfohlen
- falls wirklich erforderlich bspw. 25 mg Promethazin (z. B. Atosil) oder andere Sedativa oder Opioide wie Morphin abhängig von der Erfahrung des Anwenders

Beatmungstherapie
- **Indikationen**
  - Atemstillstand
  - flache, hochfrequente Atmung
  - Unruhe, Verwirrtheit
  - paO_2 <55 mmHg oder saO_2 <85% trotz O_2-Gabe
  - $paCO_2$ >45 mmHg mit steigender Tendenz
- **Prinzipien**
  - nichtinvasive Beatmung, falls akzeptiert
  - invasive Beatmung, wenn notwendig:
    – Druckbegrenzung <35 mbar
    – I:E-Verhältnis 1:2 bis 1:3
    – permissive Hyperkapnie bei zu hohem Spitzen-/Plateaudruck (Atemzugvolumen 8–10 ml/kg, pH >7,2 anstreben, ggf. mit Natriumbikarbonat ausgleichen)
    – Ziel-saO_2 ≥85%
    – geringer PEEP (niedriger als intrinsischen PEEP wählen)
  - zur Analgosedierung Ketamin erwägen

Therapeutische Bronchoskopie
- in der Regel beim intubierten Patienten zur Sekretentfernung bei schwerer Gasaustauschstörung

- Lavage mit NaCl 0,9% (evtl. mit Adrenalin 0,2 mg/160 ml NaCl 0,9%)

Besondere therapeutische Aspekte

Die Therapie des akuten schweren Asthmaanfalls beinhaltet als Basistherapie die O_2-Gabe sowie die Applikation von Glukokortikoiden und Bronchodilatatoren (β_2-Agonisten, Anticholinergika, Theophyllin). Die **O_2-Gabe** beim akuten Asthmaanfall führt zu einer sofortigen Besserung des Gasaustausches, was wiederum eine unmittelbare Abnahme des subjektiven Dyspnoeempfindens und der Atemfrequenz zur Folge hat. Hieraus resultiert regelhaft eine Zunahme des arteriellen CO_2-Partialdrucks um mehrere mmHg, was aber nicht als gefährliche Atemdepression, sondern als eine Ökonomisierung der Atmung interpretiert werden sollte.

Eine systemische antiinflammatorische **Glukokortikoidgabe** ist ein weiteres essenzielles Therapieelement der Behandlung des schweren Asthmaanfalls und ist vom Stellenwert her stets vor der Antibiotikagabe einzuordnen. Wichtig ist zunächst die ausreichend hohe Dosierung des Glukokortikoids mit 50–100 mg Prednisolonäquivalent, also z. B. 50–100 mg Solu-Decortin H.

> ❯ In der Akuttherapie des Asthmaanfalls spielen die chronischen Steroidnebenwirkungen wie Immunsuppression, Diabetogenität, Teratogenität (bei Schwangeren) oder Wundheilungsstörungen keine Rolle!

Eine **Antibiotikagabe** sollte zumindest zu Beginn einer strengen Indikationsstellung unterliegen.

Vom (kardialen) Nebenwirkungsspektrum her sind die parenteral applizierten **β_2-Agonisten** und das **Theophyllin** am problematischsten. Dennoch kann beim lebensbedrohlichen Asthmaanfall auf diese Medikamente in der Regel nicht verzichtet werden. Bei der Gesamteinschätzung des Patienten und innerhalb einer Risiko-Nutzen-Abwägung sollte ständig abgeschätzt werden, ob z. B. eine zunehmende Tachykardie des Patienten durch die Zunahme der respiratorischen Insuffizienz bedingt ist oder aber als Nebenwirkung der bronchodilatatorischen Therapie zu sehen ist. Letzteres wird wahrscheinlich zu häufig angenommen, was dann wiederum zu einer Nichtausnutzung des respiratorischen Verbesserungspotenzials führen kann. Eine in adäquater Dosis durchgeführte β_2-Agonistenoder Theophyllintherapie kann beim schweren Asthmaanfall über eine Verbesserung der Respiration und eine Abnahme der oft nicht unerheblichen dyspnoebedingten Stressreaktion des Patienten zu einer Herzfrequenzerniedrigung führen.

> ⓘ **Cave**
> **Bei älteren Patienten mit entsprechender Komorbidität, z. B. KHK, und bei Herzfrequenzen >140/min ist große Vorsicht bei der systemischen Gabe positiv chronotroper Substanzen (β_2-Agonisten, Theophyllin) geboten. Stets sollte vor einer systemischen Medikation die inhalative Applikation ausgeschöpft werden.**

Die Angst vor den Nebenwirkungen sollte aber nicht zu einer unzureichenden Ausschöpfung des ventilatorischen und damit auch kardialen Verbesserungspotenzials dieser Medikamente führen!

Die schwierigste Entscheidung im Management des schweren Asthmaanfalls ist die Indikationsstellung zur **maschinellen Beatmung**. Die nichtinvasive Beatmung (NIV) über eine Gesichtsmaske ist beim Asthmaanfall – im Gegensatz zur AECOPD – trotz einiger positiver Literaturberichte wegen der häufig erheblichen Agitiertheit des Patienten schwer und meist erst dann durchführbar, wenn bereits eine relevante Hyperkapnie eingetreten ist. Dennoch sollte ein NIV-Versuch bei beginnender Erschöpfung des Patienten unternommen werden, bei unzureichender Stabilisierung sollte eine invasive Beatmung mit endotrachealer Intubation eingeleitet werden; Indikationen: ▶ Abschn. 38.1.4.

Es ist zu beachten, dass es im Rahmen des Intubationsvorgangs – bedingt durch Hypoxämie, respiratorische Azidose sowie die Nebenwirkungen der o. g. chronotropen Medikamente – zu komplexen Herzrhythmusstörungen kommen kann. Auch muss bei diesen Patienten durch die Anästhesieeinleitung mit einem teilweise erheblichen Blutdruckabfall gerechnet werden. Daher erfolgen Anästhesieeinleitung und Intubation unter engmaschiger Kreislaufüberwachung durch invasive Blutdruckmessung oder alternativ durch 1-minütliche NIPB-Messung. Gleichzeitig kann es sinnvoll sein, 0,5 ml Akrinorlösung oder 2–5 µg Noradrenalin »prophylaktisch« zu injizieren, um dann nach Blutdruckverlauf weitere Akrinor-oder Noradrenalinlösung fraktioniert nachzugeben (▶ Kap. 2).

Bei invasiver Beatmung ist das Pneumothoraxrisiko wegen der im Asthmaanfall häufig erhöhten Beatmungsdrücke deutlich gesteigert, außerdem nimmt das nosokomiale Pneumonierisiko zu. Dennoch ist bei ca. 30% der intensivmedizinisch behandelten Patienten mit einem Asthmaanfall eine Beatmung nicht zu umgehen. Die Vorteile der invasiven Beatmung beim Asthmaanfall sind eine vorübergehende Übernahme der Atemarbeit durch den Respirator sowie die bessere Möglichkeit zur Sedierung und Durchführung

der tracheobronchialen Absaugung und Lavage (sog. therapeutische Bronchoskopie, ▶ Abschn. 38.1.4).

38.1.5 Prognose

Akute Asthmaanfälle sind häufig ohne invasive intensivmedizinische Maßnahmen in wenigen Stunden beherrschbar. Ca. 25% der Anfälle verlaufen aber protrahiert über 2–3 Tage. Pro Jahr benötigen aber nur 1% aller Asthmatiker eine intensivmedizinische Therapie, hiervon müssen ein Drittel maschinell beatmet werden. Die Komplikationsrate der maschinell beatmeten Patienten ist naturgemäß am größten, u. a. durch Pneumothorax und Pneumonie mit Sepsis. Die Letalität der beatmeten Asthmatiker beträgt ca. 8%. Für Deutschland bedeutet dies, dass pro Jahr mehr als 10.000 Asthmatiker wegen ihrer Erkrankung beatmet werden müssen, von denen mehr als 800 Patienten versterben.

38.2 COPD

38.2.1 Definition und Pathophysiologie

Im Gegensatz zum Asthma bronchiale ist die COPD eine Erkrankung des höheren Lebensalters. Sie ist durch eine auch außerhalb von Exazerbationen stets vorhandene (Belastungs)dyspnoe in Folge einer chronischen, nicht vollständig reversiblen Atemwegsobstruktion charakterisiert. Pathophysiologisch liegen der Erkrankung chronisch-entzündliche Veränderungen der Atemwege und des Lungengewebes zugrunde. Die Entzündung ist zellulär durch eine Vermehrung der neutrophilen und auch eosinophilen Granulozyten sowie der T-Zellen charakterisiert. Die COPD ist chronisch progredient und hat 2 klinische Manifestationsformen:

- **chronisch-obstruktive Bronchitis:** chronischer Husten und Auswurf mit Erhöhung des Atemwegswiderstands.
- **Lungenemphysem:** Zerstörung der Alveolen distal der Bronchioli terminales mit konsekutiver irreversibler Lungenüberblähung und ausgeprägter exobronchialer, dynamischer Atemwegsobstruktion.

In der stabilen Phase der Erkrankung (nicht in der akuten Exazerbation!) unterscheidet man 4 Schweregrade (I–IV), die in der sog. »Global Initiative for Chronic Obstructive Lung Diesease (GOLD)-Klassifikation« definiert sind. Ordnungskriterium sind der Tiffeneau-Index und der FEV_1-Wert:

Tab. 38.3 Einteilung der Schweregrade der AECOPD und der Intensität der Behandlungsbedürftigkeit			
	Leichtgradig	**Mittelgradig**	**Schwergradig**
Behandlungs-bedürftigkeit	häufig ambulant behandelbar	ambulant behandelbar, manchmal stationäre Behandlungsbedürftigkeit	stationäre, ggf. intensivmedizinische Behandlungsbedürftigkeit
klinisches Bild	leichte subjektive Beeinträchtigung	zunehmende Atemnot	Bewusstseinstrübung bis komatöser Zustand
	ggf. leichte Verschlechterung der Lungenfunktion (FEV$_1$-Abnahme ≤20% vom Ausgangswert vor AECOPD)	zunehmender Husten	Tachykardien/Arrhythmien
		Verschlechterung der Lungenfunktion	Tachypnoe
			Zyanose
			Ödeme

- GOLD I (leichte COPD): FEV$_1$/FVC <70% und FEV$_1$-Wert ≥80% des Solls
- GOLD II (moderate COPD): FEV$_1$/FVC <70% und FEV$_1$-Wert 50 bis <80% des Solls
- GOLD III (schwere COPD): FEV$_1$/FVC <70% und FEV$_1$-Wert 30 bis <50% des Solls
- GOLD IV (sehr schwere COPD): FEV$_1$/FVC < 70% und FEV$_1$-Wert <30% des Solls

Die neueste GOLD-Klassifikation berücksichtigt neben der Lungenfunktion noch die Symptomatik und die Exazerbationshäufigkeit und unterscheidet die GOLD-Patiententypen A–D.

Bei COPD-Patienten liegen häufig Mischbilder beider Krankheitsentitäten vor. Gerade die exobronchiale bzw. dynamische Atemwegsobstruktion, d. h. die durch die Erschlaffung des peribronchialen Lungengewebes bedingte Zunahme der Atemwegswiderstände bei forcierter Exspiration sowie die irreversible Lungenüberblähung sind pathophysiologisch wichtige Unterscheidungsmerkmale zum Asthma bronchiale, bei dem die Atemwegsobstruktion überwiegend endobronchial (durch Bronchokonstriktion, Schleimhautödem und Dyskrinie) lokalisiert und der medikamentösen Therapie prinzipiell besser zugänglich ist. Der COPD-Patient, insbesondere der Patient mit Lungenemphysem, ist auch ohne Vorliegen einer endobronchialen Atemwegsobstruktion limitiert:

- bei der Inspiration durch die Lungenüberblähung,
- bei der Exspiration durch den schon bei geringgradig forcierter Ausatmung frühzeitig auftretenden Kollaps der Bronchiolen.

Auch besteht im Gegensatz zum Asthma in der Regel keine bronchiale Überempfindlichkeit gegenüber spezifischen (allergischen) und unspezifischen Umweltreizen.

> **Die Atemflusslimitierung bei der COPD entsteht nicht nur durch Bronchokonstriktion, Schleimhautödem und Dyskrinie (sog. endobronchiale Atemwegsobstruktion), sondern auch durch eine exobronchiale bzw. dynamische Atemwegsobstruktion, u. a. bedingt durch die Erschlaffung des peribronchialen Lungengewebes.**

- **Stationär und/oder intensivmedizinisch behandlungsbedürftige AECOPD**

Eine akute Exazerbation einer COPD (AECOPD) ist durch eine Änderung der Dyspnoesymptomatik, des Hustens und/oder des Auswurfs mit vermehrter Sputummenge und Verfärbung charakterisiert. Diese Änderung geht über die täglichen Schwankungen der Symptome hinaus und macht eine Anpassung der Medikation erforderlich.

Auslöser der schweren AECOPD sind meistens Infektionen mit bakteriellen und/oder viralen Erregern:

- **bakteriell** v. a. *Hämophilus influencae*, *Streptococcus pneumoniae*, *Moraxella catarrhalis*, Enterobakterien und *Pseudomonas aeruginosa*,
- **viral** v. a. Influenza-, humanes respiratorisches Synzytial-Virus (RSV), Rhino-, Corona- und Adenoviren.

Die leicht- bis mittelschwere AECOPD ist ambulant oder auf der Normalstation behandelbar, während schwergradige Exazerbationen in jedem Fall stationär behandlungsbedürftig sind, häufig auf einer Intermediate Care (IMC) oder Intensivstation (**Tab. 38.3**).

Nachfolgend soll daher vorrangig auf diesen Schwere-grad eingegangen werden.

38.2.2 Klinik und Symptomatik

Die schwergradige AECOPD ist klinisch durch das Leitsymptom »zunehmende Atemnot«, verbunden mit vermehrtem Husten, Zunahme von Menge und Visko-sität des Sputums und/oder gelb-grüner Verfärbung des Auswurfs gekennzeichnet.

Ein weiteres Symptom kann ein thorakales Enge-gefühl sein. Gelegentlich besteht Fieber; unspezifische Symptome wie leichte Ermüdbarkeit, Schlafstörungen und Depressionen sowie Bewusstseinsstörungen kön-nen hinzutreten. Die Dyspnoe kann zu Beginn nur unter Belastung vorhanden sein, im fortgeschrittenen schwergradigen AECOPD-Stadium liegt wie beim Asthma eine Ruhedyspnoe vor, sodass der Patient ebenfalls nicht mehr flach liegen kann, sich nach vorne beugt und seine Atemhilfsmuskulatur einsetzt. Es be-steht häufig eine neu aufgetretene oder progrediente zentrale Zyanose. Weiterhin können periphere Ödeme und gestaute Halsvenen als Ausdruck der Rechtsherz-dekompensation vorliegen. Wie beim Asthma können sich zunehmend Zeichen der hämodynamischen In-stabilität entwickeln.

Das giemende Atemgeräusch ist bei der AECOPD im Gegensatz zum akuten Asthmaanfall bei weitem nicht so ausgeprägt und, wenn vorhanden, eher leise. Hat der COPD-Patient ein nennenswertes Lungenemphysem, so kann das Atemgeräusch trotz schwerster Exazerbation extrem leise sein, was zur Unterschätzung der klinischen Bedrohung des Pa-tienten, u. U. auch zur Fehldiagnose eines Pneu-mothorax führen kann – insbesondere wenn die emphysem-bullösen Lungenveränderungen einseitig ausgeprägt sind. Auch anhand der Perkussion kann nicht zwischen beiden Erkrankungen differenziert werden, da in beiden Fällen ein hypersonorer Klopf-schall vorliegt. Schließlich muss aber auch beach-tet werden, dass bei einer AECOPD zusätzlich noch ein Pneumothorax vorliegen kann, sodass immer eine Röntgenaufnahme der Thoraxorgane erforder-lich ist.

Ähnlich wie beim Asthma bronchiale kann aber auch beim COPD-Patienten das anfänglich vorhandene Giemen in ein nicht mehr wahrnehmbares Atem-geräusch übergehen (sog. »silent lung« oder »leise Lunge«). Bei fortgeschrittener Schwere der AECOPD ähneln die pathophysiologischen Abläufe dann denen der schweren bzw. lebensbedrohlichen Asthmaexazer-bation (◘ Abb. 38.1).

Die Kriterien für die stationäre Aufnahme eines Patienten mit AECOPD auf eine IMC-Station (sofern vorhanden) oder auf die Intensivstation sind in den nachfolgenden Übersichten aufgeführt.

Kriterien zur stationären (und nicht ambulanten) Behandlung bei AECOPD

- fehlendes Therapieansprechen
- schlechter Allgemeinzustand
- höheres Lebensalter
- unzureichende häusliche Betreuung
- unklare Diagnose
- schwere Atemnot
- rasche Progression der Symptomatik
- neu aufgetretene Arrhythmien
- bedeutsame Komorbidität
- Kriterien, die direkt zur Aufname auf einer IMC oder Intensivstation führen (siehe unten)

Kriterien zur Aufnahme auf eine spezialisierte (pneumologische) Intermediate-Care (IMC)-Station bei AECOPD

- schwere, auf der Normalstation therapie-refraktäre Atemnot, aber ohne sofortige Intubationsbedürftigkeit
- Bewusstseinsstörung
- Hypoxämie (paO_2 <60 mmHg) trotz O_2-Gabe
- respiratorische Azidose mit einem pH-Wert zwischen 7,30 und 7,35 (Indikation zur NIV)
- Ödeme
- Zyanose

Wenn keine spezialisierte IMC-Station vorhanden ist, müssen diese Patienten auf der Intensivstation betreut werden.

Kriterien zur Aufnahme auf die Intensivstation bei AECOPD

- schwere, auch unter NIV therapierefraktäre Atemnot
- komatöser Zustand
- Hypoxämie (paO_2 <50 mmHg) trotz O_2-Gabe
- Hyperkapnie ($paCO_2$ >70 mmHg)
- respiratorische Azidose pH <7,30 trotz NIV
- Ödeme
- Zyanose
- hämodynamische Instabilität

Grundsätzlich kann es in spezialisierten Kliniken sinnvoll sein, für AECOPD-Patienten neben einer Intensivstation zusätzlich eine respiratorisch spezialisierte IMC-Station vorzuhalten, um einerseits die Intensivkapazität zu schonen, andererseits die nichtinvasive Beatmung effizienter durchführen zu können.

38.2.3 Diagnostik

Anamnese und körperliche Untersuchung bei COPD entsprechen dem Vorgehen bei Asthma bronchiale; daher sei auf die obigen Abschnitte verwiesen (▶ Abschn. 38.1.3).

Blutgasanalyse Die Blutgasanalyse stellt die entscheidende Untersuchung dar, um zwischen alleiniger hypoxischer (früher: respiratorische Partialinsuffizienz) oder zusätzlicher hyperkapnischer (früher: respiratorische Globalinsuffizienz) respiratorischer Insuffizienz zu unterscheiden. Auch kann hiermit das Ausmaß der respiratorischen Azidose und ihre ggf. vorhandene metabolische Kompensation festgestellt werden. Insbesondere orientiert man sich im Hinblick auf die Frage der Notwendigkeit einer nichtinvasiven oder invasiven Beatmung an dem Ausmaß der pH-Wert-Erniedrigung. Die Pulsoxymetrie kann daher die Blutgasanalyse nicht ersetzen, da hierdurch weder $paCO_2$- noch pH-Wert bestimmt werden können.

Im klinischen Alltag wird fälschlicherweise davon ausgegangen, dass eine valide Blutgasanalyse nur durch arterielle Punktion erreicht werden kann. Dies trifft sicher für kreislaufzentralisierte und hämodynamisch instabile Patienten zu. In jedem Fall sollte auch bei AECOPD der oben beschriebene Standard-paO_2-Wert nach Diekmann und Smid berechnet werden (▶ Abschn. 38.1.3).

> ❯ Die Blutgasanalyse ist die entscheidende Untersuchung bei AECOPD und kann durch die Pulsoxymetrie nicht ersetzt werden. Bei hämodynamisch stabilen AECOPD-Patienten reicht die kapilläre Blutgasanalyse am hyperämisierten Ohrläppchen aus, nur in Ausnahmefällen ist eine arterielle Punktion erforderlich.

Das Vorgehen bzgl. Röntgenaufnahme der Thoraxorgane, EKG, Echokardiographie und Laboruntersuchungen bei AECOPD entspricht dem Vorgehen bei Asthma bronchiale; daher sei auf die obigen Abschnitte verwiesen.

Mikrobiologische Untersuchungen Eine mikrobiologische Sputumuntersuchung mit Gramfärbung und Resistenzbestimmung wird nur bei Patienten mit mehr als 3 Exazerbationen pro Jahr, Therapieversagen und/oder bei besonders schweren Erkrankungen mit Verdacht auf multiresistente Bakterien empfohlen. Das Sputum sollte makroskopisch purulent verfärbt sein.

38.2.4 Therapie

Das therapeutische Management der schweren AECOPD besteht im Wesentlichen aus:
- Bronchodilatatoren (Anticholinergika, β_2-Sympathomimetika),
- systemischen Glukokortikoiden,
- Theophyllin,
- O_2-Gabe,
- Antibiotikatherapie bei purulentem Sputum,
- Beatmung, wenn möglich NIV,
- Behandlung von Komorbiditäten und Komplikationen.

- **Notfall- und intensivmedizinischen Therapiemaßnahmen bei schwerer AECOPD**

Allgemeinmaßnahmen
- atemerleichternde Lagerung und Anleitung zur Lippenbremse

O_2-Gabe
- 2–4 l/min über Nasensonde
- Ziel-paO_2 60 mmHg oder Ziel-saO_2 90%
- Blutgasanalyse nach 20 min auch zur Erfassung einer CO_2-Retention

Bronchodilatation
- 2 Hübe eines rasch wirksamen β_2-Agonisten, z. B. Salbutamol (u. a. Sultanol)
- ggf. zusätzlich 2 Hübe eines Anticholinergikums wie Ipratropiumbromid (z. B. Atrovent)
- 2–4 Hübe eines bronchodilatatorischen Kombinationspräparats (Fenoterol + Ipratropiumbromid, z. B. Berodual)
- in der 1. h ggf. alle 15 min, dann alle 3–4 h wiederholen

Systemische Glukokortikoidgabe Als Notfallintervention sollten Glukokortikoide primär besser i.v., anschließend oral verabreicht werden:
- 50 mg Prednisolonäquivalent, z. B. 50 mg Solu-Decortin H i.v.

- Dauertherapie 50–75 mg p.o. oder 100–150 mg i.v. als Tagesdosis verteilt auf 2–3 Einzelgaben

Theophyllingabe Theophyllinkurzinfusion oder -perfusorapplikation:
- initial 5 mg/kg als Kurzinfusion (z. B. 400 mg bei 80 kg Körpergewicht)
- Erhaltungsdosis 0,5 mg/kg/h (bei 80 kg Körpergewicht 40 mg/h bzw. 960 mg/24 h)
- *Beispiel*: Bronchoparat 400 mg auf 40 ml NaCl 0,9%, entsprechend 10 mg/ml, mit Laufgeschwindigkeit von 4 ml/h = 40 mg/h

> ❗ **Cave**
> **Theophyllinvormedikation beachten! Frühzeitige Theophyllinserumspiegelkontrolle durchführen!**

Therapie mit Maskenvernebler (Bronchodilatation)
Es kann ein Versuch der Inhalationsoptimierung über Maskenvernebler unternommen werden:
- β_2-Agonist 6-mal/Tag als Inhalationslösung (z. B. Salbutamol, z. B. als Sultanol-Inhalationslösung: 10 Tropfen = 2,5 mg in 3 ml NaCl 0,9%) und
- Anticholinergikum 6-mal/Tag als Inhalationslösung (Ipratropiumbromid, u. a. Atrovent-Fertiginhalat 0,25 mg/ml)

Parenterale Bronchodilatation Nur bei Nichtansprechen auf bisherige Therapie parenterale β_2-Agonisten-Gabe (hohes Nebenwirkungspotenzial!):
- Terbutalin (z. B. Bricanyl) ½–1 Amp. zu 1 ml = 0,25–0,5 mg s.c., ggf. nach 4 h wiederholen
- Reproterol (z. B. Bronchospasmin) 5 Amp. auf 50 ml, Geschwindigkeit 2–10 ml/h = 0,018–0,09 mg Reproterol/h über Perfusor

Antibiotika
- nur bei Sputumpurulenz oder Beatmungspflichtigkeit verabreichen
- Antibiotikum über mindestens 3 Tage i.v., danach ca. 4–5 Tage, falls möglich, oral fortsetzen (Sequenztherapie)
- Standardfälle (*S. pneumoniae, H. influenzae, M. catharralis*)
  - Ureidopenicillin (z. B. Piperacillin) mit β-Laktamase-Inhibitor (Sulbactam, Tazobactam)
  - Cephalosporine IIIa (z. B. Ceftriaxon)
  - Fluorchinolone III/IV (Levofloxacin, Moxifloxacin)
- *P. aeruginosa*, Enterobakterien (zu erwarten bei häufiger AECOPD, schwerer COPD/Bronchiektasen, Beatmungspflichtigkeit)
  - Cephalosporine IIIa oder IIIb (z. B. Ceftriaxon, Cefotaxim, Ceftazidim)
  - Ureidopenicillin (z. B. Piperacillin) mit β-Laktamase-Inhibitor (Sulbactam, Tazobactam)
  - Fluorchinolone II/III (Ciprofloxacin, Levofloxacin)
  - Carbapeneme (Imipenem, Meropenem, Doripenem)
- Sonderfall Beatmung
  - Ureidopenicillin mit β-Laktamase-Inhibitor (s. o.) oder Carbapenem
  - + Ciprofloxacin oder Gentamicin

Nichtinvasive Beatmung (NIV)
- **Indikationen**
  - schwere Atemnot mit Atemfrequenz >25/min
  - respiratorisch bedingter pH-Wert <7,35 und $paCO_2$ >50 mm Hg
- **Kontraindikationen**
  - insbesondere Indikationen für invasive Beatmung
  - fehlende Kooperation
  - Aspirationsgefahr
  - visköses Sekret, große Sputummengen
- **Prinzipien**
  - Nasen-Mund-Maske (initiales Vorhalten der Maske durch den Therapeuten ohne Fixierung)
  - Beatmungsgerät muss für NIV konzipiert sein (in der Regel druckkonstante Bilevel-Geräte)
  - druckunterstützte Spontanatmung (»pressure support ventilation« = PSV)
  - Inspirationsdruck mit 10 mbar beginnen, dann steigern auf 15–20 mbar
  - Exspirationsdruck mit 5 mbar beginnen, dann ggf. steigern auf max. 6–8 mbar
  - Überprüfung des Effekts nach 30 min, Abbruch nach spätestens 2 h, falls nicht erfolgreich
  - geringer PEEP (in der Regel ≤8 mbar)

Invasive Beatmung
- **Indikationen**
  - Atemstillstand/Atempausen
  - Bewusstseinsverlust
  - Notwendigkeit zur stärkeren Sedierung
  - schwerste Atemnot mit Atemfrequenz >35/min
  - pH <7,30 und weiterer Abfall
  - paO_2 <40 mmHg trotz O_2-Gabe und NIV
  - hämodynamische Instabilität

- **Relative Kontraindikationen** (Einzelfallentscheidung!)
  - Terminalstadium einer COPD
  - seit >1 Jahr an Haus oder Bett gebundener, nicht mehr mobiler COPD-Patient
  - schriftlich vorliegende Patientenverfügung gegen eine invasive Beatmung
  - schwerste Komorbidität, z. B. terminale Herzinsuffizienz, infaustes Tumorleiden
- **Prinzipien**
  - Endotrachealtubus möglichst groß wählen, bei Frauen möglichst >7 mm, bei Männern möglichst >8 mm Innendurchmesser
  - FiO_2 initial 1,0, danach Ziel-saO_2 85–90%
  - druckkontrollierte Beatmung (Spitzendruck <30–35 mbar)
  - hohe inspiratorische Flussrate zur Verkürzung der Inspiration (50–80 l/min)
  - niedrige Atemfrequenz mit langer Exspirationszeit (AF 10–15/min, I:E ≥ 1:2)
  - niedriges Tidalvolumen (5–8 ml/kg)
  - niedrigstmögliches Atemminutenvolumen, das zur Oxygenierung ausreicht
  - permissive Hyperkapnie ($paCO_2$ 45–55 mmHg)
  - geringer PEEP (niedriger als intrinsischen PEEP wählen)
  - Tracheotomie möglichst früh als Punktions-/Dilatationstechnik, falls invasive Beatmung >4 Tage dauern wird

Weaning

- **Weaningzeitpunkt**
  - Infekt, Atemwegsobstruktion und Bronchialsekretion beherrscht
  - ausreichender Hustenstoß
  - hämodynamische Stabilität
  - »rapid shallow breathing index« (Atemfrequenz pro min/Atemzugvolumen in Litern) bei Spontanatmung <100
  - bei FiO_2 ≤0,4 saO_2 ≥90%; $paCO_2$ <50 mmHg; pH 7,35–7,45 (nur Richtgrößen!)
  - nicht zu hohe Beatmungsdrücke
  - längere Spontanatmungsphasen ohne Atemfrequenz- oder $paCO_2$-Anstieg
- **Prinzipien**
  - diskontinuierlich (Wechsel: kontrollierte Beatmung ↔ zunehmenden Spontanatmungsphasen mit feuchter Nase)
  - Einsatz eines Platzhaltertubus bei Tracheotomierten zur Ermöglichung der NIV
  - zirkadiane Rhythmik beachten: nachts und evtl. mittags kontrollierte Beatmung

Begleitende Maßnahmen

- diuretische Therapie bei peripheren Ödemen und/oder erhöhtem ZVD, initial 40 mg Furosemid (z. B. Lasix) i.v.
- sorgfältige Überwachung der Flüssigkeitsbilanz
- ausreichende orale und/oder i.v.-Kalorienzufuhr, ggf. auch über Magensonde
- Thromboembolieprophylaxe (niedermolekulares oder unfraktioniertes Haparin)
- therapeutische Bronchoskopie
- frühzeitige Physiotherapie
- Verlaufskontrollen unter Therapie (▶ Abschn. 38.2.3)

Besondere therapeutische Aspekte

Die Behandlung der schweren, lebensbedrohlichen Atemwegsobstruktion bei Asthma und COPD unterscheidet sich insgesamt nur gering, sodass auf die Ausführungen beim Asthma bronchiale im ▶ Abschn. 38.1.4 verwiesen wird. Unterschiede bestehen insbesondere bei folgenden Therapiemaßnahmen:

- Dosierung systemisch applizierter Glukokortikoide: beim Asthma bronchiale sind höhere Tagesdosen üblich;
- Wahl des Antibiotikums: bei schwerer COPD anderes Keimspektrum als bei Asthma bronchiale;
- Anwendbarkeit und Nutzen der nichtinvasiven Beatmung: klare Evidenzlage zugunsten der NIV bei AECOPD.

> **Praxistipp**
>
> Auswirkung auf das therapeutische Management hat aber auch, dass COPD-Patienten gegenüber Asthmapatienten deutlich älter sind und eine komplexere Komorbidität aufweisen.

Wie beim Asthma bronchiale besteht aber die initiale Therapie der schweren AECOPD in der **O_2-Gabe** sowie in der möglichst inhalativen Applikation von rasch wirksamen **Bronchodilatatoren** (β_2-Agonisten, Anticholinergika). Bei unzureichender Inhalationsfähigkeit – selbst unter Ausnutzung von Maskenverneblern – ist die parenterale Bronchodilatatorengabe auch bei der AECOPD möglich, sollte aber wegen des oben beschriebenen Nebenwirkungsspektrums die Ausnahme darstellen. Ggf. kann auch **Theophyllin** als Kurzinfusion angewandt werden, ist aber wie beim Asthma bronchiale ebenfalls als »Second-line-Therapie« anzusehen. Eine **Glukokortikoidgabe** ist wie beim Asthma bronchiale dagegen fast immer indiziert.

Antibiotika werden nur bei Sputumpurulenz oder Beatmungspflichtigkeit gegeben. Bei schwerer

AECOPD wird in der Regel eine sog. Sequenztherapie durchgeführt, d. h. zunächst die i.v.-Gabe über einige Tage wegen der in der Akutsituation unklaren Resorptionsrate, danach, falls verfügbar, Umstellung auf eine orale Therapie. Die Wahl des Antibiotikums richtet sich nach Vorbehandlung und Schweregrad der COPD, insbesondere muss abgeschätzt werden, ob sog. Problemkeime (*P. aeruginosa*, Enterobakterien) initial miterfasst werden müssen. Bei einer Beatmungspflichtigkeit muss in der Regel immer von dem Vorhandensein von Problemkeimen ausgegangen werden. Bei Patienten mit längerem stationärem Krankenhausaufenthalt vor kurzer Zeit oder Langzeitbeatmung in einem Pflegeheim muss darüber hinaus mit *methicillinresistentem Staphylococcus aureus* (MRSA) oder anderen multiresistenten Keimen gerechnet werden. Nach 3 Tagen, insbesondere aber bei klinischem Verdacht auf Nichtwirksamkeit der Antibiose, muss eine Reevaluation des therapeutischen Ansprechens mit CRP- bzw. Procalcitonin- und Blutbildkontrolle und Thoraxröntgenaufnahme erfolgen.

Die Entscheidung zur **maschinellen Beatmung** fällt im Gegensatz zum Asthma bronchiale bei hyperkapnischer AECOPD mit beginnender respiratorischer Azidose erheblich leichter, da die NIV als sehr gut durchführbare und effiziente Beatmungsmöglichkeit zur Verfügung steht. Der gezielte Einsatz der NIV bei AECOPD senkt eindeutig Komplikations- und Letalitätsrate dieser sehr gefährdeten Patientengruppe.

In Bezug auf die **invasive Beatmung** gelten prinzipiell die beim Asthma bronchiale gemachten Aussagen. Durch die sich zumindest partiell vom Asthma bronchiale unterscheidende Form der Atemwegsobstruktion bei COPD sind die ventilatorischen Abläufe bei maschineller Beatmung verschieden. Durch sehr unterschiedlich lange sog. Zeitkonstanten der verschiedenen Lungenbezirke, die sich also bei Exspiration unterschiedlich schnell entleeren, kann sich bei AECOPD rasch ein hoher intrinsischer PEEP (PEEPi) aufbauen. Dieser kommt durch eine oftmals vorhandene dynamische Lungenüberblähung als Folge des verminderten exspiratorischen Atemgasflusses zustande. Es besteht somit ein endexspiratorischer Restfluss, der am Beatmungsgerät durch endexspiratorische Atemwegsokklusion als PEEPi gemessen werden kann. Durch geeignete Wahl des externen PEEP, der deutlich unter dem PEEPi liegen sollte, kann der dynamischen Lungenüberblähung entgegengewirkt werden, was wiederum die Atemarbeit des Patienten reduziert.

Andererseits ist die maschinelle Überdruckbeatmung bei AECOPD wegen der überwiegend nur exobronchialen bzw. dynamischen Atemwegsobstruktion unproblematischer als bei Asthma bronchiale, bei dem wegen der endoluminalen Atemwegsobstruktion sehr hohe inspiratorische Beatmungsdrücke auftreten können. Bei der COPD steht man dagegen ungleich häufiger vor der Frage der ethisch korrekten Indikationsstellung zur invasiven Beatmung bei nicht mehr mobilen, an Haus oder Bett gebundenen, multimorbiden Patienten. Darüber hinaus bereiten invasiv beatmete COPD-Patienten sehr oft erheblich größere Probleme bei der Beatmungsentwöhnung.

Die **Entlassung/Verlegung** eines COPD-Patienten **von der Intensivstation** nach akuter Exazerbation kann von Seiten des erreichten respiratorischen Status auf sehr unterschiedlichem Niveau erfolgen. Das höchste Niveau ist der nicht mehr O_2- oder beatmungspflichtige Patient, der ggf. nur noch eine medikamentöse Dauertherapie benötigt. Eine weitere Gruppe von Patienten ist weiterhin O_2-pflichtig; hier muss bei Verlegung eine entsprechende O_2-Versorgung auch auf der Normalstation gewährleistet sein. Ob der betreffende Patient auch später noch O_2-pflichtig ist, kann bei Verlegung auf die Normalstation schlecht vorhergesagt werden, oft sogar ist dies noch nicht einmal bei Entlassung aus der Krankenhausbehandlung möglich. Ggf. muss die definitive Entscheidung hierüber in den Zeitraum der stets anzustrebenden stationären Rehabilitationsmaßnahme oder in die ambulante pneumologische Nachbehandlungsphase verschoben werden.

Grundsätzlich kann aber davon ausgegangen werden, dass ein COPD-Patient, der nach Abklingen der akuten Exazerbation bei Entlassung aus der stationären Behandlung immer noch einen paO_2 von weniger als 55 mmHg ohne O_2-Gabe aufweist, auch auf Dauer O_2-pflichtig sein wird. Hier wäre dann bereits eine O_2-Verordnung bei Entlassung aus der akut-stationären Krankenhausbehandlung sinnvoll. Eine dritte Gruppe von Patienten wird auch bei Verlegung von der Intensivstation noch chronisch-invasiv (über Tracheostoma) oder nichtinvasiv über Maske beatmungspflichtig sein. Dies ist allerdings nur in Abteilungen möglich, die sich bzgl. häuslicher Beatmung spezialisiert haben. Anderenfalls sollte die Verlegung in eine entsprechend ausgerichtete pneumologische Abteilung erfolgen.

38.2.5 Prognose

Akute Verschlechterungen treten bei COPD-Patienten häufig auf. Etwa die Hälfte der AECOPD-Fälle können vom Patienten selbst ohne ärztliche Hilfe bewältigt werden. Die Krankenhaussterblichkeit bei schwerer AECOPD liegt allerdings bei ca. 5%, noch schlechter ist die Prognose bei Intensivpflichtigkeit. Hier liegt die

Sterblichkeit bei invasiv beatmungspflichtigen Patienten bei 35% und die Krankenhausletalität bei 50%. Die Sterblichkeit steigt bei älteren Patienten jenseits des 65. Lebensjahres auf fast 60% an. Allerdings ist hier seit Einführung der nichtinvasiven Beatmungstechniken eine deutliche Besserung eingetreten. So kann durch Einsatz der NIV die Sterblichkeit auf ein Drittel reduziert werden.

Fallbeispiel Teil 2

Der diensthabende Intensivmediziner handelt schnell: Er stellt die Diagnose einer schweren AECOPD mit respiratorischer Insuffizienz und Rechtsherzdekompensation. Beim zuvor während des Transports flach liegenden Patienten wird sofort der Oberkörper hoch gelagert. Er erhält 3 l/min Sauerstoff über eine Gesichtsmaske. Die pulsoxymetrisch gemessene O_2-Sättigung beträgt jetzt 90%. Sofort wird eine Venenverweilkanüle gelegt, parallel dazu lässt der Arzt 4 Hübe Berodual-Spray durch die Intensivschwester geben und beauftragt diese, nach Hyperämisierung des Ohrläppchens eine Blutgasanalyse durchzuführen. Er verzichtet in dieser Situation auf eine arterielle Punktion für die Blutgasanalyse, da der Patient nicht zentralisiert ist und der Blutdruck 140/90 mmHg beträgt.
Er appliziert 50 mg Solu-Decortin H i.v., verzichtet aber auf eine zusätzliche Theophyllingabe, da der Patient bisher schon täglich 1.000 mg eines Theophyllinpräparats genommen hat. Wegen der peripheren Ödeme gibt er zusätzlich 40 mg Lasix i.v. Die Blutgasanalyse ergibt folgende Werte: pH 7,32, paO_2 55,3 mmHg mit 3 l/min Sauerstoff, $paCO_2$ 57,4 mmHg. Wegen der somit nachgewiesenen beginnenden respiratorischen Azidose entscheidet sich der Intensivarzt für eine nichtinvasive Beatmung (NIV), die sich mit einer Mund-Nasen-Maske komplikationslos durchführen lässt; über die Mund-Nasen-Maske wird über einen Wandanschluss zusätzlich O_2 eingeleitet. Auf der inzwischen angefertigten Röntgenaufnahme der Thoraxorgane ergibt sich kein wesentlicher pathologischer Befund. Im EKG sind neben einer Sinustachykardie von ca. 120/min lediglich Zeichen einer Hinterwandnarbe zu erkennen.
Nach 60 min lauten die Blutgaswerte unter NIV: pH 7,36, paO_2 63,1 mmHg bei 2 l/min Sauerstoff über die Maske, $paCO_2$ 51,4 mmHg. Der Patient klart auf, die Atemfrequenz nimmt ab, und er scheidet ca. 400 ml Urin aus. Die drohende Intubation kann verhindert werden. Zum Abschluss der Akutmaßnahmen entscheidet sich der Intensivarzt wegen der zu vermutenden bakteriell bedingten AECOPD (gelbes Sputum, Fieber) zur Gabe von Tazobac 4,5 g i.v. In deutlich gebessertem Allgemeinzustand wird der Patient an die Nachtschicht übergeben.

Literatur

Bauer TT, Nilius G, Grüning W, Rasche K (2012) Diagnose und Therapie der COPD-Exazerbation. Med Klin Intensivmed Notfmed 2012

Becker HF, Vogelmeier C (2007) COPD-Exazerbation. In: van Aken H, Reinhart K, Zimpfer M, Welte T (Hrsg) Intensivmedizin. Thieme, Stuttgart

Köhler D, Schönhofer B, Voshaar T (2009) Pneumologie. Thieme, Stuttgart

Lorenz J (2011) Akute bronchiale Obstruktion. In: Weilemann S, Lorenz J, Voigtländer T (Hrsg) Internistische Intensivmedizin und Notfallmedizin. 2. Auflg. Springer, Heidelberg Berlin

Korn S, Taube C, Buhl R (2012) Therapiestrategien bei Asthma. Internist 53: 429–440

Schultze-Werninghaus G, Duchna HW, Rasche K, Orth M (2004) Der schwere Asthmaanfall im Erwachsenenalter. Internist 45: 518–526

Windisch W, Walterspacher S, Siemon K, Geiseler J, Sitter H (2010) Guidelines for non-invasive and invasive mechanical ventilation for treatment of chronic respiratory failure. Pneumologie 64: 640–652

Internetlinks

www.copd.versorgungsleitlinien.de: Hier findet man die aktuelle Nationale Versorgungsleitlinie COPD aus dem Jahr 2012

www.ginasthma.com: GINA bedeutet Global Initiative for Asthma. Hier findet man die internationale Leitlinie »Global Strategy for Asthma Management and Prevention« aus dem Jahr 2011

www.goldcopd.com: GOLD bedeutet Global Initiative for Chronic Obstructive Lung Disease. Hier findet man die internationale Leitlinie »Global Strategy for the Diagnosis, Management and Prevention of COPD« aus dem Jahr 2011

www.pneumologie.de: Deutsche Empfehlungen und Leitlinien zu Asthma bronchiale und COPD sowie zu verschiedenen Aspekten der Beatmungsmedizin

Störungen des Gastrointestinaltrakts

Gastrointestinale Probleme beim Intensivpatienten

Tobias Moormann, Dirk Pappert

Fallbeispiel Teil 1

Ein 42-jähriger Patient wird wegen einer akuten nekrotisierenden Pankreatitis auf der Intensivstation behandelt.
Begleiterkrankungen sind ein Nikotinabusus, ein Alkoholabusus und eine Leberzirrhose (Grad B nach Child-Pugh).
Bei zunehmender Kreislaufinstabilität wird eine operative Nekrosektomie mit Drainageneinlage durchgeführt.
Am zweiten postoperativen Tag zeigt sich bei der klinischen Untersuchung ein pralles Abdomen mit auskultatorisch deutlich abgeschwächten Darmgeräuschen;
gleichzeitig entwickelt der Patient zunehmend eine
respiratorische Insuffizienz und muss intubiert und beatmet werden. Intensivarzt und Chirurg stellen sich
gemeinsam die Frage, ob hier ein abdominelles Kompartmentsyndrom vorliegen könnte und eine operative
Entlastung per Laparotomie indiziert ist.

Gastrointestinale Funktionsstörungen gehören zu den
täglichen Problemen auf einer Intensivstation. Nicht
erst bei offensichtlich schwerwiegenden Komplikationen der gastrointestinalen Funktion wie Anastomoseninsuffizienzen oder Blutungen muss der Intensivmediziner eingreifen. Er sollte bereits bei anfänglich harmlos
erscheinenden Funktionsstörungen wie Übelkeit, Erbrechen, Reflux sowie Magen-Darm-Atonie tätig werden, um den Krankheitsverlauf positiv zu beeinflussen.
Ein gut funktionierender Gastrointestinaltrakt ist die
Grundvoraussetzung, um eine suffiziente und kompli-
kationsarme Nährstoffversorgung des Patienten sicherzustellen und weiteren Komplikationen wie Ileus oder
Sepsis – durch eine Einschränkung der Barrierefunkti-
on des Darms und Einschwemmung von Bakterien –
vorzubeugen. Dabei kann eine Vielzahl von Mechanismen dieses empfindliche Organsystem stören.

39.1   Abdominelles Kompartmentsyndrom

Die Bauchhöhle ist ein durch Muskeln, Knochen, Fett
und Bindegewebe anatomisch und funktionell fest ab-
gegrenzter Bereich des Körpers. Kommt es in diesem
Raum zu einer Druckerhöhung, kann dies aufgrund
der fehlenden Expansionsmöglichkeiten zu Organdysfunktionen führen. Der physiologisch in der Bauchhöhle vorherrschende intraabdominelle Druck (IAP)
beträgt 5–7 mmHg. Kommt es zu einer Steigerung
dieses Drucks auf Werte >12 mmHg, spricht man von
einer **intraabdominellen Hypertension**. Diese lässt
sich in unterschiedliche Stadien einteilen:

- Grad I: IAP 12–15 mmHg,
- Grad II: IAP 16–20 mmHg,
- Grad III: IAP 21–25 mmHg,
- Grad IV: IAP >25 mmHg.

> **Abdominelles Kompartmentsyndrom**
>
> Liegt ein anhaltend hoher IAP von >20 mmHg
> in Kombination mit einem neu aufgetretenen
> Organversagen vor, sind die Kriterien eines ab-
> dominellen Kompartmentsyndroms erfüllt.

Verschiedene Faktoren können zur Entstehung einer
intraabdominellen Hypertension bzw. eines abdominellen Kompartmentsyndroms beitragen:

- abdominelle Infektionen wie Peritonitis,
  Pankreatitis, Abszesse,
- abdominelle Tumore, abdominelle Blutungen,
- abdominelles oder pelvines Trauma,
- Ileus,
- große abdominalchirurgische Operationen,
- temporärer Bauchdeckenverschluss mit Fremdmaterial in situ,
- Brandverletzungen,
- stark positive Flüssigkeitsbilanz, Z. n. Massivtransfusion,
- Sepsis mit Kapillarleck,
- Leberdysfunktion, Aszitesbildung, Lebertransplantation.

> **Abdomineller Perfusionsdruck = arterieller
> Mitteldruck (MAP) – intraabdomineller Druck
> (IAP).**
> Der abdominelle Perfusionsdruck sollte
> normalerweise mindestens 50–60 mmHg
> betragen.

- **Klinik**

Wenn der abdominelle Perfusionsdruck durch einen
erhöhten IAP vermindert ist – was zu einer Organminderperfusion führen kann – oder sich der IAP direkt
auf die abdominellen Organe überträgt, so besteht die
Gefahr der Organschädigung und des konsekutiven
Multiorganversagens. Von diesen Mechanismen können auch extraabdominell gelegene Organsysteme betroffen sein.

Darm   Der erhöhte IAP führt zu Minderdurchblutung
und Kompression und damit ggf. zu Kapillarleck,
Ödembildung, bakterieller Translokation, Inflammationsreaktion und Ileussymptomatik.

Nieren   Auch die retroperitoneal gelegenen Nieren
können durch einen erhöhten IAP betroffen sein. Minderperfusion und Druckschädigung des Nierenparen-
chyms führen zur Abnahme der glomerulären Filtrationsrate, im Extremfall bis zum akuten Nierenversagen.

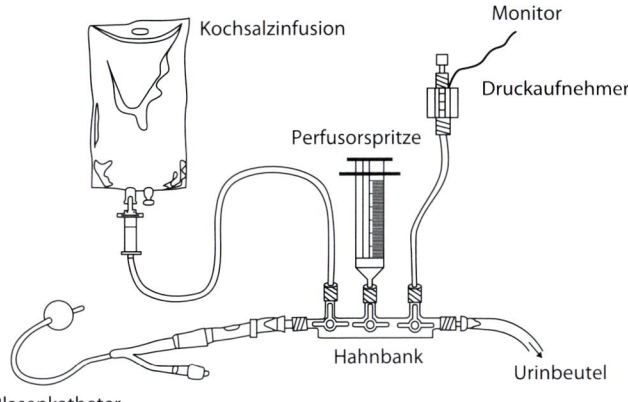

Abb. 39.1 Schematische Darstellung eines Messsystems zur Blasendruckmessung. (Mod. nach Neumann P, 2009)

Herz Der durch den erhöhten IAP verminderte venöse Rückstrom zum Herzen (Vorlast↓) und ein erhöhter peripherer Gefäßwiderstand (Nachlast↑) können zu erheblichen kardiozirkulatorischen Problemen führen.

Lunge Ein durch erhöhten IAP bedingter Zwerchfellhochstand führt zu einer eingeschränkten pulmonalen Funktion mit basaler Atelektasenbildung durch Kompression, erhöhter Atemarbeit und bei beatmeten Patienten zu einem Anstieg der Beatmungsdrücke.

Gehirn Die Übertragung des erhöhten IAP auf den Thorax kann zusätzlich zu einer Behinderung des venösen Abstroms aus dem Gehirn und somit zu einer Erhöhung des intrakraniellen Drucks (ICP) führen.

> ❗ **Cave**
> Die Abschätzung des IAP allein anhand einer klinischen Untersuchung, z. B. durch Palpation, ist nicht möglich.

▪ **Messung des intraabdominellen Drucks**
Die Messung des IAP kann entweder direkt über eine intraperitoneal gelegene Messsonde oder indirekt über ein abdominelles Hohlorgan (Magen, Harnblase) erfolgen. Im klinischen Alltag bietet sich die mit relativ geringem Aufwand bettseitig durchführbare Messung des **intravesikalen Drucks** an, der mit dem IAP meist eine gute Übereinstimmung aufweist.

Bei der indirekten Messung des IAP via Blasenkatheter (Blasendruckmessung) wird folgendermaßen vorgegangen (◘ Abb. 39.1):
— Patient flach auf dem Rücken lagern,
— Druckwandler in Höhe der mittleren Axillarlinie anbringen,

— Füllung der Blase mit 25 ml steriler NaCl 0,9%-Lösung (bei Kindern bis 20 kg mit 1 ml/kg),
— Abklemmen des Urinablaufbeutels,
— Anstechen des Probeentnahmefensters des Urinkatheters mit einer an den Druckwandler angeschlossenen Punktionsnadel,
— endexspiratorische Messung des IAP in mmHg.

▪ **Therapie**
Zum therapeutischen Vorgehen bei intraabdomineller Hypertension/abdominellem Kompartmentsyndrom existieren bisher keine genauen Handlungsempfehlungen, ab welchen Druckwerten eine Intervention durchzuführen ist. Bei persistierenden Druckerhöhungen >20 mmHg oder Organkomplikationen, bei denen als Ursache ein abdominelles Kompartmentsyndrom nicht auszuschließen ist, sollten jedoch großzügig operative bzw. interventionelle Therapieoptionen überdacht werden.

> **Operative bzw. interventionelle Therapieoptionen**
> — Dekompressive Laparotomie
> — CT- oder sonographiegesteuerte Drainage von Abszessen, Hämatomen oder Flüssigkeitsansammlungen

Als **supportive konservative Therapiemaßnahmen** stehen folgende Optionen zur Verfügung:
— Behandlung einer möglicherweise vorhandenen Darmatonie mit Prokinetika und Laxanzien,
— intestinale Dekompression durch Magensonde, Einläufe und Darmrohr,

- Optimierung der Flüssigkeits- und Volumentherapie,
- Sicherstellung eines ausreichenden abdominellen Perfusionsdrucks von >60 mmHg.

Eine Muskelrelaxierung zur Verbesserung der Rumpfwandcompliance ist eine weitere Therapieoption, die aber sehr kritisch überdacht werden sollte, um den positiven Einfluss der Spontanatmung durch Zwerchfellbewegung mit Belüftung dorsobasaler Lungenareale bei bereits eingeschränkter Lungenfunktion nicht zu verlieren.

39.2   Mesenterialischämie

Eine Grundvoraussetzung für die regelrechte Funktion des Gastrointestinaltrakts ist seine ausreichende Versorgung mit Sauerstoff. Entscheidend dafür ist die arterielle Blutversorgung, die über die 3 Viszeralarterien erfolgt, die als unpaare Äste der Aorta abdominalis entspringen.

> **Arterielle Versorgung**
> **des Gastrointestinaltrakts**
>
> - Truncus coeliacus → versorgt Magen, Pankreas, Leber, Milz und das Duodenum
> - A. mesenterica superior → versorgt das Gebiet vom Duodenum bis zur linken Kolonflexur
> - A. mesenterica inferior → versorgt Colon descendens, Colon sigmoideum und Rektum

Die Steuerung der Darmdurchblutung erfolgt durch eine Vielzahl vasokonstriktorischer und vasodilatatorischer Transmitter sowie über das vegetative Nervensystem. Auf eine O_2-Unterversorgung in Folge mangelnder Durchblutung reagiert der Darm – bei hoher metabolischer Aktivität – sehr empfindlich. Ätiologisch unterscheidet man unterschiedliche Prozesse, die zu einer intestinalen Perfusionsstörung führen können:
- akute arterielle Mesenterialischämie,
- chronische arterielle Mesenterialischämie,
- Pfortaderthrombose,
- Mesenterialvenenthrombose.

39.2.1 **Okklusive akute Mesenterialischämie**

- **Klinik**

Ursachen der okklusiven Form der akuten Mesenterialischämie können eine Gefäßverlegung durch einen arteriellen Thrombus sowie eine Embolie bei absoluter Arrhythmie sein. Dieses Krankheitsbild ist als kardiovaskulärer Notfall einzustufen, dessen Diagnostik sich beim Intensivpatienten schwierig gestaltet, da der typische 3-phasische Verlauf dieses ischämischen Krankheitsbilds unter Analgosedierung so meist nicht beobachtet werden kann.
1. Akutstadium (0–6 h) abdominelle Schmerzen, Diarrhö,
2. Stilles Intervall (6–12 h),
3. Spätstadium (12–24 h) Ileus, Peritonitis, Sepsis, Multiorganversagen.

Neben dem Vorhofflimmern gibt es weitere Risikofaktoren, v. a. Herzinsuffizienz, koronare Herzkrankheit, arterieller Hypertonus und die peripherere arterielle Verschlusskrankheit. In den meisten Fällen (85%) ist die A. mesenterica superior als Hauptversorgungsgefäß des Darms von einer Mesenterialischämie betroffen. Die Herausforderung des Intensivmediziners besteht darin, dieses Krankheitsbild – bei einer Letalität von 60–80% – möglichst frühzeitig zu erkennen, da ein akzeptables Behandlungsergebnis nur im Akutstadium zu erreichen ist. Die Prognose des Patienten wird dabei im Wesentlichen durch den Zeitraum zwischen Verschluss und Therapie bestimmt.

- **Diagnostik**

Diagnostische Maßnahmen der Wahl sind die Duplexsonographie des Abdomens und die mesenteriale Angiographie – gleichzeitig therapeutische Option durch Applikation lokaler Vasodilatatoren, Lysetherapie oder Katheterthrombembolektomie. Spezifische Laborparameter – wie das Troponin beim Myokardinfarkt – existieren zum Nachweis einer Mesenterialischämie bisher leider nicht. Die Beurteilung von Serumlaktatspiegel, Leukozyten, Entzündungsparametern und Säure-Basen-Status zusammen mit Anamnese und klinischem Befund sind jedoch häufig richtungsweisend. Die bettseitig durchführbare intramukosale pCO_2-Messung hat bisher – im Gegensatz zum experimentellen Einsatz bei Studien – keinen Eingang in den klinischen Alltag gefunden.

> **! Cave**
> Derzeit ist kein Laborparameter zur raschen und sicheren Diagnose bzw. zum sichern Ausschluss einer Darmischämie geeignet! Auch weisen Intensivpatienten mit einer Mesenterialischämie meist keine Zeichen der Peritonitis auf!

■ **Therapie**

Parallel zur Notfalldiagnostik sollte mit folgenden Sofortmaßnahmen begonnen werden: Stressprophylaxe durch ausreichende Analgesie, therapeutische Antikoagulation mit unfraktioniertem Heparin, Optimierung des O_2-Angebots (DO_2) sowie bedarfsgerechte Flüssigkeitssubstitution zur Sicherstellung einer ausreichenden Organperfusion.

> **❯** Ist die Verdachtsdiagnose »akute Mesenterialischämie« gestellt, darf die chirurgische Exploration durch keine unnötige Diagnostik wie Röntgen oder Sonographie verzögert werden, da die Wiederherstellung der viszeralen Durchblutung im Vordergrund steht.

Chirurgische Optionen sind die Revaskularisierung durch Thrombendarteriektomie und Patch-Plastik sowie als ultima ratio die Darmresektion avitaler Darmabschnitte. Bei weiterhin unklaren abdominellen Verhältnissen ist eine »Second-look«-Operation nach 6–8 h indiziert. Als Verlaufsparameter eignet sich der Serumlaktatspiegel (Normalwert 6–22 mg/dl oder 0,6–2,4 mmol/l), der bei postoperativ weiter ansteigenden Werten auf ein Fortbestehen ischämischer Darmareale hindeutet. Verbleibende Dünndarmabschnitte <100 cm können nach der Operation mit metabolischen und nutritiven Störungen einhergehen (Kurzdarmsyndrom).

Perioperativ erhält der Patient eine an das erwartete Erregerspektrum angepasste Antibiotikaprophylaxe, z. B. mit Ceftriaxon und Metronidazol. Postoperativ ist eine Antibiotikatherapie nur streng nach klinischem Befund indiziert: Falls eine Peritonitis durch Translokation von Darmkeimen vorliegt – der Chirurg kann das anhand des intraoperativen Befunds beurteilen – muss die Antibiotikagabe ohne Zeitverzögerung und unter mikrobiologischer Kontrolle fortgeführt werden.

> **❯** Bei Operationen und invasiven Interventionen muss möglichst immer Material für die mikrobiologische Diagnostik gewonnen werden!

39.2.2 Nichtokklusive Mesenterialischämie

Neben der okklusiven Form der Mesenterialischämie durch Thrombus bzw. Embolus ist auch an die nichtokklusive Form der Mesenterialischämie (NOMI) zu denken. Diese nichtokklusive Form wird durch eine sympathikusvermittelte mesenteriale Vasokonstriktion ausgelöst.

Als Ursachen für die Aktivierung des vegetativen Nervensystems sind neben Vorerkrankungen wie Diabetes mellitus, Nierenfunktionsstörungen und Pankreatitis auch Hypovolämie und Hypotension bei Sepsis, Katecholamintherapie und Organersatzverfahren – chronische Hämodialyse oder der Einsatz der Herzlungenmaschine bei kardiochirurgischen Eingriffen – zu nennen. An erster Stelle sollte hierbei die Prävention der NOMI stehen, wobei folgende Maßnahmen sinnvoll erscheinen:

- Normovolämie und differenzierter Einsatz von Katecholaminen, z. B. unter PiCCO- oder echokardiographischer Kontrolle: Hier muss insbesondere auf ein ausreichendes Herzzeitvolumen geachtet werden, während eine übermäßige Vasokonstriktion vermieden werden muss.
- Thorakale Periduralanästhesie: günstig durch die Sympathikolyse.
- Frühzeitige enterale Ernährung: günstig durch die postprandiale Hyperämie.

Radiologisches Verfahren der Wahl bei Verdacht auf okklusive oder nichtokklusive Mesenterialischämie ist die Mesenterialangiographie, die der Computertomographie an Aussagekraft überlegen ist und zudem die Möglichkeit bietet, durch Applikation von Papaverin oder Prostavasin eine lokale Vasodilatation zu erreichen. Weitere interventionelle Therpieoptionen sind die transfemorale Aspirationsembolektomie, eine lokale Fibrinolyse oder eine Stent-PTA.

> **! Cave**
> Bei der erfolgreichen Behandlung eines abdominellen Kompartmentsyndroms oder einer mesenterialen Ischämie muss anschließend an ein Reperfusionssyndrom mit Einschwemmung von Bakterien und toxischen Metaboliten gedacht werden. Es kann sich eine hämodynamisch wirksame Inflammationsreaktion mit metabolischer Azidose und negativem »base excess« entwickeln!

39.3   ICU-Jaundice

Das engl. Wort »Jaundice« bedeutet Ikterus oder Gelbsucht; hierunter versteht man die Ablagerung von Bilirubin im Gewebe als Folge einer Hyperbilirubinämie. Dieses Krankheitsbild wird klinisch zuerst an Haut, Schleimhäuten und Skleren gut erkennbar, wenn der Gesamtbilirubingehalt im Serum 2 mg/dl (34 µmol/l) übersteigt. Der Gesamtbilirubinnormalwert beträgt 0,1–1,2 mg/dl (2–21 µmol/l). Wir empfehlen beim Intensivpatienten eine tägliche Laborkontrolle des Serumbilirubins, um den Verlauf beurteilen und auf Veränderungen rasch reagieren zu können.

■ ■ Repetitorium Anatomie und Physiologie

Hämoglobin wird bei seinem Abbau in Häm und Globin zerlegt. Hauptabbauprodukt des Häms ist Bilirubin (indirektes, unkonjugiertes Bilirubin), das in der Leber weiter verstoffwechselt wird. Dort erfolgt die Konjugation, d. h. die Bildung einer wasserlöslichen Form (direktes, konjugiertes Bilirubin) und somit die Möglichkeit der weiteren Ausscheidung über die Gallenflüssigkeit. Die in der Leber gebildete Galle wird über die intrahepatischen Gallengänge zum extrahepatischen Ductus hepaticus communis und weiter über den Ductus choledochus zum Duodenum geleitet – falls keine Zwischenspeicherung via Ductus cysticus in der Gallenblase erfolgt. Die Mündung des Ductus choledochus in die Pars descendens duodeni erfolgt zusammen mit dem Ductus pancreaticus major über die Papilla duodeni major (»Papilla Vateri«).

Spricht man von einer **Cholestase**, meint man den behinderten Abfluss der Gallenflüssigkeit aus der Leber ins Duodenum und den Übertritt von in der Gallenflüssigkeit gelösten Stoffen (u. a. Bilirubin) ins Blut. Eine Cholestase kann sowohl intrahepatische als auch posthepatische Ursachen haben.

> **ICU-Jaundice**
>
> Unter ICU-Jaundice versteht man eine neu aufgetretene Hyperbilirubinämie beim kritisch kranken Patienten auf der Intensivstation.

ICU-Jaundice tritt u. a. im Zusammenhang mit schwerem Schock, Sepsis und nach großen chirurgischen Eingriffen auf. Der genaue Pathomechanismus dieser Erkrankung – vergesellschaftet mit einer erhöhten Letalität – bleibt jedoch häufig ungeklärt. Man unterscheidet zwischen einer

– obstruktiven Form von ICU-Jaundice, z. B. bei Choledocholithiasis, und einer

□ Tab. 39.1 Ursachen eines ICU-Jaundice

obstruktiv	nichtobstruktiv
– Choledocholithiasis – Cholangitis – cholangiozelluläres Karzinom – Pankreaskopftumor	– Massivtransfusion, Hämolyse, DIC – Resorption von Hämatomen – Sepsis – kardiales Pumpversagen → Schockleber – Lebertrauma – virale Hepatitiden – Leberzirrhose – Medikamententoxizität – parenterale Ernährung

– nichtobstruktiven Form, z. B. nach Massivtransfusion oder bei »Schockleber« (□ Tab. 39.1).

Ein typischer klinischer Verlauf einer Cholangitis oder Cholezystitis mit rechtsseitigem Oberbauchschmerz, Ikterus und intermittierendem Fieber (Charcot-Trias) ist in dieser Form beim analgosedierten und schwer vorerkrankten Intensivpatienten nicht zu erwarten und somit nur schwierig zu diagnostizieren.

■ Diagnostik

Bei Verdacht auf eine **obstruktive Form** von ICU-Jaundice durch Verlegung von Gallen- oder Pankreasgängen muss dies schnellstmöglich abgeklärt werden. Dabei ist die Sonographie oder ein CT des Abdomens mit der Fragestellung nach erweiterten Gallen- oder Pankreasgängen bzw. dem Nachweis von Gallensteinen in den Gallengängen richtungsweisend. Laborchemisch ist bei cholestatischen Lebererkrankungen eine Erhöhung der alkalischen Phosphatase zu erwarten. Therapeutische Optionen sind die chirurgisch operative Versorgung oder endoskopisch-radiologische Verfahren wie ERCP (endoskopische retrograde Cholangio-Pankreatikographie), MRCP (Magnetresonanz-Cholangio-Pankreatikographie) und die PTC (perkutane transhepatische Cholangiographie).

Wesentlich schwieriger gestaltet sich die Ursachensuche, wenn die obstruktive Form von ICU-Jaundice ausgeschlossen werden konnte. Das Krankheitsbild der **nichtobstruktiven Form** von ICU-Jaundice – die wesentlich häufiger auftritt – kann multifaktoriell bedingt sein. Die Intensivtherapie selbst kann dabei durch Katecholamine, parenterale Ernährung, Medikamenteneffekte, Transfusion von Blutprodukten und

PEEP-Beatmung zu einer Leberdysfunktion mit anschließender Hyperbilirubinämie beitragen.

> Ein Anstieg des Serumbilirubins nach Leberzellschädigung erfolgt erst mit einer gewissen zeitlichen Latenz. Der hämolytische Abbau großer Hämatome nach Trauma oder chirurgischen Eingriffen kann die Ursache einer »physiologischen« Hyperbilirubinämie sein.

■ **Therapie**

Für ICU-Jaundice auf dem Boden einer Leberdysfunktion gibt es derzeit keine spezifische Behandlungsmöglichkeit, sodass der Intensivmediziner die zugrunde liegenden Erkrankungen durch Kreislaufunterstützung, Flüssigkeits- und/oder Volumensubstitution, adjuvante Sepsistherapie, Antibiotikatherapie, lungenprotektive Beatmung usw. behandeln muss, um so über eine Normalisierung der Leberfunktion einen Rückgang des Serumbilirubins zu erreichen.

39.4 Schockgallenblase

Neben Herz, Lunge, Leber und Nieren – den Organen, denen der Intensivmediziner in der Akutphase eines (septischen) Schocks seine erhöhte Aufmerksamkeit widmet – können auch viszerale Organe von diesem Krankheitsbild betroffen sein. Das Ungleichgewicht zwischen O_2-Angebot und O_2-Verbrauch führt auch an Organen wie Magen, Pankreas, Darm und Gallenblase zu pathologischen Veränderungen.

Eine Cholezystitis entsteht in 90% der Fälle durch eine Verlegung der Gallengänge durch Gallensteine. Kommt es zu einer bakteriellen Infektion der Gallenblase ohne den Nachweis von Gallensteinen (engl. »calculous cholecystitis«), kann dies wiederum auf unterschiedlichste Ursachen zurückzuführen sein: schweres Trauma, große chirurgische Eingriffe mit nachfolgender Dehydratation, Sepsis und Schock – Zustände also, die gehäuft beim kritisch kranken Patienten auf einer Intensivstation anzutreffen sind. Pathophysiologisch führt eine Hypoperfusion der Gallenblase im Rahmen eines Schockgeschehens zu einer Kontraktilitätseinschränkung der Gallenblasenwand, was die Gallenausschüttung behindert und zu einem Anschwellen der Gallenblase (»Gallenblasenhydrops«) führt. Dies ist als Vorstufe einer akuten Cholezystitis anzusehen, aus der sich ein Gallenblasenempyem oder sogar eine nekrotisierende Cholezystitis entwickeln können.

■ **Klinik**

Klinische Symptome einer Schockgallenblase können sein:
- abdominelle Schmerzen, v. a. bei Palpation im rechten Oberbauch,
- Fieber,
- Anstieg des Bilirubinwerts mit Ikterus,
- Leukozytose, Anstieg von CRP und Procalcitonin.

■ **Diagnostik und Therapie**

Allerdings besitzen diese Symptome – wie bereits beschrieben – beim kritisch kranken und analgosedierten Patienten eine geringe Spezifität. Daher ist neben der klinischen Untersuchung die Abdomensonographie von wesentlicher Bedeutung. Die folgenden **sonographischen Befunde** sprechen für die Verdachtsdiagnose »Schockgallenblase«:
- Hydrops,
- Wandverdickung,
- freie Flüssigkeit um die Gallenblase.

> Die Sonographie ist beim Intensivpatienten das Verfahren der 1. Wahl zur bettseitigen Abklärung intraabdomineller Krankheitsprozesse.

Weiterführende Diagnostik und Therapie erfolgen in Absprache mit den chirurgischen Kollegen, die die Indikation zur diagnostischen Laparoskopie oder zur explorativen Laparotomie mit ggf. nachfolgender Cholezystektomie stellen.

39.5 Weitere gastrointestinale Probleme beim Intensivpatienten

Hierzu gehören das Stressulkus (▶ Kap. 9) sowie die pseudomembranöse Enterokolitis (▶ Kap. 28).

Fallbeispiel Teil 2

Eine medikamentöse Darmstimulation und die Magendekompression via Magensonde bringen keinen Erfolg im Hinblick auf den zunehmend eingeschränkten pulmonalen Gasaustausch. Eine explorative Laparotomie zur Klärung der Situation und zum Ausschluss einer Darmischämie – bei unauffälligem CT-Befund und regelgerechter Drainagefunktion – erscheint zunächst nicht indiziert. Der Serumlaktatspiegel ist mit einem Wert von 32 mg/dl (3,5 mmol/l) nur leicht erhöht. Die abdominellen Druckmessungen ergeben allerdings einen deutlich erhöhten IAP mit durchschnittlich 22 mmHg. In Kombination mit der neu aufgetretenen Beatmungspflichtigkeit ohne Anhalt für eine Pneumonie wird die Diagnose

▼

eines abdominellen Kompartmentsyndroms gestellt. Nach erfolgreicher chirurgischer Dekompression – mit nun auch sicherem Ausschluss einer Darmischämie – und Anlage eines offenen Abdomens bessert sich die respiratorische Situation deutlich.

Literatur

Bansal V, Schuchert V (2006) Jaundice in the intensive care unit. Surg Clin N Am 86: 1495–1502

Blaser AR, Malbrain MLNG, Starkopf J et al. (2012) Gastrointestinal function in intensive care patients: terminology, definitions and management. Recommendations of the ESICM Working Group on Abdominal Problems. Intensive Care Med 38: 384–394

Klar E, Rahmanian PB, Bücker A et al. (2012) Akute mesenteriale Ischämie – ein vaskulärer Notfall. Dtsch Ärztebl 109: 249–256

Knichwitz G, Kruse C, van Aken H (2005) Intestinale Perfusionsstörungen bei Intensivpatienten. Anaesthesist 54: 41–48

Neumann P (2009) Problematik der intraabdominellen Druckmessung. Anaesthesist 58: 527–531

Reske AP, Schreiter D, Höhne C (2009) Intraabdominelle Hypertonie und abdominelles Kompartmentsyndrom. AINS 44: 336–342

Internetlinks

www.wsacs.org: Homepage der World Society of Abdominal Compartment Syndrome.

www.esicm.org: Hompage der European Society of Intensive Care Medicine.

www.awmf.org: Leitliniensammlung der Arbeitsgemeinschaft der Wissenschaftlichen Medizinischen Fachgesellschaften e.V.

www.p-e-g.org/econtext/leitlinien: Leitlinien und Empfehlungen der Paul-Ehrlich-Gesellschaft für Chemotherapie e.V.

Gastrointestinale Blutung

Berthold Lenfers

Fallbeispiel Teil 1

Ein 78-jähriger Mann stellt sich in der Aufnahme des Krankenhauses vor und berichtet über seit wenigen Tagen progrediente Dyspnoe. In der Anamnese besteht eine KHK mit Z. n. Myokardinfarkt. Der Patient nimmt als Dauermedikation ASS 100, einen β-Blocker, ein Statin und einen ACE-Hemmer. Auf Nachfragen berichtet er über zunehmende Schmerzen im rechten Hüftgelenk, die er mit dem frei verkäuflichen Schmerzmittel Diclofenac behandelt hat.
Im Rahmen der körperlichen Untersuchung fällt das blasse Hautkolorit auf. Die Vitalparameter sind: Blutdruck 110/70 mmHg, Herzfrequenz 112/min. In der Aufnahme gibt der Patient imperativen Stuhldrang an. Er kollabiert auf der Toilette, die Toilette ist mit Blutstuhl gefüllt.

40.1 Klinik

Eine akute gastrointestinale Blutung ist gekennzeichnet durch die Symptome:
- Hämatemesis (Bluterbrechen),
- Teerstuhl (Meläna) oder Blutstuhl (Hämatochezie),
- Kreislaufdysregulation.

Entsprechend der Lokalisation wird sie als obere gastrointestinale (OGI) Blutung (proximal der Flexura duodeno-jejunalis, Treitz-Band) oder untere gastrointestinale (UGI) Blutung definiert. ▣ Abb. 40.1 zeigt die Häufigkeitsverteilung der Blutungslokalisation.

Neuerdings wird die mittlere gastrointestinale Blutung (distal der Papilla Vateri, proximal des endoskopisch erreichbaren terminalen Ileums) abgegrenzt, die nicht mit konventionellen Endoskopen, jedoch mittels Video-Kapsel-Endoskopie nachgewiesen und ggf. mit einem Ballonenteroskop erreicht werden kann. Blutungen des oberen Gastrointestinaltrakts sind mit einer jährlichen Inzidenz von ca. 100/100.000 Einwohner deutlich häufiger als untere gastrointestinale Blutungen, die nur bei etwa 25/100.000 Einwohner auftreten. Das Risiko für eine Blutung und die Letalität einer gastrointestinalen Blutung steigen mit dem Lebensalter aufgrund der dann häufigeren Komorbiditäten an.

Das Management der akuten gastrointestinalen Blutung ist in großen Teilen von einer qualifizierten Notfallendoskopie abhängig. Damit wird die Ursache der Blutung und die Blutungsquelle diagnostiziert und eine spezifische Therapie eingeleitet.

Die Vorstellung des Patienten erfolgt entweder mit den direkten Zeichen einer Blutung wie Hämatemesis oder Hämatochezie/Teerstuhl oder mit den indirekten Zeichen einer Kreislaufdysregulation bis zum hämor-

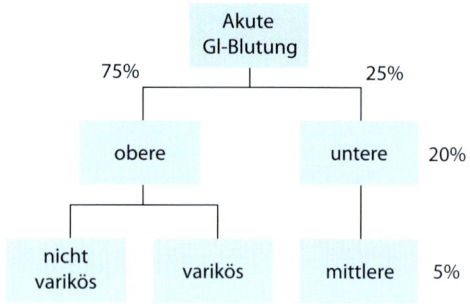

▣ **Abb. 40.1 Häufigkeitsverteilung der Blutungslokalisation bei gastrointestinaler Blutung**

rhagischen Schock. Im Folgenden sind die typischen **Leitsymptome** und deren wahrscheinliche Ursache benannt:
- wenig blutiges Sekret, auch abgehustet: bronchiale/pulmonale Blutung,
- Hämatemesis: OGI-Blutung,
- Erbrechen hellroten Blutes: anhaltende OGI-Blutung,
- Meläna/Teerstuhl: OGI-Blutung,
- primär normales, dann blutiges Erbrechen: V. a. Mallory-Weiss-Läsion,
- Hämatochezie: UGI-Blutung (Kolon), starke (postpylorische) OGI-Blutung.

> **Praxistipp**
>
> Eine Blutung im Nasen-Rachen-Raum kann eine obere gastrointestinale Blutung imitieren. Eine Blutung im Bulbus duodeni kann ohne eine Hämatemesis, jedoch mit einer erheblichen Hämatochezie einhergehen. Eine proximale und weniger aktive Kolonblutung kann zu Teerstuhl führen.

40.1.1 Obere gastrointestinale (OGI) Blutung

Die obere gastrointestinale Blutung ist als eine Blutung proximal der Flexura duodeno-jejunalis (Treitz-Band) definiert. Sie hat eine Letalität von 3,5–14%. Insbesondere vor dem Hintergrund der therapeutischen Prinzipien wird zwischen varikösen Blutungen (aus Ösophagus- oder Magenvarizen) und nichtvarikösen Blutungen differenziert. Die Ursachen sind in ▣ Tab. 40.1 aufgeführt.

Tab. 40.1 Ursachen einer oberen gastrointestinalen Blutung	
Ursache	**Häufigkeit**
Peptische Läsionen (Ulkuskrankheit)	64%
Ösophagus-/Fundusvarizen	19%
Refluxkrankheit	10%
Mallory-Weiss-Läsion	7%
Neoplasien	3%
Seltene Ursachen: Angiodysplasie, Ulcus simplex Dieulafoy	1%
Nicht nachweisbar	6%

Ulcus simplex Dieulafoy Exulceratio simplex Dieulafoy: Kein Ulkus im eigentlichen Sinne, sondern ein aberrantes submukosales Gefäß, das die Schleimhaut arrodiert. Häufiger im Rahmen von Infektionen, z. B. Pneumonien zu finden; blutet zum Teil erheblich.

40.1.2 Untere gastrointestinale (UGI) Blutung

Eine untere gastrointestinale Blutung ist mit einem Anteil von ca. 20% deutlich seltener als eine Blutung im oberen Gastrointestinaltrakt. Divertikelblutungen überwiegen die anderen Blutungsquellen wie Tumore, Angiodysplasien etc. Auch die Prognose ist mit einer Letalität von 4% deutlich günstiger.

> **Kolondivertikel finden sich v. a. im Sigma, Divertikelblutungen v. a. im rechten Hemikolon.**

40.2 Diagnostik

Anamnese Hier wird nach früheren Blutungen, der Einnahme von NSAID bzw. Antikoagulanzien und nach einer vorbestehenden Lebererkrankung gefragt. Auch selektive Serotoninwiederaufnahmeinhibitoren erhöhen das Risiko für eine gastrointestinale Blutung.

Körperliche Untersuchung Im Vordergrund stehen das Erkennen der Kreislaufdysregulation und der abdominelle Untersuchungsbefund. Bei starken Schmerzen und einer Abwehrspannung besteht der dringende Verdacht auf eine Hohlorganperforation, dem sofort nachgegangen werden muss. Daneben sollte auf Leber-

hautzeichen wie Spider Nävi, Palmarerythem, Caput medusae und Dupuytren-Kontraktur geachtet werden.

Eine ordentliche Anamnese und die körperliche Untersuchung sind wesentliche Bestandteile des gesamten Behandlungsplans und durch nichts zu ersetzen.

Labor Der Hämoglobinwert erlaubt eine Orientierung über den Blutverlust. Eine ausgeprägt mikrozytäre und hypochrome Anämie spricht für einen chronischen Eisenmangel und damit für einen chronischen Blutverlust, eine ausgeprägt makrozytäre Anämie für einen Vitamin-B_{12}- und/oder Folsäuremangel. Die Standardparameter der Gerinnung müssen obligat überprüft werden. Möglicherweise benötigt der Patient eine Erythrozytentransfusion, sodass frühzeitig die Blutgruppe bestimmt werden sollte. Die Basisparameter der klinischen Chemie sollten ebenfalls bestimmt werden, um frühzeitig eine Nieren- oder Leberinsuffizienz zu erkennen.

> **In der Frühphase einer akuten und massiven Blutung wird der Blutverlust unterschätzt, wenn man sich allein am Hämoglobinwert oder Hämatokrit orientiert.**

Prognosefaktoren Ein einfacher Score zur Bestimmung der Prognose einer akuten oberen gastrointestinalen Blutung ist der AIMS65-Score:

- **A**lbumin <30 g/l,
- **I**NR >1,5,
- **m**entaler Status eingeschränkt,
- **s**ystolischer Blutdruck ≤90 mmHg,
- Alter >**65** Jahre.

Patienten ohne Risikofaktor haben eine Krankenhausletalität von 0,3%, während diese bei Patienten mit allen 5 Risikofaktoren bei über 30% liegt. Auch Liegedauer und Behandlungskosten sind entsprechend höher.

Für die Varizenblutung gilt: Diese hat eine schlechtere Prognose als Blutungen anderer Ursache, wobei die Prognose vor allem durch die Leberfunktion bestimmt wird.

Endoskopie Die Endoskopie stellt die Bindestelle zwischen Lokalisationsdiagnostik und Einleiten einer gezielten Therapie dar. Sie ist kein Selbstzweck, darf den Patienten nicht gefährden und muss in die klinische Versorgung des Patienten eingebunden werden.

> **Wenn möglich sollte auch in der Notfallsituation eine Aufklärung und Einwilligung des Patienten erfolgen.**

Die Endoskopie unter Sedierung erleichtert diese erheblich, birgt aber eigene Risiken wie respiratorische Insuffizienz und Blutdruckabfall durch medikamentös induzierte Vasodilatation und Wegfall des Sympathikotonus.

40.3 Therapie

Zu Beginn steht die Kreislauftherapie im Vordergrund. Die Zeit dafür ist in aller Regel vorhanden, da 70–80% der gastrointestinalen Blutungen zunächst spontan zum Stillstand kommen.

40.3.1 Primärmaßnahmen

Hierzu gehören:
- 2 großlumige venöse Zugänge, vorzugsweise beidseits,
- Therapie des Flüssigkeitsverlusts durch kristalloide und kolloidale Infusionslösungen,
- ggf. spezifische Therapie einer zugrunde liegenden Gerinnungsstörung, z. B. Desmopressin bei ASS-Einnahme, PPSB bei Phenprocoumontherapie oder Frischplasma bei Leberzirrhose,
- ggf. Transfusionstherapie:
  - Transfusion bei einem Hb <7 g/dl, bei kardiovaskulären oder pulmonalen Risikopatienten oder bei Patienten mit Leberzirrhose ggf. früher, Ziel Hb-Wert: 7–9 g/dl,
  - bei aktiver Blutung und vitaler Indikation: Gabe ungekreuzter Erythrozytenkonzentrate,
- ggf. Sicherung der Atemwege für die Endoskopie (»Schutzintubation«).

40.3.2 Spezifische Therapiemaßnahmen

Spezifische Maßnahmen hängen häufig von dem Vorhandensein einer trainierten Notfallendoskopie ab und orientieren sich stark an der klinisch vermuteten Blutungslokalisation. Im Zweifelsfall wird zunächst eine Gastroskopie durchgeführt.

Ulkusblutung

Gastroduodenale Ulzera werden verursacht durch:
- Magensäure,
- Infektion mit Helicobacter pylori: Häufigkeit abnehmend,
- nichtsteroidale Antirheumatika (NSAID): Häufigkeit zunehmend,

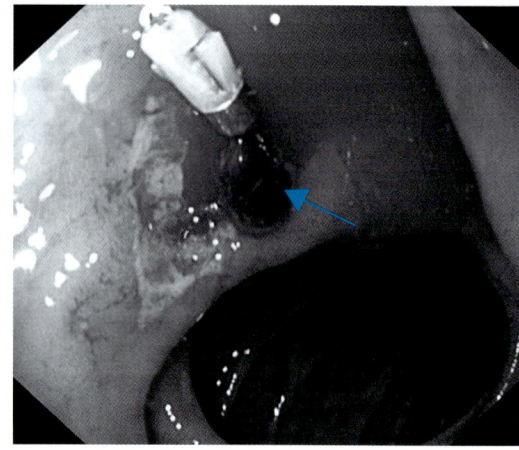

◘ Abb. 40.2 Ulcus duodeni mit Gefäßstumpf und Clip

- selektive Serotonin-Reuptake-Hemmer (SSRI), insbesondere bei Kombination mit NSAID oder ASS.

Eine Antikoagulation stellt einen weiteren Risikofaktor für eine Blutung dar. Es ist auffällig, dass die Anzahl von Ulkusblutungen ohne diese Risikofaktoren (idiopathische peptische Ulkusblutung) zunimmt. Diese Ulzera haben eine schlechtere Prognose. Die Blutungsintensität wird nach der Forrest-Klassifikation eingeteilt. Sie korreliert mit der Rate der Blutungsrezidive (◘ Tab. 40.2).

Die Endoskopie hat das Ziel, die Blutungsursache darzustellen, eine aktive Blutung zu unterbinden und eine Rezidivblutung zu verhindern. Dafür stehen folgende Therapieverfahren zur Verfügung, die ggf. kombiniert zu einer primären Blutstillungsrate von ca. 80% führen:
- Injektionstherapie mit NaCl 0,9%, Adrenalin 1:100.000 oder Fibrinkleber,
- Metallclips (◘ Abb. 40.2) und
- thermische Verfahren wie »heater probe« oder »argon plasma coagulation« (APC).

Dabei ist die Kombination eines Injektionsverfahrens mit einer weiteren Methode zur Blutstillung der alleinigen Injektion überlegen.

■ **Ergänzende Therapieverfahren**

Die i.v.-Gabe von 125–250 mg Erythromycin als Infusion 20–30 min vor der Endoskopie nutzt den prokinetischen Effekt dieser Substanz und kann die Sicht im Magen erheblich verbessern. Die Blutgerinnung ist im sauren Milieu des Magen eingeschränkt. Darum er-

Tab. 40.2 Blutungsaktivität und Rezidivblutungsrate

Blutungsaktivität		Rezidivblutungsrate	
		ohne Intervention	nach Intervention
Forrest I	aktive Blutung		
I a	— arteriell spritzend	90%	45–50%
I b	— venös sickernd	30%	10–20%
Forrest II	Blutungszeichen		
II a	— Gefäßstiel	50%	20–30%
II b	— Koagel	20%	10–15%
II c	— Hämatin	<5%	
Forrest III	keine Blutungszeichen		
	— Fibrinbelag	<5%	

folgt die unterstützende säuresupprimierende Therapie mit Protonenpumpeninhibitoren, die bei Hinweis auf eine Ulkusblutung schon vor der Endoskopie begonnen werden sollte. Darüber hinaus muss bei Helicobacter-pylori-Nachweis im Rahmen einer Blutung immer eine Eradikationstherapie durchgeführt werden.

> **Unterstützende medikamentöse Therapie bei Ulkusblutung**
> - Erythromycin
>   - Ziel: Entleerung des Magens
>   - Dosierung: 125–250 mg (3 mg/kg) i.v. 20–30 min vor der Endoskopie
> - Protonenpumpenblocker, z. B. Esomeprazol (z. B. Nexium) oder Pantoprazol (z. B. Pantozol)
>   - Ziel: Säureblockade
>   - Dosierung: initial 2×40 mg i.v. Nach >24 h ohne Rezidivblutung 2×40 mg p.o.
> - Orales Eradikationstherapiestandardschema bei Helicobacter-Nachweis
>   - Ziel: Rezidivprophylaxe
>   - Vorgehen: Protonenpumpenhemmer + Clarithromycin (z. B. Klacid) + Amoxicillin (z. B. Amoxypen) **oder** Metronidazol (z. B. Clont)
>   - Dosierungen:
>   - Esomeprazol (z. B. Nexium) 1×40 mg
>   - Omeprazol (z. B. Antra) 2×20 mg
>   - Pantoprazol (z. B. Pantozol) 2×40 mg
>   - Clarithromycin (z. B. Klacid) 2×500 mg
>   - Amoxicillin (z. B. Amoxypen) 2×1.000 mg
>   - Metronidazol (z. B. Clont) 2×400 mg

Eine Kontrollendoskopie nach 24 h kann das Risiko einer Rezidivblutung und die Notwendigkeit einer Operation bei Risikoulzera wahrscheinlich senken, die Letalität wird nicht signifikant vermindert. Protonenpumpenblocker reduzieren die Rate der Rezidivblutungen und die Anzahl chirurgischer Interventionen. Risikofaktoren für eine Rezidivblutung sind das Auftreten der Blutung während eines Krankenhausaufenthalts, ein Hb <10 g/dl und ein Ulkusdurchmesser >2 cm.

Bei einem Blutungsrezidiv ist der erneute Versuch einer endoskopischen Therapie indiziert, die wiederum in etwa 80% der Fälle zum Erfolg führt. Bei komplizierten Ulzera sollte man den Chirurgen frühzeitig informieren und in die weitere Planung einbeziehen. Auch durch eine radiologisch-interventionelle Gefäßembolisation kann eine Blutstillung erzielt und der operative Eingriff vermieden werden (◘ Abb. 40.3, ◘ Abb. 40.4).

Varizenblutung

Die Varizenblutung ist Folge einer portalen Hypertension mit einem Anstieg des Pfortaderdrucks auf über 12 mmHg. In aller Regel liegt ihr eine Leberzirrhose

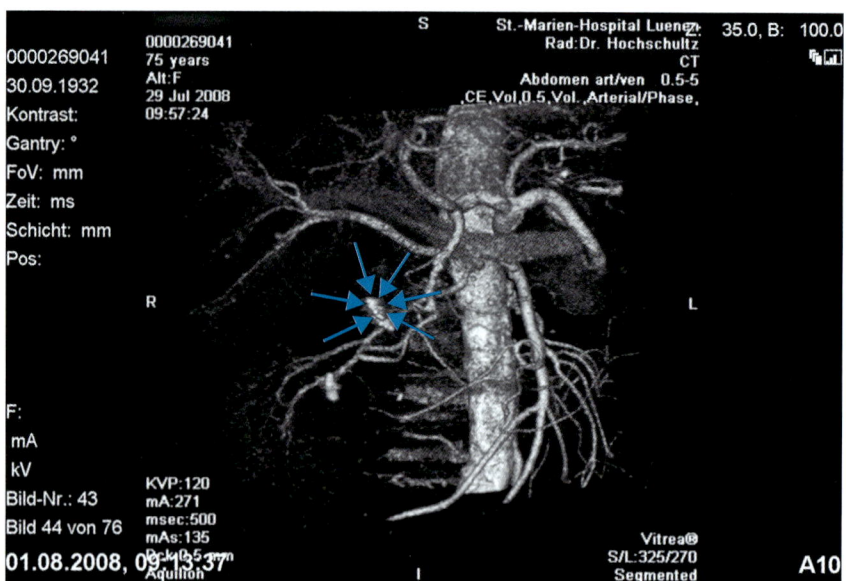

☐ Abb. 40.3 CT-Angiographie bei oberer gastrointestinaler Blutung mit Blutaustritt im Duodenum

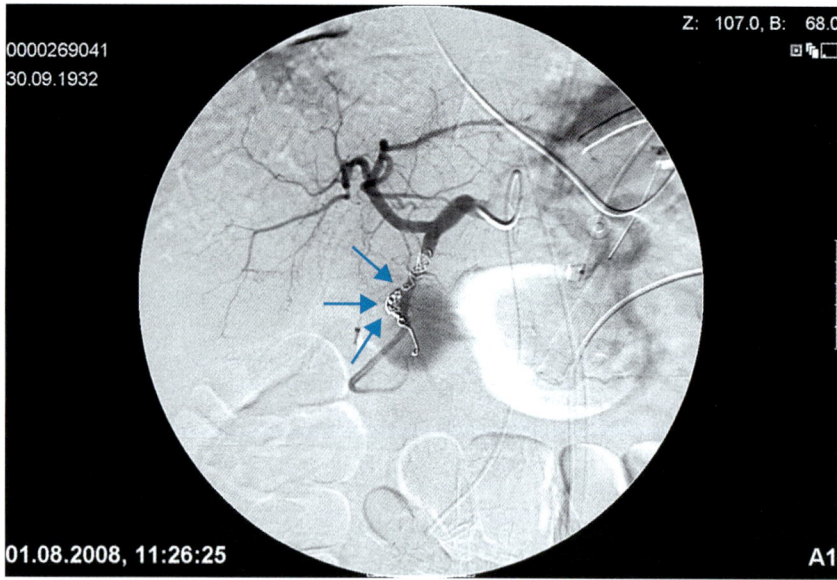

☐ Abb. 40.4 Coiling einer Blutung im Duodenum

zugrunde. Seltenere Ursachen sind eine Pfortaderthrombose oder das Budd-Chiari-Syndrom (Thrombose der Lebervenen bzw. der infra- und suprahepatischen V. cava inferior). Diesen Erkrankungen gemeinsam ist eine Druckerhöhung (bzw. Thrombose) des portalen Gefäßsystems. Der venöse intestinale Blutfluss erreicht das rechte Herz nun über Kollateralen, die in der Regel entlang der kleinen Magenkurvatur und entlang des Ösophagus den Weg zur V. cava superior finden. Die Volumenbelastung führt zu einer Gefäßdilatation mit Varizenbildung und Rupturgefahr. Die akute Varizenblutung hat auch heute noch eine Letalität von 30%; betroffene Patienten gehören daher zweifelsfrei auf die Intensivstation.

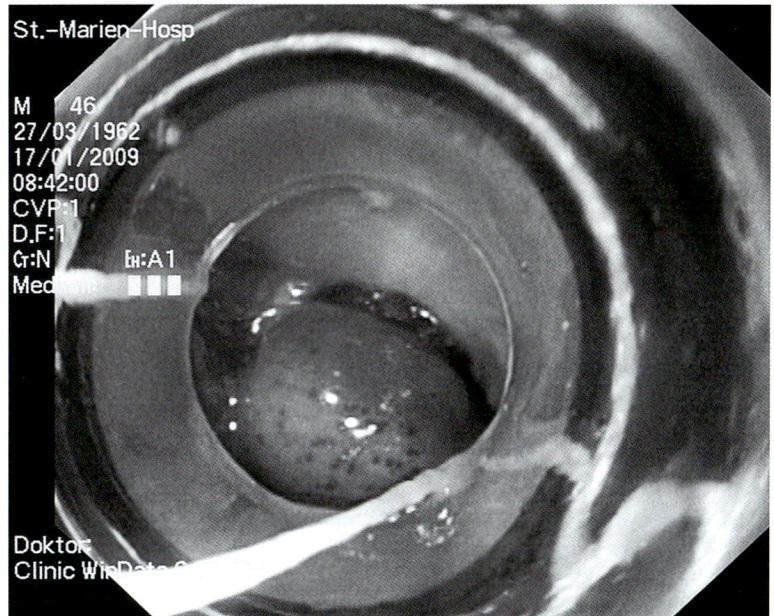

◘ Abb. 40.5 Varizenligatur

▪ Therapieprinzipien

Gummibandligatur Die Varize wird in einen auf das Endoskop aufgesetzten Trichter eingesaugt und dann mit einem Gummiband abgebunden. Neben der blutenden werden auch die anderen Varizen schraubenförmig ansteigend vom gastroösophagealen Übergang nach kranial unterbunden. In der fibrosierenden Wand können sich Varizen nicht so ausgedehnt bilden. Die Gummibandligatur hat sich im Vergleich zu der früher durchgeführten Sklerosierung der Ösophagusvarizen als die effektivere und sicherere Therapie erwiesen (◘ Abb. 40.5).

Sklerosierung Die Injektion einer sklerosierenden Substanz, zumeist Polidocanol 1%, in oder neben die Ösophagusvarizen führt zu einer narbigen Induration der Ösophaguswand, in der sich die Varizen ebenfalls nicht mehr ausdehnen können.

Histoacryl Der Gewebekleber Histoacryl wird in einem Gemisch mit dem fettlöslichen Kontrastmittel Lipiodol in kleinen Volumina direkt in die Varizen injiziert. Im Ösophagus wird Histoacryl eher als Reservemethode eingesetzt. Hingegen wird bei einer Fundusvarizenblutung vorzugsweise Histoacryl-Lipiodol injiziert, da Ligatur und Sklerosierung hier mit einer hohen Rezidivblutungsrate behaftet sind.

Linton-Nachlas-Sonde und Sengstaken-Blakemore-Sonde Aufgrund der guten Erfolge der endoskopischen und medikamentösen Therapie sowie ihrer hohen Komplikationsrate werden diese Kompressionssonden nur noch sehr selten eingesetzt. Sie können aber die Zeit überbrücken, die zur Stabilisierung eines Patienten benötigt wird. Zu beachten ist, dass die Kompression blutender Varizen »unter Zug« nur beim beatmeten Patienten durchgeführt werden sollte, da es sonst leicht zur Ösophagusruptur kommt.

Kompressionsstent Neue Studien zeigen, dass auch ein selbstexpandierender Metallstent mit Kunststoffüberzug im Ösophagus eine Varizenblutung effektiv stillen kann. Er kann ohne direkte endoskopische Kontrolle gelegt werden. Bisher liegen dazu aber noch relativ kleine Fallzahlen vor. Diese Methode hat sicher das Potenzial, die Kompressionssonden zu ersetzen.

Medikamentöse Therapie Der Einsatz von Terlipressin, Somatostatin und Octreotid hat zum Ziel, akut den Druck im portalen Stromgebiet zu senken und damit einen Blutungsstillstand zu erreichen (◘ Tab. 40.3). Die primäre Blutstillungsrate ist der endoskopischen Therapie ebenbürtig. Die Kombination aus Endoskopie und medikamentöser portaler Drucksenkung stellt die effektivste und sicherste Therapie dar. Bei klinischem Verdacht auf eine Varizenblutung sollte die medika-

◘ Tab. 40.3 Dosierung vasoaktiver Substanzen bei akuter Ösophagusvarizenblutung

Substanz	Handelsname (Beispiel)	Dosierung
Terlipressin	Hämopressin	2 mg Bolus, dann 1-mg-Boli alle 4–6 h i.v.
Somatostatin	Somatostatin Curamed	250 µg Bolus, dann 250 µg/h über Perfusor i.v.
Octreotid	Sandostatin	50 µg Bolus, dann 50 µg/h über Perfusor i.v.

◘ Tab. 40.4 Ursachen einer unteren gastrointestinalen Blutung

Ursache	Häufigkeit
Kolondivertikel	33%
Karzinom/Polypen	19%
Kolitis/Ulzera/Ischämie	18%
Unbekannt	16%
Angiodysplasien	8%
Nachblutung nach Polypektomie/Anastomosenblutung	8%
Anorektale Blutung	4%

mentöse Therapie schon vor der Endoskopie eingeleitet werden. Sie kann 48 h nach erfolgreicher endoskopischer Blutstillung beendet werden.

TIPSS Der transjuguläre intrahepatische portosystemische Stent-Shunt (TIPSS) schafft einen Bypass zwischen dem portalen Stromgebiet und zumeist der rechten Lebervene. Er führt zu einer deutlichen und auch direkt messbaren Entlastung der portalen Hypertension, ist aber mit dem erheblichen Risiko einer hepatischen Enzephalopathie verbunden.

> ❯ **Bei Patienten mit Leberzirrhose ist eine obere gastrointestinale Blutung in weniger als 50% durch Varizen bedingt. Also muss immer eine Endoskopie zur exakten Ursachenabklärung und Therapieplanung erfolgen.**

Parallel sollten folgende ergänzenden Therapieverfahren eingeleitet werden:
- Die i.v.-Gabe von 125–250 mg (3 mg/kg) Erythromycin als Infusion 20–30 min vor der Endoskopie.
- Obligat ist eine antibiotische Therapie, möglichst vor der Endoskopie, z. B. mit Ceftriaxon 2 g oder Ciprofloxacin 400 mg i.v.
- Laktulose (z. B. Bifiteral) zur Prävention einer Enzephalopathie, z. B. 3×20 ml p.o. oder über Magensonde, ggf. als Einlauf.
- Ornithinaspartat (z. B. Hepa Merz) bis zu 4×5 g tägl. zur Prophylaxe einer Enzephalopathie, bei Zeichen der manifesten Enzephalopathie bis zu 8×5 g pro Tag in Glukose 5% i.v.

Die Prognose der Varizenblutung wird im Wesentlichen vom Schweregrad der Lebererkrankung bestimmt, sodass diesen begleitenden Therapiemaßnahmen besondere Bedeutung zukommt.

Untere gastrointestinale Blutung

Das klassische klinische Zeichen der unteren gastrointestinalen Blutung ist die Hämatochezie. Diese kann aber durchaus auch durch eine starke OGI Blutung verursacht werden, insbesondere aus dem Duodenum (◘ Tab. 40.4).

Die Letalität der unteren gastrointestinalen Blutung ist mit ca. 4% deutlich geringer als die der oberen GI-Blutung. Patienten mit Zeichen einer schweren Blutung bzw. mit Kreislaufinstabilität werden auf der Intensivstation versorgt. Nach der Stabilisierung wird die Darmlavage eingeleitet. Auch wenn Blut stark laxierend wirkt, ist eine direkte Endoskopie ohne jegliche Vorbereitung wenig erfolgversprechend. Durch die Gabe von Metoclopramid wird die Lavagelösung besser toleriert.

> **Vorbereitung einer Notfallendoskopie des unteren Gastrointestinaltrakts**
> - Macrogolhaltiges Laxans, z. B. Endofalk 3 l oder Moviprep 2 l in 2 h p.o. oder über eine nasogastrale Sonde
> - Metoclopramid (z. B. Paspertin) 10 mg i.v. zu Beginn der Vorbereitung

Der wesentliche und erste diagnostischen Schritt ist auch im unteren Gastrointestinaltrakt die Endoskopie. Sie ermöglicht die Lokalisation der Blutungsquelle, eine bioptische Untersuchung und die Einleitung der spezifischen Therapie. Die therapeutischen Möglich-

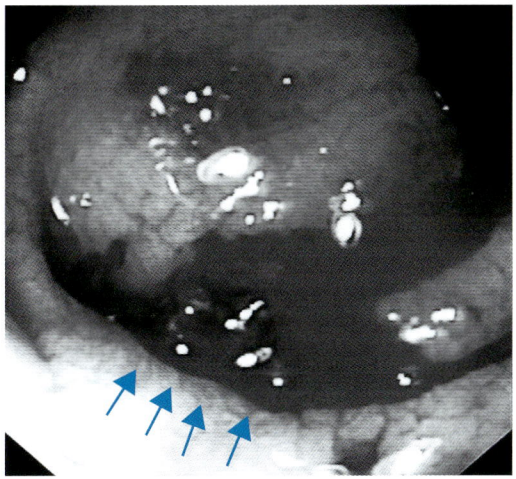

Abb. 40.6 Divertikelblutung endoskopisch

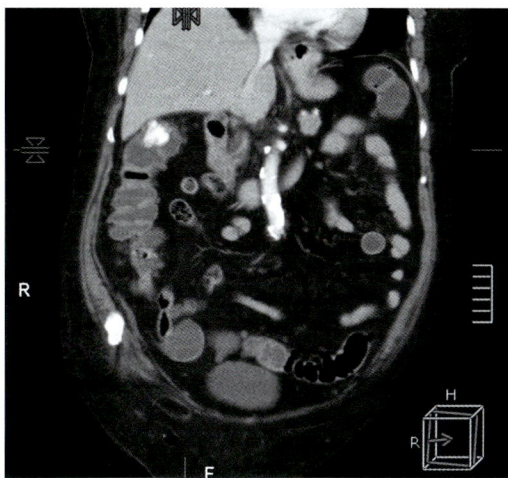

Abb. 40.7 Divertikelblutung in der rechten Kolonflexur, CT

keiten der Endoskopie entsprechen denen im oberen Gastrointestinaltrakt (▶ Abschn. 40.3.2).

Eine Divertikelblutung (◘ Abb. 40.6, ◘ Abb. 40.7) ist in aller Regel mit der Einnahme von Antikoagulanzien, ASS bzw. Clopidogrel verbunden und lässt sich häufig endoskopisch nicht lokalisieren, da sie in einem hohen Prozentsatz spontan sistiert. Sollte bei einer rezidivierenden Blutung die Ursache nicht erkennbar sein, so stellt die CT, ggf. die CT-Angiographie, eine wertvolle diagnostische Möglichkeit dar.

Praxistipp

Um eine Notfallendoskopie optimal vorbereiten zu können, sollten Sie sich auf die folgenden Fragen des Endoskopiehintergrunddiensts einstellen:
- Kreislaufstabilität,
- letzte Mahlzeit,
- rektaler Blutnachweis,
- Komorbiditäten,
- Antikoagulation,
- Hämoglobin- und Gerinnungswerte,
- Einverständnis für die Endoskopie.

Fallbeispiel Teil 2

Der Patient wird auf eine Untersuchungsliege gehoben. Über 2 grüne Venenverweilkanülen erhält er 500 ml kolloidale und 500 ml kristalloide Infusionslösung. Bei der Anlage der ersten Venenverweilkanüle ist Blut abgenommen worden: Hb 10,4 g/dl, Quick 68%, PTT 32 s.

Auf der Intensivstation sind zur Kreislaufstabilisierung weitere Infusionen erforderlich, der Hämoglobinwert beträgt nun 8,9 g/dl. Nun werden 40 mg Esomeprazol i.v. appliziert, dazu 250 mg Erythromycin über 30 min infundiert. Ergänzend wird mit der Transfusion von zunächst 2 Erythrozytenkonzentraten begonnen.

Nun wird der wache Patient in Linksseitenlage auf der Intensivstation endoskopiert. Der Magen ist praktisch blutleer, im Bulbus duodeni findet sich viel frisches Blut. Die vermeintliche Blutungsstelle im Bereich der Bulbusvorderwand wird mit Adrenalin 1:100.000 umspritzt. Nun lässt sich ein sickernder Gefäßstumpf darstellen. Durch 3 Endoclips wird die Blutung sicher gestillt. Es werden Biopsien für den Helicobacter-Schnelltest entnommen. Am nächsten Morgen zeigt die Kontrollendoskopie bei stabilem Hb-Wert eine weiterhin sichere Blutstillung. Esomeprazol wird nun oral in einer Dosierung von 1×40 mg für weitere 7 Tage gegeben. Der Helicobacter-Schnelltest ist positiv, sodass auf der Normalstation mit einer oralen Eradikationstherapie mit Pantoprazol, Clarithromycin und Amoxicillin begonnen wird.

Literatur

Altraif I, Handoo FA, Aljumah A et al. (2011) Effect of erythromycin before endoscopy in patients presenting with variceal bleeding: a prospective, randomized, double-blind, placebo-controlled trial. Gastrointest Endosc 73: 245–250

Barkun AN, Bardou M, Kulpers EJ et al. (2010) International consensus recommendations on the management of patients with nonvariceal upper gastrointestinal bleeding. Ann Intern Med 152: 101–113

Barnert J, Messmann H (2008) Management of lower gastrointestinal tract bleeding. Best Pract Res Clin Gastroenterol 22: 295–312

Hartmann D, Jakobs R, Riemann JF (2009) Notfallendoskopie – Update. Gastroenterologie Up2date 5: 321–325

Peter S, Wilcox CM (2008) Modern endoscopic therapy of peptic ulcer bleeding. Dig Dis 26: 291–299

Pohl H, Rösch T (2005) Die obere gastrointestinale Blutung: Differenzialdiagnose und Therapie. Gastroenterologie Up2date 1: 167–184

Saltzman JR, Tabak YP, Hyett BH et al. (2011) A simple risk score accurately predicts in-hospital mortality, length of stay, and cost in acute upper GI bleeding. Gastrointest Endosc 74: 1215–1224

Villanueva C, Colomo A, Bosch A et al. (2013) Transfusion strategies for acute upper gastrointestinal bleeding. N Engl J Med 368: 11–21

Zopf S, Hahn EG, Raithel M (2008) Gastrooesophageale Varizen-Prophylaxe und Therapie. Gastroenterologie Up2date 4: 235–244

Internetlinks

www.endoskopiebilder.de: interessante endoskopische Bilder mit Falldemonstrationen

www.endoskopischer-atlas.de

Pankreatitis

Michael Rünzi, Berthold Lenfers

Fallbeispiel Teil 1

Ein 56-jähriger männlicher Patient, BMI 29, stellt sich mit seit 6 h bestehenden heftigen Oberbauchschmerzen vor. Er berichtet über initial wellenförmig-kolikartige Schmerzen mit Projektion auf den rechten Oberbauch und die rechte Flanke, verbunden mit starker Übelkeit und Erbrechen. Diese Beschwerden hätten sich dann nach links gürtelförmig verlagert. Das Erbrechen habe abgenommen, der Bauch sei stark gebläht und angeschwollen. Am Vorabend hatte er bei einer Grillparty reichlich gespeist und 4 Bier sowie ein Glas Schnaps getrunken. Ferner wird ein Nikotinabusus mit 30 Zigaretten täglich angegeben. Die diensthabende Ärztin stellt klinisch den Verdacht auf eine Gallenkolik mit vermutlichem Steinabgang; nach klinischer Untersuchung, Abdomensonographie, EKG und Labor wird die Diagnose einer akuten biliären Pankreatitis gestellt.

41.1   Klinik

Die akute Pankreatitis entsteht in Westeuropa zumeist durch Gallensteine (biliäre Form) oder nutritiv-assoziiert (alkoholtoxische Form). Etwa 20% der Fälle haben einen nekrotisierenden und oft schweren Verlauf, die Mehrzahl zeigt ein reines Pankreasödem mit milder entzündlicher Aktivität. Die Letalität der akuten Pankreatitis hat in den vergangenen 10 Jahren in Deutschland deutlich abgenommen. Durch frühzeitige und konsequente konservative Therapiekonzepte unter Optimierung der intensivmedizinischen Maßnahmen wurde die Letalität bei einer schweren nekrotisierenden Pankreatitis auf unter 20% gesenkt.

Die klinischen Beschwerden bei akuter Pankreatitis sind durch dumpfe, bohrende Schmerzen mit steigender Intensität im Oberbauch mit Ausstrahlung zum Rücken charakterisiert. Gehäuft tritt Übelkeit, aber auch Erbrechen auf. Fast regelhaft ist das Abdomen prall-elastisch gespannt, es besteht ein reflektorischer Subileus (◻ Tab. 41.1). Ausgedehnte Fettgewebsnekrosen und Blutungen bzw. Sugillationen[1] können zu lividen Hautveränderungen auf der linken Stammseite (Gray-Turner-Zeichen) oder periumbilikal (Cullen-Zeichen) führen sowie zu Fettgewebsnekrosen an den proximalen unteren Extremitäten.

◻ **Tab. 41.1** Häufigkeit charakteristischer Untersuchungsbefunde bei Pankreatitis

Untersuchungsbefund	Häufigkeit (%)
Schmerzen im Oberbauch	95
Druckschmerz im Oberbauch	95
Übelkeit	50
Erbrechen	45
prall-elastisches Abdomen (»Gummibauch«)	45
Subileus	40
Meteorismus	30
Schock	25
Ileus	10
Oligo-/Anurie	<10

41.2   Diagnostik

Die Diagnose wird anhand der eindeutigen Kriterien gestellt:
- charakteristische klinische Symptomatik und
- mehr als 3-facher Anstieg der Lipase.

Die Lipase besitzt eine hohe Spezifität; die Höhe der Lipase korreliert aber nicht mit dem Schweregrad der Erkrankung und zeigt oft ab dem 3. Tag eine fallende Tendenz, sodass eine tägliche Bestimmung nicht notwendig ist.

Die Serumamylase ist wegen geringerer Spezifität nicht nützlich. Die Bestimmung der GPT (ALAT, >3-fach erhöht) ist bei Verdacht auf eine gallensteininduzierte Pankreatitis sinnvoll, ebenso von alkalischer Phosphatase und Bilirubin; allerdings können alle diese Werte trotz biliärer Genese auch im Referenzbereich liegen.

Ein beträchtlicher Teil der Patienten mit akuter Pankreatitis zeigt initial nur uncharakteristische Symptome, sodass bei jedem abdominellen Schmerzsyndrom differenzialdiagnostisch auch an eine akute Pankreatitis gedacht werden muss (▶ Übersicht).

---

1 Sugillationen sind flächenhafte Hautblutungen durch Zerreißung kleinerer Gefäße.

☐ **Tab. 41.2** Prognostisch ungünstige Parameter bei akuter Pankreatitis	
Initial bei Aufnahme des Patienten	**Im Verlauf**
▬ Leukozyten >16.000/µl ▬ LDH >300 U/l ▬ Serumglukose >200 mg/dl ▬ GPT (ALAT) >120 U/l ▬ CRP >25 mg/dl ▬ Alter >55 Jahre ▬ BMI >30 kg/m² ▬ Fieber >39°C	▬ fehlende Absenkung des durch Volumenmangel initial erhöhten Hämatokritwerts (Zielwert etwa 36%) ▬ Kreatinin >200 mmol/l (1,8 mg/dl) ▬ Serumkalzium <2 mmol/l ▬ paO₂ <60 mmHg ▬ extravasale Flüssigkeit >6 l (im Sono: Aszites, Exsudate) ▬ Urinmenge <50 ml/h ▬ persistierendes SIRS ▬ Nekroseinfektion

Wichtige Differenzialdiagnosen der akuten Pankreatitis

- Akute Cholezystitis
- Peptisches Ulkus
- Herzinfarkt (v. a. Hinterwandinfarkt)
- Linksseitige Pleuritis
- Mesenterialinfarkt
- Abdominelles Aortenaneurysma
- Strangulationsileus
- Nierenkolik
- Akute intermittierende Porphyrie
- Mesenterialvenenthrombose
- Milzinfarkt
- Ektope Schwangerschaft
- Heroinabusus

Evaluation des Schweregrads In der Routinebestimmung ist das C-reaktive Protein (CRP) der einzige Frühparameter, der bereits 48 h nach Beginn der Symptomatik hinlänglich zwischen einer milden ödematösen und einer schweren nekrotisierenden Verlaufsform unterscheiden kann. Ein CRP-»cut-off«-Wert von >15 mg/dl (oder >150 mg/l) gilt als Hinweis auf eine schwere Verlaufsform. Die klinische Erfahrung lehrt, dass dieser Wert vermutlich zu niedrig angesetzt ist.

Von prognostischer Bedeutung ist die LDH-Bestimmung, hier können Werte >300 U/l eine schwere nekrotisierende Verlaufsform mit hoher Wahrscheinlichkeit vorhersagen. Andererseits kann ein erhöhter LDH-Wert auch Hinweis für eine biliäre Pankreatitis mit Steinpassage durch den Sphinkter Oddi sein. Prognostisch ungünstig ist ein initial hoher Hämatokrit von >44%, die erhöhte Blutviskosität führt zu einer weiteren Mikrozirkulationsstörung des Pankreasparenchyms und somit zur Ischämie (☐ Tab. 41.2).

Scores Zur Einschätzung der akuten Pankreatitis werden verschiedene Scoring-Systeme verwendet, u. a. der Ranson- und der APACHE-II-Score. Für die tägliche Routine sind diese aber nicht nützlich, sondern nur im Rahmen klinischer Studien. Neu in verschiedene Scoresysteme integriert wurde der Body-Mass-Index (BMI). Bei einem BMI >30 kg/m² ist das Risiko für einen komplizierten schweren Verlauf mit hoher Letalität signifikant erhöht.

41.2.1 Bildgebende Diagnostik

Bei einem Patienten mit dem Verdacht auf eine Pankreatitis wird bei Aufnahme bzw. auf der Intensivstation folgende Diagnostik durchgeführt:

- Röntgenthoraxuntersuchung in 2 Ebenen zur Differenzialdiagnostik, evtl. sind Pleuraergüsse sichtbar.
- Abdomenübersichtsaufnahme ebenfalls zur Differenzialdiagnostik, evtl. sind Parenchymverkalkungen bei chronischer Pankreatitis sichtbar.
- Abdomensonographie: Häufig ist das interstitielle Ödem als diffuse Vergrößerung und echoarme Randbegrenzung zu erkennen, die Nekrosen zeigen eine deutliche Hypoechogenität mit flächiger Ausdehnung intra- und extrapankreatischer Exsudate. Aufgrund einer Darmgasüberlagerung bei sekundärem Subileus ist die Untersuchungsqualität häufig eingeschränkt.

41.2.2 Weitere Untersuchungen

 Ein EKG zum Ausschluss eines Herzinfarkts (v. a. Hinterwandinfarkt) wird bei jedem aufgenommenen Patienten geschrieben!

Vaskuläre Komplikationen wie z. B. eine Pfortaderthrombose können durch die kontrastverstärkte Sonographie und den Power-Doppler erkannt werden.

Die **Endosonographie** ist vor Durchführung einer ERCP zur Sicherung einer biliären Genese nützlich, hierdurch können Konkremente >2 mm im Verlauf des Ductus choledochus erfasst werden. Eine solche Absicherung rechtfertigt eine nachfolgende ERCP in der Akutsituation bei impaktiertem Stein und Cholangitis.

Die **kontrastverstärkte dynamische Computertomographie** (KM-CT) ist zur Diagnose einer nekrotisierenden Verlaufsform sehr gut geeignet. Empfohlen wird, ein KM-CT frühestens 72 h nach Symptombeginn durchzuführen, da erst danach die Unterscheidung zwischen Ödem und Nekrose gelingen kann. Im weiteren Verlauf ist ein KM-CT indiziert, wenn der Befund eine therapeutische Konsequenz besitzt, also z. B. bei klinischer und/oder laborchemischer Verschlechterung. Der Nachweis von Gaseinschlüssen in den Nekrosen ist in diesem Fall ein starker Hinweis auf eine Infektion durch gasbildende Bakterien.

> **Cave**
> Jodhaltige Kontrastmittel sollten aufgrund der häufig begleitenden Nierenfunktionsstörung bei schwerer Pankreatitis nicht gegeben werden.

Eine routinemäßige Wiederholung des KM-CT ist nicht notwendig. Ein »einfaches« MRT hat bei akuter Pankreatitis keinen Stellenwert, jedoch kann ein MRT mit Magnetresonanzcholangiopankreatikographie (MRCP) hilfreich sein, wenn ein Tumor bzw. eine chronische Pankreatitis vermutet werden.

41.3 Therapie

Das Therapiekonzept der akuten Pankreatitis ist primär konservativ. Die Überwachung auf der Intensivstation ist in der initialen Phase fast regelhaft indiziert, bei mildem Verlauf kann rasch eine Verlegung auf die Normalstation erfolgen. Ganz wesentlich ist eine standardisierte Basistherapie, bei der folgende Gesichtspunkte berücksichtigt werden.

Frühzeitige Volumensubstitution Die notwendige Infusionsmenge bei akuter Pankreatitis wird in ihrer Menge häufig unterschätzt. Bereits bei Verdacht auf eine akute Pankreatitis sollte in der Notaufnahme mit der kristalloiden Flüssigkeitszufuhr begonnen werden. Die tägliche Volumenzufuhr wird meist >3 l betragen und kann in Einzelfällen 10 l/Tag erreichen; der ZVD

sollte etwa 4–12 mmHg betragen. Untersuchungen lassen vermuten, dass eine mittels PiCCO-Katheter gesteuerte Volumenersatztherapie der ZVD-gesteuerten Therapie überlegen ist.

> ❯ Die Volumentherapie kann sich am Hämatokritwert (Hkt) orientieren: Durch die akute Pankreatitis kommt es initial zu einem Volumenmangel und damit zu einem Hkt-Anstieg. Durch die Infusionstherapie wird der Hkt-Wert wieder normalisiert. Ist der Hkt-Ausgangswert unbekannt, sollte ein Hkt-Zielwert von 36% angestrebt werden.

Schmerztherapie Wichtig ist die effiziente Therapie der Schmerzen. Es gibt keine gesicherten Erkenntnisse darüber, dass Opioidanalgetika die Pankreatitis ungünstig beeinflussen; außerhalb Deutschlands wird Morphin bevorzugt. Ein thorakaler Periduralkatheter bietet eine sehr gute analgetische Qualität, vor Anlage muss aber eine individuelle Nutzen-Risiko-Analyse durchgeführt werden.

Ernährung Alle Patienten erhalten eine Stressulkusprophylaxe, z. B. 1×20–40 mg/Tag eines Protonenpumpenhemmers; eine Magensonde ist nur bei Ileussymptomatik erforderlich. Eine Nahrungskarenz sollte so kurz wie möglich sein. Die frühe orale Ernährung ist bei der milden Verlaufsform günstig für den weiteren Verlauf. Begonnen wird mit einer leichten, protein- und fettreduzierten Mischkost; ein Stufenschema ist nicht indiziert.

Bei schwerer Verlaufsform der Pankreatitis ist eine enterale Ernährung mit Sondenkost etwa ab dem 3. Tag über eine jejunale Ernährungssonde sinnvoll. Auch eine Magensonde kann zumeist unproblematisch zur enteralen Ernährung genutzt werden, sollte aber mit einem Prokinetikum wie Domperidon oder Metoclopramid kombiniert werden.

Das erneute Auftreten von abdominellen Schmerzen ist ein limitierender Faktor. Ein erneuter Anstieg der Lipase ohne Schmerzen ist passager möglich. Dann muss der Protein- und Eiweißgehalt der Ernährung überprüft werden, der Lipaseanstieg kann aber auch Ausdruck einer Pseudozystenbildung sein.

Antibiotika Bei leichter Pankreatitis ist eine Antibiotikagabe nicht indiziert. Die Indikationsstellung zur Antibiotikatherapie bei nekrotisierender Pankreatitis ist schwierig. Aktuelle Metaanalysen kommen zu der Erkenntnis, dass eine prophylaktische Gabe von Antibiotika keinen positiven Effekt auf den Erkrankungsverlauf hat. Der Einsatz von Antibiotika sollte demzufolge auf die Behandlung nachgewiesener Infektion beschränkt werden. Als wichtiger Kommentar hierzu sei angemerkt, dass prospektiv-randomisierte placebo-kontrollierte Studien mit gutem Design und größerer Fallzahl fehlen. Daher empfehlen die Autoren bei nekrotisierender Verlaufsform die prophylaktische Gabe von nekrosegängigen Antibiotika wie Imipenem (z. B. 3×1 g/Tag) und anderen Carbapenemen (z. B. 3×1 g Meropenem pro Tag) oder die Kombination aus Ciprofloxacin (z. B. 3×400 mg/Tag) mit Metronidazol (z. B. 3×500 mg/Tag), die empfohlene Therapiedauer sollte abhängig vom Schweregrad des Verlaufs mindestens 10–14 Tage betragen[2].

Durch die konsequente Umsetzung der prophylaktischen Antibiose ist es erst gelungen, die konservative Therapie der schweren nekrotisierenden Pankreatitis in ihren Möglichkeiten auszuschöpfen und die früher übliche operative Therapie zu vermeiden. Eine evtl. notwendige operative Nekrosektomie wird durch die antibiotische Behandlung in die späte Phase (>4 Wochen seit Symptombeginn) der Erkrankung verlagert. Die Letalität wurde hierdurch signifikant vermindert. Weitere Indikationen für eine Antibiotikagabe bei akuter Pankreatitis sind:

- Nachweis der infizierten Nekrose,
- infizierte Pseudozyste,
- Cholangitis,
- intra- oder extrapankreatischer Abszess.

❯❯ **Diagnostisch beweisend für eine infizierte Nekrose ist neben der positiven Feinnadelaspiration auch der Nachweis von Gaseinschlüssen im nekrotischen Pankreasgewebe durch ein Abdomen-CT.**

Eine Selektion grampositiver Keime unter der Antibiotikagabe ist möglich, spielt aber keine wesentliche Rolle für den Verlauf. Die Kombination aus früher enteraler Ernährung und Antibiose ist bei schwerer Verlaufsform eine sinnvolle Strategie.

ERCP Bei biliärer Ätiologie der akuten Pankreatitis mit in der Papille impaktiertem Stein und Cholangitis besteht eine dringliche Indikation zur ERCP mit Papillotomie. Bei alleiniger Obstruktion und fehlender Cholangitis ist der therapeutische Gewinn allerdings nicht durch Studien abgesichert. Empfohlen ist, eine notwendige ERCP innerhalb von 72 h nach Beginn der Symptome durchzuführen.

Komplikationsmanagement Bei Verdacht auf Nekroseninfektion kann eine CT-gesteuerte Feinnadelaspiration durchgeführt werden. Bei positivem Nachweis einer Nekroseninfektion im Feinnadelaspirat oder durch Gasbildung im CT muss nun entschieden werden, ob eine operative Nekrosektomie indiziert ist. Von einzelnen Fallserien ist bekannt, dass die konsequente Ausschöpfung aller konservativen intensivmedizinischen Möglichkeiten eine Operation vermeiden konnte, dabei war die Letalität mit der beim chirurgischen Eingriff vergleichbar. Neue Therapieoptionen ergeben sich durch die endoskopisch-interventionelle bzw. radiologisch-interventionelle Vorgehensweise mit lokalisierter transgastraler oder perkutaner interventioneller Drainage. Dabei sei betont, dass Patienten mit schwerer nekrotisierender Pankreatitis mit Nekroseninfektion von einem individualisierten Therapiekonzept in einem erfahrenen Zentrum profitieren.

Die intensivmedizinische Therapie organbezogener Komplikationen ist für das Outcome wesentlich:

- Pulmonale Komplikationen sind in bis zu 50% zu erwarten, die Spanne reicht von einem geringen Abfall der O_2-Sättigung bis zum akuten Lungenversagen.
- Die intensive Volumensubstitution wurde bereits oben angesprochen, damit ein akutes Nierenversagen vermieden werden kann.
- Ferner ist eine konsequente Low-dose-Heparinisierung zu empfehlen.

Eine spezifische Therapie mit sekretionshemmenden Substanzen, z. B. Somatostatin, hat sich in allen kontrollierten Studien als unwirksam erwiesen.

Fallbeispiel Teil 2

Die Laboruntersuchungen ergeben keinen Anhalt für eine Cholangitis oder Impaktierung eines Gallensteins in der Papille, sodass eine dringliche ERCP nicht erforderlich ist. Allerdings muss bei LDH-Werten >400 U/l und einem CRP-Wert von 25 mg/dl von einem nekrotisierenden Verlauf ausgegangen werden, sodass neben der standardisierten Basistherapie eine Antibiotikaprophylaxe mit 3×1 g Imipenem pro Tag durchgeführt wird. Bei stabilem frühem Verlauf wird auf ein KM-CT verzichtet. Nach 5 Tagen ist der Patient nahezu beschwerdefrei, sodass mit einem oralen Kostaufbau begonnen wird, der zu einem erneuten Schmerzereignis führt. Ein KM-CT zeigt noch deutliche Nekrosestraßen, insbesondere

▼

---

2 Anmerkung des Herausgebers: Die Autoren des Kapitels 26 »Mikrobiologie und Antiinfektiva« vertreten hierzu eine etwas andere Ansicht: Sie empfehlen »keine Infektion – keine Antibiose« und stützen sich dabei auf aktuelle Metaanalysen. Aufgrund der vorhandenen Daten kann man beide Standpunkte vertreten. Ich persönlich würde im Zweifelsfall eine Antibiotikaprophylaxe durchführen.

rechtsseitig. Die enterale Ernährung wird über eine jejunale Sonde fortgeführt, hierunter kommt es zu einer zunehmenden Besserung. Die Therapie kann nach 9 Tagen auf der Normalstation weitergeführt werden.

Literatur

Bittinger M, Messmann H (2011) Akute Pankreatitis. Med Klin Intensivmed 106: 221–231

Mayerle J, Simon P, Lerch MM (2012) Therapie der akuten Pankreatitis. Intensivmedizin Up2date 8: 49–60

Rünzi M, Layer P, Büchler MW (2000) Therapie der akuten Pankreatitis. Leitlinien der Fachgesellschaften. Z Gastroenterol 38: 571–581

Störungen des ZNS und neuromuskuläre Erkrankungen

Intrakranieller Druck und Koma

Kristin Engelhard

Fallbeispiel Teil 1

Bei einem Verkehrsunfall erleidet ein 18-jähriger Schüler ein schweres isoliertes Schädel-Hirn-Trauma. Mit einem Glasgow-Koma-Skala-Wert von 6 wird er noch an der Unfallstelle intubiert und beatmet. Das initiale CCT des Schädels zeigt eine große intrakranielle Kontusionsblutung der rechten Hemisphäre, die umgehend operativ entlastet wird. Zusätzlich wird eine Liquordrainage eingelegt und der Patient auf die Intensivstation gebracht. Der initiale intrakranielle Druck (ICP) liegt bei 18 mmHg. In den nächsten 3 Stunden steigt der ICP trotz adäquater Sedierung, Normokapnie und guter Oxygenierung kontinuierlich auf 28 mmHg an.

42.1   Intrakranieller Druck

Der erhöhte intrakranielle Druck (ICP) ist ein potenziell lebensbedrohlicher Zustand und muss umgehend diagnostiziert und therapiert werden. Daher sollte eine ICP-Messung bei allen gefährdeten Patienten durchgeführt werden. Im Zentrum der Therapie stehen eine Normalisierung der physiologischen Parameter und die Gabe von hyperosmolaren Substanzen.

▪▪ Repetitorium Anatomie

Der intrakranielle Raum setzt sich aus 3 Kompartimenten zusammen, die von einer festen Knochenschale umgeben sind, die keine Erhöhung des intrakraniellen Gesamtvolumens zulässt. Die Kompartimente setzen sich zusammen aus:

– Hirngewebe (ca. 85%),
– Liquor (10%),
– Blutvolumen (5%), wobei sich der größte Anteil des zerebralen Blutvolumens im venösen Niederdrucksystem befindet.

Eine ICP-Erhöhung kann u. a. folgende **Ursachen** haben:

– intrakranieller Tumor,
– Hirnödem als Folge von Hypoxie, Trauma, Infektion oder begleitend bei einer intrakraniellen Tumorerkrankung,
– Störung der Liquorproduktion oder -resorption oder eine Abflussbehinderung des Liquors (Hydrozephalus),
– Vermehrung des zerebralen Blutvolumens (CBV) durch Hyperämie oder ein Hämatom, z. B. nach Gefäßruptur.

▪▪ Repetitorium Pathophysiologie

Der physiologische ICP beträgt weniger als 15 mmHg. Das Verhältnis zwischen intrakraniellem Volumen

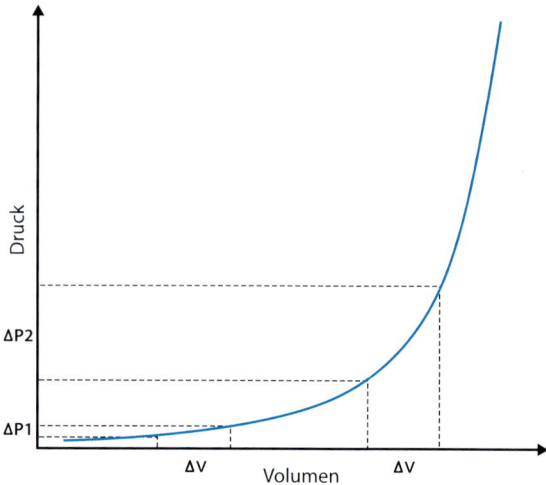

▣ Abb. 42.1 Intrakranielle Druck-Volumen-Beziehung

und ICP wird in der Klinik als Compliance bezeichnet, muss aber korrekterweise elastische Rückstellkraft (Elastance) genannt werden, da Veränderungen des ICP als Funktion von Veränderungen des intrakraniellen Volumens (dP/dV) betrachtet werden.

Die kraniospinale Druck-Volumen-Beziehung kann als eine nichtlineare hyperbolische Funktion beschrieben werden, was bedeutet, dass bei normalen ICP-Ausgangswerten eine Volumenzunahme Δ nur zu einem geringen ICP-Anstieg (ΔP1) führt und daher problemlos kompensiert werden kann, während bei höheren ICP-Ausgangswerten die gleiche Volumenzunahme den ICP (ΔP2) überproportional stark erhöht. Dies wird als Monroe-Kelly-Doktrin bezeichnet (▣ Abb. 42.1).

Die Kompensation einer intrakraniellen Raumforderung kann bis zu einem gewissen Grad durch Volumenabnahme der Kompartimente Liquor und Blut erfolgen, während das Gehirngewebe selber keine Kompensationsmöglichkeit besitzt. Der Volumenanteil des Liquors hat hierbei die größte Kompensationsbreite.

Eine nicht durch Liquor bedingte intrakranielle Raumforderung führt zu einer Verdrängung des Liquors aus dem Ventrikelsystem durch das Foramen magnum in den spinalen Subarachnoidalraum. Das CBV kann manipuliert werden (z. B. durch Hyperventilation) und kann eine Hirndruckerhöhung ebenfalls bis zu einem gewissen Maß kompensieren. Zuerst wird das venöse Blutvolumen reduziert, später kommt es allerdings zu einem kapillären Kollaps, der zu zerebraler Ischämie und Hirnödem führen kann.

Sind alle Kompensationsmechanismen aufgebraucht und steigt der ICP weiter, so wird das Gehirn-

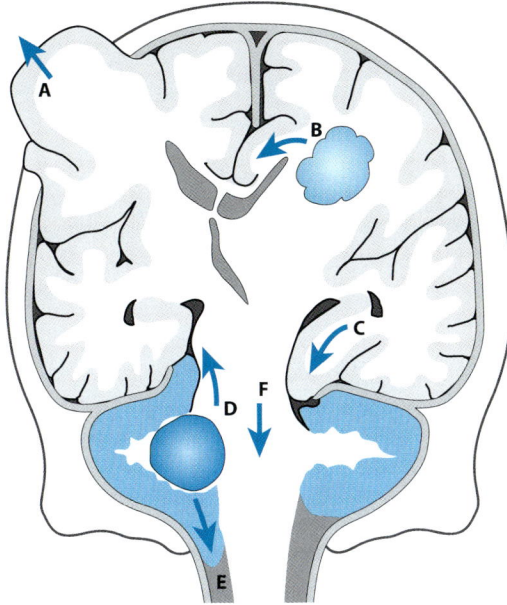

Abb. 42.2 Intrakranielle Raumforderungen. Bei Raumforderungen oberhalb des Tentoriumsschlitzes kann Gehirngewebe aus einem Defekt der Kalotte austreten (A). Darüber hinaus kann eine Herniation des Gyrus cinguli unter der Falx cerebri (B), eine Herniation medialer Anteile des Temporallappens (C) bzw. eine zentrale transtentorielle Herniation durch Verschiebung des Dienzephalons durch den Tentoriusschlitz mit Kompression des Mesenzephalons auftreten (F). Liegt die Raumforderung infratentoriell, dann kann es zur Herniation des Kleinhirns bzw. des Hirnstamm nach oben durch den Tentoriumsschlitz (D) oder zu einer Verlegung der Kleinhirntonsillen in das Foramen occipitale magnum mit Kompression der Medulla oblongata (E) kommen

gewebe entlang des Druckgradienten in Richtung des Tentoriumschlitzes (Zwischen- und Mittelhirn) oder des Foramen magnum (Medulla oblongata) verschoben (■ Abb. 42.2). Übersteigt der ICP den systemischen Blutdruck (MAP), erliegt die zerebrale Perfusion. Dadurch kommt es zum kompletten irreversiblen Ausfall der Großhirn- und Hirnstammfunktion, was dem Hirntod des Patienten entspricht.

▪ **ICP und zerebraler Perfusionsdruck (CPP)**
Die zusätzliche Messung des arteriellen Mitteldrucks (MAP) gestattet die Kalkulation des zerebralen Perfusionsdrucks (CPP) nach folgender Formel:

CPP = MAP – ICP.

Der MAP-Druckabnehmer muss hierbei in Höhe des äußeren Gehörgangs oder der Nasenwurzel kalibriert worden sein.

Sowohl ein hoher ICP als auch niedriger CPP stellen unabhängige Prädiktoren für ein schlechtes neurologisches Endergebnis bei Patienten mit intrakraniellen Läsionen dar.

42.1.1 Symptome eines erhöhten ICP

Die akute intrakranielle Druckerhöhung ist von Übelkeit und Erbrechen und dumpfen, nicht gut lokalisierbaren Kopfschmerzen begleitet. Im weiteren Verlauf treten Singultus und zunehmende Vigilanzstörungen bis zum Koma auf.

Bei chronischem ICP-Anstieg, z. B. bei einem Hirntumor oder einem chronisch subduralen Hämatom, stehen eher Antriebsstörungen im Vordergrund. Zur Diagnostik einer Stauungspapille, die bei etwa zwei Drittel der Patienten mit langsam progredientem ICP-Anstieg auftritt, sollte kein Mydriatikum angewendet werden, da die Pupillenweite im weiteren Verlauf eine große prognostische Bedeutung hat.

> **Stadien des akuten ICP-Anstiegs**
> ▬ **Stadium 1:** Die intrakranielle Volumenzunahme wird von anderen Kompartimenten kompensiert.
> ▬ **Stadium 2:** Die Kompensationsmöglichkeiten sind erschöpft; der ICP steigt an; der Patient beklagt Übelkeit und Kopfschmerzen.
> ▬ **Stadium 3:** Signifikanter ICP-Anstieg mit Bewusstseinsstörungen, kompensatorischer Anstieg des arteriellen Blutdrucks und Abfall der Herzfrequenz.
> ▬ **Stadium 4:** Bewusstlosigkeit, beidseits maximal dilatierte Pupillen ohne Lichtreaktion, Abfall des arteriellen Blutdrucks. Bei weiterem ICP-Anstieg kommt es zum zerebrovaskulären Kreislaufstillstand (Hirntod).

42.1.2 Diagnostik

Da meist Patienten nach Schädel-Hirn-Trauma einen malignen ICP-Anstieg erleiden, beziehen sich die folgenden Ausführungen auf diese Patientengruppe.

▪ **Klinische Untersuchung**
Bei einer akuten ICP-Erhöhung ist die stündliche Beurteilung der Pupillenfunktion bzgl. Lichtreaktion und Pupillengröße notwendig, ersetzt aber nicht das kontinuierliche Monitoring mittels Drucksonde. Zur Diag-

nostik eines drohenden Einklemmungssyndroms sollten intermittierend Hirnstammreflexe[1] und Pyramidenbahnzeichen[2] geprüft werden, und es sollte auf
Beuge- bzw. Strecksynergismen geachtet werden.

▪ Computertomographie des Gehirns (CCT)

Im CCT werden die Dichteunterschiede des Gewebes
gemessen, wodurch raumfordernde Prozesse wie eine
zerebrale Blutung oder Hirntumore diagnostiziert
werden können. Ein erhöhter ICP ist im CCT aber nur
durch indirekte Zeichen wie z. B. eine Mittellinienverlagerung oder die Einengung der Liquorräume zu sehen. Da jede Fahrt ins CCT für den Intensivpatienten
eine Belastung darstellt, sollte nach den initialen routinemäßigen CCTs (direkt nach Trauma und 6-8 h später zur Kontrolle) nur bei klarer Indikationsstellung
ein weiteres CCT durchgeführt werden. Zur routinemäßigen Kontrolle des ICP eignet sich das CCT daher
nicht.

▪ Messung des intrakraniellen Drucks

Drucksonden Eine kontinuierliche ICP-Überwachung mittels intrakranieller Drucksonde ist unter
folgenden Bedingungen indiziert:

1. schweres SHT und pathologisches CCT,
2. schweres SHT bei unauffälligem CCT, aber 2 der
   3 folgenden Kriterien:
   a. initial systolischer arterieller Blutdruck
      <90 mmHg,
   b. uni- oder bilaterale Streckkrämpfe,
   c. Patientenalter >40 Jahre.

Der gemessene intrakranielle Druckwert sollte
<20 mmHg betragen, da sich ansonsten die Morbidität

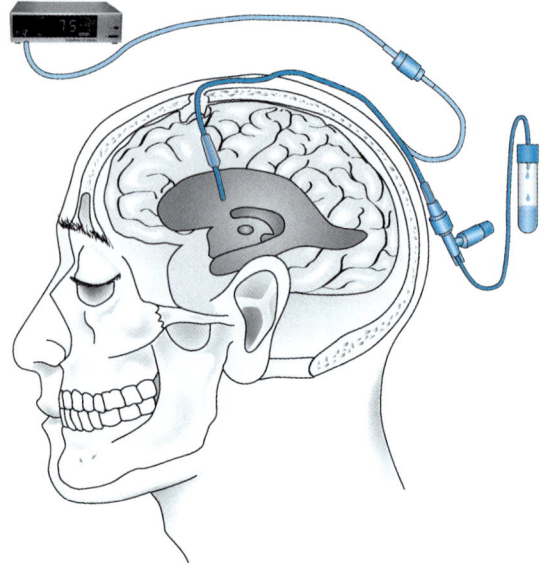

▣ **Abb. 42.3 Intraventrikuläre Drucksonde mit gleichzeitiger Liquorabflussmöglichkeit. Wichtig:** Bei den meisten
Systemen besteht nun eine »offene« Verbindung zwischen
Liquorsystem und Liquorabtropfkammer. Daher muss absolut steril gearbeitet werden. Darüber hinaus entscheidet der
Höhenunterschied zwischen äußerem Gehörgang (entspricht etwa dem Ventrikelsystem) und dem Liquorüberlauf
über den intrakraniellen Druck: Befindet sich der Liquorüberlauf 20 cm über dem äußeren Gehörgang, dann fließt
automatisch Liquor ab, wenn der ICP 20 cm H_2O (ca.
15 mmHg) übersteigt

---

1 Hirnstammreflexe: Pupillenreaktion auf Licht, Kornealreflex, okulozephaler Reflex, Trigeminusreiz, Würgereflex
  oder Hustenreiz (▶ Kap. 48, ▣ Tab. 48.1).
2 Pyramidenbahnzeichen sind pathologische Reflexe, die bei
  Erwachsenen in der Regel nur dann auszulösen sind, wenn
  es zu einer Pyramidenbahnschädigung gekommen ist.
  Wichtigstes Zeichen an den unteren Extremitäten ist der
  Babinski-Reflex (Großzehenhebung und Spreizung der
  Kleinzehen bei Bestreichen der äußeren Fußkante). Dieser
  Reflex kann auch durch andere Reize ausgelöst werden,
  z. B. Gordon-Reflex (Drücken der Wadenmuskulatur), Op-
  penheim-Reflex (Bestreichen der Schienbeinkante), Strüm-
  pell-Zeichen (Beugung des Knies gegen Widerstand). An
  den Armen gibt es das Léri-Vorderarmzeichen (durch passive Handgelenk- und Fingerbeugung kommt es zu einer
  Mitbewegung des Ellenbogens) und das Wartenberg-Zei-
  chen (durch aktive Beugung des 2. bis 4. Fingers gegen
  Widerstand kommt es zu einer begleitenden Daumenbeu-
  gung).

und Letalität von Patienten mit zerebraler Schädigung
erhöht. Eine ICP-Überwachung ist bei Patienten mit
milder Schädigung oder nur diskreten neurologischen
Auffälligkeiten als Routineverfahren nicht indiziert.

Praktische Durchführung Die Techniken der ICP-
Messung lassen sich als supratentoriell, infratentoriell
und lumbal klassifizieren. Der supratentorielle Zugang
ist der wichtigste Weg und kann epidural, subdural,
intraventrikulär oder parenchymatös erfolgen (▣ Abb.
42.3). Das Platzieren einer Ventrikeldrainage in ein
Vorderhorn der Seitenventrikel gilt als der Goldstandard der Messung des intrakraniellen Drucks.

Die intraparenchymatöse Ableitung des ICP mittels fiberoptischer Sensoren wird als ebenso exakte
Methode eingeschätzt, wobei die Sonden nach Implantation aber nicht mehr kalibriert werden können. Dieser Nachteil wird durch den geringen Nulliniendrift
der Sonden über die Zeit relativiert. Wegen der hohen
Präzision und Reproduzierbarkeit des ICP-Monito-
rings mittels Ventrikeldrainage oder Parenchymsensor

sind diese Techniken zu bevorzugen, sofern keine Kontraindikationen hierzu bestehen.

Epidurale Messverfahren sind per se zwar weniger invasiv (keine Parenchympassage), besitzen aber eine geringe Messgenauigkeit (bis zu 50% Fehlmessungen) und sollten nur dann durchgeführt werden, wenn die Anlage einer Ventrikeldrainage oder Parenchymsonde nicht durchführbar ist.

Das Monitoring des ICP mittels Ventrikeldrainage liefert die folgenden Informationen:
1. Interpretation des ICP als Trendparameter,
2. Kalkulation des CPP,
3. Bestimmung der intrakraniellen Elastance durch Veränderungen der Patientenlagerung oder Entnahme von Liquor,
4. Möglichkeit der Liquordrainage zur akuten ICP-Senkung,
5. Entnahme von Liquor cerebrospinalis zur Labordiagnostik,
6. Kontrolle therapeutischer Interventionen zur ICP-Reduktion wie Hyperventilation, Diuretika und Hypnotika.

Die Punkte 3–5 können ausschließlich durch eine Ventrikeldrainage und nicht durch ein anderes Messverfahren realisiert werden. Die besondere Anatomie der Schädelbasis sowie die komplizierte Architektur duraler und arachnoidaler Strukturen bedingen, dass die Messung des ICP keine globale, sondern bestenfalls eine regionale Aussage zur Elastance gestattet. Hieraus folgt, dass ein regional erhöhter ICP übersehen wird, wenn die Messsonde nicht in ein für die Grunderkrankung repräsentatives Hirnareal eingebracht wurde. Des Weiteren muss berücksichtigt werden, dass ein supratentoriell gemessener ICP nicht dem infratentoriellen Druck entspricht und somit ein Druckanstieg in der hinteren Schädelgrube bei Messung des supratentoriellen ICP übersehen werden kann.

> ❯ Die Messung des ICP mittels Ventrikeldrainage hat viele Vorteile und stellt den Goldstandard dar, gefolgt von der parenchymatösen ICP-Messung.

Die über den intrakraniellen Druckabnehmer ermittelte Druckkurve besitzt ähnlich wie die Blutdruckkurve ein Maximum und ein Minimum und wird ebenfalls durch die Atemdruckkurve moduliert.

Unter pathologischen Bedingungen können folgende Wellenmuster gefunden werden:
– **A-Wellen** (Plateau-Wellen, Lundberg-Wellen): plötzlicher Anstieg des ICP auf Werte bis 100 mmHg, mit einem lang anhaltenden Plateau

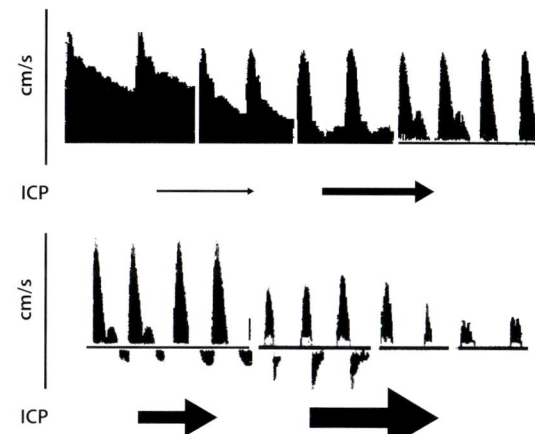

□ **Abb. 42.4 Transkranielle Dopplersonographie.** Abnehmende diastolische Flussgeschwindigkeit bei steigendem intrakraniellen Druck und abnehmendem zerebralen Perfusionsdruck. In der zweiten Zeile stellt sich ein sog. Pendelfluss dar, der einem zerebralen Kreislaufstillstand entspricht

von ca. 40 mmHg (5–20 min), gefolgt von einem schnellen Abfall.
– **B-Wellen** (sinus- oder rampenförmig): ICP-Wellen, die in Serie mit einer Frequenz von bis zu 3/min auftreten und hohe ICP-Werte bis 50 mmHg erreichen können.
– **C-Wellen:** höhere Frequenz bis 8/min und kleinere Amplitude bei einem ICP<20 mmHg.

■ **Transkranielle Dopplersonographie (TCD)**
Die TCD ist eine nichtinvasive, kontinuierliche und am Patientenbett durchführbare Methode zur Messung der zerebralen Blutflussgeschwindigkeit in allen basalen Hirnarterien und setzt beim Patienten lediglich ein geeignetes Knochenschallfenster voraus. Bei einer progredienten Erhöhung des ICP reduziert sich das diastolische Flussgeschwindigkeitsprofil, bis es vollständig verschwindet, und gilt als sensibler Indikator einer zerebralen Ischämie (□ Abb. 42.4). Liegt ein sog. Pendelfluss vor, so entspricht dies einem zerebralen Kreislaufstillstand, da keine effektive Perfusion des Gehirns mehr gegeben ist. Mittels TCD kann somit der ICP-Verlauf bei vielen Patienten unkompliziert und schnell mehrmals am Tag kontrolliert werden.

42.1.3 Therapie des erhöhten intrakraniellen Drucks

Die Interventionsgrenze für einen erhöhten ICP liegt oberhalb von 20 mmHg. Eine angemessene Reduktion des ICP kann nur auf der Basis der zugrunde liegenden Pathologie erfolgen, da eine ICP-Erhöhung verschiedene Ursachen haben kann. Liegt eine Liquorzirkulationsstörung vor, so ist eine intraventrikuläre Drainage indiziert. Ist eine Blutung oder ein Tumor für die ICP-Erhöhung verantwortlich, so ist meist eine chirurgische Entlastung erforderlich. Liegt ein Hirnödem der ICP-Erhöhung zugrunde, so sollte initial eine Therapie mit Osmodiuretika begonnen werden.

> Eine differenzierte und am individuellen Patientenstatus orientierte Therapie kann daher nur auf der Basis eines zerebralen Monitorings erfolgen.

- **Zerebraler Perfusionsdruck (CPP)**
Erhöht sich der ICP, so kommt es zu einer Reduktion des CPP, und die Hirndurchblutung verschlechtert sich.

> Der CPP sollte daher in einem Bereich von 60 (50–70) mmHg eingestellt werden. Eine aggressive Volumen- und Vasopressortherapie, um CPP-Werte >70 mmHg zu erhalten, ist nicht indiziert.

Bei Patienten mit intakter Autoregulation und einem spontanen CPP >70 mmHg können allerdings auch höhere Werte toleriert werden. Eine arterielle Hypotension mit einem CPP <50 mmHg muss zu jedem Zeitpunkt vermieden werden.

- **Beatmung und ICP**
Eine systemische Hypoxie und Hyperkapnie gelten als wesentliche Faktoren für einen erhöhten ICP und die Entstehung sekundärer Hirnschädigungen. Patienten mit schwerer zerebraler Schädigung (Glasgow-Koma-Skala ≤8; ▶ Kap. 48) müssen endotracheal intubiert und unter Analgesie und Sedierung kontrolliert beatmet werden. Bei der Therapie der Hypoxie werden ein paO_2 >60 mmHg und eine saO_2 von >90% angestrebt. Ein positiver endexspiratorischer Druck (PEEP) ist auch bei Patienten mit Schädel-Hirn-Trauma immer dann gerechtfertigt, wenn hierdurch zusätzliche Alveolen rekrutierbar sind und die inspiratorische O_2-Konzentration reduziert werden kann.

Obwohl in der Vergangenheit ein hoher PEEP wegen der Befürchtung der reduzierten hirnvenösen Drainage als kontraindiziert galt, ist die Anwendung eines PEEP von bis zu 10–15 mbar hinsichtlich des ICP unkritisch. Ohnehin wird bei diesen Patienten eine ICP-Messung indiziert sein, was die kontinuierliche Überwachung der PEEP-Wirkung gestattet. Patienten mit respiratorischer Globalinsuffizienz können in jedem Fall in Bauchlage verbracht werde. Eine kritische

Zunahme des ICP ist in dieser Position dann nicht zu befürchten, wenn sowohl die atlantookzipitale Achse als auch die Halswirbelsäule konsequent in Neutralposition gelagert werden.

> Um eine Normoxämie aufrecht zu erhalten, können ein PEEP bis 10–15 mbar und die Durchführung einer therapeutischen Lagerung (Bauchlage) auch bei erhöhtem ICP durchgeführt werden.

- **Analgosedierung und ICP**
Die Analgosedierung eines Patienten mit erhöhtem ICP verfolgt 2 Ziele:
- Toleranz von Beatmung und pflegerischen Maßnahmen und vegetative Abschirmung gegenüber Stress
- Reduktion des zerebralen Metabolismus und somit des zerebralen Blutvolumens und des ICP, ohne dass es zu einem Missverhältnis von Energiebedarf und -zufuhr kommt.

Geeignete Medikamente sind Propofol, Ketamin, Benzodiazepine und Opioide. Aufgrund der Gefahr eines Propofolinfusionssyndroms sollte eine Propofol-Maximaldosis von 4 mg/kg/h nicht überschritten werden. Zusätzlich wird ein Opioid infundiert, z. B. Remifentanil, Sufentanil oder Fentanyl. Die Analgosedierung kann durch Ketamin (0,1–3 mg/kg/h) oder Midazolam (Boli oder 0,03–0,2 mg/kg/h) ergänzt werden. Ketamin erhöht den ICP nicht, kann den Opioid- und Katecholaminbedarf senken und unterstützt die Darmtätigkeit. Da bis auf Ketamin alle Analgetika und Sedativa den Blutdruck senken und somit den CPP negativ beeinflussen, muss ähnlich wie bei der Durchführung eines Barbituratkomas immer auf einen adäquaten CPP von 50–70 mmHg geachtet werden.

- **Hyperventilationstherapie**
Die Hyperventilation ist Teil des traditionellen Therapiekonzepts bei intubierten und kontrolliert beatmeten Patienten mit erhöhtem ICP. Die therapeutische Grundlage hierfür bildet die CO_2-Reaktivität der Hirngefäße. Unter Hyperventilation kommt es zu einer Abnahme des $paCO_2$, einer respiratorischen Alkalose und damit zu einer Reduktion von arteriolärem Gefäßquerschnitt und zerebralem Blutfluss (CBF).

Zerebrale Ischämie und Neurotrauma gehen mit neuronaler, glialer und interstitieller Laktatazidose, Vasospasmus oder Vasoparalyse, Hyperämie und der Ausbildung eines Hirnödems einher. Auf der Basis dieser Pathomechanismen kann eine Hyperventilation die Laktatazidose reduzieren, den CBF aus gesunden

Gefäßprovinzen zugunsten maximal vasodilatierter ischämischer Territorien umverteilen und den ICP durch hypokapnische Vasokonstriktion und Reduktion des zerebralen Blutvolumens absenken.

Derzeit gilt die folgende **Vorgehensweise:** Das traditionelle Konzept einer generellen, präventiven, forcierten Hyperventilation in der Behandlung des erhöhten ICP ist überholt. Bei Patienten mit passageren **Hirndruckkrisen** kann eine vorübergehende Hyperventilation (Ziel: paCO$_2$ 30–32 mmHg) eine lebensrettende Maßnahme darstellen, bis spezifischere ICP-senkende Interventionen die Hyperventilationstherapie ersetzen. Im **freien Intervall** sollten die Patienten auf der Basis eines zerebralen Monitorings (z. B. ICP, jugularvenöse Sättigung, Hirngewebesauerstoffmessung oder transkranielle Dopplersonographie) in eine Normokapnie (paCO$_2$ 35–38 mmHg) zurückgeführt werden. Im weiteren Verlauf muss sich die Entscheidung zu einer Hyperventilation an der Ursache der ICP-Steigerung orientieren.

So besteht bei fast allen Patienten in den ersten Stunden nach der Verletzung ein reduzierter Hirnstoffwechsel mit konsekutiver Reduktion des CBF (keine Ischämie, da sowohl zerebraler Metabolismus als auch CBF erniedrigt sind!). Später entwickelt sich bei etwa 55% der Patienten eine zerebrale Hyperämie; in dieser Situation würden die Patienten vermutlich von einer Hyperventilation profitieren, weil die hypokapnische Vasokonstriktion das zerebrale Blutvolumen und den ICP reduziert, ohne gleichzeitig eine Ischämie auszulösen.

Bei 45% der Patienten hingegen entwickelt sich eine posttraumatische Hypoperfusion mit konsekutivem Hirnödem. Diese Patienten werden durch eine Hyperventilation gefährdet, da die hypokapnische Vasokonstriktion die vorbestehende zerebrale Ischämie verstärkt. Ein differenzierter Einsatz der Hyperventilation bei Patienten mit erhöhtem ICP kann konsequenterweise nur auf der Basis eines zerebralen Monitorings erfolgen, das die Ursache der ICP-Steigerung (Hyperämie vs. Ödem) identifiziert.

> ❯ Eine Hyperventilation mit einem Ziel-paCO$_2$ von 30–32 mmHg sollte nur bei krisenhaftem ICP-Anstieg und nur für kurze Zeit eingesetzt werden, bis andere ICP-senkende Maßnahmen ergriffen wurden.

▪ **Lagerungsmaßnahmen**

Eine 25°- bis 30°-Oberkörperhochlagerung begünstigt die hirnvenöse Drainage, reduziert das CBV und somit den ICP. Diese Intervention kann sich jedoch bei fehlender orthostatischer Gegenregulation, Hypovolämie oder kreislaufinstabilen Patienten ungünstig auswirken, wenn es mit der Oberkörperhochlagerung zu einem relevanten Abfall des arteriellen Blutdrucks kommt.

> ❯ Der Kopf sollte in Neutralposition ohne Verdrehung des Halses gelagert wird, damit der zerebrale venöse Abfluss nicht behindert wird.

▪ **Hypothermie**

Verschiedene kleinere Studien an Patienten mit Schädel-Hirn-Trauma haben gezeigt, dass eine milde Hypothermie von 33–34°C über bis zu 48 h den ICP bei ansonsten ausgeschöpften Therapieoptionen reduzieren und die Überlebensrate ebenso wie die neurologische Funktion verbessern kann. Erstaunlicherweise waren diese günstigen Ergebnisse in einer multizentrischen Studie nicht reproduzierbar, weswegen die Hypothermiebehandlung derzeit nur als Option bei therapierefraktären Hirndruckkrisen eingestuft wird.

Die definitive Notwendigkeit einer effektiven **Fieberbehandlung** ab einer Temperatur von 37,5°C bei Patienten mit SHT ist hingegen gesichert. Als Behandlungsoptionen kommen die folgenden Interventionen in Frage:

- Antipyretika wie Paracetamol (1 g i.v. bis zu 4×/Tag), Metamizol (1,0 g i.v. bis zu 4×/Tag) oder Pethidin (50 mg i.v. bis zu 3×/Tag). **Cave:** Reduktion des arteriellen Blutdrucks,
- gekühlte Infusionen,
- Einsatz konvektiver thermischer Systeme (z. B. WarmTouch, Bair Hugger),
- Auflegen von Kühlelementen oder feuchten Tüchern,
- Einsatz intravasaler Kühlkatheter,
- kurzzeitige Gabe nichtdepolarisierender Muskelrelaxanzien zur Reduktion von Muskelzittern.

> ❯ Ein erhöhter ICP kann durch Hypothermie gesenkt werden. Allerdings konnte in großen Multicenterstudien bisher kein protektiver Effekt einer therapeutischen Hypothermie nachgewiesen werden. Aber: Eine Temperatur >37,5°C sollte bei Patienten mit erhöhtem ICP in jedem Fall therapiert werden.

▪ **Infusionstherapie**

Das Infusionskonzept bei Patienten mit zerebraler Schädigung strebt eine rasche Korrektur hypovolämer Zustände und die Aufrechterhaltung eines physiologischen intravasalen Volumenstatus an. Der Patient soll möglichst normofrequent und normoton sein: ZVD 8–12 mmHg und zentralvenöse O$_2$-Sättigung >70%. Hierdurch ist eine wichtige Voraussetzung für einen adäquaten CPP erreicht.

❯ **Die alte Empfehlung, Patienten mit zerebraler Läsion »trocken zu fahren«, ist überholt und gilt heute wegen der Gefahr einer hypovolämiebedingten arteriellen Hypotension als kontraindiziert.**

Die Infusionstherapie muss sich an der physiologischen Plasmaosmolalität bzw. einem normalen osmotischen Druck orientieren, um die Entwicklung eines Hirnödems mit erhöhtem ICP zu vermeiden. Diese Aussage trifft jedoch nur für Gefäßprovinzen mit intakter Blut-Hirn-Schranke zu. Ist diese durch das Trauma gestört, ist das Verhalten des Flüssigkeitstransfers nicht mehr vorhersehbar.

Isotone NaCl-Lösung, Ringer-Lösung, Kolloide Grundsätzlich sind zur Flüssigkeitstherapie alle Infusionslösungen geeignet, die als isoosmolare Substanzen vorliegen und auch nach der Infusion isoosmolar bleiben. Hierzu zählen die isotone (0,9%) NaCl-Lösung, die Ringer-Lösung und kolloidale Substanzen. Ringer-Laktat sollte nur in geringen Mengen (max. 1 l) eingesetzt werden, da es als leicht hypoosmolare Lösung (ca. 278 mosmol/l) vorliegt. In den aktuellen Konsensusempfehlungen der ESICM 2012 wird vom Einsatz von Kolloiden bei Patienten mit Schädel-Hirn-Trauma und intrakranieller Blutung abgeraten. Allerdings ist im Expertenkreis umstritten, ob die Untersuchungen, die diesen Empfehlungen zugrunde liegen, eine solche »harte« Empfehlung wirklich rechtfertigen. Aus unserer Sicht können Kolloide bei Patienten mit intrakraniellen Pathologien weiterhin verwendet werden, allerdings sollte der Einsatz wohlüberlegt sein. Dabei sollten möglichst nur balancierte Infusionslösungen mit HES 6% 130/0,4 oder Gelatine verwendet werden; auch sollte man sich an einer Höchstdosis von 10–15 ml/kg orientieren, also meist maximal 1.000 ml beim Erwachsenen (▶ Abschn. 7.3.2).

Glukoselösungen Glukoselösungen sind als Komponente einer Flüssigkeitssubstitution bei Patienten mit erhöhtem ICP ausschließlich zur Behandlung einer Hypoglykämie indiziert, dann am besten als 40%-ige Glukose. Glukoselösungen werden rasch metabolisiert und hinterlassen große Mengen an freiem Wasser, das die Entstehung eines interstitiellen und intrazellulären Ödems fördert.

❯ **Die Gabe von freiem Wasser (z. B. Glukoselösungen) ist wegen der Gefahr der Ausbildung eines Hirnödems zu vermeiden.**

Osmotherapeutika Mannitol ist ein Osmodiuretikum, dessen günstiger Einfluss auf den intrakraniellen Druck, den zerebralen Perfusionsdruck, die Hirndurchblutung und den Hirnstoffwechsel tierexperimentell und klinisch als gesichert gilt. Mannitol induziert durch Zunahme der Plasmaosmolalität eine Umverteilung von extrazellulärem Wasser zurück in den Intravasalraum, was der Entstehung eines Hirnödems entgegenwirkt. Die konsekutive Plasmaexpansion senkt den Hämatokrit und die Plasmaviskosität. Hierdurch werden Durchblutung und O_2-Angebot in ischämischen Provinzen verbessert. Die günstigeren Fließeigenschaften des Bluts gestatten auch eine Reduktion des zerebralen Blutvolumens durch raschere Drainage des hirnvenösen Bluts bzw. durch autoregulative Vasokonstriktion. Die osmotische Wirkung des Mannitols tritt mit einer Verzögerung von 5–20 min ein.

Mannitol als 15%-ige oder 20%-ige Lösung sollte aber weder als Teil eines rigiden, präventiven Zeitschemas noch kontinuierlich über Perfusor appliziert werden. In Abwesenheit einer ICP-Messung (z. B. präklinisch) sollte Mannitol erst beim Auftreten von klinischen Zeichen einer transtentoriellen Einklemmung[3] infundiert werden. In Phasen gemessener pathologischer Hirndruckwerte ist die Gabe der Substanz als Kurzinfusion (0,25–1,0 g/kg) indiziert, ohne eine Tagesdosierung von 4 g/kg/Tag bzw. eine Plasmaosmolalität von 320 mosmol/kg (Gefahr der akuten renalen tubulären Nekrose) zu überschreiten. Die Sorge, durch Infusion von Mannitol ein »Rebound-Phänomen« durch Akkumulation der Substanz im Interstitium auszulösen, scheint nur bei defekter Blut-Hirn-Schranke und einer Therapiedauer von mehr als 4 Tagen gerechtfertigt zu sein. Die günstigen Eigenschaften von Mannitol werden vermutlich durch die Gabe von Furosemid unterstützt.

> **Praxistipp**
>
> Mannitol wird bei kritischen ICP-Druckanstiegen >20 mmHg oder bei klinischen Zeichen einer transtentoriellen Einklemmung infundiert, aber nicht prophylaktisch! Dann werden 0,25–1,0 g/kg Mannitol infundiert. Eine 250-ml-Flasche Mannit 15% enthält 37,5 g Mannitol, eine 250-ml-Flasche Mannit 20% enthält 50 g Mannitol. Eine Plasmaosmolalität von >320 mosmol/kg darf nicht überschritten werden.

---

3 Zeichen der transtentoriellen Einklemmung sind Anisokorie (die im Verlauf in eine beidseitige lichtstarre Mydriasis übergehen kann), Vigilanzstörung und Beuge-Streck-Synergismen (Dekortikationsstarre)

Hypertone NaCl-Lösung Ein weiteres Behandlungskonzept bei erhöhtem intrakraniellem Druck ist die Infusion einer hypertonen NaCl-Lösung. Sie eignet sich nicht nur als »small volume resuscitation« bei Patienten mit multiplen Verletzungen, sondern bewirkt durch Zunahme des arteriellen Blutdrucks und gleichzeitige Abnahme des intrakraniellen Drucks auch einen Anstieg des zerebralen Perfusionsdrucks. So entspricht die ICP-senkende Wirkung einer hypertonen NaCl-Lösung der des Mannitols.

> Wenn Hirndruckkrisen durch Mannitol nicht mehr behandelbar sind, kann gelegentlich eine weitere ICP-Reduktion durch die zusätzliche Infusion hypertoner NaCl-Lösungen erreicht werden.

Die Angaben zur Dosierung reichen von 10 ml NaCl 10% bis zu einer Tagesmaximaldosis von 250 ml NaCl 7,5%, Empfehlungen liegen aber nicht vor. Gesichert ist, dass unter Therapie mit hypertoner Kochsalzlösung der Natriumserumspiegel engmaschig kontrolliert werden muss (mindestens alle 6–8 h) und einen Wert von 155 mmol/l nicht überschreiten sollte.

- **Barbituratkoma**

Barbiturate reduzieren den zerebralen Stoffwechsel und den Energiebedarf parallel zu einer Reduktion der neuronalen Aktivität, bis ein isoelektrisches EEG erreicht ist. Dies führt zu einem Abfall der Hirndurchblutung, ggf. mit Umverteilung von Blut aus gesunden Hirnprovinzen zugunsten maximal vasodilatierter ischämischer Areale, und zur Reduktion des ICP.

Eine Cochrane-Analyse zeigte, dass Barbiturate das neurologische Defizit und die Letalität im Vergleich zu einer Standardtherapie ohne Barbiturate nicht verbessern, wohl aber den ICP effektiv senken können. Bei einem von 4 Patienten kam es unter Barbiturattherapie zu einem MAP-Abfall, der den ICP-senkenden Effekt von Barbituraten wieder aufhob. Unter der Voraussetzung hämodynamischer Stabilität kann daher bei Patienten mit zerebraler Läsion und pharmakologisch, physikalisch sowie chirurgisch austherapierter intrakranieller Hypertension eine hochdosierte Barbituratinfusion zur Reduktion des ICP beitragen. Ein kontinuierliches Barbituratkoma sollte unter EEG-Kontrolle durchgeführt werden, um eine zu hohe Dosierung mit den unerwünschten Nebeneffekten zu vermeiden.

Die prophylaktische Gabe von Barbituraten mit dem Ziel, eine Zunahme des ICP zu vermeiden, ist in keinem Fall gerechtfertigt.

Praxistipp

Bolusinjektion von 5–10 mg/kg Thiopental (z. B. Trapanal), gefolgt von einer EEG-gesteuerten kontinuierlichen Infusion mit 3–5 mg/kg/h Thiopental. Ziel ist die minimale Barbituratdosierung, mit der ein Burst-Suppression-EEG erreicht werden kann. Häufig ist eine gleichzeitige Noradrenalininfusion erforderlich, um einen kritischen Blutdruckabfall zu verhindern.

- **Glukokortikoide**

Die Infusion von Glukokortikoiden bei Patienten mit Schädel-Hirn-Trauma und erhöhtem intrakraniellen Druck ist nicht gerechtfertigt, da weder für Dexamethason (z. B. Fortecortin) noch für Methylprednisolon (z. B. Urbason) ein verbessertes neurologisches Ergebnis nachweisbar war. Hingegen wird die perioperative Gabe von Glukokortikoiden zur Reduktion eines perifokalen Hirnödems im Rahmen einer Tumorerkrankung weiterhin empfohlen, z. B. 3×4 mg bis 4×8 mg Dexamethason.

 Cave
Die Gabe von Glukokortikoiden bei Patienten mit einem erhöhten ICP nach Schädel-Hirn-Trauma ist kontraindiziert und kann zu vermehrter Infektanfälligkeit und erhöhten Blutzuckerspiegeln führen.

- **Dekompressionskraniektomie**

Die rasche operative Entlastung epiduraler, subduraler oder parenchymatöser raumfordernder Blutungen ist eine kausale und effektive Behandlung von Patienten mit einem Schädel-Hirn-Trauma. Patienten mit therapierefraktärer Hirndrucksteigerung profitieren möglicherweise von einer Dekompressionskraniektomie mit großzügiger Duraerweiterungsplastik. Derzeit wird diese Intervention als »ultima ratio« eingestuft. Kritiker realisieren zwar eine wahrscheinliche Reduktion der Letalität, glauben jedoch, dass durch eine späte Dekompressionskraniektomie lediglich eine Zunahme von Patienten mit sehr schlechtem neurologischem Endergebnis erreicht wird. Eine frühzeitige Durchführung der Dekompressionskraniektomie hingegen kann die Letalität möglicherweise reduzieren und das neurologische Endergebnis verbessern.

Etwa 25% der Patienten, die aufgrund eines schweren Schädel-Hirn-Traumas ein hohes Hirntodrisiko hatten, können nach einer Dekompressionskraniektomie innerhalb eines Jahres sozial wieder vollständig integriert werden. Bei jüngeren Patienten (<50 Jahre) und insbesondere bei Kindern sind die Ergebnisse nach früher Dekompression noch günstiger.

> Eine Dekompressionskraniektomie sollte daher bei Patienten mit einer massiven Hirnschwellung innerhalb der ersten 48 h durchgeführt werden, wenn sie jünger als 50 Jahre sind und keine extrakraniellen Begleiterkrankungen haben.

Liegt eine schwere Begleitverletzung vor, so sollte die Altersgrenze auf 40 Jahre heruntergesetzt werden. Vor Dekompression sollten eine primäre Schädigung des Hirnstamms und ein diffuser axonaler Hirnschaden ausgeschlossen werden.

In einer prospektiv randomisierten Untersuchung (DECRA) konnte zwar kein positiver Effekt der Dekompressionskraniektomie auf das neurologische Endergebnis von SHT-Patienten nachgewiesen werden, jedoch wurden auch Probleme beim Studiendesign und bei der Durchführung diskutiert. Um eine endgültige Beurteilung der Dekompressionskraniektomie zu ermöglichen, wird derzeit die »RESCUEicp«-Studie durchgeführt.

Therapieziel: ICP <20 mmHg und CPP 50–70 mmHg

- Basismaßnahmen
    - Normovolämie (szvO$_2$ >70%; PiCCO im optimalen Bereich)
    - Normotension (CPP: 50–70 mmHg)
    - Normokapnie (paCO$_2$: 35-40 mmHg)
    - Normoxämie (paO$_2$ >60 mmHg)
    - Normoglykämie (BZ: 100–150 mg/dl)
    - Normothermie (36,0–37,5°C)
- Erweiterte Maßnahmen
    - Liquordrainage, Lagerungsmaßnahmen
    - Volumen, Vasopressoren, Osmodiuretika
    - Barbituratkoma, milde Hyperventilation
    - milde Hypothermie, Dekompressionskraniektomie

Vorgehen bei persistierendem ICP-Anstieg

1. Kontrolle von paCO$_2$, paO$_2$, Körpertemperatur (>37,5°C therapieren!).
2. Ablassen von Liquor über die liegende Drainage, Oberkörperhochlagerung, Kopf-Hals-Achse überprüfen.
3. Suche nach den Ursachen: Pupillen überprüfen, ggf. CCT-Kontrolle.
4. Bei Hypotension Gabe von Volumen (Kristalloide, ggf. Kolloide) und Vasopressoren (Nor-

adrenalin, z. B. 5 mg auf 50 ml; mit 2–4 ml/h starten) bis CPP in einem Bereich von 50–70 mmHg liegt.
5. Gabe von Osmodiuretika, z. B. 250 ml Mannitol-15%- oder -20%-Lösung.
6. Vorübergehende milde Hyperventilation (paCO$_2$-Zielwert 30–32 mmHg).
7. Neurochirurgisches Konsil um Indikation für Dekompressionskraniektomie zu diskutieren.
8. Wenn Dekompressionskraniektomie nicht indiziert ist, können ein Barbituratkoma (z. B. Bolusinjektion: 5–10 mg/kg Thiopental, dann EEG-gesteuert kontinuierliche Infusion mit 3–5 mg/kg/h Thiopental) oder eine milde Hypothermie (34°C-Zieltemperatur) begonnen werden.

42.2   Koma

Für den normalen Wachheitszustand ist das intakte aufsteigende retikuläre Aktivierungssystem (ARAS) nötig. Bewusstseinsstörungen entstehen durch Fehlfunktionen auf jeder Ebene dieses komplexen Systems.

42.2.1 Symptome

Die Störung der Wachheit (Vigilanz) kann graduell folgendermaßen eingeteilt werden:
- Somnolenz (schlafähnlicher Zustand),
- Sopor (Erweckbarkeit nur auf starke Reize) und
- Koma (fehlende Erweckbarkeit).

Ein voll ausgeprägtes Koma ist die schwerste Form einer Bewusstseinsstörung und somit Symptom einer schweren zerebralen Schädigung, meist der Großhirnfunktion, und damit häufig lebensbedrohlich. Ein Koma kann nach einer direkten Schädigung des Gehirngewebes (z. B. Apoplex, Schädel-Hirn-Trauma, Entzündung, epileptischen Anfall, Tumor) oder im Rahmen einer Stoffwechselstörung (z. B. Hyper- oder Hypoglykämie, Hypoxie, Nieren- oder Leberinsuffizienz) oder bei einer Vergiftung auftreten (◘ Tab. 42.1).

Der in den Medien häufig verwendete Begriff »künstliches Koma« ist irreführend, da dieser Zustand eine medikamentös herbeigeführte Bewusstseinsminderung beschreibt, die nach Absetzen des Arzneimittels reversibel ist. Hierfür wären die Begriffe »Sedierung« oder »Analgosedierung« zutreffender, da es sich um einen kontrollierten Zustand handelt.

Syndrom reaktionsloser Wachheit Dieses Syndrom (engl. »unresponsive wakefulness syndrome«) wurde

◻ **Tab. 42.1** Ätiologie des Komas	
	Hinweis auf
Fremdanamnese	Intoxikation, Vorerkrankungen, epileptischer Anfall, psychische Vorerkrankungen
Physiologische Variable	Hyper-, Hypothermie; Hyper-, Hypotonie
Blutgasanalyse	Hyper-, Hypokapnie, Hypoxie
Labordiagnostik	Leber-, Nierenversagen, Schilddrüsendysfunktion, Elektrolytstörung, Hyper-, Hypoglykämie, Vitaminmangel (Thiamin), Intoxikation (bei Verdacht)
CCT bzw. Angiographie	Blutung, Raumforderung (z. B. Tumor), Liquoraufstau
	Parameter
Neurologische Untersuchung	▬ Augenstellung und -beweglichkeit (Ruhestellung und spontane Augenbewegung, okulozephaler Reflex) ▬ Pupillengröße, -reaktion auf Licht ▬ Atemmuster, sofern nicht intubiert ▬ Motorik, sofern nicht tief sediert ▬ Reflexstatus: Hirnstammreflexe, Eigen- und Fremdreflexe

früher auch als »Wachkoma«, »Coma vigile«, »apallisches Syndrom« oder »vegetativer Status« bezeichnet. Ursächlich hierbei ist die Funktion von Kortex und Formatio reticularis gestört, kombiniert mit einer hypothalamisch-hypophysären Dysregulation. Da die zerebralen Efferenzen und Afferenzen zu wesentlichen Teilen unterbrochen sind, ist die Hirnfunktion auf mesodienzephale Aktivitäten begrenzt. Aufgrund des intakten Hirnstamms sind die lebenserhaltenden Funktionen des Körpers noch aktiv, sodass der Patient zwar wach erscheint, aber mangels kognitiver Funktionen offenbar kein Bewusstsein hat und nicht in Kontakt mit der Außenwelt treten kann. Klinisch ist die Diagnose aber schwer zu stellen, sodass eine korrekte Einschätzung dieser Patienten häufig erst nach vielen Wochen gelingt.

Locked-in-Syndrom Abzugrenzen vom Koma ist das »Locked-in-Syndrom«, bei dem es durch isolierte ventrale Ponsläsion der kortikospinalen und -bulbären Bahnen zu einem kompletten Ausfall der Willkürmotorik mit Ausnahme der vertikalen Augenbewegung und des Lidschlusses kommt. Vigilanz und kognitive Fähigkeiten des Patienten sind dabei voll erhalten.

■ **Spezielle Syndrome**
Als Folge einer neurologischen Schädigung, z. B. durch Trauma, Ischämie, Intoxikation oder Infektion, kann es zu einer funktionellen Abkopplung des Kortex vom Hirnstamm kommen, was als Dekortikations- bzw. Dezerebrationssyndrom bezeichnet wird, wobei die einzelnen Syndrome einen fließenden Übergang zeigen.

Je nach Lokalisation können folgende Syndrome unterschieden werden:
▬ Zwischenhirnsyndrom (dienzephales Syndrom, Dekortikation),
▬ Mittelhirnsyndrom (mesenzephales Syndrom),
▬ pontines Syndrom,
▬ Bulbärhirnsyndrom.

Zwischenhirnsyndrom Das Zwischenhirn wird axial in Richtung des Tentoriumsschlitzes verdrängt. Es kommt zur Vigilanzstörung durch Schädigung des retikulären Systems und zu Beuge-Streck-Synergismen aufgrund der Enthemmung des Tractus rubrospinalis (Dekortikationshaltung). Die Pupillen sind eng und reagieren auf Licht. Der vestibulookuläre Reflex beschreibt die schnelle gegenläufige Bewegung des Augenbulbus bei ruckartiger Bewegung des Kopfes (Reflexbogen: Innenohr → Hirnstamm → III., IV. und VI. Hirnnerv). Beim Zwischenhirnsydrom kann diese physiologische Blickstabilisierung entfallen (»Puppenkopf-Phänomen«) und der vestibulookuläre Reflex ist negativ. Die Reflexprüfung darf nur bei gesichert stabiler Halswirbelsäule überprüft werden.

Mittelhirnsyndrom Das Mittelhirnsyndrom entsteht meist durch transtentorielle Herniation infolge eines traumatischen Hirnödems. In seinem Endstadium zeigt der komatöse Patient Strecksynergismen der Extremitäten und des Rumpfes (Dezerebrationshaltung).

42

Die Pupillen können mittelweit oder weit gestellt sein und die Lichtreaktion wird zunehmend schwächer. Die weit werdenden Pupillen entsprechen einer Lähmung des Musculus sphincter pupillae aufgrund der Kompression der autonomen parasympathischen Fasern im N. oculomotorius (III. Hirnnerv), dessen Kerngebiete im Mittelhirn liegen. Das Mittelhirnsyndrom kann sich noch nach Monaten zurückbilden oder geht in ein Syndrom reaktionsloser Wachheit über.

Pontines Syndrom Auf Schmerzreiz werden noch leichte Streckbewegungen der Extremitäten ausgelöst, wobei der Muskeltonus aber schon herabgesetzt ist. Das Babinski-Zeichen ist dennoch meist noch positiv. Die mittelweiten Pupillen sind oft entrundet und lichtstarr.

Bulbärhirnsyndrom Das Bulbärhirnsyndrom stellt die Kompression der unteren Pons und der Medulla oblongata dar und entsteht bei infratentoriellen Prozessen wesentlich schneller als bei supratentoriellen. Es fehlt jegliche Reaktion auf Schmerzreiz, und es werden auch keine Strecksynergismen mehr beobachtet. Eigenreflexe und Pyramidenbahnzeichen sind erloschen. Die Pupillen sind maximal weit und lichtstarr. Das Bulbärhirnsyndrom hat eine sehr schlechte Prognose, ist aber nicht immer per se infaust.

42.2.2 Diagnostik

Nach Aufnahme eines komatösen Patienten müssen initial die Vitalparameter wie Kreislauf und Atmung kontrolliert und ggf. stabilisiert werden, z. B. mit Intubation und Vasopressoren. Daran schließen sich (Fremd-)Anamnese, neurologische Untersuchung und Labordiagnostik an, um die Ursache des Komas zur erfassen (◘ Tab. 42.1).

> Das am häufigsten verwendete Klassifikationssystem des Bewusstseinszustands ist die Glasgow-Koma-Skala, die beim Erstkontakt mit dem Patienten immer erhoben werden sollte (► Kap. 50, ◘ Tab. 50.2).

Als bildgebendes Verfahren sollte immer ein CCT durchgeführt werden, ggf. als Angio-CT oder als Perfusions-CT oder in Kombination mit einer Angiographie.

42.2.3 Therapie und Prognose

Die Therapie des Komas erfolgt neben der Symptomkontrolle durch die Behandlung der zugrunde liegenden Erkrankung.

▪ **Prognose**
Ein Koma kann im günstigsten Fall ohne Residuen überlebt werden oder im ungünstigsten Fall zum Tod des Patienten führen. Die Dauer ist sehr variabel und kann von einigen Tagen bis zu Jahren betragen. Das neurologische Endergebnis hängt von vielen Faktoren ab, z. B. von Ursache, Lokalisation und Stärke des Schadens. Üblicherweise erholt sich ein Patient nur schrittweise und langsam von einem Koma. Nach einem Jahr kommt es nur noch in seltenen Fällen zu einer weiteren Verbesserung. Ein sensibler Prognoseparameter sind die somatosensiblen evozierten Potenzial (SSEP). Sind diese beidseitig erloschen, dann ist mit einer ungünstigen Prognose zu rechnen.

Fallbeispiel Teil 2

Das erneut durchgeführte CCT zeigt keine Nachblutung, aber Zeichen für ein beginnendes Hirnödem. Die Liquordrainage wird daraufhin bei 10 mmHg auf Ablauf gestellt, es werden 250 ml Mannit 20% infundiert, der Oberkörper wird auf 30° erhöht und der Kopf in eine Schaumstoffschale gelegt, um die Kopf-Hals-Achse orthograd zu fixieren. Der CPP wird mit geringen Dosierungen von Noradrenalin stabilisiert, der PiCCO-Katheter zeigt kein Volumendefizit an.

Da der ICP trotz dieser Maßnahmen weiter steigt, wird beschlossen, bei diesem jungen Patienten mit isoliertem SHT eine Dekompressionskraniektomie durchzuführen. Um die Zeit bis zur Operation zu überbrücken, wird mit einer milden Hyperventilation begonnen (paCO$_2$ 30 mmHg). Der Patient wird rasch in den OP gebracht, es erfolgt eine osteoklastische Kraniotomie mit großzügiger Duraplastik. Der Patient erholt sich in den nächsten Tagen und Wochen sehr gut, nach 3 Monaten kann auch der Knochendeckel wieder eingesetzt werden.

Literatur

Clifton GL, Valadka A, Zygun D et al. (2011) Very early hypothermia induction in patients with severe brain injury (the National Acute Brain Injury Study: Hypothermia II): a randomised trial. Lancet Neurol 10: 131–139

Cooper J, Rosenfeld J, Murray L et al. (2011) Decompressive craniectomy in diffuse traumatic brain injury. N Engl J Med 364: 1493–1502

Engelhard K, Menzel M, Baetgen R (2011) Aktualisierte Empfehlungen: Innerklinische Akutversorgung des Patienten mit schwerem Schädel-Hirn-Trauma. Anästh Intensivmed 3: S65–S72

Herzer G, Trimmel H (2010) Neuroanästhesie: Grundlagen der perioperativen Betreuung. Anaesthesist 59: 371–384

Reinhart K, Perner A, Sprung C et al. (2012) Consensus statement of the ESICM task force on colloid volume therapy in critically ill patients. Intensive Care Med 38: 368–383

Roberts I, Sydenham E (2009) Barbiturates for acute traumatic brain injury. Cochrane Database of Systematic Reviews 1999, Issue 3. Art. No.: CD000033. DOI: 10.1002/14651858. CD000033 (Hinweis: Erste Cochrane-Analyse 1999, erneute Datenanalyse 2009)

Rosenthal C, Wolf S, Weber-Carstens S, Salih F (2012) Der erhöhte intrakrielle Druck – Therapiemaßnahmen. Anästhesiol Intensivmed Notfallmed Schmerzther 47: 30–38

Sahuquillo J (2008) Decompressive craniectomy for the treatment of refractory high intracranial pressure in traumatic brain injury. Cochrane Database of Systematic Reviews 2006, Issue 1. Art. No.: CD003983. DOI: 10.1002/14651858. CD003983.pub2

Stocchetti N, Le Roux P, Vespa P et al. (2013) Clinical review: Neuromonitoring – an update. Critical Care 17: 201

Timmons S, Ullman J, Eisenberg H (2011) Craniectomy in diffuse traumatic brain injury. N Engl J Med 365: 372–373

Von Wild K, Laureys S, Dolce G (2012) Apallisches Syndrom, vegetativer Zustand – Unangemessene Begriffe. Dtsch Ärzteblatt 109: A 143

Wakai A, Roberts I, Shierhout G (2007) Mannitol for acute traumatic brain injury Cochrane Database of Systematic Reviews 2007, Issue 1. Art. No.: CD001049. DOI: 10.1002/14651858.CD001049.pub4

White H, Cook D, Venkatesh B (2006) The use of hypertonic saline for treating intracranial hypertension after traumatic brain injury. Anesth Analg 102: 1836–1846

Wolf S, Salih F, Rosenthal C (2012) Der erhöhte intrakranielle Druck – Multimodales Neuromonitoring – Indikationen und Methoden. Anästhesiol Intensivmed Notfallmed Schmerzther 47: 40–48

Internetlinks

www.awmf.org/leitlinien/detail/ll/030-105.html: Leitlinie zur Behandlung des erhöhten intrakriellen Drucks der Deutschen Gesellschaft für Neurologie

www.awmf.org/leitlinien/detail/ll/008-001.html: Leitlinie zur Behandlung des Schädel-Hirn-Traumas im Erwachsenenalter (federführend Deutsche Gesellschaft für Neurochirurgie)

www.braintrauma.org: Homepage der Brain Trauma Foundation mit Leitlinien zur Therapie des Schädel-Hirn-Traumas

www.cochrane.org: Homepage der Cochrane Collaboration. Hier findet man Cochrane Metaanalysen zu den verschiedensten Themen der gesamten Medizin

www.esicm.org: Homepage der European Society of Intensive Care Medicine

www.rancho.org: Internetseite von Rancho Los Amigos, einer führenden US-Rehabilitationsklinik mit vielfältigen Informationen zur Rehabilitation von Patienten nach SHT oder Koma

www.trauma.org/archive/neuro/icp.html: Informationen zu traumatisch bedingten ICP-Erhöhungen

Intensivmedizin bei neurologischen Erkrankungen

Frank Steigerwald, Matthias Sitzer

Fallbeispiel Teil 1

Eine 73-jährige Frau wird verwahrlost und wesensverändert im Treppenhaus ihres Wohnhauses vorgefunden. Die Notärztin stellt eine Temperatur von 39,5°C, eine deutliche Exsikkose und basale Rasselgeräusche beidseits fest. Die Patientin lehnt eine stationäre Krankenhausbehandlung vehement ab und muss daher mittels Psychisch-Kranken-Gesetz (PsychKG) eingewiesen werden. Bei Verdacht auf eine Pneumonie ruft die Pflegekraft in der Notaufnahme den diensthabenden Internisten hinzu.

Auch bei der Behandlung auf der Intensivstation stellt der klinisch-neurologische Untersuchungsbefund die Basis für die weitere apparative Diagnostik und die Therapieentscheidungen dar. Aufgrund der meist eingeschränkten Kooperationsfähigkeit der Patienten verlagert sich der Schwerpunkt auf klinische Zeichen wie das Bewusstsein, Hirnstamm- und Muskeleigenreflexe, pathologische Reflexe sowie die Prüfung von Meningismus und Muskeltonus oder die Reaktion auf Schmerzreize.

Auswahl, Anwendungsdauer und Dosierung von Analgetika und Sedativa müssen bei der Beurteilung des Untersuchungsbefunds immer berücksichtigt werden.

43.1 Ischämischer Hirninfarkt

Der akute ischämische Hirninfarkt kann durch folgende Ursachen ausgelöst werden:
- kardiale oder arterio-arterielle Embolie,
- Verschluss einer vorbestehenden Gefäßstenose oder
- Verschluss eines kleinen Gefäßes im Gehirn als sog. Mikroangiopathie, z. B. infolge eines langjährigen Hypertonus.

Klinisch äußert sich der akute ischämische Hirninfarkt durch das plötzliche Auftreten sog. »zentraler«, neurologischer Ausfallssymptome wie z. B. Hemiparese, Aphasie, Dysarthrie (Sprechstörung) oder Hemihypästhesie.

> Ein ischämischer Hirninfarkt stellt grundsätzlich eine Notfallsituation dar, die schnellstmöglich zum Transport in eine neurologische Klinik bzw. eine Stroke Unit führen muss.

Nach Abschluss der Akutdiagnostik, die neben der neurologischen Untersuchung immer eine sofortige zerebrale Bildgebung zur Abgrenzung gegenüber einer Hirnblutung beinhalten muss, sollte ein akuter Hirninfarkt heutzutage immer auf einer Schlaganfallstation behandelt werden. Je nach Ausstattung einer Schlaganfallstation sind jedoch Konstellationen denkbar, in denen die Aufnahme des Patienten in der Akutsituation auf eine Intensivstation erfolgen muss:
- Der Patient musste wegen einer respiratorischen Insuffizienz im Rahmen des Schlaganfalls intubiert werden.
- Der Patient droht beatmungspflichtig zu werden, z. B. wegen einer beginnenden respiratorischen Insuffizienz oder bei schwerer Schluckstörung.
- Der Patient wurde zur Durchführung einer interventionellen Therapie des Schlaganfalls mit lokaler Lyse oder anderen endovaskulären Therapieverfahren intubiert und beatmet, z. B. zur intraarteriellen Lyse bei Verschluss der A. basilaris.
- Nicht beherrschbare hypertensive Entgleisung oder eine andere schwere Begleiterkrankung, z. B. ein akuter Myokardinfarkt als Ursache eines kardioembolischen Hirninfarkts oder eine Herzinsuffizienz.

Bei Aufnahme eines Patienten mit einem akuten Schlaganfall ist immer zu bedenken, dass bei entsprechender Schwere des neurologischen Defizits in einem Zeitfenster von 4,5 h nach Symptombeginn eine systemische Lysetherapie mit rt-PA (Alteplase, z. B. Actilyse) durchgeführt werden kann. Ausschlaggebend hierfür ist neben der Schwere des Defizits, gemessen mit der »National Institute of Health Stroke Scale« (NIHSS), und dem weiteren Ausschluss von Kontraindikationen, ein sicher anamnestisch zu eruierender Beginn der Symptome vor weniger als 4,5 h. Als Beginn ist dabei immer der Zeitpunkt zu werten, an dem der Patient zuletzt neurologisch unauffällig war. Bei Patienten, die aus dem Schlaf heraus mit neurologischen Ausfällen erwacht sind, gilt entsprechend der Zeitpunkt, zu dem sie zu Bett gegangen sind, als mutmaßlicher Beginn der Symptomatik!

Das rasche konsequente Handeln bereits bei Verdacht auf eine zerebrale Ischämie inklusiver sorgfältiger Anamnese zur Ermittlung des genauen Zeitfensters und zum Ausschluss etwaiger Kontraindikationen hat daher oberste Priorität.

▪ Diagnostik

Folgende Diagnostik wird beim ischämischen Schlaganfall vor Beginn einer systemischen Lysetherapie durchgeführt:
- neurologische Untersuchung: Liegt ein zentrales neurologisches Defizit vor?
- Routinelabor: Gerinnungsstörung? Thrombozytenzahl? Massive systemische Infektzeichen?

CCT nativ zum Ausschluss einer intrakraniellen Blutung und zum Ausschluss von Ischämiefrühzeichen, die auf einen Hirninfarkt >⅓ des Mediastromgebiets hindeuten.

Der direkte Nachweis des Gefäßverschlusses durch eine CT-Angiographie im Rahmen des Notfall-CT bleibt (derzeit noch) erfahrenen Zentren vorbehalten. In allen anderen Fällen sollte eine Doppler-/Duplexsonographie oder eine CT-Angiographie oder ein MRT (± Angiographie) wegen der dadurch bedingten Zeitverzögerung vor Beginn der Lysetherapie nur angestrebt werden, wenn berechtigte Zweifel an dem Vorliegen einer akuten zerebralen Ischämie bestehen, z. B. bei fehlender Fremdanamnese bei aphasischen Patienten, bekannter Epilepsie (Todd-Parese) oder bei hochgradiger Bewusstseinsstörung als Hinweis auf eine Basilaristhrombose.

- **Kontraindikationen**

Vor Beginn der Lysebehandlung sind etwaige (teilweise relative) Kontraindikationen abzuklären:

- neurologische Defizite oder Symptome, die sich spontan rasch bessern, NIHSS <5,
- Symptome oder Anamnese, die auf eine Subarachnoidalblutung hinweisen, selbst bei normalem CCT, z. B. gleichzeitig mit oder kurz vor der Symptomatik aufgetretener, massiver Kopfschmerz mit akutem Beginn,
- Thrombozytenzahl <100.000/µl,
- klinisch (z. B. NIHSS >25) oder per Bildgebung nachgewiesener schwerer Schlaganfall: verwaschene Mark-Rinden-Grenze oder unscharf begrenzte Hypodensität in mehr als ⅓ des Mediastromgebiets oder entsprechend große Läsion in der diffusionsgewichteten Bildgebung (DWI),
- Krampfanfall zu Beginn des Schlaganfalls,
- Heparingabe innerhalb der vergangenen 48 h,
- Schlaganfall innerhalb der letzten 3 Monate,
- medikamentös nicht beherrschbare Hypertonie mit Blutdruckwerten systolisch >185 mmHg bzw. diastolisch >110 mmHg,
- Blutglukosespiegel <50 mg/dl oder >400 mg/dl,
- Alter <18 oder >80 Jahre,
- Verdacht auf oder nachgewiesene intrazerebrale Blutung; aneurysmatische Subarachnoidalblutung in der Vorgeschichte,
- bekannte hämorrhagische Diathese,
- orale Antikoagulanzientherapie mit INR >1,7 (gemäß amerikanischen Leitlinien); Einnahme neuer oraler Antikoagulanzien (s. u.)
- manifeste oder kurz zurückliegende schwere oder lebensgefährliche Blutung,

- Punktion eines nicht komprimierbaren Gefäßes (z. B. V. subclavia oder V. jugularis interna),
- bakterielle Endokarditis, Perikarditis,
- akute Pankreatitis,
- Ulkuserkrankungen im Gastrointestinaltrakt innerhalb der vergangenen 3 Monate, Ösophagusvarizen, arterielle Aneurysmen, arteriovenöse Missbildungen,
- Neoplasie mit erhöhtem Blutungsrisiko,
- schwere Lebererkrankung einschließlich Leberversagen, Zirrhose, Pfortaderhochdruck und aktiver Hepatitis,
- größere Operationen oder schwere Traumen innerhalb der vergangenen 3 Monate. Dabei sollte – auch in Abhängigkeit von Art und »Alter« von Trauma und Operation – abgewogen werden, ob eine absolute oder eine relative Kontraindikation vorliegt.

Bei Vorliegen der oben genannten, teilweise relativen Kontraindikationen sollte in Abhängigkeit vom Ausmaß der neurologischen Ausfälle und der jeweiligen Kontraindikation im Einzelfall entschieden werden, ob nicht doch eine systemische oder lokale Lysebehandlung als individueller Heilversuch gerechtfertigt ist.

Die Zulassung der neuen oralen Antikoagulanzien (NOAK) Dabigatran, Rivaroxaban u. a. zur Behandlung des Vorhofflimmerns hat die Lysebehandlung insofern kompliziert, als dass es aktuell noch keinen in der Notfallsituation praktikablen Schnelltest für deren Nachweis oder die Erfassung der Gerinnungssituation unter NOAK gibt. Lediglich unter Dabigatran kann eine verlängerte aPTT oder Thrombinzeit qualitativ auf dessen Einnahme hinweisen. Letztlich muss man sich möglichst auf anamnestische Angaben verlassen, da die Einnahme der NOAK wie Dabigatran oder Rivaroxaban innerhalb der letzte 48 h eine Kontraindikation darstellt. Liegt die letzte Einnahme länger als 48 h zurück und sind aPTT und Thrombinzeit normal, kann aufgrund der kurzen Halbwertszeiten der NOAK eine systemische Lyse erfolgen. Letztlich sind aber auch schon unter NOAK einzelne Patienten erfolgreich lysiert worden, sodass auch hier eine Einzelfallentscheidung erfolgen sollte.

 Cave
Vor der Lysebehandlung kein zentralvenöser Katheter, keine Magensonde und bei Männern möglichst kein Blasenkatheter, da unter der Lyse erhebliche Blutungsgefahr besteht!

Bei Frauen ist die extrem vorsichtige Anlage eines Dauerkatheters möglich.

> Eine arterielle Kanüle wird ausschließlich beim hämodynamisch erheblich instabilen Patienten gelegt, und dann durch einen darin erfahrenen Arzt! Eine orotracheale Intubation ist unter Lysebedingungen unproblematisch.

Ist die Entscheidung zur Lysetherapie gefallen und sind Kontraindikationen ausgeschlossen, sollte die Lyse unverzüglich beginnen, da die Erfolgsaussichten innerhalb des 4,5-h-Zeitfensters kontinuierlich, wenn nicht sogar exponentiell, fallen. Statistisch gesehen sind die Erfolgsaussichten doppelt so hoch, wenn die Lysebehandlung innerhalb von 90 min nach Symptombeginn startet. Der Patient sollte hierfür – wenn möglich – 2 periphervenöse Verweilkanülen erhalten: Über eine wird das rt-PA verabreicht, die andere wird durch Flüssigkeitsinfusion offengehalten und dient als Zugang für weitere Medikamente, z. B. zur Blutdruck- und Blutzuckertherapie.

- **Systemische Lysetherapie**

Dosierung für rt-PA (in mg): Körpergewicht in Kilogramm × 0,9, wobei eine Maximaldosis von 90 mg nicht überschritten wird. 10% der errechneten Dosis werden als Bolus gespritzt, der Rest wird über 1 h mittels Perfusor verabreicht.

- **Endovaskuläre Therapie inkl. lokale Lyse**

Patienten, die eine Klinik nach Ablauf des 4,5-h-Zeitfensters erreichen, können in spezialisierten Zentren mit interventionell-neuroradiologischer Expertise bis zu 6 h nach Beginn der Symptomatik mit einer lokalen Lysetherapie über eine zerebrale Katheterangiographie behandelt werden. Alternativ können insbesondere bei proximalen Gefäßverschlüssen auch sog. Stent-Retriever-Systeme eingesetzt werden, bei denen der Thrombus mit einem expandierbaren Stentkäfig eingefangen und über den Katheter aus dem Gefäß zurückgezogen wird. Letztere Verfahren erscheinen vielversprechend, sind allerdings noch nicht evidenzbasiert geprüft.

Weitere Indikationen für eine lokale Lyse können sein:

- Der akute Karotis-T-Verschluss, also der Verschluss der Aufteilung der intrakraniellen A. carotis interna in die A. cerebri media und anterior, sowie Gefäßverschlüsse über mehr als 6 mm Länge. Hier ist aufgrund der schlechten Erfolgsaussichten der systemischen Lyse auch innerhalb des 4,5-h-Zeitfensters ein sofortiger lokaler Lyse- oder Thrombektomieversuch zu diskutieren.
- Der Verschluss der A. basilaris stellt unbehandelt einen Notfall mit häufig infauster Prognose dar, der auch noch 6 h nach Beginn mit einer lokalen Lyse behandelt werden sollte. Besteht bei dem Patienten jedoch eine Tetrasymptomatik >4 h oder eine Komadauer >2 h, sollte aufgrund des schlechten Outcomes von einer Lysebehandlung eher abgesehen werden. Bei einem Verschluss der A. basilaris ist auch ein sog. »Bridging«-Verfahren zu erwägen: Hierbei wird zuerst rt-PA systemisch gegeben, um die Vorbereitungszeit für die in Intubationsnarkose durchzuführende Katheterangiographie zu überbrücken. Das Vorgehen erfolgt hier analog zur systemischen Lyse, wobei die bis zum Beginn der Angiographie noch nicht verabreichte rt-PA-Dosis dann über den Katheter direkt lokal am verschlossenen Gefäß injiziert wird; gleichzeitig wird mit dem Katheter eine Fragmentierung oder mittels Stentretriever eine Entfernung des Thrombus versucht.
- Bei Nichtansprechen auf eine systemische Lysebehandlung kann innerhalb des 4,5-h-Zeitfensters ebenfalls noch eine mechanische Thrombektomie angeschlossen werden.

Nach einer systemischen oder lokalen Lysetherapie mit rt-PA ist der Patient für 24 h stark blutungsgefährdet: intrakraniell, insbesondere im Infarktareal, aber auch auf Schleimhäuten, im Gastrointestinaltrakt, in der Blase oder bei sonstigen Wunden und Verletzungen. Bei jeglicher klinischer Verschlechterung muss unverzüglich ein CCT mit der Frage nach einer intrazerebralen Blutung durchgeführt werden.

Außerdem kann es unter der Lysetherapie zur anaphylaktischen Reaktionen und zur Entwicklung eines Angioödems im Bereich von Zunge und/oder Pharynx kommen. Hier muss eine frühzeitige, möglichst orotracheale Intubation erfolgen, da die nasotracheale Intubation unter Lysetherapie ebenfalls zu schwersten Blutungen führen kann.

 Cave

Bis 24 h nach Lyse wegen der erhöhten Blutungsgefahr möglichst keine Punktionen (s.c., i.v., i.m., i.a.), keine Magensonde und bei Männern möglichst kein Urinkatheter. Hier kann alternativ ein Urinkondom verwendet werden. Vorsicht bei automatischen Blutdruckmessgeräten: Hier können massive venöse Stauungsblutungen auftreten.

- **Monitoring**

Unabhängig von der Lysebehandlung erhält jeder Patient mit einer zerebralen Ischämie ein engmaschiges Monitoring von Blutdruck, EKG, Herzfrequenz, Temperatur, Blutzucker, O_2-Sättigung und klinisch-neurologischem Status. Liegen diese Werte außerhalb der empfohlenen Grenzen, sollte frühzeitig behandelt werden, da sich dies günstig auf das Outcome des Patienten auswirkt. Hierbei gilt:

- Zahlreiche Schlaganfallpatienten haben in der Akutphase einen hohen Blutdruck, der zumeist innerhalb der ersten Tage nach dem Ereignis wieder spontan absinkt.
- Systolische Werte >220 mmHg und diastolische Werte >120 mmHg sollten aber in jedem Falle langsam gesenkt werden.
- Ein systolischer Blutdruck von 180–220 mmHg und ein diastolischer Blutdruck von 105–120 mmHg können toleriert werden, soweit keine Lysebehandlung erfolgt ist.
- Blutdruckzielwerte sind 180/100–105 mmHg bei Hypertonikern und 160/90 bis 180/100 mmHg bei Nichthypertonikern sowie bei Durchführung einer systemischen Lyse.
- Die Blutdrucksenkung erfolgt vorzugsweise mit Urapidil (z. B. Ebrantil) oder Clonidin (z. B. Catapresan).

> ⊘ **Cave**
> Nitroglycerin sollte wegen der Gefahr der intrakraniellen Druckerhöhung und eines Steal-Effekts durch intrakranielle Vasodilatation eher vermieden werden.

- Streng normotone Werte sollten allgemein erst nach 3–4 Tagen angestrebt werden.
- Blutdruckwerte <120/70 mmHg bei Hypertonikern und Patienten mit Stenosen der hirnversorgenden Arterien stellen eine Behandlungsindikation dar, z. B. mit kristalloiden oder kolloidalen Infusionslösungen oder auch mit Katecholaminen.
- Blutzuckerzielwerte: Nichtdiabetiker 120–150 mg/dl; Diabetiker 120–200 mg/dl. Bei Werten oberhalb dieser Werte erfolgt die Gabe von Altinsulin s.c. oder i.v.; bei Blutzuckerwerten <60 mg/dl mit 10% Glukose i.v. ausgleichen.
- Körpertemperaturzielwert: <37,5°C, darüber z. B. 1 g Paracetamol (z. B. Perfalgan) i.v.

Vorsicht ist bei der Behandlung massiv erhöhter Blutdruckwerte geboten, da diese auf Gefäßstenosen der hirnversorgenden Arterien oder einen erhöhten Hirndruck, z. B. durch Einblutung oder Hirnödem, hinweisen können. Die Blutdrucksenkung sollte entsprechend vorsichtig unter engmaschiger Kontrolle der neurologischen Symptomatik erfolgen, und extra- wie intrakranielle Gefäßstenosen sollten zeitnah ausge-

schlossen werden. Bei Infekten sollte nach Abnahme der Erregerdiagnostik frühzeitig mit einer antibiotischen Behandlung begonnen werden. Elektrolytstörungen sind zügig auszugleichen.

Bereits in der Akutphase der zerebralen Ischämie beginnt die Ursachenabklärung durch

- Gefäßdiagnostik: extrakranielle Gefäßstenosen oder Verschlüsse?
- Kardiale Diagnostik: kardiale Emboliequelle? Emboligene Herzrhythmusstörungen?
- Spezialuntersuchungen bei besonderem Verdacht, z. B. Vaskulitisdiagnostik etc.

■ **Frühe Sekundärprophylaxe**

Da das erneute Auftreten einer zerebralen Ischämie in den ersten Tagen nach einem abgelaufenen Schlaganfall am höchsten ist, sollte ab dem 1. Tag eine Sekundärprophylaxe mit Acetylsalicylsäure 100–300 mg/Tag begonnen werden.

> ❯ Eine Ausnahme bilden die Patienten, die systemisch lysiert worden sind: Bei diesen sollte erst 24 h nach der Lyse mit einer Sekundärprophylaxe begonnen werden.

Eine Indikation zur PTT-wirksamen Heparinisierung (z. B. Ziel-PTT 45–70 s) wird mittlerweile auch bei Gefäßdissektionen, Nachweis intraventrikulärer Thromben und Vorhofflimmern kontrovers diskutiert und sollte in jedem Fall eine sorgfältig abgewogenen Einzelfallentscheidung darstellen. Welche Sekundärprophylaxe langfristig am geeignetsten ist, sollte erst nach Abschluss der Diagnostik entschieden werden.

Neuere Studien weisen darauf hin, dass Reinfarktrisiko und Outcome durch den frühzeitigen Einsatz von Statinen bereits am 1. Tag günstig beeinflusst werden können. Insbesondere aber sollte eine vorbestehende Statintherapie nicht unterbrochen werden, da ansonsten offensichtlich entzündliche Prozesse »aufflammen« können, die vorher durch den antiinflammatorischen Effekt der Statine unterdrückt waren.

■ **Komplikationen der zerebralen Ischämie**

Die häufigsten und wichtigsten Komplikationen sind:

- Pneumonie infolge der Immobilisation und einer schlaganfallbedingten Schluckstörung.
- Respiratorische Insuffizienz: Eine nichtinvasive Beatmung sollte insbesondere bei linkshemisphärischen Infarkten nur nach Ausschluss einer Schluckstörung erfolgen, da ansonsten eine massiv erhöhte Aspirationsgefahr besteht.
- Eine erneute zerebrale Ischämie.
- Einblutungen in das Infarktareal.

— Bei ausgedehnten Infarkten erhöhter Hirndruck mit Massenverschiebungen und schlimmstenfalls Einklemmungssymptomatik.

Hirndruck, Massenverschiebungen und Einklemmungssymptomatik treten v. a. beim Verschluss des A.-cerebri-media-Hauptstamms oder bei Kleinhirninfarkten auf, wobei jüngere Patienten altersbedingt über geringere intrakranielle Reserveräume verfügen und daher eher gefährdet sind. In solchen Fällen sollte eine frühzeitige Kraniektomie erfolgen (zur Behandlung intrakranieller Drucksteigerungen (▶ Kap. 42).

43.2   Intrazerebrale Blutungen

Intrazerebrale Blutungen machen ca. 10% der Schlaganfälle in Deutschland aus und treten jährlich mit einer Inzidenz von 20/100.000 Einwohner auf. Die häufigsten **Ursachen** einer intrazerebralen Blutung sind
— die Ruptur einer durch einen langjährig bestehenden Hypertonus geschädigten Arterie; typische Lokalisationen sind die Stammganglien, der Thalamus, der Ponsbereich und das Kleinhirn.
— Hirnblutungen auf dem Boden einer AV-Malformation,
— bei älteren Menschen die zerebrale Amyloidangiopathie: hierbei kommt es oft zu atypisch gelegenen Lobärhämatomen.

Weitere Ursachen können sein: Gefäßmissbildungen (Aneurysma, AV-Malformation, Durafistel, Kavernome), Einblutungen in Tumore, Metastasen oder ischämische Infarkte sowie Vaskulitiden.

Die typischen **Risikofaktoren** für eine ICB sind daher Hypertonus, angeborene, erworbene oder »iatrogene« Gerinnungsstörungen (orale Antikoagulation, Thrombozytenaggregationshemmer), Alter, schwerer Alkoholabusus und Drogenkonsum, insbesondere Amphetamine und Kokain.

▪ **Klinisches Bild**
Eine intrazerebrale Blutung (ICB) kann sich klinisch prinzipiell genauso wie ein ischämischer Schlaganfall äußern. Eine ICB tritt zwar häufiger mit Kopfschmerzen, Erbrechen, Bewusstseinsstörungen oder einem epileptischen Anfall auf, eine definitive Unterscheidung zwischen einer Ischämie und einer Blutung ist aber nur mittels bildgebender Verfahren möglich.

▪ **Diagnostik**
Die Methode der Wahl ist die CT, in der sich Blut hyperdens darstellt. Bei unklarer Anamnese sollte zusätz-

lich eine Knochenfensterdarstellung zum Ausschluss von Schädelfrakturen durchgeführt werden. Im MRT variiert die Signalgebung dagegen je nach Alter der Blutung in T_1 und T_2, was insbesondere bei subakuten Blutungen die Diagnose allein durch MRT-Bildgebung erschweren kann. Bei Durchführung einer MRT-Untersuchung sollten daher grundsätzlich eisensensitive Sequenzen (T_2^*-Sequenzen = protonengewichtete Sequenzen oder »susceptibility-weighted imaging« (SWI)-Sequenzen) durchgeführt werden, da diese die höchste Sensitivität zum Blutungsnachweis haben. Eine SAB kann dagegen auch bei unauffälliger Bildgebung mit nahezu letzter Sicherheit nur durch eine Lumbalpunktion ausgeschlossen werden. Bei der Bildgebung müssen folgende Fragen geklärt werden:
— Blutung: ja oder nein?
— Ventrikeleinbruch?
— Raumfordernder Effekt?
— Liquoraufstau?

Falls weder die Anamnese (Hypertonus) noch die Lage der Blutung (Stammganglien, Thalamus, Pons oder Kleinhirn) für eine hypertensive Genese sprechen, sollte in der Akutphase eine Angiographie erwogen werden. Diese kann in der Notfallsituation auch als CT-Angiographie erfolgen und dient zum Ausschluss dringend interventionell oder neurochirurgisch behandlungsbedürftiger Gefäßmissbildungen.

Eine Kontroll-CCT sollte bei Patienten mit Kleinhirnblutung, bei Hirnblutungen mit Ventrikeleinbruch oder ventrikelnahen Blutungen auch bei klinisch stabilem Verlauf routinemäßig nach etwa 12 h erfolgen, um einen beginnenden Liquoraufstau frühzeitig zu bemerken. Beatmete und daher neurologisch nur eingeschränkte beurteilbare Patienten sollten ebenfalls nach 12 h eine Kontroll-CCT erhalten, soweit sich die Indikation zu einem neurochirurgischen Eingriff ergeben könnte. Ebenso sollte bei einer klinischen Verschlechterung eine sofortige Kontrollbildgebung erfolgen, soweit angesichts des Gesamtzustands des Patienten ein neurochirurgischer Eingriff (z. B. Ventrikeldrainage) in Frage kommt.

▪ **Monitoring und Notfalltherapie**
Prinzipiell sollte jede Hirnblutung auf einer »Stroke Unit« oder Intensivstation behandelt werden. Neben dem Basismonitoring müssen Bewusstseinsgrad und neurologisches Bild des Patienten engmaschig überwacht werden, um Veränderungen oder Einklemmungszeichen wie Anisokorie, Okulomotorikstörungen, Beuge- bzw. Strecksynergismen möglichst rasch erkennen zu können; gleichzeitig muss schnellstmöglich eine Gerinnungsdiagnostik erfolgen.

> Nach Diagnosestellung der ICB sollte eine strikte Oberkörperhochlagerung (mindestens 30°) eingehalten werden; alle potenziell hirndruckerhöhenden Prozeduren sollten möglichst vermieden oder minimalisiert werden.

Hierzu gehören z. B. alle Manipulationen, die zu Würgen oder Pressen führen können. So sollte die Anlage einer Magensonde möglichst sanft oder ggf. unter leichter Sedierung erfolgen. Blutdruckzielwerte sind <180/100 mmHg bei Hypertonikern und <160/90 mmHg bei Nichthypertonikern. Die Blutdrucksenkung erfolgt vorzugsweise mit Urapidil oder Clonidin und sollte unter invasivem Blutdruckmonitoring erfolgen. Auch Temperaturerhöhungen sollten frühzeitig mit Paracetamol oder Metamizol (z. B. Novalgin) i.v. gesenkt werden.

Bei Patienten mit Bewusstseinstrübung, eingeschränkten Schutzreflexen und beginnender Verschlechterung der respiratorischen Situation sollte frühzeitig eine Intubation erwogen werden. Auch hier gilt wegen des hirndrucksteigernden Effekts eine nichtinvasive Maskenbeatmung als kontraindiziert. Vor der Intubation sollten neurologische Defizite möglichst erneut dokumentiert werden.

- ICB unter Kumarintherapie

Ist die ICB unter einer Marcumartherapie aufgetreten oder zeigt sich aus anderer Ursache ein Quickwert unter 70%, so ist unverzüglich eine Anhebung auf mindestens 70% anzustreben, wobei PPSB wegen des schnellen Wirkeintritts bevorzugt werden sollte. Etwa 30 min nach PPSB-Gabe erfolgt eine erneute Gerinnungskontrolle und ggf. eine weitere PPSB-Gabe. Da die Wirkung der PPSB-Präparate teilweise recht kurz sein kann, ist nach 6–12 h eine erneute Gerinnungskontrolle erforderlich. Aus diesem Grunde hat sich auch die i.v.-Gabe von Vitamin-K-Präparaten (z. B. 10 mg Konakion) am 1. und ggf. auch am 2. Tag zur langfristigen Stabilisierung der Gerinnungssituation bewährt.

Weniger geeignet, aber ebenfalls möglich, ist die Gabe von FFP gemeinsam mit Vitamin K (▶ Übersicht), wobei aber teilweise erhebliche Volumenmengen FFP gegeben werden müssen. Bezüglich der Gabe von rekombinantem Faktor VIIa (z. B. Novoseven) ist die aktuelle Datenlage weiterhin uneinheitlich, sodass die Gabe nicht empfohlen wird. Im Falle einer Blutung unter Heparin wird zur Antagonisierung Protaminsulfat verabreicht.

- ICB unter neuen oralen Antikoagulanzien (NOAK)

Mit Zulassung der sog. »neuen oralen Antikoagulationen« wie Dabigatran und Rivaroxaban verkompliziert sich die Therapie der iatrogenen Hirnblutungen. So hinterlassen die NOAK im normalen Gerinnungslabor keine eindeutigen Hinweise auf deren Einnahme, und es gibt noch wenige Erfahrungen zu deren Behandlung. Nach derzeitigem Kenntnisstand erscheint bei Dabigatran und Rivaroxaban v. a. die körpergewichtsadaptierte PPSB-Gabe sinnvoll. Dabigatran kann auch mittels Dialyse eliminiert werden.

Gerinnungstherapie bei antikoagulanzienassoziierter ICB

- Unter Kumarintherapie, z. B. Marcumar
  - 1. Wahl = PPSB: PPSB-Einheiten = [70%[a] – aktueller Quick-Wert] × kg Körpergewicht. Meist ergeben sich Mengen um 2.000–3.000 IE
  - 2. Wahl FFP: Etwa 20-30 ml/kg Körpergewicht plus 5–10 mg Konakion. Hier gilt die Faustregel: Mit 1 Einheit FFP (ca. 250 ml) kann der Quick-Wert um ca. 3% angehoben werden (Zielwert > 70%)
- Unter Heparintherapie:
  - 1 ml (= 1.000 IE) Protaminsulfat pro 1.000 IE Heparin, die in den letzten 4 h verabreicht wurden
- Unter Dabigatran (z. B. Pradaxa) oder Rivaroxaban (z. B. Xarelto):
  - PPSB: nach Expertenmeinung 50 IE/kg, ggf. FFP oder rekombinanter Faktor VII
  - Bei Dabigatran auch Notfalldialyse zu erwägen

[a] = mindestens angestrebter Quickwert

Wann nach einer Hirnblutung bei fortbestehender Indikation wieder mit einer oralen Antikoagulation oder Vollheparinisierung begonnen werden kann, muss individuell entschieden werden. Bei unkompliziertem Verlauf, aber zwingender Indikation wie z. B. einem mechanischen Herzklappenersatz, kann nach 2 Wochen wieder mit Marcumar therapiert werden. In manchen Kliniken wird bei Patienten mit hohem Thromboembolierisiko auch bereits früher mit einer intravenösen PTT-gesteuerten Vollheparinisierung (Ziel-PTT z. B. 50–60 s) begonnen. Im Allgemeinen wird eine Wiederaufnahme der Antikoagulation nach 4–6 Wochen als unproblematisch erachtet.

Bei Amyloidangiopathien, die sich im MRT durch den Nachweis multipler, mehrzeitiger Blutungsherde mit Eisenablagerungen in den Hämosequenzen diagnostizieren lassen, sollte – soweit keine andere zwingende Indikation besteht (z. B. mechanischer Herzklappenersatz) – keinerlei Blutverdünnung erfolgen. Das Risiko für eine erneute Blutung läge hier eindeutig höher als der mögliche Nutzen.

Eine Thromboseprophylaxe ab dem 2. Tag wird bei jedem Patienten als unproblematisch angesehen. Falls man eine weitere Verschlimmerung der Blutung befürchtet, kann man anstelle von niedermolekularen Heparingaben auf die Gabe von unfraktioniertem Heparin ausweichen, das jederzeit mit Protaminsulfat antagonisiert werden könnte.

■ **Operationsindikation**

Wann bei einer ICB eine Operationsindikation besteht, ist in vielen Fällen umstritten, da es hierzu kaum verlässliche Studien gibt. Die Leitlinien empfehlen ein operatives Vorgehen in folgenden Fällen:

– Ausräumung eines Lobärhämatoms nur bei oberflächlich gelegenen Blutungen (<1 cm von der Hirnoberfläche) erwägen, wenn sich ein initial nicht bereits komatöser Patient klinisch weiter verschlechtert.

– Hämatomausräumung bei Kleinhirnblutungen >3 cm oder raumforderndem Effekt auf den Hirnstamm bzw. beginnendem Liquoraufstau (Aufweitung der Temporalhörner als erstes Zeichen) oder geringsten Hinweisen auf eine klinische Verschlechterung.

– Anlage einer externen Ventrikeldrainage bei intraventrikulären Blutungen oder einer Hirnblutung mit Einbruch in das Ventrikelsystem und beginnendem Aufstau und/oder Verlegung des 3. bzw. 4. Ventrikels. Nach neueren Daten gibt es Hinweise, dass die zusätzliche Gabe von rt-PA über die Ventrikeldrainage zur intraventrikulären Lyse und Verhinderung eines Katheter- oder Aquäduktverschlusses günstig sein könnte.

Wann immer Zweifel bestehen, ob eine Operation sinnvoll wäre, sollte eine neurochirurgische Stellungnahme eingeholt werden. Ist im eigenen Hause keine neurochirurgische Abteilung vorhanden, sollten die CCT-Bilder umso frühzeitiger der nächsten neurochirurgischen Klinik vorgestellt werden, um das Vorgehen gemeinsam festzulegen.

■ **Hirndrucktherapie bei ICB**

Bezüglich des Einsatzes sonstiger hirndrucksenkender Maßnahmen gibt es bei Hirnblutungen kaum verlässliche Studiendaten. Die Empfehlungen sind meist von Patienten mit Schlaganfällen abgeleitet. Insgesamt dienen die Maßnahmen hauptsächlich zur Überbrückung bis zur neurochirurgischen Intervention und sollten möglichst unter ICP-Messung erfolgen, wobei der zerebrale Perfusionsdruck >60 mmHg gehalten werden sollte.

Wichtigste Grundlage sollte eine ausreichende Analgosedierung mit Propofol oder Benzodiazepinen sowie Opioiden sein; ggf. müssen in der Akutphase Muskelrelaxanzien eingesetzt werden, um Hirndruckspitzen durch Husten und Pressen zu verhindern, z. B. bei der Intubation oder beim endotrachealen Absaugen.

Eine kontrollierte Hyperventilation mit einem Ziel-$paCO_2$ von 30–35 mmHg führt nur für einige Stunden zu einer Senkung des Hirndrucks. Als Osmotherapeutikum kann 20%iges Mannitol 100 ml i.v. 4- bis 6-mal täglich eingesetzt werden. Erfolgt die Gabe nicht nur zur Überbrückung bis zur Operation, wird nach 3 Tagen eine langsame Dosisreduzierung über 3–4 Tage vorgenommen. Die Wirksamkeit dieser Therapie ist jedoch nicht belegt; gleiches gilt für die Gabe von Glycerol (10% 4×250 ml/Tag i.v.) oder einen einmaligen 150-ml-HyperHAES-Bolus. Kortison wirkt bei Hirnblutungen weder hirndrucksenkend noch antiödematös.

❯ **Eine Hirndrucksenkung durch Hyperventilation oder Osmotherapie wirkt nur kurzfristig und ist daher nur bei akuter Drucksteigerung und bis zu einer neurochirurgischen Entlastung sinnvoll. Mittel- bis langfristig steht neben der Anlage einer externen Liquordrainage die Vermeidung von hirndrucksteigernden Maßnahmen im Vordergrund.**

Hirnblutungen führen häufig zu zerebralen Krampfanfällen, die dann selbst zu einer massiven Hirndrucksteigerung führen. Eine prophylaktische Gabe von Antiepileptika wird jedoch nicht empfohlen und ist allenfalls bei Lobärblutungen mit hoher Einklemmungsgefahr bei weiterer Hirndrucksteigerung zu diskutieren. Bei Auftreten eines Krampfanfalls muss in jedem Falle schnell und konsequent gehandelt und eine antiepileptische Dauertherapie begonnen werden.

Insbesondere bei einer Krampfanfallserie sollte auf rasch aufdosierbare Antiepileptika wie Phenytoin (z. B. Phenhydan), Valproat (z. B. Orfiril) oder auch Levetiracetam (z. B. Keppra) zurückgegriffen werden (▶ Abschn. 43.4). Bei sog. Frühanfällen[1] sollte eine an-

---

1 Von einem Frühanfall spricht man bei Auftreten innerhalb der ersten 7(–14) Tage nach einer Hirnschädigung

tiepileptische Medikation für 4 Wochen erfolgen. Tritt ein Anfall später auf, ist eine Anfallsprophylaxe über mindestens 1 Jahr indiziert.

43.3   Sinusvenenthrombose

Eine Sinusvenenthrombose geht typischerweise mit Kopfschmerz einher, der oft als diffus und über Tage langsam zunehmend beschrieben wird. Meist besteht eine Stauungspapille, und je nach Lokalisation finden sich häufig Bewusstseinsstörung, Krampfanfälle oder auch eine Halbseitenlähmungen oder Aphasie.

Die typischen Risikofaktoren für eine Sinusvenenthrombose sind: Frauen um das 30. Lebensjahr, Einnahme von Kontrazeptiva, Puerperium (»Wochenbett«), bekannte Thromboseneigung und eine an einen Sinus angrenzende Blutung.

Bei Verdacht muss eine Sinusvenenthrombose mittels venöser kontrastmittelverstärkter MR-Angiographie, CT-Angiographie oder ggf. konventioneller Angiographie ausgeschlossen werden. Auf dem Boden einer Sinusvenenthrombose kann es zu venösen Stauungsblutungen kommen. Auch in solchen Fällen ist immer eine intravenöse PTT-wirksame Heparinisierung indiziert, ggf. auch in einen Zielbereich über 70 s hinaus, um eine fortschreitende Thrombosierung der betroffenen Sinus und Venen zu verhindern und stattdessen die Auflösung des Thrombus zu fördern. Für die Behandlung von Krampfanfällen unter einer Sinusvenenthrombose gilt das gleiche Vorgehen wie bei Hirnblutungen (▸ Abschn. 43.2).

43.4   Status epilepticus

> **Status epilepticus**
>
> Von einem Status epilepticus wird nach der Definition der DGN gesprochen, wenn ein epileptischer Anfall länger als 5 min anhält oder der Patient zwischen einer Serie von Anfällen nicht wieder das Bewusstsein erlangt.

Ein Status kann definitionsgemäß bei jeder Art von Anfällen, also auch bei fokalen Anfällen oder Absencen auftreten, wobei der Status generalisierter tonisch-klonischer Anfälle die häufigste und lebensbedrohlichste Art darstellt. Die Letalität hängt dabei maßgeblich von der Grunderkrankung ab und wird mit bis zu 20% angegeben. Patienten mit konvulsivem Status in der Anamnese haben dabei eine günstigere Prognose als Patienten mit erstmaligem Status epilepticus.

> Die schnelle und konsequente antikonvulsive Therapie ist die wichtigste Maßnahme zur Senkung der Letalität und soll nach einem klaren Eskalationsschema erfolgt!

■ **Antikonvulsive Therapie – 1. Stufe**

Als Mittel der ersten Wahl sollten 5–10 mg Lorazepam (z. B. Tavor) i.v. gegeben werden.

Alternativ können auch 1–2 mg Clonazepam (z. B. Rivotril) oder 10–20 mg Diazepam (z. B. Valium) i.v. gegeben werden. Ist noch kein i.v.-Zugang vorhanden, können behelfsweise zunächst 5 mg Midazolam-Injektionslösung (z. B. Dormicum) oder auch 5–10 mg Lorazepam bukkal verabreicht werden. Sistiert der Anfall nicht innerhalb von wenigen Minuten, kann die Gabe noch einmal wiederholt werden. Dann sollten jedoch ohne Zeitverzug Mittel der 2. Stufe eingesetzt werden.

■ **Antikonvulsive Therapie – 2. Stufe**

Phenytoin Ist ein i.v.-Zugang vorhanden, ist eine Schnellaufsättigung mit Phenytoin (z. B. Phenhydan) immer noch das Mittel der 1. Wahl in dieser 2. Eskalationsstufe.

> **❗ Cave**
>
> Phenytoin besitzt eine ausgeprägte Gewebetoxizität, daher sicher i.v. spritzen!

Aufgrund der Gefahr bradykarder Herzrhythmusstörungen muss dies unter kontinuierlicher EKG-Kontrolle erfolgen. Wegen der möglichen Ausfällung von Phenytoin muss die Gabe über einen separaten und sicher i.v.-Zugang erfolgen! Initial werden 250 mg Phenytoin über 5 min, bei über 70-Jährigen über 10 min gegeben. Ist der Anfall damit nicht durchbrochen, sollte der Rest der Aufsättigungsdosis innerhalb weiterer 20–30 min verabreicht werden. Die anzustrebende Phenytoinaufsättigungsdosis ist dabei gewichtsabhängig:

- Körpergewicht 50 kg: 750–1.000 mg,
- Körpergewicht 70 kg: 1.050–1.400 mg,
- Körpergewicht 100 kg: 1.500–2.000 mg.

Sobald der Anfall durchbrochen ist, kann die Infusionsgeschwindigkeit soweit reduziert werden, dass die verbliebene Differenz zur Aufsättigungsdosis über 24 h verabreicht wird, um kardiale Nebenwirkungen zu vermindern.

Persistiert der Anfall, kann bis zur maximalen Tagesdosis aufdosiert werden (Körpergewicht 50 kg: 1.500 mg; 70 kg: 2.100 mg; 100 kg: 3.000 mg). Bei durchbrochenem Status werden am nächsten Tag 2- bis 3-mal 100 mg i.v. oder oral verabreicht.

Phenytoin sollte heutzutage nur in Ausnahmefällen als Dauertherapie gegeben werden, stattdessen sollte frühzeitig auf ein anderes Antikonvulsivum umgestellt werden.

Absolute **Kontraindikationen** für Phenytoin sind ein AV-Block II-III°, ein frischer bzw. kurz zurückliegender Myokardinfarkt sowie eine ausgeprägte Herzinsuffizienz oder schwere Hypotonie. Relative Kontraindikationen stellen Vorhofflimmern, Leber- und Niereninsuffizienz dar.

Valproat Als weitere zugelassene Substanz steht Valproat (z. B. Orfiril, Ergenyl) zur Verfügung. Zunächst werden 900–1.200 mg i.v. über 5–10 min gegeben. Bei Anfallspersistenz können jeweils 600 mg bis zu einer Maximaldosis von 4.200 mg/Tag nachgeben werden. Neben Patienten mit schwerer kardialer Vorschädigung oder Hypotonie bietet sich Valproat bei Patienten an, bei denen trotz ausreichender und zuverlässiger Einnahme von Phenytoin ein Status aufgetreten ist. Valproat sollte nicht angewendet werden bei Patienten mit manifester Leber- und Pankreasfunktionsstörung, Phenprocoumon-(z. B. Marcumar-)Einnahme, systemischem Lupus, Knochenmarkschädigung oder Thrombopenie. Ist der Anfallsstatus durchbrochen, sollte je nach Körpergewicht die Dosis am folgenden Tag mit 2-mal 600–900 mg i.v. oder oral fortgesetzt werden.

Levetiracetam Als dritte wirksame Substanz, die in dieser Indikation zwar keine Zulassung hat, aber immer häufiger eingesetzt wird, ist Levetiracetam (z. B. Keppra) zu nennen, das in einer Dosierung von 1.500 mg i.v. über 15 min gegeben wird. Ist der Status nicht zu durchbrechen, kann bei normaler Nierenfunktion die Gabe bis zu einer Gesamtdosis von 3–4,5 g/Tag wiederholt werden. Bei erfolgreichem Einsatz wird Levetiracetam mit 2-mal 1,0–1,5 g/Tag oral oder i.v. weitergegeben. Wegen seiner guten Verträglichkeit eignet sich Levetiracetam insbesondere für Patienten mit schwerer kardialer und/oder hepatischer Vorschädigung. Levetiracetam besitzt ein geringes Interaktionsspektrum und wirkt äußerst gering sedierend, wird aber renal eliminiert, sodass bei Niereninsuffizienz eine Dosisanpassung erfolgen muss.

Phenobarbital Die Gabe von Phenobarbital (z. B. Luminal) verliert in der Praxis zunehmend an Bedeutung. Phenobarbital wird mit 20 mg/kg i.v. dosiert, wobei etwa 100 mg/min injiziert werden. Vorsicht ist wegen des hohen Interaktionspotenzials geboten. Insbesondere bei zusätzlicher Gabe von Valproat besteht ein hohes Intoxikationsrisiko.

■ **Antikonvulsive Therapie – 3. Stufe**
Als letzte Eskalationsstufe wird eine Intubationsnarkose eingeleitet, wenn ein Mittel der zweiten Wahl erfolglos bis zur maximalen Tagesdosis verabreicht wurde. Zunächst ein weiteres Antikonvulsivum der 2. Eskalationsstufe anzuwenden, ist nicht ratsam.

Als Anästhetika können zunächst Midazolam (0,1–0,2 mg/kg i.v. als Bolus, dann 0,05–0,2 mg/kg/h) oder Propofol (z. B. Disoprivan 1–2 mg/kg i.v. als Bolus, dann 2–10 mg/kg/h) angewandt werden. Ist aber auch hierunter kein Sistieren der epileptischen Aktivität zu erreichen, sollte auf eine Thiopentalanästhesie (z. B. Trapanal; 4–7 mg/kg als Bolus, dann 500 mg/h) umgestellt werden. Ziel ist das Auftreten eines »Burst-suppression-Musters« im EEG. Alle 24 h sollte dann ein Narkoseausleitungsversuch unternommen werden, ggf. nach vorheriger Aufsättigung mit einem weiteren Antiepileptikum der zweiten Eskalationsstufe oder einem anderen Antiepileptikum wie z. B.

- Lacosamid (z. B. Vimpat) bis 400 mg/Tag, Kontraindikation ist ein AV-Block II–III°,
- Topiramat (z. B. Topamax), Dosierung in Einzelberichten bis 1.600 mg/Tag.

■ **Allgemeinmaßnahmen**
Neben einer Pulsoxymetrie ist ein Blutdruck- und EKG-Monitoring angezeigt. Ein i.v.-Zugang ist obligat, bei schlechten Venenverhältnissen muss ggf. auf einen ZVK (evtl. über die V. femoralis) oder im Anfall auf einen intraossären Zugang ausgewichen werden. Neben dem üblichen Notfalllabor sind folgende Analysen wichtig:

- sofortige Blutzuckerbestimmung,
- Alkoholspiegel,
- (bei jüngeren Patienten) Drogenscreening,
- bei Epilepsiepatienten ist die Bestimmung der Wirkspiegel sinnvoll.

Wenn möglich sollte die Blutentnahme vor der ersten Medikamentengabe erfolgen. Bei Verdacht auf einen alkoholassoziierten Status epilepticus sollten immer auch 100 mg Thiamin (Vitamin B$_1$) als sofortige Kurzinfusion gegeben werden. Bei Hypoglykämie werden 40 ml einer 40%igen Glukoselösung verabreicht. Bei Temperaturerhöhung >38°C ist eine rasche Senkung angezeigt, vorzugsweise mit 1 g Paracetamol i.v.

So früh wie möglich sollte ein CCT zum Ausschluss struktureller Hirnläsionen erfolgen. Insbesondere eine größere Hirnblutung kann auch in verwackelten Aufnahmen einigermaßen sicher ausgeschlossen werden. Das weitere Procedere sieht vor:

- Ausschluss einer Intoxikation,
- Ausschluss einer Infektion wie Harnwegsinfekt, Pneumonie oder Diarrhö, die insbesondere bei

älteren Patienten eine vorbestehende Krampfneigung massiv verstärken können,
- Ausschluss metabolischer Ursachen,
- zeitnahe Durchführung einer Lumbalpunktion, insbesondere, wenn keine Epilepsie vorbekannt ist.

43.5 Infektiöse Erkrankungen des Gehirns und der Hirnhäute

43.5.1 Bakterielle Meningoenzephalitis

Im Erwachsenenalter sind Pneumokokken (*Streptococcus pneumoniae*) und Meningokokken (*Neisseria meningitidis*) die häufigsten Erreger, gefolgt von Listerien (endemisches Auftreten im Rahmen von Lebensmittelvergiftungen, oft durch Verzehr von Rohmilchkäse), Staphylokokken und gramnegativen Enterobakterien (▶ Kap. 26).

Im Kindesalter sind ebenfalls Meningokokken und Pneumokokken am häufigsten, während bei Frühgeborenen Streptokokken der B-Gruppe (*Streptococcus agalactiae*) und *Listeria monocytogenes* vorherrschen. *Haemophilus influenzae* hat Dank der Impfungen in den letzten Jahren zunehmend an Bedeutung verloren.

▪ **Symptome**

❯ **Die klinischen Leitsymptome einer bakteriellen Meningitis bzw. Meningoenzephalitis sind hohes Fieber, Kopfschmerz, Meningismus, also Nackensteife, und ein schweres Krankheitsgefühl.**

Bei älteren Patienten kann insbesondere der Meningismus fehlen, auch ist er oft nur schwierig von einer degenerativen Verminderung der HWS-Beweglichkeit zu unterscheiden. Sind passive Drehbewegungen in der HWS ohne Probleme möglich, während die Nackenbeugung deutlich eingeschränkt ist, ist dies als Meningismus zu werten.

❯ **Im Initialstadium sind bei bakterieller Meningitis auch Übelkeit, Erbrechen, Lichtscheu sowie Vigilanzminderung und epileptische Anfälle häufig.**

Hirnnervenausfälle kommen in 10% der Fälle vor, wobei in absteigender Häufigkeit der N. oculomotorius, der N. abducens, der N. facialis und der N. vestibulocochlearis betroffen sind.

Hörstörungen, meist durch eine begleitende eitrige Labyrinthitis bedingt, finden sich häufig bei Pneumokokkenmeningitis, während bei Meningokokken typischerweise makulopapulöse oder petechiale Exantheme, seltener auch eine Purpura fulminans mit Hautnekrosen auftreten können. Die genaue Inspektion der gesamten Haut gehört daher bei Meningitisverdacht unbedingt zur Erstuntersuchung.

Ein Herpes labialis ist ebenfalls eine häufige Begleiterkrankungen bei bakterieller Meningitis. Eine Listerienmeningitis geht aufgrund der bevorzugten Manifestation als Rhombenzephalitis (also als Entzündung von Medulla oblongata, Pons und Kleinhirn) häufig mit komplexen Okulomotorikstörungen wie z. B. einem »Down-beat«-Nystagmus einher.

Bei bis zu 50% der Betroffenen treten zerebrale und/oder extrazerebrale Komplikationen auf, weshalb Patienten mit Meningitis, insbesondere in der Initialphase, auf einer Intensivstation behandelt werden sollten.

▪ **Vorgehen bei Verdacht auf Meningitis**

Das Outcome eines Patienten mit Meningitis hängt nachweislich vom frühzeitigen Beginn der Antibiotikatherapie ab und verschlechtert sich deutlich, wenn damit später als 3 h nach Aufnahme ins Krankenhaus begonnen wird. Daher sollte bei Verdacht auf eine Meningitis folgendermaßen vorgegangen werden:
- Um die Wahrscheinlichkeit eines Erregernachweises zu maximieren, sollten direkt nach der körperlichen Untersuchung Blutkulturen und ein Rachenabstrich abgenommen werden.
- Hat die klinische Untersuchung keine Hinweise auf erhöhten Hirndruck oder fokal-neurologische Ausfälle ergeben und ist der Patient nicht vigilanzgemindert, sollte die Durchführung der Lumbalpunktion (LP) zur Diagnosesicherung direkt ohne CCT erfolgen.

> **Voraussetzungen für eine Lumbalpunktion bei neurologischen Notfällen**
> - Thrombozyten ≥50.000/µl
> - PTT ≤40–50 s
> - Quick >50% bzw. INR <1,5; keine NOAK in letzten 48 h
> - Kein Anhalt für intrakranielle Drucksteigerung (also keine Kopfschmerzen, keine Bewusstseinsstörung, keine neurologischen Ausfälle, keine Stauungspapille), sonst CCT vor der Lumbalpunktion

- Bei klinischen Hirndruckzeichen bzw. bewusstseinsgeminderten Patienten erfolgt ohne Verzögerung durch die Bildgebung zuerst die Gabe von 10 mg Dexamethason (z. B. Fortecortin) i.v. und direkt anschließend die erste Antibiotikagabe. Die Lumbalpunktion zur Diagnosesicherung wird dann erst durchgeführt, wenn sich in der CCT-Untersuchung kein Anhalt für einen erhöhten Hirndruck mit Einklemmungsgefahr ergeben hat.

- Bei Gerinnungsstörungen werden ebenfalls sofort 10 mg Dexamethason i.v. und direkt anschließend die Antibiotika gegeben. Anschließend wird vor der Lumbalpunktion die Gerinnung optimiert.

Neben der Liquorgewinnung für Zellzahl, Eiweiß, Glukose und Laktat werden zusätzlich in einem sterilen Röhrchen mindestens 2 ml, besser 10 ml, für die Anlage von Kulturen gewonnen. Mit dem Labor sollte vorab geklärt sein, ob hierfür direkt nach der LP eine Blutkulturflasche beimpft werden soll oder ob der Nativliquor im Labor direkt auf unterschiedliche Kulturmedien aufgebracht wird. Immer sollte auch ein Grampräparat angefordert werden, um die antibiotische Initialtherapie frühzeitig anpassen zu können. Bei Verdacht auf eine tuberkulöse Meningitis sollte der Liquor (mindestens 10 ml) nativ so schnell wie möglich zum weiterverarbeitenden Labor gebracht werden.

> **Vorgehen bei Verdacht auf bakterielle Meningitis**
> - Neurologische Untersuchung inkl. Inspektion der Haut, außerdem nach Hinweisen auf Sinusitis, Mastoiditis, Hörminderung, Pneumonie, Herzgeräusch oder sonstige Endokarditiszeichen suchen
> - Abnahme von Blutkulturen und Rachenabstrich
> - Bei normaler Vigilanz und fehlenden Hinweisen auf einen erhöhten Hirndruck oder eine Gerinnungsstörung sofortige Lumbalpunktion (Sicherheitsbedingungen beachten, s.o.)
> - Anderenfalls unverzügliche Gabe von 10 mg Dexamethason i.v. und anschließend erste Antibiotikagabe noch vor CCT und LP
> - Liquoranalyse: mindestens 2 ml für Zellzahl, Eiweiß, Glukose und Laktat, außerdem ca. 2 ml Liquor für ein direktes Grampräparat und 10 ml Liquor zur Anlage einer Liquorkultur. In der Summe sollten beim Erwachsenen also etwa 14–18 ml Liquor abgenommen werden
> - CCT inkl. Darstellung von Felsenbein und Mastoid
> - Weitere Infektsuche: internistisch, HNO, etc.

Der typische Liquor bei einer bakteriellen Meningitis ist bereits makroskopisch eitrig-trüb; weitere Befunde sind:
- Zellzahl >1.000/µl, in der Akutphase überwiegend Granulozyten,
- Liquoreiweiß >120 mg/dl,
- Glukose erniedrigt (<30 mg/dl bzw. Liquor-Serum-Glukose-Quotient <0,3),
- Laktat erhöht (>3,5 mmol/l).

Die Werte für Glukose und Laktat sind nur verwertbar, wenn der Liquor ohne Zeitverzögerung direkt nach Abnahme ins Labor gebracht wird. Bei unklarem bzw. untypischem Befund (normaler Liquor oder Zellzahl deutlich <1.000/µl, Glukose und Laktat unauffällig, nur leichte Eiweißerhöhung) sollte man unter Gesamtschau aller Befunde und dem klinischen Eindruck entscheiden.

> **Praxistipp**
>
> Bei schwerem Krankheitsgefühl und/oder klarem neurologischen Defizit sollte dennoch wie bei einer bakteriellen Meningitis vorgegangen und mit einer Antibiotikatherapie begonnen werden.

Eine Kontrolllumbalpunktion unter den o. g. Voraussetzungen sollte dann nach 24 h erfolgen.

▪ Weitere Diagnostik zur Fokussuche

Auch wenn die Liquorpunktion ohne CCT-Untersuchung erfolgte, muss noch am Aufnahmetag eine zerebrale Bildgebung (MRT oder CCT mit Schichtung des Mastoids) zum Ausschluss eines fortgeleiteten entzündlichen Prozesses, eines erhöhten Hirndrucks, Hirnödems, sowie von Infarkten im Rahmen einer begleitenden Vaskulitis oder Stauungsinfarkten bei Sinusvenenthrombose, Hirnabszessen (▶ Abschn. 43.5.2) sowie freier Luft als Zeichen einer Liquorfistel durchgeführt werden. Wenn möglich sollte ein HNO-Arzt zum Ausschluss einer Mittelohrentzündung oder einer fortgeleiteten Sinusitis hinzugezogen werden. Bei vorhandenem Fokus (Otitis, Sinusitis) ist eine operative Sanierung noch am ersten Tag anzustreben. Die weitere Fokussuche sollte den Ausschluss einer Pneumonie und ggf. auch einer Endokarditis beinhalten.

▪ Therapie

Die initiale Antibiotikabehandlung erfolgt nach Alter und prädisponierenden Faktoren (◘ Tab. 43.1).

Sobald der Erreger bekannt ist bzw. auf dem Boden des Grampräparats eingegrenzt werden kann, sollte die Antibiotikatherapie entsprechend angepasst werden

◻ **Tab. 43.1** Initiale Antibiotikabehandlung bei bakterieller Meningoenzephalitis in Anlehnung an die DGN-Leitlinien 2008

Altersgruppe	Antibiotika
Neugeborene	Cefotaxim (z. B. Claforan) + Ampicillin
Kleinkinder und Kinder	Cephalosporin der 3. Generation: Cefotaxim (z. B. Claforan) oder Ceftriaxon (z. B. Rocephin)
immunkompetente, gesunde Erwachsenen, aber auch abwehrgeschwächte ältere Patienten	Cephalosporin der 3. Generation (Cefotaxim oder Ceftriaxon) + Ampicillin
nosokomiale Genese (z. B. nach neurochirurgischer Operation) oder Schädel-Hirn-Trauma	Vancomycin + Meropenem (z. B. Meronem) oder Vancomycin + Ceftazidim (z. B. Fortum); + Metronidazol (z. B. Clont) bei operativem Zugang durch Schleimhäute)
Shuntinfektionen	Vancomycin + Meropenem oder Vancomycin + Ceftazidim

◻ **Tab. 43.2** Erregerabhängige Antibiotikatherapie bei bakterieller Meningoenzephalitis in Anlehnung an die DGN-Leitlinien 2008

Neisseria meningitidis (gramnegative Diplokokken)	Penicillin G, Ampicillin, Ceftriaxon (oder Cefotaxim), Rifampicin
Streptococcus pneumoniae (grampositive Diplokokken)	
▬ penicillinempfindlich	Penicillin G, Ceftriaxon (oder Cefotaxim)
▬ penicillin intermediär empfindlich (MHK 0,1–1 µg/ml)	Ceftriaxon (oder Cefotaxim), Meropenem, Cefepim
▬ penicillinresistent (MHK >1 µg/ml)	Cefotaxim (oder Ceftriaxon) + Vancomycin oder Cefotaxim (oder Ceftriaxon) + Rifampicin
Haemophilus influenzae (pleomorphe gramnegative Stäbchen)	Ceftriaxon (oder Cefotaxim), Ampicillin
Gruppe-B-Streptokokken (*Streptococcus agalactiae*; grampositive Kettenkokken)	Penicillin G (+ Gentamicin), Ceftriaxon, Ampicillin (+ Gentamicin), Vancomycin
Gramnegative Enterobacteriaceae (z. B. Klebsiellen, E. coli, Proteus; gramnegative Stäbchen)	Ceftriaxon (oder Cefotaxim), Meropenem
Pseudomonas aeruginosa (gramnegative Stäbchen)	Ceftazidim + Aminoglykosid oder Meropenem + Aminoglykosid oder Cefepim + Aminoglykosid oder Ciprofloxacin
Staphylokokken (grampositive Haufenkokken)	
▬ methicillinempfindlich	Cefazolin, Fosfomycin, Rifampicin, Vancomycin, Linezolid (oder Flucloxacillin)
▬ methicillinresistent	Vancomycin, Fosfomycin oder Rifampicin (in Kombination mit Vancomycin), Linezolid, Trimethoprim-Sulfamethoxazol
▬ vancomycinresistent	Linezolid + Fosfomycin oder + Rifampicin
Listeria monocytogenes (grampositives Stäbchen)	Ampicillin + Gentamicin, Trimethoprim-Sulfamethoxazol, Meropenem
Bacteroides fragilis (gramnegative Anaerobier)	Metronidazol, Meropenem, Clindamycin

MHK = minimale Hemmkonzentration

◻ **Tab. 43.3** Empfohlene Antibiotikadosierungen bei bakterieller Meningoenzephalitis in Anlehnung an die DGN-Leitlinien 2008

Antibiotikum	Tagesgesamtdosis und Verteilung
Penicillin G (diverse Generika)	20- bis 30×10^6 Mio IE/Tag verteilt auf 4–6 Einzelgaben
Ampicillin (z. B. Binotal)	12–15 g/Tag verteilt auf 4–6 Einzelgaben
Cefotaxim (z. B. Claforan)	6–12 g/Tag verteilt auf 3 Einzelgaben
Ceftriaxon (z. B. Rocephin)	2–4 g/Tag verteilt auf 1–2 Einzelgaben
Ceftazidim (z. B. Fortum)	6 g/Tag verteilt auf 3 Einzelgaben
Meropenem (z. B. Meronem)	6 g/Tag verteilt auf 3 Einzelgaben
Fosfomycin (z. B. Infectofos)	15 g/Tag verteilt auf 3 Einzelgaben (bei Ventrikulitis evtl. 24 g/Tag)
Rifampicin (z. B. Eremfat)	600 mg/Tag
Vancomycin (diverse Generika)	2 g/Tag verteilt auf 2–4 Einzelgaben (Serumspiegelbestimmung erforderlich)
Ciprofloxacin (z. B. Ciprobay)	1,2 g/Tag verteilt auf 3 Einzelgaben
Metronidazol (z. B. Clont)	1,5 g/Tag verteilt auf 3 Einzelgaben
Linezolid (z. B. Zyvoxid)	1,2 g/Tag verteilt auf 2 Einzelgaben (Off-Label bei der Indikation Meningitis!)

(◻ Tab. 43.2). Die folgenden Tabellen geben dabei die üblicherweise wirksamen Antibiotika und Dosierungen an, wie sie u. a. in den Leitlinien der DGN empfohlen werden (◻ Tab. 43.3). Letztlich sollte sich die Antibiotikatherapie im Einzelfall bei erfolgreicher Erreger-anzucht aber immer nach dem Ergebnis der Resistenzprüfung richten. Details zu den Antibiotika ► Kap. 26.

Die Therapiedauer beträgt i. A. 10–14 Tage, bei unkompliziertem Verlauf einer *Haemophilus influenzae*- oder Meningokokkenmeningitis kann auf 7 Tage verkürzt werden. Bei Listerien, Streptokokken der Gruppe B sowie weiteren gramnegativen Bakterien sollte eher bis zu 3 Wochen behandelt werden.

▪ **Prophylaxe bei Kontakt zu Meningokokkenpatienten**

Patienten mit Verdacht auf Meningokokkenmeningitis (Exanthem, gramnegative Kokken im Grampräparat) werden bis 24 h nach Beginn einer adäquaten Antibiotikatherapie isoliert. Engen Kontaktpersonen wird eine Chemoprophylaxe empfohlen, und sie sollten über die möglichen Symptome einer Meningitis aufgeklärt werden.

> **Praxistipp**
>
> Am praktikabelsten ist für Erwachsene die einmalige, orale Einnahme von Ciprofloxacin 500 mg. Aufgrund der Inkubationszeit ist die Einnahme nur sinnvoll, wenn der letzte Kontakt nicht länger als 10 Tage zurückliegt.

Die Einnahme einer Prophylaxe ist prinzipiell auch dem Personal zu empfehlen, das ohne Mundschutz oder Kittel Kontakt mit dem Patienten hatte, bevor eine 24-h-Antibiotikagabe bestand. Besser ist es natürlich, bei Patienten, die unter dem Verdacht einer bakteriellen Meningitis vorgestellt werden, von Anfang an auf den Gebrauch von Mundschutz, Kittel und Handschuhen zu achten, bis der Verdacht bestätigt oder ausgeschlossen wurde. Bei anderen Erregern wird im Allgemeinen keine Antibiotikaprophylaxe empfohlen. Weitere Empfehlungen des Robert-Koch-Instituts ► www.rki.de.

▪ **Dexamethason**

Insbesondere für die Pneumokokkenmeningitis gibt es klare Daten, dass Patienten von der Gabe von Dexamethason bzgl. des Outcomes deutlich profitieren, wenn diese noch vor der ersten Gabe eines Antibiotikums beginnt. Da bei Beginn der Antibiotikatherapie, die keinesfalls verzögert werden darf, aber natürlich noch keine Klarheit über den zugrundeliegenden Erreger existiert, sollte Dexamethason grundsätzlich in der Initialtherapie gegeben werden. Der potenzielle Nutzen ist in jedem Fall höher als etwaige Risiken bei späterem Nachweis anderer Erreger.

> **Wichtig ist aber, dass die Erstgabe noch vor der ersten Antibiotikagabe erfolgt.**

Anschließend werden 10 mg Dexamethason alle 6 h über insgesamt 4 Tage verabreicht. Ein Ausschleichschema ist danach nicht notwendig.

■ Komplikationen

Komplikationen treten bei bis zu 50% aller Patienten mit bakterieller Meningitis auf, wobei der Schweregrad deutlich variiert. Aus der Tatsache, dass schwerwiegende Komplikationen meist in den ersten Tagen auftreten, ergibt sich die Empfehlung, jeden Patienten zunächst (also bis zum Auftreten einer deutlichen klinischen Besserung) auf einer Intensiv- oder Wachstation zu überwachen, auch wenn initial keine lebensbedrohliche Situation besteht und alle Vitalparameter stabil sind.

An extrazerebralen Komplikationen können insbesondere in der Akutphase und bei Beginn der Antibiotikatherapie ein septischer Schock und eine Verbrauchskoagulopathie auftreten. Bei Meningokokken und anderen gramnegativen Bakterien besteht die Gefahr eines Waterhouse-Friderichsen-Syndroms mit akutem Nebennierenausfall und Verbrauchskoagulopathie. Auch die pulmonale Situation kann sich im Sinne eines ARDS verschlechtern. Des Weiteren sind Arthritiden, Elektrolytstörungen mit Hyponatriämie als Ausdruck eines zerebralen Salzverlust-Syndroms oder eines Syndroms der inadäquaten ADH-Sekretion, Rhabdomyolysen oder eine Endophthalmitis[2] möglich.

Die gefährlichste zerebrale Komplikation ist die Entwicklung eines Hirnödems bis hin zur Einklemmungsgefahr, wobei es sich um eine Kombination aus zytotoxischem und vasogenem Ödem handelt. Die Behandlung richtet sich nach den allgemeinen Richtlinien der Hirndrucktherapie. Bei Entwicklung eines Hydrozephalus ist die Anlage einer externen Liquordrainage angezeigt.

Zur Behandlung einer zerebralen Vaskulitis oder von Gefäßspasmen bei Meningitis gibt es keine klaren Behandlungsempfehlungen.

Bei Auftreten eines zerebralen Krampfanfalls ist die schnelle Einstellung auf ein Antiepileptikum, z. B. die intravenöse Aufsättigung mit Phenytoin, indiziert (▶ Abschn. 43.4). Da Krampfanfälle aber eine seltene

Komplikation (am ehesten noch bei Pneumokokken, *Haemophilus influenzae*, Streptokokken der Gruppe B) darstellen, ist eine generelle prophylaktische Gabe nicht angezeigt. Manche Autoren empfehlen die antiepileptische Einstellung aber auch schon vor Auftreten eines Anfalls durchzuführen, wenn im EEG epilepsietypische Potenziale, insbesondere sog. PLEDs (»periodic lateralized epileptic discharges«) nachweisbar sind.

Bei fortgeleiteter Entzündung, z. B. aus dem Mittelohr oder Mastoid, sollte bei Auftreten einer zunehmenden Bewusstseinsstörung oder einer fehlenden Besserung unter der Antibiotikatherapie das Vorliegen einer Sinusvenenthrombose mittels venöser kontrastmittelverstärkter MR-Angiographie, CT-Angiographie oder ggf. konventioneller Angiographie ausgeschlossen werden. Trotz erhöhter Blutungsgefahr wird bei Vorliegen einer septischen Sinusvenenthrombose gewöhnlich eine intravenöse PTT-wirksame Heparinisierung empfohlen (▶ Abschn. 43.3).

An weiteren zerebralen Komplikationen können Hirnnervenläsionen als direkte Schädigung oder als Folge eines erhöhten intrakraniellen Drucks auftreten, des Weiteren Hörverlust und Taubheit (häufiger bei *Haemophilus influenzae*, Meningokokken und Streptokokken, aber auch als Nebenwirkung unter Aminoglykosiden). Ein Hydrocephalus malresorptivus kann durch Verklebung der Arachnoidalzotten im Rahmen der Entzündungsprozesse auch erst als Spätfolge einer Meningitis auftreten.

43.5.2 Hirnabszess

Beim Hirnabszess unterscheidet man unterschiedliche Stadien, beginnend mit einer Zerebritis[3], die letztlich einer noch nicht abgekapselten Hirnphlegmone entspricht, über eine beginnende Kapselbildung und zentralnekrotische Einschmelzung, bis hin zum eigentlichen Abszess mit dichter Kollagenkapsel, kleiner zentraler Nekrose und nur noch geringem Begleitödem.

■ Diagnostik und Operation

Ein Hirnabszess kann nur mittels zerebraler Bildgebung gesichert oder ausgeschlossen werden. Die höchste Sensitivität besitzt das MRT mit Kontrastmittel, wobei zur Unterscheidung zwischen Hirnabszessen und anderen zystischen Hirnläsionen und Hirntumoren auch diffusionsgewichtete Sequenzen hilfreich sind.

Zur Erregeridentifizierung ist neben der Entnahme von Blutkulturen die stereotaktische Punktion und

---

2 Eine Endophthalmitis ist eine Infektion im Auge und kann zum völligen Verlust des Sehvermögens oder des gesamten Auges führen.

3 Zerebritis = lokal begrenzte Enzephalitis.

Abszessdrainage bzw. -exzision vorrangig. Diese kann jedoch nur bei ausreichender Größe und geeigneter Lage durchgeführt werden. Bei tief liegenden Abszessen oder multiplen kleinen Abszessen bzw. bei noch fehlender Kapselbildung (fehlende Ringstruktur bei Kontrastmittelgabe) ist im Einzelfall auch eine alleinige Antibiotikabehandlung gerechtfertigt. In diesen Fällen dürfen aber keine Zweifel an der Diagnose eines Hirnabszesses vorliegen, der raumfordernde Effekt darf allenfalls gering sein und eine Okklusion von Liquorabflusswegen muss ausgeschlossen sein. Ansonsten erfolgt eine kombinierte Behandlung aus Operation und Antibiotikatherapie.

Der Erregernachweis aus dem Liquor gelingt bei Hirnabszessen nur selten, insbesondere wenn sich der Abszess in der Bildgebung mit einer deutlichen Kapsel zeigt und kein Durchbruch in den Subarachnoidalraum erfolgt ist. Auch muss ausgeschlossen sein, dass kein raumfordernder Effekt durch einen Abszess vorliegt, der bei einer Lumbalpunktion zu einer Herniation führen könnte (Voraussetzungen für die Liquorpunktion ▶ Abschn. 43.5.1).

Gelingt die Erregerdiagnostik nur aus der Blutkultur, so ist zu bedenken, dass bei Hirnabszessen meist Mischinfektionen, häufig auch mit Anaerobiern, vorliegen, die nicht alle in der Blutkultur nachweisbar sein müssen. Die Behandlung sollte sich daher nicht allein gegen den in der Blutkultur nachgewiesenen Erreger richten und immer ein gut anaerobierwirksames Antibiotikum beinhalten, z. B. Metronidazol.

Vor Durchführung eines neurochirurgischen Eingriffs sollte eine ausgiebige Fokussuche erfolgt sein, um im Falle von fortgeleiteten Entzündungen eine einzeitige operative Sanierung durchzuführen. Sind Nachbarschaftsprozesse mit direkter Fortleitung ausgeschlossen worden, sind Echokardiographie, Thoraxröntgenaufnahme und Thorax-CT zur erweiterten Fokussuche indiziert.

- **Antibiotika und Dexamethason**

Beim ambulant erworbenen Hirnabszess wird als empirische Initialtherapie die Kombination aus einem hochdosierten Cephalosporin der 3. Generation mit Metronidazol und einem gut gegen Staphylokokken wirksamen Antibiotikum (z. B. Vancomycin, Rifampicin oder Flucloxacillin) empfohlen.

Bei multiresistenten Staphylokokken ist eine Kombination mit Fosfomycin (Dosierung 3×5 g/Tag) oder eine Therapie mit Linezolid (Dosierung 2×600 mg/Tag) angezeigt.

Bei Hirnabszessen, die nach einem neurochirurgischen Eingriff, posttraumatisch oder anderweitig im Krankenhaus erworben wurden, therapiert man vor Erregernachweis ebenfalls mit einem Cephalosporin der 3. Generation plus Metronidazol und Vancomycin (alternativ Meropenem und Vancomycin). Die Behandlungsdauer beträgt 4–8 Wochen, wobei in 1- bis 2-wöchigen Abständen CCT- bzw. MRT-Untersuchungen zur Verlaufskontrolle erfolgen sollten.

Die begleitende Gabe von Dexamethason ist im Gegensatz zur Meningitis beim Hirnabszess weiterhin umstritten, da sie theoretisch die Antibiotikapenetration über die Blut-Hirn-Schranke und in den Abszess erschwert. Sie sollte aber erfolgen, wenn ein deutliches perifokales Ödem vorliegt, sowie bei Abszesslage im Kleinhirn oder anderen Lokalisation, wo eine Hirndruckerhöhung durch eine Verlegung von Liquorabflusswegen droht. Bei Hirnabszessen wird eine Initialdosis von 40 mg Dexamethason und anschließend die einmal tägliche Gabe von 12 mg empfohlen. Die Therapiedauer sollte sich nach der Entwicklung des Ödems in der Bildgebung orientieren.

Als antikonvulsive Prophylaxe wird von neurochirurgischer Seite in der Akutphase häufig die Gabe eines Antiepileptikums, meist Phenytoin, empfohlen. Wenn in den ersten 2–3 Wochen keine Anfälle aufgetreten sind und auch das EEG keine epilepsieverdächtigen Veränderungen zeigt, kann das Antiepileptikum wieder ausgeschlichen werden.

43.5.3 Virale Meningoenzephalitis

Bei einer Meningitissymptomatik, die durch Viren ausgelöst ist, handelt es sich um ein rein symptomatisch zu behandelndes Krankheitsbild, das nicht auf einer Intensivstation überwacht werden muss. Treten aber Bewusstseinsstörung oder neurologische Reiz- oder Ausfallserscheinungen wie Krampfanfälle, Paresen oder Sprachstörungen auf, ist eine enzephalitische Beteiligung anzunehmen und daher von einer Meningoenzephalitis bzw. Enzephalitis zu sprechen. Die Behandlung sollte dann auf einer Intensivstation erfolgen.

Der viralen Meningoenzephalitis geht oft ein virale Allgemeinkrankheit wie Röteln, Masern, Mumps, Varizellen, Exanthema subitum, Ringelröteln oder ein katarrhalisches Prodromalstadium bei Enteroviren, Herpes-simplex-Viren (HSV) oder Frühsommermeningoenzephalitisviren (FSME) voraus. Zu den häufigsten Erregern zählen Enteroviren (Coxsackie A, B und Echo-Viren), gefolgt von Mumps, Arboviren (Flavi-, Bunya- und Toga-Viren), Herpesviren, humanes Immundefizienzvirus (HIV) und das lymphozytäre Choriomeningitisvirus (LCMV).

Diagnostik

Die Diagnostik der Wahl ist der Nachweis der spezifischen Virus-DNA oder -RNA aus dem Liquor. Bei Viren, für die keine PCR-Diagnostik verfügbar ist, erfolgt die Diagnosestellung über den Nachweis spezifischer Antikörper und deren Anstieg im Verlauf sowie über die Bestimmung des Antikörperindex (Relation von virusspezifischem Antikörper im Liquor zur virusspezifischen Antikörpermenge im Blut sowie zur Gesamtantikörpermenge). Da die Bandbreite an neurotropen Viren breit, aber nicht für jedes Virus eine antivirale Therapie verfügbar ist, sollte die Diagnostik abgestuft unter Berücksichtigung der klinischen Wahrscheinlichkeit und der Verfügbarkeit einer spezifischen antiviralen Substanz erfolgen.

Spezifisch behandelbar sind folgende Virusinfekte:
- Herpes-simplex-Virus 1/2 (HSV-1/2),
- Varizella-zoster-Virus (VZV),
- Zytomegalievirus (CMV),
- humanes Immundefizienzvirus 1/2 (HIV-1/2).

Sie sollten daher in der ersten Diagnostikstufe beinhaltet sein. Für Epstein-Barr-Virus, ECHO- und Coxsackieviren sowie das Nipah-Virus sind potenziell wirksame Substanzen bekannt, aber noch nicht zugelassen oder auch noch nicht ausreichend erprobt. Weiterhin nicht spezifisch behandelbar sind das Frühsommermeningoenzephalitisvirus, Adenoviren, humane Herpesviren (HHV 6/7/8), Influenzavirus A und B, Parainfluenza, Masernvirus, Rubellavirus und JC-Virus[4].

Für eine virale Infektion spricht eine relative Lymphozytose im Blutbild. Im Liquor findet sich bis zum 2. Tag eine polymorphkernige Pleozytose mit 25–1.000 Zellen/µl, die anschließend in ein lymphozytäres Zellbild übergeht. Gesamtprotein und Laktat sind normal oder nur leicht erhöht. Darüber hinaus kann die Procalcitoninkonzentration im Serum zur Differenzialdiagnostik zwischen bakteriellen und viralen Meningoenzephalitiden herangezogen werden: Bei viralen Meningoenzephalitiden ist der Procalcitoninwert <0,5 ng/ml, bei bakteriellen Erkrankungen ist er in der Regel erhöht.

Allgemeine Therapieprinzipien

Bei geringstem Verdacht auf eine virale Meningoenzephalitis sollte ohne zeitlichen Verzug ein herpeswirksames Virostatikum wie Aciclovir eingesetzt werden, soweit nicht ein anderer spezifisch behandelbarer Virus mit hoher Wahrscheinlichkeit angenommen wird.

Soweit eine bakterielle Infektion nicht sicher auszuschließen ist, wird zunächst immer zusätzlich ein Antibiotikum gegeben (▶ Abschn. 43.5.1).

Ansonsten erfolgt bei Auftreten eines Hirnödems die übliche Hirndrucktherapie. Die Gabe von Glukokortikoiden wird bei viralen Entzündungen zurückhaltend beurteilt. Ob sie zumindest bei Herpes-simplex-Enzephalitis – wie im Tierversuch gezeigt – vorteilhaft ist, wird derzeit untersucht. Bei kritischem Hirndruckanstieg ist sie aber vertretbar.

Wie bei der bakteriellen Meningoenzephalitis erfolgt eine antikonvulsive Therapie erst beim Auftreten von Anfällen. Analgetika und Sedativa werden je nach Bedarf eingesetzt. Eine Thromboseprophylaxe mit einem Heparinpräparat ist bei Immobilisation angezeigt. Vegetative Entgleisungen, Temperatur- und Atemstörungen sowie Elektrolytstörungen (**Cave:** SIADH) sind möglich und müssen konsequent behandelt werden.

Vorgehen bei Verdacht auf virale Meningoenzephalitis
- Primär Vorgehen wie bei bakterieller Meningoenzephalitis (▶ Abschn. 43.5.1)
- Zusätzlich Liquor für eine PCR-Analyse auf neurotrope Viren abnehmen
- MRT-Diagnostik bei Verdacht auf Enzephalitis
- Bei geringstem Verdacht sofort Therapie mit Aciclovir (z. B. Zovirax) beginnen: 3×10 mg/kg i.v. für 10–14 Tage, evtl. Dosisanpassung bei Niereninsuffizienz:
  - bei Kreatininclearance 25–50 ml/h Dosierungsintervall alle 12 h,
  - bei Kreatininclearance 10–25 ml/h Dosierungsintervall alle 24 h
  - bei Kreatininclearance <10 ml/h halbe Dosis alle 24 h
  - empfohlen wird, dass der Patient pro Gramm Aciclovir 1 l Urin ausscheidet
- Ist eine bakterielle ZNS-Erkrankung differenzialdiagnostisch nicht sicher auszuschließen, wird zunächst zusätzlich ein Antibiotikum gegeben und die Diagnostik in beide Richtungen durchgeführt

---

Die Auswahl an antiviralen Medikamenten hat in den letzten Jahren erheblich zugenommen, jedoch gibt es kaum abgeschlossene Untersuchungen zur Wirksamkeit bei viraler Meningoenzephalitis. Aufgrund der Vielzahl der Substanzen und der gegenwärtig laufenden Untersuchungen wird bei der Behandlung viraler Meningoenzephalitiden auf die jeweils aktuellen Leit-

---

4 JC-Virus: Dies ist ein Polyomavirus; »JC« sind die Initialen des Patienten, bei dem dieses Virus zum ersten Mal isoliert wurde.

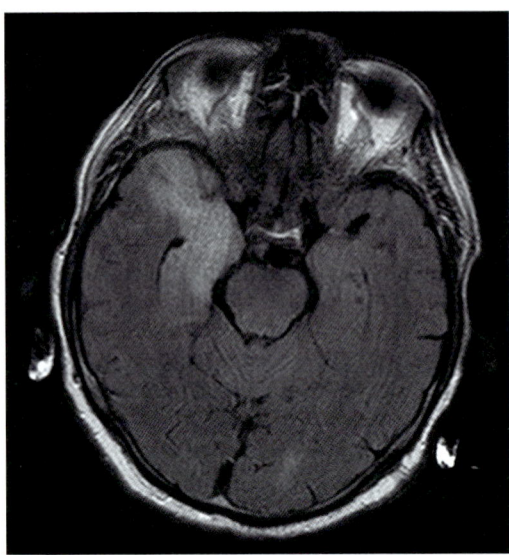

◘ Abb. 43.1 Herpesenzephalitis

linien der Deutschen Gesellschaft für Neurologie sowie anderer wissenschaftlicher Fachgesellschaften verwiesen (▶ Abschn. 43.8).

Herpes-simplex-Enzephalitis

Typisch ist ein grippeähnliches Vorstadium mit Kopfschmerz und hohem Fieber, an das sich oft – aber nicht immer – eine kurzzeitige Besserung anschließt, bevor Sprachstörungen, Halbseitenlähmung oder psychotische Symptome auftreten können. Sehr hohes Fieber ist in dieser Phase üblich. Krampfanfälle, meist komplex-fokal eingeleitet, sowie quantitative Bewusstseinsstörungen bis hin zum Koma sind nicht selten.

Im Liquor findet sich eine lymphozytäre Pleozytose (5–350/µl; initial normale Liquorzellzahl bei 5%) bei mäßiger bis deutlicher Eiweißerhöhung und allenfalls leichtem Laktatanstieg (max. 4,0 mmol/l). Gelegentlich kann der Liquor auch leicht blutig sein.

Während das CCT in den ersten Tagen unauffällig ist und frühestens nach etwa 1 Woche temporal bzw. frontobasal gelegene Hypodensitäten sichtbar werden können, sind im MRT in der Diffusions- und FLAIR[5]-Wichtung von Anfang an Hyperintensitäten im Temporallappen, meist medial betont (◘ Abb. 43.1), zu identifizieren, die sich nicht an Gefäßterritorien halten.

---

5 FLAIR = MRT-Technik zur Differenzierung zwischen freier und gewebegebundener Flüssigkeit (»fluid attenuated inversion recovery«)

Eine MRT-Diagnostik sollte bei Verdacht zeitnah erfolgen, da die eigentliche Diagnosesicherung über den Nachweis der Liquor-PCR (Sensitivität 95–100%) typischerweise einige Tage dauern kann.

Die Diagnose über die intrathekale Antikörpersynthese ist deutlich unspezifischer.

Soweit keine endemische Infektion mit Aciclovirresistenten Herpesviren besteht, ist die Effektivität einer Aciclovirbehandlung unumstritten und sollte daher bei geringstem Verdacht und ohne zeitlichen Verzug verabreicht werden (▶ Vorgehen).

Varizellenenzephalitis

Die typischen Hauterscheinungen sind hier wegweisend. Üblicherweise entwickelt sich die Varizellenenzephalitis 4–8 Tage nach den Hauteffloreszenzen und zeigt oft zerebelläre bzw. zerebrospinale Symptome. Auch hier kommt Aciclovir in der gleichen Dosis wie bei der Herpesenzephalitis zum Einsatz. Alternativ ist wahrscheinlich auch Brivudin (z. B. Zostex, 15 mg/kg/Tag) wirksam.

Zosterenzephalitis

Eine Zosterenzephalitis ist immer eine Komplikation des Zosters, also der endogen reaktivierten Varizelleninfektion. Sie tritt wenige Tage bis Wochen nach der Gürtelrose auf, die meist im Kopfbereich lokalisiert war. Bei immunkompetenten Patienten tritt eine Zosterenzephalitis im Normalfall nicht auf, gefährdet sind aber Patienten mit Immundefekten, Leukämie und Lymphomen. Zosterenzephalitis-Patienten sind meist weniger schwer betroffen als bei einer Herpesenzephalitis, Residuen oder ein letaler Ausgang kommen aber vor. Auch hier ist die Therapie der Wahl Aciclovir i.v., bei Unwirksamkeit kann Foscarnet (z. B. Foscavir) eingesetzt werden.

Zytomegalievirusenzephalitis

Beim immunkompetenten Erwachsenen verlaufen Zytomegalievirus (CMV)-Infektionen symptomlos bzw. -arm. Akute oder chronische Infektionen des Nervensystems kommen eigentlich nur bei Immundefekten vor, v. a. als opportunistische Infektion wie Enzephalitis und/oder Chorioretinitis bei HIV-Patienten.

Im Liquor kann bei der Enzephalitis auch nur eine granulozytäre anstelle einer lymphozytären Pleozytose nachweisbar sein, für die Diagnosestellung ist daher eine Liquor-PCR erforderlich.

Therapiert wird sowohl bei Enzephalitis als auch bei Retinitis mit Ganciclovir (z. B. Cymeven) 5 mg/kg alle 12 h i.v. über 21 Tage (ggf. Dosisreduktion bei Niereninsuffizienz). Bei Aids-Erkrankung ist nach CMV-Infektionen eine Rezidivprophylaxe mit Ganciclovir oder Foscarnet notwendig.

Epstein-Barr-Virus-Enzephalitis

Auch Epstein-Barr-Virus (EBV)-Enzephalitiden kommen vorzugsweise bei immunsupprimierten Personen vor, wobei Organempfänger hier eine größere Rolle spielen. Klinisch stehen Allgemeinsymptome und Bewusstseinstrübungen im Vordergrund, Herdsymptome und Meningismus treten selten auf. Der Nachweis erfolgt auch hier über die Liquor-PCR.

Für Ganciclovir (z. B. Cymeven 5 mg/kg alle 12 h i.v. über 3 Wochen, ggf. Dosisreduktion bei Niereninsuffizienz) ist eine Wirksamkeit beschrieben worden.

Frühsommermeningoenzephalitis (FSME)

Die Infektion erfolgt durch einen Zeckenbiss, der aber den Betroffenen meist nicht aufgefallen ist, und mit einer Inkubationszeit von 1–3 Wochen. Üblich ist ein grippeähnliches Prodromalstadium von 3–8 Tagen oft mit Bauchschmerzen, bevor nach einem fieberfreien Intervall (8–20 Tage) die neurologische Symptomatik auftritt. In den meisten Fällen kommt es zu einer rein meningitischen Verlaufsform mit Kopfschmerzen, Fieber und Abgeschlagenheit. Bei 20–30% tritt eine Enzephalitis mit Bewusstseinsstörungen, Koordinationsstörungen und Paresen oder Hirnnervenausfällen auf; oft sind N. facialis oder N. oculomotorius betroffen. In etwa 10% wird eine spinale Verlaufsform mit schlaffen Paresen durch Befall der Vorderhornzellen bzw. bei Befall der Hirnnerven mit Schwäche der Gesichts- und Halsmuskulatur, evtl. bis zur Atemlähmung, beobachtet.

Die Diagnosesicherung erfolgt über den Nachweis spezifischer Antikörper im Blut bzw. der lokalen Antikörpersynthese im Liquor im Verlauf. Zu Beginn findet sich im Liquor meist eine granulozytäre Pleozytose, die im Verlauf in ein lymphozytäres Zellbild übergeht. Im MRT findet sich nur in 20% der Fälle ein pathologischer Befund, häufig sind Hyperintensitäten im Bereich der Stammganglien. Eine kausale Therapiemöglichkeit besteht nicht, die Gabe von Hyperimmunglobulin, also die passive Impfung, wird nicht mehr empfohlen.

Progressive multifokale Leukenzephalopathie (PML)

Erreger der PML ist das JC-Virus. Es kommt ubiquitär vor, und etwa 90% aller gesunden Erwachsenen tragen den Virus in sich. Zum Ausbruch kommt die Erkrankung nur bei Immundefekten, neoplastischen Erkrankungen oder unter therapeutischer Immunsuppression, z. B. bei der Therapie einer multiplen Sklerose. Initial bestehen meist Kopfschmerzen, die häufig mit Gesichtsfelddefekten, kognitiven Einschränkungen und psychopathologischen Auffälligkeiten einhergehen. Im Verlauf treten oft Paresen, Visusstörungen, Sprach- und Sprechstörungen sowie Krampfanfälle auf. Im weiteren Verlauf entwickelt sich eine Demenz mit Ataxie, Tetraparesen und kortikaler Blindheit. Der Verdacht ergibt sich aus der Anamnese, dem neurologischen Status und insbesondere dem Nachweis einer Leukenzephalopathie im MRT.

Die Diagnose wird über eine Liquor-PCR und ggf. eine Hirnbiopsie bestätigt. Eine zuverlässig wirksame Therapie ist nicht bekannt. Bei Auftreten unter medikamentöser Immunsuppression oder -modulation sollte diese sofort eingestellt werden.

43.6 Zerebrale Hypoxie und hypoxisch-ischämische Enzephalopathie

Die zerebrale Hypoxie ist die gemeinsame Endstrecke verschiedener Erkrankungen oder Umstände, die mit einer Schädigung des Gehirns in Folge eines O_2-Mangels einhergehen. In der Theorie kann man 2 Formen der zerebralen Minderversorgung mit Sauerstoff unterscheiden:

- die globale Ischämie, bei der ein verminderter zerebraler Blutfluss zu einer ungenügenden Versorgung des Gehirns mit Sauerstoff führt, z. B. bei Kammerflimmern;
- die primäre zerebrale Hypoxie bei Hypoxämie, z. B. bei Status asthmaticus oder Kohlenmonoxidvergiftung.

In der Realität handelt es sich meist um eine Kombination aus hypoxischem und ischämischem Schädigungsmechanismus, wie dies am häufigsten im Rahmen einer kardiopulmonalen Reanimation oder aber bei einem Herzversagen mit Lungenödem oder einer fulminanten Lungenarterienembolie auftreten kann. Dabei existiert im Gehirn eine regional unterschiedliche Vulnerabilität gegenüber O_2- und Substratmangel. So sind die Neurone des Neokortex, von Basalganglien, Hippocampus und Thalamus sowie die Purkinjezellen im Kleinhirn besonders anfällig für eine Hypoxie.

Je nach Ausmaß und Dauer der zerebralen Minderversorgung reichen die Symptome von leichten Aufmerksamkeits- und Gedächtnisstörungen und/oder fokal-neurologischen Defiziten über ein delirantes Bild bis zum persistierenden vegetativen Status und Hirntod. Eine dauerhafte Schädigung des Gehirns ist ab einer Hypoxiezeit von 5 min zu erwarten.

Die Frage nach einem hypoxischen Hirnschaden stellt sich auf der Intensivstation häufig – meistens nach einer erfolgreichen Reanimation, bei der der Patient intubiert und beatmet wurde, aber trotz fehlender Sedierung nach Stabilisierung der Vitalparameter nicht adäquat wach wird. Auch bei der Indikationsstellung für eine Hypothermiebehandlung, die in den aktuellen Leitlinien nach einer Reanimation empfohlen wird, ist das Wissen um einen schweren hypoxischen Hirnschaden relevant und aufgrund der fortgesetzten Sedierung klinisch nicht zu erfassen.

■ **Risikofaktoren**

Bei reanimierten Patienten tragen Daten aus der Anamnese zur groben Abschätzung der weiteren Prognose bei: hohes Alter, eine Reanimation außerhalb des Krankenhauses, Dauer der Reanimationsbemühungen über mehr als 25 min, Vorliegen einer elektromechanischen Entkoppelung und eine kumulative Adrenalindosis >4 mg sind unabhängig voneinander mit einer schlechteren Prognose verbunden. Hinsichtlich der klinischen Befunde in der Aufnahmesituation sind ein systolischer Blutdruck <90 mmHg und insbesondere ein Blutzuckerwert bei Einlieferung ins Krankenhaus >300 mg/dl mit dem Risiko einer ausgeprägten zerebralen Hypoxie korreliert.

Weite, nicht lichtreagible Pupillen in der neurologischen Aufnahmeuntersuchung sind mit einer über 90%igen Wahrscheinlichkeit mit einer schlechten Prognose behaftet. Kehrt die Lichtreaktion bis zum 3. Tag nicht wieder, ist die Prognose fast immer infaust. Ein fehlender Korneal- und Lidreflex am 1. Tag sind dagegen weniger aussagekräftig, da diese Hirnstammreflexe früh ausfallen, aber auch ein hohes Erholungspotenzial aufweisen. Zeigt sich bezüglich des Bewusstseinsgrads am 3. Tag weiterhin ein tiefes Koma, ohne dass sedierende Medikamente gegeben wurden, wird die Wahrscheinlichkeit für einen letalen Ausgang oder einen persistierenden vegetativen Status ebenfalls mit über 95% angegeben.

> ❯ Auch wenn weite und lichtstarre Pupillen häufig auf eine schlechte Prognose hindeuten, sind sie keinesfalls beweisend! Daher dürfen weite und lichtstarre Pupillen in einer Notfallsituation nie als alleiniges Kriterium zum Behandlungsabbruch herangezogen werden!

Von dem Auftreten eines einfachen Krampfanfalls nach der eigentlichen Reanimationssituation darf nicht auf eine schlechtere Prognose geschlossen werden; ein Status epilepticus verschlechtert die Prognose dagegen maßgeblich. Ebenso ist ein sog. Lance-Adams-Syndrom (schwere Bewusstseinsstörung mit generalisierten, meist durch sensible Stimuli auslösbaren Myoklonien) prognostisch ungünstig.

■ **Zeichen einer günstigen Prognose**

Mit einer günstigeren Prognose hinsichtlich des prinzipiellen Wiedererlangens des Bewusstseins verbunden ist das Vorhandensein von Lichtreaktionen, das Vorhandensein von Augenbewegungen gleich welcher Art und jegliche Form von motorischen Bewegungen direkt bei Aufnahme ins Krankenhaus.

■ **Diagnostik**

Bildgebung Soweit die Ursache, die zur Reanimation geführt hat, völlig unklar ist, also z. B. eine Reanimation bei einem bisher herz- und lungengesunden Patienten, sollte bereits am Aufnahmetag eine zerebrale Bildgebung erfolgen, zumal ein Herzstillstand in seltenen Fällen auch als Folge einer Subarachnoidalblutung oder einer intrakraniellen Blutung beschrieben wurde. Bei klinischen Zeichen für eine zerebrale Einklemmung, wie Anisokorie oder Auftreten von Strecksynergismen, sollte sie in jedem Falle so schnell wie möglich erfolgen, um andere, ggf. operable oder behandelbare Ursachen für eine intrakranielle Druckerhöhung auszuschließen.

Ein unauffälliges CCT am Tag der Reanimation schließt eine zerebrale Hypoxie nicht sicher aus, da sich die bildgebenden Zeichen eines Hirnödems als erste Stufe der hypoxischen Schädigungskaskade erst im Verlauf von einigen Stunden entwickeln können. Bei anderweitig gut erklärter Ursache für die Reanimation kann daher auf eine zerebrale Bildgebung am ersten Tag verzichtet werden.

Biomarker Die Bestimmung der neuronenspezifischen Enolase (NSE) direkt am Aufnahmetag ist dagegen sinnvoll. Bei Werten >33 µg/l kann von einer schweren hypoxischen Hirnschädigung ausgegangen werden. Liegen die Werte darunter, sollte am 3. Tag eine Verlaufskontrolle erfolgen, um ein späteres Ansteigen nachzuweisen.

Die Bestimmung des S100-Proteins ist weniger sensitiv und kann insbesondere nach Herzdruckmassage oder bei schweren Traumen auch durch Freisetzung aus extrazerebralem Gewebe falsch positiv sein. Die Bestimmung wird daher von der DGN nicht mehr empfohlen.

EEG Ein EEG ist in folgenden Situationen sinnvoll:
- ein nichtkonvulsiver Anfallsstatus soll ausgeschlossen werden, z. B. bei vorher abgelaufenem tonisch-klonischem Krampfanfall und fortbestehender tiefer Bewusstlosigkeit,
- zur Prognoseabschätzung erst ab dem 2. oder 3. Tag; in der Frühphase nach einer zerebralen Hypoxie stellen sich im EEG oft Veränderungen dar, die noch vollständig reversibel sein können und aus deren Nachweis nicht sicher auf eine schlechte Prognose geschlossen werden kann. Zeigt sich am dritten Tag im EEG ein sog. »Burstsuppression«-Muster oder ein areaktives α-Muster, ohne dass sedierende Medikamente gegeben wurden, deutet dies auf eine schlechte Prognose hin.

Medianus-SEP Bereits am ersten Tag sinnvoll ist dagegen die Durchführung von somatosensorisch evozierten Potenzialen (SEP) am N. medianus. Verwertbar ist dabei aber nur der komplette beidseitige Verlust des kortikalen Antwortpotenzials, wenn die Untersuchung von einem – auch unter den Bedingungen einer Intensivstation – erfahrenen Untersucher durchgeführt wird. Prinzipiell können Medianus-SEPs auch unter Hypothermiebedingungen untersucht werden, wobei dann aber kleinere Potenzialantworten zu erwarten und Latenzverzögerungen nicht verwertbar sind.

> **Insgesamt gilt, dass die genannten Untersuchungen in der Frühphase nach einer Hypoxie nur sehr eingeschränkt aussagekräftig sind und im Einzelfall nie zu einer vorzeitigen und unkritischen Einstellung von Therapiemaßnahmen führen dürfen.**

Sie können aber in der Gesamtschau aller Befunde hilfreich sein, die Prognose hinsichtlich der Wiedererlangung des Bewusstseins besser einzuschätzen. Auch muss klargestellt werden, dass die aufgeführten technischen Untersuchung immer nur bezogen auf die Feststellung einer schlechten Prognose, also dem Vorliegen eines schweren hypoxischen Hirnschadens sensitiv sind, der Umkehrschluss aber nicht zutrifft: Aus dem Vorhandensein der kortikalen Medianus-SEPs oder einem NSE-Wert <33 μg/l kann also nicht auf eine günstige Prognose geschlossen werden.

Fallbeispiel Teil 2

In der Aufnahmeuntersuchung ergaben sich keine weiteren Infektfokuszeichen. Neurologisch erscheint die Patientin bis auf die Wesensänderung unauffällig. Eine detaillierte neurologische Untersuchung sowie eine Meningismusprüfung sind bei der abwehrenden Patientin nicht sinnvoll möglich. Im Thoraxröntgenbild zeigen sich ein Zwerchfellhochstand rechts sowie leichte pneumonische Infiltrate rechts-basal betont. Das CCT ist bis auf ältere, am ehesten vaskuläre Läsionen im rechten Mediastromgebiet und eine altersentsprechende Hirnvolumenminderung unauffällig. Im Labor fallen eine Leukozytose von 18.100/μl und ein CRP von 8,8 mg/dl auf; die übrigen Laborwerte inklusive Urinstatus sind altersentsprechend unauffällig. Eine Blutkultur wird angelegt.

Die Patientin wird unter dem Verdacht einer ambulant erworbenen Pneumonie und septischen Wesensänderung auf eine internistische Allgemeinstation aufgenommen und erhält eine i.v.-Antibiotikatherapie mit 3×4,5 g Piperacillin/Tazobactam (z. B. Tazobac) und 2×500 mg Clarithromycin (z. B. Klacid).

Noch am Aufnahmetag kommt es zu einer zunehmenden Eintrübung, und die Patientin muss wegen einer respiratorischen Insuffizienz intubiert und beatmet werden. Bei der Bronchoskopie auf der Intensivstation kann viel eitriges Sekret aus dem rechten Unterlappen abgesaugt werden. Am Folgetag fällt bei der neurologischen Verlaufsuntersuchung unter leichter Sedierung ein »Downbeat«-Nystagmus auf, der vom hinzugezogenen Neurologen als mögliches Zeichen einer Rhombenzephalitis gedeutet wird. Daraufhin wird eine Lumbalpunktion mit folgendem Ergebnis durchgeführt: 160 Zellen/μl, erniedrigte Liquorglukose von 35 mg/dl bei stark erhöhtem Laktat von 63 mg/dl, Albumin erhöht bei 150 mg/dl, Gesamteiweiß erhöht mit 194 mg/dl, das Grampräparat ergibt keinen Erregernachweis. Aufgrund der Glukose-Laktat-Konstellation wird trotz der geringen Zellzahl eine bakterielle Meningitis angenommen. Der »Downbeat«-Nystagmus ist ein typisches klinisches Zeichen einer Rhombenzephalitis, die wiederum typischerweise durch Listerien verursacht wird.

Daher wird die Antibiotikatherapie bei Verdacht auf Listerienmeningoenzephalitis um Ampicillin (3×5 g/Tag) und Gentamycin (5 mg/kg/Tag) ergänzt. Im MRT (◘ Abb. 43.2) bestätigt sich die Rhombenzephalitis, und nach Kontrastmittelgabe wird sogar ein kleiner Abszess sichtbar.

Aus einer erneut abgenommenen Blutkultur gelingt der Nachweis von *Listeria monocytogenes*. Die Patientin wird unter der Behandlung zwar zunehmend wacher und kontaktfähiger, die Okulomotorik- und eine Schluckstörung bleiben jedoch bestehen, sodass das Weaning nur nach Dilatationstracheotomie gelingt.

▼

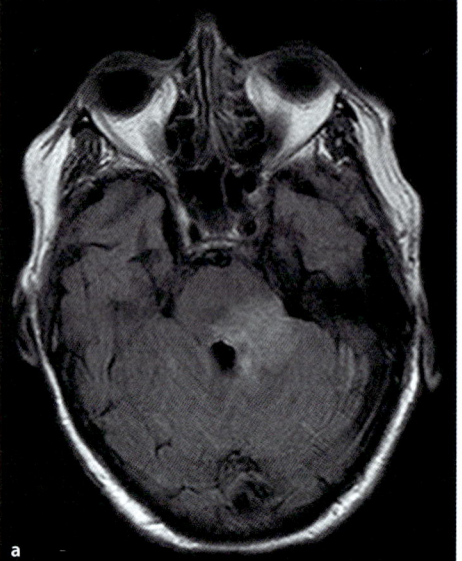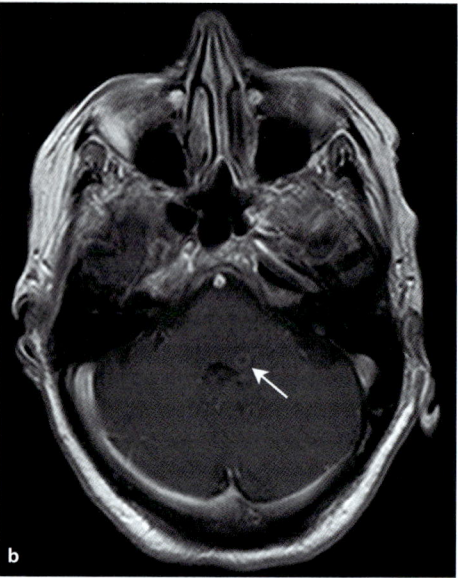

◘ Abb. 43.2 Listerienrhombenzephalitis. MRT-Darstellung: **a** Flair, **b** T1 mit KM (*Pfeil:* Abszess)

Der Fall zeigt, wie schwierig die Diagnose einer Meningitis sein kann, insbesondere, wenn sich bei der initialen Abklärung ein anderer Infektfokus zeigt. Die Wesensänderung konnte man initial auch durch das hohe Fieber bei Pneumonie hinlänglich erklären. Da allerdings eine neurologische Untersuchung aufgrund der schlechten Compliance nicht möglich war, wäre die Lumbalpunktion bereits im Rahmen der Primärdiagnostik sinnvoll gewesen.

Literatur

Albers JM, Dittrich R, Ritter MA, Ringelstein EB (2011) Aktuelle Diagnostik und Therapie des Schlaganfalls. Intensivmedizin up2date 7: 289–309

Bösel J, Schiller P, Hook Y et al. (2013) Stroke-related early tracheostomy versus prolonged orotracheal intubation in neurocritical care trial (SETPOINT): a randomized pilot trial. Stroke 44: 21–28

Broderick J, Connolly S, Feldmann E et al. (2007) Guidelines for the management of spontaneous intracerebral hemorrhage in adults: 2007 update. Stroke 38: 2001–2023

Feddersen B, Trinka E (2012) Status epilepticus. Nervenarzt 83: 187–194

Gautschi OP, Cadosch D, Stienen MN, Steiner LA, Schaller K (2012) Dekompressionskraniektomie bei ischämischen Hirninfarkten – Die chirurgische Perspektive. Anästhesiol Intensivmed Notfallmed Schmerzther 47: 8–13

Menon S, Meyding-Lamadé U (2008) Virale Enzephalitis/Meningitis. Intensivmedizin up2date 4: 133–141

Morgenstern LB, Hemphill JC 3rd, Anderson C et al. (2010) Guidelines for the management of spontaneous intracerebral hemorrhage: a guideline for healthcare professionals from the American Heart Association/American Stroke Association. Stroke 41: 2108–2129

Nolte CH, Endres M (2012) Akutversorgung des ischämischen Schlaganfalls. Internist 53: 585–594

Schmidt C, Pfister HW, Schmutzhard E (2007) Bakterielle Meningoenzephalitis. Intensivmedizin up2date 3: 69–78

Steiner I, Budka H, Chaudhuri A et al. (2010) Viral meningoencephalitis: A review of diagnostic methods and guidelines for management. Eur J Neurol 17: 999–e57

Storch-Hagenlocher B, Hähnel S, Jacobi C (2011) Opportunistische Infektionen des ZNS. Intensivmedizin up2date 7: 61–75

Thömke F (2013) Beurteilung der Prognose nach kardiopulmonaler Reanimation und therapeutischer Hypothermie. Dt Ärztebl 110: 137–143

Internetlinks

www.dgn.org/-leitlinien-online.html: Hier findet man alle Leitlinien der Deutschen Gesellschaft für Neurologie. Die Seiten sind immer aktualisiert, gut zu lesen und geben differenziert Antwort zu nahezu alle Fragen der Neuromedizin. Insbesondere sei auf folgende Leitlinien und deren Angaben zur antibiotischen oder antiviralen Therapie hingewiesen: Bakterielle (eitrige) Meningoenzephalitis, atypische erregerbedingte Meningoenzephalitiden, virale Meningoenzephalitis, Hirnabszess

www.rki.de: Internetseiten des Robert-Koch-Instituts. Hier findet man unter dem Stichwort Meningokokken die aktuell gültigen Empfehlungen zur Chemoprophylaxe bei Meningokokkenmeningitis

Subarachnoidalblutung

Isabel Wanke, Michael Forsting

Fallbeispiel Teil 1

Eine 27-jährige Patientin wird kurz vor Weihnachten komatös in ihrer Wohnung aufgefunden. Ihr Freund erzählt, dass sie Tage zuvor über heftige Kopfschmerzen geklagt hat. Da sie aber mit einer Hausarbeit im Rahmen ihres Studiums beschäftigt ist, war sie nicht zum Arzt gegangen, sondern hatte Aspirin gegen die Kopfschmerzen eingenommen. Allerdings trat trotz der Medikation keine wirkliche Besserung der Schmerzen ein. Die Patientin wird vom Notarzt intubiert und beatmet auf die Intensivstation gebracht. Hirnstammreflexe sind noch auslösbar, eine Reaktion auf Schmerzreiz wird mit Streckkrämpfen beantwortet. Nach Stabilisierung der Vitalparameter gilt es nun, möglichst rasch die Diagnose zu stellen.

Die nichttraumatische Subarachnoidalblutung (SAB) ist eine schwerwiegende, in ca. 50% sogar tödliche Erkrankung. Bei etwa 85% der Patienten liegt einer SAB ein Aneurysma der basalen Hirnarterien zugrunde. Sehr selten ist eine arteriovenöse Malformation die Ursache für eine SAB und noch seltener führen intradurale Wanddissektionen hirnversorgender Arterien, zerebrale Sinus-Venen-Thrombosen, Vaskulitiden oder Gerinnungsstörungen zu Subarachnoidalblutungen. Nicht selten kommt es bei Schädel-Hirn-Traumen zu einer, dann aber traumatischen, SAB. Bei ca. 15–20% der SAB-Patienten lässt sich trotz intensiver Suche mit allen zur Verfügung stehenden Untersuchungsmethoden keine Blutungsursache feststellen.

Zu den **Risikofaktoren** der Aneurysmaentstehung gehören Hypertonus, Nikotinabusus, Bindegewebserkrankungen (Ehlers-Danlos-Syndrom, fibromuskuläre Dysplasien), polyzystische Nierenerkrankungen sowie eine positive Familienanamnese.

Eine rasche diagnostische Abklärung einer SAB ist von größter Bedeutung, um eine Nachblutung durch schnelle Behandlung der Blutungsquelle zu verhindern. Eine kontinuierliche klinische Überwachung ist zwingend notwendig, um Komplikationen einer SAB schnellstmöglich zu behandeln.

> Eine Subarachnoidalblutung ist ein medizinischer Notfall, der eine sofortige diagnostische Abklärung und Behandlung der Blutungsquelle erfordert. Die Überwachung auf der Intensivstation ist erforderlich!

44.1 Symptome

Leitsymptom einer SAB ist der schlagartig einsetzende Kopfschmerz, der vom Patienten als »Kopfschmerz

◻ Tab. 44.1 Hunt- und Hess-Klassifikation der SAB

Grad	Befund
I	asymptomatisch oder leichte Kopfschmerzen und Meningismus
II	mäßige bis starke Kopfschmerzen, Meningismus, keine neurologischen Ausfälle außer Hirnnervensymptomen
III	Benommenheit, Verwirrtheit oder leichtes neurologisches Defizit
IV	Sopor, mäßige bis schwere Hemiparese, vegetative Störungen
V	Koma, Dezerebrationszeichen, moribund

◻ Tab. 44.2 WFNS-Skala

Grad	GCS	Motorisches Defizit
I	15	–
II	14–13	–
III	14–13	+
IV	12–7	+/–
V	6–3	+/–

wie noch nie« geschildert wird. Auch Patienten mit Migräne können sehr genau zwischen ihren »üblichen« Kopfschmerzen und den Kopfschmerzen einer SAB unterscheiden.

Häufige Begleitsymptome sind Nackenschmerzen, Lichtscheu, Übelkeit und Erbrechen sowie Bewusstseinsstörungen. Ein akuter Bewusstseinsverlust durch den plötzlichen intrakraniellen Druckanstieg ist möglich, häufig kombiniert mit Atemstörungen.

Die Einschätzung des klinischen Zustands wird nach der **Klassifikation von Hunt und Hess** durchgeführt (◻ Tab. 44.1). Der Schweregrad der initialen klinischen Symptomatik und das Ausmaß der Blutung bestimmen die Prognose der Patienten.

Eine genauere und daher sinnvollere Klassifikation ist jedoch die **Klassifikation der World Federation of Neurological Surgeons** (WFNS). Diese Einteilung berücksichtigt nicht nur die motorischen Defizite, sondern auch die Bewusstseinsstörung nach der Glasgow-Koma-Skala (◻ Tab. 44.2).

Nicht immer ist die Anamnese einer SAB so klassisch. Es gibt Patienten, die zwar über heftige Kopf-

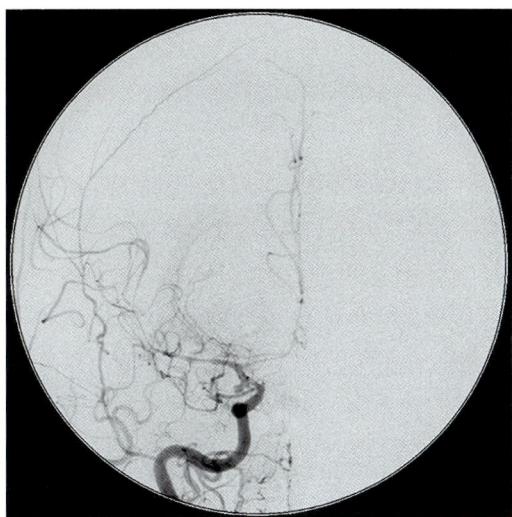

◘ Abb. 44.1 Patient mit SAB und Spasmen. 42-jährige Patientin, die vor einer Woche ein Kopfschmerzereignis hatte, aber nicht zum Arzt ging. Jetzt bemerkte sie eine linksseitige Halbseitenschwäche. Die DSA wies ein Aneurysma der A. communicans. post. nach und ausgeprägte Vasospasmen als Ursache für die Hemiparese

schmerzen klagen, bei denen sich die Schmerzintensität aber offensichtlich über Stunden verstärkt, wahrscheinlich wegen einer zunehmenden meningealen Reizung. Bei dieser Konstellation kommt es häufig zu Fehldiagnosen wie z. B. Erstmanifestation einer Migräne, Spannungskopfschmerz, vertebrogener Kopfschmerz, was u. U. fatale Verzögerungen der notwendigen diagnostischen und therapeutischen Maßnahmen zur Folge hat (◘ Abb. 44.1). Auch wenn sich bei nur ca. 10% der Patienten mit einem geschilderten »Vernichtungskopfschmerz« – in der angloamerikanischen Literatur als »thunderclap headache« bezeichnet – eine SAB herausstellt, ist der Ausschluss einer Blutung sinnvoll.

44.2 Diagnostik

Die Anamnese sollte bei jedem Kopfschmerz die gezielte Frage nach der Art des Auftretens (rascher Beginn) und der Dauer beinhalten. Nach Anamnese und der klinischen Untersuchung muss radiologisch festgestellt werden, ob tatsächlich eine SAB stattgefunden hat (◘ Abb. 44.2). Kann der radiologische Nachweis einer SAB mittels Computertomographie (CT) oder Magnetresonanztomographie (MRT) nicht erbracht werden und wurde gleichzeitig eine kritische Hirndrucksteigerung ausgeschlossen, muss bei klinisch vermuteter SAB eine Lumbalpunktion durchgeführt werden. Bei Nachweis einer SAB muss zwingend nach der Blutungsquelle gesucht werden.

▪ Klassische SAB
Bei der klinischen Verdachtsdiagnose einer SAB ist das CT die Methode der Wahl. Bei einer aneurysmatischen SAB ist das Blut überwiegend in den basalen Zisternen sichtbar.

▪ Negatives CT
Bei geringen subarachnoidalen Blutmengen – die oft auch nur mit geringer klinischer Symptomatik einhergehen – kann schon einen Tag später eine Resorption des Bluts bzw. dessen Vermengung mit dem Liquor stattgefunden haben, sodass die SAB im CT nicht mehr sichtbar ist. Solche sog. »warning leak«-Ereignisse sind wahrscheinlich bei ungefähr 25% der Patienten mit symptomatischen Aneurysmen Vorboten einer massiven SAB. Da das CT bei diesen Patienten negativ sein kann, muss bei klinischem Verdacht immer eine Lumbalpunktion durchgeführt werden. Außerdem muss man wissen, dass die Nachweisrate von subarachnoidalem Blut im CT innerhalb der ersten Woche nach SAB auf 50% absinkt. Bei größerem Abstand zwischen klinischem Ereignis und negativem CT ist ebenfalls die Lumbalpunktion indiziert. Xanthochromer (gelb gefärbter) Liquor kann meistens nach 12 h nachgewiesen werden und persistiert dann bis zu 4 Wochen.

> ❗ **Cave**
> Eine zu frühe Liquorpunktion kann ggf. noch negativ sein.

▪ Perimesenzephale SAB
In ca. 15–20% findet sich für eine spontane SAB keine Ursache. Bei zwei Drittel dieser Patienten liegt im CT eine sog. perimesenzephale SAB vor. Die Prognose bei diesen Patienten ist sehr gut, Komplikationen wie Vasospasmus oder Hydrozephalus gibt es fast nicht. Hypothetische Ursachen dieses SAB-Typs umfassen »marode« Arteriolen bei Hypertension oder eine kapilläre bzw. venöse Blutungsquelle, aber auch ein Wandhämatom der A. basilaris. Valide, diese Hypothesen belegende Daten gibt es nicht.

Dennoch: Auch bei typischer perimesenzephaler SAB im CT sollte weiterhin katheterangiographiert werden, selbst wenn man nur bei 2,5–5% dieser Patienten ein Aneurysma findet. Ist die Angiographie jedoch – wie erwartet – negativ, braucht keine weitere Diagnostik zu erfolgen. Wichtig ist, dass bei diesen Patienten einmal der Spinalkanal im MRT untersucht wird. Sehr selten kann eine spinale Blutungsquelle vorliegen.

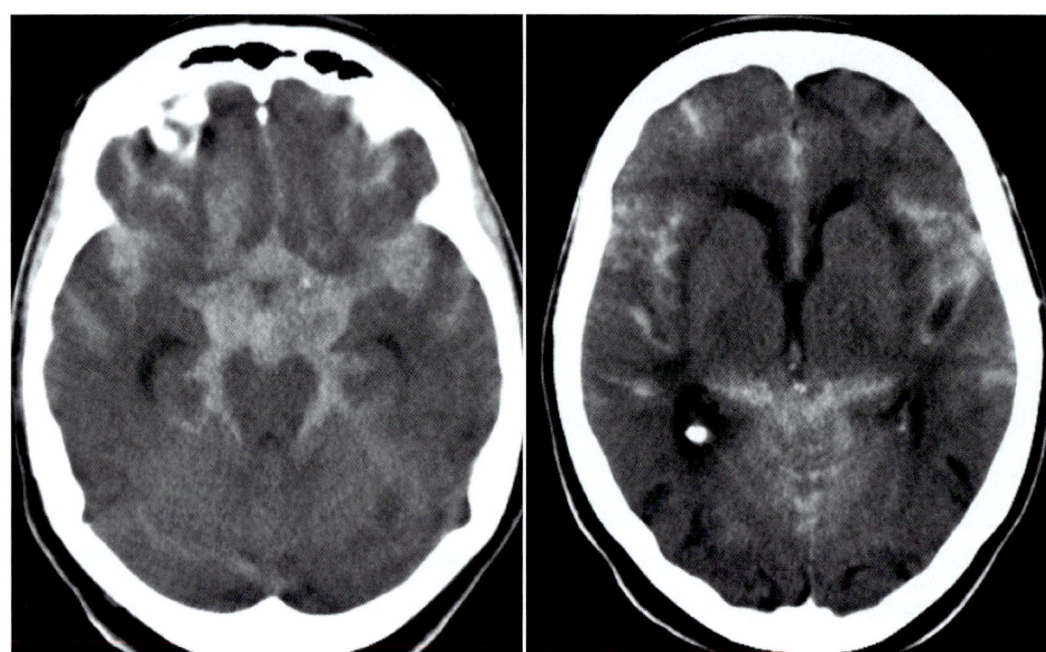

■ **Abb. 44.2 72-jährige Patientin mit plötzlichem Bewusstseinsverlust.** Im CT Nachweis einer sehr ausgeprägten basalen SAB. Ursache war bei ihr ein Aneurysma an der A. communicans posterior links

44.2.1 Bildgebung

■ **Computertomographie (CT)**

In der Computertomographie, die beim Verdacht auf eine SAB als erstes Schnittbildverfahren eingesetzt werden sollte, lässt sich eine Blutung sehr sensitiv nachweisen. Zur Darstellung der Blutungsquelle ist bei allen Patienten eine Gefäßdarstellung notwendig, eine sog. **CT-Angiographie** (CTA). Auch das lässt sich heute durch den Einsatz moderner Mehrzeilen- bzw. Volumenscanner sekundenschnell durchführen. Die akquirierten Daten der CTA lassen sich 3-dimensional umrechnen, und ein Aneurysma mit einer Größe ab 3 mm lässt sich sehr sicher diagnostizieren. Andere Ursachen einer spontanen SAB wie Gefäßdissektion, AV-Malformation, Sinus- oder Venenthrombose lassen sich ebenfalls gleichzeitig gut abklären.

Liegt neben der SAB ein raumforderndes intrazerebrales Hämatom mit Indikation zur schnellen Entlastung vor, wird die CTA immer unmittelbar nach der nativen CT eingesetzt, um das Aneurysma zu lokalisieren und die Gefäßanatomie zu klären.

■ **Zerebrale Magnetresonanztomographie**

Die MRT mit FLAIR- und Gradientenechosequenzen ist beim Nachweis einer SAB der CT in der Akutphase

gleichwertig, in der subakuten Phase ist die MRT der CT im Nachweis sogar überlegen (■ Abb. 44.3).

In der Akutphase ist die MRT aber noch nicht die Methode der Wahl zum SAB-Nachweis. Das liegt außer an ökonomischen Gründen auch an der – verglichen mit der CT – längeren Untersuchungsdauer und der aufwändigeren Überwachung der häufig bewusstseinsgetrübten Patienten.

> Ein MRT inkl. MR-Angiographie wird empfohlen, wenn das Kopfschmerzereignis länger als 2 Tage zurück liegt; ab dem 5. Tag nach vermuteter SAB ist das MRT die Methode der Wahl zum Nachweis von Blut.

Wie die CTA erlaubt auch die **MR-Angiographie** (MRA) die verlässliche Darstellung komplex geformter größerer Aneurysmen samt Ursprungs- und Nachbargefäßen. In der Akutsituation nach SAB spielt die MRA beim Aneurysmanachweis eine untergeordnete Rolle. Anders als mit der digitalen Subtraktionsangiographie (DSA) lassen sich mit der Schnittbilddiagnostik – CT und MRT – auch thrombosierte Aneurysmaanteile und Verkalkungen direkt erfassen.

Die MRT inkl. der MR-Angiographie (insbesondere »time of flight«-MRA) ist heute ein fester Bestandteil in der Nachsorge behandelter Aneurysmen. Diese

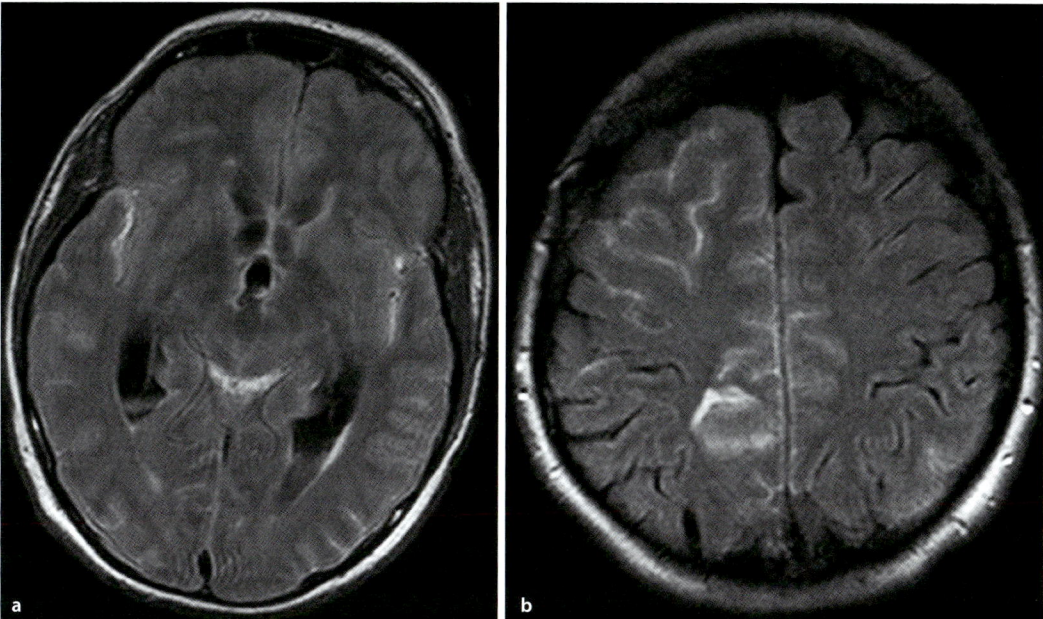

◘ Abb. 44.3 MRT-Untersuchung. In der FLAIR Sequenz lässt sich subarachnoidales Blut als signalreich nachweisen: **a** Patient mit aneurysmatischer Blutung und Hydrozephalus, **b** traumatische SAB mit Blutnachweis in den parietalen Sulci

nichtinvasive Darstellung der Gefäße kann ohne Kontrastmittel durchgeführt werden und ist in der Aneurysma- bzw. Rezidivaneurysmadarstellung sehr zuverlässig.

■ **Digitale Subtraktionsangiographie**
Aufgrund ihrer hohen Sensitivität ist die arterielle Katheterangiographie in digitaler Subtraktionstechnik (DSA) immer noch Goldstandard bei der Suche nach der SAB-Blutungsquelle. Da nach einer spontanen SAB in erster Linie ein Aneurysma als Ursache in Frage kommt, ist mit einer DSA gewährleistet, dass auch kleine Aneurysmen (ab 1 mm Durchmesser) erfasst werden.

Da bei 5–33% der SAB-Patienten multiple Aneurysmen auftreten, sind angiographisch immer alle 4 hirnversorgenden Gefäße darzustellen, nämlich beidseits jeweils die A. carotis interna und die A. vertebralis. Globale Kontrastmittelinjektionen nur in die A. carotis communis oder nur in den Aortenbogen sind unzureichend.

Mehr als 80% aller intrakraniellen Aneurysmen sind im vorderen Hirnkreislauf lokalisiert, dort am häufigsten an der A. communicans anterior und der A. carotis interna (ACI) in Höhe des Abgangs der A. communicans posterior; erst an dritter Stelle folgt die A. cerebri media als Trägergefäß. Etwa 15–20% der Aneurysmen sind im hinteren Kreislauf lokalisiert, mit Abstand am häufigsten an der Basilarisspitze (◘ Abb. 44.4).

Wird kein Aneurysma gefunden, sollten alle duralen Gefäße, d. h. zusätzlich die A. carotis externa beidseits, die A. vertebralis am Hals und die das Halsmark versorgenden Gefäße angiographisch dargestellt werden, damit eine durale arteriovenöse Fistel als Ursache der SAB ausgeschlossen werden kann.

Wird auch dabei keine Blutungsquelle gefunden, sollte bei typischer subarachnoidaler Blutverteilung nach etwa 3 Wochen eine erneute Angiographie erfolgen. Diese zeigt dann bei etwa 20% der Patienten doch ein Aneurysma. Der Grund für die Nichterfassung einer Blutungsquelle bei der initialen DSA kann ein Thrombus im Aneurysmalumen sein.

Bei Patienten mit **perimesenzephaler Blutung** ist eine erneute Kontrollangiographie nicht indiziert, einige Autoren empfehlen bei diesem Blutungstyp initial sogar nur die Durchführung einer CT-Angiographie. Gegenwärtig sind beide Vorgehensweisen angemessen, erst weitere Studien werden in klarere Handlungsanweisungen münden.

■ **Spinale Magnetresonanztomographie**
Zur Komplettierung der Diagnostik sollte eine spinale MRT durchgeführt werden, wenn die kraniale Bildge-

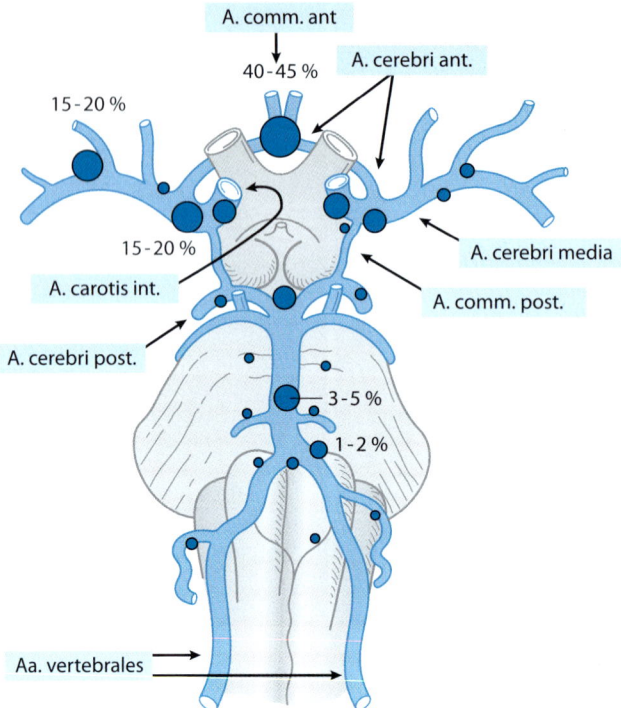

A. comm. ant

40–45 %

A. cerebri ant.

15–20 %

15–20 %

A. carotis int.

A. cerebri media

A. comm. post.

A. cerebri post.

3–5 %

1–2 %

Aa. vertebrales

◻ Abb. 44.4 Schematische Darstellung der Aneurysmalokalisationen an den basalen Hirnarterien mit Angabe der Häufigkeit. (Mod. nach Poeck u. Haacke 2006)

bung keine Blutungsquelle ergibt. In seltenen Fällen kann die Ursache für eine intrakranielle SAB auch spinal lokalisiert sein: Gefäßmissbildungen, aber auch hoch spinal lokalisierte Ependymome oder andere Tumoren können eine SAB verursachen (▶ Abschn. 44.1).

Diagnostisches Vorgehen bei SAB

1. Leitsymptom »Vernichtungskopfschmerz«: immer CT durchführen
   – Wenn SAB im CT nachweisbar, dann direkt anschließend CT-Angiographie
   – Wenn keine SAB nachweisbar und Hirndruck ausgeschlossen, dann Liquorpunktion
   – Wenn bei der Liquorpunktion eine Blutung nachgewiesen wird, dann CT-Angiographie
   – **Cave:** Eine Liquorpunktion kann initial noch negativ sein
   – Ein MRT inkl. MR-Angiographie wird empfohlen, wenn das Kopfschmerzereignis länger als 2 Tage zurück liegt

   ▼

2. Blut im Liquorraum
   – CT-Angiographie erkennt Aneurysmen ≥3 mm
   – Wenn kein Aneurysmanachweis in der CT-Angiographie gelingt, dann DSA durchführen, denn die DSA erkennt Aneurysmen ab 1 mm Durchmesser
   – Wenn auch kein Aneurysmanachweis in der DSA gelingt, dann MRT vom Spinalkanal zum Ausschluss einer Blutungsquelle dort (Gefäßmalformationen, Tumoren)
   – Wenn auch kein MRT-Aneurysmanachweis im Spinalkanal, dann zerebrale Kontrollangiographie in 3 Wochen

44.3   Komplikationen der SAB

Die SAB ist mit neurologischen und nichtneurologischen Komplikationen assoziiert, die zu einer hohen Morbidität und Letalität führen. Daher müssen Patienten nach einer SAB initial intensivmedizinisch überwacht werden, auch wenn sie bis auf Kopfschmerzen keine Symptome haben.

44.3.1 Rezidivblutung

Je nach Größe, v. a. aber je nach Lokalisation eines rupturierten Aneurysmas kommt es in bis zu 40–50% zu einer frühen Rezidivblutung, vornehmlich in den ersten 2 Wochen. Patienten mit einer Rezidivblutung haben eine wesentlich schlechtere Prognose als Patienten ohne Nachblutung. Entscheidend ist daher, das Aneurysma sobald wie möglich aus der Blutzirkulation auszuschalten.

44.3.2 Hydrozephalus

Durch eine Resorptionsstörung oder eine Abflussstörung des Liquors durch intraventrikuläres Blut kann ein akuter Hydrozephalus auftreten. Dieser Hydrozephalus ist häufig Ursache für die primär schlechte Bewusstseinslage der Patienten und stellt eine zwingende Indikation zur sofortigen Anlage einer ventrikulären Liquordrainage dar. Im weiteren Krankheitsverlauf persistiert der Hydrozephalus bei etwa 25–30% der Patienten, sodass dann ein dauerhafter Shunt angelegt werden muss. Das radiologische Verfahren der Wahl zur Diagnostik des Hydrozephalus ist die Computertomographie, die im Krankheitsverlauf auch wiederholt eingesetzt wird, besonders, wenn ein beatmeter Patient neurologisch schlecht beurteilt werden kann.

> ❯ Ein Hydrozephalus muss durch Anlage einer externen Ventrikeldrainage behandelt werden. Über die Drainage kann auch der intrakranielle Druck gemessen werden.

44.3.3 Vasospasmus

Neben der Rezidivblutung eines nicht behandelten Aneurysmas ist der Vasospasmus eine schwere Komplikation nach SAB. Durch den Austritt von Blut in den Subarachnoidalraum entstehen mit einem Maximum zwischen Tag 4 und 14 nach der Blutung aus pathophysiologisch bisher ungeklärten Gründen (wahrscheinlich durch Blutabbauprodukte oder freigesetzte Mediatorstoffe) Vasospasmen der großen, aber auch der kleinen intrakraniellen Arterien.

Diese Vasospasmen können zu erheblichen Durchblutungsstörungen mit neurologischen Ausfällen bis hin zum Multiinfarktsyndrom mit Todesfolge führen. Die Engstellung bleibt dabei nicht auf das aneurysmatragende Gefäß beschränkt, sondern ist häufig generalisiert; sie kann sogar an den Gefäßen der anderen Hemisphäre bzw. auf der anderen Seite des Tentoriums auftreten. Bleibende neurologische Ausfälle durch einen vasospastischen Hirninfarkt treten bei etwa 20% aller SAB-Patienten auf. Statistisch von Bedeutung sind prädisponierende Vasospasmusfaktoren wie u. a. Nikotin- und Alkoholkonsum sowie hyperglykämische Blutzuckerwerte.

> ❯ Werden die »warning leaks« klinisch nicht als SAB erkannt, dann kann eine SAB auch durch den Vasospasmus auffallen: Die Patienten zeigen neurologische Ausfälle, häufig wie beim Hirninfarkt. Im CT oder MRT kann die SAB manchmal noch erkannt werden.

Diagnostik

- **Transkranielle Doppleruntersuchung**

Diagnostiziert wird der Vasospasmus durch wiederholte transkranielle Doppleruntersuchungen. Zeigt sich eine zunehmende Flussbeschleunigung im Vergleich zum Ausgangsbefund, ist das ein Hinweis auf das Vorliegen von Vasospasmen. Werte von >200 cm/s sind als Prädiktor für eine Ischämie anzusehen. Diese Untersuchung ist als nichtinvasives Monitoring besonders bei beatmeten Patienten zu empfehlen und sollte zwischen Tag 3 und 10 nach SAB regelmäßig durchgeführt werden (◘ Abb. 44.5).

- **DSA**

Eine DSA ist nur dann notwendig, wenn die Dopplersonographie die klinische Verschlechterung des Patienten nicht erklärt oder aber bei dopplersonographisch nachgewiesenen und klinisch symptomatischen Vasospasmen eine endovaskuläre Spasmolyse durchgeführt werden soll.

- **Nimodipin und Triple-H-Therapie**

Bislang gibt es keine Studie, die den positiven Effekt vasospasmolytischer Medikamente oder den Einsatz mechanischer Verfahren zur Therapie des Vasospasmus schlüssig belegt. Kalziumantagonisten werden präventiv eingesetzt und möglichst enteral verabreicht (Nimodipin, z. B. Nimotop, 6×60 mg/Tag p.o.).

Darüber hinaus werden die Patienten nach dem Triple-H-Schema (Hypertonie, Hypervolämie, Hämodilution) behandelt, dabei werden in der Regel Noradrenalin und Hydroxyäthylstärke verwendet (► Übersicht »Praktisches Vorgehen bei Vasospasmus«).

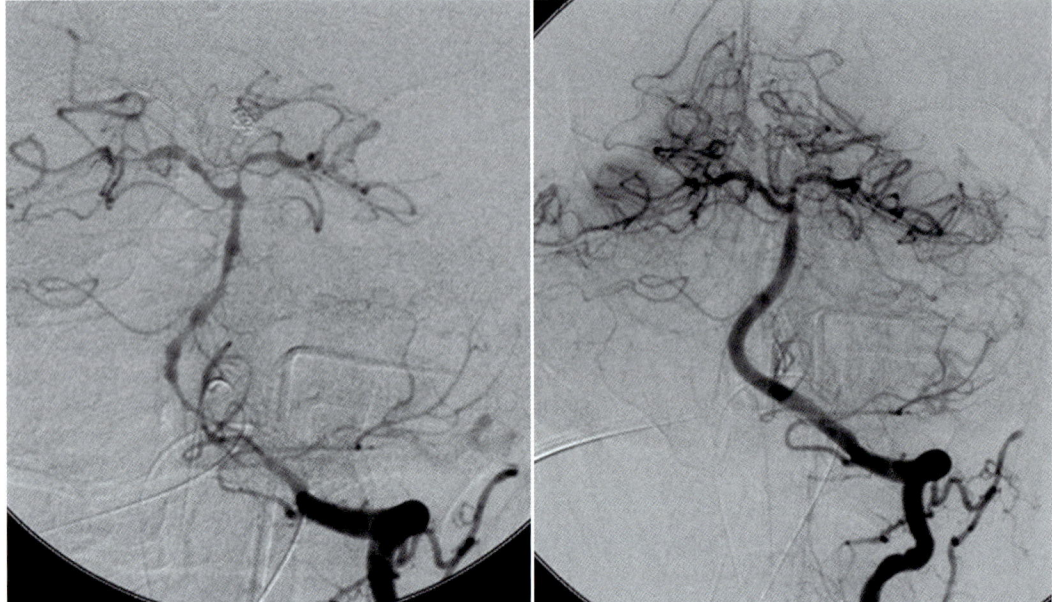

◘ Abb. 44.5 56-jähriger Patient mit SAB aus einem A.-communicans-anterior-Aneurysma, das vor einer Woche endovaskulär verschlossen wurde. Der Patient hatte sich nun innerhalb von 2 h sehr rasch verschlechtert und war bewusstseinsgetrübt. Die Dopplersonographie zeigte Vasospasmen, die durch die DSA bestätigt wurden. Es wurde eine PTA durchgeführt und die Perfusion dadurch deutlich verbessert

▪ Perkutane transluminale Angioplastie (PTA)

Diese eignet sich besonders bei Spasmen der distalen (intrakraniellen) A. carotis interna, allenfalls noch bei Spasmen der proximalen Abschnitte der A. cerebri media im sog. M1-Segment. Im hinteren Hirnkreislauf kann die PTA zur Dilatation der A. vertebralis und der A. basilaris eingesetzt werden. Hat der Patient generalisierte Vasospasmen unter Einbeziehung distaler Gefäßsegmente, kann die intraarterielle Gabe von Nimodipin (z. B. Nimotop) versucht werden. Nachteilig ist dabei die relativ kurze Wirkdauer, sodass diese Therapie bei manchen Patienten mehrfach nötig ist. Eindeutige wissenschaftliche Daten liegen hierzu jedoch nicht vor.

Die Annahme, dass bei der operativen Versorgung eines Aneurysmas durch intraoperatives Spülen des Subarachnoidalraums mit Kochsalz und rt-PA zur Entfernung des subarachnoidalen Bluts Vasospasmen verhindert werden können, konnte bislang nicht bestätigt werden. Eine vergleichende Studie hat sogar gezeigt, dass in der Gruppe der mit Coiling behandelten Patienten weniger Spasmen auftreten als in der operierten Gruppe.

Praktisches Vorgehen bei Vasospasmus

- Erste Therapieoption: Triple H (Hypertonie, Hypervolämie und Hämodilution)
- Praktisches Vorgehen: 500–1.000 ml Hydroxyäthylstärke über 24 h infundieren
- Noradrenalinperfusor: arteriellen Mitteldruck auf etwa 100–120 mmHg einstellen, falls kardial keine Kontraindikationen bestehen
- Indikation: Vasospasmus, insbesondere, wenn neurologische Ausfälle vorliegen
- Das Bild der neurologischen Ausfälle kann extrem »bunt« und von Patient zu Patient unterschiedlich sein: Lähmungen, Sprachstörungen, Verwirrtheit, etc. sind möglich
- Bei zunehmender Flussbeschleunigung in der transkraniellen Doppleruntersuchung (insbesondere bei Werten >200 cm/s): Triple-H-Therapie
- Wenn neurologisch keine Besserung auftritt, dann endovaskuläre Vasospasmolyse, z. B. mit perkutaner transluminaler Angioplastie (PTA) und/oder lokal intraarterieller Nimodipingabe

44.3.4 Syndrom der inadäquaten ADH-Sekretion (SIADH)

An Elektrolytstörungen sind v. a. eine Hyponatriämie durch ein Syndrom der inadäquaten ADH-Sekretion (SIADH) oder ein zerebrales Salzverlustsyndrom zu beachten und ggfs. zu therapieren (▶ Kap. 59).

Fazit

Die akute intensivmedizinische Therapie bei Patienten mit SAB dient primär der kardiopulmonalen Stabilisierung. Ursache von neurologischen Defiziten sind meist Vasospasmen, die durch die transkranielle Dopplersonographie im Verlauf nachgewiesen werden können. Zur Behandlung von Vasospasmen wird neben der Triple-H-Therapie Nimodipin, auch prophylaktisch, eingesetzt. In seltenen Fällen ist eine endovaskuläre Behandlung der Spasmen nötig.

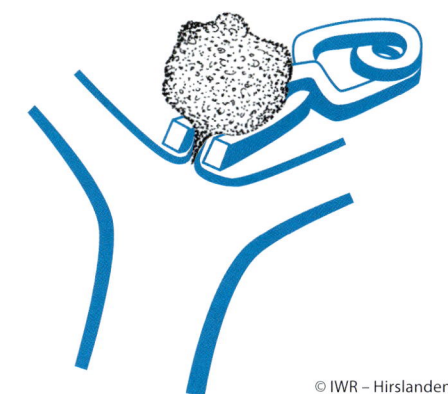

© IWR – Hirslanden

☐ Abb. 44.6 Schema zur Veranschaulichung des neurochirurgischen Clippings. Der Clip wird nach Eröffnen des Schädels von außen auf die Aneurysmabasis appliziert und das Aneurysma so von der Blutzirkulation ausgeschaltet,

44.4 Behandlung des Aneurysmas

Ein rupturiertes Aneurysma sollte so schnell wie möglich behandelt werden, damit es nicht zu einer Nachblutung kommt. Auch wird man die Triple-H-Therapie nur nach Versorgung eines Aneurysmas optimal einsetzen können. Prinzipiell stehen 2 Verfahren zur Ausschaltung eines Aneurysmas zur Verfügung:

- neurochirurgisches Clipping und
- endovaskuläres Coiling.

Bei beiden Therapieverfahren sollte das Trägergefäß offen bleiben. Generell sollte die Therapie eines Aneurysmas möglichst von einem interdisziplinären Team, bestehend aus Neurochirurgen und Neuroradiologen, besprochen werden. Hier wird aufgrund von Aneurysmalokalisation und klinischer Erfahrung das weitere Vorgehen festgelegt.

Nach den Ergebnissen der ISAT-Studie ist das endovaskuläre Coiling bei Patienten mit SAB heute ein etabliertes Therapieverfahren: In dieser prospektiven, randomisierten Studie wurden 2.143 Patienten mit SAB entweder endovaskulär (Coiling) oder neurochirurgisch (Clipping) behandelt. Das klinische Outcome der endovaskulär behandelten Patienten war im Kurz- und Langzeitverlauf signifikant besser, sodass die Studie aus ethischen Gründen vorzeitig abgebrochen wurde.

> Patienten, die sich vor der Aneurysmaausschaltung (ob neurochirurgisch oder endovaskulär) in einem guten klinischen Zustand befanden, sollten danach möglichst rasch extubiert werden, um eine genaue neurologische Überwachung zu ermöglichen.

44.4.1 Operative Therapie: Clipping

Durch die Einführung des Mikroskops während neurovaskulärer Operationen durch Krayenbühl u. Yasargil 1967/1968 hat sich die offene Behandlung intrakranieller Aneurysmen deutlich verbessert. Der zusätzliche Einsatz eines Endoskops kann in einigen Fällen wichtige Informationen zur Konfiguration des Aneurysmahalses und der regionalen Gefäßanatomie geben und dadurch die Gewebetraktion minimieren. In jedem Fall ist eine Schädeltrepanation erforderlich, um durch präzises Platzieren eines Clips auf den Aneurysmahals einen sicheren Ausschluss der Gefäßaussackung von der Blutzirkulation zu ermöglichen und zukünftige Blutungen zu verhindern (☐ Abb. 44.6).

Allerdings gibt es auch nach Clipping residuale Aneurysmaanteile und Rezidivaneurysmen; in den vorliegenden Studien werden bis zu 13% angegeben.

> Eine Kontrollangiographie nach Clipping sollte immer durchgeführt werden; das Eröffnen des Aneurysmasacks im Anschluss an das Clipping ist kein sicherer Beweis dafür, dass das Aneurysma ausgeschaltet wurde. Inkomplett geclippte Patienten können endovaskulär nachbehandelt werden.

Prozedurale Morbidität und Letalität lassen sich bei Patienten mit SAB nur schwer von krankheitsbedingten Komplikationen trennen. Eine Metaanalyse an 2.460 Patienten mit 2.568 nichtrupturierten geclippten Aneurysmen ergab eine operative Morbidität mit permanenten Defiziten von 10,9% und eine operative Letalität von 2,6%. Eine höhere Morbidität wiesen hierbei

44

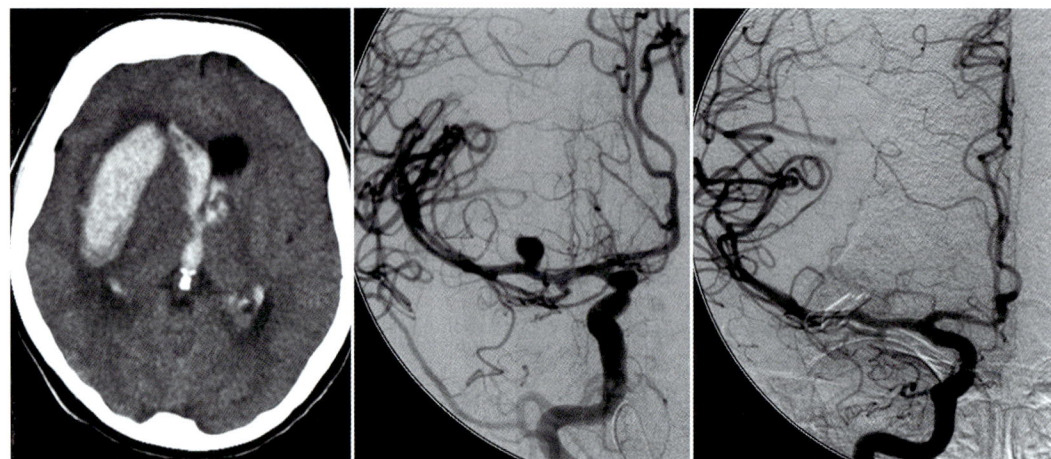

Abb. 44.7 **47-jährige Patientin mit großer intraparenchymaler Blutung und Einbruch in das Ventrikelsystem.** Ursächlich war ein Aneurysma der A. cerebri media, das geklippt wurde; die Blutung konnte gleichzeitig ausgeräumt werden

größere Aneurysmen im hinteren Kreislauf auf. Eine absolute Operationsindikation ist gegeben, wenn ein raumforderndes, lebensbedrohliches intrazerebrales Hämatom vorliegt. Das Hämatom muss operativ entfernt werden, und meistens lässt sich dann über den gleichen Zugang auch das Aneurysma clippen.

Für Aneurysmen, bei denen die regionale Gefäßanatomie nicht eindeutig dargestellt werden kann oder aus denen Arterien hervorgehen, ist die Operation ebenfalls die Methode der Wahl. Diese Situation tritt am häufigsten bei Aneurysmen an der Aufzweigung (oft Trifurkation) der A. cerebri media auf (◘ Abb. 44.7). Aneurysmen im hinteren Kreislauf werden wegen der Nähe zum Hirnstamm, wegen des schwierigen operativen Zugangs entlang der Hirnnerven und wegen der zahllosen, funktionell wichtigen Perforansarterien aus der A. basilaris fast ausschließlich endovaskulär behandelt.

44.4.2 Endovaskuläre Therapie: Coiling

Die Entwicklung von elektrolytisch ablösbaren Platinspiralen durch den Neurochirurgen Guglielmi (Guglielmi Detachable Coils, GDC) brachte den Durchbruch in der endovaskulären Therapie intrakranieller Aneurysmen. Mit dieser Technik kann unmittelbar nach der diagnostischen Angiographie ein unter Durchleuchtung sichtbarer Mikrokatheter koaxial durch den Führungskatheter in fast jedes Aneurysma manövriert werden. Je nach Größe und Form des Aneurysmas wird dann eine speziell ausgewählte Platinspirale durch den Mikrokatheter in das Aneurysma

vorgeschoben. Diese Spirale besteht aus verschiedenen Komponenten. Die wichtigste davon ist eine Ablösestelle, die sog. Sollbruchstelle, an der durch verschiedene Mechanismen die Platinspirale von der Einführhilfe abgelöst werden kann. Es werden solange Platinspiralen (Coils) in das Aneurysma geschoben, bis der Aneurysmasack komplett ausgefüllt ist und sich keine Coils mehr implantieren lassen, wobei das Trägergefäß nicht eingeengt werden darf (◘ Abb. 44.8).

Die Coils verbleiben für immer im Aneurysma und werden vom Körper nicht aufgelöst. Eine Kontrollangiographie am Ende der Intervention bestätigt, dass kein Blut mehr in das Aneurysma fließt (◘ Abb. 44.9). Optimalerweise bildet sich im Zwischenraum zwischen den Coilschlingen im Aneurysma ein organi-

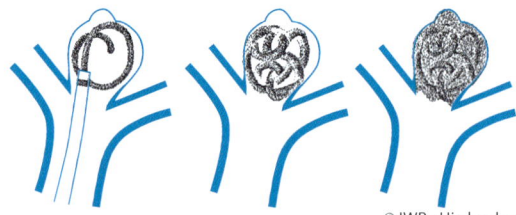

© IWR– Hirslanden

Abb. 44.8 **Schema zum endovaskulären Coiling.** Ein Mikrokatheter wird in das Aneurysma geführt, danach Platinspiralen vorgeschoben und abgelöst, solange, bis das Aneurysma komplett abgedichtet ist: *Links*: Mikrokatheter im Aneurysma, sukzessives Auffüllen des Aneurysmas mit Platinspiralen. Mitte: Mikrokatheter ist entfernt, Blut kann nicht mehr in das Aneurysma fließen. *Rechts*: Aneurysma ist durch Platinspiralen und Ausbildung eines Thrombus von der Blutzirkulation ausgeschaltet und zeigt im weiteren Verlauf eine narbige Veränderung am Aneurysmahals

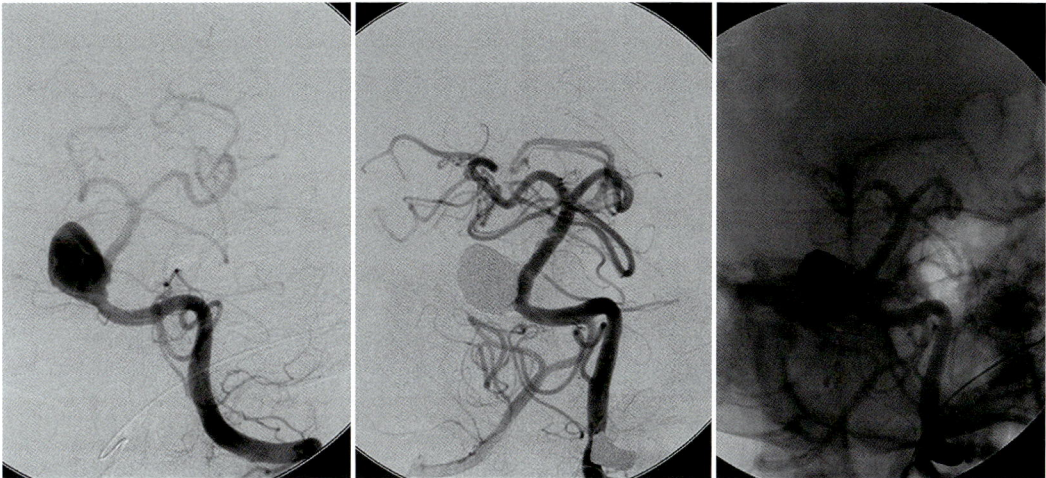

Abb. 44.9 37-jähriger Patient mit einem großen Aneurysma an der proximalen A. basilaris, das mit Stent und Coils komplett von der Blutzirkulation ausgeschaltet werden konnte

sierter Thrombus, sodass es im Langzeitverlauf kein Rezidiv gibt.

Nach der Einführung neurovaskulärer, selbstexpandierender Mikrostents ist es wegen der Flexibilität dieser Stents heute möglich, auch intrakranielle Aneurysmen mit breiter Basis zu behandeln, ohne das Trägergefäß einzuengen oder gar verschließen zu müssen. Bislang galten diese Aneurysmen – weil endovaskulär nicht befriedigend behandelbar – als verbliebene Domäne des chirurgischen Clippings.

Zudem wurde im Jahr 2007 ein neuartiges Produkt zur Behandlung von Aneurysmen eingeführt, ein sog. Flow Diverter (**Abb. 44.10**). Ein Flow Diverter ist im weitesten Sinne ein Stent, der sehr dicht gewebt ist. Der Einstrom in das Aneurysma lässt sich derart reduzieren, dass es im weiteren Verlauf thrombosiert, ohne dass zusätzlich Platinspiralen eingebracht werden müssen, je nach Größe des Aneurysmas.

Die endovaskuläre Behandlung ist zwar »minimalinvasiv«, Komplikationen können aber trotzdem auftreten. Die wesentlichen Komplikationen sind thromboembolischer Art.

Eine Thrombozytenaggregationshemmung nach endovaskulärer Aneurysmabehandlung trotz stattgehabter Blutung ist nicht ungewöhnlich, ein erhöhtes Nachblutungsrisiko resultiert daraus nicht.

Die prozedural bedingte Morbidität und Letalität bei der Behandlung nichtrupturierter Aneurysmen ist

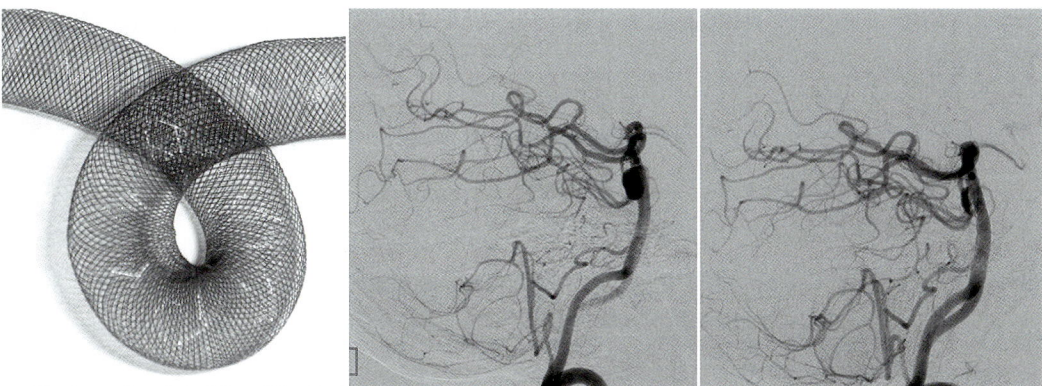

Abb. 44.10 An Größe im Verlauf zunehmendes Basilarisaneurysma, das mit einem neuartigen Stent, einem sog. Flow Diverter, behandelt wurde ohne zusätzliches Coiling. Nach Flow-Diverter-Implantation zeigte sich sofort eine Kontrastmittelstase. Eine weitere Thrombosierung des Aneurysma tritt im Verlauf ein

bei den endovaskulären Verfahren mit etwa 3,7% bzw. 1% deutlich geringer als beim neurochirurgischen Clipping.

Prozedere nach Coiling

Aufgrund der thrombogenen Materialien (Platinspiralen und/oder ggf. Stent), die zur Aneurysmabehandlung verwendet werden, ist es denkbar, dass thromboembolische Ereignisse auftreten. Diese ereignen sich vornehmlich in den ersten 12 h nach dem Eingriff. Es ist daher wichtig, die Patienten weiterhin intensivmedizinisch zu überwachen, um frühzeitig neurologische Defizite zu erfassen und umgehend therapeutische Maßnahmen einzuleiten. Bei Auftreten eines fokalneurologischen Defizits ist eine sofortige Bildgebung angezeigt. Bei Vorliegen eines Gefäßverschlusses ist eine Rekanalisierung indiziert, die üblicherweise endovaskulär, insbesondere bei Patienten mit rupturierten Aneurysmen mechanisch, durchgeführt wird.

Besonders bei Verwendung intrakranieller Stents zur Überbrückung eines breiten Aneurysmahalses oder nach Flow-Diverter-Platzierung muss eine ausreichende Hemmung der Thrombozytenfunktion eingehalten werden, ansonsten droht ein thrombotischer Verschluss des Stents und des Trägergefäßes. Nach Aufsättigung hat sich hier eine Erhaltungsdosis von 75 mg Clopidogrel pro Tag für 3 Monate und 100 mg ASS pro Tag für mindestens 6 Monate bewährt, die Gabe von ASS 100 mg/Tag wird von vielen Zentren auf Lebenszeit empfohlen. Alternativ zum Clopidogrel können nach einer Aufsättigungsdosis von 60 mg auch 10 mg Prasugrel (z. B. Efient) pro Tag verabreicht werden.

> ### Thrombozytenaggregationshemmer nach SAB
>
> Nach erfolgreicher endovaskulärer Therapie werden zur Vermeidung thromboembolischer Komplikationen durch das eingebrachte Fremdmaterial Thrombozytenfunktionshemmer verabreicht. Nach einer SAB kann hierbei folgendermaßen vorgegangen werden:
> - Unmittelbar nach der Intervention 500 mg ASS (z. B. 1 g Aspisol) i.v.
> - Ab dem ersten postinterventionellen Tag 100 mg ASS oral
> - Zusätzlich Clopidogrel oder Prasugrel bei Einsatz eines Stents: Eine »loading dose« von 300 mg Clopidogrel oder 60 mg Prasugrel wird üblicherweise noch während der Inter-
> ▼

> vention über die Magensonde verabreicht.
> **Cave:** In diesen Fällen die Magensonde vor der Extubation nicht absaugen! Die weitere Therapie erfolgt dann mit 75 mg Clopidogrel oder 10 mg Prasugrel pro Tag

> Im Falle einer elektiven Aneurysmatherapie werden Thrombozytenfunktionshemmer präinterventionell verabreicht, wenn es sich um ein großes und oder breitbasiges Aneurysma handelt oder die Therapie mit einem Stent geplant ist.

Ein Nachteil der endovaskulären Therapieverfahren ist das Risiko der Rekanalisierung der Aneurysmen, die hauptsächlich große Aneurysmen (>15 mm Durchmesser) betrifft. Daher müssen endovaskulär behandelte Patienten im weiteren Verlauf bildgebend kontrolliert werden; üblicherweise wird die erste Nachuntersuchung nach ca. 6–12 Monaten durchgeführt. Hierzu ist eine MR-angiographische Untersuchung (»Time-of-Flight«-MRA) meistens ausreichend, um eine Rekanalisierung des Aneurysmas rechtzeitig zu erkennen, in einigen Zentren wird routinemäßig eine Katheterangiographie als erste Verlaufskontrolle durchgeführt. Sollte sich in der Kontrolluntersuchung ein Rezidiv herausstellen, ist u. U. eine erneute endovaskuläre Therapie durchführbar.

Fallbeispiel Teil 2

Bei der 27-jährigen komatösen Patienten stellt sich im CT eine basale SAB heraus, die Ventrikel sind stark erweitert, und es besteht eine globale Hirnschwellung. Klinisch ist ein Stadium Hunt u. Hess Grad V und WFNS Grad V festzustellen. Die sofort im Anschluss an das CT durchgeführte CT-Angiographie zeigt ein Aneurysma an der A.-basilaris-Spitze.

Die Patientin erhält vor Therapie des Aneurysmas eine Ventrikeldrainage und wird sofort danach endovaskulär per Coiling behandelt: Das Aneurysma wird komplett mit Platinspiralen verschlossen. Bei zwischenzeitlich normalisierten Hirndruckwerten, allerdings mit Nachweis von Vasospasmen in der Dopplersonographie, fokussiert sich die medikamentöse Therapie im weiteren Verlauf auf das Triple-H-Konzept. Die Patientin erhält täglich 1.000 ml Hydroxyäthylstärke, außerdem wird der mittlere arterielle Blutdruck über 5 Tage mittels Noradrenalinperfusor auf 100–120 mmHg angehoben. Die Patientin erhält zudem Nimodipin 6×60 mg/Tag über die Ernährungssonde. Sie erholt sich langsam von der vermutlich zweimalig stattgehabten SAB und kann 2 Wochen später in die Rehabilitation verlegt werden.

Literatur

Agid R, Andersson T, Almqvist H et al. (2010) Negativ CT angiography findings in patients with spontaneous subarachnoid hemorrhage: when is digital subtraction angiography still needed? Am J Neuroradiol 31: 696–705

Dhar R, Diringer M (2012) Statins and anti-inflammatory therapies for subarachnoid hemorrhage. Curr Treat Options Neurol 14:164–174

Diringer MN, Bleck TB, Hemphill JC III et al. (2011) Critical care management of patients following aneurysmal subarachnoid hemorrhage: Recommendations from the Neurocritical Care Society's Multidisciplinary Consensus Conference. Neurocrit Care 15: 211–240

Kim YW, Lawson MF, Hoh BL (2012) Nonaneurysmal subarachnoid hemorrhage: an update. Curr Atheroscler Rep 14: 328–334

Kimball MM, Velat GJ, Hoh BL et al. (2012) Critical care guidelines on the endovascular management of cerebral vasospasm. Neurocrit Care 15: 336–341

Molyneux A, Kerr R, Stratton I et al. (2002) International Subarachnoid Aneurysm Trial (ISAT) of neurosurgical clipping versus endovascular coiling in 2143 patients with ruptured intracranial aneurysms: a randomised trial. Lancet 360: 1267–1274

Molyneux AJ, Kerr RS, Birks J et al. for the ISAT-Collaborators (2009) Risk of recurrent subarachnoid haemorrhage, death, or dependence and standardised mortality ratios after clipping or coiling of an intracranial aneurysm in the International Subarachnoid Aneurysm Trial (ISAT): long-term follow-up. Lancet Neurol 8: 427–433

Reith W (2011) Endovaskuläre Therapieoptionen der aneurysmatischen Subarachnoidalblutung. Radiologe 51: 113–119

Seule MA, Stienen MN, Cadosch D et al. (2010) Aneurysmatische Subarachnoidalblutung: Diagnostik und Therapie zerebraler und systemischer Komplikationen. Anästhesiol Intensivmed Notfallmed Schmerzther 45: 8–16

Theilen H, Kiss T, Leimert M, Koch T (2013) Diagnose und Therapie der atraumatischen Subarachnoidalblutung. Anästh Intensivmed 54: 14–25

Wermer MJ, van der Schaaf IC, Algra A, Rinkel GJ (2007) Risk of rupture of unruptured intracranial aneurysms in relation to patient and aneurysm characteristics: An updated meta-analysis. Stroke 38: 1404–1410

Internetlinks

www.awmf.org/leitlinien/detail/ll/030-073.html: Leitlinie »aneurysmale Subarachnoidalblutung«

www.awmf.org/leitlinien/detail/ll/030-030.html: Leitlinie »unruptierte intrakranielle Aneurysmen«

www.uke.de/extern/dgln/subarachnoidalblutung.htm: Leitlinien der Deutschen Gesellschaft für Liquordiagnostik und Klinische Neurochemie e.V., hier zum Thema »Subarachnoidalblutung«

Rückenmarkverletzung und Querschnittlähmung

Renate Meindl, Wolfram Wilhelm

Fallbeispiel Teil 1

Ein 61-jähriger Patient bricht auf der Straße zusammen. Laien beginnen sofort mit der Reanimation, der Notarzt kann erfolgreich die Kreislauftätigkeit wiederherstellen, äußerliche Verletzungszeichen liegen nicht vor. In der Klinik wird nach der Diagnosestellung »Vorderwandinfarkt« eine akute Koronarintervention mit Stenteinlage durchgeführt; gleichzeitig erfolgt eine gerinnungshemmende Therapie. Aufgrund der erfolgten Reanimation wird eine therapeutische Hypothermie initiiert; der erste Aufwachversuch wird nach 24 h durchgeführt. Bei nachlassender Analgosedierung wird eine hochgradige Minderbewegung der oberen Extremitäten mit fehlender Handfunktion festgestellt sowie eine fehlende Bewegung der unteren Extremitäten, eine Kontaktaufnahme mit dem Patienten ist möglich. Im sofort durchgeführten MRT zeigt sich ein ausgedehntes epidurales Hämatom im zervikothorakalen Übergang.

45.1   Definition

Bei einer Querschnittlähmung kommt es zu einer teilweisen oder vollständigen Unterbrechung der Leitungsfunktionen des Rückenmarks in unterschiedlicher Höhe. Klinische Zeichen können sein:

- Verlust der motorischen Funktion,
- Verlust der Sensibilität,
- Verlust der vegetativen Funktionen von Blase, Mastdarm und Sexualität.

Je nach der Entstehung differenziert man zwischen traumatischer und nichttraumatischer Querschnittlähmung.

- **Traumatische Querschnittlähmung**

Bei der traumatischen Rückenmarkläsion kommt es zu einer direkten substanziellen Schädigung von Rückenmark und Nervenwurzeln durch Quetschung, Zerschneidung, Überdehnung oder Zerreißung. Je nach Ausmaß der Zerstörung des Rückenmarks kann die Querschnittlähmung komplett oder inkomplett sein.

An eine traumatische Querschnittlähmung durch eine Wirbelsäulenverletzung muss bei jedem polytraumatisierten Patienten gedacht werden. Typische Unfallmechanismen sind Rasanztraumen wie Sturz aus großer Höhe, Autounfälle sowie Badeunfälle oder auch Schuss- oder Stichverletzungen.

Beim Schädel-Hirn-Trauma ist die HWS in 25–45% der Fälle verletzt, beim Thoraxtrauma die BWS in 25% der Fälle und beim stumpfen Bauchtrauma die LWS ebenfalls in 25% der Fälle.

- **Nichttraumatische Querschnittlähmung**

Hier kommen folgende Ursachen in Betracht:

- spinale Raumforderungen durch Blutung, Abszess oder Spondylodiszitis,
- vaskuläre Rückenmarkerkrankungen durch Ischämie oder Gefäßmalformation,
- entzündliche Rückenmarkerkrankungen, z. B. akute bakterielle oder virale Myelitis transversa,
- sonstige Erkrankungen, die klinisch ein Querschnittsyndrom imitieren können:
  - akute Polyradikulitis,
  - hyper- oder hypokaliämische Lähmung,
  - Mantelkantensyndrom und
  - psychogenes Querschnittsyndrom (dies ist extrem selten und immer eine Ausschlussdiagnose!)

Zur Differenzialdiagnose auch seltenster Erkrankungen: ► Schwenkreis et al. 2006.

45.1.1 Rückenmarksyndrome und spinaler bzw. neurogener Schock

Bei dem Rückenmarkschaden können typische klinische Bilder, sog. Rückenmarksyndrome, beobachtet werden.

Anterior-Cord-Syndrom Hierbei handelt es sich um eine Verletzung der vorderen zwei Drittel des Rückenmarks. In diesem Bereich verlaufen die Bahnen für Motorik, Schmerz und Temperatur. Klinisch ist die Motorik kaudal der Schädigungsstelle komplett oder inkomplett ausgefallen. Ursächlich sind typischerweise Frakturen oder Bandscheibenvorfälle sowie möglicherweise Durchblutungsstörungen der A. spinalis anterior, typischerweise bei der operativen Versorgung thorakaler Aortenaneurysmen. Die Prognose beim Anterior-Cord-Syndrom ist insgesamt ungünstig, am besten noch bei Schädigung im LWS-Bereich.

Central-Cord-Syndrom Hierbei handelt es sich um eine Schädigung zentraler Rückenmarkanteile, meist im HWS-Bereich. Da die langen Bahnen zu den Beinen weniger betroffen sind als die proximalen Anteile zu den Armen, zeigen diese Patienten meist eine gute Erholung der Steh- und Gehfunktion.

Brown-Séquard-Syndrom Eine Halbseitenlähmung auf Rückenmarksebene ist selten, kann jedoch als Brown-Séquard-Syndrom vorkommen und hat dann die klinische Ausprägung einer Halbseitensymptomatik.

Spinaler bzw. neurogener Schock Bei jeder akuten Rückenmarkschädigung ist ein spinaler Schock zu beobachten. Im spinalen Schock fallen alle spinalen Funktionen aus, die unterhalb der Läsionshöhe liegen, d. h. die Muskulatur ist schlaff, es besteht eine vollständige sensible Lähmung mit Verlust der Eigen- und Fremdreflexe. Darüber hinaus kommt es zu einer schlaffen Blase ohne Fähigkeit zur Spontanmiktion sowie zur Darmatonie bei allen Läsionen oberhalb S2. Durch einen Verlust der zentralen Sympathikusbahnen zwischen Th1 und L2 entsteht eine Vasomotorenlähmung, die Gefäße sind weit gestellt, und es kommt zu einem Verlust der Wärmeregulation. Auch die sympathische Innervation des Herzens kann gestört sein. Bei Läsionen oberhalb Th6 überwiegt der Vagotonus, klinisch zeigt sich eine teilweise ausgeprägte Bradykardie, selten ist ein passagerer Herzschrittmacher erforderlich.

> **Cave**
> Beim Absaugen kann es zur Asystolie kommen, ggf. sollten prophylaktisch 0,5 mg Atropin i.v. gegeben werden.

Tab. 45.1 Läsionshöhe und Kennmuskulatur

Läsionshöhe	Kennmuskulatur
C3–C4	Diaphragma
C4	Schulter
C5	M. biceps
C6	Handgelenkstreckung
C7	Ellenbogenstrecker
C8	Fingerbeuger
Th1	Fingerspreizer
L2	Hüftbeuger
L3	Kniestrecker
L4	Fußheber
L5	Großzehenstrecker
S1	Fußsenker
S2	M. glutaeus

45.2 Querschnittlähmung

45.2.1 Klinisches Bild

Bei allen Läsionen oberhalb Th4 muss mit einer erheblichen Störung der Atmung gerechnet werden, da die Interkostalmuskulatur ausfällt und im Wesentlichen nur noch eine Zwerchfellatmung vorliegt, was gerade in der Akutphase eine Beatmung erforderlich machen kann. Liegt die Läsion oberhalb der Zwerchfellinnervation in Höhe C3/C4, dann müssen die Patienten immer beatmet werden. Folgende Kennmuskulatur kann zur Abschätzung der Läsionshöhe herangezogen werden (Tab. 45.1).

45.2.2 Diagnostik

> Generell gilt, dass bei einer neu aufgetretenen Querschnittlähmung rasch gehandelt werden muss!

Der Verdacht auf eine Querschnittlähmung muss immer sofort geäußert werden, wenn ein Patient seine Beine (Paraplegie) oder Beine und Arme (Tetraplegie) nicht mehr bewegen kann. Es erfolgt eine sofortige Bildgebung von Rückenmark und Wirbelsäule mit einem MRT und ggf. zusätzlich einem CT.

Danach muss abgeschätzt werden, ob eine Dekompression des Spinalkanals und/oder eine Stabilisierungsoperation der Wirbelsäule erforderlich ist. Dabei ist die diagnostische Aussagekraft des MRT dem CT überlegen, wenn Weichteilraumforderungen und diskoligamentäre Instabilitäten beurteilt werden sollen. Im MRT sind sowohl die Kompression als auch intramedulläre Veränderungen gut sichtbar. Bei Frakturen ist die diagnostische Aussagekraft des CT überlegen. 55% der Frakturen werden im MRT nicht gesehen.

> Bei bis zu 10% der Patienten mit traumatischer Wirbelsäulenverletzung ist das Rückenmark auch auf einer »zweiten Höhe« verletzt, sodass dies bei der Diagnostik immer berücksichtigt werden muss.

Weiterhin ist es möglich, dass eine Lähmung nach einer Wirbelsäulenverletzung erst nach einem freien Intervall auftritt oder eine bestehende Lähmung aufsteigt oder eine inkomplette in eine komplette Lähmung übergeht. In allen Fällen muss eine fortschreitende Rückenmarkkompression vermutet werden, die dann unverzüglich beseitigt werden muss.

> Bei allen Intensivpatienten muss eine orientierende neurologische Untersuchung (inkl. Motorik und Sensibilität von Armen und
> ▼

Beinen) durchgeführt werden. Dies kann bei tief analgosedierten Patienten schwierig sein, ist aber gerade bei Frischverletzten wichtig, um keine Rückenmarkkompression zu übersehen.

Differenzialdiagnosen

Bei zervikalen und hochthorakalen Verletzungen kann es infolge einer Grenzstrangverletzungen zu einem Horner-Syndrom und damit zur Pupillendifferenz kommen.

Bei Patienten mit **HWS-Verletzung** können zudem Gefäßverletzungen im Bereich der A. carotis oder der A. vertebralis auftreten, z. B. mit Intimaeinriss oder traumatischer Dissektion der Gefäßwand und anschließender arterieller Thrombose. Auch ähnliche Verletzungen mit Verschluss der A. basilaris sind möglich, sodass sekundär nach HWS-Verletzungen auch Hirnschädigungen auftreten können. Die Diagnostik erfolgt mit CT- oder MR-Angiographie. Danach ist zu überlegen, ob eine operative Freilegung (bei der A. carotis) oder eine endovaskuläre Intervention möglich ist.

Weitere Differenzialdiagnosen der Querschnittlähmungen sind:
- (traumatische) Plexusschäden,
- Critical-illness-Polyneuropathie,
- Kompartmentsyndrome.

Kompartmentsyndrom Ein Kompartmentsyndrom tritt durch Einblutung in die Muskellogen nach Extremitätenfraktur oder als Ischämie-Reperfusions-Ödem nach Gefäßverschluss und -wiedereröffnung auf. Das Kompartmentsyndrom kann schwierig zu erkennen sein, klinisch stellt es sich als prall elastische und meist sehr schmerzhafte Schwellung der Extremität mit Umfangsvermehrung dar. Bei Verdacht muss der Muskellogendruck gemessen werden, der normalerweise 0–10 mmHg beträgt und beim Kompartmentsyndrom auf Werte über 30 mmHg ansteigen kann. Abhängig vom Muskellogendruck und dem klinischen Befund sind die Muskellogen operativ zu eröffnen.

45.2.3 Therapie

Notfalltherapie

Patienten mit akuter traumatischer und nichttraumatischer Querschnittlähmung müssen initial auf einer Intensiv- oder Intermediate-Care-Station überwacht werden. Hier erfolgt ein engmaschiges hämodynamisches Management mit Volumensubstitution und Aufrechterhaltung bzw. Steigerung des arteriellen Blut-

drucks sowie die Sicherstellung einer ausreichenden Ventilation und Oxygenierung durch O_2-Gabe und ggf. Beatmung. Bei einer neu aufgetretenen Querschnittlähmung nach Trauma ist – abhängig von den Begleitverletzungen – eine möglichst frühzeitige operative Stabilisierung und Dekompression des Spinalkanals anzustreben, um Sekundärschäden des Rückenmarks durch fortbestehende Fehlstellungen oder Instabilitäten zu vermeiden.

- **Methylprednisolon (»Urbasonschema«)**

Methylprednisolon wird aus unfallchirurgischer Sicht (Begleitverletzung bei Polytrauma) im deutschsprachigen Raum nicht mehr empfohlen; in der präklinischen oder frühen klinischen Versorgung kann es in Einzelfallentscheidung entsprechend dem NASCIS-Schema gegeben werden. Die Dosierung orientiert sich an den »national acute spinal cord injury studies« (NASCIS): Methylprednisolon 30 mg/kg i.v. als Bolus über 15 min, dann 45 min Pause, dann 5,4 mg/kg/h über 23 h. Die Methylprednisolongabe sollte so früh wie möglich nach dem spinalen Trauma erfolgen; nach mehr als 8 h nach der Verletzung kann sie nicht mehr empfohlen werden.

Der »Rettungsplan« für das Rückenmark

- Gezielte klinische Untersuchung und sofortige adäquate radiologische Diagnostik
- Behandlung des spinalen Schocks mit hämodynamischer Stabilisierung, Volumen- und Noradrenalingabe
- Ausreichende Oxygenierung mit O_2-Gabe und/oder Intubation und Beatmung
- Kontaktaufnahme mit einer neurochirurgischen oder unfallchirurgischen Klinik mit entsprechender Expertise
- Ggf. Verlegung des Patienten mit Arztbegleitung
- Methylprednisolongabe als Einzelfallentscheidung

Intensivtherapie

Patienten mit Querschnittlähmung sind insbesondere durch kardiovaskuläre, pulmonale und gastrointestinale Komplikationen bedroht. Die folgenden Maßnahmen orientieren sich an der aktuellen Leitlinie der DGN:
- Initial invasive arterielle Druckmessung, bei akuter Querschnittlähmung ZVK-Anlage
- Bei Zwerchfelllähmung oberhalb C4: Intubation und Beatmung und dann frühzeitige Punktions-

tracheotomie. Die Punktionstracheotomie ist der offenen Tracheotomie vorzuziehen, da bei Langzeitbeatmung die Stimmbildung mit offenem Beatmungssystem bei der Punktionstracheotomie besser möglich ist

━ Bei Weaningproblemen ebenfalls frühzeitige Punktionstracheotomie

━ Bei spinaler oder epiduraler Blutung oder bei beeinträchtigter Gerinnung nach Polytrauma wird mit der Heparinisierung zeitverzögert begonnen, z. B. 24–48 h nach dem Trauma. Hier wird wegen der besseren Steuerbarkeit zuerst unfraktioniertes Heparin über Perfusor gegeben

━ Die Thromboembolieprophylaxe wird mit niedermolekularen Heparinen fortgeführt, z. B. nach den Empfehlungen der Deutschen Gesellschaft für Paraplegie (DMGP) oder der DGN: In der Akutphase z. B. 1-mal täglich Enoxaparin (z. B. Clexane) nicht gewichtsadaptiert 40 mg über 3 Monate nach dem Trauma und 20 mg über weitere 3 Monate, oder Nadroparin (z. B. Fraxiparin) gewichtsadaptiert bis 6 Wochen nach Vollmobilisation

━ Kontrollierte Blasendrainage, nur initial über Blasendauerkatheter, dann über einen suprapubischen Katheter. Ein suprapubischer Katheter geht mit einer geringeren Infektionsgefahr einher. Es sollte so schnell wie möglich der sterile Einmalkatheterismus erfolgen

━ Prokinetische Medikation der neurogenen Darmstörung mit Neostigmin 3- bis 4-mal pro Tag 0,5 mg i.v. oder s.c. Für eine regelmäßige Stuhlentleerung sollte mindestens jeden zweiten Tag gesorgt werden, z. B. mit Glycerin-Suppositorien (▶ Kap. 11).

━ Frühzeitiger Beginn einer kombinierten Schmerztherapie zur Vermeidung eines chronischen Schmerzsyndroms, initial am besten mit Nichtopioiden wie Metamizol (z. B. Novalgin) und Paracetamol (z. B. Perfalgan), um bei der gestörten Darmmotorik möglichst auf Opioide verzichten zu können. Bei Deafferenzierungsschmerzen früher Einsatz von Pregabalin (z. B. Lyrica).

❗ **Cave**
Kein Einsatz von NSAIDs! Durch Verlust der viszeralen Schmerzempfindung kann sich unbemerkt ein Magen-/Duodenalulkus entwickeln.

━ Regelmäßige Umlagerung und angepasste Lagerung von Körpers und Extremitäten, um Kontrakturen der Gelenke und Druckulzera der Haut zu vermeiden. Eine En-bloc-Drehung des Körpers sollte durchgängig alle 2–3 h erfolgen

━ Sofortiger Beginn mit Frührehabilitation (Physiotherapie, Ergotherapie, Logopädie)

Weitere Behandlung

Patienten mit traumatischem Rückenmarkschaden sollten – falls die Expertise im eigenen Krankenhaus fehlt – in ein Traumazentrum mit einer Abteilung für Rückenmarkverletzte verlegt werden, um eine weitere optimale Versorgung zu gewährleisten. Zu den Details der Behandlung akuter nichttraumatischer Rückenmarkschädigungen siehe Leitlinie »Querschnittlähmung« der DGN (▶ Internetlinks).

Fallbeispiel Teil 2

Der Patient wird umgehend operiert: Es erfolgt eine neurochirurgische Dekompression mit Laminektomie und Hämatomausräumung im zervikothorakalen Übergang; anschließend wird der Patient wieder beatmet auf die Intensivstation verlegt. Aufgrund der Höhe der epiduralen Blutung muss mit einer wesentlichen Beeinträchtigung der Interkostalmuskulatur und damit der Atempumpe gerechnet werden, gleichzeitig ist nach der Reanimation mit einer längeren Bewusstseinseinschränkung zu rechnen, sodass am nächsten Tag eine Dilatationstracheotomie durchgeführt wird. Die Sedierung wird nun vollständig beendet. Der Patient kann in den nächsten Tagen erfolgreich vom Intensivrespirator getrennt werden; gleichzeitig erfolgt eine intensive physiotherapeutische Übungsbehandlung. Am 15. Tag nach der Reanimation wird der Patient bewusstseinsklar und mit rückläufiger Tetraparese in die Abteilung für Neurotraumatologie und Rückenmarkverletzte verlegt, wo nun ein umfangreiches Rehabilitationsprogramm erfolgt.

Literatur

Bernhard M, Gries A, Kremer P, Martin-Villalba A, Böttiger BW (2005) Präklinisches Management von Rückenmarkverletzungen. Anaesthesist 54: 357–376

Furlan JC, Noonan V, Cadotte DW, Fehlings MG (2011) Timing of decompressive surgery of spinal cord after traumatic spinal cord injury: an evidence-based examination of pre-clinical and clinical studies. J Neurotrauma 28: 1371–1399

Keil M, Szczerba L, Kraus G, Abel R (2012) Therapie der septischen Querschnittlähmung. Orthopäde 41: 742–748

Markandaya M, Stein DM, Menaker J (2012) Acute treatment options for spinal cord injury. Current Treatment Options in Neurology 14: 175–187

Schwenkreis P, Pennekamp W, Tegenthoff M (2006) Differenzialdiagnose der akuten und subakuten nichttraumatischen Querschnittlähmungen. Dtsch Ärztebl 103: A 2948–2954

Internetlinks

www.awmf.org/leitlinien/detail/ll/030-070.html: Hier befindet sich die Leitlinie »Querschnittlähmung« der DGN.

www.dgn.org/-leitlinien-online.html: Hier findet man alle Leitlinien der Deutschen Gesellschaft für Neurologie. Die Seiten sind immer aktualisiert, gut zu lesen und geben differenziert Antwort zu nahezu alle Fragen der Neuromedizin.

www.dmgp.at: Auf der Homepage der Deutschsprachigen Medizinischen Gesellschaft für Paraplegie (DMGP) findet man einige Empfehlungen zur speziellen Behandlung von Patienten mit Querschnittlähmung.

Neuromuskuläre Erkrankungen

Wolfgang Müllges

46

Fallbeispiel Teil 1

Ein 33-jähriger Mann kommt notfallmäßig zur Aufnahme, weil er am Morgen die Treppe in die erste Etage nicht mehr bewältigen konnte. Er berichtet von einem Darminfekt vor 2 Wochen, sonst sei er immer gesund gewesen. Vor 3 Tage habe ein Kribbeln in den Füßen begonnen, und er sei häufiger gestolpert. Es finden sich symmetrische Ausfälle: eine Schwäche des Faustschlusses, der Oberschenkelbeugung und Fallfüße. Die Eigenreflexe sind ausgefallen. Die Laborwerte sind normal, das Röntgenbild des Thorax auch, aber der paO_2 beträgt nur 74 mmHg. Im Liquor ist das Eiweiß auf 104 mg/dl erhöht. Beim Abendessen verschluckt sich der Patient mehrmals. Nachts muss er notfallmäßig intubiert werden.

46.1 Differenzialdiagnose neuromuskulärer Schwäche

Neuromuskuläre Erkrankungen mit dem Leitsymptom »Schwäche« werden bei zunehmender Gehunfähigkeit, Schluckstörung und Versagen der Atempumpe intensivmedizinisch relevant. Rhabdomyolyse oder schwere Muskeltonuserhöhungen sind seltenere Aufnahmegründe.

> **Praxistipp**
>
> Die Indikation zur Aufnahme auf einer Intensiv- oder Intermediate-Care-Station sollte sehr großzügig gestellt werden, wenn man den weiteren Krankheitsverlauf eines Patienten nicht kennt und ihn nicht sicher als nichtbedrohlich einschätzen kann.

Alle neuromuskulären Krankheiten zeichnen sich dadurch aus, dass die Vitalfunktionen relativ lange grenzwertig kompensiert bleiben. Die Dekompensation tritt scheinbar plötzlich ein, z. B. nachts auf einer Allgemeinstation. Bisweilen fallen neuromuskuläre Erkrankungen auch erst durch ein unerwartetes Weaningversagen auf.

Aus der großen Zahl neuromuskulärer Krankheiten werden nur wenige intensivmedizinisch relevant. Es ist günstig und fast immer möglich, durch eine kurze Untersuchung eines noch nicht beatmeten Patienten frühzeitig ein klinisches Syndrom festzustellen.

■ **Querschnittsyndrom**

Zunächst darf ein hohes Querschnittsyndrom nicht übersehen werden, das durch folgende Symptome gekennzeichnet ist:

- sensomotorische Tetraparese,
- Blasen-Mastdarm-Störung,
- Tonus und Reflexe verändert (je nach Stadium und Akuität unterschiedlich),
- ggf. lokaler Schmerz.

Hier muss immer eine rasche Bildgebung zur Ursachenklärung erfolgen.

■ **Polyneuropathisches Syndrom**

Bei einem polyneuropathischen Syndrom sind progrediente, distal betonte, schlaffe Lähmungen mit begleitenden sensiblen Störungen und eine Reflexminderung charakteristisch. Im akuten Fall ohne Muskelatrophien ist dann die häufigste Diagnose ein Guillain-Barré-Syndrom (► Abschn. 46.3.1). Wenn Patienten erst im Laufe einer Intensivbehandlung ein polyneuropathisches Syndrom erwerben, liegt der Verdacht auf eine Critical-illness-Polyneuropathie nahe (► Abschn. 46.3.2). Liegen bereits bei Aufnahme ausgeprägte generalisierte, oft im Schulter-/Nackenbereich betonte Muskelatrophien vor, dann muss einer degenerativen neuromuskulären Krankheit im Finalstadium nachgegangen werden (► Abschn. 46.3.6).

■ **Myopathie**

Bei akuter nichtatrophischer, rein motorischer, oft schmerzhafter und proximal betonter Schwäche mit erheblicher CK-Erhöhung ist eine Myopathie wahrscheinlicher. Akut und schwer verlaufen toxisch (Alkohol, Drogen, Medikamente) oder mechanisch (Marsch, Trauma) verursachte Myopathien, bei denen die Behandlung des drohenden Nierenversagens und von Kompartmentsyndromen im Vordergrund steht, subakut v. a. Poly- und Dermatomyositis, bei deren Dekompensation meist bereits Atrophien erkennbar sind.

Mit erhöhtem Muskeltonus macht sich als Sonderform der Myopathien eine maligne Hyperthermie bei oder nach Narkose bemerkbar (► Abschn. 46.3.4).

■ **Sonstige Differenzialdiagnosen**

Tonuserhöhungen beherrschen das Krankheitsbild des Tetanus (► Abschn. 46.3.5). Wenn keine sensiblen Symptome vorhanden sind und die Schwäche bei Haltearbeit oder wiederholter Beanspruchung von verschiedenen Muskelgruppen deutlich zunimmt (Erschöpfbarkeit), wird eine neuromuskuläre Übertragungsstörung wahrscheinlich. Am häufigsten ist dann die Diagnose einer Myasthenia gravis (► Abschn. 46.3.3).

46.2 Allgemeine Behandlungsprinzipien

Aus den einleitend genannten Gründen empfiehlt sich eine großzügige Aufnahmeindikation für die Intensiv-, mindestens aber für eine Überwachungsstation. Lungenerkrankungen und Hypersekretion begünstigen eine Dekompensation ebenso wie jede andere systemische Erkrankung und Störung von Elektrolyten und der Schilddrüsenfunktion. Die Geschwindigkeit der Dekompensation lässt sich nur durch regelmäßige, etwa 4-stündliche systematische klinische Überwachung erkennen. Unser als sicher bewährtes Konzept besteht aus folgenden Untersuchungen (die Grenzwerte in Klammern weisen auf eine zunehmende respiratorische Dekompensation hin):

- Vitalkapazität 2- bis 4-stündlich (Grenzwert für Männer <15 ml/kg, für Frauen <12 ml/kg) oder FEV_1 (ca. 75% der Vitalkapazität) oder Atemzugvolumen (<6 ml/kg) mittels handgehaltenem Messgerät über Ansatzrohr oder Maske,
- Blutgasanalyse 4-stündlich,
- psO_2 kontinuierlich (Grenzwert 92% unter 3 l/min O_2-Atmung),
- klinisch kontinuierlich: Verschlucken, Atemanstrengung etc.,
- je nach Dynamik 4-stündlich systematische Zeitmessung von Haltekraft (Kopfabheben, Arm- und Bein-Vorhalte, ggf. Blickhebung nach oben) und Faustschluss (Ballonvigorimeter).

Eine Abnahme der Kraft in verschiedenen Muskelgruppen, bereits eingetretene Gehunfähigkeit oder eine Kopfhalteschwäche (Beugung und Streckung sind bei einem Gesunden kaum überwindlich) sind dringende Warnzeichen drohender Ateminsuffizienz.

Weitere zunehmend alarmierende **Warnzeichen einer drohenden Ateminsuffizienz** durch muskuläre Schwäche sind:

- Orthopnoe,
- Kurzatmigkeit beim Sprechen,
- Speichelsee (Schluckstörung) und häufiges Hüsteln durch (Mikro)aspirationen,
- flache Tachypnoe,
- progrediente Dysarthrie, Stakkatosprechen, Hypophonie, Anarthrie,
- schwacher Hustenstoß,
- paradoxe Atembewegungen, Schaukelatmung,
- paO_2 <70 mmHg, $paCO_2$ >50 mmHg, sO_2 <90%.

❯ **Die Dynamik der Veränderung der FEV_1 ist entscheidender für die Indikation zur Intubation als die Messwerte an sich.**

Eine respiratorische Partialinsuffizienz mittels O_2-Insufflation hinhaltend zu kompensieren, kann erfahrungsgemäß eine spätere Intubation nur sehr selten abwenden. In Einzelfällen kann auch eine isolierte Schluckstörung ohne Ateminsuffizienz eine protektive Intubation erforderlich machen.

46.2.1 Beatmung und Analgosedierung

- **Beatmung**

Auch bei dringlicher Intubation erleichtert eine vorausgehende Aufklärung des Patienten über Diagnose und Perspektive einer u. U. längerfristigen Beatmung die Kooperation bei späterer Entwöhnung.

❯ **Bei der Beatmung von Patienten mit neuromuskulären Erkrankungen bestehen folgende Besonderheiten: Hirn- und Lungenfunktion sind intakt, die Erkrankung selbst verursacht meist keine Schmerzen (wohl aber das Bettliegen und die intensivmedizinischen Maßnahmen), und der Patient muss zur Kraftüberprüfung wach sein.**

Eine nichtinvasive Beatmung ist bei isoliertem Versagen der Atempumpe denkbar, aber wegen der Dauer und der oft begleitenden Schluckstörung problematisch; auch sind Komfort und Dichtheit der Gesichtsmaske bei mimischer Schwäche nicht ausreichend gegeben. Wegen der sehr rasch eintretenden Inaktivitätsatrophie der Atemmuskulatur sollte so früh wie möglich assistiert beatmet werden. In der Regel verwenden wir BIPAP mit niedrigem PEEP, aber auch SIMV ist wegen der Dehnungsbeatmungshübe möglich.

Das beschriebene Beatmungskonzept erfordert eine Analgosedierung nur zur Tubustoleranz, Angstbekämpfung und Gewährleistung des Tag-Nacht-Rhythmus.

❗ **Cave**
Am denervierten Muskel ist die Gabe von Succinylcholin zur Intubation wegen möglicher lebensbedrohlicher Hyperkaliämie kontraindiziert.

- **Sedierung**

In Anbetracht oft langer Beatmungsdauer mit erlebter Bewegungsunfähigkeit sind reaktive Phänomene wie Angst (85%), Depressivität (71%), (Angst-)Träume (56%) und psychotische Symptome (23%) häufig. Daher bevorzugen wir bei Patienten mit neuromuskulären Erkrankungen zur Sedierung eine Mischung aus nieder- und hochpotenten Neuroleptika; zusätzlich erhalten die Patienten bei Bedarf Benzodiazepine und gelegentlich Propofol zur Nacht. Gleichzeitig ist eine sehr intensive personelle Zuwendung zum Patienten erforderlich, was zugleich den Bedarf an psychotropen Medikamenten reduziert.

Die Aufrechterhaltung der Kommunikation mit Lesetafel oder PC-Kommunikationshilfe reduziert den Deprivationseffekt.

■ **Analgesie**

Bei Neuropathien muss mit schmerzhaften Dyästhesien gerechnet werden, die auch positiv als Reinnervationszeichen auftreten können. Sie werden am effektivsten mit Membranstabilisatoren wie Carbamazepin oder Pregabalin behandelt. Dumpf drückende Rückenschmerzen treten bei Bettlägrigkeit auf, können auch Zeichen der Wirbelsäuleninstabilität bei geschwächter Rückenmuskulatur sein und sprechen gut auf NSAR an (**Cave:** Gastritis). Opioide sind hier sehr hilfreich (**Cave:** Obstipation), meist ist eine niedrige Dosierung ausreichend.

■ **Weaning**

Die Entwöhnung vom Respirator sollte wie jede vorhergehende Veränderung der Beatmungsparameter mit dem wachen Patienten besprochen werden. Gegen Ende der Weaningphase ist ein besonders intensiver Kontakt zum Patienten nötig. Bei neuromuskulären Erkrankungen betreiben wir klassisches T-Stück-Weaning. Wenn ein solcher Patient mehrmals über 4–8 h ausreichend über den Tubus atmet und den Kopf vom Kissen abgehoben halten kann, stehen nach der Extubation meist ausreichende Atemreserven zur Verfügung.

❯ **Die Schluckfähigkeit ist mit ausreichender Eigenatmung nur schwach assoziiert.**

Wenn kein Speichelsee vorhanden ist und Schlucken von Brei gelingt (möglichst laryngoskopisch gesichert), kann ein Tracheostoma verschlossen werden.

46.2.2 Lähmungsassoziierte Probleme

Bei schlaff plegischen Beinen drohen tiefe Beinvenenthrombose (Risiko: 75%) und Lungenembolie, weswegen wir möglichst therapeutisch heparinisieren. Bei Kontraindikationen kann man niedrigdosiertes LMW-Heparin mit pneumatischen Kompressionsschienen an den Beinen kombinieren (**Cave:** N.-peroneus-Läsion). Kontrakturen bei schweren Paresen und sekundäre Druckschäden peripherer Nerven oder gar Luxationen von Gelenken (Schulter) erfordern regelmäßige

2-mal tägliche Krankengymnastik und (Bobath-)Lagerungsbehandlung. Durch 2-stündliche Vibrationsmassagen des Thorax und zusätzliche Bronchialtoilette konnten wir die Pneumonieinzidenz bei den Patienten deutlich senken.

Muskellähmungen und gestörte Schweißsekretion fördern die Dekubitusbildung. Dem kann durch 2-stündliche Umlagerung vorgebeugt werden. Luftkissenbetten sind bei peripher denervierten Patienten ungünstig, weil das Körperlagegefühl dort vollends verloren geht.

Bei Fazialisparese mit offen stehendem Auge (Lagophthalmus) muss einem Hornhautulkus durch mehrfache Gabe von Augentropfen tagsüber und Salbenstreifen mit feuchten Kompressen in der Nacht vorgebeugt werden. Alternativ kann intermittierend nachts ein Uhrglasverband verwendet werden, allerdings besteht hier die Gefahr einer »feuchten Kammer« mit Infektionsrisiko.

46.3   Einzelne Krankheitsbilder

46.3.1 Guillain-Barré-Syndrom

Bei dem Guillain-Barré-Syndrom handelt es sich um eine akute, nicht erregerbedingte Entzündung der Nervenwurzeln und peripheren Nerven. Oft ging eine bronchopulmonale oder Durchfallerkrankung voraus, häufig mit *Campylobacter jejuni* als Erreger. Man vermutet ein »molekulares Mimikry« zwischen Bestandteilen der Erreger und der peripheren Nerven; die zur Infektabwehr initiierte Immunantwort richtet sich dann gegen die Nerven.

■ **Symptomatik**

Die Krankheit beginnt meist mit leichten sensiblen Reiz- und Ausfallerscheinungen, gefolgt von dominierenden über wenige Tage progredienten Lähmungen, die weitgehend symmetrisch von distal nach proximal aufsteigen. Bei etwa 50% der Patienten kommt es zu Fazialisparesen und bei 25% zu Schluckstörungen und Versagen der Atempumpe. Die Muskeleigenreflexe fallen früh aus.

❯ **Oft treten neurogene autonome Störungen ein, insbesondere potenziell tödliche Herzrhythmusstörungen.**

■ **Diagnostik**

Die Verdachtsdiagnose »Guillain-Barré-Syndrom« wird durch die Elektroneurographie gestützt. Charakteristisch im Frühstadium sind durch Demyelinisierung verlängerte distale motorische Latenzen und F-Wellen-Ausfälle als Zeichen des Befalls auch der proximalen motorischen Nervenabschnitte.

Es gibt selten auch überwiegend axonale Formen mit ungünstigerem Verlauf, die durch massive Amplitudenreduktion nach Nervenstimulation und später ausgeprägte Denervierungsaktivität in den Muskeln gekennzeichnet sind. Die Diagnose wird durch eine Liquoruntersuchung, bei der man eine normale Zellzahl mit erhöhtem Liquoreiweiß findet, gesichert. Die Schädigung von sympathischen wie parasympathischen Nervenanteilen erkennt man an unerwarteten Frequenz- und Blutdruckschwankungen, gravierenden Darmmotilitätsstörungen sowie Hyperhidrose. Nur wenige Funktionstests des autonomen Nervensystems sind bei Intensivpatienten anwendbar:

- **Valsalva-Manöver** (auch am Beatmungsgerät): 10 s inspiratorischer Hold.
  - Normale Reaktion: kurze Blutdrucksteigerung (intrathorakaler Druck steigt), dann Blutdruckabfall (venöser Rückstrom sinkt; abgefangen durch Vasomotoren); bei Weiteratmen Blutdruckanstieg auf kurzfristig übernormale Werte.
  - Pathologisch: in der zweiten Phase Blutdruckabfall >50%, in der vierten Phase kein Blutdruckanstieg oder fehlender Frequenzabfall.
  - Im EKG »RR-Intervall-Varianz«: RR-Intervall im EKG zwischen Schlag 30/31 zu Schlag 15/16 bei Aufrichten im Stehbrett. Normal ist >1.
- **Herzfrequenzvarianz** bei forcierter Maschinenatmung (auch am Respirator) über 6–8 min:
  - normal 24+8/min,
  - pathologisch <12,
  - in höherem Alter <10.
- **Augenbulbusdruck** »bis zur Schmerzgrenze« <25 s lang (Cave: Netzhautablösung bei starker Myopie; immer nur unter Reanimationsbereitschaft):
  - normal Herzfrequenzabfall 3–9/min.
  - Schrittmacherindikation beim Guillain-Barré-Syndrom bei >3 s Asystolie oder bei Frequenzabfall <4/min.
- **Karotisbulbusdruck** (unter Reanimationsbereitschaft) <30 s:
  - normal Herzfrequenz links <−2 bis −8/min, rechts <−4 bis −10/min,
  - pathologisch bei Asystolie >3 s oder fehlender Reaktion.
- **Atropintest** 0,5–1,0 mg i.v.
  - Normal ist ein Herzfrequenzanstieg >+20/min.

- Pathologisch ist ein Anstieg >+40/min oder ein fehlender Anstieg.

> **Jede Abweichung vom normalen Reaktionsspektrum muss als Gefährdungszeichen bewertet werden.**

- **Differenzialdiagnostik**

Gelegentlich muss ein Guillain-Barré-Syndrom von einem **zervikalen Querschnittsyndrom** im Stadium des spinalen Schocks abgegrenzt werden, insbesondere bei initialer Blasenstörung. Eine erhöhte Liquorzellzahl legt **erregerbedingte** Erkrankungen nahe (Myelopolyneuroradikulitis, Frühsommermeningoenzephalitis, Infektionen mit HIV, Zytomegalie, Polio oder anderen neurotropen Viren oder Borrelien). An **toxische** Ursachen (Arbeitsstoffe, Schwermetalle) sollte man bei begleitender Verwirrtheit oder sehr raschem Beginn denken. Die seltene **akute hepatische Porphyrie** (Aminolävulinsäure im Urin) kann gelegentlich ein Guillain-Barré-Syndrom vortäuschen.

- **Spezielle Therapie**

Krankheitsdauer und Schwere des Verlaufs werden durch Plasmapherese und die Gabe polyvalenter 7S-Immunglobuline günstig beeinflusst, auch wenn die genauen Wirkmechanismen nicht bekannt und die Effekte wahrscheinlich multimodal sind. Die Behandlung wird nicht erst bei Ateminsuffizienz indiziert, sondern bereits bei einer freien Gehstrecke unter 5 m. Die Wahl des Verfahrens richtet sich nach Kontraindikationen bzw. Unverträglichkeit und nach der Verfügbarkeit.

Standardmäßig werden bei der **Plasmapherese** 5-mal im Abstand von je 2 Tagen je 40–50 ml Plasma/kg Körpergewicht ausgetauscht und durch Albumin ersetzt. Mögliche Probleme oder Nebenwirkungen sind Lungenödem, Sepsis, Fibrinogenmangel, Hypokalzämie sowie eine Allergie gegen Albumin.

Die **Immunglobuline** werden in einer Dosierung von 0,4 g/kg/Tag über 5 Tage gegeben; mögliche Probleme sind Anaphylaxie bei vorbestehendem IgA-Mangel und gelegentlich ein Nierenversagen. Immunglobuline sollen langsam infundiert werden.

Weder bei scheinbar ungenügendem Ansprechen auf die Therapie noch bei sekundären Verschlechterungen konnten sich intensivere Therapievarianten oder Therapiekombinationen als nützlich beweisen. **Glukokortikoide** (5 Tage je 500 mg Methylprednisolon) waren allenfalls bei älteren und schwer betroffenen Patienten zusätzlich zur Immunglobulingabe nützlich.

Wenn sich ein Guillain-Barré-Syndrom-Patient trotz Plasmapherese und Immunglobulingabe nach

6–8 Wochen oder später weiter verschlechtert, muss eine **chronisch inflammatorische demyelinisierende Polyneuritis** (CIDP) abgegrenzt werden. Die CIDP kann ähnlich dem Guillain-Barré-Syndrom sehr akut beginnen, verläuft aber chronisch-progredient oder -rezidivierend. Sie spricht auf Glukokortikoide an und bedarf einer dauerhaften Immunsuppression, die beim Guillain-Barré-Syndrom nicht indiziert ist. Plasmapherese und Immunglobulingabe sind auch bei der CIDP hochwirksam.

Falls einer der autonomen Tests – wir bevorzugen Herzfrequenzvarianz und Karotisdruckversuch – für eine vegetative Dysfunktion des Herzens spricht, legen wir aufgrund der Gefahr letaler Arrhythmien frühzeitig einen externen transkutanen Schrittmacher an. Derartige Systeme haben kein Dislokations- oder Infektionsrisiko, der Einsatz kann aber durch Hautlazerationen limitiert sein.

Bei Bradykardie ziehen wir Dihydralazin (z. B. Nepresol) dem Atropin vor. Bei den autonom gestörten Patienten wirkt Dihydralazin in niedriger Dosierung mehr herzfrequenzsteigernd als blutdrucksenkend. Bei Anwendung von niedrigdosiertem Adrenalin zeigen die Patienten sehr schnell Herzrhythmusstörungen, weswegen dies nicht gerne verwendet wird.

> **Am funktionell denervierten Herzen empfiehlt es sich grundsätzlich, Antiarrhythmika erst ab Lown IV anzuwenden, da alle Antiarrhythmika proarrhythmogene Wirkungen entfalten können.**

Bei Orthostaseproblemen helfen Midodrin (z. B. Gutron) 2- bis 4-mal/Tag 2,5–10 mg und Fludrocortison (z. B. Astonin H) 0,1–0,2 mg/Tag, bei Hyperhidrose Aluminiumhydrochlorid-20%-Lösung oder Botulinustoxin (z. B. Botox) lokal, gegen Hypersalivation trizyklische Antidepressiva, Atropin (0,25–0,5 mg s.c.) oder Ipratropiumbromid (z. B. Itrop, 3-mal 5–10 mg/Tag p.o.).

■ **Prognose**
Das Guillain-Barré-Syndrom verläuft monophasisch mit Verschlechterung über maximal 4 Wochen, um dann über einen variablen Zeitraum auf diesem Niveau zu persistieren, selten sich nochmals vorübergehend zu verschlechtern, und sich schließlich langsam zu erholen. Die Letalität intensivpflichtiger Patienten mit Guillain-Barré-Syndrom liegt bei etwa 3%, meist verursacht durch Respiratorpneumonie, Lungenembolie und Herzrhythmusstörungen. Etwa 70% der Patienten erholen sich funktionell vollständig, etwa 15% sind nach einem Jahr noch schwer behindert.

46.3.2 Critical-illness-Polyneuropathie (CIP) und Critical-illness-Myopathie (CIM)

Beide Krankheiten treten im Laufe einer Intensivbehandlung de novo und zumeist gemeinsam auf.

> **Risikofaktoren sind Multiorganversagen, Sepsis, SIRS, länger als 7 Tage dauernde Beatmung, Hochdosisglukokortikoidtherapie oder Gabe von Muskelrelaxanzien, die beiden letztgenannten insbesondere für die Myopathie.**

Die Pathophysiologie ist nicht abschließend geklärt. Auslöser der CIP soll die Störung der Mikrozirkulation bei SIRS sein, während die Untergruppe der akut nekrotisierenden CIM oft vorher Glukokortikoide und Muskelrelaxanzien erhielt.

■ **Symptomatik**
Der Verdacht auf eine CIP/CIM wird häufig geäußert, wenn
▬ unter der Intensivbehandlung ein erheblicher distal betonter Muskelschwund beobachtet wird
▬ und mit einem weder zentral noch pulmonal erklärbaren Weaningversagen (alveoläre Hypoventilation mit niedrigem Atemzugvolumen) einhergeht.

Charakteristisch sind ausgeprägte Lähmungen mit gut erhaltenem Schmerzempfinden und regelhaft erhaltenen Hirnnervenfunktionen, weswegen diese Patienten bei Schmerzreizen ohne Abwehr lebhaft grimassieren.

■ **Diagnostik**
Die Verdachtsdiagnose CIP lässt sich elektrophysiologisch einfach sichern. Man findet eine überwiegend motorische axonale Polyneuropathie mit Reduktion oder Verlust der evozierten Muskelaktionspotenziale, nach 14 Tagen lebhafte Spontanaktivität als Zeichen der Muskeldenervierung. Die Abgrenzung zur CIM ist klinisch unmöglich und elektrophysiologisch schwierig. Nerven- und Muskelbiopsien sind wegen fehlender therapeutischer Konsequenz nicht indiziert.

■ **Differenzialdiagnostik**
Vorerkrankungen, die ebenfalls zu Atemproblemen führen, sind ebenso schwierig abzugrenzen wie medikamententoxische Einflüsse, z. B. durch Zytostatika. Prolongierte neuromuskuläre Blockaden durch hochdosierte Muskelrelaxanziengabe sind insbesondere bei Nierenversagen, Azidose, Hypermagnesiämie und Hy-

pophosphatämie zu berücksichtigen. Sehr selten ist eine sog. periodische (hypokaliämische) Lähmung zu erwägen, die sich in wenigen Tagen vollständig zurückbildet.

■ **Therapie**

Es ist keine spezifische Therapie verfügbar. Antiinflammatorische Behandlungsansätze erwiesen sich als unwirksam. Die Vermeidung der Risikofaktoren ist entscheidend: konsequente Sepsisbehandlung, Verwendung möglichst geringer Dosen von Muskelrelaxanzien und Glukokortikoiden, Verzicht auf potenziell neurotoxische Medikamente und ein stringentes Blutzuckerregime.

■ **Prognose**

Nach Ausschalten der Noxen tritt eine langsame Besserung ein. Generell verursachen CIP/CIM eine längere Beatmungsdauer, einen längeren Intensivstations- und Krankenhausaufenthalt und haben damit eine höhere Letalität zur Folge. Leichtbetroffene Patienten können sich vollständig erholen, bei schwerbetroffenen Patienten dauert dies Monate oder gar Jahre mit Dauerfolgen wie Kontrakturen, Fallfüßen, schmerzhaften Parästhesien und Fatigue.

46.3.3 Myasthene Krise

Der Myasthenia gravis liegen zumeist spezifische Autoantikörper gegen postsynaptische Acetylcholinrezeptoren (AChR) zugrunde. Dadurch sind bei wiederholter oder kontinuierlicher Muskelbetätigung mit ständiger Freisetzung von präsynaptischen Acetylcholinquanten nicht mehr genügend Rezeptoren an der neuromuskulären Endplatte verfügbar, was das **Leitsymptom Erschöpfbarkeit** erklärt.

Etwa 5% aller Myasthenia-gravis-Patienten weisen Antikörper gegen eine postsynaptisch gelegene Muskelserinkinase auf, was für die Akutbehandlung aber keine Rolle spielt. Der Thymus ist in die Pathogenese verwickelt. In etwa 10% der Fälle ist die Myasthenia gravis eine paraneoplastische Erkrankung bei Thymuskarzinomen. Wegen der nach Überwindung der Krise zu klärenden Frage, ob eine Thymektomie erforderlich ist, ist daher eine CT- und/oder MRT-Diagnostik des Thorax obligat.

■ **Symptomatik**

Die myasthene Krise manifestiert sich meist bei bereits bekannter Diagnose einer Myasthenia gravis.

❯ **Als myasthene Krise bezeichnet man das Krankheitsstadium, in dem die generalisierte Muskelschwäche bedrohlich zunimmt oder die Atem- bzw. Schluckfunktion kritisch eingeschränkt ist.**

Im Vorfeld einer Krise lässt sich fast immer eine im Tagesverlauf zunehmende Schwäche oder rasch wechselnde Dosisanpassung von Myasthenia-gravis-Medikamenten eruieren. Zunehmend versiegende Stimmkraft und Verlust der klaren Phonation, zunehmende Ptose und Doppelbilder beim längeren Blicken oder nachlassender repetitiver Händedruck können bereits früh wegweisend sein. Eine allgemeine Körperschwäche bei Haltearbeit und zuletzt auch unter Ruhebedingungen, die schließlich auch die Atemmuskulatur betrifft, tritt in der Regel erst später dazu.

Anlass zur Dekompensation sind Verschlechterungen im natürlichen Verlauf, aber auch (perioperativer) Krankheitsstress, teilweise mit »unerwartetem« Weaningversagen, und Infektionen. Nur sehr unzureichend behandelte Myastheniker erfahren eine Verschlechterung durch bestimmte mysthenieverstärkende Medikamente. Eine Ausnahme ist d-Penicillamin, das als Rarität eine eigene Myasthenieform auslösen kann.

■ **Diagnostik**

Die Diagnose wird gesichert durch
− die effektive Gabe von Acetylcholinesterasehemmern (Vorgehen ▶ Übersicht),
− den Nachweis eines Dekrements des Muskelantwortpotenzials durch elektrophysiologische 3/s-Serienreizung von motorischen Nerven, z. B. N. facialis, N. accessorius oder N. axillaris,
− den Nachweis von erhöhten Antikörpertitern, der zwar erst verzögert eintritt, aber für die Überwachung des Therapieeffekts und die langfristige Therapieplanung wichtig wird.

Test mit Acetylcholinesterasehemmern
− Edrophonium (z. B. Tensilon, Auslandsapotheke)
  – EKG-Überwachung, 1 Amp. Atropin (0,5 mg) i.v.
  – 1 Amp. Edrophonium 1 ml = 10 mg mit NaCl 0,9% auf 10 ml verdünnen
  – Messung von Zielsymptom, z. B. Armvorhaltezeit oder Zeit bis Ptose
  – »Probedosis« 2 mg Edrophonium
  – Messung Zielsymptom und Beobachtung der Nebenwirkungen
  ▼

- – falls negativ, langsam (ggf. in 2 Fraktionen) Rest Edrophonium injitieren
- – erneute Messung des Zielsymptoms
- ▬ Neostigmin
  - – ½ Amp. Atropin (0,25 mg) i.v.
  - – Messung des Zielsymptoms wie oben
  - – 1 mg Neostigmin pro 50 kg Körpergewicht i.v.
  - – Messung der Zielsymptome nach 5–10 min

▪ Differenzialdiagnostik

Bei Auftreten myasthener Schwäche aus völliger Gesundheit muss an Vergiftungen durch **Clostridium-botulinum-Toxin** aus unzureichend konservierten Lebensmitteln oder seltener aus verschmutzten Wunden gedacht werden. Im Unterschied zur Myasthenia gravis finden sich Zeichen einer muskarinergen Untererregbarkeit (Mundtrockenheit, träge Pupillenreaktion und Obstipation, soweit diese nicht durch nahrungsbedingte Diarrhö verschleiert wird). Da das Toxin die präsynaptische ACh-Freisetzung verhindert, nimmt die Muskelkraft beim 2. und 3. Versuch zunächst zu, bevor eine Erschöpfung eintritt. Dieses initiale »Inkrement« lässt sich auch elektrophysiologisch mittels höherfrequenter Serienreizung nachweisen. Bei solchen geringen klinischen Unterschieden zur Myasthenia gravis wird die korrekte Diagnose oft erst gestellt, wenn die üblicherweise effektive Myasthenia-gravis-Therapie nicht anschlägt. Die kausale Behandlung besteht aus einer Gabe von Antitoxin, die aber nur noch auf freies Gift wirkt, und bei verdächtigen Wunden aus breitem Debridement und einer Antibiotikatherapie.

Mit einer ähnlichen Symptomatik muss man sonst nur noch bei dem sehr seltenen **Lambert-Eaton-Syndrom** rechnen, das auf oft paraneoplastischen Autoantikörpern gegen den präsynaptischen spannungsabhängigen Kalziumkanal beruht, z. B. bei Patienten mit Bronchialkarzinom. Diese Krankheit verläuft subchronisch und beinbetont und führt den Patienten nur sehr selten auf eine Intensivstation.

Eine weitere, heute sehr seltene Differenzialdiagnose ist die Intoxikation durch **organophosphathaltige Insektizide**, die insbesondere durch einen foudroyanten Beginn gekennzeichnet ist. Hierbei wird die Acetylcholinesterase fast irreversibel gehemmt, sodass weniger die Muskelschwäche als eine Überschwemmung des gesamten Körpers mit Acetylcholin auffällt. Die typischen Symptome sind erhebliche Bradykardie, Speichelfluss und Diarrhö.

> **❯** Hier ist Atropin sehr hochdosiert erforderlich. Bei frühzeitiger Diagnose kann – nach Rücksprache mit der Giftzentrale und je nach Substanz – Obidoxim (z. B. Toxogonin) versucht werden. Auch nach tagelanger Latenz sollten großzügig Aktivkohle gegeben und die Magen-Darm-Entleerung stimuliert werden.

▪ Spezielle Therapie

Bei Myasthenia gravis werden Acetylcholinesterasehemmer gegeben, die den Abbau von Acetylcholin nach dessen Bindung an die postsynaptischen Rezeptoren hemmen und damit vorübergehend die Muskelkraft verbessern.

> **Praxistipp**
>
> Erfahrungsgemäß benötigt man in der Krise Neostigmin 0,2–0,8 mg/h i.v.. Der Effekt kann v. a. durch Speichelfluss limitiert werden, den man durch Atropin 0,25–0,5 mg s.c. oder oral Ipratropiumbromid (z. B. Itrop, 3-mal 5–10 mg/Tag) bessern kann.

Im Zweifelsfall sollte man nach unserer Erfahrung eher früh intubieren, als den Patienten über längere Dauer Austarierungsversuchen auszusetzen. Die symptomatische Behandlung reicht in der Krise nicht aus. Die Titer pathologischer Antikörper müssen rasch und nachhaltig gesenkt werden.

> **❯** Mit einem 2-täglichen Austausch von 30–50 ml Plasmavolumen pro kg Körpergewicht gegen Albumin erreicht man bei der unkomplizierten myasthenen Krise eine Trennung vom Respirator meist innerhalb von 5 Sitzungen.

Bezüglich der Antikörperentfernung ist die Immunadsorption (über Protein-A- oder Tryptophansäule) noch effizienter, sodass die Plasmapherese durch eine nachgeschaltete semiselektive IgG-Antikörper-Adsorption ergänzt werden kann. Dabei wird das Restplasma wieder reinfundiert, eine Albuminsubstitution ist daher nicht erforderlich. Wir kombinieren die Immunadsorption in der Regel mit einfachen Plasmapheresen, um auch Komplement etc. zu entfernen. Feste Regeln gibt es dazu allerdings nicht.

Alternativ zur Plasmapherese ist auch die Immunglobulingabe mit 0,4 g/kg/Tag über 5 Tage grundsätzlich sehr gut wirksam, aber Plasmapherese wirkt rascher und verbessert in der Krise insbesondere die Atemfunktion besser.

> ❯ Plasmaaustauch und Immunglobulingabe
> führen nur zu einer vorübergehenden Besse-
> rung der Myasthenia gravis, die Antikörper-
> neubildung muss parallel durch Immunsup-
> pressiva unterdrückt werden.

Hier sind Glukokortikoide innerhalb weniger Tage wirksam. Sie können die Symptomatik aber vorübergehend verschlechtern. Deshalb ist langsames Einschleichen (Methylprednisolon 20–40 mg/Tag) bei noch nicht beatmungspflichtigen Patienten geboten. Bei gesicherter Schluck- und Atemfunktion setzen wir hohe Dosen (Methylprednisolon 250–500 mg/Tag) begleitend zur Plasmapherese ein. Wegen der Nebenwirkungen einer Langzeitglukokortikoidtherapie erfolgt überlappend eine Einstellung auf ein Immunsuppressivum, in der Regel auf Azathioprin (z. B. Imurek). Wir beginnen wegen des verzögerten Wirkungseintritts möglichst früh. Zum Ausschluss einer idiosynkratischen Unverträglichkeitsreaktion (Unwohlsein, Fieber, Übelkeit) wird eine Testdosis von 25 mg verabreicht, die Standarddosis beträgt 3×50 bis 2×100 mg/Tag, um die langfristig angestrebte Lymphopenie von 600–1.000/µl bzw. Leukopenie von 3.500–5.000/µl ohne und 6.000–8.000/µl mit Glukokortikoid zu erreichen.

Bei Azathioprinunverträglichkeit oder unzureichendem Effekt (gekennzeichnet durch refraktäre Krisen mit Beatmung über mehr als 2 Wochen, Plasmapherese und Immunglobulingabe über längere Perioden, Krisenrezidiv) können »off-label« andere Immunsuppressiva wie Cyclosporin A, Mycophenolatmofetil, Endoxan oder Rituximab zur B-Zell-Hemmung eingesetzt werden. Solche Indikationen sollten aber nur an ausgewiesenen Zentren gestellt werden.

Wenn die Krise durch o. g. Maßnahmen deutlich gebessert ist, kann Neostigmin i.v. auf zunächst <8 mg/Tag herabtitriert und dann auf orales (z. B.) Mestinon im Verhältnis 1:60 umgesetzt werden. Die Weiterbehandlung ist von Neurologen fortzusetzen.

■ **Prognose**
Die Myasthenia-gravis-Krise hat bei der aufgezeigten Behandlung eine ausgezeichnete Prognose. Letale Ausgänge findet man fast nur noch, wenn Patienten bereits schwere Muskelatrophien haben oder die Therapie an Komorbiditäten scheitert.

46.3.4 Maligne Hyperthermie (MH)

Es handelt es sich um eine metabolische Myopathie durch spontane Punktmutationen oder autosomal-dominant vererbt, bei der Triggersubstanzen sarkoplasmatisches Kalzium freisetzen, was zu einer anhaltenden generalisierten Muskelkontraktur mit einem exzessiven O_2-Verbrauch mit Laktatproduktion und Fieber führt. Bestimmte Myopathien wie die »central core disease« können zu einer malignen Hyperthermie prädisponieren.

> ❗ Cave
> Vorausgegangene unkomplizierte Narkosen
> schließen eine maligne Hyperthermie nicht
> aus.

■ **Symptomatik**
Auslöser sind volatile Anästhetika wie Isofluran, Sevofluran und Desfluran oder Succinylcholin als depolarisierendes Muskelrelaxans.

Folgende **Frühsymptome** können auftreten:
- tachykarde Herzrhythmusstörungen, supraventrikuläre und ventrikuläre Arrhythmien bis hin zum Herzstillstand.
- Ein rascher Anstieg der endexspiratorisch gemessenen CO_2-Konzentration durch eine exzessive CO_2-Produktion. Spontanatmende Patienten können in der Frühphase durch Hyperventilation auffallen.
- Ein Masseterspasmus (»Trismus«) unmittelbar nach Gabe von Succinylcholin.
- Initial eine gerötete Hautfarbe, danach bei stark erhöhtem O_2-Verbrauch eine Zyanose und häufig eine profuse Schweißbildung.
- Ein generalisierter Muskelrigor.

Im weiteren Verlauf können folgende Symptome beobachtet werden:
- Die namensgebende Hyperthermie ist meist ein Spätsymptom!
- Als Zeichen der sekundären Organschädigung durch O_2-Mangel sind zerebraler Krampfanfall, Hirnödem, Myoglobinurie mit nachfolgendem Nierenversagen sowie Herz-Kreislauf-Stillstand möglich.

■ **Diagnostik**
Die geschilderte Symptomatik während einer Narkose ist eindeutig, wenn auch nicht immer vollständig und exzessiv ausgeprägt. Bei jedem Verdacht empfiehlt sich eine postoperative Diagnosesicherung durch einen In-vitro-Kontrakturtest mit Koffein und Halothan an einem Muskelbiopsat. Auf jeden Fall muss der Patient über den Verdacht einer malignen Hyperthermie aufgeklärt und mit einem entsprechenden Patientenausweis versorgt werden.

■ Differenzialdiagnose

Wenn Stoffwechselentgleisung und Fieber nur gering ausgeprägt sind, kann nach der Narkose eine motorische Beeinträchtigung durch erhöhten Muskeltonus ohne Rhabdomyolyse im Vordergrund stehen. Dann gibt es zwar viele zentralnervöse, aber nur wenige neuromuskuläre Differenzialdiagnosen. Denkbare andere endokrine Ursachen haben regelmäßig eine eruierbare lange Vorgeschichte.

Findet sich eine akute Rhabdomyolyse ohne Tonuserhöhung, dann liegt entweder ein **Kompartmentsyndrom** oder eine **Myopathie** zugrunde. Die Muskelenzyme sind in der Reihenfolge CK > Aldolase > LDH > GOT > GPT erhöht. Die häufigste Ursache sind Intoxikationen (Alkohol, Drogen) und bestimmte Medikamente. **Infektionen** mit Muskelbeteiligung (insbesondere Trichinen, Coxsackie B, Influenza, HIV, Masern, Varizella-Zoster-Virus und Darmbakterien) führen nur selten zur Dialysepflich[1]. Alle Krankheiten, die mit ausgedehnter Rhabdomyolyse einhergehen, können sekundär zu einer Enzephalopathie bis zum Koma führen.

■ Spezielle Therapie

Die Behandlung der malignen Hyperthermie sollte von erfahrenen Anästhesisten übernommen werden und orientiert sich an den aktuellen Empfehlungen der Deutschen Gesellschaft für Anästhesiologie und Intensivmedizin (▶ Internetlinks). Die Klinik für Neuroanästhesie an der Neurochirurgischen Universitätsklinik Ulm am BKH Günzburg bietet eine »Rund-um-die-Uhr«-Hotline mit Expertenberatung zu allen Fragen bei maligner Hyperthermie oder MH-Verdacht an:

> **Praxistipp**
>
> »Rund-um-die-Uhr«-MH-Hotline:
> Telefon 0049-8221-9600

Die DGAI empfiehlt folgendes Vorgehen bei der **Dantrolentherapie** (nahezu wörtliche Wiedergabe):

Entscheidend ist die schnellstmögliche Infusion von Dantrolen in einer Dosierung von zunächst 2,5 mg/kg. Die Bolusgabe von Dantrolen muss evtl. mehrmals in 5-minütigen Abständen wiederholt werden, bis sich die hypermetabole Stoffwechsellage wieder normalisiert hat und keine malignen Hyperthermiesymptome mehr nachweisbar sind. Tritt unter Bolusgabe von Dantrolen (>20 mg/kg) keine Besserung ein, sollte die Diagnose »maligne Hyperthermie« überdacht werden. Anschließend wird die Dantrolentherapie fortgeführt, um ein erneutes Auftreten zu verhindern. In Abhängigkeit von der initial notwendigen Dosierung erhalten die Patienten 5 mg/kg/24 h Dantrolen (nach Applikation von 2,5–5,0 mg/kg Dantrolen) bzw. 10 mg/kg/24 h Dantrolen (nach Applikation von 7,5–10,0 mg/kg Dantrolen).

Die Dantrolentherapie wird ergänzt durch Maßnahmen zur Abwendung bzw. Behandlung eines Nierenversagens und hypoxischen Hirnödems, also durch Sicherstellung von Oxygenierung und Perfusion, durch Katecholamine, Volumengabe, Azidoseausgleich mit Natriumbikarbonat und Kühlung.

❯ Nur die sofortige Gabe von Dantrolen kann den deletären Krankheitsverlauf aufhalten! Hingegen sind Kalziumantagonisten bei Dantrolengabe kontraindiziert.

■ Prognose

Koma und tödlicher Ausgang drohen, wenn nicht frühzeitig reagiert wird. In der Zukunft dürfen nur noch »triggerfreie« Narkosen durchgeführt werden. Es muss ein Notfallausweis ausgestellt werden. Wegen der Erblichkeit sollten Familienmitglieder über das potenzielle Narkoserisiko genetisch beraten werden.

46.3.5 Tetanus

Hierbei hemmt das Tetanospasmin des Anaerobiers *Clostridium tetani* zunächst die präsynaptische ACh-Freisetzung – ähnlich wie das Botulinustoxin. Es wird retrograd in das zentrale Nervensystem transportiert, wo es inhibitorische Neurone hemmt. Dies führt zu einer unkontrollierbaren generalisierten Muskelkontraktion. Eintrittspforte des Toxinbildners sind verschmutzte Wunden, gelegentlich infizierte Drogenbestecke.

❯ Eine alle 10 Jahre aufgefrischte Tetanusschutzimpfung verhindert die Erkrankung.

■ Symptome

Nach oft nur geringfügiger Verletzung entwickeln sich über 1–2 Wochen progredient Trismus, starrer Nacken, dann axialer Rigor, Schlundkrämpfe, zuletzt generalisierte Muskelspasmen, die bis zu Hyperextensionskrämpfen ähnlich einer Dezerebrationshaltung führen können. Die Symptome können auf einzelne Muskelgruppen beschränkt bleiben (»Kopftetanus«). Sehr charakteristisch ist die Auslösung von Spasmen auch durch geringe sensorische Reize. Leichte autonome Störungen wie Obstipation, Mydriasis oder Mundtrockenheit können hinzukommen.

■ **Diagnostik**

Die Symptomatik ist so charakteristisch, dass die Diagnose nur in leichten oder fokalen Fällen weiter gestützt werden muss. Die Daueraktivierung lässt sich vom Muskel elektrisch ableiten, und nach Stimulation fehlt die unerregbare Pause im Muskel.

■ **Spezielle Therapie**

Eine Wunde als Eintrittspforte der Clostridien muss gesucht und, auch wenn sie noch so klein ist, breit gesäubert werden. Die antibiotische Therapie kann mit hochdosiertem **Penicillin** oder besser mit **Metronidazol** (Metronidazol 4×500 mg/Tag über 10 Tage) erfolgen – oder bei vermuteter Mischinfektion und Lebensgefahr mit einem **Carbapenem + Clindamycin**. Da in das ZNS eingetretenes Toxin nicht mehr inaktivierbar ist, muss sofort Toxoid (z. B. Tetanol 500 IE i.m.) und entscheidend Tetanusimmunglobulin verabreicht werden (z. B. Tetagam kumulativ 3.000–6.000 IE i.m. mit einer Tagesdosis von 500–1.500 IE). In Einzelfällen wurden auch viel höhere Dosierungen berichtet.

Die »Tetanolwiederholung« nach 4 und 8 Wochen darf nicht vergessen werden. Symptomatisch gegen die Spastik helfen Abschirmung in einem dunklen ruhigen Raum und bedarfsgerecht ungewöhnlich hochdosierte Benzodiazepine. Bereits vor Eintreten von Hyperthermie und Rhabdomyolyse sind Baclofen (z. B. Lioresal) und, insbesondere bei Larynx-/Pharynxspasmen, Muskelrelaxanzien indiziert. Alle so schwer betroffenen Patienten sollten frühzeitig tracheotomiert werden, denn ein Reduktionsversuch der Medikation ist erfahrungsgemäß frühestens nach 2 Wochen erfolgversprechend.

■ **Prognose**

Die Krankheit heilt aus, aber bei generalisiertem Tetanus muss man mit vielwöchiger intensivmedizinischer Behandlung rechnen.

46.3.6 Neuromuskuläre Erkrankungen im Finalstadium

Gelegentlich kommen Patienten mit einer nicht kausal behandelbaren degenerativen neuromuskulären Erkrankung (z. B. Myopathie, Muskeldystrophie, spinale Atrophie, amyotrophe Lateralsklerose) wegen eines akut drohenden Atemversagens oder bereits intubiert auf eine Intensivstation, weil sich die Krankheit im natürlichen Verlauf verschlechterte, die Patienten bei nicht bekannter Diagnose oder nicht richtig eingeschätzter (bulbärer) Muskelschwäche operiert wurden und nicht mehr vom Respirator zu trennen sind, oder

weil sie durch interkurrente Krankheit respiratorisch dekompensieren.

■ **Symptome und Diagnostik**

Wegweisend sind hier eine längere Vorgeschichte von Schwäche und erhebliche Muskelatrophien (mit oder ohne Faszikulationen), die besonders das Gesicht (Schläfenmuskeln, Ptose) und den Schulter-Nacken-Gürtel betreffen, gelegentlich die bulbären Muskeln (Zungenfibrillationen). Pyramidenbahnzeichen können positiv sein.

❯ Wegen der Vielzahl der Differenzialdiagnosen muss ein Neurologe hinzugezogen werden; die Wahl des Therapieziels bedarf einer gesicherten Diagnose.

■ **Therapiestrategien**

In jedem Fall sind zunächst Infekte und metabolische Störungen zu sanieren oder auszugleichen, in der Hoffnung, die Atmung zu rekompensieren. Gelingt dies nicht, muss eine Entscheidung über das Therapieziel möglichst gemeinsam mit dem Patienten herbeigeführt werden. Kommunikation ist auch mit Beatmung in der Regel möglich. Hierbei stellt sich die Frage, ob der Patient in der finalen Situation, d. h. mit der unerbittlichen Aussicht auf weiteren Verlust der Muskelfunktionen und damit zunehmendem Verlust selbstständiger Lebensverwirklichung und Bedürfniserfüllung, eine (nichtinvasive) Heimbeatmung wünscht oder ob über Palliativbehandlung oder ein terminales Weaning nachzudenken ist.

Fallbeispiel Teil 2

Der hinzu gerufene Neurologe untersucht den Patienten am Folgetag elektrophysiologisch und diagnostiziert distale und proximale Leitungsverzögerungen in mehreren Nerven. Unter der Diagnose eines Guillain-Barré-Syndroms wird eine Immunglobulintherapie eingeleitet. Nach einer Woche ist der Patient durchgehend bewegungsunfähig, hat beidseitige Fazialisparesen und muss kontrolliert beatmet werden.

Er erleidet unvorhersehbar ohne eine Elektrolytstörung eine plötzliche Asystolie und kann nur sehr mühsam reanimiert werden. Ein daraufhin gelegter passagerer Herzschrittmacher springt in der Folgezeit öfters an. Weil sich der Patient nicht erholt, wird eine Serie von Plasmapheresen angeschlossen. Nach inzwischen 6 Wochen Intensivbehandlung fallen einzelne Bewegungen im Schultergürtel auf. Die Muskelkraft beginnt sich langsam zu erholen. Nach 10 Wochen ist ein Weaning erfolgreich, nach weiteren 3 Monaten Rehabilitation kann der Patient dekanüliert werden und wieder eine Etage Treppen steigen.

Literatur

Judemann K, Lunz D, Zausig YA, Graf BM, Zink W (2011) Erworbene Muskelschwäche beim kritisch Kranken: Critical-Illness-Polyneuropathie und Critical-Illness-Myopathie. Anaesthesist 60: 887–901

Kim JY, Park KD, Richman DP (2011) Treatment of myasthenia gravis based on its immunopathogenesis. J Clin Neurol 7: 173–183

Klingler W, Lehmann-Horn F, Schulte-Sasse U (2011) Hotline für maligne Hyperthermie. Anaesthesist 60: 172–174

Köhler W, Bucka C, Klingel R (2011) A randomized and controlled study comparing immunoadsorption and plasma exchange in myasthenic crisis. J Clin Apher 26: 347–355

Müllges W, Stoll G (2009) Intensivmedizinische Behandlung neuromuskulärer Erkrankungen. Intensivmed up2date 5: 209–230

Müllges W, Stoll G (2010) Akuttherapie des Guillain-Barré-Syndroms und der myasthenen Krise. Akt Neurol 37: 474–484

Müllges W, Stoll G (2011) Critical illness-Polyneuropathie und -Myopathie. Dtsch Med WSchr 136: 769–774

Roewer N, Schuster F, Wappler F (2008) DGAI-Empfehlung zur Therapie der malignen Hyperthermie. Anästh Intensivmed 49: 483–488

Schneider-Gold C, Krenzer M, Klinker E et al. (2012) Efficacy and safety of semi-selective immunoadsorption vs. plasmapheresis vs. combination for treatment of mysthenic deterioration: a retrospective study on 72 patients. Neurology: in Druck

Schneider-Gold C, Müllges W (2011) Muskelerkrankungen auf der Intensivstation. Intensivmed up2date 7: 233–246

Schweickert WD, Hall J. ICU-aquired weakness. Chest 2007; 131:1541–1549

Seneviratne J, Mandrekar J, Wijdicks EFM, Rabinstein AA (2008) Noninvasive ventilation in myasthenic crisis. Arch Neurol 65: 54–58

Yuki N, Hartung HP (2012) Guillain-Barré syndrome. New Engl J Med 366: 2294–2304

Internetlinks

www.awmf.org/leitlinien/detail/ll/022-008.html: Hier findet man die aktuelle Leitlinie »Guillain-Barré-Syndrom« der Deutschen Gesellschaft für Neuropädiatrie unter Mitwirkung der Deutschen Gesellschaft für Neurologie, Stand 2012

www.dgai.de/06_1_00tabelle.htm: Auf dieser Internetseite findet man viele Empfehlungen der DGAI, u. a. zur Vorgehensweise bei maligner Hyperthermie.

www.dgn.org: Auf der Homepage der Deutschen Gesellschaft für Neurologie findet man ständig aktualisiert die neuesten Leitlinien des Fachgebiets, u. a. zur Tetanuserkrankung u. a.

www.kai-uniklinik-leipzig.de/index.php/de/anaesthesie/maligne-hyperthermie: Die Klinik für Anästhesiologie und Intensivtherapie am Universitätsklinikum Leipzig ist Referenzzentrum für Maligne Hyperthermie und bietet verschiedene Informationsbroschüren für Ärzte und Patienten an.

Delir und psychiatrische Störungen

Iris Adelt

Fallbeispiel Teil 1

Eine 76-jährige Patientin wird nach einem Grand-mal-Anfall in die neurologische Klinik aufgenommen. Als Begleiterkrankungen sind eine KHK und eine Migräne bekannt; zusätzlich nimmt die Patientin seit 8 Tagen wegen Depressionen einen Serotoninwiederaufnahmehemmer ein. Im Verlauf des Abends entwickelt die Patientin eine Migräneattacke, in deren Folge sie vom Stationsarzt ein Migränemittel vom Triptantyp erhält, mit guter Besserung der Migränesymptome. Die Nachtwache findet die Patientin später mit einer akuten Verwirrtheit und Ängstlichkeit vor. Die Patientin wird auf die Intensivstation verlegt. Sie schwitzt stark, klagt über Übelkeit und entwickelt eine Diarrhöe sowie eine neuromuskuläre Störung mit vermehrtem Tremor und Hyperreflexie.

47.1   Akutes Delir

Ein Delir ist eine akute organische Psychose multifaktorieller Genese. Es ist die häufigste psychiatrische Erkrankung auf der Intensivstation und tritt bei bis zu 15–50% der nichtbeatmeten und bei bis zu 80% der beatmeten Patienten auf. Ein Delir führt zu einer erhöhten Letalität, einer längeren Krankenhausverweildauer und höheren Behandlungskosten.

> ❯ **Ein Delir ist ein potenziell lebensbedrohliches Krankheitsbild, das häufig die Aufnahme und Überwachung auf einer Intensivstation notwendig macht. Ein akutes Delir erfordert eine sofortige Ursachenabklärung!**

Eine vorbestehende Demenz ist der größte Risikofaktor für die Entwicklung eines Delirs. Hier besteht ein 5-fach höheres Risiko, ein Delir zu entwickeln. Folgende Risikofaktoren für die Entwicklung eines Delirs sind bekannt:
- vorbestehende Hirnschädigung, z. B. vaskuläre Demenz, mikrovaskuläre Enzephalopathie, Alzheimer-Demenz,
- ältere Menschen,
- Alkoholabhängigkeit,
- Stoffwechselstörungen: Diabetes mellitus, Schilddrüsenerkrankungen,
- schwere körperliche Vorerkrankungen, Operationen,
- Tumorerkrankungen,
- Infektionen u.v.a.m. (◻ Tab. 47.1).

47.1.1 Definition und Pathophysiologie

Ein Delir ist folgendermaßen gekennzeichnet:
- akut aufgetretene Bewusstseinsstörung, z. B. mit verminderter Aufmerksamkeit oder Wahrnehmungsstörungen,
- schwankender oder fluktuierender Verlauf,
- kognitive Störungen mit (meist optischen) Halluzinationen und Desorientiertheit,
- psychomotorische Störungen mit Apathie bis Hyperaktivität,
- Störungen der Affektivität, z. B. Angst oder Zorn,
- Störungen des Schlaf-Wach-Rhythmus, z. B. nächtliche Wachheit mit Halluzinationen.

Die zeitliche Dauer eines Delirs kann von einigen Tagen bis zu einem halben Jahr variieren.

Delir

Als Delir werden alle akuten psychischen Störungen bezeichnet, die eine organische Ursache besitzen und mit einer Bewusstseinsstörung und kognitiven Störungen einhergehen.

▪▪ Repetitorium: Pathophysiologie des akuten Delir

In der ICD-10-Klassifikation (»international classification of diseases«) wird das Delir als akute organische Psychose bezeichnet. Der oft noch benutzte Begriff »Durchgangssyndrom« beschreibt eine mögliche Reversibilität und sollte deshalb nicht mehr Verwendung finden. Ein allgemeingültiges pathophysiologisches Modell ist bei der Komplexität zerebraler Stoffwechselvorgänge nicht verfügbar. Die beschriebenen Hypothesen werden in Folge kurz skizziert.

Neurotransmitterhypothese Für eine normale Hirnfunktion ist eine physiologische cholinerge Ausschüttung notwendig. Bei einer Störung werden intrinsische Reize übersteigert wahrgenommen, daher können anticholinerg wirkende Pharmaka ein Delir auslösen. Ebenfalls kann ein Überschuss an Dopamin ein delirantes Syndrom auslösen, das erfolgreich therapiert werden kann durch antidopaminerg wirkende Pharmaka wie z. B. Haloperidol.

Entzündungshypothese Infolge eines Traumas oder einer Sepsis werden vermehrt Zytokine freigesetzt, die zu einer Dysbalance der Ausschüttung von Dopamin und Acetylcholin führen und so ein Delir auslösen können.

Stresshypothese Nach Entzündung und Trauma kann es zu einer endogenen Mehrausschüttung von

◘ Tab. 47.1 Mögliche Ursachen eines Delirs. (Mod. nach Kleinschmidt S (2010) Peri- und postoperatives Delir. Trauma Berufskrankh 12: 118–122)

Kategorie	englischer Begriff	Beispiel
Infektion	**I** infection	Pneumonie, Wundinfektion
Entzug	**W** withdrawl	Alkohol, Benzodiazepine
akute Stoffwechselstörung	**A** acute metabolic	Hypoglykämie, Hyperglykämie, Azidose
Trauma	**T** trauma	Fraktur, posttraumatischer Schmerz
ZNS-Erkrankung	**C** CNS disorder	Schlaganfall, Abszess, Meningitis
Hypoxie	**H** hypoxia	Oxygenierungsstörung, Anämie
Mangelzustände	**D** deficiencies	Vitaminmangel, Proteinmangel
hormonelle Störungen	**E** endocrine	Hyperthyreose, Addison-Krise
akute Gefäßstörungen	**A** acute vascular	pAVK, hypertensive Krise
toxische Ursache	**T** toxins	Anticholinergika, Antibiotika
Schwermetalle	**H** heavy metals	Blei, Arsen, Kupfer

Der englische Merksatz »I watch death« dient als Gedächtnisstütze.
pAVK periphere Verschlusskrankheit, *ZNS* zentrales Nervensystem

Kortisol durch Aktivierung der Hypothalamus-Adenohypophyse-Nebennierenrinden-Achse kommen. Eine erhöhte Dopaminausschüttung und ein regionaler Serotoninmangel können die Folge sein und so zum Delir führen.

47.1.2 Klinik und Diagnostik

Klinisch werden 3 Subtypen des akuten Delirs unterschieden, die aber auch als Mischformen auftreten können.
- **Hyperaktive Form (Plus-Syndrom):** Agitierter Patient mit erhöhter Erregbarkeit, psychomotorisch unruhig mit Tendenz zu verbalen und körperlichen aggressiven Äußerungen. Vermehrt vegetative Symptome wie Schwitzen, Zittern sowie Blutdruck- und Herzfrequenzanstieg.
- **Hypoaktive Form (Minus-Syndrom):** Überwiegend »scheinbare« Bewegungsarmut, ruhig-apathisches Erscheinungsbild, fehlende Kontaktaufnahme mit der Umwelt. Desorientiertheit und Halluzinationen sind erst durch genaue Befragung festzustellen, selten vegetative Symptome. Das Delir dieser Patienten kann schnell übersehen werden.
- **Hyperaktive-hypoaktive Form (Mischtyp):** Rascher Wechsel von Phasen der hyper- in die

hypoaktive Form. Der Mischtyp ist mit 50% der Fälle die häufigste Variante.

> **Immer wieder muss ein Delir von einer Demenz abgegrenzt werden. Es gibt keine akute Demenz! Bei akuten Hirnleistungsstörungen mit psychomotorischer Unruhe ist ein Delir wahrscheinlich.**

Parallel muss nach behandelbaren Ursachen geforscht werden.

Diagnostik auf der Intensivstation

Es gibt verschiedene Klassifikationssysteme zur Identifikation von Patienten mit einem akuten Delir. Folgende Skalen wurden speziell für die Intensivstation entwickelt: »confusion assessment method for the intensive care unit« (CAM-ICU), »intensive care delirium screening checklist« (ICDSC), »nursing delirium screening scale« (NU-DESC; ◘ Tab. 47.2) und »delirium detection score« (DDS).

Die aktuelle S3-Leitlinie zu Analgesie, Sedierung und Delirmanagement in der Intensivmedizin empfiehlt, dass bei Intensivpatienten ein regelmäßiges gezieltes Screening auf delirante Symptome mit einem Delirscore durchgeführt werden sollte. Das Ergebnis sollte mindestens 8-stündlich dokumentiert werden.

◻ **Tab. 47.2** »Nursing delirium screening scale« (NU-DESC). Mod. nach der S3-Leitlinie zu Analgesie, Sedierung und Delirmanagement in der Intensivmedizin			
Symptom	**Intensität (zum Ankreuzen)** **0 = trifft gar nicht zu, 2 = trifft vollständig zu**		
	0 Punkte	**1 Punkt**	**2 Punkte**
Desorientierung: Desorientierung zu Zeit oder Ort durch Worte oder Verhalten oder Nichterkennen der umgebenden Personen			
Unangemessenes Verhalten zu Ort und/oder Zeit: Versuch, das Bett zu verlassen, obwohl kontraindiziert, Entfernen von Kathetern oder Verbänden			
Unangemessene Kommunikation: zusammenhanglose, unsinnige, unverständliche oder gar keine sprachlichen Äußerungen			
Illusionen und/oder Halluzinationen: Verzerrung optischer Eindrücke, Sehen, Hören oder Fühlen von nicht vorhandenen Dingen			
Psychomotorische Retardierung: Verlangsamung, wenige oder keine spontanen Aktivitäten, eingeschränkte Erweckbarkeit			
Die Punktzahl wird addiert. Liegt der Wert <2, so besteht kein Delir. Ist der Wert ≥2, dann ist der Patient delirant.			

47.1.3 Therapie

Die Behandlung eines Delirs erfolgt entsprechend der vorliegenden Grunderkrankung. Die medikamentöse Therapie orientiert sich an den Symptomen wie z. B. psychomotorischer Erregungszustand oder stuporöser Zustand. Alle nicht pharmakologischen Therapieansätze wie Reizabschirmung und Förderung eines adäquaten Nachtschlafs sollten begleitend eingesetzt werden.

Psychomotorischer Erregungszustand

Die typischen Symptome sind motorische Hyperaktivität, z. T. Gereiztheit und Impulsivität, Aggressivität, Kontrollverlust, ängstliche Grundstimmung, motorische Unruhe, Eigen- oder Fremdgefährdung. Die Therapie erfolgt mit Antipsychotika wie Haloperidol (z. B. Haldol), Risperidon (z. B. Risperdal) oder Olanzapin (z. B. Zyprexa).

- **Antipsychotika**
Haloperidol als Neuroleptikum vom Butyrophenontyp wirkt antagonistisch am zentralen D_2-Rezeptor. Es wirkt insbesondere bei älteren Patienten auch in niedrigen Einzeldosen unter 2,5 mg. Eine orale Medikation ist ebenfalls möglich. Bei der Akutintervention ist der parenterale Applikationsweg zu bevorzugen:

— Haloperidol 0,5–5 mg i.v.
 — bei älteren Patienten mit 0,5–1 mg i.v. beginnen,
 — Tageshöchstdosis 60 mg (bei älteren Patienten möglichst nicht mehr als 5 mg/Tag).

Praxistipp

Bei älteren Patienten ist die Gabe von zunächst 0,5–1 mg Haloperidol sinnvoll, es besteht aber die Möglichkeit von Frühdyskinesien. Klinisch finden sich motorische Zuckungen, erhöhter Muskeltonus (Rigor), Zungen-Schlund-Krämpfe und eine schmerzhafte vertikale Blickparese. Die i.v.-Injektion von 2,5–5 mg Biperiden (z. B. Akineton) führt zur sofortigen Besserung.

Bei Anwendung von Haloperidol kann es zu schweren Herzrhythmusstörungen mit »Torsade de pointes« kommen. Besondere Vorsicht ist bei Patienten mit Begleiterkrankungen oder Begleitmedikation geboten, bei denen die QT-Zeit typischerweise verlängert ist, also z. B. Elektrolytstörungen (v. a. Hypokaliämie und Hypomagnesiämie), Hypothyreose, das familiäre »Long-QT-Syndrom« oder bei anderen Medikamenten, die das QT-Intervall verlängern, z. B. Sotalol (z. B. Sotalex), Dolasetron (z. B. Anemet), Amantadin (z. B.

PK-Merz) etc. Daher muss bei der i.v.-Anwendung ein kontinuierliches EKG-Monitoring zur Erkennung einer QT-Intervall-Verlängerung oder schwerer Herzrhythmusstörungen durchgeführt werden – dies muss auf jeder Intensivstation gewährleistet sein. Die Fa. Janssen-Cilag empfiehlt in ihrer aktuellen Fachinformation ihre Haldol-Janssen-Injektionslösung nur noch zur i.m.-Applikation, dies ist in der Intensivmedizin unpraktikabel. Die Firma Ratiopharm sieht weiterhin eine i.v.-Injektion für Haloperidol-ratiopharm vor.

Alternativ zu Haloperidol können **Olanzapin** oder **Risperidon** eingesetzt werden:

– Olanzapin (z. B. Zyprexa): 10–20 mg p.o.,
  – Tageshöchstdosis 20 mg.
– Risperidon (z. B. Risperdal): 2–4 mg/Tag p.o.,
  – bei älteren Patienten mit kardiovaskulärem Risiko langsam einschleichend 2×0,5 mg/Tag,
  – Tageshöchstdosis 6 mg.

▪ **Benzodiazepine und Propofol**

Benzodiazepine sind bei Angststörungen und beim Alkoholentzugssyndrom zur Sedierung indiziert. Diazepam wirkt anxiolytisch, antikonvulsiv, muskelrelaxierend und sedierend. Der Schlafarchitektur fehlen allerdings die tiefen NREM-Schlafphasen (NREM, »non rapid eye movement«). Die Anwendung von Propofol ist ebenfalls möglich, dann ist aber eine kontinuierliche und lückenlose, insbesondere respiratorische Überwachung erforderlich.

– Diazepam: 5–10 mg i.v.,
– Midazolam (z. B. Dormicum): 0,5–1,0(–5) mg i.v,
– Lorazepam (z. B. Tavor): 0,5–1,0 mg i.v. oder Tavor Expidet Schmelztablette 0,5–2,5 mg p.o.,
– Propofol beginnend mit 1–2 mg/kg/h i.v., dann streng nach Wirkung unter lückenloser, insbesondere respiratorischer Überwachung.

▪ **α₂-Rezeptoragonisten**

Hierzu gehören Clonidin (z. B. Catapresan, Paracefan) und Dexmedetomidin (z. B. Dexdor). α₂-Agonisten wirken analgetisch, sedierend, schlaffördernd und vegetativ stabilisierend. In der Intensivmedizin wird insbesondere Clonidin zur Behandlung der Symptome einer sympathoadrenergen Hyperaktivität (Tremor, Tachykardie, Hypertonie, Schwitzen, Unruhe, Tachypnoe) eingesetzt, so z. B. beim Weaning, aber auch als Therapiebestandteil (nicht als Monotherapie!) im Rahmen des akuten Alkoholentzugssyndroms.

Nebenwirkungen können Bradykardie und Hypotension sein, sodass eine kontinuierliche hämodynamische Überwachung gewährleistet sein muss. Clonidin wird mit 0,5–1(–2) µg/kg/h dosiert (▶ Kap. 13 und 62).

47.2 Alkoholentzugssyndrom

Das Alkoholentzugsdelir entwickelt sich in Folge einer kontinuierlichen Aufnahme von 80–120 g reinen Alkohols in regelmäßigen Abständen. Auslöser ist ein abrupter Alkoholentzug. Es handelt sich um ein lebensbedrohliches Krankheitsbild. Zur genauen Risikoabschätzung der Schwere der Entzugssymptomatik gibt es verschiedene Skalen wie z. B. die »alcohol withdrawal scale« oder die »clinical institute withdrawal assessment alcohol scale«.

❗ Cave
Beim Verdacht auf ein akutes Alkoholentzugssyndrom und untypischer klinischer Ausprägung, z. B. bei fokalen Symptomen, muss auch an andere Ursachen gedacht werden!

▪ **Repetitorium Pathophysiologie**

Die Klinik des Alkoholentzugssyndroms entwickelt sich durch einen relativen Mangel an GABA (γ-Aminobuttersäure), Acetylcholin und Magnesium. Es kommt zu einer sympathoadrenergen Aktivierung mit einem Noradrenalinüberschuss und den klinischen Symptomen von Tachykardie, Schwitzen, Übelkeit und Hypertonie. In der Folge treten optische und akustische Halluzinationen auf, eine Senkung der zerebralen Krampfschwelle sowie Bewusstseinsstörungen bis zum Koma.

47.2.1 Therapie

Die Therapie des akuten sowie des lebensbedrohlichen Alkoholentzugssyndroms erfolgt häufig mit Clomethiazol (z. B. Distraneurin) und Benzodiazepinen, zusätzlich können Haloperidol, Clonidin und Carbamazepin eingesetzt werden. Die Therapie sollte immer symptomorientiert stattfinden. In Abhängigkeit von der Schwere des Alkoholentzugsdelirs und der Menge und Kombination der verwendeten Medikamente ist eine Überwachung auf der Intensivstation erforderlich.

– **Clomethiazol** (z. B. Distraneurin): 4- bis 8-mal 2 Kapseln/Tag à 192 mg p.o., Tageshöchstdosis 24 Kapseln. Clomethiazol ist gut steuerbar und wirkt atemdepressiv, führt aber zu bronchialer Hypersekretion. Außerdem besitzt Clomethiazol ein starkes Abhängigkeitspotenzial. Daher sollte Clomethiazol so kurz wie möglich und nicht länger als 14 Tage angewandt werden; am Ende sollte Clomethiazol ausschleichend abgesetzt werden.

- **Benzodiazepine**, z. B. Diazepam 6×10 mg/Tag p.o. oder i.v. oder Midazolam 2–10 mg/h oder Lorazepam 6×1 mg/Tag p.o., z. B. als Tavor Expidet.
- **Haloperidol** 1–2,5–5 mg/Tag p.o. oder i.v.; Haloperidol senkt die Krampfschwelle und sollte daher mit einem Medikament kombiniert werden, das die Krampfschwelle anhebt, z. B. einem Benzodiazepin.
- **Clonidin** wird mit 0,5–1(–2) µg/kg/h dosiert.
- Evtl. **Carbamazepin** (z. B. Tegretal) 4×200 mg/Tag.
- Evtl. **γ-Hydroxybuttersäure** (GHB, z. B. Somsanit) 10–20 mg/kg/h. Unter GHB treten mehr Halluzinationen auf, sodass GHB bei produktiv-psychotischer Symptomatik nicht verwendet werden sollte.
- Ethanol wird zur Behandlung des Alkoholentzugssyndroms nicht empfohlen[1].

Im Gegensatz zu einem Alkoholentzugssyndrom gibt es auch die Alkoholhalluzinose, die 1–2 Wochen nach einem Alkoholexzess auftreten kann. Übergangsformen zwischen Alkoholdelir und Alkoholhalluzinose sind möglich. Vegetative Begleitsymptome und motorische Unruhe fehlen in der Regel bei der Alkoholhalluzinose.

47.2.2 Adjuvante Therapie bei Alkoholentzug

Alkoholkranke Menschen leiden durch eine chronische Mangelernährung oftmals an generalisiertem Vitaminmangel. Der Hauptmangel liegt hier bei den B-Vitaminen, deren Fehlen zu neurologischen Symptomen und zur Megaloblastenanämie führt. Die renale Ausscheidung für Magnesium kann bis zu 200% erhöht sein und neben der in Folge auftretenden Hypomagnesiämie kann es zu einer Hypokaliämie, Hypophosphatämie und Hypokalzämie kommen.

Ein Vitamin-B_1-Mangel kann zur Wernicke-Enzephalopathie und ein kombinierter Magnesium- und Kaliummangel zu schweren Herzrhythmusstörungen führen. Bei der Behandlung von alkoholkranken Patienten auf der Intensivstation muss daher eine über den normalen Tagesbedarf hinausgehende Vitamin- und Magnesiumsubstitution erfolgen:

- Vitamin B_1 (Thiamin): 1×täglich 100–300 mg i.v. für 3 Tage, dann 1- bis 3-mal 100 mg p.o. (oder weiter i.v.),
- Vitamin B_6 (Pyridoxin): 1–5(–25) mg/Tag,
- Vitamin B_{12} (Cobalamin): initial 1 mg »loading dose« i.v., dann Erhaltungsdosis 1 mg/Woche i.m. auf der Intensivstation. Auf der Normalstation reicht dann später 1 mg i.m. alle 4 Wochen; besser noch ist eine dauerhaft gesunde Ernährung.
- Folsäure: 1×täglich 5 mg i.v.,
- Magnesium: 8 mmol = 2 Amp. Mg-Sulfat 10% à 10 ml über 2 h per infusionem oder oral 3×1 Kapsel (100 mg) Magnesiumaspartathydrochlorid (z. B. Magnesium Verla). Bei Niereninsuffizienz besteht die Gefahr der Kumulation, hier sind Dosisreduktion bzw. Spiegelkontrollen erforderlich! Magnesium muss wie Vitamin B1 täglich gegeben werden, da Magnesium essenziell für die Verwertung von Vitamin B1 ist und die renale Ausscheidung von Magnesium bei Alkoholikern wie oben ausgeführt deutlich erhöht ist.

Diese erhöhte Substitution wird zunächst für 1–2 Wochen durchgeführt und sollte zügig von einer ausgewogenen enteralen Ernährung abgelöst werden. Bei primär enteral ernährten Patienten erfolgt diese Behandlung begleitend. Phosphat- bzw. Natriumsubstitution erfolgen nach Laborwert.

47.3 Malignes neuroleptisches Syndrom

Bei der Therapie mit hochpotenten Antipsychotika kann es zu einem malignen neuroleptischen Syndrom kommen, meist im Zeitraum bis 2 Wochen nach Therapiebeginn. Die Symptome entwickeln sich innerhalb von 24–72 h.

47.3.1 Klinik

- Rigor, Akinese, fluktuierende Bewusstseinsstörungen bis zu Koma möglich.
- Autonome Funktionsstörungen: Hypertonie, Tachykardie, Tachy- bzw. Dyspnoe, Hautblässe, Hypersalivation, Hyperhidrose, Hyperthermie, Inkontinenz.

---

1 Anmerkung des Herausgebers: In der operativen und der neurologischen Intensivmedizin werden teilweise unterschiedliche Ziele verfolgt. So soll bei alkoholkranken Patienten, die sich einem HNO- oder MKG-chirurgischen Eingriff unterziehen, die Entstehung eines Alkoholentzugssyndroms möglichst verhindert werden, sodass dort eine Alkoholsubstitution erwogen werden kann. Anders ist das in der neurologischen Intensivmedizin: Hier werden die Patienten meist im Entzug behandelt – und dann ist eine Alkoholsubstitution unsinnig.

- Labor: Erhöhung der Transaminasen, häufig erhöhte Kreatinkinase und Erhöhung der alkalischen Phosphatase, Leukozytose, metabolische Azidose.
- Rhabdomyolyse, dadurch Myoglobinurie mit drohendem akuten Nierenversagen.
- Differenzialdiagnose: katatoner Stupor.

47.3.2 Therapie

- Allgemeinmaßnahmen: Antipsychotika absetzten, Kühlung, Flüssigkeitszufuhr.
- Dantrolen 2,5 mg/kg i.v. In Analogie zu den Empfehlungen der DGAI bei maligner Hyperthermie kann folgendermaßen vorgegangen werden: »Die Bolusgabe von Dantrolen muss evtl. mehrmals in 5-minütigen Abständen wiederholt werden, bis keine Symptome mehr nachweisbar sind. Tritt unter Bolusgabe von Dantrolen (>20 mg/kg) keine Besserung ein, sollte die Diagnose überdacht werden. Anschließend wird die Dantrolentherapie fortgeführt, um nach erfolgreicher Primärtherapie ein erneutes Auftreten von Symptomen zu verhindern. In Abhängigkeit von der initial notwendigen Dosierung erhalten die Patienten 5 mg/kg/24 h Dantrolen (nach Applikation von 2,5–5,0 mg/kg Dantrolen) bzw. 10 mg/kg/24 h Dantrolen (nach Applikation von 7,5–10,0 mg/kg Dantrolen)«.
- Alternativ oder in Kombination:
  - Bromocriptin (z. B. Pravidel) p.o. 10–30 mg/Tag und/oder
  - Amantadin (z. B. PK-Merz) i.v. 200–400 mg/Tag und/oder
  - Lorazepam (z. B. Tavor) i.v. bis maximal 7,5 mg/Tag.
- Bei Therapieresistenz Elektrokrampftherapie.

47.4   Zentrales Serotoninsyndrom

Pharmaka mit serotoninerger Wirkung können ein lebensbedrohliches zentrales Serotoninsyndrom auslösen, das meist innerhalb der ersten 24 h nach Einnahme auftritt. Folgende Medikamente sind als kritisch zu betrachten:
- selektive Serotoninwiederaufnahmehemmer (SSRI) wie Citalopram (z. B. Cipramil), Fluoxetin (z. B. Fluctin) oder Paroxetin (z. B. Paroxat),
- MAO-Hemmer wie Moclobemid (z. B. Aurorix) und Tranylcypromin (z. B. Jatrosom),
- Migränemittel vom Triptantyp wie Sumatriptan (z. B. Imigran),

- Lithium,
- Johanniskraut,
- die Opioide Tramadol (z. B. Tramal) und Pethidin (z. B. Dolantin),
- Mirtazapin (z. B. Remergil), Amphetamine und L-Tryptophan.

> **⚠ Cave**
> Tramadol (z. B. Tramal) und Pethidin (z. B. Dolantin) dürfen bei Patienten, die MAO-Hemmer einnehmen, nicht angewandt werden.

47.4.1 Klinik

- Fieber bis 40°C und Schüttelfrost,
- neurologische und neuromuskuläre Symptome: Hyperrigidität, Hyperreflexie, Myoklonien, Tremor, epileptische Anfälle.
- Bewusstseins- und Aufmerksamkeitsstörung, Desorientiertheit, Erregungszustände,
- gastrointestinale Symptome: Erbrechen, Übelkeit, Diarrhöen,
- Herzrhythmusstörungen, Multiorganversagen.

47.4.2 Therapie

- Volumensubstitution, Kühlung, sedierende Medikation, Absetzen der serotoninerg wirkenden Pharmaka, Benzodiazepine zur Beruhigung.
- Cyproheptadin (z. B. Peritol) als Serotoninantagonist 4–8 mg initial p.o. bis 0,5 mg/kg/Tag.

47.5   Zentrales anticholinerges Syndrom

Ein zentrales anticholinerges Syndrom (ZAS) kann durch anticholinerg wirksame Medikamente entstehen, z. B. durch Clozapin (z. B. Leponex) oder durch trizyklische Antidepressiva wie z. B. Amitriptylin (z. B. Saroten), Doxepin (z. B. Aponal) oder Trimipramin (z. B. Stangyl). Es werden zentrale und periphere anticholinerge Symptomen unterschieden.

47.5.1 Klinik

- Zentrale anticholinerge Symptome:
  - zerebrale Krampfanfälle,
  - Agitation mit Desorientiertheit,
  - Verwirrtheit,

- optische und akustische Halluzinationen,
- Dysarthrie.
- Periphere anticholinerge Symptome:
  - Hyperthermie,
  - Mydriasis,
  - Obstipation,
  - Harnverhalt,
  - trockene Haut und Schleimhäute,
  - Tachykardie,
  - Herzrhythmusstörungen.

47.5.2 Therapie

- Anticholinerge Substanz absetzen.
- Symptomatische Therapie bei Hypotonie, Elektrolytstörungen und Herzrhythmusstörungen.
- 2(–4) mg Physostigmin (z. B. Anticholium) i.v. oder Perfusor 2–4 mg/h bei agitierter oder sedierender Form wirksam.
- Bei Agitation evtl. auch Gabe von Benzodiazepinen oder Antipsychotika.

47.6   Akute Suizidalität

Bei allen psychiatrischen Erkrankungen kann es im Verlauf zur akuten Suizidalität kommen. Lebenskrisen und schwere somatische Erkrankungen gehören zu den Risikofaktoren.

> **Praxistipp**
>
> Jede Suizidäußerung ist ernst zu nehmen, eine ausführliche Exploration ist zwingend notwendig. Der Patient verbleibt bis zur Klärung der Gefährdung in einer geschützten Behandlungsumgebung, falls notwendig auch länger auf der Intensivstation.

Zur Einschätzung der Gefährdung ist eine ausführliche Exploration notwendig, in der offen der Verdacht auf Suizidalität formuliert wird. Das Erkennen und die Beurteilung der Suizidalität sind Voraussetzungen für eine mögliche Verhütung des Suizidversuchs. In der Regel geht der suizidalen Handlung eine präsuizidale Entwicklung voraus, die 3 Stadien beinhaltet:

1. Erwägung,
2. Ambivalenz,
3. Entschluss zur Handlung.

- **Wichtige Fragen an den Patienten**
- Haben Sie daran gedacht, sich das Leben zu nehmen?
- Wie würden Sie sich umbringen? Haben Sie schon Vorbereitungen getroffen, z. B. Medikamente gesammelt? Je konkreter die Vorstellung ist, umso größer ist das Risiko.
- Denken Sie bewusst daran oder drängen sich derartige Gedanken auf, auch wenn Sie nicht wollen? Passive Gedanken sind gefährlicher, da sie nicht kontrolliert werden.
- Haben Sie über Ihre Ansicht mit jemanden gesprochen? Konnten Sie sich jemanden anvertrauen? Ankündigungen mit Zeitplanung muss man immer sehr ernst nehmen!
- Haben Sie Ihre Interessen, Gedanken und Kontakte zu anderen Menschen verändert oder eingeschränkt?

47.6.1 Notfalltherapie bei akuter Suizidalität

Das Vorgehen nach einem Suizidversuch richtet sich nach den intensivmedizinischen Notwendigkeiten; Maßnahmen wie Wundversorgung, Entgiftung und somatische Grundversorgung haben auf der Intensivstation Vorrang.

 Der Patient ist bis zur fachpsychiatrischen Exploration und Beurteilung immer als potenziell suizidal anzusehen.

Bei Angst- und Erregungszuständen mit Suizidalität ist die Gabe von Antipsychotika und Benzodiazepinen sinnvoll, z. B. 3- bis 4-mal 10 mg Diazepam/Tag p.o. Darüber hinaus sollten die Patienten möglichst so untergebracht werden, dass keine Flucht- oder Sprungmöglichkeit besteht.

Cave
Vorsicht bei der Gabe von antriebssteigernden Antidepressiva wie z. B. Citalopram (z. B. Cipramil), Escitalopram (z. B. Cipralex) oder Clomipramin (z. B. Anafranil). Die antriebssteigernde Wirkung tritt früher als die antidepressive Wirkung auf. Der Patient hat mehr Antrieb und ist mutiger, einen erneuten Suizidversuch durchzuführen.

In der Gesprächsführung mit Suizidpatienten ist es wichtig, sachlich und objektiv Abläufe auf der Intensivstation zu erklären und Fragen zum Suizidversuch zu beantworten:

- Frühzeitige Kontaktaufnahme im Erstgespräch: »Ich akzeptiere Dich!«,
- Gelegenheit geben zum Sich-Aussprechen: »Ich höre Dir zu!«,
- Aufbau bzw. Wiederherstellung sozialer Beziehungen zum Pflegepersonal, zu Ärzten und Mitpatienten sowie zu Freunden und Bekannten, die den Patienten besuchen, sofern dieser die Kontaktaufnahme wünscht.

Fallbeispiel Teil 2

Die Patientin hat ein akutes Serotoninsyndrom entwickelt. In Kombination mit dem Migränemittel vom Triptantyp und der Vormedikation eines neu verordneten Serotoninwiederaufnahmehemmers bei Depressionen 8 Tage vor der stationären Aufnahme kam es zu einer Potenzierung serotoninerger Effekte. Folgende Medikamente sind in Kombination als kritisch zu betrachten: Serotoninwiederaufnahmehemmer, MAO-Hemmer, Migränemittel vom Triptantyp, Johanniskraut, Tramadol, Pethidin und Lithium. Nach dem Absetzten des Serotoninwiederaufnahmehemmers und des Migränemittels vom Triptantyp bessert sich die Symptomatik bei der Patienten schlagartig.

Literatur

Horn P (2011) Person droht zu springen – Ein Leitfaden zur Verhandlung mit Suizidanten. Notfall Rettungsmed 14: 491–496

Kleinschmidt S (2010) Peri- und postoperatives Delir. Trauma Berufskrankh 12: 118–122

Lorenzl S, Füsgen I, Noachtar S (2012) Verwirrtheitszustände im Alter: Diagnostik und Therapie. Dtsch Ärztebl 109: 391–400

Martin J, Heymann A, Bäsell K et al. (2010) S3-Leitlinie zu Analgesie, Sedierung und Delimanagement in der Intensivmedizin – Kurzversion. GMS German Medical Science 8: 1–31 (Artikel frei verfügbar)

Rayner SG, Weinert CR, Peng H, Jepsen S, Broccard AF (2012) Dexmedetomidine as adjunct treatment for severe alcohol withdrawal in the ICU. Annals of Intensive Care 2:12 (Artikel frei verfügbar unter www.annalsofintensivecare. com/content/2/1/12)

Rudolph JL, Marcantonio ER (2011) Postoperative delirium: Acute change with long-term implications. Anesth Analg 112: 1202–1211 (Artikel frei verfügbar)

van den Boogaard M, Schoonhoven L, van Achterberg T, van der Hoeven JG, Pickkers P (2013) Haloperidol prophylaxis in critically ill patients with a high risk for delirium. Critical Care 17: R9

Wolf A, Pajonk FGB (2012) Psychische Störungen in der Intensivmedizin – Teil 1: Grundlagen, Störungsbilder und Diagnostik. Anästhesiol Intensivmed Notfallmed Schmerzther 47: 150–157

Wolf A, Pajonk FGB (2012) Psychische Störungen in der Intensivmedizin – Teil 2: Prävention und Therapie. Anästhesiol Intensivmed Notfallmed Schmerzther 47: 214–223

Internetlinks

www.awmf.org/leitlinien/detail/ll/001-012.html: Hier findet man die S3-Leitlinie zu Analgesie, Sedierung und Delirmanagement in der Intensivmedizin.

www.dgai.dhere/06_1_00tabelle.htm: Hier findet man die DGAI-Empfehlung zur Therapie der malignen Hyperthermie aus 2008.

www.dgn.org: Auf der Homepage der Deutschen Gesellschaft für Neurologie findet man immer aktuelle und gut formulierte Empfehlungen und Leitlinien zur Diagnostik und Therapie der verschiedenen neurologischen Krankheitsbilder.

www.icudelirium.org: Intensive Care Delirium Screening Checklist, CAM-ICU Training mit Trainingsmanual.

Hirntoddiagnostik und Organspende

Ulrike Wirges, Heiner Smit, Sabine Meyer, Wolfram Wilhelm

Fallbeispiel Teil 1

Eine 42-jährige Frau berichtet morgens über stärkste Kopfschmerzen, bricht dann bewusstlos zusammen und wird intubiert und beatmet in den Schockraum gebracht. Die initiale CT-Diagnostik zeigt eine ausgeprägte Subarachnoidalblutung mit Einbruch ins Ventrikelsystem sowie ein generalisiertes Hirnödem. Nach Anlage einer externen Ventrikeldrainage mit Hirndruckmessung wird die Patientin auf die Intensivstation aufgenommen und eine hirndrucksenkende Therapie durchgeführt. Ein Kontroll-CT nach 8 h zeigt eine weitere Zunahme des Hirnödems, das auch den Hirnstamm erfasst; gleichzeitig ergibt die Hirndruckmessung dauerhaft ICP-Werte über 40 mmHg, die nahezu therapierefraktär sind. Die Pupillen der Patientin sind maximal geweitet und reagieren nicht mehr auf Licht; Blutdruck und Herzfrequenz schwanken erheblich und die Urinausscheidung steigt auf 400 ml/h an. Kreislauf und Flüssigkeitshaushalt werden intensivmedizinisch stabilisiert. Ein erneutes CCT bestätigt den Verdacht einer schwersten Hirnschädigung und zeigt darüber hinaus eine vollständige Aufhebung der Mark-Rinden-Grenze des Gehirns. Bei klinischem Verdacht auf Hirntod wird die Analgosedierung mit Remifentanil und Propofol nun gestoppt; 24 h später erfolgt die Feststellung der Hirnstammareflexie (als 1. Protokoll) durch Intensivarzt und Neurochirurg.

48.1   Hirntod und Hirntoddiagnostik

> **Definition**
>
> Der Hirntod ist die irreversibel erloschene Gesamtfunktion von Großhirn, Kleinhirn und Hirnstamm. Dabei wird durch kontrollierte Beatmung die Herz- und Kreislauffunktion noch künstlich aufrechterhalten. Mit dem Hirntod ist naturwissenschaftlich-medizinisch der Tod des Menschen festgestellt.

Zum Nachweis des eingetretenen Hirntodes müssen folgende Bedingungen erfüllt sein:
- akute schwere Hirnschädigung (▶ Abschn. 48.1.1),
- Feststellung der klinischen Symptome: Koma, Hirnstammareflexie und Apnoe (▶ Abschn. 48.1.2),
- Nachweis der Irreversibilität (▶ Abschn. 48.1.3).

Die Richtlinie der Bundesärztekammer schreibt vor, dass die Feststellung des Hirntodes immer übereinstimmend und unabhängig voneinander durch 2 Ärzte erfolgen muss, die über eine mehrjährige Erfahrung in der Intensivbehandlung von Patienten mit schweren Hirnschädigungen verfügen – im Fallbeispiel durch

den Intensivarzt und einen Neurochirurgen. Darüber hinaus legt das Transplantationsgesetz (TPG) fest, dass beide Ärzte weder an der Entnahme noch an der Übertragung der Organe des Spenders beteiligt sein dürfen.

Das folgende Kapitel (▶ Abschn. 48.1) beschreibt die Hirntoddiagnostik beim Erwachsenen und bei Kindern ab dem 2. Lebensjahr. Bei reifen Neugeborenen und Kindern unter 2 Jahren müssen eine Reihe von Besonderheiten berücksichtigt werden; zu den Details informieren die Deutschen Stiftung Organtransplantation (DSO) oder die Richtlinien zur Feststellung des Hirntodes (▶ Literatur).

48.1.1 Schwere Hirnschädigung

Grundvoraussetzung für die Einleitung der Hirntoddiagnostik ist eine akute primäre oder sekundäre Hirnschädigung.

Primäre Hirnschädigung Hierbei ist das Gehirn selbst betroffen, z. B. durch Schädel-Hirn-Trauma (SHT), Blutung, Tumor, Entzündung etc. Die Schädigung kann supratentoriell im Bereich des Großhirns oder infratentoriell im Bereich von Kleinhirn oder Hirnstamm auftreten.

Sekundäre Hirnschädigung Hierbei wurde das Gehirn mittelbar geschädigt, z. B. durch Kreislaufstillstand, Hypoxie, Vergiftung etc.

Durch die Hirnschädigung kommt es zu einer intensivmedizinisch und/oder neurochirurgisch nicht zu beeinflussenden intrakraniellen Drucksteigerung mit irreversiblem Funktionsausfall des Großhirns, Kleinhirns und Hirnstammes (◘ Abb. 48.1).

Gleichzeitig müssen mögliche Ursachen einer Bewusstseinsstörung ausgeschlossen sein wie:
- Intoxikation,
- Sedierung durch Medikamente,
- primäre Unterkühlung,
- prolongierter Schock mit Blutdruck <90 mmHg systolisch,
- Koma bei endokriner, metabolischer oder entzündlicher Erkrankung,
- neuromuskuläre Blockade.

48.1.2 Klinische Untersuchung

Liegt eine schwere Hirnschädigung vor und sind andere mögliche Ursachen einer Bewusstseinsstörung ausgeschlossen, erfolgt die klinische Untersuchung zur Hirntodfeststellung mit folgenden Zielen:

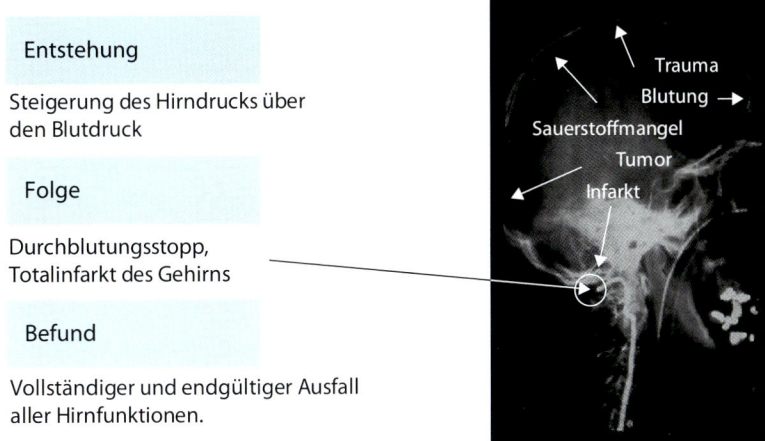

Entstehung

Steigerung des Hirndrucks über den Blutdruck

Folge

Durchblutungsstopp, Totalinfarkt des Gehirns

Befund

Vollständiger und endgültiger Ausfall aller Hirnfunktionen.

Trauma
Blutung →
Sauerstoffmangel
Tumor
Infarkt

▫ **Abb. 48.1** Ursachen und Entstehung des Hirntodes

— Nachweis einer tiefen Bewusstlosigkeit (Koma),
— Nachweis eines irreversiblen Ausfalls der Hirnstammreflexe,
— Nachweis eines irreversiblen Ausfalls der Spontanatmung.

❯ Die klinische Untersuchung darf erst erfolgen, wenn die Wirkung der letzten Gabe von Analgetika und Sedativa sicher abgeklungen ist! Hierbei sind die klinische Verlaufsbeobachtung und die Pharmakologie der verwendeten Analgetika und Sedativa zu berücksichtigen.

Im Klinikum Lünen werden möglichst nur Analgetika und Sedativa mit kurzer kontextsensitiver Halbwertszeit verwendet, also z. B. Remifentanil, Sufentanil und Propofol. Dadurch ist eine Medikamentenrestwirkung nach 24 h mit größtmöglicher Sicherheit ausgeschlossen. Wurden vorher Muskelrelaxanzien eingesetzt, so sollte eine Relaxometrie oder Antagonisierung mit Neostigmin oder Reversierung mit Sugammadex (z. B. Bridion) erfolgen.

▪ **Koma**
Hierunter versteht man einen Zustand, in dem der Patient keine hirnbedingten Reaktionen auf äußere Reize zeigt: Er äußert keine Spontanlaute und lässt weder gezielte Bewegungsabläufe (z. B. Augenöffnen auf Ansprache) noch Abwehrbewegungen auf stärkste Schmerzreize erkennen. Dennoch kann es bei komplettem Ausfall der Hirnfunktion zur Auslösung von spinalen (ungezielten Beugebewegungen) und autonomen Reflexen (Tachykardie, Hyperhidrosis) kommen. Um Fehlinterpretationen zu vermeiden, sollten Ange-

hörige über das mögliche Auftreten dieser Phänomene informiert werden, damit sie nicht an der Diagnose »Hirntod« zweifeln, wenn dieser eingetreten ist.

▪ **Ausfall der Hirnstammreflexe**
Hierbei werden 5 Reflexmuster geprüft, mit denen die Hirnstammfunktion auf unterschiedlichen topographischen Ebenen untersucht werden kann (▫ Tab. 48.1). Sind alle 5 Hirnstammreflexe ausgefallen, dann spricht man von »Hirnstammareflexie«.

▪ **Ausfall der Spontanatmung**
Ein zentralbedingter Ausfall der Spontanatmung liegt vor, wenn bei bisher gesunden Menschen bei einem $paCO_2 \geq 60$ mmHg keine Eigenatmung einsetzt.
Der Apnoetest wird wegen der möglichen Gefährdung des Patienten und der physiologischen Wirkung der Hyperkapnie als letzte klinische Untersuchung des Hirnfunktionsausfalls durchgeführt.

Praktische Durchführung Zunächst erfolgt die Beatmung mit einer inspiratorischen O_2-Konzentration von 100% ($FiO_2 = 1$) unter kontinuierlicher saO_2-Messung. Der PEEP bleibt unverändert. Das Atemminutenvolumen wird reduziert, bis der $paCO_2 \approx 45$ mmHg erreicht hat. Anschließend erfolgt die Diskonnektion vom Beatmungsgerät. Dies erfolgt unter tief endotrachealer O_2-Insufflation mit ca. 8 l/min (apnoische Oxygenierung) zur Aufrechterhaltung einer ausreichenden O_2-Versorgung. Beim Hirntoten setzt trotz Hyperkapnie ($paCO_2 \geq 60$ mmHg) der zentrale Atemantrieb nicht ein.
Die Dokumentation von $paCO_2$ und paO_2/saO_2 erfolgt mittels arterieller Blutgasanalyse.

⬛ Tab. 48.1 Untersuchung der Hirnstammreflexe

Reflex	Untersuchung	Hinweis auf Ausfall der Hirnstammreflexe
Pupillenreaktion auf Licht	Licht auf geöffnetes Auge lenken	keine Verengung der Pupillen (weder direkt noch indirekt); Pupillen sind stets mittelweit bis weit und oft entrundet
Kornealreflex	Bestreichen der Kornea beider Augen	kein unwillkürlicher Lidschluss
Okulozephaler Reflex	plötzliche, passive Kopfdrehung	Augen bleiben starr fixiert in der Ausgangsstellung (Puppenkopfphänomen)
Trigeminusreiz	Schmerzreize an der Nasenschleimhaut	keine Muskelzuckungen, kein Grimassieren
Würgereflex oder Hustenreiz	endotracheales Absaugen	kein Husten und/oder Würgen

Nach erfolgtem Apnoetest und Wiederaufnahme der maschinellen Beatmung sind Recruitmentmanöver durchzuführen, um die Bildung von Atelektasen zu verhindern.

Alternativ zur Diskonnektion kann das Beatmungsgerät bei Erreichen eines $paCO_2$ von ca. 45 mmHg auf CPAP/ASB umgestellt werden (Triggerschwelle beachten!). Erfolgt bei einem $paCO_2$ ≥60 mmHg keine Eigenatmungsaktivität, ist die Apnoe auch mit dieser Methode bewiesen. Die Dokumentation von $paCO_2$ und paO_2/saO_2 erfolgt hier ebenfalls mittels arterieller Blutgasanalyse. Anschließend werden die Beatmungsparameter wieder neu justiert, um eine optimale Oxygenierung zu gewährleisten.

Bei Patienten, deren Eigenatmung aufgrund kardiopulmonaler Vorerkrankungen an einen Kohlendioxidpartialdruck von mehr als 45 mmHg adaptiert ist, gibt es für den Apnoetest keine allgemein anerkannten $paCO_2$-Werte. In diesen Fällen kann auf den Apnoetest verzichtet werden, und der Funktionsausfall des Hirnstamms ist zusätzlich durch apparative Untersuchungen zu belegen, z. B. durch einen Perfusionsausfall im vertebrobasilären Stromgebiet. Dies gilt auch für Patienten mit schwerer Lungenschädigung (Thoraxtrauma, Pneumonie etc.), bei denen eine ausreichende O_2-Versorgung während der Durchführung des Apnoetests nicht aufrechterhalten werden kann.

48.1.3 Nachweis der Irreversibilität

Für den Nachweis des eingetretenen Hirntodes ist neben der schweren Hirnschädigung, der Feststellung der klinischen Symptome Koma, Hirnstammareflexie und Apnoe schließlich auch der Nachweis der Irreversibilität erforderlich. Bei erwachsenen Patienten und Kindern ab 2 Jahren bestehen hierzu prinzipiell 2 verschiedene Möglichkeiten:

- Komplette erneute Untersuchung auf Koma, Hirnstammareflexie und Apnoe. Hierfür ist bei primärer, supratentorieller Hirnschädigung eine Beobachtungszeit von 12 h und bei sekundärer Hirnschädigung eine Beobachtungszeit von 72 h vorgeschrieben.
- Bestätigung der Irreversibilität des Funktionsausfalls durch eine apparative Zusatzuntersuchung wie Elektroenzephalogramm (EEG), evozierte Potenziale (nur bei supratentorieller oder bei sekundärer Hirnschädigung) oder mittels Hirnszintigraphie bzw. transkranieller Dopplersonographie. Hierdurch ist – zusammen mit der ersten, klinischen Untersuchung – der Hirntod abschließend festgestellt.

Bei infratentorieller Schädigung ist immer eine apparative Zusatzdiagnostik erforderlich. Gleichzeitig entfällt dadurch die Beobachtungszeit. Über Details informieren die DSO oder die Richtlinien zur Feststellung des Hirntodes (▶ Literatur). Der irreversible Funktionsausfall kann folgendermaßen nachgewiesen werden:

- isoelektrisches (Nulllinien-)EEG über 30 min abgeleitet,
- erloschene evozierte Potenziale: Abgeleitet werden akustisch oder somatosensorisch evozierte Potenziale (AEP, SEP), die allerdings nur bei primär supratentorieller oder sekundärer Hirnschädigung verwendet werden können (**Cave:** Nachweis des progredienten Verlusts).
- Dopplersonographie sowohl extra- als auch transkraniell. Gefordert ist entweder ein transkranieller Pendelfluss oder ein Flussstillstand bei

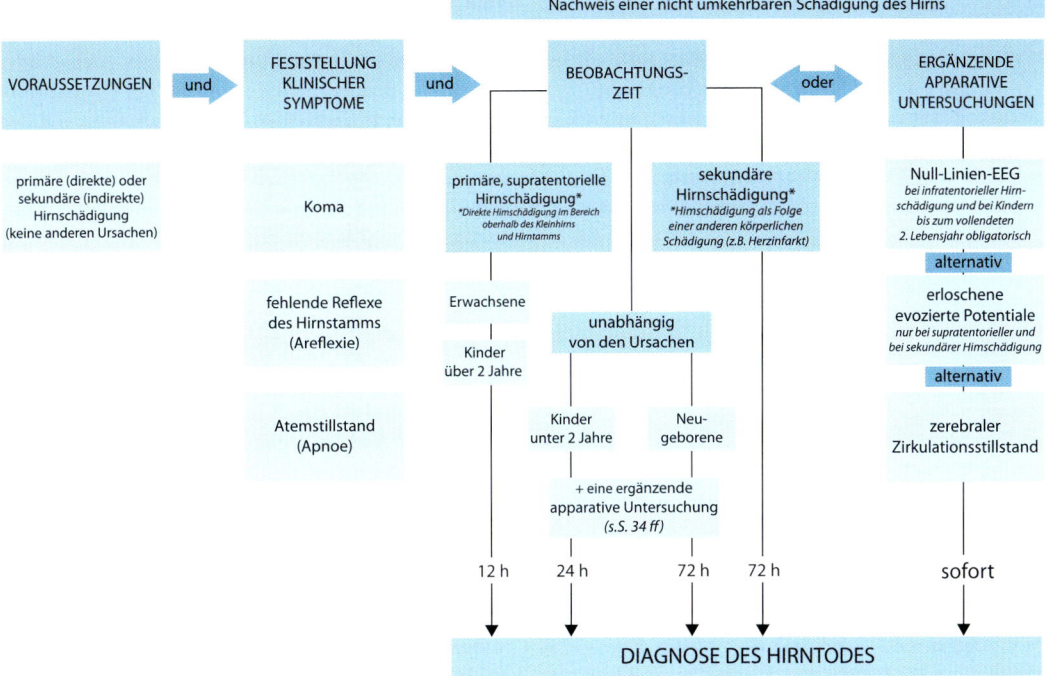

○ Abb. 48.2 Ablauf der Hirntoddiagnostik nach den Richtlinien der Bundesärztekammer. Der zerebrale Zirkulationsstillstand kann mittels Hirnszintigraphie oder Dopplersonographie untersucht werden; die Indikationsstellung zur zerebralen Angiographie setzt Möglichkeiten therapeutischer Konsequenzen voraus

vorher dokumentiertem Flusssignal durch denselben Untersucher.
— Hirnszintigraphie mit fehlender Darstellung des Gehirns im Schädelinneren.

Die selektive Angiographie darf aufgrund des Risikos des Verfahrens nur dann durchgeführt werden, wenn von ihrem Ergebnis eine Klärung der Art der Hirnschädigung oder therapeutische Entscheidungen abhängen (○ Abb. 48.2).

> **Hirntoddiagnostik am Klinikum Lünen bei erwachsenen Intensivpatienten**
>
> — Feststellung einer schweren Hirnschädigung
> — Stopp der Analgosedierung (zumeist Remifentanil-Propofol)
> — Nach 24 h Pause vollständige klinische Untersuchung auf Koma, Hirnstammareflexie und Apnoe
> — Anschließend Ableitung eines Nulllinien-EEG bzw. Durchführung einer anderen apparativen Zusatzuntersuchung
>
> ▼

— Bei etwaigen Zweifeln an den klinischen oder ergänzenden Untersuchungsbefunden wird die intensivmedizinische Behandlung in jedem Fall fortgesetzt und der Patient weiter beobachtet.

48.1.4 Totenschein und Staatsanwaltschaft

Mit dem Nachweis des vollständigen und irreversiblen Funktionsverlusts des Gehirns (»Hirntod«) ist der Tod des Patienten festgestellt. Als Todeszeit wird die Uhrzeit registriert, zu der Diagnose und Dokumentation des Hirntodes abgeschlossen sind.

> **Praxistipp**
>
> Am Klinikum Lünen ist per Dienstanweisung festgelegt, dass Patienten unmittelbar nach Ab-
>
> ▼

schluss der Hirntoddiagnostik (HTD) mit einem gut sichtbaren Armband versehen werden, auf dem der Name des Verstorbenen und »HTD« klar erkennbar sind. Das Armband wird von beiden Ärzten angelegt! Bei einer Organentnahme bringt der betreuende Intensivarzt den Verstorbenen persönlich in den OP und macht eine detaillierte Übergabe an den Anästhesisten im OP. Durch diese Maßnahmen soll eine Verwechselung vermieden und eine lückenlose Fortführung der organprotektiven Intensivtherapie beim Spender gewährleistet werden.

Im Totenschein wird die Diagnose »Hirntod« dokumentiert; unabhängig davon muss selbstverständlich geklärt werden, ob es sich um eine natürliche Todesursache (denkbar wäre das bei einer SAB) oder eine nichtnatürliche Todesursache (z. B. SHT nach Verkehrsunfall) handelt. Bei nichtnatürlicher Todesursache oder in allen ungeklärten Fällen müssen Polizei bzw. Staatsanwaltschaft informiert werden. Einige Fragestellungen können die Anwesenheit eines Rechtsmediziners bei der Organentnahme bedingen. Dies ist nicht nur bei vermuteten Gewaltverbrechen erforderlich, sondern kann auch zur Klärung möglicher zivilrechtlicher Ansprüche notwendig sein, z. B. nach Arbeits- oder Wegeunfall. Die Organisation hierzu übernimmt die DSO.

48.2 Organspende

Der festgestellte Hirntod und die Organspende sind zunächst voneinander getrennt zu betrachten. Der festgestellte Hirntod ist der Abschluss der aktuellen intensivmedizinischen Behandlung des Patienten. Bei möglicher Organspende ist die Fortführung und Neuausrichtung der bisherigen intensivmedizinischen Maßnahmen bis zur Organentnahme notwendig.

Neues Ziel nach festgestelltem Hirntod ist die bestmögliche Funktionserhaltung der transplantablen Organe zur Behandlung anderer Patienten auf Transplantationswartelisten. Nach der Feststellung des Todes kann eine Organspende erfolgen, wenn die Einwilligung des Verstorbenen oder stellvertretend die Zustimmung der Angehörigen gegeben ist und die weiteren Untersuchungen zum Empfängerschutz keine medizinischen Kontraindikationen ergeben.

48.2.1 Orientierendes Konsil

Bei allen Patienten mit akuter schwerer Hirnschädigung und therapierefraktärem Ausfall der Hirnstammreflexe soll eine frühzeitige Kontaktaufnahme mit der DSO als sog. orientierendes Konsil erfolgen, um die individuellen Spenderrisiken gut abzuwägen. Eine gründliche und vollständige Risikoabwägung kann auch bei primär kritischer Ausgangssituation zu einer Organspende führen, die mit einer erfolgreichen Transplantation der Empfänger abschließt. Dabei kann das meldende Krankenhaus auch auf die maximale persönliche Unterstützung des Koordinators im weiteren Prozess zurückgreifen. Die DSO ist seit dem Jahre 2000 die bundesweite Koordinierungsstelle Organspende nach § 11 Transplantationsgesetz.

> **Eine Altersgrenze zur Organspende existiert nicht! Ausschlaggebend ist vielmehr die Organfunktion.**

Kontraindikationen für eine Organspende sind System- oder Infektionserkrankungen, die eine Bedrohung für den Empfänger darstellen:
- HIV-Infektion,
- floride Tuberkulose,
- akute Infektion mit Hepatitisviren (HBV, HCV),
- schwere Sepsis oder septischer Schock mit nachgewiesenen multiresistenten Keimen,
- Infektion mit Tollwut, Creutzfeldt-Jakob-Erkrankung und andere Prionenerkrankungen,
- nichtkurativ behandelte Malignome mit der Neigung zur Metastasierung.

Ausnahmen hiervon sind primäre Hirntumore, die nicht außerhalb des ZNS metastasieren, also benigne Meningeome, hypophysäre Adenome, Akustikusneurinome, Kraniopharyngeome, Astrozytome Grad I und II und Oligodendrogliome Grad A und B, außerdem das Carcinoma in situ des Gebärmutterhalses und das Basaliom.

Erweiterte Spenderkriterien nach den Richtlinien der Bundesärztekammer sind:
- maligner Tumor in der Anamnese,
- Virushepatitis (jeweils alternativ HbsAg positiv, anti-HBc positiv oder anti-HCV positiv),
- Meningitis,
- Sepsis mit positiver Blutkultur,
- Drogenabhängigkeit.

48.2.2 Entscheidung zur Organspende

> Der Deutsche Bundestag hat am 25.05.2012
> die Neuregelungen zum Transplantationsge-
> setz (TPG) verabschiedet. Eine Neuerung ist
> die sog. »Entscheidungslösung«. Die
> Bürger(innen) sollen ab dem 16. Lebensjahr
> regelmäßig informiert und aufgefordert wer-
> den, eine persönliche Entscheidung zu tref-
> fen, ob sie einer Organspende zustimmen.
> Die Dokumentation erfolgt derzeit mittels
> Spenderausweis; vermutlich ab 2014 soll die
> Entscheidung auf der elektronischen Ge-
> sundheitskarte gespeichert werden. Eine
> Pflicht, sich festzulegen, gibt es nicht.

Liegt eine solche Festlegung nicht vor, sind die Angehörigen nach wie vor zu befragen, ob ihnen eine
mündliche Äußerung zur Organspende bekannt ist. Ist
keine schriftliche oder mündliche Festlegung bekannt,
werden die Angehörigen gebeten, im Sinne des Verstorbenen zu entscheiden (mutmaßlicher Wille). Erst
wenn die Angehörigen keine Anhaltspunkte für den
mutmaßlichen Willen erkennen können, gelten für die
zu treffende Entscheidung eigene ethische Maßstäbe.
Der Arzt muss Ablauf, Inhalt und Ergebnis des Gesprächs aufzeichnen; die Angehörigen und naheste-
henden Personen haben das Recht zur Einsichtnahme.
Fehlt eine Äußerung des möglichen Organspenders
und sind keine Angehörigen ermittelbar, ist eine Organentnahme rechtlich nicht zulässig.

Angehörige im Sinne des TPG sind in der Reihenfolge:
- Ehepartner, eingetragene Lebenspartner, Personen mit besonderer persönlicher Verbundenheit
  (z. B. häusliche Gemeinschaft, gemeinsame Le-
  bensplanung),
- volljährige Kinder,
- Eltern, Vormund,
- volljährige Geschwister,
- Großeltern.

Entscheidungsberechtigt sind nur Angehörige, die innerhalb der letzten 2 Jahre Kontakt zu dem Verstorbenen gehabt haben. Bei gleichrangigen Angehörigen ist
die Entscheidung einer Person ausreichend. Der Wi-
derspruch einer (gleichrangigen) Person verhindert
eine Organentnahme.

> Rechtliche Voraussetzung für eine Organent-
> nahme bleibt die Zustimmung durch den Ver-
> storbenen oder durch die im TPG genannten
> Personen.

- Begleitung der Angehörigen bei
  der Entscheidung zur Organspende

Das Gespräch mit den Angehörigen dient dem Ziel, sie
in der Akutphase fürsorglich zu begleiten und gleichzeitig die Bitte um Organspende überzeugend vorzu-
tragen. Zu einer umfassenden Entscheidungsbeglei-
tung gehört, dass das Gespräch vom zuständigen Arzt
des Krankenhauses und dem Koordinator der DSO
gemeinsam vorbereitet und geführt wird. Voraussetzungen sind eine gute Kommunikation, die Planung
eines angemessenen Zeitpunkts für das Gespräch sowie ein separater, ruhiger Raum.

In dem Gespräch geht es zunächst um die emotio-
nale Stabilisierung der Angehörigen. Eine empathische
Betreuung und die Offenheit für Reflexion, Sorgen
und Befürchtungen begünstigen eine Atmosphäre des
Vertrauens und unterstreichen das gute Anliegen der
Organspende.

Im Mittelpunkt steht eine klare und für medizinische Laien verständliche Ausdrucksweise. Die Angehörigen sollen spüren, dass der respektvolle Umgang
mit dem Körper des Verstorbenen den gleichen Stellenwert hat wie das Ziel, mit den gespendeten Organen
das Leben schwerkranker Mitmenschen zu erhalten.
Besonders wichtig ist auch eine geeignete Form des
ersten Abschiednehmens vom Verstorbenen. Der Koordinator der DSO ist auch nach der Organspende
Ansprechpartner der Angehörigen.

Praxistipp

Im Klinikum Lünen wird das Gespräch möglichst
vom Oberarzt der Intensivstation geführt, evtl. im
Beisein der zuständigen Pflegekraft und mit Unterstützung durch den Koordinator der DSO.

48.2.3 Organerhaltende Therapie

Nach der Hirntoddiagnostik werden die intensivmedizinischen Maßnahmen mit dem neuen Ziel fortgesetzt,
die Funktionen der übertragbaren Organe zu erhalten
bzw. zu verbessern, damit den Empfängern Organe in
bestmöglichem Zustand zur Verfügung gestellt werden
können. Mit der Entwicklung des Hirntodes treten folgende pathophysiologische Veränderungen auf, die für
die weiteren intensivmedizinischen Maßnahmen bedeutsam sind:

»Autonomic storm« Bei der Einklemmung kommt es
zur maximalen Adrenalinausschüttung: Der Organismus versucht, den Blutdruckwert über den Hirndruck

ansteigen zu lassen (Cushing-Reflex), um die Hirn-
durchblutung zu sichern. Die maximale Adrenalinaus-
schüttung führt zu Vasokonstriktion und erheblicher
Steigerung des myokardialen O_2-Bedarfs. Mögliche
Folgen sind Myokardischämie, HZV-Abfall und Lun-
genödem. Gleichzeitig beginnt die Aktivierung von
Enzymen, die in der Folge generalisierte strukturelle
Zellschäden bedingen.

**Ausfall von Sympathikotonus und Vasomotorento-
nus** Nach Hirntodeintritt kommt es zum Verlust der
sympathoadrenergen Funktion mit Vasoplegie und
dadurch bedingtem relativen Volumendefizit. Das Zusammentreffen der genannten Symptome begünstigt
eine erhebliche kardiovaskuläre Instabilität sowie eine
schwere Perfusionsstörung der Lunge mit Lungenversagen.

**Ausfall der hypothalamisch-hypophysären Hormon-
sekretion** Klinisch fällt v. a. ein ADH-Mangel mit
Diabetes insipidus auf, der durch Polyurie (>5 ml/
kg/h) und vermindertes spezifisches Uringewicht
(≤1.005 g/l) gekennzeichnet ist und dann zu Volumenmangel, Hypernatriämie und Hypokaliämie führt. Außerdem kommt es zu einem schwerwiegenden ACTH-
und Kortisolmangel sowie zu einer Insulinresistenz.

Ausfall der Temperaturregulation Durch Ausfall des
hypothalamischen Temperaturzentrums erliegt die
Temperaturregulation; hierdurch ist ein Temperaturabfall möglich, der in der Folge zu Gerinnungsstörungen sowie einer gesteigerten Infektanfälligkeit führen
kann.

Eckpunkte der organerhaltenden Therapie

- Standardmonitoring fortführen, ggf. erweitertes Monitoring
- Aufrechterhaltung eines MAP von 70–
  90 mmHg, dazu Volumentherapie mit kristalloiden Lösungen. Auf die Anwendung aller
  HES- und Gelatinepräparate möglichst ganz
  verzichten. Falls erforderlich Katecholamine,
  v. a. Noradrenalin und Dobutamin, einsetzen,
  wenn notwendig auch hochdosiert
- Spender erhalten Hydrokortison 300 mg/Tag
  per infusionem
- Falls Herzrhythmusstörungen auftreten, sind
  dies meist bradykarde Herzrhythmusstörungen. Atropin ist oft unwirksam; ggf. ist eine
  medikamentöse β-Rezeptorenstimulation mit
  ▼

einem Adrenalinperfusor oder ein trans-
venöser Schrittmacher erforderlich
- lungenprotektive Beatmung mit Tidalvolumen 6 ml/kg und PEEP ≥7 mbar. Zielwert
  saO_2 ≥95%; unnötig hohe FiO_2 möglichst
  vermeiden
- Zieldiurese: 1–2 ml/kg/h
  - bei Diabetes insipidus und Urinstunden-
    portionen >300 ml/h Therapie mit Desmo-
    pressin (z. B. Minirin) 2–4 µg i.v. oder s.c.
  - Verlustausgleich primär mit kristalloiden
    Infusionslösungen, ggf. elektrolytfreie
    Lösungen erwägen
  - Bei Therapieversagen ggf. Vasopressin
    0,05–0,5 E/h per infusionem
- Laborzielwerte: Natrium 135–145 mmol/l,
  Kalium 4,0–5,0 mmol/l, Blutzucker <180 mg/
  dl, Hämoglobin 8–10 g/dl
  - bei Hypernatriämie Glukose-5%-Infusio-
    nen, evtl. zusätzlich Furosemidboli, dabei
    auf moderate Absenkung des Serum-
    natriumwerts (<1–2 mmol/l/h) und auf
    Kaliumwert achten
- Temperaturziel ist die Normothermie, bei
  Temperaturabfall <35°C Erwärmung über
  Warmluftdecke
- Blutgerinnung: keine generelle Normalisierung von Laborparametern anstreben, sondern Orientierung an der Klinik. Ziel: Kontrolle klinisch relevanter Blutungen. Eine Substitution von Gerinnungsfaktoren und FFP
  erschwert die Beurteilung der Leberfunktion
  bei geplanter Spende und sollte daher restrik-
  tiv gehandhabt werden
- enterale Ernährung fortführen
- Antibiotikatherapie fortführen, ggf. nach
  Antibiogramm anpassen
- Blutgruppe, EKG, Thoraxröntgenbild und
  Abdomensonographie
- umfangreiche Labordiagnostik in Absprache
  mit der DSO; die weitere transplantationsspe-
  zifische Diagnostik wie Infektionsserologie
  oder HLA-Typisierung wird über die DSO
  organisiert

48.2.4 Ablauf der Organentnahme

Wichtig ist eine möglichst kurze Zeitspanne zwischen
Hirntod und Organentnahme, sodass die Explantation
häufig nachts stattfindet. Der Transport des Spenders

in den OP ist meist medizinisch anspruchsvoll und sollte möglichst durch den betreuenden Intensivarzt persönlich durchgeführt werden.

 Cave

Vorsicht beim innerklinischen Transport: Persönlich unbekannte Patienten nie ohne vorhergehende Identitätssicherung transportieren! Dies gilt insbesondere bei Spendern, die nach Hirntoddiagnostik zur Explantation begleitet werden sollen!

Bei der Explantation können autonome Reaktionen auftreten, also parasympathische oder sympathische autonome Reflexe mit Tachykardie, Hypertonie und Hyperhidrosis, die über mechanosensible, thermosensible und unspezifische Nozizeptoren getriggert werden, wobei auch die Opioidrezeptoren eine Rolle spielen (»Endorphintheorie«). Durch den hirntodbedingten Ausfall zentraler Steuerungsstrukturen findet auch keine Hemmung über absteigende Bahnen mehr statt. Darüber hinaus können spinale Reflexe auftreten, die die Organentnahme behindern und bei Unkenntnis zu erheblichen Irritationen führen können.

Daher ist es durchaus sinnvoll und statthaft, bei dem hirntoten Spender Opioide (z. B. Fentanyl oder Sufentanil) sowie Muskelrelaxanzien (z. B. Rocuronium, Cisatracurium) anzuwenden. Nach der Organentnahme werden die eröffneten Körperhöhlen des Spenders chirurgisch versorgt und anschließend verbunden.

Fallbeispiel Teil 2

Intensivarzt und Neurochirurg besitzen eine mehrjährige Erfahrung in der Intensivbehandlung von Patienten mit schweren Hirnschädigungen und stellen bei der Patientin den Hirntod fest. Die Pupillen sind weit und reagieren nicht auf Licht, Hornhaut-, Würge- und Hustenreflex sind erloschen, die Patientin zeigt keine Reaktion auf Schmerzreize, bei raschen Drehbewegungen des Kopfs bleiben die Augen reaktionslos in der Ausgangsstellung stehen, und die Spontanatmung ist – auch nach Anstieg des paCO$_2$ auf 65 mmHg – komplett erloschen.

Da es sich um eine supratentorielle Hirnschädigung handelt, wird 12 h später eine erneute klinische Untersuchung durchgeführt, die das Ergebnis »Hirntod« bestätigt. Zusätzlich wird jetzt – obwohl dies nicht unbedingt erforderlich wäre – ein Nulllinien-EEG bei maximaler Verstärkung über 30 min abgeleitet: Die Patientin ist sicher hirntod!

Nun wird die DSO informiert, während die Intensivoberärztin mit den Angehörigen spricht. Nach anfänglichem Zögern willigt der Ehemann der Patientin – dem früher geäußerten Willen seiner Frau folgend – in eine Organexplantation ein. Gemeinsam mit der DSO werden noch umfangreiche Laboruntersuchungen durchgeführt. In den Nachtstunden trifft das Explantationsteam ein; es werden Herz, Lunge, Leber und beide Nieren entnommen und in den nächsten Stunden in verschiedenen Transplantationszentren an insgesamt 5 Patienten auf verschiedenen Wartelisten erfolgreich transplantiert.

Literatur

Gruß M, Bernhard M, Weigand MA (2010) Intensivtherapie des Organspenders. Intensivmed Up2date 6: 105–118

Herrmann H, Suchodolski K, Logemann F (2012) Management von Organspendern und Organempfängern – Spenderkonditionierung und Management der Organentnahme. Anästhesiol Intensivmed Notfallmed Schmerzther 47: 188–196

Klinkhammer G, Richter-Kuhlmann E (2012) Organspende und Hirntod: Anstoß zum Nachdenken. Deutsches Ärzteblatt 109: A621–622

Moskopp D (2012) Management von Organspendern und Organempfängern – Hirntoddiagnostik. Anästhesiol Intensivmed Notfallmed Schmerzther 47: 176–185

Rommel W, Schmidt HHJ (2010) Organtransplantationen. Aktuelle rechtliche und organisatorische Rahmenbedingungen. Anästhesiol Intensivmed Notfallmed Schmerzther 45: 348–354

Smit H, Wirges U, Foertsch HU (2012) Über 30 Jahre rationierte Krankenversorgung: Chronischer Mangel an postmortal gespendeten Organen. Westfälisches Ärzteblatt 04/12: 19–21

Wissenschaftlicher Beirat der Bundesärztekammer (1998) Richtlinien zur Feststellung des Hirntodes. Dritte Festschreibung 1997 mit Ergänzung gemäß Transplantationsgesetz (TPG). Deutsches Ärzteblatt 95, A1861–1868 (Anmerkung: Hier sind die Richtlinien auch in einem Flussschema gut dargestellt: Heft 30 vom 24.07.1998)

Internetlinks

www.dso.de: Auf der Homepage der Deutschen Stiftung Organtransplantation findet man viele nützliche Informationen zu den Themen Hirntoddiagnostik, Organspende und organerhaltende Therapie

Der verunfallte Patient

Polytrauma

Dieter Rixen

Fallbeispiel Teil 1

Ein 32-jähriger Autofahrer erleidet einen schweren Verkehrsunfall und wird noch am Unfallort intubiert und beatmet. Der Rettungsdienst bringt den Patienten ins nahe gelegene Traumazentrum. Durch den Primärcheck im Schockraum wird eine geringe Menge freier Flüssigkeit im Abdomen erkannt, eine relevante Thoraxblutung kann ausgeschlossen werden. In der weiteren Diagnostik zeigen sich ein Schädel-Hirn-Trauma (SHT) II°, ein Thoraxtrauma mit Rippenserienfraktur und ausgeprägten Lungenkontusionen, eine Milzlazeration I° sowie eine 1.-gradig offene Femur- und Tibiamehretagenfraktur links. Die Labordiagnostik ergibt einen Hämoglobinwert (Hb) von 9,7 g/dl, einen Quick-Wert von 75% und einen Base Excess (BE) von -3,5 mmol/l. Die Planung der weiteren Versorgungsstrategie im Zusammenspiel zwischen OP und Intensivstation beginnt.

Definition

Unter dem Begriff **Polytrauma** versteht man die gleichzeitige Verletzung mehrerer Körperregionen oder Organsysteme, die einzeln oder in Kombination lebensbedrohlich sein können.

Zur Objektivierung der Verletzungsschwere wurden verschiedene Scoresysteme entwickelt. Zur Definition eines Polytraumas ist international die Anwendung des »Injury Severity Score« (ISS) mit einem ISS ≥16 weit verbreitet. Grundlage des ISS ist die »Abbreviated Injury Scale« (AIS), die den Körper in 6 Regionen aufteilt und den Grad der Verletzung jeweils mit Punkten von 1–6 bewertet.

■ **Epidemiologie**

In Deutschland werden jährlich ca. 38.000 Polytraumen stationär behandelt. Entsprechend den Daten des Traumaregisters der Deutschen Gesellschaft für Unfallchirurgie (DGU) liegt der Anteil der Männer bei 72%, häufig im Alter zwischen 20–29 Jahren. Insgesamt 58% der Polytraumen weisen ein schweres Schädel-Hirn-Trauma auf, 60% eine schwere Thoraxverletzung, 37% eine schwere Extremitäten- und 20% eine schwere abdominelle Verletzung. Die polytraumabedingte Sterblichkeit konnte signifikant von etwa 40% in den 1970er Jahren auf inzwischen unter 15% reduziert werden.

■ **Traumabedingte Sterblichkeit**

Die traumabedingte Sterblichkeit weist 3 zeitliche Gipfel auf:
━ Der erste Gipfel wird als »Sekundentod« bezeichnet und schließt alle mit dem Leben nicht vereinbaren letalen Verletzungen am Unfallort ein.

━ Der zweite Gipfel wird als »frühe Sterblichkeit« innerhalb der ersten Stunden nach Trauma bezeichnet und wird z. B. durch Verletzungen der Atemwege, durch Spannungspneumothorax, Blutungsschock oder durch ein schweres SHT verursacht.
━ Der dritte Gipfel wird durch die »späte Sterblichkeit« innerhalb von 2–3 Wochen nach Trauma gebildet und u. a. durch Sepsis und Multiorganversagen verursacht.

49.1   Konzept der Polytraumaversorgung

Die Polytraumaversorgung ist eine interdisziplinäre Herausforderung; dementsprechend wurde unter Federführung der DGU 2011 die interdisziplinäre und sehr detaillierte S3-Leitlinie »Polytrauma/Schwerverletzten-Behandlung« veröffentlicht, die zu fast allen Aspekten der Polytraumaversorgung Empfehlungen gibt.

❯ **Die adäquate Behandlung erfordert eine rasche und systematische Erkennung des Verletzungsmusters und die sofortige Therapie der akut lebensbedrohlichen Verletzungen.**

Hierbei spielt der Zeitfaktor eine entscheidende Rolle. Die weitere Versorgung erfolgt in zeitlich abgestimmten Phasen, die dem Verletzungsmuster, der Gesamtverletzungsschwere und dem Ansprechen des Patienten auf die eingeleitete Therapie angepasst werden.

■ **Traumakette**

Nach einem schweren Unfall durchläuft der Polytraumapatient die Traumakette vom Unfallort bis zur Rehabilitation (◘ Abb. 49.1). Nach Erstversorgung am Unfallort wird der Polytraumapatient in die nächste geeignete Klinik gebracht. Im Schockraum erfolgen Primärcheck und Primärmanagement mit dem Ziel der initialen Stabilisierung des Patienten. Im Anschluss erfolgen der Sekundärcheck und das Sekundärmanagement, die weitere operative Versorgung, die Versorgung auf der Intensivstation und später die Versorgung auf der Normalstation und die Rehabilitation. Das übergeordnete Ziel der Traumakette ist es, das Überleben des Patienten zu sichern, wobei zugleich die spätere Lebensqualität des Patienten berücksichtigt wird.

■ **Einflussfaktoren auf das Outcome**

Die 3 wesentlichen Einflussfaktoren für das Outcome eines Polytraumas sind:

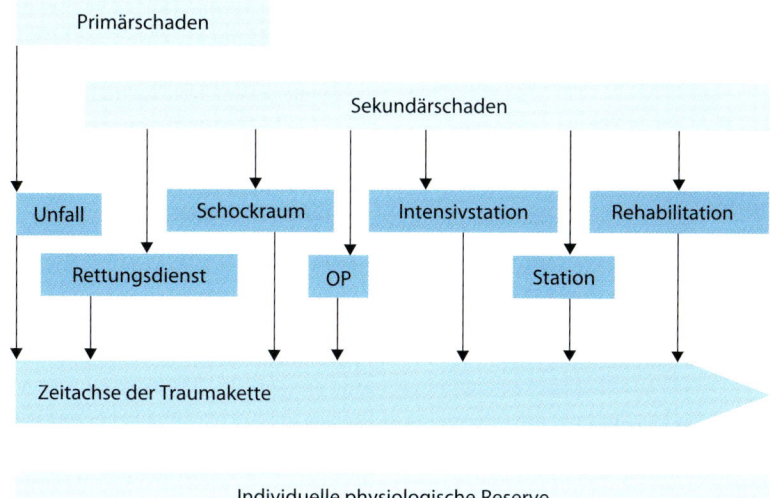

◻ Abb. 49.1 Die Traumakette mit Primärschaden, Sekundärschaden und individueller physiologischer Reserve

- der Primärschaden (»first hit«),
- der Sekundärschaden (»second hit«) und
- die individuelle physiologische Reserve des Patienten.

Durch den Unfall wird ein »nicht mehr rückgängig machbares« Verletzungsmuster verursacht, das auch als Primärschaden bezeichnet wird. Der Primärschaden bestimmt zunächst einmal das potenzielle Überleben des Patienten. Weiterhin sind die vom Patienten mitgebrachten biologischen Einflussfaktoren (z. B. Alter, Vorerkrankungen, Medikation) als gegeben anzusehen und bilden somit die Grundlage der individuellen physiologischen Reserve für die erlittene Verletzung.

Zusätzlich kann es zu jedem Zeitpunkt nach dem Unfall potenziell zu einem Sekundärschaden kommen. Der Sekundärschaden kann durch die Verletzung selber (z. B. unkontrollierte Blutung), durch logistische Faktoren (z. B. Bergung des Patienten) oder durch iatrogene Einwirkungen (z. B. Fehlintubation, inadäquate Volumentherapie oder übermäßige Traumabelastung durch Operationen) bedingt sein. Entsprechend muss jede diagnostische und therapeutische Maßnahme hinsichtlich ihres potenziellen Sekundärschadens hinterfragt werden.

49.1.1 Das »Damage-control«-Konzept

»Damage control« (Schadensbegrenzung) soll die Sekundärschäden minimieren und damit zusätzliche

Belastungen des Körpers reduzieren. Hierbei wird die individuelle Kapazität des einzelnen Patienten, mit seiner Traumabelastung zurechtzukommen, berücksichtigt. Stabilisierungsphasen können die Belastungen abbauen und Kapazitäten frei setzen.

❯ **Stabilisierung bedeutet die Oxygenierung zu sichern, Blutungen zu stoppen, Volumen zu substituieren und Koagulopathie, Azidose und Hypothermie zu korrigieren.**

Die Summe der Belastungen darf die individuelle Kapazität zu keinem Zeitpunkt überschreiten, um ein Organversagen oder den Tod zu vermeiden. Entsprechend haben lebensrettende Maßnahmen die höchste Priorität, während andere Eingriffe in der Priorität zurückgestellt werden müssen. Entscheidend ist, welche Faktoren die Verletzungsschwere im Verhältnis zu den Kapazitätsgrenzen des Patienten und damit die »Bedrohlichkeit der Situation« frühzeitig und angemessen abschätzen lassen.

Verschiedene Arbeiten konnten zeigen, dass durch Beachtung des »Damage-control«-Konzepts die Letalität polytraumatisierter Patienten gesenkt werden konnte. Basierend auf dieser Erkenntnis ist man in den letzten Jahren zunehmend vom früheren Konzept des »early total care«, d. h. der kompletten, primär-definitiven Versorgung des Polytraumas zugunsten der risikoadaptierten Versorgung mittels »damage control« abgekommen. Unter dem Begriff »damage control« subsummieren sich:

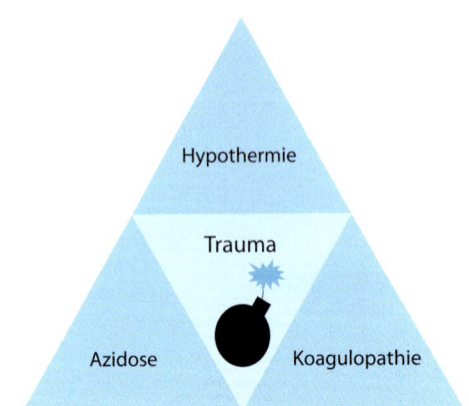

○ **Abb. 49.2 Die letale Trias beim Polytrauma**

— »damage control resuscitation«,
— »damage control surgery« und
— »damage control orthopedics«.

■   **»Damage control resuscitation«**
Hiermit werden die Maßnahmen zur Wiederherstellung eines physiologischen Gleichgewichts beschrieben. »Damage control resuscitation« basiert auf der Beobachtung, dass die posttraumatische Letalität bei folgender »letalen Trias« signifikant erhöht ist (○ Abb. 49.2):
— Koagulopathie,
— metabolische Azidose und
— Hypothermie.

Bis zu 25% aller Polytraumen weisen bereits im Schockraum eine manifeste **Gerinnungsstörung** auf, die frühzeitig durch Laborparameter (Quick, PTT u. a.) oder Thrombelastographie bzw. -metrie erkannt werden sollte. Eine prospektive, aggressive Therapie der Koagulopathie z. B. mit Frischplasmen (EK:FFP = 1:1) oder spezifischen Gerinnungsfaktoren kann die Letalität reduzieren.

Bis zu 40% der Polytraumen weisen bereits im Schockraum eine relevante **Azidose** auf. Die Azidose reflektiert das Ausmaß des Schockzustands, der inadäquaten Oxygenierung und Perfusion der Körperzellen. Der BE oder der Laktatwert dienen als gute Parameter zur Erfassung des Schockausmaßes sowie zur prognostischen Abschätzung der Letalität. Hierbei ist ein initialer BE <-6 mmol/l mit einer signifikant erhöhten posttraumatischen Letalität assoziiert. Weiterhin weisen Polytraumen mit einer therapierefraktären Laktazidose (>2 mmol/l) für mehr als 48 h nach dem Unfall eine signifikant höhere Letalität auf als Patienten, deren Laktatwerte sich innerhalb von 24 h norma-

lisieren. Durch eine frühzeitige Blutungskontrolle und adäquate Volumen- bzw. Transfusionstherapie kann das Ausmaß der Azidose positiv beeinflusst werden.

Schließlich weisen bis zu 60% der Polytraumen bereits im Schockraum Kerntemperaturen <36°C auf. Der **Hypothermie** sollte durch eine gute Temperierung des Schockraums, durch Anwendung warmer Infusionen und durch Zudecken und Aufwärmen des Patienten, z. B. mit Warmluftdecken, entgegengewirkt werden.

■   **»Damage control surgery«**
Dies beschreibt die chirurgischen Maßnahmen zur Beherrschung, aber nicht notwendigerweise zur definitiven, endgültigen Versorgung von Verletzungen im Bereich der Körperhöhlen. Hierbei wird darauf geachtet, die zusätzliche Traumabelastung durch den operativen Eingriff selbst so klein wie möglich zu halten, aber trotzdem alle lebensnotwendigen Maßnahmen durchzuführen.

❯ **Die vordringlichen Ziele sind, die Blutung zu stoppen und eine weitere Kontamination zu verhindern.**

Hierbei kann es zur Anwendung einer unkonventionellen und abgekürzten chirurgischen Technik kommen. Die Blutstillung nach Leberruptur wird z. B. durch ein Tamponieren (»packing«) mit Bauchtüchern statt einem aufwändigen resezierenden Verfahren erreicht. Verletzte Darmabschnitte werden mittels Klammernahtgeräten verschlossen. Primäre Anastomosen werden in der Regel nicht durchgeführt. Das Abdomen sollte primär nicht verschlossen, sondern mit einer speziellen Technik mit Bauchtüchern und Folien provisorisch versorgt werden, um das Auftreten eines abdominellen Kompartmentsyndroms zu verhindern.

In einer zweiten Stufe wird der Patient auf der Intensivstation stabilisiert. Die definitive Versorgung erfolgt erst nach 24–48 h (»second-look«), wenn der physiologische Zustand des Patienten optimiert wurde.

■   **»Damage control orthopedics«**
Hierunter versteht man die Prinzipien der Versorgung von Skelettverletzungen bei vital akut bedrohten Polytraumen. Auch hier gilt es, die zusätzliche Belastung durch den operativen Eingriff so klein wie möglich zu halten, aber trotzdem alle notwendigen Maßnahmen zur Frakturstabilisierung durchzuführen. Da der Schweregrad der Operation direkt proportional zum Ausmaß der Traumabelastung ist, wird bei relevanten Frakturen auf die primär definitive Osteosynthese, z. B. mit einem Marknagel, verzichtet und stattdessen eine temporäre Stabilisierung mittels Fixateur externe durchgeführt. Erst nach erfolgter Stabilisierung des

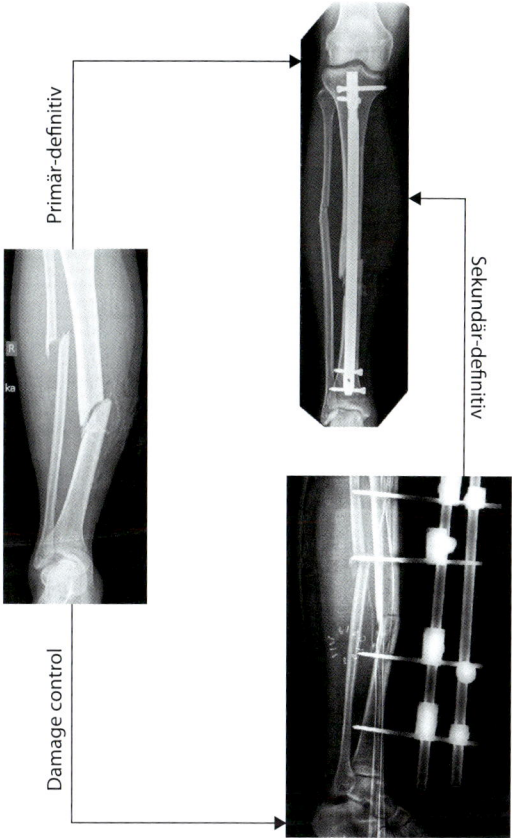

Risikopopulation wurde die »6er Regel« entwickelt. Hierbei wird empfohlen, bei Vorliegen eines »6er«-Werts die weitere Versorgung nach dem »Damage-control«-Konzept durchzuführen.

> **»6er-Regel« nach Bouillon**
>
> Die »6er-Regel« dient zur Entscheidungsfindung, ob das »Damage-control«-Konzept angewandt werden soll. Bei Vorliegen eines der folgenden Werte sollte »damage control« favorisiert werden:
> - Quick <60% oder INR >1,6
> - Base Excess <-6 mmol/l
> - Thrombozyten <60.000/µl
> - Hb <6 g/dl
> - Alter >60 Jahre
> - Zeit von Unfall bis OP >6 h

Als weitere Frage bleibt offen, wann sich ein Polytraumapatient optimal stabilisiert hat, um die Sekundärversorgung durchführen zu können. Als mögliche Indikatoren einer Stabilisierung und damit einer risikoarmen sekundär-definitiven Versorgung wurden folgende Kriterien definiert.

> **Kriterien zur definitiven Sekundärversorgung eines Polytraumas**
> - Patient nicht beatmet oder bei Beatmung paO_2/FiO_2 >200
> - Quick >60% und Thrombozyten >60.000/µl
> - Arterieller Mitteldruck >60 mmHg oder keine Katecholamintherapie
> - Base Excess besser als -6 mmol/l
> - Inflammation: Temperatur unter 38,5°C, Leukozyten <20.000/µl oder >4.000/µl sowie fehlende lokale Infektionszeichen (z. B. Pin-Infektion)

☐ Abb. 49.3 »**Damage control orthopedics**«. Risikoadaptierte Versorgung von Frakturen beim Polytrauma: primär-definitive Osteosynthese versus sekundär-definitive Versorgung

Patienten auf der Intensivstation wird einige Tage später die definitive Osteosynthese vorgenommen (☐ Abb. 49.3).

Obwohl das Konzept des »damage control orthopedics« schlüssig erscheint und ein individuelles, risikoadaptiertes Vorgehen Vorteile für den Patienten haben könnte, konnte die Vorteilhaftigkeit dieser Strategie bisher nicht belegt werden, sodass in Deutschland z. B. Femurfrakturen in einigen Kliniken primär immer mit einem Fixateur externe und in anderen Kliniken primär immer mit einem Marknagel versorgt werden.

Als wichtige Frage bleibt offen, welche Parameter bei der Entscheidung helfen können, welcher Patient von »damage control« profitiert. In einer Analyse von 2.069 Polytraumen des DGU-Traumaregisters konnte gezeigt werden, dass Alter, ISS, Glasgow-Koma-Skala (GCS)-Wert, BE und Quickwert die 5 wichtigsten, unabhängigen Faktoren zur Letalitätsprognose darstellten. Als pragmatische Lösung zur Identifikation einer

49.2 Verschiedene Phasen der Polytraumaversorgung

Die Polytraumaversorgung kann in 4 Phasen unterteilt werden:
- Akutphase (1.–2. Stunde, »Reanimationsphase«),
- Primärphase (3.–72. Stunde, »Stabilisierungsphase«),
- Sekundärphase (4.–8. Tag, »Regenerationsphase«),
- Tertiärphase (>Tag 8, »Rehabilitationsphase«).

Akutphase (1.–2. Stunde) Die Akutphase dient der Beseitigung einer akut lebensbedrohlichen Situation. Dazu gehören ggf. die Atemwegssicherung, die Dekompression von lebensbedrohlichen Druckerhöhungen in Körperhöhlen (z. B. Spannungspneumothorax, Perikardtamponade, Gehirnblutung) und die Behandlung von Massenblutungen (z. B. Abdomen, Thorax, Becken).

Primärphase (3.–72. Stunde) Nach der Sicherstellung der Vitalfunktionen erfolgt die Diagnostik und Versorgung spezieller Verletzungen durch verzögerte Primäreingriffe, die innerhalb der ersten Stunden durchgeführt werden sollten. Diese Eingriffe sind als dringlich und als organ- oder extremitätenerhaltend einzustufen. Typische Beispiele sind die Versorgung von offenen Frakturen, Augenverletzungen, einem Kompartmentsyndrom der Extremitäten oder einer instabilen Wirbelsäulenverletzung. Nach »Damage-control«-Konzept sollten diese Eingriffe zu keinen größeren Blutverlusten führen und zeitlich so kurz wie möglich gehalten werden, um einen iatrogenen Sekundärschaden zu vermeiden.

Sekundärphase (4.–8. Tag) Nach weiterer Stabilisierung des Patienten auf der Intensivstation wird nun mit der Durchführung definitiver Sekundäreingriffe begonnen, sobald es der Zustand des Patienten erlaubt. Während dieser Phase können größere Eingriffe wie operative Verfahrenswechsel bei Frakturen, die definitive Versorgung von Gelenkverletzungen, die komplettierende ventrale Spondylodese bei Wirbelfrakturen und Weichteildeckungen bzw. sekundäre Wundverschlüsse durchgeführt werden. Hierbei sollte jedoch vor jedem Eingriff die zusätzliche iatrogene Traumabelastung durch den Eingriff bedacht und in Bezug zur individuellen Kapazität des Patienten gesetzt werden; diese darf keinesfalls überschritten werden.

Tertiärphase (>Tag 8) In der Tertiärphase nimmt die individuelle Kapazität des Patienten zu, eine zusätzliche Traumabelastung durch geplante Sekundäreingriffe zu kompensieren. Das Ziel der in dieser Phase durchgeführten Eingriffe ist die Optimierung des funktionellen Langzeitergebnisses.

> ❯ **Die Zeitangaben sind fließend und bei den Versorgungsphasen handelt es sich weniger um konkret definierte Zeitabschnitte als vielmehr um individuell unterschiedlich lang dauernde physiologische Phasen.**

49.3 Initiales Schockraummanagement

Nach Einlieferung in das Traumazentrum erfolgt die Übergabe des Patienten an das Schockraumteam. Bei der Übergabe müssen die folgenden wichtigen Informationen abgefragt werden:
- Unfallhergang,
- Verlauf der Atmungs-, Beatmungs- und Kreislaufsituation vom Unfallort bis zur Übergabe,
- Verlauf der Bewusstseinslage des Patienten vom Unfallort bis zur Übergabe,
- Verlauf peripher-neurologischer Ausfälle vom Unfallort bis zur Übergabe,
- Angabe der bisherigen Therapiemaßnahmen, z. B. Medikamente und Volumentherapie,
- Verdachtsdiagnosen.

■ **Notwendigkeit eines standardisierten Managements**

In einer Analyse von 22.577 Traumapatienten des San-Diego-Traumaregisters wurden bei 893 Patienten 1.032 signifikante Fehler mit Einfluss auf das Outcome identifiziert. Im Schockraum traten die meisten Managementfehler auf. Der häufigste Fehler war die Fehlbeurteilung abdominaler Verletzungen. Fast 6% der verstorbenen Patienten hätten nach Einschätzung der Autoren überleben können, wenn Fehler vermieden worden wären. Als Schlussfolgerung aus solchen Analysen resultiert die Forderung nach einem standardisierten Schockraumprotokoll.

49.3.1 Konzept des »Advanced Trauma Life Support« (ATLS)

Das ATLS-Konzept definiert diagnostische und therapeutische Prioritäten für die frühe klinische Phase der Traumaversorgung.

> **ATLS-Grundprinzipien**
> - Behandle die größte vitale Bedrohung zuerst (»treat first what kills first«)!
> - Vermeide Sekundärschäden (»do no further harm«)!
> - Die Zeit spielt eine wesentliche Rolle!
> - Das Fehlen einer definitiven Diagnose darf eine indizierte Therapie nicht verzögern!
> - Bei einem akuten Trauma kann auf eine detaillierte Anamnese zunächst verzichtet werden!

Im Rahmen des Primärchecks (»primary survey«) erfolgt sowohl eine standardisierte Erfassung der Vitalfunktionen als auch die unmittelbare Durchführung von lebensrettenden Erstmaßnahmen anhand eines A-B-C-D-E-Schemas. Hierbei erfolgen die lebensrettenden Erstmaßnahmen sofort, also sobald das Problem erkannt wird, und nicht erst nach Abschluss des Primärchecks.

> **A-B-C-D-E-Schema des ATLS-Protokolls**
>
> **A** = Airway: Sicherung der Atemwege unter Schutz der HWS
> **B** = Breathing: Sicherstellen einer adäquaten Atmung/Beatmung
> **C** = Circulation: Schockbehandlung und Blutungskontrolle
> **D** = Disability: kurze neurologische Statuserhebung inkl. GCS
> **E** = Exposure & Environment: komplette Entkleidung unter Hypothermieschutz

Erst danach wird der Sekundärcheck (»secondary survey«) mit dem Ziel durchgeführt, systematisch alle relevanten Verletzungen »von Kopf bis Fuß« zu erkennen. Bei Bedarf werden die Untersuchungen während des Primär- und Sekundärchecks durch ergänzende diagnostische Schritte (»adjuncts«) unterstützt wie z. B. EKG, Urinkatheter oder definierte Röntgenaufnahmen. Nach Erhebung der Befunde wird das weitere Therapiekonzept individuell festgelegt.

Verschlechtert sich der Zustand des Patienten zu irgendeinem Zeitpunkt während des Primär- oder Sekundärchecks, erfolgt eine sofortige Reevaluation nach dem A-B-C-D-E-Schema. Zum besseren Verständnis wird das A-B-C-D-E-Schema hier konsekutiv nach zeitlicher und inhaltlicher Priorität dargestellt. In der Realität werden die verschiedenen Schritte im Team interdisziplinär und parallel durchgeführt.

■ **A = Airway**

Die höchste Priorität hat die unverzügliche Sicherung der Atemwege unter Schutz der HWS. Dazu werden ggf. Fremdkörper entfernt und die Atemwege durch endotracheale Intubation oder Notkoniotomie gesichert. Gleichzeitig muss an eine mögliche Halswirbelsäulenverletzung gedacht werden. Daher erfolgt die Intubation vorsichtig: Der Kopf wird durch einen Helfer achsengerecht stabilisiert (»manual in-line stabilisation«), anschließend wird die Halswirbelsäule bis zur Abklärung provisorisch mit einer Halskrawatte (»stiff neck«) versorgt.

> **Es muss solange von einer Halswirbelsäulenverletzung ausgegangen werden, bis das Gegenteil bewiesen ist!**

■ **B = Breathing**

In zweiter Priorität müssen Atmung bzw. Beatmung durch Erfassung der Atemfrequenz und durch klinische Untersuchung und Auskultation des Thorax beurteilt und ggf. sichergestellt werden. Zusätzlich werden Pulsoxymetrie, evtl. Kapnometrie und evtl. ein Thoraxröntgenbild eingesetzt. Eine Tachypnoe, asymmetrische Atemexkursionen oder ein aufgehobenes Atemgeräusch können Ausdruck einer Ateminsuffizienz sein. Ein Spannungspneumothorax ist lebensbedrohlich und muss sofort entlastet werden.

■ **C = Circulation**

In dritter Priorität muss eine relevante Blutung frühzeitig erkannt und sofort behandelt werden. Hierbei gilt als wichtigster Indikator – neben einer offensichtlichen Blutung nach außen – das Vorliegen einer Hypotension (systolischer Blutdruck <90 mmHg) und Tachykardie (Herzfrequenz >100/min).

> **! Cave**
> Durch individuelle Kompensationsmechanismen kann ein kritischer Schockzustand aufgrund einer Hypovolämie maskiert sein. Es kommt trotz eines noch normalen Blutdrucks zu einer Reduktion des Herzminutenvolumens, einer verminderten Organperfusion, einer anaeroben Stoffwechsellage und zur metabolischen Azidose.

Klinische Schockzeichen sind Veränderungen des Bewusstseins mit Agitiertheit, Somnolenz oder Lethargie, periphere Durchblutungsstörungen (kaltschweißige und blasse Extremitäten, verzögerte Kapillarfüllung) und Oligurie/Anurie durch eine renale Perfusionsstörung. Parallel dazu wird der Laktatwert ansteigen und der BE zunehmend negativ.

Bei relevanter Blutung muss eine sofortige Blutstillung erfolgen, parallel dazu sollten 2 großlumige i.v.-Zugänge gelegt und warme Infusionslösungen in ausreichender Menge appliziert werden. Weitere Ursachen einer akuten Kreislaufstörung können ein Spannungspneumothorax, eine Herzbeuteltamponade und eine Herzverletzung sein.

■ **D = Disability**

In einer ersten, kurzen neurologischen Untersuchung werden die Pupillen und der Bewusstseinszustand anhand der Glasgow-Koma-Skala überprüft. Es können Bewusstseinsstörungen durch intrakranielle Raumforderung, Hirnkontusion, zerebrale Minderperfusion, Alkohol- und Drogenwirkung sowie Blutzuckerentgleisung vorliegen. Da der Bewusstseinszustand nach einem Unfall einer Dynamik unterliegen kann, muss eine regelmäßige Reevaluation erfolgen.

> ❯ **Bei bewusstseinsgetrübten Patienten im Schockraum immer den Blutzucker bestimmen!**

Bei relevanten Kopfverletzungen wird sofort ein kranielles CT (CCT) durchgeführt und entschieden, ob evtl. ein Hämatom entlastet oder andere Maßnahmen zur intrakraniellen Drucksenkung ergriffen werden müssen. Die Intubation ist bei einer Bewusstseinsstörung mit einem GCS ≤8 indiziert.

- **E = Exposure & Environment**

Der Primärcheck wird durch komplettes Entkleiden des Patienten und eine kurze orientierende Untersuchung abgerundet, um weitere relevante Verletzungen frühzeitig zu entdecken. Ein »Log-roll-Manöver« durch »En-bloc«-Drehen ist zur Untersuchung des Rückens notwendig. Hierbei sollte eine Hypothermie unbedingt verhindert werden: Der Patient bleibt immer möglichst zugedeckt und wird ggf. gewärmt.

49.3.2 Sekundärcheck (»secondary survey«)

Der Sekundärcheck erfolgt erst, wenn der Primärcheck abgeschlossen, die notwendigen Erstmaßnahmen durchgeführt und die Vitalfunktionen stabilisiert wurden. Dieser zweite Check umfasst eine eingehende Untersuchung des Patienten von Kopf bis Fuß mit dem Ziel, alle anatomischen Verletzungen zu erkennen. Es wird nach Hinweisen auf Frakturen, Bandläsionen, Gefäß- und Nervenverletzungen gefahndet. Abschürfungen, Hämatome oder abnorme Beweglichkeit sollten zu einer weiteren Röntgendiagnostik führen. Ebenfalls können Labortests, abhängig vom individuellen Verletzungsmuster, ergänzt werden. Weiterhin erfolgt die Erhebung einer Anamnese hinsichtlich des Unfallmechanismus, der Vorerkrankungen und der Vormedikation.

Bildgebende Diagnostik

Bei allen Schockraumpatienten erfolgt initial immer eine Sonographie von Abdomen und Thorax. Beim bewusstseinsklaren Patienten können dann ein Thoraxröntgenbild sowie Nativröntgenbilder von Wirbelsäule, Becken und den Extremitäten durchgeführt werden. Alternativ kann eine Ganzkörper-Spiral-CT

durchgeführt werden. Beim bewusstlosen Patienten wird zusätzlich ein CCT durchgeführt.

In den letzten Jahren wird zunehmend die Ganzkörper-Spiral-CT in der Primärdiagnostik eingesetzt und auf das Nativröntgen weitgehend verzichtet, um Zeit einzusparen. Wichtig ist, dass das A-B-C-D-E-Schema immer eingehalten und die radiologische Diagnostik als Ergänzung (»adjunct«) gesehen wird.

- **»Focused Assessment with Sonography for Trauma« (FAST)**

Zur Primärdiagnostik im Schockraum gehört das sog. »Focused Assessment with Sonography for Trauma« (FAST, ▶ Kap. 19). Hierbei werden systematisch 4 sonographische Standardschnitte durchgeführt:

- Längsschnitt rechts lateral: Beurteilt werden rechte Niere, rechter Leberlappen, Morrison-Pouch, Zwerchfell, Pleura.
- Längsschnitt links lateral: linke Niere, Milz, Koller-Pouch, Zwerchfell, Pleura, Perikard.
- Querschnitt epigastrisch: linker Leberlappen, Perikard, große Gefäße, Pankreas.
- Querschnitt suprapubisch: Douglas-Raum.

So können schwere abdominelle und thorakale Blutungen rasch und zuverlässig im Schockraum erkannt werden. Eine weitere Verbesserung der Aussagekraft kann durch wiederholte Kontrolluntersuchungen erreicht werden.

- **Die Ganzkörper-Spiral-CT (»Traumaspirale«)**

Die Spiral-CT gilt derzeit als schnelles und hochsensitives Diagnostikum und stellt den Goldstandard der apparativen Diagnostik dar. Falsch negative Befunde kommen bei Hohlorganverletzungen vor und erfordern weitere engmaschige klinische, sonographische oder CT-Kontrolluntersuchungen. Die Spiral-CT mit Kontrastmittel gilt inzwischen als Goldstandard zum Ausschluss einer traumatischen Aortenruptur und hat die konventionelle Aortographie verdrängt. Eine Spiral-CT dauert durchschnittlich 5–15 min und kann die Durchführung konventioneller Röntgenbilder von Extremitäten und Achsenskelett ersetzen.

Nach einer Studie an 1.494 Polytraumen des DGU-Traumaregisters haben diese Patienten eine signifikant höhere Überlebenschance, wenn sie während der Schockraumphase mittels Ganzkörper-Spiral-CT untersucht werden. Als Gründe werden der enorme Zeitgewinn sowie die frühe und zielgerichtete Therapie in Kenntnis des kompletten Verletzungsmusters des Patienten gesehen. Bei hämodynamisch kritischen Patienten sollte der diagnostische Vorteil einer Ganzkörper-Spiral-CT gegen den Zeitbedarf abgewogen werden.

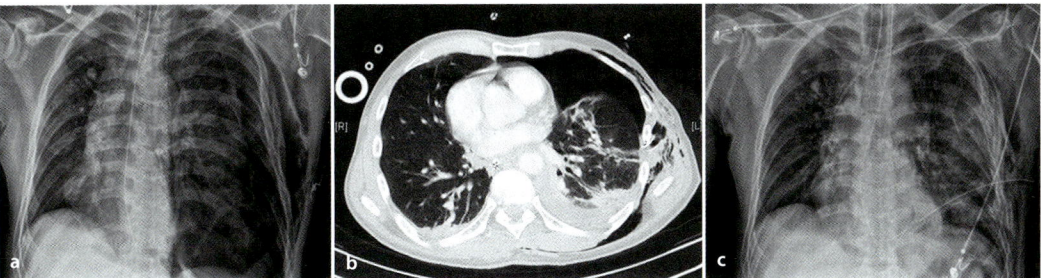

◘ **Abb. 49.4 Thoraxtrauma mit Spannungspneumothorax und Lungenkontusion. a** initiales Thoraxröntgenbild, **b** initiales CT, **c** Thoraxröntgenbild unmittelbar nach Entlastung mittels Thoraxdrainage

49.4 Wann sind welche Operationen sinnvoll bzw. erforderlich?

Die operativen Maßnahmen können folgendermaßen eingeteilt werden:
- akut dringliche Operationen, z. B. zur Entlastung einer lebensbedrohlichen Druckerhöhung in einer Körperhöhle oder zur Stillung einer lebensbedrohlichen Blutung,
- Eingriffe mit aufgeschobener Dringlichkeit.

49.4.1 Akut dringliche Operationen

Spannungspneumothorax

Das Leitsymptom ist die akute Dyspnoe, verbunden mit einem ipsilateral fehlenden Atemgeräusch und gestauten Halsvenen, die jedoch beim hämorrhagischen Schock fehlen können.

Der Spannungspneumothorax führt zu einem akuten Druckaufbau gegen das Mediastinum, der die Herzfunktion kompromittiert und zu einer Hypotonie führt. Bei beatmeten Patienten muss bei jeder Erhöhung des Beatmungsdrucks ein Spannungspneumothorax ausgeschlossen werden. Aufgrund der akuten Lebensbedrohung muss die Behandlung des Spannungspneumothorax auf der Basis einer rein klinischen Verdachtsdiagnose ohne weiterführende bildgebende Diagnostik erfolgen.

Die Therapie besteht in einer unverzüglichen Druckentlastung durch Punktion des 2. Interkostalraums (ICR) in der Medioklavikularlinie mit einer großen Venenverweilkanüle und/oder einer unverzüglichen Einlage einer Thoraxdrainage über eine Minithorakotomie (◘ Abb. 49.4).

> **Praxistipp**
>
> Bei jedem reanimationspflichtigen Traumapatienten müssen ein Spannungspneumothorax ausgeschlossen und im Zweifelsfall beidseitige Entlastungen des Thorax durchgeführt werden.

▪ **Praktisches Vorgehen**

(► Kap. 17)

Ein klinisch relevanter bzw. progredienter Pneumothorax wird mittels Thoraxdrainage entlastet, wobei ein kleiner Mantelpneu unter regelmäßiger Überwachung auch konservativ ohne Drainage ausheilen kann. Umgekehrt kann aber auch aus einem kleinen Pneumothorax unter maschineller Beatmung ein Spannungspneumothorax entstehen. Hierbei kann primär die perkutane Entlastung durch eine Kanüle die akute Bedrohung abwenden, bis eine definitive Drainage gelegt wird.

Ein **Hämatothorax** sollte bei Vorliegen einer Ateminsuffizienz und einem intrathorakalen Flüssigkeitsvolumen von >1.000 ml mittels Thoraxdrainage entlastet werden. Großlumige Drainagen werden bevorzugt. Die Drainagen sollten mittels Minithorakotomie mit digitaler Führung im Thoraxraum platziert werden. Über den Zugang einer Thoraxdrainage wird weiterhin kontrovers diskutiert: Neben der **Monaldi-Position** (2./3. ICR medioklavikular) bietet gerade die **Bülau-Position** (4./5. ICR in der vorderen Axillarlinie) durch die nach dorsal geschobene Drainage eine günstige Möglichkeit zur Entlastung eines Hämato- und Pneumothorax. Hierbei soll die Mamillenlinie nicht unterschritten werden, um Leber und Milz nicht zu gefährden.

Herzbeuteltamponade

Leitsymptome der Herzbeuteltamponade sind Blutdruckabfall und gestaute Jugularvenen, wobei die Sicherung der Diagnose mittels Ultraschall unterstützt werden kann. Eine klinisch relevante Herzbeuteltamponade sollte unverzüglich entlastet werden:

- durch eine subxiphoidale Punktion: 1–2 cm unterhalb und links vom Xiphoid im 45° Winkel zur Hautoberfläche in Richtung auf die linke Skapulaspitze oder
- durch Dekompression durch Notthorakotomie mit Perikardfensterung.

Intrakranielle Druckerhöhung

Leitsymptome der intrakraniellen Druckerhöhung sind Bewusstseinsstörung und eine Störung der Pupillenreaktion.

> **Raumfordernde intrakranielle Verletzungen stellen eine dringliche Operationsindikation dar.**

Dies gilt sowohl für traumatische intrakranielle Blutungen, wie Epiduralhämatom, Subduralhämatom und die intrazerebrale Blutung, als auch für raumfordernde Impressionsfrakturen. Dabei ergibt sich die Definition der Raumforderung durch die Verlagerung zerebraler Strukturen, insbesondere des in der Mittellinie gelegenen 3. Ventrikels. Hierbei korreliert eine schnelle Versorgung mit einem besseren Outcome.

Offene oder geschlossene Impressionsfrakturen ohne Verlagerung der Mittellinienstrukturen, penetrierende Verletzungen und basale Frakturen mit Liquorrhö stellen Operationen mit aufgeschobener Dringlichkeit dar. Zur Verlaufskontrolle sollte der Hirndruck kontinuierlich gemessen werden. Hierbei ermöglicht eine Ventrikeldrainage, den Hirndruck über Liquorablassung zu reduzieren. Aufgrund der möglichen Dynamik einer intrakraniellen Blutung, insbesondere bei dekompensierter Gerinnungssituation, wird neben der wiederholten klinischen Untersuchung eine CCT-Verlaufskontrolle nach 6–8 h empfohlen.

Unkontrollierte Massenblutung nach außen

Während starke äußere Blutungen durch Kompressionsverband, Tourniquet oder Gefäßklemmen im Schockraum temporär gestillt werden können, stellen die inneren Blutungen im Abdomen, Thorax, Retroperitoneum oder bei multiplen Frakturen der langen Röhrenknochen die wichtigste Lebensbedrohung des Polytraumas dar.

Unkontrollierte intraabdominelle Massenblutung

Indikationen für eine Notfalllaparotomie bestehen für kreislaufinstabile Patienten mit Nachweis freier Flüssigkeit in der abdominellen Sonographie. Schwere Polytraumen scheinen eine signifikant verbesserte Überlebenschance zu haben, wenn die Laparotomie im Sinne der »damage control surgery« durchgeführt wird.

Dabei hat die **standardisierte Traumalaparotomie** das Ziel, nach systematischer Exploration der Verletzungen auf zeitraubende organerhaltende Rekonstruktionsversuche zu verzichten und die Blutung mit Tamponaden zu stoppen (»packing«), die weitere Kontamination durch Austritt von Darminhalt zu verhindern und das Abdomen initial mit einer provisorischen Deckung (z. B. Vakuumverschluss) offen zu lassen, um ein abdominelles Kompartmentsyndrom zu verhindern.

Nach intensivmedizinischer Stabilisierung des Patienten sollte dann eine »Second-look«-Operation innerhalb von 24–48 h erfolgen, um die definitive chirurgische Versorgung und den sekundären Bauchdeckenverschluss durchzuführen.

Bei kreislaufstabilen Patienten mit Nachweis nur geringer Mengen freier Flüssigkeit hat sich ein Trend zur konservativen Therapie vieler viszeraler Verletzungen unter intensivierter Beobachtung und jederzeitiger Operationsbereitschaft entwickelt. Hierbei sollte neben der wiederholten klinischen Untersuchung eine Sonographiekontrolle spätestens nach 6–8 h erfolgen, um eine mögliche Zunahme der Blutung frühzeitig zu erkennen. Zusätzlich sollte in diesen Fällen nach der Schockraumdiagnostik ein Abdomen-CT durchgeführt werden, um das Ausmaß einer Organverletzung besser abschätzen zu können.

Unkontrollierte intrathorakale Massenblutung

Bei ausgedehntem Hämatothorax wird initial eine Bülau-Drainage über eine Minithorakotomie eingelegt. Die Angaben zur Indikation zur Thorakotomie bei kontinuierlichem Blutverlust über die liegende Thoraxdrainage variieren in der Literatur.

> **Praxistipp**
>
> Entsprechend der Polytrauma-Leitlinie sollte eine Thorakotomie bei einem initialen Blutverlust von >1.500 ml aus der Thoraxdrainage oder bei einem fortwährenden Blutverlust von >250 ml/h über mehr als 4 h erfolgen.

Bei Lungenverletzungen mit persistierender Blutung und/oder Luftleckage sollte – je nach Ausmaß und Lokalisation der Lungenverletzungen – eine Thorakotomie mit Übernähung oder entsprechender Gewebere-

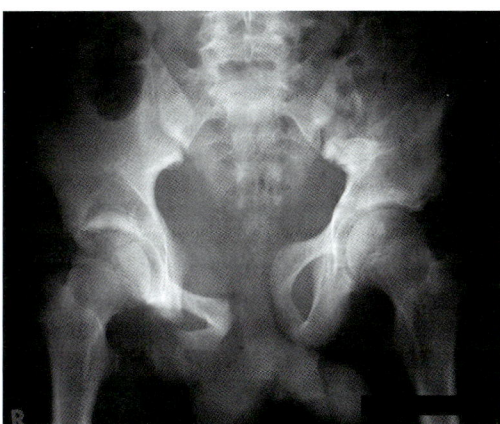

Abb. 49.5 Kombinierte vordere und hintere (links) Beckenringfraktur

sektion bis zur Pneumonektomie durchgeführt werden.

Bei thorakalen Aortenrupturen wird die Implantation einer Endostentprothese empfohlen. Hierdurch kann gegenüber der offen chirurgischen Vorgehensweise die Letalität und Paraplegierate signifikant gesenkt werden.

Unkontrollierte retroperitoneale Massenblutung

Bei instabilen Beckenverletzungen mit Zerreißung des hinteren Beckenrings kann es zu einer retroperitonealen Massenblutung von bis zu 5 l aus den dorsalen venösen Plexus und den spongiösen Frakturflächen kommen (◘ Abb. 49.5). 85% der Beckenblutungen sind venös. Die unverzügliche »Damage-control«-Therapie besteht in einer geschlossenen Reposition des Beckenrings und einer externen Fixation, um das Volumen des kleinen Beckens, in das sich eine Blutung ausbreiten kann, zu verkleinern. Diese externe Kompression kann mittels Umschlingen des Beckens mit einem Tuch (◘ Abb. 49.6) oder Anlage eines konfektionierten Beckengurts erfolgen. Die Fixation kann dann mit einer Beckenzwinge (für den hinteren Beckenring) oder einem Fixateur externe (für den vorderen Beckenring) vorgenommen werden.

Beckenzwinge Die Hautinzision erfolgt am Kreuzungspunkt einer Linie in der Verlängerung der Femurachse und der Senkrechten von der Spina iliaca anterior superior. Die Branchen der Beckenzwinge werden an beide Beckenschaufeln anliegend nach dorsal geführt. Nach Positionierung der Beckenzwinge in Höhe der Iliosakralgelenke werden die Branchen kompri-

miert (◘ Abb. 49.7). Die erreichte Kompression wird radiologisch kontrolliert.

»Pelvic packing« Bei Polytraumen mit Beckenringverletzungen, deren hämorrhagischer Schock auf eine retroperitoneale Blutung zurückzuführen ist und die nur inadäquat auf die Schockbehandlung reagieren, sollte zur weiteren Blutungskontrolle eine lokale retroperitoneale Tamponade des kleinen Beckens durchgeführt werden (»pelvic packing«). Hierzu wird ein medianer Unterbauchschnitt vom Nabel bis zur Symphyse durchgeführt, das Abdomen aber nicht notwendigerweise im Sinne einer Laparotomie eröffnet, da die Blutung retroperitoneal ist und auch nur dort »gepackt« werden muss. Die Tamponaden werden auch hier im Intervall von 24–48 h gewechselt, während die endgültige Versorgung des Beckenrings zu einem günstigeren Zeitpunkt erfolgen sollte.

Als Ausnahme kann auch bei einem Polytrauma mit **Symphysensprengung** und gleichzeitig notwendiger Laparotomie wegen anderer Verletzungen die ventrale Plattenosteosynthese der Symphysenruptur primär »auf dem Rückzug« durchgeführt werden.

Angiographie und Embolisation Reichen diese Maßnahmen nicht zur Blutstillung aus, ist eine selektive Angiographie zu erwägen, um eine Blutstillung mittels Embolisation zu versuchen. Dies ist jedoch in der Akutphase gut abzuwägen, da signifikante arterielle Blutungen in weniger als 10% und eine notwendige Embolisation in weniger als 3% aller Fälle vorliegen, aber mit einem erheblichen Zeitaufwand von durchschnittlich 90 min gerechnet werden muss.

◾ Azetabulumfrakturen

Diese werden in aller Regel primär nicht operativ versorgt. Eine Ausnahme stellt die zentrale Hüftluxationsfraktur dar, die initial mit einer Extensionsbehandlung des betroffenen Beins behandelt werden kann. Auch hier erfolgt die definitive Osteosynthese nach Stabilisierung des Patienten. Begleitende Urethraverletzungen und retroperitoneale Blasenrupturen werden initial meistens temporär durch eine suprapubische Harnableitung behandelt, intraperitoneale Harnblasenrupturen primär durch Laparotomie und Übernähung.

Unkontrollierte Massenblutung durch multiple Extremitätenfrakturen

Bei einer Femurfraktur kann es zu einer Einblutung von bis zu 2.500 ml in die Weichteile kommen, bei einer Tibiafraktur von bis zu 1.000 ml. Entsprechend kann es durch die Summe der Einblutungen bei multi-

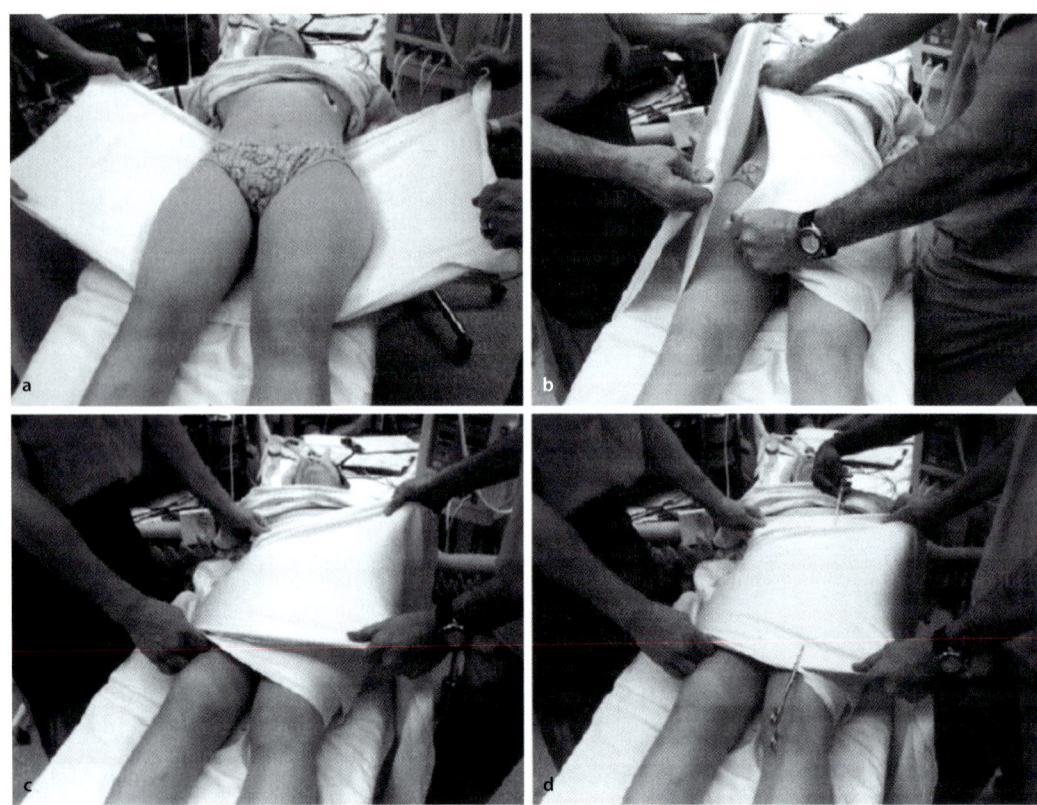

🅾 **Abb. 49.6 Beckenstabilisierung mit einer Tuchrolle.** Diese Form der Stabilisierung ist auch ohne große Vorhaltekosten in nichtspezialisierten Einrichtungen jederzeit möglich (Aus: Routt CML Jr, Falicov A, Woodhouse E, Schildhauer TA (2002) Circumferential pelvic antishock sheeting: a temporary resuscitation aid. J Orthop Trauma 16: 45–48, mit freundl. Genehmigung)

plen Frakturen der langen Röhrenknochen zu einer bedrohlichen Massenblutung mit Schockzustand kommen. Beim schweren Polytrauma kann der Sekundärschaden minimiert werden, indem die Frakturen primär temporär mittels Fixateur externe stabilisiert werden. Bei erheblicher Weichteilschädigung mit Nerven- und Gefäßbeteiligung muss im Einzelfall auch die Notfallamputation im Sinne eines »life before limb« erwogen werden.

49.4.2 Eingriffe mit aufgeschobener Dringlichkeit

Wirbelsäulenverletzungen

Auch Wirbelsäulenverletzungen können nach dem »Damage-control«-Konzept versorgt werden. Als vordringliche Operationsindikation gelten in der Primärphase instabile Wirbelfrakturen mit Einengungen des Spinalkanals und neurologischer Symptomatik. Wei-

terhin sollte bei spinaler Einengung mit drohender neurologischer Symptomatik sowie bei offenen Wirbelsäulenverletzungen eine frühestmögliche operative Stabilisierung stattfinden.

> Die Ziele der operativen Primärversorgung bestehen in der Vermeidung neurologischer Sekundärschäden und im Erreichen einer Lagerungsstabilität für die Intensivtherapie.

Eine sofortige notfallmäßige Versorgung bei hämodynamisch instabilen Patienten ist jedoch nicht sinnvoll. Ob bei Wirbelsäulenfrakturen mit primär komplettem Querschnittsyndrom eine dringliche gegenüber einer verzögerten Frakturversorgung Vorteile hat, wird in der Literatur kontrovers diskutiert. Auch hier sollte im Einzelfall das Leben des Polytraumapatienten über einem möglichen neurologischen Schaden stehen.

Die Stabilisierung der ventralen Brust- und Lendenwirbelsäule erfolgt im Intervall.

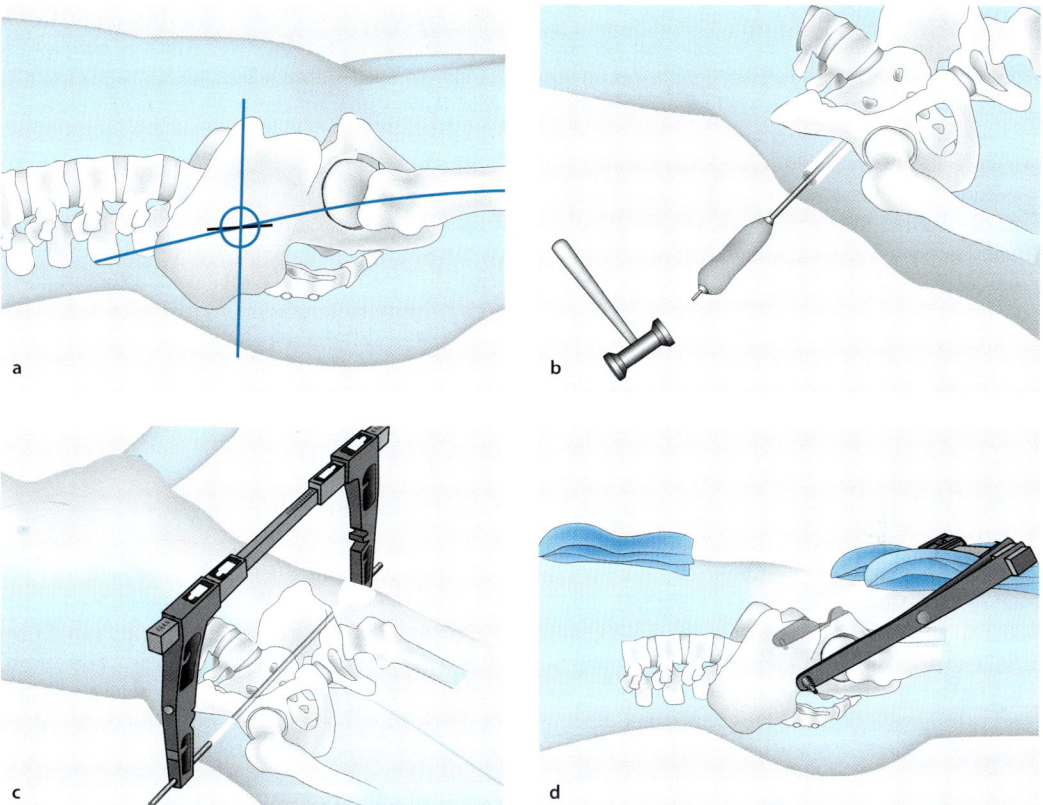

🔲 **Abb. 49.7 Anlage einer Beckenzwinge. a** Die Hautinzision erfolgt am Kreuzungspunkt einer Linie in der Verlängerung der Femurachse und der Senkrechten von der Spina iliaca anterior superior. **b** An der geplanten Eintrittstelle kann ein Kirschnerdraht platziert werden, anschließend wird hierüber ein Hohlnagel für die Beckenzwinge eingeschraubt. Achtung: Ein Kirschnerdraht darf nur an einem unverletzten Beckenknochen verwendet werden. **c** Die Beckenzwinge ist nun beidseits angebracht und komprimiert das Becken. Die erreichte Kompression wird radiologisch kontrolliert. **d** Für die weitere operative Versorgung kann die Beckenzwinge nach kranial oder nach kaudal gekippt werden und sollte dann mit Tüchern abgepostert werden

Verletzungen der unteren Extremitäten

Isolierte und multiple Femur- und Tibiaschaftfrakturen beim Polytrauma können in Abhängigkeit vom Zustand des Patienten (Kreislaufstabilität, Gerinnung, Temperatur) entweder primär definitiv (in der Regel mit einer Marknagelosteosynthese) oder primär temporär (mit einem Fixateur externe) versorgt werden. Isolierte geschlossene Frakturen des Tibiaschafts können ausnahmsweise auch im Gips primär temporär stabilisiert werden.

Distale Femur- sowie proximale und distale Tibiafrakturen sollten frühzeitig temporär stabilisiert und im Verlauf sekundär rekonstruiert werden. Bei temporärer Stabilisierung mit einem gelenkübergreifenden Fixateur sind gleichzeitige minimalinvasive Osteosynthesen von Gelenkflächen mit Drähten oder kanülierten Schrauben erlaubt, soweit sie die Operationszeit nicht relevant verlängern.

Frakturen des Fußes können primär in einer Schiene ruhiggestellt werden.

Die hüftgelenknahen Frakturen stellen insofern eine Besonderheit dar, da bei Anlage eines gelenkübergreifenden Fixateurs zwischen Becken und Femur die Pflege des Patienten auf der Intensivstation erschwert wird. Daher wird das Bein häufig primär in einer Schiene gelagert, wenn die definitive Versorgung innerhalb der ersten Tage absehbar ist.

- ### Gefäßverletzungen

Die operative Versorgung von Gefäßverletzungen der Extremitäten soll, sofern es die Gesamtverletzungsschwere zulässt, frühestmöglich nach Behandlung der vital bedrohenden Verletzungen erfolgen.

- **Offene Verletzungen der Extremitäten**

Diese werden primär durch Débridement versorgt. Sollte auf eine primäre Versorgung der Fraktur im Sinne eines »damage control« verzichtet werden, so erfolgt eine temporäre Ruhigstellung. Die definitive Versorgung erfolgt nach Stabilisierung des Patienten und Konditionierung der Weichteile. Abhängig vom Ausmaß der Weichteilverletzung können ein primärer Wundverschluss oder eine temporäre Weichteilversorgung mit Epigarddeckung oder Vakuumversiegelung sinnvoll sein.

In Ergänzung sollte für 24 h eine Antibiotikumgabe erfolgen, z. B. mit 3×1,5 g Cefuroxim (z. B. Zinacef) oder 3×3 g Ampicillin/Sulbactam (z. B. Unacid).

Luxationen sollten reponiert und ggf. temporär stabilisiert werden.

Verletzungen der oberen Extremitäten

Frakturen von Klavikula und Skapula werden in aller Regel nicht primär operativ versorgt. Dies gilt auch für Frakturen des Humeruskopfs, die primär temporär in einem Gilchrist-Verband ruhiggestellt und sekundär definitiv osteosynthetisch versorgt werden. Humerusschaftfrakturen können ebenfalls im Gilchrist-Verband ruhiggestellt oder bei Dislokation mit drohendem Nervenschaden mit einem Fixateur temporär stabilisiert werden. Olekranonfrakturen können bis zur definitiven Versorgung auf einer Oberarmschiene ruhiggestellt werden. Komplexe Ellenbogenfrakturen sollten mit einem gelenkübergreifenden Fixateur primär stabilisiert werden.

Frakturen des Unterarms, des Handgelenks und der Finger werden primär auf einer Schiene ruhiggestellt und erst später definitiv versorgt, wobei ein handgelenkübergreifender Fixateur bei Komplexfrakturen des Handgelenks angewandt werden kann. Sehnen- und Nervenrekonstruktionen sollten in der Sekundärphase erfolgen.

Gefäßverletzungen, offene Frakturen und Luxationen werden an der oberen Extremität wie an der unteren Extremität behandelt.

Kompartmentsyndrom

Das Kompartmentsyndrom im Extremitätenbereich verlangt besondere Aufmerksamkeit, da es im Schockzustand bei eingeschränkter Oxygenierung und schlechter Gewebeperfusion schon bei niedrigen intrafaszialen Drücken zu einer Ischämie der Muskulatur kommen kann. Diese Ischämieentwicklung ist außerdem von Ausmaß und Dauer der Druckerhöhung abhängig und individuell variabel. Zu den richtungsweisenden, aber unzuverlässigen klinischen Symptomen zählen Schmerz, Schwellung und sensible und/

oder motorische Ausfälle. Gerade bei bewusstlosen Patienten fehlen die subjektiven Angaben als Hinweis auf ein Kompartmentsyndrom. Daher ist es wichtig, beim Polytrauma auf der Intensivstation »daran zu denken« und bewusst nach einem drohenden Kompartment zu »fahnden«.

Diagnostische Hilfen, v. a. die Logendruckmessung, können weiterhelfen – aber auch die Logendruckmessung misst keine Muskel- oder Nervenischämie. Somit ist der klinische Befund, insbesondere bei Bewusstseinsstörungen, immer entscheidend. Bei Diagnose eines Kompartmentsyndroms, aber auch im Zweifelsfall bei dringendem Verdacht auf ein Kompartmentsyndrom, erfolgt eine sofortige Fasziotomie zur Kompartmententlastung sowie die Fixation der begleitenden Fraktur.

Amputationsverletzungen

Bei Schwerstverletzung im Bereich einer Extremität (»mangled extremity«) kann die Entscheidung zwischen Amputation und Extremitätenerhalt (»life before limb«) notwendig werden. Bei kritischen Extremitätenverletzungen mit subtotaler Amputation, Gefäß- oder Nervenschäden muss anhand von Gesamtverletzungsschwere und Lokalbefund individuell entschieden werden, ob der Zustand des Patienten eine langwierige Replantation innerhalb der Ischämiezeit von 6–8 h erlaubt. Unter Umständen muss eine schwerstverletzte Extremität eines Polytraumapatienten zur Erhaltung des Lebens amputiert werden, wohingegen dieselbe Extremität beim Monotrauma durch aufwändige Rekonstruktions- und Replantationsverfahren gerettet werden könnte.

Scoringsysteme, z. B. »Predictive Salvage Index«, »Mangled Extremity Severity Score« (MESS), »Limb Salvage Score«, »NISSSA Scoring Index«, können die klinische Beurteilung ergänzen, werden aber niemals die alleinige Entscheidungsgrundlage darstellen.

49.5 Besonderheiten der Polytraumaversorgung auf der Intensivstation

Die Intensivstation übernimmt bei der Polytraumaversorgung u. a. folgende Aufgaben:
- Wiederherstellung und Aufrechterhaltung der Vitalfunktionen,
- Behandlung der traumabedingten letalen Trias aus metabolischer Azidose, Hypothermie und Koagulopathie,
- Tertiärcheck: erneute sorgfältige Untersuchung des Patienten,

- Erarbeitung des individuellen Therapieplans, ggf. Koordinierung der diagnostischen und therapeutischen Maßnahmen unterschiedlicher Fachgebiete,
- Optimierung der Voraussetzungen und Zeitplanung für Sekundäroperationen,
- allgemeine Intensivtherapie.

- **Tertiärcheck**

Nach Literaturlage werden beim Primär- und Sekundärcheck etwa 10% der Verletzungen eines Polytraumas übersehen. Bei mehr als 50% dieser Patienten hat das einen Einfluss auf die weitere Therapie, und 25% benötigen eine zusätzliche Operation. Daher wird empfohlen, auf der Intensivstation innerhalb der ersten 24 h nach dem Trauma eine systematische Nachuntersuchung im Sinne eines »Tertiärchecks« durchzuführen. Hierdurch können mehr als 50% aller übersehenen Verletzungen und 90% der klinisch wichtigen Verletzungen erkannt werden.

49.5.1 Gerinnungsentgleisung

Schwere Verletzungen führen regelhaft zu einer frühen Gerinnungsstörung, die maßgeblich durch die Schwere des Schocks sowie durch Azidose, Hypothermie und Verdünnungskoagulopathie bestimmt wird. Die Entgleisung der Gerinnung kann die Entstehung von SIRS und Sepsis fördern. Therapeutische Maßnahmen können durch ihre additive Belastung Gerinnungsstörungen verstärken und sollten daher im Sinne des »Damage-control«-Konzepts in der kritischen Phase abgewogen werden.

Entsprechend der europäischen Leitlinien ist es wichtig, die Gerinnungsstörung im Schockraum standardisiert zu erfassen. Hierzu sollten folgende Parameter gemessen werden:

- Hämoglobin oder Hämatokrit,
- Thrombozytenzahl,
- Quickwert,
- aPTT,
- Fibrinogenkonzentration.

Eine zusätzliche Thrombelastometrie (wie z. B. ROTEM) kann bei schwerverletzten Patienten zur Steuerung der Gerinnungsdiagnostik und -substitution möglicherweise hilfreich sein.

> **Eine der zentralen Aufgaben der Intensivstation ist es, aggressiv und prospektiv eine weitere Entgleisung der Gerinnung zu verhindern und die Gerinnung zu normalisieren.**

Neben der chirurgischen Blutstillung gehört dazu die Gabe von Blutprodukten, für die ein standardisiertes Protokoll »Massentransfusion« empfohlen wird. Da eine Beeinträchtigung der Gerinnung auch von der Höhe des Hämoglobinwerts abhängt, empfiehlt die DGU-Polytrauma-Leitlinie bei massiv blutenden Patienten einen Transfusionstrigger von 10 g/dl Hämoglobin bzw. 30% Hämatokrit. Es gibt fundierte Hinweise, dass bei Massentransfusionen Erythrozytenkonzentrate (EK) und Frischplasmen (FFP) von Beginn an im Verhältnis von 2:1 bis 1:1 gegeben werden sollen.

In der CRASH-II-Studie konnte gezeigt werden, dass die frühzeitige Gabe des Antifibrinolytikums Tranexamsäure (z. B. Cyklokapron) bei unfallverletzten Patienten mit akuten Blutungen oder bestehendem Blutungsrisiko sowohl die Gesamtletalität als auch das Risiko fataler Blutungen signifikant vermindern kann, ohne dass es gleichzeitig zu einer erhöhten Rate thrombembolischer Komplikationen kommt. Dabei scheint ein möglichst frühzeitiger Therapiebeginn in der ersten Stunde besonders vorteilhaft, während ein Beginn mehr als 3 Stunden nach Trauma eher nachteilig ist. Aufgrund dieser Ergebnisse kann folgendes Vorgehen empfohlen werden:

- Tranexamsäuregabe bei unfallverletzten Patienten mit akuten Blutungen oder bestehendem Blutungsrisiko möglichst frühzeitig beginnen, am besten innerhalb der 1. Stunde nach Trauma.
- Dosierung: 1 g über 10 min als Kurzinfusion, dann Infusion von 1 g über 8 h.
- Kein Beginn der Tranexamsäuregabe, wenn der Unfall vor mehr als 3 h passiert ist.

Bei anhaltendem Blutverlust kann jedoch die Substitution von Gerinnungsfaktoren durch die alleinige FFP-Gabe nicht ausreichend sein, dann müssen evtl. zusätzlich Fibrinogen und PPSB substituiert werden. Bei Patienten mit massiver oder intrakranieller Blutung können Thrombozytenzahlen ≥100.000/μl für eine suffiziente Hämostase notwendig sein und eine entsprechend aggressive Transfusion von Thrombozytenkonzentraten notwendig machen. Details zur Gerinnungstherapie sind in ▶ Kap. 5 sowie in der nachfolgenden ▶ Übersicht zusammengefasst.

Gerinnungstherapie beim stark blutenden Polytraumapatienten

- Chirurgische Aufgabe: Blutstillung, Blutstillung, Blutstillung
- Schockbekämpfung, nötigenfalls Anheben des pH-Werts >7,2 mit Natriumbikarbonat 8,4%
- Aktive Wärmetherapie: Zieltemperatur 37°C
- Frühzeitige Gabe von 2 g Tranexamsäure (z. B. Cyklokapron) als Antifibrinolytikum: 1 g über 10 min als Kurzinfusion, dann Infusion von 1 g über 8 h. Kein Beginn der Tranexamsäuregabe, wenn der Unfall vor mehr als 3 h passiert ist
- EK-Gabe mit Ziel: Hb 10 g/dl oder Hkt 30%
- Bei Massentransfusion EK und FFP von Beginn an im Verhältnis von 2:1 bis 1:1
- Bei massiver oder intrakranieller Blutung: TK-Gabe bis Thrombozytenzahl ≥100.000/µl
- Fibrinogensubstitution auf Werte >1,5 g/l (150 mg/dl)
- Evtl. PPSB-Gabe, initial 20–25 IE/kg, also 1.200–2.400 IE
- Kalziumgabe: 10 ml Kalziumchlorid 5,5% oder 10 ml Kalziumglukonat 10% langsam i.v.; Wiederholung nach Bedarf, Ziel ist der Kalziumnormalwert
- Bei Blutungen mit Verdacht auf Thrombozytopathie 0,3 µg/kg Desmopressin (z. B. Minirin) über 30 min geben
- Bei exzessiver Blutung und nach Korrektur aller anderen Therapieoptionen: rFVIIa (z. B. Novoseven), Initialdosis 90 µg/kg (»Off-label«-Anwendung!)
- Bei anhaltender Blutung trotz »normalen« Laborwerten: Faktor-XIII-Substitution (fibrinstabilisierender Faktor) erwägen, Dosierung 15–20 IE/kg

49.5.2 Thromboembolien

Es muss davon ausgegangen werden, dass klinisch relevante Thrombosen bei etwa 4% der Polytraumen auftreten, zwei Drittel als tiefe Venenthrombosen und ein Drittel als Lungenembolien. Als unabhängige Risikofaktoren für das Auftreten einer tiefen Venenthrombose oder Thromboembolie gelten Alter, Verletzungsschwere, Fraktur von Femur, Tibia oder Becken, Rückenmarkverletzung, Schädel-Hirn-Trauma, Anzahl großer Operationen, Bluttransfusion, Beatmungsdauer >3 Tage und Vorerkrankungen wie Diabetes, Nierenerkrankung, Karzinomerkran-

kung und hereditäre oder erworbene Gerinnungsstörungen.

Bei der Entscheidung zum Beginn einer Thromboseprophylaxe beim Polytraumapatienten muss das Blutungsrisiko gegen das Thromboserisiko abgewogen werden. Folgende Vorgehensweise kann empfohlen werden:

- Thromboseprophylaxe beginnen, sobald die akuten Blutungen gestoppt sind und die Gerinnung stabilisiert wurde;
- Thromboseprophylaxe anhand des individuellen Risikoprofils steuern.
- Polytraumapatienten sind hochgradig thrombosegefährdet. Daher wird die Thromboseprophylaxe im Verlauf z. B. mit einem niedermolekularen Heparin in der Dosierung für Hochrisikopatienten durchgeführt. Alternativ kann unfraktioniertes Heparin über einen Perfusor verwendet werden, dann sollte – individuell abgestimmt – eine PTT-Verlängerung von ca. 50–60 s angestrebt werden.
- Im weiteren Verlauf kann eine Thrombozytose mit Thrombozytenzahlen >500.000–1.000.000/µl auftreten. Dann ist die Gabe eines Thrombozytenfunktionshemmers, z. B. ASS 100 mg p.o., zu erwägen.
- Bei der Thromboseprophylaxe Frühmobilisation – soweit möglich – nicht vergessen!

Die prophylaktische Anlage eines V.-cava-Filters führte in Studien nicht zu einer Reduktion von Lungenembolien.

49.5.3 Lungenkontusion

Ausgeprägte Lungenkontusionen werden häufig bereits im initialen CT nachgewiesen.

Die Minderbelüftung der kontusionierten Lungenareale wird durch die Minderbelüftung posterobasaler Lungenpartien, in denen sich ödematöse und atelektatische Lungenverdichtungen bilden, ergänzt. Durch PEEP-Anwendung und eine entsprechende Lagerungstherapie mit 135°-Wechsellagerung oder einem kinetischen Bett können diese Minderbelüftungen ganz oder teilweise beseitigt werden (▶ Kap. 14 und ▶ Kap. 29).

49.5.4 Abdominelles Kompartmentsyndrom

Der Gastrointestinaltrakt ist als klassisches Schockorgan zu betrachten. Zur Limitierung des Mukosaschadens ist die Wiederherstellung der Durchblutung durch Schockbehandlung, die Verbesserung der Splanchnikusperfusion sowie eine frühe enterale Ernährung wichtig.

Darüber hinaus kann nach Trauma und Schock infolge eines kapillären Lecks und Reperfusionsschadens ein abdominelles Kompartmentsyndrom entstehen. Der erhöhte intraabdominelle Druck führt fortgeleitet zu einem Anstieg des intrathorakalen Drucks und damit zu einer Beeinträchtigung der respiratorischen Funktion. Durch Druck auf die V. cava und Verminderung des venösen Rückstroms zum Herzen kann es zu Kreislaufinsuffizienz und Nierenversagen kommen sowie – durch Verminderung des venösen Abstroms aus dem Gehirn – zu Hirnödem und Hirndruckanstieg.

> ❯ Somit führt das abdominelle Kompartment-
> syndrom zu relevantem Organversagen.
> Auch beim abdominellen Kompartmentsyn-
> drom gilt es, auf der Intensivstation »daran
> zu denken«.

Über einen Blasenkatheter lässt sich der intraabdominelle Druck messen, wobei Werte ab 20 mmHg kritisch sind und therapiert werden sollten (▶ Kap. 39). Die Therapie der Wahl ist die Eröffnung des Abdomens und der anschließende provisorische Verschluss mit Folien ohne Bauchdeckenverschluss.

Bei Polytraumen mit Traumalaparotomie sollte das Abdomen ggf. nur provisorisch verschlossen werden, um die Entstehung eines abdominellen Kompartmentsyndroms nicht zu riskieren.

Fallbeispiel Teil 2

Der Patient wird im Schockraum nach ATLS-Kriterien untersucht und ist intubiert, beatmet und kreislaufstabil. Aufgrund des ausgedehnten Verletzungsmusters wird entschieden, das »Damage-control«-Konzept anzuwenden. Dabei liegt das Hauptaugenmerk der »damage control resuscitation« auf einer frühzeitigen, aktiven Gegensteuerung zur letalen Trias:
- Vermeidung einer Hypothermie: Der Patient wird möglichst zugedeckt, erhält angewärmte Infusionslösungen und wird intraoperativ mit einer Warmluftdecke versorgt;
- Vermeidung einer metabolischen Azidose durch Blutungskontrolle, ausreichende Volumenzufuhr und Kreislaufstabilisierung;
- Vermeidung einer Gerinnungsentgleisung durch Substitution von Blutprodukten.

▼

Im Rahmen des »damage control orthopedics« werden die 1. gradig offene Femur- und Unterschenkelfraktur im OP mittels Fixateur externe stabilisiert. Das SHT, das Thoraxtrauma und die Milzlazeration werden auf der Intensivstation beobachtet und konservativ behandelt. Nach physiologischer Stabilisierung des Patienten wird zeitnah die definitive Osteosynthese der Frakturen erfolgreich durchgeführt. Der Patient kann nach 2 Wochen zur Rehabilitation verlegt werden.

Literatur

American College of Surgeons (2012) ATLS Manual, 9th Edition. American College of Surgeons, Chicago

Bölükbas S, Ghezel-Ahmadi D, Kwozalla AK, Schirren J (2011) Diagnostik und Behandlungskonzepte beim Thoraxtrauma. Chirurg 82: 843–850

Bouillon B, Rixen D, Maegele M et al. (2009) Damage Control Orthopedics – was ist der aktuelle Stand? Unfallchirurg 112: 860–869

Deutsche Gesellschaft für Unfallchirurgie (2012) Weißbuch Schwerverletztenversorgung, 2., erweiterte Auflage. Orthopädie und Unfallchirurgie Mitteilungen und Nachrichten. Supplement 1

Huber-Wagner S, Lefering R, Qvick LM et al. (2009) Effect of whole-body CT during trauma resuscitation on survival: a retrospective, multicentre study. Lancet 373: 1455–1461

Kloth JK, Kauczor HU, Hosch W (2011) Bildgebung im Schockraum. Med Klin Intensivmed 106: 82–88

Maegele M, Paffrath T, Bouillon B (2011) Akute trauma-assoziierte Gerinnungsstörung beim Schwerverletzten. Dtsch Ärztebl 108: 827–835

Mejaddam AY, Velmahos GC (2012) Randomized controlled trials affecting polytrauma care. Eur J Trauma Emerg Surg 38: 211–221

Rixen D, Grass G, Sauerland S et al. (2005) Evaluation of criteria for temporary external fixation in risk-adapted damage control orthopedic surgery of femur shaft fractures in multiple trauma patients: »Evidence-based medicine« versus »Reality« in the trauma registry of the German Trauma Society. J Trauma 59: 1375–1395

Roberts I, Shakur H, Afolabi A et al. (2011) The importance of early treatment with tranexamic acid in bleeding trauma patients: an exploratory analysis of the CRASH-2 randomised controlled trial. Lancet 377: 1096–1101

Rossaint R, Bouillon B, Cerny V et al. (2010) Management of bleeding following major trauma: An updated European guideline. Critical Care 14: R52

Shakur H, Roberts I, Bautista R (2010) Effects of tranexamic acid on death, vascular occlusive events, and blood transfusion in trauma patients with significant haemorrhage (CRASH-2): a randomised, placebo-controlled trial. Lancet 376: 23–32

Internetlinks

www.awmf.org/leitlinien/detail/ll/012-019.html: Hier findet man die S3-Leitlinie Polytrauma/Schwerverletzten-Behandlung aus dem Jahr 2011.

www.dgu-online.de: Homepage der Deutschen Gesellschaft für Unfallchirurgie. Hier kann man bspw. die 2. Auflage des Weißbuchs zur Schwerverletztenversorgung frei herunterladen.

Schädel-Hirn-Trauma und Kiefer- und Gesichtstrauma

Karsten Schwerdtfeger, Ralf Ketter

Fallbeispiel Teil 1

Eine 22-jährige Patientin fällt bei einem Motorbootaus-
flug über Bord und wird von der Schiffsschraube am
Kopf erfasst. Sie ist vor Ort bewusstlos, die Glasgow-Koma-Skala (GCS) ergibt 3 Punkte. Die rechte Pupille ist
entrundet und weit, die linke Pupille mittelweit, in beiden Pupillen ist keine sichere direkte und konsensuelle
Lichtreaktion feststellbar. Zudem bestehen multiple
Schnittverletzungen am Kopf. Nach Intubation und
Kreislaufstabilisierung wird die Patientin mit dem Rettungshubschrauber in die Klinik geflogen.

Im Schockraum zeigt sich ein identischer Pupillenbe-
fund, der GCS-Wert ist aufgrund von Narkose und Relaxierung nicht überprüfbar. Bei Inspektion der Wunde
zeigt sich, dass ein Knochenfragment in das Schädelinnere eingeschlagen ist. Im Ganzkörper-CT zeigen sich im
Bereich des Schädels (● Abb. 50.1) beidseits mehrere, in
die Frontallappen dislozierte Fragmente des Os frontale
mit entsprechend großflächigem Parenchymdefekt und
begleitenden Einblutungen, aber keine Einklemmungszeichen. Nach kaudal setzt sich eine Frakturtrümmer-
zone in das rechte Orbitadach mit multiplen Frakturie-
rungen der Ethmoidalzellen und des Os nasale fort; hinzu kommt eine subtotale Maxillaamputation mit multip-
▼

len Fragmenten. Darüber hinaus gibt es keine
knöchernen Begleitverletzungen von Wirbelsäule, Thorax, Becken oder Achsenskelett.

Die Patientin ist deutlich unterkühlt. Der Hb beträgt
5,0 g/dl, der Quick-Wert 52%. Der Kreislauf ist unter Katecholamingabe stabil. Nach Transfusion von Erythrozytenkonzentraten und Gerinnungspräparaten erfolgt am
Aufnahmetag die neurochirurgische Revision mit Kraniektomie. Intraoperativ findet sich ein subdurales Hämatom, das entleert wird; mehrere imprimierte Knochenfragmente werden gehoben. Die Blutstillung bei diffuser
Blutung ist schwierig. In gleicher Operationssitzung wird
noch eine intraventrikuläre Druckmesssonde implantiert; es zeigt sich kein erhöhter ICP. Danach wird die Patientin intubiert und beatmet auf der Intensivstation aufgenommen.

Äußere Gewalteinwirkung kann zu einer Kopfverletzung ohne und mit Beteiligung des Gehirns führen. Im
ersteren Fall liegt eine Schädelprellung, ein Kiefer-
oder Gesichtstrauma vor, im zweiten Fall spricht man
von einer Schädel-Hirn-Verletzung oder einem Schädel-Hirn-Trauma (SHT). Das SHT ist bis zum frühen
Erwachsenenalter die häufigste Todesursache. Hirngewebe hat die geringste O_2-Mangeltoleranz aller Orga-

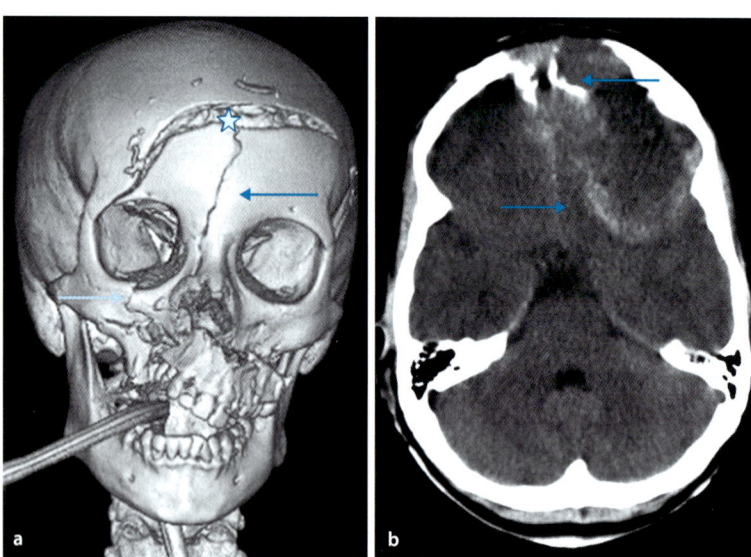

● **Abb. 50.1 CCT der Patientin mit Schiffsschraubenverletzung. a** 3D-Rekonstruktion des knöchernen Schädels. Gut zu erkennen ist die durch den Schraubenpropeller bedingte Hiebverletzung des Os frontale mit klaffender Fraktur (☆). Hiervon
ausgehend zieht eine Fraktur in der Mitte des Stirnbeins bis in das destruierte Nasenbein (*dunkelblauer Pfeil*). Das Orbitadach
und der Orbitaboden sind frakturiert. Die Fraktur setzt sich als komplizierte Oberkieferfraktur fort und hat auf der rechten
Seite zu einer Impression und erheblichen Destruktion der Maxilla geführt (*hellblauer Pfeil*). **b** Axialer Schnitt in Höhe der
Hiebverletzung (*dunkelblaue Pfeile*). Der Weg des Propellers durch das Frontalhirn ist durch eine Blutung (*dunkelblaue Pfeile*)
demarkiert

ne, und daraus resultiert die besondere Dringlichkeit therapeutischer Maßnahmen beim SHT.

> **Schädel-Hirn-Trauma**
>
> Ein Schädel-Hirn-Trauma ist Folge einer Gewalteinwirkung, die zu einer Funktionsstörung und/oder Verletzung des Gehirns geführt hat und mit einer Prellung oder Verletzung der Kopfschwarte, des knöchernen Schädels, der Gefäße und/oder der Dura verbunden sein kann. Falls eine Verbindung des Schädelinneren mit der Außenwelt besteht, also die Dura bei gleichzeitiger Verletzung der Weichteile und des Knochens zerrissen ist, spricht man von einem offenen SHT.

50.1 Epidemiologie und Definitionen

▪ **Epidemiologie**

Laut Statistischem Bundesamt wurden 2010 in deutschen Krankenhäusern etwa 330.000 Patienten mit einer Kopfverletzung stationär behandelt, entsprechend einer jährlichen Inzidenz von 420 Fällen/100.000 Einwohner. Die Sterbeziffer betrug im gleichen Jahr 5,6 Todesfälle/100.000 Einwohner. Prospektive epidemiologische Studien zum SHT in Deutschland ergaben eine Inzidenz von 332 Patienten pro 100.000 Einwohner und Jahr. Davon sind 91% der Schädel-Hirn-Traumen als leicht, 4% als mittelschwer und 5% als schwer einzustufen.

▪▪ **Repetitorium Pathophysiologie**

Die Gewalteinwirkung auf den Schädel lässt sich in verschiedene Arten (stumpfe, scharfe oder halbscharfe Gewalteinwirkung, Rotations-, Akzelerationstrauma, Schussverletzung etc.) unterscheiden, wobei eine bestimmte Gewalteinwirkung ein charakteristisches Verletzungsmuster verursachen kann. Für die Versorgung hat diese Differenzierung aber eher eine untergeordnete Bedeutung. Die Versorgung richtet sich vielmehr nach dem klinischen Befund und den bestehenden Verletzungen.

▪ **Primärer und sekundärer Hirnschaden**

Zu unterscheiden ist zwischen einer primären und sekundären Läsion. Unter primär wird die im Augenblick der Gewalteinwirkung entstehende Schädigung des Hirngewebes verstanden.

> **Die Primärläsion umfasst irreversibel zerstörte Zellen einerseits und funktionsgestörte Neurone andererseits; letztere können prinzipiell überleben und sich regenerieren.**

Die primäre Schädigung ist Ausgangspunkt für eine Kaskade von Reaktionen, die zu sekundären Hirnschäden führen kann; ein typisches Beispiel ist das Hirnödem.

> **Sekundärschäden können durch eine schnelle und wirksame Therapie ggf. gemildert werden und sind somit das eigentliche Ziel der medizinischen Therapie beim SHT.**

▪ **Erhöhter intrakranieller Druck und »Einklemmungssyndrome«**

Verletzungen des Gehirns gehen häufig mit einer Erhöhung des intrakraniellen Drucks (ICP) einher. Die Pathophysiologie des erhöhten ICP – einschließlich der Entwicklung des zerebrovaskulären Kreislaufstillstands im Hirntod – ist in ▶ Kap. 42 ausführlich dargestellt. Wichtig für das Verständnis der Befunde und der Dringlichkeit der Maßnahmen beim SHT sind folgende pathophysiologischen Überlegungen:

Das Schädelinnere ist kein einheitlicher Raum, in dem zu jedem Zeitpunkt überall der gleiche (ggf. erhöhte) ICP herrscht. Das Gehirn verhält sich wie eine plastisch-elastische Masse, in der es bei raumfordernden Prozessen, z. B. traumatischen Blutungen, zu temporären Druckunterschieden kommen kann.

Das Schädelinnere ist durch derbe, unnachgiebige Duraduplikaturen unterteilt. Am bedeutsamsten ist das Tentorium, das den supra- vom infratentoriellen Raum abgrenzt. An der Durchlassstelle für den Hirnstamm in Höhe des Mittelhirns (Tentoriumschlitz) kann es durch den intrakraniellen Druck zur Verlagerung von Hirnanteilen kommen, die in den Tentoriumschlitz gepresst werden. Typisches Beispiel ist die »Einklemmung« des medialen Temporallappens bei einem epi- oder subduralen Hämatom. Durch direkte Druckschädigung und sekundär durch Störung der Mikrozirkulation des Mittelhirns sowie des durch den Tentoriumschlitz ziehenden N. oculomotorius kommt es zu den Zeichen des Mittelhirnsyndroms (▶ Kap. 42; ▶ Abschn. 50.2.1).

> **Gelingt es nicht, die Herniation durch therapeutische Maßnahmen rasch aufzuheben, resultieren dauerhafte Schäden an strategisch ungünstiger Stelle, die zu schwersten Ausfallserscheinungen wie einem apallischen Syndrom oder zum Tod des Patienten führen können.**

Bei überwiegend axialer Ausrichtung des Druckgradienten über den Tentoriumschlitz kann es zu einem Zwischenhirnsyndrom (▶ Kap. 42) oder Mischformen kommen. Ein weiterer Druckgradient kann sich über das Foramen magnum zum Spinalkanal aufbauen. Durch Herniation der Kleinhirntonsillen kommt es dann zum Bulbärhirnsyndrom.

Herniationssyndrome können auch erst im weiteren Verlauf und bei scheinbar unkritischer oder fehlender ICP-Erhöhung auftreten. Eine regelmäßige klinisch-neurologische Überwachung ist daher erforderlich.

50.2 Symptomatik, Untersuchung und Diagnostik

50.2.1 Symptomatik

Schädel- und Schädel-Hirn-Verletzte weisen eine ganz unterschiedlich ausgeprägte Symptomatik auf (▶ Übersicht).

> **Befunde bei Kopfverletzungen**
> ━ Äußere Verletzungszeichen
>   – Schwellung und Deformität des Schädels
>   – Blutung, Riss- oder Platzwunden, Skalpierung, evtl. mit Austritt von Liquor oder Hirngewebe
>   – Blutung, Liquor- oder Hirnbreiaustritt aus Mund, Nase oder Ohr
> ━ Symptome bei Hirnverletzung
>   – Amnesie
>   – Bewusstseinsstörung: Somnolenz, Sopor, Koma
>   – Beeinträchtigung der Motorik: Lähmungen, Koordinationsstörungen
>   – Beeinträchtigung der Sprache
>   – Orientierungsstörungen
>   – Erbrechen
>   – Krampfanfälle
>   – Hirnnervenausfälle: Doppelbilder, Pupillenreaktion, Korneal-, Würge- und Hustenreflex, Schwerhörigkeit, Schwindel
>   – zentrale Atem- und Kreislaufstörung
> ━ Symptome bei Gesichtsschädelverletzung
>   – Weichteilverletzungen im Gesicht
>   – Blutung aus Nase und Mund
>   – Bulbusfehlstellung, Visusstörung, Pupillenstörung, Doppelbilder
> ▼

> – Sensibilitätsstörung im Gesicht
> – Zahnverlust, Beeinträchtigung der Mundöffnung, Fehlokklusion
> ━ Hinweise auf eine begleitende Wirbelsäulenverletzung
>   – Lokaler oder segmentaler Schmerz, Kopffehlhaltung
>   – Beidseitige Lähmungen, Sensibilitäts- oder Reflexstörungen beim wachen Patienten
>   – Unterschiedliche Motorik an Arm und Bein beim Bewusstlosen

Charakteristisch für eine Hirnverletzung ist – bis auf ganz wenige Ausnahmen (offene Schädel-Hirn-Verletzungen nach Stich- oder Schussverletzungen mit niederenergetischen Projektilen) – die **Amnesie für das Unfallereignis**. Alle übrigen Symptome können fehlen, aber auch in unterschiedlichen Kombinationen und Ausprägungsformen vorliegen.

❱ **Symptome, die auf eine sehr schwere Schädigung mit intrakranieller Drucksteigerung und/oder Einklemmung im Tentoriumschlitz oder Foramen magnum hinweisen, sind ein Mittelhirnsyndrom und/oder ein Bulbärhirnsyndrom.**

Mittelhirnsyndrom Sekundäre Bewusstseinsstörung bzw. progrediente Verschlechterung der Bewusstseinslage, Störung der Pupillomotorik mit Zeichen des Okulomotoriusausfalls (Mydriasis, fehlende Lichtreaktion sowohl bei direkter als auch bei Beleuchtung der Gegenseite), Streckreaktion auf Schmerzreiz bzw. spontane Streckreaktion.

Bulbärhirnsyndrom Zentrale Atemstörung, vegetative Dysregulation, Reaktionslosigkeit auf Schmerzreiz.

50.2.2 Klinisch-neurologische Untersuchung

Bei Aufnahme des Patienten auf der Intensivstation sollte eine neurologische Untersuchung erfolgen, deren Umfang und Technik vom Zustand des Patienten abhängt (◘ Tab. 50.1).

Bei der Untersuchung bewusstloser SHT-Patienten müssen folgende Befunde erhoben und dokumentiert werden:
━ aktuelle Bewusstseinslage,
━ Pupillenfunktion,

Tab. 50.1 Bewusstseinsstadien		
Bewusstseinsstadium	**Klinische Symptomatik**	**Patient ist**
vigilant	– Patient hat die Augen geöffnet und fixiert Untersucher – Aufforderungen werden befolgt – Kommunikation ist möglich	wach
somnolent	– Patient öffnet die Augen auf Ansprache – Aufforderungen können befolgt werden – Kommunikation zeigt eine fehlende Orientierung	bewusstseinsgetrübt
soporös	– Patient öffnet die Augen nur auf Schmerzreiz – Aufforderungen können evtl. befolgt werden – Kommunikation meist stark beeinträchtigt	
komatös	– Patient öffnet die Augen nicht – Aufforderungen werden nicht befolgt – Kommunikation nicht möglich – keine verbalen Äußerungen	bewusstlos

– motorische Funktion der Extremitäten mit seitengetrennter Unterscheidung an Arm und Bein, ob keine, eine unvollständige oder eine vollständige Lähmung vorliegt. Sofern keine Willkürbewegungen möglich sind, muss die Reaktion auf Schmerzreiz erfasst werden. Hierbei sollte auf das Vorliegen von Beuge- oder Strecksynergismen geachtet werden.

Weiterhin ist bei bewusstlosen SHT-Patienten die Überprüfung weiterer Hirnstammfunktionen wie Kornealreflex, okulozephale Reflexe, Husten- und Würgereflex empfehlenswert.

> **Cave**
> Hingegen sollte der Apnoetest aufgrund der hypothetischen Möglichkeit einer Hypoxie nur im Rahmen der Hirntoddiagnostik durchgeführt werden.

Bei wachen oder bewusstseinsgetrübten Patienten sollten zusätzlich Orientierung, weitere Hirnnervenfunktionen (Sehen, Hören, Geruchssinn), Koordination und Sprachfunktion überprüft werden.

Glasgow-Koma-Skala

Die Glasgow-Koma-Skala (**Tab. 50.2**) ist ein standardisiertes und schnell durchzuführendes Untersuchungsinstrument, um die Bewusstseinslage, die Orientierung und die motorische Funktion zu überprüfen.

Vorteil Der geringe Aufwand bei der Untersuchung, die Vergleichbarkeit der Ergebnisse bei unterschiedlichen Untersuchern und die schnelle Kommunikation in der Rettungskette sind vorteilhaft. Voraussetzung hierfür ist die gleiche Untersuchungstechnik; so soll der Schmerzreiz möglichst stark, aber nicht gewebeschädigend sein. Empfohlen wird z. B. starker Druck auf den Nagelfalz mit einem Stift.

Nachteil Ein Nachteil der GCS ist, dass die Werte in den 3 Teilkategorien gerne zu einem Gesamtwert addiert werden. Die Reduktion der klinischen Überwachung auf einen Parameter ist für den Patienten gefährlich. Es muss immer die Motorik beider Seiten erfasst werden, denn auch die Verschlechterung auf der von Anfang an geschädigten Seite ist Ausdruck eines Prozesses, der u. U. ein rasches therapeutisches Handeln erfordert. Weitere Probleme ergeben sich aus intensivmedizinischen Erfordernissen, z. B. Intubation und Beatmung, die die verbale Kommunikationsfähigkeit nicht mehr beurteilbar machen, oder der Analgosedierung, die die Schmerzwahrnehmung beeinflusst.

> Die Glasgow-Koma-Skala ist ein standardisiertes Instrument zum klinischen Monitoring von Patienten nach Schädel-Hirn-Trauma, wobei alle Untersucher die gleiche Untersuchungstechnik anwenden müssen, damit die Ergebnisse wirklich vergleichbar sind!

Überprüfen der Pupillenfunktion

– Beurteilen Sie die Form (rund, entrundet) und Weite der Pupillen im Seitenvergleich. Die Weite kann zur Vereinfachung mit den Kategorien »eng, mittelweit, weit« beschrieben werden. Alternativ kann der Durchmesser anhand eines neben das

◻ Tab. 50.2 Glasgow-Koma-Skala

Parameter	Reaktion	Punkte
Augenöffnen	spontan	4
	auf Ansprache	3
	auf Schmerzreiz	2
	kein Öffnen	1
Beste verbale Antwort	orientiert	5
	desorientiert, konfus	4
	inadäquate Äußerungen	3
	unverständliche Laute	2
	keine Antwort	1
Beste motorische Reaktion	gezielt nach Aufforderung	6
	nach Schmerzreiz	
	– gezielte Abwehr	5
	– ungezielte Abwehr, Beugen bzw. Zurückziehen	4
	– atypisches Beugen (Beuge- und Strecksynergismen)	3
	– Strecksynergismen	2
	– keine motorische Reaktion	1

Der Schweregrad wird durch Addition festgelegt:
– leichtes SHT 13–15 Punkte
– mittelschweres SHT 9–12 Punkte
– schweres SHT 3–8 Punkte
Zusätzlich immer Pupillen und Reflexstatus überprüfen!

Auge gehaltenen Lineals geschätzt werden. Dokumentieren Sie auch auffällige Seitenunterschiede, die mit dem beschriebenen Vorgehen nicht zu erfassen sind, z. B. Pupillen beidseits mittelweit, links etwas weiter als rechts.
– Beleuchten Sie eine Pupille und achten Sie darauf, ob sich die beleuchtete Pupille (direkte Lichtreaktion) und die gegenüberliegende Pupille (konsensuelle Lichtreaktion) verengen. Es sollte wirklich nur eine Pupille beleuchtet werden und kein Streulicht auf die gegenüberliegende Pupille fallen.
– Wiederholen Sie dies auf der gegenüberliegenden Seite.

Die Pupillenreaktion testet einen Reflexbogen, an dem der N. opticus und der N. oculomotorius beteiligt sind. Beide Nerven können bei einem Trauma betroffen sein. Folgende Pupillenbefunde sind charakteristisch für eine Nervenläsion:
– **N. oculomotorius:** Pupille auf der verletzten Seite (maximal) weit. Bei Beleuchten der verletzten Seite Ausfall der direkten Lichtreaktion bei erhaltener konsensueller Lichtreaktion auf der Gegenseite. Bei Beleuchten der unverletzten Seite erhaltene direkte Lichtreaktion und ausgefallene konsensuelle Lichtreaktion auf der verletzten Gegenseite.
– **N. opticus:** Pupille auf der betroffenen Seite häufig etwas weiter oder beide Pupillen seitengleich. Bei Beleuchten der verletzten Seite Ausfall der direkten Lichtreaktion und der konsensuellen Lichtreaktion auf der Gegenseite. Bei Beleuchten der intakten Seite erhaltene direkte und konsensuelle Lichtreaktion.

Bei Verletzung des Gesichtsschädels sollten weitere Fachdisziplinen (MKG, HNO und Ophthalmologie) hinzugezogen werden. Idealerweise erfolgt dies bereits bei der Aufnahme im Krankenhaus.

▪ **Begleitverletzungen**
Verletzungen der Wirbelsäule sind klinisch nicht zuverlässig auszuschließen.

⟩ **Bis zum radiologischen Nachweis des Gegenteils sollte bei bewusstseinsgetrübten und bewusstlosen Patienten nach einem SHT immer von einer begleitenden Wirbelsäulenverletzung ausgegangen werden.**

Der Patient muss daher mit entsprechender Vorsicht gelagert und untersucht werden. Passive Kopfbewegungen, z. B. bei Prüfung auf Meningismus sind zu unterlassen. Überprüfen Sie bei Aufnahme des Patienten auf der Intensivstation, ob und mit welchem Ergebnis die radiologische Abklärung der Wirbelsäule erfolgt ist!

50.2.3 Klassifikation des SHT

Zur Klassifikation der Verletzungsschwere des Gehirns wird international am häufigsten die auf der GCS beruhende Einteilung in die 3 Schweregrade verwandt (◻ Tab. 50.2):
– leicht (GCS: 13–15),
– mittelschwer (GCS: 9–12) und
– schwer (GCS: 3–8).

> **Tab. 50.3** Indikationen zur kranialen Computertomographie (CCT) nach einem Kopftrauma

Absolute Indikation	Fakultative Indikation
Koma	unklare Angaben über die Unfallanamnese
Bewusstseinstrübung	starke Kopfschmerzen
Amnesie	Intoxikation mit Alkohol oder Drogen
weitere neurologischen Störungen	Hinweise auf ein Hochenergietrauma ▬ Fahrzeuggeschwindigkeit >60 km/h
Erbrechen, wenn ein enger zeitlicher Zusammenhang zur Gewalteinwirkung besteht	▬ große Deformation des Fahrzeugs ▬ Eindringen von >30 cm in die Fahrgastkabine ▬ Bergungsdauer aus dem Fahrzeug >20 min
Krampfanfall	▬ Sturz >6 m ▬ Überrolltrauma
klinische Zeichen oder röntgenologischer Nachweis einer Schädelfraktur	▬ eine Fußgänger- oder Motorradkollision mit >30 km/h ▬ Trennung des Fahrers vom Motorrad
Verdacht auf Impressionsfraktur und/oder penetrierende Verletzungen	
Verdacht auf Liquorfistel	
bei Hinweisen auf eine Gerinnungsstörung (Fremdanamnese, »Marcumarpass«, nichtsistierende Blutung aus oberflächlichen Verletzungen usw.)	

Das Schädel-Hirn-Trauma ist insbesondere in der Akutphase eine dynamische Störung, und die anfängliche Abschätzung des Verletzungsgrads muss daher oft dem klinischen Verlauf angepasst werden. Der Schweregrad ist für die Versorgung des aktuellen Patienten aber von untergeordneter Bedeutung. Die Behandlung richtet sich immer nach dem aktuellen klinisch-neurologischen Befund und dessen Verlauf, der durch wiederholte und in der Frühphase engmaschige Untersuchungen erfasst werden muss.

50.2.4 Radiologische Zusatzdiagnostik

Die absoluten und fakultativen Indikationen für die Durchführung einer kranialen Computertomographie (CCT) nach einem Kopftrauma sind ❑ Tab. 50.3 aufgelistet.

Auch wenn die Kernspintomographie eine höhere Sensitivität, insbesondere für Hirnparenchymschäden, aufweist, gilt die CCT weiterhin als der radiologische Goldstandard für Schädel-Hirn-Verletzte, da sich bei modernen Geräten sehr schnell die Verletzungsfolgen darstellen lassen, die ein rasches therapeutisches, insbesondere operatives Eingreifen erfordern. Die Notwendigkeit von CCT-Kontrolluntersuchungen im wei-

teren Verlauf wird kontrovers beurteilt. Im Falle einer neurologischen Verschlechterung oder eines deutlichen ICP-Anstiegs ist die Durchführung einer CT-Kontrolle selbstverständlich. Bei fehlender Erholung oder bewusstlosen Patienten ist ein Verlaufs-CCT spätestens 8 h nach der ersten Untersuchung ratsam. Regeln für weitere Kontrolluntersuchungen müssen intern vereinbart werden.

> **Praxistipp**
>
> Traumatische intrakranielle Blutungen können in den ersten Stunden erheblich an Größe zunehmen. Auch bei einem stabilen neurologischen Befund ist eine CCT-Kontrolluntersuchung nach 4–8 h ratsam, um einen operationsbedürftigen Befund, evtl. sogar vor Einsetzen der klinischen Verschlechterung, zu entdecken.

Frakturlinien lassen sich im CT in der Knochenfensterdarstellung gut verfolgen. Bei Frakturen der Schädelbasis und des Gesichtsschädels sollte zusätzlich eine CT-Dünnschichttechnik mit Rekonstruktionen in verschiedenen Ebenen erfolgen. Dies ist für die Frage, ob eine Verletzung der Schädelbasis operativ versorgt werden muss, bzw. für die Planung der Rekonstruktion

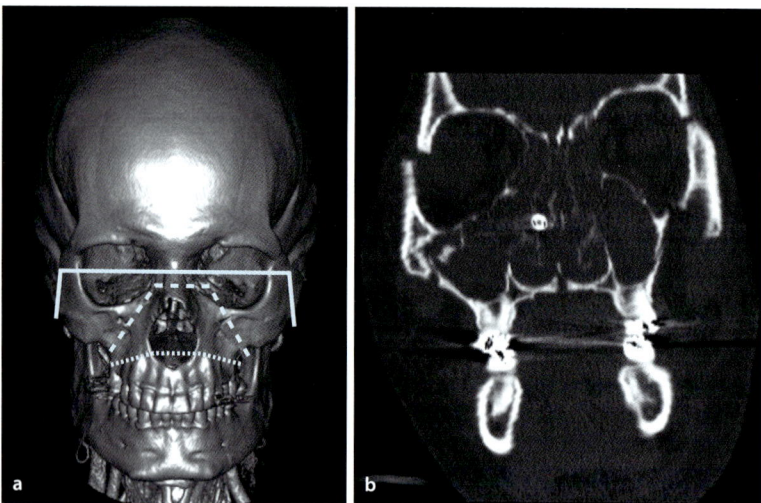

◙ Abb. 50.2 Le-Fort-Fraktur. a 3D-Rekonstruktion eines normalen Schädels mit schematischer Darstellung der Frakturlinien bei Oberkieferfraktur. Le Fort I: Die *gepunktete Linie* entspricht einer Maxillafraktur ohne Orbitabeteiligung. Le Fort II: Die *gestrichelte Linie* zeigt eine Fraktur mit Orbitabeteiligung durch den Infraorbitalrand Le Fort III: Die *durchgezogene Linie* zeigt eine Fraktur durch den Jochbogen, die laterale Orbitawand, Orbitatrichter bis zur Nasenwurzel. Bei der Le-Fort-III-Fraktur ist somit der gesamte Mittelgesichtskomplex vom übrigen Schädel abgetrennt. **b** Beispiel einer Le-Fort-III-Fraktur in der koronaren Rekonstruktion

der Gesichtsschädelverletzungen hilfreich. Beispielhaft ist dies anhand der verschiedenen Formen der Oberkiefer- und Mittelgesichtsfrakturen nach Le Fort dargestellt (◙ Abb. 50.2).

Anders als bei Schädelverletzungen ist bei einer begleitenden Wirbelsäulenverletzung meist eine zusätzliche Kernspintomographie bereits in der Frühphase erforderlich, um eine Schädigung des Rückenmarks sicher erkennen zu können. Auch die Frage, inwieweit die Wirbelsäulenstabilität beeinträchtigt ist, kann genauer beurteilt werden, da diskoligamentäre Verletzungen, die zur Instabilität der Wirbelsäule beitragen, oft nur in der Kernspintomographie dargestellt werden können.

Intrakranielle Verletzungen im CCT

Durch die äußere Gewalteinwirkung kann es zum Eindrücken des Schädelknochens (Impressionsfraktur) kommen und damit zu einer manchmal umschriebenen, manchmal großflächigen Kompression des Gehirns. Die Verletzung von intrakraniellen Blutgefäßen führt zu Blutungen, die nach ihrer Beziehung zu den Hirnhäuten eingeteilt werden (◙ Abb. 50.3).

▪ Epidurales Hämatom

Das Epiduralhämatom beruht meist auf einer Verletzung eines arteriellen Gefäßes der harten Hirnhaut (Dura), in der Regel der A. meningea media, durch den

scharfkantigen Frakturrand und entwickelt sich in dem vorher nicht existenten Raum zwischen Kalotte und Dura. Dies betrifft häufiger jüngere Patienten, bei denen durch die Schädelfraktur viel Energie absorbiert wird und die Patienten anfangs nach dem Trauma neurologisch unauffällig erscheinen können. Symptome entwickeln sich dann erst mit zunehmendem Hämatom, u. U. nach einem mehrstündigen freien Intervall. Im CT-Bild besitzt das Epiduralhämatom eine bikonvexe oder linsenförmige Form (◙ Abb. 50.3).

▪ Subdurales Hämatom

Das akute Subduralhämatom zwischen der harten und der weichen Hirnhaut (Arachnoidea) beruht auf einer Verletzung des oberflächlichen Kortex. Aufgrund der höheren Gewalteinwirkung auf das Gehirn zeigen diese Patienten meist schon initial schwere Ausfallserscheinungen. Insbesondere bei älteren Patienten mit vorbestehender Hirnatrophie kann sich auch bei mäßiger Gewalteinwirkung ein Subduralhämatom als Folge des Abrisses einer in den Sinus sagittalis superior drainierenden Brückenvene entwickeln. Eine Sonderform stellt das chronische Subduralhämatom dar, das sich als Spätfolge eines meist blanden, oft nicht mehr erinnerlichen Kopftraumas nach mehreren Wochen entwickelt und seine Ursache in der fehlerhaften Resorption einer anfänglich minimalen Blutung hat, die hierdurch stetig an Größe zunimmt. Im CT-Bild be-

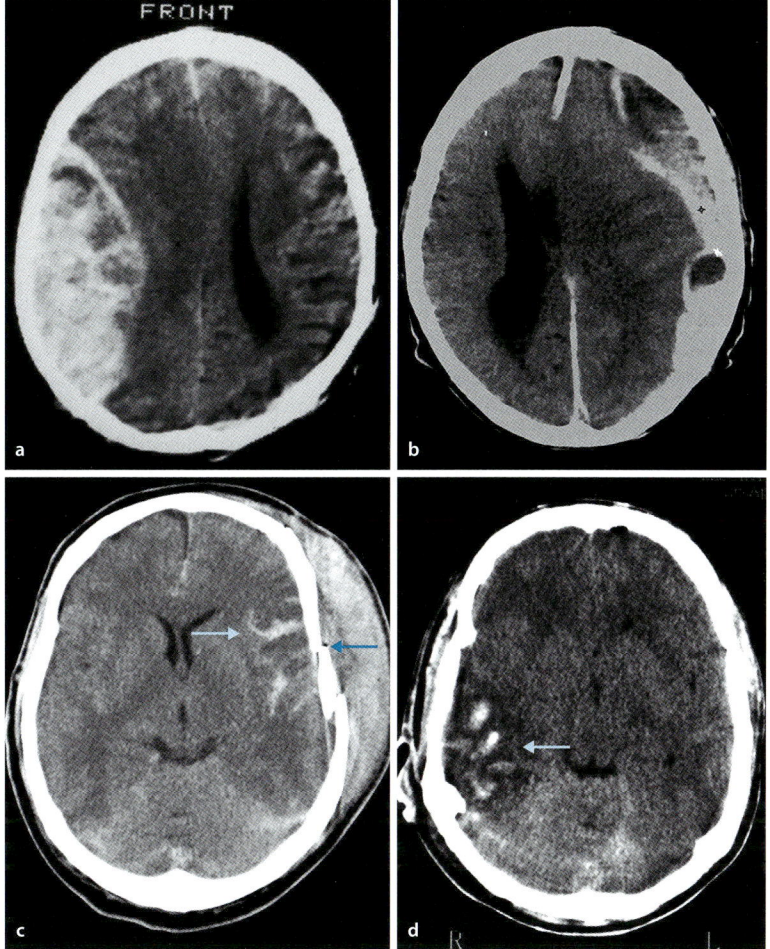

◘ **Abb. 50.3 Intrakranielle traumatische Hämatome. a** Epidurales Hämatom rechts in der typischen bikonvexen Form.
b Subduralhämatom links mit der typischen Sichel- oder konvex-konkaven Form. **c** Traumatische SAB (*heller Pfeil*) unter einer
Impressionsfraktur (*dunkler Pfeil*). **d** Kontusionsblutung rechts-temporal mit mehreren kleinen Hämatomen und umgebender
Hirnschwellung (*heller Pfeil*)

sitzt das Subduralhämatom eine sichelförmige oder konvex-konkave Form (◘ Abb. 50.3).

◼ **Traumatische Subarachnoidalblutung (tSAB)**

Die traumatische SAB ergießt sich aus einer Kortexverletzung in den umgebenden Subarachnoidalraum. Etwa 50% der Subarachnoidalblutungen sind traumatisch bedingt. Gelegentlich fällt die Abgrenzung gegenüber einer spontanen, durch eine vaskuläre Malformation bedingten SAB mit sekundärem Unfall schwer, sodass eine angiographische Abklärung erfolgen muss (◘ Abb. 50.3).

◼ **Kontusionsblutung**

Diese entsteht durch Zerreißen von Gefäßen im Hirnparenchym. Typischerweise besteht eine Kontusion aus kleineren, benachbarten Hämatomen, die von ödematös geschwollenem Hirngewebe umgeben sind. Die Veränderungen nehmen in den ersten Tagen nach Trauma deutlich an Größe zu. Bei größeren Hämatomen spricht man von einer **traumatischen intrazerebralen Blutung**, wobei es in der Literatur keine einheitliche Größengrenze gibt (◘ Abb. 50.3).

Die Kontusion oder die traumatische SAB ist beim Akzelerationstrauma meist auf der gegenüberliegenden Seite der Gewalteinwirkung ausgeprägter. Durch die Relativbewegung des Gehirns zum Schädel kommt es auf der Seite der Gewalteinwirkung zum Anprall des Gehirns am Schädel bzw. zu einem lokalen Überdruck (»Coup-Herd«) und auf der gegenüberliegenden Seite zu einem kurzzeitigen Unterdruck, der aber weitaus gewebeschädigender ist (»Contre-coup-Herd«).

- **Diffuses axonales Trauma**

Ein oftmals überraschender Befund sind Patienten mit schweren Ausfallzeichen und – auf den ersten Blick – unauffälligem CCT. In Analogie zu lichtmikroskopischen postmortalen Befunden, die eine diffus im Gewebe verteilte Zerstörung des axonalen Zytoskeletts zeigen, wird dieses Verletzungsmuster als diffuser Axonschaden bezeichnet. Kernspintomographische Untersuchungen ergaben jedoch Zweifel an diesem Konzept, da die höhere Auflösung der Kernspintomographie doch häufig umschriebene, kontusionsartige Läsionen in tiefliegenden Hirnabschnitten, z. B. im Mittelhirn, zeigt.

50.3 Operative Eingriffe bei Kopfverletzungen

Die erforderlichen Eingriffe nach einer Kopfverletzung können nach ihrer Dringlichkeit unterschieden werden.

Notfallmäßig erforderliche Eingriffe Diese ergeben sich in der Regel bei **raumfordernden, intrakraniellen Verletzungen**. Dies gilt sowohl für traumatische intrakranielle Blutungen als auch für raumfordernde Impressionsfrakturen. Die Definition der Raumforderung ergibt sich dabei durch die Verlagerung zerebraler Strukturen, insbesondere des normalerweise in der Mittellinie gelegenen 3. Ventrikels. Neben dem Befund in der Computertomographie (Dicke, Volumen und Lokalisation des Hämatoms, Ausmaß der Mittellinienverlagerung) ist der klinische Befund entscheidend für die Indikationsstellung und die Schnelligkeit, mit der die operative Versorgung zu erfolgen hat.

Die Angabe eines Hämatomvolumens, bei dessen Erreichen operiert werden sollte, ist problematisch, da hierbei nicht die Gesamtsituation des Patienten berücksichtigt wird. Eine Blutung, die bei einem älteren Patienten mit vorbestehender Hirnatrophie problemlos toleriert wird, kann für einen jungen Erwachsenen eine kritische Raumforderung darstellen. Die Indikation zur Operation sollte daher nicht ohne neurotraumatologische Erfahrung gestellt werden. In Einzelfällen ist bei nichtraumfordernden Blutungen und stabilem neurologischem Befund ein nichtoperatives Vorgehen unter engmaschigen klinischen und compu-

tertomographischen Kontrollen gerechtfertigt. Im Falle einer klinischen Verschlechterung oder Zunahme der Raumforderung muss eine sofortige operative Entlastung durchführbar sein.

Die Evakuation eines intrakraniellen Hämatoms erfolgt häufig über eine großflächige Eröffnung der Schädelkalotte. Das trepanierte Knochensegment wird dann am Ende der Operation nicht wiedereingesetzt, um dem verletzten Gehirn mehr Raum zur Schwellung zu geben (**dekompressive oder osteoklastische Kraniektomie**). Zusätzlich muss die relativ unnachgiebige Dura eröffnet und durch Einnähen von autologem oder allogenem Material erweitert werden (**Duraerweiterungsplastik**). Auch bei einem starken Hirnödem ohne raumfordernde Blutung, das sich typischerweise erst nach einer gewissen Latenz entwickelt, kann dieser Eingriff als **Entlastungskraniektomie** zur Senkung des in diesen Fällen stark erhöhten ICP eingesetzt werden.

Aufgeschobene Operationsdringlichkeit Offene oder geschlossene Impressionsfrakturen ohne Verlagerung der Mittellinienstrukturen, penetrierende Verletzungen, basale Frakturen mit Liquorrhöe, Gesichtsschädelverletzungen und instabile Wirbelsäulenverletzungen mit stabiler Neurologie stellen **Operationsindikationen mit aufgeschobener Dringlichkeit** dar. Der Zeitpunkt des operativen Eingriffs hängt dabei von vielen Faktoren ab und muss individuell festgelegt werden.

Nicht vital erforderliche Operationen von Begleitverletzungen sollten im Rahmen der Primärversorgung nur dann durchgeführt werden, wenn sie zur Gewährleistung einer adäquaten Intensivtherapie erforderlich sind (**damage control surgery**; ▶ Kap. 49).

Aus pathophysiologischen Überlegungen heraus ist die kontinuierliche Messung des intrakraniellen Drucks bzw. des zerebralen Perfusionsdrucks bei Schädel-Hirn-Verletzten als sinnvoll zu erachten, insbesondere dann, wenn die Messung mit einer Liquordrainage zur Hirndrucksenkung kombiniert werden kann (Indikation und Technik ▶ Kap. 42). In den letzten Jahren werden zunehmend Sonden in das Hirnparenchym implantiert, die Aufschluss über die lokale Stoffwechselsituation geben sollen. Die Wertigkeit der Mikrodialyse oder von Sonden zur Messung der lokalen O_2-Sättigung für die Therapie des SHT kann derzeit aber noch nicht abschließend beurteilt werden.

50.4 Intensivmedizinische Versorgung

Auch für Patienten mit Kopfverletzungen gelten die in den übrigen Kapiteln beschriebenen Prinzipien der intensivmedizinischen Versorgung. An dieser Stelle sollen daher nur die Besonderheiten bei Patienten nach SHT dargestellt werden. Wie eingangs erwähnt, ist die als Folge der Verletzung auftretende Sekundärläsion das eigentliche Ziel der medizinischen Therapie bei Schädelhirnverletzungen.

> **Ischämie und Hypoxie sind die größten Verstärker der Sekundärläsion und sollten daher unbedingt vermieden werden!**

Es gilt für die neurotraumatologische Intensivmedizin das Prinzip, durch Bewahrung der Homöostase die Sekundärläsion so gering wie möglich zu halten, um optimale Voraussetzungen für die Erholung der Hirnbereiche bzw. Neurone zu schaffen, die durch das Trauma zwar gestört, aber nicht zerstört sind.

50.4.1 Wer muss nach einer Kopfverletzung auf die Intensivstation?

Alle Patienten, bei denen eine ernsthafte Störung der Homöostase droht oder vorliegt, sollten intensivmedizinisch betreut werden. Grundsätzlich ist zwischen intensivüberwachungspflichtigen und intensivtherapiepflichtigen Patienten zu unterscheiden.

Ein **Intensivüberwachungspatient** bedarf der intensiven, am besten kontinuierlichen Überwachung der Vitalparameter und des neurologischen Status, da eine potenzielle Gefährdung durch Blutung oder Hirnschwellung besteht. In diese Gruppe fallen Patienten ohne schwerwiegende neurologische Ausfälle nach einem SHT, jedoch mit im CCT nachgewiesenen Verletzungen, oder Patienten mit schweren internistischen Begleiterkrankungen (z. B. schlecht eingestelltem Diabetes mellitus, instabiler arterielle Hypertonie, gerade noch kompensierter oder dekompensierter Herzinsuffizienz, Störung der Lungenfunktion usw.).

Bei **Intensivtherapiepatienten** liegt eine behandlungsbedürftige Funktionsstörung vor, die die Homöostase entweder beeinträchtigen kann oder bereits beeinträchtigt hat, z. B. eine Ateminsuffizienz.

50.4.2 Monitoring

▪ **Klinisches Monitoring**
Kopfverletzungen, besonders mit Beteiligung des Gehirns, können – insbesondere in der Anfangsphase nach dem Trauma – eine erhebliche Dynamik besitzen. Eine rasche klinische Besserung, sofern sie stabil ist, kann dabei im Allgemeinen als Ausdruck einer günstigen Prognose gesehen werden. Wichtig ist v. a. das Erkennen einer klinischen Verschlechterung, da die zugrunde liegenden Mechanismen, wie Vergrößerung einer intrakraniellen Blutung oder Zunahme des Hirnödems, ein rasches, manchmal notfallmäßiges Eingreifen erfordern. Wichtigster Auslöser für die Einleitung der zur Klärung notwendigen bildgebenden Zusatzdiagnostik, meist eines CCT, ist die Änderung des klinisch-neurologischen Befunds. Wie die obigen Ausführungen zu den Einklemmungssyndromen gezeigt haben, kann die Bildgebung nicht durch die ICP-Messung (wegen deren mangelnder Sensitivität; ▶ Abschn. 50.2.4) ersetzt werden. Es empfiehlt sich daher, die wesentlichsten Untersuchungen (Bewusstsein, Pupillen, Motorik beider Arme und Beine; ▶ Abschn. 50.2.2) stündlich zu wiederholen und zu dokumentieren.

▪ **Spezielles apparatives Monitoring**
Neben dem ICP-Monitoring (▶ Kap. 42) und dem derzeit noch überwiegend experimentell durchgeführten Stoffwechselmonitoring des Gehirns bietet sich bei Hirnverletzten eine Überwachung der Hirnfunktion durch ein elektrophysiologisches Monitoring an. Die **kontinuierliche EEG-Ableitung**, ggf. mit automatischer Aufbereitung von Leistungsspektren und der Berechnung spezieller Indizes, wird derzeit wieder vermehrt in der Neurointensivmedizin angewandt. Vorteile sind die Erkennung subklinischer epileptischer Anfälle und die Möglichkeit, die Sedierung zu steuern und ggf. eine optimierte Barbiturattherapie durchzuführen. Nachteil des EEG ist der technische Aufwand und die doch hohe Artefaktanfälligkeit. **Evozierte Potenziale** werden in der Neurointensivmedizin häufiger abgeleitet, meist aber punktuell zur Klärung bestimmter Fragen. So geben die frühen akustisch evozierten Potenziale Hinweise auf die Funktion des Hörnervens oder eine Verletzung des Hirnstamms. Eine besondere Bedeutung haben somatosensorisch evozierte Potenziale, insbesondere nach Reizung des N. medianus. Der beidseitige Ausfall der kortikalen Antworten hat sich bis auf wenige Einzelfälle in der Literatur als prognostisch sehr ungünstiges Zeichen erwiesen.

50.4.3 Intubation, Beatmung und Atemwegsmanagement

Im Falle einer Ateminsuffizienz sind Intubation und Beatmung erforderlich, um eine Hypoxie zu vermeiden. Auch ein bewusstloser Patient mit noch vorhandener Eigenatmung sollte möglichst früh intubiert werden, da aufgrund der Dynamik des Krankheitsbilds eine Beeinträchtigung der Atmung mit Abnahme des Atemantriebs sowie eine Aspiration durch aufgehobene Schutzreflexe droht.

> **Bewusstlose Patienten sollen möglichst früh intubiert werden. Als Schwelle kann ein GCS-Wert von ≤8 angesehen werden.**

Patienten mit **Gesichtsschädelverletzungen**, insbesondere bei Kieferokklusion, müssen häufig früh tracheotomiert werden, um eine ausreichende Pflege der Atemwege zu ermöglichen.

Bei Patienten mit **HWS-Verletzungen** muss die Überstreckung des Kopfes zur Intubation vermieden werden. Dies erfordert häufig die fiberoptische Intubation. Beim Weaning und bei der Extubation müssen zentral bedingte Schluckstörungen berücksichtigt werden. Es empfiehlt sich, dies im Zweifelsfalle vor Extubation durch einen Schluckversuch zu überprüfen. Eine hohe Aspirationsgefahr stellt daher eine Indikation für die Tracheotomie dar.

Die **Hyperventilation** kann bei erhöhtem Hirndruck und akuter Gefahr einer transtentoriellen Herniation für einen kurzen Zeitraum hilfreich sein. Sie bewirkt über eine Vasokonstriktion eine Verminderung des intrakraniellen Blutvolumens und damit eine meist vorübergehende ICP-Senkung. Hierbei werden kurzzeitig $paCO_2$-Werte von 30–32 mmHg angestrebt (▶ Kap. 42).

! **Cave**
Eine prolongierte Hyperventilation kann aufgrund der Vasokonstriktion zu einer schlechteren Gewebeperfusion und damit zu nachteiligen Ergebnissen führen. Sie sollte daher nur in anderweitig nicht beherrschbaren Notfallsituationen angewandt werden.

50.4.4 Allgemeine Maßnahmen

▪ **Krankengymnastik**
Bewusstlose oder sedierte Patienten verfügen im Allgemeinen nicht mehr über einen ausreichenden motorischen Antrieb. Die Prophylaxe von Dekubitus, Thrombose oder Pneumonie bedarf daher intensivpflegerischer Maßnahmen wie stündliche Lagerung, Hautpflege etc. Das regelmäßige passive Durchbewegen der Gelenke soll Kontrakturen vermeiden. Wachere und kooperative Patienten können – sofern kein erhöhter Hirndruck vorliegt oder es aufgrund anderer Verletzungen keine Kontraindikationen gibt – aktive Übungen durchführen und auch mobilisiert werden.

▪ **Lagerung**
Die Oberkörperhochlagerung zur Senkung des intrakraniellen Drucks ist bereits in ▶ Kap. 42 ausführlich beschrieben worden.

Besondere Vorsicht ist bei begleitenden HWS-Verletzungen geboten. Bei Instabilität droht eine Rückenmarkschädigung bei unsachgemäßer Lagerung. Der Kopf sollte in diesen Fällen immer zusammen mit dem Körper en bloc bewegt werden. Die frühe operative Stabilisierung oder die Immobilisierung durch eine Halo-Orthese verbessern die Möglichkeiten, den Patienten zu lagern oder zu mobilisieren.

▪ **Ernährung**
Patienten mit SHT sollten frühzeitig enteral ernährt werden; bei intubierten Patienten geschieht dies über eine Magensonde. Besondere Vorsicht ist aufgrund der Aspirationsgefahr bei nichtintubierten Patienten mit Schluckstörungen geboten. Schluckstörungen können bei fester, halbfester/breiiger und flüssiger Kost unterschiedlich ausgeprägt sein. Das Schluckvermögen muss daher differenziert getestet und die Nahrungskonsistenz den individuellen Möglichkeiten angepasst werden.

▪ **Gerinnungsmanagement**
Die Gerinnungssituation nach einem Schädel-Hirn-Trauma ist sehr komplex. Etwa ein Drittel der SHT-Patienten weist eine Gerinnungsstörung auf, die signifikant mit einem schlechten Outcome korreliert. Hirngewebe ist reich an Gewebsthromboplastin, dessen Freisetzung beim Trauma zur Aktivierung des Gerinnungssystems führt; eine massive Freisetzung kann möglicherweise sogar zur disseminierten intravasalen Gerinnung und dann zur hämorrhagischen Diathese andererseits führen. Evidenzbasierte Regeln für das Gerinnungsmanagement gibt es leider nicht. Es empfiehlt sich aber, beim SHT die gestörte Gerinnung zu substituieren, insbesondere, wenn ein neurochirurgischer Eingriff bevorsteht.

Praxistipp

Für einen neurochirurgischen Eingriff sollten
- die Thrombozytenzahl >80.000/μl,
- der Quickwert >70% und
- die PTT im Normalbereich sein, meist <40 s.

Schädel-Hirn-verletzte Patienten sind durch thromboembolische Komplikationen gefährdet; die Prävalenz der tiefen Beinvenenthrombose beträgt ca. 20%. Daher erfolgt immer eine Prophylaxe mittels physikalischer Maßnahmen, z. B. Kompressionsstrümpfen, die jedoch bei begleitenden Extremitätenverletzungen nicht immer möglich sind. Bei der medikamentösen Prophylaxe mit Heparin bzw. Heparinderivaten muss beachtet werden, dass das SHT in den Fachinformationen als Kontraindikation genannt wird. Das schließt die Anwendung nicht aus, bedeutet aber, dass eine sorgfältige Abwägung des Nutzens gegenüber der Gefahr einer Größenzunahme intrakranieller Blutungen erfolgen muss.

De facto ist die medikamentöse Thromboseprophylaxe in Deutschland Standard beim SHT und wird je nach Befund und sonstiger Gerinnungskonstellation meist 24 h nach dem SHT begonnen, evtl. mit »einschleichender« Dosierung. In der Frühphase nach SHT, in der die Wahrscheinlichkeit eines kurzfristigen operativen Eingriffs höher ist, wird vielfach unfraktioniertes Heparin bevorzugt, da es durch Protamin rasch antagonisiert werden kann.

■ **Kortisontherapie**
Für den Effekt von Glukokortikoiden bei Kopfverletzungen gibt es eine verwirrende Datenlage. Beim SHT konnte in einer sehr großen prospektiven randomisierten kontrollierten Studie gezeigt werden, dass Glukokortikoide mit einer signifikant erhöhten 14-Tage-Letalität verbunden sind und bei den Überlebenden kein Unterschied im Outcome zu verzeichnen ist. Auf die Gabe sollte daher verzichtet werden.

Beim Rückenmarktrauma findet sich dagegen ein therapeutischer Effekt einer hochdosierten 24-stündigen Kortisongabe, der beim traumatischen Querschnitt mit dem Absteigen des Niveaus um 1 Segment gleichzusetzen ist. Dies mag auf den ersten Blick nicht viel erscheinen. Bei Verletzung im HWS-Bereich ist aber z. B. der Gewinn der Funktionstüchtigkeit des C7-Segments mit einer erheblichen Steigerung der Lebensqualität durch Nutzung der Hände verbunden. Die Kortisongabe sollte so früh wie möglich, auf jeden Fall innerhalb der ersten 8 h nach der Verletzung beginnen. Bei Therapiebeginn später als 3 h nach dem Unfall wird empfohlen, die Kortisongabe auf 48 h auszudehnen. Die zugrundeliegenden Studien (NASCIS-Studien) sind methodisch kritisiert, aber bislang nicht durch bessere Studien ersetzt worden. Bei Verletzungen von Hirnnerven wird ebenfalls häufig gerne eine hochdosierte Kortisontherapie angewandt. Ein Beginn der Kortisongabe später als 8 h nach dem Trauma führt hingegen zu mehr Infektkomplikationen, sodass davon abgeraten wird.

> **Praxistipp**
>
> NASCIS-Schema mit Methylprednisolon (z. B. Urbason):
> - Beginn der Therapie innerhalb der ersten 8 h nach dem Trauma,
> - initial Methylprednisolon-Bolus 30 mg/kg über 15 min i.v.,
> - 45 min warten
> - dann Methylprednisolon 5,4 mg/kg/h über 23 h, ggf. 48 h.

■ **Antikonvulsive Prophylaxe**
Eine generelle Antikonvulsivaprophylaxe bei Patienten mit schwerem SHT ist nach aktueller Datenlage nicht indiziert. Anfälle in der ersten Woche nach Trauma können durch eine antikonvulsive Prophylaxe vermieden werden, sind aber für die Prognose nicht relevant. Eine über die ersten 1–2 Wochen hinausgehende antikonvulsive Therapie führt nicht zur Verhinderung einer Spätepilepsie und wird nur in Fällen mit einem erhöhten Anfallsrisiko empfohlen, z. B. bei offenem SHT mit penetrierenden Verletzungen.

Die meisten Studien verwenden Phenytoin (z. B. Phenhydan) 300 mg/Tag, evtl. korrigiert nach Bestimmung des Wirkspiegels. Den Vorteil einer i.v.-Gabe bietet auch Valproat (z. B. Orfiril). Die Initialdosis beträgt 2×300 mg/Tag, nach 2–3 Tagen kann sie auf 2×600 mg/Tag gesteigert werden. Auch für Valproat sollte eine Anpassung nach Wirkspiegel erfolgen. Die Maximaldosis beträgt 2.000 mg/Tag. Barbiturate werden heute in der Routine nicht mehr empfohlen.

■ **Neuroprotektion**
Die Datenlage in der wissenschaftlichen Literatur hat bisher nicht den Nutzen weiterer, als spezifisch hirnprotektiv angesehener Therapieregime belegen können. Derzeit müssen Gaben von 21-Aminosteroiden, Kalziumantagonisten, Glutamat-Rezeptor-Antagonisten oder Tris-Puffer als individuelle, optionale Behandlungen angesehen werden.

Die Feststellung, dass Hypoxie und Fieber die Sekundärläsion und auch das klinische Outcome eindeutig negativ beeinflussen, erzeugte große Hoffnung auf positive Effekte einer **hyperbaren O$_2$-Therapie** und einer den O$_2$-Bedarf des Gehirns senkenden **Hypothermie**. Beides konnte in prospektiven, randomisierten und kontrollierten Studien nicht nachgewiesen werden, sodass weiterhin die Homöostase mit Normoxämie und Normothermie als bestes Therapieregime gilt.

50.4.5 Wann darf der Patient die Intensivstation verlassen?

Für **Intensivüberwachungspatienten** nach einem Kopftrauma kann keine feste Regel angegeben werden. Die Entscheidung hängt vom klinischen Verlauf, dem Verletzungsmuster und von der Einschätzung des Behandlungsteams ab.

Intensivtherapiepflichtige Patienten können frühestens nach abgeschlossener Primärtherapie verlegt werden, wenn das primäre Ziel der neurochirurgischen Intensivmedizin, die Abwendung einer unmittelbaren Lebensgefahr und die Verhinderung sekundärer ZNS-Schädigungen, erreicht ist und die Gefahr eines notfallmäßigen operativen Eingriffs gebannt erscheint. Hierbei wird, je nach Verletzungsmuster, die Verlegung in ein Querschnittzentrum (bei hoher zervikaler Verletzung) oder die Einweisung in eine Frührehabilitation angestrebt. Häufig ist eine stabile Spontanatmung die Voraussetzung für die Aufnahme in einer Einrichtung zur neurologischen Frührehabilitation.

Ziele der Frührehabilitation (Phase B) sind dabei zum einen die Nutzung des Regenerationspotenzials des ZNS durch gezielte Therapie sowie zum anderen die Vermeidung sekundärer Komplikationen wie z. B. Spastik, Kontrakturen, Dekubitus oder heterotope Ossifikation.

Ziel der sich im Idealfall anschließenden Rehabilitation der Phase C ist das Wiedererlangen von Fähigkeiten zur Bewältigung des täglichen Lebens (»activities of daily living«, ADL) inklusive der Wiedereingliederung in die Arbeitswelt.

50.5 Vorgehen in speziellen Situationen

50.5.1 Was muss bei Vorliegen einer nasalen oder otogenen Liquorrhöe beachtet werden?

Laterobasale Frakturen mit Otoliquorrhöe sistieren meist spontan und bedürfen nur in Ausnahmefällen einer operativen Versorgung. Das Ohr sollte vorsichtig gesäubert und mit einem sterilen Verband abgedeckt werden.

Frontobasale Frakturen mit Defektbildung der Basis sollten mit aufgeschobener Dringlichkeit operativ versorgt werden, auch wenn die nasale Liquorrhöe sistiert. Dies beruht häufig auf einer Verlagerung von Hirngewebe in den Defekt, was allerdings keine sichere Barriere für einen Keimaufstieg aus dem Nasen-Rachen-Raum darstellt. Meningitiden können auch mit einer Latenz von mehreren Jahren auftreten. Operativ kann der Defekt evtl. endoskopisch über den nasalen Zugang gedeckt werden oder transkraniell mit frontaler Kraniotomie. Die Entscheidung muss individuell getroffen werden.

Die Notwendigkeit einer **Antibiotikaprophylaxe** bei Liquorrhöe ist bis heute nicht belegt; im Einzelfall kann die Prophylaxe unter Berücksichtigung der Begleiterkrankungen des Patienten und des Erregerspektrums des Klinikums z. B. mit Ampicillin/Sulbactam (z. B. Unacid) 3×3 g/Tag erfolgen. Auch die Prophylaxedauer muss individuell festgelegt werden, z. B. für die Dauer der Intubation bis zur Frühtracheotomie oder für die Dauer einer Nasentamponade etc., selten aber länger als 3–5 Tage.

50.5.2 Was ist bei Schienung einer Gesichtsschädelfraktur durch Kieferokklusion (»intermaxilläre Verdrahtung«) zu beachten?

Die Ernährung erfolgt meist enteral über Magensonde, ggf. über ein Stoma. Bei Aspirationsgefahr ist ggf. die parenterale Ernährung zu bevorzugen. Am Bett des Patienten muss immer eine Metallschere zum notfallmäßigen Eröffnen der intermaxilläre Verdrahtung bereitliegen.

50.5.3 Was ist bei einer lebensbedrohlichen Blutung aus der Nase zu tun?

Im Rahmen von Gesichtsschädelverletzungen kann es zu einem lebensbedrohlichen Blutverlust kommen. Bei Lokalisation der Blutung in den hinteren Nasenabschnitten kann eine sog. Bellocq-Tamponade zur Blutstillung eingesetzt werden.

Anlage einer Bellocq-Tamponade

- Schieben Sie einen weicher Katheter durch das blutende Nasenloch in den Rachen und ziehen Sie ihn mit einer Fasszange aus dem Mund heraus.
- Knüpfen Sie einen festen Faden, an dessen Ende ein Gazetampon hängt, an den Katheter und ziehen ihn zurück, bis der Tampon die Choanae von hinten verschließt. Fixieren Sie den Faden.

▼

- Führen sie einen zweiten Tampon von vorne in die Nase ein. Da kein Abfluss mehr besteht, tamponiert sich die Blutung selbst.
- Wenn notwendig erfolgt das gleiche Prozedere auf der anderen Seite.
- Alternativ kann ein Ballonkatheter (z. B. ein Blasenkatheter) verwandt werden, der aufgepumpt wird. Spezielle Entwicklungen sind pneumatische Tamponaden.

Cave: Katheter immer sehr vorsichtig einführen! Bei Schädelbasisfrakturen sind intrakranielle Fehllagen beschrieben worden. Der Katheter muss also immer erst im Rachen sichtbar sein, bevor er aufgepumpt und zurückgezogen wird. Im Zweifelsfall sollte die Katheterlage vor Aufpumpen des Ballons radiologisch verifiziert werden.

Sollte die Ursache der Blutung in der Verletzung eines größeren arteriellen Gefäßes liegen, kann manchmal ein endovaskuläres Vorgehen mit Verschluss des blutenden Gefäßes erforderlich sein.

50.5.4 Was ist bei Hirnnervenausfällen zu beachten?

Bei Läsion des N. opticus durch Frakturen des Optikuskanals stellt sich die Frage einer notfallmäßigen Dekompression. Nutzen und operativer Zugangsweg wurden kontrovers diskutiert – einige Autoren bevorzugen eine hochdosierte Glukokortikoidtherapie (▶ Abschn. 50.4.4).

Verletzungen der Augenmuskelnerven (N. oculomotorius, N. trochlearis, N. abducens) führen zu Doppelbildern, die von wachen Patienten wahrgenommen werden. Es empfiehlt sich die wechselseitige Abdeckung eines Auges und ein möglichst frühzeitiges augenärztliches Konsil bzw. eine Vorstellung beim Augenarzt, sofern der Zustand des Patienten dies erlaubt.

Bei einer Fazialisläsion im Felsenbein wird ebenfalls die Dekompression oder eine hochdosierte Glukokortikoidtherapie diskutiert. Aufgrund des fehlenden Lidschlusses auf der Läsionsseite ist zur Vorbeugung eines Ulcus corneae meist die Abdeckung mit einem Uhrglasverband erforderlich, ggf. auch eine Tarsorhaphie, die Vernähung des Oberlids mit dem Unterlid. Der Uhrglasverband muss regelmäßig gewechselt und gesäubert werden, damit es nicht zur Augeninfektion in der feuchten Kammer kommt.

50.5.5 Was ist bei einer Trepanationslücke zu beachten?

Während der posttraumatischen Schwellungsphase sollte der Patient so gelagert werden, dass der Trepanationsdefekt frei bleibt. Eine plastische Deckung des Defekts erfolgt auf jeden Fall nach Abklingen des Hirnödems und am besten nach Abklingen der lokalen Hyperämie im Rahmen der Reparationsvorgänge nach Kraniektomie. Dies ist meist nach 3–6 Monaten möglich. Es stehen mehrere operative Verfahren bis hin zur Implantation von computergefertigten Hydroxylapatitplastiken, die zu Knochen umgebaut werden können, zur Verfügung.

Fallbeispiel Teil 2

Nach weiterer Stabilisierung der Kreislaufparameter sowie der Gerinnungssituation erfolgt am zweiten Tag nach Trauma die Tracheotomie. Am 10. Tag wird die Oberkiefertrümmerfraktur durch die Klinik für Mund-Kiefer-Gesichtschirurgie mittels Drahtosteosynthese versorgt; anschließend erfolgt ein interdisziplinärer Eingriff mit Erweiterung der frontalen Kraniektomie und Entfernung eines großen intrazerebralen Hämatoms, das aufgrund der Defekte und der vorangegangenen Kraniektomie nicht zu einer ICP-Erhöhung geführt hatte. Basal zeigt sich, dass der rechte N. opticus durch die Schiffsschraube komplett durchtrennt worden ist; der linke N. opticus ist intakt. Weitere Knochenfragmente werden entfernt und die Orbitadächer rekonstruiert; die Frontobasis wird mit einem autologen »Faszia-lata«-Patch abgedeckt.
Bei Liquoraustritt aus der Nase erfolgt am 16. Tag die endonasale Duraplastik der Keilbeinhöhle rechts durch die HNO-Klinik. Danach erholt sich die Patientin langsam und wird am 38. Tag in die Frührehabilitation verlegt. Bei der Nachuntersuchung nach 4 Monaten kann die Patientin auf dem linken Auge sehen, ist vollständig mobilisiert und möchte eine berufliche Wiedereingliederung durchführen.

Literatur

Alderson P, Roberts I (2005) Corticosteroids for acute traumatic brain injury. Cochrane 1: CD000196.pub2. DOI: 10.1002/ 14651858.CD000196.pub2

Beynon C, Unterberg AW (2011) Schweres Schädel-Hirn-Trauma. Unfallchirurg 114: 713–723

Bullock MR, Chesnut R, Ghajar J et al. (2006) Guidelines for the Surgical Management of Traumatic Brain Injury. www.braintrauma.org/pdf/protected/Surgical_Guidelines_article_2.pdf

Chesnut RM, Temkin N, Carney N et al. (2012) A trial of intracranial-pressure monitoring in traumatic brain injury. N Engl J Med 367: 2471–2481

Engelhard K, Menzel M, Baetgen R (2011) Aktualisierte Empfehlungen: Innerklinische Akutversorgung des Patienten mit schwerem Schädel-Hirn-Trauma. Anästh Intensivmed 52: S65–S72

Firsching R, Messing-Jünger M, Rickels E, Gräber S, Schwerdtfeger K (2007) Schädel-Hirn-Trauma im Erwachsenenalter. Leitlinie der Deutschen Gesellschaft für Neurochirurgie. www.awmf.org/leitlinien/detail/ll/008-001.html

Perel P, Al-Shahi Salman R, Constain A (2011) Effect of tranexamic acid in traumatic brain injury: a nested randomised, placebo controlled trial (CRASH-2 Intracranial Bleeding Study) BMJ 343: d3795

Sahuquillo J, Arikan F (2006) Decompressive craniectomy for the treatment of refractory high intracranial pressure in traumatic brain injury. Cochrane 1: CD003983.pub2. DOI: 10.1002/14651858.CD003983.pub2.

Schwerdtfeger K, Steudel WI, Pitzen T, Mautes AEM (2004) Spinales Trauma – Epidemiologie, Versorgungsalgorithmus, Behandlung und Prognose. Intensivmed 41: 71–80

Strowitzki M (2011) Aktuelle Konzepte bei Schädel-Hirn-Trauma: Chirurgische Maßnahmen. Trauma Berufskrankh 13 [Suppl 1]: 167–170

The Brain Trauma Foundation (2007) Guidelines for the Management of Severe Traumatic Brain Injury. 3 rd Edition, www.braintrauma.org/pdf/protected/Guidelines_Management_2007w_bookmarks.pdf

Wissenschaftlichen Arbeitskreises Neuroanästhesie der DGAI (2009) Innerklinische Akutversorgung des Patienten mit Schädel-Hirn-Trauma Anästh Intensivmed 50: S489–S501

Zweckberger K, Sakowitz OW, Kiening KL, Unterberg AW (2007) Intensivbehandlung des Schädel-Hirn-Traumas. Intensivmedizin up2date 3: 121–136

Internetlinks

www.braintrauma.org: Englischsprachige Homepage der Brain Trauma Foundation mit Zugang zu ihren Leitlinien und vielen weiteren Informationen über das SHT für Gesundheitsberufe, Betroffene und Angehörige.

www.thecochranelibrary.com: Englischsprachige Homepage der Cochrane Collaboration, die u. a. systematische Auswertungen (systematic reviews) der Literatur mit Metaanalysen der publizierten Daten zu medizinischen Fragestellungen vornimmt. Der Zugang ist evtl. kostenpflichtig.

www.gbe-bund.de: Deutschsprachiges Portal mit Gesundheitsberichten des Bundes zu allen relevanten medizinischen Fragestellungen. Enthält die Krankenhaus-Diagnosestatistik und das Sterbefallregister.

www.leitlinien.net: Portal mit den deutschsprachigen Leitlinien der Arbeitsgemeinschaft wissenschaftlicher medizinischer Fachgesellschaften (AWMF).

Danksagung

Die Abbildungen wurden von der Abteilung für Neuroradiologie des Universitätsklinikums des Saarlandes (Direktor Prof. Dr. med. Wolfgang Reith) zur Verfügung gestellt. Besonderer Dank gebührt Frau Dr. med. Anna Zimmer, die uns bei der Auswahl beraten hat. Weiterhin bedanken wir uns bei Hr. Rüdiger Koop, der die graphische Aufarbeitung der Abbildungen übernommen hat, und bei Frau Gabriele Singer-Koop für die Überarbeitung und Korrektur des Manuskripts.

Verbrennungen

Tomislav Trupkovic, Dagmar Schindler

Fallbeispiel Teil 1

Der Notarzt kündigt um 0:15 Uhr nachts einen 35-jähri-
gen Patienten nach PKW-Unfall und brennendem Fahr-
zeug an. Am Unfallort zeigt der Patient eine Vigilanzminderung (Glasgow-Koma-Skala 12) bei stabiler Atmung
und Hämodynamik. Er hat Verbrennungen im Gesicht,
am Oberkörper sowie an Armen und Händen. Da das
nächste Verbrennungszentrum 70 km entfernt ist, transportiert der Notarzt den Patienten bei Verdacht auf ein
Schädel-Hirn-Trauma in ein nahegelegenes Schwer-
punktkrankenhaus.
Bei Ankunft im Schockraum ist der Patient verwirrt und
gibt zunehmende Dyspnoe und Schluckbeschwerden
an. Die Kreislaufparameter sind normwertig (Blutdruck
140/85 mmHg, Puls 90/min), die O_2-Sättigung (psO_2) beträgt 96% bei einem Flow von 4 l/min O_2 über eine Maske. Es liegt eine 18G-Kanüle im Fußrücken, über die bereits ca. 500 ml Ringeracetatlösung infundiert wurden.
Der Patient hat II- und III° ige Verbrennungen im Gesicht
und am Oberkörper, sonst zeigen sich nach dem ersten
»Bodycheck« keine schwereren Verletzungen. Der erst-
versorgende Anästhesist entschließt sich, bei zunehmender Dyspnoe und inspiratorischem Stridor den Patienten zu intubieren, noch bevor das CT durchgeführt
wird. Die bildgebende Diagnostik gibt keine Hinweise
auf weitere Verletzungen. Der Patient wird auf die Intensivstation verlegt mit folgender Übergabe »Verdacht auf
ein Inhalationstrauma; ca. 30% II–III° ige Verbrennungen,
rechter Unterarm stark geschwollen«.

Der typische Brandverletzte ist unmittelbar nach dem
Trauma kreislaufstabil und bewusstseinsklar. Ist dies
nicht der Fall, muss zusätzlich ein Inhalationstrauma,
eine Intoxikation (z. B. mit Kohlenmonoxid oder Zyanid) oder eine wesentliche Begleitverletzung (z. B.
Schädel-Hirn-Tauma oder intraabdominelle Blutung)
vorliegen. Werden Patienten mit Verbrennungstrauma
über die Leitstelle angekündigt, ist es daher essenziell,
den Unfallmechanismus genau zu erfragen und ggf.
alle notwendigen Fachdisziplinen (Anästhesiologie,
Unfallchirurgie, Radiologie, Neurochirurgie) vorab zu
informieren.

> **Besteht der Verdacht auf Begleitverletzun-
> gen, erfolgt die Diagnostik und Erstversor-
> gung im Schockraum nach den gleichen Kri-
> terien wie bei der Polytraumaversorgung
> (▶ Kap. 49).**

Sicherung der Atemwege, Kreislaufstabilisierung sowie lebensrettende Notoperationen bei Abdominal-,
Thorax-, Wirbelsäulen- oder Schädel-Hirn-Trauma
haben hier oberste Priorität.

> **Bei Patienten mit großflächigen Verbrennun-
> gen ohne Begleitverletzungen gilt besonde-
> res Augenmerk der frühzeitigen Atemwegs-
> sicherung, dem Wärmeerhalt und dem erhöh-
> ten Volumenbedarf.**

51.1   Erstversorgung auf der Intensivstation

Falls möglich sollte der Raum, in dem die Erstversorgung des Patienten stattfindet, auf 36,0–40,0°C aufge-
heizt werden, da Patienten mit Verbrennung häufig
bereits bei Kinikaufnahme schwer hypotherm sind.
Alternativ kann eine aktive Erwärmung mittels konvektiver Wärmezufuhr (»Warmluftdecke«) erfolgen.
Alle Maßnahmen an einem Verbrennungspatienten
sollten immer so keimarm wie möglich erfolgen, d. h.
das gesamte Behandlungsteam trägt immer Haube,
Mundschutz, Kittel und sterile Handschuhe. Die Erstversorgung gliedert sich in folgende Abschnitte, die
nicht chronologisch, sondern parallel ablaufen:

- körperliche Untersuchung und Dokumentation
  des Verbrennungsausmaßes,
- Monitoring,
- Analgesie und Sedierung,
- Volumentherapie,
- Atemwegssicherung, Beatmungstherapie und ggf.
  Bronchoskopie,
- chirurgische Versorgung: Wundreinigung, Ver-
  bände, ggf. Escharotomie (Durchtrennung des
  Verbrennungsschorfs),
- Klärung der Notwendigkeit einer Verlegung in
  ein Verbrennungszentrum.

51.1.1 Körperliche Untersuchung und Dokumentation des Verbrennungsausmaßes

Zur Untersuchung wird der Patient vollständig entkleidet. Eine Fotodokumentation ist hilfreich, um einer
weiterbehandelnden Klinik den Aufnahmebefund zeigen zu können.

> **Bei der Untersuchung des Patienten und der
> Dokumentation der initialen Befunde darf
> die Rückseite des Patienten nicht vergessen
> werden!**

■ **Verbrennungsausmaß**

Das Verbrennungsausmaß wird anhand der »Neu-
ner-Regel« nach Wallace bestimmt (◘ Abb. 51.1). Bei

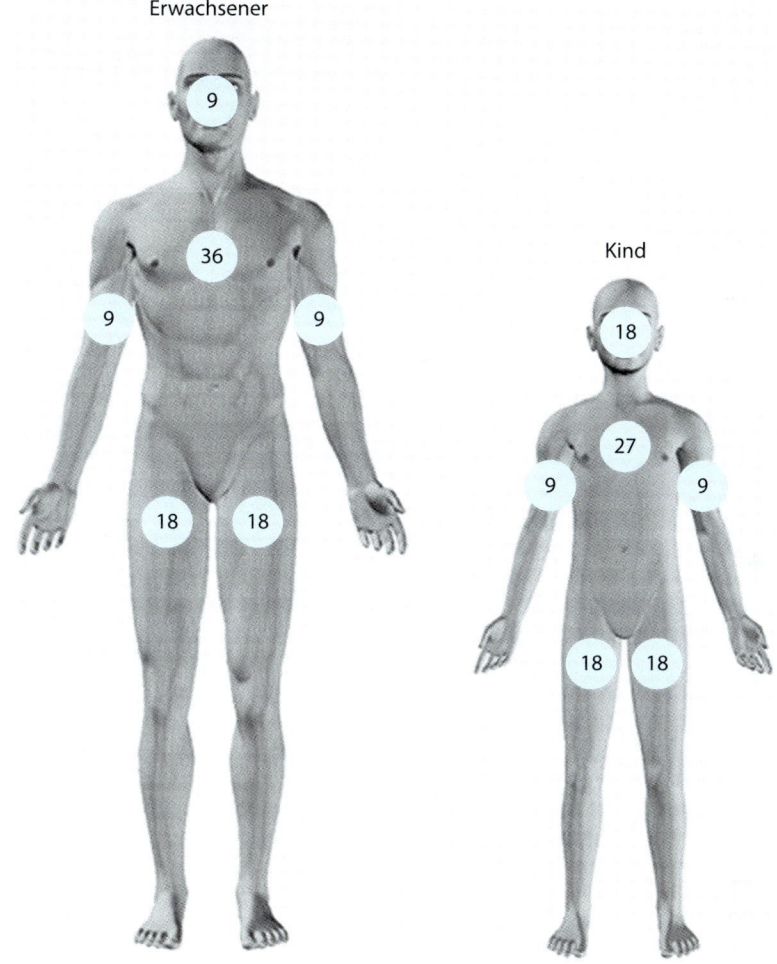

Erwachsener

Kind

D **Abb. 51.1 Berechnung der verbrannten Körperoberfläche in % – 9er-Regel nach Wallace.** Berücksichtigt werden nur II.- und III.-gradige Verbrennungen

Kindern ist diese Regel zugunsten des Kopfes verändert.

Eine andere einfache, jedoch ungenaue Quantifizierung kann nach der »Handflächen-Regel« erfolgen. Hierbei entspricht die Handfläche des Patienten ohne Finger ca. 1% der Körperoberfläche. In die Berechnung der verbrannten Körperoberfläche (vKOF) gehen nur II°ige- und III°ige-Verbrennungen ein, I°ige-Verbrennungen werden nicht berücksichtigt.

■ **Verbrennungstiefe**

Maßgeblich für die weitere Therapie ist die Einschätzung der Verbrennungstiefe. Die Verbrennungstiefe wird in 4 Grade unterteilt (**D** Abb. 51.2):

– Eine **Verbrennung I°** ist z. B. der typische Sonnenbrand. Kennzeichnend hierfür ist die Rötung

mit Juckreiz und brennenden Schmerzen. Die Schädigung ist rein epidermal und heilt ohne Narbenbildung ab.

– **Verbrennungen II°** betreffen die Dermis und sind aufgrund der freiliegenden Nozizeptoren extrem schmerzhaft. Sie zeigen die typische Blasenbildung, dabei wird eine **oberflächliche** (Grad IIa) von einer **tief dermalen** (Grad IIb) Verbrennung unterschieden. Durch die noch intakten Kapillaren ist bei der Grad-IIa-Verbrennung ein rosiger Wundgrund zu erkennen, der auf einen Glasspateldruck weiß wird. Bei der Verbrennung Grad°IIb ist der Wundgrund weiß oder die Rötung ist nicht wegdrückbar. Diese Unterscheidung ist für die weitere Therapie wichtig, da eine Grad-IIb-Verbrennung nicht spontan abheilen

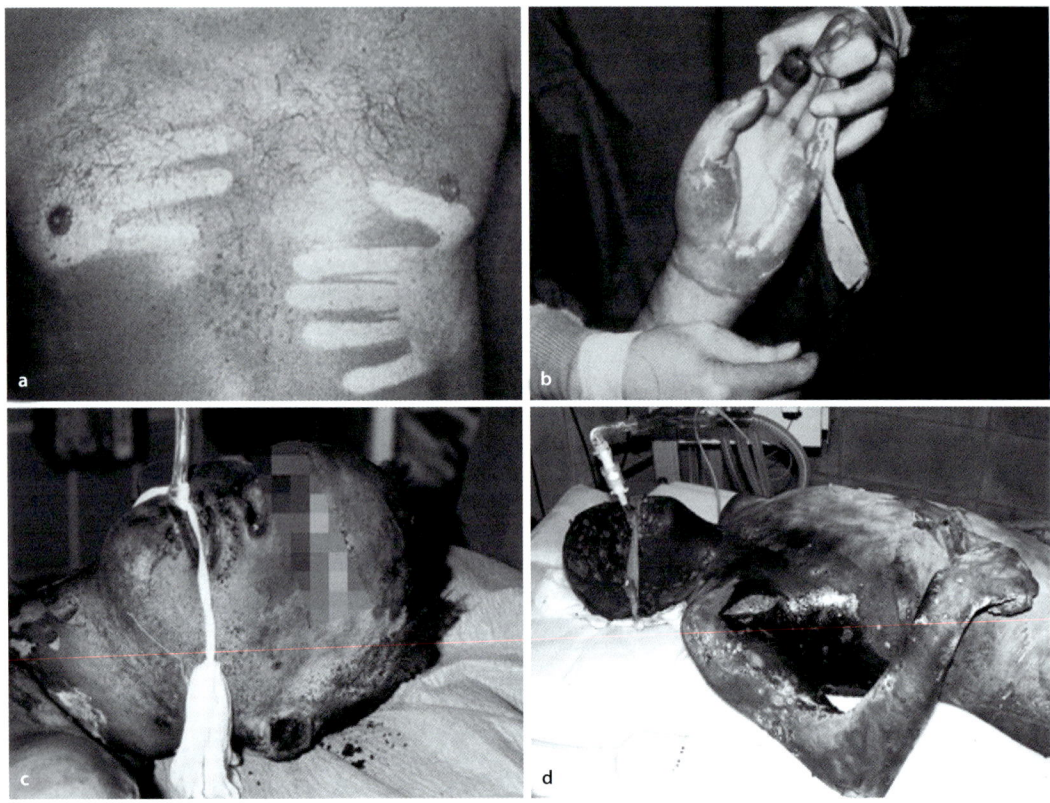

◘ **Abb. 51.2 Einteilung der Verbrennungtiefe. a** Verbrennungsgrad I, **b** Verbrennungsgrad II, **c** Verbrennungsgrad III, **d** Verbrennungsgrad IV

kann und einer raschen chirurgischen Versorgung bedarf.
— **Verbrennungen III°** sind schmerzfrei, die gesamte Dermis ist betroffen und Hautanhanggebilde lösen sich. Sie zeichnen sich durch einen lederartigen, avaskulären, bräunlichen Wundgrund aus.
— Wenn tiefere Strukturen betroffen sind, wie Sehnen oder Muskeln, spricht man von **Verbrennungen IV°**.

Charakteristisch für Verbrennungen III° ist der Verlust der Dehnbarkeit der Haut. Dadurch kann sich das Verbrennungsödem bei zirkulären Verbrennungen nicht ausdehnen.

❯ **Es kann rasch ein lebensbedrohliches dermales Kompartmentsyndrom entstehen: Am Thorax kann die Beatmung unmöglich werden, am Hals die Perfusion der Halsgefäße eingeschränkt sein.**

Hier ist ein frühzeitiges Erkennen wichtig, da das Kompartmentsyndrom sofort durch eine Inzision des Verbrennungsschorfs (sog. **Escharotomie**) chirurgisch entlastet werden muss.

51.1.2 Monitoring und Zugänge

Prinzipiell unterscheidet sich das Standardmonitoring eines Verbrennungspatienten nicht wesentlich von dem anderer Intensivpatienten. Aufgrund des erhöhten Volumenbedarfs sollte ab einer verbrannten Körperoberfläche (vKOF) größer 15% die Anlage eines zentralen Venenkatheters (ZVK) und einer kontinuierlichen Harnableitung erfolgen, um den Volumenstatus mittels Messung von zentralem Venendruck (ZVD), zentralvenöser O_2-Sättigung und Diurese beurteilen zu können. Eine invasive Blutdruckmessung sollte ebenfalls bei einem Verbrennungsausmaß größer 15% vKOF und immer bei einem Inhalationstrauma durchgeführt werden. Ein erweitertes hämodynamisches Monitoring, z. B. mittels Pulskonturanalyse (PiCCO), ist bei älteren, kardial eingeschränkten Patienten und bei Verbrennungen von mehr als

40% vKOF sinnvoll. Die Körpertemperatur ist engmaschig zu kontrollieren.

Die Zugänge werden unter streng sterilen Kautelen gelegt, bevorzugt in unverletzte Hautareale. Da sich Pflasterfixierungen wegen der Wundsekretion nahezu immer lösen, sollten alle Zugänge und Katheter mittels Naht oder Klammer fixiert werden, evtl. sogar die EKG-Elektroden. Beim Inhalationstrauma ist darauf zu achten, dass regelmäßig Blutgasanalysen (BGA) erfolgen. Das endexspiratorisch gemessene CO_2 ist erfahrungsgemäß wesentlich niedriger als der $paCO_2$ in der BGA. Außerdem muss regelmäßig COHb bestimmt werden.

Sinnvolles Monitoring

- <15% vKOF: EKG, psO_2, NIBP, periphere Venenverweilkanüle
- >15% vKOF: zusätzlich invasive Blutdruckmessung, ZVK, Harnableitung
- >40% vKOF: zusätzlich PiCCO
- Kontinuierliche Temperaturmessung
- Regelmäßige BGA inkl. COHb (**Cave:** $etCO_2 \ll paCO_2$)
- Körpergewichtsmessung
- Magensonde zur frühen enteralen Ernährung

Die initiale Labordiagnostik wird bei einem Verbrennungspatienten durch COHb erweitert. Bei tiefen Verbrennungen oder Stromverletzungen sollte immer an eine Schädigung der Muskulatur und des Myokards gedacht werden. Frühzeitig ist die Blutgruppe zu bestimmen, um rechtzeitig Blutkonserven bereitzustellen, da bei erhöhtem Volumenbedarf mit Hb-Abfall und Gerinnungsstörungen gerechnet werden muss.

Besonderheiten der Laborbestimmungen

- BGA inkl. COHb
- Elektrolyte, Hb, engmaschig Gerinnungsparameter, Kreuzblut
- Bei Stromverletzung: CK, CK-MB, Myoglobin, Troponin

Bereits bei Aufnahme sollten mikrobiologische Abstriche von allen Wundarealen erfolgen. Einerseits kann damit ein Screening bezüglich multiresistenter Erreger erfolgen, andererseits kann so das Erregerspektrum eingegrenzt werden, das später septische Komplikationen verursachen kann.

51.1.3 Analgesie und Sedierung

Die Analgesie orientiert sich am Verbrennungsausmaß und der Verbrennungstiefe.

 Zu beachten ist hierbei, dass II°ige Verbrennungen extrem schmerzhaft, III°ige Verbrennungen dagegen schmerzlos sind.

In der Regel ist für die meistens sehr schmerzhafte initiale Wundversorgung eine Allgemeinanästhesie erforderlich, häufig kann aber auch eine Analgosedierung in Spontanatmung (z. B. mit Esketamin und Midazolam) durchgeführt werden. Medikamentös stehen alle gängigen Hypnotika und Analgetika zur Verfügung.

51.1.4 Volumentherapie

Ab einer vKOF größer 15% muss mit der Ausbildung eines hypovolämen Schocks gerechnet werden. Eine schnelle initiale Flüssigkeitstherapie ist damit zur Aufrechterhaltung eines adäquaten Perfusionsdrucks notwendig und muss unverzüglich erfolgen. Dies sichert eine suffiziente Organperfusion und verhindert durch eine ausreichende Gewebeperfusion und -oxygenierung die Ausbildung sekundäre Nekrotisierungen regenerationsfähiger, oberflächlicher Verbrennungsareale, also das sog. »Abtiefen« der Verbrennung.

Zur Flüssigkeitstherapie werden Kristalloide wie Ringerlaktat- oder balancierte Lösungen verwendet, da Kolloide durch den Abstrom ins Interstitium zur protrahierten Ödembildung führen können. Allerdings wird zunehmend der Einsatz von Kolloiden diskutiert, da kleinere Infusionsmengen in der Regel weniger Komplikationen wie z. B. pulmonale Funktionseinschränkung zeigen und zu einer besseren Kreislaufstabilisierung führen.

Die initiale Infusionsmenge berechnet man nach der modifizierten Parkland-Baxter-Formel, auch Ludwigshafener Formel genannt:

Praxistipp

Berechnung des Volumenbedarfs in den ersten 24 h (Parkland-Baxter-Formel):

- Infusionsmenge = 4 ml Ringerlaktatlösung × kg Körpergewicht × % II°–IV° verbrannte KOF
- Von der Infusionsmenge wird die Hälfte in den ersten 8 h infundiert, die andere Hälfte in den folgenden 16 h.

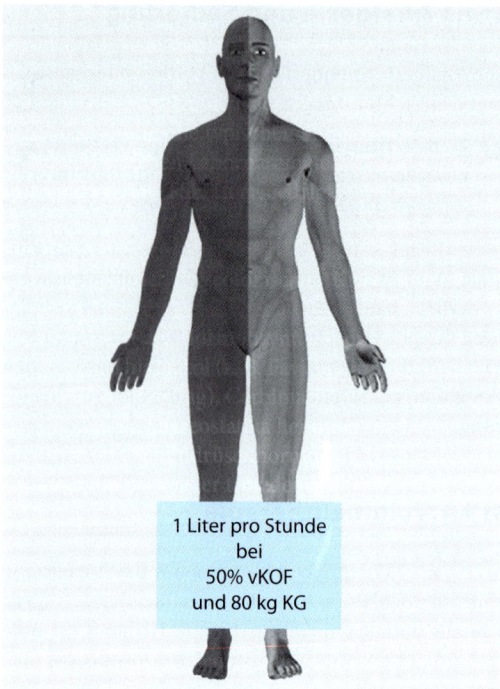

1 Liter pro Stunde
bei
50% vKOF
und 80 kg KG

□ **Abb. 51.3** Faustregel für die initiale Volumentherapie eines Schwerverbrannten

Für die Berechnung werden – ebenso wie bei der Berechnung der Körperoberfläche nach Wallace – I°ige-Verbrennungen nicht gezählt. Grob vereinfacht bedeutet das, dass schwerverbrannte Patienten in den ersten Stunden etwa 0,5–1 l Ringerlaktatlösung pro Stunde erhalten – und nicht mehr (□ Abb. 51.3). Die Erfahrung hat gezeigt, dass eher zu viel infundiert wird. Bei einem zusätzlichen schweren Inhalationstrauma kann der Volumenbedarf allerdings **bis zu 50% höher** liegen.

Die Verbrennungsformel gibt einen guten Anhalt für die initiale Volumentherapie. Im weiteren Verlauf ist die Infusionsmenge aber individuell zu steuern. Wie auch bei anderen kritisch kranken Patienten zieht man die gängigen Monitoringzielparameter zur Abschätzung des Volumenbedarfs heran.

Zielgrößen der Volumentherapie
- Urinausscheidung 0,5(–1,0) ml/kg/h
- Puls <120/min
- MAD >70 mmHg
- Hb ca. 10 g/dl
- Hämatokrit 30–35%
▼

- ZVD 2–7 mmHg
- pH ausgeglichen
- Base Excess zwischen -5 und +5 mmol/l
- Laktat <2 mmol/l
- Zentralvenöse Sättigung >70%
- Herzindex >2,4 l/min/m² Körperoberfläche
- Intrathorakales Blutvolumen (ITBVI) 850–1.000 ml/m² Körperoberfläche
- Globales enddiastolisches Blutvolumen (GEDVI) 680–800 ml/m² Körperoberfläche
- Extravasales Lungenwasser <7 ml/kg Körpergewicht
- Serumalbumin >2,5 g/dl
- Volumentherapie nach Zielgrößen primär mit Kristalloiden
- Katecholamine nur bei Kreislaufinstabilität unter ausreichender Volumentherapie
- Individuelle Volumentherapie, Verbrennungsformel nur als Anhaltspunkt

51.1.5 Intubation, Beatmungstherapie und Bronchoskopie

Es gelten die gleichen Intubationskriterien wie bei Nichtverbrennungspatienten, also z. B. respiratorische Insuffizienz oder ein Glasgow-Koma-Skalawert ≤8. Das Verbrennungsausmaß allein stellt keine Intubationsindikation dar, jedoch ist ab einer vKOF von ca. 40% eine Intubation in den meisten Fällen sinnvoll.

Bei Brandverletzten sollte man zusätzlich folgende Umstände beachten: Zirkuläre Verbrennungen vom Thorax können die Compliance so einschränken, dass eine mechanische Ventilation unmöglich wird, hier muss eine sofortige Escharotomie erfolgen (▶ Abschn. 51.1.1).

Gibt es anamnestische Hinweise auf eine Rauchgasinhalation und eine passende klinische Symptomatik, dann sollte die Indikation zur Intubation großzügig gestellt werden. Folgende Hinweise zum Unfallhergang und Symptome machen ein Inhalationstrauma wahrscheinlich:

- Brand im geschlossenen Raum,
- initiale Bewusstlosigkeit ohne Trauma,
- rußiges Sputum mit Hypersalivation,
- tiefgradige Verbrennungen im Gesicht,
- Rußspuren und versenkte Haare um Mund und Nase.

Durch die große Wärmekapazität der oberen Atemwege finden sich thermische Schädigungen primär

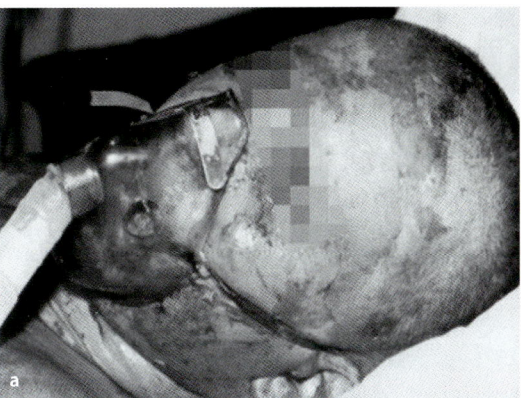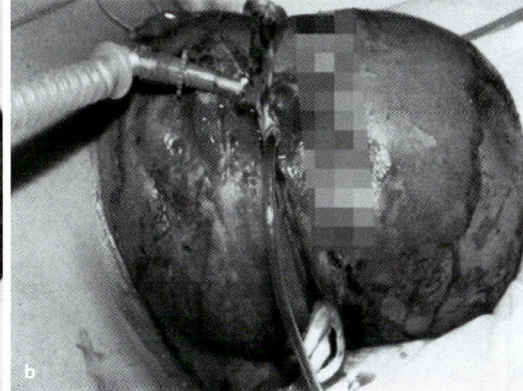

Abb. 51.4 Ödematöse Atemwegsverlegung durch peri- und intraorale Hitzeschäden. a Patient mit II°igen Gesichtsverbrennungen 1 h nach Trauma. **b** Massive Schwellung 4 h nach Trauma; eine konventionelle Intubation wäre nun nicht mehr möglich

supraglottisch. Die Patienten klagen über Heiserkeit, Hustenreiz, Schluckbeschwerden und zeigen einen inspiratorischen Stridor. Peri- und intraorale Verbrennungen führen häufig innerhalb kürzester Zeit zur ödematösen Atemwegsverlegung und machen eine frühzeitige Sicherung der Atemwege notwendig (◘ Abb. 51.4).

Zeigen die Patienten eine ausgeprägte Bronchospastik, wird diese mit Theophyllin und β₂-Sympathomimetika therapiert. Eine systemische oder inhalativen Gabe von Kortikoiden ist obsolet, da diese die ohnehin schlechte Immunabwehrlage des Patienten beeinträchtigen und keinen positiven Effekt zeigen. Die pulsoxymetrisch ermittelte O_2-Sättigung zeigt oft falsch hohe Werte, da COHb hier als O_2-gesättigtes Blut gemessen wird, sodass man als verlässlichen Parameter nur den arteriell gemessenen paO_2 verwerten kann.

> ❯ — **Bei Gesichtsverbrennungen/Inhalationstrauma: frühzeitige Atemwegssicherung!**
> — **psO_2 nur bedingt verwertbar: Therapie immer nach paO_2!**
> — **Initial immer mit $FiO_2 = 1,0$ beatmen!**
> — **Bei Bronchospastik: keine Kortikoide!**

Bei einem Inhalationstrauma soll der Patient zur Diagnostik des Ausmaßes bronchoskopiert werden. Typische bronchoskopische Zeichen einer Inhalation sind Hypersalivation und Rußpartikel bis in die tiefen Atemwege. Zeigt sich eine abgeblasste Schleimhaut, Kontaktblutungen oder Blasenbildung, muss von einer schweren thermischen Schädigung der tiefen Lungenabschnitte und einem konsekutiv beeinträchtigten pulmonalen Gasaustausch ausgegangen werden. Auch hier ist eine Gewinnung von mikrobiologischem Material zu empfehlen.

Zur Beatmungstherapie gelten die allgemeinen Empfehlungen zur lungenprotektiven Beatmung. Die inspiratorische O_2-Konzentration sollte allerdings bei erhöhten COHb-Werten, unabhängig vom paO_2, 100% betragen. Da Kohlenmonoxid eine bis zu 300-fach höhere Affinität zu Hämoglobin hat als Sauerstoff, will man so eine Verdrängung des Kohlenmonoxids bewirken, um so die Halbwertszeit des COHb zu verkürzen.

Bei großflächigen Verbrennungen >50% vKOF und bei einem schweren Inhalationstrauma mit Gesichtsverbrennungen ist häufig eine Beatmungsdauer von über 7 Tagen zu erwarten. Hier kann eine chirurgische oder besser perkutane Dilatationstracheotomie bereits ganz frühzeitig bei der Erstversorgung erwogen werden, da durch die eintretenden massiven Schwellungen im Hals- und Gesichtsbereich diese in den nächsten Tagen häufig nicht mehr durchführbar ist. Auch hier ist zu betonen, dass eine Fixierung von Tubus oder Tracheostoma nur mittels Tubusband oder Annaht, aber nicht mit Pflasterverklebung möglich ist.

51.1.6 Chirurgische Versorgung und Verbände

Die chirurgische Versorgung erfolgt unter sterilen Kautelen. Initial wird der Tetanusimpfstatus kontrolliert und ggf. aufgefrischt, gleichzeitig werden die Wunden mikrobiologisch abgestrichen.

Der Patient wird dann mit warmer Desinfektionslösung kräftig abgewaschen, z. B. mit Octenidin (z. B. Octenisept). Brandblasen werden entfernt. Verbrannte Körperpartien werden vollständig rasiert ein-

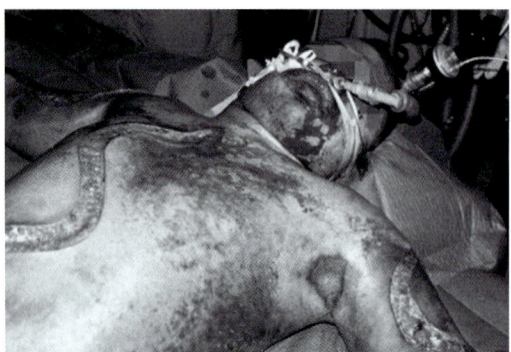

◘ Abb. 51.5 Drittgradige zirkuläre Thoraxverbrennungen, Escharotomie von Thorax und Armen

schließlich der Kopfhaare. Durch III°ige zirkuläre Verbrennungen, in der Regel ab 2/3 der Zirkumferenz, bildet sich häufig ein dermales Kompartmentsyndrom aus, das die Perfusion einer Extremität sehr schnell beeinträchtigen kann. Sind Thorax oder Abdomen betroffen, kann die Beatmung unmöglich werden (► Abschn. 51.1.1; ► Abschn. 51.1.5). Hier ist sofortiges Handeln notwendig, indem man den Verbrennungsschorf (Eschar) zur Entlastung durchtrennt (Escharotomie, ◘ Abb. 51.5). Die Escharotomie wird mit monopolaren Kauternadeln durchgeführt, orientiert sich an funktionellen Gesichtspunkten und erfolgt nur durch die Dermis. Besonders an Armen und

Fingern ist auf Gefäß- und Nervenbündel zu achten. Die Durchführung ist somit einem erfahrenen Chirurgen anzuvertrauen.

Bevor man die Verbände anlegt, wird ein Oberflächenantiseptikum wie z. B. Silbersulfadiazin (z. B. Flammazine) oder Lavasept aufgetragen. Auf das Antiseptikum werden Paraffingaze (z. B. Jelonet) aufgelegt, darüber Watte zum Wärmeerhalt und elastischen Binden, wobei darauf zu achten ist, dass diese nicht zu straff angelegt werden (◘ Abb. 51.6).

> **Wundversorgung**
> ▬ Wundabstriche, Tetanusimpfstatus
> ▬ Abwaschen mit warmem Octenidin und Rasur
> ▬ ggf. Escharotomie
> ▬ Verbände mit Silbersulfadiazin, Paraffingaze, Watte und elastischen Binden

51.2   Kontakt zum Verbrennungszentrum, Verlegungskriterien

Da die Versorgung eines Brandverletzten selten ist und spezieller intensivmedizinischer und chirurgischer Kenntnisse bedarf, hat die Deutsche Gesellschaft für Verbrennungsmedizin folgende Indikationen zur Verlegung in ein Brandverletztenzentrum definiert.

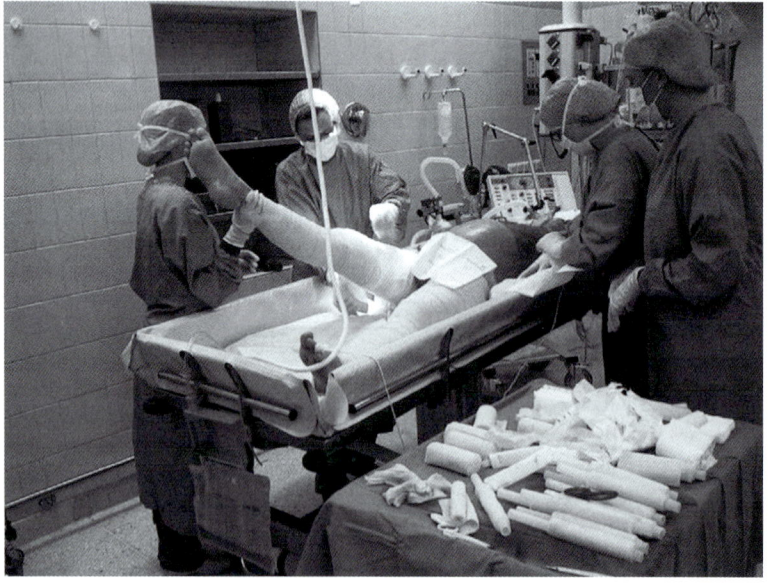

◘ Abb. 51.6 Verbandswechsel eines beatmeten Verbrennungspatienten im Bad. Verbandstisch mit Jelonet, Watte, elastischen Binden und Klammerentferner

Indikationen zur Verlegung in ein Brandverletztenzentrum

- Verbrennungen II° >15% vKOF
- Verbrennungen III° >10% vKOF
- Verbrennungen durch elektrischen Strom
- Verbrennungen mit Inhalationstrauma
- Verbrennungen von Kindern unter 8 Jahren und Erwachsenen über 60 Jahren
- Verbrennungen bei Patienten mit schweren vorbestehenden Erkrankungen
- Verbrennungen mit kritischer Lokalisation bezüglich der plastischen Versorgung wie Gesicht, Hals, Hände, Füße, Axilla, Genitale und über den großen Gelenken

Die Verlegung muss nicht zeitkritisch durchgeführt werden. Eine frühzeitige Verlegung ist zwar sinnvoll, sie kann aber auch innerhalb der ersten 24 h nach dem Unfall erfolgen.

Der Kontakt zum Verbrennungszentrum sollte allerdings so früh wie möglich erfolgen, um eine baldige Übernahme zu bahnen und ggf. telefonische Therapievorschläge einzuholen.

Praxistipp

Zentraler Bettennachweis für Verbrennungsbetten (Feuerwehr Hamburg)
- Tel. 040-2882-3998 oder -3999
- Fax 040-42851-4268
- E-Mail: leitstelle@feuerwehr.hamburg.de

51.3 Intensivtherapie: die ersten 24 h

Da nahezu jeder intensivstationspflichtige Verbrennungspatient nach den aktuellen Verlegungskriterien der Deutschen Gesellschaft für Verbrennungsmedizin in ein Verbrennungszentrum verlegt werden sollte, werden hier Empfehlungen für die ersten 24 h der Intensivtherapie gegeben, die in der Zeit bis zur Verlegung relevant werden können.

51.3.1 Pathophysiologische Grundlagen der Verbrennungskrankheit

Die Verbrennungskrankheit wird in 3 Phasen eingeteilt:
- Schockphase (24–72 h),
- Phase der Ödemrückresorption (3. Tag bis 3 Wochen),
- Phase der Inflammation/Sepsis (ab dem 7. Tag).

Schockphase In den ersten 12 h nach dem Trauma entwickelt sich ein ausgeprägter Volumenmangel durch massive Flüssigkeitsverluste nach außen (Verdunstung und Wundsekret) und ins Interstitium (Verbrennungsödem). Ursache ist eine mediatorvermittelte Erhöhung der Gefäßpermeabilität, die ab einer vKOF von über 20% auch in nicht verbrannten Arealen zu beobachten ist. Daraus resultiert ein Verlust von Proteinen in den Extravasalraum, dem gleichzeitig ein osmotisch bedingter Abstrom von Wasser folgt. Die dadurch entstehenden generalisierten Ödeme betreffen nicht nur die Haut, sondern ebenfalls innere Organe mit der daraus resultierenden Organdysfunktion. Dies ist die Ursache für einen eingeschränkten pulmonalen Gasaustausch, für Darmwandödeme mit der Gefahr eines abdominellen Kompartmentsyndroms und für Kompartmentsyndrome auch in nicht betroffenen Körperpartien. Das Ödem ist bereits ab der 2.–3. h nach Trauma erkennbar, sodass eine umgehende Atemwegssicherung erforderlich ist, und zeigt seinen Höhepunkt ca. 12–24 h nach der Verbrennung.

Phase der Ödemrückresorption Etwa 48–72 h nach Verbrennung beginnt die Rückresorption durch einen gesteigerten Lymphabfluss. Nach den ersten 24 h können die physiologische Kapillarschranke wieder aufgebaut und physiologische kolloidosmotische Drücke erreicht werden. Der dadurch bewirkte Wiedereinstrom der Flüssigkeit in die Gefäße kann zu einer akuten Hypervolämie mit Elektrolytentgleisungen führen, sodass es besonders bei kardial vorerkrankten Patienten zu Herzrhythmusstörungen und Lungenödem kommen kann. Die Rückresorptionsphase kann 1–3 Wochen dauern.

Phase der Inflammation Ab der ersten Woche kann sich durch die Suppression der zellulären und humoralen Immunabwehr eine Sepsis entwickeln. Primäre Eintrittspforten sind die großen Wundflächen, aber auch Pneumonien bei Inhalationstrauma und ventilatorassoziierte Pneumonien spielen eine wesentliche Rolle. Dazu kommen katheterassoziierte Infektionen sowie negative Auswirkungen auf den Gesamtorganismus durch häufige Operationen mit großen Blutverlusten und temporärer Hypotension. Das Multiorganversagen im Rahmen einer Sepsis ist heutzutage die führende Todesursache bei Schwerbrandverletzten.

51.3.2 Volumen- und Katecholamintherapie

Bei Verbrennungen von mehr als 15% vKOF muss mit der Entwicklung eines erheblichen Volumenmangels gerechnet werden. Die frühzeitige Volumensubstitution ist für die Prognose ebenso entscheidend wie die Vermeidung einer Überinfusion. Die Volumensubstitution mit Kristalloiden erfolgt nach den bereits genannten Kriterien (▶ Abschn. 51.1.4). Aufgrund hoher Eiweißverluste über die Verbrennungswunde ist nach ca. 12 h häufig eine Substitution von Albumin erforderlich, wobei ein Zielwert >2,5 g/dl angestrebt wird. Eine Therapie mit Noradrenalin sollte nur bei persistierender Kreislaufinstabilität trotz adäquater Volumensubstitution durchgeführt werden. Der unkritische Einsatz von Noradrenalin bei Hypovolämie kann durch eine übermäßige Vasokonstriktion zu einer ischämiebedingten Zunahme der Verbrennungstiefe und damit zu einer Prognoseverschlechterung führen.

Volumen- und Katecholamintherapie

- Orale Flüssigkeitszufuhr ist bei Verbrennungen <15% vKOF meist ausreichend
- Initiale Volumenbedarfsabschätzung durch Berechnung nach der Parkland-Baxter-Formel (▶ Abschn. 51.1.4)
- Danach individuelle Volumentherapie mit Kristalloiden nach den o. g. Zielparametern (▶ Abschn. 51.1.4)
- Humanalbuminsubstitution, wenn Albumin <2,5 g/dl
- Beginn einer Katecholamintherapie zur Aufrechterhaltung eines mittleren arteriellen Blutdrucks >70 mmHg nur bei persistierender Kreislaufinstabilität trotz ausreichender Flüssigkeitstherapie

---

Als Infusionslösung wird von der Deutschen Gesellschaft für Verbrennungsmedizin Ringerlaktat empfohlen. Dieses ist leicht hypoton und damit für den Ausgleich des Wasserverlusts durch Verdunstung über die Hautoberfläche gut geeignet. Inwieweit die externe Zufuhr von Laktat einen negativen Einfluss auf den Verlauf hat, ist nicht endgültig geklärt. Der Gebrauch

von balancierten kristalloiden Lösungen wird hier zunehmend praktiziert, da sie energetisch günstiger als Laktatlösungen sind. Obwohl kristalloide Flüssigkeiten schneller aus dem Interstitium rückresorbiert werden, ist der Einsatz von Kolloiden wie Albumin, Gelatinelösungen oder Hydroxyäthylstärke wieder zunehmend in der Diskussion. Durch Kolloide kann oft eine raschere Kreislaufstabilisierung erreicht und die Menge der Volumensubstitution verringert werden.

51.3.3 Beatmung

Das Beatmungsregime eines Schwerbrandverletzten unterscheidet sich nicht wesentlich von anderen kritisch Kranken. Es gelten die allgemeinen Empfehlungen zur lungenprotektiven Beatmung mittels kleiner Tidalvolumina (6 ml/kg). Eine druckunterstützte Spontanatmungsform (CPAP/ASB) ist auch hier so schnell wie möglich anzustreben.

Ein wesentlicher Unterschied im Beatmungsregime bei **Patienten mit schwerem Inhalationstrauma** und relevanten COHb-Werten ist die Beatmung mit einer inspiratorischen O_2-Konzentration von 100%, unabhängig vom paO_2. Die Begründung liegt hier in der 300-mal höheren Affinität von Kohlenmonoxid zu Hämoglobin. Durch die hohe FiO_2 kann die Halbwertszeit des COHb deutlich reduziert werden. Erhöhte Gewebespiegel von Kohlenmonoxid liegen auch noch mehrere Stunden nach Normalisierung der COHb-Konzentration im Blut vor und werden für das Auftreten neurologischer Spätkomplikationen verantwortlich gemacht.

> Daher sollte die Beatmung mit einer FiO_2 von 1,0 bei einem initialen COHb >5% für 24 h durchgeführt werden, auch wenn die COHb-Werte bereits in den Normbereich gesunken sind.

Nicht vergessen: Die pulsoxymetrisch gemessene O_2-Sättigung (psO_2) zeigt bei einer CO-Vergiftung falsch hohe Werte an, da das COHb als O_2-beladenes Hb gemessen wird. Der pulmonale Gasaustausch kann daher qualitativ nur durch regelmäßige Blutgasanalysen bewertet werden.

Eine Sekretolyse, die z. B. durch N-Acetylcystein-Gabe und regelmäßiges bronchiales Absaugen unterstützt wird, ist anzustreben.

51.3.4 Analgesie und Sedierung

Insbesondere zweitgradige Verbrennungen sind extrem schmerzhaft. Die Analgesie bei wachen, nicht beatmeten Verbrennungspatienten wird in der Regel mit einer kontinuierlichen Opioidtherapie in Kombination mit Paracetamol und/oder Metamizol durchgeführt.

❯ **Der Opioidbedarf liegt deutlich höher als bei Nichtverbrennungspatienten.**

Dosierungen von bspw. 40–100 µg Sufentanil pro Stunde sind bei großflächig Verbrannten regelhaft erforderlich. NSAID sollten wegen der Beeinträchtigung der Thrombozytenfunktion bis zum Abschluss der operativen Versorgung nur zurückhaltend gegeben werden.

Die Überlegenheit einer bestimmten Pharmakakombination zur Analgosedierung beatmeter Verbrennungspatienten konnte bisher nicht gezeigt werden. Aufgrund verbrennungsspezifischer Besonderheiten können wir über gute Erfahrungen mit der Kombination von Propofol (2–4 mg/kg/h) mit Esketamin (1,5–3 mg/kg/h) berichten. Diese Kombination weist gegenüber einer opioidbasierten Analgosedierung unseres Erachtens folgende Vorteile auf:
- gute Kreislaufstabilität, insbesondere beim Verbrennungsschock,
- gute Bronchospasmolyse, v. a. beim Inhalationstrauma,
- keine Funktionsbeeinträchtigung des Magen-Darm-Trakts,
- sehr gute analgetische Wirksamkeit beim Verbrennungsschmerz.

Auch bei Brandverletzten ist eine flache Sedierung anzustreben (Zielwert -1 auf der »Richmond agitation sedation scale«). Hiervon ausgenommen sind Patienten mit starken Gesichtsödemen, bei denen eine akzidentelle Extubation vital bedrohlich wäre; diese werden tiefer sediert.

Analgosedierung für Brandverletzte
- Eine kontinuierliche Schmerztherapie ist unabdingbar
- Ein sehr hoher Analgetikabedarf ist »normal«
- Sedierung für beatmete Patienten z. B. mit Propofol 2–4 mg/kg/h und Esketamin 1,5–3 mg/kg/h
- Flache Analgosedierung anstreben. Eine tiefe Analgosedierung wird bei Patienten bevor-

▼

---

zugt, bei denen eine versehentliche Selbstextubation vital bedrohlich wäre, z. B. bei ausgeprägtem Gesichtsödem. In diesen Fällen ist auch eine Armfixierung der Patienten erlaubt
- Schmerztherapie für spontan atmende Patienten auf der Intensivstation z. B. mit Sufentanil 40–100 µg/h oder Piritramidboli von 3,75–7,5 mg bis zur ausreichenden Analgesie, zusätzlich 4×1 g Metamizol tgl. als Kurzinfusion. Additiv Esketamin 10–20 mg/h i.v. erwägen

---

51.3.5 Ernährung

Verbrennungspatienten entwickeln einen ausgeprägten Hypermetabolismus. Dieser wird durch hormonelle Veränderungen mit Verstellung des Körpertemperatursollwerts auf ca. 38,5°C und durch einen erheblichen Verlust von Stickstoff und Proteinen über die großen Wundflächen verursacht. Die Therapie beinhaltet einerseits die Substitution des erhöhten Kalorienbedarfs, andererseits die Reduktion des Hypermetabolismus durch eine adäquate Raumklimatisierung und durch eine Stressminimierung durch gute Anxiolyse und Analgesie.

❯ **Der tägliche Energiebedarf eines Schwerstbrandverletzten liegt bei ca. 40 kcal/kg. Die enterale Ernährung sollte sofort (spätestens innerhalb der ersten 6 h) nach dem Verbrennungstrauma begonnen werden.**

Empfohlen wird eine Immunonutrition mit Glutaminzusatz, es können aber auch gängige Standarddiäten verwendet werden.

❯ **Der Blutzucker sollte auf Werte unter 150 mg/dl eingestellt werden.**

Fallbeispiel Teil 2

Der Patient wird in ein bereits auf 36°C vorgeheiztes Intensivstationszimmer aufgenommen. Hier wird der Patient komplett entkleidet, anschließend wird der Aufnahmebefund mittels Fotografie exakt dokumentiert, wobei eine vKOF von etwa 43% ermittelt wird. Das Körpergewicht des Patienten beträgt 75 kg. Es werden Abstriche der Wundareale entnommen, und der Patient erhält eine Tetanusauffrischungsimpfung. Da der Thorax zu 2/3 der Zirkumferenz durch drittgradige Verbrennungen mitbetroffen, der Beatmungsspitzendruck auf mitt-

▼

lerweile 40 mbar angestiegen und außerdem der rechte Radialispuls nicht mehr tastbar ist, wird sofort der chirurgische Kollege zur Escharotomie von Thorax und rechtem Unterarm gerufen.

Anschließend wird der Patient bronchoskopiert: Hier zeigt sich eine Hypersalivation mit rußigem Schleim in allen Lungenabschnitten, ein thermischer Schaden der Schleimhaut besteht nicht. Bei einem COHb von 15% wird der Patient mit einer FiO$_2$ von 100% beatmet. Der Patient erhält bereits bei der Aufnahme einen ZVK und einen PiCCO-Katheter in die Femoralgefäße, außerdem einen Urinkatheter mit Temperaturmessung und eine Magensonde.

Nachdem die Verbände angelegt sind, erfolgt die Kontaktaufnahme mit dem nächsten Verbrennungszentrum. Der Patient wird mittels Warmluftdecke gewärmt. Der Intensivarzt hat als initiale Infusionsmenge 800 ml/h Ringerlaktat errechnet. Bei einer Stundendiurese von 80 ml und einem mittleren arteriellen Blutdruck von 85 mmHg wird die Einfuhr nach 4 h auf 700 ml/h reduziert. Unter einer Analgosedierung mit 150 mg/h Esketamin und 150 mg/h Propofol atmet der intubierte Patient im CPAP-ASB-Spontanatemmodus mit einem PEEP von 5 mbar und einer Druckunterstützung von 12 mbar. Aufgrund der CO-Intoxikation wird die FiO$_2$ trotz eines paO$_2$ von 470 mmHg bis zur Verlegung in das Verbrennungszentrum bei 1,0 belassen. Nach der Erstversorgung wird sofort mit der enteralen Ernährung begonnen, initial mit 50 ml/h Sondenkost.

Am nächsten Morgen wird der intubierte und beatmete Patient als Intensivtransport kreislaufstabil, mit einem COHb von noch 2%, einer ausreichenden Diurese und einer Körpertemperatur von 37,0°C mit allen dokumentierten Befunden in das nächste Verbrennungszentrum verlegt.

Literatur

Baron DM, Metnitz PGH (2009) Metabolische Veränderungen bei Brandverletzten – Pathophysiologie und Therapie. Anaesthesiol Intensivmed Notfallmed Schmerzther 44: 494–499

Chen Z, Wang S, Yu B (2007) A comparison study between early enteral nutrition and parenteral nutrition in severe burn patients. Burns 33: 708–712

Demling RH (2008) Burns: What are the pharmacological treatment options? Expert Opin Pharmacother 9: 1895–1908

Giessler G, Mayer T, Trupkovic T (2009) Das Verbrennungstrauma. Teil 2: Anästhesiologisches, chirurgisches und intensivmedizinisches Management. Anaesthesist 58: 474–484

Klein MB, Hayden D, Elson C (2007) The association between fluid administration and outcome following major burn. Ann Surg 245: 622–628

Latenser BA (2009). Critical care of the burn patient: The first 48 hours. Crit Care Med 37: 2819–2826

Maybauer MO, Rehberg S, Traber DL, Herndon DN, Maybauer DM (2009) Pathophysiologie des akuten Lungenversagens bei Schwerbrandverletzten mit Inhalationstrauma. Anaesthesist 58: 805–812

Spanholtz TA, Theodorou P, Amini P, Spilker G (2009) Versorgung von Schwerstverbrannten – Akuttherapie und Nachsorge. Dtsch Ärztebl 106: 607–613

Trupkovic T, Giessler G (2008) Das Verbrennungstrauma. Teil 1: Pathophysiologie, präklinische Versorgung und Schockraummanagement. Anaesthesist; 57: 898–907

Trupkovic T, Gille J, Fischer H, Kleinschmidt S (2012) Antimikrobielle Therapie bei Patienten nach Verbrennungstrauma. Anaesthesist 61: 249–258

Internetlinks

www.awmf.org/leitlinien/detail/ll/044-001.html: Hier findet man die Leitlinie »Thermische und chemische Verletzungen« der Deutschen Gesellschaft für Verbrennungsmedizin

www.e-gms.de/dynamic/en/journals/gpras/index.htm: Homepage des frei zugänglichen Online-Journals »GMS German Plastic, Reconstructive and Aesthetic Surgery – Burn and Hand Surgery« der Deutschen Gesellschaft für Verbrennungsmedizin und der Deutschen Gesellschaft der Plastischen Chirurgen

www.verbrennungsmedizin.de: Internetauftritt der Deutschen Gesellschaft für Verbrennungsmedizin. Unter der Rubrik »Leitlinien und Denkschriften« findet man verschiedene Leitlinien und Empfehlungen rund um die Verbrennungsmedizin

Ertrinken, Tauchunfall, Unterkühlung

Stefan Schröder, Claus-Martin Muth

Fallbeispiel Teil 1

Ein 62-jähriger Wattwanderer wird von der Mannschaft eines Seenotkreuzers aufgenommen und im Hafen an den Notarzt übergeben. Er sei aus unklarer Ursache kurzzeitig bewusstlos gewesen und mit dem Kopf unter Wasser gelangt. Die körperliche Untersuchung ergibt bis auf eine Lippenzyanose und auskultatorisch Rasselgeräusche über der Lunge keine weiteren pathologischen Befunde. An Vorerkrankungen ist eine dilatative Kardiomyopathie bekannt, weswegen der Patient sich auch in regelmäßiger ärztlicher Betreuung befindet. Er gibt bis auf einem Hustenreiz und etwas Luftnot keine weiteren Beschwerden an. Trotz 12 l/min O_2-Applikation über eine Gesichtsmaske und intravenöser Gabe von 20 mg Furosemid steigt die pulsoxymetrisch gemessene O_2-Sättigung nicht über 80%. Der Patient beklagt zunehmende Luftnot und Hustenreiz. Der Patient wird intubiert und beatmet und auf die Intensivstation eines nahe gelegenen Schwerpunktkrankenhauses gebracht; während des NAW-Transports lässt sich tracheal reichlich weiß-schaumiges Sekret absaugen.

Patienten, die nach Unfällen am und im Wasser auf der Intensivstation behandelt werden müssen, sind eher selten. Allerdings nimmt in Deutschland seit Beginn der 1990er Jahre die Zahl der Unfälle am und im Wasser zu, da es durch die Schließung öffentlicher Schwimmbäder zu einer Verlagerung der Freizeitaktivitäten vom bewachten Schwimmbad zu unbewachten Seen und Flüssen kommt. Gleichzeitig wächst in Deutschland die Zahl der Nichtschwimmer, wobei hier Bäderschließungen, der Ausfall des Schwimmunterrichts in den Schulen und/oder ein Migrationshintergrund die wesentliche Rolle spielen. Daher ist künftig mit steigenden Unfallzahlen zu rechnen. Intensivmedizinisch am bedeutendsten ist das Ertrinken, das im Folgenden entsprechend ausführlich dargestellt werden soll. Daneben spielen aber auch der Tauchunfall und eine begleitende Hypothermie eine besondere Rolle.

52.1 Ertrinken

Die Begriffe Ertrinken und Beinahe-Ertrinken wurden sehr häufig synonym gebraucht. In der traditionellen Nomenklatur handelte es sich beim Ertrinken um einen abgeschlossenen Vorgang, nämlich den Tod durch Ersticken nach Eintauchen in Flüssigkeit. Dieses Ereignis wird beim Beinahe-Ertrinken zumindest initial überlebt. In jüngster Zeit gibt es jedoch Bestrebungen, diese klassische Differenzierung aufzugeben und nur noch vom Ertrinken zu sprechen, wobei dies gemäß des »International Liaison Committee on Resuscitation« (ILCOR) als »Prozess der primären Atmungsstörung durch Ein-/Untertauchen in Flüssigkeit« definiert wird.

Viele Ertrinkungsunfälle geschehen im Süßwasser, u. a. in Swimmingpools oder künstlich angelegten Teichen, wo unbeaufsichtigte Kleinkinder durch einen Sturz in das Wasser gefährdet sind. Heranwachsende Jugendliche verunfallen im Wasser häufig im Zusammenhang mit einer erhöhten Risikobereitschaft, manchmal auch unter Alkoholeinfluss.

> ❯ **Bei Ertrinkungsunfällen im seichten Wasser muss immer an Verletzungen der Halswirbelsäule gedacht werden.**

Etwa 85–90% aller Verunfallten aspirieren Flüssigkeit in die Lunge, dies wird als »**nasses Ertrinken**« bezeichnet. Die restlichen 10–15% entwickeln im Rahmen des Ertrinkungsvorgangs einen persistierenden Laryngospasmus, der ein Eindringen von Flüssigkeit in die Lunge bis zum Tod verhindert (»**trockenes Ertrinken**«).

Traditionell wurde in der Literatur das Süßwasserertrinken vom Salzwasserertrinken unterschieden. Neuere Untersuchen zeigen bei den tatsächlich aspirierten Flüssigkeitsmengen zwar passagere Unterschiede der Elektrolytkonzentrationen und des Blutvolumens, die aber ohne therapeutische Konsequenz und ohne klinische Relevanz sind. Patienten, die nach einem Ertrinkungsunfall in ein Krankenhaus aufgenommen wurden, hatten unabhängig davon, ob sie Süß- oder Salzwasser aspiriert hatten, weitgehend unauffällige Elektrolyt- sowie Hämoglobin- und Hämatokritwerte.

Viel wichtiger sind aber die morphologischen und funktionellen Veränderungen in der Lunge nach Aspiration: Das Eindringen von Flüssigkeit hat einen Verlust von Gasaustauschfläche zur Folge, gleichzeitig kann sich auch ein Lungenödem ausbilden. Mögliche Ursachen eines Lungenödems sind

- Auswaschen des Surfactants,
- eine vorübergehende Hypervolämie der pulmonalen Strombahn und
- möglicherweise auch ein pulmonales Entzündungsgeschehen.

Die Folgen sind Hypoxämie, Hyperkapnie und eine kombinierte respiratorisch-metabolische Azidose. Ausmaß und Dauer der Hypoxämie und dadurch bedingte Störungen des Säure-Basen-Haushalts bestimmen sekundäre Organschäden von Gehirn, Herz, Niere und Leber.

> ❯ **Wird der Ertrinkungsvorgang überlebt, bestimmen v. a. zwei Faktoren die Prognose des Patienten:**
>   1. **pulmonale Komplikationen, die durch die Flüssigkeit in der Lunge entstehen,**
>   2. **das Ausmaß der ZNS-Schädigung durch die Hypoxie.**

Das Hauptziel jeder Intensivtherapie beim Ertrinkenen ist die rasche Beseitigung der Hypoxämie. Der Schweregrad des Ertrinkungsunfalls lässt sich bereits am Unfallort anhand der Bewusstseinslage des Patienten und an den klinischen Zeichen des Lungenversagens abschätzen.

Wache Patienten ohne Zeichen der Ateminsuffizienz erhalten Sauerstoff über Maske oder Nasensonde und sollten für 12–24 h überwacht werden. Diese Maßnahmen verhindern, dass verzögert auftretende pulmonale Komplikationen mit Gasaustauschstörungen bis zum schweren Lungenversagen (»sekundäres Ertrinken«) oder eine Aspirationspneumonie übersehen werden.

Patienten mit Bewusstseinstrübung, Bewusstlosigkeit oder deutlichen Zeichen des Lungenversagens wie Dyspnoe, Tachypnoe, Zyanose, Einsatz der Atemhilfsmuskulatur oder Lungenödem sollten bereits am Unfallort intubiert und mit 100% Sauerstoff beatmet werden. Die Art der Atemunterstützung oder künstlichen Beatmung richtet sich nach der Schwere der Störung der Lungenmechanik und des Gasaustausches.

Beatmungstherapie

- Druckkontrollierter Beatmungsmodus, z. B. BIPAP
- FiO_2 initial 100%, dann im Verlauf so reduzieren, dass immer eine O_2-Sättigung über 90% erreicht wird
- PEEP initial etwa 10 mbar, dabei Kreislaufsituation beachten
- Atemzugvolumen etwa 6–7 ml/kg Körpergewicht
- Der Spitzendruck sollte 30 mbar nicht überschreiten
- Spontanatmung sollte zugelassen werden, z. B. als BIPAP-ASB
- Evtl. Rekrutierungsmanöver durchführen (▶ Kap. 14)

Patienten mit Hirndruck werden initial besser tief analgosediert und kontrolliert beatmet; hier steht primär die Hirndrucktherapie im Vordergrund.

Der durch den PEEP erhöhte intrathorakale Druck führt zu einer Reduktion des venösen Rückflusses zum Herzen und damit zu einer Abnahme des Herzminutenvolumens mit einem möglicherweise ausgeprägten Blutdruckabfall.

Ertrunkene verschlucken während des Unfalls häufig Wasser. Bei Bewusstseinstrübung ist daher die Gefahr von Erbrechen und Aspiration erhöht. Deshalb sollten Maskenbeatmung und Intubation bei erhöhtem Oberkörper durchgeführt werden. Nach der Intubation wird der Magen mit einer Magensonde entlastet; dies kann im Einzelfall auch die Beatmung erheblich erleichtern! Auskultatorisch tritt nach Flüssigkeitsaspiration häufiger ein Bronchospasmus auf. Dieser ist in der Regel nicht behandlungsbedürftig und bessert sich mit der Zeit. Führt der Bronchospasmus allerdings zu deutlichen Schwierigkeiten bei der Beatmung, dann können z. B. β_2-Mimetika gegeben werden, z. B. über die Verneblungseinrichtung am Beatmungsgerät.

Bei beatmeten Patienten nach Ertrinken wird immer eine arterielle Kanüle gelegt; diese dient der invasiven Blutdruckmessung und intermittierenden Blutgasanalysen. Bei schwerer Lungendysfunktion und Kreislaufinstabilität kann frühzeitig ein erweitertes hämodynamisches Monitoring, z. B. mittels PiCCO, sinnvoll sein, um die Flüssigkeits- und Kreislauftherapie zu steuern.

Als obsolet gelten die prophylaktische Gabe von Antibiotika und Steroiden sowie Versuche, Flüssigkeit aus der Lunge zu drainieren. Ansonsten erfolgt eine symptomatische Therapie. Regelmäßiges bakteriologisches Monitoring ermöglicht eine rechtzeitige und gezielte Therapie von Infektionskomplikationen. Die neurologische Prognose der Patienten wird durch Dauer und Ausmaß der zerebralen Hypoxie bestimmt, wobei zuverlässige klinisch prognostische Kriterien fehlen. Zum Vorgehen bei hypoxischer Enzephalopathie ▶ Kap. 43.

> ❯ **Eine nochmalige CT-Untersuchung des Gehirns nach 48–72 h kann wegweisend sein, da ein diffuses hypoxisches Hirnödem häufig erst verzögert erkennbar wird.**

Die frühzeitige Implantation einer Hirndrucksonde zur kontinuierlichen Hirndruckmessung, Barbituratkoma (▶ Kap. 42), konsequente Hyperventilation oder milde Hypothermie bei erhöhtem Hirndruck haben in mehreren Studien bei Ertrunkenen zu keiner Verbesserung der neurologischen Prognose geführt und können daher als Routinemaßnahmen nicht empfohlen werden. In der nachfolgenden ▶ Übersicht sind die intensivmedizinischen Maßnahmen nach Ertrinken zusammengefasst.

Intensivmaßnahmen bei Patienten nach Ertrinken

- O_2-Gabe per Maske oder O_2-Brille; die psO_2 soll über 90% liegen
- Falls dies unzureichend ist, frühzeitig Intubation und Beatmung
- BIPAP, etwa 10 mbar PEEP, Atemzugvolumen etwa 6–7 ml/kg
- Bei Hypothermie → Wiedererwärmung
- Volumengabe bei Hypovolämie
- Schleifendiuretikum (z. B. Furosemid) bei Hypervolämie und/oder radiologisch nachgewiesenem Lungenödem
- Arterielle Kanüle zur invasiven Druckmessung und für intermittierende Blutgasanalysen
- ZVK und PiCCO bei erheblicher Kreislaufinstabilität
- Antibiotikatherapie bei Aspirationspneumonie mit Keimnachweis nach mikrobiologischem Befund

52.2 Tauchunfall

Ein Tauchunfall wird durch einen Abfall des Umgebungsdrucks nach Unterwassertauchgängen mit einem Tauchgerät hervorgerufen und ist durch die Bildung freier Gasblasen in Blut und Geweben gekennzeichnet. Aus dieser Blasenbildung kann eine sog. Dekompressionserkrankung entstehen. Sie wird englisch synonym als »decompression illness«, »decompression incident« oder »decompression injury« bezeichnet, die international übliche Abkürzung hierfür ist »DCI«. Abhängig vom Entstehungsmechanismus wird die DCI weiter untergliedert in:
- Dekompressionskrankheit (»decompression sickness«, DCS) und
- arterielle Gasembolie (»arterial gas embolism«, AGE).

> **Klinisch sind eine schwere Dekompressionskrankheit mit neurologischer Symptomatik und eine arterielle Gasembolie oft nicht zu unterscheiden.**

Die Symptomatik des Tauchunfalls hängt ganz wesentlich von der Verteilung der Gasblasen und dem jeweils betroffenen Gewebe ab. Sie kann dabei ausgesprochen mild sein mit nur sehr diskreten Beschwerden, aber auch mit neurologischen Ausfällen einhergehen bis hin zur Para- oder Hemiplegie. Die **Dekompressionskrankheit** (DCS), die vornehmlich auf Blasenbildung

im Gewebe und im venösen System zurückzuführen ist, kann in eine milde (DCS Typ 1) und eine schwere (DCS Typ 2) Verlaufsform untergliedert werden:
- Die milde Form ist durch Hauterscheinungen mit fleckig-marmorierten Arealen, Pruritus (»Taucherflöhe«) und muskuloskelettale Schmerzen gekennzeichnet; neurologische Symptome fehlen.
- Die schwere Verlaufsform umfasst hingegen zusätzlich eine neurologische und/oder pulmonale Symptomatik, wobei die neurologische Symptomatik von umschriebenen Parästhesien bis zur Paraplegie reichen kann.

Die pulmonale Symptomatik ist insgesamt selten und resultiert aus einem massiven Befall der Lungenstrombahn mit venösen Gasblasen und ähnelt der venösen Gasembolie anderer Genese.

Die **arterielle Gasembolie** (AGE) ähnelt bei Befall der hirnversorgenden Arterien einem Hirninfarkt und kann wie dieser ebenfalls im Schweregrad unterschiedlich ausgeprägt sein. Zusätzlich kann es zu nur schwer beherrschbaren zerebralen Krampfanfällen kommen. Da einer arteriellen Gasembolie ursächlich meist ein pulmonales Barotrauma zugrunde liegt, kann nebenbefundlich ein Pneumothorax vorliegen, der immer ausgeschlossen bzw. behandelt werden muss.

Von intensivmedizinischer Relevanz sind die Dekompressionskrankheit mit neurologischer und/oder pulmonaler Symptomatik und jede Form einer arteriellen Gasembolie.

Wichtige **Differenzialdiagnosen** sind das Barotrauma des Innenohrs mit einer Ruptur der Rundfenstermembran, ein zerebraler Insult durch Embolie oder Blutung, ein Bandscheibenvorfall sowie Herzinfarkt, Hypoglykämie und Epilepsie (◘ Tab. 52.1). Die Behandlung des schweren Tauchunfalls erfolgt nach empirischen Grundsätzen.

> **Die schnellstmögliche Gabe von Sauerstoff mit höchstmöglicher inspiratorischer Konzentration (also FiO_2 = 1,0) stellt die wichtigste Sofortmaßnahme beim Tauchunfall dar!**

Die inspiratorische O_2-Konzentration muss dabei so hoch wie möglich sein (◘ Abb. 52.1). Angestrebt wird eine FiO_2 von 1,0, sodass eine reine Anreicherung der Atemluft mit Sauerstoff durch Nasensonde oder offene Maske unzureichend ist. Die O_2-Gabe sollte daher über geeignete Geräte erfolgen, mindestens aber über eine dicht sitzende Beatmungsmaske und Beatmungsbeutel mit hohem O_2-Fluss über ein Reservoir (◘ Abb. 52.2). Ziel ist die rasche Gasblasenelimination bei gleichzeitiger Minimierung der durch die Gasblase hervorgerufenen Hypoxie.

◼ Tab. 52.1 Differenzialdiagnosen von Tauchunfällen (▶ Internetlinks: Leitlinie Tauchunfall, www.gtuem.org).

	Klinische Symptome	Differenzialdiagnose
Verdacht auf Tauchunfall: unsichere Symptome	▬ Kopfschmerz ▬ Bewusstseinstrübung ▬ Schwindel	▬ Atemgaskontamination (u. a. CO) ▬ toxische Gaseffekte bei Mischgastauchen ▬ Hyperkapnie bei inadäquater Atmung (»skip breathing«) ▬ Hyperventilation bei psychischem Stress ▬ Hypoglykämie ▬ psychotrope Medikamente
Dekompressionskrankheit Typ I	▬ z. B. Schmerzen linke Schulter	▬ Herzinfarkt
Dekompressionskrankheit Typ II mit Innenohrsymptomen	▬ Hörverlust ▬ Tinnitus ▬ Vertigo **Cave:** die oben genannte klassische Symptomtrias ist oft nur unvollständig vorhanden	▬ Barotrauma des Innenohrs mit Ruptur der Rundfenstermembran
Dekompressionskrankheit Typ II mit neurologischen Symptomen	▬ motorische, sensible oder Hirnnervenausfälle ▬ Querschnittsymptomatik	▬ zerebraler Insult durch Embolie oder Blutung ▬ Bandscheibenvorfall
arterielle Gasembolie	▬ Bewusstlosigkeit ▬ Krampfanfall	▬ Hypoglykämie ▬ Epilepsie

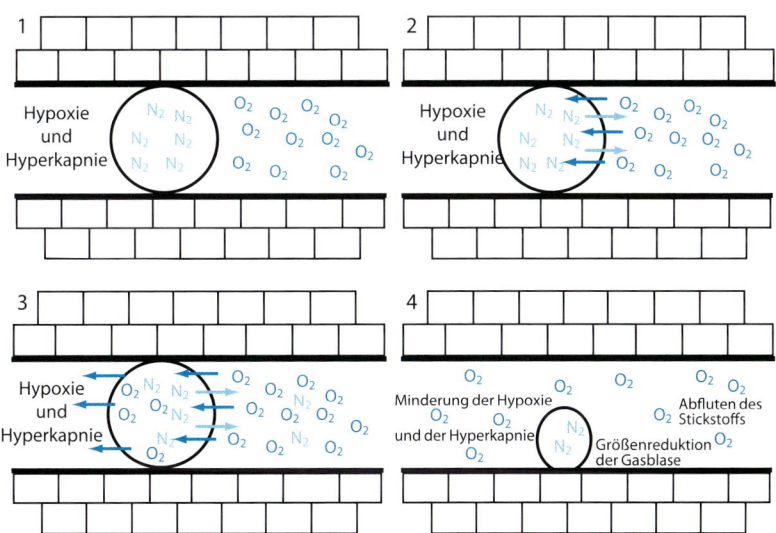

◼ Abb. 52.1 Auswirkung der Sauerstoffgabe auf die Stickstoffblase. Durch hoch dosierte O_2-Zufuhr wird an der Stickstoffblase ein Konzentrationsgradient geschaffen (1), sodass Sauerstoff in die Stickstoffblase diffundiert und gleichzeitig Stickstoff die Blase verlässt (2). Sauerstoff gelangt so zum distal gelegenen hypoxischen Gewebe (3); gleichzeitig wird die Gasblase kleiner und verschwindet schließlich – und das distal der Gasblase gelegene Gewebe wird wieder perfundiert (4) (Aus: Piepho et al. 2007)

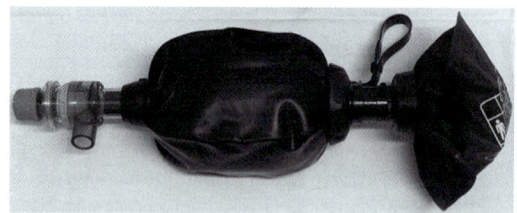

◘ Abb. 52.2 Beatmungsbeutel mit Reservoirbeutel. Bei Beatmungsbeuteln mit Reservoirbeutel wird bei ausreichender Reservoirfüllung und einem O_2-Fluss von 15 l/min eine FiO_2 nahe 1,0 erreicht. Bei diesem Beuteltyp (hier: Ambu Mark III, Ambu (Deutschland) GmbH, Bad Nauheim) sind zudem die flussabhängig erreichbaren FiO_2-Werte auf dem Reservoir angegeben (Aus: Piepho et al. 2007)

Ein Patient mit DCS ist auch bei schwerem Verlauf nahezu immer kreislaufstabil und bewusstseinsklar, sodass eine Spontanatmung bei hohem O_2-Fluss über eine dichtsitzende Maske möglich und in der Regel ausreichend ist. Hingegen muss bei einer arteriellen Gasembolie je nach Verlauf mit Kreislaufreaktionen und eingeschränktem Bewusstsein bis hin zur Bewusstlosigkeit gerechnet werden. In diesen Fällen und auch bei Auftreten von zerebralen Krampfanfällen ist eine Intubation erforderlich; die Beatmung wird ebenfalls mit einer FiO_2 von 1,0 durchgeführt.

> **Nach einem Tauchgang hat jeder Taucher ein Volumendefizit. Daher ist die Flüssigkeitsgabe sehr wichtig bei der Akutbehandlung des schweren Tauchunfalls.**

Dieses Flüssigkeitsdefizit ist ungünstig, da nicht nur die Rheologie des Bluts verändert, sondern auch die Gasblaseneliminaton vermindert ist. Der empfohlene Flüssigkeitsersatz beträgt 0,5–1 l/h glukosefreie Vollelektrolytlösung oder ggf. kolloidale Lösung in Abhängigkeit von der klinischen Situation. Bei schweren Verläufen kann es zudem zu einer Rhabdomyolyse kommen, sodass in diesen Fällen eine forcierte Diurese anzustreben ist. Die weitere Behandlung erfolgt grundsätzlich nach intensivmedizinischen Standards. Für die Behandlung von Tauchunfällen ist bisher kein Medikament als spezifisch sicher wirksam belegt.

> **Die hyperbare Sauerstofftherapie (HBO, hyperbare Oxygenation) ist die einzige sinnvolle weiterführende Therapiemaßnahme, weil es dadurch zu einer Auflösung der Gasblasen kommt.**

Daher sollten alle Patienten mit einer klinisch relevanten Dekompressionserkrankung schnellstmöglich einer Rekompressionsbehandlung mit hyperbarem Sau-

erstoff zugeführt werden. Als klinisch relevant gilt eine Dekompressionserkrankung dann, wenn unter einer normobaren O_2-Atmung die Symptomatik nicht innerhalb von 30 min komplett rückläufig ist. Insbesondere bei einer schweren Dekompressionserkrankung mit neurologischer Symptomatik und einer arteriellen Gasembolie ist nach der initialen Stabilisierung schnellstmöglich eine hyperbare O_2-Therapie in einem geeigneten Druckkammertherapiezentrum anzustreben. Eine regelmäßig aktualisierte Übersicht über die zur Verfügung stehenden Druckkammerzentren in Deutschland, Österreich und der Schweiz ist auf der Homepage der Gesellschaft für Tauch- und Überdruckmedizin GTÜM (www.gtuem.org/33/Druckkammern.html) einsehbar.

> **Praxistipp**
>
> Notfallinformationen bei Tauchunfall:
> - Telefonische Notfallberatung durch das Schifffahrtmedizinische Institut der Marine: +49 (0)431-54 09 14 41
> - Liste der verfügbaren Druckkammern: www.gtuem.org/33/Druckkammern.html
> - Leitlinie Tauchunfall: www.awmf.org/leitlinien/detail/ll/072-001.html

52.3 Unterkühlung

Ertrinkungsunfälle sind nahezu regelhaft mit einer Hypothermie assoziiert; eine Unterkühlung kann aber auch bei Tauchunfällen, Lawinenunfällen, langer Liegedauer in kalter Umgebung aus unterschiedlichsten Ursachen (Alkohol, Hypoglykämie, Epilepsie, Sturz) und bei Polytraumen auftreten.

Die klinische Symptomatik der akzidentellen Hypothermie ist Ausdruck der temperaturbestimmten Reduktion der Organfunktionen. Die Abnahme der Atem- und Herztätigkeit verläuft in der Regel bedarfsadaptiert. Für die intensivmedizinische Praxis ist es wenig zweckmäßig, bestimmte klinische Symptome gemäß der klassischen Stadieneinteilung (◘ Tab. 52.2) einem bestimmten Kerntemperaturintervall zuordnen zu wollen, weil die individuellen Unterschiede und Streubreiten der Temperaturzuordnung zu groß sind. Dringliche therapeutische Konsequenzen ergeben sich bei Bewusstseinstrübung oder einer Beeinträchtigung der Vitalfunktionen.

Während es präklinisch in den meisten Fällen nicht möglich ist, die exakte Körperkerntemperatur zu bestimmen, sollte nach stationärer Aufnahme eine möglichst genaue Bestimmung der Körperkerntempe-

Tab. 52.2 Stadien der Hypothermie nach Körperkerntemperatur (Mod. nach Hohlrieder et al., 2007)				
Stadium	Körperkern-temperatur [°C]	Atmung	Kreislauf	Neurologie
mild	35–32	Tachypnoe	Vasokonstriktion Tachykardie, Hypertonie	> 34°C Unruhe <34°C Apathie, Konfusion, Ataxie, Dysarthrie
moderat	32–28	Bradypnoe	Bradykardie, Arrhythmien	Bewusstseinsträbung, Mydriasis, Hypo-reflexie, Verlust der Schutzreflexe
schwer	<28	Bradypnoe, ab <24°C Apnoe	<28°C: Kammerflimmern <20°C: Asystolie	Koma, nichtreagible Pupillen, Areflexie <26°C: Nulllinien-EEG

ratur erfolgen, um das Ausmaß der Unterkühlung abzuschätzen und die Wiedererwärmung zu kontrollieren. Hierfür ist es zunächst zwingend erforderlich, dass die verwendeten Thermometer auch zur Messung tiefer Temperaturen geeignet sind, was bei konventionellen Thermometern oftmals nicht der Fall ist. Bewährt haben sich Thermometer mit Thermistorsensoren und entsprechendem Messbereich, wobei allerdings über den idealen Messort Uneinigkeit herrscht.

Folgende Messmethoden sind möglich:

- Blasenkatheter mit integriertem Thermistor: in der Handhabung einfach, in der Regel verlässliche Messungen,
- tief rektale Messung: sie reflektiert die Kerntemperatur zwar gut, ist aber bei unkooperativen Patienten schlecht praktikabel,
- ösophageale Temperatursonde: genau, wenn im unteren Ösophagusdrittel platziert. Patient muss analgosediert oder bewusstlos sein, Gefahr kardialer Arrhythmien,
- Tympanonthermometer: in den meisten Fällen ungeeignet, ergeben bei Kreislaufstillstand, v. a. aber bei Verlegung des Gehörgangs durch Wasser oder Schnee, falsch-niedrige Werte.
- Messung der Bluttemperatur, z. B. mittels PiCCO-Katheter.

Allerdings können durch den Aufwärmvorgang selbst Temperaturdifferenzen zwischen Messort und Körperkern hervorgerufen werden, die dann die Messgenauigkeit beinträchtigen.

Bei der präklinischen Versorgung hypothermer Patienten sind folgende Grundsätze zu beachten:

Erstmaßnahmen bei Unterkühlung

- Immobilisation bzw. Rettung unter Vermeidung unnötiger Bewegungen: Eine Vermischung von kaltem Körperschalenblut mit dem noch wärmeren Körperkernblut muss unbedingt vermieden werden! Ansonsten besteht die Gefahr einer weiteren Auskühlung und von malignen Herzrhythmusstörungen mit Herz-Kreislauf-Stillstand (»Bergungstod«)
- Isolation zum Schutz vor weiterer Auskühlung
- Sicherstellung der Oxygenierung
- Rasche Wiedererwärmung

Auf der Intensivstation werden hypotherme Patienten immer mittels EKG, Pulsoxymetrie und kontinuierlicher Temperaturmessung überwacht; in der Regel wird eine arterielle Kanüle zur invasiven Druckmessung und für wiederholte Blutgasanalysen gelegt. Bei ausgeprägter Hypothermie ist immer auch eine ZVK-Anlage sinnvoll, allerdings müssen kardiale Arrhythmien durch den Seldinger-Draht unbedingt vermieden werden. Folgende Verfahren können zur Wiedererwärmung angewandt werden:

- Bei Patienten mit erhaltener Kreislauffunktion:
  - warme Infusionen oder Getränke: weniger effektiv, nur supportive Maßnahme,
  - Warmluftzufuhr: einfach und effektiv, allerdings wird nur die Körperoberfläche gewärmt,
  - Magen- und Blasenspülung mit 40–45°C warmen Infusionen: relativ einfach und effektiv, wärmt den Körperkern,
  - laparoskopische Peritoneallavage mit 40–45°C warmen Infusionen: aufwändig, aber effektiv,

- Hämodialyse- oder Hämofiltrationsverfahren: aufwändig, aber sehr effektiv,
- extrakorporale Membranoxygenierung (ECMO): selten vorhanden, aber sehr effektiv,
- bei Patienten ohne Kreislauffunktion:
  - Anschluss an die Herz-Lungen-Maschine (HLM): selten vorhanden, aber sehr effektiv.

Bei schwerer Hypothermie gilt eine Bradykardie mit reduziertem Herzzeitvolumen bei eingeschränkter myokardialer Kontraktilität als physiologische Reaktion. Bei höhergradiger Hypothermie kann es spontan zum Kammerflimmern bzw. bei sehr tiefen Körperkerntemperaturen auch zur Asystolie kommen. Bei Asystolie oder Kammerflimmern muss sofort mit der Reanimation begonnen werden, es sei denn, dass offensichtlich tödliche Verletzungen vorliegen oder der Körper durchgefroren ist. Den negativen Auswirkungen der Hypothermie einerseits steht ein zerebroprotektiver Effekt andererseits gegenüber. Dies gilt besonders dann, wenn die Körpertemperatur vor dem Kreislaufstillstand schnell und sehr tief abgesunken ist, z. B. beim Sturz in ein Gewässer im Winter.

Diverse Fallbeispiele zeigen, dass hypotherme Patienten auch nach langem Kreislaufstillstand (teilweise >30 min) unter Wiedererwärmung erfolgreich und ohne neurologische Defizite wiederbelebt werden konnten. Deshalb muss grundsätzlich jeder Unterkühlte mit einem Herz-Kreislauf-Stillstand bis zum Erreichen der Normothermie reanimiert werden, es sei denn, es liegen mit dem Leben nicht vereinbare Verletzungen vor oder der Körper ist gefroren.

> ❯ Es gilt: »No one is dead, until warm and dead«!

Die Vitalzeichenkontrolle kann bei hypothermen Patienten extrem erschwert sein. Im Zweifelsfall wird zügig mit der kardiopulmonalen Reanimation begonnen. Die Frequenzen der Thoraxkompressionen und der Beatmungen unterscheiden sich dabei nicht vom normothermen Patienten. Kardiovaskulär wirksame Medikamente, Defibrillation und der Schrittmachereinsatz sind bei Hypothermen möglicherweise unwirksam.

Bei einer Kerntemperatur unterhalb von 30°C sollten keine Medikamente gegeben werden, oberhalb von 30°C sollte das Zeitintervall zwischen den Medikamentengaben verdoppelt werden. Bei defibrillierbarem Rhythmus und einer Temperatur unter 30°C sollen maximal 3 Defibrillationsversuche erfolgen, weitere Versuche werden erst bei Erreichen einer Temperatur oberhalb von 30°C empfohlen. Bei Kreislaufstillstand muss die Wiedererwärmung möglichst über eine ex-

trakorporale Zirkulation erfolgen, die auch die extrakorporale Oxygenierung und CO_2-Elimination ermöglicht.

> **Praxistipp**
>
> Die Wiedererwärmung hypothermer Patienten mit Asystolie kann mittels Herz-Lungen-Maschine durchgeführt werden.

Die Herz-Lungen-Maschine (HLM) und, bei Patienten mit erhaltenem Kreislauf, die ECMO werden über eine Kanülierung von A. und V. femoralis in der Leiste angeschlossen; dabei ist es bei der HLM von großem Vorteil, dass die Reanimation kaum unterbrochen werden muss. Die HLM übernimmt dann Zirkulation, O_2-Aufnahme, CO_2-Abgabe und Erwärmung des Patienten. Eine Erwärmung von 0,5–1°C/h sollte nicht überschritten werden, um Dysäquilibrierungsphänomene zu vermeiden. Die Frage nach der geeigneten Heparindosierung zur Antikoagulation in der HLM, bzw. bei Patienten mit erhaltenem Kreislauf unter ECMO, ist praktisch nicht zu beantworten, sie muss an der klinischen Situation ausgerichtet werden.

Die metabolischen Parameter entgleisen regelhaft, sodass folgende Laborparameter engmaschig kontrolliert werden sollten:
- Blutgasanalyse (BGA): Mit der Wiedererwärmung wird eine Rückkehr der BGA-Werte in die bekannten »Normalbereiche« angestrebt. Die Analyse der BGA erfolgt bei 37°C nach der sog. »Alphastat«-Methode, d. h. es erfolgt keine Temperaturkorrektur. Optimale BGA-Werte bei Hypothermie wurden bisher nicht festgelegt, und eine Temperaturkorrektur der BGA als Therapiehilfe (dies würde man »pH-stat« nennen) ist nicht notwendig.
- Blutzucker: möglichst im Normalbereich halten,
- Elektrolyte: möglichst im Normalbereich halten,
- Laktat: zur Abschätzung der Gewebshypoxie und ggf. des Schweregrads einer Laktatazidose,
- Kreatinkinase (CK): zur Kontrolle wegen eines potenziellen Muskelzellzerfalls erforderlich.

Im Rahmen von Hypothermie und HLM-/ECMO-Behandlung können intrazerebrale Blutungen auftreten; Risikofaktoren sind die hypothermiebedingte Beeinträchtigung der Blutgerinnung, die Heparingabe sowie mögliche Begleitverletzungen. Daher muss bei Patienten, die nach der Wiedererwärmung nicht sofort erweckbar und bewusstseinsklar sind, eine CT-Untersuchung des Gehirns erfolgen. Erfolgt eine Wiedererwärmung nach Reanimation, so erscheint es aufgrund der aktuellen Reanimationsrichtlinien sinnvoll, eine milde therapeutische Hypothermie (32–34°C) für 24 h nach Reanimation beizubehalten, um das neurologische Outcome günstig zu beeinflussen.

Fallbeispiel Teil 2

Der Wattwanderer, der mit einer schweren Lungendysfunktion nach Salzwasseraspiration intensivmedizinisch versorgt wurde, kann trotz einer im Verlauf nachgewiesenen Aspirationspneumonie mit Keimnachweis am 9. Tag nach lungenprotektiver Beatmung und Antibiotikatherapie nach Antibiogramm extubiert werden; nach 2 weiteren Tagen wird der Patient von der Intensivstation und eine Woche später aus dem Krankenhaus entlassen. Die kurze Bewusstlosigkeit, die zum Ertrinken geführt hat, wird durch intermittierend auftretende Herzrhythmusstörungen im Rahmen der bekannten dilatativen Kardiomyopathie erklärt.

Literatur

Bandemer G, Callies A, Meyer-Hetling K, Hammel D, Tonner PH (2008) Wiedererwärmung von Schwerstunterkühlten in der Klinik. Notfall Rettungsmedizin 11: 469–472

Brand PA, Gräsner JT, Braun F, Dörges V (2012) Management bei Hypothermie und Ertrinken. Notfall Rettungsmed 15: 142–145

Hohlrieder M, Kaufmann M, Moritz M, Wenzel V (2007) Management der akzidentellen Hypothermie. Anaesthesist 56: 805–811

Muth CM, Piepho T, Schröder S (2007) Wasserrettung. Ein notfallmedizinisches Spezialgebiet mit vielen Facetten. Anaesthesist 56: 1047–1057

Piepho T, Ehrmann U, Werner C, Muth CM (2007) Sauerstofftherapie nach Tauchunfall. Anaesthesist 56: 44–52

Schröder S, Lier H, Wiese S (2004) Der Tauchunfall: Notfallmedizinische Versorgung des schweren Tauchunfalls. Anaesthesist 53: 1093–1102

Soar J, Perkins GD, Abbas G et al. (2010) European Resuscitation Council Guidelines for Resuscitation 2010 Section 8. Cardiac arrest in special circumstances: Electrolyte abnormalities, poisoning, drowning, accidental hypothermia, hyperthermia, asthma, anaphylaxis, cardiac surgery, trauma, pregnancy, electrocution. Resuscitation 81: 1400–1433

Szpilman D, Bierens JJ, Handley AJ, Orlowski JP (2012). Drowning. N Engl J Med 366: 2102–2110

Internetlinks

www.gtuem.org: Homepage der Gesellschaft für Tauch- und Überdruckmedizin (GTÜM e.V.) mit einer Vielzahl von tauchmedizinischen Informationen.

www.gtuem.org/33/Druckkammern.html: Hier findet sich ein Verzeichnis der Behandlungsdruckkammern in Deutschland, Österreich und der Schweiz mit Unterscheidung in Zentren mit 24-h-Bereitschaft und Druckkammern, die keine gesicherte Notfallbereitschaft haben.

www.sarrrah.de: Homepage des »Projekts SARRAH« (Search and Rescue, Resuscitation and Rewarming in Accidental Hypothermia), einer Arbeitsgemeinschaft der Deutschen Gesellschaft zur Rettung Schiffbrücher (DGzRS), des Schifffahrtmedizinischen Instituts der Marine und mehrerer norddeutscher (Universitäts-)Kliniken mit Informationen zur Behandlung bei starker Unterkühlung.

www.erc.edu: Die Homepage des European Resuscitation Council (ERC) ermöglicht einen Zugriff auf Leitlinien (Guidelines) und Veröffentlichungen des ERC.

www.awmf.org/leitlinien/detail/ll/072-001.html: Hier findet man die offizielle Leitlinie zur Tauchunfallbehandlung der Gesellschaft für Tauch- und Überdruckmedizin e.V. in der jeweils aktuellen Fassung. Hier können aktualisierte Handlungsempfehlungen zur Versorgung von Tauchunfällen eingesehen werden.

Operative Intensivmedizin

Operative Intensivmedizin nach abdominalchirurgischen Eingriffen

Roland Kurdow

Fallbeispiel Teil 1

Bei einem 61-jährigen Mann wird wegen eines Pankreas-
kopfkarzinoms eine pyloruserhaltende Pankreaskopfresektion durchgeführt; anschließend wird der Patient
nach unkompliziertem intraoperativem Verlauf auf die
Intensivstation verlegt. Hier ist er zunächst kreislaufstabil, es erfolgt die Extubation. Nach kurzer Zeit treten heftige Oberbauchschmerzen auf, der Patient wird tachykard und zunehmend hypoton. Im Verlauf über 4 h zeigt
sich ein Hb-Abfall von zunächst 11,2 g/dl auf zuletzt
8,9 g/dl. Eine orientierende Abdomensonographie auf
der Intensivstation zeigt keine freie intraabdominelle
Flüssigkeit. Die Sekretbeutel der Zieldrainagen zur Pankreatikojejunostomie fördern 70 und 120 ml blutig-serö-
ses Sekret. Aufgrund des Hb-Verlustes und der offensichtlichen Kreislaufreaktion beratschlagen Operateur
und Intensivarzt die weiteren diagnostischen und therapeutischen Maßnahmen.

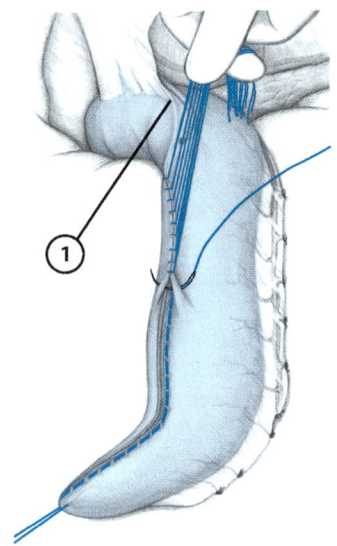

◘ Abb. 53.1 Schlauchmagenbildung. Kleine Magenkurvatur durch Klammernahtresektion entfernt. *1* A. gastroepiploica dextra

53.1   Operative Verfahren in der Viszeralchirurgie

Im Folgenden werden zunächst die verschiedenen vis-
zeralchirurgischen Operationsverfahren kurz erläutert, da deren Kenntnis unabdingbare Voraussetzung
für eine zielgerichtete intensivmedizinische Betreuung
der Patienten darstellt. Dies gilt insbesondere dann,
wenn operative Komplikationen auftreten.

53.1.1 Eingriffe am Ösophagus

Resezierende Eingriffe an der Speiseröhre werden in
der Regel als Zweihöhleneingriff durchgeführt. Ist die
Operabilität (häufig bei Ösophaguskarzinomen im
mitleren Drittel) fraglich, wird zunächst mit der thorakalen Exploration begonnen, um den Eingriff dann
abdominell fortzusetzen. Ansonsten ist der abdominelle Beginn üblich. Die Rekonstruktion der Nahrungspassage ist bis ins mittlere Mediastinum mit dem
Jejunum möglich und erfolgt als Ösophagojejunostomie – eine Rekonstruktion bis hin zum Hals wird in
der Regel durch eine Magenschlauchbildung durchgeführt. Ist dies nicht möglich, kann eine Rekonstruktion
durch ein Koloninterponat erfolgen.

Zum Verständnis der postoperativen Situation
nach **Schlauchmagenbildung** gehört die Durchblutungssituation: Von den ursprünglichen 4 den Magen
versorgenden Arterien (große Kurvatur: A. gastroepiploica dextra und sinistra; kleine Kurvatur: A. gastrica
dextra und sinistra) verbleibt nach Resektion der kleinen Magenkurvatur funktionell ausschließlich die

A. gastroepiploica dextra. Diese versorgt den aboralen
Anteil der großen Magenkurvatur, der orale Anteil
wird durch die A. gastroepiploica sinistra (aus der
A. lienalis) versorgt, deren Zufluss in der Regel durch-
trennt wird. Die Durchblutung des Schlauchmagens
erfolgt also durch ein einziges Gefäß, das nicht bis zur
Anastomose reicht und diesen über das (im Magen
großzügige) Gefäßnetz in der Magenwand versorgt
(◘ Abb. 53.1). Die Durchblutung des oralen Teils eines
Schlauchmagens ist somit bei mechanischer Irritation
(Stent), durch Blutdruckschwankungen oder bei Ge-
fäßkonstriktion gefährdet.

Prinzipiell kann die Anastomosierung zwischen
Restösophagus und Schlauchmagen durch einen Zugang am Hals links (kollar) oder im Rahmen einer
rechtsseitigen Thorakotomie (thorakal) erfolgen.

▪ **Komplikationen**

Chirurgische Komplikationsmöglichkeiten sind in erster Linie Anastomoseninsuffizienzen, bedingt durch
Spannung im Bereich der Rekonstruktion, Minderdurchblutung oder durch technische Fehler bei der
Herstellung der Anastomose.

 Cave
Kommt es zur Anastomoseninsuffizienz, ist bei
der thorakalen Anastomose ein Pleuraempyem
mit konsekutiver Sepsis nahezu unumgänglich, es besteht direkter Handlungsbedarf.

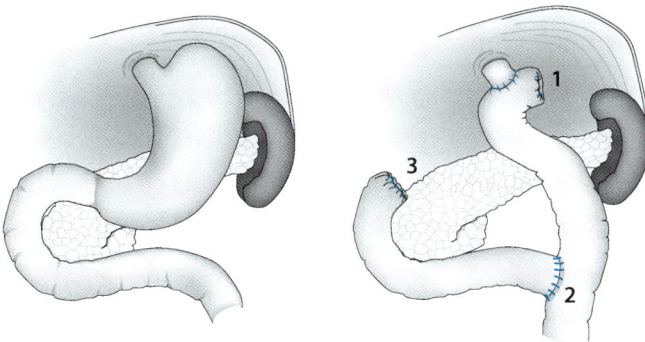

Abb. 53.2 Gastrektomie. *Links* Situation vor der Operation, *rechts* Zustand nach Gastrektomie: *1* Ösophagojejunostomie, *2* Fußpunktanastomose, *3* Duodenalstumpf

Zervikale Anastomoseninsuffizienzen heilen zu einem höheren Prozentsatz ohne Ausbildung eines Pleuraempyems, hier ist unter engmaschigen klinischen Kontrollen häufig ein konservatives Vorgehen im Sinne einer sekundär heilenden Speichelfistel möglich.

Weitere denkbare chirurgische Komplikationsmöglichkeiten sind die Ausbildung von Pankreasfisteln durch die zur Operation gehörende Lymphadenektomie am Truncus coeliacus und im Bereich der Pankreasoberkante oder eine Nahtinsuffizienz im Bereich der Pyloroplastik, die optional zur Weitstellung des Pylorus durchgeführt wird.

Die wichtigste nichtchirurgische Komplikation nach Ösophagusresektion ist die postoperative Pneumonie. Bedingt durch präoperative Kachexie, häufig mit zusätzlichem Nikotinabusus (Plattenepithelkarzinom), oder starkes Übergewicht (Adenokarzinom), das große Operationstrauma und die besondere Schmerzsituation nach Thorakotomie kommt es häufig zu beatmungspflichtigen Pneumonien, in deren Gefolge der chirurgische Heilungsprozess gestört wird und die Gefahr einer Anastomoseninsuffizienz steigt.

53.1.2 Eingriffe am Magen

Die meisten bösartigen Erkrankungen des Magens erfordern im Falle einer Resektion leitliniengerecht einen Sicherheitsabstand von 8 cm zum Tumor und damit eine **Gastrektomie**. Die Rekonstruktion der Nahrungspassage erfolgt in der Regel nach Roux-Y: Die erste oder zweite Jejunumschlinge wird durchtrennt, der aborale Schenkel wird mit dem Ösophagus anastomosiert, der orale Schenkel wird ca. 40 cm distal der Ösophagojejunostomie im Sinne einer End-zu-Seit-Anastomose (Fußpunktanastomose) mit dem Dünndarm verbunden (Abb. 53.2).

Der Magen verfügt über eine kräftige Wand mit Serosaüberzug, darüber hinaus über eine großzügige Blutversorgung, sodass Teilresektionen mit einem Verschluss durch Handnaht oder Klammernaht in der Regel unproblematisch sind. Bedingt durch den fehlenden Serosaüberzug des Ösophagus ist eine Nahtverbindung zwischen Ösophagus und Jejunum als vergleichsweise kritischer zu bewerten. Ein weiterer neuralgischer Punkt der Gastrektomie ist der »blind« zu verschließende Duodenalstumpf. Undichtigkeiten sind selten, jedoch im Falle eines Auftretens durch den Austritt von Galle- und Pankreassekret belastet. Insbesondere der Austritt von Pankreassekret bewirkt einen Lokalbefund, der schon innerhalb kürzester Zeit die chirurgische Versorgung im Sinne einer Übernähung stark erschwert.

Zu einer leitlinienkonformen onkologischen Gastrektomie gehört weiterhin eine standardisierte Lymphadenektomie. Hierbei werden die Lymphknoten im Bereich des Truncus coeliacus entlang der Pankreasoberkante im Bereich der A. hepatica communis und der A. lienalis bis zum Ligamentum hepatoduodenale unter Darstellung der Pfortader, unter zentralem Absetzen der A. gastrica sinistra und der V. coronaria ventriculi entfernt. Hierdurch ergibt sich einerseits das Risiko einer Alteration des Versorgungsgebiets des Truncus coeliacus und damit in erster Linie der arteriellen Versorgung der Leber, andererseits kann es durch Verletzungen der Pankreaskapsel zu Pankreasfisteln kommen, die wiederum unbehandelt Folgekomplikationen in Form von Darm- und Gefäßarrosionen nach sich ziehen können.

53.1.3 Entfernung von Dünndarmanteilen

Im Allgemeinen unproblematisch sind Anastomosen am Dünndarm. Prinzipiell ist postoperativ eine gewisse Verschwellung mit Lumeneinengung und zeitweiser Passagestörung zu erwarten, die aber innerhalb von 2–3 Tagen rückläufig ist. Liegen mehrere nacheinander geschaltete Anastomosen vor, so ist zu bedenken, dass eine relative Enge der aboral gelegenen Anastomose oral davon liegende Nähte oder Anastomosen gefährden kann. Die Gabe von Propulsiva kann hier kritisch sein und sollte mit dem Operateur abgestimmt werden.

53.1.4 Dickdarmresektionen

Die Standardresektionen sind hier die Hemikolektomie rechts, die Transversumresektion, die Hemikolektomie links und die Sigmaresektion. Erweiterungen bis hin zur Kolektomie sind möglich. Anastomosen sind prinzipiell in jeder Region als Handnaht oder als Klammernahtanastomose möglich. Bezüglich der Komplikationsfrequenz finden sich diesbezüglich keine Unterschiede.

Bei der Hemikolektomie rechts erfolgt die Resektion der letzten 10–15 cm des Ileums, des Zökums, des Colon ascendens und eines Teils des Querkolons unter Erhalt der A. colica media mit anschließender Ileotransversostomie. Bei onkologischen Resektionen werden die A. ileocolica und die A. colica dextra direkt oberhalb des Pankreas nach ihrem Abgang aus der A. mesenterica superior abgesetzt.

▪ ▪ Repetitorium Anatomie

Die A. mesenterica superior entspringt knapp unterhalb des Truncus coeliacus aus der Aorta und versorgt den gesamten Dünndarm sowie den Dickdarm bis zur linken Kolonflexur. Die Riolan-Anastomose an der linken Kolonflexur verbindet die Stromgebiete der A. mesenterica superior und der A. mesenterica inferior.

▪ Hemikolektomie rechts

Die chirurgische Präparation bei der rechtsseitigen Hemikolektomie trennt das rechtsseitige Mesokolon vom Retroperitoneum (**Cave:** rechter Ureter), vom absteigenden Teil des Duodenums und von der Pankreasvorderfläche.

▪ Querkolonresektion

Tumore in der Mitte des Querkolons erfordern eine Transversumresektion unter Mitentfernung beider Kolonflexuren mit anschließender Aszendodeszen-

dostomie. Hierbei ist eine Mobilisation des rechten Hemikolons und zusätzlich des gesamten Colon transversums einschließlich der linken Kolonflexur notwendig. Zusätzliche Präparationsschritte sind somit die vollständige Durchtrennung der Verbindung zwischen Magen und Querkolon (Lig. gastrocolicum) und die Trennung der linken Kolonflexur von der Milz. Aus den genannten Präparationsschritten ergeben sich automatisch die im postoperativen Verlauf zu beachtenden Komplikationsmöglichkeiten: Ureterverletzung, Duodenalverletzung, Verletzung der Pankreaskapsel mit Fistelbildung, zentrale Durchblutungsstörung des Dünndarms sowie Milzverletzung mit Blutung.

▪ Hemikolektomie links

Die Hemikolektomie links erfordert die Präparation der linken Kolonflexur von der Querkolonmitte ausgehend bis zum Sigma. Zusätzlich zu der Mobilisation der linken Kolonflexur von der Milz ist die Trennung des linksseitigen Mesokolons und des Mesosigmas vom Retroperitoneum notwendig. Auch hier ist eine Milzverletzung mit Blutung möglich.

▪ Sigmaresektion

Im Falle einer onkologischen Resektion des Sigmas erfolgt die chirurgische Präparation entlang der vegetativen Nervengeflechte (Plexus mesentericus inferior, Plexus hypogastricus superior und inferior, **Cave:** Blasenentleerung!) mit dem darunterliegenden linken Ureter sowie den großen retroperitonealen Blutgefäßen (Aorta, A. und V. iliaca). Weiterhin erfolgt bei der onkologischen Sigma- oder Rektumresektion ein zentrales Absetzen der Gefäße. Hierbei kann die A. mesenterica inferior direkt am Abgang aus der Aorta abgesetzt werden (»high tie«). Die Durchblutung des oralen Teils der Anastomose erfolgt dann über die Riolan-Anastomose aus dem Stromgebiet der A. mesenterica superior und ist bei Kreislaufschwankungen eher als gefährdet zu betrachten. Alternativ kann lediglich die A. rectalis superior an ihrem Abgang abgesetzt werden (»low tie«): Die A. colica sinistra aus der A. mesenterica inferior bleibt erhalten.

▪ Rektumresektionen

Das Rektum erfasst von der Anokutanlinie aus die letzten 16 cm des Darms. Im Gegensatz zum Rest des Dickdarms verläuft der distale Teil des Rektums extraperitoneal. Die Serosa, die einen Bestandteil der Integrität des Gastrointestinaltrakts und damit des Nahtlagers und der mechanischen Stabilität von Anastomosen darstellt, fehlt hier. Das Mesorektum liegt dem Rektum dorsal an und endet knapp oberhalb der Sphinktermuskulatur. Die »totale mesorektale Exzision« (TME) unter Erhalt der mesorektalen Faszie ist zum Standard für die chirurgische Behandlung von Karzinomen des mittleren und unteren Rektumdrittels geworden und konnte die Rate der Lokalrezidive signifikant senken. Damit verbunden ist eine Anastomose in Höhe des Beckenbodens, direkt oberhalb der Sphinktermuskulatur; dies wird als **tiefe anteriore Rektumresektion** bezeichnet.

Ist ein Sicherheitsabstand von mindestens 5 cm aboral zu einem Tumor gewährleistet, also bei Tumoren des oberen Rektumdrittels, kann das Mesorektum durchtrennt und die Anastomose entsprechend höher angelegt werden; dies wird als **anteriore Rektumresektion** bezeichnet.

Ist der Schließmuskel tumorinfiltriert, so ist eine Anastomose kontinenzerhaltend nicht möglich – es erfolgt eine Rektumexstirpation mit Verschluss des Perineums und Anlage eines endständigen Deszendostomas. Diese Operation wird als **abdominoperineale Rektumexstirpation**, als **Rektumamputation** oder als **Quénu-Miles-Operation** bezeichnet.

Prinzipiell sind Anastomosen in Höhe des Beckenbodens mit einer höheren Insuffizienzrate (>10%) im Vergleich zu »höher« gelegenen Anastomosen (<5%) belastet und werden daher in der Regel durch ein doppelläufiges Stoma für 8–12 Wochen geschützt.

- **Anus praeter: Anlage – Rückverlagerung – Reanastomosierung**

Bei der Anlage eines Anus praeter ist prinzipiell zwischen einem endständigen und einem »doppelläufigen« Stoma zu unterscheiden. Handelt es sich um ein **doppelläufiges Stoma**, so bleibt die Kontinuität des Darms erhalten – eine Darmschlinge wird durch die Stomaöffnung vor die Bauchdecken verlagert, ein darunter geführter Platzhalter (»Reiter«) verhindert das Zurückgleiten der Darmschlinge in die Bauchhöhle. Am Ende des Eingriffs wird der Darm eröffnet und in die Bauchdecken eingenäht, ohne ihn komplett zu durchtrennen: es resultiert ein Stoma mit 2 einsehbaren Darmöffnungen.

Im Gegensatz dazu wird bei Anlage eines **endständigen Stomas** der Darm durchtrennt. Das orale Ende wird endständig ausgeleitet, der aborale Anteil wird entweder in toto reseziert (z. B. bei der Rektumexstirpation) oder endständig verschlossen in der Bauchhöhle zurückgelassen; letzteres wird als **Diskontinuitätsresektion** oder **Hartmann-OP** bezeichnet.

Eine Diskontinuitätsresektion wird in der Regel angewandt, wenn eine Anastomosierung aufgrund der lokalen Situation (Peritonitis) oder der Allgemeinsituation des Patienten (Sepsis, Leberversagen) zu risikoreich erscheint.

Eine Wiederherstellung der Kontinuität nach Anlage eines doppelläufigen Stomas wird als »**Anus-praeter-Rückverlagerung**« bezeichnet, eine Wiederherstellung nach Diskontinuitätsresektion bezeichnet man als »**Reanastomosierung**«. Im ersten Fall handelt es sich um einen kleinen lokalen Eingriff ohne Wiedereröffnung der ehemaligen Laparotomie, im zweiten Fall handelt es sich um eine Relaparotomie mit ggf. ausgedehnter Adhäsiolyse und Herstellung einer neuen Anastomose. Für beide Verfahren gilt, dass Stenosen oder Insuffizienzen im zuvor ausgeschalteten Darmabschnitt präoperativ ausgeschlossen werden müssen.

53.1.5 Eingriffe an der Bauchspeicheldrüse

Eingriffe an der Bauchspeicheldrüse beinhalten Resektionen unterschiedlichen Ausmaßes, die von der Enukleation von Tumoren über Pankreasschwanzresektionen mit und ohne Splenektomie und Pankreaskopfresektionen mit und ohne Erhalt des Duodenums bis zur vollständigen Pankreatektomie reichen können.

Die erforderliche Rekonstruktion ergibt sich aus der Notwendigkeit des Abflusses von Galle- und Pankreassekret sowie der Wiederherstellung der Nahrungspassage: Nach erfolgter Resektion wird die erste Jejunumschlinge zunächst mit dem Pankreaskorpus (Pankreatikojejunostomie), dann mit dem Gallengang (biliodigestive Anastomose) verbunden. Spricht die onkologische Radikalität nicht dagegen, wird zumeist eine pyloruserhaltende Resektion bevorzugt; diese Operationstechnik wird als **Resektion nach Traverso-Longmire** oder als »**pylorus preserving pancreatico-duodenectomy**« (PPPD) bezeichnet. Der Magen bleibt hierbei erhalten, es erfolgt zur Rekonstruktion der Nahrungspassage eine Anastomose zwischen postpylorischem Duodenum und Jejunum (◘ Abb. 53.3). Alternativ wird bei der **Whipple-Operation** zusätzlich der distale Magen reseziert und der Restmagen mit einer Jejunumschlinge anastomosiert (◘ Abb. 53.4).

Als kritischste dieser Nahtverbindungen ist die Pankreasanastomose mit Insuffizienzraten von bis zu 20% belastet. Weiterhin können Magenentleerungsstörungen bei pyloruserhaltenden Resektionen auftreten.

Im Falle einer **Pankreasschwanzresektion** kann das Pankreas im Korpusbereich blind verschlossen werden. Die Insuffizienzrate solcher Verschlüsse liegt ebenfalls bei bis zu 20%.

Eine **Pankreaskopfresektion** unter Erhalt der duodenalen Nahrungspassage ist ebenfalls möglich und erfolgt zumeist bei der Behandlung komplizierter chronischer Pankreatitiden mit Gangobliterationen und

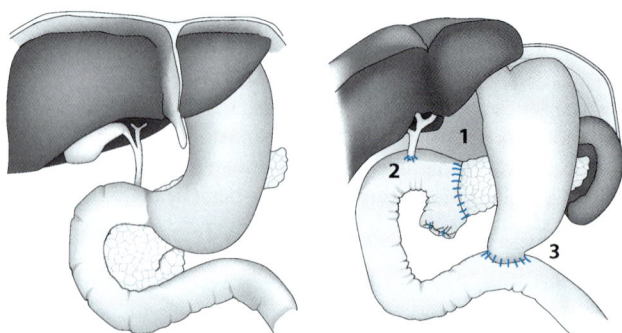

Abb. 53.3 Pankreaskopfresektion. *Links* Situation vor der Operation, *rechts* Zustand nach pyloruserhaltender Pankreaskopfresektion (PPPD): *1* Pankreatikojejunostomie, *2* biliodigestive Anastomose, *3* Duodenojejunostomie

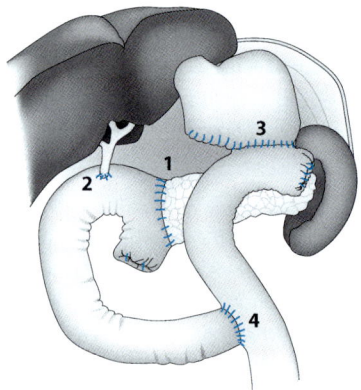

Abb. 53.4 Pankreaskopfresektion nach Whipple-Kausch. Folgende Strukturen werden reseziert: Pankreaskopf, distaler Magen und Duodenum, Gallenblase und distaler Gallengang; die Rekonstruktion erfolgt nach Roux-Y: *1* Pankreatikojejunostomie, *2* biliodigestive Anastomose, *3* Gastrojejunostomie, *4* Jejunojejunostomie (Fußpunktanastomose)

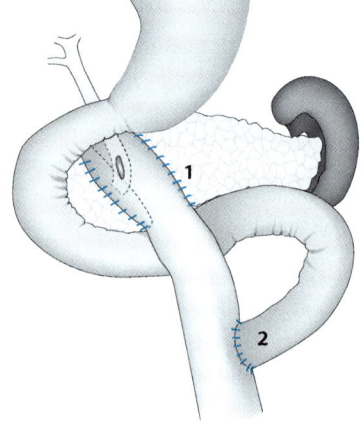

Abb. 53.5 Zustand nach duodenumerhaltender Pankreaskopfresektion (OP nach Frey). *1* Pankreatikojejunostomie, *2* Fußpunktanastomose

Pseudozystenbildung. Der Pankreaskopf wird hier reseziert, die Pankreaskapsel dorsal jedoch erhalten, der Abfluss des Pankreassekrets erfolgt in eine Jejunalschlinge, die mit dem Resektionsrand des Pankreas anastomosiert wird (**Operation nach Frey**; Abb. 53.5).

53.1.6 Hepatobiliäre Eingriffe

Hepatobiliäre Eingriffe fassen Operationen an der Gallenblase, den Gallenwegen und der Leber zusammen.

- **Biliäre Eingriffe**

Im Rahmen einer unkomplizierten Cholezystektomie werden der Ductus cysticus und die A. cystica durch-

trennt, anschließend wird die Gallenblase aus dem Leberbett herausgelöst. Prinzipielle Komplikationsmöglichkeiten sind hier

- Nachblutungen aus dem Leberbett oder aus der A. cystica,
- Galleleckagen aus Leberbett oder Zystikusstumpf und
- selten die akzidentelle Durchtrennung des Gallengangs, also von Ductus choledochus oder Ductus hepaticus, die häufig mit einer akzidentellen Durchtrennung der rechten Leberarterie (A. hepatica dextra) einhergeht.

Gallengangrevisionen aufgrund von Gallengangsteinen sind durch zunehmende endoskopische Interventionsmöglichkeiten nur noch selten notwendig. Resektionen der Gallenwege mit anschließender biliodigestiver Anastomose können die Verbindung eines (Ductus hepaticus communis) oder mehrerer (Ductus hepaticus dexter, sinister, Segmentgallengänge) Gallengänge mit einer Jejunalschlinge im Sinne einer biliodigestiven Anastomose notwendig machen. Je mehr – dann meist kleinlumige – Gallengänge anastomosiert werden, desto größer ist die Gefahr einer postoperativen Galleleckage.

▪ **Leberresektionen**

Leberresektionen können in einer Bandbreite, die von einer extraanatomischen Keilresektion über Segmentresektionen und die Entfernung einer Leberhälfte (Hemihepatektomie) bis hin zu einer erweiterten Hemihepatektomie (Trisektorektomie) reichen, bei der letztlich nur noch 2 der insgesamt 8 Lebersegmente verbleiben. Für die Operationsplanung sind dieselben Kriterien ausschlaggebend, die auch für die schnelle und fundierte Erfassung der postoperativen Situation benötigt werden.

❯ **Zu beurteilen sind Zulauf, Ablauf und Parenchym!**

– Der Zulauf besteht aus dem arteriellen und portalvenösen Zustrom in die Leber,
– der Ablauf aus dem venösen Abstrom in die V. cava und dem Ablauf der Galle in den Intestinaltrakt,
– die Parenchymfunktion ergibt sich aus der Menge des verbliebenen Lebergewebes und dessen Funktionsfähigkeit.

Eine Beeinträchtigung des Zustroms kann durch einen thrombotischen oder anders bedingten mechanischen Verschluss der A. hepatica oder der Pfortader verursacht sein, z. B. durch eine Stenose von Gefäßanastomosen, und ggf. eine umgehende Revision erforderlich machen. Eine Behinderung des venösen Abflusses kann ebenfalls technisch operationsbedingt, durch Thrombosierung oder mechanisches Abknicken der Restleber hervorgerufen sein und stellt ggf. eine Indikation zur sofortigen Reintervention dar. Diagnostisch ist im Zusammenhang mit der Durchblutungssituation der Leber die **Duplexsonographie** Standard und kann zumeist auf der Intensivstation durchgeführt werden.

Im Zusammenhang mit der Sonographie ist die Glutamatdehydrogenase (GLDH) ein recht sensitiver Parameter für die arterielle Durchblutung der Leber. Der mechanische Abfluss der Galle lässt sich durch Stauungsparameter im Blut (AP, γ-GT, Bilirubin) und

ebenfalls sonographisch prüfen, die Parenchymfunktion kann mit Hilfe der Syntheseparameter (Cholinesterase, Gerinnungsfaktoren) und des Serumbilirubins erfasst werden.

53.1.7 Eingriffe an der Milz

Obgleich die Funktion der Milz nicht vollständig geklärt ist, so ist ihre Rolle für die Ausbildung der Immunfunktion im Kindesalter und für die Infektabwehr unbestritten. So treten nach Splenektomie insbesondere bei Kindern gehäuft Infektionskrankheiten auf. Pneumokokken sind der häufigste Erreger, im Maximalfall kann es zu einer fulminanten Pneumokokkensepsis kommen, die unbehandelt innerhalb von Stunden zum Tode führen kann, was als »overwhelming post splenectomy infection syndrome« (OPSI) bezeichnet wird. Prinzipiell werden daher im Falle von stumpfen Traumen mit Milzverletzung nach Möglichkeit milzerhaltende Behandlungskonzepte bevorzugt.

Für den Intensivmediziner zu beachten ist im Falle eines subkapsulären Milzhämatoms die Möglichkeit einer **zweizeitigen Milzruptur:** Nach zunächst vorliegendem subkapsulärem Milzhämatom bei erhaltener Milzkapsel kann noch Tage nach einem Trauma durch eine Kapselruptur eine Notfallsituation mit Blutung, Hb-Abfall und Kreislaufinstabilität eintreten.

Im Falle einer milzerhaltenden operativen Versorgung ist die Möglichkeit der Nachblutung mit notwendiger Reintervention zu bedenken. Kontraindikationen für milzerhaltende Operationsverfahren stellen die portale Hypertension, relevante Gerinnungsstörungen oder weitere lebensbedrohliche Blutungsherde im Rahmen von Polytraumen dar.

Weiterhin wichtig für die postoperative Betreuung ist die Möglichkeit einer Alteration des Pankreasschwanzes, die bei einer Notfallsplenektomie gelegentlich vorkommen kann. Liegt eine Pankreasfistel vor, muss das Komplikationsmanagement zeitnah erfolgen und kann interventionell radiologische, gastroenterologische oder chirurgische Maßnahmen beinhalten.

53.2 Drainagen

Abdominelle Drainagen sind generell Überlaufdrainagen, die mit oder ohne Ausnutzung von Kapillarkräften als geschlossene oder halboffene Sekretableitung fungieren. Im Rahmen aktueller »Fast-track«-Konzepte wird zunehmend auf intraabdominell platzierte Drainagen verzichtet. Dies gilt üblicherweise für kleinere und mittlere chirurgische Standardeingriffe, nicht jedoch für größere Eingriffe im Rahmen der Ösophagus-, Pankreas- und Leberchirurgie.

Verwendet werden flexible Materialien wie Silikon, Latex oder Polyurethan; seltene Sonderformen sind intraluminal liegende Drainagen, z. B. im Gallen- (T-Drainage) oder Pankreasgang. Prinzipiell können Drainagen im Sinne einer Indikatorfunktion fungieren oder zur gezielten therapeutischen Spülung und/oder Ableitung verwendet werden.

 Cave
Die Indikatorfunktion von Drainagen ist nicht zuverlässig, weil eine »saubere« Drainage die eigentlichen Verhältnisse in der Bauchhöhle möglicherweise nicht korrekt wiedergibt.

Dies gilt für Zieldrainagen, z. B. an Anastomosen, noch mehr aber für die systematische Drainage der vier Quadranten des Abdomens bei diffuser Peritonitis.

Auf der anderen Seite erbringt eine Drainage mit pathologischer Sekretion die schnelle und sichere Erfassung einer Komplikation: Stuhlige, eitrige, gallige Drainagenverluste, ebenso wie Urin oder Pankreassekret (Bestimmung von Harnstoff, Kreatinin, Lipase im Sekret) lassen sich im Rahmen des Komplikationsmanagements diagnostisch verwerten und haben seltener auch therapeutischen Charakter. So können z. B. kleinere Anastomoseninsuffizienzen, die ausreichend drainiert sind, im Einzelfall ohne weitere Intervention zur Ausheilung gebracht werden.

53.3   Risikofaktoren

Der chirurgische Behandlungserfolg kann durch eine Reihe von Risikofaktoren beeinträchtigt werden, von denen die Folgenden besonders problematisch sind:
- eine eingeschränkte Synthese- und Entgiftungsleistung der Leber, insbesondere bei einer Leberzirrhose vom Typ Child B oder C,
- Perfusionsstörungen auf dem Boden einer Herzinsuffizienz oder einer arteriellen Verschlusskrankheit wie z. B. eine Abgangsstenose der A. mesenterica superior oder des Truncus coeliacus,
- Beeinträchtigungen des Ernährungszustands wie Kachexie oder ausgeprägte Adipositas,
- Diabetes mellitus,
- Niereninsuffizienz.

Im Falle der chirurgischen Behandlung im Rahmen eines interdisziplinären onkologischen Vorgehens haben die Patienten 4–6 Wochen vor dem Eingriff eine Chemotherapie und/oder eine Radiatio erhalten. Dies gilt (ab einem definierten Tumorstadium) für onkolo-

gische Eingriffe am Ösophagus, Magen oder Rektum sowie optional für Leberresektionen. Dadurch ist mit Einschränkungen des Allgemeinzustands und fehlenden »Reserven« in puncto Leber- und Nierenfunktion zu rechnen.

Nicht zuletzt ist die Mitarbeit des Patienten (»compliance«) im Sinne der Motivation für einen geplanten größeren Eingriff als prognostischer Faktor für den Behandlungserfolg validiert – gut erklärlich über eine Verbesserung und konsequente Umsetzung der postoperativen Mobilisation mit Vermeidung von Pneumonien und der schnellen Wiederherstellung von Homöostase und Organfunktionen.

53.4   Komplikationsmanagement

Chirurgische und nichtchirurgische Komplikationen können sich gegenseitig bedingen und sind im Alltag inhaltlich nicht zu trennen. So können Insuffizienzen aller Organsysteme mit der daraus folgenden Behandlungsnotwendigkeit ein chirurgisches Operationsergebnis beeinträchtigen, umgekehrt kann eine chirurgische Komplikation umgehend ein Organversagen hervorrufen. An dieser Stelle soll ausschließlich auf die lokale chirurgische Situation eingegangen werden.

Chirurgische Komplikationen lassen sich einteilen in:
- Blutungskomplikationen,
- Infektionskomplikationen,
- Naht- oder Verschlussinsuffizienzen und
- funktionelle Insuffizienzen.

53.4.1 Blutungskomplikationen

Blutungen können postoperativ durch einen Abfall des Hämoglobinwerts, einen Anstieg der Herzfrequenz bzw. durch äußere Blutungszeichen, insbesondere blutige Drainagenverluste, auffallen.

 Cave
Auch starke Blutverluste gehen initial nicht mit einem Hb-Abfall einher, auch »unauffällige Drainagen« schließen eine intraabdominelle Blutung nicht aus!

Die Bauchumfangsvermehrung ist ein besonders unsicheres und spätes Zeichen: Die Patienten müssen besonders schlank und die Blutung massiv sein, damit der Bauchumfang sichtbar und messbar zunimmt.

Freie intraabdominelle Flüssigkeit lässt sich beim Intensivpatienten meist sonographisch einfach und schnell verifizieren; es sollte dann sofort Rücksprache mit dem Operateur bezüglich möglicher Blutungsursachen stattfinden. Computertomographisch kann eine stärkere Blutung häufig genau lokalisiert werden.

> **Eine Gerinnungsstörung als Ursache einer Blutung sollte umgehend ausgeschlossen werden.**

Im Zweifel sollte die Indikation zur Revisionsoperation großzügig gestellt werden. Mögliche Entscheidungsparameter sind Drainagenverluste, Hb-Verlauf, die Kreislaufsituation und das Ausmaß des Hb-Anstiegs nach Erythrozytenkonzentratgabe. Neben der eigentlichen Blutstillung dient die Revision der Entfernung von Blutkoageln aus der Bauchhöhle, da diese bei Belassen Infektions- oder Verwachsungskomplikationen hervorrufen können.

Liegt eine diffuse, chirurgisch nicht stillbare Blutung vor, so kann diese zunächst durch eine Tamponade mit Bauchtüchern kontrolliert werden. Alternativ besteht in Ausnahmesituationen die Möglichkeit einer radiologisch-interventionellen Blutstillung. Hierbei stellt sich aber immer die Frage, ob dann durch eine ischämische Nekrose im arteriellen Endstromgebiet ggf. eine weitere Folgekomplikation ausgelöst wird. Typische Indikationen für eine interventionelle Blutstillung sind z. B. postoperative Blutungen aus Pankreasresektionsflächen oder traumatisch bedingte Blutungen im kleinen Becken.

53.4.2 Infektionskomplikationen

Zu unterscheiden sind Wundinfekte, Infektionen in den großen Körperhöhlen und nichtchirurgische Infekte. Zu letzteren gehören Pneumonien, Harnwegs- und Katheterinfekte – auf diese soll hier nicht eingegangen werden.

■ ■ Repetitorium Pathologie

Ein Abszess ist eine Eiteransammlung in einem durch Gewebeeinschmelzung entstandenen, abgeschlossenen Hohlraum. Dieser wird durch eine bindegewebige Abszessmembran begrenzt. Ein Empyem ist eine Eiteransammlung in einer bereits präformierten Körperhöhle, z. B. in der Gallenblase, in Gelenken oder in der Pleurahöhle. Für Abszess und Empyem gilt gleichermaßen, dass eine frühzeitige mechanische Entlastung notwendig und eine alleinige Sanierung durch eine Antibiotikatherapie nicht möglich ist.

■ Wundinfekte

Ein im Operationssaal angelegter Verband wird, sofern er nicht durchnässt ist, nach 48 h erstmalig gewechselt.

Folgende Zeichen eines Wundinfekts sind beim Verbandswechsel zu beachten:
- Rötung,
- Schwellung,
- Schmerz.

Besteht der klinische Verdacht auf einen Infekt mit subkutanem Abszess, muss die Hautwunde soweit eröffnet werden, dass ein ausreichender Sekretabfluss und eine Spülbehandlung möglich sind. Eine antibiotische Behandlung ist hier in der Regel nicht notwendig. Als Lokalbehandlung ist neben der offenen Wundbehandlung mit aseptischen Substanzen, z. B. Octenidin (z. B. Octenisept) oder Povidon-Jod (z. B. Betaisodona), die Behandlung mit einem Vakuumsystem möglich.

■ Postoperative Infektionen der großen Körperhöhlen

Mögliche Ursachen sind Infektionen auf dem Boden eines aktuell bestehenden Entzündungsfokus und postoperative Residuen abgelaufener und behandelter entzündlicher Erkrankungen. Bei ersteren kann es sich um eine Anastomoseninsuffizienz, eine insuffiziente Darmübernähung, aber auch um eine akalkulöse Cholezystitis handeln. Hier muss der Focus umgehend saniert werden.

Nach chirurgischer Versorgung von Krankheitsbildern mit Peritonitis kann es zur Ausbildung von **Schlingenabszessen** kommen. Diese werden CT-morphologisch oder sonographisch diagnostiziert. Das Vorliegen »sauberer« intraabdomineller Drainagen schließt einen Schlingenabszess nicht aus. Schlingenabszesse erfordern in der Regel eine chirurgische Sanierung, in Einzelfällen ist die Behandlung mit einem unter radiologischer Kontrolle platzierten Spülkatheter erfolgversprechend und ausreichend.

Subphrenische Abszesse (linksseitig gehäuft nach Splenektomie, rechtsseitig gelegentlich nach Leberresektionen) können in der Regel radiologisch interventionell behandelt werden.

53.4.3 Nahtinsuffizienzen

■ Nach Ösophagusresektion

Liegt der klinische Verdacht auf eine Nahtundichtigkeit nach Ösophagusersatz vor, hängt das Management von der Durchblutungssituation und der Lage der Anastomose ab.

Bei intakter Durchblutung ist zu einem frühen Zeitpunkt, also ohne lokale Peritonitis, eine Übernähung oder Neuanlage der Anastomose erfolgversprechend. Prinzipiell ist eine kollare Nahtinsuffizienz weniger problematisch als eine thorakale, da die Gefahr eines Pleuraempyems mit konsekutiver Sepsis hier deutlich geringer ist.

Liegt allerdings eine Durchblutungsstörung des Interponats mit Nekrose vor, ist eine Resektion des Interponats mit links-kollarer Ausleitung des Ösophagus als Speichelfistel und Anlage einer jejunalen Ernährungssonde notwendig. Hierzu wird in die erste oder zweite Jejunumschlinge eine Ernährungssonde eingeführt, die Schlinge sollte (analog zur Witzel-Fistel am Magen) von innen an der Bauchdecke fixiert werden, damit ein Austritt von Nährlösung in die Bauchhöhle vermieden wird.

Im Falle einer thorakalen Insuffizienz ist – bei guter Drainage der Pleurahöhle – in Einzelfällen der Versuch mit einem endoluminalen Stent gerechtfertigt (**Cave:** Durchblutung des Schlauchmagens). Lässt sich die septische Situation nicht schnell kontrollieren, ist auch hier eine Diskontinuitätsresektion mit Anlage einer kollaren Speichelfistel und Einlage einer jejunalen Ernährungssonde angezeigt. Zeitversetzt verbleibt in der Regel eine Rekonstruktion mit einem Dickdarminterponat.

■ Nach Gastrektomie

Die spezifischen Komplikationsmöglichkeiten nach Gastrektomie sind Nahtinsuffizienzen an der Ösophagojejunostomie und am Duodenalstumpf. Im Falle einer Undichtigkeit an der Ösophagojejunostomie nach weniger als 72 h postoperativ sollte hier ohne Zeitverzögerung eine operative Revision mit Übernähung oder Neuanlage der Anastomose angestrebt werden, bevor der lokale Infekt oder eine beginnende Sepsis die Erfolgsaussichten dieser Maßnahme zunichte macht.

Findet sich eine zeitverzögerte Insuffizienz, richtet sich das Komplikationsmanagement nach der Größe der Leckage und den Durchblutungsverhältnissen. Kleine, gut drainierte Insuffizienzen können unter Nahrungskarenz spontan ausheilen. Alternativ kann endoskopisch ein endoluminaler Stent platziert werden. Hier ist in besonderem Maße eine suffiziente externe Drainage notwendig, da ein etwaiger paraintestinaler Verhalt sonst keine Abflussmöglichkeit hätte. Ist die lokale und systemische Infektionssituation mit diesen Maßnahmen nicht zu kontrollieren, besteht als ultima ratio die Möglichkeit einer Ösophagusresektion mit kollarer Ausleitung einer Speichelfistel und gleichzeitiger Implantation einer perkutanen jejunalen Ernährungssonde. Unter diesen Kautelen ist nach vollständiger Restitution eine Rekonstruktion der Nahrungspassage durch ein Dickdarminterponat notwendig.

Im Falle der Insuffizienz des Duodenalstumpfs treten Galle- und Pankreasflüssigkeit aus. Dies bedingt innerhalb kürzester Zeit den Verlust der für eine Übernähung notwendigen Gewebebeschaffenheit. Im Falle des Versuchs einer Übernähung sollte möglichst eine Cholezystektomie mit Einlage einer T-Drainage in den Gallengang erfolgen, um die Übernähung durch Ableiten der Galleflüssigkeit zu entlasten. Kommt es zu einer erneuten Insuffizienz, dann besteht die Möglichkeit, eine »Fistel zu züchten«, d. h. unter einer möglichst optimalen perkutanen Drainage der Fistel und gleichzeitiger »Verklebung« des Intestinums eine generalisierte Peritonitis zu vermeiden. Gelingt dies nicht, ist rechtzeitig eine Pankreaskopfresektion oder eine Pankreatektomie durchzuführen.

■ An Dünn- und Dickdarm

Durch Nahtinsuffizienzen kann es zu einem Austritt von Dickdarm- oder Dünndarminhalt, aber auch von Pankreassekret und Galleflüssigkeit in die Bauchhöhle kommen. Als ungünstig für den Heilungsprozess einer Anastomose sind Leberfunktionsstörungen und eine septische Gesamtsituation mit Flüssigkeitsverschiebungen und Darmwandödem zu bewerten. Direkt postoperativ in den ersten 48 h auftretende Nahtinsuffizienzen (»Frühinsuffizienz«) sind selten und gehen am ehesten auf technische Fehler bei der Anlage der Anastomose zurück. Nahtinsuffizienzen auf dem Boden von Stoffwechsel- oder Durchblutungsstörungen treten in der Regel zeitversetzt am 3.–5. postoperativen Tag auf.

> **Eine Indikation zur operativen Intervention liegt regelhaft bei Frühinsuffizienzen vor.**

Hier ist bei rechtzeitiger Indikationsstellung, also vor Eintreten einer lokalen oder generalisierten Peritonitis, ggf. eine Sanierung durch Übernähung oder Neuanlage der Anastomose möglich.

Liegt bereits eine ausgeprägte lokale oder generalisierte Peritonitis vor oder ist aufgrund des Alters oder des Risikoprofils (z. B. Leberzirrhose) der Versuch einer primären Naht nicht erfolgversprechend, ist alternativ eine Diskontinuitätssituation angezeigt. Hier wird der orale Darmabschnitt als endständiges Stoma ausgeleitet und der aborale Schenkel entweder blind verschlossen oder, falls er ausreichend lang ist, ebenfalls endständig ausgeleitet. Der Vorteil der letztgenannten Variante besteht darin, dass eine Insuffizienz des blind verschlossenen aboralen Schenkels als Fokus nicht in Frage kommt.

Kleinere, gut drainierte Fisteln können spontan ausheilen. Bleiben klinische oder laborchemische Entzündungszeichen aus, ist hier ein konservativer Behandlungsversuch gerechtfertigt.

Eine Sondersituation stellt die Insuffizienz eines blind verschlossenen Darmendes nach Diskontinuitätsresektion dar. Da der entsprechende Darmabschnitt aus der Nahrungspassage ausgeschaltet ist, kommt es zu einer schleichenden Abszessbildung, häufig ohne generalisierte Peritonitis. Ist der blind verschlossene Darmabschnitt nicht zu lang, ist eine endoskopische Spülbehandlung, ggf. mit endoskopischer Platzierung eines Vacuseal-Schwamms erfolgversprechend.

■ Nach Eingriffen am Pankreas

Nach Pankreasresektionen liegt entweder ein Blindverschluss des Pankreas (Linksresektionen) oder eine Nahtverbindung zwischen Pankreas und Jejunum vor (▶ Abschn. 53.1.5). Die Insuffizienzraten sind in beiden Fällen mit ca. 20% beträchtlich. Problematisch ist die im Falle einer Insuffizienz durch Pankreasenzyme ausgelöste Autolyse des umgebenden Gewebes. Diese Autolyse kann innerhalb von Stunden die Nahtfähigkeit für eine Anastomosenneuanlage oder Übernähung beeinträchtigen. Darüber hinaus kann die Autolyse – durch die räumliche Nähe zu wichtigen Blutgefäßen wie der A. hepatica, der A. lienalis oder der Pfortader – zu starken intraabdominellen Blutungen führen, da sich diese Gefäße insbesondere bei onkologischen Operationen ohne schützende Gewebeschicht direkt in der Nähe der Pankreasanastomose befinden. Zusätzlich ist eine Rekonstruktion der Gefäße durch deren Mazeration schwierig.

Die Diagnose der postoperativen Nahtinsuffizienz lässt sich durch den Nachweis erhöhter Pankreasenzymwerte in der Drainageflüssigkeit stellen, wobei im Falle größerer Leckagen 5-stellige Werte für Amylase und Lipase in der Drainageflüssigkeit zu erwarten sind. Die Qualität des Drainagesekrets wechselt schnell von »serös« zu »schmutzig«, es bleibt jedoch geruchsneutral und wirkt nicht eitrig.

Kleinere Fisteln können konservativ ausheilen, sofern eine vollständige Drainage des Pankreassekrets gewährleistet ist. In Einzelfällen kann versucht werden, das Sekret durch einen intraabdominell eingebrachten Spülzulauf zu verdünnen, um die Gefahr einer Mazeration der umliegenden Strukturen zu verringern. Im Falle einer größeren Insuffizienz kann in der Frühphase eine Neuanlage der Pankreasanastomose versucht werden bzw. nach Linksresektion die Übernähung des Stumpfes wiederholt und der zentrale Abfluss durch eine Papillotomie erleichtert werden. Sind diese Maßnahmen aufgrund des Lokalbefunds oder des Allgemeinzustands des Patienten nicht erfolgversprechend, sollte rechtzeitig eine Pankreatektomie durchgeführt werden.

Fallbeispiel Teil 2

Operateur und Intensivarzt deuten die Gesamtsituation aus Hb-Abfall, Tachykardie und Hypotonie als eine Kreislaufreaktion bei Volumenmangel, wobei die Blutungsursache zum aktuellen Zeitpunkt nicht zu erkennen ist. Aufgrund des zunehmenden Schmerzmittelbedarfs wird nach einer Bestimmung von Amylase und Lipase aus den Drainagebeuteln, die mit 400 und 600 U/l nur vergleichsweise diskret erhöhte Werte ergeben, eine Angio-CT durchgeführt. Hierbei zeigt sich eine »Kontrastmittelfahne« im Sinne einer aktiven Blutung aus der A. pancreaticoduodenalis im Bereich der Pankreasresektionsfläche. Die anastomosierte Jejunumschlinge ist prall mit Blut gefüllt. Schmerzen, Hb-Abfall und Kreislaufreaktion erklären sich somit durch eine Blutung aus der Resektionsfläche des Pankreas in das Lumen des Dünndarms. Es erfolgt eine interventionelle Angiographie mit Blutstillung durch »coiling« eines Astes der A. pancreaticoduodenalis. Der Hb-Wert des Patienten steigt nach Gabe von 2 Erythrozytenkonzentraten adäquat an, der Kreislauf ist stabil. Es werden 3×10 mg Metoclopramid und 3×100 mg Erythromycin i.v. als Propulsiva gegeben, um eine Entlastung der prall gefüllten Darmschlinge zu erreichen und die 3 Anastomosen in direkter Nachbarschaft zu schützen.

Literatur

Beckmann J, Bein B, Steinfath M, Beckert T (2012) Intraoperative chirurgisch-anästhesiologische Probleme und deren Konsequenzen für die Chirurgie. Chirurg 83: 617–625

Bodmann KF und die Expertenkommission der Infektliga (2010) Komplizierte intraabdominelle Infektionen: Erreger, Resistenzen. Empfehlungen der Infektliga zur Antibiotikatherapie. Chirurg 81: 38–49

Canbay A, Tacke F, Hadem J et al. (2011) Akutes Leberversagen – ein lebensbedrohliches Krankheitsbild. Dtsch Ärztebl 108: 714–720

Glanemann M, Henneberg T (2007) Therapiestandards der chirurgischen Intensivstation. Pabst Science Publishers, Lengerich

Herz S, Puhl G, Spies C et al. (2011) Perioperatives anästhesiologisches Management bei ausgedehnten Leberteilresektionen: Pathophysiologie der Lebererkrankungen und funktionelle Zeichen des Leberversagens. Anaesthesist 60: 103–117

Schildberg FW, Hoffmann JN (2011) Wissenschaftlicher Erkenntnisgewinn in der operativen Medizin – Die Bedeutung der Intensivmedizin. Med Klin Intensivmed 106: 34–40 (*Dieser Artikel beschreibt sehr anschaulich wesentliche Erkenntnisse der Intensivmedizin der letzten Jahre und deren Bedeutung für die operative Therapie*)

Operative Intensivmedizin nach thoraxchirurgischen Eingriffen

Roland Kurdow

Fallbeispiel Teil 1

Bei einem 57-jährigen Patienten wird wegen eines Bronchialkarzinoms eine Oberlappenresektion links durchgeführt. Der Patient bietet neben einer COPD auf dem Boden eines langjährigen Nikotinabusus (täglich 40–60 Zigaretten über die letzten 35 Jahre) keine wesentlichen Vorerkrankungen, allerdings ist intraoperativ die Einlungenventilation durch eine teilweise erhebliche Produktion eines glasig-gräulichen Sekrets erschwert – das Sekret muss mehrfach, teilweise bronchoskopisch, über den Doppellumentubus abgesaugt werden. Präoperativ war ein thorakaler Periduralkatheter angelegt worden, der Patient wurde intraoperativ aktiv gewärmt, sodass der Patient bei OP-Ende extubiert und spontan atmend unter O_2-Inhalation auf die Intensivstation verlegt werden kann.

Auf der Intensivstation ist die Oxygenierung trotz guter Analgesie und 4 l/min O_2-Fluss über eine O_2-Maske grenzwertig; die psO_2 beträgt 88–90%. Gleichzeitig entleeren sich in der ersten Stunde 300 ml blutiges Sekret über die Thoraxdrainagen; die Drainagen »fisteln«, wenn der Patient hustet oder spricht. Bei ruhigen Atemexkursionen fisteln die Drainagen nicht. Intensivärztin und Operateur überlegen gemeinsam, wie nun am besten weiter verfahren werden soll.

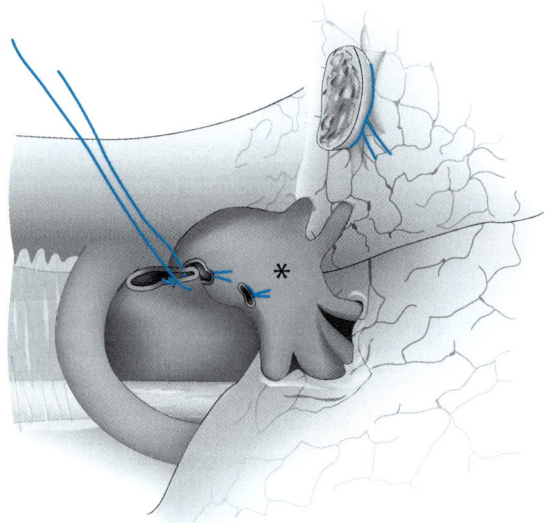

◘ **Abb. 54.1 Der Bronchusstumpf nach Oberlappenresektion rechts wird per Naht verschlossen.** * = A. pulmonalis

54.1 Operative Verfahren in der Thoraxchirurgie

Parenchymresektionen im Rahmen thoraxchirurgischer Eingriffe können unterschiedliche Ausmaße haben.

54.1.1 Resezierende Thoraxchirurgie

Folgende Resektionstechniken werden unterschieden und sind für das Verständnis der postoperativen Situation relevant:

▪ **Wedge-(Keil)resektion**
Die extraanatomische Keil-(Wedge)resektion ist die einfachste Form der Parenchymresektionen; sie ist möglichst parenchymsparend und wird in erster Linie bei gutartigen Befunden oder bei Metastasen durchgeführt. Die Wedgeresektion erfolgt mit Klammernahtgeräten oder mit einer Handnaht, zentrale Gefäßstrukturen oder Bronchusanteile sind hier in der Regel nicht betroffen.

▪ **Lobektomie, Bilobektomie, Pneumonektomie**
Onkologische Standardresektionstechniken, meist bei Bronchialkarzinom, sind Lobektomie, Bilobektomie

oder Pneumonektomie mit systematischer Lymphadenektomie. Der betroffene Lappen- oder Hauptbronchus wird mittels Handnaht oder Klammernaht verschlossen und durchtrennt (◘ Abb. 54.1). Eine »Siphon«-Bildung sollte vermieden werden. Bei den zugehörigen Gefäßen handelt es sich um die dem Resektat zugehörigen pulmonalarteriellen und -venösen Äste. Diese sind z. T. recht kaliberstark und werden ebenfalls mit Klammer- oder Handnähten verschlossen und durchtrennt.

Der nach resezierenden Eingriffen entstehende intrathorakale »Hohlraum« wird zumeist durch eine Überdehnung des verbleibenden Parenchyms ausgefüllt. Ist dies nicht der Fall, so imponiert die operierte Lunge im postoperativen Röntgenbild wie ein Pneumothorax. Im Verlauf füllt sich der freie Raum in der Thoraxhöhle mit seröser Flüssigkeit. Nach einer Pneumonektomie füllt sich die leere Thoraxhöhle bei geschlossener Thoraxdrainage (s. u.) innerhalb von wenigen Tagen mit Flüssigkeit – es entsteht ein Serothorax.

▪ **Manschettenresektion**
Eine Manschettenresektion kann erfolgen, wenn ein Tumor entlang eines Lappenbronchus in das zentrale Bronchialsystem hineinwächst. Um einerseits Tumorfreiheit zu erreichen, andererseits möglichst viel Parenchym zu erhalten, wird ein Teil des zentralen Bronchialsystems als »Manschette« reseziert; anschließend werden die Resektionsränder anastomosiert (◘ Abb.

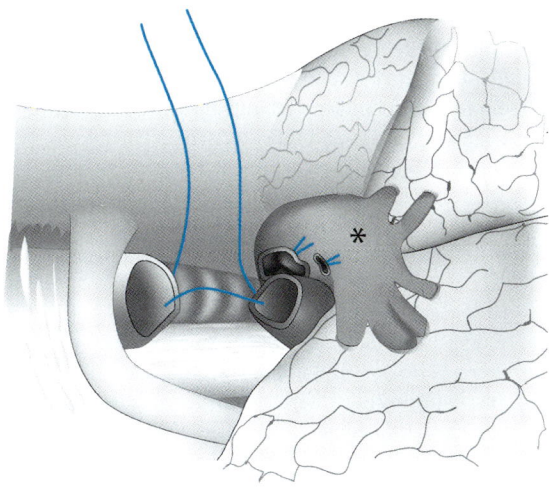

◘ **Abb. 54.2 Manschettenresektion rechter Oberlappen.** Anastomose zwischen rechtem Hauptbronchus und Bronchus intermedius * = A. pulmonalis

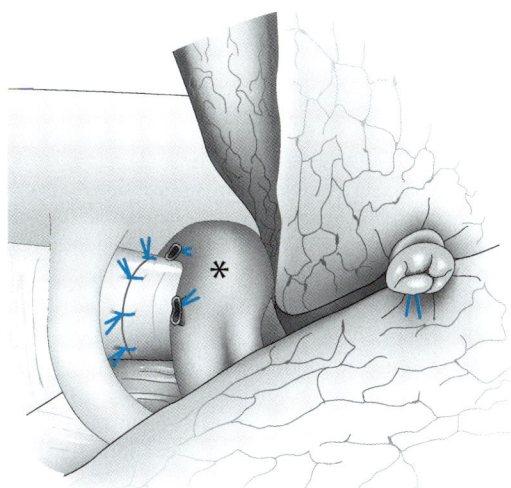

◘ **Abb. 54.3 Manschettenresektion rechter Oberlappen.** Anastomose zwischen rechten Hauptbronchus und Bronchus intermedius fertiggestellt * = A. pulmonalis

54.2, ◘ Abb. 54.3). Diese Anastomose birgt, im Vergleich zum blindverschlossenen Bronchus, zusätzliche Risiken in Bezug auf Nahtinsuffizienz, Stenose und Sekretverhalt. In seltenen Fällen kann neben der Bronchusmanschette auch ein analoges Vorgehen im Bereich der großen Gefäße notwendig sein, um parenchymsparend bei gleichzeitiger onkologischer Radikalität vorzugehen. Es resultiert dann eine zirkuläre Gefäßanastomose, zumeist im Bereich der Pulmonalarterie. Auch hier sind zusätzliche Risiken – wie Nachblutung, Stenose, Thrombosierung – zu beachten.

■ **Erweiterte Resektionen**
Mögliche Erweiterungen onkologischer Standardresektionen betreffen Mitresektionen von Teilen der Thoraxwand, des Perikards oder der Vorhöfe. Die Rekonstruktion größerer Thoraxwanddefekte erfolgt in der Regel durch Fremdmaterial wie Polytetrafluorethylen (PTFE, z. B. Gore 1 mm). Perikard kann ebenfalls mit PTFE oder biologisch mit Rinderperikard ersetzt werden.

Auch hier sind spezifische Komplikationsmöglichkeiten zu bedenken: Manipulationen am Perikard oder den Vorhöfen können Herzrhythmusstörungen verursachen. Dem Ersatz der Thoraxwand oder des Perikards durch Fremdmaterial können durch Ausreißen äußere oder innere Hernien folgen, aus denen wiederum kardiale oder infektiologische Komplikationen resultieren können. Infektionen von Fremdmaterialien sind durch Antibiotika oder lokale Maßnahmen nicht

zu sanieren; eine Entfernung ist in der Regel unumgänglich, ein Ersatz durch biologische Materialien z. T. möglich.

54.1.2 Septische Thoraxchirurgie

Neben den resezierenden Eingriffen ist die operative Therapie des Pleuraempyems die häufigste thoraxchirurgische Operationsindikation. Während in einer frühen, fibrinösen Phase (entsprechend Stadium I–II nach Klassifikation der »American Thoracic Society«, ATS) eine Entfernung der Fibrinbeläge (auch thorakoskopisch) ohne größeres Trauma möglich ist, wird in der »Organisationsphase« eine offene Dekortikation mit Entfernung der viszeralen und parietalen Pleura nötig. Hier entsteht eine ausgesprochen große Wundfläche, sodass intra- und postoperativ mit einer vergleichsweise größeren Blutungsneigung gerechnet werden muss.

54.1.3 VATS (»video-assisted thoracic surgery«)

Durch die Entwicklung moderner Video- und Klammernahttechniken ist die Keilresektion von Lungengewebe bis hin zur Standardlobektomie mit systematischer Lymphadenektomie wie auch eine Frühdekortikation von Pleuraempyem minimal invasiv möglich.

> Ein Rückschluss von der Größe des operativen Zugangs auf die Größe des Eingriffs und die damit verbundenen postoperativen Risiken ist nicht möglich!

▪▪ Repetitorium Pathophysiologie

Bei den meisten Patienten mit notwendigen ausgedehnten Lungenparenchymresektionen handelt es sich um kardiorespiratorische Risikopatienten: Mit der Entstehung eines Bronchialkarzinoms ist in der Regel ein jahrelanger Nikotinabusus mit der Ausbildung einer chronischen obstruktiven Lungenerkrankung (COPD) und einer koronaren Herzkrankheit vergesellschaftet. Bei bevorstehenden Lungenresektionen findet sich also meist per se eine fortgeschrittene Lungengerüsterkrankung und in der Folge häufig eine kardiale Insuffizienz.

Jede Lungenparenchymresektion hat folgende pathophysiologische Konsequenzen:

- Verminderung der pulmonalen Gasaustauschfläche mit konsekutiver Verschlechterung der O_2-Versorgung,
- Verkleinerung der Lungenstrombahn mit entsprechender rechtskardialer Belastung.

▪ Lungenstrombahn

Der Gefäßwiderstand ist proportional zu $\frac{1}{r^4}$ (**Gesetz von Hagen-Poiseuille**).

> Eine Halbierung des Gefäßquerschnitts erhöht den Strömungswiderstand somit um das 16-fache!

Wird also z. B. im Rahmen einer Pneumonektomie die Lungenstrombahn halbiert, kommt es zu einer erheblichen Steigerung des Gefäßwiderstands und damit der Herzarbeit, die notwendig ist, um dieselbe Menge Blut in derselben Zeiteinheit durch die Lungenstrombahn zu pumpen. Einschränkend ist allerdings anzumerken, dass Blut keine homogene visköse Flüssigkeit ist und sich u. a. daher der Gefäßwiderstand nicht verzehnfacht. Darüber hinaus ist nicht jede Pneumonektomie gleichbedeutend mit einer Halbierung der Lungenstrombahn, wenn z. B. durch einen zentral wachsenden Tumor der rechte oder linke Hauptstamm der Pulmonalarterie bereits teilweise oder ganz verschlossen war und über die Zeit eine kardiorespiratorische Anpassung stattgefunden hat.

❗ Cave
Je größer die Resektion von Lungengewebe und Lungenstrombahn, umso größer ist postoperativ die rechtskardiale Belastung!

▪ Euler-Liljestrand-Reflex

Hierunter versteht man den Zusammenhang zwischen Ventilation und Perfusion der Lunge: Nimmt die Ventilation in einem Lungenabschnitt ab, führt dies zu einer lokalen Hypoxie und reflektorisch zu einer Konstriktion der Blutgefäße in diesem Lungenabschnitt; dies wird auch als hypoxisch-pulmonale Vasokonstriktion bezeichnet. Damit verhindert der Euler-Liljestrand-Reflex, dass unnötig viel Blut einen Lungenabschnitt passiert, ohne oxygeniert zu werden.

Ist also ein Hauptbronchus präoperativ bereits teilweise oder komplett verschlossen, so ist mit einer reduzierten Perfusion und mit einer funktionellen Gasaustauschstörung des betroffenen Lungenabschnitts zu rechnen. Das bedeutet, dass die kardiopulmonale Funktionsminderung präoperativ bereits teilweise vorweggenommen ist und dann die Lungenresektion die präoperativ bestehende kardiopulmonale Ausgangssituation nicht mehr so wesentlich verändert.

▪ Präoperative Vorhersagbarkeit der postoperativen pulmonalen Situation

Eine Einschätzung der kardiopulmonalen Reserve ist insgesamt schwierig – präoperative Tests geben Aufschluss über die pulmonale oder kardiale Belastungsfähigkeit des Patienten oder prüfen beide Parameter gleichzeitig:

- Die aktuelle **pulmonale Belastbarkeit** kann durch eine Lungenfunktionsuntersuchung abgeschätzt werden. Der aussagekräftigste Parameter ist hier die Einsekundenkapazität (**FEV$_1$**). Ein postoperativer FEV_1-Wert von 30–40% des Solls ist anzustreben.
- Die **kardiale Belastbarkeit** wird in der Regel durch ein **Belastungs-EKG** und eine **transthorakale Echokardiographie** erfasst – im Vorfeld einer Pneumonektomie sollten diese Untersuchungen auch bei »leerer« kardiologischer Anamnese durchgeführt werden.

Die kombinierte kardiopulmonale Belastbarkeit kann durch eine **Spiroergometrie** erfasst werden: Gemessen wird die maximale O_2-Aufnahme (VO$_2$max), die bei uneingeschränkter Operabilität bei >20 ml/kg/min bzw. >75% des Solls liegen sollte. Alternativ ist eine Aussage im Sinne der kombinierten kardiopulmonalen Belastbarkeit durch Treppensteigen zu erhalten. Bewältigt ein Patient 5 Stockwerke, ist von einer uneingeschränkten Operabilität auszugehen, bei 3 Stockwerken ist eine Lobektomie operativ möglich.

Jede der oben angeführten Untersuchungen ist lediglich in der Lage, den präoperativen Ist-Wert zu erheben. Der postoperative Zustand kann, je nach Tumorlokalisation, unterschiedlich stark vom präoperativen Wert abweichen: Sind bereits Teile der Lunge durch einen Tumor von Ventilation oder Perfusion ausgeschaltet, ist die postoperative Situation schon ganz oder teilweise vorweggenommen – eine Resektion dieser Abschnitte würde bezüglich des Gasaustauschs und der Herzbelastung im Vergleich zur präoperativen Situation eine geringe oder keine Verschlechterung ausmachen.

Aufschluss über die Frage, wie viel Prozent der aktuell funktionierenden Gasaustauschfläche verloren gehen, erbringt eine **Perfusionsszintigraphie**. In Zusammenschau mit den o. g. Untersuchungen kann so das Ausmaß der operationsbedingten Funktionseinbußen abgeschätzt werden.

54.2 Postoperative Betreuung

54.2.1 Kardiale und pulmonale Funktion

Die Anästhesieführung bei einem thoraxchirurgischen Eingriff sollte auf eine Extubation im Operationssaal ausgerichtet sein. Intraoperativ begonnene Katecholamingaben können in der Regel innerhalb der ersten 12 h »ausgeschlichen« werden. Postoperativ auftretende Herzrhythmusstörungen können Operationsfolge sein; hier sollte zunächst ein Vergleich mit dem präoperativen EKG erfolgen, dann ist eine möglichst zügige Wiederherstellung des Sinusrhythmus anzustreben.

Patienten nach thoraxchirurgischen Eingriffen müssen nicht prinzipiell auf einer Intensivstation nachbetreut werden. Obligat ist eine mehrstündige Überwachung mittels kontinuierlicher Pulsoxymetrie und EKG-Monitoring, ggf. mit der Möglichkeit, Blutgasanalysen durchzuführen. Die Entscheidung über die Notwendigkeit intensivmedizinischer Betreuung, eines fortgesetzten Monitorings oder die Möglichkeit der Weiterbetreuung auf einer Normalstation wird individuell getroffen.

Neben dem durch Nebenerkrankungen bedingten Risikoprofil spielen Vigilanz, die postoperative Schmerzsituation und die chirurgische Risikoeinschätzung hierbei eine Rolle.

54.2.2 Röntgenkontrollen des Thorax

Obligat ist eine Röntgenaufnahme des Thorax a.p. im Liegen direkt postoperativ bei Aufnahme auf der Intensivstation sowie am 1. postoperativen Tag. Die direkt postoperativ angefertigte Thoraxröntgenaufnahme dokumentiert die Position von ZVK und Thoraxdrainagen und ist als Vergleichsbild bezüglich der pulmonalen Belüftung, des Herzschattens im Liegen und der pulmonalen Flüssigkeitseinlagerung zu verwenden. Weist die Thoraxröntgenkontrolle am 1. postoperativen Tag keine Besonderheiten im Sinne von Belüftungsstörungen, Mediastinalverschiebung oder ähnlichem auf, erfolgt die nächste Kontrolle am 3. oder 4. postoperativen Tag bzw. nach klinischer Notwendigkeit.

Vor dem Ziehen der letzten Thoraxdrainage wird diese mindestens 4 h abgeklemmt und anschließend ein p.a.-Röntgenthoraxbild in Exspiration zum Ausschluss eines Pneumothorax durchgeführt. Die Untersuchung wird 4 h nach Entfernung der letzten Thoraxdrainage wiederholt, um die Entstehung eines Pneumothorax beim Ziehen der Drainage auszuschließen.

> **Praxistipp**
>
> Bewährt hat sich: Letzte Thoraxdrainage um 4:00 Uhr morgens abklemmen, die Röntgenaufnahme des Thorax um 8:00 Uhr durchführen. Ist diese o.k., wird die Drainage gezogen und gegen 14:00 Uhr die abschließende Röntgenkontrolle durchgeführt.

54.2.3 Thoraxdrainagen

Thoraxdrainagen stellen unter allen chirurgisch angewandten Drainagesystemen ein Spezifikum dar und sind die häufigste Fehlerquelle bei der postoperativen Betreuung thoraxchirurgischer Patienten.

Funktionsprinzip

Prinzipiell sollte ein Thoraxdrainagesystem zum einen Flüssigkeit aus der Thoraxhöhle drainieren, zum anderen soll im Pleuraspalt befindliche Luft nach außen abgeleitet werden, ohne dass umgekehrt die Außenluft bei der Inspiration (und dem damit verbundenen Unterdruck im Pleuraraum) in die Thoraxhöhle hineingelangen kann. Diesem Zweck dient ein Wasserschloss.

Thoraxdrainagen arbeiten nach folgendem Prinzip: Die im Pleuraspalt liegende Drainage wird an ein Steigrohr angeschlossen, das unterhalb des Wasserspiegels in einem teilweise mit Wasser gefüllten Gefäß endet. Durch eine (zweite) Abluftöffnung kann Luft aus dem Gefäß entweichen. Sekret aus der Thoraxhöhle sammelt sich also in der Wasserflasche, bei tiefer Inspiration steigt der Spiegel im Steigrohr – Außenluft

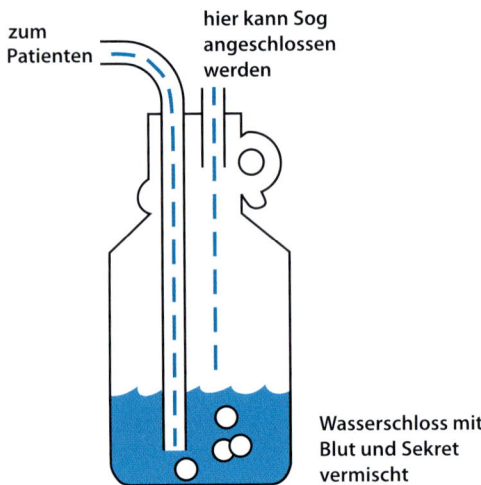

Abb. 54.4 Einkammersystem. Die Thoraxdrainage im Pleuraspalt wird an das Steigrohr angeschlossen. An die Abluftöffnung kann ein Sog angelegt werden

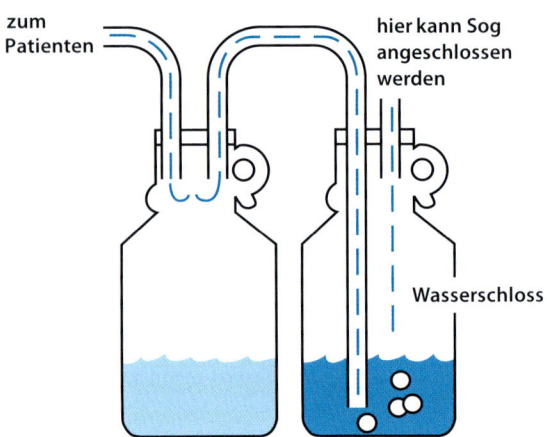

Abb. 54.5 Zweikammersystem. Der Patient wird an den Sekretauffangbehälter angeschlossen. An die Abluftöffnung im Wasserschloss kann wahlweise ein Sog angeschlossen werden

kann nicht in den Pleuraspalt gelangen, während sich Überdruck im Pleuraspalt (in Form von Bläschen) durch das Steigrohr in die Wasserflasche entleert (◘ Abb. 54.4).

◼ **Variationen**

Im Alltag werden Thoraxdrainagesysteme in verschiedenen Variationen verwendet: Über eine Pumpe, die an die Abluftöffnung der Wasserflasche angeschlossen wird, kann ein Unterdruck in der Wasserflasche erzeugt werden. Dieser Unterdruck wird dann in den Pleuraspalt übertragen und trägt zur Entfaltung der Lunge bei. Standard ist ein Sog von 20 cm Wassersäule. Nach Rücksprache mit dem Operateur kann der Sog reduziert oder ganz entfernt werden. Grund hierfür ist meist eine periphere Luftleckage durch »Überdehnung« des verbliebenen Lungenparenchyms. Bei Rücknahme des Sogs verringert sich das Fistelvolumen – die Fistel kann sich leichter spontan schließen. Dies geschieht allerdings ggf. auf Kosten einer kompletten Ausdehnung der Lunge.

Eine Sondersituation bezüglich der Drainagebehandlung liegt nach Pneumonektomie vor: Hier bildet sich physiologischerweise innerhalb von Tagen eine Serothorax.

> ❯ Pneumonektomierte Patienten werden in der Regel mit einer Drainage versorgt, die verschlossen bleibt und nur im Notfall geöffnet wird, z. B. bei einem Spannungspneumothorax.

Auch bei Öffnung der Drainage ist die Anlage eines Sogs hier kontraindiziert, da bei fehlendem Lungenparenchym lediglich eine Mediastinalverschiebung erzeugt würde. Da der sich schnell ausbildende Serothorax einen idealen Nährboden für Keime darstellt, sollte die einliegende Drainage nach spätestens 48 h entfernt werden.

Weiterhin kann die Doppelfunktion der Wasserflasche als Wasserschloss und Auffangbehälter für Flüssigkeit aus dem Thorax (◘ Abb. 54.4) durch Mehrkammersysteme ersetzt werden: Beim Zweikammersystem dient die erste Kammer ausschließlich als »Sekretfalle«, die daran angeschlossene Flasche fungiert ausschließlich als Wasserschloss (◘ Abb. 54.5). Dem Zweikammersystem kann wahlweise ein U-Rohr mit Manometerfunktion vorgeschaltet bzw. eine Saugleistungskontrollkammer nachgeschaltet sein (◘ Abb. 54.6).

Umgang mit Drainagen
◼ **Kontrolle der Thoraxdrainagen**

Bei jeder Untersuchung des Intensivpatienten muss auch immer die Funktion des Thoraxdrainagesystems beobachtet werden:

▬ Sind die einliegenden Thoraxdrainagen durchgängig oder möglicherweise verstopft, z. B. durch ein Blutkoagel? Wenn sich der Flüssigkeitsspiegel im Steigrohr bzw. die im Schlauch zum Wasserschloss stehende Flüssigkeit atemsynchron bewegt, dann ist die Drainage durchgängig, andernfalls muss die Thoraxdrainage evtl. unter sterilen Kautelen gespült werden.

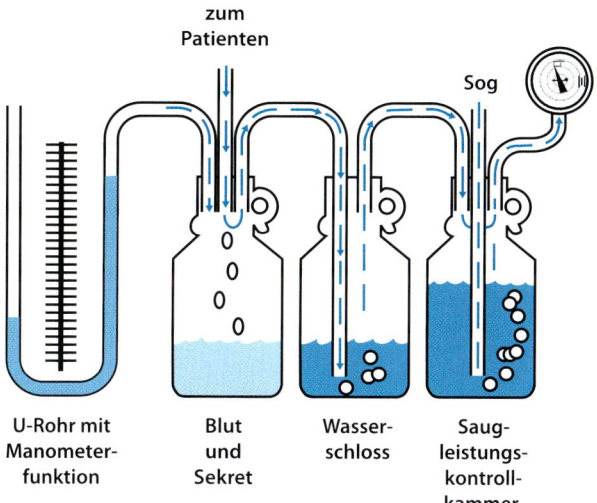

zum
Patienten

Sog

U-Rohr mit	Blut	Wasser-	Saug-
Manometer-	und	schloss	leistungs-
funktion	Sekret		kontroll-
			kammer

Abb. 54.6 Vierkammersystem. An den Patienten ist ein U-Rohr mit Manometerfunktion angeschlossen, darauffolgend zusammengeschlossen sind ein Sekretauffangbehälter, ein Wasserschloss und eine Saugleistungskontrollkammer

— Menge, Farbe und Konsistenz des ablaufenden Sekrets? Ist das Sekret serös, blutig, eitrig oder weißlich wie Lymphflüssigkeit bei einem Chylothorax? Insbesondere in der frühen postoperativen Phase kann hieran – noch vor Eintreten einer systemischen Reaktion – der Bedarf einer Rethorakotomie festgemacht werden.

— »Fistelt« die Drainage? Die Frage nach einer Luftleckage kann ebenfalls auf einen Blick beurteilt werden: Steigen atemsynchron Luftblasen aus dem Steigrohr in das Wasserschloss, so ist von einer Luftleckage im Bereich der operierten Lunge auszugehen – die Drainage »fistelt«. Das Ausmaß dieser Fistel kann ebenfalls abgeschätzt werden: Eine kleinere Leckage macht sich nur beim Hustenstoß bemerkbar, im Falle einer großen bronchopleuralen Fistelverbindung »fistelt« die Drainage insbesondere unter Sog unabhängig von der Atemexkursion des Patienten, also auch in der Inspirationsphase des Patienten.

Praxistipp

Starkes »Fisteln« der Drainage kann auch durch eine unbemerkte Diskonnektion im Bereich der Bülau-Drainage hervorgerufen sein: Die Pumpe saugt Raumluft statt Luft aus dem Pleuraspalt an. Daher bei stark fistelnden Drainagen zunächst das Schlauchsystem überprüfen!

■ **Entfernen von Thoraxdrainagen**

Thoraxdrainagen können entfernt werden, sobald diese mindestens 24 h nicht fisteln und die geförderte Sekretmenge weniger als 250 ml in 24 h beträgt. Liegen 2 Drainagen ein, ist zumeist eine an der Lungenspitze und eine im Recessus phrenicocostalis platziert. Die Reihenfolge der Entfernung ist nicht festgelegt und richtet sich nach den o. g. Kriterien. Ein Abklemmen der letzten Drainage mit anschließender Röntgenkontrolle ist nicht obligat, wird in der Klinik der Autoren jedoch regelhaft für mindestens 4 h durchgeführt, ebenso wie eine Röntgenkontrolle 4 h nach Entfernung der letzten Drainage.

Um zu verhindern, dass beim Entfernen der Drainage Luft in den Pleuraspalt gelangt, wird diese entweder in tiefer Exspiration oder in maximaler Inspiration mit Pressen (Valsalva-Manöver) entfernt. Für einen luftdichten Verschluss der Austrittsstelle sorgt entweder eine in der Regel bei der Operation vorbereitete U-Naht (■ Abb. 54.7) oder ein Salbendachziegelverband.

■ **Fehlermöglichkeiten**

Neben Infektion oder Dislokation stellt insbesondere der ungewollte, unbemerkte oder unbedachte Verschluss einer Thoraxdrainage ein Risiko dar. Während die vollständige Öffnung bei Diskonnektion neben dem Infektionsrisiko schlimmstenfalls das Auftreten eines einseitigen Pneumothorax, nicht aber eines Spannungspneumothorax zur Folge hätte, birgt der akzidentelle Verschluss bei pulmonaler Luftleckage die

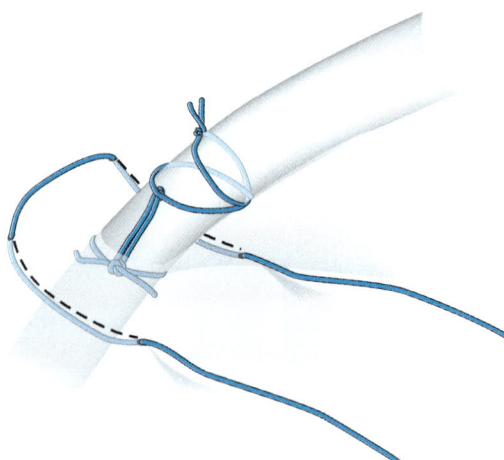

◘ Abb. 54.7 Thoraxdrainage, befestigt durch eine An-naht. Die »U-Naht« ist vorgelegt und wird beim Entfernen der Drainage geknüpft

Möglichkeit eines Spannungspneumothorax. Die häu-figste Ursache einer Verlegung der Thoraxdrainagen ist der Verschluss durch Blutkoagel. Sofern das Wasser-schloss nicht über ein Überdruckventil verfügt, führt das Ausstellen des Sogs – eine bei kleineren postopera-tiven Luftfisteln häufig durchgeführte Maßnahme – ohne Diskonnektion der Pumpe zu einer faktisch ver-schlossenen Drainage.

> **Praxistipp**
>
> Wird der Sog einer fistelnden Drainage auf »Null« reduziert, muss die Pumpe diskonnektiert und die Abluftöffnung des Wasserschlosses damit geöff-net werden. Andernfalls kann es zu einem Span-nungspneumothorax kommen!

Erfolgt die Ableitung des Sekrets aus der Thoraxhöhle über ein Einkammersystem ohne gesonderte Sekret-falle, dann muss das Steigrohr mit steigendem Flüssig-keitsspiegel in dem Auffanggefäß »nachgeführt« wer-den, sodass das Ende nur 2–3 cm unter dem Wasser-spiegel verbleibt. Je tiefer das Steigrohr unter der Wasseroberfläche endet, umso größer ist der Wider-stand, gegen den Luft aus dem Pleuraspalt durch das Wasserschloss nach außen gelangen kann. Im Extrem-fall entspricht auch diese Situation einer funktionell abgeklemmten Drainage.

> **! Cave**
>
> In einem Einkammersystem muss ein defi-nierter Abstand (2–3 cm) zwischen dem Ende des Steigrohrs und dem Wasserspiegel einge-halten werden. Andernfalls kann es bei Luft-leckage zu einem Spannungspneumothorax kommen!

◾ **Transport und Mobilisation**

Ein häufig auftretender Fehler ist das Abklemmen der Drainagen zum Transport und zur Mobilisation bei fistelnder Drainage. Beides muss mit »geöffnetem« Wasserschloss erfolgen. Ein anliegender Sog kann hierzu fast immer ausgesetzt werden; die Pumpe sollte diskonnektiert werden, damit die Luft aus dem Was-serschloss entweichen kann.

54.2.4 Physiotherapie

Im Zusammenhang mit der Schmerztherapie kommt der Physiotherapie in der postoperativen Betreuung thoraxchirurgischer Patienten eine zentrale Bedeu-tung zu.

◾ **Atemgymnastik**

Zur Vermeidung von Belüftungsstörungen und konse-kutiven Pneumonien ist eine intensive Atemgymnastik ohne Verzögerungen ab dem Operationstag notwen-dig. Bewährt hat sich der tagsüber möglichst mindes-tens stündliche Einsatz eines Medi-Flow- oder Tri-Flow-Geräts. Zur Verbesserung der Compliance sollte die Bedeutung dieser Maßnahmen bereits präoperativ mit den Patienten besprochen sein, eine Einweisung in die Übungstechnik ist ebenfalls vor der Operation sinnvoll.

Die Anwendung von High-flow-CPAP ist in der Regel möglich, sollte jedoch wegen der Möglichkeit des Unterhalts und der Vergrößerung einer broncho-pleuralen Fistel in jedem Einzelfall mit dem Operateur besprochen werden. Dasselbe gilt für den Einsatz von Atemhilfen (Desitin-Flatter, A-capella u. a.), die zur Beseitigung oder Prophylaxe von Atelektasen dienen.

◾ **Mobilisation**

Diese beginnt ebenfalls am Abend des Operationstags: Minimum ist das Aufsetzen des Patienten mindestens 3-mal täglich, sobald wie möglich erfolgt das Aufstel-len und selbstständige Gehen des Patienten. Die ggf. vorhandenen Wasserschlösser können z. B. am mitge-führten Infusionsständer befestigt werden.

54.2.5 Schmerztherapie

Bedenkt man die Bedeutung der Physiotherapie und des möglichst schmerzfreien Abhustens für die postoperative Rehabilitation thoraxchirurgischer Patienten, so wird schnell klar, dass die postoperative Schmerztherapie hier eine zentrale Rolle spielt.

Optimal ist eine gut funktionierende thorakale Periduralanästhesie, wobei wir meist eine etwas höhere Lokalanästhetikumkonzentration verwenden, z. B. Ropivacain 0,375% mit 0,5 µg/ml Sufentanil; zusätzlich erhalten die Patienten regelmäßig ein Nicht-Opioid-Analgetikum. Ist die präoperative Anlage eines Periduralkatheters nicht möglich, hat sich folgendes kombiniertes Vorgehen bewährt:

- Interkostalblockade in 4–5 Interkostalräumen mit insgesamt 20 ml Ropivacain 0,375% durch den Operateur unmittelbar vor Thoraxverschluss – dies dient zur Überbrückung der ersten Stunden nach Extubation.
- Nicht-Opioid-Basistherapie, z. B. 5×1 g Metamizol als Kurzinfusion,
- patientenkontrollierte intravenöse Analgesie (PCIA) mit Morphin für die ersten postoperativen Tage,
- auf der Intensivstation ggf. Ketamin-»Hintergrund«-Infusion: Perfusor mit 500 mg Ketaminrazemat auf 50 ml, Laufgeschwindigkeit 1–2 ml/h (► Kap. 62).

54.2.6 Ernährung nach thoraxchirurgischen Eingriffen

Patienten erhalten für die thoraxchirurgischen Operationen in Seitenlage eine Magensonde, die bei der Extubation ebenfalls entfernt wird. Sobald der Patient sich auf der Intensivstation stabilisiert hat und keine Rethorakotomie droht, kann der enterale Kostaufbau beginnen. Patienten erhalten dann bei uns noch am Operationstag Tee, Joghurt und proteinhaltige Energiegetränke.

54.3 Komplikationsmanagement

54.3.1 Nachblutung

Revisionspflichtige Nachblutungen nach Thorakotomie sind selten: Denkbar sind Blutungen aus frakturierten oder teilfrakturierten Rippen, selten aus den Stichkanälen der Thoraxdrainagen oder aus Interkostalarterien, die beim Thoraxverschluss verletzt wur-

den. Nach Dekortikationen kann ein gewisser Blutverlust aufgrund der großen »Wundfläche« eine Summation aus vielen kleinsten Einzelblutungen darstellen.

Bezüglich der Indikation zur Revision gelten die allgemeinen Prinzipien: Eine bei unauffälligen Gerinnungsverhältnissen über Stunden Hb- und kreislaufwirksame Blutung bedarf der umgehenden Revision.

> **Praxistipp**
>
> Nach Meinung des Autors sollte spätestens bei einem Blutverlust >500 ml in der ersten Stunde, >1.000 ml in den ersten 4 h und danach bei einem Blutverlust von mehr als 200 ml/h eine Revisionsoperation erwogen werden.

Eine postoperative pulmonalarterielle oder -venöse Massenblutung stellt eine absolute Rarität dar: Hier sollten, wie auch bei einer traumatisch bedingten Massenblutung, die einliegenden Thoraxdrainagen abgeklemmt werden. Eine Tamponade im Thorax stellt hier die beste Chance dar, Zeit für eine sofortige Revision zu gewinnen und das vorherige Verbluten des Patienten über die offene Drainage zu vermeiden.

54.3.2 Atelektase

Belüftungsstörungen unterschiedlichen Ausmaßes sind eine häufigere Komplikation nach thoraxchirurgischen Eingriffen. Sie bergen das Risiko einer Pneumonie und sollten daher konsequent behandelt werden. Die Indikation zur Bronchoskopie sollte großzügig gestellt werden: Es kann so eine endobronchialer Sekretstau beseitigt und eine mikrobiologische Erreger- und Resistenzbestimmung durchgeführt werden.

Im Falle einer größeren Atelektase kann es erforderlich sein, unmittelbar nach der Entnahme von Bronchialsekret mit einer kalkulierten Antibiotikatherapie zu beginnen, die nach Erhalt der Erreger- und Resistenzbestimmung deeskaliert wird. Ebenso sollte das Bronchialsystem im Rahmen der Bronchoskopie auf mögliche – nicht ausschließlich durch Verschwellung verursachte – Stenosierungen hin überprüft werden, die möglicherweise einer Intervention oder sogar operativen Revision bedürfen. Denkbar wäre dies z. B. bei einer Anastomose nach Manschettenresektion, aber auch bei einer Mittellappenatelektase durch Torquierung oder im Falle einer mechanischen Einengung des Restlumens durch die Bronchusnaht.

Ist die Stenose wesentlich durch eine Schleimhautschwellung bedingt, kann entweder lokal Micronefrin[1] instilliert oder mit Micronefrin inhaliert werden: 0,3 ml Micronefrin-Lösung werden mit isotonischer NaCl-Lösung zu 5 ml verdünnt. Die verdünnte Lösung wird über das Bronchoskop direkt lokal instilliert oder die Lösung wird inhaliert.

Im Falle einer ausgedehnten Atelektase durch Sekretverhalt sollten regelmäßig Bronchoskopien im Sinne einer Bronchialtoilette durchgeführt werden.

54.3.3 Bronchopleurale Fistel

Kleinere Parenchymfisteln sind postoperativ normal und verschließen sich nach wenigen Tagen spontan. Größere Fistelvolumina erkennt man an der Tatsache, dass sich auch bei normalen Atemexkursionen Luft über das Wasserschloss entleert. Bronchopleurale Fisteln auf Segmentbronchus- oder Lappenbronchusniveau, z. B. eine Bronchusstumpfinsuffizienz nach Lobektomie, verschließen sich nicht spontan und bedürfen der operativen Revision, da ansonsten regelhaft ein Pleuraempyem resultiert.

54.3.4 Infektion

Zur Prophylaxe von Wundinfektionen ist eine perioperative Antibiotikagabe sinnvoll; wir verwenden 1,5 g Cefuroxim, das bei der Anästhesieeinleitung als Kurzinfusion appliziert wird.

Eine Gefährdung durch ein Pleuraempyem ist insbesondere dann gegeben, wenn die Thoraxhöhle postoperativ nicht von Lungengewebe ausgefüllt wird, stattdessen sammelt sich in diesen Abschnitten der Thoraxhöhle rasch seröse Flüssigkeit. Die Maximalvariante hierzu ist der Zustand nach Pneumonektomie: Es bildet sich innerhalb von wenigen Tagen ein Serothorax, der einen idealen Nährboden für Keime darstellt. Thoraxdrainagen müssen daher nach Pneumonektomie spätestens nach 48 h entfernt werden. Liegen Wundheilungsstörungen im Bereich der Thoraxwand vor, muss ein Übertritt der Keime in die Thoraxhöhle konsequent verhindert werden. Dies ist z. B. durch eine Behandlung mit Vakuumverbänden möglich.

---

[1] Micronefrin enthält Adrenalin und muss über die internationale Apotheke bezogen werden: »Micronefrin for Inhalation«, 15 ml, Bird Products, USA. Konservierungsmittel und Stabilisatoren in 100 ml: Chlorbutanol, Benzoesäure, Propylenglycol, Natriumbisulfit und Natriummetabisulfit.

54.3.5 Ateminsuffizienz

Der häufigste Grund für eine postoperative Reintubation ist eine Pneumonie, die zumeist auf dem Boden von Belüftungsstörungen entsteht. Diese Belüftungsstörungen können unterschiedliche Ursachen haben:
- einen Nikotinabusus bis zur Operation mit anschließender überschießender Sekretbildung,
- eine Schonatmung auf dem Boden einer unzureichenden Analgesie,
- eine mechanische Stenose im Bronchialsystem,
- in seltenen Fällen eine Phrenikusparese.

Die Therapie erfolgt symptomatisch: bronchoskopische Sekretabsaugung, Antibiotikatherapie, ausreichende Analgesie. Ist eine Reintubation erforderlich und eine zügige Extubation nicht möglich, sollte frühzeitig eine Tracheotomie erwogen werden, um eine zeitnahe Entwöhnung vom Respirator zu ermöglichen.

54.3.6 Kardiale Komplikationen

Postoperativ auftretende **Herzrhythmusstörungen** können Operationsfolge sein, z. B. nach erweiterter Resektion mit Perikardersatz oder nach Vorhofteilresektion.

Eine **kardiale Dekompensation** mit Herzrhythmusstörungen oder Zeichen der Herzinsuffizienz kann als Folge steigender Herzarbeit bei verkleinertem Gefäßquerschnitt der Lungenstrombahn auftreten. Auch pulmonale Komplikationen wie Pneumonie oder Stauung können zu konsekutiven kardialen Komplikationen führen. Die Therapie erfolgt symptomatisch.

Bei einem präoperativ nicht vorhandenen **Vorhofflimmern** sollte umgehend eine Herzfrequenzkontrolle erfolgen. Hierzu können – je nach Situation – Amiodaron, Digitalis, Verapamil oder β-Blocker verwendet werden, bei frisch aufgetretenem Vorhofflimmern mit erheblicher hämodynamischer Instabilität erfolgt eine Kardioversion.

> Meist handelt es sich um symptomatisches Vorhofflimmern, d. h. das Vorhofflimmern tritt auf als Folge von SIRS, Sepsis oder Herzinsuffizienz, sodass eine entsprechende Diagnostik erfolgen sollte.

Abhängig von der postoperativen Blutungsgefahr erfolgt ggf. zusätzlich eine PTT-wirksame Antikoagulation, z. B. über einen Heparinperfusor.

Ventrikuläre Rhythmusstörungen können ganz selten auch einmal durch herznah liegende Thoraxdrainagen ausgelöst werden – evtl. muss die Thoraxdrainage wenige Zentimeter zurückgezogen werden. Ansonsten sind neu aufgetretene ventrikuläre Herzrhythmusstörungen eher als Zeichen einer Elektrolytimbalance (Kaliummangel?) oder einer myokardialen Ischämie zu bewerten und müssen dann entsprechend abgeklärt werden.

Fallbeispiel Teil 2

Bezüglich des Sekretverlusts über die Drainage ist der Operateur nicht beunruhigt: Nach Standardlymphadenektomie wird eine gewisse Menge blutig-seröser Flüssigkeitsverluste erwartet. Eine Hb-Kontrolle aus dem Drainagesekret bestätigt dies mit einem Hb-Wert von 2 g/dl, der systemische Hb-Wert ist konstant. Bezüglich der Luftfistel wird zunächst das Drainagesystem überprüft: Die Verbindungen sind regelrecht konnektiert, das System »zieht keine Nebenluft«. Der Sog wird daraufhin von 20 auf 10 cm Wassersäule reduziert – die Drainagen fisteln nur noch beim kräftigen Hustenstoß.

Trotz der erniedrigten psO_2-Werte empfindet der Patient keine Luftnot – bei bekannter COPD lagen bereits präoperativ erniedrigte Werte vor. Das routinemäßig durchgeführte Thoraxröntgenbild zeigt im Liegen unauffällige postoperative Verhältnisse, insbesondere keinen Anhalt für Atelektasen. Aufgrund des frühen postoperativen Zeitpunkts ist es denkbar, dass sich noch keine sichtbaren Atelektasen entwickelt haben, weil die operierte Lunge bei Operationsende manuell rekrutiert und dann mittels PEEP »offen gehalten wurde«.

Daher wird ein Kontrollthoraxröntgenbild nach Ablauf von 12 h angeordnet: gleichzeitig wird der Patient mit zunehmender Vigilanz aufgefordert, kräftig abzuhusten und mit dem Atemtraining zu beginnen. Die im Falle eines Sekretverhalts mit Atelektase notwendige Bronchoskopie wird zurückgestellt und vom klinischen Verlauf bzw. der nächsten Röntgenkontrolle abhängig gemacht.

Literatur

Brunelli A (2008) Stair-climbing test and lung surgery. Back to the future. Respiration 75: 372–373

Klein U, Wiedemann K (2011) Anästhesie in der Thoraxchirurgie – Teil I: Präoperative Befunderhebung, Vorbereitung und Atemwegssicherung. Anästh Intensivmed 52: 263–283

Klein U, Wiedemann K (2011) Anästhesie in der Thoraxchirurgie – Teil II: Beatmung (Einlungenventilation) und postoperative Versorgung. Anästh Intensivmed 52: 314–334

Richter A (2012) Chirurgische Standards der perioperativen Patientenbehandlung. Chirurg 83: 343–350

Schulz C, Emsländer HP, Riedel M (1999) Risikoabschätzung von Patienten vor Lungenresektion. Chirurg 70: 664–673

Shields TW, LoCicero J III, Reed CE, Feins RH (2009) General Thoracic Surgery, 7 th ed.. Lippincott Williams & Wilkins, Philadelphia

Operative Intensivmedizin nach HNO- und MKG-Eingriffen

Malte Silomon

Fallbeispiel Teil 1

Ein 63-jähriger Patient wird nach einer Unterkieferteil- und Wangenresektion bei Wangentumor mit Defektdeckung mittels freiem Radialislappen intubiert und beatmet auf die Intensivstation gebracht. Der übergebende Anästhesist umreißt kurz die Anamnese mit langjährigem und aktuellem Nikotin- und Alkoholabusus (z. Zt. ca. 100 g Äthanol/Tag), arterieller Hypertonie, KHK mit Z. n. Myokardinfarkt und Stenteinlage (»drug eluting stent«, DES) vor 11 Monaten, ischämischer Kardiomyopathie (EF 40%) sowie COPD mit Emphysem.

ASS sei auf Veranlassung der HNO-Kollegen seit 3 Tagen, Clopidogrel seit 7 Tagen abgesetzt, der Patient soll auf Wunsch des Operateurs 3 Tage nachbeatmet werden, um Zug auf Anastomosen und Nähte durch unkontrollierte Bewegungen zu reduzieren. Der Anästhesieverlauf war unauffällig, derzeit besteht etwas Vasopressorbedarf (Noradrenalin 0,07 µg/kg/min), die Ausscheidung in den letzten 2 h betrug 30 ml/h.

Patienten, die postoperativ nach einer HNO- oder MKG-Operation auf der Intensivstation versorgt werden müssen, leiden neben der Grunderkrankung meist an einer Vielzahl von Begleiterkrankungen, die den intensivmedizinischen Verlauf komplizieren können. Der überwiegende Anteil der HNO- und MKG-Patienten kommt nach größeren onkologischen Eingriffen auf die Intensivstation. In diesem Patientenkollektiv sind v. a. die Folgeerkrankungen von Alkohol- und Nikotinabusus relevant:

- Gefäßsklerose, AVK und KHK,
- ischämische oder äthyltoxische Kardiomyopathie,
- arterielle Hypertonie,
- chronische Bronchitis, COPD, Lungenemphysem,
- Leberzirrhose,
- Alkoholabhängigkeit mit potenzieller postoperativer Entzugssymptomatik.

Neben der onkologischen Chirurgie sind v. a. Patienten mit plastisch-rekonstruktiven Operationen im Bereich des Mittelgesichts sowie mit Krankheitsbildern mit einer Beeinträchtigung der oberen Atemwege für die Versorgung auf der Intensivstation vorgesehen (▶ Übersicht).

Typische Intensivpatientengruppen aus der HNO-Heilkunde und der Mund-Kiefer-Gesichtschirurgie

- Onkologische Operationen: Häufig erfolgen diese zusammen mit einer Neck dissection. Ist postoperativ eine Obstruktion der Atemwege oder eine Nachblutung möglich, so wird häufig direkt auch eine Tracheotomie durchgeführt
  - Larynx(teil)resektion
  - Endoskopische Laserchirurgie in Larynx und Pharynx
  - Oberkiefer-/Unterkiefer(teil)resektion
  - Zungen-/Zungengrundresektion
- **Operationen zur Defektdeckung:**
  - Gestielte Lappenplastiken: z. B. myokutaner M.-pectoralis-major-Lappen
  - Freie mikrovaskulär anastomosierte Lappenplastiken: z. B. Radialislappen
- **Rekonstruktive/plastische Operationen:**
  - Oberkiefer-/Unterkieferumstellungsosteotomien, ggf. mit intermaxillärer Verdrahtung
  - Osteosynthesen von Mittelgesichtsfrakturen
- **Patienten mit potenzieller Atemwegsbehinderung:**
  - Operationen im Larynx-/Glottisbereich mit postoperativer Schwellungsgefahr
  - Abszesse im Bereich des Zungengrunds oder der Halsweichteile
  - Epiglottitis
  - Allergische Reaktionen mit Zungenschwellung (z. B. Wespenstich, Nahrungsmittel)
  - Angioödeme (z. B. durch ACE-Hemmer, C_1-Esterase-Inhibitor-Mangel)

55.1 Atemweg

Aufgrund der anatomischen Gegebenheiten steht bei den meisten Patienten der sichere Atemweg mit im Vordergrund der Therapie. Grundsätzlich ist zwischen postoperativ tracheotomierten und oro- oder nasotracheal intubierten Patienten zu unterscheiden, da Vorgehen und Zeitpunkt der Beatmungsentwöhnung deutlich differieren. Die dritte Patientengruppe umfasst extubierte, nicht tracheotomierte Patienten, die im weiteren Verlauf eine Verlegung der Atemwege entwickeln können.

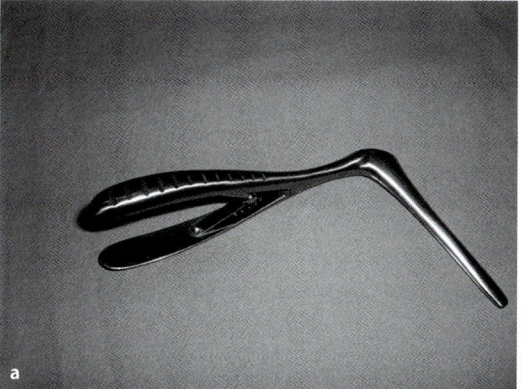
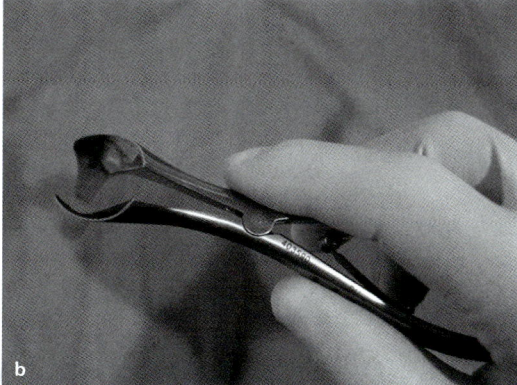

Abb. 55.1 Kilian-Spekulum. Hierbei handelt es sich um ein verlängertes Nasenspekulum, das bei akzidenteller Dekanülierung die Wiedereinführung der Trachealkanüle erheblich vereinfachen kann

55.1.1 Tracheotomierte Patienten

Patienten, die bereits intraoperativ tracheotomiert wurden, stellen unter dem Aspekt des sicheren Atemwegs in aller Regel kein Problem dar. Bei entsprechender Anästhesieführung und intraoperativem Wärmemanagement können diese Patienten bereits in Spontanatmung an der feuchten Nase auf die Intensivstation gebracht werden.

Beatmet werden in der Regel nur die Patienten, bei denen aus operativen Gründen in der frühen postoperativen Phase evtl. Schlucken oder Bewegungen im Kopf-Hals-Bereich nicht erwünscht sind. Hier ist eine assistierte Spontanatmung sowie eine leichte Sedierung (z. B. RASS -1 bis -2) mit kurzwirksamen Analgetika und Sedativa anzustreben. Der Zeitpunkt der Entwöhnung vom Respirator wird in Absprache mit den operierenden Fachkollegen geplant. Bei größeren Plastiken, z. B. Lappenplastiken, kann eine zu starke Agitiertheit und Unruhe Zug auf die Nähte ausüben und Komplikationen wie Nachblutungen begünstigen. In diesen Fällen muss auch bei Spontanatmung auf eine ausreichende Sedierungstiefe bzw. Delirprophylaxe oder -therapie geachtet werden.

Im Bereich des Tracheostomas kann es zu Arrosionsblutungen mit der Möglichkeit der Blutaspiration kommen, hier ist neben der Blockung der Kanüle eine rasche chirurgische Intervention angezeigt, vorübergehend kann möglicherweise auch eine Tamponade durch Umkanülierung auf eine größere Kanüle helfen.

> **Praxistipp**
>
> Bei akzidenteller Dekanülierung kann ein am Bett sofort greifbares verlängertes Nasenspekulum (Kilian-Spekulum) die Rekanülierung deutlich vereinfachen (■ Abb. 55.1).

55.1.2 Oro- oder nasotracheal intubierte Patienten

❯ In diesem Patientenkollektiv ist der sichere Atemweg eine der Herausforderungen der Intensivtherapie.

Die Extubation sollte möglichst früh erfolgen, um die Inzidenz von ventilatorassoziierten Pneumonien und anderen beatmungsassoziierten Komplikationen zu reduzieren. Andererseits kann eine Schwellung im Bereich von Larynx oder Pharynx eine notwendige Reintubation erschweren oder sogar unmöglich machen.

Vor der Extubation werden daher 2 Tests empfohlen, die zusammen die Sicherheit deutlich erhöhen können:

1. Der **Cuff-Leck-Test:** Hierbei wird der Tubuscuff entblockt und auskultiert, ob bei jedem Beatmungshub Luft entweicht. Ist trotz entblocktem Tubuscuff keine Leckageluft auskultierbar, dann muss davon ausgegangen werden, dass das Gewebe um den Tubus geschwollen ist und diesem eng anliegt – dies ist ein Hinweis auf eine mögliche obere Atemwegsverlegung nach Extubation bzw.

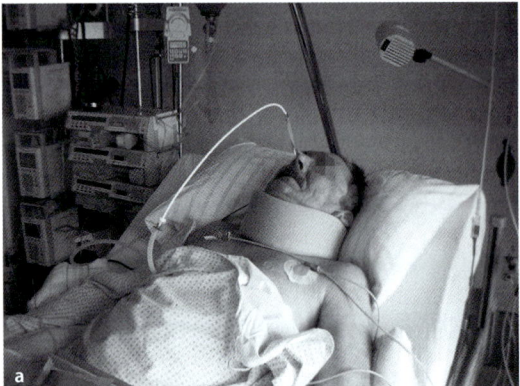
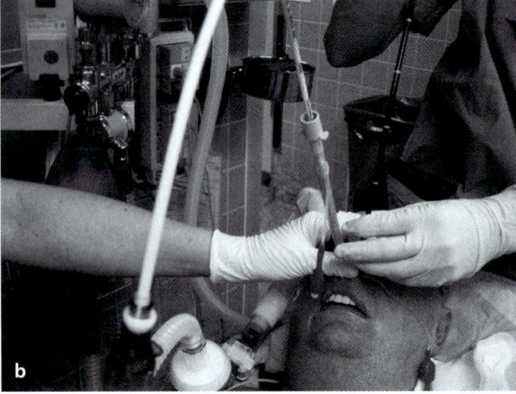

Abb. 55.2 Airway-Exchange-Katheter (»hollow bougie«). Werden Patienten mit potenziell schwierigem Atemweg oder Schwellneigung extubiert, dann kann zunächst ein Airway-Exchange-Katheter in der Trachea belassen werden. Der Katheter soll mit der Spitze knapp über der Hauptkarina liegen und wird von den extubierten Patienten erstaunlicherweise gut vertragen. **a** Er ist innen hohl, sodass über den Katheter Sauerstoff insuffliert werden kann. Im Falle einer erforderlichen Reintubation dient der Airway-Exchange-Katheter dann als Intubationsleitschiene: Am besten wird ein Spiraltubus über den Katheter in rotierender Bewegung in die Trachea eingeführt; bei starker Schwellung würden wir einen Spiraltubus der Größe 7,0 mm ID verwenden. **b** Bei der Patientin war zusätzlich eine schwierige Intubationssituation bekannt, sodass Extubation und die doch erforderliche Reintubation direkt im OP an einem Anästhesiearbeitsplatz stattfanden. Man sieht gerade die Reintubation unter bronchoskopischer Kontrolle

mögliche Probleme bei der Reintubation. Ein nachweisbares Leck schließt jedoch eine supraglottische Atemwegsbehinderung oder Intubationsschwierigkeiten nicht sicher aus.

2. Die **direkte Laryngoskopie:** Hierdurch kann sich der Intensivmediziner bei liegendem Tubus eine Übersicht über die oralen, pharyngealen und supraglottischen Verhältnisse verschaffen und so mögliche Probleme bei Extubation oder Reintubation einschätzen.

Für eine größtmöglichste Patientensicherheit bei der **Extubation** wird folgendes Vorgehen empfohlen:
1. Extubationstermin planen: möglichst vormittags, Intensivarzt soll nicht bei anderen Aufgaben gebunden sein, Oberarzt anwesend oder schnell verfügbar, Operateur informiert;
2. Oberkörperhochlagerung: Damit sollte bereits direkt postoperativ zum Abschwellen begonnen werden;
3. Cuff-Leck-Test;
4. direkte Laryngoskopie;
5. Notfallwagen »Atemwegsmanagement« am Patientenbett bereitstellen;
6. inspiratorische O_2-Fraktion (FiO_2) auf 1,0 stellen.
7. Patient aufwachen lassen, daher am besten Analgosedierung mit kurzwirksamen Analgetika und Sedativa;
8. Extubation.

> **Praxistipp**
>
> Zur weiteren Steigerung der Patientensicherheit kann zunächst ein Airway-exchange-Katheter (■ Abb. 55.2) in der Trachea belassen werden, über den eine evtl. notwendige Reintubation, eine apnoische Oxygenierung oder eine Jet-Ventilation möglich ist. Zur besseren Toleranz durch den Patienten (Hustenreiz!) empfiehlt sich eine Opioidgabe in niedriger Dosierung vor der Extubation, z. B. Piritramid 3–4,5 mg.

55.1.3 Extubierte Patienten mit potenzieller Atemwegsverlegung

Zu dieser Gruppe gehören alle Patienten, bei denen sich eine Atemwegsverlegung entwickeln kann, entweder ohne OP oder aber postoperativ, z. B. Patienten mit:
- Angioödem, z. B. nach ACE-Hemmer-Einnahme oder bei C_1-Esterase-Inhibitor-Mangel,
- allergischer Reaktion und Zungenschwellung,
- Operationen im Glottis- und Larynxbereich,
- Epiglottitis,
- nichtoperablen Tumoren, z. B. vor oder nach Bestrahlung.

Neben Ausnutzung physikalischer Maßnahmen wie Oberkörperhochlagerung steht die Therapie der Grunderkrankung im Vordergrund. Eine Inhalationstherapie mit vasoaktiven, abschwellenden Substanzen, z. B. Epinephrin (z. B. Infectokrupp Inhal) kann hilfreich sein. Voraussetzung ist die Vernebelung über ein Mundstück, z. B. mit einem IPPB-Gerät (»intermittend positive pressure breathing«) oder einem Ultraschallvernebler, um eine wirksame Konzentration an den Zielstrukturen zu erreichen. Die Vernebelung über eine CPAP-/BiPAP-Maske ist weniger effektiv.

Bei zunehmender Verschlechterung der klinischen Situation mit ventilatorischer Erschöpfung ist die Indikation zur Intubation möglichst geplant frühzeitig und vor einer beginnenden Hypoxie zu stellen. Hierbei steht die Patientensicherheit an erster Stelle: Eine zu frühe Intubation gibt es hierbei quasi nicht, lediglich eine zu späte Intubation, die dann als Notintubation unter ungünstigen Voraussetzungen durchgeführt werden muss!

Vorgehen bei notwendiger Intubation

- Primär wach-fiberoptische Intubation planen
- »Kleinen« Tubus wählen (ID 7,0 mm)
- Notfallwagen »Atemwegsmanagement« bereitstellen
- Absprache mit HNO- oder MKG-Kollegen, Intubation ggf. im OP in Tracheotomie- bzw. Koniotomiebereitschaft, ggf. Jet-Ventilation vorbereiten
- Bei Unmöglichkeit der fiberoptischen Intubation möglichst Tracheotomie in Lokalanästhesie

---

Eine spezielle Gruppe stellen Patienten mit intermaxillärer Verdrahtung dar, entweder nach Trauma oder nach Kieferkorrekturoperationen. Durch Blutungen oder Erbrechen besteht für die Patienten zusammen mit der Unmöglichkeit der Mundöffnung eine akute Gefährdung durch Atemwegsverlegung und Aspiration. Hinzu kommt, dass selbst kleine Blutungen über die Zeit langsam zu Koagelbildung und – durch das geschluckte Blut – zu Übelkeit und Erbrechen führen können.

Praxistipp

Patienten mit intermaxillärer Verdrahtung sollten eine dauerhafte PONV-Prophylaxe erhalten, z. B. 4- bis 6-mal täglich 0,3 mg Haloperidol. Zusätzlich muss eine funktionsfähige Drahtschere direkt am Patientenbett vorhanden sein!

55.2 Ernährung

Patienten nach MKG- und HNO-Operationen sollten und können bereits frühzeitig postoperativ enteral ernährt werden. Bei allen Eingriffen, die voraussichtlich länger als 3 Tage einen gestörten Schluckakt bedingen oder bei denen aus operativen Gründen nicht oral ernährt werden kann, sollte bereits prä- oder intraoperativ eine nasogastrale Ernährungssonde unter Sicht angelegt werden. Gleiches gilt für Operationen, bei denen postoperativ die endoskopische Anlage einer nasojejunalen Sonde technisch nicht mehr möglich, z. B. wegen Schwellung oder chirurgischen Nähten im Pharynxbereich.

Praxistipp

In diesen Fällen sollte eine nasojejunale Sonde zur postoperativen enteralen Ernährung bereits unmittelbar nach Anästhesieeinleitung platziert werden; hierbei kann z. B. eine selbstplatzierende Sonde (z. B. Cook-Tiger-Tube) verwendet werden.

Bei postoperativ nicht mehr zu erwartender Möglichkeit einer späteren oralen Nahrungsaufnahme kann bereits zu Beginn der Operation eine perkutane endoskopische Gastrostomie (PEG) durchgeführt werden.

55.3 Alkoholentzugssyndrom

Das Alkoholentzugssyndrom und das Delirium tremens sind schwerwiegende Folgen des Äthanolabusus und gehen mit einer etwa 3-fachen postoperativen Komplikationsrate und einer doppelten Krankenhausaufenthaltsdauer einher. Somit müssen Alkoholentzugssyndrome auf der Intensivstation möglichst vermieden werden. Essenziell ist hier die präoperative Anamnese. Nach Information der Patienten, dass durch Falschaussage eine lebensbedrohliche Situation entstehen kann, bekommt man in aller Regel relativ verlässliche Aussagen, die Sensitivität für ein protokollbasiertes Screening liegt bei über 85%. Die Menge des aktuell täglich konsumierten Alkohols sollte erfragt und dokumentiert werden.

55.3.1 Prophylaxe

Nach den Leitlinien der Deutschen Gesellschaft für Neurologie folgt ein Alkoholdelir der jahrelangen Aufnahme von 80–120 g reinem Alkohol täglich oder regelmäßigen Alkoholexzessen, sog. Quartalstrinken.

◻ Tab. 55.1 Dosierungen zur Prophylaxe und Therapie des Alkoholentzugsdelirs

Substanz	Prophylaxe		Therapie	
	Bolus	Infusion	Bolus	Infusion
Diazepam	5–10 mg	25–100 µg/kg/h	10–20 mg	75–150 µg/kg/h
Lorazepam	1–2 mg	0,2–1,5 µg/kg/h	1–4 mg	0,5–3 µg/kg/h
Clomethiazol	50–250 mg	1–5 mg/kg/h	100–500 mg	2–10 mg/kg/h
Äthanol	kein Bolus	halbe orale Tagesdosis pro Tag	keine Indikation!	
Haloperidol	5–10 mg	10–60 µg/kg/h	10–20 mg	20–200 µg/kg/h
Clonidin	0,15–0,3 mg titrierend i.v.	0,1–2,5 µg/kg/h	0,3–0,45 mg titrierend i.v.	0,15–4 µg/kg/h

Die Dosierungen können nur Richtwerte wiedergeben, eine individuelle Dosisanpassung mittels Scoringsystemen zur Delirtherapie (CIWA-Ar) oder zur Analgosedierung (z. B. RASS) ist zu empfehlen. Das Alkoholentzugsdelir ist eine prinzipiell lebensbedrohliche Erkrankung; allein die erforderliche medikamentöse Prophylaxe oder Therapie kann – insbesondere bei Kombination – mit erheblichen Nebenwirkungen einhergehen, z. B. Ateminsuffizienz und QT-Zeitverlängerung. Zu den Problemen der i.v.-Anwendung von Haloperidol siehe ▶ Abschn. 47.1.3

Auslöser des Alkoholdelirs ist in der Regel ein abrupter Alkoholentzug, gelegentlich auch ein nur milder Abfall des Alkoholspiegels, selten ein Alkoholexzess. Bei entsprechender Anamnese, vielleicht auch mit der Angabe vorangegangener deliranter Episoden, sollte auf der Intensivstation direkt mit einer Prophylaxe begonnen werden (▶ Kap. 47). Medikamente der ersten Wahl sind GABAerge Substanzen wie Benzodiazepine oder Clomethiazol, wobei Benzodiazepine sicherer in der Anwendung, aber als Monotherapeutika weniger geeignet sind.

Alternativ kann auch die Gabe von Äthanol erfolgen, jedoch ist für Äthanol eine Veränderung der mukoziliären Clearance beschrieben. Aus medikolegalen Gründen empfiehlt es sich, für die Äthanolsubstitution eine schriftliche Einwilligung bereits im Prämedikationsgespräch einzuholen. Prophylaktisch substituiert wird die halbe Alkoholdosis pro Tag[1]. Hierzu kann Äthanol 95% entweder der Basisinfusion zugemischt

und kontinuierlich parenteral gegeben werden, oder der Alkohol wird z. B. mit Tee verdünnt und dann enteral über die Ernährungssonde zugeführt. Zusätzlich werden die aufgeführten Substanzen der ersten Wahl in aller Regel mit Clonidin und/oder Haloperidol kombiniert (◻ Tab. 55.1).

Für Dexmedetomidin (z. B. Dexdor) gibt es die ersten Erfahrungen in der Behandlung von Patienten mit Alkoholentzugsdelir, jedoch ist die Substanz für diese Indikation derzeit nicht zugelassen und kann deshalb allenfalls im Rahmen eines Heilversuchs (»off-label use«) angewandt werden. Hierbei wird Dexmedetomidin mit 0,2–1,4 µg/kg/h infundiert, ein Bolus wird nicht appliziert (zu Details ▶ Kap. 13).

55.3.2 Therapie

Vor einer Therapie des Alkoholentzugssyndroms sollten andere Ursachen für einen deliranten Patientenzustand ausgeschlossen werden (▶ Kap. 47).

Die Therapie erfolgt mit denselben Substanzen wie die Prophylaxe, jedoch in höherer Dosierung. Äthanol ist bei bereits eingesetztem Entzug nicht wirksam und soll dann auch nicht mehr angewandt werden.

Die Therapiesteuerung sollte anhand der »Clinical Institute Withdrawal Assessment of Alcohol Scale, revised« (CIWA-Ar) erfolgen. Ein entsprechendes Scoringformular ohne Copyrightschutz findet sich unter: http://img.medscape.com/pi/emed/ckb/emergency_

---

1 Anmerkung des Herausgebers: In der operativen und der neurologischen Intensivmedizin werden teilweise unterschiedliche Ziele verfolgt. So soll bei alkoholkranken Patienten, die sich einem HNO- oder MKG-chirurgischen Eingriff unterziehen, die Entstehung eines Alkoholentzugssyndroms möglichst verhindert werden, sodass dort eine Alkoholsubstitution erwogen werden kann. Anders ist das in der neurologischen Intensivmedizin: Hier werden die Patienten meist im Entzug behandelt – und dann ist eine Alkoholsubstitution unsinnig.

medicine/756148-812410-819502-1459954.pdf. Die maximale mögliche Punktzahl beträgt 67; bei der Therapie sollte ein CIWA-Ar Scorewert <10 angestrebt werden. Für weitere Informationen ▸ Kap. 47.

55.4 Spezielle Eingriffe

55.4.1 Lappenplastiken

Bei größeren Defekten durch radikale Tumoroperationen ist in der Regel eine Defektdeckung mit Lappenplastiken notwendig. Diese erfolgen entweder durch gestielte Verschiebelappenplastiken (z. B. myokutaner M.-pectoralis-major-Lappen) oder mit freien Lappenplastiken mit entsprechenden Gefäßanastomosen (z. B. Radialislappen oder osteokutaner Fibulalappen).

Kritisch in der postoperativen Phase ist v. a. bei freien Transplantaten die Lappenperfusion, der besonderes Augenmerk gilt. So sollte die Lappenperfusion bzgl. Farbe und Rekapillarisierungszeit in regelmäßigen Zeitintervallen untersucht und dokumentiert werden.

Eine In-vivo-online-Perfusionsmessung mittels Laserdopplerflussmessung oder laserinduzierter ICG-Fluoreszenzangiographie, auch mit implantierten Doppler-Sonden, wird eher experimentell genutzt, eine klinische Etablierung als Standardmonitoring gibt es noch nicht. Zu differenzieren sind insbesondere:

- eine **zu geringe Perfusion** mit lokaler Hypoxie des Lappens durch einen verminderten Zufluss. Hier müssen Perfusionsdruck, Herzzeitvolumen, ein Reperfusionsödem oder eine Widerstandserhöhung durch Katecholamine bedacht werden;
- ein **zu geringer Abfluss** durch Stieldrehung, Venenthrombose oder operativ-mechanische Abflussbehinderung, z. B. durch ein Hämatom.

▪▪ Repetitorium Physiologie

Lokales O_2-Angebot = lokale Perfusion × [Hb × 1,34 × saO$_2$ + paO$_2$ × 0,003].

Die lokale Perfusion ist abhängig vom Perfusionsdruck, der wiederum poportional zum HZV und zum lokalen Widerstand ist.

Der mittlere arterielle Druck (MAP) ist ein wichtiger Parameter zur Abschätzung des Perfusionsdrucks, dem jedoch der Gewebedruck durch Stau, Ödem etc. entgegensteht.

> **Somit gilt: Perfusionsdruck = MAP - Gewebedruck.**
> **Klinisch sollte deshalb bei einem »prallen« Lappentransplantat der MAP eher etwas höher gehalten werden.**

Eine weitere wichtige Größe ist die Viskosität des Bluts; so wird z. B. die für die nutritive Zellversorgung elementar wichtige Mikrozirkulation durch eine zu hohe Blutviskosität verschlechtert. Klinisch sollte deshalb der Hämoglobingehalt durch Transfusionen nicht zu hoch angehoben werden. Hierbei gelten auch die Querschnitts-Leitlinien der Bundesärztekammer zur Therapie mit Blutkomponenten, die eine Transfusion über einen Hb von 10 g/dl nicht empfehlen.

Als Komplikationsprophylaxe gilt es daher, durch entsprechende Lagerungsmaßnahmen das Transplantat möglichst spannungsfrei zu halten, einen guten Perfusionsdruck sicherzustellen und durch vorsichtige Isovolämie gute Voraussetzungen für die Makro- und Mikrozirkulation zu schaffen.

Ein direkter Zusammenhang zwischen Herzzeitvolumen und lokaler Perfusion konnte in verschiedenen klinischen Studien belegt werden. Eine sorgsame Balance zwischen Katecholamintherapie mit der potenziellen Vasokonstriktion im Transplantat und konsekutiver Perfusionsverschlechterung einerseits sowie der Volumengabe mit möglicher Verstärkung des Reperfusionsödems bei fehlender Lymphdrainage, v. a. bei freien Lappen, und Kompromittierung der Mikrozirkulation durch erhöhten Gewebedruck andererseits ist anzustreben.

Obgleich es eine Vielzahl von Protokollen zur Therapie von Patienten mit Lappenplastiken gibt, fehlt eine wissenschaftlich fundierte Datenlage, die eine Leitlinienerstellung ermöglichen würde. Somit muss sich der Intensivmediziner bei meist fehlenden lokalen Messparametern vom klinischen Bild und den hier dargestellten pathophysiologischen Überlegungen leiten lassen.

▪ Kolloide

Für eine gute Rheologie wird durchaus eine moderate isovoläme Hämodilution empfohlen, wobei kolloidale Lösungen wahrscheinlich vorteilhaft sind. Ein Hämatokrit von 24–30% sollte angestrebt werden. Kristalloide Lösungen verstärken das Reperfusionsödem und sollten deshalb – entsprechend bilanziert – nur den Wasser- und Elektrolytverlust ersetzen. In Einzelberichten konnte die Gabe von hypertonen Kochsalzlösungen das Transplantatödem verringern, eine sichere Datenlage existiert hierzu aber nicht.

▪ Antikoagulation

Bei der Antikoagulation kann auf Heparine in prophylaktischer Dosierung ebenso wie auf Thrombozytenaggregationshemmer (300 mg ASS/Tag) zurückgegriffen werden; bezüglich Transplantatüberleben und typischer Komplikationen wie Thrombose, Blutung oder Hämatom scheint es keine Unterschiede zu geben. Manche Autoren bevorzugen sogar eine Kombinationstherapie von 100 mg ASS/Tag mit niedermolekularem Heparin in prophylaktischer Dosierung, wobei dann aber Blutungskomplikationen möglicherweise etwas häufiger auftreten. Bei venöser Stauung verwenden einige Autoren erfolgreich Blutegel (Hirudo medicinalis), deren Effektivität neben der Blutentnahme (5–10 ml/h) auf der lokalen Abgabe gerinnungsmodulierender Substanzen (z. B. Hirudin) beruht.

- **Kortikosteroide**

Traditionell werden in der HNO-Heilkunde zur abschwellenden Therapie oder zur Reduktion des Reperfusionsödems Kortikosteroide eingesetzt. Derzeit liegen keine sicheren Daten zum Transplantatüberleben vor, jedoch scheint die Kortikosteroidtherapie bei verschiedenen Tumoroperationen die Inzidenz von Speichelfistelbildungen zu reduzieren. Bei der dauerhaften Anwendung von Kortikosteroiden muss jedoch immer eine individuelle Nutzen-Risiko-Analyse erfolgen.

55.4.2 Neck dissection

Die Neck dissection (dt. Halspräparation) wird in Zusammenhang mit einer Tumoroperation zur Entfernung der Lymphknoten des Halses durchgeführt.

- Bei der **radikalen Neck dissection** erfolgt neben der Lymphknotenresektion die Entfernung von M. sternocleidomastoideus, Gl. submandibularis, N. accessorius und V. jugularis interna sowie des die Lymphknoten tragenden Fettgewebes.
- Heute wird in vielen Fällen eine sog. **funktionelle Neck dissection** durchgeführt, bei der möglichst nur die Lymphadenektomie erfolgt und so viele andere Strukturen wie möglich erhalten werden. Diese hat bessere funktionelle und kosmetische Ergebnisse und bei den meisten Tumortypen im Kopf-Hals-Bereich die gleiche Prognose.

Intensivmedizinisch ist die Nachblutung nach Neck dissection bei gleichzeitig insuffizienter Drainage, z. B. durch Verstopfung des Drainageschlauchs durch Koagelbildung, ein hochakuter Notfall, bei dem sofort gehandelt werden muss. Durch den zirkulären Halsverband kann es durch die Blutung zu einer raschen und dramatischen Einengung der oberen Luftwege kommen. Vor der Notfallintubation empfehlen sich die sofortige Entfernung des Verbands und die Eröffnung der Haut- und Subkutannaht, evtl. mit digitaler

Hämatomausräumung. Hierdurch wird in aller Regel schnell Entlastung erzeugt, und die Intubationsverhältnisse werden deutlich verbessert. Der Notfallwagen »Atemwegsmanagement« sollte bereitgestellt werden.

55.4.3 Tracheateilresektionen

Resezierende Eingriffe an der Trachea sind relativ selten geworden, im Wesentlichen bedingt durch Verbesserungen in der Laserresektionstechnik, durch die Verwendung von Argonbeamern unter starrer Bronchoskopie sowie durch die Weiterentwicklung von Trachealstents bis hin zu Y-Stents, die über die Hauptbifurkation hinaus ein »Stenting« erlauben.

Hauptindikation für eine Tracheateilresektion sind heute v. a. tracheoösophageale Fisteln, die nicht per Stent (palliativ) behandelt werden können. In der Tracheachirurgie hat es in den letzten Jahrzehnten auch deutliche Fortschritte gegeben. So sind Resektionen von deutlich mehr als 3 cm beschrieben worden. Voraussetzung ist eine gute Mobilisierbarkeit von Kehlkopf und Zungenbein bis hin zur Mobilisation des rechten Lungenhilus, um eine möglichst spannungsarme Anastomose zu erreichen; unter Umständen kann sogar der linke Hauptbronchus in den rechten Zwischenbronchus »umgepflanzt« werden.

In der Intensivtherapie ist ein wichtiges Therapieziel, diese Patienten frühzeitig zu extubieren. Bei intubierten Patienten liegt der Tubuscuff häufig unvermeidbar im Anastomosenbereich der verkürzten Trachea. Sollte eine Extubation aus respiratorischen Gründen nicht möglich sein, dann sollte ein Tubus mit Niederdruckcuff gewählt und der Cuffdruck kontinuierlich gemessen werden, um die Anastomosenperfusion möglichst wenig zu beeinträchtigen. Bei extubierten Patienten kann, wenn notwendig, eine noninvasive Ventilation (NIV) durchgeführt werden; die Spitzendrücke sollten hierbei so niedrig wie möglich gewählt werden.

Eine zu starke Reklination sollte vermieden werden, manche Operateure bevorzugen eine Lagerung in ausgeprägter Ventralflexion. Diese kann z. B. durch Gipsschalen oder durch Nähte vom Kinn zum Thorax des Patienten unterstützt werden. Bei einer evtl. Reintubation sind diese Gegebenheiten besonders zu beachten. Eine primär fiberoptische Intubation in Ventralflexion ist hierbei das sicherste Verfahren, bei dem der Tubus direkt unter Sicht unter Schonung der Anastomose platziert werden kann.

Fallbeispiel Teil 2

Auf der Intensivstation erhält der Patient bei Z. n. Unterkieferteil- und Wangenresektion mit freiem Radialislappen zunächst eine vorsichtige Volumengabe mit HES 130/0,4 und Kristalloiden, darunter kann die Katecholamintherapie innerhalb von 3 h bei guter Makrohämodynamik (MAP = 85 mmHg) beendet werden. Die Urinausscheidung beträgt in der Folge >70 ml/h. Die Ernährung erfolgt ab dem Abend des OP-Tags problemlos über die bereits nach Anästhesieeinleitung eingelegte selbstplatzierende einlumige nasojejunale Sonde.

Der Patient war bereits präoperativ über die Gabe von Äthanol zur Delirprophylaxe aufgeklärt worden. Zur Sicherstellung der Bioverfügbarkeit erfolgt die Äthanolgabe (60 g/Tag) zunächst kontinuierlich i.v. in der Basisinfusion, ab dem 2. Tag dann in 4 Tagesdosen in jeweils 50 ml Tee. In Kombination mit Clonidin i.v. (zwischen 0,5 und 1,5 µg/kg/h) und 4×5 mg Haloperidol pro Tag kann der Patient im Verlauf recht gut geführt werden. Aufgrund der Vorgeschichte mit den liegenden Koronarstents wird die Antikoagulation am Abend zunächst mit 300 mg ASS/Tag begonnen, zusätzlich erhält der Patient ab dem 2. Tag eine Thromboembolieprophylaxe mit unfraktioniertem Heparin.

Die Extubation am Vormittag des 3. postoperativen Tags kann nach direkter Laryngoskopie und unauffälligem Cuff-Leck-Test in Absprache mit den HNO-Kollegen erfolgreich durchgeführt werden. Im weiteren postoperativen Verlauf entwickelt der Patient eine nosokomiale Pneumonie mit Oxygenierungsstörung, die mit kalkulierter Antibiotikagabe und intermittierender nichtinvasiver Beatmung über Helm erfolgreich behandelt werden kann. Am 7. Tag postoperativ kann der Patient auf die HNO-Bettenstation verlegt werden.

Literatur

Bradford CR, Chepeha DB, Moyer J et al. (2008) Improved outcomes in patients with head and neck cancer using a standardized care protocol for postoperative alcohol withdrawal. Arch Otolaryngol Head Neck Surg 134: 865–872

Lansford CD, Guerriero CH, Kocan MJ et al. (2007) Alcohol and airways function in health and disease. Alcohol 41: 293–307

Ochoa ME, Marín M del C, Frutos-Vivar F et al. (2009) Cuff-leak test for the diagnosis of upper airway obstruction in adults: a systematic review and meta-analysis. Intensive Care Med 35: 1171–1179

Paydar KZ, Hansen SL, Chang DS, Hoffman WY, Leon P (2010) Implantable venous Doppler monitoring in head and neck free lap reconstruction increases the salvage rate. Plast Reconstr Surg 125: 1129–1134

Rayner SG, Weinert CR, Peng H, Jepsen S, Broccard AF (2012) Dexmedetomidine as adjunct treatment for severe alcohol withdrawal in the ICU. Annals of Intensive Care 2:12 (Artikel frei verfügbar unter www.annalsofintensivecare.com/content/2/1/12)

Scholz A, Pugh S, Fardy M, Shafik M, Hall JE (2009) The effect of dobutamine on blood flow of free tissue transfer flaps during head and neck reconstructive surgery. Anaesthesia 64: 1089–1093

Internetlinks

http://img.medscape.com/pi/emed/ckb/emergency_medicine/756148-812410-819502-1459954.pdf: Hier findet man das Formular mit der Clinical Institute Withdrawal Assessment of Alcohol Scale, revised (CIWA-Ar) in Englisch zum Ausdrucken ohne Copyrightschutz.

www.awmf.org/leitlinien/detail/ll/030-006.html: Hier findet man die Leitlinie zum Alkoholdelir der Deutschen Gesellschaft für Neurologie.

Operative Intensivmedizin nach neurochirurgischen Eingriffen

Samir G. Sakka, Frank Wappler

Fallbeispiel Teil 1

Ein 58-jähriger Patient unterzieht sich elektiv der Entfernung einer supratentoriellen Hirnmetastase eines Bronchialkarzinoms. Nach einem unkomplizierten intraoperativen Verlauf wird er im OP-Saal extubiert und auf die Intensivstation gebracht. Am Folgetag wird er nach unauffälligem Aufenthalt auf die Normalstation verlegt. Fünf Tage später entwickelt der Patient dort hohes Fieber, Kopfschmerzen, Meningismus und eine Verwirrtheit. Der Patient wird, nachdem im CT Zeichen eines erhöhten Hirndrucks ausgeschlossen wurden, vom neurochirurgischen Dienstarzt auf die Intensivstation gebracht. Die Assistenzärztin dort ist nun gefordert, rasch eine Diagnostik und adäquate Therapie einzuleiten.

56.1   Allgemeine Grundlagen

Gerade in der Neurochirurgie müssen operatives Vorgehen, anästhesiologisches Management und die postoperative Betreuung auf der Intensivstation eng aufeinander abgestimmt sein. Eine intensivmedizinische Behandlung ist nach größeren neurochirurgischen Operationen und insbesondere intrakraniellen Eingriffen indiziert. Die Versorgung von Patienten nach einem neurochirurgischen Eingriff muss vielfach interdisziplinär abgestimmt werden, ggf. unter Einbeziehung weiterer Disziplinen wie Neurologie, Augenheilkunde oder Endokrinologie. Im Folgenden werden kurz einige wichtige Grundlagen der Neurointensivmedizin genannt (Details ► Kap. 42).

56.1.1 Intrakranieller Druck

Das intrakranielle Volumen wird eingenommen von Hirngewebe (85%), Gefäßsystem (10%, ca. 150 ml) und Liquor (5%, ca. 75 ml). Da das intrakranielle Volumen konstant ist (Monroe-Kellie-Doktrin), kann der intrakranielle Druck (ICP, »intracranial pressure«) bei Zunahme einer dieser Kompartimente nur durch Abnahme eines der anderen Volumina konstant gehalten werden. Sind die Kompensationsmechanismen erschöpft, führt eine weitere Zunahme eines der Volumina zu einer pathologischen Erhöhung des ICP (► Kap. 42). Dabei verläuft die Beziehung zwischen intrakraniellem Volumen und Druck parabelförmig, d. h. mit steigendem ICP führt eine vergleichbare (geringe) Volumenzunahme zu einem überproportionalen Anstieg des ICP (► Kap. 42, ▯ Abb. 42.1).

> **Praxistipp**
>
> Die ICP-Messung erfolgt in horizontaler Körperlage, wobei der Nullpunkt auf Höhe des Meatus acusticus externus gewählt wird. Es gelten folgende ICP-Referenzbereiche:
> - normal: 0–15 mmHg bei Erwachsenen (Kinder 5–7 mmHg),
> - kritisch: 15–20 mmHg,
> - pathologisch: 20–25 mmHg und
> - Einklemmungsgefahr: >30 mmHg.

Klinische Zeichen eines erhöhten intrakraniellen Drucks sind:
- gestörte Pupillomotorik, zunehmende Pupillenweite, pathologische Lichtreaktion (N. occulomotorius),
- Hypertonie, Bradykardie (Cushing-Reaktion),
- Beuge- und Strecksynergismen als Zeichen der Mittelhirnkompression,
- zunehmende motorische Unruhe, Verwirrtheit,
- Bewusstseinsverschlechterung (Hirnstammbeteiligung) und
- Papillenstauung (Spätzeichen).

Eine klinische Option zur Erfassung des ICP ist die Spiegelung des Augenhintergrunds. Allerdings sieht man eine Stauungspapille erst bei länger bestehender Hirndrucksteigerung, sodass die Augenhintergrundspiegelung in der Akutversorgung keine Rolle spielt!

Die apparative Diagnostik beinhaltet CCT bzw. MRT, die im Falle eines erhöhten ICP die Aufhebung des Kortexreliefs, eine Kompression der Ventrikel und/oder der basalen Zisternen zeigt. Der Transport eines Patienten stellt jedoch eine potenzielle Gefährdung dar und bietet eine nur punktuelle Bewertung, sodass die Indikation zur Messung des ICP im Zweifelsfall eher großzügig gestellt werden sollte.

ICP-Messung

Die intraventrikuläre Messung mittels einer externen Ventrikeldrainage stellt den Goldstandard dar; eine gute und gedämpfte Messung erkennt man an der atemsynchronen Druckkurve. Epidurale oder subdurale Messsonden sind zwar leichter zu platzieren und mit einem geringeren Infektionsrisiko behaftet, doch sind diese Systeme nicht rekalibrierbar und erlauben keine Liquordiagnostik oder -drainage. Zudem ermöglicht die intraventrikuläre Messung eine sofortige ICP-Senkung über die Liquordrainage.

- **Therapie der ICP-Erhöhung**

Hierzu gehören:
- Oberkörperhochlagerung,
- Reduktion der Beatmungsdrücke,
- Lagerung von Kopf und Hals in Neutral-Null-Position zur Optimierung des venösen Abflusses, Vermeidung von Hypoxie und Hyperkapnie sowie
- Vermeidung von Hyper- und Hypoglykämie.

Therapeutisch können zur Beherrschung einer akuten Hirndruckkrise kurzfristig eine moderate Hyperventilation (paCO$_2$ 32–35 mmHg), eine Osmotherapie (z. B. Mannitol) und die Gabe eines Barbiturats erforderlich sein (► Kap. 42).

56.1.2 Zerebraler Perfusionsdruck

Die Durchblutung des Gehirns unterliegt der Autoregulation, d. h. es gibt einen Bereich konstanter zerebraler Durchblutung trotz variablem Perfusionsdruck. Der zerebrale Perfusionsdruck (CPP, »cerebral perfusion pressure«) berechnet sich aus der Differenz zwischen mittlerem arteriellen Blutdruck (MAP, »mean arterial pressure«) und dem ICP:

CPP = MAP – ICP.

Dabei wird die Aufrechterhaltung eines CPP ≥60 mmHg empfohlen.

56.1.3 Pathophysiologie des Hirnödems

Eine wesentliche Pathologie des Gehirns für eine ICP-Zunahme stellt das Hirnödem dar. Dies ist als Zunahme des Hirnwassergehalts und Expansion des Hirnvolumens definiert. Hierbei lassen sich 4 Formen differenzieren:
- vasogen,
- zytotoxisch,
- hydrostatisch und
- osmotisch.

Die beiden wichtigsten Hirnödemformen lassen sich wie folgt unterscheiden: Bei einer Erweiterung des Extrazellulärraums spricht man von einem vasogenen Ödem, bei einer intrazellulären Flüssigkeitszunahme vom sog. zytotoxischen Ödem. Bei **Tumoren** kommt es zu einem fokalen Ödem, bei dem eine Schrankenstörung im Vordergrund steht. Über die Sekretion von

»vascular endothelial growth factor« durch Tumorzellen, Sekretion von Prostaglandinen, NO und Aquaporinen kommt es zur Extravasation von Flüssigkeit in das Interstitium. Bei einer **Ischämie** steht das zytotoxische Ödem im Vordergrund, bei einem **Schädel-Hirn-Trauma** liegen in der Regel beide Ödemtypen vor.

Bei einem hydrostatischen Hirnödem kommt es infolge eines erhöhten Kapillardrucks zum Übertritt von Flüssigkeit aus dem Intravasalraum, während beim osmotischen Ödem der Flüssigkeitsübertritt entlang eines osmotischen Gradienten zwischen Intra- und Extravasalraum bzw. Intrazellularraum erfolgt.

56.2 Perioperative Besonderheiten

56.2.1 Intraoperative Lagerung

- **Knie-Ellenbogen-Lage (»Mekka-Lage«)**

Diese Lagerung wird bei dorsalen Operationen an der Wirbelsäule, z. B. bei Bandscheibenoperationen, vorgenommen.

> Es muss auf eine druckfreie Lagerung der zugeklebten Augen und des Abdomens geachtet werden. Postoperativ sollte der Visus überprüft und Druckstellen sollten ausgeschlossen werden.

- **Bauchlagerung**

Die Bauchlagerung wird z. T. bei Eingriffen in der hinteren Schädelgrube gewählt. Auch hier ist auf eine druckfreie Lagerung der Augen und des Abdomens zu achten. Bei Knie-Ellenbogen-Lage und Bauchlage ist intraoperativ ein sorgfältiges Blutdruckmanagement wesentlich: Durch die Lagerung, meist mit Kopfdrehung, ist der Kopf klinisch »gestaut«, sodass sich der eigentliche Perfusionsdruck des Gehirns als Differenz aus MAP und Staudruck berechnet. Daher sollen sonst in Allgemeinanästhesie manchmal akzeptable systolische Blutdruckwerte von 80–90 mmHg in Bauchlage unbedingt vermieden werden.

 Cave
Mehrstündige Eingriffe in Bauchlagerung führen zu einer nicht zu unterschätzenden Schwellung der Halsweichteile mit Beeinträchtigung der Atemwege, die eine unmittelbare postoperative Extubation erschweren oder sogar unmöglich machen können.

Bei diesen Eingriffen muss der Patient nach Rücklagerung auf den Rücken genau untersucht werden, ob im

Bereich der Atemwege gefährliche Schwellungen aufgetreten sind; im Zweifelsfall wird der Patient beatmet auf die Intensivstation transportiert und dort für einige Stunden mit erhöhtem Oberkörper nachbeatmet.

> ❯ **Für eine Reintubation gilt: Was vor der Operation noch ging, kann postoperativ unmöglich sein!**

- **Sitzende Position**

Die sitzende Position erfolgt v. a. bei Operationen in der hinteren Schädelgrube (Kleinhirn, Akustikusneurinom, hirnstammnahe Operationen) und ist eine der gefahrenträchtigsten Operationslagerungen, da sie eine Luftembolie begünstigt. Der Patient sollte intraoperativ mittels präkordialem Doppler oder transösophagealer Echokardiographie (TEE) überwacht werden. Häufig wird der präoperativ angelegte ZVK so positioniert, dass die Spitze im rechten Vorhof liegt und so ggf. Luft abgesaugt werden kann. Postoperativ muss der ZVK in die korrekte Position zurückgezogen werden. Eine sehr seltene Komplikation der TEE ist eine Ösophagusverletzung – der Patient klagt z. B. über Rückenschmerzen. Hier ist eine sofortige Abklärung erforderlich.

- **Rückenlagerung**

Diese Lagerung erfolgt bei folgenden Eingriffen: Großhirntumore, Hypophysentumore sowie (zervikale) Wirbelsäulenchirurgie bei ventralem Zugang.

56.2.2 Intrakranielle Eingriffe

Die schwerwiegendsten Komplikationen nach Eingriffen in der hinteren Schädelgrube in sitzender Position sind die postoperative Quadriplegie, Hirnnervenausfälle, der postoperative Pneumenzephalus sowie die venöse und die paradoxe Luftembolie. Andererseits werden als Vorteile dieser Lagerung – besonders bei Operationen an der hinteren Schädelgrube – eine verbesserte Exposition des Operationsfelds, eine verbesserte Liquordrainage sowie die Reduktion von Blutverlust, Gewebetrauma, Hirndruck und Hirnnervenschäden angeführt. Somit ist bei der Operationsplanung eine sorgfältige Nutzen-Risiko-Abwägung von chirurgischer und anästhesiologischer Seite unabdingbar.

In der präoperativen Vorbereitung gilt zu berücksichtigen, dass es bei Operationen in sitzender Position in bis zu 100% zu venösen Luftembolien kommt. Bei Patienten mit einem persistierenden Foramen ovale (PFO, in der Bevölkerung 25–30%) besteht ein nicht kalkulierbares Risiko, dass es im Falle einer venösen Luftembolie zu einer paradoxen Embolie in das arterielle System kommt. Es ist in diesem Falle mit schwerwiegenden Folgen wie Hirninfarkt, Erblindung, Myokardinfarkt oder Infarzierungen in anderen Organen zu rechnen.

> ❯ **Patienten, bei denen die sitzende oder halbsitzende Lagerung für einen neurochirurgischen Eingriff geplant ist, erhalten zusätzlich zur üblichen präoperativen Diagnostik eine Echokardiographie mit der Fragestellung nach einem PFO.**

Infolge einer intraoperativen Luftembolie kann es auch nach dem operativen Eingriff zu einer Erhöhung des Widerstands im kleinen Kreislauf mit Rechtsherzbelastung kommen, dann sind zumeist Echokardiographie und ein erweitertes hämodynamisches Monitoring erforderlich.

56.2.3 Krampfprophylaxe

> ❯ **Es bestehen perioperativ nur wenige Indikationen für den prophylaktischen Einsatz von Antikonvulsiva. Hierzu zählen Eingriffe am Hippocampus und ähnlichen epileptogenen Regionen.**

Krampfanfälle treten bei bis zu 26% der Patienten mit aneurysmatischer Subarachnoidalblutung (SAB) auf, insbesondere in Zusammenhang mit der Blutung bei einem linksseitigen Mediaaneurysma. Es konnte ein Zusammenhang zwischen Hämolyseprodukten, neuronaler Aktivierung, Hirndurchblutung und Infarktbildung aufgezeigt werden.

Epileptische Anfälle sind in der Regel vorübergehende plötzliche Dysfunktionen des zentralen Nervensystems, deren Phänomenologie auf abnormen neuronalen Entladungen basiert. Die Klinik kann sehr variabel sein und von Absencen (wenige Sekunden dauernde Bewusstseinstrübung), fokalen motorischen Anfällen, generalisierten tonisch-klonischen Anfällen bis zu komplexen Bewegungs- und Bewusstseinsphänomenen reichen. Die Anfallshäufigkeit bei Hirntumoren ist präoperativ größer als postoperativ. Die Inzidenz perioperativer Krampfanfälle (<1 Woche postoperativ) beträgt 10%. Bei früh postoperativen Anfällen sollten Komplikationen wie Blutungen etc. bedacht werden.

Prinzipiell ist das Auftreten bei primären oder gutartigen Tumoren häufiger als bei sekundären oder bösartigen Hirntumoren. Bezüglich der Lokalisation bleibt festzuhalten, dass Anfälle häufig bei temporaler, parietaler oder frontaler Tumorlokalisation, seltener bei Hirnstamm- und Kleinhirntumoren eintreten. Im Rahmen einer Tumorresektion findet sich bei vollständiger Exstirpation inklusive des epileptogenen Kortex eine Anfallsfreiheit in ca. 90%.

> **Eine präoperativ bestehende antikonvulsive Therapie sollte generell perioperativ fortgeführt werden. Bei hippocampusnaher Chirurgie wird in einigen Zentren präoperativ mit einer medikamentösen Prophylaxe begonnen.**

Man unterscheidet nichtenzyminduzierende Substanzen wie Pregabalin (z. B. Lyrica), Gabapentin (z. B. Neurontin) und Levetiracetam (z. B. Keppra) von enzyminduzierenden Substanzen wie Phenobarbital (z. B. Luminal), Carbamazepin (z. B. Tegretal) und Phenytoin (z. B. Phenhydan).

> **Phenytoin verkürzt die Halbwertszeit von Kortikosteroiden und umgekehrt, jeweils durch Enzyminduktion von CYP$_{450}$.**

Mittel der ersten Wahl zur antikonvulsiven Therapie ist Levetiracetam. Es ist p.o. und i.v. einsetzbar und ermöglicht eine rasche Aufdosierung innerhalb von 3 Tagen auf 2×1.000 mg (Tag 1: 2×500 mg, Tag 2: 2×750 mg, Tag 3: 2×1.000 mg). Als Mittel der zweiten Wahl werden Gabapentin (600–1.800 mg/Tag) und eingeschränkt Valproat (z. B. Ergenyl; 1.200–2.100 mg/Tag) betrachtet.

56.2.4 Antiödematöse Therapie mit Glukokortikoiden

Die Thematik der antiödematösen Therapie bezieht sich v. a. auf die Behandlung von Hirntumoren. Aufgrund des für Hirntumore typischen perifokalen Ödems, das zudem im Rahmen einer operativen Manipulation verstärkt sein kann, bedarf es einer hochdosierten Kortisontherapie, in der Regel mit Dexamethason (z. B. Fortecortin) prä-, intra- und postoperativ. **Indikationen** für Dexamethason liegen bei Glioblastom, intrazerebralen Metastasen, Hirnabszess und Enzephalitis vor. Die Potenz von Dexamethason ist 30-fach von Hydrokortison und 7,5-fach von Prednisolon, es besitzt keine mineralokortikoide Wirkung. **Dosisempfehlung:** initial 40 mg i.v., dann täglich 1- bis 4-mal 8 mg i.v., gefolgt von einer schrittweisen Reduktion. Zu beachten ist, dass keine gesicherte Wirkung auf das zytotoxische Ödem des ischämischen Hirninfarkts und das hypoxische Ödem nach kardiopulmonaler Reanimation besteht.

> **Bei manchen Patienten mit einem Hirntumor kann sich die Vigilanz nach Gabe von Dexamethason deutlich bessern. Umgekehrt kann es unter der Therapie auch zu psychoseartigen Symptomen kommen (»Steroidpsychose«).**

56.3 Spezielle Krankheitsbilder und Eingriffe

56.3.1 Große Wirbelsäulenchirurgie

Im Rahmen großer Eingriffe an der Wirbelsäule ist ein nicht unerheblicher Blutverlust zu beachten. Nach Anästhesieeinleitung sollten 1–2 großlumige periphervenöse Zugänge platziert werden; weiterhin sollten aufgrund von Eingriffsdauer und Volumenumsatz eine arterielle Kanüle und ein Harnblasenkatheter angelegt werden. Ob ein ZVK erforderlich ist, muss im Einzelfall entschieden werden. In Abhängigkeit von der Dauer der Bauchlagerung und vom Volumenumsatz sollte der Patient ggf. beatmet auf der Intensivstation weiter betreut und dort extubiert werden. In diesem Zusammenhang ist insbesondere auf mögliche postoperative respiratorische Funktionseinschränkungen (pulmonale Stauung, Pleuraergüsse, transfusionsassoziierte akute Lungenschädigung) hinzuweisen.

56.3.2 Hochzervikale operative Eingriffe

Durch die räumliche Nähe zu Hirnstamm und Medulla oblongata kann es bei Schwellung oder Einblutung zu vital bedrohlichen Situationen kommen. Diese Patienten können bei vollem Bewusstsein in vitalen (Schutz-)Reflexen beeinträchtigt sein. Eine Funktionsstörung lässt sich u. a. durch die Prüfung von Hirnstammreflexen (Atemzentrum, Kornealreflex) erfassen.

Klinische Zeichen sind eine unzureichende Spontanatmung, der Endotrachealtubus wird möglicherweise bei voller Wachheit toleriert. Auch eine Beeinträchtigung des Myelons auf Niveau des Abgangs des N. phrenicus (C3–C5) kann eine Ateminsuffizienz zur Folge haben.

> **Extubation stets nur bei völliger Rückkehr der Schutzreflexe, postoperativ immer engmaschige neurologische Kontrollen (Vigilanz, fokales neurologisches Defizit, Pupillenstatus) wegen der Gefahr der Nachblutung!**

56.3.3 Intrakranielle Tumorchirurgie

Die Inzidenz intrakranieller Tumore beträgt ungefähr 5/100.000 pro Jahr, wobei ca. 80% aller Hirntumore supratentoriell zu finden sind.

▪ Meningeom

Meningeome sind langsam, nicht infiltrativ wachsende Hirntumore, deren Blutversorgung über meningeale Äste der A. carotis externa, zusätzlich aber auch über Pia-Äste der A. cerebri interna erfolgt. Nicht selten werden dadurch wichtige intrazerebrale Strukturen regelrecht ummauert. Aufgrund der guten Tumordurchblutung kann es zu größeren Blutverlusten oder Reperfusionsstörungen kommen. Aufgrund des langsamen Tumorwachstums und der unspezifischen Neurologie kommt es oft zu einer relativ späten Diagnosestellung und letztlich Größenprogredienz. Die Gefahr einer postoperativen Nachblutung ist nicht zu unterschätzen.

▪ Glioblastom

Das Glioblastom stellt eine Untergruppe der astrozytären Tumore dar und ist der häufigste gliöse Tumor. Charakteristisch ist eine kurze Anamnesedauer mit neurologischen Defiziten entsprechend der Tumorlokalisation (z. B. Hemiparese, zerebraler Krampfanfall). Hirnorganische Psychosyndrome werden relativ oft als Zeichen gesteigerten Hirndrucks durch das Gliomwachstum manifest. Anästhesierelevant sind mögliche zerebrale Krampfanfälle. Ebenso besteht die Gefahr größerer intraoperativer Blutverluste.

▪ Neurinom

Ausgangspunkt des Wachstums der Neurinome ist v. a. der vestibuläre Anteil des N. vestibulocochlearis (N. statoacusticus), seltener der N. trigeminus oder N. hypoglossus. Der Tumor wächst in der Regel langsam und verdrängend in den Kleinhirnbrückenwinkel ein. Je nach gewähltem operativem Zugangsweg bedarf es der »sitzenden Position«.

▪ Metastasen

Metastasen anderer Primärtumore stellen den Hauptanteil maligner zerebraler Raumforderungen ab dem 50. Lebensjahr dar. Klinische Symptome sind eher unspezifisch: Kopfschmerz, Schwindel, Erbrechen, epileptische Anfälle und fokale Ausfälle, z. B. eine Hemiparese. Je nach Größe und Lokalisation erfolgt die operative Entfernung sehr oft mittels stereotaktisch geführter Operation.

▪ Hypophysentumore

Diese Tumore führen durch lokales Wachstum und Druck auf das Chiasma opticum zur Sehstörung oder zu unphysiologischer Hormonproduktion. Die Erfassung von Visus und Gesichtsfeld prä- und postoperativ ist obligat. Im Falle eines Tumors mit Produktion des somatotropen Hormons muss an Akromegalie und Makroglossie gedacht werden.

> ❯ Bei Patienten mit hormonaktiven Hypophysentumoren kann es aufgrund einer Makroglossie zur schwierigen Intubation kommen, sodass diese im Zweifelsfall fiberoptisch erfolgen sollte.

Auch die Extubation kann dann schwierig sein und sollte ggf. auf der Intensivstation unter Bereitstellung geeigneter Atemwegshilfen erfolgen.

Die **Leitsymptome** hormonaktiver Tumoren sind abhängig vom Typ, z. B. Akromegalie bei Überproduktion von Wachstumshormonen oder Cushing-Syndrom bei ACTH-Produktion. Bei diesen Patienten ist häufig bereits präoperativ eine Therapie dieser sekundären Hormonstörungen notwendig. Anästhesierelevant ist die Substitutionstherapie der sekundären Nebennierenrindeninsuffizienz mit Hydrokortison (▫ Tab. 56.1) sowie der sekundären Hypothyreose.

Bei Diabetes insipidus, der bei der transsphenoidalen Operation als selten gilt, erfolgt die Gabe von antidiuretischem Hormon (ADH, z. B. Minirin nasal) als Nasenspray. Je nach Größe und Lokalisation wird entweder der transnasale oder frontale operative Zugang gewählt, wobei das Risiko postoperativer Komplikationen beim frontalen Zugang höher ist. Die medikamentöse Therapie der hormonellen Sekundärveränderungen ist postoperativ fortzuführen. Der Eingriff erfolgt meist transnasal durch die Keilbeinhöhle. Die Patienten sollten postoperativ bei Normothermie extubiert werden, aufgrund der Nasentamponade muss eine O_2-Gabe oral erfolgen.

Postoperativ kann es zu einem Mangel an TSH und ACTH kommen, was mit einer Hypothyreose und Nebenniereninsuffizienz einhergeht, sodass die entsprechenden Hormone langfristig substituiert werden müssen. Bei einer präoperativen Euthyreose liegt noch eine mehrtägige Hormonwirkung vor, hingegen bedarf es der unmittelbaren Kortikoidsubstitution zur Vermeidung einer Addison-Symptomatik.

Im Rahmen einer Hypophysenoperation, meist 4–6 h postoperativ, aber auch beim Schädel-Hirn-Trauma (in ca. 2% der Fälle), kann es zu einer Beeinträchtigung der Funktion der Neurohypophyse mit einem Mangel an antidiuretischem Hormons (ADH) und konsekutiven Elektrolytstörungen kommen; dies

Postopera- tiver Tag	8:00 Uhr	14:00 Uhr	20:00 Uhr
1.	100 mg	100 mg	100 mg
2.	100 mg	40 mg	40 mg
3.	80 mg	40 mg	40 mg
4.	60 mg	20 mg	20 mg
5.	40 mg	20 mg	20 mg
6.	40 mg	20 mg	20 mg
7.	40 mg	20 mg	20 mg
8. und folgende Tage	20 mg	10 mg	–

◨ **Tab. 56.1** Hydrokortisonsubstitutionsschema bei sekundärer Nebennierenrindeninsuffizienz

Praxistipp

Möglichst keine Platzierung (zentral)venöser Zugänge auf der zu operierenden Halsseite bzw. bei einem schon dort verlaufenden Shuntsystem.

Es empfiehlt sich, den Eingriff unter Einsatz kurzwirksamer Anästhetika durchzuführen, d. h. Remifentanil und Propofol oder Desfluran. Postoperativ kann der Patient in Abhängigkeit vom präoperativen Zustand über den Aufwachraum auf eine Normalstation verlegt werden. Bei einer Shuntdysfunktion bzw. -infektion reagiert der Patient mit Hirndrucksymptomen bzw. – meist mit zeitlicher Latenz – auch mit Meningismuszeichen. Nach der Implantation werden postoperativ ein CCT und ggf. eine Röntgenzielaufnahme des Ventils zur Überprüfung des eingestellten Druckniveaus sowie konventionelle Röntgenaufnahmen zur Beschreibung des Shuntverlaufs durchgeführt.

wird als Diabetes insipidus centralis bezeichnet. Klinisches Zeichen ist eine deutlich gesteigerte Urinproduktion bis zu 18 l/Tag, der Urin ist hypoosmolar (spezifisches Gewicht <1.005 g/l), wodurch es zur hypernatriämischen hyperosmolaren Dehydratation kommen kann. Neben engmaschigen Elektrolytkontrollen steht therapeutisch die Wiederherstellung der Normovolämie im Vordergrund. Verabreicht wird der errechnete stündliche Bedarf zuzüglich 75% der Ausscheidung der vorangegangen Stunde. Zur Behandlung wird synthetisches Desmopressin (0,5–2 µg i.v.) verabreicht.

56.3.4 Ventrikuloperitonealer (VP) und ventrikuloatrialer (VA) Shunt

Bei diesen Eingriffen wird über ein Ventil – in der Regel am Hinterkopf – eine Liquorableitung entweder in das Peritoneum oder den rechten Herzvorhof platziert. Der Eingriff wird in Allgemeinanästhesie durchgeführt. Zervikale Gefäßzugänge, z. B. ein ZVK über die V. jugularis, sollten wegen potenzieller Infektionsgefahr präoperativ möglichst entfernt werden.

Bei der Einbringung eines VP-Shunts erfolgt nach Bohrlochtrepanation und Punktion zumeist des Vorderhorns des Seitenventrikels eine subkutane Tunnelung bis ins Abdomen, wo die Drainage über eine Minilaparotomie in den Bauchraum vorgeschoben wird.

Bei einem VA-Shunt wird in der Regel über die V. jugularis interna die Ableitung in den rechten Vorhof vorgenommen.

56.3.5 Elektive Aneurysmachirurgie und Aneurysmacoiling

Im Rahmen eines Aneurysmaclippings oder -coilings stellt die Aufrechterhaltung einer ausreichenden zerebralen Perfusion einen wesentlichen Therapiebestandteil dar. Während vor dem Eingriff eine kontrollierte Hypotension indiziert sein kann, gilt es im postinterventionellen Verlauf darum, die zerebralen Gefäße offen zu halten (▶ Kap. 44). So sollte neben einem ausreichenden Perfusionsdruck, d. h. einem CPP >60 mmHg, ggf. unter Einsatz von Vasopressoren wie Noradrenalin, die Bilanz moderat positiv gehalten werden. Die Patienten werden bereits präoperativ mit einem zentralvenösen und arteriellen Katheter sowie Harnblasenkatheter zur Flüssigkeitsbilanzierung versorgt.

Bei Patienten mit intraarteriellem Coiling bzw. Stenting müssen die Effekte der Antikoagulation (in der Regel Acetylsalicylsäure und Clopidogrel) besonders berücksichtigt werden. Bei einer endoluminalen Therapie nach SAB ist aufgrund des im Subarachnoidalraum verbleibenden Bluts das Vasospasmusrisiko zu beachten. Neben der engmaschigen neurologischen Untersuchung sollte die transkranielle Dopplersonographie zum Ausschluss und Monitoring möglicher zerebraler Vasospasmen eingesetzt werden. Als Referenzwerte für die mittlere Flussgeschwindigkeit gelten:

- normal <120 cm/s,
- Vasospasmus 120–200 cm/s,
- schwerer Vasospasmus >200 cm/s.

◻ Tab. 56.2 Indikationen und Kontraindikationen für ein Fast-track-Konzept nach supratentoriellen operativen Eingriffen

Indikationen zur frühen Extubation im OP-Saal oder Aufwachraum	Kontraindikationen zur frühen Extubation
Elektive supratentorielle Eingriffe bei Patienten, die keine wesentlichen Begleiterkrankungen aufweisen: — Tumorchirurgie hirneigener und nichthirneigener Strukturen — neuronale Primärtumoren — Metastasenchirurgie, Kraniopharyngeome, Meningeome — transnasale Hypophysenchirurgie — endoskopische Ventrikuloskopien — frontobasale Revisionen — stereotaktische Eingriffe zur Entlastung einer intrakraniellen Blutung — Anlage oder Revision von liquorableitenden Systemen	**aus anästhesiologischer Sicht:** — Körperkerntemperatur <36°C — ausgeprägtes Shivering beim Erwachen aus der Allgemeinanästhesie — intraoperativer Blutersatz (Hämatokrit <30%) von mehr als 2 Erythrozytenkonzentraten — intraoperative kardiopulmonale Komplikationen — präoperativ deutliche Vigilanzstörungen bzw. ein beeinträchtigendes hirnorganisches Psychosyndrom (HOPS) **aus Sicht des Operateurs:** unerwartete Komplikationen im operativen Verlauf mit einer erhöhten Gefahr einer Ödementstehung oder Blutungsneigung → sofortige CT-Kontrolle nach Absprache

Eine Therapie mit Nimodipin ist auch bei endovaskulärer Versorgung indiziert; die Patienten erhalten Nimodipin (z. B. Nimotop) 6×60 mg/Tag p.o. Bei Patienten mit Versorgung eines Aneurysmas der A. ophthalmica sollte der Augenarzt postoperativ Gesichtsfeld und Visus überprüfen.

56.4 Postoperative Behandlungskonzepte

Neurochirurgische Eingriffe am Gehirn waren jahrzehntelang verbunden mit der Vorstellung, eine verlängerte Aufwachphase hätte hirnprotektive Effekte. Die Patienten wurden vielfach wegen der möglichen Gefahr eines durch die Grunderkrankung oder iatrogen herbeigeführten Hirnödems und eines prolongierten Abklingens der Wirkung der Anästhetika über Stunden nachbeatmet. Begründet wurde dies mit einer anästhesiebedingten verminderten Vigilanz, einer unzureichenden Respiration und/oder stressbedingten Reaktionen mit Hirndrucksteigerungen sowie Erhöhung des O_2-Verbrauchs. Beatmete und analgosedierte Patienten sind gegenüber dem wachen Patienten allerdings auch einigen Risiken ausgesetzt, da hier z. B. die neurologische Überwachung nur mit der Pupillenreaktion erfolgt. Eine pathologische Pupillenreaktion als Ausdruck eines pathologisch erhöhten intrakraniellen Drucks ist jedoch ein Spätsymptom, das erst mit dem Erschöpfen der intrakraniellen Reserveräume unter den Bedingungen einer sich akut entwickelnden Raumforderung auftritt.

Heute hat sich zunehmend ein neurochirurgisch-neuroanästhesiologisches Fast-track-Konzept durchgesetzt, das durch weniger traumatische, mikroinvasive Operationstechniken und durch kurzwirksame und gut steuerbare Anästhetika gekennzeichnet ist. Die möglichst frühzeitige Wachheit des Patienten nach dem Eingriff stellt das Beste aller möglichen neurologischen Überwachungsverfahren dar. Der wache Patient zeigt bei engmaschiger Überwachung nahezu jede Art von postoperativer Komplikation durch eine Beeinträchtigung seiner neurologischen Funktionen an. Notwendige Voraussetzungen zur Umsetzung eines solchen Konzepts sind jedoch klar definierte Indikationen zur Frühextubation nach intrakraniellen Eingriffen, eine adäquate Überwachung der Vitalfunktionen und der Neurologie nach der Extubation mit der Möglichkeit der sofortigen Reintubation und Unterstützung der Atemfunktion bei dem Auftreten von Vigilanzstörungen oder kardiorespiratorischen Komplikationen. Bei jedem Patienten wird die Entscheidung zur Frühextubation oder Nachbeatmung individuell zwischen Operateur und Anästhesist besprochen.

Die Voraussetzungen und Kontraindikationen zur Umsetzung eines Fast-track-Konzepts sind in ◻ Tab. 56.2 zusammengefasst.

> **Sollte der Patient innerhalb von 30 min und nach Ausschluss anderer Ursachen (z. B. Opioidüberhang) nicht adäquat erweckbar sein, erfolgt sofort ein postoperatives CT.**

Das weitere Vorgehen richtet sich nach dem Resultat der Bildgebung. Keine Extubation »um jeden Preis«: Eine auch nur passagere Hyperkapnie und/oder Hypoxie ist in keinem Fall zu tolerieren!

56.4.1 Intensivstation

Prinzipiell werden Patienten nach einem intrakraniellen Eingriff postoperativ auf einer Intensiv- oder Wachstation überwacht. Die Indikationen für eine Weiterbehandlung auf der Intensivstation ergeben sich neben den krankenhausspezifischen Besonderheiten auch aus der Komorbidität des Patienten und dem möglichen Risikopotenzial einer intrakraniellen Nachblutung oder Ödembildung.

56.5 Infektionen des Liquorraums

56.5.1 Meningitis

Eine akute bakterielle Meningitis kann sich folgendermaßen entwickeln:
- durch fortgeleitete Infektionen, z. B. Sinusitis, Mastoiditis oder Hirnabszess,
- durch hämatogene Erregerausbreitung, z. B. Pneumonie oder bakterielle Endokarditis,
- selten als Inokulationsmeningitis, z. B. nach Ventrikeldrainage oder Periduralanästhesie.

Als postoperative Komplikation sind Infektionen mit Staphylokokken, *Haemophilus influenzae* und gramnegativen Enterobakterien wie *Pseudomonas aeruginosa* beschrieben.

 Cave
Bei einer bakteriellen Meningitis handelt es sich um ein lebensbedrohliches Krankheitsbild, das unbehandelt eine Sterblichkeit von nahezu 100% aufweist.

Auch unter optimaler Therapie ist mit einer Letalität von 20–30% zu rechnen. Daher ist eine bakterielle Meningitis ein medizinischer Notfall, der den sofortigen Beginn einer Antibiotikatherapie erfordert! Die Auswahl der Substanzen richtet sich nach dem vermuteten Infektionsweg, dem vermuteten Erreger, der Abwehrlage und dem Alter des Patienten sowie seiner Vorerkrankungen.

Nach neurochirurgischen Eingriffen ist als Erreger stets *Staphylococcus aureus* in Betracht zu ziehen, während bei nosokomialen Meningitiden gramnegative Erreger und Enterokokken zunehmend Bedeutung erlangen.

Die Liquordiagnostik vor Beginn der Antibiotikatherapie ist wünschenswert, doch in der Praxis nicht immer möglich. Eine verzögerte Diagnostik (CT-Diagnostik, Lumbalpunktion) rechtfertigt nicht eine Verzögerung des Therapiebeginns, da hierdurch die Prognose negativ beeinflusst wird.

 Patienten mit einer bakteriellen Meningitis müssen in der Akutphase der Erkrankung intensivmedizinisch überwacht werden!

Eine bakterielle Meningitis wird bei Patienten mit Liquordrainage (ventrikulär oder lumbal) als Nachweis von mikrobiologischem Keimwachstum im Liquor in Verbindung mit mindestens einem klinischen Zeichen wie z. B. Fieber, Kopfschmerzen, Nackensteifigkeit, Krampfanfall, Übelkeit und/oder herabgesetzter Vigilanz definiert. Diese klinischen Symptome finden sich aber auch bei der aneurysmatischen Subarachnoidalblutung und werden in diesem Fall als aseptische Meningitis bezeichnet. Die Inzidenz für eine bakterielle Meningitis bei externer Ventrikeldrainage liegt bei 6–22% und erhöht sich bei einer Drainagedauer >15 Tage sowie bei einer Liquorleckage oder Katheterobstruktion, z. B. durch einen Blut-Clot.

Blut im Liquor und/oder eine Hirnblutung scheinen das Risiko für eine Meningitis nicht zu erhöhen. Parameter wie Liquorglukose, -protein und -leukozytenzahl sind nach neurochirurgischen Eingriffen, insbesondere nach einer Einblutung in den Ventrikel, erhöht und damit unsichere Marker einer bakteriellen Meningitis. Dennoch sollte, insbesondere bei nicht bzw. nur eingeschränkt beurteilbaren Patienten, eine deutliche Pathologie der Liquorchemieparameter mit Liquorleukozytenanstieg an eine bakterielle Meningitis denken lassen. Typische Befunde für eine bakterielle Meningitis sind:
- Zellzahl bis 20.000/µl (Pleozytose),
- Zellart: v. a. Granulozyten,
- Glukose <30 mg/dl,
- Laktat >3,5 mmol/l,
- Eiweiß >100 mg/dl.

Da in den ersten Tagen nach Anlage einer externen Ventrikeldrainage das Meningitisrisiko niedrig ist und häufige Liquorabnahmen das Infektionsrisiko erhöhen können, wird eine Liquorabnahme (z. B. 2-mal in der ersten Woche und täglich ab jedem weiteren Tag) empfohlen. Zwar existieren keine Vorgaben, dass externe Ventrikeldrainagen nach einem bestimmten Zeitintervall gewechselt werden müssen, doch sollte insbesondere bei abzusehender längerer Drainagepflichtigkeit frühzeitig (z. B. nach 7 Tagen) überlegt werden, ob ein Wechsel, ggf. auf eine lumbale Drainage, sinnvoll ist.

Die Penetration antiinfektiver Substanzen (v. a. Vancomycin!) durch die Blut-Liquor-Schranke kann mit Reduktion der meningealen Inflammation nach Beginn einer Therapie mit Antiinfektiva und Kortikosteroiden abnehmen.

56.5.2 Meningitis nach neurochirurgischem Eingriff mit unbekanntem Erreger

Die typischen Erreger sind *Streptococcus pneumoniae*, bei Liquorleck v. a. Enterobakterien, *Pseudomonas aeruginosa*, koagulasenegative Staphylokokken und *Staphylococcus aureus*. Es wird eine Therapie mit Ceftazidim (z. B. Fortum) 3×2 g i.v. + Vancomycin 2×1 g i.v. + Metronidazol (z. B. Clont) 3×500 mg i.v. + Fosfomycin (z. B. Infectofos) 3×5 g i.v. durchgeführt.

Mittlerweile gibt es mehrere Berichte über den Einsatz von Linezolid (z. B. Zyvoxid) bei Staphylokokkeninfektionen des ZNS, jedoch sollte Linezolid nicht als First-line-Präparat gegeben werden. Bei der intrathekalen Gabe sollte unverändert Vancomycin eingesetzt werden.

Bei erwachsenen Patienten mit Verdacht auf eine bakterielle Meningitis (d. h. klinischer Verdacht plus trüber Liquor) wird empfohlen, Dexamethason 10 mg i. v. unmittelbar vor Gabe des Antibiotikums zu verabreichen. Danach wird mit 10 mg Dexamethason alle 6 Stunden für insgesamt 4 Tage behandelt. Die Nebenwirkungsrate (z. B. gastrointestinale Blutung) scheint unter Dexamethason im Vergleich zu Placebo nicht erhöht zu sein. Es wird eine Behandlung mit einem Protonenpumpenhemmer (z. B. Pantoprazol) empfohlen, ferner eine Low-dose-Heparinisierung zur Thromboseprophylaxe (Details: ▶ Internetlinks, ▶ Leitlinie »Hirnabszess«).

56.5.3 Ventrikuloperitoneale Shuntmeningitis

Typische Erreger sind Enterobakterien, *Pseudomonas aeruginosa*, koagulasenegative Staphylokokken sowie *Staphylococcus aureus*; Therapie ◻ Tab. 56.3.

> **Praxistipp**
>
> Für die intrathekale Gabe werden Vancomycin und Gentamicin über eine externe Liquordrainage verabreicht. Beide Medikamente dürfen keine Konservierungsmittel enthalten und sollten in der Klinikapotheke als Fertigdosis bestellt werden.

◻ **Tab. 56.3** Antibiotikatherapie bei ventrikuloperitonealer Shuntmeningitis

Substanz	Dosis in 24 h	Therapiedauer nach Klinik
Ceftazidim (z. B. Fortum)	3×2 g i. v.	14–21 Tage
+ Vancomycin	2×1 g i. v.	14–21 Tage
+ Rifampicin	1×600 mg i. v.	14–21 Tage
zusätzlich ggf.		
+ Vancomycin	1×10–20 mg intrathekal	14–21 Tage
+ Gentamicin	1×5 mg intrathekal	14–21 Tage

Es empfiehlt sich eine Vancomycinspiegelbestimmung im Liquor bei intrathekaler Gabe: Zielbereich 30–50 µg/ml. Wenn immer möglich: Shunt entfernen!

56.5.4 Hirnabszess, subdurales Empyem, spinaler Abszess

Typische Erreger sind (an)aerobe Streptokokken, Bacteroides, Enterobakterien, *Staphylococcus aureus, Pseudomonas aeruginosa, Haemophilus influenzae*.

> ❯ Bei einer operativen Sanierung sollte in jedem Fall Material für die mikrobiologische Untersuchung entnommen werden!

Folgendes Therapieregime wird empfohlen: Ceftriaxon 2×2 g i.v. + Vancomycin 2×1 g i.v. + Metronidazol 3×500 mg i.v. + Fosfomycin 3×5 g i.v. bzw. bei MRSA-Nachweis mit Vancomycin 2×1 g i.v. + Rifampicin 1×600 mg i.v. Alternativ kann Linezolid 2×600 mg i.v. eingesetzt werden. Neben Gentamicin und Vancomycin liegen Fallberichte über die erfolgreiche Gabe von Amikacin und Colistin (Polymyxin E) intrathekal bei Problemerregern (*Acinetobacter baumannii*) vor, allerdings handelt es sich hierbei um Reservemaßnahmen; (Details: ▶ Internetlinks, ▶ Leitlinie »Hirnabszess«).

Fallbeispiel Teil 2

Sofort nach Aufnahme auf der Intensivstation werden eine Liquorprobe und Blutkulturen zur Diagnostik eingesandt, und es wird bei Verdacht auf eine bakterielle Meningitis eine antibiotische Therapie mit Vancomycin,

▼

Ceftazidim, Metronidazol und Fosfomycin begonnen. Unmittelbar vor der ersten Antibiotikagabe werden 10 mg Dexamethason i.v., anschließend alle 6 h weitere 10 mg i.v. für insgesamt 4 Tage verabreicht. In der Blutkultur (einmalig) und im Liquor cerebrospinalis (dreimal) wird S. aureus nachgewiesen. Die antibiotische Therapie wird umgestellt und erfolgt mit Vancomycin (2 g/Tag) und Rifampicin (1×600 mg/Tag) gemäß Antibiogramm. Über die nächsten Tage fällt die Zellzahl von 16.000/µl auf 2.200/µl, und die Kopfschmerzsymptomatik nimmt unter rückläufiger Opioidanalgesie deutlich ab. Am Tag 5 wird die lumbale Liquordrainage unter Fortführung der antibiotischen Therapie entfernt und der Patient einen Tag später auf die Normalstation verlegt.

Literatur

Apfelbaum JL, Roth S, Connis RT et al. (2012) Practice advisory for perioperative visual loss associated with spine surgery. An updated report by the American Society of Anesthesiologists task force on perioperative visual loss. Anesthesiology 116: 274–285

Beloiartsev A, Theilen H (2011) Operative Eingriffe in sitzender Position – Anästhesiologische Besonderheiten. Anaesthesist 60: 863–877

Chang EF, Potts MB, Keles GE et al. (2008) Seizure characteristics and control following resection in 332 patients with low-grade gliomas. J Neurosurg 108: 227–235

Diringer MN, Bleck TP, Claude Hemphill J 3rd et al. (2011) Critical care management of patients following aneurysmal subarachnoid hemorrhage: Recommendations from the Neurocritical Care Society's multidisciplinary consensus conference. Neurocrit Care 15: 211–240

Falagas ME, Bliziotis IA, Tam VH (2007) Intraventricular or intrathecal use of polymyxins in patients with Gram-negative meningitis: A systematic review of the available evidence. Int J Antimicrob Agents 29: 9–25

Fritz G, von Gösseln HH, Linstedt U, Suhr D (2008) Perioperatives Management bei neurochirurgischen Operationen in sitzender oder halbsitzender Position. Empfehlungen des Wissenschaftlichen Arbeitskreises Neuroanästhesie der DGAI. Anästh Intensivmed 49: 47–51

Gilbert DN, Moellering RC, Eliopoulos GM, Chambers HF, Saag MS (2012) The Sanford guide to antimicrobial therapy. Antimicrobial Therapy, 42nd edition: Siehe für dieses Kapitel insbesondere S. 6 ff

Herzer G, Trimmel H (2010) Neuroanästhesie – Grundlagen der perioperativen Betreuung. Anaesthesist 59: 371–384

Nemergut EC, Dumont AS, Barry UT, Laws ER (2005) Perioperative management of patients undergoing transsphenoidal pituitary surgery. Anesth Analg 101: 1170–1181

Ng J, Gosbell IB, Kelly JA, Boyle MJ, Ferguson JK (2006) Cure of multiresistant Acinetobacter baumannii central nervous system infections with intraventricular or intrathecal colistin: Case series and literature review. J Antimicrob Chemother 58: 1078–1081

Schmidt C, Pfister HW, Schmutzhard E (2007) Bakterielle Meningoenzephalitis. Intensivmedizin up2date 3: 69–78

Internetlinks

www.leitlinien.net: Hier findet man alle Leitlinien der Arbeitsgemeinschaft wissenschaftlicher medizinischer Fachgesellschaften

www.dgn.org/-leitlinien-online.html: Hier findet man alle Leitlinien der Deutschen Gesellschaft für Neurologie. Die Seiten sind immer aktualisiert, gut zu lesen und geben differenziert Antwort zu nahezu allen Fragen der Neuromedizin

Operative Intensivmedizin nach gefäßchirurgischen Eingriffen

Andreas Hohn, Frank Wappler

Fallbeispiel Teil 1

Eine 72-jährige Patientin wird nach Thrombendarteriektomie (TEA) der linken A. carotis in Allgemeinanästhesie auf der Intensivstation überwacht. Die Patientin ist bei Übernahme somnolent, aber jederzeit erweckbar, weitgehend orientiert und kardiopulmonal stabil. Ein fokal neurologisches Defizit besteht nicht. Im Verlauf entwickelt sich eine zunehmende Vigilanzminderung, sodass die Patientin schließlich beatmungspflichtig ist und intubiert wird. Auffällig sind zu diesem Zeitpunkt mittelweite Pupillen. Eine Hemiparese war vor Intubation nicht nachweisbar. Bei Verdacht auf ein zerebral ischämisches Geschehen wird eine Computertomographie durchgeführt.

In der Intensivmedizin werden gefäßchirurgische Patienten nach verschiedenen operativen Eingriffen oder endovaskulären Interventionen versorgt. Dazu gehören z. B. rekanalisierende Eingriffe wie Thrombendarteriektomien an der A. carotis oder an peripheren Gefäßen sowie die Versorgung thorakaler oder abdomineller Aortenaneurysmen. Ebenso werden Patienten nach Bypassoperationen mit alloplastischem Material oder Venenbypässen betreut.

Die perioperative Letalität gefäßchirurgischer Patienten liegt je nach Art des operativen Eingriffs immer noch zwischen 1 und 4%.

> Typische Begleiterkrankungen gefäßchirurgischer Patienten wie z. B. ein arterieller Hyper-
> ▼

tonus, eine koronare Herzerkrankung (KHK) oder ein Diabetes mellitus führen zu einer erheblichen Erhöhung des perioperativen Risikos.

Zudem ist zu beachten, dass bei diesen Patienten oft nicht nur ein lokales gefäßchirurgisches Problem, sondern eine generalisierte Arteriosklerose vorliegt.

57.1   Präoperative Risikoabschätzung

Zur perioperativen Evaluierung kardialer Risikopatienten wurden vom American College of Cardiology (ACC) und der American Heart Association (AHA) klinische Prädiktoren identifiziert, die ein erhöhtes perioperatives kardiales Risiko (Myokardinfarkt oder Herztod innerhalb von 30 Tagen postoperativ) anzeigen (◘ Tab. 57.1).

Daneben muss auch die Art des operativen Eingriffs berücksichtigt werden:

- Große periphere gefäßchirurgische Eingriffe und Operationen an der Aorta weisen demnach ein hohes kardiales Risiko (>5%) auf.
- Eingriffe an der A. carotis und endovaskuläre Verfahren an der Aorta gehen mit einem mittleren kardialen Risiko (<5%) einher.

Je nach Risikoeinschätzung muss präoperativ eine Nutzen-Risiko-Analyse für den Eingriff erfolgen; evtl.

◘ Tab. 57.1 Klinische Prädiktoren für ein erhöhtes perioperatives kardiales Risiko (Myokardinfarkt oder Herztod innerhalb von 30 Tagen postoperativ)

Hohes Risiko (>5%)	Mittleres Risiko (1–5%)	Geringes Risiko (<1%)
Instabile Koronarsyndrome: - Myokardinfarkt <30 Tage - instabile Angina pectoris (CCS III–IV) - 6 Monate nach PTCA + Stent - dekompensierte Herzinsuffizienz	mäßige Angina pectoris (CCS I–II) - Myokardinfarkt in der Anamnese - pathologisches Q im EKG	fortgeschrittenes Alter EKG: - Linksherzhypertrophie - Linksschenkelblock - ST-Veränderungen
Signifikante Arrhythmien: - hochgradiger AV-Block - ventrikuläre Arrhythmien - supraventrikuläre Arrhythmien mit unkontrollierter Überleitung	kompensierte oder rekompensierte Herzinsuffizienz Diabetes mellitus (insulinpflichtig) Niereninsuffizienz	fehlender Sinusrhythmus: - Vorhofflimmern geringe Leistungsfähigkeit Apoplex
Schwere Herzklappenfehler		unkontrollierte Hypertension

CCS Einteilung der KHK nach der Klassifikation der Canadian Cardiovascular Society: *CCS 0* stumme Ischämie, *CCS 1* Angina-pektoris-Beschwerden bei starker körperlicher Belastung, *CCS 2* Angina-pektoris-Beschwerden bei normaler körperlicher Belastung, *CCS 3* Angina-pektoris-Beschwerden bei leichter körperlicher Belastung, *CCS 4* Angina-pektoris-Beschwerden schon in Ruhe oder bei geringster Belastung, *PTCA* perkutane transluminale Koronarangioplastie

ist zu überlegen, ob der Patient perioperativ optimiert werden kann.

> **! Cave**
> Das perioperative Risiko ist nach perkutaner transluminaler Koronarangioplastie (PTCA) erhöht!

Nichtdringliche Eingriffe sollten nach reiner Ballonangioplastie erst nach 14 Tagen erfolgen. Bei Implantation eines »bare metal stents« (BMS) sollte der Eingriff für 6 Wochen, besser um 3 Monate verschoben werden und unter Fortführung der ASS-Therapie erfolgen. Nach Implantation eines »drug eluting stent« (DES) verlängert sich dieses Intervall auf 1 Jahr.

Das kardiale Risiko lässt sich in der Praxis anhand des »Revised Cardiac Risk Index« nach Lee abschätzen, dem 6 Prädiktoren zugrunde liegen:

- KHK,
- Linksherzinsuffizienz,
- chronische Niereninsuffizienz (Serumkreatinin >2 mg/dl),
- insulinpflichtiger Diabetes mellitus,
- Schlaganfall oder transitorische ischämische Attacke (TIA),
- Hochrisikooperation, z. B. Thorax-, Abdominal- oder Gefäßoperation.

Das kardiale Risiko steigt bei Vorliegen von 3 oder 4 Prädiktoren auf bis zu 11%.

57.2 Perioperative (Kardio-)Protektion

In der perioperativen Phase können Schmerz, Stress, Anämie, hämodynamische Instabilität (v. a. Tachykardie und Hypotonie) und Hypothermie zu einem Missverhältnis zwischen myokardialem O_2-Angebot und O_2-Bedarf führen. Myokardiale Ischämien treten v. a. früh postoperativ und bei gefäßchirurgischen Patienten in bis zu 44% der Fälle auf.

▪ β-Blocker

β-Blocker können die perioperative Morbidität und Letalität bei gefäßchirurgischen Eingriffen senken und werden

- nur bei kardialen Hochrisikopatienten eingesetzt (»Revised Cardiac Risk Index« ≥3),
- möglichst frühzeitig gegeben bzw. eine Dauermedikation wird fortgeführt,
- wenn möglich oral verabreicht,
- unter Dosisreduktion langsam abgesetzt (**Cave:** Rebound-Phänomen),

- anhand Herzfrequenz und Blutdruck dosiert: Zielherzfrequenz etwa 65/min; systolischer Blutdruck >100 mmHg.

> **❯ Es profitieren nur kardiale Hochrisikopatienten von einer perioperativen β-Blockade, während der unkritische Einsatz bei niedrigem kardialem Risiko die Patienten potenziell gefährden kann.**

Bei Kontraindikationen für β-Blocker kann eine medikamentöse Kardioprotektion mit Clonidin durchgeführt werden.

▪ ACE-Hemmer

Bei kardial stabilen Patienten sollte perioperativ eine bestehende ACE-Hemmer-Therapie bei linksventrikulärer systolischer Dysfunktion fortgeführt werden. Ein präoperativer Beginn der Therapie vor Hochrisikoeingriffen kann bei linksventrikulärer systolischer Dysfunktion erwogen werden.

▪ Statine

Zur perioperativen Gabe von Statinen kann zum jetzigen Zeitpunkt noch keine endgültige Empfehlung gegeben werden. Eine perioperative Therapie mit 80 mg/Tag Fluvastatin (z. B. Cranoc oder Locol) konnte das postoperative kardiale Outcome verbessern. Ebenso scheint das perioperative Absetzen einer Statintherapie das kardiale Risiko zu erhöhen, sodass Statine perioperativ weitergegeben werden sollten.

▪ Thorakale Epiduralanalgesie

Wurde präoperativ eine thorakale Epiduralanalgesie angelegt, so sollte diese postoperativ auf der Intensivstation unbedingt fortgeführt werden. Neben kardioprotektiven Effekten wurden auch positive Wirkungen auf die pulmonale Funktion, die gastrointestinale Durchblutung und Motilität, die Thermoregulation sowie die kognitiven Funktionen beschrieben; darüber hinaus ist das Thromboembolierisiko herabgesetzt.

▪ Blutzucker

Der Blutzuckerspiegel sollte perioperativ auf einen Wert zwischen 80–150 mg/dl eingestellt und engmaschig kontrolliert werden. Dabei müssen Hypoglykämien unbedingt vermieden werden. Diese können z. B. auftreten, wenn eine Insulintherapie fortgeführt wird, obwohl die enterale oder parenterale Ernährung gestoppt worden ist.

▪ Kontrastmittelinduzierte Nephropathie

Bei vielen gefäßchirurgischen Patienten liegt eine eingeschränkte Nierenfunktion vor. Typischerweise werden diese Patienten aber im Rahmen mehrfacher Angiographien teilweise großen Mengen Kontrastmittel ausgesetzt, was die vorgeschädigten Nieren zusätzlich beeinträchtigen kann.

Definition

Eine kontrastmittelinduzierte Nephropathie (KIN) liegt vor, wenn innerhalb von 48 h nach Kontrastmittelgabe eine Nierenfunktionsstörung auftritt, die folgendermaßen charakterisiert ist:

- Anstieg des Serumkreatininwerts um ≥0,3 mg/dl oder
- Anstieg des Serumkreatininwerts um ≥50% vom Ausgangswert oder
- Urinproduktion <0,5 ml/kg/h über mindestens 6 h.
- Andere Ursachen müssen bedacht und ggf. ausgeschlossen werden.

Neben einer ausreichenden Flüssigkeitssubstitution bzw. adäquaten Hydrierung des Patienten mit Vollelektrolytlösungen wird prophylaktisch Acetylcystein (ACC) p.o. empfohlen.

Praxistipp

Um eine röntgenkontrastmittelinduzierte Nephropathie zu verhindern, ist bei Erwachsenen mittleren Gewichts folgendes Vorgehen sinnvoll:

- Infusion von 1.500 ml Vollelektrolytlösung mit 150 ml/h, beginnend 4 h vor der KM-Gabe.
- N-Acetylcystein 2×600 mg täglich (möglichst p.o., ansonsten i.v.) am Tag vor der KM-Gabe und am Tag der Untersuchung selbst.

ACE-Hemmer, AT$_1$-Blocker, NSAID, Diuretika und andere nephrotoxische Medikamente sollten abgesetzt werden. Immer sollte die Indikation zur Kontrastmittelgabe kritisch geprüft werden. Bei Patienten mit hohem Risiko (Serumkreatinin >1,5 mg/dl) für die Entwicklung einer KIN wird die Verwendung von iso- oder niedrig hypoosmolaren Kontrastmitteln empfohlen. Abgeraten wird von Theophyllin, Fenoldopam und einer prophylaktischen Hämodialyse oder Hämofiltration.

> **❯** Das Risiko einer Kontrastmittelnephropathie lässt sich durch eine strenge Indikationsstellung, eine adäquate Hydrierung, durch prophylaktische ACC-Gabe sowie die Vermeidung anderer nephrotoxischer Substanzen minimieren.

57.3 Antikoagulation bei gefäßchirurgischen Eingriffen

Die Leitlinienangaben zur Antikoagulation nach gefäßchirurgischen Eingriffen und endovaskulären Interventionen sind in ◙ Tab. 57.2 dargestellt.

Häufig wird jedoch in der unmittelbar postoperativen Phase eine überlappende Heparinisierung in prophylaktischer oder therapeutischer Dosierung durchgeführt, wobei wegen der besseren Steuerbarkeit, der Möglichkeit zur Antagonisierung durch Protamin und bei häufig vorliegender Niereninsuffizienz oft unfraktioniertes Heparin (UFH) verwendet wird.

- **Unfraktioniertes Heparin**

UFH wird folgendermaßen dosiert:
- **Prophylaxe:** 3×5.000 IE oder 2×7.500 IE subkutan oder als Perfusor 10.000–15.000 IE/Tag i.v.
- **Therapie:** etwa 300–600 IE/kg/Tag, Dosisanpassung nach PTT, Ziel 1,5- bis 2,5-facher PTT-Normalwert oder in Absprache mit dem Operateur.

Da gefäßchirurgische Patienten häufig intraoperativ Heparin erhalten, sollte unmittelbar postoperativ eine Kontrolle der Gerinnungsparameter erfolgen und sich die weitere Therapie hieran orientieren.

Allerdings besitzt UFH im Verhältnis zu niedermolekularem Heparin (NMH) ein etwa 5-fach höheres Risiko einer heparininduzierten Thrombozytopenie (HIT) vom Typ 2 (▶ Kap. 10).

In der Praxis kann eine alternative Antikoagulation folgendermaßen durchgeführt werden.

Danaparoid-Natrium (z. B. Orgaran)
- Ohne Nachweis einer Thrombose oder prophylaktische Antikoagulation: 2- bis 3-mal 750 IE s.c.
- Höhere Dosierung bei Nachweis einer Thrombose oder zur therapeutischen Antikoagulation: Bei einem Körpergewicht von etwa 75–90 kg i.v.-Bolus von 2.250 IE, gefolgt von 400 IE/h für 4 h, dann 300 IE/h für 4 h, dann weiter mit 150–200 IE/h. Therapiekontrolle durch Anti-Xa-Bestimmung, Zielwert 0,5–0,8 IE/ml.

> **❶ Cave**
> Anpassung der Danaparoiddosierung bei Niereninsuffizienz notwendig.

Argatroban (z. B. Argatra) Argatroban wird in der Leber abgebaut, sodass ein Kumulationsrisiko bei Leberinsuffizienz besteht, während dieses bei Niereninsuffizienz vernachlässigbar ist. Dosierung: Kein initia-

□ Tab. 57.2 Antikoagulation nach gefäßchirurgischen Interventionen (gemäß AWMF-Leitlinien)

Operierter Gefäßabschnitt	Verfahren	Resultierende Antikoagulation
A. subclavia, Tr. brachiocephalicus, A. vertebralis, Armarterien	endovaskuläre Verfahren	ASS dauerhaft, ggf. kurzfristig kombiniert mit Clopidogrel
	TEA oder alloplastischer Bypass	lebenslange TAH
	Venenbypass	Kumarinderivate (INR 3,0–4,5)
A. carotis	endovaskuläre Verfahren	Clopidogrel für 1–3 Monate, ASS lebenslang
	operative Verfahren	nach TEA lebenslange TAH-Gabe; optimale ASS-Dosierung nicht geklärt
Aorta thoracalis bzw. visceralis	endovaskuläre Verfahren	lebenslange TAH
	operative Verfahren	lebenslange TAH
Aorta abdominalis, Nierenarterien, Viszeralarterien, Iliakalarterien	endovaskuläre Verfahren	lebenslange TAH
	operative Verfahren	lebenslange TAH
Infrainguinale Eingriffe	endovaskuläre Verfahren	lebenslange TAH mit ASS (75–325 mg/ Tag), zusätzlich temporär (4–12 Wochen) Clopidogrel, evtl. NMH
	TEA	lebenslange TAH
	Venenbypass	Kumarinderivate (INR 3,0–4,5)
	alloplastischer Bypass	lebenslange TAH, evtl. Kombination mit Kumarinderivaten bei dünnen Lumina (6 mm); **Cave**: erhöhte Blutungsgefahr

TAH Thrombozytenaggregationshemmer; *TEA* Thrombendarteriektomie; *NMH* niedermolekulare Heparine; *ASS* Acetylsalicylsäure

ler Bolus, sondern i.v.-Gabe von 0,5–2 µg/kg/min. Initialdosierung nach individuellem Gefährdungsgrad (bei Sepsis und Multiorganversagen sind häufig niedrige Dosierungen erforderlich), dann Therapiekontrolle durch PTT, Zielbereich 1,5- bis 3-fache PTT (▶ Kap. 10).

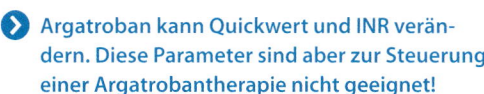 Argatroban kann Quickwert und INR verändern. Diese Parameter sind aber zur Steuerung einer Argatrobantherapie nicht geeignet!

57.4 Karotischirurgie

Das Operationsprinzip der Karotischirurgie als Thrombendarteriektomie (TEA) oder Eversionsendarteriektomie (EEA) besteht in der Desobliteration der atherosklerotischen Plaques, wobei – je nach Lo-

kalbefund – eine Patcherweiterungsplastik notwendig sein kann. Der Eingriff kann sowohl in Allgemein- als auch in Regionalanästhesie durchgeführt werden.

Eine einseitige temporäre Unterbrechung des Blutflusses (Clamping) ist allen Operationstechniken gemeinsam und wird von 90% der Patienten aufgrund suffizienter Kollateralisierung gut toleriert. Da im Vorfeld keine Aussage über die Effektivität der Kollateralisierung getroffen werden kann, kann intraoperativ zur Sicherstellung eines ausreichenden zerebralen Blutflusses eine endoluminale Shunteinlage durchgeführt werden. Dies erfolgt in einigen Zentren routinemäßig, in anderen z. B. in Abhängigkeit vom Neuromonitoring.

Endovaskuläre Interventionen wie Karotisstents werden v. a. bei schwierigen anatomischen Verhältnissen angewandt, z. B. nach Radiatio im Halsbereich, bei chirurgisch nicht sanierbaren Reststenosen oder bei kardiovaskulären Höchstrisikopatienten. Derzeit weisen endoluminale Verfahren eine hohe Rate an periinterventionellen Insulten und Restenosen auf.

57.4.1 Intensivmedizinische Versorgung

Patienten nach Karotis-OP sind perioperativ durch kardiovaskuläre Ereignisse, Schlaganfälle und operationsspezifische Komplikationen bedroht.

Kardiovaskuläre Komplikationen

Kardiale Komplikationen treten bei Patienten mit Karotis-OP etwa in 4% der Fälle auf.

Die Rate für perioperative Schlaganfälle wird mit 5,5% angegeben, davon 1,5% irreversibel bzw. tödlich. Dabei können Thrombosierung und Embolisation der A. carotis interna oder auch eine unzureichende Kollateralisierung in der Clampingphase zur postoperativen Manifestation von Schlaganfällen führen. Etwa 25% der perioperativ aufgetretenen Insulte hingegen sind hämodynamisch bedingt, sodass stabile Kreislaufverhältnisse eine wesentliche Aufgabe bei der intensivmedizinischen Versorgung von Patienten nach Karotischirurgie darstellen. Ein bereits präoperativ schlecht eingestellter Hypertonus führt häufig auch postoperativ zu hämodynamischer Instabilität. Darüber hinaus neigen Patienten nach Karotisoperation typischerweise, bedingt durch chirurgische Manipulationen am Glomus caroticum, dem N. vagus oder auch durch Lokalanästhetikawirkung, sowohl zu hypotonen als auch zu hypertonen Phasen.

> ❯ Diese hämodynamische Instabilität kann im Einzelfall bis zu mehreren Tagen nach dem Eingriff andauern.

Operationsspezifische Komplikationen

■ **Hyperperfusionssyndrom**

Eine gestörte Autoregulation im postoperativ wieder perfundierten Hirnareal führt zu einer plötzlichen massiven Zunahme des zerebralen Blutflusses. Die klinische Manifestation reicht von leichten Kopfschmerzen über Krampfanfälle bis hin zu intrazerebralen Blutungen und Hirnödem.

> ❯ Ein Hyperperfusionssyndrom tritt gehäuft nach Operation einer hochgradigen Karotisstenose sowie bei postoperativ hypertensiver Kreislaufsituation auf. Daher ist die Kenntnis des präoperativen Stenosegrads (z. B. >70% oder 99%) wichtig.

Die Optimierung der hypertensiven Kreislaufsituation erfolgt auf der Intensivstation am besten mit kurzwirksamen gut steuerbaren Substanzen wie Nitroglyzerin (z. B. Trinitrosan), Esmolol (z. B. Brevibloc) oder Urapidil (z. B. Ebrantil).

Bei hypotensiven Phasen sollte zunächst der Volumenstatus überprüft werden. Ist eine Hypovolämie auszuschließen, dann ist der niedrig dosierte Einsatz von z. B. Noradrenalin (z. B. Arterenol) erforderlich (Vorgehensweise und Dosierung ▶ Kap. 3).

■ **Hirnnervenschädigung**

Die Häufigkeit einer Läsion von Hirnnerven wird mit 1,5–10% angegeben. Betroffen sind hier v. a. die Nn. hypoglossus, vagus und accessorius sowie der N. recurrens. Neben einer Schädigung durch operative Manipulationen kann postoperativ auch noch eine Restwirkung der Lokalanästhetika vorliegen. Insgesamt müssen diese Befunde immer gegen eine zerebrale Schädigung abgegrenzt werden und machen eine differenzierte neurologische Untersuchung notwendig.

Eine beidseitige Schädigung des N. laryngeus recurrens, z. B. nach Voroperation auf der Gegenseite, kann zu einer Obstruktion der oberen Atemwege führen und bei respiratorischer Insuffizienz eine Intubation und Beatmung erforderlich machen.

■ **Nachblutung**

Ein sofort vital bedrohlicher Notfall nach Karotischirurgie ist die Nachblutung. Durch eine arterielle Nachblutung »wühlt« sich das Blut in die Halsweichteile des Patienten und kann rasch zu einer Verlegung der Atemwege führen, sodass der Patient nicht mehr konventionell intubiert werden kann! Bei zunehmender Dyspnoe empfiehlt sich die frühzeitige Intubation, z. B. mittels fiberoptischer Intubation bei erhaltener Spontanatmung. Dabei kann es für die Intubation lebensrettend erforderlich sein, die Wundnaht noch auf der Intensivstation zu eröffnen und das Hämatom digital auszuräumen, um so bessere Intubationsbedingungen zu erreichen und die Atemwegsobstruktion zu vermindern.

> **Maßnahmen bei Nachblutung nach Karotischirurgie**
>
> ▬ Druck auf die vermutete Blutungsstelle
> ▬ sofort Oberarzt und Operateur informieren
> ▬ Oberkörperhochlage und O_2-Gabe
> ▬ Equipment für den schwierigen Atemweg und Fiberbronchoskop bereitstellen und Tracheotomiebereitschaft herstellen

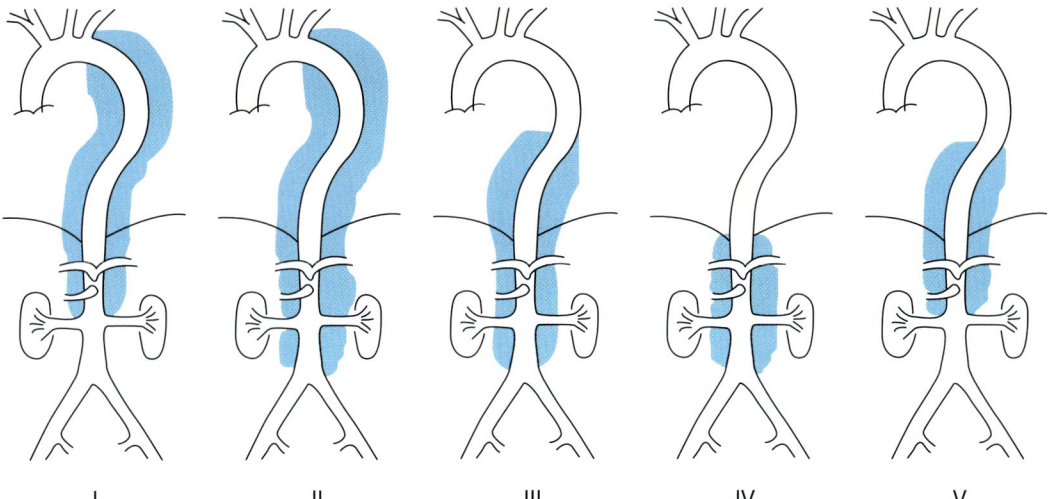

◘ Abb. 57.1 Die Klassifikation der morphologischen Varianten thorakoabdomineller Aortenaneurysmen erfolgt nach Crawford

Zusammenfassend ist nach Karotischirurgie zur frühzeitigen Erkennung typischer Komplikationen und zu deren rechtzeitiger Behandlung eine mehrstündige engmaschige hämodynamische und neurologische Überwachung der Patienten unerlässlich.

57.5 Eingriffe an der thorakalen und abdominellen Aorta

Lokalisation und Ausdehnung eines Aortenaneurysmas können erheblich variieren. Etwa 90% der Aortenaneurysmen sind abdominell und nur 10% thorakal oder thorakoabdominell zu finden (◘ Abb. 57.1). Dabei ist das thorakale Aortenaneurysma (TAA) am häufigsten im Bereich der Aorta ascendens lokalisiert (51%); die Einteilung erfolgt entweder nach der DeBakey- oder der Stanford-Klassifikation (◘ Abb. 57.2).

Das Bauchaortenaneurysma (BAA) oder abdominelle Aortenaneurysma (AAA) ist mit einer Prävalenz von 5% im sechsten und siebten Lebensjahrzehnt die wichtigste Erkrankung in der Aortenchirurgie. Während die perioperative Letalität nach Versorgung rupturierter Aneurysmen mit 30–80% sehr hoch ist, beträgt die Letalität des elektiven Eingriffs 2–4%. Eine KHK ist der Hauptfaktor für die perioperative Morbidität und Letalität; darüber hinaus sind die Patienten durch pulmonale Infekte, Protheseninfekte, Rückenmarkischämie, Darmischämie und ein akutes Nierenversagen bedroht.

Ein wesentlicher Unterschied bei der Operation thorakoabdomineller und abdomineller Aortenaneurysmen ergibt sich durch die kardiale Belastung, die wiederum wesentlich durch die Höhe des aortalen »cross clamping« bestimmt wird. Ein suprarenales oder thorakales Clamping führt zu einer erheblich höheren kardialen Belastung und gefährdet Niere, Darm und Rückenmark.

Darüber hinaus kann die Versorgung thorakaler oder thorakoabdomineller Aortenaneurysmen oder Aortendissektionen einen Mehrhöhleneingriff oder eine extrakorporale Zirkulation (EKZ) erforderlich machen. Zunehmend werden Aortenaneurysmen und -dissektionen auch mit endovaskulären Stentverfahren versorgt.

57.5.1 Intensivmedizinische Versorgung

Müssen Patienten mit gedeckter Perforation oder symptomatischem Aortenaneurysma auf der Intensivstation primär stabilisiert werden, dann werden bei diesen Patienten eher niedrige Blutdruckwerte angestrebt. Dabei werden vorbestehend hypotone Blutdruckwerte entweder toleriert oder der Blutdruck wird medikamentös mit gut steuerbaren und kurzwirksamen Substanzen gesenkt. In der klinischen Praxis kann folgendermaßen vorgegangen werden:
- Monitoring mit EKG, Blutdruck und Pulsoxymetrie, O_2-Gabe 2–6 l/min,
- Blutdrucksenkung mit Nitroglycerin- oder Esmololperfusor auf systolische Blutdruckwerte um 80–100 mmHg

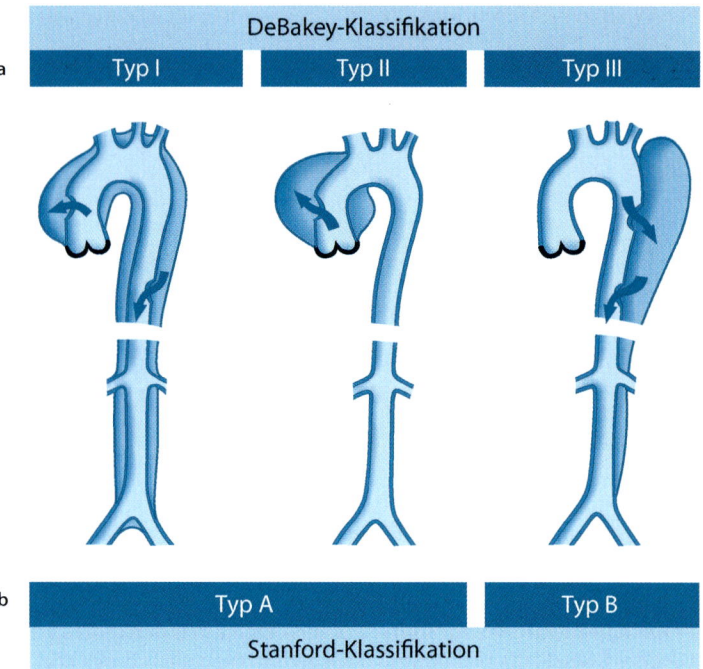

Abb. 57.2 Klassifikation der Aortendissektion. a DeBakey-Klassifikation (Typ I-III) **b** Stanford-Klassifikation (Typ A und B)

— in Lokalanästhesie Anlage einer kontinuierlichen arteriellen Druckmessung,
— in Lokalanästhesie Anlage von möglichst 2 großlumigen, periphervenösen Zugängen,
— Analgesie z. B. mit Fentanyl, Piritramid oder Morphin,
— Stressabschirmung z. B. mit Midazolam.
— Labor abnehmen: kleines Blutbild, Elektrolyte, Leber- und Nierenwerte, Gerinnungsparameter, Blutgruppe, ausreichende Anzahl von Erythrozytenkonzentraten (z. B. 4–8 Stück) kreuzen lassen.

Je nach Zustand wird die Narkose erst im OP-Bereich eingeleitet, wenn alle Vorbereitungsmaßnahmen abgeschlossen sind und der Operateur bereitsteht.

 Cave
Vorsicht bei Umlagern, Husten und Pressen: Möglicherweise kann eine bisher gedeckte Perforation frei in die Bauchhöhle rupturieren.

Intraoperativ kommt es durch das aortale »cross clamping« zu einer massiven Anhebung des peripheren Gefäßwiderstands und somit zu einer zusätzlichen kardialen Belastung; außerdem resultiert typischerweise eine eingeschränkte oder aufgehobene Organperfusion der abhängigen Körperregionen und Orga-

ne. Dabei ist die kardiovaskuläre Belastung bei Abklemmung der proximalen Aorta deutlich höher.

▪ **Nephroprotektion**
Für das akute Nierenversagen (AKI) nach elektivem infrarenalen Aortenersatz wird eine Inzidenz von 3% angegeben. Bei Eingriffen an der thorakalen Aorta kommt ein AKI in etwa 25% der Fälle vor, wobei nicht selten der Einsatz eines Nierenersatzverfahrens erforderlich ist. Leider gibt es derzeit keine Empfehlungen für eine pharmakologische Nephroprotektion; auch eine renale Sympathikolyse mittels thorakaler Periduralanästhesie oder der Einsatz von Mannitol als Osmodiuretikum haben sich als wirkungslos erwiesen. Für die Vermeidung eines AKI bei Aortenchirurgie gelten folgende Empfehlungen:
— Aufrechterhaltung einer adäquaten renalen Perfusion, sofern möglich,
— Sicherstellung einer ausreichenden kardialen Vorlast,
— möglichst stabile Hämodynamik.

▪ **Neuroprotektion**
Neben einer Einschränkung der zerebralen Perfusion bei Eingriffen an der thorakalen Aorta unter Einsatz der EKZ mit der Gefahr von zerebralen Insulten, postoperativem Delir oder kognitiven Einschränkungen

zählt in der Aortenchirurgie auch die Gefährdung der spinalen Durchblutung durch Clamping zu den typischen Komplikationen. Die Inzidenz für eine Paraplegie liegt bei einer infrarenalen Abklemmung zwischen 0,11 und 0,9%, variiert aber bei thorakalem Clamping in Abhängigkeit von Dauer der Ausklemmung, Dringlichkeit der Operation, hämodynamischer Stabilität, Alter des Patienten und evtl. Vorliegen einer Dissektion zwischen 0,4 und 40%. Besonders gefährdet ist hier die A. radicularis magna (A. Adamkiewicz), die aus der Aorta normalerweise auf Höhe von Th 9 entspringt und etwa ein Drittel der spinalen Blutversorgung übernimmt. Entscheidend sind daher kurze Abklemmzeiten mit zeitgerechter Reperfusion des ischämischen Gebiets.

Da ein Abklemmen der thorakalen Aorta nicht nur zu einem Abfall des spinalen Perfusionsdrucks führt, sondern zudem den Liquordruck erhöht, kann versucht werden, über eine kontinuierliche lumbale Liquordrainage den Liquordruck zu kontrollieren. Dabei sollte ein Liquordruck von 10–15 mmHg nicht überschritten werden. Bei Auftreten von spinalen Ischämiezeichen kann zusätzlich zur Erhöhung des MAP der Liquordruck auch unter 10 mmHg gesenkt werden. Eine eindeutige Empfehlung kann jedoch nach aktueller Datenlage für dieses Verfahren nicht gegeben werden.

Zusätzlich muss beachtet werden, dass Gerinnungsstörungen nach Massivtransfusion oder Vollheparinisierung eine zusätzliche Gefährdung der Patienten durch die Ausbildung eines spinalen Hämatoms bedeuten können. Die Letalität durch Komplikationen der lumbalen Liquordrainage (Meningitis, subdurales Hämatom) beträgt 0,6%.

■ **Ischämie-Reperfusion-Syndrom**

Auch die Freigabe der aortalen Strombahn (Declamping) oder die Wiederherstellung der Zirkulation nach Aortendissektion oder beim Leriche-Syndrom führt zu typischen pathophysiologischen Veränderungen mit Blutdruckabfall und Einschwemmung saurer Valenzen. Hierbei kann es zu einem schweren SIRS durch Ischämie-Reperfusion kommen, das auch postoperativ noch für 24–72 h (und länger) auf der Intensivstation behandlungsbedürftig sein kann. Die Schwere des Reperfusionsschadens hängt unmittelbar von der Dauer der Minderdurchblutung sowie vom Ausmaß der ischämischen Körperregion ab. Eine prolongierte Ischämie führt zur Akkumulation von Kalium, sauren Valenzen, Myoglobin etc. Wird das Gewebe postischämisch wieder perfundiert, werden diese Substanzen aus dem Gewebe ausgeschwemmt und können zu den folgenden, potenziell lebensbedrohlichen Konsequenzen führen:

— lebensbedrohliche Hyperkaliämie mit Herzrhythmusstörungen, möglich sind Serumkaliumwerte >7 mmol/l,
— schwere metabolische Azidose, möglich ist ein pH-Wert <7,0,
— Ausbildung einer Crush-Niere mit AKI.

Die Therapie besteht in adäquater Volumensubstitution, forcierter Diurese und Ausgleich von Azidose und Hyperkaliämie. Bei ausgedehnten Ischämiegebieten (z. B. Leriche-Syndrom) ist es sinnvoll, bereits präoperativ den Kaliumspiegel zu senken und in Narkose einen Shaldon-Katheter für die Akutdialyse zu legen.

Darüber hinaus bildet sich im betroffenen Gebiet aufgrund der erhöhten Gefäßpermeabilität ein teilweise erhebliches Ödem aus, das seinerseits wieder zu einem vorübergehenden Volumenmangel führen kann. Eine ödembedingte Gefäßkompression mit Ausbildung eines Kompartmentsyndroms kann die Ischämie noch verstärken, sodass zur Druckentlastung und Wiederherstellung der Perfusion eine Fasziotomie notwendig werden kann.

Einige Patienten entwickeln nach Eingriffen an der Aorta aufgrund erhöhter Katecholaminspiegel eine hypertensive Kreislaufsituation, die gut auf die Gabe von Clonidin anspricht. Einige Tage postoperativ ist auch eine Hypertonieneigung möglich, die sich dann durch eine zunehmende Flüssigkeitsmobilisierung aus den Ödemen erklärt und meist nur die Gabe von Diuretika erfordert.

■ **Blutungen**

In aller Regel sind Blutungen nach Aortenchirurgie »chirurgisch« bedingt oder durch eine »einfache« Gerinnungsstörung wie Thrombozytenmangel, Thrombozytenfunktionsstörung, Heparinrestwirkung oder eine unzureichende plasmatische Gerinnung nach maschineller Autotransfusion in erheblichem Umfang zu erklären. Eine disseminierte intravasale Gerinnung (DIC) wird zwar immer als mögliche Ursache genannt, ist aber extrem selten.

❯ Bei Patienten nach Eingriffen an der Aorta ist infolge einer Hypothermie, hoher Blutverluste, hämodynamischer Instabilität und der Entwicklung metabolischer Störungen die Indikation zu einer Nachbeatmung und zu einem erweiterten hämodynamischen Monitoring großzügig zu stellen.

57.5.2 Endovaskuläre Verfahren in der Aortenchirurgie

Seit Anfang der 1990er Jahre werden Aneurysmen oder Dissektionen der thorakalen und abdominalen Aorta auch im Rahmen der Notfallversorgung mit sog. Endoprothesen versorgt. Ziel ist dabei die Ausschaltung des Aneurysmasacks bzw. der Dissektion durch eine Abdichtung der Aortenwand durch den eingebrachten Stent. Die großen Gefäßabgänge des Aortenbogens (A. carotis communis links und A. subclavia links) und im Bereich der abdominalen Aorta (Truncus coeliacus, A. mesenterica superior) stellen für diese Verfahren jedoch natürliche Grenzen dar, da ein Überstenten dieser Gefäßabgänge unbedingt vermieden werden muss.

Gerade ältere Patienten mit ausgeprägter Komorbidität scheinen von diesen Verfahren aufgrund des minimalen Operationstraumas, größerer hämodynamischer Stabilität und geringerem Blutverlust zu profitieren.

Durch eine sekundäre Dislokation des Stents kann es zum Verschluss wichtiger Gefäße wie Truncus coeliacus, Aa. renales oder der A. radicularis magna mit der Folge von Mesenterialischämie, akutem Nierenversagen oder Paraparese kommen. Perioperativ kann es durch die Kathetermanipulation zur Ablösung von thrombotischem Material mit konsekutiver Embolisation in zerebrale (Aortenbogen) oder periphere Gefäßabschnitte kommen.

Unter einem **Postimplantationssyndrom** versteht man das Auftreten von Fieber, Leukozytose und CRP-Erhöhung ohne infektiologische Ursache. Dieses Syndrom dauert etwa 4–10 Tage, betrifft ungefähr die Hälfte der Patienten und spricht gut auf die Gabe von NSAID an.

Eine unvollständige Ausschaltung des Aneurysmasacks kann zur Ausbildung eines persistierenden Blutflusses außerhalb des Prothesenlumens führen; dies wird als **Endoleckage** bezeichnet.

> ⊖ **Cave**
> Bei Patienten, die eine Endoleckage ausbilden, besteht weiterhin die Gefahr einer Aneurysmaruptur!

Zur intensivmedizinischen Versorgung von Patienten nach Aortenchirurgie gehört v. a. eine differenzierte körperliche Untersuchung, um mögliche Komplikationen möglichst frühzeitig erfassen und behandeln zu können. Folgende Untersuchungsbefunde sind wichtig (wenn auch nicht immer verlässlich):

- Dyspnoe als Zeichen einer beginnenden kardialen Dekompensation,
- Inspektion der Drainagen als möglicher Hinweis auf eine Nachblutung,
- Untersuchung des Abdomens zu Erkennung postoperativer Darmfunktionsstörungen,
- Beurteilung von Pulsstatus und peripherer Perfusion zur Erkennung von Prothesenverschluss oder Kompartmentsyndrom.

Laborchemisch sollten Blutbild, Gerinnungsparameter, Elektrolyte und Retentionsparameter engmaschig kontrolliert werden. Weiterhin können metabolische Störungen frühzeitig durch arterielle und zentralvenöse Blutgasanalysen und die Dynamik des Laktatwerts erkannt werden. Darüber hinaus sollten auch kardiale Biomarker wie CK-MB oder Troponinwert perioperativ bestimmt werden.

57.6 Periphere gefäßchirurgische Eingriffe

Periphere gefäßchirurgische Eingriffe reichen von kurzen revaskularisierenden Operationen (z. B. Embolektomien) über aufwendige rekonstruktive Techniken (Bypasschirurgie) bis zur Amputation von Gliedmaßen, wenn eine Wiederherstellung der Perfusion nicht gelingt.

Es kommen endoluminale Verfahren (Stent), Rekonstruktionen mit autologem Material (Venenbypass), die Versorgung mit Patchplastiken und Gefäßprothesen zum Einsatz. Oftmals werden Patienten nach peripheren gefäßchirurgischen Eingriffen aufgrund ihrer Komorbiditäten und des kardiopulmonalen Risikoprofils intensivmedizinisch versorgt. Eine Intensivtherapie kann aber auch notwendig werden, wenn bei Hypothermie nach langer Operationszeit, hohem Blutverlust oder anderen Komplikationen postoperativ eine Stabilisierung notwendig wird.

Ein besonders hohes Risiko haben Patienten, die sich notfallmäßig einem peripheren Gefäßeingriff unterziehen müssen. Eine präoperative Optimierung der kardiopulmonalen Situation ist meist nicht möglich, und die Patienten sind durch metabolische Veränderungen, Elektrolytstörungen und oft stärkste Schmerzen bei drohendem Extremitätenverlust zusätzlich gefährdet.

Akute periphere Arterienverschlüsse entwickeln sich in ca. 70% der Fälle durch ein thromboembolisches Geschehen: In fast 90% sind diese Thromben kardialen Ursprungs, am häufigsten auf dem Boden einer absoluten Arrhythmie bei Vorhofflimmern. Andere kardiale Emboliequellen sind Herzklappenvitien, eine dilatative Kardiomyopathie, Endokarditis oder ein Herzwandaneurysma.

> Nach akuten peripheren Arterienverschlüs-
> sen sollte im Verlauf immer eine Echokardio-
> graphie durchgeführt werden. Beim Nach-
> weis intrakardialer Thromben leitet sich hier-
> aus die Indikation zur Antikoagulation als
> Prophylaxe weiterer Embolisationen ab.

57.6.1 Intensivmedizinische Versorgung

Für Patienten nach peripheren gefäßchirurgischen
Eingriffen gelten die gleichen intensivmedizinischen
Therapie- und Überwachungsvorgaben wie in den
vorhergehenden Abschnitten geschildert (▶ Abschn.
57.4.1; ▶ Abschn. 57.5.1). Außerdem muss der periphere
Pulsstatus der Extremitäten engmaschig im Seitenvergleich erhoben und dokumentiert werden. Dies kann
in der Praxis – über den Tastbefund hinaus – mit einem Dopplersonographiegerät bettseitig erfolgen.

Die Untersuchung sollte folgendermaßen ergänzt
werden: Begutachtung von Hautkolorit, Rekapillarisie-
rung und venöser Füllung, außerdem differenzierte
Überprüfung der neurologischen Funktion mit Motorik und Sensibilität.

57.7 Intraarterielle Lysetherapie

Patienten, die eine lokale intraarterielle Lysetherapie
über einen angiographisch platzierten Katheter erhalten, müssen intensivmedizinisch überwacht werden,
da eine Gefährdung durch Blutungskomplikationen
wie intrakranielle Blutungen, durch einen persistierenden Extremitätenverschluss oder eine Dislokalisation
der arteriellen Schleuse besteht.

57.8 Akuter Intestinalarterien-verschluss

Die akute Ischämie des Intestinums als »Mesenterialinfarkt« gehört zu den kardiovaskulären Notfällen. Die
Letalität beträgt unverändert 60–80%; in 85% der Fälle
ist die A. mesenterica superior betroffen. An das Initialstadium (0–6 h) mit akutem Bauchschmerz, Schock
und Diarrhö schließt sich ein stilles Intervall (7–12 h)
mit dumpfen abdominellen Beschwerden, Darmparalyse und Verschlechterung des Allgemeinzustands an.
Im Endstadium (12–24 h) kommt es zu Ileus, Peritonitis, Sepsis und Multiorganversagen.

Nur in der Frühphase (0–12 h) sind akzeptable Be-
handlungsergebnisse zu erzielen, sodass Diagnostik

und Therapie notfallmäßig erfolgen müssen. Goldstandard der Diagnostik ist die Angiographie, bei der
neben der Darstellung des betroffenen Gefäßab-
schnitts versucht werden kann, durch Applikation von
Heparin und Prostaglandinderivaten (z. B. Alprostadil) über den liegenden Angiographiekatheter eine
Perfusionssteigerung zu erreichen.

 Cave
**Die systemische Gabe von Prostaglandin-
derivaten kann zum akuten Lungenödem
und zu kardialer Globalinsuffizienz führen.**

Bei unzureichendem Erfolg muss eine operative Revaskularisation, evtl. mit Resektion avitaler Darmabschnitte erfolgen. Bei 76% der Überlebenden ist die
Prognose sehr gut. Auch im Rahmen intensivstationä-
rer Aufenthalte werden mesenteriale Ischämien z. B.
nach Versorgung von Aortenaneurysmen und -dissek-
tionen oder auch im Rahmen septischer Krankheitsbilder beobachtet. Ebenso kann es nach endovaskulärer oder operativer Revaskularisation chronischer In-
testinalischämien als Komplikation zu einem akuten
Intestinalarterienverschluss kommen.

57.8.1 Intensivmedizinische Versorgung

Die rasche Wiederherstellung der viszeralen Perfusion
hat oberste Priorität vor allen anderen Maßnahmen.
Im Extremfall ist bei begründetem Verdacht auf einen
Mesenterialinfarkt die explorative Laparotomie das
Mittel der Wahl. Einhergehend mit der diagnostischen
Abklärung der akuten mesenterialen Ischämie sollten
folgende Maßnahmen ergriffen werden:

- wirksame Antikoagulation, z. B. 5.000 IE Heparin
  als Bolus, dann 20.000 IE/Tag über Perfusor. Die
  Antikoagulation erfolgt abhängig von der aktuel-
  len Gerinnungssituation und sollte – sofern eine
  Notfalllaparotomie geplant ist – vorher mit dem
  Operateur abgesprochen werden.
- Kreislaufstabilisierung mit einem systolischen
  Zielblutdruck von 120–140 mmHg.
- Invasives Monitoring mit direkter arterieller Blut-
  druckmessung, ZVK-Anlage, evtl. HZV-Messung
  und Echokardiographie.
- Antibiotikatherapie z. B. mit Ceftriaxon (z. B. Ro-
  cephin) und Metronidazol (z. B. Clont) sowie
- Analgesie.

Die laborchemischen Ergebnisse sind insgesamt unspezifisch, am ehesten kann der Laktatwert herangezogen werden. Kommt es nach erfolgter Intervention

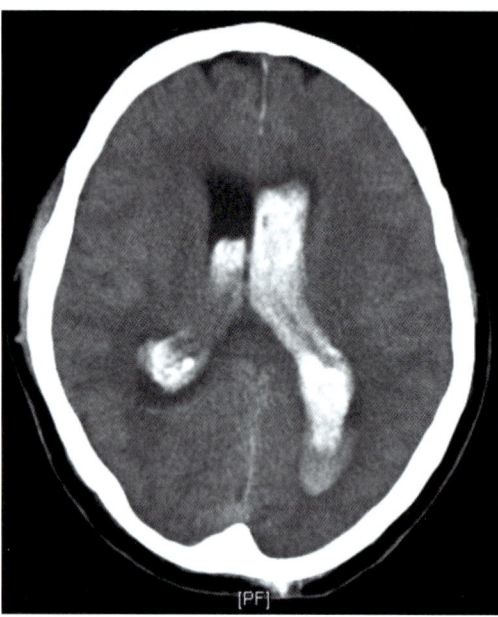

Abb. 57.3 CCT mit Hirnödem und ICB mit Ventrikelein-bruch bei Hyperperfusionssyndrom nach Karotisoperation

nicht zu einer Abnahme des Laktats oder steigt der Wert sogar wieder an, spricht dies für die Persistenz der Ischämie. Insgesamt sollte die Indikation zur Relaparotomie, z. B. bei Fortbestehen peritonitischer Symptome, eher großzügig gestellt werden (▶ Kap. 39).

Fallbeispiel Teil 2

Im CCT zeigen sich eine intrazerebrale Blutung mit Einbruch in das Ventrikelsystem und ein generalisiertes Hirnödem (Abb. 57.3). Erklärt wird dieser Befund durch eine massive Zunahme des zerebralen Blutflusses im Sinne eines Hyperperfusionssyndroms nach Karotisdesobliteration. Die Patientin wird durch die Neurochirurgie mit einer externen Ventrikeldrainage versorgt, dann erfolgt bei zunehmender Hirnschwellung eine linksseitige Hemikraniektomie zur Druckentlastung. Bei erwartet langer Weaningphase wird die Patientin eine Woche später perkutan dilatationstracheotomiert und 4 Wochen später in eine Rehabilitationsklinik verlegt. Zu diesem Zeitpunkt bestehen noch ein leichtes kognitives Defizit sowie eine geringe armbetonte Hemiparese rechts.

Literatur

Alatri A, Armstrong AE, Greinacher A et al. (2012) Results of a consensus meeting on the use of argatroban in patients with heparin-induced thrombocytopenia requiring antithrombotic therapy – a European Perspective. Thromb Res 129: 426–433

Khan SN, Stansby G (2004) Cerebrospinal fluid drainage for thoracic and thoracoabdominal aortic aneurysm surgery. Cochrane Databas Syst Rev 1: CD003635

Kelly AM, Dwamena B, Cronin P, Bernstein SJ et al. (2008) Meta-analysis: Effectiveness of drugs of preventing contrast-induced nephropathy. Ann Intern Med 148:284–294

KDIGO Kidney Disease: Improving Global Outcomes (2012) Acute Kidney Injury Work Group. KDIGO clinical practice guideline for acute kidney injury. Kidney Inter Suppl 2: 1–138

Knapp J, Bernhard M, Rauch H et al. (2009) Anästhesiologisches Vorgehen bei elektiven Eingriffen an der Aorta. Anaesthesist 58:1161–1182

Kougias P, Lau D, El Sayed et al. (2007) Determinants of mortality and treatment outcome following surgical interventions for acute mesenteric ischemia. J Vasc Surg 46: 467–474

Lavall D, Schäfers HJ, Böhm M, Laufs U (2012) Aneurysmen der Aorta ascendens. Dtsch Ärztebl 109: 227–233

Ockert S, Böckler D, Allenberg J, Schumacher H (2007) Rupturiertes abdominelles Aortenaneurysma – Versorgungsstrategie und Verfahrenswahl. Gefäßchirurgie 12:379–391

Schermerhorn ML, O'Malley AJ, Jhaveri A et al. (2008) Endovascular vs. open repair of abdominal aortic aneurysms in the Medicare population. N Eng J Med 358:464–474

Vaughn SB, Lemaire SA, Collard CD (2011) Anesthetic considerations for thoracoabdominal aortic aneurysm surgery. Anesthesiology 115: 1093–1102

Internetlinks

www.americanheart.org: Homepage der American Heart Association (AHA) mit Leitlinien zur perioperativen Versorgung kardialer Hochrisikopatienten

www.dga-gefaessmedizin.de/Leitlinien.51.0.html: Hier findet man die aktuellen Leitlinien der Deutschen Gesellschaft für Angiologie – Gesellschaft für Gefäßmedizin e.V. für verschiedene gefäßmedizinische Krankheitsbilder

www.gefaesschirurgie.de/gesellschaft/kommissionen/leitlinienkommission.html: Hier findet man die aktuellen Leitlinien der Deutschen Gesellschaft für Gefäßchirurgie und Gefäßmedizin, u. a. die S3-Leitlinie (2012) zur Diagnostik, Therapie und Nachsorge der extrakraniellen Karotisstenose

Operative Intensivmedizin nach herzchirurgischen Eingriffen

Torsten Schreiber

Fallbeispiel Teil 1

Ein 77-jähriger Mann wird nach einer aortokoronaren Bypassoperation gegen Mittag intubiert und beatmet auf die Intensivstation aufgenommen. Der Eingriff selbst war komplikationslos verlaufen, es wurden insgesamt 3 Bypässe angelegt, u. a. von der A. mammaria interna auf den Ramus interventricularis anterior der linken Koronararterie. Der Patient hat zunächst stabile Organfunktionen, eine gute Diurese und einen arteriellen Mitteldruck >65 mmHg. Das EKG zeigt einen Sinusrhythmus um 80/min. Die mediastinale Wunddrainage fördert in der ersten Stunde ca. 80 ml Blut. Die Pleuradrainage links fördert nicht.

In der zweiten postoperativen Stunde entleeren sich über die mediastinale Drainage 350 ml Blut, dann sistiert die Blutung. Kurz danach fällt der systolische Blutdruck auf 85 mmHg. Der initial niedrige zentralvenöse Druck (+3 mmHg) steigt auf 16 mmHg an. Die Diurese ist rückläufig, die Herzfrequenz liegt bei 115/min. Es werden zügig 500 ml Vollelektrolytlösung infundiert, die Schwester »melkt« die mediastinale Drainage, allerdings ohne Erfolg. Der Intensivarzt informiert sofort die Kollegen der Kardiochirurgie. Zeitgleich werden bei persistierender Hypotonie weitere 500 ml Vollelektrolytlösung infundiert und ein Noradrenalinperfusor gestartet; Ziel ist ein arterieller Mitteldruck von ca. 65 mmHg. Unter Volumengabe steigt der ZVD weiter an. Die nochmalige Begutachtung des Thoraxröntgenbilds nach Aufnahme auf die Intensivstation zeigt einen unauffälligen postoperativen Befund, insbesondere keine Mediastinalverbreiterung. Da aber die klinischen Zeichen in diese Richtung weisen, wird unter dem Verdacht auf eine Perikardtamponade der OP-Koordinator informiert.

Auf der Intensivstation werden in der Regel Patienten nach folgenden kardiochirurgischen Eingriffen betreut: aortokoronare Bypassoperation, Herzklappenchirurgie, Eingriffe an der thorakalen Aorta, andere Operationen inkl. der Herz- und Lungentransplantation mit und ohne Einsatz der Herz-Lungen-Maschine (HLM).

Das folgende Kapitel fokussiert auf die intensivmedizinische Versorgung erwachsener Patienten nach herzchirurgischen Elektiveingriffen unter Einsatz der Herz-Lungen-Maschine. Der Schwerpunkt liegt dabei auf der sehr wichtigen frühen postoperativen Phase, die, unabhängig von der konkreten Operation, durch ähnliche pathophysiologische Aspekte gekennzeichnet ist.

58.1   Operative Verfahren

58.1.1 Koronarchirurgie

Die Domäne der elektiven operativen Koronarrevaskularisierung ist die koronare Mehr- (in der Regel 3-) Gefäßerkrankung. Die Mehrzahl der Eingriffe findet unter Anwendung der HLM statt. Aufgrund der längeren Offenheit arterieller Grafts gibt es, je nach Zentrum, einen mehr oder weniger ausgeprägten Trend, einen möglichst hohen arteriellen Revaskularisierungsgrad zu erreichen. Meist wird zumindest die linke innere Brustwandarterie (A. thoracica interna = A. mammaria interna = »internal mammary artery«, IMA) als Bypass auf den Ramus intraventricularis anterior (RIVA) der linken Herzkranzarterie anastomosiert. Eine weitergehende oder vollständige arterielle Revaskularisierung kann durch Verwendung beider innerer Brustwandarterien und/oder die Entnahme einer A. radialis als Transplantat erreicht werden.

Ein weiterer Trend ist die Koronarchirurgie ohne Einsatz der Herz-Lungen-Maschine (sog. Off-pump-Verfahren), mit der grundsätzlich eine vollständige Revaskularisierung des Herzens erreichbar ist. Beim MIDCAB-Verfahren (»minimally invasive direct coronary artery bypass«) wird über eine linksanteriore Thorakotomie die IMA präpariert und diese am schlagenden Herzen als Bypass auf den RIVA anastomosiert. Beim OPCAB-Verfahren (»off pump coronary artery bypass«) werden nach konventioneller medianer Sternotomie ein oder mehrere Bypässe am schlagenden Herzen angelegt. Häufiger als nach Eingriffen mit HLM ist bei Off-pump-Chirurgie die Extubation noch im Operationssaal möglich.

Dabei liegt die hauptsächliche medizinische Herausforderung dieser Verfahren (im Vergleich zum Eingriff mit HLM) in der intraoperativen Phase bei Operateur und Anästhesist.

❯ Es darf aber mit dem Begriff »minimalinvasiv« oder dem Verzicht auf die HLM keinesfalls ein geringeres postoperatives intensivmedizinisches Nachsorgekonzept verbunden werden!

In manchen Zentren werden insbesondere myokardial stark beeinträchtigte Hochrisikopatienten »off pump« operiert, um ungünstige Effekte der HLM zu vermeiden.

58.1.2 Herzklappenchirurgie

Der häufigste Herzklappeneingriff ist nach wie vor der biologische oder mechanische Aortenklappenersatz bei hochgradig stenosierter Klappe. Während in der Aortenposition der Klappenersatz die Regel ist, gewinnen bei Eingriffen an der Mitralklappe rekonstruktive, klappenerhaltende Verfahren stark an Bedeutung.

Für die Aorten-, Mitral- und Trikuspidalklappenchirurgie sind mittlerweile an vielen Zentren unter dem Schlagwort MIC (minimal invasive Chirurgie) auch modifizierte und im Vergleich zum konventionellen Vorgehen minimierte operative Zugangswege etabliert.

TAVI Seit 2002 wird zur Therapie der Aortenklappenstenose zunehmend die sog. kathetergestützte Aortenklappenimplantation (»transcatheter aortic valve implantation«, TAVI) angewandt. Hierbei wird – ohne HLM – die Aortenklappe interventionell unter radiologischer und echokardiografischer Kontrolle ersetzt. Der Zugang zur Aortenklappe erfolgt entweder durch Punktion oder Freilegung einer Femoralarterie (transfemoraler Klappenersatz) oder durch eine linksseitige Minithorakotomie und Eröffnung der linken Ventrikelspitze am schlagenden Herzen (transapikaler Klappenersatz). Bei beiden Varianten wird nach Ballonaufdehnung der stenosierten nativen Klappe ein zusammengefalteter, die neue Klappe tragender Ring eingebracht und dann in der korrekten Position entfaltet. Beide Verfahren sind mittlerweile in vielen Herzzentren gerade bei multimorbiden und meist hochbetagten Risikopatienten fest etabliert, die für eine konventionelle herzchirurgische Versorgung nicht in Frage kommen. Hier bietet die TAVI einen Behandlungsvorteil im Vergleich zur medikamentös-konservativen Therapie. Auch für Mitralklappenvitien sind inzwischen interventionelle Verfahren verfügbar, allerdings sind die Erfahrungen damit bisher gering.

> Die zentrumsspezifische Kenntnis modifizierter und minimal-invasiver Eingriffe ist für den Intensivmediziner obligat, da sie spezifische Probleme und Komplikationen nach sich ziehen können. Auch hier gilt grundsätzlich: Minimalinvasive Klappenchirurgie darf nicht mit »minimal intensiver« postoperativer Betreuung gleichgesetzt werden!

58.1.3 Kombinationseingriffe und Hybridverfahren

Insgesamt werden Kombinationen aus Koronar- und Klappenchirurgie oder Mehrklappeneingriffe immer häufiger und gehören an vielen Zentren zum »normalen« Eingriffsspektrum. An Bedeutung gewinnen auch sog. Hybridverfahren, die im interdisziplinären Vorgehen zwischen interventioneller Kardiologie und Kardiochirurgie sowie Anästhesiologie und Intensivmedizin die Versorgung hochbetagter Risikopatienten ermöglichen. Beispiele sind der kathetergestützte Aortenklappenersatz, die interventionell-kardiologische Revaskularisierung unter Einsatz der HLM bei komplexen, in der Regel mehrfach vorbehandelten Koronarstenosen und die komplexe Schrittmacher-(revisions)chirurgie.

Die genannten Entwicklungen beeinflussen das postoperative intensivmedizinische Vorgehen z. T. spezifisch (Antikoagulation, Wundkontrollen, Umgang mit Drainagen), erhöhen die Anforderungen an interdisziplinäres Denken und setzen einen hohen Informationsgrad des Intensivmediziners über Krankheitsgeschichte, präoperativen Zustand und intraoperativen Verlauf des individuellen Patienten voraus.

58.2 Herz-Lungen-Maschine

■ ■ **Repetitorium Pathophysiologie nach HLM**
Die Mehrzahl der herzchirurgischen Eingriffe wird unter Einsatz von HLM und extrakorporaler Zirkulation durchgeführt. Dieses Verfahren löst komplexe Veränderungen der Homöostase aus, die in der frühen postoperativen Phase relevant sind.

Inflammation In zahlreichen Untersuchungen konnte gezeigt werden, dass der Einsatz der extrakorporalen Zirkulation zu einer ausgeprägten inflammatorischen Reaktion führen kann. Eine wichtige Rolle spielt u. a. eine Endotoxineinschwemmung, der u. a. eine Minderperfusion im Splanchnikusgebiet mit Übertritt von Endotoxin gramnegativer Bakterien in die systemische Zirkulation zugrunde liegt. Dies erklärt, warum Patienten nach herzchirurgischen Eingriffen eine systemische inflammatorische Reaktion (SIRS) aufweisen können. Diese Reaktion ist interindividuell sehr unterschiedlich ausgeprägt: Bei einigen Patienten ist sie klinisch nicht oder kaum wahrnehmbar. Hingegen können bei anderen Patienten deutliche Symptome einer »sepsisähnlichen Reaktion« mit Volumenbedarf, Kapillarleck, Temperaturerhöhung und einem im Vergleich zum operativen Trauma dysproportionalen Anstieg laborchemischer Entzündungsmarker das klinische Bild in den ersten 24–48 h postoperativ dominieren. Schwere Ausprägungen der Inflammation gehen mit Organdysfunktionen wie z. B. Myokarddepression, Oxygenierungsstörung durch vermehrtes extravaskuläres Lungenwasser und Nierenfunktionsstörung bis zum akuten Nierenversagen einher. Dies verlängert und intensiviert die postoperative Behandlung, z. B. durch prolongierte Beatmung und Katecholamintherapie.

Blutgerinnung Der Einsatz der HLM erfordert intraoperativ eine vollständige Ungerinnbarkeit des Bluts durch hochdosierte Heparinisierung. Dieser Zustand wird am Ende des Eingriffs nach dem sog. »Abgehen« von der HLM durch Protamin wieder antagonisiert. Nicht immer ist bei Übernahme des Patienten auf die Intensivstation eine Punktlandung bezüglich einer »Normalisierung« der Blutgerinnung erreichbar, eine vermehrte Blutungsneigung und ggf. Nachdosierung von Protamin muss daher vom Intensivmediziner antizipiert werden. Eine »Restheparinisierung« ist an verlängerten Werten von PTT und »activated clotting time« (ACT) erkennbar.

Temperaturmanagement Während der Phase an der HLM wird die Körpertemperatur des Patienten durch die Kardiotechnik gesteuert. Auch in dieser Phase setzen sich eingriffsabhängig vermehrt Konzepte der intraoperativen Normo- oder lediglich milden Hypothermie mit möglichst vollständiger Wiedererwärmung noch im Operationssaal durch. Durch die Interaktion von Kreislaufzentralisation, Perfusionsumverteilung und Umgebungsfaktoren (Auskühlung während des Transports) sind jedoch viele Patienten bei Ankunft auf der Intensivstation noch oder wieder hypotherm.

Perfusion Die Kreislaufsituation des Patienten während der HLM-Phase entspricht einem Zustand nicht pulsatilen Blutflusses mit Zentralisation, z. B. mit Minderperfusion von Haut, Muskulatur und evtl. weiteren Kompartimenten, z. B. intraabdominell. Die Wiederherstellung einer »normalen« Perfusion des Körpers wird nicht sofort mit Beendigung der HLM und Wiedereinsetzen der Herzaktion am Operationsende erreicht, sondern ist ein dynamischer Prozess, der in der Regel mehrere Stunden in die postoperative Phase hineinreicht. Dieser Anpassungsprozess ist durch die Interaktion zwischen Umverteilungsvorgängen, Wiedererwärmung, inflammatorischer Reaktion und Myokarddepression gekennzeichnet, ist interindividuell unterschiedlich ausgeprägt und trägt wesentlich zum Verlauf der frühen postoperativen Phase bei.

Hämodynamik und myokardiale Funktion Die Auswirkungen der Kreislaufsituation während der HLM auf die myokardiale Funktion danach sind ebenfalls interindividuell unterschiedlich. Die Dauer der myokardialen Ischämie und die Qualität der Myokardprotektion, u. a. mittels Kardioplegie, die Dauer der HLM-Phase insgesamt, das Ausmaß einer myokardialen Vorschädigung und das Kreislaufmanagement beim Wiederherstellen der Spontanzirkulation (Abgehen von der HLM) sind für die myokardiale Funktion in der frühen postoperativen Phase von Bedeutung.

Vereinfacht dargestellt verschlechtert die Summe der intraoperativen Effekte die ventrikuläre Compliance und Kontraktilität und erhöht die Neigung zu Herzrhythmusstörungen. Durch die Steifigkeit des Myokards sind bei volumetrisch »normaler« Füllung der Herzhöhlen die Füllungsdrücke erhöht. Eine Steigerung des Herzzeitvolumens gelingt in dieser Konstellation am besten durch eine moderate Steigerung der Schlagfrequenz und Steigerung der Kontraktilität.

Die Mehrzahl aller elektiv operierten Patienten, die mit guter linksventrikulärer Pumpfunktion operiert werden, zeigt einen blanden postoperativen Verlauf und bedarf keiner spezifischen intensivmedizinischen Kreislauftherapie. Dennoch sollte bei postoperativer hämodynamischer Instabilität eine Myokarddepression infolge intraoperativer Effekte auch bei diesen Patienten in Betracht gezogen werden, wenn Ursachen wie Blutung oder Perikardtamponade ausgeschlossen sind.

58.3 Postoperative Intensivmedizin

Wichtige Elemente der Intensivtherapie bei kardiochirurgischen Patienten sind:

- Die schnellstmögliche Wiederherstellung der Homöostase des Organismus durch sinnvolle Unterstützung körpereigener Autoregulationsvorgänge bzw. Therapie von HLM-bedingten Dysregulationen.
- Die zeitnahe Beendigung von Analgosedierung und Beatmung, sobald adäquater pulmonaler Gasaustausch, hämodynamische Stabilität und Normothermie ohne Zeichen einer postoperativen Blutung vorliegen.
- Frühzeitiges Erkennen und konsequentes Behandeln typischer postoperativer Komplikationen.
- Frühzeitige Mobilisation, frühzeitiger Kostaufbau, Wiederaufnahme präoperativer Dauermedikation und Entfernung von Wunddrainagen.

Diese scheinbar banalen Stichpunkte sind ein aktives intensivmedizinisches Konzept und sind gerade für

◗ Tab. 58.1 Inhalte der strukturierten Arzt-Arzt-Übergabe auf der Intensivstation

Präoperativer Zustand	Intraoperativ: anästhesiologische Aspekte	Intraoperativ: operative Aspekte und HLM	Hinweise für das postoperative Vorgehen
▪ biometrische Daten (Alter, Gewicht, Größe) ▪ kardialer Status inkl. EKG-, Koronar- und Klappenbefund ▪ Organdysfunktionen (Lunge, Niere, Leber, ZNS) ▪ Tumorleiden? ▪ medikamentöse Gerinnungshemmung ▪ auffällige Labor- und/oder Infektwerte	▪ Intubationsprobleme ▪ Punktionsprobleme ▪ Echokardiographiebefund vor HLM ▪ Narkoseverlauf bis Beginn HLM ▪ ACT vor Heparin ▪ Heparindosis ▪ Diurese während HLM ▪ Vasopressor während HLM ▪ ACT nach Heparinantagonisierung ▪ Transfusionen ▪ EKG nach HLM ▪ Schrittmachereinstellung ▪ Echokardiographiebefund nach HLM ▪ Katecholamine nach HLM ▪ Flüssigkeitsbilanz	▪ HLM-Dauer ▪ Dauer der aortalen Klemmzeit (myokardiale Ischämie) ▪ Probleme bei Kardioplegie ▪ Bypässe: Wie viele? Auf welches Koronargefäß? ▪ Klappe: Welche? Biologisch? Mechanisch? ▪ Probleme bei Blutstillung	▪ optimale kardiale Füllungsdrücke ▪ Einschätzung des Volumenbedarfs ▪ Katecholaminregime

den unproblematischen Verlauf der elektiv operierten Patienten (in vielen Zentren sicherlich >75% der Fälle) wesentlich. Eine angepasste Vorgehensweise moduliert die pathophysiologischen Reaktionen, die sich nach HLM-Eingriffen typischerweise in den ersten ca. 48 h postoperativ patientenindividuell bemerkbar machen. Sie ermöglicht stabilen Patienten einen komprimierten Verlauf mit zügiger Verlegung (»fast track«) in nachgeordnete Überwachungsbereiche und vermeidet oder minimiert die Entstehung eines »second hit«, der stets ein Trigger für einen intensivmedizinischen Langzeitverlauf sein kann.

Die zielgerichtete Therapie der postoperativen Kreislaufinsuffizienz bildet einen weiteren Schwerpunkt der Intensivmedizin nach Kardiochirurgie. Diese Problematik kann bereits ab dem Zeitpunkt der Aufnahme des Patienten auf die Intensivstation im Vordergrund stehen (und ist dann meist aus dem prä- und/oder intraoperativen Szenario ableitbar) oder tritt sekundär nach typischer Komplikation oder (und nicht ganz selten) schleichend und ohne klinisch zeitnah erkennbaren Trigger nach zunächst stabilem Verlauf auf.

58.3.1 Von der Aufnahme bis zur Extubation

▪ **Aufnahme**

Eine standardisierte und strukturierte Aufnahme des Patienten auf der Intensivstation ist sehr wichtig. Postoperative Komplikationen bei kardiochirurgischen Patienten können plötzlich auftreten und sehr schnell bedrohlich werden. Daher sind genaue Kenntnisse des bisherigen Verlaufs und ein umfassender Ausgangsstatus bei Ankunft des Patienten auf der Intensivstation unabdingbar. Folgende Schritte gehören dazu:

Arzt-Arzt-Übergabe Es erfolgt eine detaillierte direkte Informationsübergabe vom Kardioanästhesisten an den Intensivarzt (◗ Tab. 58.1).

Monitoring Der Patient wird unter vollständigem Monitoring (mindestens EKG, invasiver arterieller Blutdruck, psO_2) analgosediert mit Kristalloidinfusion und Katecholaminperfusor (soweit erforderlich) auf die Intensivstation transportiert. Dort erfolgt sofort eine fokussierte körperliche Untersuchung: Pupillenstatus, Pulsstatus, Atemgeräusch, Wunden/Verbände, Drainagen; parallel wird der Patient schrittweise an das Monitoringsystem der Intensivstation angeschlossen, sodass er zu keinem Zeitpunkt »monitoringfrei« ist.

Alle invasiv gemessenen Drücke (arteriell, zentral-venös etc.) werden genullt und die Pegelstände in den Drainagebehältern bei Übernahme notiert.

Temperaturmanagement Der Patient wird zugedeckt und z. B. mit einer Warmluftdecke kontrolliert gewärmt. Ziel ist die Normothermie bei 37°C.

Schrittmacherprüfung Meist wird intraoperativ vor dem Sternumverschluss eine temporäre epikardiale Schrittmacherelektrode platziert. Diese ist entweder singulär auf dem rechten Ventrikel verankert und erlaubt damit lediglich ein ventrikuläres Pacing, oder es wird ein Vorhof-Kammer-System angelegt mit der Option der atrialen und/oder ventrikulären Stimulation. Das System wird zwar am Operationsende auf Funktionsfähigkeit getestet, dennoch ist eine Prüfung der Einstellungen und ggf. deren Anpassung bei Aufnahme auf die Intensivstation obligat. Es sollte immer ein externes Schrittmacheraggregat angeschlossen sein.

 Cave
Ein plötzlicher postoperativer AV-Block III°
kann durch eine Schrittmacherelektrode
ohne angeschlossenes und entsprechend aktiviertes Schrittmacheraggregat nicht adäquat behandelt werden!

▪ **Primärdiagnostik**
Routinediagnostik unmittelbar nach Aufnahme Bei den in den ersten Minuten nach Aufnahme veranlassten Untersuchungen (▶ Übersicht) wird bei kardiochirurgischen Patienten besonders auf einen straffen zeitlichen Ablauf geachtet.

Routinediagnostik unmittelbar nach Aufnahme des Patienten auf die Intensivstation
- Fokussierte klinische Untersuchung
- Blutgasanalyse, arteriell und zentralvenös (inkl. Elektrolyte, Hb, Laktat, Glukose)
- »activated clotting time« (ACT)
- Thoraxröntgenbild
- 12-Kanal-EKG
- Labordiagnostik: kardiale Ischämiemarker (Troponin, CK, CK-MB), plasmatische Gerinnung, Thrombozytenzahl

---

Mit Ausnahme einiger weniger Laborwerte können bei guter Koordination alle Untersuchungsergebnisse binnen 15 min nach Patientenaufnahme vorliegen. Dieses Vorgehen minimiert bei auffälligen Befunden die La-

tenz bis zum Beginn effektiver Therapiemaßnahmen. Bei durchweg unauffälligen Initialbefunden sind diese die Basis für Verlaufskontrollen; weiterhin kann der Patient zügig dem »Fast-track«-Vorgehen mit Frühextubation und Frühmobilisierung zugeordnet werden.

In der arteriellen **Blutgasanalyse** interessieren insbesondere der pulmonale Gasaustausch (Ziel: paO_2 >70 mmHg, Normokapnie), Kalium-, Laktat-, Glukose- und Hämoglobinwert. Mittels **ACT-Messung** wird die Effektivität der Heparinantagonisierung geprüft, sie sollte im Bereich des Ausgangswerts vor der intraoperativen Vollheparinisierung (in der Regel <130 s) liegen.

Praxistipp

Deutliche Abweichungen in BGA (inkl. Hb, Kalium, Laktat) und ACT von den Werten am Operationsende lassen auf relevante Veränderungen schließen und sind bis zum Beweis des Gegenteils ein Hinweis auf Probleme wie Blutung, symptomatische Hypokaliämie oder Kreislaufinsuffizienz.

Das Thoraxröntgenbild wird insbesondere bezüglich der Konfiguration des Mediastinums, der pulmonalen Belüftung sowie der Lage von thorakalen Drainagen, intravaskulären Kathetern und Endotrachealtubus beurteilt. Das 12-Kanal EKG wird – wenn möglich ohne Schrittmachereinfluss – abgeleitet, bezüglich Rhythmus und myokardialer Ischämiezeichen beurteilt und mit dem präoperativen EKG verglichen. Weitere Labordiagnostik beinhaltet die Messung der plasmatischen Gerinnung, myokardialer Ischämiemarker (Troponin, CK, CK-MB) und der Thrombozytenzahl.

 Cave
In der unmittelbaren postoperativen Phase
dürfen Vulnerabilität und zeitliche Dynamik
von Veränderungen auch bei initial stabilen
Patienten niemals unterschätzt werden!

▪ **Strategien der Primärtherapie**
Beatmungseinstellung Es wird ein kontrollierter Beatmungsmodus gewählt, ob volumen- oder druckkontrolliert ist nicht entscheidend. Sinnvoll ist die Begrenzung des Tidalvolumens auf ca. 7– max. 10 ml/kg (ideales!) Körpergewicht, die Anwendung eines moderaten PEEP (5–8 mbar) und die Einstellung einer FiO_2 von zunächst 1,0. Weitere Anpassungen erfolgen nach Begutachtung der ersten Blutgasanalyse. Im Hinblick auf eine schnelle Beatmungsentwöhnung und Extubation, die beim stabilen Patienten ab dem Zeitpunkt der Aufnahme das nächste Therapieziel darstellt, ist die

Unterstützung spontaner Atemzüge (Triggerfunktion) und eine Patientenlagerung mit erhöhtem Oberkörper wichtig. In der Aufwachphase wird ein assistierter Beatmungsmodus angewendet. Dieses »Umschalten« des Beatmungsmodus ist, obwohl bei modernen Intensivrespiratoren zur postoperativen Beatmungsentwöhnung nicht notwendig, für das Behandlungsteam das Signal für die Vorbereitung der Extubation.

Flüssigkeits- und Volumensubstitution Gibt es bei Aufnahme keinen Hinweis auf eine relevante hämodynamische Instabilität, erfolgt eine »Basisinfusion« mit ca. 100 ml/h Vollelektrolytlösung. Bei rückläufiger Diurese (<1 ml/kg/h) und fallendem MAP (<65 mmHg) und ZVD-Werten im einstelligen Bereich wird zusätzlich zügig Volumen (in der Regel kristalloide Lösung) in Einheiten zu je 500 ml infundiert. Zwar gilt eine Stundendiurese von 0,5 ml/kg nach allgemeinen intensivmedizinischen Richtlinien als ausreichend, jedoch weisen insbesondere »unproblematische« herzchirurgische Patienten frühpostoperativ eher hohe Urinvolumina auf als Folge von intraoperativer Hämodilution, postoperativer Wiedererwärmung und Umverteilung der renalen Perfusion.

> ❯ Ist die Diurese innerhalb der ersten postoperativen Stunden rasch rückläufig, sollte immer zuerst an einen Volumenmangel gedacht werden. Volumenrestriktion ist kontraproduktiv und führt schnell zu Vasopressorpflicht!

Nach jeweils 500 ml kristalloider Volumengabe erfolgt bei Nichterreichen einer stabilen Situation eine Rückinformation vom Pflegepersonal an den Arzt. Dieses Feed-back erfolgt ebenfalls bei schnellem Anstieg des ZVD unter Volumengabe ohne Besserung anderer Parameter wie MAP und Diurese. Die hämodynamischen Zielkriterien unterscheiden sich grundsätzlich nicht von den allgemeinen Richtlinien in der Intensivmedizin (▶ Übersicht).

Zielparameter der postoperativen Herz-Kreislauf-Funktion

- MAP >65 mm Hg
- Zentralvenöse O_2-Sättigung >70% (gemischtvenös >65%)
- ZVD 8–12 mmHg (>10 mmHg unter Beatmung)
- Diurese >0,5 ml/kg/h
- Serumlaktat im Normbereich
- Cardiac index >2 l/min/m²

Elektrolytsubstitution Der gängige Spruch »Kalium ist das Lieblingskation des Intensivmediziners« lässt sich mit Nachdruck in die herzchirurgische Intensivmedizin übertragen. Hypokaliämie nach kardiochirurgischen Eingriffen ist häufig und ein Risikofaktor für Herzrhythmusstörungen, insbesondere für Vorhofflimmern und -flattern, die wiederum eine wichtige Ursache einer postoperativen hämodynamischen Instabilität sind. Das Serumkalium wird daher – in der Regel durch kontinuierliche intravenöse Zufuhr (5–20 mmol/h) – im oberen Normbereich bei etwa 4,5–5 mmol/l gehalten.

Analgesie und Sedierung Die Analgosedierung wird bis zur Extubation mit kurz wirksamen Substanzen durchgeführt. Wir bevorzugen – als Weiterführung unseres intraoperativen Konzepts – als Analgetikum Remifentanil (<0,2 µg/kg/min) und als Hypnotikum Propofol. Zeigt sich nach Aufnahme auf die Intensivstation ein stabiler unkomplizierter Verlauf, wird die Remifentanilinfusion zügig beendet und überlappend mit Piritramid (z. B. Dipidolor) bolusweise i.v. therapiert. Die Propofoldosis wird reduziert, häufig sind die Patienten bei Dosierungen von 5–10 ml/h Propofol 1% adäquat erweckbar, gleichzeitig besteht Tubustoleranz in einem assistierten Beatmungsmodus, z. B. »pressure support ventilation«. Bleibt der Patient in dieser Phase hämodynamisch stabil, wird die Propofolinfusion mit dem Ziel der baldigen Extubation beendet.

Nach der Extubation wird die Schmerztherapie mit bedarfsorientierten Piritramidboli sowie einem Nichtopioidanalgetikum weitergeführt, z. B. Metamizol (z. B. Novalgin) 1 g alle 6 h. Die klinische Erfahrung zeigt, dass der Schmerzmittelbedarf nach medianer Sternotomie oft geringer ist als nach atypischem Zugang bei minimal invasiver Chirurgie (z. B. laterale Thorakotomie).

> ❯ Auch hier gilt: »minimal invasiv intraoperativ« ist nicht gleichzusetzen mit »minimal intensiv postoperativ«.

Zeichnet sich bereits im frühen Verlauf eine längerfristige Beatmung >48 h ab, so kann die Analgosedierung z. B. auf Sufentanil und Propofol oder Midazolamboli umgestellt werden; wir verwenden mit klinisch gutem Erfolg Piritramid- und Midazolamboli.

Extubation Auf der Basis des skizzierten Behandlungspfads wird der stabile Patient in der Regel 2–6 h postoperativ extubiert und erhält dann 2–6 l/min Sauerstoff über eine Maske. Er wird mit erhöhtem Oberkörper gelagert und zu intensivem Atemtraining, z. B. mittels incentiver Spirometrie, angehalten. Die Extubationskriterien unterscheiden sich nicht grundsätzlich von denen anderer Intensivpatienten. Niedrig dosierte positiv inotrope Therapie (z. B. Dobutamin 5 µg/kg/min) und/oder Vasopressortherapie (z. B. Noradrenalin 0,1 µg/kg/min) ist keine Kontraindikation für eine Extubation, solange keine Anzeichen von Schock oder kardiopulmonaler Dysfunktion vorliegen.

Wichtiger als eine Orientierung an absoluten Katecholamindosen ist die Beurteilung des Patienten im Verlauf: Fallender Katecholaminbedarf bei immer noch guten oder sich bessernden Organfunktionen weist in die richtige Richtung, das Warten auf völlige Katecholaminfreiheit verzögert manchmal die Extubation unnötig.

Andererseits ist die erfolgreiche Extubation keineswegs mit einer Beendigung der bis dahin intensiven Zuwendung zum Patienten gleichzusetzen. Alle skizzierten pathophysiologischen Dysregulationen sind weiterhin wirksam und müssen durch konsequente Weiterführung der bisherigen Maßnahmen wie Volumentherapie, O_2-Applikation, Schmerztherapie und Temperaturmanagement weiterbehandelt werden. Mit der Extubation wird auch die Magensonde entfernt.

58.3.2 Von der Extubation bis zum ersten postoperativen Morgen

Etwa 1–2 h nach der Extubation darf der Patient klare Flüssigkeit trinken.

Für die postoperative Thromboseprophylaxe, Thrombozytenaggregationshemmung und Antikoagulation muss ein differenziertes klinikspezifisches Konzept vorliegen, das entsprechend des Eingriffsspektrums strukturiert ist. Nach unkomplizierter elektiver Koronarchirurgie ohne Nachblutung erhält der Patient frühpostoperativ nach ca. 4 h 100 mg ASS p.o. und eine Thromboseprophylaxe mit niedermolekularem Heparin am Abend des Operationstags.

Das Serumkalium wird weiter engmaschig kontrolliert und im hochnormalen Bereich bei etwa 4,5–5 mmol/l gehalten.

Bis zum vollständigen enteralen Kostaufbau wird eine Stressulkusprophylaxe verordnet, z. B. mit Pantoprazol (z. B. Pantozol) 1×40 mg/Tag p.o.

Eine präoperative β-Blockertherapie wird bei hämodynamischer Stabilität am 1. postoperativen Tag weitergeführt.

Bei unkompliziertem Verlauf erfolgen in der Regel am Morgen des 1. postoperativen Tags die Mobilisation mindestens bis an den Bettrand, die Entfernung der mediastinalen Drainage und die Verlegung auf die Intermediate Care Station.

> ❯ **Viele Patienten erfüllen die Verlegungskriterien bereits wenige Stunden nach der Operation. Die Realisierung der Verlegung hängt häufig mehr vom klinikspezifischen organisatorischen Konzept als von individuellen medizinischen Aspekten ab.**

58.4 Komplikationsmanagement

Bei elektiv operierten kardiochirurgischen Patienten sind es insbesondere die Komplikationen der frühen postoperativen Phase, deren gute oder weniger gute Beherrschung den weiteren postoperativen Verlauf entscheidend beeinflusst.

58.4.1 Nachblutung und Perikardtamponade

Faktoren, die zu einem erhöhten Blutverlust nach Kardiochirurgie beitragen, sind – abgesehen von chirurgisch bedingten, lokalisierbaren Blutungsquellen – u. a. Hypothermie, prä- und perioperative pharmakologische Gerinnungsbeeinflussung, Hämodilution, extrakorporale Zirkulation und deren Dauer sowie die Interaktion dieser Faktoren. Folgende Leitsätze erleichtern das Herangehen an das Problem »postoperative Blutung«:

1. Postoperative Blutungsmengen von >100 ml/h über die Drainagen sind auffällig.
2. Voraussetzungen für eine erneute chirurgische Exploration in nicht eindeutigen Blutungssituationen, z. B. bei persistierender mäßiger Blutung über die Drainagen und relativer Kreislaufstabilität, sind:
   a. adäquate Heparinantagonisierung: ACT <130 s,
   b. ausgeglichene plasmatische Gerinnung: PTT im laborspezifischen Normbereich, z. B. ≤40 s, und Quickwert ≥60%,
   c. Behandlung einer signifikanten Thrombozytopenie (<100.000/µl) mit Thrombozytenkonzentraten bzw.
   d. Behandlung einer Thrombozytenfunktionsstörung (z. B. unter dualer Thrombozytenaggregationshemmung) mit 0,4 µg/kg Desmopressin (z. B. Minirin).
3. Bei postoperativen Drainagemengen von >500 ml in 1 h, je >400 ml in 2 h und je >300 ml in 3 h sollte chirurgisch reexploriert werden.
4. Eine plötzliche blutige Sekretion bei initial trockenen mediastinalen oder pleuralen Drainagen

weist auf eine chirurgische Blutungsquelle (Koronaranastomose, Gefäßbett der A. thoracica interna, arterielle oder venöse Kanülierungsstelle im operativen Situs, Sternum) hin.

5. Eine deutlich blutige Sekretion über die Drainagen, die plötzlich sistiert, ist verdächtig: Entweder kam die Blutung tatsächlich zum Stillstand oder die Blutungsquelle »drainiert nun nach innen«: Dann besteht die Gefahr eines Hämatothorax mit hämorrhagischem Schock oder einer Perikardtamponade mit Kompression der Ventrikel und Vorhöfe. Beide Varianten sind chirurgisch zu therapieren, die Perikardtamponade im Falle massiver Kreislaufinstabilität ggf. durch Wiedereröffnung des Sternums im Intensivbett. Die Ausrüstung für einen solchen Eingriff muss auf der Intensivstation jederzeit verfügbar sein.

58.4.2 Postoperative Kreislaufinsuffizienz und »Low-cardiac-output«-Syndrom

Die hämodynamische Therapie nach Herzchirurgie reicht von der Therapie des postoperativen Volumenmangels bis zur Therapie des schweren prolongierten »Low-cardiac-output«-Syndroms mit einem Herzindex $<2,0$ l/min/m^2. Obwohl Diagnostik und Therapie im Einzelfall sehr komplex sein können, ist in der Mehrzahl der Fälle die Berücksichtigung folgender Eckpunkte hilfreich:

1. Stets – und insbesondere im frühpostoperativen Verlauf – ist bei Zeichen der Kreislaufinsuffizienz, insbesondere bei arterieller Hypotonie, zuerst an einen Volumenmangel zu denken.
2. Stets – und insbesondere im frühpostoperativen Verlauf – ist bei arterieller Hypotonie auch an eine systemische Inflammationsreaktion mit dadurch aggraviertem Volumenmangel und Vasodilatation zu denken.
3. Eine Katecholamintherapie, die bereits intraoperativ (z. B. beim Beenden der extrakorporalen Zirkulation) begonnen wurde, wird postoperativ weitergeführt und bei hämodynamischer Stabilität ausschleichend beendet.
4. Die meisten elektiv operierten Patienten, bei denen eine postoperative ausgeprägte hämodynamische Beeinträchtigung nicht bereits durch ihre präoperative Krankheitsschwere oder durch die Belastungen des Eingriffs erwartet werden muss, kommen mit arterieller und zentralvenöser Druckmessung, aber ohne erweitertes hämodynamisches Monitoring auf die Intensivstation. Intraoperativ wird zur Beurteilung der Herzfunktion meist die transösophageale Echokardiographie eingesetzt.

5. Für eine hämodynamische Beurteilung unerwarteter postoperativer Instabilität auf der Intensivstation (z. B. Zentralisation, Zeichen kardialer Stauung) stehen daher zunächst »nur« die intensivmedizinischen Routineparameter arterieller und zentralvenöser Blutdruck, zentralvenöse O$_2$-Sättigung, Serumlaktat als Globalparameter einer unzureichenden Gewebeoxygenierung, Diurese, EKG und Röntgenbefunde zur Verfügung. Allerdings erlaubt eine sinnvolle und zügige Analyse dieses Portfolios häufig schon eine Therapieplanung, wenn – und dies ist häufig – mehrere Parameter in »eine Richtung weisen« und wenn die zeitliche Dynamik von Veränderungen berücksichtigt wird.

6. Ist die hämodynamische Instabilität (arterielle Hypotonie) nicht durch Hypovolämie, Inflammation oder Perikardtamponade erklärbar, so besteht als nächstes der Verdacht auf eine myokardiale Beeinträchtigung. Es wird zügig mit einer positiv inotropen Therapie begonnen werden.

7. Initial wird die Therapie auf eine linksventrikuläre Funktionsstörung ausgerichtet sein, es sei denn, dass eine überwiegend rechtskardiale Problematik nach Anamnese, intraoperativem Verlauf und aktuellen klinischen Zeichen wahrscheinlich erscheint.

8. Ein erweitertes hämodynamisches Monitoring ist spätestens dann indiziert, wenn unter der positiv inotropen Therapie nicht schnell eine Verbesserung erreicht wird. In der Regel wird beim noch intubierten Patienten zunächst eine transösophageale Echokardiographie durchgeführt, die in vielen Fällen innerhalb weniger Minuten eine Befunderhebung und Therapieplanung ermöglicht.

9. Ist eine wiederholte erweiterte hämodynamische Evaluierung wegen persistierender Instabilität erforderlich oder absehbar, setzen wir – bei jahrzehntelanger klinischer Erfahrung im Ärzteteam – den Pulmonalarterienkatheter ein.

Es gibt nach wie vor, gemessen am Outcome, keine eindeutige Überlegenheit des einen oder anderen Katecholamins oder Inotropikums in der Therapie der akuten myokardialen Insuffizienz. Dies gilt im Grundsatz auch für die linksventrikuläre Funktionsstörung kardiochirurgischer Patienten.

Im klinischen Alltag nach Kardiochirurgie hat sich das folgende pragmatische Stufenkonzept bewährt:

- Bei bradykardem oder normofrequentem Rhythmus sollte in Anbetracht der kardialen Pathophysiologie nach HLM stets ein Versuch der Verbesserung der Hämodynamik mittels Schrittmachertherapie (90–100/min) erfolgen.
- Medikamentös erfolgt bei moderater Instabilität der Versuch einer hämodynamischen Stabilisierung zunächst mit Dobutamin, eine Dosis >10 µg/kg/min wird vermieden.
- Bei Erfolglosigkeit wird statt einer weiteren Dosiseskalation ein Wechsel entweder auf Adrenalin (initial z. B. 0,05 µg/kg/min) oder (bei uns bevorzugt) auf einen Phosphodiesterasehemmer wie Milrinon (z. B. Corotrop, 0,2–0,5 µg/kg/min) vorgenommen.
- Eine Kombinationstherapie aus Dobutamin und Adrenalin wird vermieden.
- Bei schwerer myokardialer Insuffizienz werden von Beginn an Adrenalin oder Milrinon (ggf. auch in Kombination) gegenüber Dobutamin bevorzugt.
- In der Kombination von Adrenalin und Milrinon wird versucht, die Adrenalindosis möglichst gering zu halten.
- Tritt ein ausgeprägter vasodilatierender Effekt mit Hypotonie unter der Therapie mit dem Phosphodiesterasehemmer auf, wird mit Noradrenalin gegengesteuert.
- Bei klinischer Besserung wird die inotrope Unterstützung stufenweise reduziert – bei Kombinationstherapie aber niemals mehrere Substanzen gleichzeitig.
- Dopamin kommt nicht zum Einsatz.

Ist unter positiv-inotroper Therapie keine deutliche Besserung des »Low-output«-Syndroms erreichbar, kommt – nach Ausschluss einer höhergradigen Aortenklappeninsuffizienz und gefäßchirurgischer Kontraindikationen wie schwere pAVK oder schwere Aortensklerose – die Anwendung der intraaortalen Ballongegenpulsation zur Verbesserung der Koronardurchblutung in Betracht. Die weitergehende Therapie der schweren, unter den genannten Maßnahmen therapierefraktären postoperativen Herzinsuffizienz beinhaltet den Einsatz kardialer Assistsysteme (IMPELLA-System[1]; ECMO), die teilweise perkutan (z. B. transfemoral) platziert werden können. Sie können unter weitergehender Entlastung der (links)ventrikulären Funktion eine mehrtägige Überbrückung bis zur myokardialen Erholung oder bis zur Entscheidung über die Anwendung eines längerfristigen technischen Unterstützungssystems (LVAD, RVAD, BiVAD[2]) ermöglichen.

58.4.3 Herzrhythmusstörungen

In der frühen Phase nach Kardiochirurgie sind Herzrhythmusstörungen häufig. Sie treffen das durch kardiale Grunderkrankung, Operation und Ischämie-Reperfusion belastete Herz in einer vulnerablen Phase und lösen oft eine erhebliche hämodynamische Instabilität aus.

Vorhofflimmern und Vorhofflattern sind die bei weitem häufigsten Arrhythmien (Inzidenz ca. 25–30%) und treten typischerweise am 1.–3. postoperativen Tag auf. Um die Inzidenz von postoperativem Vorhofflimmern zu verringern, werden u. a. Normokaliämie, Normomagnesiämie, Vermeidung von Hypo- und Hypervolämie und die Weiterführung einer bestehenden β-Blockertherapie empfohlen.

Bei deutlicher hämodynamischer Instabilität durch Vorhofflimmern ist die elektrische Kardioversion (initial 50–100 J) Therapie der Wahl. Für die medikamentöse Therapie bevorzugen wir Amiodaron (z. B. Cordarex): initial 150–300 mg i.v. als Kurzinfusion, dann 1 g/Tag kontinuierlich intravenös bis zu einer Gesamtdosis von ca. 7–10 g bei rezidivierendem Auftreten. Trotz aller präventiven und therapeutischen Bemühungen bleibt das Problem in Häufigkeit und individueller Relevanz erheblich und die Rate an initialem Therapieversagen ist mit ca. 50% hoch. Trotz der Relevanz in der Akutphase stellt sich erfreulicherweise bei vielen Patienten im weiteren Verlauf nach myokardialer Erholung wieder ein stabiler Sinusrhythmus ein, eine antiarrhythmische Dauertherapie ist daher nur selten erforderlich.

Ventrikuläre Rhythmusstörungen nach Elektiveingriffen sind seltener und sollten stets an eine neue Myokardischämie denken lassen – hier muss evtl. eine weitere Diagnostik, ggf. bis hin zur postoperativen Koronarangiographie, erfolgen. Auch bei ventrikulären Herzrhythmusstörungen bevorzugen wir zur Initial- und Akuttherapie bei instabilen Patienten Amiodaron.

AV-Blockierungen treten nach Klappeneingriffen häufiger auf als nach Koronarchirurgie. Wesentliches Therapeutikum ist in diesen Fällen der temporäre epikardiale Schrittmacher!

---

1 IMPELLA ist ein kleines intrakardiales Blutpumpensystem, das mit einer Mikroaxialpumpe arbeitet.

2 LVAD = »left ventricular assist device«, RVAD = »right ventricular assist device«, BiVAD = »biventricular assist device«

58.4.4 Neurologisches Defizit: Plädoyer für intensivmedizinische Vigilanz

Es gibt ein weites Spektrum neurologischer Beeinträchtigungen nach Herzchirurgie, deren ausführliche Darstellung den Umfang dieses Kapitels sprengen würde. Grob zu unterscheiden ist zwischen zerebraler Ischämie und Blutung mit konsekutiven Bewusstseinsveränderungen und fokalen neurologischen Defiziten einerseits und kognitiven Defiziten, Gedächtnisstörungen, deliranten Syndromen und Krampfanfällen andererseits.

Im Grundsatz gilt: Neurologische Komplikationen relativieren den Benefit, den Patienten vom herzchirurgischen Eingriff haben können, verlängern den Krankenhausaufenthalt und führen in hohem Prozentsatz zu längerfristiger oder permanenter Beeinträchtigung.

Sie sollten daher zeitnah und aktiv interdisziplinär diagnostisch abgeklärt und bezüglich therapeutischer Optionen evaluiert werden. Aufgrund der engen Zeitfenster, insbesondere für die Therapie vaskulär bedingter ischämischer Ereignisse, muss ein derartiges Vorgehen inklusive bildgebender Diagnostik und ggf. neuroradiologischer Intervention auch nachts möglich sein.

Bei neurologischen Ereignissen, die in der intraoperativen Phase ausgelöst werden, fallen Symptome typischerweise nach Beendigung der Analgosedierung, also meist in der Extubationsphase auf. Liegt diese in den späten Abendstunden, darf im Falle eines neurologischen Defizits, bei Unsicherheit über mögliche therapeutische Konsequenzen, die Abklärung niemals bis in die Morgenstunden verschoben werden. Der bei ischämischen Ereignissen für Therapieentscheidungen relevante Symptombeginn ist beim anästhesierten oder analgosedierten Patienten verschleiert. Daher ist auch aus neurologischer Sicht eine möglichst kurze postoperative Analgosedierung und Nachbeatmung wünschenswert.

Fallbeispiel Teil 2

Während der OP für den mutmaßlichen Notfalleingriff vorbereitet wird, erfolgt zeitgleich auf der Intensivstation eine transösophageale Echokardiographie. Diese zeigt eine extrakardiale Flüssigkeitsansammlung, die den rechten Vorhof und den rechten Ventrikel komprimiert und bestätigt damit die vermutete Perikardtamponade. Es werden 4 Erythrozytenkonzentrate aus der Blutbank geordert und der Patient unter Monitoring in den OP gebracht.

Bei mittlerweile deutlich erhöhter Noradrenalindosis und unter weiterer Volumengabe wird bei einem systoli

▼

schen Blutdruck von ca. 70 mmHg das Sternum wieder eröffnet. Dies führt zu einer sofortigen Besserung der Kreislaufsituation. Nach Entfernung des vor dem rechten Vorhof und Ventrikel liegenden Hämatoms findet sich eine arterielle Blutungsquelle im Bereich einer zentralen Koronaranastomose an der Aorta, die ohne erneuten HLM-Einsatz versorgt werden kann. Es werden 2 EK transfundiert, und der Thorax wird wieder verschlossen. Der Patient ist am Ende des Eingriffs wieder nahezu katecholaminfrei, der ZVD liegt bei 6 mmHg. Für etwa 3 h postoperativ besteht eine Oligurie, dann normalisiert sich unter weiterer Gabe kristalloider Infusion die Diurese. Zu diesem Zeitpunkt ist der Patient wieder ganz katecholaminfrei. Die mediastinale Drainage fördert weniger als 30 ml/h. Die Analgosedierung wird am frühen Abend beendet, der Patient erwacht ohne neurologisches Defizit und wird extubiert.

Literatur

Bojar RM (2011) Manual of Perioperative Care in Adult Cardiac Surgery, 5th edition. Wiley-Blackwell: Dies ist ein exzellentes Lehrbuch, das in einer früheren Auflage auch auf Deutsch erhältlich ist.

Civetta Taylor & Kirby's Critical Care, 4th edition (2008) Postoperative management of adult cardiovascular surgery patients. Lippincott William & Wilkins: Ein didaktisch hervorragendes Kapitel, das den phasenhaften Intensivverlauf nach kardiochirurgischen Eingriffen darstellt und sich dabei an der zugrunde liegenden Pathophysiologie orientiert.

Döbler K, Boukamp K, Mayer ED (2012) Indikationsstellung, Strukturen und Prozesse für die kathetergestützte Aortenklappenimplantation. Z Herz- Thorax- Gefäßchir 26: 86–93

Lehmann S, Thomas S, Lehmann A et al. (2011) Perikarderguss: Differenzierte Diagnostik, Überwachung und Therapie. Chirurg 82:1001–1007

Mühle A, Garbade J, Rastan AJ et al. (2012) Temporäre Herz und Lungenunterstützung: Wann, was und wie? Z Herz-Thorax- Gefäßchir 26: 94–102

Treede H (2013) Katheterbasierte Aortenklappenimplantation: Techniken. Z Herz- Thorax- Gefäßchir 27: 8–16

Internetlinks

www.awmf.org/leitlinien/detail/ll/001-016.html: S3-Leitlinie »Intensivmedizinische Versorgung herzchirurgischer Patienten. Hämodynamisches Monitoring und Herz-Kreislaufsystem«. Sehr ausführliche und informative Langfassung, basierend auf dem aktuellen wissenschaftlichen Kenntnisstand und dem Konsens der Fachgesellschaften.

www.awmf.org/leitlinien/detail/ll/019-013.html: Hier findet man die S3-Leitlinie »Infarkt-bedingter kardiogener Schock - Diagnose, Monitoring und Therapie«

Sonstige intensivmedizinische Krankheitsbilder

Endokrine Störungen

Simon Kalender, Björn Ellger, Wolfram Wilhelm

Fallbeispiel Teil 1

Ein 68-jähriger Patient wird mit Hemiplegie links und Aphasie auf die Intensivstation aufgenommen. Der Notarzt hatte den Patienten unter der Verdachtsdiagnose »Schlaganfall« erstversorgt. Der Patient hat 2-mal erbrochen und zeigt stehende Hautfalten. Das Blutzucker (BZ)-Messgerät in der Notaufnahme zeigt nur »High« an. Im CCT gibt es keinen Anhalt für eine zerebrale Blutung oder Ischämie. An Vorerkrankungen sind ein Diabetes mellitus Typ 2, eine KHK und eine Hypercholesterinämie bekannt, die laut Aussage der Ehefrau alle medikamentös behandelt werden, der Diabetes seit 2 Jahren mit Insulin.

Endokrinologische Erkrankungen führen heute nur selten zur Aufnahme eines Patienten auf die Intensivstation. Liegt allerdings eine endokrinologische Ursache zugrunde, dann sind die Symptome häufig unspezifisch, die Diagnosestellung ist schwierig und die Differenzialdiagnosen vielfältig. Nahezu bei jedem kritisch kranken Patienten treten aber als Folge der kritischen Krankheit Endokrinopathien auf, z. B. der »Stressdiabetes« oder das »Low-T$_3$-Syndrom«, deren Bedeutung für den Krankheitsverlauf und die Sinnhaftigkeit von Interventionen meist aber nicht abschließend geklärt sind. Diese konsekutiven Endokrinopathien normalisieren sich in der Regel nach überstandener Krankheit.

> **Bei Intensivpatienten mit unklaren Krankheitsbildern immer auch an eine endokrinologische Ursache denken!**

Zudem kann bei Intensivpatienten die Weiterführung der spezifischen Therapie einer endokrinologischen Vorerkrankung nötig sein. Diese Vorerkrankungen können zudem durch die aktuelle Situation des Patienten exazerbieren. Daher reicht es häufig nicht, die bisherige Therapie unkritisch zu übernehmen, sondern diese muss der akuten Stoffwechsellage angepasst werden.

59.1 Blutzucker (BZ)

59.1.1 Stressdiabetes

Eine Entgleisung der Blutzuckerregulation, also Hypo- und Hyperglykämie und Schwankungen des Blutzuckers (BZ), findet man bei nahezu jedem Intensivpatienten unabhängig von einem vorbestehenden Diabetes mellitus, wobei die Schwere der Entgleisung mit einer schlechten Prognose korreliert.

Die zugrunde liegende komplexe Pathophysiologie dieser auch als »Stressdiabetes« bezeichneten Endokrinopathie umfasst

- Insulinresistenz (Glukoneogenese und Glykogenolyse trotz Hyperglykämie, verminderte insulinabhängige Glukoseaufnahme) und
- relativen Insulinmangel.

Durch die Hyperglykämie kommt es zur intrazellulären Überlastung mit Glukose v. a. in den Organsystemen, die Glukose insulinunabhängig aufnehmen, die dann über verschiedene Mechanismen eine Toxizität vermitteln.

Therapie

Eine Vielzahl von Interventionsstudien wurde durchgeführt, um den Einfluss von Eingriffen in den Stressdiabetes zu untersuchen, sei es als Glukose-Insulin-Kalium-Infusion (GIK) oder als intensivierte BZ-Kontrolle (»tight glycaemic control«, TGC) mit einem definierten BZ-Zielkorridor. Die Ergebnisse dieser Untersuchungen waren uneinheitlich: In manchen Studien führte eine enge Blutzuckerregulation (z. B. auf Werte zwischen 80–110 mg/dl) zu Überlebensvorteilen, in anderen Untersuchungen war dies nicht reproduzierbar. Insbesondere Patienten mit »chirurgischen Krankheitsbildern« und nach Myokardinfarkt scheinen im Sinne eines Überlebensvorteils und weniger infektiologischer Komplikationen zu profitieren. Diabetiker und Patienten mit »internistischen« Krankheitsbildern profitieren anscheinend weniger, wobei klare Zielgruppen und diagnosespezifische BZ-Zielwerte noch genauer definiert werden müssen.

Monozentrische Studien zeigen, dass das Konzept TGC funktioniert, v. a. die multizentrischen Studien haben aber klar herausgestellt, dass die Umsetzung in der klinischen Praxis häufig schwierig ist. Ungeeignete BZ-Insulin-Protokolle, mangelhafte Schulungen oder zu große Messintervalle können schnell zu großen BZ-Schwankungen und gefährlichen Hypoglykämien führen. In der Summe kann man den aktuellen Therapieleitlinien folgend für alle Intensivpatienten zusammenfassen:

> **Praxistipp**
>
> Blutzuckerextreme und -schwankungen sollten bei allen Intensivpatienten durch geeignete BZ-Kontrollalgorithmen vermieden werden. Ein Ziel-BZ von <150 mg/dl oder <180 mg/dl wird in den Leitlinien der verschiedenen Fachgesellschaften als machbar und sinnvoll empfohlen.

59.1.2 Praxis der Blutzuckerregulation beim Intensivpatienten

Die Blutzuckerregulation muss in der akuten Krankheitsphase durch kontinuierlich intravenös zugeführtes Insulin erfolgen. Aufgrund unsicherer Resorption ist eine s.c.-Applikation nicht sinnvoll. Bei der kontinuierlichen i.v.-Gabe wird Normal- oder Altinsulin mit einem Wirkeintritt und einer Halbwertszeit von wenigen Minuten verwendet.

BZ-Bestimmungen müssen mit geeigneten Messgeräten im Vollblut erfolgen, »Fingerstix«- und »Bedside«-Geräte analog zur ambulanten Behandlung von Diabetikern sind bei kritisch kranken Patienten eher ungeeignet. In den letzten Jahren sind Geräte entwickelt worden, die den Blutzucker kontinuierlich messen. Diese haben aber derzeit noch mit einer Reihe von »Kinderkrankheiten« zu kämpfen. So ist ein zeitlicher Verzug von bis zu 15 min gegeben, die Messsonde wird subkutan (Problem der peripheren Durchblutung, z. B. im Schock) oder intravasal (Infektionsgefahr) platziert. Zudem gibt es Interaktionen mit Medikamenten: So stört z. B. Mannitol die Messung erheblich. Trotzdem ist die kontinuierliche BZ-Überwachung ein interessanter Ansatz, der vermutlich zukünftig Bedeutung für die Intensivmedizin erlangen wird. Weiterhin sind in der Literatur eine Reihe von Papier- und EDV-basierten BZ-Kontrollalgorithmen vorgeschlagen worden; auch bietet die Industrie inzwischen entsprechend konfigurierte Spritzenpumpensysteme an.

Aus Sicherheitsgründen sollte es auf der Intensivstation einen einheitlichen Standard für die Insulintherapie geben. Die Anwender müssen geschult werden; die Überwachung erfolgt durch die Intensivpflege anhand eines auf die individuelle Abteilung und das Patientenkollektiv abgestimmten Algorithmus (▶ Übersicht).

Insulintherapie auf der Intensivstation

- Perfusorzubereitung
    - Insulinperfusor immer mit 50 IE Human-Altinsulin und NaCl-0,9%-Lösung auf 50 ml aufziehen
- Praktisches Vorgehen
    - Erste Blutzucker (BZ)-Messung im ersten Labor oder mit der ersten Blutgasanalyse bei Aufnahme auf der Intensivstation
    - Wenn BZ >200 mg/dl: Perfusor mit 2–4 IE/h laufen lassen, alle 1–2 h BZ-Kontrolle
    - Wenn BZ 100–200 mg/dl: Perfusor mit 1–2 IE/h laufen lassen, alle 1–2 h BZ-Kon-
▼

trolle bis BZ im Zielbereich, danach BZ-Kontrollen alle 3–4 h
- Wenn BZ nicht sinkt: Erhöhung der Insulindosis um 1–2 IE/h
- Wenn BZ im Zielbereich: Perfusor reduzieren, ggf. ausstellen, regelmäßige BZ-Kontrollen (Kontrollintervall bis max. 4 h)
- Bei Annähern an den Zielbereich vorsichtiges Verändern der Perfusorrate
- Wenn BZ <80 mg/dl: Perfusor ausstellen, Überprüfung der Glukosezufuhr, ggf. Glukosegabe, Information des Stationsarztes
- Bei allen Problemfällen sofort Rücksprache mit dem Stationsarzt
- Beachte: Durch Insulingabe sinkt der Serumkaliumspiegel

❯ Bei allen Änderungen des Ernährungsregimes muss die Insulingabe angepasst werden! Dies gilt besonders für Nüchternheitsphasen vor diagnostischen oder therapeutischen Maßnahmen – dies ist ein häufiger »Fallstrick«!

59.1.3 Ketoazidotisches und hyperosmolares hyperglykämisches Koma

Diese beiden Krankheitsbilder gleichen sich in Pathophysiologie und Therapie und werden daher unter dem Begriff Coma diabeticum zusammengefasst. Zu der Entgleisung kommt es meist bei Patienten mit Diabetes mellitus im Rahmen eines Infekts (40%), als Erstmanifestation (25%) oder aufgrund einer fehlenden oder unzureichenden exogenen Insulinzufuhr (Dosierungsfehler). Der erhöhte Blutzuckerspiegel führt zu einer osmotischen Diurese mit Flüssigkeitsverlusten von bis zu 5–6 l sowie entsprechenden Elektrolytverlusten. Es kommt zur Exsikkose und zum Dysäquilibrium mit zentralnervösen Symptomen wie Verwirrtheit, Krämpfen und Koma.

Eine **diabetische Ketoazidose** entwickelt sich oft schnell (innerhalb 24 h) und zeichnet sich durch einen absoluten Insulinmangel aus. Bei **absolutem Insulinmangel** werden zudem Triglyzeride zu freien Fettsäuren abgebaut und diese zu Azeton, Azetoazetat etc. umgewandelt (Azetongeruch der Ausatemluft). Hierdurch kommt es zur metabolischen Azidose mit Elektrolytverschiebungen, die das Dysäquilibrium noch verstärken können.

Klinisch kann eine Kussmaul-Atmung auffallen, oft treten neurologische Symptome, Krämpfe, (Hemi-) Paresen sowie Vigilanzminderungen bis zum Koma auf. Durch die glukosuriebedingte osmotische Diurese können die Patienten erheblich exsikkiert sein. Die Letalität beträgt ca. 2–5%.

> ❯ Peritoneale Reizerscheinungen mit Übelkeit, Erbrechen und Abwehrspannung können auftreten (»Pseudoperitonitis diabetica«) und als akutes Abdomen imponieren (»Pseudoperitonitis diabetica«).

Ein **hyperosmolares hyperglykämisches Koma** entwickelt sich bei einem **relativen Insulinmangel**. Die Insulinspiegel reichen noch aus, um die Ketogenese und metabolische Azidose zu verhindern. Meist entwickeln sich über mehrere Tage extrem hohe Blutzuckerspiegel bis >1.000 mg/dl. Die glukosuriebedingte osmotische Diurese führt zu ausgeprägter Exsikkose und zu ausgeprägten Elektrolytverschiebungen. Hierdurch erklärt sich auch die hohe Letalität von 20–25%.

- **Therapie**

Für die **allgemeine Intensivtherapie** gilt:
- Monitorüberwachung inklusive arterieller Kanüle, ZVK und Blasenkatheter.
- Sicherung der Atemwege je nach Vigilanzlage,
- Magensonde bei abdominellen Beschwerden,
- Thromboseprophylaxe, initial meist mit Heparin i.v.
- Wegen der Hypovolämie und Vigilanzminderung initial stündliche, dann nach Stabilisierung 2- bis 4-stündliche Kontrollen von Blutzucker, pH-Wert, Blutgasen, Serumnatrium und Serumkalium.
- Ursachenforschung: Liegt ein Infekt oder Fehler bei der Insulindosierung oder -applikation vor?

Die **spezifische Therapie** umfasst als wichtigste Maßnahmen Volumenzufuhr und Insulingabe.

> ⊘ **Cave**
> Die Patienten sterben initial nicht an einem Blutzucker von 1.000 mg/dl, sondern im Volumenmangel!

Als **Infusionen** werden Vollelektrolytlösungen wie Ringeracetat verwendet, bei starker Kreislaufdepression ggf. ergänzt durch Vasopressoren und Kolloide. Als Faustregel können in den ersten 8 h je 500 ml/h infundiert werden, falls es die kardiale und renale Funktion des Patienten erlauben.

Bei der **Insulingabe** hat sich aufgrund der guten Steuerbarkeit Altinsulin über einen Perfusor appliziert

bewährt. Es wird als »Low-dose«-Schema appliziert, d. h. Altinsulin wird kontinuierlich i.v. mit ca. 0,1 IE/kg/h ohne Initialbolus verabreicht. Dabei sollte der Blutzucker pro Stunde um ca. 50 mg/dl bis zu einem Wert von 250 mg/dl gesenkt werden, danach noch langsamere Senkung bis zum Erreichen des Ziel-BZ. Fällt der Blutzucker unter 250 mg/dl, kann eine glukosehaltige Lösung gegeben werden, um die Gefahr einer Hypoglykämie zu vermindern.

Durch Insulinzufuhr und Azidoseausgleich kommt es zu einer Kaliumverschiebung nach intrazellulär. Daher muss Kalium dem Patienten per Perfusor zugeführt werden, meistens 10–20 mmol/h. **Die angestrebten Kaliumwerte sollten hochnormal sein**, da es sonst durch die Therapie zu einem gefährlichen Abfall des Serumkaliums mit Herzrhythmusstörungen kommen kann.

> **Praxistipp**
>
> Bei initial niedrigem Serumkalium (<4,5 mmol/l) muss sofort mit einer Kaliumsubstitution begonnen werden, um eine gefährliche Hypokaliämie zu vermeiden.

Auch wenn durch die Infusionstherapie meist ausreichend **Natriumionen** substituiert werden, sollte man den Serumnatriumwert regelmäßig kontrollieren: Zu rasche Änderungen können zu Krampfanfällen und zur ZNS-Schädigung führen.

Die früher regelhaft durchgeführte **Phosphatsubstitution** sollte heute nur noch im Bedarfsfall erfolgen, der Wert ist daher ebenfalls zu kontrollieren.

Die metabolische **Azidose** muss meistens nicht spezifisch therapiert werden, sie bildet sich im Rahmen der Volumen- und Insulingabe zurück. Auch bei Azidose profitiert der Patient nicht von einer »routinemäßigen« Bikarbonatgabe, der hierfür geltende Grenzwert liegt wohl bei einem pH-Wert <7,0–7,1. Die Ausnahme bildet eine Symptomatik mit klinischen Zeichen der Azidose wie z. B. Herzrhythmusstörungen oder ein vasopressorresistenter Schock; hier ist eine rasche pH-Korrektur durch Natriumbikarbonat nötig.

> **Praktisches Vorgehen beim Coma diabeticum**
> - Ringeracetatlösung 500 ml/h für 8 h (abhängig von kardialer und renaler Funktion)
> - Altinsulinperfusor 0,1 IE/kg/h; kein Bolus
> - Blutzuckersenkung maximal 50 mg/dl pro Stunde, zunächst nicht unter 250 mg/dl
> ▼

- Kaliumperfusor 10–20 mmol/h, Ziel: Serum-kalium 4,5 mmol/l
- Initial stündliche BGAs mit BZ und Elektrolyten, danach alle 2–4 h, regelmäßig Natrium- und auch Phosphatwert kontrollieren

59.1.4 Hypoglykämie

Die Hypoglykämie wird uneinheitlich definiert und ist vom Lebensalter des Patienten abhängig. Bei Erwachsenen wird allgemein ab einem BZ <50 mg/dl mit Symptomen der Neuroglykopenie bzw. einem BZ <40 mg/dl auch ohne Symptome von einer Hypoglykämie gesprochen. Häufigste Ursache sind Dosierungsfehler von Insulin und oralen Antidiabetika bzw. eine unzureichende Nahrungsaufnahme nach Insulingabe. So können Sulfonylharnstoffe noch 50 h nach Einnahme eine Hypoglykämie verursachen, sofern eine gleichzeitige Nahrungszufuhr fehlt; bei Niereninsuffizienz können sie zudem kumulieren. Auch bei schwerer Leberinsuffizienz, im Rahmen schwerer Krankheit oder bei Insulinomen können Hypoglykämien auftreten.

Prinzipiell lassen sich die Symptome in 2 große Symptomenkomplexe gliedern:
- die **neuroglykopenischen** Symptome mit Verwirrtheit, Hemiplegie, Aphasie, Krämpfen, Somnolenz und Koma,
- die **sympathikoadrenerge** Gegenregulation mit Tachykardie, Hypertonus, Schwitzen, Unruhe und Heißhunger. Diese Zeichen können je nach Erkrankung, Begleitmedikation oder bei Analgosedierung fehlen.

> **Bei jedem Notfallpatienten und jedem neurologisch auffälligen Patienten muss der Blutzucker kontrolliert werden! Auch bei »vermeintlichen« Erklärungen wie Alkoholintoxikation, neurologischen oder psychiatrischen Vorerkrankungen muss eine Hypoglykämie ausgeschlossen werden!**

■ Therapie
Patienten mit schwerer Bewusstseinstrübung oder neurologischen bzw. psychiatrischen Symptomen erhalten rasch Glukose (ca. 4–10 g) intravenös, z. B. 10–25 ml Glukose 40% i.v. (Glukose 40% wird fraktioniert zur schnell laufenden Infusion gespritzt und kann so im Notfall auch periphervenös injiziert werden). Anschließend wird der Blutzuckerwert kontrolliert und

die Glukosegabe im Bedarfsfall wiederholt; eine Übertherapie sollte vermieden werden.

Nicht vergessen werden sollten:
- die Ursachenforschung, insbesondere bei Nichtdiabetikern, und
- eine »Reboundhypoglykämie«, wenn die injizierte Glukose verbraucht ist, die lange BZ-senkende Wirkung von oralen Antidiabetika oder Retardinsulinen jedoch noch anhält.

59.2 Schilddrüse

Die Schilddrüsenhormone stimulieren den Energiestoffwechsel des Organismus: Protein- und Kohlenhydratstoffwechsel werden gesteigert und die Aktivität der membrangebundenen Na^+-K^+-Pumpe erhöht, gleichzeitig steigt der O_2-Verbrauch.

Reguliert werden die Schilddrüsenhormone durch TRH (»thyreotropin releasing hormon«) im Hypothalamus, das im Hypophysenvorderlappen zur Sezernierung von TSH (»thyroidea stimulating hormon«) führt. TSH bewirkt dann in der Schilddrüse die Synthese und Freisetzung des Prohormons T_4 (Thyroxin). Durch Dejodination wird T_4 zum kleinen Teil in der Schilddrüse, zum größeren Teil in der Körperperipherie (Leber, Muskel, Niere) in das biologisch aktive T_3 (Trijodthyronin, anderer Name Liothyronin) umgewandelt.

59.2.1 Thyreotoxische Krise

Als thyreotoxische Krise bezeichnet man eine akute dekompensierte Hyperthyreose, die mit einer Letalität von bis zu 30% und folgenden **Symptomen** einhergehen kann:
- Unruhe, Verwirrtheit, Bewusstseinsstörungen bis zum Koma,
- Tremor und Hyperreflexie,
- Tachykardie und tachykarde Herzrhythmusstörungen,
- Wärmeintoleranz, Temperaturanstieg mit Exsikkose,
- Erbrechen, Diarrhö.

Ursache sind meist Autoimmunerkrankungen, toxische Adenome, Thyreoiditiden oder eine hohe Jodzufuhr bei vorbestehender Schilddrüsenautonomie, z. B. durch jodhaltige Kontrastmittel oder Medikamente wie Amiodaron; seltenere Ursachen sind Hypophysenadenome, Metastasen, Struma ovarii oder Gestationsthyreotoxikosen. Auch durch eine Überdosierung von

Schilddrüsenhormonpräparaten und durch plötzliches Absetzen von Thyreostatika kann es zu einer thyreotoxischen Krise kommen.

Die **Diagnostik** stützt sich auf Anamnese mit Ursachenforschung, die typischen klinischen Symptome und die klassischen Laborparameter: T_3 und T_4 im Serum sind erhöht, TSH ist erniedrigt.

- **Therapie**

Die Therapie der thyreotoxischen Krise umfasst folgende Punkte:

- Reduktion der Hormonsynthese durch Thyreostatika: Thiamazol (z. B. Favistan initial 3-mal 40–80 mg pro Tag), Carbimazol oder Propylthiouracil (Thyreostatika hemmen die Neusynthese von Schilddrüsenhormonen, vorhandenes Hormon wirkt aber trotzdem), alternativ ggf. anorganisches Jod und Hämodialyse zur Hormonelimination.
- Spezifische Symptomkontrolle: β-Blocker (vorzugsweise Propranolol, da es die Konversion von T_4 zu T_3 hemmt); Hydrokortison 200–300 mg/Tag i.v. hemmt ebenfalls die Konversion von T_4 zu T_3.
- Diagnostik und Therapie einer Begleiterkrankung.
- Definitive Therapie der Schilddrüsenerkrankung: Schilddrüsenoperation, Radiojodtherapie.

Die thyreostatischen Medikamente haben eine Wirklatenz von mehreren Tagen, solange ist die Intensivtherapie im Wesentlichen symptomatisch. Die definitive kurative Therapie sollte nach Wiederherstellen einer euthyreoten Stoffwechsellage erfolgen; eine Notfall-Schilddrüsen-OP ist die Ausnahme.

59.2.2 Myxödemkoma

> **Definition**
>
> Dieses sehr seltene Krankheitsbild ist definiert als **Hypothyreose mit Koma** und geht mit einer Letalität von bis zu 15% einher.

Es wird die primäre Hypothyreose durch Erkrankungen der Schilddrüse selbst, z. B. bei Autoimmunthyreoiditis (Hashimoto-Thyreoiditis) oder nach medizinischen Maßnahmen (Strumektomie, Radiojodtherapie), von der sekundären Hypothyreose bei Hypophysenvorderlappeninsuffizienz (z. B. Tumor oder Apoplexie) und der tertiären Hypothyreose bei Hypothalamusinsuffizienz (z. B. Tumore, Blutungen,

Apoplexie) unterschieden. Zur Exazerbation der Hypothyreose kommt es meist durch mangelhafte Compliance bei einer Substitutionstherapie oder im Rahmen einer anderen Grunderkrankung, z. B. einer Infektion oder einem Trauma.

Die **Leitsymptome** sind eine Vigilanzminderung und eine gestörte Thermoregulation. Bradykardie und Hypotonie, Hypoventilation, Hypovolämie und Elektrolytstörungen sind pathognomonisch; das namensgebende Myxödem, eine trocken-teigig-kühl aufgequollene Haut durch eingelagerte Glykosaminoglykane, insbesondere im Gesicht und an den Extremitäten, ist eher selten. Die typische Laborkonstellation der Hypothyreose sind erniedrigte T_3- und T_4-Werte, das TSH ist bei einer primären Hypothyreose erhöht, bei der sekundären und tertiären Form erniedrigt. Evtl. können Autoimmunantikörper gegen Schilddrüsenstrukturen nachweisbar sein.

- **Therapie**

Die Therapie des Myxödemkomas kann folgendermaßen erfolgen:

- Intensivmedizinische Stabilisierung der Kreislaufverhältnisse sowie Sicherung der Atmung, evtl. Intubation und Beatmung, Monitoring und Ausgleich schwerer Elektrolytstörungen.
- Schilddrüsenhormonsubstitution mit dem Prohormon T_4 (z. B. L-Thyroxin Henning inject), z. B. initial 500 μg i.v. über 2–3 min. Da T_4 auch bei i.v.-Gabe erst in das biologisch aktive T_3 umgewandelt werden muss, ist der Wirkungseintritt verzögert und erst nach einigen Stunden zu erwarten. Ab dem 2. Tag werden täglich 100 μg Thyroxin i.v. bis zum Ende des Komas empfohlen, dann wird in der Regel auf eine orale Medikation umgestellt. Der physiologische Thyroxintagesbedarf beträgt bei Erwachsenen 1,5 μg/kg, bei älteren Menschen 1–1,2 μg/kg und bei Schwangeren 1,8–2 μg/kg.
- In der akuten Entgleisung mit lebensbedrohlichen Kreislaufstörungen kann zusätzlich T_3 (z. B. Thyrotardin-inject) notwendig werden, z. B. 0,6 μg/kg/Tag als kontinuierliche Infusion über wenige Tage. **Cave:** Herzrhythmusstörungen! Bei kardialen Risikopatienten sollte auf T_3 ganz verzichtet und T_4 vorsichtig eindosiert werden.
- Hydrokortison 200–300 mg/Tag i.v. zur Behandlung einer meist begleitenden Nebennierenrindeninsuffizienz,
- Temperaturmonitoring, ggf. Wärmemaßnahmen, Thromboseprophylaxe.

> ❗ **Cave**
>
> **Unter Hormonsubstitution normalisiert sich die Homöostase beim Myxödemkoma konsekutiv, vor einer Überkorrektur in der Akutphase wird gewarnt.**

59.2.3 Low-T$_3$-Syndrom

Im Rahmen einer schweren Grunderkrankung kommt es zu Veränderungen im Schilddrüsenhormonstoffwechsel, die sich charakteristisch von der primären endokrinen Pathologie unterscheiden. In der akuten Krankheitsphase sind bei niedrigem TSH die T$_3$-Spiegel deutlich erniedrigt und die T$_4$-Spiegel normal oder leicht erniedrigt. Im prolongierten Verlauf aggravieren diese Veränderungen.

Zugrunde liegen eine Hypothalamusinsuffizienz und eine gestörte Konversion von T$_4$ nach T$_3$. Die Ausprägung des Syndroms korreliert mit der Schwere der Erkrankung und einer negativen Prognose.

▪ Therapie

Aufgrund der gestörten Hormonkonversion ist der Einsatz von T$_4$ als Monotherapeutikum grundsätzlich nicht sinnvoll. Auch wenn eine »Substitution« vielversprechend erscheint, konnte die Sinnhaftigkeit einer Intervention bisher nicht bewiesen werden.

Ist ein Patient auf der Intensivstation klinisch hypothyreot, so kann ein Therapieversuch mit einer Kombination von T$_4$ (1–2 µg/kg/Tag i.v.) plus T$_3$ (ca. 0,6 µg/kg/Tag kontinuierlich i.v.) über einige Tage unter täglicher Hormonspiegelkontrolle unternommen werden. Tritt eine klinische Besserung ein, so kann das T$_3$ gestoppt werden, und T$_4$ wird weiter gegeben. Tritt keine Besserung ein, so wird der Therapieversuch abgebrochen. Da der »Normalbereich« für T$_3$ und T$_4$ für kritisch kranke Patienten nicht oder nur eingeschränkt gilt, können derzeit auch keine Laborwerte als Entscheidungshilfe für den Beginn oder die Beendigung eine Hormonsubstitution angegeben werden.

59.3 Nebenniere

Die Nebennierenrinde (NNR) produziert Glukokortikoide, Mineralokortikoide sowie Androgene. Regulatorisch kommt es nach Ausschüttung von CRH (»corticotropin releasing hormon«) im Hypothalamus zur Sekretion von ACTH (adrenokortikotropes Hormon) aus der Hypophyse, das wiederum in der NNR zur Freisetzung der sog. Kortikoide führt, insbesondere von Hydrokortison (Kortisol). Die NNR eines gesunden Erwachsenen produziert täglich ca. 25–30 mg Hydrokortison, diese Menge kann aber in einer Stresssituation auf bis zu 200–300 mg/Tag gesteigert werden. Aus dieser Tatsache wird im klinischen Alltag für Notfälle die i.v.-Therapiedosis von 200–300 mg/Tag Hydrokortison abgeleitet.

> ❯ **Hydrokortison ist ein Hormon mit außerordentlich vielen Wirkungen.**

In der Intensivmedizin ist v. a. seine Rolle im Stressstoffwechsel des Körpers interessant, da es via Glukoneogenese und anderer kataboler Auswirkungen (Eiweißabbau in der Muskulatur, Erhöhung der Fettsäuren im Blut) zu einer **raschen Energiebereitstellung** führt. Zudem **unterstützt** es indirekt die **Wirkung der Katecholamine** durch Steigerung der Sezernierung sowie durch Erhöhung der Rezeptordichte. Die mineralokortikoiden Eigenschaften von Hydrokortison wirken außerdem **hämodynamisch stabilisierend.** Hinzu kommen **immunmodulatorische** Effekte, die beim intensivpflichtigen Patienten immer kritisch beurteilt werden müssen.

Die ebenfalls in der Nebennierenrinde gebildeten Mineralokortikoide Aldosteron, Desoxycorticosteron u. a. sind an der Regulation des Wasser- und Elektrolythaushalts beteiligt. So führt **Aldosteron** zu einer vermehrten Natrium- und Wasserrückresorption, während Kalium vermehrt ausgeschieden wird. Aldosteron selbst muss in Notfällen meistens nicht substituiert werden, da Hydrokortison in einer Dosis >50 mg/Tag auch eine eigene ausreichende mineralokortikoide Potenz besitzt. Die einzige Ausnahme stellt die Addison-Krise dar.

59.3.1 Morbus Addison und Addison-Krise

Eine Insuffizienz der NNR wird auch als Morbus Addison bezeichnet und kann folgendermaßen entstehen:

- primär durch eine Schädigung der NNR, z. B. durch eine Autoimmunerkrankung, durch Trauma oder Einblutung,
- sekundär durch mangelnde Freisetzung von CRH aus dem Hypothalamus oder von ACTH aus dem Hypophysenvorderlappen.

Die akute **NNR-Insuffizienz** ist durch eine anhaltende Hypotonie sowie Elektrolytentgleisungen mit Hyponatriämie, Hyperkaliämie und Hypoglykämie gekennzeichnet. Wenn dieses Krankheitsbild akut auftritt, kann sich die NNR-Insuffizienz krisenhaft als lebensbedrohliche Situation mit Volumenmangelschock, Herzrhythmusstörungen, Hypoglykämie, Elektrolytentgleisungen und geminderter Vigilanz darstellen (»Addison-Krise«). Zudem kann es zu unspezifischen abdominellen Beschwerden kommen. Bei weniger starker Ausprägung des Hydrokortisonmangels treten Müdigkeit und Muskelschwäche auf, die dann mit erschwertem Weaning und verlangsamter Mobilisation verbunden sein können.

▪ Therapie

Therapeutisch stehen bei der Addison-Krise die Kreislaufstabilisierung mit Volumen- und Katecholamingabe sowie der Ausgleich der Elektrolytverschiebungen und einer Hypoglykämie im Vordergrund. Kausal kann folgendermaßen therapiert werden:

- Hydrokortison 300 mg i.v. am 1. Tag, dann reduzieren. Bei Hydrokortisondosierungen >50 mg/ Tag ist die alleinige mineralokortikoide Wirkung von Hydrokortison ausreichend, die zusätzliche Gabe eines Mineralokortikoids ist nicht erforderlich.
- Bei Hydrokortisondosis <50 mg/Tag zusätzliche Gabe des künstlichen Mineralokortikoids Fludrokortison (z. B. Astonin H) 0,05–0,2 mg/Tag als Aldosteronersatz.

59.3.2 Kortisonsubstitution beim Intensivpatienten

Auf der Intensivstation werden regelmäßig Patienten behandelt, die eine sog. »Kortisondauermedikation« einnehmen. Die unterschiedlichen verwendeten Präparate haben im Vergleich zu Hydrokortison eine höhere Glukokortikoidpotenz und unterschiedliche mineralokortikoide Wirkungen (◘ Tab. 59.1).

Patienten, die innerhalb der letzten 3 Monate länger als 5 Tage Kortikoide in einer Äquivalenzdosis von >40 mg Hydrokortison erhalten haben, können eine Beeinträchtigung der körpereigenen Hypothalamus-Hypophysen-Nebennierenrinden-Achse haben und auf einen Stressor nicht mehr adäquat mit der Ausschüttung von Kortison reagieren. Auch ein plötzliches Absetzen der Dauertherapie kann zu einer akuten NNR-Insuffizienz führen. Die klinische Symptomatik kann von milder hämodynamischer Instabilität bis zum Vollbild der Addison-Krise reichen. In der klinischen Praxis kann man sich folgendermaßen orientieren:

- Bei Anwendung von Kortikosteroiden >5 Tage muss ab etwa 40 mg Hydrokortisonäquivalenzdosis (entspricht 10 mg Prednisonäquivalenz-

◘ Tab. 59.1 Verschiedene Kortikosteroide mit unterschiedlicher Glukokortikoid- und Mineralokortikoidpotenz

Kortikosteroid	Relative Gluko-kortikoid-potenz	Relative Mineralo-kortikoid-potenz
Hydrokortison (Kortisol)	1	1
Kortison	0,8	0,8
Prednison (z. B. Decortin)	4	0,6
Prednisolon (z. B. Solu-Decortin H)	4	0,6
Methylprednisolon (z. B. Urbason)	5	0
Triamcinolon (z. B. Volon)	6	0
Betamethason (z. B. Celestan)	30	0
Dexamethason (z. B. Fortecortin)	30	0

dosis, ◘ Tab. 59.1) mit einer Suppression der NNR gerechnet werden.
- Perioperativ und nach überstandener akuter Phase einer kritischen Krankheit sollte die Dauermedikation in gleicher Dosis fortgeführt werden.
- Wird eine Substitutionstherapie notwendig, so sollte diese gemäß ◘ Tab. 59.2 erfolgen.
- Bei klinischen Zeichen einer Addison-Krise muss ggf. Hydrokortison in höherer Dosis (bis 300 mg/ Tag) appliziert werden.

Viele Patienten mit einer Kortikoiddauertherapie müssen im Rahmen einer akuten Erkrankung oder eines Traumas eine Substitutionstherapie erhalten, um nicht eine relative NNR-Insuffizienz zu entwickeln.

> ❯ Dabei muss dann nicht nur die Dauermedikation des Patienten berücksichtigt werden, sondern auch der zusätzliche Bedarf durch die jeweilige akute Stresssituation, in der sich der Intensivpatient befindet.

▪ Kortikoide als intensivmedizinische Medikamente

Kritisch kranke Patienten, v. a. mit septischen Krankheitsbildern, können niedrige Hydrokortisonspiegel

Tab. 59.2 Substitutionsschema bei Kortisontherapie. (Mod. nach Nicholson et al. 1998 und Zwissler et al. 2010)			
Hydrokortison-äquivalenzdosis	**Schwere des Eingriffs**	**Bisherige Dauertherapie**	**Zusätzliche Hydrokortisongabe**
Tagesdosis <40 mg	alle Eingriffe	weiterführen	keine
Tagesdosis ≥40 mg	leichte Eingriffe	weiterführen	25 mg Hydrokortison zu Beginn
Tagesdosis ≥40 mg	mittelschwere Eingriffe	weiterführen	1-mal 100 mg Hydrokortison über 24 h
Tagesdosis ≥40 mg	schwere Eingriffe	weiterführen	100 mg Hydrokortison über 24 h, dann über 2–3 Tage ausschleichen, z. B. Tag 1 = 100 mg, Tag 2 = 50 mg, Tag 3 = 25 mg.
Hochdosisimmun-suppression	Kortikoidtherapie bei allen Eingriffen immer weiterführen, zusätzlich Hydrokortisongabe		

aufweisen. Diese aus der Suppression der Hypothalamus-Hypophysen-NNR-Achse auf verschiedenen Ebenen resultierende **relative NNR-Insuffizienz** wird ergänzt durch eine **Hydrokortisonresistenz der Organsysteme**, ein Syndrom, das als »**critical illness-related corticosteroid insufficiency**« bezeichnet wird. Klinisch führend sind die hämodynamische Instabilität mit einer Resistenz gegenüber Vasopressoren und eine überschießende Inflammation.

Ob Kortikoide hier eine sinnvolle Therapie darstellen, ist Gegenstand heftiger Diskussionen. Unter Kortikoiden kommt es zur hämodynamischen Stabilisierung bei Patienten im septischen Schock, die Kehrseite der Medaille sind u. a. Immunsuppression, Infektanfälligkeit, Wundheilungsstörungen, Intensivpolyneuromyopathie, Katabolie, Wasser-Elektrolyt-Dysregulationen und eine erhöhte Rate eines Wiederaufflammens eines septischen Schocks. Eine Prognoseverbesserung durch Hydrokortison konnte bisher nicht gezeigt werden. Somit muss die hämodynamische Stabilisierung in erster Linie als »Monitorkosmetik« angesehen werden.

Für einige Krankheitsbilder, z. B. nach Schädel-Hirn-Trauma, konnte sogar ein Schaden durch Kortikoide belegt werden.

> **Bei Trauma und Rauchgasinhalation sind Kortikoide obsolet.**

Außerhalb spezifischer Therapiealgorithmen (z. B. Immunsuppression nach Organtransplantationen, Autoimmunerkrankungen) kann die Applikation von Kortikoiden bei kritisch kranken Patienten allenfalls im frühen ARDS (Methylprednisolon 1 mg/kg/Tag für 14 Tage) oder im therapierefraktären septischen Schock, der trotz adäquater Volumentherapie und maximaler

Katecholamintherapie nicht beherrschbar ist, erwogen werden (Hydrokortison 10 mg/h). Hier ist immer eine individuelle Nutzen-Risiko-Analyse erforderlich.

59.3.3 Phäochromozytom

Tumoren des Nebennierenmarks sind selten und zu 90% gutartig, können aber durch ihre Hormonproduktion zu lebensgefährlichen Entgleisungen führen. Sie können zudem mit anderen Tumoren vergesellschaftet sein und werden dann als multiple endokrine Neoplasien (MEN) bezeichnet. Das Phäochromozytom ist gekennzeichnet durch:

- persistierende oder akut auftretende Hypertonie, teilweise auch als lebensgefährliche hypertensive Krise – aber auch Hypotonie und Normotonie sind möglich.
- Tachykardie,
- Kopfschmerzen, Schwitzen, blasse Haut, Hyperglykämie und Gewichtsverlust durch den Hypermetabolismus,
- Masseneffekte des Tumors.

Diagnostisch können die Katecholamin- und Vanillinmandelsäureausscheidung im 24-h-Urin gemessen werden. Die Katecholaminbestimmung im Blut ist gerade in der Akutsituation wenig aussagekräftig und oft falsch-positiv. Die weitere Diagnostik erfolgt mittels CT oder NMR sowie Szintigraphie zum Ausschluss ektoper Lokalisationen.

- **Therapie**

Auf der Intensivstation steht in der Akutsituation die Behandlung der hypertensiven Krise im Vordergrund, anschließend kann eine Operationsvorbereitung erforderlich sein:

- In der Akutsituation Blutdrucksenkung mittels Nitroglycerin-, Urapidil- oder Nitroprussidnatriumperfusor (▶ Kap. 3, zu den Perfusordosierungen ▶ Kap. 62).
- Zur Operationsvorbereitung zuerst α-Rezeptorenblockade mit Phenoxybenzamin (z. B. Dibenzyran) oder Prazosin.
  - Vorgehen mit **Phenoxybenzamin** (z. B. Dibenzyran): mit 2×5 mg p.o. beginnen, dann langsam nach Wirkung auf bis zu 100 mg Tagesdosis steigern. Das Wirkmaximum tritt nach oraler Zufuhr nach 1–2 h auf, die Wirkdauer beträgt nach einmaliger Gabe ca. 12 h.
  - Alternativ kann mit **Prazosin** behandelt werden: zuerst 0,5 mg Tablette abends, dann langsam nach Wirkung steigern auf bis zu 20 mg Tagesdosis. Prazosin kann zu falsch positiven Screening-Tests führen: im Urin Erhöhung der Vanillinmandelsäure und eines Noradrenalinmetaboliten.
- Gleichzeitig ist aufgrund der zunehmenden α-Rezeptorenblockade mit Orthostase und einem Flüssigkeitsbedarf zu rechnen.
- β-Blocker werden erst angewandt, wenn eine ausreichende α-Rezeptorenblockade stattgefunden hat und weiterhin eine Tachykardie (>100/min) besteht, z. B. einschleichend mit Metoprolol (z. B. Beloc).

Ist das Phäochromozytom entfernt, kommt es häufig zu schweren Hypotonien. Dies ist zum einen in den lang wirksamen Antihypertensiva begründet, die nun bei wegfallender katecholaminerger Stimulation »überdosiert« sind. Diese Hypotonie kann oft schwierig zu behandeln sein, da durch die tumorbedingte langdauernde katecholaminerge Stimulation die Katecholaminrezeptoren downreguliert sind und, nach Wegfall des Katecholaminexzesses, die Reaktion auf Katecholamine vermindert ist. In der frühen postoperativen Phase sind somit oft sehr hohe Vasopressordosierungen notwendig, die sich meist innerhalb einiger Stunden ausschleichen lassen.

Die Prognose eines benignen Phäochromozytoms ist gut, 80% der Patienten werden nach der operativen Entfernung normotensiv. Nach Entfernung beider Nebennieren bei beidseitigen Tumoren muss an eine lebenslange Gluko- und Mineralokortikoidsubstitution gedacht werden.

59.4 Diabetes insipidus

Das antidiuretische Hormon (ADH, Vasopressin) wird wie das Oxytocin im Hypothalamus gebildet, dann im Hypophysenhinterlappen gespeichert und schließlich ins Blut abgegeben. ADH wirkt antidiuretisch, d. h. unter ADH wird freies Wasser in der Niere vermehrt rückresorbiert. Eine mangelnde ADH-Wirkung wird als Diabetes insipidus bezeichnet und geht mit folgenden Symptomen einher:

- Polyurie (>30 ml/kg/Tag),
- »wasserklarer« Urin mit erniedrigter Urinosmolalität (Asthenurie),
- starker Durst (Polydipsie),
- Hypotonie,
- bei mangelnder Flüssigkeitszufuhr schließlich Exsikkose.

Die Ursache des Diabetes insipidus ist meist ein ADH-Mangel durch eine zentrale Schädigung von Hypothalamus oder Hypophyse, z. B. bei Trauma, Tumor oder Enzephalitis. Auch ein passagerer ADH-Mangel bei/nach neurochirurgischen Operationen oder Schädel-Hirn-Trauma kommt vor. Hingegen ist die renale Form des Diabetes insipidus selten, bei der die Niere – trotz ausreichender ADH-Konzentration im Blut – nicht zur ausreichenden Wasserrückresorption in der Lage ist, z. B. durch einen Rezeptordefekt oder eine Tubulopathie. Differenzialdiagnostisch müssen u. a. Diuretikaeinnahme oder -gabe, Diabetes mellitus und psychogene Polydypsie ausgeschlossen werden.

- **Therapie**

Die Therapie kann folgendermaßen erfolgen:

- Bei zentralem Diabetes insipidus Gabe von Desmopressin (z. B. Minirin),
  - entweder parenteral 1- bis 2-mal täglich 2–4 µg i.v., s.c. oder i.m.,
  - oder als Nasenspray 1-bis 2-mal täglich 1 Sprühstoß (entspricht 10 µg).
- Bei renalem Diabetes insipidus Behandlung der Grunderkrankung, evtl. verursachende Medikamente wie Lithium absetzen. Therapieversuch mit Thiaziddiuretika wie Hydrochlorothiazid. Der renale Diabetes insipidus ist meist nur schwer zu behandeln.

59.5 Schwartz-Bartter-Syndrom

Das Schwartz-Bartter-Syndrom wird auch als Syndrom der inadäquaten (besser: inadäquat hohen) ADH-Sekretion (SIADH) bezeichnet und tritt in etwa

80% paraneoplastisch auf, häufig beim kleinzelligen Bronchialkarzinom. Das SIADH kann aber auch seine (passagere) Ursache in ZNS-Erkrankungen haben oder als Medikamentennebenwirkung auftreten, z. B. durch Antidepressiva, Carbamazepin, NSAID oder bei wiederholter hochdosierter Anwendung von Desmopressin zur Aktivierung der Thrombozytenfunktion.

Pathophysiologisch kommt es zu Wasserretention, Hyponatriämie und schließlich auch zu neurologischen Symptomen mit Hirnödem, zunehmender Vigilanzminderung, Übelkeit, Erbrechen sowie möglichen Krampfanfällen. Ödeme sind meistens nicht zu erkennen, da die absolute Wasserretention nur 3–4 l beträgt; der Urin ist trotz Flüssigkeitsüberladung konzentriert.

■ **Therapie**

Therapeutisch steht die Behandlung der Ursache im Vordergrund, das SIADH bessert sich meist spontan. Für die Überbrückung kann eine Flüssigkeitsrestriktion sinnvoll sein, eine Therapie mit Schleifendiuretika ist eher selten erforderlich. Wichtig sind regelmäßige Elektrolytkontrollen, Natrium- und ggf. Kaliumsubstitution müssen vorsichtig erfolgen (▶ Kap. 7). Seit kurzem sind auch sog. Vasopressinrezeptorantagonisten (»Vaptane«) verfügbar, die am Vasopressinrezeptor der Niere die Wirkung von ADH blockieren, z. B. Tolvaptan (z. B. Samsca), das explizit zur Behandlung bei SIADH zugelassen ist.

Fallbeispiel Teil 2

Der Patient ist bei Aufnahme auf der Intensivstation weiterhin aphasisch und links hemiplegisch. Der Blutdruck beträgt 90/45 mmHg, die Herzfrequenz 110/min. In der BGA zeigen sich ein Blutzucker von 423 mg/dl, ein Kaliumwert von 3,3 mmol/l sowie ein pH-Wert von 7,17. Die Arbeitsdiagnose »Schlaganfall« wird nun durch »Ketoazidose« ersetzt und durch den Nachweis von Ketonkörpern im Urin gesichert. Der Patient erhält in den ersten 3 Stunden 1,5 l Ringeracetatlösung, 40 mmol KCl über Perfusor und einen Insulinperfusor mit 5 IE/h.
Hierunter stabilisiert sich der Blutdruck, der Blutzucker sinkt langsam und der Serumkaliumwert kann normalisiert werden. Nach 2 h fängt der Patient wieder an zu sprechen und bewegt seine linken Extremitäten. Ein bei der Diagnostik entdeckter Harnwegsinfekt wird antibiotisch behandelt.

Literatur

Annane D, Bellissant E, Bollaert PE et al. (2009) Corticosteroids in the treatment of severe sepsic shock in adults: A systematic review. JAMA 301: 2362–2375

Briegel J, Vogeser M, Keh D, Marik P (2009) Kortikosteroidinsuffizienz bei kritisch Kranken. Anaesthesist 58:122–133

Cooper DS (2003) Hyperthyroidism. Lancet 362: 459–468

Dulaga A, Buldak L, Krysiak R et al. (2007) Hormonal supplementation in endocrine dysfunction in critically ill patients. Pharmacological Reports 59: 139–149

Ellger B, van den Berghe G (2009) Tight glycaemic control: from bed to bench and back. Best Pract Res Clin Anaesthesiol 23: vii–ix

Nicholson G, Burrin JM, Hall GM (1998) Perioperative steroid supplementation. Anaesthesia 53: 1091–1104

Pestel G, Closhen D, Zimmermann A, Werner C, Weber MM (2013) Aspekte der perioperativen Behandlung von Diabetespatienten. Anaesthesist 62: 9–19

Rice MJ, Coursin DB (2012) Continuous measurement of glucose. Anaesthesiology 116: 199–204

Schäffler A (2010) Substitutionstherapie nach Operationen an Schilddrüse und Nebenschilddrüsen. Dtsch Arztebl 107: A 827–834

van den Heuvel I, Ellger B (2011) Endokrinologische Störungen bei Intensivpatienten. Anästh Intensivmed 52: 82–96

Wang F, Pan W, Wang H et al. (2012) Relationship between thyroid function and ICU mortality: a prospective observation study. Critical Care 16: R11

Zwissler B et al. (2010) Präoperative Evaluation erwachsener Patienten vor elektiven, nicht kardiochirurgischen Eingriffen. Gemeinsame Empfehlung der Deutschen Gesellschaft für Anästhesiologie und Intensivmedizin, der Deutschen Gesellschaft für Innere Medizin und der Deutschen Gesellschaft für Chirurgie. Anästh Intensivmed 51: S788–S797

Internetlinks

www.deutsche-diabetes-gesellschaft.de/leitlinien.html: Hier findet man die Leitlinien der Deutschen Diabetes-Gesellschaft, u.a. die S3-Leitlinie »Therapie des Typ-1-Diabetes« aus dem Jahr 2011

www.endokrinologie.net: Homepage der Deutschen Gesellschaft für Endokrinologie

www.medizininfo.de: Homepage mit vielen Informationen über Krankheiten, u. a. auch über endokrinologische Themen, sehr patientengerecht

www.thyroidguidelines.net: Homepage der American Thyroid Association mit einer Vielzahl aktueller Empfehlungen zum Thema »Schilddrüse«

Intensivmedizin in der Geburtshilfe

Dorothee H. Bremerich

Fallbeispiel Teil 1

Eine 41-jährige, adipöse Patientin, deren Blutdruck in der Frühschwangerschaft 110/60 mmHg betrug, wird in der 34. Schwangerschaftswoche mit einem diastolischen Blutdruck von 92 mmHg und einer ausgeprägten Proteinurie in eine geburtshilfliche Klinik eingewiesen. In den folgenden Tagen werden Blutdruckwerte der Patientin von 155/95 mmHg und 160/105 mmHg dokumentiert; im 24-h-Sammelurin werden mehr als 4 g Protein bestimmt. Die Patientin klagt über epigastrische Schmerzen und entwickelte ein geschwollenes Gesicht, der Blutdruck liegt nun bei 170/105 mmHg.

60.1 Präeklampsie, Eklampsie und HELLP-Syndrom

Weltweit sterben jährlich mehr als 50.000 Schwangere an den Folgen hypertensiver Schwangerschaftserkrankungen wie der Präeklampsie, Eklampsie und dem HELLP-Syndrom (**H**emolysis, **E**levated **L**iver enzymes, **L**ow **P**latelet count). Mit einem Anteil von bis zu 19% sind Präeklampsie und Eklampsie seit 1985 in Industrienationen unverändert an der peripartalen mütterlichen Letalität beteiligt und stellen nach den thromboembolischen Komplikationen die zweithäufigste direkte Todesursache dar.

Die intensivmedizinische Herausforderung besteht darin, kardiorespiratorische, zerebrale und renale Komplikationen der schwangerschaftsassoziierten, hypertensiven Multiorganerkrankung (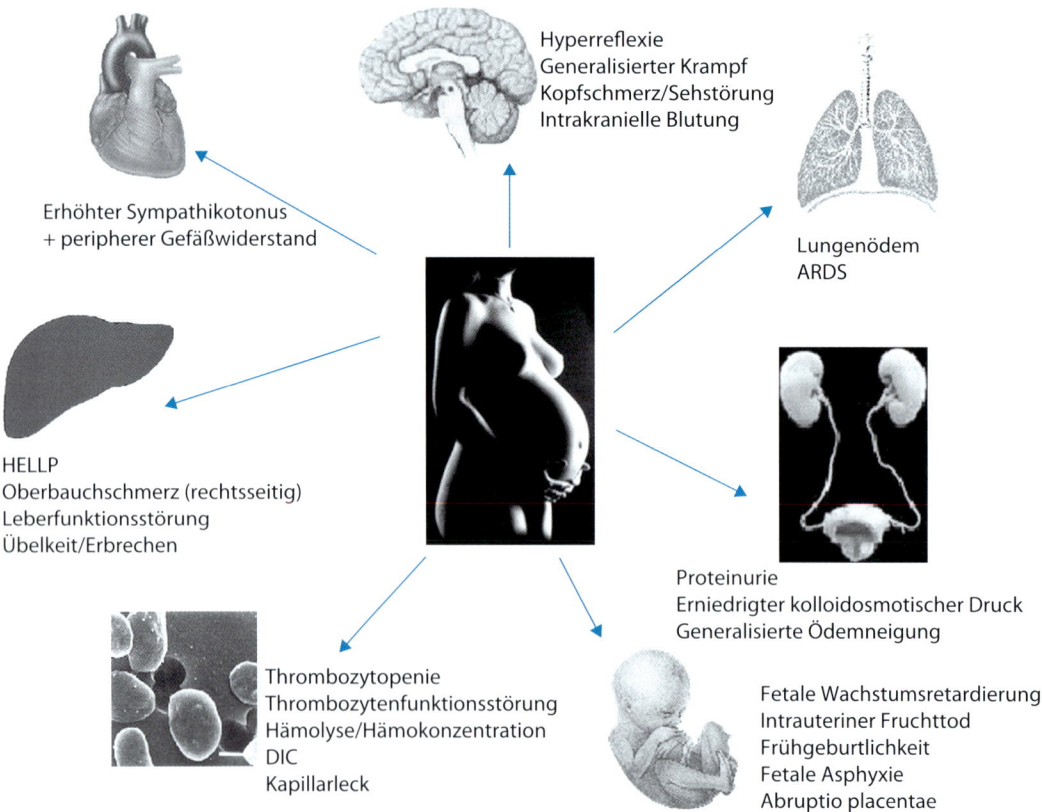 Abb. 60.1) frühzeitig zu erkennen, ein adäquates invasives Monitoring der Patientin zu ermöglichen und die intensivtherapeutische Behandlung unter besonderer Berücksichtigung der schwangerschaftsspezifischen Veränderungen durchzuführen. Dabei müssen potenzielle, medikamenteninduzierte Veränderungen der uteroplazentaren Perfusion und die daraus resultierenden Konsequenzen für den Feten berücksichtigt werden.

▪ ▪ Repetitorium Pathophysiologie

Die Pathogenese der Präeklampsie ist nach wie vor unklar. Eine Schlüsselrolle spielt möglicherweise eine Störung der Implantation und Plazentation in der

Hyperreflexie
Generalisierter Krampf
Kopfschmerz/Sehstörung
Intrakranielle Blutung

Erhöhter Sympathikotonus
+ peripherer Gefäßwiderstand

Lungenödem
ARDS

HELLP
Oberbauchschmerz (rechtsseitig)
Leberfunktionsstörung
Übelkeit/Erbrechen

Proteinurie
Erniedrigter kolloidosmotischer Druck
Generalisierte Ödemneigung

Thrombozytopenie
Thrombozytenfunktionsstörung
Hämolyse/Hämokonzentration
DIC
Kapillarleck

Fetale Wachstumsretardierung
Intrauteriner Fruchttod
Frühgeburtlichkeit
Fetale Asphyxie
Abruptio placentae

▫ Abb. 60.1 Potenzielle Organmanifestationen bei der Präeklampsie

Frühschwangerschaft mit Hypoxie des Trophoblasten[1] durch eine ungenügende Invasion des Endometriums und den mangelhaften Umbau von Spiralarterien.

Die Perfusionsstörung des Trophoblasten führt zu einem Ungleichgewicht zwischen der Freisetzung von Sauerstoffradikalen und den antioxidativen Schutzmechanismen des mütterlichen Organismus. In der Folge kommt es zur ischämiebedingten Freisetzung potenziell toxischer Substanzen und zellulärer Transmitter aus der Plazenta, z. B. von löslicher fms-ähnlicher Tyrosinkinase-1, endothelialem Wachstumsfaktor, plazentarem Wachstumsfaktor und freien Radikalen. Diese initial lokalisierte inflammatorische Reaktion verursacht eine generalisierte Endothelzellschädigung mit verminderter Synthese vasodilatierender Transmitter wie Stickoxid (NO) und Prostazyklin (PGE_2), was zum relativen Überwiegen vasokonstriktorisch wirkender Substanzen und konsekutiver Perfusionsreduktion der Organsysteme führt. Gleichzeitig wird vermehrt vasokonstriktorisch wirkendes und Thrombozyten aktivierendes Thromboxan A_2 freigesetzt.

Diese endotheliale Dysfunktion in Kombination mit einer Vielzahl anderer immunologischer, inflammatorischer und genetisch bedingter Ursachen führen letztlich zur generalisierten Multiorganminderperfusion bei Patientinnen mit Präeklampsie (◘ Abb. 60.2).

60.1.1 Symptomatik

Die Präeklampsie ist mit einer Inzidenz von bis zu 5% eine schwangerschaftsassoziierte Multisystemerkrankung (◘ Abb. 60.1), die sich ab der 20. Schwangerschaftswoche manifestiert und folgendermaßen charakterisiert ist:

- mütterliche Hypertonie (RR systolisch ≥140 mmHg und/oder RR diastolisch ≥90 mmHg bzw. jeder Anstieg des diastolischen Blutdrucks um mindestens 15 mmHg und jeder Anstieg des systolischen Blutdrucks um mindestens 30 mmHg) sowie
- Proteinurie (>300 mg/Tag).

> Ein hypertensiver Notfall in der Schwangerschaft liegt bei RR syst. ≥170 mmHg und/oder RR diast. ≥110 mmHg vor. Jeder Blutdruckanstieg systolisch >160 mmHg oder diastolisch >100 mmHg sollte behandelt werden.

[1] Das Trophoblast ist die äußere Zellschicht der Keimblase und verbindet diese mit dem Endometrium der Gebärmutterwand.

◘ **Tab. 60.1** Einteilung der Präeklampsie nach Schweregrad

Schweregrad	Parameter
leichte Präeklampsie	RR systolisch ≥140 mmHg
	RR diastolisch ≥90 mmHg
	Proteinurie ≥300 mg/24 h
schwere Präeklampsie	RR systolisch ≥160 mmHg
	RR diastolisch ≥110 mmHg
	Proteinurie ≥5 g/24 h
	Oligurie 400 ml/24 h
	Thrombozytopenie
	erhöhte Aminotransferasen
	erhöhtes Serumkreatinin
	Hyperreflexie, Kopfschmerzen, Sehstörungen, Oberbauchschmerzen, Nausea, Erbrechen
	intrauterine Wachstumsretardierung

Man unterscheidet verschiedene Schweregrade der Präeklampsie (◘ Tab. 60.1), wobei sich eine schwere Präeklampsie langsam über Tage aus einer leichten Präeklampsie entwickeln, aber auch ohne Prodromalstadium binnen kurzer Zeit auftreten kann.

Die **Eklampsie** ist durch generalisierte, tonischklonische Krampfanfälle charakterisiert, wobei die beiden charakteristischen Symptome der Präeklampsie, Hypertonie und Proteinurie, bei bis zu 40% der Patientinnen fehlen. Als Ursache der generalisierten Krampfanfälle sind hypertensive Enzephalopathien, Vasospasmen, ein Hirnödem, Hirnblutungen oder Ischämien wahrscheinlich, wobei die Eklampsie prä-, intra- und bis zu 7 Tage postpartal auftreten kann.

Die Eklampsie tritt bei 0,2–0,5% aller Schwangerschaften auf; die mütterliche Letalität ist mit bis zu 2% hoch, die fetale Letalität mit bis zu 12% sehr hoch.

Das **HELLP-Syndrom** ist eine primär laborchemische Diagnose und betrifft 10–14% aller präeklamptischen und bis zu 30% aller eklamptischen Patientinnen. Das HELLP-Syndrom geht mit einer mütterlichen Letalität von 3–5% und einer kindlichen Letalität um 15% einher.

Für den Zustand von Mutter und Fetus ist eine zügige Diagnosestellung und prompte symptomatische Therapie essenziell. Das Management beinhaltet blut-

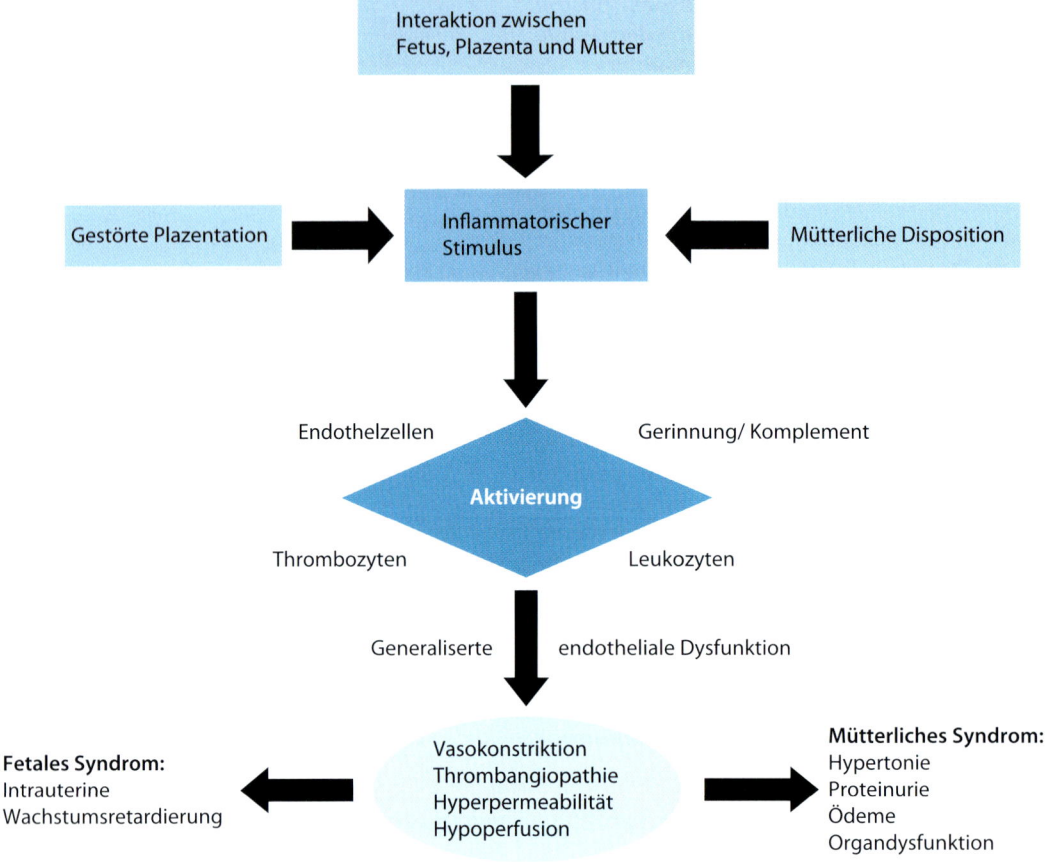

Abb. 60.2 Pathogenese der Präeklampsie

drucksenkende Maßnahmen, um schwerste Komplikationen bei der Mutter zu verhindern.

Zerebrale Komplikationen wie die intrazerebrale
Blutung, gefolgt von pulmonalen und hepatischen
Komplikationen, stellen die häufigste Todesursache
präeklamptischer bzw. eklamptischer Patientinnen
dar. Eine Übersicht über klinisch-chemische Labor-
konstellationen bei Patientinnen mit Präeklampsie,
Eklampsie und HELLP-Syndrom bietet ■ Tab. 60.2.

60.1.2 Symptomatische Therapie

Die Behandlung einer Präeklampsie, Eklampsie oder
eines HELLP-Syndroms ist symptomatisch und richtet
sich nach Ausprägung und Progredienz der Erkrankung, einzelnen Organmanifestationen und dem Gestationsalter des Feten. Dabei gilt:

> ❯ Ein eklamptischer Anfall muss möglichst
> schnell unterbrochen werden! Bei einem Abfall
> der Thrombozytenzahl und einem Anstieg der
> D-Dimere im Rahmen eines HELLP-Syndroms
> ist schnellstmöglich die Entbindung anzu-
> streben!

60.1.3 Antihypertensive Therapie

Das Ziel der antihypertensiven Therapie ist die vorsichtige Senkung des mütterlichen Blutdrucks ohne
Beeinträchtigung der uteroplazentaren Perfusion. Die
Wirksamkeit antihypertensiver Substanzen ist bei Patientinnen mit Präeklampsie reduziert. Die Wahl des
Antihypertensivums sollte sich nach klinischer Erfahrung und dem Nebenwirkungsprofil richten (■ Tab.
60.3). Jede Schwangere mit einem systolischen Blutdruck von ≥160 mmHg bedarf der antihypertensiven
Therapie.

Tab. 60.2 Klinisch-chemische Laborkonstellation bei Präeklampsie, Eklampsie und HELLP-Syndrom

Parameter	Laborwert	pathologisch
Blutbild	Hämoglobin	>13 g/dl
	Hämatokrit	>38%
	Thrombozyten (Abfall muss innerhalb weniger Stunden kontrolliert werden!)	<100.000/µl
Leberwerte	SGOT	deutlicher Anstieg
	SGPT	
Nierenwerte	Harnsäure	>6 mg/dl
	Kreatinin	>1,2 mg/dl
	Eiweiß im Urin	>300 mg/24 h
Hämolyseparameter	LDH	↑↑↑
	Bilirubin (indirekt)	>1,2 mg/dl
	Haptoglobin (frei)	↓↓↓
Gerinnungstests	Quick	<70%
	Fibrinogen	<150 mg/dl
	D-Dimere (oder vergleichbare Tests wie z. B. TAT: Thrombin-Antithrombin-Komplex)	↑↑↑

Neben der regelmäßigen klinischen Untersuchung ist die Beurteilung des Feten (Kindsbewegungen, Kardiotokographie) täglich notwendig.

Ziel der antihypertensiven Therapie ist nicht die Einstellung des mütterlichen Blutdrucks auf Normalwerte, da jede zu rasche oder zu ausgeprägte mütterliche Blutdrucksenkung zur Gefährdung des Feten führen kann.

 Cave

Jede initiale antihypertensive Behandlung einer schweren Präeklampsie muss unter Kardiotokographie (CTG)-Überwachung erfolgen, da ein ausgeprägter Blutdruckabfall mit akuter fetaler Gefährdung verbunden sein kann.

In Deutschland sollten nach den aktuellen Leitlinien der Deutschen Gesellschaft für Gynäkologie und Ge-

burtshilfe Urapidil (z. B. Ebrantil) und Dihydralazin (z. B. Nepresol) i.v. ohne eindeutige Präferenz zur initialen Behandlung der schweren Hypertonie in der Schwangerschaft eingesetzt werden.

Im angloamerikanischen Bereich wird wegen ausgeprägter mütterlicher Blutdruckabfälle und Reflextachykardien, fetalen Bradykardien und fetalen Azidosen vor Dihydralazin ausdrücklich gewarnt. Ein weiterer Nachteil von Dihydralazin besteht im verzögerten Wirkungseintritt (>10–20 min nach i.v.-Gabe) nach Überführung der Substanz in den pharmakologisch aktiven Metaboliten.

❯❯ **Daher gilt: Urapidil ist das Mittel der 1. Wahl!**

60.1.4 Prophylaxe eines Krampfanfalls

Magnesiumsulfat ist das Medikament der Wahl zur Prophylaxe und Therapie von Krampfanfällen bei Präeklampsie und Eklampsie. Magnesiumsulfat senkt das Risiko und die Inzidenz zerebraler Krampfanfälle und ist Substanzen wie z. B. Phenytoin oder Diazepam in der antikonvulsiven Wirksamkeit überlegen. Die initiale Therapie mit Magnesiumsulfat sollte unter EKG-Kontrolle folgendermaßen durchgeführt werden:
- Initialdosierung: Magnesiumsulfat 2–4 g i.v. über 15–20 min.
- Erhaltungsdosis 1–2 g/h während der ersten 24 h.
- Therapeutisches Ziel: Serumkonzentration zwischen 2–3,5 mmol/l (4–8 mg/dl).
- Spiegelkontrolle 6-stündlich!

Zu den erwünschten Begleiteffekten von Magnesiumsulfat bei präeklamptischen Patientinnen zählt die Verbesserung der mütterlichen Hämodynamik durch Abnahme des systemvaskulären Widerstands und Steigerung des Herzzeitvolumens.

Häufige Nebenwirkungen der Magnesiumtherapie sind Übelkeit und Schwindel und eine Hyporeflexie tiefer Sehnenreflexe.

Praxistipp

Der Patellarsehnenreflex ist ein geeigneter klinischer Parameter zur Überprüfung einer Magnesiumüberdosierung! Bei Verlust eines vorher auslösbaren Patellarsehnenreflexes ist eine Überdosierung mit Magnesium wahrscheinlich!

Da die Niere das Regulationsorgan des Magnesiumstoffwechsels und einziger Exkretionsort ist, sind insbesondere oligurische Patientinnen mit Präeklampsie

◼ Tab. 60.3 Auswahl der in Deutschland zur Verfügung stehenden Antihypertensiva zur Behandlung der Präeklampsie und Eklampsie (für weitere Informationen ▶ auch Kap. 62)

Wirkstoff	Wirkmechanismus	Indikation	Dosierung	Kommentar
Urapidil (z .B. Ebrantil)	α_1-Blocker, periphere Vasodilatation	1. Wahl zur akuten Intervention!	i.v.; 10 mg	
Dihydralazin (z. B. Nepresol)	arterioläre Vasodilatation	Alternative zu Urapidil	i.v., entweder 5 mg alle 20 min oder 2–20 mg/h	Bei Volumenmangel ausgeprägte, überschießende Hypotonie, fetale Beeinträchtigung, verzögerter Wirkeintritt (10–20 min nach i.v.-Applikation)
α-Methyldopa (z. B. Presinol)	Hemmung der zentralen Sympathikusaktivität	1. Wahl zur Dauertherapie!	p.o.; 2×250 mg/Tag	nur oral verfügbar, langsame Anschlagzeit, daher zur akuten Intervention nicht geeignet
Natriumnitroprussid (z. B. Nipruss)	NO-Freisetzung, Reduktion der Vor- und Nachlast, Wirkeintritt 30 s	nur bei Versagen der Medikamente der 1. Wahl	0,2 µg/kg/min, Dosissteigerung um 0,2 µg/kg/min alle 5 min, max. 2 µg/kg/min	invasives hämodynamisches Monitoring erforderlich! **Cave:** Rebound bei abruptem Absetzen; **Cave:** Zyanidintoxikation!
Glyceroltrinitrat (»Nitroglycerin«, z. B. Perlinganit)	Wirkeintritt: 2–5 min, HWZ: 1–4 min	Kompensation des hypertensiven Effekts bei Intubation/Extubation, pulmonaler Hypertonie oder myokardialer Ischämie. Bei Versagen der Medikamente der 1. Wahl	5 µg/min, Dosissteigerung um 5 µg/min alle 5 min, max. 100 µg/min	
Nifedipin (z. B. Adalat) oder Nicardipin (z. B. Antagonil)	Kalziumantagonist	Kurzzeitgabe bei schwerer Eklampsie möglich	Nifedipin: 10-mg-Kapsel alle 20 min (max. 30 mg) Nicardipin: 5–10 mg/h per infusionem (gewichtsunabhängig)	**Cave:** Reflextachykardie, Palpitationen, Flush. Nicardipin ist gefäßselektiver! **Cave:** bei Magnesiumgabe additiver Effekt der neuromuskulären Blockade!

und Eklampsie durch eine iatrogene Magnesiumintoxikation gefährdet.

 Cave
Eine Atemdepression wird bei Serumspiegeln über 10 mmol/l beobachtet.
Eine Hypermagnesiämie mit Serumkonzentrationen um 12 mmol/l kann zur Asystolie führen.

Die Therapie einer Magnesiumintoxikation besteht in der i.v.-Gabe von 1 g Kalziumglukonat, ggf. repetitiv (1 Ampulle = 10 ml Kalziumglukonat 10% = 1 g Kalziumglukonat).

 Das Antidot von Magnesium ist Kalzium i.v.!

60.1.5 Volumenmanagement bei präeklamptischen Patientinnen

Das Plasmavolumen von Patientinnen mit Präeklampsie ist im Vergleich zu gesunden Schwangeren reduziert, bei leichten Formen allerdings nur um ca. 10%. Erst mit Zunahme der Symptomatik und schwerer Verlaufsform kann das intravasale Volumendefizit bis zu 40% betragen. Das Volumenmanagement präeklamptischer Patientinnen ist schwierig, und es besteht die Gefahr eines Lungenödems

- durch eine erhöhte pulmonale Gefäßpermeabilität, insbesondere unter tokolytischer Therapie und bei Gabe von Glukokortikoiden zur Lungenreifung und
- durch den erniedrigten kolloidosmotischen Druck.

Etwa 2,5% der Patientinnen mit Präeklampsie entwickeln ein Lungenödem. Die intensivmedizinische Überwachung ist auch nach der Entbindung notwendig, da 80% der Patientinnen das Lungenödem erst in der postpartalen Phase entwickeln (▶ Übersicht).

> **Monitoring bei Patientinnen mit Präeklampsie und Eklampsie**
>
> - EKG, Pulsoxymetrie, kontinuierliche Blutdrucküberwachung
> - ZVD-Messung, ggf. PiCCO (Pulmonalarterienkatheter nur nach sorgfältiger Nutzen-Risiko-Analyse)
> - Blutgasanalyse
> - Urinbilanz, Gesamtproteinausscheidung, Kreatininclearance
> - Laborparameter
>   - Kreatinin, Harnstoff, Harnsäure im Serum, Transaminasen, Bilirubin, γ-GT, LDH
>   - Blutbild mit Hb, Hkt, Leukozyten, Haptoglobin, freiem Hb, Schistozyten als Zeichen der Hämolyse
>   - Quick, PTT, TZ, Fibrinogen, D-Dimere, Antithrombin
>   - Protein C
>   - Blutzucker
> - ggf. Sonographie und CT zur Beurteilung eines Leberhämatoms
> - ggf. EEG (Krampfpotenziale), ggf. CT oder MRT (zerebrale Ischämie, Blutungen, Hirnödem)
> ▼

Die fetale Exposition beträgt bei einer Thoraxröntgenaufnahme (ZVK-Lagekontrolle) ≤0,01 mGy, allerdings stellt das intraatriale EKG (z. B. Alphacard) als elektrokardiographische und direkte Möglichkeit bei der Anlage eines zentralen Venekatheters die Lagekontrolle der Wahl bei Schwangeren dar.

Ursächlich für das Lungenödem sind die schwangerschaftsassoziierte Hypertonie und der erhöhte systemvaskuläre Widerstand, die insbesondere bei forcierter Volumengabe zu einer eingeschränkten linksventrikulären Funktion beitragen. Zusätzlich bewirken die Proteinurie, die verminderte Albuminsynthese bei eingeschränkter Lebersyntheseleistung und die damit verbundene Abnahme des kolloidosmotischen Drucks sowie die endotheliale Dysfunktion ein Kapillarlecksyndrom.

> **Vorsichtige Volumensubstitution, Kontrolle der mütterlichen Hypertension und die antikonvulsive Therapie stehen intensivmedizinisch im Vordergrund!**

Nach vorsichtiger Volumengabe und Normalisierung der rechts- und linkskardialen Füllungsdrücke kommt es zu einer Verbesserung des Herzzeitvolumens, einer Abnahme der Herzfrequenz und des systemvaskulären Widerstands. Klinisch beobachtet man bei schwerer Präeklampsie nach adäquater Volumentherapie eine Zunahme der Urinproduktion.

Der ZVD als Trendanzeiger zur Steuerung der Volumentherapie ist bei Patientinnen mit Präeklampsie, Eklampsie und HELLP-Syndrom bedingt geeignet. Herzzeitvolumen, systemvaskulärer Widerstand und die therapeutische Beeinflussbarkeit durch Volumengabe, Diuretika und vasodilatierende Substanzen sollten mittels kontinuierlicher Pulskonturanalyse (PiCCO-Messung) überwacht werden.

> **Die wenig invasive PiCCO-Messung gilt heute als Monitoring der Wahl bei Patientinnen mit Präeklampsie. Die Anlage eines Pulmonalarterienkatheters erfordert eine sehr sorgfältige Nutzen-Risiko-Abwägung!**

60.1.6 Sectio caesarea und Anästhesie

Die einzige kausale Therapie der Präeklampsie ist die Beendigung der Schwangerschaft. Bei leichter Präeklampsie und einem Gestationsalter zwischen der 25.–32. Schwangerschaftswoche sollte die Patientin in einem Perinatalzentrum konservativ behandelt werden, um die Überlebenschancen für das Kind zu verbessern. Nach der 34. Schwangerschaftswoche und bei schweren Verläufen von Präeklampsie, Eklampsie und HELLP-Syndrom sollte aus geburtshilflicher und intensivmedizinischer Sicht die Indikation zur Entbindung großzügig gestellt werden (▶ Übersicht).

Indikationen zur Kaiserschnittentbindung

- ▬ Mütterliche Indikation
  - – Z. n. eklamptischem Anfall, drohende Eklampsie
  - – Schwer therapierbare Hypertonie
  - – Volumen- und therapierefraktäre Oligurie/Anurie >4 h
  - – Lungenödem
  - – Progrediente Thrombozytopenie
  - – Progrediente Leberfunktionsstörung, V. a. Leberruptur
  - – Abruptio placentae (Häufigkeit bei HELLP-Syndrom bis zu 15%!)
  - – Zerebrale Blutung
- ▬ Fetale Indikation
  - – Pathologisches CTG (z. B. wiederholte Spät- und schwere variable Dezelerationen)
  - – Schwere fetale Wachstumsretardierungen (≥5.-10. Perzentile)
  - – Ausgeprägtes Oligohydramnion

Vor der geplanten Entbindung steht die Stabilisierung der Mutter im Vordergrund, da sonst schwerwiegende Komplikationen wie eine mütterliche zerebrale Blutung oder ein eklamptischer Krampfanfall auftreten können.

Die Kaiserschnittentbindung kann bei Präeklampsie und Eklampsie sowohl in Allgemeinanästhesie, in Spinalanästhesie als auch in Periduralanästhesie erfolgen. Hier spielen Gerinnungssituation und Sectiodringlichkeit die entscheidende Rolle. Ist eine rückenmarknahe Regionalanästhesie möglich, dann stellt die Spinalanästhesie bei engmaschiger Blutdruckkontrolle (minütlich oder kontinuierlich) auch bei schwerer Präeklampsie ein sicheres Verfahren dar.

Erfolgt die Kaiserschnittentbindung in Allgemeinanästhesie, dann muss mit einer erschwerten Intubation durch ödematöse Schleimhäute gerechnet werden. Die Intubationsnarkose bei Patientinnen mit Präeklampsie und Eklampsie sollte als modifizierte »rapid sequence induction« (RSI) durchgeführt werden. Blutdruckspitzen durch die Laryngoskopie und Intubation bei zu flacher Narkose sind unbedingt zu vermeiden, z. B. durch die Gabe von Opioiden, Antihypertensiva und β-Blockern.

Praxistipp

Insbesondere die i.v.-Gabe von Magnesium zur Narkoseeinleitung scheint sehr effektiv bei der Kupierung von Blutdruckspitzen bei der Intubation zu sein.

Die engmaschige Blutdruckkontrolle einer Patientin mit Präeklampsie zur Kaiserschnittentbindung in Intubationsnarkose sollte durch eine kontinuierliche arterielle Blutdruckmessung erfolgen. Wegen der Gefahr einer hypertensiven Krise muss die Gabe von Uterotonika bei Patientinnen mit Präeklampsie und Eklampsie äußerst vorsichtig erfolgen. So sollten Oxytocin (z. B. Orasthin, Syntocinon) und andere Uterotonika immer unter engmaschiger mütterlicher Blutdruckkontrolle appliziert werden. Zu weiteren Details der Anästhesieführung bei Präeklampsie und Eklampsie wird auf die Übersichtsarbeit von Fetsch u. Bremerich (▶ Literatur) verwiesen.

60.2　Peripartale Blutungen

Im Rahmen der aktuellen »Centre for Maternal and Child Enquiries« (CMACE)-Erhebung nehmen peripartale Blutungskomplikationen weiterhin den sechsten Platz der direkten mütterlichen Todesursachen ein.

❯ **Von einer postpartalen Blutungskomplikation spricht man, wenn der Blutverlust nach vaginaler Entbindung über 500 ml, nach Sectio caesarea über 1.000 ml beträgt!**

In den letzten Jahren gab es daher vermehrte Anstrengungen, um die Behandlung peripartaler Blutungen insbesondere durch Therapiealgorithmen zu verbessern. So hat die Deutsche Gesellschaft für Gynäkologie und Geburtshilfe eine Leitlinie zur Diagnostik und Therapie peripartaler Blutungen publiziert. Darüber hinaus hat 2012 ein Expertenforum »Peripartale Hämorrhagie« mit Mitgliedern aus Deutschland, Österreich und der Schweiz ein Stufenschema zum Vorgehen bei peripartaler Blutung erarbeitet, das unter www.postpartum-hemorrhage.com veröffentlicht wurde.

- ▪ **Ursachen einer peripartalen Blutung**

Diese können folgendermaßen geordnet werden:
- ▬ **Uterus:** Atonie, Ruptur,
- ▬ **Plazenta:** Plazentalösung, Placenta prävia, verbliebene Plazentareste (daher Plazentakon-

trolle nach der Geburt, ggf. Nachtastung und Kürettage!),
- **Gerinnung:** angeborene oder erworbene Gerinnungsstörungen, Amnioninfektionssyndrom, Sepsis, Fruchtwasserembolie, HELLP-Syndrom,
- **sonstige:** Trauma im Geburtskanal (dann Spekulumeinstellung), Gefäßverletzungen nach (Not-) Sectio u. a.

> ❗ **Cave**
> **Der Blutverlust wird eher unterschätzt! Außerdem können sich im Cavum uteri 500–1.000 ml Blut ansammeln.**

■ **Erstmaßnahmen**

Bei einer postpartalen Blutung werden – abhängig vom Schweregrad – folgende Maßnahmen ergriffen:
- Uteruskompression,
- Notfallteam informieren inkl. OA Geburtshilfe und OA Anästhesiologie.
- Ursachenforschung: Was ist der wahrscheinlichste Grund für die Blutung? Parallel dazu
- Oxytocingabe (z. B. Syntocinon): Das vollsynthetisch hergestellte Medikament entspricht dem Hypophysenhinterlappenhormon Oxytocin und ist kurz wirksam, die Halbwertszeit wird mit 3–10 min angegeben. Dosierung: 3–6 IE als Kurzinfusion, anschließend ggf. Oxytocinperfusor mit 40 IE über 30 min.
- Sulprostongabe (z. B. Nalador): Sulproston stimuliert v. a. die glatte Muskulatur des Uterus, kann aber zu Bronchokonstriktion und Koronarspasmen führen. Dosierung: 1 Amp. Sulproston enthält 500 µg und wird mit 50 ml NaCl 0,9% in einer 50-ml-Perfusorspritze aufgezogen; damit enthält 1 ml = 10 µg. Die Dosierung beträgt 1,7–8,3 µg/min oder 100–500 µg/h, dies entspricht einer Perfusorlaufgeschwindigkeit von 10–50 ml/h. Die Tagesmaximaldosis von Sulproston beträgt 1.500 µg.

> ❗ **Cave**
> **Bei der zeitgleichen Gabe von Oxytocin und Sulproston wurden schwere kardiovaskuläre Nebenwirkungen bis zum Kammerflimmern berichtet, sodass Oxytocin und Sulproston nicht zeitgleich gegeben werden sollen!**

■ **Weitere operative Maßnahmen**
- Tamponade des Cavum uteri durch Bakri-Ballon.
- Uteruskompressionsnähte, z. B. als B-Lynch-Nähte, Ligatur der A. uterina oder ggf. sogar der A. iliaca interna, Hysterektomie.

- Katheterembolisation der Aa. uterinae, ggf. auch bei fortbestehender Blutung nach Hysterektomie.

■ **Weitere anästhesiologisch-intensivmedizinische Maßnahmen**
- Tranexamsäure (z. B. Cyklokapron): 1 g über 10 min als Kurzinfusion, dann Infusion von 1 g über 8 h.
- Transfusion von EK, FFP, Thrombozyten, Fibrinogen und PPSB, ggf. rFVIIa-Gabe erwägen (zum Vorgehen ▶ Kap. 5)
- Zielkriterien bei lebensbedrohlicher Blutung sind: systolischer Blutdruck >80 mmHg, Temperatur >36°C, pH >7,2, ionisiertes Kalzium >1,0 mmol/l, Hämoglobin 10 g/dl, Thrombozyten >100.000/µl, Fibrinogen >1,5 g/l.

Frühzeitig ist zu überlegen, ob die Patientin ggf. in ein Zentrum verlegt werden muss. Hierzu kann eine effektive Tamponade des Cavum uteri einen Zeitgewinn bedeuten.

60.3 Fruchtwasserembolie

Nach Sepsis, Präklampsie und Eklampsie und thromboembolischen Komplikationen ist die Fruchtwasserembolie derzeit die vierthäufigste direkte mütterliche Todesursache. Die maternale Letalität wird mit bis zu 86% angegeben, nach Beginn der Symptomatik versterben 50% der Patientinnen innerhalb der ersten Stunde. Die Inzidenz der Fruchtwasserembolie beträgt in Europa und Nordamerika etwa zwischen 1:15.000 und 1:50.000 Geburten.

Da eine Fruchtwasserembolie mit der momentan verfügbaren Routinediagnostik weder intravital noch postmortal definitiv diagnostiziert werden kann, bleibt sie wahrscheinlich häufig unerkannt; klinisch ist die Fruchtwasserembolie daher eine Ausschlussdiagnose.

■ **Symptomatik**

Die Fruchtwasserembolie tritt in zeitlichem Zusammenhang mit einer Geburt, einer Sectio caesarea oder einem chirurgisch induzierten Abort auf und geht mit der folgenden charakteristischen Symptomtrias einher:
- akute Hypotension,
- Hypoxie,
- disseminierte intravasale Koagulopathie.

Die hämodynamischen Veränderungen bei einer Fruchtwasserembolie verlaufen biphasisch: Während die erste Phase durch die plötzlich einsetzende pulmonale Hypertonie und das Rechtsherzversagen gekennzeichnet ist, stehen in der zweiten Phase das Linksherzversagen und die disseminierte intravasale Koagulopathie (DIC) im Vordergrund.

Differenzialdiagnosen zur Fruchtwasserembolie (mod. nach Conde-Agudelo et al. 2009)

- Lungenembolie
- Luftembolie
- Regionalanästhesiologische Komplikationen (»hohe Spinale«)
- Anaphylaktische oder anaphylaktoide Reaktion
- Myokardinfarkt
- Peripartale Kardiomyopathie
- Aortendissektion
- Herzrhythmusstörungen
- Aspiration
- Lokalanästhetikaintoxikation
- Transfusionsreaktion
- Sepsis
- Postpartale Blutungskomplikation
- Uterusruptur
- Abruptio placentae
- Eklampsie

▪ **Therapie**

Die Intensivtherapie ist symptomatisch: Primäres Behandlungsziel ist die Korrektur von Hypoxie und Hypotension durch adäquate Oxygenierung und ausreichende mütterliche Zirkulation. Eine transthorakale oder transösophageale Echokardiographie kann in der Akutphase zielführend sein und das weitere hämodynamische Management erleichtern. In publizierten Fallberichten wurden folgende Behandlungsoptionen erfolgreich angewandt: Antifibrinolytika, inhalatives Prostazyklin als selektiver pulmonaler Vasodilatator, kontinuierliche Hämodiafiltration, extrakorporale Membranoxygenierung u.v.a.m.; eine gute Übersicht geben Conde-Agudelo et al. (▶ Literatur). Die häufig bei Fruchtwasserembolie beobachtete Uterusatonie macht die Gabe von Uterotonika erforderlich (▶ Abschn. 60.2). Bei einer »echten« DIC mit Hyperfibrinolyse sollte Tranexamsäure eingesetzt werden, die weitere Behandlung erfolgt wie in ▶ Kap. 5.4 dargestellt.

🛑 **Cave**

Eine echte DIC ist sehr selten! Bei aktiver Blutung oder Blutungsgefahr kein Heparin geben, bei Stabilisierung ggf. vorsichtig Antithrombin substituieren auf einen Zielwert von ≥70%.

60.4 Peripartale Kardiomyopathie

Die peripartale Kardiomyopathie ist eine schwangerschaftsassoziierte dilatative Kardiomyopathie, die im letzten Schwangerschaftsmonat bis zu 6 Monate nach der Entbindung auftreten kann, ohne dass ein präexistierendes Herzversagen vorliegt oder andere Ursachen identifizierbar sind. Die peripartale Kardiomyopathie ist immer eine Ausschlussdiagnose. Per definitionem besteht eine linksventrikuläre systolische Dysfunktion mit einer echokardiographisch gemessenen Ejektionsfraktion <45%.

Die mütterliche Letalität bei peripartaler Kardiomyopathie ist mit 50% sehr hoch; insgesamt tritt sie in den USA und Europa bei etwa 1:4.000 Schwangerschaften auf und ist für etwa 8% aller mütterlichen Todesfälle verantwortlich.

Im Jahr 2010 hat die European Society of Cardiology (ESC) zur peripartalen Kardiomyopathie ein frei zugängliches Positionspapier veröffentlicht (▶ Literatur, Sliwa et al. 2010), das den derzeitigen Wissensstand am besten zusammenfasst.

▪ **Pathomechanismus**

Der genaue Pathomechanismus ist unklar, neben Markern einer oxidativen Stressreaktion scheinen insbesondere Prolactin und dessen Abbauprodukte eine Schlüsselrolle zu spielen. Weitere mögliche Entstehungsmechanismen sind allgemeine Entzündungsreaktionen, virale Infektionen, Autoimmunerkrankungen und eine genetische Disposition.

▪ **Symptome**

Frühe Symptome der peripartalen Kardiomyopathie sind häufig unspezifisch und werden als normale physiologische Schwangerschaftsveränderungen fehlinterpretiert: Knöchelödeme, Atemnot in Ruhe und bei Anstrengung, persistierender Husten, abdominelle Beschwerden, Schwindel, Palpitationen, Abgeschlagenheit und Erschöpfung.

Später kann bei einigen Patientinnen eine orthostatische Hypotension beobachtet werden. Zum Zeitpunkt der Erstdiagnose befinden sich die meisten Patientinnen im NYHA-Stadium III–IV; im EKG können Zeichen der linksventrikulären Hypertrophie, Arrhythmien und ST-Streckenveränderungen auftreten. Laborchemisch finden sich erhöhte BNP- oder NT-proBNP–Werte.

▪ **Therapie**

Die Therapie der peripartalen Kardiomyopathie folgt den allgemeinen Leitlinien zur Behandlung des Herzversagens. Präpartal muss zusätzlich die Verträglichkeit der Medikation für den Feten berücksichtigt werden. So sind z. B. präpartal ACE-Hemmer und Aldosteronantagonisten kontraindiziert, Diuretika können den uteroplazentaren Flow reduzieren, und zur Thromboseprophylaxe sollte unfraktioniertes oder niedermolekulares Heparin verwendet werden.

Einen neuen spezifischen Therapieansatz könnte die Gabe von Bromocriptin als Prolactinantagonist darstellen. Erste Erfahrungen wurden mit folgenden Bromocriptindosierungen gewonnen:

- 2×2,5 mg/Tag für 2 Wochen,
- danach 1×2,5 mg/Tag für 4 Wochen.

Die ESC weist einschränkend darauf hin, dass die bisherigen Erfahrungen unzureichend sind und die Anwendung allenfalls im Rahmen eines individuellen Heilversuchs erfolgen sollte. Darüber hinaus ist Bromocriptin mit postpartalen Myokardinfarkten in Verbindung gebracht worden, sodass gerade bei den Patienten mit peripartaler Kardiomyopathie und damit reduzierter Pumpfunktion auf eine ausreichende Antikoagulation geachtet werden muss.

> **Praxistipp**
>
> Bromocriptin stellt möglicherweise eine spezifische Therapieoption bei peripartaler Kardiomyopathie dar! Gleichzeitig muss auf eine ausreichende Antikoagulation geachtet werden, um thromboembolische Komplikationen zu verhindern!

Fallbeispiel Teil 2

Trotz unreifem Zervixbefund wird zu diesem Zeitpunkt der Versuch einer Geburtseinleitung unternommen. Nachdem der Blutdruck auf 220/120 mmHg ansteigt, wird erstmalig mit einer antihypertensiven Therapie begonnen. Der Blutdruck verbleibt bei 215/129 mmHg, eine dringliche Kaiserschnittentbindung in Intubationsnarkose wird durchgeführt. Das Kind ist nach der Kaiserschnittentbindung wohlauf (Apgar 8/10/10). Die Kontrolle des mütterlichen Blutdrucks bleibt postpartal trotz antihypertensiver Therapie unzureichend. Die Patientin entwickelt im Verlauf eine verwaschene Sprache, Myoklonien und einen hängenden Mundwinkel. Die kranielle Computertomographie zeigt eine intrazerebrale Blutung, von der sich die Patientin in den anschließenden Monaten nur langsam erholt.

Literatur

CMACE – Centre for Maternal and Child Enquiries (2011) Saving mothers' lives: reviewing maternal deaths to make motherhood safer: 2006–08. The eighth report on confidential enquiries into maternal deaths in the United Kingdom. BJOG 118 (Suppl 1): 1–203

Conde-Agudelo A, Romero R (2009) Amniotic fluid embolism: an evidence-based review. Am J Obstet Gynecol 201: 445. e1–13

Dadak C, Zeisler H, Helmer H et al. (2012) Notfälle im Kreißsaal. Gynäkologe 45: 170–177

Duley L (2009) The global impact of preeclampsia and eclampsia. Semin Perinatol 33: 130–137

Fetsch NI, Bremerich DH (2008) Anästhesie bei Patientinnen mit Präeklampsie und Eklampsie. Anaesthesist 57: 87–102

Martin SR, Foley MR (2006) Intensive care in obstetrics: an evidence-based review. Am J Obstet Gynecol 195 :673–689

Sliwa K, Hilfiker-Kleiner D, Petrie MC et al. (2010) Current state of knowledge on aetiology, diagnosis, management, and therapy of peripartum cardiomyopathy: A position statement from the Heart Failure Association of the European Society of Cardiology Working Group on peripartum cardiomyopathy. Eur J Heart Fail 12: 767–778 (frei erhältlich)

Soubra SH, Guntupalli KK (2005) Critical illness in pregnancy: An overview. Crit Care Med 33 [Suppl.]: S248–S255

Tallarek AC, Stepan H (2012) Präeklampsie und HELLP-Syndrom als geburtshilfliche Notfälle. Med Klin Intensivmed Notfmed 107: 96–100

Zeeman GG (2006) Obstetric critical care: A blueprint for improved outcomes. Crit Care Med 34 [Suppl]: S208–S214

Internetlinks

www.awmf.org/leitlinien/detail/ll/015-063.html: Leitlinie »Peripartale Blutungen« der Deutschen Gesellschaft für Gynäkologie und Geburtshilfe

www.dgg.de: Homepage der Deutschen Gesellschaft für Gynäkologie und Geburtshilfe

www.postpartum-hemorrhage.com/downloads/algorithmus_poster-20120521.pdf: Hier findet man den Behandlungsalgorithmus »Postpartale Blutung nach vaginaler Geburt oder Sectio caesarea« der PPH-Konsensus-Gruppe (2012)

Akute Vergiftungen

Jürgen Kreienmeyer

Fallbeispiel Teil 1

Ein 24-jähriger, anamnestisch völlig gesunder Student wird während eines überraschenden Wochenendbesuchs bei seinen Eltern von diesen krampfend aufgefunden. Nach Gabe von Clonazepam durch den Notarzt sistieren die Krämpfe. Der Patient ist somnolent mit einem Glasgow-Koma-Score von 7, außerdem hat er eine Prellmarke im Bereich der Schläfe. Der Notarzt intubiert den Patienten und liefert ihn im Schockraum der nächsten Klinik ein.

Bei Aufnahme im Schockraum ist der Patient hypoton und normofrequent. Auch unter Sedierung mit 4 mg/kg/h Propofol zeigen sich generalisierte Krämpfe. Bis auf die Prellmarke am Kopf ist die körperliche Untersuchung ebenso wie das CCT unauffällig. Das Akutlabor mit Blutgasen, Blutzucker, Hämatokrit und Elektrolyten zeigt keine Besonderheiten. Einzige weitere Auffälligkeit ist eine unspezifische Leitungsverzögerung im EKG mit einer QRS-Zeit von 0,11 s. Der Patient wird auf die Intensivstation aufgenommen.

61.1   Epidemiologie und Ursachen

Gift, was ist das? Eine allgemeingültige Definition ist schwierig, denn nach Paracelsus (1493–1541) gilt:

Alle Dinge sind Gift und nichts ohne Gift, allein die Dosis macht, das ein Ding kein Gift ist.

Danach ist eine Substanz nicht per se giftig, sondern wird erst durch ihre schädliche Wirkung zum Gift. Dabei gelten folgende Definitionen:

> **Gift und Intoxikation**
>
> **Gift:** Dem Organismus zugeführte Naturstoffe, Chemikalien, Arzneimittel etc., die in relativ kleinen Mengen, zum Teil erst nach Umwandlung im Körper, Funktionsstörungen, Gesundheitsschäden oder den Tod hervorrufen.
> **Intoxikation:** Die schädliche Einwirkung pflanzlicher, tierischer, bakterieller, chemischer oder sonstiger – auch endogener – Gifte auf den Organismus, im weiteren Sinne auch das darauf beruhende Krankheitsbild.

Bei der Vielzahl von potenziell toxischen Noxen ist es Ziel dieses Kapitels, dem Intensivmediziner allgemeine Grundsätze der Vergiftungsbehandlung zu vermitteln. Dosierungen beziehen sich, soweit nicht anders angegeben, auf einen normalgewichtigen Erwachsenen.

> **Praxistipp**
>
> Vor dem Einsatz spezifischer Therapieverfahren sollte unbedingt Rücksprache mit einem Giftinformationszentrum genommen werden.

61.1.1 Epidemiologie

Über die Häufigkeit von Vergiftungen liegen keine genauen Zahlen vor. Nach der amtlichen Todesursachenstatistik sind in Deutschland jährlich ungefähr 3.500 Todesfälle auf Vergiftungen zurückzuführen. Von den insgesamt ca. 200.000 jährlichen Anfragen an die deutschen Giftinformationszentren betrafen ungefähr 250 Fälle mit letalem Ausgang. Es ist also von einer deutlich höheren Zahl von Vergiftungsfällen auszugehen.

Ungefähr 96% aller Vergiftungsfälle sind auf eine akute Exposition zurückzuführen. Bei fast 90% der Fälle liegt eine orale Giftzufuhr im Haushalt vor. Kinder unter 4 Jahren sind mit ca. ein Drittel aller Intoxikationen deutlich überrepräsentiert, in der Hälfte der Fälle sind Erwachsene betroffen. Während bei Kleinkindern nahezu ausschließlich akzidentelle Vergiftungen vorkommen, überwiegen bereits ab dem 14. Lebensjahr Vergiftungen in suizidaler Absicht. Über 85% aller an Giftinformationszentren gemeldeten Intoxikationen verlaufen asymptomatisch bis leicht, nur ca. 1% haben Spätschäden zur Folge (◘ Tab. 61.1).

61.1.2 Vergiftungsursachen

Bei Vergiftungen in suizidaler Absicht haben Medikamente mit 90% aller Intoxikationen die größte Bedeutung. Bei den akzidentellen Vergiftungen sind Medikamente in 25% aller Fälle die Ursache, eine weitere gro-

◘ **Tab. 61.1** Daten zu Vergiftungsfällen

Ätiologie	Giftaufnahme	Schweregrad
akzidentell: 62%	oral: 86%	asymptomatisch: 43%
suizidal: 27%	inhalativ: 6%	leicht: 43%
Abusus: 5%	Haut: 4%	mittel: 10%
gewerblich: 2%		schwer: 4%
		tödlich: <0,2%

Tab. 61.2 Vergiftungsursachen im Kindesalter und im Erwachsenenalter (mit und ohne Vorsatz)			
Vergiftungs-ursache	Häufig-keit im Kindes-alter	Häufigkeit bei Erwachsenen	
		ohne Vorsatz	mit Vorsatz
Medikamente	25%	23%	87%
Pflanzen	24%	7%	2%
waschaktive Substanzen	11%	5%	
Kosmetika	6%	2%	
Festkörper	5%	5%	
Nahrungs- und Genussmittel	3%	7%	4%
Organika	3%	7%	
Farben	3%		
Gase		6%	
Säuren, Laugen		10%	
Pestizide			1%
unbekannt			3%

ße Gruppe sind Pflanzen mit ebenfalls 25% aller Fälle im Kindesalter und immerhin noch 10% bei Erwachsenen (Tab. 61.2).

61.2 Diagnostik

Nur in Ausnahmefällen findet sich ein charakteristisches Krankheitsbild. Wichtig ist es, eine Intoxikation v. a. bei unklaren Krankheitsbildern in die differenzialdiagnostischen Überlegungen mit einzubeziehen. Allerdings darf man sich durch die Verdachtsdiagnose Vergiftung auch nicht von einer sorgfältigen Basisdiagnostik ablenken lassen.

> ⊘ **Cave**
> **Ein typischer Fallstrick ist die vermeintliche Alkoholintoxikation, die sich als Hypoglykämie oder Schädel-Hirn-Trauma entpuppt.**

Die diagnostischen Maßnahmen bei Aufnahme eines potenziell intoxikierten Patienten sind grundsätzlich die gleichen wie bei anderen Intensivpatienten:

- Überprüfung und ggf. Stabilisierung der Vitalfunktionen,
- Eigen- und Fremdanamnese,
- eingehende körperliche Untersuchung, v. a. von Neurologie, Fötor, Hautveränderungen und Körpertemperatur.

> ❯ **Je schwerer die Vergiftung, desto wahrscheinlicher sind therapiebedürftige Veränderungen der Körpertemperatur.**

Zusatzuntersuchungen sind:
- EKG, Labor (Hämoglobin, Hämatokrit, kleines Blutbild, Elektrolyte, Blutgasanalyse, Glukose, Blutalkohol und Drogenscreening),
- Asservierung von Blut, Urin, Erbrochenem, ggf. Magenspülflüssigkeit u. ä., dabei immer die Gesamtmenge vermerken.

Toxikologische Untersuchungen haben für die Akuttherapie in den seltensten Fällen eine Bedeutung. Die Identifizierung und Quantifizierung einzelner Substanzen ist in der Regel sehr aufwändig. Für die Notfalldiagnostik besser geeignet sind gruppenspezifische Suchtests.

Die Verfügbarkeit der analytischen Methoden hängt sehr von der lokalen Infrastruktur ab. Es empfiehlt sich daher eine frühzeitige Kontaktaufnahme mit dem Labor, das die Bestimmung durchführen soll. Dabei müssen dann auch Art und Menge des benötigten Materials abgesprochen werden.

61.3 Typische Befundkonstellationen und Schweregrad

Häufig ist bei Aufnahme eines intoxikierten Patienten die Giftsubstanz nicht bekannt, evtl. wird eine Intoxikation zunächst auch nur vermutet.

61.3.1 Befundkonstellationen

Bei vielen Substanzen gibt es aber ein typisches klinisches Bild, das sich bei einer Intoxikation präsentiert und dadurch erste Hinweise geben kann (Tab. 61.3). Folgende Befundkonstellationen werden unterschieden:
- stimuliertes Bild,
- gebremstes Bild,
- diskordantes (ungleichförmiges) Bild,
- normales Bild.

□ Tab. 61.3 Substanzen und das begleitende typische klinische Bild bei Intoxikation

Klinisches Bild			
»stimuliert«	»gebremst«	»diskordant« (ungleichförmig)	»normal«
Sympathomimetika — Amphetamine — Bronchodilatantien — Kokain — Schilddrüsenhormone	Sympatholytika — ACE-Hemmer — Antidepressiva — Digitalis — Neuroleptika	Asphyxanzien — Zyanide — Kohlenmonoxid — Met-Hb-Bildner	toxische Zeitbomben — Digitalispräparate — Pilze — Paracetamol — Organophosphate — Salicylate — Schwermetalle — »sustained release« Präparate — Virostatika
Halluzinogene — LSD — Ketamin — Pilze	Cholinergika — Insektizide — Nikotin — Acetylcholineste-rasehemmer — Antidementia	membranstabilisieren-de Substanzen — Antiarrhythmika — β-Blocker — Lokalanästhetika — Neuroleptika	Psychose
Anticholinergika — Antidepressiva — Antihistaminika — Pflanzen/Pilze	Opioide — Analgetika — Antidiarrhoika — Antitussiva	metabolische Azidosen auslösende Substanzen — Alkohole — Biguanide — Salicylate	keine Intoxikation
Entzugssyndrome	Sedativa/Hypnotika	ZNS-Syndrome	
	Antiepileptika	Disulfiram	
	zentral wirksame Muskelrelaxanzien		

▪ Klinisches Bild »stimuliert«

Der Patient ist hyperaktiv und agitiert. Blutdruck, Herz- und Atemfrequenz sind erhöht.

Typische **Auslöser** sind direkte oder indirekte Sympathomimetika, Anticholinergika und Halluzinogene. Differenzialdiagnostisch ist an eine Entzugssymptomatik zu denken, z. B. nach Alkohol, aber auch nach β-Blockern oder Antidepressiva.

▪ Klinisches Bild »gebremst«

Der Patient ist müde und verlangsamt. Blutdruck, Herz- und Atemfrequenz sind erniedrigt.

Typische **Auslöser** sind Sympatholytika, Cholinergika, Opioide sowie Sedativa und Hypnotika.

▪ Klinisches Bild »diskordant«

Die zentralnervösen Symptome passen nicht zur übrigen Symptomatik.

Auslöser sind Asphyxanzien, sog. membranstabilisierende Substanzen und metabolische Azidosen, z. B. durch Biguanide oder Salicylate.

▪ Klinisches Bild »normal«

Der Patient zeigt keine fassbaren Symptome.

Eventuell liegt eine Psychose vor. Es kann sich aber auch um verzögert eintretende Vergiftungen handeln, sog. »toxische Zeitbomben«. Ein typisches **Beispiel** hierfür ist die Paracetamolvergiftung.

> **Eine klinisch relevante Vergiftung kann ausgeschlossen werden wenn**
> — der Patient sowohl aktuell als auch anamnestisch asymptotisch ist,
> — Menge, Zeitpunkt der Exposition und Art des Gifts genau bekannt sind,
> ▼

◘ **Tab. 61.4** Klinische Abschätzung des Schweregrads einer Vergiftung

Schweregrad	»stimuliert«	»gebremst«
1. gradig	Unruhe, Ängstlichkeit, erhöhte Reflexe, Mydriasis, Schwitzen, Tremor	Müdigkeit, Antriebslosigkeit, Schwächegefühl, Ataxie, Reaktion auf Ansprache
2. gradig	Desorientierung, Überaktivität, Fieber, Hypertonus, Tachykardie, Tachypnoe	Reaktion auf Schmerzreize, Hirnstamm- und Muskeleigenreflexe intakt, Hypotonie
3. gradig	Delir, Halluzinationen, Hyperthermie, Tachyarrhythmien	keine Reaktion auf Schmerzreize, Hypoventilation, Schutzreflex herabgesetzt, Bradykardie
4. gradig	Koma, Krämpfe, kardiovaskuläre Dekompensation	Koma mit Apnoe und »Low-output«-Syndrom, Reflexe erloschen

— die aufgenommene Dosis geringer ist als die minimale toxische Menge und
— das Zeitintervall seit Exposition größer ist als die längste beschriebene symptomfreie Zeit.

61.3.2 Abschätzung des Schweregrads

Anhand von ◘ Tab. 61.4 kann der Schweregrad einer Vergiftung abgeschätzt werden. Wichtig ist eine regelmäßige Reevaluation, da es sich bei Vergiftungen um ein dynamisches Geschehen handelt. Auch müssen Effekte therapeutischer Maßnahmen (z. B. Analgosedierung) berücksichtigt werden.

61.4 Therapie

Zu den allgemeinen Maßnahmen bei Vergiftungsfällen gehören
— der Eigenschutz, v. a. bei Inhalations- und Kontaktgiften,
— die Sicherung der Vitalfunktionen und
— die Unterbrechung der Giftexposition.

Diese Maßnahmen sollten bereits präklinisch eingeleitet werden.

Sicherung der Vitalfunktionen Die Sicherung der Vitalfunktionen hat oberste Priorität und erfolgt nach den allgemeinen intensivmedizinischen Grundsätzen. Bei Hypotonie wird primär ein Volumenersatzmittel gegeben.

61.4.1 Primäre Giftelimination

Ziel der primären Giftelimination (Dekontamination) ist es, eine weitere Giftaufnahme in den Körper zu verhindern. Je nach Art der Noxe kommen unterschiedliche Verfahren zur Anwendung.

▪ **Inhalationsgifte**
Der Patient muss aus der toxischen Umgebung entfernt werden. Dies ist Aufgabe entsprechend ausgerüsteter Einsatzkräfte und nicht des medizinischen Personals.

❯ **Beatmung nur mit Beutel oder Respirator, keine Mund-zu-Mund oder Mund-zu-Nase-Beatmung!**

▪ **Kontaktgifte**
Die Kleidung wird vollständig entfernt und der Patienten mit möglichst körperwarmer Kochsalzlösung abgewaschen. Dabei ist unbedingt auf ausreichenden Eigenschutz (Handschuhe, Mundschutz, Schutzbrille, Einmalschürze) zu achten. Ähnlich wie bei Inhalationsgiften sollte die Dekontamination bereits am Einsatzort durchgeführt werden, spätestens jedoch im Schockraum und nicht erst auf der Intensivstation.

❯ **Diverse Kontaktgifte wirken auch über die Atemwege. Im Zweifelsfall Dekontamination durch die Feuerwehr durchführen lassen.**

▪ **Orale Vergiftungen**
Bis vor wenigen Jahren galten induziertes Erbrechen und Magenspülung als Methoden der ersten Wahl zur primären Giftelimination bei peroralen Vergiftungen. Wegen zahlreicher Kontraindikationen und Komplikationen werden diese beiden Verfahren nicht mehr

routinemäßig eingesetzt. Für alle Verfahren zur gastro-intestinalen Dekontamination gibt es wenig Evidenz zur Wirksamkeit. Sie sollten nur kurz nach Ingestion einer potenziell bedrohlichen Menge einer toxischen Substanz durchgeführt werden.

> Aktuell gilt die orale Gabe von Aktivkohle als Methode der Wahl zur primären Giftelimina-tion (▸ Carbo medicinalis).

Induziertes Erbrechen

Wenn überhaupt sollte Erbrechen nur in den ersten 1–2 h nach einer Ingestion ausgelöst werden. **Ipeca-cuanha-Sirup** ist auch bei Erwachsenen das Mittel der Wahl. In Deutschland ist Ipecacuanha-Sirup als Han-delspräparat nicht erhältlich und muss in der Apotheke hergestellt werden. Die fertige Zubereitung ist 1 Jahr haltbar. Die Dosis beträgt bei Erwachsenen und Ju-gendlichen ab 12 Jahre 15–30 ml, bei Kindern zwi-schen 1 und 11 Jahren 15 ml und bei Säuglingen zwi-schen 6 und 12 Monaten 5–10 ml.

Ein Problem ist die Latenzzeit von 20–30 min bis zum Wirkungseintritt. Außerdem ist die spätere Koh-leapplikation erschwert.

Kontraindikationen des induzierten Erbrechens

- Vergiftungen mit
  - Schaumbildnern
  - Lösemitteln
  - flüchtigen Kohlenwasserstoffen
  - ätzenden Substanzen
- Patienten mit
  - herabgesetzten Schutzreflexen
  - Pathologien des oberen Gastrointestinal-trakts
  - erhöhter Blutungsneigung

Das Erbrechen ist schmerzhaft, schwere Nebenwir-kungen bis hin zu Todesfällen durch Magenruptur oder intrakranielle Blutungen sind beschrieben. Indu-ziertes Erbrechen führt im Vergleich zur Gabe von Aktivkohle oder Magenspülung zu keiner Outcome-Verbesserung. Es gilt daher allenfalls noch als Thera-pieoption bei der Behandlung leichter Vergiftungen im Kindesalter, falls die Gabe von Aktivkohle oder eine Magenspülung nicht durchgeführt werden kann, aller-dings nur bei eindeutiger Anamnese. Das Gleiche gilt für einen Massenanfall von Vergiftungsfällen.

◻ Tab. 61.5 Indikationen zur Magenspülung

Schlechte Bindung an Aktivkohle	Verzögerung der Magenentleerung	Hoch-toxisch
Alkohole	Anticholinergika ▪ Antihistaminika ▪ Belladonnaalkaloide ▪ Mydriatika ▪ Neuroleptika ▪ Parkinsonmittel ▪ Spasmolytika ▪ zyklische Antide-pressiva ▪ diverse Pflanzen	Zyanide
Bromide	Barbiturate	Theophyllin
Zyanide	Benzodiazepine	zyklische Antidepres-siva
Eisen	Kalziumantagonisten	
Glykol	Clonidin	
Lithium	Opioide	
Schwer-metalle		

Magenspülung

Auch eine Magenspülung wird nicht mehr routinemä-ßig durchgeführt. Sinnvoll ist sie bei Vergiftungen:

- mit Substanzen, die schlecht an Kohle binden in-nerhalb der ersten Stunde nach Ingestion,
- bei Substanzen, die die Magenentleerung verzö-gern, oder
- kurz nach Ingestion einer großen Menge hochto-xischer Substanzen, insbesondere, wenn kein spe-zifisches Antidot zur Verfügung steht.

Die Indikationen zur Magenspülung sind in ◻ Tab. 61.5 zusammengefasst. Es gelten im Wesentlichen die glei-chen Kontraindikationen wie für das induzierte Erbre-chen (▸ Übersicht in ▸ »Induziertes Erbrechen«).

Praktische Durchführung einer Magenspülung

- Sicherung der Atemwege, ggf. Intubation
- Lagerung in Linksseiten- und Kopftieflage (ca. 20°)

▼

- Orales Einführen einer großlumigen Magensonde, beim Erwachsenen etwa 36–40 French; **Cave:** keine übermäßige Kraft anwenden, im Zweifelsfall eine kleinere Sonde wählen
- Aspiration und Asservation des Mageninhalts
- Spülung in Portionen mit 200–300 ml körperwarmem Wasser (bei Kindern 5–10 ml/kg warme Kochsalzlösung) bis die Spülflüssigkeit keine Partikel mehr enthält. Die Rücklaufmenge muss der zugeführten Menge entsprechen
- Eine Gesamtmenge von mehr als 5 l Spüllösung sollte in der Regel nicht überschritten werden
- Kapseln und größere Tabletten sollten endoskopisch entfernt werden, ebenso verklumpte Tablettenreste, sog. Tablettenbezoare

Carbo medicinalis

Aktivkohle bindet unspezifisch eine Vielzahl von Substanzen und verhindert so ihre weitere Aufnahme. Als Erstdosis werden 1–2 g/kg Körpergewicht in Wasser aufgeschwemmt und gegeben. Pro Gramm Aktivkohle sind dabei mindestens 8 ml Wasser erforderlich, sodass ein relativ großes Volumen verabreicht werden muss. Kooperative Patienten können die Aufschwemmung selbst trinken. Von Nachteil sind der schlechte Geschmack und die Farbe. Die Gabe aus einem undurchsichtigen Gefäß über einen Strohhalm kann die Akzeptanz verbessern. Alternativ ist die Zufuhr über eine großlumige Magensonde möglich. Aktivkohle kann als Pulver oder als vorgefertigtes Granulat (z. B. Ultracarbon) gekauft werden. Eine Flasche Ultracarbon enthält 50 g Aktivkohle und wird mit 400 ml Wasser aufgeschwemmt. Der Inhalt kann dann über den speziellen Flaschenverschluss direkt in die Magensonde gegeben werden.

> **Praxistipp**
>
> Die Erstdosis beim Erwachsenen beträgt 100 g Aktivkohle, entweder als Pulver in 1 l Wasser oder z. B. in 2 Flaschen Ultracarbon.

Auch Aktivkohle darf nur bei gesicherten Atemwegen und ungestörter Magen-Darm-Motilität zugeführt werden.

❯ **Vergiftungen mit Hydrokarbonen gelten als Kontraindikation.**

Die Gabe von Kohle unmittelbar nach einer Emetikatherapie ist nicht sinnvoll. Bei Monointoxikation mit einer ätzenden Substanz sollte auf die Kohlegabe verzichtet werden, da die erforderliche endoskopische Diagnostik erheblich erschwert wird. Bei fehlendem Wirksamkeitsnachweis wird auf das früher häufig empfohlene Auslösen einer Diarrhöe nach der Gabe von Carbo medicinalis heutzutage verzichtet.

Orthograde Darmspülung

Die orthograde Darmspülung mit einer balancierten Macrogol(Polyethylenglykol)-Elektrolyt-Lösung (PEG-EL) gilt als das wirksamste, aber auch aufwändigste Verfahren der gastrointestinalen Dekontamination. Sie kann auch dann noch effektiv sein, wenn sich die Noxe bereits im Dünndarm befindet. Eine orthograde Darmspülung sollte in Erwägung gezogen werden bei Zufuhr potenziell toxischer Mengen von »Sustained-release«-Präparaten, Lithium, Eisen, Schwermetallen, sog. »body-packs« und Vergiftungen mit sehr hohen Dosen.

Prinzipiell können kooperative Patienten die Lösung trinken, aufgrund der erforderlichen großen Mengen empfiehlt sich aber die Zufuhr über eine nasogastrale Sonde.

> **Praktische Durchführung einer orthograden Darmspülung**
>
> - Sicherung der Atemwege
> - Anlage einer nasogastralen Ernährungssonde
> - 45°-Oberkörperhochlagerung
> - Dosierung der Polyethylenglykol- (Macrogol)-Elektrolyt-Lösung (PEG-EL):
>   - Kinder von 9 Monaten bis 6 Jahren 500 ml/h PEG-EL
>   - Kinder von 6–12 Jahren 1.000 ml/h PEG-EL
>   - Jugendliche ab 13 Jahren und Erwachsene 1.500–2.000 ml/h PEG-EL
> - Bei Erbrechen parenterale Gabe von Antiemetika, ggf. Halbierung der Spülgeschwindigkeit für 30–60 min
> - Die Spülung kann beendet werden, sobald rektal klare Flüssigkeit abgeht

Bei unstillbarem Erbrechen darf eine orthograde Darmspülung nicht durchgeführt werden. Ansonsten gelten die gleichen Kontraindikationen wie für die anderen gastrointestinalen Dekontaminationsverfahren. Ein besonderes Augenmerk ist auf den Ausschluss einer Darmobstruktion oder eines Ileus zu richten.

61.4.2 Sekundäre Giftelimination

Ziel ist, die Verweildauer bereits aufgenommener toxischer Substanzen im Körper zu verkürzen. Verfahren der sekundären Giftelimination sind die repetitive Gabe von Aktivkohle, alkalische Diurese, Hämoperfusion bzw. Hämodialyse und gelegentlich Plasmapherese. Sie sollten nur bei schweren Vergiftungen und nach Ausschöpfung aller Primärmaßnahmen eingesetzt werden. Eine vorherige Rücksprache mit einem Giftinformationszentrum ist dringend zu empfehlen.

Repetitive Gabe von Aktivkohle

Die wiederholte Gabe von Aktivkohle ist eine relativ einfach durchzuführende sekundäre Dekontaminationsmaßnahme. Als Wirkungsmechanismen werden die Unterbrechung des enterohepatischen Kreislaufs und die Absorption des enteral sezernierten Anteils der Noxe diskutiert.

Indikationen sind schwere Vergiftungen mit Carbamazepinen, Barbituraten, Dapson, Chinin, Theophyllin und evtl. zyklischen Antidepressiva.

Die Wiederholungsdosis beträgt 0,25 g/kg/h, entweder kontinuierlich über eine nasogastrale Sonde oder diskontinuierlich alle 2–4 h. Die repetitive Gabe von Aktivkohle erfolgt bis zu einer Gesamtmenge von 2 g/kg (zusätzlich zum initialen Bolus von 100 g).

Alkalische Diurese

Die Induktion einer alkalischen Diurese mit einem Urin-pH von 7,5–8,5 ist bei Vergiftungen mit Salicylaten indiziert, falls keine Hämodialyse durchgeführt werden kann. In Erwägung gezogen werden kann sie auch bei Vergiftungen mit den Herbiziden Mecoprop und Dichlorphenoxyessigsäure, möglicherweise auch bei Intoxikationen mit Paraldehyd.

Praktische Durchführung einer alkalischen Diurese

- Ausgangslabor bestimmen: Elektrolyte, Kreatinin, Glukose und Säure-Basen-Haushalt
- Anlage eines Blasenkatheters
- Ggf. Flüssigkeits- und Elektrolythaushalt ausgleichen
- Messung des Urin-pH
- Gabe von 3 mmol/kg Natriumbikarbonat über 1 h i.v. (das sind beim 80 kg-Patienten 240 ml Natriumbikarbonat 8,4% über 1 h, also 4 ml/min)

▼

Tab. 61.6 Mögliche Indikationen zur extrakorporalen Giftelimination

Hämodialyse	Hämoperfusion	Plasmapherese
Alkohole	Chinidin	Hirudin
Arsen	Methotrexat	
Barbiturate	Phenylbutazon	
β-Blocker	Procain	
Brom	Theophyllin	
Lithium		
Salicylate		
Schwermetalle		

- Anfangs alle 15–20 min Messung von Urin-pH, Säure-Basen-Haushalt und Kalium, bis sich ein Gleichgewicht eingestellt hat, danach stündliche Messung
- Weitere Gaben von Natriumbikarbonat nach Urin-pH
- **Cave:** Der arterielle pH soll 7,5 nicht überschreiten

Extrakorporale Verfahren

Extrakorporale Verfahren sind am effektivsten bei kleinmolekularen Substanzen mit niedrigem Verteilungsvolumen. Ihre Bedeutung ist in den letzten Jahren zurückgegangen.

Mögliche Indikationen zur extrakorporalen Giftelimination sind in ▢ Tab. 61.6 zusammengefasst.

61.4.3 Antidottherapie

Ziel der Antidottherapie ist die Antagonisierung der Giftwirkung. Man kann unterscheiden zwischen

- **supportiven** Antidoten, die den Verlauf zwar günstig beeinflussen können, aber nicht therapieentscheidend sind, z. B. die Gabe von Flumazenil bei einer Benzodiazepinintoxikation, und
- **lebensrettenden** Antidoten, z. B. N-Acetylcystein bei der Paracetamolvergiftung.

Eine Antidottherapie sollte nur bei potenziell lebensbedrohlichen Vergiftungen und nach Rücksprache mit einem Giftinformationszentrum erfolgen. Dazu gehören v. a. Vergiftungen mit Organophosphaten, Zyaniden, Eisen, Schwermetallen und Paracetamol.

Eine Übersicht über die wichtigsten Antidote und Dosierungsangaben finden sich im Anhang der »Roten Liste«. Ausführliche Informationen auch zu selten verwendeten Antidoten sind z. B. auf der Homepage des Giftinformationszentrums Nord zu finden (▶ Abschn. 61.8).

61.5 Ausgewählte Intoxikationen

Im Folgenden werden einige Vergiftungen genauer besprochen, die entweder wegen ihrer Häufigkeit oder ihrer Gefährlichkeit besondere Relevanz haben. Ein Anspruch auf Vollständigkeit kann nicht erhoben werden.

61.5.1 Benzodiazepine

Benzodiazepine gehören weltweit zu den am häufigsten verordneten Pharmaka. In der Regel verlaufen Monointoxikationen auch bei hohen Dosen relativ harmlos, es sind jedoch auch letale Verläufe beschrieben. Je nach Präparat kann der Inhalt von 1–2 Packungen allerdings zu komatösen Zuständen führen.

Symptomatik Müdigkeit, Schwächegefühl, Sprachstörungen, Hypotonie, Amnesie; bei schweren Intoxikationen Koma und Atemdepression mit kritisch herabgesetzten Schutzreflexen.

Therapie Behandlung der Wahl bei einer Monointoxikation mit einem Benzodiazepin ist – abgesehen von der Kohlegabe – progressives Zuwarten unter Sicherung der Atemwege. Zwar steht mit Flumazenil ein spezifischer Antagonist zur Verfügung, allerdings sind bei einer Halbwertszeit mit 45 min repetitive Gaben erforderlich. Auch kann ein schweres Entzugssyndrom mit Krämpfen ausgelöst werden.

> ❗ **Cave**
> Sind Benzodiazepine »im Spiel«, liegt häufig eine Mischintoxikation mit anderen Psychopharmaka, Opioiden und/oder Alkohol vor!

61.5.2 Äthylalkohol

Äthylalkohol wird schnell resorbiert, die Wirkung setzt 30–60 min nach Aufnahme ein. Mengen von 3 g/kg bei Kindern und 5 g/kg bei Erwachsenen können bei kurz-

○ **Tab. 61.7** Blutalkoholspiegel und dazu gehörende Symptome

Blutalkoholspiegel	Symptome
0,5–1,5 Promille	Euphorie oder Dysphorie, Enthemmung, Konzentrationsmängel, Einschränkung des Urteilsvermögens
1,5–2,5 Promille	verwaschene Sprache, Schläfrigkeit, Stimmungsschwankungen, antisoziales Verhalten
2,5–3,5 Promille	unzusammenhängende Sprache, Erbrechen, Stupor, herabgesetzte Schutzreflexe
3,5–4,5 Promille	Koma, Atemdepression
>5 Promille	Tod

fristiger Ingestion tödlich sein. Bei gesicherten Atemwegen ist die sich entwickelnde metabolische Azidose verlaufsbestimmend. Es besteht eine Korrelation zwischen der Blutalkoholkonzentration und der klinischen Symptomatik mit interindividuell großer Variabilität (○ Tab. 61.7).

> ⟩ Unabhängig vom Blutalkoholspiegel ist die Kombination einer metabolischen Azidose mit einer Hypoglykämie ein Hinweis auf eine Alkoholvergiftung.

Aufgrund der schnellen Resorption und schlechten Bindungseigenschaften ist eine Aktivkohlegabe bei Alkoholmonointoxikationen nicht sinnvoll. Falls der Patient nicht ohnehin spontan erbricht, ist eine Magenspülung indiziert. Die weitere Therapie ist im Wesentlichen supportiv, bei schweren Intoxikationen sollte eine Hämodialyse in Erwägung gezogen werden.

Praxistipp

Bei Alkoholintoxikation besteht eine erhebliche Hypoglykämieneigung. Darüber hinaus werden bei schweren Alkoholvergiftungen 100 mg Thiamin (Vitamin B_1) i.v. zur Prophylaxe einer Wernicke-Enzephalopathie empfohlen.

61.5.3 Zyklische Antidepressiva

Schwere Intoxikationen sind nach Ingestion des Inhalts einer normalen Packung möglich. Es gibt keine sichere Korrelation zwischen Plasmaspiegeln und toxischen Effekten. Kardiale Effekte können bereits bei üblichen therapeutischen Dosen auftreten, dabei sind Patienten mit kardialen Vorerkrankungen besonders gefährdet.

Symptomatik Somnolenz, anticholinerge Symptome, Sprachstörungen, Tremor, Halluzinationen; bei schweren Intoxikationen Koma, Krampfanfälle und Kardiotoxizität mit Herzrhythmusstörungen. Frühzeichen im EKG sind QRS-Verbreiterung über 0,12 s, QT-Verlängerung sowie eine Rechtsdrehung der Herzachse.

Therapie Bei Intoxikationen mit zyklischen Antidepressiva sollte neben der Gabe von Aktivkohle auch eine Magenspülung durchgeführt werden. Bewährt hat sich auch die repetitive Aktivkohlegabe. Eine leichte Alkalisierung (Ziel-pH 7,5) mit Natriumbikarbonat kann unter Umständen die kardiale Funktion verbessern. Wegen der langen Halbwertszeit der Antidepressiva sollten die Patienten auch nach Rückgang der Symptome noch 12–24 h intensivmedizinisch überwacht werden.

 Cave
Eine Azidose ist bei Intoxikation mit zyklischen Antidepressiva unbedingt zu vermeiden, da darunter die Kardiotoxizität erheblich zunimmt.

61.5.4 Selektive Serotonin-Reuptake-Inhibitoren

Die moderneren Serotonin-Reuptake-Inhibitoren (SSRI) sind insgesamt nebenwirkungsärmer als die klassischen zyklischen Antidepressiva. Aber auch bei SSRI sind schwere Intoxikationen schon nach Einnahme des Inhalts einer üblichen Packung möglich.

Symptomatik Übelkeit, Erbrechen, Unruhe, Schwindel, Somnolenz, Tachykardie; bei schweren Intoxikationen Koma, Krampfanfälle, Hyperthermie, QRS-Verbreiterung, Hypotonie.

Therapie Im Wesentlichen supportive Behandlung. Wie bei zyklischen Antidepressiva kann die Gabe von Natriumbikarbonat u. U. die kardiale Funktion verbessern.

61.5.5 Salicylate

Insbesondere Acetylsalicylsäure ist als Schmerzmittel oder Thombozytenaggregationshemmer weit verbreitet. Schwere Vergiftungen sind ab 300 mg/kg beschrieben. Das Vergiftungsbild ist durch die Entwicklung einer schweren metabolischen Azidose gekennzeichnet.

Symptomatik Übelkeit, Erbrechen, Unruhe, Schwindel, Tremor, Hyperventilation; bei schweren Intoxikationen Hyperthermie, Krampfanfälle, Koma, Lungenödem.

Therapie Wiederholte Plasmaspiegelbestimmungen zur Verlaufskontrolle. Sinnvoll sind wiederholte Kohlegaben und alkalische Diurese. Bei schweren Vergiftungen ist frühzeitig eine Hämodialyse zu erwägen.

 Cave
Erhöhte Blutungsneigung bei invasiven Maßnahmen.

61.5.6 Paracetamol

Paracetamolintoxikationen sind mittlerweile eine der häufigsten Ursachen für ein Leberversagen. Ab 7,5 g beim gesunden Erwachsenen (bzw. 150 mg/kg) als Einzeldosis ist eine hepatotoxische Wirkung möglich, ab 12 g (250 mg/kg) wahrscheinlich. Bei Patienten mit vorbestehendem Leberschaden können bereits kleinere Mengen zum Leberversagen führen.

Symptomatik Paracetamol ist eine »toxische Zeitbombe« – die Symptomatik entwickelt sich langsam:
- 1–24 h nach Ingestion: asymptomatisch, ggf. leichte gastrointestinale Beschwerden.
- 1–3 Tage nach Ingestion: Übelkeit und Erbrechen, Schmerzen im rechten Oberbauch, Anstieg der Leberenzyme, insbesondere der Transaminasen GOT (ASAT) und GPT (ALAT).
- 3–4 Tage nach Ingestion: maximaler Leberschaden.
- 4–14 Tage nach Ingestion: entweder Besserung des Zustands oder Fortschreiten zum Leberversagen.

Besonderheiten Patienten mit Verdacht auf Paracetamolvergiftung müssen umgehend N-Acetylcystein (Abkürzung NAC oder ACC) erhalten! Dabei ist die Gabe von N-Acetylcystein zwingend bei
- Aufnahme von mehr als 10 g bzw. 140 mg/kg Paracetamol oder
- Serumspiegeln >140 µg/ml oder

— Serumspiegeln im toxischen Bereich in Abhängigkeit von der Zeit; die Bewertung erfolgt in Absprache mit einem Vergiftungszentrum.

Der Beginn der Antidottherapie darf durch eine Serumspiegelbestimmung nicht verzögert werden, schon der Verdacht auf eine klinisch relevante Paracetamolintoxikation rechtfertigt die Gabe von N-Acetylcystein. In den ersten 24 h werden insgesamt 300 mg/kg gegeben:
— 150 mg/kg über 15 min zur Aufsättigung,
— 50 mg/kg über die nächsten 4 h (= 12,5 mg/kg/h für die Dauer von 4 h),
— weitere 100 mg/kg über 16 h (= 6,25 mg/kg/h für die Dauer von 16 h).

Die weitere Therapie mit N-Acetylcystein erfolgt dann am besten in Absprache mit dem kooperierenden Giftinformationszentrum, z. B. 6,25 mg/kg/h für die Dauer von weiteren 48–72 h.

 Cave
Auch wenn der Paracetamolspiegel auf Null abfällt, sollte die N-Acetylcystein-Therapie fortgesetzt werden, da nicht das Paracetamol, sondern sein Metabolit N-Acetyl-p-Benzochinonimin (NAPQI) hepatotoxisch ist.

Bei schwerem und progredientem Leberversagen sollte frühzeitig eine Lebertransplantation in Erwägung gezogen werden.

61.5.7 Cholinergika

Cholinergika werden als Medikamente, Insektizide und Waffen eingesetzt. Die meisten Vergiftungen werden durch Organophosphatinsektizide wie z. B. Parathion (E 605) hervorgerufen. Cholinerge Substanzen wurden aber auch schon bei Terroranschlägen verwendet. Hauptwirkungsmechanismus ist die Hemmung der Acetylcholinesterase.

Symptomatik Die Symptome werden am besten durch das englische Akronym DUMBELS beschrieben:
— **D**iarrhea,
— **U**rination,
— **M**iosis,
— **B**ronchospasm,
— **E**mesis,
— **L**acrimation,
— **S**alivation.

Bei zunehmenden Schweregrad kommen Muskelschwäche und Bewusstlosigkeit dazu.

 Tab. 61.8 Zusammenhang zwischen COHb-Gehalt und klinischer Symptomatik

COHb [%]	Symptome
<10	Keine
10–20	Kopfschmerzen, Schläfrigkeit, Tinnitus, Konzentrationsstörungen
20–40	Schwindel, Übelkeit, Schwächegefühl, Verwirrtheitszustände, Synkopen
40–60	Koma, Krampfanfälle
>60	Atemdepression, Herz-Kreislauf-Insuffizienz, Tod

Therapie Die Diagnostik basiert auf Anamnese und Klinik. Wesentlicher Bestandteil der Therapie ist die Gabe von Atropin 1–3 mg i.v., alle 5–10 min bis zum Rückgang der gastrointestinalen und pulmonalen Symptome. Bei einigen Substanzen kann Obidoxim die Acetylcholinesterase reaktivieren.

 Cave
Unbedingt auf Eigenschutz achten. Bei einigen Substanzen muss Vollschutz getragen werden!

61.5.8 **Kohlenmonoxid**

Kohlenmonoxid (CO) entsteht bei allen Verbrennungsprozessen. Mit Hämoglobin bildet es Carboxyhämoglobin (COHb). CO bindet ungefähr 250-mal stärker an Hämoglobin als Sauerstoff. COHb-Spiegel von 50% werden wenige Minuten nach Exposition mit 0,1% CO in der Atemluft erreicht. Eine akute Intoxikation kann ohne vorherige Symptome zu Bewusstseinsverlust führen. In den USA ist Kohlenmonoxid die häufigste Ursache tödlicher Vergiftungen.

Es besteht ein Zusammenhang zwischen dem COHb-Gehalt und der klinischen Symptomatik (Tab. 61.8). Dabei können Patienten mit vorbestehenden Einschränkungen der Organperfusion (z. B. koronarer Herzerkrankung) bereits bei niedrigeren COHb-Konzentrationen symptomatisch werden.

Therapie Einzig etablierte Behandlung der Kohlenmonoxidvergiftung ist die Beatmung mit reinem Sauerstoff. Dadurch soll der Anteil des physikalisch gelösten Sauerstoffs im Blut erhöht werden, bis das CO abgeatmet wurde. Zum möglichen Einsatz einer hyperbaren Oxygenierung gibt es keine eindeutige Datenlage.

! Cave
**Pulsoxymeter können zwischen Oxyhämo-
globin, Carboxyhämoglobin und Methämoglobin nicht unterscheiden und messen bei
CO-Intoxikationen falsch hohe Werte.**

61.6 Rettungsplan
»Akute orale Intoxikation«

In der folgenden ▶ Übersicht werden die wichtigsten Maßnahmen noch einmal stichwortartig zusammengefasst:

Rettungsplan bei akuter oraler Intoxikation
- Stabilisierung der Vitalfunktionen
- Sicherung der Oxygenierung, ggf. Intubation
- Schaffen eines sicheren i.v.-Zugangs
- Hypotoniebehandlung primär durch Volumengabe
- Bei komatösen Patienten nach Ausschluss einer Hypoglykämie probatorisch 0,4 mg Naloxon (z. B. Narcanti) i.v.
- Parallel sorgfältige Anamnese und körperliche Untersuchung
- Weitere Maßnahmen nur bei potenziell schwerer Intoxikation
- Ggf. Magenspülung (Zeit seit Ingestion <1 h, keine Kontraindikationen)
- Gabe von Aktivkohle: Erstdosis beim Erwachsenen 100 g Aktivkohle in 1 l Wasser
- Orthograde Darmspülung erwägen
- Spezifische Antidote in der Regel nur nach Rücksprache mit einem Giftinformationszentrum
- Ggf. sekundäre Giftelimination durch wiederholte Gabe von Aktivkohle, alkalische Diurese oder extrakorporale Verfahren

---

Bei den meisten Vergiftungen ist eine optimale symptomatische Therapie nach den allgemeinen intensivmedizinischen Grundsätzen entscheidend.

Fallbeispiel Teil 2
Ungefähr 30 min nach Aufnahme auf die Intensivstation meldet sich die Freundin des Patienten telefonisch und berichtet, er würde seit kurzem wegen Depressionen Medikamente nehmen. Außerdem sei dem Besuch bei seinen Eltern ein heftiger Streit vorausgegangen.
Beim Verdacht auf eine Intoxikation mit Antidepressiva
▼

führt der Stationsarzt eine Magenspülung durch. Im Anschluss erhält der Patient Aktivkohle. Im weiteren Verlauf treten keine Krämpfe mehr auf, das EKG normalisiert sich innerhalb von 24 h. Danach kann der Patient zügig extubiert werden. Mit erheblichen neurologischen Defiziten wird er in eine Rehabilitationsklinik verlegt und anschließend psychiatrisch betreut.

Literatur

Kupferschmidt H, Meier-Abt PJ, Scholer A, Rentsch KM (2005) Intoxikationen mit Arzneimitteln. In: Schweizerische Gesellschaft für Klinische Pharmakologie und Toxikologie (Hrsg). Grundlagen der Arzneimitteltherapie (16. Aufl.), Documed, Basel
Linden CH, Yip L (2003) Pharmacology, Overdosis and Poisonings. In: Irvin RS, Rippe JM (eds). Intensive Care Medicine (5. Aufl.), Lippincott Williams & Wilkins: 1317–1625
Marik PE (2010) Toxicology. In: Handbook of Evidence-Based Critical Care. Springer New York
Schaefer C, Hoffmann-Walbeck P (2012) Intoxikationen bei Schwangeren. Med Klin Intensivmed Notfmed 107: 118–122
Weilemann S, Wiechelt J (2005) Intensivtherapie häufig vorkommender akuter Vergiftungen. In: Eckart J, Forst H, Briegel J. (Hrsg.) Intensivmedizin, ecomed, Bremen
Zilker T (2012) Antidotarium. In: Rote Liste Service GmbH (Hrsg). Rote Liste, Frankfurt/Main

Internetlinks

http://extoxnet.orst.edu: Informationen über Umweltgifte mit Schwerpunkt auf Pestizide
www.clintox.org: Amerikanische Gesellschaft für klinische Toxikologie, verschiedene Positionspapiere zur Dekontamination, Leitlinien zur ambulanten Behandlung häufig vorkommender Vergiftungen
www.dguv.de/bgia: Institut für Arbeitsschutz der Deutschen Gesetzlichen Unfallversicherung, u. a. International Chemical Safety Cards Datenbank mit Informationen zur Toxikologie zahlreicher Verbindungen
www.giz-nord.de: ausführliche Informationen zu selten eingesetzten Antidoten
www.klinitox.de: Deutsche Gesellschaft für klinische Toxikologie, Links zu den deutschsprachigen Giftinformationszentren
www.toxi.ch: Schweizerisches Toxikologisches Informationszentrum, mit Onlinehandbuch
www.toxinfo.org: Toxikologische Abteilung der TU München, detailliertes Onlinehandbuch
www.who.int/ipcs/poisons/centre/directory/en/: Weltweites Verzeichnis von Vergiftungszentren

Medikamenten-dosierungen und Laborwerte

Dosierungstabellen wichtiger Medikamente in der Intensivmedizin

Sabine Meyer

62.1 Überblick über Perfusoren

 Die folgenden Angaben gelten – sofern nicht anders angegeben – für eine Motorspritzenpumpe (»Perfusor«) mit einer 50-ml-Spritze.

Die aufgeführten Dosierungen und Laufgeschwindigkeiten gelten für erwachsene Patienten mittleren Gewichts und müssen im Verlauf an die Wirkung angepasst werden. Teilweise können dann erhebliche interindividuelle Unterschiede beobachtet werden. Sofern erforderlich wurde die Laufgeschwindigkeit auf die erste Stelle hinter dem Komma gerundet.

62.1.1 Analgetika, Sedativa

Wirkstoff	Kategorie	Trägerlösung	1 Ampulle enthält	Zubereitung
Clonidin (z. B. Paracefan)	α_2-Agonist	NaCl 0,9%, G5%	1 ml = 150 µg	5 Amp. (750 µg) + 45 ml NaCl 0,9%
Dexmedetomidin (z. B. Dexdor)[a]	α_2-Agonist	NaCl 0,9%, G5%	pro 1 ml Konzentrat = 100 µg	1 Amp. mit 4 ml (= 400 µg) + 46 ml NaCl 0,9%
Ketaminrazemat (z. B. Ketanest)	Analgetikum/Anästhetikum zur Analgosedierung	Pur	10 ml = 500 mg	5 Amp. (2500 mg) = 50 ml
Ketaminrazemat (z. B. Ketanest)	Analgetikum zur Schmerztherapie als »Hintergrundinfusion«	NaCl 0,9%, G5%	10 ml = 500 mg	1 Amp. (500 mg) + 40 ml NaC 0,9%
Morphin	Opioid	NaCl 0,9%	5 ml = 100 mg	1 Amp. (100 mg) + 45 ml NaCl 0,9%
Propofol 2% (z. B. Disoprivan)	Sedativum	Pur	50 ml = 1000 mg	Pur
Remifentanil (z. B. Ultiva)	Opioid	NaCl 0,9%, G5%	5 mg als Trockenpulver	1 Amp. (5 mg) in 50 ml NaCl 0,9% auflösen
Sufentanil (z. B. Sufenta)	Opioid	NaCl 0,9%, G5%	5 ml = 250 µg	2 Ampullen (500 µg) + 40 ml NaCl 0,9%
Thiopental (z. B. Trapanal)	Barbiturat	Aqua ad inj.	500 mg als Trockenpulver	5 Durchstechflaschen (2,5 g) in 50 ml Aqua ad inj. auflösen

[a] Dexmedetomidin gibt es in 2-ml-, 4-ml- und 10-ml-Ampullen, wobei 1 ml Konzentrat = 100 µg Dexmedetomidin enthält

Konzen-tration	Anfangsdosierung	initiale Lauf-geschwindigkeit bei 70-kg-Patient (in ml/h)	Hinweise
15 µg/ml	30–(150) µg/h	2–(10)	Blutdrucksenkung durch zentrale α-Stimulation, Sedierung. NW: Bradykardie, initial Blutdruckanstieg möglich, v. a. bei Bolusgabe
8 µg/ml	0,2–1,4 µg/kg/h	2–12	Blutdrucksenkung durch zentrale α-Stimulation, Sedierung. NW: Bradykardie; initial Blutdruckanstieg möglich, v. a. bei Bolusgabe
50 mg/ml	0,5–3 mg/kg/h	1–4	Bronchospasmolytisch, Sympathikusstimulation; psychomimetische NW möglich – daher mit Benzodiazepinen kombinieren, evtl. ICP-Anstieg bei Spontanatmung, Hypersalivation
10 mg/ml	0,1–0,25 mg/kg/h	1–2	Analgetikum, z. B. zur postoperativen oder posttraumatischen Schmerztherapie als »Hintergrundinfusion«. Beachte: Je höher die Dosierung, umso besser die analgetische Wirkung, aber umso wahrscheinlicher sind psychomimetische Nebenwirkungen
2 mg/ml	5 mg/h	2–4	verspätete Atemdepression
20 mg/ml	1,5–2(–4) mg/kg/h	4–6	Fettanteil bei Langzeitsedierung mitbilanzieren. **Cave:** 1. Kontamination der fetthaltigen Lösung → Sepsis; 2. Propofolinfusionssyndrom (Dosis daher auf max. 4 mg/kg/h begrenzen!)
100 µg/ml	0,10–0,15 µg/kg/min	4–6	Bradykardie, Hypotension, bei Bolusgabe Thoraxrigidität möglich
10 µg/ml	0,25–0,5 µg/kg/h	2–4	zusätzlich sedierende Komponente
50 mg/ml	120 mg/h	2,4	strenge Indikationsstellung, Kontrolle mittels EEG (Ziel: Burst-suppression-EEG)

62.1.2 Katecholamine, PDE-III-Hemmer, Levosimendan und Vasopressin

Wirkstoff	Kategorie	Trägerlösung	1 Ampulle enthält	Zubereitung	Konzentration
Adrenalin 1 (z. B. Suprarenin)	Katecholamin	NaCl 0,9%, G5%	1 ml = 1 mg	1 Amp. (1 mg) + 49 ml NaCl 0,9%	20 µg/ml
Adrenalin 5 (z. B. Suprarenin)	Katecholamin	NaCl 0,9%, G5%	1 ml = 1 mg	5 Amp. (5 mg) + 45 ml NaCl 0,9%	100 µg/ml
Adrenalin 10 (z. B. Suprarenin)	Katecholamin	NaCl 0,9%, G5%	1 ml = 1 mg	10 Amp. (10 mg) + 40 ml NaCl 0,9%	200 µg/ml
Adrenalin 50 (z. B. Suprarenin)	Katecholamin	Pur	25 ml = 25 mg	2 Durchstechflaschen (50 mg)	1000 µg/ml
Dobutamin (z. B. Dobutrex)	Katecholamin	Pur	50 ml = 250 mg	1 Amp. (250 mg)	5 mg/ml
Enoximon (z. B. Perfan)[a]	PDE-III-Hemmer	Nur NaCl 0,9%	20 ml = 100 mg	1 Amp. (100 mg) + 30 ml NaCl 0,9%	2 mg/ml
Milrinon (z. B. Corotrop)[c]	PDE-III-Hemmer	NaCl 0,9%, G5%	10 ml = 10 mg	1 Amp. (10 mg) + 40 ml NaCl 0,9%	200 µg/ml
Levosimendan (z. B. Simdax)[b]	Kalziumsensitizer	G5%	pro 1 ml Konzentrat = 2,5 mg	1 Amp. mit 5 ml (= 12,5 mg) in 500 ml G5%	25 µg/ml
Noradrenalin 1 (z. B. Arterenol)	Katecholamin	NaCl 0,9%, G5%	1 ml = 1 mg	1 Amp. (1 mg) + 49 ml NaCl 0,9%	20 µg/ml
Noradrenalin 5 (z. B. Arterenol)	Katecholamin	NaCl 0,9%, G5%	1 ml = 1 mg	5 Amp. (5 mg) + 45 ml NaCl 0,9%	100 µg/ml
Noradrenalin 10 (z. B. Arterenol)	Katecholamin	NaCl 0,9%, G5%	1 ml = 1 mg	10 Amp. (10 mg) + 40 ml NaCl 0,9%	200 µg/ml
Noradrenalin 50 (z. B. Arterenol)	Katecholamin	Pur	25 ml = 25 mg	2 Durchstechflaschen (50 mg)	1000 µg/ml
Vasopressin[d] (z. B. Pressyn AR)	Vasopressor und antidiuretisches Hormon	NaCl 0,9%	2 ml = 40 IE	1 ml (20 IE) + 49 ml NaCl 0,9%	0,4 IE/ml

[a] Bei Enoximon wird eine Initialdosis von 0,5 mg/kg angegeben, die langsam, z. B. über 10 min verabreicht werden soll.
[b] Levosimendan gibt es als 5-ml- und als 10-ml-Ampulle, wobei 1 ml Konzentrat = 2,5 mg Levosimendan enthält. Levosimendan soll in einer 500-ml-G5%-Infusion angewandt werden. Bei Levosimendan wird eine Initialdosis von 3–12 µg/kg angegeben, die langsam über 10 min verabreicht werden soll. Bei einem systolischen Blutdruck <100 mmHg soll keine Initialdosis gegeben werden. Levosimendan ist in Österreich, aber nicht in Deutschland zugelassen und muss daher in Deutschland über die internationale Apotheke besorgt werden.
[c] Bei Milrinon wird eine Initialdosis von 50 µg/kg angegeben, die langsam über 10 min verabreicht werden soll.

Anfangs-dosierung	Initiale Infusionsgeschwindigkeit bei 70-kg-Patient (in ml/h)	Hinweise
0,025 µg/kg/min	5	in niedriger Dosierung Wirkung auf β_1- und β_2-Rezeptoren, »OP-Dosierung«; Infusion über ZVK wünschenswert, aber auch periphervenös möglich
0,04–0,1 µg/kg/min	2–4	in niedriger Dosierung Wirkung auf β_1-und β_2-Rezeptoren, Infusion über ZVK
0,1–0,4 µg/kg/min	2–8	Wirkung auf β_1- und β_2-Rezeptoren, mit steigender Dosierung auch zunehmende α-Stimulation: LV-Füllung ↑, aber auch verminderte Organperfusion, Infusion über ZVK
0,5–(1) µg/kg/min	2–4	Infusion über ZVK
2,5–(10) µg/kg/min	2–(8)	Wirkung v. a. über kardiale β_1-Rezeptoren, Infusion über ZVK
2,5–5–10 µg/kg/min	5–10–20	verhindert Abbau von cAMP → Kombination mit Adrenalin oder Noradrenalin möglich; **Cave:** Blutdruckabfall (»Inodilator«) und häufig Thrombopenie, Infusion über ZVK, Anwendungsdauer auf 48 h beschränkt, Dosisanpassung bei schwerer Nieren- oder Leberinsuffizienz (► Fachinformation)
0,5 (0,375–0,75) µg/kg/min	10 (8–16)	verhindert Abbau von cAMP → Kombination mit Adrenalin oder Noradrenalin möglich; **Cave:** Blutdruckabfall (»Inodilator«) und gelegentlich Thrombopenie, Anwendungsdauer auf 48 h (maximal 5 Tage) beschränkt, Dosisanpassung bei Niereninsuffizienz (► Fachinformation)
0,1 (0,05–0,2) µg/kg/min	17 (8–34)	**Cave:** Levosimendan soll in einer 500-ml-G5%-Infusion angewandt werden. Die Anwendungsdauer ist auf 24 h beschränkt. Die Eliminations-HWZ von Levosimendan liegt bei etwa 60 min, die der wirksamen Metaboliten aber bei 75–80 h. Die Wirkung tritt verzögert ein und hält mehrere Tage an. Ab einer Kreatininclearance <30ml/min oder einer schweren Leberinsuffizienz nicht mehr empfohlen bzw. individuelle Risiko-Nutzen Abwägung
0,025 µg/kg/min	5	Stimulation der α-, in geringerem Ausmaß auch der β-Rezeptoren. **Wirkung:** periphere Vasokonstriktion, auch etwas positiv inotrop – »OP Dosierung«, Infusion über ZVK wünschenswert, aber auch periphervenös möglich
0,04–0,1 µg/kg/min	2–4	Stimulation der α-, in geringem Ausmaß auch der β-Rezeptoren, Infusion über ZVK
0,1–0,4 µg/kg/min	2–8	Infusion über ZVK
0,5–(1) µg/kg/min	2–4	Infusion über ZVK
0,01–0,04 IE/min	1,5–6	reiner Vasokonstriktor ohne inotrope oder chronotrope Effekte; **Cave:** keine Therapie bei Cardiac-Index <2 l/min/m²; Infusion muss über ZVK laufen! »Off-label-use«: Spezialbestellung aus dem Ausland

[a,b,c] Achtung: Bei Enoximon, Milrinon und Levosimendan kann die Initialdosis zu einem erheblichen Blutdruckabfall führen. Insofern ist insbesondere bei kreislaufinstabilen Pateinten äußerste Vorsicht angeraten. Es ist durchaus möglich, auf die Initialdosis ganz zu verzichten und »nur« mit dem Perfusor oder der Infusion zu starten, ggf. zuerst mit einer etwas höheren Dosierung. Der Wirkeintritt ohne Initialdosis dauert entsprechend länger.

[d] Indikation für Vasopressin ist der therapierefraktäre septische Schock trotz adäquater Volumen- und Katecholamintherapie. Vasopressin ist kein »einfacher Ersatz« für Noradrenalin!

62.1.3 Antiarrhythmika

Wirkstoff	Kategorie	Trägerlösung	1 Ampulle enthält	Zubereitung
Amiodaron (z. B. Cordarex)	Antiarrhythmikum	G5%	3 ml = 150 mg	6 Amp. (900 mg) + 32 ml G5%
Esmolol (z. B. Brevibloc)[a]	β-Blocker	G5%	10 ml = 2,5 g	1 Amp. (2,5 g) + 40 ml G5%
Metoprolol (z. B. Beloc)	β-Blocker	Pur	5 ml = 5 mg	10 Amp. (50 mg)
Verapamil (z. B. Isoptin)	Kalziumantagonist	NaCl 0,9%, G5%	20 ml = 50 mg	1 Amp. (50 mg) + 30 ml NaCl 0,9%

[a] Vorsicht mit dem in der Literatur genannten Esmolol-Initialbolus! Wenn eine Bolusanwendung erfolgen soll, dann titrierend 5-mg-Boli aus der Stechampulle mit 10 ml = 100 mg! Der in der Literatur häufig genannte Initialbolus kann im Einzelfall viel zu hoch sein und dann zu schweren Blutdruckabfällen führen!

62.1.4 Antihypertensiva

Wirkstoff	Kategorie	Trägerlösung	1 Ampulle enthält	Zubereitung
Clonidin (z. B. Paracefan)	α₂-Rezeptoragonist	NaCl 0,9%, G5%	1 ml = 150 µg	5 Amp. (750 µg) + 45 ml NaCl 0,9%
Dihydralazin (z. B. Nepresol)	Antihypertensivum	NaCl 0,9%	2 ml = 25 mg	2 Amp. (50 mg) + 46 ml NaCl 0,9%
Glyceroltrinitrat (z. B. Trinitrosan)[a]	Antihypertensivum	NaCl 0,9%, G5%	1 ml = 5 mg	1 Amp. (5 mg) + 49 ml NaCl 0,9%
Glyceroltrinitrat (z. B. Nitro)[a]	Antihypertensivum	Pur	50 ml = 50 mg	Pur
Natriumthiosul-fat 10%[b]	Antidot, Schwefeldonator	Pur	10 ml = 1 g	Pur
Nitroprussidnatrium 5 (z. B. Nipruss)[b]	Antihypertensivum	NaCl 0,9%	60 mg als Trockenpulver	1 Amp. (60 mg) in 12 ml Aqua ad inj. oder G5% auflösen, dann enthält 1 ml Lösung = 5 mg. Dann 1 ml dieser Lösung + 49 ml G5%
Nitroprussidnatri-um 60 (z. B. Nipruss)[b]	Antihypertensivum	NaCl 0,9%	60 mg als Trockenpulver	1 Amp. (60mg) in 50 ml NaCl 0,9% auflösen
Urapidil (z. B. Ebrantil)	Antihypertensivum	Pur	10 ml = 50 mg	5 Amp. (250 mg)

[a] Besonders vorsichtige Dosistitration bei Patienten, die zuvor Phosphodiesterase (PDE)-5-Hemmer (z. B. Sildenafil, Viagra) eingenommen haben.
[b] ► Text

Konzentration	Anfangsdosierung	Initiale Infusionsgeschwindigkeit bei 70-kg-Patient (in ml/h)	Hinweise
18 mg/ml	0,4–0,8–1 mg/kg/h	1,5–3–4	muss separat laufen; möglichst Infusion über ZVK
50 mg/ml	50–150 µg/kg/min	4,2–12,6	ethanolhaltig, max. Therapiedauer 24 h (bei Niereninsuffizienz max. 4 h); **Inkompatibilität mit:** Thiopental, Furosemid, Diazepam, Natriumbikarbonat
1 mg/ml	2 mg/h	2–5	β_1 selektiv
1 mg/ml	2 mg/h	2–5	Blutdrucksenkung

Konzentration	Anfangsdosierung	Initiale Infusionsgeschwindigkeit bei 70-kg-Patient (in ml/h)	Hinweise
15 µg/ml	30(–150) µg/h	2(–10)	Blutdrucksenkung durch zentrale α-Stimulation, Sedierung; **NW:** Bradykardie, initialer Blutdruckanstieg möglich
1 mg/ml	2 mg/h	2–5(–10)	Reflextachykardie
100 µg/ml	0,2–2(–10) µg/kg/min	10	periphere Vasodilatation; »OP-Dosierung«
1 mg/ml	0,2–2(–10) µg/kg/min	1	periphere Vasodilatation, Nitrattoleranz
100 mg/ml	50–500 mg/h	0,5–5	**Antidot** bei Vergiftungen mit Blausäure, Zyaniden, Nitrilen und Alkylanzien (Lost, Zytostatika); große Entgiftungskapazität, jedoch langsamer Wirkeintritt
100 µg/ml	0,2(–10) µg/kg/min	mit 5 ml/h starten, dann titrieren	Lichtempfindlich, daher laufenden Perfusor vor Licht schützen! Nachlastsenkung, gut steuerbar
1,2 mg/ml	0,2(–10) µg/kg/min	0,7(–35)	Lichtempfindlich, daher laufenden Perfusor vor Licht schützen! Nachlastsenkung, gut steuerbar
5 mg/ml	5–20 mg/h	1–4	periphere α-Blockade

Nitroprussidnatrium (z. B. Nipruss)

▪ **Dosierung**

Der Dosierungsbereich von Nitroprussidnatrium ist sehr breit. Daher am besten mit der niedrigen Verdünnung (5 mg auf 50 ml) starten und dann nach Wirkung titrieren.

▪ **Interaktionen**

Besonders vorsichtige Dosistitration bei Patienten, die zuvor Phosphodiesterase (PDE)-5-Hemmer (z. B. Sildenafil, z. B. Viagra) eingenommen haben.

▪ **Toxikologie**

Die 5 im Molekül der Substanz enthaltenen Zyanid-(CN)-Gruppen werden langsam und nicht enzymatisch im Organismus freigesetzt. Eine Zyanidgruppe verbindet sich mit Methämoglobin zum ungiftigen Zyanmethämoglobin, die anderen Zyanidgruppen werden durch Leber- und Nierenrhodanase in Thiozyanat umgewandelt, wobei Thiosulfat als Schwefeldonator dient. Die Verfügbarkeit von Schwefeldonatoren ist der limitierende Faktor. Sind nicht genügend Schwefeldonatoren vorhanden, so reagiert Zyanid mit der Zytochromoxidase und blockiert die Atmungskette mit der Folge einer generalisierten Gewebehypoxie.

> ❯ Aus Sicherheitsgründen wird empfohlen, Nitroprussidnatrium auf der Intensivstation immer mit Natriumthiosulfat zu kombinieren. Bei einer Nitroprussidnatriumdosierung
> ▼

62.1.5 Varia

Wirkstoff	Kategorie	Trägerlösung	1 Ampulle enthält	Zubereitung
Argatroban (z. B. Argatra)[a]	Antikoagulans	NaCl 0,9%, G5%	2,5 ml = 250 mg	0,5 ml (50 mg) + 49,5 ml NaCl 0,9%
Furosemid (z. B. Lasix)	Schleifen-diuretikum	NaCl 0,9%, G5%	25 ml = 250 mg	1 Amp. (250 mg) + 25 ml NaCl 0,9%
Heparin	Antikoagulans	NaCl 0,9%, G5%	5 ml = 25.000 IE	2 ml (10.000 IE) + 48 ml NaCl 0,9%
Hydrokortison[b]	Nebennieren-rinenhormon	NaCl 0,9%, G5%	20 ml = 100 mg	2 Amp. (200 mg) + 10 ml G5%
Insulin (z. B. Insuman rapid)	Hormon	NaCl 0,9%, G5%	10 ml = 400 IE	1,25 ml (50 IE) + 48,75 ml NaCl 0,9%
Kaliumchlorid	Elektrolyt	Pur	20 ml = 20 mmol	2,5 Amp. (50 mmol)
Magnesium (Magnesiumsulfat 50%)[c]	Elektrolyt	NaCl 0,9%	10 ml = 20 mmol	2 Amp. (40 mmol) + 30 ml NaCl 0,9%
Nimodipin (z. B. Nimotop)	Kalziumantago-nist bei SAB	Pur	50 ml = 10 mg	Pur
Somatostatin (z. B. Somatostatin)	Hormon	NaCl 0,9%	3 mg als Trockensubstanz	1 Amp. (3 mg) + 50 ml NaCl 0,9%
Theophyllin (z. B. Bronchoparat)	Antiobstruktivum	NaCl 0,9%	10 ml = 200 mg	3 Amp. (600 mg) + 20 ml NaCl 0,9%

[a] Herstellung in der Apotheke: Aus 1 Amp. Argatroban mit 250 mg lassen sich unter sterilen Kautelen in der Apotheke (Sterilwerkbank mit »laminar air flow«) 5 Perfusorspritzen à 50 mg/50 ml herstellen; diese sind dann 5 Tage haltbar.

[b] Indikationen heute sind eine vorangegangene Kortisondauertherapie oder ein vasopressorrefraktärer septischer Schock. Die unkritische Anwendung von Kortisonpräparaten führt zu Immunsuppression, vermehrten Infekten und einem schlechteren Outcome! Daher muss eine Kortisontherapie immer sinnvoll begründet und so kurz wie möglich sein.

>2 μg/kg/min ist die gleichzeitige Infusion von Natriumthiosulfat unbedingt notwendig.

Nitroprussidnatrium wird dann mit Natriumthiosulfat im Verhältnis 1:10 (bezogen auf die Gewichte der Wirkstoffe) kombiniert, d. h. wenn z. B. bei einem Patienten 10 mg/h Nitroprussidnatrium infundiert werden, dann müssen parallel 100 mg/h Natriumthiosulfat infundiert werden. Die Infusion von Nitroprussidnatrium und Natriumthiosulfat soll über getrennte Venenzugänge erfolgen. Werden Nitroprussidnatriumdosierungen >2 μg/kg/min über mehr als 12 h erforderlich, dann wird dringend empfohlen, das weitere Procedere mit einem erfahrenen Intensivmediziner unter Berücksichtigung der Fachliteratur abzusprechen.

Intoxikation Sofortwirkendes Antidot bei Zyanidvergiftung ist 4-Dimethylaminophenolhydrochlorid (4-DMAP) 3–4 mg/kg i.v., nachfolgend muss eine Infusion von Natriumthiosulfat 50–100 mg/kg erfolgen.

 Cave

4-DMAP ist selbst ein Methämoglobinbildner und daher in der Anwendung ebenfalls nicht unkritisch. Daher eindeutige Indikationsstellung und richtige Dosierung erforderlich! Im Zweifelsfall möglichst Beratung durch eine Giftnotrufzentrale.

Konzentration	Anfangsdosierung	Initiale Infusionsgeschwindigkeit bei 70-kg-Patient (in ml/h)	Hinweise
1 mg/ml	0,2–1–2 μg/kg/min	0,8–4,2–8,4	**Indikation:** HIT Typ II; direkter Thrombininhibitor; Kontrolle über aPTT oder ACT möglich
5 mg/ml	5 mg/h	1(–4)	sollte separat laufen (Ausflockung pH = 9); ototoxisch in hohen Dosen
200 IE/ml	200–400 IE/h	(1–)2, dann weiter nach PTT	Antidot: Protamin; Thrombozytenzahlkontrolle! **Cave:** HIT Typ II
4 mg/ml	200 mg/Tag	2	ggf. 100-mg-Bolus vorweg; Blutzuckerkontrollen!
1 IE/ml	nach BZ	nach BZ	
1 mmol/ml	nach Wert	nach Wert; meist 5–20	in der Regel bis max. 20 ml/h; Infusion über ZVK
0,8 mmol/ml	2 mmol/h	2–4	»loading dose«: 8 mmol über 15 min; EPH-Gestose: 8–16 mmol/h
0,2 mg/ml	1–2 mg/h	5–10	enthält 23,7 Vol.-% Ethanol; muss separat laufen; Infusion über ZVK
60 μg/ml	3,5 μg/kg/h	4	Blutzuckerbestimmung, da Hemmung der Glukagonsekretion
12 mg/ml	20 mg/h	2	positiv chronotrop; **Cave:** Herzrhythmusstörungen

[c] Aufgrund unterschiedlicher Magnesiumpräparationen (-sulfat; -gluconat etc.) mit unterschiedlichen Gewichten wird die Angabe in mmol gewählt. Engmaschige Laborkontrollen sind erforderlich, Kumulationsgefahr bei Niereninsuffizienz. Die Wirkung von Muskelrelaxanzien wird deutlich verstärkt und die Wirkdauer deutlich verlängert!

62.2   Gewichtsadaptierte Perfusoreinstellungen

62.2.1 Adrenalin- und Noradrenalin-Perfusor 1 mg

━ Herstellung: 1 mg Adrenalin oder Noradrenalin auf 50 ml
━ Konzentration: 1 ml = 20 µg

Gewicht [kg]		5	10	15	20	25	30	40	50	60	70	80	90	100
		Angabe der Laufgeschwindigkeit in ml/h												
Dosierung in µg/kg/min	0,05	0,8	1,5	2,3	3,0	3,8	4,5	6,0	7,5	9,0	10,5	12,0	13,5	15
	0,1	1,5	3,0	4,5	6,0	7,5	9,0	12	15	18	21	24	27	30
	0,15	2,3	4,5	6,8	9,0	11,3	13,5	18	22,5	27	31,5	36	40,5	45
	0,2	3,0	6,0	9,0	12	15	18	24	30	36	42	48	54	60

62.2.2 Adrenalin- und Noradrenalin-Perfusor 5 mg

━ Herstellung: 5 mg Adrenalin oder Noradrenalin auf 50 ml
━ Konzentration: 1 ml = 100 µg

Gewicht [kg]		5	10	15	20	25	30	40	50	60	70	80	90	100
		Angabe der Laufgeschwindigkeit in ml/h												
Dosierung in µg/kg/min	0,05	0,2	0,3	0,5	0,6	0,8	0,9	1,2	1,5	1,8	2,1	2,4	2,7	3
	0,1	0,3	0,6	0,9	1,2	1,5	1,8	2,4	3,0	3,6	4,2	4,8	5,4	6,0
	0,15	0,5	0,9	1,4	1,8	2,3	2,7	3,6	4,5	5,4	6,3	7,2	8,1	9
	0,2	0,6	1,2	1,8	2,4	3,0	3,6	4,8	6,0	7,2	8,4	9,6	10,8	12
	0,25	0,8	1,5	2,3	3	3,8	4,5	6	7,5	9	10,5	12	13,5	15
	0,3	0,9	1,8	2,7	3,6	4,5	5,4	7,2	9,0	10,8	12,6	14,4	16,2	18
	0,35	1,1	2,1	3,2	4,2	5,3	6,3	8,4	10,5	12,6	14,7	16,8	18,9	21
	0,4	1,2	2,4	3,6	4,8	6,0	7,2	9,6	12	14,4	16,8	19,2	21,6	24

62.2.3 Adrenalin- und Noradrenalin-Perfusor 10 mg

- Herstellung: 10 mg Adrenalin oder Noradrenalin auf 50 ml
- Konzentration: 1 ml = 200 µg

Gewicht [kg]		5	10	15	20	25	30	40	50	60	70	80	90	100
		Angabe der Laufgeschwindigkeit in ml/h												
Dosierung in µg/kg/ min	0,1	0,2	0,3	0,5	0,6	0,8	0,9	1,2	1,5	1,8	2,1	2,4	2,7	3,0
	0,2	0,3	0,6	0,9	1,2	1,5	1,8	2,4	3,0	3,6	4,2	4,8	5,4	6,0
	0,3	0,5	0,9	1,4	1,8	2,3	2,7	3,6	4,5	5,4	6,3	7,2	8,1	9,0
	0,4	0,6	1,2	1,8	2,4	3,0	3,6	4,8	6,0	7,2	8,4	9,6	10,8	12
	0,5	0,8	1,5	2,3	3,0	3,8	4,5	6,0	7,5	9,0	10,5	12	13,5	15
	0,6	0,9	1,8	2,7	3,6	4,5	5,4	7,2	9,0	10,8	12,6	14,4	16,2	18
	0,7	1,1	2,1	3,2	4,2	5,3	6,3	8,4	10,5	12,6	14,7	16,8	18,9	21
	0,8	1,2	2,4	3,6	4,8	6,0	7,2	9,6	12	14,4	16,8	19,2	21,6	24
	0,9	1,4	2,7	4,1	5,4	6,8	8,1	10,8	13,5	16,2	18,9	21,6	24,3	27
	1,0	1,5	3,0	4,5	6,0	7,5	9,0	12	15	18	21	24	27	30

62.2.4 Adrenalin- und Noradrenalin-Perfusor 50 mg pur

- Herstellung: 50 mg Adrenalin oder Noradrenalin werden pur aufgezogen
- Konzentration: 1 ml = 1 mg

Gewicht [kg]		5	10	15	20	25	30	40	50	60	70	80	90	100
		Angabe der Laufgeschwindigkeit in ml/h												
Dosierung in µg/kg/ min	0,5	0,2	0,3	0,5	0,6	0,8	0,9	1,2	1,5	1,8	2,1	2,4	2,7	3,0
	0,6	0,2	0,4	0,5	0,7	0,9	1,1	1,4	1,8	2,2	2,5	2,9	3,2	3,6
	0,7	0,2	0,4	0,6	0,8	1,1	1,3	1,7	2,1	2,5	2,9	3,4	3,8	4,2
	0,8	0,2	0,5	0,7	1,0	1,2	1,4	1,9	2,4	2,9	3,4	3,8	4,3	4,8
	0,9	0,3	0,5	0,8	1,1	1,4	1,6	2,2	2,7	3,2	3,8	4,3	4,9	5,4
	1,0	0,3	0,6	0,9	1,2	1,5	1,8	2,4	3,0	3,6	4,2	4,8	5,4	6,0

62.2.5 Amiodaron-Perfusor

- Herstellung: Amiodaron 900 mg mit Glukose-5%-Lösung auf 50 ml aufziehen
- Konzentration: 1 ml = 18 mg

Gewicht [kg]		5	10	15	20	25	30	40	50	60	70	80	90	100
		Angabe der Laufgeschwindigkeit in ml/h												
Dosierung in mg/kg/min	0,5	0,1	0,3	0,4	0,6	0,7	0,8	1,1	1,4	1,7	1,9	2,2	2,5	2,8
	1,0	0,3	0,6	0,8	1,1	1,4	1,7	2,2	2,8	3,3	3,9	4,4	5,9	5,6

62.2.6 Dobutamin-Perfusor

- Herstellung: Dobutamin 250 mg auf 50 ml
- Konzentration: 1 ml = 5 mg

Gewicht [kg]		5	10	15	20	25	30	40	50	60	70	80	90	100
		Angabe der Laufgeschwindigkeit in ml/h												
Dosierung in µg/kg/min	2,5	0,2	0,3	0,5	0,6	0,8	0,9	1,2	1,5	1,8	2,1	2,4	2,7	3,0
	5	0,3	0,6	0,9	1,2	1,5	1,8	2,4	3,0	3,6	4,2	4,8	5,4	6,0
	7,5	0,5	0,9	1,4	1,8	2,3	2,7	3,6	4,5	5,4	6,3	7,2	8,1	9,0
	10	0,6	1,2	1,8	2,4	3,0	3,6	4,8	6,0	7,2	8,4	9,6	10,8	12
	12,5	0,8	1,5	2,3	3,0	3,8	4,5	6,0	7,5	9,0	10,5	12	13,5	15
	15	0,9	1,8	2,7	3,6	4,5	5,4	7,2	9,0	10,8	12,6	14,4	16,2	18
	17,5	1,1	2,1	3,2	4,2	5,3	6,3	8,4	10,5	12,6	14,7	16,8	18,9	21
	20	1,2	2,4	3,6	4,8	6,0	7,2	9,6	12	14,4	16,8	19,2	21,6	24

62.2.7 Enoximon-Perfusor

- Herstellung: 100 mg Enoximon auf 50 ml
- Konzentration: 1 ml = 2 mg

Gewicht [kg]		5	10	15	20	25	30	40	50	60	70	80	90	100
		Angabe der Laufgeschwindigkeit in ml/h												
Dosierung in µg/kg/min	2,5	0,4	0,8	1,1	1,5	1,9	2,3	3	3,8	4,5	5,3	6	6,8	7,5
	5	0,8	1,5	2,3	3	3,8	4,5	6	7,5	9	10,5	12	13,5	15
	7,5	1,1	2,3	3,4	4,5	5,6	6,8	9	11,3	13,5	15,8	18	20,3	22,5
	10	1,5	3	4,5	6	7,5	9	12	15	18	21	24	27	30

62.2.8   Milrinon-Perfusor

- Herstellung: 10 mg Milrinon auf 50 ml
- Konzentration: 1 ml = 200 µg

Gewicht [kg]		5	10	15	20	25	30	40	50	60	70	80	90	100
		Angabe der Laufgeschwindigkeit in ml/h												
Dosierung in µg/kg/ min	0,375	0,6	1,1	1,7	2,3	2,8	3,4	4,5	5,6	6,8	7,9	9	10,1	11,3
	0,5	0,8	1,5	2,3	3	3,8	4,5	6	7,5	9	10,5	12	13,5	15
	0,75	1,1	2,3	3,4	4,5	5,6	6,8	9	11,3	13,5	15,8	18	20,3	22,5

62.2.9   Glyceroltrinitrat-Perfusor 5 mg

- Herstellung: Glyceroltrinitrat 5 mg auf 50 ml
- Konzentration 1 ml = 100 µg

Gewicht [kg]		5	10	15	20	25	30	40	50	60	70	80	90	100
		Angabe der Laufgeschwindigkeit in ml/h												
Dosierung in µg/kg/ min	0,25	0,8	1,5	2,3	3	3,8	4,5	6	7,5	9	10,5	12	13,5	15
	0,5	1,5	3	4,5	6	7,5	9	12	15	18	21	24	27	30
	1	3	6	9	12	15	18	24	30	36	42	48	54	60
	2	6	12	18	24	30	36	48	60	72	84	96	108	120

62.2.10   Glyceroltrinitrat-Perfusor 50 mg pur

- Herstellung: Glyceroltrinitrat 50 mg auf 50 ml
- Konzentration 1 ml = 1 mg

Gewicht kg]		5	10	15	20	25	30	40	50	60	70	80	90	100
		Angabe der Laufgeschwindigkeit in ml/h												
Dosierung in µg/kg/ min	0,25	0,1	0,2	0,2	0,3	0,4	0,5	0,6	0,8	0,9	1,1	1,2	1,4	1,5
	0,5	0,2	0,3	0,5	0,6	0,8	0,9	1,2	1,5	1,8	2,1	2,4	2,7	3
	1	0,3	0,6	0,9	1,2	1,5	1,8	2,4	3	3,6	4,2	4,8	5,4	6
	2	0,6	1,2	1,8	2,4	3	3,6	4,8	6	7,2	8,4	9,6	10,8	12
	5	1,5	3	4,5	6	7,5	9	12	15	18	21	24	27	30
	10	3	6	9	12	15	18	24	30	36	42	48	54	60

62.2.11   Nitroprussidnatrium-Perfusor 5 mg

— Herstellung: 1 Amp. Nitroprussidnatrium = 60 mg mit 12 ml Aqua ad inj. oder G5% auflösen, dann enthält 1-ml-Lösung = 5 mg. Von dieser Lösung 1 ml mit 49 ml G5%-Lösung auf 50 ml aufziehen
— Konzentration 1 ml = 100 µg
— Auf lichtgeschützte Infusion achten!

Gewicht [kg]		5	10	15	20	25	30	40	50	60	70	80	90	100
		Angabe der Laufgeschwindigkeit in ml/h												
Dosierung in µg/kg/ min	0,25	0,8	1,5	2,3	3	3,8	4,5	6	7,5	9	10,5	12	13,5	15
	0,5	1,5	3	4,5	6	7,5	9	12	15	18	21	24	27	30
	1	3	6	9	12	15	18	24	30	36	42	48	54	60
	2	6	12	18	24	30	36	48	60	72	84	96	108	120

62.2.12   Nitroprussidnatrium-Perfusor 60 mg

— Herstellung: Nitroprussidnatrium 60 mg mit G5% auf 50 ml auflösen
— Konzentration: 1 ml = 1,2 mg
— Auf lichtgeschützte Infusion achten!

Gewicht [kg]		5	10	15	20	25	30	40	50	60	70	80	90	100
		Angabe der Laufgeschwindigkeit in ml/h												
Dosierung in µg/kg/ min	0,2	0,1	0,1	0,2	0,2	0,3	0,3	0,4	0,5	0,6	0,7	0,8	0,9	1
	0,5	0,1	0,3	0,4	0,5	0,6	0,8	1	1,3	1,5	1,8	2	2,3	2,5
	1	0,3	0,5	0,8	1	1,3	1,5	2	2,5	3	3,5	4	4,5	5
	2	0,5	1	1,5	2	2,5	3	4	5	6	7	8	9	10
	3	0,8	1,5	2,3	3	3,8	4,5	6	7,5	9	10,5	12	13,5	15
	4	1	2	3	4	5	6	8	10	12	14	16	18	20
	5	1,3	2,5	3,8	5	6,3	7,5	10	12,5	15	17,5	20	22,5	25
	10	2,5	5	7,5	10	12,5	15	20	25	30	35	40	45	50

Aus Sicherheitsgründen wird empfohlen, Nitroprussidnatrium auf der Intensivstation immer mit Natriumthiosulfat zu kombinieren. Bei einer Nitroprussidnatriumdosierung über 2 µg/kg/min ist die gleichzeitige Infusion von Natriumthiosulfat unbedingt notwendig.

Natriumthiosulfat

- Herstellung: 5 Amp. Natriumthiosulfat 10 % werden pur in eine 50 ml Perfusorspritze aufgezogen
- Konzentration: 1 ml = 100 mg
- Infusion erfolgt (außer im Notfall) über ZVK

Dosierung (ml/h)	
Nitroprussidnatrium (1 ml = 1,2 mg)	Natriumthiosulfat 10% (1 ml = 100 mg)
1–10	1
11–20	2
21–30	3
31–40	4
41–50	5

Nitroprussidnatrium wird dann mit Natriumthiosulfat im Verhältnis 1:10 (bezogen auf die Gewichte der Wirkstoffe) kombiniert, d. h. wenn z. B. bei einem Patienten 10 mg/h Nitroprussidnatrium infundiert werden, dann müssen parallel 100 mg/h Natriumthiosulfat infundiert werden. Die Infusion von Nitroprussidnatrium und Natriumthiosulfat soll über getrennte Venenzugänge erfolgen. Werden Nitroprussidnatriumdosierungen über 2 µg/kg/min über mehr als 12 h erforderlich, dann wird dringend empfohlen, das weitere Procedere mit einem erfahrenen Intensivmediziner unter Berücksichtigung der Fachliteratur abzusprechen.

62.2.13 Propofol-2%-Perfusor

- Herstellung: Propofol 2% wird pur aufgezogen = 1000 mg auf 50 ml
- Konzentration: 1 ml = 20 mg

Gewicht [kg]		40	50	60	70	80	90	100
		Angabe der Laufgeschwindigkeit in ml/h						
Dosierung in mg/kg/h	1	2,0	2,5	3,0	3,5	4,0	4,5	5,0
	2	4,0	5,0	6,0	7,0	8,0	9,0	10
	3	6,0	7,5	9,0	10,5	12	13,5	15
	4	8,0	10	12	14	16	18	20

Propofol ist zur Sedierung erst ab 16 Jahren zugelassen. Bei längerfristiger Applikation ist auf die Symptome eines PRIS (Propofolinfusionssyndroms) zu achten. Die Dosierung ist immer ≤4 mg/kg/h zu wählen.

62.2.14   Remifentanil-Perfusor 5 mg

▬ Herstellung: 5 mg Remifentanil werden in 50 ml NaCl 0,9% aufgelöst = 5 mg auf 50 ml
▬ Konzentration: 1 ml = 100 µg

Gewicht [kg]		5	10	15	20	25	30	40	50	60	70	80	90	100
		Angabe der Laufgeschwindigkeit in ml/h												
Dosierung in µg/kg/min	0,1	0,3	0,6	0,9	1,2	1,5	1,8	2,4	3,0	3,6	4,2	4,8	5,4	6,0
	0,15	0,5	0,9	1,4	1,8	2,3	2,7	3,6	4,5	5,4	6,3	7,2	8,1	9,0
	0,2	0,6	1,2	1,8	2,4	3,0	3,6	4,8	6,0	7,2	8,4	9,6	10,8	12
	0,25	0,8	1,5	2,3	3,0	3,8	4,5	6,0	7,5	9,0	10,5	12	13,5	15
	0,3	0,9	1,8	2,7	3,6	4,5	5,4	7,2	9,0	10,8	12,6	14,4	16,2	18
	0,4	1,2	2,4	3,6	4,8	6,0	7,2	9,6	12	14,4	16,8	19,2	21,6	24
	0,5	1,5	3,0	4,5	6,0	7,5	9,0	12	15	18	21	24	27	30

Laborparameter in der Intensivmedizin

Stefanie von Wahl

63.1 Allgemeine Hinweise und Auswahl des Blutprobenröhrchens

Bitte beachten Sie folgende Hinweise:
- Die Einheiten müssen immer mit den Referenzbereichen im eigenen Labor abgeglichen werden. Teilweise werden andere Einheiten verwendet.
- In welchem Blutröhrchen (◘ Tab. 63.1) die jeweiligen Werte abgenommen werden müssen, ist ebenfalls im eigenen Haus zu klären.
- Die Referenzwerte für Neugeborene, Säuglinge und Kinder weichen in manchen Bereichen erheblich von denen der Erwachsenen ab.
- Im Folgenden werden ausschließlich die Normwerte von Erwachsenen angegeben.

63.2 Hämatologie

Ein kleines Blutbild umfasst:
- Erythrozytenzahl,
- Hämoglobin,
- Hämatokrit,
- MCV, MCH, MCHC,
- Leukozytenzahl,
- Thrombozytenzahl.

Das große Blutbild umfasst zusätzlich zum kleinen Blutbild noch ein Differenzialblutbild. Dieses ist zur Abklärung von Leukozytosen, Leukopenien, malignen Tumoren, zur Differenzierung bei Infektionen und bei Vergiftungen indiziert (◘ Tab. 63.2).
Man unterscheidet zwischen einer:
- Rechtsverschiebung (z. B. bei perniziöser Anämie) und einer
- Linksverschiebung (z. B. bei Leukämien, Infektionen, Vergiftungen, Hämolysen und malignen Tumoren).

◘ **Tab. 63.1** Blutröhrchen

Blutbestandteil	Zusatz	Effekt	Messung	Besonderheiten
Serum	Plastikkugeln	Gerinnungsförderung, das Blut gerinnt und Serum bleibt übrig	Klinische Chemie, Eiweißelektrophorese	
Plasma	Natriumcitrat	Gerinnungshemmung durch Komplexierung von Kalzium	Gerinnung, Blutsenkungsgeschwindigkeit	um ein korrektes Mischungsverhältnis zu erreichen, muss das Röhrchen immer ganz gefüllt sein
Vollblut	EDTA (Ethylendiamintetraacetat)	Gerinnungshemmung durch Komplexierung von Kalzium	Hämatologie	
Plasma	Lithium-Heparin	Thrombinhemmung	Klinische Chemie	
Plasma	Natriumfluorid	Hemmung der Glykolyse	Glukose, Laktat	

◻ **Tab. 63.2** Hämatologische Diagnostik

Marker	Normwert	Bewertung	Besonderheiten
Hämoglobin	m: 14–17,5 g/dl w: 12–14,5 g/dl	**erhöht:** ▬ Exsikkose ▬ Polyglobulie ▬ Polycythaemia vera **erniedrigt:** ▬ Blutung, Anämie	bei **mikrozytärer** Anämie **Hämoglobin** stärker verändert; bei **makrozytärer** Anämie **Erythrozyten** stärker verändert
Hämatokrit	m: 42–50% w: 37–45%	**erhöht:** ▬ Exsikkose ▬ Polyglobulie ▬ Polycythaemia vera **erniedrigt:** ▬ Blutung, Anämie	
Methämoglobin = Hämiglobin	0,2–1%	toxische vs. hereditäre Methämoglobinämie	enthält dreiwertiges, oxidiertes Eisen; kein O_2-Transport möglich
CO-Hämoglobin	≤3% Nichtraucher; ≤10% Raucher	Kohlenmonoxidvergiftung	
Erythropoetin	6–25 U/l	Differenzierung unklarer Anämien	wird in der Niere gebildet, tageszeitliche Schwankungen
Erythrozytenzahl	m: 4,3–5,6 Mio/µl w: 3,9–5,0 Mio/µl	Differenzierung unterschiedlicher Anämieformen	Lebenszeit Erythrozyt: 120 Tage
MCV (mean corpuscular volume)	84–98 fl	**erhöht:** ▬ Vitamin-B_{12}-Mangel ▬ Folsäuremangel **erniedrigt:** ▬ Eisenmangel ▬ Thalassämie ▬ sideroblastische Anämie ▬ Eisenverwertungsstörungen	
MCH (mean corpuscular haemoglobin)	28–34 pg	**erhöht:** ▬ Vitamin-B_{12}-Mangel ▬ Folsäuremangel **erniedrigt:** ▬ Eisenmangel ▬ Thalssämie ▬ sideroblastische Anämie Eisenverwertungsstörungen	
MCHC (mean corpuscular haemoglobin concentration)	32–36 g/dl	**erhöht:** ▬ Hinweis auf Analyseungenauigkeiten ▬ hereditäre Sphärozytose ▬ Sichelzellanämie **erniedrigt:** ▬ fortgeschrittene hypochrome mikrozytäre Anämie	
Retikulozyten	0,5–2%		Maß für effektive Erythropoese

▼

▣ Tab. 63.2 (Fortsetzung)

Marker	Normwert	Bewertung	Besonderheiten
BSG (Blutkörper-chensenkungsge-schwindigkeit)	m: ≤15 mm nach 1 h w: ≤20 mm nach 1 h	**erhöht:** — Entzündung — Tumoren — autoimmunologische Prozesse	zur Verlaufsbeschreibung akuter Entzündungen nicht geeignet
Thrombozytenzahl	150.000–400.000/µl		Lebenszeit Thrombozyt: 10 Tage
MPV (mean plate-let volume)	Referenzbereich im Labor erfragen	**erhöht:** — peripherer Thrombozyten-verbrauch **erniedrigt:** — Störung der Thrombozyten-bildung	
IPF (immature platelet fraction)	1,1–6,1%	Differenzierung von Thrombo-zytopenien	Thrombozytenvorstufen, analog den Retikulozyten bei der Erythro-poese
Leukozytenzahl	4.000–10.000 /µl	**erhöht:** — bakterielle Infektionen — Leukämien — unspezifisch nach OP oder Trauma **erniedrigt:** — bakterielle Infektionen — Virusinfektionen — Abbau in der Milz — Knochenmarkdepression — allergisch — medikamentös-toxisch	im Differenzialblutbild kann zwi-schen Granulo-, Lympho- und Monozytosen bzw. -penien unter-schieden werden; in den meisten Fällen gilt: — Leukozytose = Granulozytose — Leukopenie = Granulozytopenie
— neutrophile Granulozyten	40–75% bzw. 4.000–7.500/µl	**erhöht:** — bakterielle Infektionen — chronische und akute Krankheiten — Medikamente — Stress **erniedrigt:** — bakterielle Infektionen — maligne Tumoren — Knochenmarkschäden — medikamentös-toxisch	
— basophile Granulozyten	0–1% bzw. bis 100/µl		pathologische Befunde selten (z. B. bei chronischer myeloischer Leukämie (CML) oder myeloprolie-ferativen Erkrankungen)

▼

◨ **Tab. 63.2** (Fortsetzung)

Marker	Normwert	Bewertung	Besonderheiten
— eosinophile Granulozyten	1–6% bzw. bis 600/µl	**erhöht:** — hereditär (ohne Krankheitswert) — allergisch — Wurmerkrankungen — Kollagenosen — Vergiftungen — Infektionen — CML — Lymphogranulomatose	
Lymphozyten	25–40% bzw. 1.000–4.000/µl	**erhöht:** — virale Infektionen (u. a. Mumps, Keuchhusten, Röteln, Hepatitis) — bakterielle Infektionen (u. a. Tuberkulose, Malaria, Syphylis) — akute lymphatische Leukämie (ALL) — chronische lymphatische Leukämie (CLL) **erniedrigt:** — Frühphase bakterieller Infektionen — erhöhte Kortisolspiegel — Stress	Lymphozytose ist typisch für virale Infektionen
Monozyten	2–14% bzw. bis 1.400/µl	**erhöht:** — bakterielle Infektion — chronische Entzündungen (u. a. Tuberkulose) — Lues	

Bei speziellen Fragestellungen kann die Granulozyten- und Lymphozytenmorphologie bestimmt werden. Rücksprache mit dem Labor!

63.3   Hämostase

◨ Tab. 63.3

 Cave
Wenn Hämoglobin, Kalzium, pH-Wert und/
oder Temperatur pathologisch sind, dann geben die Laborgerinnungswerte die klinische
Gerinnungssituation in vivo nur unzureichend wieder.

◨ **Tab. 63.3** Gerinnungsdiagnostik

Marker	Normwert	Indikation/Bewertung	Besonderheiten
Globaltests			
aPTT (aktivierte PTT)	25–40 s	**verlängert:** – Heparintherapie – Therapie mit Argatroban – DIC – von-Willebrand-Syndrom – Hämophilie A + B – Antiphospholipidsyndrom (APS) – Hirudintherapie (niedrige Dosis)	– Störungen der Faktoren I, II, V, VIII, IX,X,XI,XII werden gemessen – Hemmung von Thrombin wird erfasst (z. B. durch unfraktioniertes Heparin) – Überwachung der Therapie mit unfraktioniertem Heparin und Argatroban – **Cave:** Bei APS besteht eine Thrombophilie trotz verländerter aPTT! Diagnosesicherung durch Nachweis von Lupus-Antikoagulanz, Cardiolipinantikörpern und β_2-Glykoproteinantikörpern
Quick (Prothrombinzeit, PTZ)	80–130%	**erniedrigt:** – DIC – Leberfunktionsstörungen – Marcumartherapie – Vitamin-K-Mangel – hochdosierte Heparintherapie	– Störungen der Faktoren I, II, V, VII und X werden gemessen – Überwachung einer Marcumartherapie anhand INR – verfälschte Werte unter Hirudin- und Heparintherapie und bei Hämatokritwerten >60%
INR (international normalized ratio)	– <1,5 Normalwert – 2–3 niedrig dosierte Antikoagulation – 3–4,5 hoch dosierte Antikoagulation – >6 akute Blutungsgefahr	Marcumartherapie, nur in der stabilen Phase	– Ergebnisse unterschiedlicher Labors werden vergleichbar – Quotient: TPZ Patient/TPZ Normalplasma – wegen des Mischungsverhältnisses muss das Citratplasmaröhrchen komplett gefüllt sein
Thrombinzeit (TZ)	16–22 s	**verlängert:** – DIC mit V. a. Hyperfibrinolyse – Fibrinogenmangel – Dysfibrinogenämien	– erfasst alle Störungen des Fibrinogens – nicht geeignet zur Überwachung einer Heparintherapie
Blutungszeit (nach Marx)	bis 2 min	**verlängert:** – Thrombozytopathien – Thrombozytopenien – von Willebrand-Syndrom	– subaquale Blutungszeit nach Marx: Inzision Finger → Finger in Glas Wasser → Zeit bis Blutung sistiert – nicht sicher standardisierbar

◻ **Tab. 63.3** (Fortsetzung)

Marker	Normwert	Indikation/Bewertung	Besonderheiten
Erweiterte Untersuchungen			
PFA 100 (Plättchenfunktionsanalysator)	85–165 s (Kollagen/Adrenalin) 71–118 s (Kollagen/ADP)	**verlängert:** ▬ Thrombozytopathien ▬ von-Willebrand-Syndrom	▬ Normalwert abhängig vom Reagenz ▬ Effekt von ASS und Glykoprotein-IIb/IIIa-Antagonisten messbar ▬ Clopidogreleffekt nicht messbar ▬ nicht aussagekräftig bei Thrombozyten <100.000/µl und Hämatokrit <35% ▬ intra- und postoperativ verfälschte Werte
Multiplate		▬ perioperatives Thrombozytenmonitoring ▬ ASS, Clopidogrel und Glykoprotein-IIb/IIIa-Antagonisteneffekt messbar	von-Willebrand-Syndrom wird nicht erfasst
ACT (activated clotting time)	▬ ohne Heparinwirkung: 90–150 s ▬ therapeutischer Bereich 400–500 s	Überwachung einer therapeutischen Heparinisierung	▬ Bedside-Untersuchung ▬ linearer Verlauf – auch hoch dosierte Heparingaben liefern zuverlässige Ergebnisse
ECT (ecarin clotting time)	bis 35 s	Überwachung einer Therapie mit Hirudin und Argatroban	▬ Bedside-Untersuchung ▬ linearer Verlauf: Die ECT liefert auch bei hoch dosierter Hirudin- und Argatrobangabe zuverlässige Ergebnisse
Reptilasezeit	15–19 s	Gerinnungsstatus unter Heparintherapie **verlängert:** ▬ Hyperfibrinolyse ▬ Dyfibrinogenämien ▬ Fibrinogenmangel	Reptilasezeit wird durch Heparin nicht verlängert
Anti-Xa-Aktivität	Angaben variieren, Grenzbereiche im eigenen Labor erfragen	Überwachung der Therapie mit niedermolekularen Heparinen, Danaparoid (z. B. Orgaran) und Fondaparinux (z. B. Arixtra)	
Faktor XIII (fibrinstabilisierender Faktor)	70–140% (1–4 mg/dl)	**erniedrigt:** ▬ DIC ▬ Leberschaden ▬ Verbrennung ▬ Polytrauma ▬ entzündliche Darmerkrankungen ▬ gestörte Wund- und Knochenheilung	▬ taucht in keinem Globaltest auf ▬ Mangel führt zu Blutungsneigung

▼

◻ **Tab. 63.3** (Fortsetzung)

Marker	Normwert	Indikation/Bewertung	Besonderheiten
Fibrinogen	1,5–3,5 g/l (4,4–10,3 μmol/l)	**erniedrigt:** — DIC — Hyperfibrinolyse — Fibrinogenmangel — Dysfibrinogenämie — fibrinolytische Therapie	— Fibrinogenmessung nach Claus: nach Gabe von Kolloiden etwas höhere Werte — Messung »derived Fibrinogen«: bei pathologischem Quickwert ist das Fibrinogen falsch niedrig
D-Dimere (Fibrinspaltprodukte)	<0,5 mg/l	**erhöht:** — Venenthrombose — Lungenembolie — Polytrauma — DIC — Entzündungen — maligne Tumoren — fibrinolytische Therapie	— unspezifisch, zum sicheren Ausschluss einer Thrombose und Lungenembolie ist weitere Diagnostik notwendig — Abgrenzung einer DIC gegen eine Verdünnungskoagulopathie — Erfassung einer systemischen Gerinnungsaktivierung
Fibrin(ogen)-Spaltprodukte (FSP)	Norm: negativ	**erhöht:** — Hyperfibrinolyse — DIC mit reaktiver Hyperfibrinolyse — fibrinolytische Therapie — Fibrinogenmangel — hämolytisch-urämisches Syndrom — Thromboembolie — Schwangerschaft	— Abgrenzung DIC gegen Verdünnungskoagulopathie — Nachweis einer Hyperfibrinolyse — Fibrinspaltprodukte (D-Dimere) — Fibrinogenspaltprodukte (Fragment E+D) — bei den FSP werden sowohl Fibrin- als auch Fibrinogenspaltprodukte erfasst — aus diesem Grund immer die Thrombinzeit (TZ) mitbestimmen — FSP positiv und TZ verlängert: akute Blutungsgefahr!!
Thrombin-Antithrombin-III-Komplex (TAT)	1–4 μg/l	**erhöht:** — DIC mit reaktiver Hyperfibrinolyse — Thromboembolie	— Abgrenzung einer DIC gegen eine Verdünnungskoagulopathie — Erfassung einer systemischen Gerinnungsaktivierung
Antithrombin III	10–15 U/l (relativ 72–128% der Norm)	— Thrombophiliescreening — fehlende PTT-Verlängerung unter Heparin **erniedrigt:** — Leberfunktionsstörungen — DIC — Sepsis — Leberschaden	— Heparin benötigt AT III, um zu wirken — die Begriffe »Antithrombin« und »Antithrombin III« werden häufig synonym verwandt

▼

- **Hämorrhagische Diathese/Blutungsneigung**

Bei Verdacht auf hämorrhagische Diathese sind spezielle Untersuchungen notwendig. Folgende Störungen sollten untersucht werden, wobei die Häufigkeiten in der Bevölkerung in Klammern angegeben sind.

- von-Willebrand-Jürgens-Syndrom (1%)
- Hämophilie (0,01–0,02%)
  - Hämophilie A = Faktor-VIII-Mangel (ca. 85% der Hämophilien)
  - Hämophilie B = Faktor-IX-Mangel (ca. 15% der Hämophilien)
- Thrombozytenfunktionsstörungen (Häufigkeit ist von der Genese abhängig)
  - hereditär
  - erworben

- **Thrombophilie**

Bei Verdacht auf Thrombophilie sind spezielle Untersuchungen notwendig. Folgende Störungen sollten untersucht werden, wobei die Häufigkeiten innerhalb der Bevölkerung in Klammern angegeben sind.

- APC-Resistenz = Faktor-V-Leiden-Mutation (3,6–6% heterozygot, 0,02–0,1% homozygot)
- Prothrombin-Mutation =Faktor-II-Mutation (1–4%)
- Hyperhomocysteinämie unterschiedlicher Genese (5–10%)
- Faktor-VIII-Erhöhung (5%)
- Protein-S-Mangel (1%)
- Protein-C-Mangel (0,14–0,5%)
- Antithrombin-III-Mangel (0,02–0,17%)
- Antiphospholipidsyndrom (selten)
- Erhöhung von folgenden Phospholipidantikörpern: Cardiolipin-AK und Lupus-Antikoagulans
- Dysfibrinogenämie (sehr selten)
- Plasminogenmangel (sehr selten)

! **Cave**

Unter Heparintherapie immer an eine heparininduzierte Thrombozytopenie (HIT) denken – Thrombosegefahr!

63.4 Proteine, Eisen und Metaboliten

▸ Tab. 63.4

▸ Tab. 63.4 Proteindiagnostik

Marker	Normwert	Indikation bzw. Bewertung	Besonderheiten
Gesamteiweiß	- 6,5–8,5 g/dl - Urin: ≤150 mg/d - Liquor: 10–60 mg/dl	**absolut erhöht:** - Immunglobulinerhöhung - monoklonale Gammopathien **relativ erhöht:** - Pseudohyperproteinämie durch Verminderung des Plasmavolumens **absolut erniedrigt:** - Albuminverlust/-synthesestörung **relativ erniedrigt:** - Verdünnungshypoproteinämie	
Albumin	35–50 g/l	**erniedrigt:** - verminderte Synthese - Verlust in den »dritten Raum« (z. B. Aszites, Ödeme, »capillary leak«) - Verlust nach außen (z. B. Verbrennungen, exsudative Enteropathie, etc.) - Akute-Phase-Reaktion	- Aufrechterhaltung des kolloidosmotischen Drucks (80% durch Albumin bedingt!) - wichtiges Transportprotein im Plasma: Bei erniedrigtem Albumingehalt kann der freie Anteil mancher Medikamente erhöht sein - eine Hyperalbuminämie gibt es nicht

◨ Tab. 63.4 (Fortsetzung)

Marker	Normwert	Indikation bzw. Bewertung	Besonderheiten
Eiweißelektro-phorese	Suchtest auf Dysproteinämien **Merkwert:** (Variabilität) ▬ 60% Albumin (55–69%) ▬ 4% α_1-Globuline (2–6%) ▬ 8% α_2-Globuline (6–11%) ▬ 12% β-Globuline (8–14%) ▬ 16% γ-Globuline (1–18%)		
Transferrin	220–370 mg/dl	**erhöht:** ▬ Eisenmangel ▬ Blutungen ▬ Schwangerschaft **erniedrigt:** ▬ Hämochromatose ▬ Eisenüberschuss ▬ Entzündungen ▬ Karzinomen	Transportprotein des Eisens
Ferritin	m: 35–220 µg/l (20–50 Jahre) m: 5–665 µg/l (50–90 Jahre) w: 25–110 µg/l (20–50 Jahre) w: 15–665 µg/l (50–90 Jahre)	**erhöht:** ▬ Eisenüberladung (z. B. durch Hämochromatose, Transfusionen) ▬ Infektionen ▬ Leberschäden **erniedrigt:** ▬ Eisenmangel (beweisend!)	▬ jedes Molekül speichert ca. 4000 Eisenatome ▬ erniedrigter Wert ist beweisend für einen Eisenmangel
Eisen	m: 60–160 µg/dl w: 40–145 µg/dl		▬ niedriges Eisen beweist keinen Eisenmangel! ▬ immer mit Ferritin und Transferrin beurteilen ▬ zirkadiane Rhythmik: morgens höhere Werte ▬ Hämolyse vermeiden ▬ möglichst kurze Venenstauung
Caeruloplasmin	15–60 mg/dl	**erniedrigt:** ▬ Morbus Wilson	Funktion im Kupferstoffwechsel und -transport
Ammoniak	27–90 µg/dl	**erhöht:** ▬ schwerste Leberschädigung ▬ dekompensierte Leberzirrhose ▬ akute Virushepatitis ▬ Vergiftungen	▬ Abbauprodukt des Proteinstoffwechsels ▬ Probe sofort nach Abnahme ins Labor bringen und sofort zentrifugieren ▬ bei Weitertransport Kühlung notwendig!
Harnsäure (Urat)	m: 2,2–7,8 mg/dl w: 2–6,5 mg/dl	▬ akuter Gichtanfall ▬ sekundäre Hyperurikämie ▬ Tumorlysesyndrom	
VIP (vasoaktives intestinales Peptid)	32–63 ng/l	VIPom-Diagnostik	

63.5 Enzyme

■ Tab. 63.5, ■ Tab. 63.6

■ **Tab. 63.5** Enzymdiagnostik

Marker	Normwert	Indikation bzw. Bewertung	Besonderheiten
alkalische Phosphatase	60–170 U/l	**erhöht:** ▬ Verschlussikterus ▬ Tumore im Knochen ▬ biliäre Zirrhose ▬ primäres Leberzellkarzinom ▬ Osteomalazie ▬ Osteoporose ▬ 3. Trimenon **erniedrigt:** ▬ Anämie ▬ Hypothyreose ▬ Proteinmangel	▬ hauptsächlich Bewertung von Gallenwegs- und Knochenerkrankungen ▬ es gibt gewebespezifische Isoenzyme (u. a. für Darm, Leber, Tumor, Plazenta, etc.), sodass unklare Erhöhungen der alkalischen Phosphatase durch Isoenzymbestimmung genauer abgeklärt werden müssen
α-Amylase	bis 120 U/l Normwert kann abhängig von der Bestimmungsmethode variieren	**erhöht:** ▬ Pankreatitis ▬ Parotitis ▬ Alkoholabusus ▬ nach ERCP ▬ Pankreastumor ▬ Parotistumor **erniedrigt:** ▬ Adipositas	▬ es gelangt nur wenig ins Blut, der meiste Teil wird exokrin abgegeben ▬ bei Alkoholabusus ist meistens die Speichelamylase erhöht ▬ mit einem niedrigen Amylasewert kann keine Pankreasinsuffizienz nachgewiesen werden
CHE (Cholinesterase)	m: 3.500–8.500 U/l w: 2.800–7.400 U/l	**erhöht:** ▬ erhöhte Proteinsynthese ▬ Diabetes mellitus ▬ Fettleber ▬ Hyperlipoproteinämie **erniedrigt:** ▬ akute und chronische Leberschäden ▬ hereditärer CHE-Mangel ▬ Katabolie ▬ Intoxikationen ▬ akute Entzündungen	▬ Indikator für die Proteinsynthese der Leber ▬ bei einem CHE-Mangel kommt es zu einer verlängerten Wirkdauer von Succinylcholin und Mivacurium
γ-GT (γ-Glutamyltransferase)	m: <28 U/l w: <18 U/l	**erhöht:** ▬ Cholestase ▬ Leberzirrhose ▬ Hepatitis ▬ Steatosis hepatis ▬ Tumore der Leber ▬ Pankreatitis ▬ Pankreastumore ▬ medikamentös (u. a. Antibiotika, Antikontrazeptiva, Antikonvulsiva, etc.) ▬ leichte Erhöhung bei Myokardinfarkt möglich	▬ Parameter mit der höchsten Sensitivität für Cholestase ▬ Überwachung eines chronischen Alkoholabusus möglich

▼

◻ Tab. 63.5 (Fortsetzung)

Marker	Normwert	Indikation bzw. Bewertung	Besonderheiten
GOT (Glutamat-Oxalacetat-Transaminase)	m: ≤19 U/l w: ≤15 U/l	**erhöht:** — Leberkrankungen — Skelettmuskelerkrankungen — Myokardinfarkt	Synonym: ASAT (Aspartat-Aminotransferase) — gehört nicht mehr zur Diagnostik bei akutem Koronarsyndrom
GPT (Glutamat-Pyruvat-Transaminase)	m: ≤23 U/l w: ≤18 U/l	**erhöht:** — Lebererkrankungen	Synonym: ALAT (Alanin-Aminotransferase)
GOT-GPT-Quotient (de-Ritis-Quotient)	<1 leichter Leberzellschaden >1 schwerer Leberzellschaden >2 schwerste Leberschäden, ggf. nekrotisierend		<1: z. B. viral >1: z. B. (Alkohol-)toxisch
GLDH (Glutamatdehydrogenase)	m: ≤4 U/l w: ≤3 U/l	**erhöht:** — Leberschäden — Verschlussikterus — Vergiftungen — Perfusionsstörungen der Leber	— mitochondriales Enzym je größer die Leberschädigung ist, umso höher ist der Wert
LDH (Laktatdehydrogenase)	80–240 U/l	**erhöht:** — Herzmuskelerkrankungen — Lungenembolie — Leber- und Gallenwegserkrankungen (Differenzialdiagnose des Ikterus) — Skelettmuskelerkrankungen — Malignome (Verlaufbeurteilung) — hämatologische Erkrankungen (V. a hämolytische Anämie) — Diagnostik von Organschäden	— es werden 5 Isoenzyme unterschieden — zur genauen Diagnostik ist die Bestimmung der Isoenzyme notwendig
Lipase	<190 U/l	**erhöht:** — akute Pankreatitis — akuter Schub einer chronischen Pankreatitis — Niereninsuffizienz	rasches Absinken der Serumlipase bei klinischer Verschlechterung spricht für eine Pankreasnekrose
saure Phosphatase	m: <4,8 U/l w: <3,7 U/l	**erhöht:** — Prostataerkrankungen (Karzinom, Entzündung) — Skeletterkrankungen (M. Paget, Knochentumore, Hyperparathyreoidismus) — megaloblastäre Anämien, Thrombozythämien, Thrombosen, Anämien	— falsch hohe Werte bei In-vitro-Hämolyse — zirkadianer Rhythmus: morgens höchste Werte — 5 Isoenzyme — prostataspezische saure Phosphatase (saure Phosphatase-Isoenzym 2)

▼

▶ **Tab. 63.5** (Fortsetzung)

Marker	Normwert	Indikation bzw. Bewertung	Besonderheiten
Gesamt-bilirubin	≤1<mg/dl	Diagnostik des Ikterus	▬ **Merke:** Bilirubin ist kein Enzym, sondern ein Abbauprodukt des Hämoglobins
indirektes Bilirubin	≤0,7 mg/dl		▬ Differenzierung zwischen direktem und indirektem Bilirubin ist erst ab einem Gesamtbilirubin von >2 mg/dl sinnvoll
direktes Bilirubin	≤0,3 mg/dl		▬ direktes Bilirubin (konjungiertes Bilirubin, also nach Verstoffwechselung in der Leber)
			▬ indirektes Bilirubin (unkonjungiertes Bilirubin, also vor Verstoffwechselung in der Leber)

▶ **Tab. 63.6** Differenzialdiagnose eines erhöhten Bilirubin

	Erkrankung	Gesamt-bilirubin	Indirektes Bilirubin	Direktes Bilirubin
prähepatisch	erhöhtes Bilirubinangebot: Kapazität der Leber erschöpft (z. B. hämolytische Anämie)	↑	↑	normal
hepatisch	Verwertungsstörung (Lebererkrankungen)	↑	↑	↑
posthepatisch	Abflussbehinderung (Cholestase)	↑	normal	↑

63.6   Kohlenhydrate

▣ Tab. 63.7

▣ **Tab. 63.7** Kohlenhydratdiagnostik

Marker	Normwert	Indikation bzw. Bewertung	Besonderheiten
Blutzucker	Nüchternblutzucker: 70–115 mg/dl	▬ bei jeder Vigilanzstörung! ▬ Routinekontrollen mehrfach täglich auf der Intensivstation	
Ketonkörper	Nüchternwerte: Serum: <2,81 mg/dl	Differenzierung metabolischer Azidosen **erhöht:** ▬ Laktatazidose ▬ diabetische Ketoazidose ▬ alkoholisch oder pankreatisch bedingter Ketoazidose ▬ Urämie ▬ Fasten	Ketonkörper werden aus Fettsäuren gebildet, wenn der Zelle keine Kohlenhydrate zur Verfügung stehen
HbA$_{1C}$ (GHb, Glyko-hämoglobin)	gut <6,5% Grenzbereich 6,5–7,5% schlecht >7,5% Neue Einheit: 29–42 mmol/mol (= Promille)	Überwachung einer Diabetestherapie	▬ Blutzuckergedächtnis ▬ Kontrolle des Kohlenhydratstoffwechsels der letzten 8 Wochen
Laktat	<20 mg/dl <2,2 mmol/l	**erhöht:** ▬ Gewebehypoxie (u. a. Schock, Herzinsuffizienz, Darmischämie, arterieller Verschluss einer Extremität) ▬ Biguanidtherapie bei Diabetes mellitus ▬ hereditäre Stoffwechselstörungen	

63.7 Lipide

◘ Tab. 63.8

◘ **Tab. 63.8** Lipiddiagnostik

Marker	Normwert	Indikation bzw. Bewertung	Besonderheiten
Gesamt-cholesterin	≤200 mg/dl	▬ Abschätzung des koronaren Risikos ▬ Hypercholesterinämie ▬ Kontrolle lipidsenkender Therapie	▬ Nüchternheit 12–14 h vor Abnahme, sonst verfälschen Chylomikronen den Wert ▬ 24 h vor Abnahme kein Alkohol und keine schwere körperliche Arbeit ▬ lange Stauung führt zu falsch hohen Werten
HDL-Cholesterin	m: 33–45 mg/dl w: 45–65 mg/dl		HDL-Cholesterin: antiatherogen ▬ ansonsten ▶ Gesamtcholesterin
LDL-Cholesterin	≤150 mg/dl		LDL-Cholesterin: atherogen ▬ ansonsten ▶ Gesamtcholesterin
LDL-HDL-Quotient	≤3,5 normal ≥3,9 erhöhtes Risiko		▶ Gesamtcholesterin
Triglyzeride	<160 mg/dl kein erhöhtes Risiko >200 mg/dl erhöhtes koronares Risiko	▬ Abschätzung des koronaren Risikos ▬ Hypertriglyzeridämie ▬ Kontrolle lipidsenkender Therapie	▬ Nüchternheit:12–14 h vor Abnahme ▬ lange Stauung führt zu falsch hohen Werten
Lipo-protein a	<25 mg/dl	Zusatzuntersuchung bei erhöhtem LDL-Cholesterin	genetischer Risikofaktor

63.8   Wasser und Elektrolyte

◻ Tab. 63.9

◻ Tab. 63.9 Diagnostik des Flüssigkeit-Elektrolyt-Haushalts

Marker	Normwert	Indikation bzw. Bewertung	Besonderheiten
Natrium	136–148 mmol/l	▬ Störungen des Flüssigkeits- und Elektrolythaushalts ▬ Störungen des Säure-Basen-Haushalts ▬ Niereninsuffizienz ▬ arterielle Hypertonie	Hyponatriämie langsam ausgleichen wegen der Gefahr der zentralen pontinen Myelinolyse
Kalium	3,6–5,2 mmol/l	▬ akute und chronische Niereninsuffizienz ▬ Störungen des Säure-Basen-Haushalts ▬ Einnahme von Laxanzien und Diuretika ▬ Herzrhythmusstörungen ▬ arterielle Hypertonie	
Chlorid	95–100 mmol/l	▬ Störungen des Flüssigkeits- und Elektrolythaushalts ▬ Störungen des Säure-Basen-Haushalts ▬ metabolische Azidosen	durch hohen Chloridgehalt mancher Infusionslösungen sind hyperchlorä-mische Azidosen möglich

Kalzium	2,2–2,65 mmol/l freies, ionisiertes Kalzium: 1,15–1,32 mmol/l	**erhöht:**
		▬ Knochentumore
		▬ paraneoplastische Syndrome
		▬ primärer Hyperparathyreoidismus
		▬ Hyperthyreose
		▬ Nebenniereninsuffizienz
		▬ Vitamin-D-Intoxikation
		▬ Knochenabbau
		erniedrigt:
		▬ Nierenerkrankungen (u. a. sekundärer Hyperparathyreoidismus)
		▬ Mangelernährung (Vitamin-D-Mangel)
		▬ Hypoparathyreoidismus
		▬ Hypalbuminämie
			▬ 99% des Körperkalziums sind im Knochen
			▬ 1% sind im Blut; davon:
			  – 50% freies, ionisiertes Kalzium
			  – 35% proteingebunden
			  – 15% komplexgebunden (u. a. an Laktat, Bikarbonat)
			▬ bei Hypokalziämien sind QT-Verlängerungen möglich!

Magne-sium	0,65–1,05 mmol/l	**erhöht:** ▬ Nierenversagen ▬ schwere diabetische Azidose ▬ Dehydratation ▬ M. Addison ▬ Einnahme Mg^{++}-haltiger Medikamente **erniedrigt:** ▬ Verluste über die Niere ▬ Diarrhöen ▬ Alkoholabusus ▬ Hypoparathyreoidismus ▬ Hyperaldosteronismus ▬ Hyperthyreose ▬ Insulintherapie	▬ Symptome bei erhöhten bzw. erniedrigten Werten entsprechen denen einer Hyper-/ bzw. Hypo-kalziämie ▬ Patellarsehnenreflex erlischt bei hohen Magnesiumwerten

◻ **Tab. 63.9** (Fortsetzung)

Marker	Normwert	Indikation bzw. Bewertung	Besonderheiten
Phosphat	0,84–1,45 mmol/l	**erhöht:** ━ Hypoparathyreoidismus ━ chronische Niereninsuffizienz ━ Akromegalie **erniedrigt:** ━ primärer Hyperparathyreoidismus ━ Mangelernährung ━ Rachitis	━ wird benötigt um ATP herzustellen ━ Pufferung in Blut und Urin ━ immer im Zusammenhang mit Kalzium betrachten ━ nüchtern abnehmen ━ innerhalb von 30 min in das Labor bringen

63.9   Niere und Harnwege

◻ Tab. 63.10

◻ **Tab. 63.10** Nephrologische Diagnostik

Marker	Normwert	Indikation bzw. Bewertung	Besonderheiten
Kreatinin	m: 0,6–1,2 mg/dl w: 0,5–1,0 mg/dl Sammelurin in 24 h <250 mg/dl	Niereninsuffizienz	━ Kreatinin steigt erst an, wenn die glomeruläre Filtrationsrate ≤50% beträgt ━ Ausscheidungsmenge des Kreatinins ist proportional zur Muskelmasse
Harnstoff	10–50 mg/dl	━ Niereninsuffizienz ━ hohe Proteinzufuhr (Monitoring bei Ernährungstherapie) ━ katabole Stoffwechsellage ━ Dehydratation	
gemessene Kreatininclearance	alters- und geschlechtsabhängig	**erniedrigt:** ━ Niereninsuffizienz ━ verringerte Muskelmasse **erhöht:** ━ erhöhte Muskelmasse ━ Myopathien ━ paroxysmale Myoglobinurie	Monitoring der Therapie mit nephrotoxischen Medikamenten oder Medikamenten mit geringer therapeutischer Breite
berechnete/ abgeschätzte Kreatininclearance	alters- und geschlechtsabhängig	**erniedrigt:** ━ Niereninsuffizienz	━ ungenauer als die gemessene Krea-Clearance ━ es existieren unterschiedliche Formeln zur Berechnung (z. B. Schätzung nach Cockroft und Gault, MDRD Formel) ━ die Körperoberfläche muss als Korrekturfaktor eingerechnet werden

63.10 Entzündung

◨ Tab. 63.11

◨ **Tab. 63.11** Entzündungsparameter			
Marker	**Normwert**	**Indikation bzw. Bewertung**	**Besonderheiten**
CRP (C-reaktives Protein)	<1 mg/dl Normalbefund 1–5 mg/dl lokale Infektion oder Trauma 5–10 mg/dl schwere Entzündung >10 mg/dl schwerste, bakterielle Entzündung	Monitoring und Verlaufsbeurteilung einer systemischen bakteriellen Infektion bzw. Sepsis	▬ Akute-Phase-Protein ▬ bei viralen Infekten CRP meist <10 mg/dl ▬ nach Trauma: Maximum nach 48 h erreicht, selten >15 mg/dl
PCT (Procalcitonin)	<0,05 ng/ml Normalbefund <0,5 ng/ml systemische Infektion unwahrscheinlich, lokale bakterielle Infektion möglich ≥0,5–2 ng/ml systemische Infektion möglich ≥2–10 ng/ml systemische Infektion wahrscheinlich ≥10 ng/dl ausgeprägte systemische Entzündungsreaktion		Erhöhte PCT-Werte auch in folgenden Situationen: ▬ die ersten Tage nach Trauma (Unfall, OP, Verbrennungen, etc.) ▬ Pilzinfektionen ▬ kardiogener Schock ▬ schwere Organperfusionsstörungen ▬ kleinzelliges Bronchialkarzinom ▬ medulläres Schilddrüsenkarzinom ▬ Plasmodium-falciparum-Infektion bei Malaria
Interleukin 6	<5,4 pg/ml		

63.10.1 Akut-Phase-Proteine

Hierunter werden zusammengefasst:
▬ C-reaktives Protein,
▬ Serum-Amyloid-A-Protein,
▬ Fibrinogen,
▬ Ferritin,
▬ α_1-Antitrypsin,
▬ Komplementkomponenten,
▬ Haptoglobin,
▬ Coeruloplasmin.

Diese Akut-Phase-Proteine steigen bei Entzündung an, werden in der Leber gebildet und durch Interleukin 6 stimuliert.

Gleichzeitig sinken die **negativen Akut-Phase-Proteine** bei Entzündung ab; dies sind:
▬ Transferrin,
▬ Albumin,
▬ Präalbumin,
▬ A-Lipoprotein.

63.11 Herz

◫ Tab. 63.12

◫ **Tab. 63.12** Kardiale Labordiagnostik			
Marker	Normwert	Indikation bzw. Bewertung	Besonderheiten
Troponin T	<0,03 ng/ml	akutes Koronarsyndrom (ACS); auch erhöht bei: ▪ Thrombolysetherapie ▪ Myokarditis ▪ Perikarditis ▪ dekompensierte Herzinsuffizienz ▪ septischer Schock ▪ Lungenembolie ▪ Niereninsuffizienz ▪ Hirninfarkt ▪ hypertensiver Krise ▪ Verbrennungen	▪ Schnelltest: Hämatokrit muss 15–55% sein ▪ nach 3 h im Blut nachweisbar ▪ nach 9 h ausreichende Sensitivität ▪ eine Niereninsuffizienz kann in bis zu 75% der Fälle zu erhöhten Troponin-T-Werten führen, ohne dass eine KHK oder akute Ischämie vorliegen muss ▪ bei Verdacht auf ACS bei bekannter Niereninsuffizienz sollten v. a. klinische Symptome und andere kardiale Marker zur Diagnose herangezogen werden. Ein Anstieg von Troponin T vom Ausgangswert ist aber auch als Zeichen einer Ischämie zu werten ▪ bei Patienten mit Niereninsuffizienz und erhöhtem Troponin T besteht ein langfristig erhöhtes Sterblichkeitsrisiko, auch ohne vorbestehende KHK. Hier ist der Vorhersagewert von Troponin T dem des Troponin I deutlich überlegen
Troponin I	vom Testsystem abhängig	▶ Troponin T	eine Niereninsuffizienz kann in bis zu 17% der Fälle zu erhöhten Troponin-I-Werten führen
Troponin hs = Troponin T high sensitive	<14 pg/ml	▶ Troponin T	▪ Es wird Troponin T gemessen; das Testverfahren misst jedoch im unteren Konzentrationsbereich genauer und besitzt daher eine höhere klinische Sensitivität ▪ Man geht davon aus, dass etwa 30% mehr Patienten mit ACS erfasst werden ▪ **Cave:** falsch hohe Werte durch Niereninsuffizienz und andere Erkrankungen (s.o.)
Myoglobin	<70–110 mg/l	▪ früher Marker des ACS ▪ Thrombolysetherapie ▪ Risikoeinschätzung bei AP	▪ nach 2–4 h ausreichende Erhöhung ▪ erhöhte Werte bei einem Trauma der Skelettmuskulatur

CK-MB-Masse	<5–8 µg/l (je nach Labor)	▪ früher Marker des ACS
		▪ Therapieerfolg einer Thrombolysetherapie
		▪ Risikoeinschätzung bei:
		  – AP
		  – KHK
		  – myokardiale Hypertrophie
		  – kardialem Stress
		▪ Myopathien
		▪ Muskelarbeit (z. B. Sportler)
			CK-MB-Anteil in der Skelettmuskulatur normalerweise 3–5%

Tab. 63.12 (Fortsetzung)

Marker	Normwert	Indikation bzw. Bewertung	Besonderheiten
CK-MB-Aktivität	<6% der Gesamt-CK; erst ab einer Gesamt-CK von >100 U/l verwertbar	▶ CK-MB-Masse Sensitivität geringer als CK-MB-Masse	wenn CK-MB-Aktivität >25%, dann evtl. Vorliegen einer Makro-CK
NT-proBNP	alters-, geschlechts- und herstellerabhängig	▬ Herzinsuffizienz ▬ Abklärung einer ätiologisch unklaren Dyspnoe ▬ Überwachung der Herzinsuffizienztherapie	bei Raumtemperatur über 72 h stabil
BNP	▶ NT-proBNP	▶ NT-proBNP	max. 12 h stabil

63.12 Hormone

Tab. 63.13

Tab. 63.13 Hormondiagnostik

Marker	Normwert	Indikation bzw. Bewertung	Besonderheiten
Thyreoidea-stimulierendes Hormon (TSH)	0,3–4,0 U/l Referenzbereich des eigenen Labors beachten	**erhöht:** ▬ primäre Hypothyreose ▬ sekundäre Hyperthyreose **erniedrigt:** ▬ primäre Hyperthyreose ▬ sekundäre Hypothyreose ▬ medikamentöse Suppression	▬ normale TSH-Werte schließen eine manifeste Hypo- bzw. Hyperthyreose aus ▬ wird in der Hypophyse gebildet
freies T$_3$ (fT$_3$) freies T$_4$ (fT$_4$)	3,5–8,0 pg/ml 8–18 ng/l	**erhöht:** ▬ manifeste Hyperthyreose **erniedrigt:** ▬ manifeste Hypothyreose	freie Hormonkonzentrationen unabhängig von Bindungseinflüssen, keine Bindungsproteinbestimmung notwendig
Parathormon	15–65 ng/l	**erhöht:** ▬ Hyperparathyreoidismus **erniedrigt:** ▬ Hypoparathyreoidismus	▬ Erhöhung von Kalzium im Blut ▬ Entmineralisierung des Knochen ▬ wird in Epithelkörperchen gebildet
Calcitonin	m: <48 pg/ml w: <10 pg/ml	**erhöht:** ▬ Nierenversagen ▬ Hashimoto-Thyreoiditis ▬ Hyperkalziämie ▬ Hypergastrinämie ▬ Schwangerschaft ▬ Kontrazeptiva ▬ Karzinoid ▬ kleinzelliges Bronchialkarzinom ▬ medulläres Schilddrüsenkarzinom ▬ Pankreaskarzinom ▬ Karzinoid	▬ Senkung von Kalzium und Phosphat im Blut ▬ Mineralisierung des Knochen ▬ Tumormarker für das medulläre Schilddrüsenkarzinom

◘ Tab. 63.13 (Fortsetzung)

Marker	Normwert	Indikation bzw. Bewertung	Besonderheiten
Kortisol	8.00 Uhr: 5–25 µg/dl 24.00 Uhr: <5 µg/dl	**erhöht:** ━ Hyperkortisolismus **erniedrigt:** ━ Nebenniereninsuffizienz	aufgrund zahlreicher Störfaktoren als isolierter Parameter nicht geeignet
ACTH (adre-nokortiko-tropes Hormon)	8.00 Uhr: 5–60 ng/l 24.00 Uhr <10 ng/l	**erhöht:** ━ primäre NNR-Insuffizienz (M. Addison) ━ Stress ━ zentrales Cushing-Syndrom **erniedrigt:** ━ Unterfunktion der NNR ━ Cushing-Syndrom bei NNR-Autonomie ━ NNR-Tumor	━ Bewertung immer zusammen mit der Serumkortisolkonzentration ━ Werte können durch Alkoholabusus, Stress, Menstruation und Kontrazeptiva verfälscht sein ━ Hypophysenvorderlappenhormon ━ führt zu Kortisonausschüttung aus der Nebenniere
Renin	liegend: 3–19 ng/l stehend: 5–40 ng/l	**erhöht:** ━ primärer Hyperaldosteronismus (Conn-Syndrom) ━ sekundärer Hyperaldosteronismus ━ Glukokortikoidtherapie ━ Tumore, die Renin sezernieren **erniedrigt:** ━ primärer Hypoaldosteronismus (M. Addison)	
Aldosteron	liegend: 29–145 ng/l stehend: 65–285 ng/l	**erhöht:** ━ primärer und sekundärer Hyperaldosteronismus ━ renovaskuläre Hypertonie **erniedrigt:** ━ primärer Hypoaldosteronismus ━ sekundärer Hypoaldosteronismus	━ Blutabnahme zwischen 8.00 und 9.00 Uhr ━ Diuretika und ACE-Hemmer müssen 24 h vor Abnahme abgesetzt werden ━ Reninkonzentration mitbeurteilen ━ Diagnostik bei arterieller Hypertonie
β-HCG (humanes Choriongonadotropin	Frauen prä-menopausal und Männer: <5 IU/l Frauen post-menopausal: <10 IU/l	━ 1 Woche post conceptionem im Serum nachweisbar ━ 2 Wochen post conceptionem im Urin nachweisbar **erhöht:** ━ Schwangerschaft ━ Keimzelltumore von Hoden oder Ovar ━ Blasenmole ━ Chorionkarzinom	━ Untersuchung bei jeder Frau im gebärfähigen Alter bei Aufnahme auf die Intensivstation empfehlenswert ━ während der Schwangerschaft Maximum bis Ende der 12. SSW, dabei werden Werte bis 290.000 IU/l erreicht ━ nach der 12. SSW allmähliche Abnahme der ß-HCG-Werte ━ ca. 14 Tage nach der Geburt nicht mehr nachweisbar

⊡ Tab. 63.13 (Fortsetzung)

Marker	Normwert	Indikation bzw. Bewertung	Besonderheiten
freie Meta-nephrine	<90 pg/ml	**erhöht:** ▬ Phäochromozytom ▬ Stress ▬ medikamenteninduziert	▬ sensitivste Laboranalytik zur Erkennung eines Phäochromozytoms ▬ Untersuchungsmaterial EDTA-Plasma ▬ stressfreie Abnahme: ▬ liegend, nach 20 minütiger Ruhepause ▬ 12 h vor Abnahme kein Alkohol, kein Nikotin, kein Tee, kein Kaffee ▬ folgende Medikamente können die Werte verfälschen: Barbiturate, Clonidin, Insulin, Sedativa, Salicylate, β-Blocker, B-Vitamine, Sulfonamide, Tetracycline, Reserpin, Guanethidin, Chlorpromazin, α-Methyldopa

Bei speziellen Fragestellungen können weitere Hormone bestimmt werden. Rücksprache mit einem Endokrinologen nehmen.

63.13 Tumormarker

⊡ Tab. 63.14

⊡ Tab. 63.14 Diagnostik von Malignomen

Organ	Tumormarker		Sensitivität eingeschränkt
	1. Wahl	2. Wahl	
Magen	CA 72-4	CEA, CA 19-9	
Pankreas	CA 19-9	CEA	
Gallenwege		CA 19-9	
Kolon	CEA	CA 19-9	
Mamma	CA 15-3	CEA	
Ovar	CA 125	CA 72-4	
Zervix		SCC	CEA
Endometrium		CA 125	
Leber (HCC)	AFP		
Keimzelltumoren	AFP, HCG		
Schilddrüse	HTG		CEA
C-Zell-Karzinom	Calcitonin		CEA
kleinzelliges Bronchialkarzinom	NSE	CYFRA 21-1	
nichtkleinzelliges Bronchialkarzinom	CYFRA 21-1		CEA
▼			

◆ **Tab. 63.14** (Fortsetzung)			
Organ	**Tumormarker**		**Sensitivität eingeschränkt**
	1. Wahl	**2. Wahl**	
HNO-Tumore		SCC	CEA
Magen	CA 72-4	CEA, CA 19-9	
Blase		CYFRA 21-1	

AFP α$_1$-Fetoprotein, *CA* Carbohydratantigen, *CEA* Carcinoembryonales Antigen, *CYFRA* Cytokeratinfragment, *HCG* humanes Choriogonadotropin, *HTG* humanes Thyreoglobulin, *NSE* neuronspezifische Enolase, *PSA* prostataspezifisches Antigen, *SCC* Squamous cell carcinoma Antigen.

63.14 Körperflüssigkeiten

63.14.1 Liquor

Bei der Untersuchung werden Farbe, Klarheit bzw. Trübung beurteilt; anschließend wird der Liquor mikroskopisch und ggf. mikrobiologisch untersucht (◆ Tab. 63.15; ◆ Tab. 63.16). Weitere mögliche Untersuchungen sind die Elektrophorese der Eiweiße im Liquor (u. a. zur Diagnose einer multiplen Sklerose) und die genaue Differenzierung der Zellen per Mikroskopie.

Für folgende Krankheitsbilder kann ebenfalls die Liquordiagnostik herangezogen werden: Creutzfeldt-Jakob-Erkrankung, Demenz, Enzephalitis, periphere Faszialisparese, Guillain-Barré-Syndrom, Meningiosis neoplastica, multiple Sklerose, Myelitis, HIV-Infektion des ZNS, Neuroborreliose, Neurolues, Neurosarkoidose, Radikulitis, Ventrikulitis.

◆ **Tab. 63.15** Liquordiagnostik		
Marker	**Normwert**	**Bewertung / Besonderheiten**
Zellzahl (Leukozytenzahl)	<4/μl (12 Drittelzellen)	▬ wird in Zellzahl/μl angegeben, die früher übliche Angabe in Drittelzellen wird nicht mehr verwendet ▬ kann auch durch Tumorzellen erhöht sein
Liquorprotein	<45 mg/dl	**erhöht:** ▬ Störungen der Blut-Liquor-Schranke ▬ intrathekale Immunglobulinproduktion
Glukose	ca. 65% des Blutzuckerwerts	
Laktat	15–50 Jahre: 1,5–2,1 mmol/l >50 Jahre: 1,7–2,6 mmol/l	
Blut	nicht nachweisbar	▬ bei Subarachnoidalblutung sind bei der Drei-Gläser-Probe alle Liquorröhrchen gleichmäßig verfärbt ▬ bei punktionsbedingter Blutung nimmt die Blutbeimengung ab

Tab. 63.16 Differenzialdiagnostik unterschiedlicher Liquorbefunde

	Zellzahl	Liquorprotein	Glukose	Laktat
Bakterielle Meningitis	>1.000/µl	>1.000 mg/dl	↓↓↓	↑↑↑
Virale Meningitis	>100–1.000/µl	<100 mg/dl	normal	normal
Tuberkulose	<400/µl	<400 mg/dl	↓↓↓	↑↑↑

63.14.2 Pleuraerguss

Tab. 63.17

Differenzialdiagnostisch müssen bei einem Exsudat Entzündungen und Malignome unterschieden werden (**Tab. 63.18**).

Tab. 63.17 Pleuraergussdiagnostik

Marker	Transsudat	Exsudat
Gesamteiweiß im Erguss	<3,0 g/dl	>3,0 g/dl
Gesamteiweiß Erguss / Gesamteiweiß Serum	<0,5	>0,5
LDH im Erguss	<200 U/l	>200 U/l
LDH Erguss / LDH Serum	<0,6	>0,6
Cholesterin	<60 mg/dl	>60 mg/dl

Tab. 63.18 Differenzierung zwischen infektiösem und malignem Pleuraerguss

Marker	Entzündung	Malignom
Bakterien	positiv	negativ
Tumorzellen	negativ	positiv
β_2-Mikroglobulin	<4,6 mg/l	>7,2 mg/l
CEA	<3 µg/l	>4,5 µg/l
CYFRA 21-1	<20,9 µg/l	>20,9 µg/l

63.14.3 Aszites

Tab. 63.19, **Tab. 63.20**

Tab. 63.19 Aszitesdiagnostik

Marker	portale Hypertension	Entzündung bzw. Malignom
Serumalbumin – Aszitesalbumin	>1,1 g/dl	<1,1 g/dl
LDH	<160 U/l	>160 U/l
LDH Aszites / LDH Serum	<0,6	>0,6
Neutrophile Granulozyten	<250/µl	>250/µl

Tab. 63.20 Differenzierung zwischen entzündlichem und malignem Aszites

Marker	Entzündung	Malignom
Bakterien	positiv	negativ
Tumorzellen	negativ	positiv
Laktat	>4,5 mmol/l	<4,5 mmol/l
Granulozyten	>250/µl	<250/µl
Fibronektin	<100 mg/l	>100 mg/l
Cholesterin	<45 mg/dl	>45 mg/dl

63.14.4 Urin

Ebenso wie der Liquor wird auch der Urin zunächst anhand von Farbe, Klarheit/Trübung und Geruch beurteilt. Anschließend erfolgt eine orientierende Teststreifenuntersuchung (**Tab. 63.21**). Zur genauen Quantifizierung wird eine mikroskopische Untersu-

◼ **Tab. 63.21** Teststreifenuntersuchung

Marker	Normwert	Bewertung	Besonderheiten
pH-Wert	pH 5,0–7,0	**erhöht:** ▬ fleischarme Kost **erniedrigt:** ▬ fleischreiche Kost ▬ Hunger ▬ Fieber ▬ Abbau von endogenen Proteinen	
Spezifisches Gewicht (Dichte des Urins)	1012–1030 g/l	**erhöht:** ▬ Exsikkose **erniedrigt:** ▬ Diabetes insipidus ▬ Zufuhr großer Flüssigkeitsmengen	
Glukose	Spontanurin: ≤15 mg/dl	**erhöht:** ▬ Diabetes mellitus ▬ tubuläre Nierenschädigung ▬ Glukosurie im letzten Schwangerschaftsdrittel	Nierenschwelle: Blutzucker 150–180 mg/dl
Protein	normal: nicht nachweisbar, im 24-h-Urin <150 mg	**erhöht:** ▬ tubuläre und/oder glomeruläre Schädigungen ▬ Entzündungen von Niere, Nierenbecken und/oder ableitenden Harnwegen ▬ Schwangerschaft ▬ Orthostase	▬ prärenale Proteinurien (z. B. Bence-Jones-Proteine bei Plasmazytom) ▬ renale Proteinurien (z. B. bei glomerulären Schäden) postrenale Proteinurien (z. B. Entzündungen)
Erythrozyten	bis 3/μl	Untersuchung auf Hämaturie	▬ prärenale Hämaturie (essenzielle Hämaturie, Durchblutungsstörungen, Gerinnungsstörungen) ▬ Hämaturie (Nierenerkrankungen, Nierenschäden, Nierntumore) ▬ postrenale Hämaturie (Krankheiten der ableitenden Harnwege, z. B. Steine, Tumoren, Entzündungen)
Leukozyten	bis 10/μl	**erhöht:** ▬ Pyelonephritis ▬ Glomerulonephritis ▬ Entzündungen der ableitenden Harnwege	
Nitrit	nicht nachweisbar	**erhöht:** ▬ Harnwegsentzündungen	▬ ein negatives Nitrit schließt eine Harnwegsinfektion nicht aus ▬ Urin muss vor der Untersuchung ca. 5 h in der Blase sein ▬ Nitratzufuhr muss ausreichend sein
Ketone	nicht nachweisbar	**erhöht:** ▬ Ketoazidose bei Hyperglykämie ▬ Hungerstoffwechsel	Urin muss sofort untersucht werden, sonst können die Werte verfälscht sein
Urobilinogen	≤1 mg/100 ml	**erhöht:** ▬ (prä)hepatischer Ikterus **erniedrigt:** kompletter Verschlussikterus	Abbauprodukt des Bilirubins

chung und bei Verdacht auf Entzündung eine mikrobiologische Untersuchung durchgeführt. Eine Elektrophorese der Proteine im Urin ist ein weiteres mögliches diagnostisches Instrument.

Bei speziellen Fragestellungen kann der Urin auch auf Sulfit, Cystin, Homocystin, Phenylbrenztraubensäure (Phenylketonurie) untersucht werden. Die Urinuntersuchung auf Amylase hat keine klinische Bedeutung mehr.

Literatur

Imöhl B (2011) Labormedizin pocket. 3. Aufl. Björn-Bruckmeier-Verlag: Durch das übersichtliche Format lassen sich schnell relevante Informationen nachschlagen. Günstig und extrem praxistauglich!

Thomas L (2012) Labor und Diagnose – Indikation und Bewertung von Laborbefunden für die medizinische Diagnostik. 8. Auflage. TH-Books: Standardwerk der Labordiagnostik. Für den Alltag zu umfangreich, zum Nachschlagen allerdings sehr gut geeignet. Es liefert zudem viele pathophysiologische Hintergründe zu den unterschiedlichsten Krankheitsbildern mit aktuellen Literaturhinweisen. Es sollte auf jeder Intensivstation zur Verfügung stehen.

Internetlinks

www.laborlexikon.de: Hier gibt es differenzierte Informationen zu vielen Labortests, Normalwerten und deren Interpretation.

Stichwortverzeichnis

Glutamatdehydrogenase 460
Glutamin, Ernährung 120
Glyceroltrinitrat 874
– Perfusoreinstellung 881
Glykopeptide 370
Glykoprotein-IIb/IIIa-Inhibitoren 73
– ACS 497
– Dosierung, ACS 497
GOLD-Klassifikation 574
Gordon-Reflex 614
GOT 896
GPT 896
Grace-Score 493, 494
Grampräparat, Pneumoniediagnostik 364
Grand-mal-Anfall 4
Granulozyten 888
– Aszites 908
Gray-Turner-Zeichen 604
Grey-platelet-Syndrom 73
großes Blutbild 886
ground glass 431
Grundpflege 161
– Sterben 352
Grundumsatz 112
Guedel-Tubus 6
guidewire dilating forceps technique 221
Guillain-Barré-Syndrom 668, 670
Gummibandligatur 599
Gummibauch 604

H

H_2-Rezeptorantagonisten 126
Haemate P 57, 69
Haemocomplettan 58, 69
Haemoctin SDH 57
Haemophilus influenzae 554
Hagen-Poiseuille-Gesetz 774
Haldol 682
Halluzinationen 680
Haloperidol 167, 682, 683
– Delir 680
– Delirprophylaxe 788
Halsbeweglichkeit 4
Halswirbelsäule, Ertrinkungsunfall 748
Halswirbelsäulenverletzung, Polytrauma 707
Hämapherese 54
Hämatemesis 594

Hämatochezie 594
Hämatokrit 887
Hämatologie 886
Hämatothorax 709
Hämodiafiltration 450
Hämodialyse 449
– Salicylatintoxikation 864
– SLEED 450
– Transport 330
Hämodilution, Lappenplastik 789
Hämodynamikprotokoll 235
Hämofiltration 449, 450
– kontinuierliche 450
– Transport 330
Hämoglobin 887
– Stoffwechsel 590
hämolytisch-urämisches Syndrom 416
hämolytische Transfusionsreaktion 61
Hämophilie 57, 73, 893
Hämoptysen, Pulmonalarterienkatheter 239
hämorrhagischer Schock, Infusion 98
Hämostase 890
– Physiologie 66
– primäre 66
– Temperatur/pH-Wert 66
Handbeatmungsbeutel 326
Händedesinfektion 362, 408
Handflächen-Regel 737
Handschuhe 408
HAP 373, 551, 556
– Antibiose 375, 557
– Diagnostik 374
– Erreger 374
Harnableitung
– suprapubische 252
– transurethrale 251
Harnsäure 894
Harnstoff 901
Harnstoffkriterium 448
Harnwegsinfektion 385
– Antibiose 387
– Sepsis 401
Hartmann-OP 763
Hashimoto-Thyreoiditis 836
Hauptbronchus 216
Hautinfektion 387
HbA_{1C} 898
HCAP 551
HDL-Cholesterin 899

heater probe 596
Heimlich-Ventil 329
Helicobacter pylori 597
– Infektion 128
Heliox 211
HELLP-Syndrom 467, 844
Hemihepatektomie 765
Hemihypästhesie 626
Hemikolektomie 762
Hemiparese 626
Henderson-Hasselbalch-Gleichung 106
Hepa Merz 600
Heparin 132, 501, 543, 876
– ACS 498
– Gefäßchirurgie 808
– Lappenplastik 789
– Mesenterialischämie 815
– niedermolekulares 132
– Plegie 670
– Polytrauma 716
– rescue lyse 85
– Schädel-Hirn-Trauma 731
– Schloss 330
– Sepsis 404
– unfraktioniertes 132, 141
heparininduzierte Thrombozytopenie 133
– Heparinalternative 135, 137
Heparinoid 135
hepatische Enzephalopathie 465
hepatobiliäre Eingriffe 764
hepatopulmonales Syndrom 466
hepatorenales Syndrom 466
– Infusion 98
Hepatozyten 458
Heptest 132, 135
Herniationssyndrom 722
Heroinabusus, DD Pankreatitis 605
Herpes-simplex-Enzephalitis 642
Herz-Kreislauf-Diagnostik 230
Herz-Kreislauf-Stillstand, innerklinischer 82
Herz-Kreislauf-Versagen 38
Herz-Lungen-Maschine 754, 818, 819
– Wiedererwärmung 754
Herz, Labordiagnostik 903
Herzbeuteltamponade 709
Herzdruckmassage, Wirkungsweise 82
Herzfrequenz 39
Herzinfarkt 38
– DD 536, 605

X

Z

W